Christoph Mörgeli   Europas Medizin im Biedermeier

Kopenhagen

Berlin

Halle
Leipzig
Jena
Weimar Dresden

Bamberg
Erlangen

München Wien

Triest
Padua Venedig
Modena
Bologna

Florenz

Europas Medizin im Biedermeier

anhand der Reiseberichte des Zürcher Arztes
Conrad Meyer-Hofmeister 1827-1831

Herausgegeben, kommentiert und eingeleitet von
Christoph Mörgeli

Schwabe & Co. AG · Verlag · Basel · 1997

Umschlag: Ölporträt des 24jährigen Conrad Meyer-Hofmeister von Conrad Hitz, 1832 (Privatbesitz). Tagebücher und medizinische Reiseberichte Meyer-Hofmeisters von 1827 bis 1831 (Privatbesitz). Stethoskop, Sektionsbesteck, Amputationssäge, Kurbeltrepan, Apothekenflaschen mit Zimt- und Myrrhentinktur, Skelett eines Kleinkindes (Medizinhistorisches Institut und Museum der Universität Zürich).

Vorsatzblatt: Studienreise des Zürcher Arztes Conrad Meyer-Hofmeister, 1827-1831, auf der Europakarte von Johann Marius Friedrich Schmidt, verlegt bei S. Schrapp & Co., gestochen von S. Siebert, Berlin 1828 (Kartensammlung der Zentralbibliothek Zürich, 4 Ca 05).

Der Druck dieser Schrift wurde ermöglicht durch Zuwendungen folgender Stiftungen, Institutionen, Firmen und Privaten:

Schweizerische Akademie der Medizinischen Wissenschaften
Privatdozenten-Stiftung der Universität Zürich
Ärztegesellschaft des Kantons Zürich
Freimaurerloge «Modestia cum Libertate», Zürich
Zunft zur Schmiden, Zürich
Theodor und Ida Herzog-Egli-Stiftung
Cassinelli-Vogel-Stiftung
Familien-Vontobel-Stiftung, Zürich
Peter Schmidheiny-Stiftung
Fondation Maurice E. Müller
Ernst Göhner Stiftung
EMDO Stiftung Zürich
Prof. Dr. med. Thomas Hardmeier, Ermatingen
«Winterthur» Schweizerische Versicherungsgesellschaft
Hirslanden-Gruppe AG
Krankenkasse Helvetia
Sulzer Medizinaltechnik AG
Glaxo AG
Bio-Strath AG
Giuliani S. A. Farmaceutici
Carl Zeiss (Schweiz) AG
Sanitas Krankenkasse

Gestaltung: Andreas Brodbeck, CH-8127 Forch/Zürich
Fotos: Eva Schnyder, Christoph Mörgeli

© 1997 by Schwabe & Co. AG, Basel
Printed in Switzerland
ISBN 3-7965-1033-7

Vorwort

«Fast während der ganzen Zeit meiner Lehrtätigkeit in Zürich habe ich neben und mit dem chirurgischen Sekundärarzte, Herrn Dr. Meyer-Hofmeister, einträchtig gewirkt, einem der geachtetsten und liebenswürdigsten Männer seines Vaterlandes.»

Theodor Billroth[1]

Theodor Billroth hat sich 1869 nur mit Freude an die gemeinsame Wirksamkeit mit Conrad Meyer-Hofmeister am Zürcher Kantonsspital erinnert. Das Urteil eines Forschers und Lehrers, der als bedeutendster Chirurg seiner Zeit gelten darf, hat Gewicht. Zahlreiche andere Zeugnisse über Meyer-Hofmeisters ärztliches und öffentliches Wirken, über seine idealen Bestrebungen und sein einnehmendes Wesen bestätigen Billroths Aussage.

Als junger Arzt hat Conrad Meyer-Hofmeister auf seiner europäischen Studienreise die wissenschaftlichen Zentren der damaligen Medizin während viereinhalb Jahren fast lückenlos besucht und über seine Erlebnisse und Erfahrungen exakte Aufzeichnungen hinterlassen. Die kommentierte Edition dieser Handschriften bildet den Hauptteil des vorliegenden Buches. Daneben schien es angezeigt, auch einen Überblick über die sechs Generationen umfassende Ärztefamilie Meyer zu geben, die für sich allein ein Stück Zürcher Medizingeschichte darstellt. Als Autor der Reiseberichte findet Conrad Meyer-Hofmeister eine ausführliche biographische Würdigung. Im weiteren werden Meyer-Hofmeisters Notizen in den grösseren Rahmen der zeitgenössischen Medizin gestellt. Die Illustrationen – Porträts, medizinische Objekte und Ansichten europäischer Krankenanstalten – stammen hauptsächlich aus dem Nachlass der Ärztefamilie Meyer und teilweise aus der Bildersammlung und der Bibliothek des Medizinhistorischen Instituts und Museums der Universität Zürich.

Die Reisetagebücher und medizinischen Bemerkungen Meyer-Hofmeisters befinden sich in Privatbesitz. Frau Inez Meyer-Schulthess sowie die Frauen Dr. phil. Barbara Helbling-Gloor und Ursula von der Crone-Gloor haben mir noch erhaltene Zeugnisse der Ärztefamilie Meyer grosszügig zur wissenschaftlichen Auswertung überlassen. Herr Dr. Hans Ulrich Herzog hat das Manuskript mit grosser Sorgfalt durchgelesen und an den Verzeichnissen der medizinischen Sachwörter mitgewirkt. Den Frauen Evelyne Regolati, Claude Vic-Coquet, Cameron F. Truong, Isobel Willener und Herrn Toby Alleyne-Gee danke ich für die Durchsicht einzelner Manuskriptteile. Wertvolle Anregungen erhielt ich von Frau Dr. med. Iris Ritzmann, den Herren Prof. Dr. med. Beat Rüttimann, Prof. Dr. med. Huldrych M. Koelbing, Prof. Dr. phil. Urs Bitterli, Prof. Dr. med. Ulrich Tröhler, PD Dr. phil. Heinz Balmer sowie von Frau Heidi Seger vom Medizinhistorischen Institut und Museum der Universität Zürich. Der Verlag Schwabe & Co. AG in Basel hat die Herausgabe des Buches spontan übernommen und mit grosser Umsicht betreut. Herr Andreas Brodbeck vom Ausstellungsdienst der Universität Zürich besorgte die Gestaltung. Ein spezieller Dank gebührt schliesslich allen Stiftungen, Institutionen, Firmen und Privatpersonen, welche die Drucklegung mit einem Beitrag unterstützt haben.

Zürich, im Januar 1997   Christoph Mörgeli

---

[1] BILLROTH, Theodor: Chirurgische Klinik 1860-1867, Erfahrungen auf dem Gebiete der praktischen Chirurgie, Berlin 1869, S. 21.

Inhaltsverzeichnis

Vorwort	5
Inhaltsverzeichnis	7
Einleitung	13
Die Zürcher Ärztefamilie Meyer	20
Conrad Meyer-Escher (1715-1788)	23
Conrad Meyer-Bodmer (1747-1813)	32
Ludwig Meyer-Pestalozzi (1782-1852)	41
Conrad Meyer-Hofmeister (1807-1881), Autor der Reiseberichte	53
Jugendzeit und Ausbildung in Zürich	55
Meyers Reisefreund Leonhard von Muralt-Hirzel (1806-1891)	58
Familienleben Meyer-Hofmeisters	67
Ärztliche und chirurgische Tätigkeit	74
Freimaurer	86
Verwundetentransporte im Sonderbundskrieg	95
Gesundheitspolitiker	105
Medizinhistoriker	115
Öffentliches Wirken	119
Carl Meyer-Wegmann (1836-1887)	127
Carl Meyer-Hürlimann (1867-1926)	130
Die Medizin um 1830	135
Anatomie und pathologische Anatomie	136
Innere Medizin, Materia medica und Infektionskrankheiten	141
Psychiatrie	151
Dermatologie und Venerologie	159
Balneologie	165
Chirurgie	170
Orthopädie	179
Augenheilkunde	184
Geburtshilfe	189
Zahnheilkunde	195
Krankenhauswesen	198
Sonderpädagogik	205
Meyer-Hofmeisters Reiseberichte	210
Studienreise durch Europa 1827-1831	213
Heidelberg	213
Göttingen	217
Chirurgische Klinik von Langenbeck	221
Medizinische Klinik von Himly und Conradi	222
Reisen in die Rheingegend	224

Das Doktorexamen	229
Leipzig	232
Dresden	234
Berlin	237
Hamburg	250
Die Ärzteschaft	250
Allgemeines Krankenhaus St. Georg	255
Innerlich Kranke	259
Geisteskranke	261
Chirurgisch Kranke	262
Kopenhagen	267
Friedrichs-Hospital	268
Allgemeines Hospital	270
Entbindungshaus	274
Chirurgische Akademie	275
Gelbfieber-Diskussion	277
Vakzination in Dänemark	278
Die Seebäder	278
Halle	280
Innere Klinik von Krukenberg	280
Chirurgische Klinik von Dzondi	283
Chirurgische Klinik von Weinhold	288
Jena	290
Weimar	294
Bamberg	296
Würzburg	297
Die Wunderkuren eines Bamberger Prälaten	300
Bad Brückenau	302
Bad Bocklet	304
Bad Kissingen	307
Heines orthopädisches Institut	308
Die Medizinische Fakultät	312
Erlangen	316
München	321
Allgemeines Krankenhaus	324
Die Anatomie	330
Chirurgisches Klinikum von Wilhelm	332
Medizinisches Klinikum von Grossi	335
Wien	340
Pathologisch-anatomische Systematik von Wagner	346
Sektionen von Wagner im Allgemeinen Krankenhaus	350
Ophthalmologische Sammlungen von Rosas	352
Zahnklinik von Carabelli	354
Das Findelhaus	358
Instrumentensammlung der Universität	361

Die Tierarzneischule	362
Irrenanstalt von Goergen	363
Pathologisches Kabinett im Allgemeinen Krankenhaus	370
Kaiserlich-Königliches Irrenhaus	373
Bäder von Baden bei Wien	375
Geburtshilfliche Klinik von Klein	377
Epidemie von Kindbettfieber	383
Medizinische Klinik von Hartmann und Wawruch	390
Medizinische Abteilungen von Schiffner und Eisel	392
Chirurgische Vorlesungen, Klinika und Abteilungen	398
Chirurgische Abteilungen von Gassner und Seibert	404
Ordinationsnormen des Allgemeinen Krankenhauses und der Bezirksarmenanstalten	407
Triest	410
Venedig	412
Padua	415
Mailand	422
Die Spitäler	422
Die Irrenanstalten	427
Pavia	429
Parma	434
Modena	437
Bologna	439
Florenz	443
Livorno	447
Pisa	450
Lucca	453
Genua	455
Nizza	457
Toulon	458
Montpellier	460
Clinique chirurgicale de Delpech	463
Deux nouvelles méthodes: l'infusion et le remboîtement	473
Etablissement de Delpech pour les difformités du corps	475
Hôpital Général de Montpellier	476
Clinique chirurgicale de Lallemand	479
La clinique médicale	481
La faculté et le climat de Montpellier	483
Lyon	488
Paris	496
Société médicale des jeunes Suisses	497
Institutions des sourds, des muets et des aveugles	503
Visite de Biett à l'Hôpital St-Louis	506
Hôpital de la Salpêtrière	510
Hospice de Bicêtre	512
Hospice des fous de Charenton	515

Hôpital des Enfants Malades	518
Hôpital des Enfants Trouvés	520
Hôpital de la Pitié et Hôtel-Dieu	522
Ecole de Médecine	527
Clinique chirurgicale de M. Dupuytren	531
Des remarques sur la clinique de M. Lisfranc	562
La clinique de M. Velpeau	569
Les leçons de M. Amussat	572
Clinique chirurgicale de M. Larrey	575
Clinique de M. Civiale	579
La piqûre ou l'acupuncture des artères dans le traitement des anévrismes	581
L'emploi de l'iode pour les maladies scrofuleuses par M. Lugol	584
Rouen	591
London	593
University of London	594
Museum of the University	595
Museum of Mr. Langstaff	596
Hunterian Museum of the Royal College of Surgeons	597
Museum of Guy's Hospital	601
Museum of St. Thomas's Hospital	603
Medical wards in St. Thomas's Hospital	604
Visit of Mr. Green in St. Thomas's Hospital	607
Museum of St. Bartholomew's Hospital	608
Surgical wards of St. Bartholomew's Hospital	611
London Hospital	615
Guy's Hospital	617
St. George's Hospital	621
New Bethlem Hospital	623
St. Luke's Hospital in Old Street	626
Lying-in Hospitals	627
The Hospital of the Seamen-Invalids at Greenwich	629
The Chelsea Hospital for Invalid Soldiers	632
The Lock Hospital near Hyde Park Corner	632
Smallpox and London Fever Hospital in Battle Bridge	634
Finsbury Infirmary for Diseases of the Eye	636
Westminster Eye Infirmary in Warwick Street	638
Other hospitals and institutions	639
Visit paid to Sir Astley Cooper	642
School for Indigent Blinds	646
Asylum for Indigent Deaf and Dumb Children	646
Foundling-Hospital at Guilfield Street	647
Apothecaries' Hall	648
Nottingham	649
Liverpool	650
Manchester	651

Edinburgh ... 654
    Surgical Hospital near the University ... 654
    Royal Infirmary near the University ... 658
    Asylum for Lunatics at Morningside ... 664
    Lying-in Hospital at Park Place ... 666
    Museum of Dr. Mackintosh ... 668
    Museum of the Royal College of Surgeons ... 669
    Other hospitals and institutions ... 670

Glasgow ... 672
    Asylum for Lunatics ... 673
    Glasgow Infirmary ... 674
    Medical Wards and Fever Hospital ... 677
    Hunterian Museum, the College and Library ... 678
    Glasgow Lock Hospital ... 680
    Glasgow Asylum for the Blind ... 681

Dublin ... 683
    Dr. Steeven's Hospital ... 683
    College of Surgeons ... 686
    Lying-in Houses ... 688
    Royal Hospital for Old Men and Royal Infirmary ... 690
    Foundling Hospital ... 690
    Fever Hospital at Cork Street ... 691
    Dublin Dispensary for Sick Paupers ... 692
    St. Patrick's or Swift's Hospital ... 692
    Other hospitals and institutions ... 693

London ... 697
Scheveningen ... 700
Leiden ... 702
Amsterdam ... 705
    L'Orphelinat Luthérien ... 705
    Hôpital St-Pierre (Binnengasthuis) ... 706
    La collection de M. Vrolik ... 710
    «Pesthuis» (Buitengasthuis) ... 713

Utrecht ... 714
Breda ... 721
Antwerpen ... 725
Bruxelles ... 726
Löwen ... 728
Namur ... 728
Strassburg ... 729
Colmar ... 734

Abkürzungen ... 736
Verzeichnis der Masse und Gewichte ... 753
Medizinische Sachwörter des deutschen Teils ... 753

Medizinische Sachwörter des französischen Teils	773
Medizinische Sachwörter des englischen Teils	793
Personenregister	803

Einleitung

Conrad Meyer-Hofmeister schrieb in den Lebenserinnerungen über die Vorbereitung seiner europäischen Studienreise: «Ich hatte mir vorgenommen, auf meiner Reise alles nur irgendwie Bemerkenswerte, was zu meiner allgemeinen und Berufsbildung dienen konnte, anzusehen.»[1] Entsprechend sorgfältig und durchdacht gestaltete sich die Planung der viereinhalb Jahre zwischen 1827 und 1831. Meyer-Hofmeister erlebte die gesamte auswärtige Studien- und Reisezeit gemeinsam mit seinem Freund Leonhard von Muralt. Die beiden jungen Mediziner entstammten wohlhabenden Stadtzürcher Familien und waren überdies Einzelkinder, was ihren Reisen das nötige finanzielle Fundament verschaffte. Auch in ideeller Beziehung begleitete Meyer-Hofmeister die liebevolle Aufmerksamkeit seines Elternhauses, die sich in einem regen gegenseitigen Briefwechsel ausdrückte. Der Vater beriet seinen Sohn in medizinisch-wissenschaftlicher Hinsicht, die Stiefmutter ermahnte ihn in Fragen der allgemeinen Bildung und der moralischen Lebensführung.

Auch wenn die einmalige europäische Studienreise als üblicher Abschluss der akademischen Ausbildung keinesfalls eine Seltenheit darstellte, so ragt Meyer-Hofmeisters Beispiel durch seine ausserordentliche Dauer und exakte Dokumentation heraus. Er besuchte nacheinander Göttingen, Berlin, Hamburg und Kopenhagen, begab sich nach kurzem Abstecher durch Südschweden nach Halle, Jena, Würzburg, München und Wien. Nach der Reise durch Oberitalien folgten Frankreich mit den Zentren Montpellier, Lyon und Paris, später London, Edinburgh, Glasgow und Dublin. Die Heimreise führte durch Holland und Belgien über Strassburg nach Zürich. Aus der Fülle von Erlebnissen und Begegnungen an den wichtigen Stationen der Heilkunde ergibt sich aus den handschriftlichen Aufzeichnungen ein umfassendes Bild des medizinischen Europa um 1830. Kurz vor Einsetzen des Massentourismus durch das moderne Verkehrsmittel Eisenbahn erlebten die Zürcher gerade noch einen Nachklang jener Reiseart, in der seit der Renaissance junge Wissenschafter, Handelsleute, künftige Politiker oder Adlige ihren «Grand Tour» durch Europa unternommen hatten. Solche Reisen dienten weniger der beruflichen Spezialisierung als einer allgemeinbildenden Horizonterweiterung. Es ging in erster Linie um das Kennenlernen auswärtiger Länder, Menschen und Kulturen. Im ausgehenden 18. und beginnenden 19. Jahrhundert stieg dann aber das Interesse am eigenen Fachgebiet markant an; die humanistische Bildungsreise wurde zur beruflichen Studienreise. Zwar berichtete Meyer-Hofmeister noch immer ausführlich über seine kulturellen, politischen und persönlichen Erlebnisse. Die berufsbezogenen Beobachtungen standen aber schon entschieden im Vordergrund. Dem Arzt bot sich mit der Reise die Gelegenheit, den Doktorgrad zu erwerben und neue Krankheiten, Heilmethoden, Heilwirkungen, medizinische Einrichtungen und berühmte Persönlichkeiten kennenzulernen[2].

---

[1] MEYER-HOFMEISTER, Conrad: Bilder aus meinem Leben, Zürich o. J. [1881], S. 18.
[2] STRICKER, Wilhelm: Allgemeines Reisetaschenbuch für Ärzte und Naturforscher, mit einer Vorrede von Friedrich August von AMMON, 2 Bde, Berlin 1841. Ders.: Reisehandbuch für Ärzte und Naturforscher, zugleich als Versuch eines Wörterbuchs der medizinischen Geographie, Erlangen 1845. PUSCHMANN, Theodor: Geschichte des medizinischen Unterrichts von den ältesten Zeiten bis zur Gegenwart, Leipzig 1889. STOYE, John Walter: English travellers abroad 1604-1667, their influence in English society and politics, London 1952. TREUE, Wilhelm: Zum Thema der Auslandreisen im 17., 18. und 19. Jahrhundert, Archiv für Kulturgeschichte 35, 1953, S. 199-211, 328-333. NEWMAN, Charles: The evolution of medical education in the nineteenth century, Lon-

In der zweiten Hälfte des 19. Jahrhunderts verlor die einmalige Studienreise wegen des Ausbaus der Verkehrswege an Bedeutung. Die Pflege internationaler Kontakte bedurfte nicht mehr des früher üblichen zeitlichen und finanziellen Aufwands. Bedingt durch die zunehmende Spezialisierung, reisten die Mediziner jetzt zielgerichtet an bestimmte Orte oder trafen sich mit Kollegen an regelmässigen Kongressen ihres Fachgebiets. Damit nahm auch das Interesse an der Abfassung oder der Lektüre von Reiseberichten sehr rasch ab[3].

Zur Zeit von Meyer-Hofmeisters Bildungsreise wurde aber in den Reisehandbüchern und Reisebeschreibungen noch lebhaft empfohlen, ein Tagebuch zu führen. So hat sich auch der Zürcher Arzt über das Gesehene genaue Rechenschaft gegeben. Er tat dies im deutschsprachigen Raum und in Italien in deutscher, in Frankreich in französischer und in Grossbritannien überwiegend in englischer Sprache. Seine Notizen waren so sorgfältig formuliert, dass sie später nicht nur zur Erinnerung dienten, sondern in konkreten Fällen fast wie ein Lehrbuch sogar praktische Verwendung finden konnten. Conrad Meyer-Hofmeister verband eine flüssige, recht moderne und leicht verständliche Schreibweise mit einer nüchternen Beobachtungsgabe und einem eher zurückhaltenden Urteil. Auf die exakte Protokollierung des Gesehenen ist bei ihm Verlass. Wo er sich auf die Informationen von Drittpersonen abstützte, stellte er sein Verhältnis zu ihnen klar. Gewiss fehlt den Reiseberichten des jungen Arztes mitunter der Schwung der von vornherein zur Publikation vorgesehenen Autobiographie. Ebenso sind scharfe Urteile oder ätzende Sarkasmen kaum auszumachen, wie sie den aus späterer Perspektive verfassten Jugenderinnerungen anderer Ärzte eigen sind. Obwohl möglicherweise unterhaltsamer, sind solche Lebenserinnerungen als historische Quelle von zweifelhaftem Wert, vermischen sich doch die Jahrzehnte zurückliegenden Reiseeindrücke mit später gewonnenen Erfahrungen und Erkenntnissen[4]. Auch findet sich beim jungen Reisenden keine Spur der im 19. Jahrhundert gerade bei arrivierten Wissenschaftern üblichen, wenig sympathisch anmutenden Selbstgefälligkeit. Dem Reisebericht Meyer-Hofmeisters kommt spezielles Gewicht zu, weil er als zeitgenössisches Dokument Authentizität beanspruchen kann. Es sind die Notizen eines engagierten und interessierten jungen Arztes mit beträchtlicher Vorbildung und Kenntnis der wissenschaftlichen Literatur. Die regelmässige Führung von Tagebuch und Reiseberichten

---

don/New York/Toronto 1957. SCHADENDORF, Wulf: Zu Pferde, im Wagen, zu Fuss, tausend Jahre Reisen, München 1959. BAUER, Hans: Wenn einer eine Reise tat, eine Kulturgeschichte des Reisens von Homer bis Baedeker, Leipzig 1971. JOBE, Joseph: Au temps des cochers, histoire illustrée du voyage en voiture attelée du XVe au XXe siècle, Lausanne 1976. KRASNOBAEV, Boris / ROBEL, Gert / ZEMAN, Herbert (Hrsg.): Reisen und Reisebeschreibungen im 18. und 19. Jahrhundert als Quellen der Kulturbeziehungsforschung, Studien zur Geschichte der Kulturbeziehungen in Mittel- und Osteuropa 6, Berlin 1980. STAGL, Justin u. a.: Apodemiken, eine räsonnierte Bibliographie der reisetheoretischen Literatur des 16., 17. und 18. Jahrhunderts, Quellen und Abhandlungen zur Geschichte der Staatsbeschreibung und Statistik 2, Paderborn/München/Wien/Zürich 1983. SPILLANE, John D.: Medical travellers, narratives from the 17th, 18th and 19th centuries, Oxford/New York/Toronto 1984. BOSCHUNG, Urs: Johannes Gessners Pariser Tagebuch 1727, Bern/Stuttgart/Toronto 1985, S. 41-43. BEYRER, Klaus: Die Postkutschenreise, Diss. phil., Tübingen 1985. GRIEP, Wolfgang / JÄGER, Hans-Wolf (Hrsg.): Reisen im 18. Jahrhundert, neue Untersuchungen, Heidelberg 1986.

[3] HEISCHKEL, Edith: Die Ärztereise im späteren 19. Jahrhundert, Sudhoffs Arch. Gesch. Med. 37, 1953, S. 260-265.

[4] Vgl. etwa STROMEYER, Georg Friedrich Louis: Erinnerungen eines deutschen Arztes, 2 Bde, Hannover 1875. KUSSMAUL, Adolf: Jugenderinnerungen eines alten Arztes, 4. Aufl., Stuttgart 1900. HASSE, Karl Ewald: Erinnerungen aus meinem Leben, 2. Aufl., Leipzig 1902. Ärzte-Memoiren aus vier Jahrhunderten, hrsg. von Erich Ebstein, Berlin 1923.

zwang Meyer-Hofmeister zu sorgfältigem Abwägen und überlegtem Urteil; erst so wurde das richtige Einordnen der zahlreich empfangenen Eindrücke möglich. Dabei konnte es nicht um eine objektiv absolut richtige Darstellung und Wertung aller Fakten gehen. Die Beobachtungen eines einzelnen müssen immer bis zu einem gewissen Grade subjektiv und selektiv bleiben. Conrad Meyer-Hofmeister hat aber sicher viele allgemeine Tendenzen richtig erfasst und darüber unmittelbar und in guten Treuen berichtet. Er erlebte den Unterschied zwischen den in Lehrbüchern niedergeschrieben theoretischen Ausführungen und der im Alltag tatsächlich praktizierten Medizin. Als relativ wertungsfreie Zustandsschilderung stellt der vorliegende Reisebericht zweifellos eine bedeutsame medizinhistorische Quelle dar, speziell dann, wenn zum Vergleich andere Zeugnisse zeitgenössischer Ärzte herangezogen werden[5].

---

[5] FRANK, Joseph: Reise nach Paris, London und einem grossen Teile des übrigen Englands und Schottlands in Beziehung auf Spitäler, Versorgungshäuser, übrige Armen-Institute, medizinische Lehranstalten und Gefängnisse, 2 Teile, Wien 1804/1805. BRIGHT, K.: Travels from Vienna through Lower Hungary, with some remarks on the state of Vienna during the Congress in the year 1814, Edinburgh 1818. WEISSE, Johann Friedrich: Paris und London für den Arzt, besonders in Rücksicht der öffentlichen Kranken- und Verpflegungsanstalten geschildert, Paris/St. Petersburg/Halle 1820. AMMON, Friedrich August von: Parallele der französischen und deutschen Chirurgie, nach Resultaten einer in den Jahren 1821 und 1822 gemachten Reise, Leipzig 1823. CASPER, Johann Ludwig: Charakteristik der französischen Medizin, mit vergleichenden Hinblicken auf die englische, Leipzig 1822. KOPP, Johann Heinrich: Ärztliche Bemerkungen, veranlasst durch eine Reise in Deutschland und Frankreich im Frühjahre und Sommer 1824, Frankfurt a. M. 1825. OTTO, Carl: Reise durch die Schweiz, Italien, Frankreich, Grossbritannien und Holland mit besonderer Berücksichtigung auf Spitäler, Heilmethoden und den übrigen medizinischen Zustand dieser Länder, 2 Bde, Hamburg 1825. SCHUBERT, Gotthilf Heinrich: Reise durch das südliche Frankreich und durch Italien, 2 Bde, Erlangen 1827-1831. GRECO, Antonio: Cenno di viaggi medici a Vienna, Parigi e Londra, preceduto di qualche riflessioni sulla teoria del controstimolo, Napoli 1829. HORN, Wilhelm: Reise durch Deutschland, Ungarn, Holland, Italien, Frankreich, Grossbritannien und Irland, in Rücksicht auf medizinische und naturwissenschaftliche Institute, Armenpflege usw., 4 Bde, Berlin 1831-1833. WALTHER, Philipp Franz von: Reisebemerkungen aus London, München 1831. CASTAGNE, F. H. D.: Medizinisch-chirurgische Bemerkungen, auf einer Reise durch Deutschland, Oberitalien, Frankreich und Holland gesammelt und mitgeteilt, Mittl. a. d. Geb. d. Med. 1, 1832, S. 115-152, 2, 1833, S. 274-323. MÜHRY, Adolph: Darstellungen und Ansichten zur Vergleichung der Medizin in Frankreich, England und Deutschland, nach einer Reise in diesen Ländern im Jahre 1835, Hannover 1836. ISENSEE, Ludwig Theodor Emil: Reisen in Schottland, England, Frankreich und Deutschland, nordwesteuropäische Briefe, Skizzen aus dem Leben der Natur, Kunst und Wissenschaft, Berlin 1837. CLESS, Georg von: Reisebemerkungen aus Frankreich und England als Beiträge zur Beurteilung des gegenwärtigen Standpunkts der Medizin in den genannten Ländern, Med. Ann. Berl. 5, 1839, S. 1-63, 153-171. KÖSTLER, A. Leopold: Bemerkungen über mehrere Irrenanstalten von England, Frankreich und Belgien, Wien 1839. VARRENTRAPP, Georg: Tagebuch einer medizinischen Reise nach England, Holland und Belgien, Frankfurt a. M. 1839. GIBSON, William: Rambles in Europe in 1839, with sketches of prominent surgeons, physicians, medical schools, hospitals, literary personages, scenery etc., Philadelphia 1841. LEE, Edwin: Memoranda on France, Italy, and Germany, with remarks on climates, medical practice, mineral waters etc., to which is added an appendix on some of the predisposing causes of disease, and on the advantages of travel and a residence abroad, London 1841. OTTERBURG, Salomon Jonas: Das medizinische Paris, ein Beitrag zur Geschichte der Medizin und ein Wegweiser für deutsche Ärzte, Karlsruhe/Paris 1841. POPP, Georg Julius: Kurze Beschreibungen mehrerer Irrenanstalten Deutschlands, Belgiens, Englands, Schottlands und Frankreichs, Erlangen 1844. WALBER, Heinrich: Über die medizinischen Anstalten von Paris, London, Brüssel, Hamburg, Berlin, Hannover, Göttingen, Jena, Leipzig, Halle, Prag, Wien, Grätz, Triest usw., nach einem Bericht an ein hohes Ministerium des Innern über eine im Jahre 1838 unternommene wissenschaftliche Reise, Allgemeine Zeitung für innere Heilkunde, Chirurgie und ihre Hilfswissenschaften 4, 1844, S. 169-173, 178-181, 185-189, 193-197, 204 f, 233-336, 241-245, 249-253, 257-261, 266-269, 276-278. KRATZMANN, Emil: Die neuere Medizin in Frankreich nach Theorie und Praxis, mit vergleichenden Blicken auf Deutschland, Leipzig

Conrad Meyer-Hofmeisters Lebenslauf fällt zusammen mit der Umwandlung der Medizin in eine auf naturwissenschaftlichen Kenntnissen gründenden, mit naturwissenschaftlichen Methoden forschenden Wissenschaft. Damit sollte sich innert eines Menschenalters nicht nur die Welt des medizinischen Forschers, sondern auch die des praktischen Arztes vollkommen wandeln. Seine wissenschaftlichen Grundlagen erhielten mit der Entwicklung einer modernen pathologischen Anatomie eine völlig neue Dimension, ebenso seine diagnostischen Hilfsmittel, seine Instrumente, seine Behandlungs- und Operationsmethoden (Anästhesie seit 1846, Antisepsis seit den 1860er Jahren) oder seine Arzneien. Auch das Verhältnis des Arztes zu seinen Kollegen, zur Öffentlichkeit und zum Patienten war in dieser Zeit einem starken Wandel unterworfen. In den Jahren um 1830, zur Zeit von Meyer-Hofmeisters Studienreise also, ist für den jungen, fortschrittlichen Arzt bereits einiges vom künftigen Umbruch spürbar. Unbestrittenes Zentrum der neuen Heilkunde bildete Paris mit seinen grossen Spitälern und einer einzigartigen Vielfalt an «Krankenmaterial». Der Medizinhistoriker Ackerknecht hat gezeigt, wie die französische Metropole dank eindrücklichen Fortschritten in der pathologischen Anatomie, der vorurteilslosen klinischen Beobachtung, den physikalisch-diagnostischen Untersuchungsmethoden, der statistischen Bearbeitung der Krankheitsverläufe sowie einem bereits erheblichen Grad an Spezialisierung Weltgeltung erreichte. Die moderne Klinik verdankte ihr Entstehen dem seit der Revolution erklärten Ziel, jedem Bürger eine angemessene medizinische Betreuung zu gewährleisten[6]. Während die neue Wiener Schule die Pariser Richtung seit den 1840er Jahren aufnahm und fortsetzte[7], bewegte sich nach Ackerknechts Urteil das damalige klinische Wirken in Deutschland auf «sehr niedrigem Niveau»[8]. Demnach befand sich die deutsche Medizin während der ersten Jahrzehnte des 19. Jahrhunderts noch ganz im Banne der sogenannten «Naturphilosophie», statt sich, wie die französische oder englische, durch nüchterne Beobachtung weiterzuentwickeln. Die Wissenschafter ergingen sich in unfruchtbaren Spekulationen über das Wesen von Leben und Krankheit und errichteten um ihre Ansichten starre Denkgebäude[9]. Ricarda Huch hat diese spezifisch deutsche Heilkunde erstmals als «ro-

---

1846. SCHWALBE, Gustav Ferdinand: Journal meiner Reise nach Paris im Sommer 1831, hrsg. von Ernst SCHWALBE, Rostock 1910. BAYER, Friedrich-Wilhelm: Reisen deutscher Ärzte ins Ausland (1750-1850), Abh. Gesch. Med. Naturwiss. 20, Berlin 1937. HEISCHKEL, Edith: Italienreisen deutscher Ärzte im 19. Jahrhundert, Sudhoffs Arch. Gesch. Med. 40, 1956, S. 295-304. KOCH, Hans-Theodor: Zwei Studienreisen des Halleschen Chirurgen Heinrich Dzondi (1770-1835) nach Paris (1821) und nach Holland, England, Schottland und Irland (1822), Acta Hist. Leopold. 2, 1965, S. 145-161. WUNDERLICH, Carl August: Wien und Paris, ein Beitrag zur Geschichte und Beurteilung der gegenwärtigen Heilkunde in Deutschland und Frankreich 1841, hrsg. und eingeleitet von Huldrych M. KOELBING, Hubers Klassiker der Medizin und der Naturwissenschaften 13, Bern/Stuttgart/Wien 1974. HEYNE, Adolf: Das Rhein-Main-Gebiet im Spiegel ärztlicher Reiseberichte von 1770-1850, Diss. med. dent., Mainz 1976. BOWMAN, I. A.: Books by physician travellers, Bookman 11(3), 1984, pp. 3-9.

[6] ACKERKNECHT, Erwin H.: Medicine at the Paris Hospital 1794-1848, Baltimore 1967. Vgl. auch HUARD, Pierre: Sciences, médecine, pharmacie de la Révolution à l'Empire (1789-1815), Paris 1970.

[7] LESKY, Erna: Die Wiener Medizinische Schule im 19. Jahrhundert, 2. Aufl., Graz/Köln 1978.

[8] ACKERKNECHT, Erwin H.: Geschichte der Medizin, 5. Aufl., Stuttgart 1986, S. 135.

[9] MÜLLER, Friedrich von: Spekulation und Mystik in der Heilkunde, ein Überblick über die leitenden Ideen der Medizin im letzten Jahrhundert, München 1914. BERNOULLI, Christoph / KERN, Hans: Romantische Naturphilosophie, Jena 1926. SEEMEN, Hans von: Zur Kenntnis der Medizinhistorie in der deutschen Romantik, Beiträge zur Geschichte der Medizin 3 [Leipzig], Zürich 1926. STRAUMANN, Heinrich: Justinus Kerner und der Okkultismus in der deutschen Romantik, Wege zur Dichtung 4, Zürich 1928. LEIBBRAND, Werner: Ro-

mantische Medizin» bezeichnet[10]. In neuerer Zeit wurde differenzierend darauf hingewiesen, dass die deutsche Medizin die ihrerseits in Stagnation verharrende französische Krankenhausmedizin nach 1850 nicht ohne weiteres hätte übertreffen können, wenn sie sich nicht schon in den 1820er und 30er Jahren von philosophisch-theoretischen Vorstellungen gelöst und einer praxisbezogenen, empirischen Medizin zugewandt hätte. Die neuen Grundsätze der deutschen Medizin, grundlegende naturwissenschaftliche Erkenntnisse auf die klinische Medizin anzuwenden und über die Beobachtung am Krankenbett hinaus exakte experimentelle Forschungsmethoden einzuführen, konnten nicht aus dem Nichts entstanden sein.

Johanna Bleker hat aufgezeigt, wie sehr die vom Kliniker Schönlein[11] begründete «Naturhistorische Schule» mit ihrer sorgfältigen klinischen Beobachtung, der modernen Diagnostik

---

mantische Medizin, Hamburg/Leipzig 1937. Ders.: Die spekulative Medizin der Romantik, Hamburg 1956. BLUTH, Karl Theodor: Medizingeschichtliches bei Novalis, ein Beitrag zur Geschichte der Medizin der Romantik, Abh. Gesch. Med. Naturwiss. 2, 1934. SCHIPPERGES, Heinrich: Medizinalreform in Aufklärung und Romantik, Arzt und Christ 5(2), 1959, S. 65-77. TEMKIN, Oswei: Basic science, medicine, and the romantic era, Bull. Hist. Med. 37, 1963, pp. 97-129. SOHNI, Hans: Die Medizin der Frühromantik, Freiburger Forschungen zur Medizingeschichte, N. F. 2, Freiburg i. Br. 1973. ROTHSCHUH, Karl Eduard: Naturphilosophische Konzepte der Medizin aus der Zeit der deutschen Romantik, Deutsche Vierteljahrsschrift für Literaturwissenschaft und Geistesgeschichte, 1978, S. 243-266. VÖLKEL, Erhard: Die spekulative Musiktherapie zur Zeit der Romantik, ihre Tradition und ihr Fortwirken, Diss. med., Düsseldorfer Arbeiten zur Geschichte der Medizin 54, Düsseldorf 1979. GOLDHAMMER, Kurt: Paracelsus in der deutschen Romantik, eine Untersuchung zur Geschichte der Paracelsus-Rezeption und zu geistesgeschichtlichen Hintergründen der Romantik, Salzburger Beiträge zur Paracelsusforschung 20, Wien 1980. Gedenkschrift zum 200. Geburtstag des romantischen Naturforschers Gotthilf Heinrich Schubert, Erlanger Forschungen 25, Erlangen 1980. TSOUYOPOULOS, Nelly: Andreas Röschlaub und die romantische Medizin, die philosophischen Grundlagen der modernen Medizin, Medizin in Geschichte und Kultur 14, Stuttgart 1982. GREGORY, Frederick: Regulative therapeutics in the German Romantic era, the contribution of Jakob Friedrich Fries (1773-1843), Clio Med. 18(1/4), 1983, pp. 179-189. BAUER, Axel: Die Krankheitslehre von Karl Wilhelm Stark (1787-1845), ontologische Pathologie als Analogiemodell, Sudhoffs Arch. Gesch. Med. 69(2), 1985, S. 129-153. Natur und Subjektivität, zur Auseinandersetzung mit der Naturphilosophie des jungen Schelling, Referate, Voten und Protokolle der 2. Internationalen Schelling-Tagung Zürich 1983, Stuttgart/Bad Cannstatt 1985. GRÜSSER, Otto Joachim: Justinus Kerner (1786-1862), Arzt, Poet, Geisterseher, nebst Anmerkungen zum Uhland-Kerner-Kreis und zur Medizin- und Geistesgeschichte im Zeitalter der Romantik, Berlin 1987. LACHMUND, Jens / STOLLBERG, Gunnar: Zur medikalen Kultur des Bildungsbürgertums um 1800, eine soziologische Analyse anhand von Autobiographien, Jahrbuch des Instituts für Geschichte der Medizin der Robert Bosch Stiftung 6, 1987, S. 163-184. POGGI, Stefano: Mind and brain in medical thought during the Romantic period, History and philosophy of the life sciences 10, suppl., 1988, pp. 41-53. LAMMEL, Hans-Uwe: Krankheit, Gesundheit, das Elend der romantischen Medizin, Medizinhist. J. 24(1/2), 1989, S. 79-98. Justinus Kerner, Jubiläumsband zum 200. Geburtstag, Teil 2, Medizin und Romantik, Kerner als Arzt und Seelenforscher, im Auftrag der Stadt Weinsberg hrsg. von Heinz SCHOTT, Weinsberg 1990. LOHFF, Brigitte: Die Suche nach der Wissenschaftlichkeit der Physiologie in der Zeit der Romantik, ein Beitrag zur Erkenntnisphilosophie der Medizin, Stuttgart/New York 1990. Romanticism and the sciences, ed. by Andrew CUNNINGHAM and Nicholas JARDINE, Cambridge 1990. WÖBKEMEIER, Rita: Erzählte Krankheit, medizinische und literarische Phantasien um 1800, Stuttgart 1990. HESS, Volker: Von der semiotischen zur diagnostischen Medizin, die Entstehung der klinischen Methode zwischen 1750 und 1850, Abh. Gesch. Med. Naturwiss. 66, Husum 1993. GERABEK, Werner E.: Friedrich Wilhelm Joseph Schelling und die Medizin der Romantik, Frankfurt a. M. 1995. WIESING, Urban: Kunst oder Wissenschaft?, Konzeptionen der Medizin in der deutschen Romantik, Stuttgart/Bad Cannstatt 1995.

[10] HUCH, Ricarda: Ausbreitung und Verfall der Romantik, Leipzig 1902, S. 273-305. Vgl. auch LAMMEL, Hans-Uwe: Krankheit, Gesundheit, das Elend der romantischen Medizin, Medizinhist. J. 24(1/2), 1989, S. 80.

und der Dokumentation von Krankheitsbildern zur empirischen Methode gefunden und damit der deutschen Medizin schon um 1830 eine eigenständige Richtung gegeben hat[12].

Im Jahr 1968 prägte Karl Eduard Rothschuh in einem grundlegenden Artikel den Begriff «Biedermeiermedizin» und übertrug damit den gängigen Begriff der deutschen Kulturgeschichtsschreibung für die Zeit von der Restauration (1815) bis zur Märzrevolution (1848) auf den medizinischen Bereich[13]. Er erreichte damit eine Charakterisierung jener Forschergruppe, die sich von der naturphilosophischen Periode gelöst und doch noch nicht die spätere naturwissenschaftlich-experimentelle Richtung eingeschlagen hatte. Ähnlich wie die Literaten der Epoche standen diese Wissenschafter am Übergang von künstlerischer Romantik und idealistischer Philosophie zum Realismus bzw. zum Naturalismus. In seinem überaus fruchtbaren Ansatz erklärte Rothschuh die typischen Merkmale der Biedermeiermedizin aus der politischen und kulturellen Situation der Epoche zwischen 1830 und 1850.

Die Zeit nach den unruhigen Jahren von Revolution und Freiheitskriegen brachte die Wiederherstellung von Ruhe und Frieden, monarchisch-kirchlicher Legitimität und Autorität. Der politischen Bewegungsfreiheit der Bürger wurde durch obrigkeitliche Bevormundung und Zensurmassnahmen enge Grenzen gesetzt. Das Bürgertum suchte und fand einen Ausweg aus dem enggesteckten Rahmen politischer Mitwirkung einerseits durch eine erfolgreiche wirtschaftliche Aktivität nach englischem Vorbild, andererseits durch intensive Bildungsbestrebungen. Der kulturelle Bereich erlebte eine Abwendung von der Romantik hin zur nüchternen Alltäglichkeit, zur Gegenständlichkeit und zum Konkreten. Schriftsteller und Maler betonten die Häuslichkeit im kleinen Familienkreis, das Idyll der kleinbürgerlichen Alltagswelt. 1846 beschrieb Ludwig Pfau[14], ein kämpferischer Liberaler, in einem Gedicht erstmals den Typus einer selbstgefälligen, politisch opportunistischen, materiell hartherzigen Gestalt jener Jahre («Schau, dort spaziert Herr Biedermeier...»)[15]. Demgegenüber gab der eigentliche Begründer des literarischen Kulturbegriffs, der Arzt und spätere Hochschullehrer Adolf Kussmaul[16], seinem fiktiven Poeten Gottlieb Biedermeier einen treuherzigen, ironisch-komischen Anstrich[17]. Er veröffentlichte die zufällig entdeckten Gedichte eines Dorfschulmeisters, ergänzt durch eigene Arbeiten in ähnlichem Stil, 1853 zusammen mit seinem Studienfreund, dem Juristen Ludwig Eichrodt[18]. Der Begriff des «Biedermeier» setzte sich Ende des 19. Jahrhunderts im deutschsprachigen Raum als Epochenbezeichnung für die schlichte Wohn- und Familienkultur der vorindustriellen Zeit zwischen 1815 und 1848 durch. Auf die Problematik einer damit verbundenen nostalgischen Verharmlosung der politischen, sozialen und kulturellen Wirklichkeit ist verschie-

---

[11] Johann Lucas Schönlein (1793-1864), Prof. der medizinischen Klinik in Würzburg, Zürich und Berlin, vgl. S. 298 f.

[12] BLEKER, Johanna: Die naturhistorische Schule 1825-1845, ein Beitrag zur Geschichte der klinischen Medizin in Deutschland, Medizin in Geschichte und Kultur 13, Stuttgart 1981. Vgl. auch BLEKER, Johanna: Between romantic and scientific medicine, Johann Lucas Schönlein and the Natural History School 1825-1845, Clio Med. 18(1/4), 1983, pp. 191-201. Dies.: Johann Lucas Schönlein, Berlinische Lebensbilder 2, Mediziner, hrsg. von Wilhelm TREUE und Rolf WINAU, Berlin 1987, S. 51-69.

[13] ROTSCHUH, Karl Eduard: Deutsche Biedermeiermedizin, Epoche zwischen Romantik und Naturalismus (1830-1850), Gesnerus 25, 1968, S. 167-187.

[14] Ludwig Pfau (1821-1894), deutscher Lyriker und Kunstkritiker in Zürich, Paris und Stuttgart.

[15] PFAU, Ludwig: Gedichte, 4. Aufl., Stuttgart 1889, S. 327.

[16] Adolf Kussmaul (1822-1902), 1855 Dr. med. (Würzburg), PD (Heidelberg), 1857 EO für medizinische Klinik, 1859 O in Erlangen, 1863 in Freiburg i. Br., 1876 in Strassburg.

dentlich hingewiesen worden[19]. Johanna Bleker warnte in einer differenzierten Studie über die damaligen medizinischen Realitäten denn auch ausdrücklich davor, das «Biedermeier» mit Mittelmässigkeit, Langeweile oder einem Mangel an Spannung gleichzusetzen[20].

Der Epoche des «Sammelns und Hegens», der «Andacht zum Kleinen»[21], entsprachen immerhin gewisse einheitliche und zum Biedermeier passende Züge in der Medizin. Rothschuh sah bei den medizinischen Forschern der Jahre 1830 bis 1850 einen nie gekannten Eifer für neue Erfahrungen, für das Sammeln, Beschreiben, Benennen, Vergleichen, Klassifizieren. Man hielt sich vor Generalisierungen bewusst zurück, befasste sich lieber mit dem Einzelnen statt mit dem Allgemeinen, scheute die Spekulation und liebte die Beobachtung. «Anatomie, Physiologie und Klinik bevorzugen die deskriptive Methode der Vergleichung, der erfahrungsgemässen Korrelation der Erscheinungen und Umstände. Man sucht nach empirischen Gesetzen, die möglichst numerisch gesichert sein sollen. Die Gabe, die Natur durch den Versuch planmässig zu befragen, ist noch wenig entwickelt. Das Zeitalter ist trotz seiner Versuche noch fast ‹vorexperimentell› zu nennen. Seine Gesamthaltung ist betont empirisch. Durch die Ärztewelt zieht der Geist äusserster Ernüchterung, man ist theorienfeindlich und von grosser therapeutischer Skepsis erfüllt.»[22]

Die hier beschriebene wissenschaftliche Grundhaltung entspricht derjenigen des Verfassers der vorliegenden Reisebeschreibung. Der Zürcher Arzt Conrad Meyer-Hofmeister dürfte aufgrund seiner zwischen 1827 und 1831 entstandenen Notizen die genannten Kriterien eines Biedermeierarztes recht genau erfüllen. Es scheint daher sinnvoll, die von seinem «biedermeierlichen» Standpunkt aus beurteilte europäische Medizinperiode um 1830 mit dem auf den deutschen Raum beschränkten Kulturbegriff zu bezeichnen. Die von der deutschen Grundausbildung der Zeit geprägten Beobachtungen und Erfahrungen zeigen, dass Meyer-Hofmeister in der Tat «Europas Medizin im Biedermeier» erlebte.

---

[17] KUSSMAUL, Adolf: Jugenderinnerungen eines alten Arztes, 4. Aufl., Stuttgart 1900, S. 486–489.
[18] Ludwig Eichrodt (1827–1892), humoristischer Dichter und Oberamtsrichter in Lahr.
[19] BOEHN, Max von: Biedermeier-Deutschland von 1815–1847, Berlin 1911. HERMANN, Georg: Das Biedermeier im Spiegel seiner Zeit, Berlin 1931. BÖHMER, Günter: Die Welt des Biedermeier, grosse Kulturepochen in Texten, Bildern und Zeugnissen, München 1968. SENGLE, Friedrich: Biedermeierzeit, deutsche Literatur im Spannungsfeld zwischen Restauration und Revolution 1815–1848, 3 Bde, Stuttgart 1971–1980. NEUBUHR, Elfriede: Begriffsbestimmung des literarischen Biedermeier, Wege der Forschung 318, Darmstadt 1974. GEISMEIER, Willi: Biedermeier, das Bild vom Biedermeier, Zeit und Kultur des Biedermeier, Kunst und Kunstleben des Biedermeier, Leipzig 1979. KRÜGER, Renate: Biedermeier, eine Lebenshaltung zwischen 1815 und 1848, Wien 1979. NEMOIANU, Virgil: The taming of romanticism, European literature and the age of Biedermeier, Cambridge 1984. HIMMELHEBER, Georg u. a.: Kunst und Biedermeier 1815–1835, Architektur, Malerei, Plastik, Kunsthandwerk, Musik, Dichtung und Mode, München 1988.
[20] BLEKER, Johanna: Biedermeiermedizin – Medizin der Biedermeier?, Tendenzen, Probleme, Widersprüche 1830–1850, Medizinhist. J. 23(1/2), 1988, S. 5–22.
[21] GREINER, Martin, in: Die Religion in Geschichte und Gegenwart, 3. Aufl., hrsg. von Hans von CAMPENHAUSEN und Erich DINKLER, Bd. 1, Tübingen 1957, S. 1264–1267, zitiert nach BLEKER (1988), S. 6.
[22] ROTHSCHUH, Karl Eduard: Deutsche Biedermeiermedizin, Epoche zwischen Romantik und Naturalismus (1830–1850), Gesnerus 25, 1968, S. 186 f.

Die Zürcher Ärztefamilie Meyer

Der Autor der hier vorgelegten Reiseberichte, Johann Conrad Meyer-Hofmeister, stammte aus einem reformierten Ratsgeschlecht des Stadtstaates Zürich, dessen Bürgerrecht sich seit Mitte des 16. Jahrhunderts nachweisen lässt. Das Wappen der Meyer ist geteilt von Silber und Rot und belegt mit einer ungestielten Rose in weiss-rot gewechselter Farbe mit grünen Kolbenblättern. Das Beispiel der «Rosen-Meyer» zeigt, welch bedeutende Rolle eine einzelne Bürgerfamilie im Ancien Régime spielen konnte, ohne dem Adel oder dem Grosshandel anzugehören. Zahlreiche Familienglieder gelangten als Vertreter der Zünfte zum Widder, zur Schuhmachern, zur Waag, zur Zimmerleuten und zur Schmiden in den Grossen und Kleinen Rat (Regierung). Sie bekleideten verschiedenste Ehrenämter wie Zunftmeister, Ratsherren, Obervögte, Offiziere der Stadt und in fremden Diensten, Pfarrer und Dekane, ja sie repräsentierten die Obrigkeit auch als Landvögte oder Amtleute auf der Zürcher Landschaft. Im Grossen Rat war das Geschlecht mit etwa dreissig Mitgliedern vertreten und gehörte damit zu den wirklich regierenden Familien. Manche Heiratsallianzen brachten die Rosen-Meyer vor allem im 18. und beginnenden 19. Jahrhundert in verwandtschaftliche Beziehungen zu den führenden Kreisen der Stadt Zürich[1].

Die Herkunft der Familie und der Zeitpunkt ihres Eintritts ins Zürcher Bürgerrecht ist unbekannt. Die in früheren Bürger-Etats angegebene Herkunft «von Cappel» lässt sich nicht belegen[2]. Ebenso bleibt offen, ob schon der 1580 verstorbene Metzger und Zunftmeister Ludwig Meyer, Landvogt zu Knonau und Amtmann zu Rüti, als Angehöriger der Rosen-Meyer zu betrachten sei[3]. Der fortan stets wiederkehrende Vorname Ludwig und die Zugehörigkeit zur Zunft zum Widder scheinen eine Stammvaterschaft oder doch eine Verwandtschaft zumindest nicht auszuschliessen. Als erster des Geschlechts ist um 1560 Hans Meyer sicher verbürgt, der sich 1570 mit Barbara Hottinger vermählte. Deren Sohn Hans Jakob «zum Pfauen» (gestorben 1622) wurde 1596 Zwölfer und 1612 Zunftmeister zur Waag, Obervogt zu Steinegg und Amtmann zu Augustinern. Von seinem Bruder Christoph (geboren 1571) und dessen Frau Margaretha Horner stammen sämtliche heute lebenden Angehörigen des Geschlechts ab.

Stammvater des Familienastes, dem Conrad Meyer-Hofmeister zugehörte, war Hans Jakob (1675-1736), von Beruf Metzger, Zwölfer zum Widder, Mitglied des Grossen Rates, Stadt-

---

[1] Kurze Beschreibung der uralt-weitberühmten Stadt Zürich samt den Wappen der wohlgeborenen edlen und bürgerlichen Geschlechter, einer löblichen Bürgerschaft zu Ehren hrsg. durch Conrad MEYER, Bürger in Zürich, Zürich 1674, S. 16. Anonymus [MEYER, Hans Conrad, u. a.]: Stamm-Register der Rosen-Meyer in Zürich, o. J. [seit 1730], Mskr., 3 Bde, Privatbesitz. Vgl. auch die verschiedenen Regimentsbücher, Mskr., Zentralbibliothek Zürich, Staatsarchiv Zürich, Stadtarchiv Zürich. EGLI, Jean: Neues historisches Wappenbuch der Stadt Zürich, nach den besten Quellen bearbeitet, Zürich 1860, Nr. 268. Neues historisches Wappenbuch der Stadt Zürich, Zürich 1869, Nr. 389, S. 118, Tafel 33. HBLS 5 (1929), S. 103.

[2] Vgl. Verzeichnisse der Stadt-Bürgerschaft von Zürich 1819-1868.

[3] HOFMEISTER, Wilhelm: Genealogische Tabellen der [Zürcher] Stadtbürgerschaft, Meyer, genannt Rosen-Meyer, 1780-1814, Mskr., Stadtarchiv Zürich VIII D 4a, 4. Reg. KELLER-ESCHER, Carl: Promptuarium Genealogicum zürcherischer Familien, Mskr., o. J. [um 1900], Zentralbibliothek Zürich Ms. Z II 5, S. 443. HERZOG, Hans Ulrich: Meyer, genannt Rosen-Meyer, Schweizerisches Geschlechterbuch, Bd. 7, 1943, S. 347-357. Ders.: Genealogische Tafel des Geschlechts der Rosen-Meyer von Zürich, Mskr., Stadtarchiv Zürich, o. Inv. RICHNER, Felix: Die Amtmänner von Rüti, «Vom Luxus des Geistes», Festschrift für Bruno Schmid, Zürich 1994, S. 147, 160.

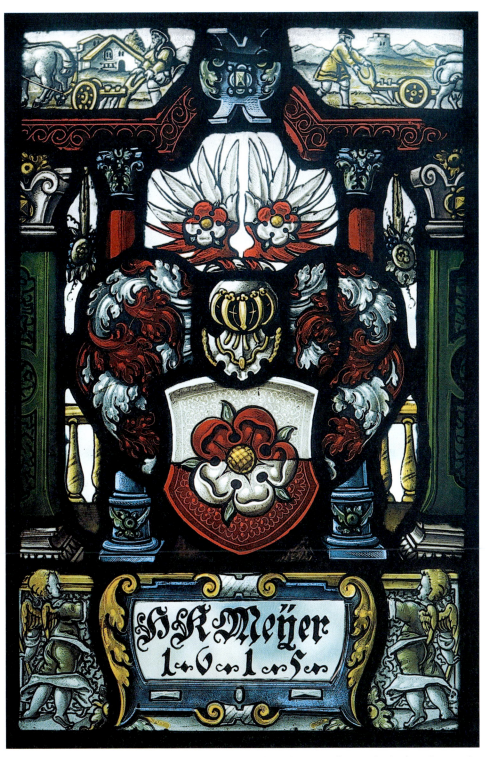

Wappen von Hans (Konrad?) Meyer-Hottinger, erster nachweisbarer Angehöriger der Stadtzürcher Familie der «Rosen-Meyer», Glasgemälde, Zürich, 1615 (Privatbesitz).

fähnrich und Amtmann zu Töss. Er hatte sich 1702 in erster Ehe mit der Zunftmeisterstochter Magdalena Gessner (gestorben 1710) verheiratet, 1711 in zweiter Ehe mit Elisabetha Oeri (gestorben 1750), Tochter des Amtmanns zu Embrach. Mit dessen Sohn Hans Conrad Meyer setzte die medizinische Tradition der Familie ein, die sich über nicht weniger als sechs Generationen fortentwickeln sollte[4]. Dies ist für die Stadt Zürich ein ganz ungewöhnliches Beispiel, kam doch hier die ununterbrochene Vererbung des ärztlichen Berufs vom Vater auf den Sohn in der Regel schon in der dritten Generation zum Stillstand.

Obwohl die Stadtbevölkerung mit einer besseren medizinischen Versorgung als diejenige der Landschaft rechnen durfte, waren wissenschaftlich ausgebildete Ärzte bis zur Gründung der Universität im Jahre 1833 in Zürich keineswegs zahlreich. Zwar gab es gewisse Ausbildungsstätten wie das 1686 gegründete Collegium anatomicum[5] oder das 1782 auf privater Basis eröffnete Medizinisch-chirurgische Institut, seit 1804 unter kantonaler Aufsicht[6]. Beide Institutionen taugten indessen lediglich zur Vorbereitung des akademischen Studiums in Basel oder an einer ausländischen Universität oder aber zur besseren theoretischen Fundierung der rein empirisch ausgebildeten Landärzte. Der Besuch einer auswärtigen Hochschule und damit die Erwerbung eines akademischen Titels war ein kostspieliges Unterfangen. Gross war im alten Zürich die Nachfrage nach wissenschaftlich gebildeten Ärzten und ihr entsprechendes Sozialprestige. Bei der Familie der Rosen-Meyer zeigt sich recht eindrücklich die zunehmende Professionalisierung, die bei den Ärzten der Stadt noch vor denen der Landschaft eingesetzt hat[7]. Sogar die ersten beiden Ärzte der Stammlinie, die als Chirurgen ausgebildet waren und kei-

---

[4] SCHULTHESS, Hans: Die Meyer zum Felsenegg, Kulturbilder aus Zürichs Vergangenheit, Bd. 1, Zürich 1930, S. 164-167. HERZOG, Hans Ulrich (1943), S. 347-357.

[5] MEYER-AHRENS, Conrad: Geschichte des zürcherischen Medizinalwesens, nach den Quellen bearbeitet, Zürich 1838, S. 35-74. NABHOLZ, Hans: Die Universität Zürich 1833-1933 und ihre Vorläufer, Zürich 1938, S. 63-68. USTERI, Emil: Johannes von Muralts Kampf um die Einführung der Anatomie in Zürich, ZTB 1977, S. 29-37. BOSCHUNG, Urs: Johannes von Muralt (1645-1733), Arzt, Chirurg, Anatom, Naturforscher, Philosoph, Schriften zur Zürcher Universitäts- und Gelehrtengeschichte 5, Zürich 1983.

[6] Ankündigung eines in Zürich neu errichteten Medizinischen und Chirurgischen Instituts, Zürich 1782 (StAZ III Ed 1b). Einrichtungen und Gesetze des Medizinisch-chirurgischen Kantonal-Instituts in Zürich, Zürich 1804. MEYER-AHRENS, Conrad: Geschichte des zürcherischen Medizinalunterrichtes von der Gründung des medizinischen Institutes bis zur Gründung der Hochschule, Denkschrift der Medizinisch-chirurgischen Gesellschaft des Kantons Zürich zur Feier des 50. Stiftungstages, den 7.5.1860, Zürich 1860, S. 1-40. SCHRÄMLI, Johann Jacob: Beiträge zur Geschichte des Medizinalwesens des Kantons Zürich, ebenda, S. 51-74. MEYER-HOFMEISTER, Conrad: Die Ärzte Zürichs I, Nbl. Waisenhaus 34, Zürich 1871, S. 4-27. NABHOLZ, Hans: Die Universität Zürich 1833-1933 und ihre Vorläufer, Zürich 1938, S. 129-131. LEISIBACH, Moritz: Das Medizinisch-chirurgische Institut in Zürich 1782-1833, Vorläufer der Medizinischen Fakultät der Universität Zürich, Schriften zur Zürcher Universitäts- und Gelehrtengeschichte 4, Zürich 1982. KOELBING, Huldrych M.: 200 Jahre Medizinstudium in Zürich, Schweizerische Ärztezeitung 64.7, 1983, S. 196. KOELBING, Huldrych M. / LEISIBACH, Moritz: Zwischen Handwerk und Wissenschaft, das Medizinisch-chirurgische Institut in Zürich 1782-1833, Chirurgische Ausbildung im 18. Jahrhundert, hrsg. von Georg HARIG, Abh. Gesch. Med. Naturwiss. 57, Husum 1990, S. 127-136.

BRÄNDLI, Sebastian: «Die Retter der leidenden Menschheit», Sozialgeschichte der Chirurgen und Ärzte auf der Zürcher Landschaft (1700-1850), Diss. phil., Zürich 1990. Vgl. auch FREVERT, Ute: Krankheit als politisches Problem 1770-1880, soziale Unterschichten in Preussen zwischen medizinischer Polizei und staatlicher Sozialversicherung, Kritische Studien zur Geschichtswissenschaft 62, Diss. phil., Göttingen 1984. HUERKAMP, Claudia: Der Aufstieg der Ärzte im 19. Jahrhundert, vom gelehrten Stand zum professionellen Experten, das Beispiel

nen Doktorgrad erwarben, konnten ihre Berufsausbildung zumindest zeitweise an fremden Lehrstätten und Hospitälern festigen.

Conrad Meyer-Escher (1715-1788)

Johann Conrad Meyer wurde am 18. August 1715 in Zürich geboren[1]. Bis zum 16. Altersjahr besuchte er das Carolinum bis zum Collegium humanitatis in seiner Vaterstadt. Ausgerüstet mit einigen Kenntnissen der antiken Sprachen, begann er 1732 die dreijährige Lehre der Wundarzneikunst bei Stadtarzt Conrad Freytag[2]. Dieser zu seiner Zeit bedeutendste Chirurg und Augenarzt Zürichs erhielt als in Hottingen Niedergelassener aufgrund seiner medizinischen Verdienste nebst dem Amt des Stadtschnittarztes die hohe, damals sehr seltene Ehre des Stadtbürgerrechts, das sein Vater nicht erneuert hatte. Freytag galt offensichtlich als einziger Wundarzt, dem man in Zürich grössere Operationen zutraute. Er wagte zwischen 1692 und 1698 als erster, die das Pupillargebiet verlegenden Nachstarreste mittels eines von ihm erfundenen Häkchens durch eine Hornhautöffnung herauszuangeln[3]. Da sein eigener Sohn, ein namentlich in Herniotomie erfolgreicher Wundarzt, früh verstarb[4], übertrug er seine väterliche Liebe auf Meyer[5]. Dank seinem Lehrer bekam Meyer die Möglichkeit, in Spital und Privatpraxis grosse Erfahrungen und vielerlei praktische Kenntnisse zu sammeln. Der schon bejahrte Freytag soll seinen Schüler bereits als Nachfolger bezeichnet haben und schrieb ihm als recht draufgängerischer Chirurg ins Stammbuch: «Sei frisch zu treten an die Tat, Verzug gar oft geschadet hat.»[6] Erhalten ist auch das von Freytag ausgestellte Zeugnis für Meyer, das interessanterweise nicht von der Chirurgengesellschaft, sondern vom Lehrer persönlich besiegelt ist und das keinerlei Hinweis auf die üblicherweise eingeschlossene Barbiertätigkeit bietet:

Preussens, Kritische Studien zur Geschichtswissenschaft 68, Diss. phil., Göttingen 1985. DREES, Annette: Die Ärzte auf dem Weg zu Prestige und Wohlstand, Sozialgeschichte der württembergischen Ärzte im 19. Jahrhundert, Studien zur Geschichte des Alltags 9, Münster 1988. LOETZ, Francisca: Vom Kranken zum Patienten, «Medikamentalisierung» und medizinische Vergesellschaftung am Beispiel Badens, 1750-1850, Stuttgart 1993.

[1] HIRZEL, Hans Caspar [d. J.]: Biographische Nachrichten von Herrn Stadtarzt Meyer von Zürich, als Manuskript für Freunde den Söhnen desselbigen gewidmet, Zürich 1788. Stamm-Register der Rosen-Meyer, o. J. [nach 1790], Privatbesitz. MEYER-HOFMEISTER (1871), S. 25, (1872), S. 9.

[2] Johann Conrad Freytag (1664-1738), Chirurg und Augenoperateur, 1698 Bürger der Stadt Zürich, 1708 Stadtschnittarzt.

[3] HIRZEL (1788), S. 5. SPRENGEL, Curt: Geschichte der Chirurgie, 1. Teil, Halle 1805, S. 59. MEYER-AHRENS, Conrad: Johann Conrad Freytag und sein Sohn Johann Heinrich Freytag, ein Beitrag zur Geschichte der Chirurgie, Arch. klin. Chir. 3, 1862, S. 57-78. WOLF, Rudolf: Biographien zur Kulturgeschichte der Schweiz, Bd. 4, Zürich 1862, S. 42 f. MEYER-HOFMEISTER (1871), S. 23-25. HIRSCHBERG 13 (1908), § 330, S. 397 f. HAAB, Otto: Der graue und der grüne Star des Auges und ihre Behandlung, Nbl. Waisenhaus 90, Zürich 1927, S. 20, 23 f. BADER, Alfred: Entwicklung der Augenheilkunde im 18. und 19. Jahrhundert, mit besonderer Berücksichtigung der Schweiz, Basel 1933, S. 32. Die erste Katarakt-Extraktion, Ciba Zschr. 28, 1935, S. 976. SCHWERZ, Franz: Ist Johann Heinrich Freytag der Erfinder der Katarakt-Extraktion?, Ciba Zschr. 31, 1936, S. 1079. Vgl. auch die nach HIRSCHBERG ungenügende Dissertation seines Sohnes FREYTAG, Johann Heinrich: Dissertatio medica de cataracta, Strassburg 1721.

[4] Johann Heinrich Freytag (1701-1725), Wundarzt in Zürich.

[5] MILT, Bernhard: Geschichte des Zürcher Spitals, Zürcher Spitalgeschichte, hrsg. vom Regierungsrat des Kantons Zürich, Bd. 1, Zürich 1951, S. 49 f.

«Wir, Johann Conrad Freytag, Bürger der Stadt Zürich, Okulist, Schnitt- und Wundarzt wie auch diesmaliger von einem hoch-loblichen Kanton Zürich bestellter Stadtarzt allhier, bescheine hiemit, dass Vorweiser dieses, Herr Johann Conrad Meyer, des wohledlen und festen Herrn Johann Jacob Meyers, des mehreren Rats der Stadt Zürich, gewesenen Amtmanns zu Töss und diesmaligen Pflegers lieber Sohn, nicht allein drei Jahre sich bei mir aufgehalten, um seine Kunst wohl zu kapieren, wie es auch glücklich geschehen, sondern, dass er während dieser Zeit durch fleissige und tägliche Besuchung des Hospitals sich so viel Wissenschaft erworben, dass er ein guter Kenner allerhand Schäden, sowohl die Chirurgie als auch die Okulist- und Schnittkunst betreffend, geworden und damit von vielen Operationen an Hasenscharten, Gewächsen, Brüchen, Augenschäden etc. selbst ein Unternehmer und Meister gewesen, selbige glücklich verrichtet, die ihm anvertrauten Patienten in und ausser dem Hospital kunstmässig traktiert, auch durch Gottes Segen wohl kuriert; also dass er seines angewandten Fleisses und erlernter Kunst halber billig gerühmet und ihm dieses Attestatum weiters zu rekommandieren billigst mitgeteilet wird. Gelanget derowegen an alle und jede der Okulist-, Schnitt- und Wundarzneikunst zugetane Herren, was Stands und Würden die immer sein mögen, mein respektive dienst- und freundliches Ersuchen, sie wollen grossgünstig geruhen, Vorweisern dieses, obgedachten Herrn Johann Conrad Meyer, wegen seiner bei mir erlernten Chirurgie und Operationen, auch verrichteten glücklichen Kuren, sich bester Massen rekommandiert sein lassen, ihm desnahen allen guten Willen und Beförderung erzeigen; solches wird er zu verschulden sich möglichst befleissigen, ich aber werde es nicht allein gegen jedermann nach Standes Gebühr erkennen, sondern auch nach aller Möglichkeit so willig als geflissen zu erwidern trachten.»[7]

1735 weilte Meyer für ein Jahr als Feldscherer beim Kürassier-Regiment des Generalmajors Truchsess von Waldburg[8] in der Stadt Burg bei Magdeburg. Danach verbesserte er seine theoretischen und praktischen Kenntnisse am Collegium medico-chirurgicum und in der Charité in Berlin. Meyer übte sich fleissig im anatomischen Präparieren und in den Operationen. In den Chirurgen Schaarschmidt[9] und Senff[10] fand er anregende und begeisternde Lehrer. Danach wollte er über Leipzig nach Strassburg reisen, erkrankte aber in Leipzig so gefährlich, dass er die Reise bis zur völligen Genesung unterbrechen und auf Rat des bekannten Leipziger Arztes Platner[11] nach Zürich zurückkehren musste. Erst danach besuchte er für einige Monate Strass-

---

[6] Porträtslg. Meyer, Mappe F, MHIZ. MEYER-HOFMEISTER, Conrad: Meine Vorväter, Vorgänger im ärztlichen Berufe, Mskr. [1868], Porträtslg. Meyer, Mappe M, MHIZ, S. 1.

[7] Lehrbrief von Johann Conrad Freytag für Johann Conrad Meyer, 3.3.1735, StAZ, Urkunden der Antiquarischen Gesellschaft in Zürich, W 1 Nr. 853. Vgl. auch WEHRLI, Gustav Adolf: Die Wundärzte und Bader Zürichs als zünftige Organisation, Geschichte der Gesellschaft zum Schwarzen Garten, Mitteilungen der Antiquarischen Gesellschaft in Zürich 30.8, Zürich 1931, S. 39 f.

[8] Carl Ludwig Graf Truchsess von Waldburg (1685-1738), Reichserbtruchsess, kgl. preussischer Generalmajor, Oberst über ein Kürassier-Regiment, Gesandter an den französischen, österreichischen, polnischen und sächsischen Hof, Dompropst zu Havelberg.

[9] Samuel Schaarschmidt (1709-1747), 1729 Dr. med. (Halle), 1736 Prof. der Physiologie und Pathologie am Collegium medico-chirurgicum in Berlin, Garnisons-Medikus.

[10] Gabriel Senff (gest. 1738), Prof. der Chirurgie am Collegium medico-chirurgicum in Berlin, Leiter der chirurgischen Abteilung in der Charité.

[11] Johann Zacharias Platner (1694-1747), 1717 Dr. med. (Halle), 1721 EO der Anatomie und Chirurgie in Leipzig, 1724 O für Physiologie in Leipzig, 1734 O für Anatomie und Chirurgie, 1737 für Pathologie, 1747 für Therapie.

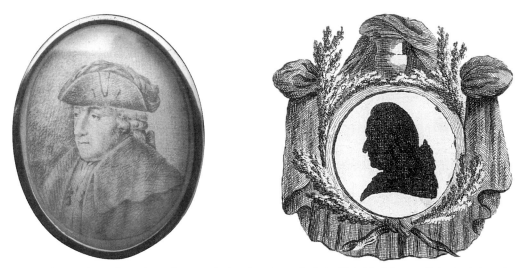

Der Zürcher Stadtwundarzt Conrad Meyer-Escher (1715-1788), links Bleistiftzeichnung (Privatbesitz), rechts Schattenriss, 1788 (MHIZ).

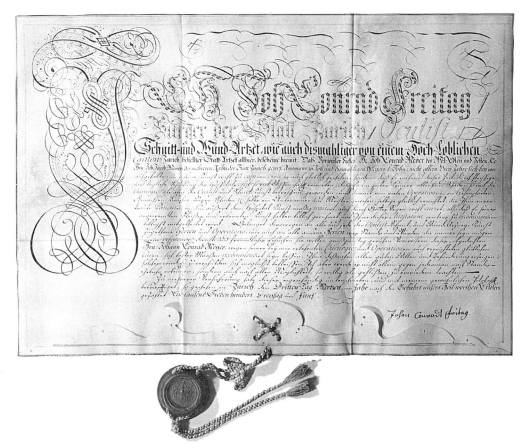

Lehrbrief des Zürcher Stadtarztes Johann Conrad Freytag (1664-1738) für seinen Schüler Conrad Meyer-Escher (1715-1788), 3.3.1735 (StAZ W 1.853).

burg, wo er Unterricht und Unterkunft beim Geburtshelfer Fried[12] und einen operativen Kurs im französischen Militärspital bei Leriche[13] erhielt. In späterer Zeit pflegte Meyer eine Freundschaft und recht rege Korrespondenz mit dem berühmten Strassburger Professor Johann Friedrich Lobstein[14].

1739 in die Vaterstadt zurückgekehrt, verheiratete sich Hans Conrad Meyer mit Ursula Escher (1716-1796), Tochter des Ratsherrn und Salzhausschreibers Conrad Escher-Leu (1681-1747) und Urenkelin des bedeutenden Bürgermeisters Heinrich Escher[15]. Von ihren zehn Kindern erreichten vier das Erwachsenenalter, nämlich der Wundarzt Hans Conrad[16], der Landschaftsmaler Hans Jacob[17], der Arzt und Apotheker Hans Ludwig[18] sowie Pfarrer Hans Heinrich[19].

Beruflich erwarb sich Chirurgus Meyer rasch das Zutrauen von Behörden und Bevölkerung. Schon 1743, im Alter von 28 Jahren, wurde er zum Geschworenen Meister gewählt. In dieser Funktion oblagen ihm wichtige gerichtsmedizinische Aufgaben, etwa die Leichenöffnung unter Aufsicht des Ersten Stadtarztes (Archiater) bei gewaltsam oder unter verdächtigen Umständen Getöteten oder die Untersuchung gewalttätig Verwundeter. Über die Ergebnisse seiner Untersuchungen hatte er dem Richter einen eidlichen Bericht zu erstatten. Das Tribunal der fünf Geschworenen Meister amtete darüber hinaus auch als Ausbildungs- und Prüfungsbehörde aller Wundärzte von Stadt und Landschaft Zürich und als Richter bei Streitigkeiten zwischen Chirurgen und Patienten, die meistens Fragen des Honorars betrafen[20].

[12] Johann Jacob Fried (1689-1769), Lehrer der Geburtshilfe in Strassburg.

[13] Pierre-Nicolas Leriche, Lehrer der Chirurgie in Strassburg.

[14] Johann Friedrich Lobstein d. Ä. (1736-1784), 1760 Dr. med. (Strassburg), 1762 praktischer Arzt und PD in Strassburg, 1764 Prosektor, 1768 EO und O der Anatomie und Chirurgie in Strassburg. PESTALOZZI, Friedrich Otto: Eine Reise nach Paris im Jahre 1776, in Briefen beschrieben von Kupferstecher Johann Heinrich Meyer, ZTB 1927, S. 107.

[15] Heinrich Escher (1626-1710), Seidenfabrikant, 1663 Gesandter am französischen Hof, 1669 Landvogt zu Kyburg, 1676 Seckelmeister, 1678 Zürcher Bürgermeister. Zur seit 1385 stadtzürcherischen Familie Escher (vom Glas): KELLER-ESCHER, Carl: 560 Jahre aus der Geschichte der Familie Escher vom Glas, 1320-1885, Zürich 1885. HBLS 3 (1926), S. 75-78. ESCHER-BÜRKLI, Jakob: Genealogie der Familie Escher, nachgeführt über die Jahre 1885-1935, Zürich 1935. CATTANI, Alfred: Die Escher vom Glas 600 Jahre Zürcher Bürger, NZZ, 20./21.7.1985.

[16] Hans Conrad Meyer-Bodmer (1747-1813), vgl. S. 30-40.

[17] Hans Jacob Meyer-Meyer (1749-1829), Kunstausbildung in Zürich und Wien, Maler und Lehrer an der Kunstschule in Zürich, Hauptmann.

[18] Hans Ludwig Meyer-von Escher (1750-1808), Apotheker, 1774 Dr. med. (Erlangen), 1782 Apotheker im Haus zum Sternen in Zürich, Mitglied der Naturforschenden Gesellschaft in Zürich und 1799 Begründer von deren Neujahrsblättern und der Neujahrsgeschenke der Gesellschaft zum Schwarzen Garten, 1803 Mitglied des Sanitätskollegiums, Mitglied des Grossen Rats, Lehrer am Medizinisch-chirurgischen Institut. Anonymus [MEYER, Ludwig]: Neujahrsgeschenk von der neuerrichteten Gesellschaft zum Schwarzen Garten 1809, S. 1 f. MEYER-AHRENS, Conrad: Geschichte des medizinischen Unterrichtes in Zürich von seinem ersten Anfange bis zur Gründung der Hochschule, Denkschrift der Medizinisch-chirurgischen Kantonalgesellschaft des Kantons Zürich zur Feier des 50. Stiftungstages, den 7.5.1860, Zürich 1860, S. 23. MEYER-HOFMEISTER (1871), S. 25. MEYER VON KNONAU, Gerold: Die Kosten einer Pfäferser Badekur im Jahre 1803, ZTB 1895, S. 78-83. Ders.: Die Promotion eines Zürchers als Doktor der Medizin an der Universität Erlangen im Jahre 1774, ZTB 1897, S. 219-224. RUDIO, Ferdinand: Zum 100. Neujahrsblatt der Naturforschenden Gesellschaft in Zürich, Nbl. der Naturforschenden Gesellschaft in Zürich 100, 1898, S. 5, 7-9. LEISIBACH (1982), S. 47 f.

[19] Hans Heinrich Meyer-Meyer (1751-1825), 1774 VDM, 1776 Donnerstagprediger am St. Peter in Zürich, 1780 Katechet in Leimbach, 1780 in Enge, 1790 Vikar in Kappel, 1800 bei der Pfarrwahl in Kappel übergangen, anschliessend Privatlehrer in Zürich.

Der Kleine Rat als Regierungsbehörde übertrug die wichtige Stelle des Stadtschnittarztes 1745 fast einstimmig an Hans Conrad Meyer. Mit der ersten Chirurgenstelle des Stadtstaates war die wundärztliche Besorgung des Spitals[21], in dem es damals jährlich acht- bis neunhundert Kranke zu versorgen galt, und eine ausgedehnte Geburtshilfe verbunden, ebenso die Stelle eines Hebammenlehrers[22]. Über vierzig Jahre lang wirkte Meyer am Spital und führte unzählige Operationen aus, namentlich bei Tränenfisteln, grauem Star, Hasenscharten, Leistenbrüchen und Geburtskomplikationen. Als gesuchter Augenchirurg behandelte er auch fremde Patienten, etwa einen Urner Landsmann, dem der Zürcher Rat in freundeidgenössischer Gesinnung alle Kosten erliess[23]. Meyers hinterlassene Bibliothek und eine ausgezeichnete Instrumentensammlung bezeugen seine ophthalmologische Vorliebe. Als Stadtschnittarzt sass er in der Funktion eines «Gschauherrn» in der Zürcher Wundgschau. Dieses wöchentlich versammelte, schon 1551 gebildete Gremium aus Kleinen Räten, studierten Ärzten, Wundärzten und Spitalverwaltern besorgte die ärztliche Kontrolle und die Zuweisung der Patienten in die verschiedenen Krankenanstalten; eine separate «Kleine Gschau» beurteilte die Syphilitiker[24].

Meyer verschaffte sich für seine ausgedehnte Tätigkeit neben einer recht umfangreichen Bibliothek auch eine kostspielige Sammlung von Instrumenten und Bandagen. Für Lehr- und Forschungszwecke beauftragte er mehrere Künstler, im Spital Patientenbilder zu malen, die heute einen ausgezeichneten Überblick über die damals chirurgisch behandelten Krankheiten bieten[25]. Es scheint, dass Meyer neuen medizinischen Erkenntnissen durchaus offen gegenübergestanden ist. Hallers Lehren von der Sensibilität und Irritabilität verursachten in der Zürcher Ärzteschaft recht leidenschaftliche Diskussionen und mitunter sogar Zänkereien[26]. Meyer

---

[20] WEHRLI, Gustav Adolf: Die Krankenanstalten und die öffentlich angestellten Ärzte und Wundärzte im alten Zürich, Mitteilungen der Antiquarischen Gesellschaft in Zürich 31.3, Zürich 1934, S. 85-88.

[21] Zum alten Heiliggeistspital am Wolfbach: Akten StAZ, C II, Spitalarchiv H, III G l 1, S 213-224. OTT, Salomon: Heilig-Geistes-Hospital in Zürich, eine Darstellung auf die Säkularfeier der Glaubensverbesserung, Beilage zum Nbl. der Hülfsgesellschaft in Zürich, Zürich o. J. [1819]. VÖGELIN, Salomon: Krankenhäuser im alten Zürich, Nbl. der Hülfsgesellschaft in Zürich 31, Zürich 1831. HOFMANN, Moritz: Die Irrenfürsorge im alten Spital und Irrenhaus Zürichs im 19. Jahrhundert bis zur Eröffnung der Heilanstalt Burghölzli, Zürich 1922. WEHRLI, Gustav Adolf: Die Krankenanstalten und die öffentlich angestellten Ärzte und Wundärzte im alten Zürich, Mitteilungen der Antiquarischen Gesellschaft in Zürich 31.3, Zürich 1934. ESCHER, Konrad: Die Kunstdenkmäler des Kantons Zürich, Bd. 4, Stadt Zürich I, Basel 1939, S. 214-218. Zürcher Spitalgeschichte, hrsg. vom Regierungsrat des Kantons Zürich, Bd. 1, Zürich 1951, S. 1-192, 423-425 (Literatur). WYDER-LEEMANN, Elisabeth: Rechtsgeschichte des alten Spitals in Zürich, seiner Organisation und Einrichtung, Diss. iur., Zürich 1952.

[22] WEHRLI (1934), S. 50-56.

[23] HERZOG, Rudolf: Eine Augenoperation an einem Seelisberger im Zürcher Spital, kleine freundeidgenössische Begebenheit aus dem Jahre 1782, ZTB 1948, S. 66-74.

[24] Gschau-Akten in der Zentralbibliothek Zürich Hs. Z VII 16-24 (1534-1804). Erneuerte Gschau-Ordnung, erlassen von Bürgermeister und Rat der Stadt Zürich, Zürich 1769. WEHRLI (1934), S. 76-85. MÖRGELI, Christoph: Gesundheitswesen im Alten Zürich, Zürichs Zünfte einst und jetzt, Zürich 1990, S. 208.

[25] Eine Sammlung von 134 Bildern und Zeichnungen aus dem Zürcher Spital gelangte im Januar 1992 aus Privatbesitz in den Besitz des Medizinhistorischen Instituts und Museums der Universität Zürich.

[26] HALLER, Albrecht von: De partibus corporis sensilibus et irritabilibus, die 22. Aprilis et die 6. Maii 1752, Commentarii Societatis Regiae Scientarum Gottingensis, Bd. 2, Göttingen 1753, S. 114-158. Hallers deutsche Übersetzung in der Sammlung kleiner Hallerischer Schriften, Bern 1772, S. 1-101. Albrecht von Haller (1708-1777), 1727 Dr. med. (Leiden), 1729 praktischer Arzt in Bern, 1736 O für Anatomie, Chirurgie und Botanik in Göttingen, 1753 Rückkehr nach Bern, 1758 Verwalter der Salinen zu Bex, bedeutender Dichter, Anatom, Physiologe und Botaniker.

stand im Kampf der Ansichten auf der Seite von Stadtarzt Hans Caspar Hirzel[27], der die Meinung des Berners gegen die Angriffe entschieden verteidigte[28]. Dass Meyer bei aller Aufgeschlossenheit im Alter nicht mehr ganz auf der Höhe seiner Wissenschaft stand, zeigt allerdings die vorsichtige Bemerkung seines Biographen, die jungen Schüler hätten besser getan, ganz Aug zu sein, um etwas zu lernen, statt über den «Schlendrian zu spötteln» und die «unverschämten Krittler» zu spielen[29].

Meyer gehörte 1746 zu den Mitbegründern der Naturforschenden Gesellschaft in Zürich und blieb bis zum Tod deren ordentliches Mitglied[30]. In diesem Kreis las er auch einige Abhandlungen vor, etwa über das Vorkommen der Brüche, deren Häufigkeit und Operation in der Schweiz. Er berichtete über verschiedene Erbkrankheiten wie Hasenscharten, Muttermäler und verschiedenste Missbildungen und deren Behandlung. Meyer gehörte in jüngeren Jahren auch zu den Förderern der Einrichtung eines anatomischen Hörsaals, den er als Demonstrator und später als Aufseher recht häufig besuchte[31].

1752 wurde Meyer als Vertreter der Gesellschaft zum Schwarzen Garten zum Zwölfer der Zunft zur Schmiden gewählt und damit in den Grossen Rat abgeordnet, ohne sich fortan tatsächlich den Staatsgeschäften zu widmen[32]. Die Medizinalpersonen Zürichs bildeten keine eigene Korporation, sondern waren der Schmidenzunft angeschlossen. Schon im 15. Jahrhundert vereinigten sie sich aber zu einer besonderen Gesellschaft mit eigener Kasse und nannten sich nach ihrem 1534 bezogenen Haus an der Stüssihofstatt 9 «Gesellschaft zum Schwarzen Garten». Die Gesellschaft führte einen scharfen und zunehmend erfolgreichen Kampf gegen das freie «Arznen» und gegen das Kurpfuschertum. Sie erreichte nach und nach, dass nur geprüfte Berufsleute die öffentliche Anerkennung erhielten, die sich den Satzungen der Gesellschaft unterwarfen. 1765 wählte der «Schwarze Garten» Meyer zum Verwalter des Gesellschaftsgutes und zum Obmann der engeren Gesellschaft der Wundärzte[33].

---

[27] Hans Caspar Hirzel (1725-1803), 1746 Dr. med. (Leiden), 1761 Archiater (Erster Stadtarzt) in Zürich, 1777 Obervogt im Neuamt, 1778 Mitglied des Grossen Rates, 1790 Präsident der Naturforschenden Gesellschaft in Zürich, Verfasser medizinischer, philosophischer und ökonomischer Werke, etwa der «Wirtschaft eines philosophischen Bauern» (Kleinjogg), Gründungspräsident der Helvetischen Gesellschaft.

[28] HIRZEL, Hans Caspar: Verteidigung gegen die Einwürfe, welche Herr Anton von Haen wider die Lehre von der Reizbarkeit und Empfindlichkeit der Teile des menschlichen Leibes vorgetragen, aus dem Lateinischen übersetzt, Zürich 1761.

[29] HIRZEL (1788), S. 10.

[30] RUDIO, Ferdinand: Die Naturforschende Gesellschaft in Zürich 1746-1896, Vierteljahrsschrift der Naturforschenden Gesellschaft in Zürich 41, Teil 1, 1896, S. 16, 30, 105, 160, 251. RÜBEL, Eduard: Geschichte der Naturforschenden Gesellschaft in Zürich 1746-1946, Nbl. der Naturforschenden Gesellschaft in Zürich 148, 1947, S. 55. WALTER, Emil J.: Abriss der Geschichte der Naturforschenden Gesellschaft in Zürich, Vierteljahrsschrift der Naturforschenden Gesellschaft in Zürich 114, 1969, S. 485-500.

[31] MEYER-AHRENS, Conrad: Geschichte des zürcherischen Medizinalwesens, nach den Quellen bearbeitet, Zürich 1838, S. 61.

[32] Neues Regiment-Büchlein oder Kleine und Grosse Räte löblichen Standes Zürich, welche im Jahre Christi 1755 die Regierung führen werden, Zürich 1755.

[33] Zur Geschichte des Schwarzen Gartens: Akten Zentralbibliothek Zürich Hs. Z VII 1-4, 4b, 5-15. HEGI, Friedrich: Geschichte der Zunft zur Schmiden in Zürich 1336-1912, Zürich 1912, S. 76-78, 200-204. WEHRLI, Gustav Adolf: Die Wundärzte und Bader Zürichs als zünftige Organisation, Geschichte der Gesellschaft zum Schwarzen Garten, Mitteilungen der Antiquarischen Gesellschaft in Zürich 30.8, Zürich 1931. Die Kunstdenkmäler des Kantons Zürich, Bd. 5, Stadt Zürich II, Basel 1949, S. 138-140. GUYER, Ernst Viktor: Von der Gesellschaft zum Schwarzen Garten zum Anatomischen Institut der Universität Zürich, Typoskript, Zürich 1980.

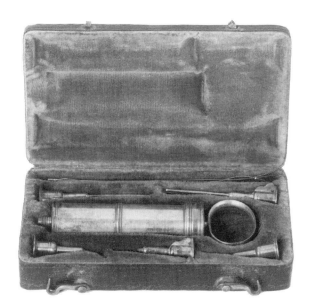

Tränengangspritze nach Dominique Anel (1679-1730), 2. Hälfte 18. Jh., Slg. Meyer (MHIZ), Inv.-Nr. 6683 (2 x 10 x 5.5 cm).

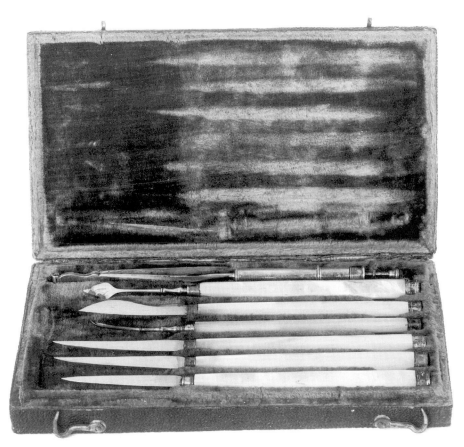

Augenchirurgisches Besteck mit Perlmuttgriffen (2.5 x 17 x 9.5 cm), 2. Hälfte 18. Jh., Slg. Meyer (MHIZ), Inv.-Nr. 8938.

Die letzten Jahre verbrachte Meyer, von Alter und Berufsarbeit gezeichnet, offensichtlich recht mühsam. Er schleppte sich bis acht Tage vor dem Tod zur Arbeit, legte sich dann wegen einer Brustaffektion zu Bett und verschied am 20. Oktober 1788. Eine Woche später wurde sein ältester Sohn an die Stelle des Stadtschnittarztes gewählt. Hans Conrad Meyer hat ihm für die Studienreise die nachfolgende «kurzgefasste väterliche Instruktion» hinterlassen:

«Lieber Sohn! Willst Du auf Deinen Reisen glücklich sein, so halte zu Deinem ersten und beständigen Augenmerk die wahre Gottesfurcht, das ist: Vergiss Deines Gottes nicht. Denn seine Liebe, womit er Dich bisher getragen, verdient, dass Du ihr ein ewiges Denkmal in Deiner Seele setzest, und seie doch sorgfältig, Gott, das vollkommenste Wesen, nie vorsätzlich und mutwillig zu beleidigen.

Bitte zu dem End hin durch unablässige tägliche und andachtsvolle Gebete den lieben Gott selbst um die Gnade, recht zu tun, ja um seinen guten heiligen Geist, dass er Dich stets auf dem Weg des Glaubens und der Frömmigkeit zum Himmel führe.

Dazu aber soll Dich bewegen der Gedanke und die unvergessliche Vorstellung: Gott, der im Himmel wohnt, ist allwissend, allenthalben gegenwärtig. Er ist die höchste Macht und die alles vergeltende Gerechtigkeit selbst. Er ist mein in Jesu versöhnter Vater, mein bester Helfer. Ist Gott mein Zeuge von allen meinen Handlungen, ist er mein Richter und himmlischer Wohltäter, wie sollte ich wider ihn sündigen?

Versäume keinen Anlass, das Wort Gottes an den Sonn- und Festtagen zu betrachten und anzuhören und Dich mit den seligmachenden Glaubens- und Lebenspflichten zu befassen, und erneuere bei der höchstfeierlichen Handlung des hochwürdigen Abendmahls und bei dem Andenken des bittren Leidens und Todes Christi Dein Taufgelübd, dem dreieinigen Gott zu dienen in wahrhaftiger Gerechtigkeit die Heiligkeit alle die Tage Deines Lebens.

In Ansehung des Umgangs mit anderen Menschen, was für einer Religion sie immer sein mögen, so seie gegen dieselben höflich, freundlich, liebreich, nachgebend, dienstfertig, friedsam, vorsichtig und klug in Gesprächen und in Deinem ganzen Betragen. Neben dem sollest Du Deinen Studiis ordentlich und munter obliegen, die unwiederbringliche Zeit zur Erlangung und Kenntnis der Wissenschaften nicht mit Müssiggehen und Faulheit verschwenden. Gedenke stets ‹Dic cur hic!›, lass Deine Vergnügungen nicht ausschweifen, und mache aus dem Spiele kein tägliches gewinnsüchtiges Handwerk. Ach, wie unverantwortlich ist es doch vor Gott und Menschen, durch Faulheit und übertriebene Freuden Geld und Zeit zu verlieren!

Insbesondere hüte Dich vor dem leib- und seelverderbenden Laster der Trunkenheit, welches in specie einen Chirurgen und Operatoren zu den wichtigsten Operationen untüchtig machet. Dannethin entschlage Dich aller böser Gesellschaften, nimm keine Zuflucht bei liederlichen, offenbar lasterhaften Leuten, die sich kein Gewissen daraus machen, Dich zeitlebens ins Unglück zu stürzen. Erwähle Dir kluge, tugendliebende Menschen zu Deinen Freunden. Erwähle Gesellschaften, wo neue Kenntnisse und nützliche Erfahrungen Deine Einsichten erweitern.

Entweihe auch Deine Jugend und Dein ganzes Leben nicht mit dem verhassten Laster des Lügens, der Unzucht, des Stolzes, der Unmässigkeit, des Geizes oder mit anderen ausschweifenden Gemütsbewegungen; liebe dagegen Wahrheit, Aufrichtigkeit, schweizerische Treu und

LEISIBACH (1982), S. 22 f. BOSCHUNG, Urs: Das Haus zum Schwarzen Garten, ein neuer Standort für das Zürcher Medizinhistorische Museum?, Turicum, Vierteljahrsschrift für Kultur, Wissenschaft und Wirtschaft, Frühjahr 1983, S. 53.

Redlichkeit, angemessene Demut, Keuschheit, Mässigkeit und Reinlichkeit. Begib Dich ohne Not in keine Gefahren, und vermeide mit der grössten Sorgfalt alles, was Deine Gesundheit und Deine Gemütsruhe und Dein wahrhaftes Glück stören könnte.

In Ansehung Deiner Studiorum academicorum befleissige Dich

1) bei der Immatrikulation das gewöhnliche Promissorium medicum et chirurgicum mit der geziemendsten Hochachtung und gewissenhaften Treu zu halten. Ach, wie manchem schon hat das ‹ita Deus me adjuvet!› durch mutwillige Verabsäumung seines Gelübds allen Unsegen und Unglück zu Hause gebracht?

2) Danahen sollst Du Deinen Herren Professores mit allem Respekt, Gehorsamkeit und mit der ehrerbietigsten Dankerkenntlichkeit begegnen, wann Du von ihnen Liebe, Hilf, Rat und Tat erwarten willst.

3) Traktiere doch Deine Studia methodice und in ordine, durchlese nur die zu Deinem Vorhaben dienlichsten, deutlichsten, kürzesten und besten Autores, aber lies dieselben nicht flüchtig, sondern mit geschärftem Nachdruck, und bediene Dich derjenigen Bücher, die Dir Deine Herren Professores anrühmen werden, wenn Du sie höflichst darum bittest.

Lasse um Gottes Willen aus Deinen Händen fahren alle verdächtigen, unflätigen, romanenhaften Bücher. O wie leicht könnten sie Dein weiches Herz mit ihrem heimlich schleichenden Gift infizieren.

4) Empfehle ich Dir ein alphabetisches Diarium in Absicht der Merkwürdigkeiten, in foro medico und chirurgico, und desgleichen die fleissige Frequentation der Collegiorum publicorum et privatorum und derselben gehörige Zunutzmachung durch Attention, Meditation und exakte Verzeichnis der vornehmsten Sachen.

5) Verwende nicht den grössten Teil der Zeit auf Abschreibung weitläufiger und oft mangelhafter Manuscriptorum, Du könntest dardurch das Wichtigere verabsäumen.

6) In dem Cursu der Manual-Operationen schärfe Deine Attention auf alle Vorteile und besondre Handgriffe. Hast Du etwas an lebendigen oder toten Körpern nicht recht und genugsam begriffen, so schäme Dich doch nicht, bei den Herren Professores oder Operatores mit dringenlichen Bitten um Erläuterung oder Auflösung der gemachten Schwierigkeiten anzuhalten. Und endlich

7) lasse neue Inventionen von allerlei chirurgischen Instrumenten, Machines, idem kommlichen Bandages exakt abzeichnen oder durch einen guten Meister in natura verfertigen.

Diesem allem folge, mein lieber Sohn, unter der göttlichen Gnade beständig nach, und durchlies diese väterliche Instruktion monatlich oder quartaliter. Bitte für uns täglich zu Gott, wir tun es auch für Dich. Der dreieinige Gott beglücke Deine vorhabenden Reisen, Angelus Tobiae sit tibi comes viae, und Gott segne Dich an Seel, Ehr, Leib und Gut, alles zu seiner Ehre, zu Deiner Ehren Anverwandten vielfaltigen Freude und sonderheitlich zu Deiner lieben Eltern Trost und dereinst zu meiner Stütze und Stab im Alter.»[34]

---

[34] MEYER, Johann Conrad: Kurz gefasste väterliche Instruktion an seinen geliebten Sohn Johann Conrad Meyer, 6.9.1766, Mskr., Porträtslg. Meyer, Mappe M, MHIZ.

Conrad Meyer-Bodmer (1747-1813)

Johann Conrad Meyer der Jüngere wurde am 10. Januar 1747 geboren und besuchte in Zürich die fünf Klassen der unteren Lateinschule beim Fraumünster[1]. Von seiner frühesten Jugend an stand fest, dass er den Beruf seines Vaters ergreifen würde. 1762 stellte ihm die Gesellschaft zum Schwarzen Garten den folgenden Lehrbrief aus: «Wir, der Obmann und Geschworne Meister, die Wundärzte und Barbierer der Stadt Zürich, tun kund hiermit, dass auf heut zu Ende bemeldten Tag, da wir Geschworne Meister beisammen waren, vor uns erschienen der wohlgeachte, wohledle und kunsterfahrne Herr Johann Conrad Meyer, unser Mit-Geschworne Meister, verordneter Stadtschnittarzt und des mehreren Rats allhier, und uns eröffnet, wie dass er willens seie, seinen lieben Sohn Johann Conrad Meyer vor uns ledig sprechen zu lassen, uns anbei ihm hierinfalls günstiglich zu willfahren geziemender Massen ersuchende. Wann dann nun gedachter Johann Conrad Meyer die gewöhnlich dreijährige Lehrzeit gebührend ausgestanden, während selbiger auch sich ehrlich, redlich, getreu und geflissen, gestalten solches einem ehr- und kunstliebenden jungen Gesellen wohl ansteht zu gutem Vergnügen seines lieben Vaters als Lehr-Herren, bezeigt und verhalten, anjetzo aber vorhabens ist, um ein Mehrers zu erlernen und zu erfahren sich an die Fremde und auf die Wanderschaft zu begeben. Also haben wir in Betrachtung dessen, ihm, Herrn Stadtschnittarzt und Chirurgo jurato Johann Conrad Meyer, in seinem Begehren willfährig entsprochen und mehrgedachten Johann Conrad Meyer, seinen lieben Sohn, seiner in Treuen ausgestandener Lehrjahre und darin erlernter Schnittwundarznei und Barbier-Kunst wie auch übrigens seines Wohlverhaltens halber, allerdings und in bester Form frei und ledig gesprochen. Gelanget derowegen an alle der Schnittwundarznei- und Barbierkunst zugetane Herren Operatores, Meister und Gesellen unser respektables dienstfreundliches Ersuchen, sie wollen Vorweisern dieses Briefs, öfters gedachten Johann Conrad Meyer, seines ehrlichen Herkommens, redlichen Lernens und Wohlverhaltens gemessen, ihm auch allen günstigen, geneigten und beförderlichen Willen bezeigen und widerfahren lassen, welches wir bei allen vorfallenden Anlässen zu verschulden uns möglichst befleissigen werden. – Und dies zu wahr und festem Urkund haben wir eingangs ermeldte Obmann und Geschworne Meister gegenwärtigen Brief durch unseren verordneten Gesellschaft-Schreiber ausfertigen und denselbigen mit unserem gewohnten Gesellschafts-Sekret-Insiegel verwahren und bekräftigen lassen.»[2] Im 15. Altersjahr trat Meyer ins Collegium Carolinum über und schloss die beiden oberen Klassen der Philologie und Philosophie ab. In den Nebenstunden eignete er sich beim Vater manche Kentnisse und Fertigkeiten für seinen künftigen Beruf an. Danach verliess er das Gymnasium vorzeitig, um sich in Strassburg ausbilden zu lassen. Während des Winters 1766 folgte er als interessierter Zuhörer den medizinischen

---

[1] Anonymus [MEYER, Hans Heinrich]: Stamm-Register der Rosen-Meyer in Zürich, Mskr. [nach 1790], Privatbesitz. Anonymus: Biographische Nachrichten von Herrn Hans Conrad Meyer, gewesener Kantons-Wundarzt in Zürich, Zürich o. J. [1813]. Zürcher Freitagszeitung, 21.5.1813. USTERI, Paul: Denkrede auf Hans Conrad Meyer, erster Wundarzt am Kantonsspitale und Lehrer am Medizinisch-chirurgischen Kantonalinstitute in Zürich, der Medizinisch-chirurgischen Kantonalgesellschaft in Zürich vorgelesen am 4. 10. 1813, Zürich 1814. MEYER-HOFMEISTER, Conrad: Meine Vorväter, Vorgänger im ärztlichen Berufe, Mskr. [1868], Porträtslg. Meyer, Mappe M, MHIZ, S. 5-10. MEYER-HOFMEISTER (1872), S. 9.

[2] Lehrbrief der Gesellschaft zum Schwarzen Garten für Johann Conrad Meyer, ausgestellt von Gesellschafts-Schreiber Heinrich Fäsi, 15.2.1762, Urkunden der Antiquarischen Gesellschaft in Zürich, StAZ W 1 Nr. 854.

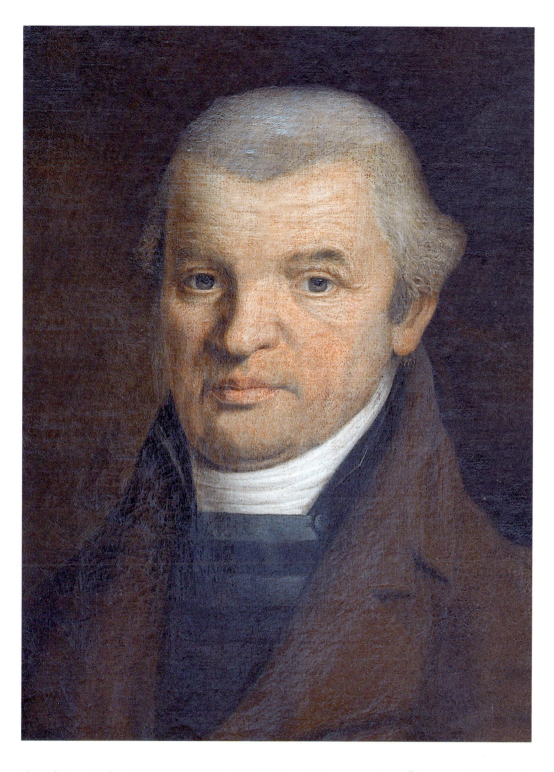

Conrad Meyer-Bodmer (1747-1813), Zürcher Stadtschnitt- und Kantonswundarzt, Ölporträt von Franz Joseph Menteler (1777-1833), 1812 (Privatbesitz).

und chirurgischen Vorlesungen, wobei ihm vor allem Lobstein[3] imponierte, über den er zeitlebens mit grösster Anhänglichkeit und Verehrung sprach. Im Frühjahr 1767 reiste er weiter nach Maastricht und fand für zweieinhalb Jahre Unterkunft im Hause eines Chirurgen Hoffmann[4], einem Freund seines Vaters. Dieser zog Meyer zur Besorgung einer weitverbreiteten Praxis und des Stadtspitals bei und fasste so grosses Vertrauen zu seinem Zürcher Schüler, dass er ihm die selbständige Betreuung zahlreicher weiter entfernter Kranker überliess. «Il veut savoir le pourquoi du pourquoi», schrieb Hoffmann an Vater Meyer; sein Fleiss und seine moralischen Vorzüge seien ein Vorbild für seine eigenen Söhne[5]. «Das einzige, was an dem Herrn Sohne desiderire ist, dass er mehr exakt auf seinen Appareil werde, weil öfters Kunstgenossen aus demselben und der Manier, zu verbinden, von den Talenten eines Chirurgi urteilen, und dass er mehrere Progressen in der höflichen Lebensart mache.»[6] Hoffmann riet seinem Schüler, sich als Arzt von jedem Genuss gebrannter Getränke zu enthalten, ein Ratschlag, an den er sich zeitlebens hielt. Die für beide Seiten schmerzliche Trennung schilderte Hoffmann wie folgt: «Unser Abschied war äusserst zärtlich. Da ich tags zuvor bei Endigung des Collegii operationum eine Anrede an meine Auditores hielt, die Ehre Gottes, diejenige unserer Kunst, dann auch das Wohlsein der lieben Nebenmenschen genugsam zu beherzigen, den Handwerksneid mit Verachtung anzusehen und allezeit ein gutes Gewissen höher als die Menschen zu achten. Nachhero machte meine herzlichen Segenswünsche auf die künftige Praxis unseres Sohnes [sic!]. Das ganze Auditorium weinte mit mir, und wir mussten aufhören. Beim Nachtessen fiel das gleiche vor, und folgenden Morgen haben wir unter vielen Küssen uns ewige Freundschaft gelobt, welche auch auf meine Kinder sich ausdehnen soll.»[7]

Meyer reiste im Herbst 1769 nach Strassburg zurück, wo er sich namentlich der Geburtshilfe widmete. Als Wundarzt verliess er die Universität im Frühjahr 1771 mit einer Bestätigung der besuchten Kurse, aber ohne eigentliches Abschlussdiplom[8]. Er hatte auf seiner Studienreise ein modernes Berufsbewusstsein gewonnen und wünschte, sich vom Barbierhandwerk abzusetzen. In einem recht aufschlussreichen Brief an den Vater äusserte er seine Ansichten über die künftige Berufstätigkeit, nachdem sich ein Studienkollege sehr abfällig über die Verbindung des Chirurgenstandes mit der «Bartschererei» ausgesprochen hatte: «Ich erwiderte ihm darüber, dass dies Euch, lieber Vater, ebenso missfalle, und fügte bei, wie ich wünschte, dass eine Änderung darin geschehen würde, und ich werde auch mit der Zeit, wenn ich nach Hause komme, mit Euch, lieber Vater, gleich denken, und wäre vielleicht jetzt bei diesen erleuchteten Zeiten eher was zu bessern als ehemals [...]. Ich glaube desnahen, dass, wenn ich mit der Zeit in mein teures Vaterland zurückkommen werde, ich der edlen Wundarzneikunst keine Schande antue, wenn ich mich werde examinieren lassen. Allein, ob ich mich den bartschererischen Gesetzen werde unterwerfen, ist eine andere Frage. Aber, lieber Vater, ich hoffe, dass Ihr über dieses letztere nicht böse werdet sein; dieses sind meine Gedanken davon; sollte es Euch aber missfällig sein, so werde ich mich derselben völlig entschlagen und mich als gehorsames Kind gegen Euch bezeigen.»[9]

[3] Johann Friedrich Lobstein d. Ä. (1736-1784), Professor der Anatomie und Chirurgie in Strassburg, vgl. S. 26.
[4] Keine weiteren Angaben bekannt.
[5] USTERI (1814) zitiert aus Briefen von Hoffmann an Vater Meyer vom 12.5., 5.6. und 29.10. 1767.
[6] USTERI (1814), S. 13 f.
[7] USTERI (1814), S. 14 f.
[8] Abgangszeugnis der Universität Strassburg vom 17.3.1771, Porträtslg. Meyer, Mappe M, MHIZ.
[9] USTERI (1814), S. 19 f.

Gesellenbrief für Conrad Meyer-Bodmer (1747-1813), ausgestellt von der Zürcher Chirurgengesellschaft zum Schwarzen Garten in Zürich, 15.2.1762 (StAZ W 1.854).

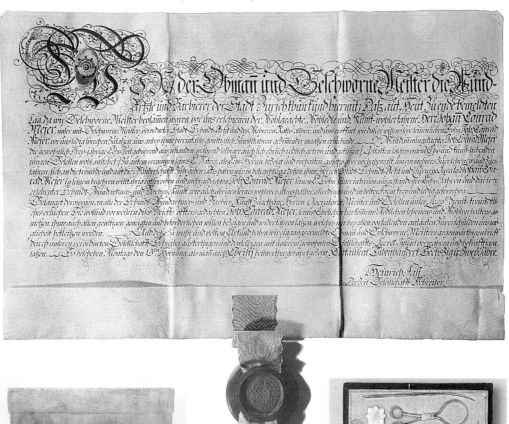

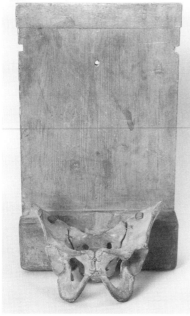

Geburtshilfliches Phantom mit natürlichem Becken (48 x 30 x 22 cm), 2. Hälfte 18. Jh., Slg. Meyer (MHIZ), Inv.-Nr. 3853.

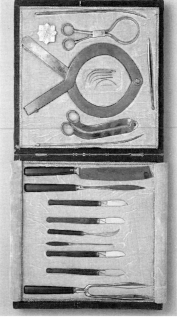

Besteck zur Brustamputation (6.5 x 31.8 x 31 cm), 2. Hälfte 18. Jh., Slg. Meyer (MHIZ), Inv.-Nr. 2757.

Nach Zürich zurückgekehrt, trat er sofort als Gehilfe in den Dienst seines Vaters und führte unter dessen Aufsicht zahlreiche Operationen in und ausserhalb des Spitals durch. Er verheiratete sich mit Magdalena Pfenninger (gestorben 1784)[10], Tochter des Buchbinders Jacob Pfenninger. Von ihren sechs Kindern überlebten drei, nämlich der Uhrmacher Hans Conrad[11], Hans Heinrich[12], Doktor der Medizin und Chirurgie, sowie Spitalarzt Johann Ludwig[13], der Vater von Conrad Meyer-Hofmeister. Nach dem frühen Tod seiner Gattin fand er in Dorothea Bodmer (1744-1821) in der Windegg eine zweite Frau, die sich den unerzogenen Kindern mit Liebe annahm und dem Haus, in dem immer auch einige Privatpatienten Unterkunft fanden, mit Geschick vorstand[14].

Schon Mitte 1772 wählte der Kleine Rat Meyer zum Geschworenen Meister. 1783 wurde er neben seinem Vater Zwölfer der Zunft zur Schmiden und als solcher in den Grossen Rat abgeordnet[15]. Hier verblieb er als recht engagiertes und mit Freude an den Beratungen teilnehmendes Mitglied, bis die alte Staatsverfassung 1798 aufgelöst wurde. Er folgte seinem Vater auf die Stelle eines Verwalters des Gesellschaftsgutes des Schwarzen Gartens und als Obmann der engeren Gesellschaft der Wundärzte. Von seiner politisch streng konservativen Gesinnung zeugt Meyers Votum anlässlich der Ratsverhandlungen über die allfällige Hinrichtung der Anführer der Stäfner Unruhen. Barbara Hess-Wegmann berichtete darüber: «Stadtarzt Meyer eiferte für die strenge Meinung. Er sagte: Es hat nun schon rote Kappen und Freiheitsbäume gegeben, und wer weiss, was es noch mehr gegeben hätte, wenn man nicht Strenge ausübte.»[16] Dies hinderte ihn aber keineswegs daran, dem wegen freiheitlicher Umtriebe inhaftierten Stäfner Chirurgus Johann Kaspar Pfenninger[17] ärztliche Hilfe zu leisten. Auf sein hohes fachliches Ansehen

---

[10] Zur seit 1496 stadtzürcherischen Familie Pfenninger: Kurze Beschreibung der uralt-weitberühmten Stadt Zürich samt den Wappen der wohlgeborenen edlen und bürgerlichen Geschlechter, einer löblichen Bürgerschaft zu Ehren hrsg. durch Conrad MEYER, Bürger in Zürich, Zürich 1674, S. 46. Neues historisches Wappenbuch der Stadt Zürich, Zürich 1869, Nr. 444, S. 149 f. KELLER-ESCHER, Carl: Promptuarium genealogicum, Zentralbibliothek Zürich, Mskr. [um 1900], Ms. Z II 6, S. 353-395. HBLS 5 (1929), S. 121.

[11] Hans Conrad Meyer-Wirth (1774-1829), Uhrenmacher in Niederweningen.

[12] Hans Heinrich Meyer-Rahn (1781-1818), 1804 Dr. med. (Würzburg), Arzt in Zürich, Garnisonsarzt, zeitweilig Lehrer für Pathologie, Geburtshilfe und Semiotik am Medizinisch-chirurgischen Institut, verstarb an Lungentuberkulose. MEYER, Ludwig: Biographie seines Bruders Dr. med. Heinrich Meyer (1781-1818), Mskr., Zürich 1818, Zentralbibliothek Zürich Hs. T 404-405, Nr. 12. LEISIBACH (1982), S. 91. BEZEL, Ernst: Johann Jakob Steger, 1798-1857, Beispiel eines Medizinstudiums im frühen 19. Jahrhundert nach den Briefen an seine Eltern, Diss. med., ZMA 147, Zürich 1981, S. 67: Es ging die Rede, Heinrich Meyer sei als Chirurg noch geschickter als sein Bruder, Spitalarzt Ludwig Meyer, «allein er ist [...] alle Abende sozusagen betrunken».

[13] Johann Ludwig Meyer-Pestalozzi (1782-1852), Dr. med., Spitalarzt in Zürich, vgl. S. 41-53.

[14] Zur seit 1543 stadtzürcherischen Familie Bodmer: HEGI, Friedrich: Stammbaum der Bodmer von Esslingen, Zürich 1905. HBLS 2 (1924), S. 286 f. BODMER, Max: Das Haus «an der Sihl», ein Beitrag zur Geschichte der Familie Bodmer von Zürich, Zürich 1927. STUCKI, Fritz: Geschichte der Familie Bodmer von Zürich 1543-1943, hrsg. vom Bodmer-Familienfonds, Zürich 1942. RUOFF, Wilhelm: Zur Geschichte der Familie Bodmer von Zürich, Schweizer Archiv für Heraldik 57, Basel 1943, S. 28-31. DEBRUNNER, Werner: Stammtafel Bodmer von Esslingen im Hof von Stäfa und Zürich, Zürich 1959.

[15] Neuer Kalender, nach dem eidgenössischen und zürcherischen Meridiano gerichtet durch Johannes MÜLLER, Zürich 1785, S. 10.

[16] HESS-WEGMANN, Barbara: Inländische Unruhen 1794 und 1795, Quellen zur Schweizer Geschichte 17, hrsg. von Otto HUNZIKER, Basel 1897, S. 118 f. PFENNINGER, Johann Kaspar: Lebensgeschichte des Johann Kaspar Pfenninger von Stäfa, Arzt und der Zeit Regierungsrat des Kantons Zürich, Zürich 1835, S. 49.

[17] Johann Kaspar Pfenninger (1760-1838), Chirurg in Stäfa, 1794 Mitverfasser des «Stäfner Memorials», 1795 mit 4 Jahren Landesverweis bestraft, 1798-99 Regierungsstatthalter des Kantons Zürich, 1799-1800 des Kantons Baden,

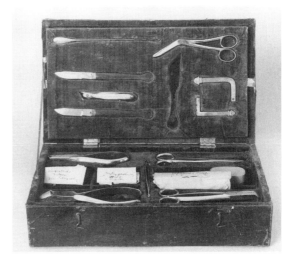

Besteck zur Operation der Lippen-Gaumen-Spalte (9.5 x 34 x 19.7 cm), um 1800, Slg. Meyer (MHIZ), Inv.-Nr. 2773.

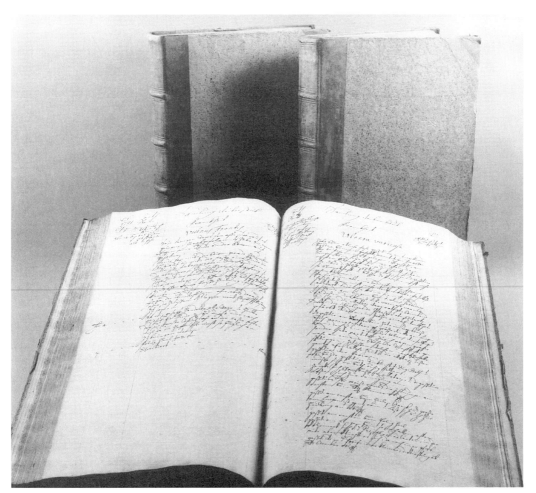

Die frühesten erhaltenen Krankenjournale des Zürcher Spitals, geführt von Stadtwundarzt Conrad Meyer-Bodmer (1747-1813), 1781-1783 (Zentralbibliothek Zürich Ms. Car. XV m-o).

auch auf der Landschaft lässt der Umstand schliessen, dass er in den Jahren der grossen Umwälzung trotz seiner der Volksmehrheit entgegenstehenden Ansichten das Amt als Kantonswundarzt, auch Oberschnittarzt genannt, völlig unbestritten beibehielt[18].

Meyer trat der Naturforschenden Gesellschaft in Zürich schon früh als Mitglied bei und verlas Abhandlungen über verschiedene medizinische und chirurgische Themen. Er gehörte 1782 zu den Mitbegründern und zeitweiligen Vorstehern des Medizinisch-chirurgischen Institutes und unterrichtete in Chirurgie und Geburtshilfe[19]. Die von diesem Institut angestrebte verbesserte Ausbildung der Landärzte war ihm ein Anliegen, wie die noch erhaltene Anrede an die Studenten bei Übernahme seiner dritten Präsidentschaft von 1808 bestätigt[20]. Meyer war Mitbegründer sowie Zürcher Abgeordneter der «Helvetischen Gesellschaft correspondierender Ärzte und Wundärzte»[21] und versorgte deren Organ «Museum der Heilkunde» mit eigenen Beiträgen[22]. Ebenso publizierte er den Fall einer gelungenen Einrenkung des Oberschenkels in Siebolds[23] namhafter Zeitschrift «Chirurgische Beobachtungen und Erfahrungen deutscher Ärzte und Wundärzte»[24]. Der 1810 gegründeten Medizinisch-chirurgischen Gesellschaft des Kantons Zürich diente Meyer in seinen letzten Lebensjahren als Quästor. Im Gründungsjahr referierte er vor der Gesellschaft über eine Beobachtung von kaltem Brande am Unterschenkel, dessen Ursache eine Verknöcherung der Arterie war, 1812 über eine Karies des Knies, eine Hernia ischiadica sowie über die Geschichte der Operationen[25]. 1787 erfolgte seine Wahl in den

---

Mitglied der helvetischen Tagsatzung und des Senats, 1802/03 Mitglied der helvetischen Konsulta in Paris, 1803-1838 des Grossen Rats, 1803-1830 des Kleinen Rats, 1830-1838 des Regierungsrats.

[18] Der Titel Kantonswundarzt datiert von 1804, vgl. Regierungs- und Adresskalender des Kantons Zürich auf das Jahr 1805, S. 30, 33.

[19] MEYER, Ludwig: Einige Notizen über meinen lieben Vater selig, Mskr. [1813], Porträtslg. Meyer, Mappe M, MHIZ. LEISIBACH (1982), S. 48 f.

[20] Porträtslg. Meyer, Mappe M, MHIZ. Vgl. auch Einrichtungen und Gesetze des Medizinisch-chirurgischen Kantonal-Instituts in Zürich, Zürich 1804.

[21] Vorbericht im Musaeum der Heilkunde, hrsg. von der Helvetischen Gesellschaft correspondierender Ärzte und Wundärzte, Bd. 1, Zürich 1792, S. VI, XXXIV, LIII.

[22] MEYER, Conrad: Beobachtung über die Wirkung der Elektrizität bei einer Lähmung der Blase und der untern Gliedmasse, Musaeum der Heilkunde, Bd. 1, Zürich 1792, S. 149-152. Ders.: Beobachtung von einem Beinfrass des untern Kinnbackens, Musaeum der Heilkunde, Bd. 1, Zürich 1792, S. 268-275. Ders.: Beobachtungen von Brüchen, Musaeum der Heilkunde, Bd. 1, Zürich 1792, S. 359-389. HARDEGGER, Rainer Otto: Die Helvetische Gesellschaft correspondierender Ärzte und Wundärzte 1788/91-1807, Diss. med., ZMA 191, Zürich 1987, S. 30, 71 f, 111, 116, 138, 147. Vgl. auch RAHN, Johann Heinrich: Anfrage an das Publikum und besonders an die Subskribenten auf das gemeinnützige medizinische Magazin, Zürich 1783, StAZ III Ed 1b. MEYERHANS, Johann: Die medizinischen Verhältnisse Zürichs im 18. Jahrhundert, wie sie sich in der periodischen Presse der Zeit widerspiegeln, Diss. med., Zürich 1929. Schriftliche Antworten Meyer vgl. Zentralbibliothek Zürich Z VII 100 k.

[23] Johann Bartholomäus von Siebold (1774-1814), 1797 Gehilfe seines Vaters Carl Caspar in Würzburg, 1803 Prof. der Chirurgie und Oberwundarzt im Juliusspital in Würzburg.

[24] MEYER, Conrad: Glückliche Einrichtung einer Verrenkung des linken Oberschenkels nach hinten und aufwärts, Sammlung seltener und auserlesener chirurgischer Beobachtungen und Erfahrungen deutscher Ärzte und Wundärzte, Bd. 3, Arnstadt 1812, S. 182-186.

[25] Vortragsmanuskripte von 1810 und 1812 im StAZ W 52 11.1. Denkschrift der Medizinisch-chirurgischen Gesellschaft des Kantons Zürich zur Feier des 50. Stiftungstages, den 7.5.1860, Zürich 1860, S. XI, XXI.

[26] Zur Aufgabe des Sanitätsrates vgl. WEHRLI, Gustav Adolf: Die Krankenanstalten und die öffentlich angestellten Ärzte und Wundärzte im alten Zürich, Mitteilungen der Antiquarischen Gesellschaft in Zürich 31.3, Zürich 1934, S. 88-91.

Zürcher Sanitätsrat, dem er bis zum Tod angehören sollte[26], ein Jahr später erreichte ihn in Nachfolge seines Vaters der Ruf als Stadtschnittarzt am Spital[27]. In dem ihm übertragenen Collegium clinicum chirurgicum war ihm der Unterricht am Krankenbett ein wichtiges Anliegen. Meyer hinterliess drei Foliobände von Krankengeschichten aus den Jahren 1781 bis 1783, die als früheste erhaltene Krankenjournale des Zürcher Spitals gelten[28]. Diesen schriftlichen Zeugnissen nach zu schliessen, spielte die eigentlich operative Behandlung an der chirurgischen Abteilung eine überraschend untergeordnete Rolle. Die Therapie beschränkte sich – abgesehen von gelegentlichen Abszessöffnungen, seltenen Amputationen oder Entfernung von Knochensequestern – auf eine oberflächliche Wundbehandlung. Nicht selten wurde indessen die Schädeltrepanation vorgenommen, nicht nur bei Kopfverletzungen, sondern auch bei Epilepsie (!). Meyer galt überhaupt als grosser Befürworter der Trepanation. Oft erzählte er von seiner Begegnung mit einem Wundarzt bei Strassburg, der aus Gewinnsucht auch bei unbedeutendsten Schädelverletzungen trepanierte und selten einen Patienten durch den Tod verlor. Dies empörte ihn zwar, er glaubte daraus aber gleichzeitig zu lernen, dass der Eingriff nicht zu den lebensgefährlichen gehöre. Die weitere Erfahrung brachte ihn zur Überzeugung, dass der Verzicht auf die rasche Trepanation bei wirklichen Verletzungen durch allenfalls vorhandene Splitter, Entzündungen oder Druck des Extravasats auf die Weichteile im Schädel den tödlichen Ausgang zur Folge habe[29]. Meyers Patienten litten etwa an ausgerenkten Gliedmassen, Knochenfrakturen, tuberkulösen Knochenaffektionen, Geschwülsten verschiedenster Art, offenen Wunden, Brandverletzungen und dermatologischen Krankheiten. Die chirurgische Abteilung befand sich einerseits in der sogenannten «Sammlung», wo zwei Männersäle und ein Frauensaal sowie ein spezielles Zimmer für verletzte Geisteskranke eingerichtet waren. Anderseits lagen die chirurgisch Kranken auch im «Neuhaus», etwa in der Gesellenstube, in der Grindstube (vor allem Kinder mit Hautausschlägen), in der Bruderstube und wiederum in je einem Männer- und Frauensaal. Die Trepanierten befanden sich in einem besonderen Raum[30]. In der Behandlung von Luxationen und Frakturen galt Stadtschnittarzt Meyer dank guter anatomischer und mechanischer Kenntnisse als ungewöhnlich glücklich; auch soll ihm selten eine Hernienoperation missglückt sein. Die Katarakt operierte er immer durch Depression. Er erdachte einen Kompressionsverband gegen die Blutung beim Aneurysma der Hinterhauptarterie. Sein Sohn Ludwig hat in Würzburg über diesen Fall doktoriert[31].

Seit 1786 gab die Gesellschaft der Wundärzte zum Schwarzen Garten nach dem Beispiel anderer gelehrter Gesellschaften in Zürich ein Neujahrsblatt an die Kinder ab. Nebst einem kunstreich gestalteten Kupferstich sollte ein begleitender achtseitiger Text die Schuljugend über Themen der Wundarzneikunde im weiteren Sinne belehren und unterhalten. Treibende Kraft bei der Publikation dieser «Neujahrsstücke» war zweifellos Stadtschnittarzt Meyer, zeigen ihn doch die Akten des Schwarzen Gartens als Verfasser der ersten neun Blätter mit anatomisch-

---

[27] Hoch-Obrigkeitliche Tribunalien, Kommissionen und Verordnungen, welche die Standes-, Zivil- und ökonomischen Geschäfte behandeln [...], Zürich 1791, S. 17.
[28] MEYER, Johann Conrad: Observationes chirurgiae, 1781-1783, 3 Bde, Mskr., Zentralbibliothek Zürich Ms. Car. XV m-o.
[29] MEYER, Ludwig: Einige Notizen über meinen Vater selig, Mskr. [1813], Porträtslg. Meyer, Mappe M, MHIZ, S. 4 f.
[30] Zürcher Spitalgeschichte, hrsg. vom Regierungsrat des Kantons Zürich, Bd. 1, Zürich 1951, S. 50.
[31] MEYER, Ludwig: Dissertatio de aneurysmate arteriae occipitalis, Diss. med., Würzburg 1804.

physiologischem Inhalt[32]. Das erste Stück enthielt eine Aufzählung der Gründe für die Herausgabe. 1787 schrieb Conrad Meyer über den Nutzen der Leichensektion, 1788 und 1789 über die Knochenlehre. Die Blätter von 1790 und 1791 widmete er dem Gehirn. Im Jahre 1792 behandelte Meyer den Seh- und Hörsinn, 1793 Bau und Funktion des Herzens und 1794 im letzten von ihm verfassten Neujahrsstück die Muskeln[33].

An den Sonntagnachmittagen pflegte er an Landkindern die Pockenimpfungen vorzunehmen[34]. 1784 bis 1788 bekleidete er die Stelle eines «Gschauherrn» der Zürcher Wundgschau, seit 1803 sass er im kantonalen Sanitätsrat. Besonders hohe Anforderungen an den Chirurgen stellten die in und um Zürich ausgetragenen europäischen Koalitionskriege im Jahr 1799. Meyer hatte nacheinander die französischen, österreichischen und russischen Lazarette zu besorgen. Sein Sohn und damaliger Gehilfe Ludwig Meyer hat über die Art der Kriegsverletzungen und die Behandlung der vielen Patienten verschiedenster Nationen aufschlussreiche Erinnerungen hinterlassen[35].

Hans Conrad Meyer war zweifellos in seiner Zeit ein Chirurg von ausserordentlichen Fähigkeiten, operierte er doch in den Kantonen der Innerschweiz genau wie im Thurgau, im Aargau, in Glarus und Appenzell. Die Berufsreisen bedeuteten ihm eine eigentliche Erholung, kehrte er doch immer gesund, glücklich und mit vielen erzählenswerten Erlebnissen zurück. Vom modisch gewordenen animalischen Magnetismus hielt er nicht das geringste. Die Zeitgenossen rühmten seinen unermüdlichen Eifer, seine Liebenswürdigkeit, Verschwiegenheit und Bescheidenheit. Obgleich von lebhaftem Temperament – namentlich etwas hitzig in Fragen der Tagespolitik – war er durchaus friedfertig und in Familie und Freundeskreis von geselligem und fröhlichem Wesen[36]. Er empfand eine tiefe Religiosität, die ihn jeden Tag mit einem geistlichen Lied, jede Operation mit einem Gebet beginnen liess. In seinen Mussestunden legte er eine Porträtsammlung von Ärzten und Naturforschern aller Zeiten und Länder an, die er mit kurzen Biographien bereicherte. Sein Sohn und sein Enkel sollten diese Sammlung später weiterführen und ergänzen[37]. Meyer gönnte sich jährlich einen Landaufenthalt, meistens auf Gut

---

[32] Archiv der Zunft zur Schmiden in Zürich, Nr. 324. WEHRLI, Gustav Adolf: Die Wundärzte und Bader Zürichs als zünftige Organisation, Geschichte der Gesellschaft zum Schwarzen Garten, Mitteilungen der Antiquarischen Gesellschaft in Zürich 30.8, Zürich 1931, S. 52.

[33] Anonymus [MEYER-BODMER, Conrad]: Das erste Stück enthält eine Einladung und historische Nachricht, was die Gesellschaft bewogen, eine Abänderung zu treffen und was man in Zukunft für Materialien zu liefern gedenke, Neujahrsstück an die zürcherische Jugend von der Gesellschaft auf dem Schwarzen Garten Nr. 1, Zürich 1786. Ders.: Von der Zergliederungskunst überhaupt und ihrem Nutzen, Nr. 2, Zürich 1787. Ders.: Von der Osteologie oder Knochenlehre, Nr. 3, Zürich 1788. Ders.: Fortsetzung des vorhergehenden Gegenstandes, Nr. 4, Zürich 1789. Ders.: Von dem Gehirn überhaupt, Nr. 5, Zürich 1790. Ders.: Von den Verrichtungen des Gehirns und den Nerven desselben, Nr. 6, Zürich 1791. Ders.: Von den Werkzeugen der Sinne, hauptsächlich des Gesichts und Gehörs, Nr. 7, Zürich 1792. Ders.: Vom Herzen und dessen Blutgefässen, Nr. 8, Zürich 1793. Ders.: Die Lehre von den Muskeln, Nr. 9, Zürich 1794.

[34] Zum Zürcher Pockenimpfwesen vgl. MEYER-HOFMEISTER (1872), S. 35-37. HINDEMANN, Hans: Geschichte der Pockenprophylaxe im Kanton Zürich, Diss. med., ZMA 4 (alte Reihe), Zürich 1925.

[35] MÖRGELI, Christoph: Ein Dokument, Zürcher Lazarette in den Kriegen von 1798/99, ein Manuskript von Spitalarzt Johann Ludwig Meyer, Gesnerus 49, 1992, S. 213-226. Originalmanuskript vgl. MEYER, Ludwig: Biographie des Weininger Arztes Johannes Grimm (1776-1825), Mskr. [nach 1825], Porträtslg. Meyer, Mappe G, MHIZ.

[36] Biographische Nachrichten (1813), S. 6 f. Nekrologe in der Zürcher Freitags-Zeitung 21, 21.5.1813, und Monatliche Nachrichten schweizerischer Neuheiten, Mai 1813. MEYER, Ludwig: Einige Notizen über meinen Vater selig, Mskr. [1813], Porträtslg. Meyer, Mappe M, MHIZ.

Bocken ob Horgen. Sobald aber seine Anwesenheit in der Umgegend bekannt wurde, strömten ihm sofort zahlreiche Patienten zu.

Im 66. Altersjahr überfielen Meyer starke Rückenschmerzen, die ihn ans Bett fesselten. Bald stellte sich auch eine Lungenentzündung ein, und er verbrachte die letzten Tage in geistiger Verwirrung, ohne das klare Bewusstsein wiederzuerlangen. Am 17. Mai 1813 verstarb Kantonswundarzt Meyer. Eine ganz ungewöhnlich starke Teilnahme der Bevölkerung an seiner Bestattung zeugte von der grossen Beliebtheit und Achtung bei seinen Zeitgenossen[38]. Sohn Ludwig schrieb auf das ihm gewidmete Blatt in der Bildersammlung: «Auch Dir, geliebter Vater, sei mein innigster Dank für Deine Liebe und treue Pflege aus kindlichem Herzen gezollt, ruhe im Frieden, von Deinem schweren Arbeiten entledigt. – Mein Herz sagt es mir, dass Dir beim Eintritt in jene Welt zugerufen wurde: Wohl, Du guter und getreuer Knecht, Du bist über wenig genau so treu, ich will Dich über viel setzen, gehe ein in die Freude Deines Herzens. Ja, ich will Dir folgen – Deine Ratschläge sollen mir immer vor Augen schweben – und den Verpflichtungen, die ich den Kranken am Spitale gelobet, getreu bleiben bis an mein seliges Ende.»[39]

Ludwig Meyer-Pestalozzi (1782-1852)

Johann Ludwig Meyer, geboren am 22. September 1782 als jüngstes von sechs Kindern, verlor schon im zweiten Lebensjahr seine Mutter an Lungentuberkulose[1]. Seine körperliche Entwicklung gab in der ersten Zeit Anlass zu ernsten Sorgen, erlernte er doch das Gehen erst mit fünf. Der Besuch der öffentlichen Schulen in Zürich fiel in die stürmischen Jahre der Revolutionszeit und verlief in eher unruhigen Bahnen, weshalb die Familie einige Privatlehrer zuzog. Im 16. Altersjahr erhielt er den Lehrbrief der chirurgischen Gesellschaft zum Schwarzen Garten[2] und begann das Medizinstudium im März 1799 am Medizinisch-chirurgischen Institut. Sein Vater nahm grossen Einfluss auf den Fortgang der Ausbildung und erkannte rasch Ludwigs manuelle Geschicklichkeit. Die Möglichkeit, chirurgisch viel zu lernen, bot sich im Spital und namentlich auch in den vom Vater betreuten Zürcher Lazarettanstalten in den Jahren 1799 und 1800. Mit Genugtuung dachte Ludwig Meyer später zurück an «diesen schönen wissenschaftlichen Genuss». Zweimal täglich, morgens fünf bis acht und abends von vier bis sechs

---

[37] Porträtslg. Meyer, Mappen A-Z, MHIZ.
[38] USTERI, Paul: Denkrede auf Hans Conrad Meyer, gewesener Kantonswundarzt am Kantonsspitale und Lehrer am Medizinisch-chirurgischen Kantonalinstitute in Zürich, der Medizinisch-chirurgischen Kantonalgesellschaft in Zürich vorgelesen am 4.10.1813, Zürich 1814. FRIES, Johann Rudolf: Bericht über die Leichenöffnung des selig verstorbenen Herrn Stadtarztes Meyer, Mskr., Zürich 1813, Porträtslg. Meyer, Mappe M, MHIZ.
[39] Porträtslg. Meyer, Mappe M, MHIZ.
[1] CALLISEN 12 (1832), S. 402. NZZ 313, 8.11.1852. Eidgenössische Zeitung 311, 9.11.1852. Zürcher Freitags-Zeitung 46, 12.11.1852. MEYER-HOFMEISTER, Conrad: Nekrolog auf Ludwig Meyer vor der Medizinisch-chirurgischen Kantonalgesellschaft am Frühlingskongress, 9.5.1853, Mskr., Porträtslg. Meyer, Mappe M, MHIZ. Schweiz. Zschr. Med. Chir. Geburtsh., 1853, S. 508 f. MEYER-HOFMEISTER, Conrad: Meine Vorväter, Vorgänger im ärztlichen Berufe, Mskr. [1868], Porträtslg. Meyer, Mappe M, MHIZ, S. 11-24. MEYER-HOFMEISTER (1872), S. 19-21. LEISIBACH (1982), S. 91 f.
[2] Lehrbrief der Gesellschaft zum Schwarzen Garten an Ludwig Meyer, 3.10.1796, Urkunden der Antiquarischen Gesellschaft in Zürich, StAZ W 1 Nr. 855.

Uhr, wurde die Zeit in diesen bewegten Monaten den Militärspitälern gewidmet, die übrige Zeit den Privatpatienten. Der Lehrling bekam eine grosse Zahl von Kopf-, Brust-, Unterleibs- und Extremitätenverletzungen zu sehen. «Unser teurer Vater und Lehrer gab sich alle Mühe, da sich uns die Gelegenheit darbot, uns mit manchem bekannt zu machen, das wir bis jetzt nur in Theorie kannten.» Man erweiterte fast alle Wunden, bei denen zu vermuten war, dass noch tiefer gelegene wichtige Teile verletzt oder noch fremde Körper vorhanden waren, besonders aber wurden Kopfwunden erweitert und möglichst schon vor Eintritt der Entzündung sondiert. Die interne Behandlung bestand gewöhnlich in Salpeter und Extractum hyoscyami, äusserlich in Aqua Thedenii diluta[3]. Als wirksamste Diät galt eine einfache Brühe oder Gemüse[4].

Im Frühjahr 1802 reiste Meyer, versehen mit einer väterlichen Instruktion[5], nach Würzburg, wo er gemeinsam mit seinem Bruder Heinrich im Haus von Carl Caspar von Siebold[6] Unterkunft bezog. Regelmässig trat Siebold abends in ihr Zimmer und überprüfte die Fortschritte der Studien. Ludwig Meyer besuchte an der Universität neben den Vorlesungen seines Hausherrn diejenigen des Anatomen Hesselbach[7], des Chemikers Pickel[8], des Klinikers Thomann[9], des Chirurgen Brünninghausen[10] oder des Geburtshelfers Siebold[11]. Ganz besonders Vater und Sohn Siebold äusserten sich befriedigt über Meyers praktisches Geschick und gaben ihm für sein künftiges ärztliches Wirken eine gute Prognose[12]. Er schloss das Medizinstudium nach zweieinhalb Jahren mit dem Doktorexamen ab. Seine Dissertation befasste sich mit einem vom Vater operierten Aneurysma der Hinterhauptarterie[13].

Das Wintersemester 1804/1805 verlebten die beiden Brüder Meyer in Berlin, wo sie namentlich beim Chirurgen Mursinna[14] und beim Kliniker Hufeland[15] eingeführt waren. An-

---

[3] Conrad Meyer verfertigte das vom preussischen Feldarzt Johann Christian Anton Theden (1714-1797) angegebene Wund- und Schusswasser nach folgender Rezeptur: 3 Pfund Essig, 1½ Pfund Alkohol, ½ Pfund Schwefelsäure sowie 1 Pfund Honig. Vgl. MEYER-HOFMEISTER (1872), S. 32.

[4] MEYER, Ludwig: Biographie des Weininger Arztes Johannes Grimm (1776-1825), Mskr. [nach 1825], Mappe G, Porträtslg. Meyer, MHIZ. MEYER-HOFMEISTER (1872), S. 19, 31 f. MÖRGELI, Christoph: Ein Dokument, Zürcher Lazarette in den Kriegen von 1798/99, ein Manuskript von Spitalarzt Johann Ludwig Meyer, Gesnerus 49, 1992, S. 217 f.

[5] Johann Conrad Meyers kurzgefasste väterliche Instruktion an seinen geliebten Sohn Johann Ludwig Meyer, Mskr., o. J. [1802], Privatbesitz. Diese Instruktion entspricht fast wörtlich derjenigen, die Johann Conrad Meyer 1766 seinerseits von seinem Vater erhalten hatte, vgl. S. 30 f.

[6] Carl Caspar von Siebold (1736-1807), 1766 Operateur am Juliusspital in Würzburg, 1769 Dr. med. (Würzburg), 1769 Prof. der Anatomie, Chirurgie und Geburtshilfe in Würzburg, Oberwundarzt am Juliusspital.

[7] Franz Caspar Hesselbach (1759-1816), Prosektor am Juliusspital in Würzburg, 1807 Dr. med. h.c. (Würzburg), Oberwundarzt am Juliusspital.

[8] Johann Georg Pickel (1751-1838), Prof. der Chemie in Würzburg, vgl. S. 312.

[9] Joseph Nicolas Thomann (1764-1805), 1788 Dr. med. (Würzburg), Prof. der medizinischen Klinik in Würzburg und leitender Arzt am Juliusspital.

[10] Hermann Joseph Brünninghausen (1761-1834), Assistent am Juliusspital in Würzburg, 1791 Prof. der Chirurgie in Würzburg, 1814 Generalstabsarzt.

[11] Adam Elias von Siebold (1775-1828), Prof. der Geburtshilfe in Würzburg und Berlin, vgl. S. 302.

[12] MEYER-HOFMEISTER, Conrad: Meine Vorväter, Vorgänger im ärztlichen Berufe, Mskr. [1868], Porträtslg. Meyer, Mappe M, MHIZ, S. 13.

[13] MEYER, Johann Ludwig: Dissertatio de aneurysmate arteriae occipitalis, Diss. med., Würzburg 1804.

[14] Christian Ludwig Mursinna (1744-1823), Feldarzt, 1789 Generalchirurgus, Prof. der Chirurgie an der Pepinière, leitender Wundarzt an der Charité, 1798 Dr. med. h.c. (Jena).

[15] Christoph Wilhelm Hufeland (1762-1836), Prof. der Medizin in Jena und Berlin, vgl. S. 241 f.

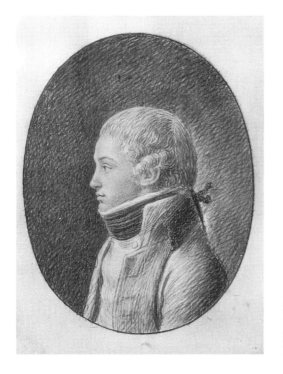
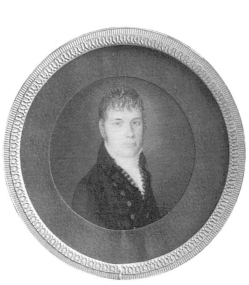

Der Zürcher Spitalarzt Ludwig Meyer-Pestalozzi (1782-1852), Porträts in verschiedenen Lebensaltern (Privatbesitz), Porträt unten rechts gezeichnet von Johann Martin Esslinger (1793-1841).

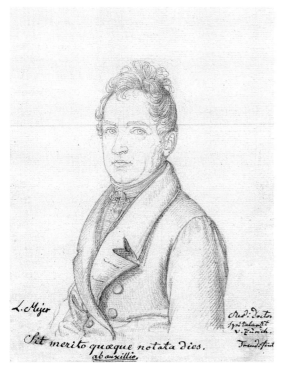
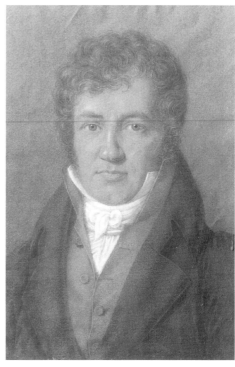

lässlich eines Mittagessens bei Hufeland, an dem unter anderen auch der Philosoph Johann Gottlieb Fichte und der Historiker Johannes von Müller teilnahmen, entwickelte Franz Joseph Gall[16] vor den staunenden Zürchern die Konzeption seiner Schädellehre[17].

Anfangs Mai 1805 verliessen sie Berlin und reisten über Prag nach Wien, wo sie sich in die grosse Schar der Schüler des Medizinalreformers Johann Peter Frank[18], des Geburtshelfers Boër[19], des Chirurgen Kern[20] und des Ophthalmologen Beer[21] reihten. Im August kehrte das Brüderpaar nach einem Abstecher durch Ungarn über Salzburg in die Vaterstadt zurück, wo der Vater die jungen Doktoren unverzüglich in die Berufspflicht nahm.

1806 verheiratete sich Ludwig Meyer mit Cleophea von Grebel (1784-1807), Urenkelin des bedeutenden Bürgermeisters Hans Jakob Leu[22] und zweite Tochter von Junker Ratsherr Heinrich von Grebel[23], dessen Vater Hans Felix (1714-1787) als Grüninger Landvogt von Pfarrer Johann Caspar Lavater[24] und Heinrich Füssli[25] wegen ungerechter Verwaltung beschuldigt und verurteilt wurde[26]. Am 17. Oktober 1807 gebar Cleophea Meyer-von Grebel ihren einzigen Sohn Johann Conrad und verstarb nach wenigen Tagen vermutlich am Kindbettfieber, tief betrauert von ihrem Gatten und allen Verwandten[27]. In einer zweiten Ehe verband sich Meyer 1808 mit Anna Barbara Pestalozzi (1783-1863), der ältesten Tochter von Staatsrat Johann Jakob Pestalozzi[28]. In dieser starken Persönlichkeit gewann er für Sohn Conrad nicht nur eine liebevolle Stiefmutter, sondern auch eine intelligente und fleissige Mitarbeiterin. Sie unterstützte ihren Mann und später auch ihren Sohn tatkräftig in der Privatapotheke sowie beim Anlegen der Bandagensammlung und der Sammlung ärztlicher Porträts. Eine jüngere Verwandte beschrieb sie als «überaus verständige Frau, eine Art Vorsehung für die Familie». «Sie hatte kein

---

[16] Franz Joseph Gall (1758-1828), 1785 Dr. med. (Wien), Begründer der Phrenologie (Schädellehre).

[17] MEYER-HOFMEISTER, Conrad: Meine Vorväter, Vorgänger im ärztlichen Berufe, Mskr. [1868], Porträtslg. Meyer, Mappe M, MHIZ, S. 13.

[18] Johann Peter Frank (1745-1821), 1761 Dr. phil. (Pont-à-Mousson), 1766 Dr. med. (Heidelberg), 1784 Prof. der Medizin in Göttingen, 1786 Direktor des Spitals in Pavia, 1795 Prof. der medizinischen Klinik in Wien und Direktor des Allgemeinen Krankenhauses, 1804 Prof. der Medizin in Wilna, Prof. in St. Petersburg, 1808 wieder in Wien.

[19] Lukas Johann Boër (1751-1835), Prof. der Geburtshilfe in Wien, vgl. S. 361.

[20] Vincenz Sebastian Ritter von Kern (1760-1829), Prof. der Chirurgie in Wien, vgl. S. 399 f.

[21] Georg Joseph Beer (1763-1821), 1786 Dr. med. (Wien), 1812 Prof. der Augenheilkunde in Wien.

[22] Hans Jakob Leu (1689-1768), 1729 Stadtschreiber, 1735 Landvogt zu Kyburg, 1744 Mitglied des Grossen Rates, 1749 Seckelmeister, 1754 Gründer einer staatlichen «Zinskommission» (später Bank Leu), 1759 Zürcher Bürgermeister, Lexikologe, Verfasser historischer und staatspolitischer Werke.

[23] Heinrich von Grebel (1749-1833), Mitglied des Grossen Rats, 1796-1831 mit kurzen Unterbrüchen Mitglied des Kleinen Rats (Regierung), 1798 Seckelmeister.

[24] Johann Caspar Lavater (1741-1801), 1762 VDM, 1769 Diakon und 1775 Pfarrer am Ötenbach, 1778 Diakon und 1787 Pfarrer am St. Peter in Zürich, bekannter Physiognomiker, religiöser Schriftsteller und Kanzelredner.

[25] Johann Heinrich Füssli (1741-1825), in England Henry Fuseli, Maler und Kunstschriftsteller, 1790 Mitglied der Royal Academy in London, 1799 Prof. der Malerei, 1804 Aufseher der Royal Academy.

[26] Anonymus [LAVATER, Johann Caspar / FÜSSLI, Johann Heinrich]: Der ungerechte Landvogt oder Klagen eines Patrioten, Zürich 1762. Zur Familie von Grebel: KELLER-ESCHER, Carl: Die Familie Grebel, Blätter aus ihrer Geschichte, gesammelt zur Erinnerung an die 1386 erfolgte Einbürgerung zu Zürich, Frauenfeld 1884. HBLS 3 (1926), S. 726 f.

[27] Trostesworte beim Tode von Frau Dr. Cleophea Meyer, 31.10.1807, Mskr., Privatbesitz.

[28] Johann Jakob Pestalozzi (1749-1831), zur Froschau, 1788 Ratsherr, verschiedentlich zürcherischer und eidgenössischer Repräsentant, 1799 Präsident der Stadtverwaltung, 1803 Mitglied des Kleinen Rats, Präsident der kantonalen Verwaltungskommission, 1814 Staatsrat, Präsident der Finanzkommission.

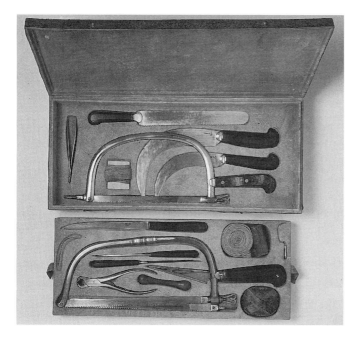

Amputationsbesteck (8.8 x 53 x 22.5 cm) von Spitalarzt Ludwig Meyer-Pestalozzi (1782-1852), anfangs 19. Jh., Slg. Meyer (MHIZ), Inv.-Nr. 547.

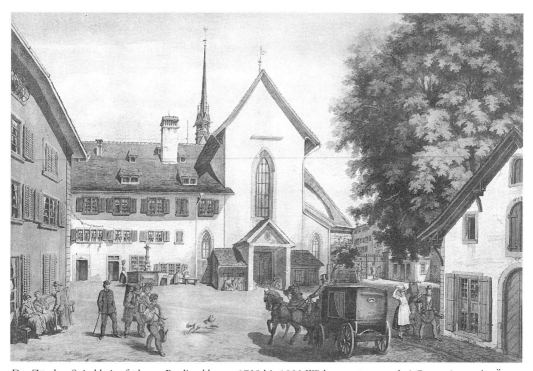

Das Zürcher Spital beim früheren Predigerkloster, 1739 bis 1833 Wirkungsstätte von drei Generationen der Ärztefamilie Meyer. Lithographie von Johann Conrad Werdmüller (1819-1892), 1840er Jahre.

wohlgefälliges Äusseres und für Kinder nichts Einnehmendes. Sie konnte einem recht die Meinung sagen, aber je älter ich wurde, desto lieber wurde mir die liebe Tante mit ihren Ratschlägen.»[29]

1817 kaufte Meyer das Haus «zum Felsenegg» (Ecke Spiegelgasse 18, Untere Zäune), dessen Name in der Folge zum Kennzeichen der Familie wurde[30].

Schon wenige Wochen nach Rückkehr von seiner Studienreise erfolgten das medizinische Staatsexamen und die Aufnahme in den Lehrkörper des Medizinisch-chirurgischen Kantonalinstituts[31]. Bis 1833 wirkte Meyer dort ununterbrochen als Dozent für Chirurgie und Verbandlehre, seit 1814 zusätzlich für chirurgische Klinik. In den Jahren 1819/20 und 1831/32 präsidierte er das Institut und wandte sich 1829 mit einer Eröffnungsrede an die Studierenden[32]. Seine Ausführungen vor den Studenten haben sich teilweise als Vorlesungsnachschriften erhalten; sie geben einen vorzüglichen Eindruck vom Stand der chirurgischen Ausbildung am Zürcher Institut[33]. Das Lehramt bedeutete Ludwig Meyer sehr viel. Manchem schwächeren Schüler gab er unentgeltlich private Nachhilfestunden. 1811 wurde er zum Armenarzt der Prediger-Kirchgemeinde gewählt. Seine menschenfreundliche Gesinnung, gerade gegenüber den benachteiligten Volksschichten, zeigte sich in seinen billigen Honorarrechnungen und fand allgemeine Anerkennung. Tiefe Religiosität und genaue Kenntnis der Bibel machten ihn für seine Kranken zum Berater und Tröster[34]. 1813 wählte der Kleine Rat mit Meyer zum zweitenmal einen akademisch ausgebildeten Mediziner zum Spitalarzt[35] und in Nachfolge seines Vaters ebenfalls zum Mitglied des Sanitätskollegiums und der Militärwundgschau. Die Stelle des Kantonswundarztes wurde mit dem bisherigen Spitalarzt Dr. Locher[36] erstmals mit einem akademisch ausgebildeten Mediziner besetzt, während sie bisher als Privileg der Wundärzte gegolten hatte. Für das Sanitätskollegium sass Meyer in der Hebammenkommission und besorgte die chirurgischen Prüfungen im Staatsexamen und zahlreiche gerichtsärztliche Gutachten. Nach achtjähriger Gehilfentätigkeit beim Vater war die Aufgabe eines Spitalarztes seine erste selb-

---

[29] Anna Pestalozzi-Pestalozzi (1822-1907) in ihren Lebenserinnerungen, zitiert nach PESTALOZZI, Hans: Geschichte der Familie Pestalozzi, Zürich 1958, S. 84. Zur seit 1567 stadtzürcherischen Familie Pestalozzi vgl. auch PESTALOZZI-PFYFFER, Emil: Die Familie Pestalozzi, eine genealogische Studie, Zürich 1878. HBLS 5 (1929), S. 404-406. CORRODI-SULZER, Adrian: Das Haus «zum Brünneli» an der Froschaugasse, Stammhaus der Zürcher Pestalozzi, ZTB 1937, S. 28-44.

[30] SCHULTHESS, Hans: Die Meyer zum Felsenegg, Kulturbilder aus Zürichs Vergangenheit, Bd. 1, Zürich 1930, S. 164-167. Baugeschichtliches Archiv der Stadt Zürich, Spiegelgasse 14-26. Die Kunstdenkmäler des Kantons Zürich, Bd. 5, Stadt Zürich II, Basel 1949, S. 127.

[31] LEISIBACH (1982), S. 91 f.

[32] MEYER, Johann Ludwig: Rede bei Eröffnung des Medizinisch-chirurgischen Instituts im Jahre 1829, Mskr., Privatbesitz. Vgl. auch gedruckte Verzeichnisse der Vorlesungen am Medizinisch-chirurgischen Institut Zürich 1787-1833. LEISIBACH (1982), S. 86 f.

[33] Von den Krankheiten der Augen, Ohren und Zähne, Nachschrift der Vorlesung von Ludwig MEYER am Medizinisch-chirurgischen Institut Zürich durch Johann Baptist HUBER, Mskr., Zürich 1812, MHIZ Ms A 25.

[34] Zürcher Freitags-Zeitung 46, 12.11.1852.

[35] Zum Amt des Spitalarztes: WEHRLI, Gustav Adolf: Die Krankenanstalten und die öffentlich angestellten Ärzte und Wundärzte im alten Zürich, Mitteilungen der Antiquarischen Gesellschaft in Zürich 31.3, Zürich 1934, S. 56-60. Die Besoldung für Meyer bestand 1833 aus 5 Mütt Kernen, 1 Eimer Wein und 1'260 Franken an Geld, StAZ S 219.1.

[36] Johann Jacob Locher (1771-1832), Dr. med., Kantonswundarzt in Zürich, vgl. S. 251.

[37] Johann Jakob Steger (1798-1857), 1816 Dr. med. (Tübingen), praktischer Arzt in Lichtensteig, Mitglied des Grossen Rates.

ständige Stellung. Gemäss einem Bericht des Lichtensteiger Studenten Johann Jakob Steger[37] an seine Eltern verlief Meyers erste Operation allerdings recht unglücklich. Die kritischen Kommentare und Spöttereien der zusehenden Ärzte und Chirurgen geben nicht nur ein drastisches Bild der missglückten Amputation, sondern auch der wenig kollegialen Atmosphäre im damaligen Zürcher Spital[38].

Im chirurgischen Wirken hatte Ludwig Meyer seinen zweifellos begabteren Vater zum grossen Vorbild. Er besass indessen eine überaus hohe, gleichsam «priesterliche» Auffassung vom Arztberuf und legte an sein tägliches Tun strenge Massstäbe an[39]. Er verachtete jede Scharlatanerie und Vollmundigkeit; in strikt geregeltem Tagesablauf widmete er sich der Chirurgie und der Geburtshilfe, hielt auf Einfachheit der Anordnungen und schreckte vor engagiertem Eingreifen nicht zurück, wo er es am Platze fand. Als medizinischer Eklektiker blieben ihm seine früheren Lehrer Hufeland in Berlin und Frank in Wien grosse Vorbilder. Für das Medizinisch-chirurgische Institut legte Meyer eine ausgezeichnete Bandagen- und Apparatesammlung an, welche die neugegründete Hochschule 1833 übernahm. Die Äufnung einer Instrumentensammlung konnte er zu seinem grossen Bedauern wegen des politischen Umschwungs nicht mehr beenden[40]. Er hinterliess eine zum Teil von Vater und Grossvater ererbte, zum grossen Teil aber von ihm erweiterte Fachbibliothek[41] und eine Sammlung anatomisch-pathologischer Präparate[42]. Zwei seiner Beobachtungen wurden in Langenbecks[43] «Bibliothek für die Chirurgie» publiziert[44]. 1823 hatte er die Resektion eines kariösen Schlüsselbeins bei einem 31jährigen Mann unternommen, an dessen Stelle sich später eine neue Knochenmasse bildete, wodurch die Bewegungen des Armes gesichert werden konnten. Im Journal von Graefe[45] und Walther[46] befürwortete Meyer die partielle Knochenresektion[47]. Seine hier geäusserte Theorie des Reproduktionsprozesses der Knochen wurde durch die Versuche von Bernhard Heine[48] und

---

[38] Brief von Johann Jakob Steger an seine Eltern, 4.9.1813, zitiert nach BEZEL, Ernst: Johann Jakob Steger, 1798-1857, Beispiel eines Medizinstudiums im frühen 19. Jahrhundert nach den Briefen an seine Eltern, Diss. med., ZMA 147, Zürich 1981, S. 66 f.

[39] MEYER-HOFMEISTER (1872), S. 20.

[40] Katalog der Instrumenten- und Bandagen-Sammlung der Chirurgischen Universitätsklinik, o. J. [1880er Jahre], Mskr., MHIZ. Die Instrumente und Bandagen befinden sich heute im Medizinhistorischen Institut und Museum der Universität Zürich.

[41] MEYER-HOFMEISTER, Conrad: Verzeichnisse der Schriften, Bücher und Manuskripte, Mskr., Privatbesitz. Der Grossteil der Meyerschen Bibliothek befindet sich heute im Medizinhistorischen Institut und Museum der Universität Zürich.

[42] MEYER-HOFMEISTER, Conrad: Verzeichnis der pathologischen Präparate, Mskr., Privatbesitz. Die Meyerschen Feuchtpräparate sind nicht mehr erhalten.

[43] Conrad Johann Martin Langenbeck (1776-1851), Prof. der Chirurgie und Anatomie in Göttingen, vgl. S. 219.

[44] MEYER, Ludwig: Geschichte eines Steinschnittes, Bibliothek für die Chirurgie, Bd. 4.1, 1811, S. 150-172. Ders.: Abhandlung über die Ausrottung eines Nasenpolypen, Neue Bibliothek für die Chirurgie und Ophthalmologie 3.2, 1821, S. 238-255.

[45] Carl Ferdinand von Graefe (1787-1840), Prof. der Chirurgie in Berlin, vgl. S. 239.

[46] Philipp Franz von Walther (1782-1849), Prof. der Chirurgie in Landshut, Bonn und München, vgl. S. 228.

[47] Journal der Chirurgie und Augenheilkunde, hrsg. von Carl Ferdinand von Graefe und Philipp Franz von Walther, Bd. 19, 1833, S. 71-81.

[48] HEINE, Bernhard: Expériences sur la reproduction des os, lues à la Société anatomique, Arch. gén. de méd. Par. 36, octobre 1834, p. 220. Vgl. auch VOGELER, Karl / REDENZ, Ernst u. a.: Bernhard Heines Versuche über Knochenregeneration, sein Leben und seine Zeit, Berlin 1926. Bernhard Heine (1800-1846), Orthopäde und Prof. der Experimentalphysiologie in Würzburg, vgl. S. 311.

Lorenz Geist[49] bestätigt. Ludwig Meyers Leistung einer Exzision des Schlüsselbeines fand in späteren Publikationen über die Resektion respektvolle Erwähnung[50].

Vor der Medizinisch-chirurgischen Kantonalgesellschaft referierte Meyer von 1811 bis 1833 fünfzehnmal über zahlreiche unter seiner Leitung im Spital behandelte chirurgische Fälle; zwischen 1826 und 1833 gab er alljährlich einen Überblick über seine Operationen[51]. Besondere chirurgische Ansprüche stellte der Kircheneinsturz in Gossau vom Jahr 1820. Bei der Aufrichtefeier stürzte damals der unsorgfältig errichtete Dachstuhl zusammen und begrub die Festteilnehmer unter sich. Das Unglück forderte 34 Tote und 317 Verletzte mit Brüchen an Armen, Beinen und Schultern, Quetschungen jeder Grösse und viele durchgebissene Zungen. Spitalarzt Meyer begab sich als Abgeordneter des Gesundheitsrates unverzüglich in die Oberländer Gemeinde, leistete da den ersten Beistand und pflegte später die Schwerverwundeten im Zürcher Spital während acht Tagen und Nächten fast ununterbrochen[52].

1814 wurde Ludwig Meyer Mitglied der zürcherischen, später auch der schweizerischen Naturforschenden Gesellschaft. Im Kreis der Zürcher Gesellschaft hielt er mehrere Vorträge, etwa über verschiedene Bäder, die Leichenhäuser, die Tollwut oder die Militärlazarette in den Jahren 1799 und 1800. Er regte noch in den letzten Lebensjahren eine Untersuchung des Zürcher Trinkwassers an, was allerdings wegen Untätigkeit der chemischen Sektion unterblieb[53].

Im Jahre 1820 wurde Meyer von der Zunft zur Schmiden in den Grossen Rat gewählt, wo er bis zum liberalen Umschwung von 1830 verblieb[54]. «Ich nahm», schrieb er ins Tagebuch,

---

[49] GEIST, Lorenz: Die Krankheiten der Arbeiter in den Phosphorzündholzfabriken, Erlangen 1847. Ders.: Die Regeneration des Unterkiefers nach totaler Nekrose durch Phosphordämpfe, Erlangen 1852. Lorenz Geist (1807-1867), 1832 Dr. med. (München), praktischer Arzt in Nürnberg, 1843 Hausarzt der Pfründeranstalt zum Heiligen Geist, 1855 leitender Arzt der medizinischen Abteilung des Allgemeinen Krankenhauses in Nürnberg.

[50] WAGNER, Albrecht: Über den Heilungsprozess nach Resektion und Exstirpation der Knochen, Berlin 1853, S. 26 f.

[51] Denkschrift der Medizinisch-chirurgischen Gesellschaft des Kantons Zürich zur Feier des 50. Stiftungstages, den 7.5.1860, Zürich 1860, S. XXI-XXV. 1811: Beobachtung einer Pulsadergeschwulst am Hinterhaupte. 1816: Krankheits- und Operationsgeschichte einer Armverletzung. 1820: Über Ausrottung eines Nasenpolypen. 1821: Die im Spital in den letzten Jahren behandelten Geschwüre; vier interessante Fälle von Schusswunden. 1822: Beobachtung zweier Fälle von Krankheit des Antrum Highmori; Sektionsbericht der im 103. Lebensjahre verstorbenen Jungfrau Maria Keller von Zürich. 1825: Bericht über die im Jahre 1821 im Spital behandelten chirurgischen Kranken. 1826, 1827, 1828, 1829, 1830, 1832, 1833: Bericht über die jeweils im Vorjahr im Spital behandelten chirurgischen Krankheiten. Die Mskr. befinden sich im StAZ unter W 52.11.2-5. MEYER, Ludwig: Bericht über die chirurgischen Krankheiten, welche im Jahre 1825 im Zürcher Spitale behandelt wurden, Verhandlungen der medizinischen Gesellschaft in Zürich H. 1, 1827, S. 6-12. Ders.: Bericht über die chirurgischen Krankheiten, welche im Jahre 1826 im Zürcher Spitale behandelt wurden, ebenda, H. 2, 1827, S. 49-59. Ders.: Bericht über die chirurgischen Krankheiten, welche im Jahre 1827 im Zürcher Spitale behandelt wurden, Verhandlungen der vereinigten ärztlichen Gesellschaft der Schweiz, H. 1, 1828, S. 2-14.

[52] WASER, Heinrich: Wahre geschichtliche Beschreibung von dem Gang des Kirchenbaus zu Gossau und dem daselbst am 22. Brachmonat stattgehabten furchtbaren Ereignis, Zürich 1820. Zürcher Freitags-Zeitung 46, 12.11.1852. MEYER-HOFMEISTER, Conrad: Nekrolog auf Ludwig Meyer vor der Medizinisch-chirurgischen Kantonalgesellschaft, 9.5.1853, Mskr., Porträtslg. Meyer, Mappe M, MHIZ, S. 14 f. MEYER-HOFMEISTER (1872), S. 35. HEER, Albert: Die Kirche von Gossau, Wetzikon 1947, S. 59. ZOLLINGER, Heinrich: Vor 150 Jahren, der Gossauer Kirchensturz, Gossau, Deine Heimat, H. 3, Gossau 1970. GUBLER, Hans Martin: Reformierte Kirchen von Uster, Gossau, Bäretswil, Schweizerische Kunstführer, Basel 1976, S. 8-12

[53] RUDIO, Ferdinand: Die Naturforschende Gesellschaft in Zürich 1746-1896, Vierteljahrsschrift der Naturforschenden Gesellschaft im Kanton Zürich 41, Teil 1, Zürich 1896, S. 171.

[54] Regierungs- und Adress-Kalender des Kantons Zürich auf das Jahr 1821, Zürich 1821, S. 25.

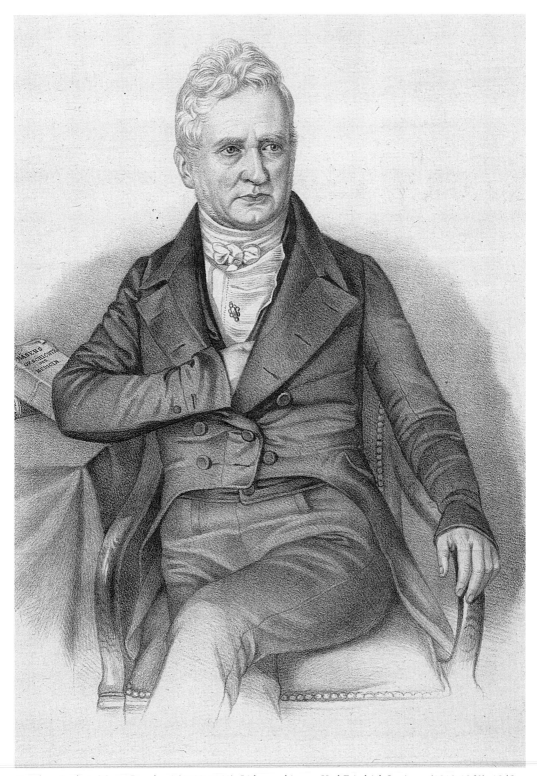
Spitalarzt Ludwig Meyer-Pestalozzi (1782-1852), Lithographie von Karl Friedrich Irminger (1813-1863), 1845.

«diese Stelle an, da ich mir das Zeugnis geben konnte, von einiger Liebe zu meinem Vaterlande, zu meinem Kanton und zu meiner Vaterstadt beseelt zu sein.[55]» Ludwig Meyer war auch ein begeistertes Mitglied der Freimaurerloge «Modestia cum Libertate». Zwischen 1830 und 1833 amtete er als Meister vom Stuhl, doch war er nicht die geeignete Persönlichkeit, um die Brüder in der politisch sehr bewegten Zeit zusammenzuhalten. Obwohl man die Tempelarbeit stark einschränkte und stattdessen Konferenzabende und Vorträge veranstaltete, gab es in jener Periode kaum Neuanmeldungen[56].

1850 erhielt Meyer den Schild Nr. 16 der Gesellschaft der Schildner zum Schneggen von einem Freund, Ratsherr Rudolf Landolt[57], zum Geschenk, womit die Familie in diesen altzürcherischen, gesellschaftlich hochangesehenen Kreis aufgenommen wurde[58].

Bereits hatte sich Ludwig Meyer für die künftige Zusammenarbeit mit seinem 1831 von der Studienreise heimgekehrten Sohn die schönsten Pläne gemacht. Nach der liberalen Staatsumwälzung und bei Gründung der Hochschule von 1833 änderten sich aber die Verhältnisse grundlegend. Meyer wurde seiner Stelle als Spitalarzt und als Lehrer am nunmehr in eine Medizinische Fakultät umgewandelten Medizinisch-chirurgischen Institut recht schroff entsetzt. Seine beiden Schwiegerväter von Grebel und Pestalozzi und manch andere Freunde hatten die Regierung verlassen müssen. Es war die erklärte Absicht der neuen Regierung, die ärztliche Direktion des Spitals den neuen Professoren der Hochschule zu übertragen. Den Vorstehern der medizinischen, chirurgischen und geburtshilflichen Klinik wurden vier Assistenzärzte unterstellt. Diese sieben Mediziner machten die öffentlichen Arztämter des Ancien Régime überflüssig[59]. Als der Grosse Rat 1832 das Gesetz über die ärztliche Versorgung des Kantonskrankenhauses behandelte, prallten die Meinungen heftig aufeinander. Die städtisch-aristokratische Minderheit, aus deren Reihen die bisherigen Amtsinhaber stammten, wehrten sich verzweifelt gegen die Neuerungen. Sie sprachen vom Ruin der Finanzen durch die vorgesehenen Gehälter; auch dürfe man die bisherigen verdienten Ärzte, «die Rahne, Locher, Meyer», nicht auf die Seite schieben oder ihnen gar zumuten, sich ausländischen Ärzten unterzuordnen[60]. Ludwig

---

[55] MEYER-HOFMEISTER, Conrad: Nekrolog auf Ludwig Meyer vor der Medizinisch-chirurgischen Kantonalgesellschaft, 9.5.1853, Mskr., Porträtslg. Meyer, Mappe M, MHIZ, S. 17.

[56] MEIER, Heinrich: Modestia cum Libertate, Orient von Zürich, 1772-1922, Festschrift zur Feier des 150jährigen Bestehens, Zürich 1922, S. 55 f. 200 Jahre Freimaurerloge Modestia cum Libertate im Orient von Zürich 1771-1971, Zürich 1971, S. 156.

[57] Rudolf Landolt (1771-1850), 1803 Staatsschreiber, 1826 Mitglied des Grossen Rats.

[58] Geschichte der fünfundsechzig Schilde der Schildnerschaft zum Schneggen seit 1559, nach den von dem verstorbenen Obmann Georg von WYSS bearbeiteten Übersichten ergänzt und hrsg. durch Wilhelm TOBLER-MEYER, Zürich 1900, S. 91. PESTALOZZI, Friedrich Otto: Alphabetisches Namenregister der Schildnerschaft zum Schneggen, ihre Schildner, ständigen Ehrengäste und Stubenhitzer 1559-1938, Zürich 1938, S. 18. USTERI, Emil: Die Schildner zum Schneggen, Geschichte einer altzürcherischen Gesellschaft, Zürich 1960. CRAMER, Robert: Zur sozialen und politischen Stellung der zürcherischen Geschlechtergesellschaft der Schildner zum Schneggen 1376-1600, Zürich/Paris 1992.

[59] WETTSTEIN, Walter: Die Regeneration des Kantons Zürich, die liberale Umwälzung der dreissiger Jahre 1830-1839, Zürich 1907, S. 359-367.

[60] Verhandlungen des Grossen Rats des Kantons Zürich, 20.12.1832, S. 481. Zur Verteidigung der bisherigen Organisation vgl. FÄSI, Conrad: Ein Wort an das Publikum zu Stadt und Land und besonders an die tit. Mitglieder des Grossen Rates von Seite der Pflege und Verwaltung des Kantonsspitals in Zürich, Zürich 1832. WETTSTEIN, Walter: Die Regeneration des Kantons Zürich, die liberale Umwälzung der dreissiger Jahre 1830-1839, Zürich 1907, S. 365 f.

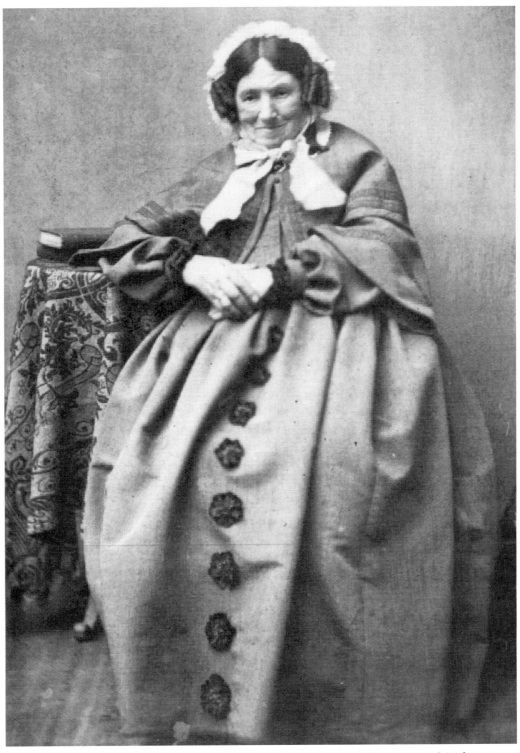

Anna Barbara Meyer-Pestalozzi (1783-1863), zweite Gattin von Spitalarzt Ludwig Meyer und Stiefmutter von Conrad Meyer-Hofmeister (1807-1881), Photographie, um 1860 (MHIZ).

Meyer schrieb darüber: «Mit Freuden stimme ich zu Verbesserungen im Staatsleben, sobald dieselben wahrer Vaterlandsliebe und politischer Einsicht entspringen. Aber die leidenschaftliche Weise, in welcher jetzt gehandelt, das Misstrauen, welches absichtlich gesät wird, die Geringschätzung, mit welcher im Dienste des Vaterlandes ergraute Bürger behandelt werden, verletzen meine Gefühle.»[61] Im 51. Lebensjahr sah sich Meyer durch Beschluss der Regierung seines Amtes als Spitalarzt enthoben. Im gleichen Jahr fand auch die Wirksamkeit als Lehrer am Medizinisch-chirurgischen Institut ein Ende, da dieses in der Medizinischen Fakultät aufging. 1835 resignierte er auch von der Stelle im Sanitätskollegium, das seit 1831 unter dem Namen «Gesundheitsrat» der Regierung direkt unterstand[62]. Nur das Amt in der Militärwundgschau konnte er beibehalten[63].

Die Entfernung von der Spitalstelle hat Meyer tief getroffen und seine sonst freundliche Gemütsstimmung nachhaltig verbittert. Er fühlte sich sehr ungerecht behandelt und vermisste schmerzlich sein Lehramt. Die Privatpraxis konnte ihm die chirurgische Tätigkeit am Spital in keiner Weise ersetzen. Er verfiel in einen depressiven Zustand, so dass seine Angehörigen sehr erleichtert waren, als er sich 1836 zu einer Reise nach Paris, 1837 zu einer Reise nach Holland und Belgien entschloss. Er fand in den dortigen Spitälern interessante Anregungen und war überglücklich, mit dem grossen Chirurgen Larrey im Hôpital Val-de-Grâce in Paris einige freundliche Worte wechseln zu dürfen, gehörten doch dessen Werke über die Feldzüge unter Napoleon zu seiner Lieblingslektüre[64]. Neu belebt und gestärkt widmete er sich danach der Praxis. Vornehmlich in den Jahren 1841 bis 1844 plagten ihn schwere arthritische Anfälle und 1843 zeitweise eine Perikarditis, die ihn dem Tod nahebrachte. Badekuren in Baden und Pfäfers brachten indessen Erleichterung, so dass er einen recht zufriedenen Lebensabend geniessen konnte. Die regelmässige Behandlung einer beschränkten Zahl von Patienten erfüllte seine Tage. Mit Interesse folgte er den Fortschritten seiner Wissenschaft, ergänzte seine Instrumentensammlung mit manchen neuen Erfindungen, vor allem auf dem Gebiet der Resektion, und wohnte ab 1847 gerne den Operationen unter Anästhesie bei, auch wenn er das Verfahren selbst nicht mehr anwenden mochte. In der Freizeit las er neben neuerer medizinischer Literatur die klassischen Schriftsteller, Belletristik und mathematische Werke. Am meisten aber beschäftigte ihn die Geschichte der Medizin, mit der ihn seine Sammlung von Ärzteporträts aller Zeiten und Länder in dauernden Kontakt brachte. Er vervollständigte die von seinem Vater übernommene, mittlerweile auf fast 3000 Bilder angestiegene Sammlung mit Biographien und Autographen. Gerne zog er sich namentlich dann in die geistige Gesellschaft mit früheren Medizinern und Naturforschern zurück, wenn ihn der rasche Gang der Tagesereignisse abstiess. Auch führte Meyer seit seiner Entlassung als Spitalarzt bis ans Lebensende ein Tagebuch, in dem er sich recht kritisch mit den wissenschaftlichen und politischen Tendenzen

---

[61] MEYER-HOFMEISTER, Conrad: Nekrolog auf Ludwig Meyer vor der Medizinisch-chirurgischen Kantonalgesellschaft, 9.5.1853, Mskr., Porträtslg. Meyer, Mappe M, MHIZ, S. 18 f.

[62] Gesetz vom 20.12.1832 über die ärztliche Besorgung der Kantonal- und Krankenanstalten, Offizielle Gesetzessammlung des eidgenössischen Standes Zürich, Bd. 3, Zürich 1833, S. 5-7. MÖRGELI, Christoph: Dr. med. Johannes Hegetschweiler (1789-1839), Opfer des «Züriputschs», Wissenschafter und Staatsmann zwischen alter und moderner Schweiz, Diss. phil., ZMA 180, Zürich 1986, S.132.

[63] Protokoll des Regierungsrates des Kantons Zürich, 27.4.1833, StAZ MM 2.11, S. 193. Reglemente und Aufgaben der Militärwundgschau vgl. StAZ III Dd 1(3).

[64] LARREY, Dominique-Jean: Mémoires de médecine militaire et campagnes, 4 vol., Paris 1812-1817. Dominique-Jean Larrey (1766-1840), Militärchirurg und Prof. am Val-de-Grâce in Paris, vgl. S. 575 f, 578.

der Zeit auseinandersetzte. Mit den neueren, liberalen Tendenzen der Politik und dem Bundesstaat konnte er sich nicht aussöhnen und die Verhältnisse in Kanton und Eidgenossenschaft bereiteten ihm manche schwere Stunde. Sein Sohn Conrad beurteilte später diese Aufzeichnungen als so einseitig und ungeeignet für die Nachwelt, dass er sie leider vernichtete[65]. Mehr Befriedigung fand Ludwig Meyer als Kirchenpfleger der Grossmünstergemeinde. Er setzte sich nachdrücklich für den Bau einer Leichenhalle und für die Erhaltung des Friedhofs im Krautgarten ein, nachdem auf der Hohen Promenade ein neuer Friedhof eingerichtet worden war[66].

Beim Besuch einer Musterung der Militärwundgschau erlitt Meyer im Juni 1851 einen leichten Schlaganfall, der ihn zu seinem lebhaften Bedauern zum Rücktritt von dieser 37 Jahre lang ausgeübten Stellung zwang. Die Besorgung und wöchentliche Besichtigung des Krankenmobilienmagazins konnte er noch einige Monate weiter ausüben. Am 7. November überraschte ihn aber ein zweiter Schlaganfall mit allgemeiner Lähmung, dem er nach einigen Stunden erlag.

In seinem Testament bedachte Ludwig Meyer nicht nur Sohn und Gattin, sondern auch die Öffentlichkeit grosszügig. Nachdem er bereits 1847 eine «Stiftung für Hausarme» gegründet hatte[67], hinterliess er bei seinem Tode ein Legat als «Baufonds einer Kantonal-Irrenanstalt». Dieser Betrag bildete neben den unzumutbar gewordenen Verhältnissen an der Irrenanstalt im alten Spital den eigentlichen Anstoss zur Realisierung der neuen Psychiatrischen Universitätsklinik Burghölzli im Jahre 1870[68].

Conrad Meyer-Hofmeister (1807-1881), Autor der Reiseberichte

Über den Lebensgang des Autors unserer Reiseberichte wissen wir recht genau Bescheid. Conrad Meyer-Hofmeister hat neben seinen Tagebüchern und Beschreibungen der medizinisch-chirurgischen Zustände und Einrichtungen während seiner Europareise von 1827 bis 1831[1] auch später recht detaillierte Tagebücher geführt. Wir stützen uns auf drei Tagebücher, welche die Zeit vom Juli 1846 bis zum November 1881 auf insgesamt 653 Seiten dokumentieren[2]. Aufgrund der Reiseberichte und der Tagebücher schrieb Meyer-Hofmeister 1881 unter dem Titel «Bilder aus meinem Leben» eine Autobiographie nieder, die er bis zum Jahr 1869 brachte[3]. Für die Zeit zwischen 1839 und 1846, für die ihm keine eigenen Aufzeichnungen zur Verfügung standen, stützte er sich für den familiären Teil vornehmlich auf die Tagebücher seiner

---

[65] Tagebuch III, 24.4.1880, S. 96.
[66] Protokoll der Kirchhofkommission der vereinigten Kirchgemeinden Gross- und Fraumünster und Predigern 1843-1878, Stadtarchiv Zürich V. F. a. 06.
[67] Protokoll der Meyerschen Stiftung für Hausarme 1847-1875, Stadtarchiv Zürich V J a 6.
[68] BLEULER, Manfred: Geschichte des Burghölzlis und der psychiatrischen Universitätsklinik, Zürcher Spitalgeschichte, hrsg. vom Regierungsrat des Kantons Zürich, Bd. 2, Zürich 1951, S. 377.
[1] Vgl. dazu S. 210, 212 f.
[2] MEYER-HOFMEISTER, Conrad: Tagebuch I, 15.7.1846 bis 18.4.1865, 19x12.5 cm, 329 S., deutsch, Leder-/Pappeinband, Privatbesitz; Tagebuch II, 8.5.1865 bis 31.12.1875, 20.5x14.5 cm, 186 S., deutsch, Leder-/Pappeinband, Privatbesitz; Tagebuch III, 1.1.1876 bis 19.11.1881, 21x16 cm, 144 S., deutsch, Leder-/Pappeinband, Privatbesitz.
[3] MEYER-HOFMEISTER, Conrad: Bilder aus meinem Leben, Mskr. [1881], Privatbesitz.

Stiefmutter Anna Barbara Meyer-Pestalozzi[4]. Die Enkelin Amalie Huber-Meyer (1866-1941) und seine Urenkelin Marguerite Gloor-Meyer (1905-1984) erstellten von der Handschrift in den 1930er Jahren ein zwar fehlerhaftes, aber vollständiges Typoskript[5]. Im Vergleich mit anderen zeitgenössischen Tagebüchern und Selbstbiographien fällt bei Meyer-Hofmeister auf, dass der Autor seine eigenen Leistungen in grosser Bescheidenheit bewusst in den Hintergrund rückte. Für die Zeit der Jugend und Ausbildung bietet auch ein Lebenslauf gute Einblicke, den Meyer-Hofmeister 1831 bei Anmeldung zum medizinischen Staatsexamen dem Gesundheitsrat des Kantons Zürich vorgelegt hat[6]. Bei seinem Tod erschienen längere Nachrufe im «Correspondenz-Blatt für Schweizer Ärzte»[7], im Feuilleton der «Neuen Zürcher Zeitung»[8] und in der «Limmat»[9]. Die Freimaurerloge «Modestia cum Libertate» widmete ihrem langjährigen Meister vom Stuhl eine feierliche Trauerloge[10] und in späteren Jubiläumsschriften die verdiente Würdigung seiner überragenden Verdienste um die Zürcher Loge[11]. Weitere Kurzbiographien finden sich in den von ihm mitbetreuten «Blättern für Gesundheitspflege»[12] und den Organen verschiedener Gesellschaften und Vereine, denen Meyer-Hofmeister angehörte, etwa der Gesellschaft der Schildner zum Schneggen[13], der Schmidenzunft[14] oder der Gesellschaft der Ärzte des Kantons Zürich[15].

Die erste und bisher einzige grössere gedruckte Biographie Meyer-Hofmeisters erschien 1892 als Neujahrsblatt der Gelehrten Gesellschaft zum Besten des Waisenhauses in Zürich, das Hans von Wyss[16] verfasste[17]. Diese hier in einigen Teilen zu ergänzende Schrift zeichnete in grossen Zügen ein korrektes, wenn auch etwas pathetisches Lebensbild, bei dessen Ausarbeitung der Autor in erster Linie das Manuskript der «Bilder aus meinem Leben» beigezogen hat. Schon

---

[4] Bilder aus meinem Leben [1881], S. 137, 143.

[5] MEYER-HOFMEISTER, Conrad: Bilder aus meinem Leben, Typoskript, [1930er Jahre], als Mskr. neu hrsg. von Hans Ulrich HERZOG, Zürich 1996.

[6] MEYER-HOFMEISTER, Conrad: Curriculum vitae, dem Gesundheitsrat des Kantons Zürich vorgelegt bei Anmeldung zur Staatsprüfung, 14.11.1831, Mskr., Porträtslg. Meyer, Mappe M, MHIZ.

[7] MEYER-HÜNI, Rudolf: Dr. Johann Ludwig Conrad Meyer-Hofmeister, Corr.-Bl. Schweiz. Ärzte 12.4, 1882, S. 115-117.

[8] NZZ, 14.12.1881.

[9] Die Limmat 147, 8.12.1881 (Beilage).

[10] MEYER [-WEGMANN], Carl: Nekrolog über Br[uder] J. C. Meyer-Hofmeister, gehalten in der Trauerloge der Modestia cum Libertate im Or. Zürich am 28. Januar 1882, Zürich 1882.

[11] MEIER, Heinrich: Modestia cum Libertate, Orient von Zürich 1772-1922, Festbericht zur Feier des 150jährigen Bestehens, Zürich 1922, S. 59 f, 66-99. 200 Jahre Freimaurerloge Modestia cum Libertate im Orient von Zürich 1771-1971, Zürich 1971, S. 72 f, 94, 96, 112, 135, 146, 156.

[12] Bl. Gesd. pfl. 10.24, 1881, S. 191, 10.26, 1881, S. 210 f.

[13] WYSS, Georg von: Vortrag vor der Gesellschaft der Böcke, gehalten im grossen Botte derselben, 23.3.1884, S. 14 f.

[14] HEGI, Friedrich: Geschichte der Zunft zur Schmiden in Zürich, 1336-1912, Zürich 1912, S. 6, 202, 273, 344 f, 370.

[15] Festschrift zur Feier des 100jährigen Bestandes der Gesellschaft der Ärzte des Kantons Zürich 1810-1910, Zürich 1910, S. 13-16. Festschrift zur Feier des 125jährigen Bestandes der Gesellschaft der Ärzte des Kantons Zürich 1810-1935, Zürich 1935, S. 20-24.

[16] Hans von Wyss (1847-1901), 1871 Dr. med. (Zürich), 1874 praktischer Arzt in Zürich, 1880 PD für Gerichtsmedizin in Zürich, 1895 EO.

[17] Anonymus [WYSS, Hans von]: Johann Conrad Meyer-Hofmeister, Med. Dr., Nbl. Waisenhaus 55, Zürich 1892. Vgl. auch CALLISEN 30 (1842), S. 365. HBLS 5 (1929), S. 103. BLÄ 4 (1932), S. 182.

zur Zeit der Gründung des Roten Kreuzes fand der Zürcher «Verein zum Transport schwerverwundeter Militärs» und dessen Hauptinitiant Meyer-Hofmeister recht grosse Beachtung. Mehrere Autoren würdigten den im Sonderbundskrieg von 1847 aktiven Verein als bedeutenden Vorläufer der Rotkreuzidee[18].

Jugendzeit und Ausbildung in Zürich

Johann Ludwig Conrad Meyer wurde am 17. Oktober 1807 im Haus «zum kleinen Hirsch» an der Kuttelgasse 6 in Zürich geboren[1]. Seine Mutter, Cleophea Meyer-von Grebel, verstarb am neunten Tag nach der Geburt, wahrscheinlich am Kindbettfieber. Als Erinnerung an die erste Mutter, die ihm als an Körper und Geist zart gebildet, aber lebensfroh und tätig geschildert wurde, blieb Meyer nur ein in Wachs gestaltetes Porträt (vgl. S. 57). Aus ihrer Verwandtschaft erbte er als Urgrossneffe von Johannes Leu[2] dessen Verzeichnis der wertvollen Sammlung alter Schweizer Münzen[3]. Die zweite Frau seines Vaters, Anna Barbara Pestalozzi, ersetzte dem vorerst schwächlichen, sich nur langsam entwickelnden Halbwaisen die Mutter so vollständig und liebevoll, dass er – im späteren Jugendalter aufgeklärt – kaum glauben wollte, dass sie seine Stiefmutter sei. Der zweiten Ehe des Vaters entstammten keine weiteren Kinder mehr, so dass der einzige Sohn die uneingeschränkte Liebe und Fürsorge der Eltern genoss. Die dreiköpfige Familie übersiedelte 1808 in ein von Grossvater Johann Conrad Meyer angekauftes Eckhaus zwischen äusserem Rennweg und Ötenbachgasse.

Dorothea Meyer-Bodmer war dem Knaben eine zärtliche Grossmutter und äusserte ihm gegenüber die Ansicht, dass er dereinst reich genug sein werde, um nicht den beschwerlichen Beruf des Arztes wählen zu müssen. Die Mutter war da allerdings ganz anderer Ansicht, könnten doch jedem Menschen Geld und Güter jederzeit abhanden kommen; ein tüchtiger Arzt hingegen sei überall und jederzeit in der Lage, für sich und die Seinen genügend zu sorgen[4].

Als Kantonsarzt Conrad Meyer 1813 verstorben war, erhielt Vater Ludwig Meyer die Stelle des Spitalarztes, die zweite Chirurgenstelle am Kantonsspital, und damit sowie mit der Übernahme des väterlichen Patientenkreises eine selbständige Stellung. Er bezog das Haus des Vaters seiner verstorbenen ersten Frau «Zu den vier Winden» an der Frankengasse[5].

Meyer besuchte nun die Elementarschule, danach die Lateinschule, wo ihn vor allem Pfarrer Pestalozzi[6] von Albisrieden als Lehrer beeindruckte. Es folgte die sogenannte «Gelehrten-

---

[18] Vgl. S. 95-105.
[1] Die Kunstdenkmäler des Kantons Zürich, Bd. 5, Stadt Zürich II, Basel 1949, S. 188.
[2] Johannes Leu (1714-1782), Sohn von Bürgermeister Hans Jacob Leu (1689-1768), 1753 Amtmann zu Winterthur, 1760 Mitglied des Grossen Rats, Obervogt zu Birmensdorf und Urdorf, Sammler von Manuskripten, Büchern, Medaillen, Münzen, Landkarten und Kupferstichen. Vgl. VOGT, Marianne: Johann Jacob Leu (1689-1768), ein zürcherischer Magistrat und Polyhistor, Mitteilungen der Antiquarischen Gesellschaft in Zürich 47.1, Zürich 1976, S. 207-210.
[3] LEU, Johannes: Sammlung helvetischer, eidgenössischer, schweizerischen Medaillen und Münzen, Zürich 1770, Mskr., «der Stadtbibliothek geschenkt von Dr. Meyer-Hofmeister», Zentralbibliothek Zürich, Ms. P 32.
[4] Bilder aus meinem Leben [1881], S. 3.
[5] Die Kunstdenkmäler des Kantons Zürich, Bd. 5, Stadt Zürich II, Basel 1949, S. 11.
[6] Johannes Pestalozzi (1793-1876), 1815 VDM, 1818 Vikar in Wipkingen, Pfarrer in Albisrieden, 1827 Diakon an der Predigerkirche in Zürich.

schule», die dem unteren Gymnasium entsprach, wo aber die zumeist betagten Lehrkräfte die Disziplin nicht immer aufrecht zu erhalten vermochten. Die Eltern führten ihn in eine Sonntagsgesellschaft ein, der ein Kreis von Knaben aus Zürcher Bürgerfamilien angehörte und wo Freundschaften entstanden, die ein ganzes Leben andauern sollten.

1817 kaufte Vater Ludwig Meyer das Haus «zum Felsenegg», in das die Familie 1820 umzog und wegen der Nähe zum Spital, den grösseren Räumen und dem Garten künftig mehr Annehmlichkeiten genoss[7]. 1823 trat Conrad Meyer ins Collegium Humanitatis ein und wurde konfirmiert. Gleichzeitig erhielt er vom Vater den ersten Anatomieunterricht, besuchte mit ihm die Kranken im Spital und half mit, Verbände vorzubereiten und Pflaster zu streichen. In den Ferien erhielt er in der Kantonsapotheke von Johann Ulrich Irminger[8] Unterricht im Rezeptieren.

Im April 1823 wurde Meyer vom Medizinisch-chirurgischen Institut als Schüler aufgenommen[9], wo er das ungebundene, freie Leben und den soliden Unterricht genoss, der ihm eine berufliche Grundlage bot, auf die er später sicher bauen konnte. Seine Lehrer waren Fries[10] und Hirzel[11] in Anatomie, Heinrich Rudolf Schinz[12] in Naturgeschichte und Physiologie, Christoph Salomon Schinz[13] in Botanik und Arzneimittellehre, Irminger in Pharmakologie und pharmazeutischer Chemie, Zundel[14] und Köchlin[15] in allgemeiner und spezieller Nosologie und Therapie. Archiater Rahn[16] hielt kasuistische Vorträge aus der inneren Klinik, sein Vater Ludwig Meyer las über Chirurgie und Verbandlehre, während Finsler[17] Geschichte der Medizin vor-

---

[7] Die Kunstdenkmäler des Kantons Zürich, Bd. 5, Stadt Zürich II, Basel 1949, S. 127 f.

[8] Johann Jacob Ulrich Irminger (1785-1838), Apotheker und Arzt, 1810 Kantonsapotheker, 1826 Mitbegründer des technischen Institutes. CALLISEN 10 (1832), S. 18. RAHN, Conrad: Johann Jacob Ulrich Irminger, Nbl. Waisenhaus 61, 1839. MEYER-HOFMEISTER (1872), S. 23 f. SPENGLER, Heinrich A.: Die Kantonsapotheke Zürich 1810-1943, Zürich 1943, S. 8-35. LEISIBACH (1982), S. 93.

[9] Matrikelbuch des Medizinisch-chirurgischen Instituts in Zürich, 15.4.1823, StAZ UU 7, S. 77 f. Bemerkung zu Conrad Meyer: «Befindet sich noch im Collegio Humanitatis».

[10] Johann Rudolf Fries (1762-1832), Anatomielehrer am Medizinisch-chirurgischen Institut in Zürich.

[11] Leonhard Hirzel (1799-1832), 1824 Dr. med. (Heidelberg), 1826 Adjunkt des Anatomielehrers am Medizinisch-chirurgischen Institut in Zürich, 1831 Anatomielehrer. CALLISEN 8 (1831), S. 546. MEYER-HOFMEISTER (1872), S. 27. LEISIBACH (1982), S. 95 f.

[12] Heinrich Rudolf Schinz (1777-1861), vgl. S. 215.

[13] Christoph Salomon Schinz (1764-1847), 1786 Dr. med. (Göttingen), Arzt an der Spanweid, 1812 Chorherr und Mitglied des Sanitätskollegiums, Mitglied des Grossen Rates. CALLISEN 17 (1833), S. 150 f, 32 (1844), S. 148 f. WOLF, Rudolf: Biographien zur Kulturgeschichte der Schweiz, Bd. 1, Zürich 1858, S. 316. SCHINZ, Hans R.: Vier Jahrhunderte Familie Schinz, ein Beispiel zürcherischer Gelehrtentradition, Zürich 1946, S. 5. LEISIBACH (1982), S. 83.

[14] David Zundel (1784-1844), 1807 Dr. med. (Landshut), 1808 praktischer Arzt in Zürich, 1814 Arzt am Waisenhaus, 1817 Poliater (Zweiter Stadtarzt), Mitglied des Sanitätskollegiums und des Grossen Rates, 1831 Präsident der Medizinisch-chirurgischen Gesellschaft des Kantons Zürich. CALLISEN 21 (1835), S. 526. MEYER-HOFMEISTER (1872), S. 21 f. Festschrift zur Feier des 100jährigen Bestehens der Gesellschaft der Ärzte des Kantons Zürich 1810-1910, Zürich 1910, S. 8 f. Festschrift zur Feier des 125jährigen Bestehens der Gesellschaft der Ärzte des Kantons Zürich, Zürich 1935, S. 11-14. LEISIBACH (1982), S. 92.

[15] Johann Rudolf Köchlin (1783-1849), Dr. med. (Würzburg), 1806 praktischer Arzt in Marthalen, 1810 in Zürich, 1819 Arzt am Zuchthaus und Aktuar des Sanitätskollegiums. CALLISEN 10 (1832), S. 294 f, 29 (1841), S. 296 f. MEYER-HOFMEISTER (1872), S. 22 f. LEISIBACH (1982), S. 94.

[16] David Rahn (1769-1848), vgl. S. 251.

[17] Johann Jacob Finsler (1796-1863), praktischer Arzt und Garnisonsarzt in Zürich. MEYER-HOFMEISTER (1872), S. 26. LEISIBACH (1982), S. 95.

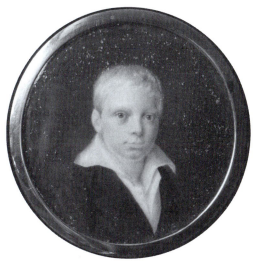
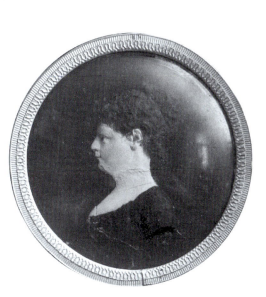

Conrad Meyer-Hofmeister (1807-1881) im Alter von 9 Jahren, Porträt von Daniel Albert Freudweiler (1793-1827), 1816 (Privatbesitz).

Cleophea Meyer-von Grebel (1784-1807), im Kindbett verstorbene Mutter von Conrad Meyer-Hofmeister, Wachsporträt, ca. 1807 (Privatbesitz).

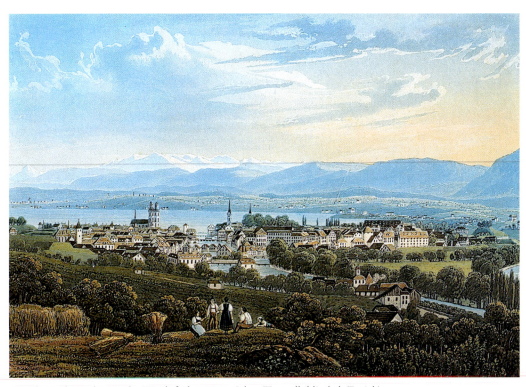

Zürichs Stadtansicht von der Waid, frühe 1830er Jahre (Zentralbibliothek Zürich).

trug[18]. Conrad Meyer wurde Mitglied der medizinischen Studentengesellschaft und des Zofingervereins[19]. In der Studentengesellschaft verlas er zwei Arbeiten, eine über das Gehörorgan in anatomischer und physiologischer Hinsicht, die andere über Leistenbrüche und Schenkelfrakturen. Am 20. Februar 1826 wählte diese Gesellschaft, die Lehrer und Schüler zu freier Besprechung medizinischer Themen verband, Meyer zu ihrem Präsidenten[20]. Im März 1826 verreiste sein bester Freund Leonhard von Muralt nach Göttingen, um da sein Studium weiterzuführen und zu vollenden. Conrad Meyer schloss in dem Jahr, das bis zum gemeinsamen Wiedersehen in Göttingen verstrich, eine enge Freundschaft mit dem künftigen Pfarrer Heinrich Weiss[21], mit dem er sich über viele Themen der Philosophie und Theologie aussprach und der seine religiöse Überzeugung stark beeinflusste. Daneben übte er sich im Hinblick auf die kommenden Auslandreisen fleissig in der französischen und englischen Sprache.

Meyers Reisefreund Leonhard von Muralt-Hirzel (1806-1891)

Am 26. März 1827 verliess Conrad Meyer das Elternhaus, um seine medizinische Bildung während viereinhalb Jahren im Ausland zu vertiefen. In Göttingen traf er wieder auf seinen besten Freund Leonhard von Muralt, mit dem er das Studium abschloss und doktorierte. Die Reisen zu den bedeutenden Zentren der europäischen Medizin und die vielfältigen touristischen Eindrücke boten den gemeinsam reisenden Ärzten Meyer und von Muralt ein ganzes Leben lang Stoff zu angeregter Unterhaltung und freudiger Erinnerung. Die in frühester Jugend begründete und auf der Reise gefestigte Freundschaft sollte sich für das ganze Leben bewähren. Meyer und von Muralt galten in Zürich über Jahrzehnte als Ärztepaar, das nicht nur im Arztberuf, sondern in vielen gesundheitlichen, sozialen und gemeinnützigen Bestrebungen eng zusammenarbeitete[1].

Leonhard von Muralt wurde am 1. März 1806 als einziges Kind von Leonhard[2], Offizier in holländischen Diensten und Seidenkaufmann, und der Anna Elisabeth Schinz (1773-1858) geboren[3]. Die adlige Familie Muralt stammte aus Locarno und Como. Der Wundarzt Johan-

---

[18] Protokollbuch des Medizinisch-chirurgischen Instituts in Zürich, 1804-1833, StAZ UU 6. Gedrucktes Verzeichnis der Vorlesungen am Medizinisch-chirurgischen Institut in Zürich, 1787-1833.
[19] Protokollbuch des Zofingervereins in Zürich, 12.10.1824, StAZ W 35 Zof P1.
[20] Zur Tätigkeit der Studentengesellschaften des Medizinisch-chirurgischen Instituts: Protokollbuch des Medizinisch-chirurgischen Instituts in Zürich, 1804-1833, StAZ UU 6. LEISIBACH (1982), S. 109. Es erfolgten Neugründungen von jeweils nur kurzlebigen Studentengesellschaften am 29.9.1804, 20.3.1807, 17.10.1818, 9.12.1820, 24.2.1827, 25.2.1832.
[21] Johann Heinrich Weiss (1805-1877), 1829 VDM, 1834 Pfarrer in Wallisellen und Lehrer an der städtischen Töchterschule in Zürich.
[1] WOLF, Rudolf: Leonhard von Muralt, Vierteljahrsschrift der Naturforschenden Gesellschaft in Zürich 36, 1891, S. 228-233. Vgl. auch SCHULTHESS, Hans: Bilder aus der Vergangenheit der Familie von Muralt in Zürich, Zürich 1944, S. 177-182.
[2] Leonhard von Muralt-Schinz (1778-1848), Bankier und Seidenfabrikant, Mitglied des Grossen Rates und des Erziehungsrates, Gerichtsherr von Oetlishausen.
[3] MURALT, Leonhard von: Curriculum vitae zur Anmeldung des Staatsexamens vor dem Gesundheitsrat des Kantons Zürich, 14.11.1831, mit undatierten Nachträgen [um 1851], Mskr., Porträtslg. Meyer, Mappe M, MHIZ. CALLISEN 30 (1842), S. 494. STIEFEL, Julius: Leonhard von Muralt, NZZ, 19.7.1891. WOLF, Rudolf: Leon-

nes von Muralt⁴ musste als Anhänger der Reformation 1555 mit der Familie seine Heimat verlassen und erhielt schon kurze Zeit später das Zürcher Bürgerrecht und die Regimentsfähigkeit⁵. Er wurde zum Stammvater des Zürcher Familienzweigs, dessen spätere Generationen namentlich bei der Einführung des Seidenhandels eine hervorragende Rolle spielten⁶.

1813 übersiedelte die Familie vom Neumarkt in ein neuerbautes Haus «zum Schönenhof» in Stadelhofen⁷. Vater Leonhard von Muralt übernahm das familieneigene Fideikommiss mit der Gerichtsherrschaft Oetlishausen im Thurgau und betätigte sich zuerst als Associé der Firma Schinz, später als selbständiger Seidenkaufmann und Bankier. Er brachte es – auch dank dem Vermögen seiner Frau – zu erheblichem Wohlstand und konnte sich in späteren Jahren ganz der Gemeinnützigkeit widmen, etwa dem Erziehungsrat, dem Grossen Rat, dem Präsidium des technischen Instituts, der Kirchen- und Armenpflege, der Hülfsgesellschaft, dem Taubstummeninstitut oder dem protestantisch-kirchlichen Hilfsverein. Als Politiker vertrat Vater Leonhard von Muralt zuweilen völlig unkonventionelle Ansichten und wurde vielfach nicht verstanden. Im Gegensatz zu den meisten konservativen Stadtbürgern bekämpfte er den Zunftzwang zugunsten völliger Gewerbefreiheit⁸. Demgegenüber forderte er 1839 als Präsident des kirchlichen Bezirksvereins Zürich die Aufhebung der Pressefreiheit «zum Schutz für Religion, Ordnung und Frieden»⁹. Sein Postulat nach Abschaffung des Militärs stiess anfangs 1832 im Grossen Rat bei liberalen und konservativen Abgeordneten gleichermassen auf Entsetzen¹⁰.

---

hard von Muralt, Vierteljahrsschrift der Naturforschenden Gesellschaft in Zürich 36, 1891, S. 228-233. Anonymus [MURALT, Wilhelm von]: Leonhard von Muralt, Med. Dr., Nbl. Waisenhaus 56, Zürich 1893. SCHULTHESS, Hans: Bilder aus der Vergangenheit der Familie von Muralt in Zürich, Zürich 1944, S. 127-129.

⁴ Johannes von Muralt (um 1500-1576) von Locarno, Wundarzt, Anhänger der Reformation, übersiedelte mit seiner Familie 1555 nach Zürich, 1565 Schenkung des Zürcher Bürgerrechts mit Regimentsfähigkeit, Mitglied der Gesellschaft zum Schwarzen Garten, Stadtarzt.

⁵ MEYER, Ferdinand: Die evangelische Gemeinde in Locarno, Zürich 1836. MURALT, Eduard von: Die Capitaneen von Locarno und deren vom Schlosse Muralto benannten Nachkommen in Zürich und Bern, Zürich 1855. KELLER-ESCHER, Carl: Die Einbürgerung der Familie von Muralt und die Frage ihrer Regimentsfähigkeit, Schweizerisches Archiv für Heraldik 25.1, 1911, S. 9-14. MEYER, Karl: Die Capitanei von Locarno im Mittelalter, hrsg. von den Familien von Muralt in Zürich und Bern und der Familie von Orelli in Zürich, Zürich 1916. MURALT, Leonhard von: Gedanken zur Geschichte der Familien von Orelli von Zürich und Locarno und von Muralt von Zürich und Bern und von Locarno, Zürich 1939.

⁶ WEISZ, Leo: Die wirtschaftliche Bedeutung der Tessiner Glaubensflüchtlinge für die deutsche Schweiz, Zürich 1958. Das Familienarchiv der Familie von Muralt befindet sich im StAZ unter W 20. MURALT-BAUMGARTNER, Leonhard von: Stammtafeln der Familie von Muralt in Zürich, von ihrer Einwanderung im Jahre 1555 an bis auf die Gegenwart, Zürich 1926. SCHULTHESS, Hans: Bilder aus der Vergangenheit der Familie von Muralt in Zürich, Zürich 1944. Stammtafeln der Familie von Muralt in Zürich, von ihrer Einwanderung im Jahre 1555 bis zum Jahre 1976, zusammengestellt bis 1926 von Leonhard von MURALT-BAUMGARTNER, ergänzt und weitergeführt bis 1976 von Hans MORF, Zürich 1976.

⁷ Die Kunstdenkmäler des Kantons Zürich, Bd. 5, Stadt Zürich II, Basel 1949, S. 292-294.

⁸ Verhandlungen des Grossen Rates des Kantons Zürich, 2.5. und 4.5.1832, S. 215 f, 261.

⁹ MURALT, Leonhard von [d. Ä.]: Sendschreiben an seine christlich gesinnten Mitbürger zur Aufhebung der Pressefreiheit zum Schutz für Religion und Sittlichkeit, Ordnung und Frieden, 9.10.1839, StAZ III K k 1b. Vgl. auch MURALT, Leonhard von [d. Ä.]: Bitten und Ermahnungen eines Greisen an seine jungen Mitbürger und geliebten Brüder in Christo, Zürich 1847.

¹⁰ Verhandlungen des Grossen Rates des Kantons Zürich, 27.1.1832, S. 64. WETTSTEIN, Walter: Kein Militär mehr!, eine Episode aus der zürcherischen Regenerationszeit (1830-1839), NZZ, 6.11.1904.

Leonhard von Muralt besuchte vom siebten Altersjahr an die Privatschule im «Kürass», später die Lateinschule und das Collegium Humanitatis des Gymnasiums. Unvergessliche Ferienerlebnisse bildeten ausgedehnte Schweizerreisen oder die Aufenthalte im väterlichen Schloss Oetlishausen im Thurgau. Stadtschnittarzt Locher, der Hausarzt seiner Eltern, unterstützte ihn beim Entschluss, Mediziner zu werden. 1823 trat von Muralt ins Medizinisch-chirurgische Institut und gleichzeitig in den Zofingerverein ein[11]. In den freien Stunden erlernte er Fremdsprachen und das Flötenspiel; zur körperlichen Ertüchtigung hielt er sich ein Reitpferd. 1826 wurde er gemeinsam mit Freund Meyer in die Zürcher Freimaurerloge «Modestia cum Libertate» aufgenommen[12]. Zu Ostern desselben Jahres bezog von Muralt die Universität Göttingen, wo ihn vor allem die Augenheilkunde und die Geburtshilfe fesselten[13]. In der dortigen Studentenverbindung «Helvetia» spielte er eine aktivere Rolle als Meyer, fungierte er doch bei Duellen zuweilen als Sekundant und hatte – auf frischer Tat ertappt – auch einmal eine dreitägige Karzerstrafe abzusitzen[14]. Von Muralt promovierte im März 1828, einige Monate vor Meyer[15], mit dem er im September desselben Jahres zur Europareise aufbrach. Die folgenden drei Jahre führten die Freunde über Berlin, Hamburg, Kopenhagen, Halle, Jena, Würzburg nach München und Wien, von dort durch Italien nach Montpellier und Paris, dann nach England, Schottland und Irland und zurück durch Holland, Belgien über Strassburg nach Zürich[16].

Im Herbst 1831 bestand von Muralt das Staatsexamen zur Ausübung der ärztlichen Praxis vor dem Zürcher Gesundheitsrat zu dessen «vorzüglicher Zufriedenheit». Die Nichtwahl zum städtischen Armenarzt bedeutete ihm eine gewisse Enttäuschung, hatte er es doch zu seinem Schaden unterlassen, Verwandte und Bekannte zwecks Empfehlung bei den Geistlichen einzuspannen[17]. Dennoch erfreute er sich bald eines grossen Patientenkreises, vornehmlich der altzürcherischen Gesellschaft, aber auch zahlreicher Augenkranker von den umliegenden Fabrikorten und von den Seeufern. Leonhard von Muralt verhalf in Zürich der Extraktion des grauen Stars anstelle des veralteten Starstichs zum Durchbruch[18]. Der grosse Ophthalmologe Friedrich Horner[19] bekannte in seiner Autobiographie, wie sehr er dessen schöne Staroperationen zu Beginn seiner klinischen Tätigkeit bewundert habe[20]. Es ist bemerkenswert, dass von Muralts Einnahmen auch in den besten Jahren die Ausgaben für die durchaus bescheidene Haushaltung nicht zu decken vermochten. So zehrte von Muralt vom elterlichen Vermögen,

---

[11] Matrikelbuch des Medizinisch-chirurgischen Instituts in Zürich, 13.3.1823, StAZ UU 7, S. 77. Protokollbuch des Zofingervereins in Zürich, 1821-1826, 18.3.1823, StAZ W 35 Zof P1.

[12] ROHNER, Friedrich: Leonhard von Muralt, Ehrenmitglied der schweizerischen Grossloge Alpina, Bern 1891.

[13] Zu den in Göttingen medizinisch und chirurgisch behandelten Kranken vgl. Curriculum vitae (1831), S. 3 f.

[14] Nbl. Waisenhaus (1893), S.11.

[15] MURALT, Leonhard von: De parorchidio, Dissertatio inauguralis, Berlin 1828.

[16] Zu von Muralts Reiseberichten vgl. S. 212.

[17] MURALT, Leonhard von: Curriculum vitae zur Anmeldung des Staatsexamens vor dem Gesundheitsrat des Kantons Zürich, 14.11.1831 [um 1851], Mskr., Porträtslg. Meyer, Mappe M, MHIZ, S. 41 f.

[18] HAAB, Otto: Der graue und der grüne Star des Auges und ihre Behandlung, Nbl. Waisenhaus 90, Zürich 1927, S. 25 f.

[19] Johann Friedrich Horner (1831-1886), 1854 Dr. med. (Zürich), 1856 PD für Ophthamologie in Zürich, 1862 EO, 1873 O.

[20] KOELBING, Huldrych M. / MÖRGELI, Christoph: Johann Friedrich Horner (1831-1886), der Begründer der Schweizer Augenheilkunde in seiner Autobiographie, Schriften zur Zürcher Universitäts- und Gelehrtengeschichte 6, Zürich 1986, S. 56.

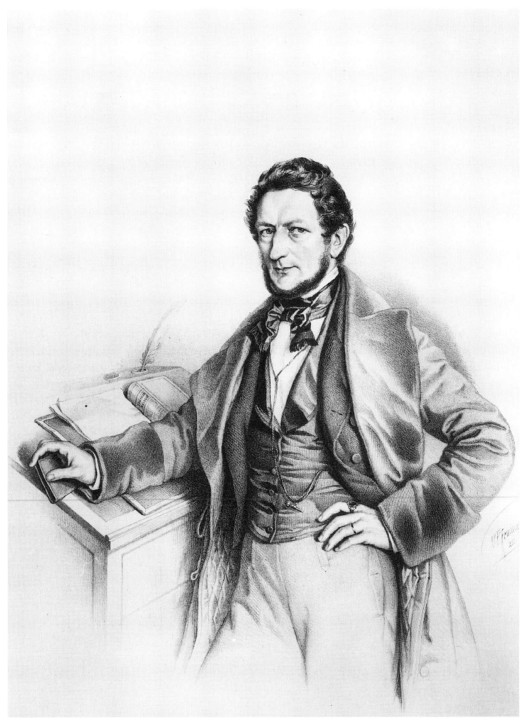

Leonhard von Muralt-Hirzel (1806-1891), Lithographie von Karl Friedrich Irminger (1813-1863), 1851.

da er sich in völlig idealer Auffassung seines Berufes nie entschliessen konnte, den Kranken verbindliche Honorarrechnungen auszustellen[21].

1832 verheiratete sich Leonhard von Muralt mit seiner Cousine Henriette Hirzel (1812-1880)[22], Tochter von Oberst Heinrich Hirzel[23] «im Garten», die sich rasch seinen allgemeinen und beruflichen Interessen anpasste. Jahrelang wirkte sie als Vorsteherin des von der Loge gegründeten Vereins für arme Wöchnerinnen. Von den insgesamt neun gemeinsamen Kindern, fünf Mädchen und vier Knaben, starben drei Mädchen früh. 1844 übernahm von Muralt das schwiegerväterliche Haus «im Garten» mitsamt Pferdestallungen und Weinberg[24].

Bei Gründung der Universität wollte sich von Muralt vorerst nicht um ophthalmologische Vorlesungen bemühen, da dies Kollegen taten, denen er keinerlei Schwierigkeiten bereiten wollte. Als diese aber keine Hörer fanden, bewarb er sich auf Drängen von Rektor Oken[25] und Dekan Schönlein[26] doch um die Stellung eines Privatdozenten, die er von 1834 bis 1846 regelmässig und mit grosser Freude ausfüllte. Er hielt sowohl theoretische Vorträge über die Augenheilkunde wie Operationskurse, zum Teil am Phantom. Eine ernstliche Erkrankung und später die grosse Arbeitslast der Privatpraxis beendeten seine Dozententätigkeit an der Hochschule[27].

1837 erfolgte von Muralts Wahl in die städtische Zentral-Armenpflege[28]. Als Rudolf Rahn[29] seine Praxis 1834 aufgab, erhielt von Muralt nicht nur dessen Patientenkreis, sondern auch die unbezahlte Stelle eines Arztes an der Blinden- und Taubstummenanstalt[30]. Bis 1873 nahm er

---

[21] MURALT, Leonhard von: Curriculum vitae [1851], Mskr., S. 43.

[22] Anonymus: Henriette von Muralt-Hirzel, als Familien-Manuskript gedruckt, Zürich 1883.

[23] Hans Heinrich Hirzel-Schinz (1772-1844), Seidenfabrikant, Mitglied des Grossen Rats und des Grossen Stadtrats, Oberst und Inspektor der Artillerie. Zur seit 1542 stadtzürcherischen Familie Hirzel: Familienarchiv Hirzel, Zentralbibliothek Zürich. KELLER-ESCHER, Carl: Die Familie Hirzel von Zürich, Genealogie und geschichtliche Übersicht, Leipzig 1899. Schweizerisches Geschlechterbuch 1, 1905, Basel 1904, S. 205-217. Ebenda 6, Basel 1936, S. 276-296. Familie Hirzel von Zürich, Ergänzungen zu den Stammtafeln des Familienbuches, nachgeführt bis 30.6.1980 von Fritz HIRZEL-WILDHABER, Zürich 1980.

[24] SCHULTHESS, Hans: Kulturbilder aus Zürichs Vergangenheit, Bd. 1, Zürich 1930, S. 114-117. Ders.: Bilder aus der Vergangenheit der Familie von Muralt in Zürich, Zürich 1944, S. 127 f. Die Kunstdenkmäler des Kantons Zürich, Bd. 5, Stadt Zürich II, Basel 1949, S. 295-301.

[25] Lorenz Oken (1779-1851), eigentlich Okenfuss, 1804 Dr. med. (Freiburg i. Br.), 1805 PD in Göttingen, 1807 EO, 1812 O in Jena, 1827 PD, 1827 O für Physiologie in München, 1833 erster Rektor und O für Naturgeschichte, Naturphilosophie und Physiologie des Menschen in Zürich.

[26] Johann Lucas Schönlein (1793-1864), Prof. der medizinischen Klinik in Würzburg, Zürich und Berlin, vgl. S. 298 f.

[27] Akten des Privatdozenten Leonhard von Muralt mit Bewerbung vom 23.2.1833 und Verzichterklärung vom 16.6.1846, StAZ U 106 f 1.

[28] Protokoll der Armenpflege 1800-1892, Stadtarchiv Zürich V. J. a. 01.

[29] Johann Rudolf Rahn (1776-1835), 1796 Dr. med. (Göttingen), praktischer Arzt in Zürich, 1807 Arzt am Waisenhaus, später auch Arzt am Blinden- und Taubstummeninstitut. CALLISEN 5 (1833), S. 310. MURALT, Leonhard von: Sektionsbericht von Dr. med. Johann Rudolf Rahn, Zentralbibliothek Zürich Z VII 282. Ders.: Dr. Johann Rudolf Rahn zum Löwenstein (1776-1835), Nbl. Waisenhaus 59, Zürich 1837. MEYER-HOFMEISTER (1872), S. 16 f. LEISIBACH (1982), S. 89.

[30] ORELLI, Johann Heinrich von: Rechenschaft über die in Zürich errichtete Anstalt für Blinde, 5 Bde, Zürich 1810-1859. Jahresberichte der Blindenanstalt in Zürich 1809-1915. ORELLI, Johann Heinrich von: Die Blinden- und Taubstummenanstalt in Zürich, Zürich 1835. KULL, Gotthilf: Die Blindenbildung und die Taubstummenbildung im allgemeinen und insbesondere im Kanton Zürich, Nbl. der Hülfsgesellschaft in Zürich 96, Zürich 1896. Ders.: Denkschrift zur Feier des 100jährigen Bestandes der Blindenanstalt Zürich 1809-1909, Nbl.

diese Aufgabe – oft verbunden mit Augenoperationen – mit grossem Einsatz wahr und hatte die Freude, seinen Sohn Wilhelm[31] als Nachfolger zu erleben.

Seine Militärpflicht absolvierte von Muralt 1836 bis 1846 als Batteriearzt. Nach dem vorübergehenden konservativen Regierungsumschwung von 1839 erhielt er Einsitz in die Spitalpflege, in den Gesundheitsrat, die Spitalaufnahmekommission, die Aufsichtsbehörde der Kantonsapotheke und die Militärwundgschau[32], wo er streng unparteiisch verfuhr und im Gegensatz zu manchen Kollegen keinerlei Rücksicht auf Name, Stand und Empfehlungen der zu Rekrutierenden nahm[33]. Als das politische Pendel im Kanton Zürich wieder in die liberal-radikale Richtung umschlug, nahm von Muralt 1844 seinen Rücktritt aus dem Gesundheitsrat. In der Pflege des neuen Kantonsspitals blieb er bis 1851, wobei er mit seiner ökonomisch vorsichtigen Haltung mit der Mehrheit oft in scharfen Konflikt geriet. Im Rahmen der Bestrebungen zur Gesundheitsreform in den dreissiger Jahren profilierte er sich als Befürworter der öffentlichen Rezeptur und als Kritiker der ärztlichen Selbstdispensation. Er vertrat mit Nachdruck die Meinung, ein Apotheker könne nicht zugleich Arzt, ein Arzt nicht zugleich Apotheker sein[34]. Die Apothekenreform hatte die positive Folge, dass die meisten Apotheker ihre Geschäfte qualitativ und quantitativ sehr verbesserten.

Hatte Leonhard von Muralt schon anfangs der fünfziger Jahre seine geburtshilfliche Tätigkeit aus gesundheitlichen Gründen einstellen müssen, so gab er nach 1860 wegen abnehmender Sehkraft auch die Augenkranken ab und empfahl ihnen den begabten Friedrich Horner. Eine weitgehende wirtschaftliche Unabhängigkeit erlaubte ihm, sein praktisches ärztliches Wirken mehr und mehr zugunsten einer gemeinnützigen Tätigkeit aufzugeben. Er war 1841 bis 1874 Mitglied des Grossen Stadtrates und der Armenpflege, Präsident des Krankenmobilien-Magazins[35] und seit 1859 Mitglied, später Vizepräsident der Pfrundpflege, speziell beschäftigt als Vorstand der Hausordnungssektion[36]. Durch fast tägliche Besuche der Anstalt behielt er engen Kontakt mit Verwaltung und Pensionären und vermochte immer wieder, allfällige Span-

---

der Hülfsgesellschaft in Zürich 110, Zürich 1910. Ders.: Die geschichtliche Entwicklung der Blindenbildung und Blindenfürsorge im Kanton Zürich, Denkschrift zur Feier des 100jährigen Bestandes der Blindenanstalt in Zürich 1809-1909, Zürich 1911. ESCHER, Konrad: Die Kunstdenkmäler des Kantons Zürich, Bd. 4, Stadt Zürich I, Basel 1939, S. 364.

[31] Wilhelm von Muralt (1845-1937), 1869 Dr. med. (Zürich), 1874 chirurgischer Chefarzt am Kinderspital Zürich, 1895-1901 Präsident der Gesellschaft der Ärzte des Kantons Zürich. FEER, Emil: Dr. med. Wilhelm von Muralt, aus der Geschichte einer alten Zürcher Arztfamilie, NZZ, 21.3.1937. Ders.: Dr. med. Wilhelm von Muralt, Schweiz. Med. Wschr. 67.27, 1937, S. 606 f. Festschrift zur Feier des 100jährigen Bestandes der Gesellschaft der Ärzte des Kantons Zürich 1810-1910, Zürich 1910, S. 21 f. Festschrift zur Feier des 125jährigen Bestandes der Gesellschaft der Ärzte des Kantons Zürich 1810-1935, Zürich 1935, S. 34-36. 100 Jahre Kinderspital Zürich 1874-1974, Zürich 1974, S. 29, 37-39, 41 f, 46.

[32] Regierungs-Etat des Kantons Zürich für das Jahr 1840, Zürich 1840, S. 45, 50, 58. Akten zur Militärwundgschau StAZ Q I 62. Gutachten von Leonhard von Muralt vgl. Zentralbibliothek Zürich Z VII 282.

[33] Nbl. Waisenhaus (1893), S. 26.

[34] Anonymus [MURALT, Leonhard von]: Ansichten über die Rezeptur und das Selbstdispensieren der Ärzte im Kanton Zürich, Mai 1832. Vgl. auch KÖCHLIN, Johann Rudolf: Über das Apothekerwesen und die notwendige Umgestaltung und Verbesserung desselben, Zürich 1830. WETTSTEIN, Walter: Die Regeneration des Kantons Zürich, die liberale Umwälzung der dreissiger Jahre 1830-1839, Zürich 1907, S. 361-364.

[35] Protokoll des Krankenmobilien-Magazins 1853-1887, Stadtarchiv Zürich V. F. a. 09. a.

[36] Protokoll der Hausordnungssektion des Pfrundhauses 1842-1895, Stadtarchiv Zürich V. J. a. 03. P.

nungen abzubauen[37]. Das neue Bürgerasyl verdankte sein Entstehen vor allem von Muralts Wirken als Präsident der Baukommission von 1873 bis 1877[38]. Dreissig Jahre lang besorgte er das Begräbniswesen der zu diesem Zweck vereinigten Kirchgemeinden Grossmünster, Fraumünster und Predigern und wirkte federführend beim Ankauf des Grundstücks für den neuen Zentralfriedhof. Die friedliche Loslösung des allgemeinen bürgerlichen Friedhofwesens von den Kirchgemeinden war wesentlich seiner Einsicht zu verdanken[39].

Neben der Mithilfe in der staatlichen Gemeinnützigkeit engagierte sich Leonhard von Muralt auch für die private. Er beteiligte sich am Projekt einer Herberge für hundert Handwerksgesellen, liquidierte aber die im Haus zum Wellenberg untergebrachte Institution, sobald sie den Zweck einer «geordneten Familienhaushaltung» nicht mehr erfüllte. Den Gewinn von 13'000 Franken überwies er dem Kostgeld-Ermässigungsfonds des Kinderspitals und der Diakonissenanstalt Neumünster. Mit zwei andern Zürchern erwarb von Muralt ein grösseres Grundstück im Sihlfeld, auf dem etwa hundert Arbeiterwohnungen erbaut werden konnten. Des weiteren wirkte er als Mitglied der Vorsteherschaft in der städtischen Leihkasse mit und führte einige Jahre den Vorsitz des Verwaltungsrats der Papierfabrik an der Sihl[40]. 1878 erhielt von Muralt für sein langjähriges gemeinnütziges Wirken und seine Bemühungen um den sozialen Wohnungsbau die goldene Verdienstmedaille der Stadt Zürich[41].

Den wichtigsten Teil seines gesellschaftlichen Wirkens machte die Mitgliedschaft in der Freimaurerloge aus. 1832 bis 1860 sass er im Beamtenkollegium und beteiligte sich 1851 am Hauskauf auf dem Lindenhof. Gemeinsam mit Conrad Meyer-Hofmeister konnte er im Kreis zahlreicher Logenbrüder 1876 die Feier seiner 50jährigen Mitgliedschaft begehen. Ein besonderes Anliegen bedeutete ihm die Tätigkeit als Leiter der engeren Armenkommission der Loge[42]. Ausserdem präsidierte er seinen Jahrgängerverein und besuchte gerne alle vierzehn Tage die «Kameraden», eine Sonntagsgesellschaft von Altersgenossen. Montags fand er sich, in späteren Jahren zunehmend regelmässig, bei der Gelehrten Gesellschaft ein, solange dort eine familiäre

---

[37] Protokoll der städtischen Pfrundpflege 1838-1894, Stadtarchiv Zürich V. J. a. 01. P. Protokoll der Pfrundhausbaukommission 1839-1844, Stadtarchiv Zürich V. J. a. 02. P. THOMANN, Eduard: Die Pfrundanstalt St. Leonhard der Stadt Zürich, Zürich 1916. ESCHER, Konrad: Die Kunstdenkmäler des Kantons Zürich, Bd. 4, Stadt Zürich I, Basel 1939, S. 382-384. EBERHARD, Gustav: Das Zürcher Pfrundhaus 1842-1942, Zürich 1942. 125 Jahre städtisches Pfrundhaus, NZZ, 21.9.1967. FREI, Theodor: Städtisches Pfrundhaus, zur 125. Jahrfeier, 21.9.1967, Typoskript, Zürich 1967.

[38] Protokoll der Baukommission des Bürgerasyls 1838-1894, Stadtarchiv Zürich, V. J. a. 06. P. Protokoll der Bürgerasylkommission 1883-1893, Stadtarchiv Zürich V. J. a. 09. P. 100 Jahre Bürgerasyl der Stadt Zürich, NZZ, 1.6.1977.

[39] Protokoll der Kirchhofkommission der vereinigten Kirchgemeinden Gross- und Fraumünster und Predigern 1843-1878, Stadtarchiv Zürich V. F. a. 06, 07, 08. Protokoll der Friedhofkommission 1877-1892, Stadtarchiv Zürich V. F. a. 09. Weisungen des Stadtrats zu den Anträgen über das Friedhofwesen mit Verordnung betreffend das Begräbniswesen und die Friedhöfe, Zürich 1877. EGLI, Emil: Rede zur Einweihung des bürgerlichen Friedhofs in Aussersihl, 21.1.1877, Zürich 1877. SENTI, Alfred / PFENNINGER, Hans: Friedhöfe und Bestattungswesen in der Stadt Zürich einst und jetzt, Zürcher Statistische Nachrichten 2, Zürich 1941. Schaffung des Zürcher Zentralfriedhofs vor 100 Jahren, NZZ, 11.8.1977.

[40] Die Zürcher Papierfabrik an der Sihl, Zürich 1838-1938, Gedenkschrift zum 100jährigen Bestehen, Zürich 1938. 500 Jahre «Sihl», Zürcher Papierfabrik an der Sihl, Blätter der Vereinigung pro Sihltal 21, Juli 1971, S. 3-20.

[41] WASER, Hans: Gutachten an den Stadtpräsidenten, einige Randglossen über Medaillen und Denkmünzen, 14.3.1956, Typoskript, Stadtarchiv Zürich, Gutachten Nr. 526.

[42] ROHRER, Friedrich: Leonhard von Muralt, Ehrenmitglied der schweizerischen Grossloge Alpina, Bern 1891.

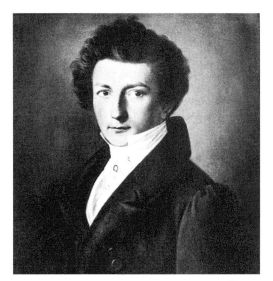 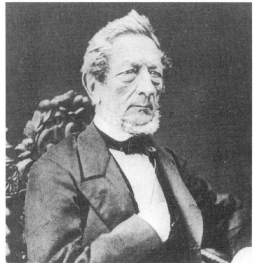

Leonhard von Muralt-Hirzel (1806-1891), links Ölporträt von Conrad Hitz (1798-1866), 1832 (Privatbesitz), rechts Photographie, 1880er Jahre.

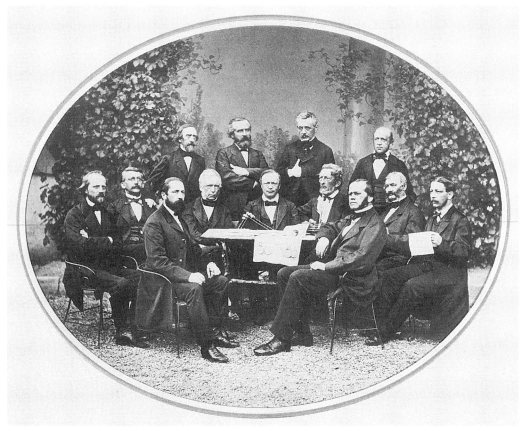

Beamtenkollegium der Zürcher Freimaurerloge «Modestia cum Libertate», rechts neben Stuhlmeister Caspar Freudweiler (1809-1867) sitzend Leonhard von Muralt, links Conrad Meyer-Hofmeister, Photographie, 1860er Jahre.

Freundschaft unter ihren Mitgliedern herrschte und die Art der Vorträge ihm zusagte[43]. 1831, unmittelbar nach seiner Rückkehr von der Bildungsreise, gründete von Muralt mit einigen Freunden eine «Englische Gesellschaft», die sich einmal wöchentlich zum Zweck der englischen Konversation und Lektüre versammelte. Seine Zunft zur Saffran wählte ihn 1869 zum Vorsteher und ehrte ihn 1886 für seine Tätigkeit mit der Überreichung eines schönen Silberbechers[44].

Die durch Meyer-Hofmeister und von Muralt mitbegründete medizinische Freitagsgesellschaft brachte die Stadtzürcher Kollegen untereinander näher. Sie vereinigte sich später mit dem Verein jüngerer Ärzte zur «Gesellschaft der Ärzte Zürichs»[45].

Recht regelmässig besuchte von Muralt auch die Sitzungen der Medizinisch-chirurgischen Kantonalgesellschaft und empfing dafür 1882 die herzlichen Glückwünsche zur fünfzigjährigen Mitgliedschaft, auch in seiner Eigenschaft als Vorstand der medizinischen Bibliotheksgesellschaft[46]. Von Muralt erwiderte an diesem Anlass, sein Altwerden sei eigentlich keine grosse Leistung, und es hätte ihn «unendlich viel mehr gefreut», wenn sein Freund Meyer-Hofmeister diesen Tag noch hätte erleben dürfen, der sich um die Gesellschaft weit mehr Verdienste erworben habe. Er forderte daher die Versammlung auf, zu dessen Andenken still das Glas zu leeren[47]. Auch den Verhandlungen der Naturforschenden Gesellschaft, der er seit 1841 angehörte, folgte von Muralt mit Interesse[48].

Im Kreis der Kinder, später auch der Enkel und Urenkel, genoss von Muralt seine Rolle als würdiger Ahnherr an geselligen Familienzusammenkünften. Der Hinschied der Gattin im Jahre 1880 und derjenige von Freund Meyer-Hofmeister im folgenden Jahr setzte ihm schwer zu. Wöchentlich hatten sich die beiden Männer im fortgeschrittenen Alter abwechselnd besucht und sich bei einem Glas Bier und dem Qualm ihrer alten Studentenpfeifen über frühere Zeiten unterhalten oder aus ihren Reiseerinnerungen vorgelesen[49]. Von Muralt verfolgte mit Interesse die Entwicklung der medizinischen Wissenschaft, etwa die Erfolge der Antisepsis, ordnete seine Bücher und Korrespondenzen und besuchte die Sitzungen derjenigen Vereine, deren Mitgliedschaft er bis zuletzt beibehielt.

Es lag Leonhard von Muralt viel daran, der bedeutenden Vergangenheit seines Geschlechts durch Bescheidenheit und strenge Pflichterfüllung Ehre zu machen. Nicht selten kamen ihm im Umgang mit Patienten und sonstigen Mitmenschen sein feuriges Temperament und eine

---

[43] PESTALOZZI, Friedrich Otto: Die Gelehrte Gesellschaft unter ihren ersten sieben Präsidenten 1837-1922, Nbl. Waisenhaus 87, Zürich 1924. SCHWARZ, Dietrich W. H.: Eine Gesellschaft, 150 Jahre Gelehrte Gesellschaft in Zürich 1837-1987, Nbl. Waisenhaus 150, 1987, S. 55.

[44] Die Zunft zur Saffran den hochachtbaren Männern, Häuptern und Gliedern der Familien von Orelli, von Muralt und Pestalozzi, Zürich 1855. SCHULTHESS, Friedrich: Aus drei Jahrhunderten, Zürich 1889. CORRODI-SULZER, Adrian: Das Zunfthaus zur Saffran, Zürich 1929. SCHULTHESS, Hans: Die Zunft zur Saffran in ihrer gesellschaftlichen Struktur 1336-1866, ZTB 1937, S. 11-27. MORF, Hans: Das Zunfthaus zur Saffran in Zürich, baugeschichtliche und gesellschaftliche Aspekte, Zürich 1973.

[45] Von Muralts wissenschaftliche Diskussionsbeiträge vgl. Protokolle der Gesellschaft der Ärzte in Zürich, StAZ W 52 4.2-7.

[46] Zur medizinischen Bibliotheksgesellschaft vgl. StAZ W 52.7 und Zentralbibliothek Zürich Z VII 25 (1831-1885).

[47] Nbl. Waisenhaus (1893), S. 30.

[48] WOLF, Rudolf: Leonhard von Muralt, Vierteljahrsschrift der Naturforschenden Gesellschaft in Zürich 36, 1891, S. 228-233.

[49] Tagebuch III, 11.5.1880, S. 98. 200 Jahre Modestia cum Libertate im Orient von Zürich 1771-1971, Zürich 1971, S. 133.

angeborene Heftigkeit in die Quere. Das Ergebnis solcher Schroffheiten und Sarkasmen war dann zuweilen eine dauernde Entfremdung auch mit Personen, die ihm nahegestanden hatten. Politisch von aristokratisch-konservativer Gesinnung, verfolgte er lebhaft, wenn auch nicht immer mit Begeisterung, die Entwicklungen in seiner Vaterstadt, in Kanton und Bund. Für die Eingemeindung der Vororte in die Stadt Zürich, deren vorbereitende Diskussionen er noch erlebte, hegte er keine Sympathien und fürchtete um die geordneten Finanzen und Verwaltungsverhältnisse[50]. Ohne längeres Krankenlager verschied er in der Nacht vom 1. auf den 2. April 1891, bis zuletzt bei völliger geistiger Klarheit.

Familienleben Meyer-Hofmeisters

Schon vor Meyer-Hofmeisters Rückkehr von der Europareise hatten sich seine Eltern – wie damals in den Kreisen des gehobenen Bürgertums üblich – nach einer passenden Gattin für ihren Sohn umgeschaut. Auch seine Grossmutter von Grebel-Hess schmiedete für ihn Heiratspläne mit einer Nichte, die sich allerdings zerschlugen. Die von den Eltern Erwählte hiess Cleophea Elisabetha Hofmeister (1813-1897), die mit ihrer verwitweten Mutter Maria Barbara, geborene Escher vom Glas (1784-1850), im Haus «zum Adlerberg» am Neumarkt wohnte[1]. Ihr Vater war der frühverstorbene Kaufmann Hans Jacob Hofmeister (1771-1814); ihr Grossvater gleichen Namens (1745-1809) hatte in seiner Indiennefabrik im Letten um 1790 gegen 800 Arbeiter beschäftigt[2]. Obwohl er sich beim bisher geführten unabhängigen Junggesellenleben noch nicht unbedingt zur Eheschliessung gedrängt fühlte, überzeugte Meyer das «anspruchslose, freundliche, verständige Benehmen» der Achtzehnjährigen. Zwar stand er ganz am Anfang seiner beruflichen Laufbahn und besass noch keinerlei Vermögen; auch seiner Braut winkte keine hohe Mitgift. Dennoch beruhigten die Eltern Meyer entsprechende ökonomische Bedenken, so dass die Verlobung bereits Ende Januar 1832 stattfinden konnte[3]. Die Heirat brachte Meyer-Hofmeister in nahen Kontakt zum späteren Bürgermeister Hans Conrad von Muralt-Escher[4], einem Onkel seiner Frau, in dessen «Muraltengut» in Wollishofen sie künftig manche Einladung erhielten[5]. Auch mit dem verschwägerten Ehepaar Pestalozzi-Hofmeister «zum Steinbock» am Rindermarkt ergab sich in der Folge ein enger freundschaftlicher Zusammenhalt. Der kirchlichen Trauung vom 19. Juni 1832 in Kloten folgte eine Hochzeitsreise, die das junge Paar über Konstanz und Augsburg nach München und via Ulm, Stuttgart,

---

[50] Nbl. Waisenhaus (1893), S. 37.
[1] Die Kunstdenkmäler des Kantons Zürich, Bd. 5, Stadt Zürich II, Basel 1949, S. 76.
[2] SCHULTHESS, Hans: Kulturbilder aus Zürichs Vergangenheit, Bd. 2, Zürich 1935, S. 149-151. HOFMEISTER, Wilhelm: Tabellen der [Zürcher] Stadtbürgerschaft, Hofmeister, Stadtarchiv Zürich VIII D 4a, 4. Reg.
[3] Bilder aus meinem Leben [1881], S. 130.
[4] Hans Conrad von Muralt (1779-1869), Seidenfabrikant, 1812 Mitglied des Kaufmännischen Direktoriums, 1814 Mitglied des Grossen Rats, 1816 Oberst der Kavallerie, 1823 Mitglied des Kleinen Rats, 1828 Staatsrat, 1831-1832 und 1839-1844 Bürgermeister von Zürich.
[5] SCHULTHESS-HÜNERWADEL, Hans: Das Muraltengut in Zürich, NZZ Nr. 1562, 13.11.1923. Die Kunstdenkmäler des Kantons Zürich, Bd. 5, Stadt Zürich II, Basel 1949, S. 419-421. CRAMER, Robert: Das Muraltengut und sein einstiger Besitzer, Bürgermeister und Bundespräsident Hans Conrad von Muralt-Escher (1779-1869), ZTB 1995, S. 1-24.

Karlsruhe, Freiburg und Basel zurück nach Zürich führte. Bei der Rückkehr fanden sie ihre Wohnung im Haus «zum Felsenegg» zwar einfach, aber bequem und ansprechend eingerichtet.

Im September 1833 entband Meyer-Hofmeister seine Frau von Anna Cleophea, ihrem ersten Kind. Es war eine sehr schwere und ernste Geburt, zu der auch der Grossvater Spitalarzt noch zu Hilfe eilte. Im Januar 1835 wurde nach störungsfreiem Wochenbett der Knabe Conrad geboren, im April 1836 folgte Carl als drittes, 1840 Elisabeth als viertes und letztes Kind. Bald schon mit Berufsgeschäften und Vereinstätigkeit überhäuft, wurde Meyer-Hofmeister der Familie oft entzogen und musste auch manche Nachtstunde der Arbeit widmen. Er fand indessen sein Haus immer wohlbestellt und überliess die Erziehung der Kinder vetrauensvoll seiner Frau[6]. Die nähere und fernere Verwandtschaft pflegte er mit ausgeprägtem Familiensinn; zahllose Zusammenkünfte an verschiedensten Gedenktagen halfen durch die Jahrzehnte mit, sich an schönen Ereignissen zu freuen und Schicksalsschläge gemeinsam zu tragen.

Manche Sorgen bereitete Conrad Meyer-Hofmeister der fast durchwegs trübe Gemütszustand seines Vaters nach dessen recht rücksichtsloser Entfernung vom Amt eines Spitalarztes. Der Sohn hatte sogar Schwierigkeiten, sich mit ihm über politische Tagesereignisse zu unterhalten, da er so nachhaltig über die fortschrittlichen Parteiführer verbittert war[7]. Die Familie tat ihr Bestes, ihm das Leben so angenehm und kurzweilig wie möglich zu gestalten. Als die Kräfte von Ludwig Meyer gegen Ende des Jahres 1852 sichtlich abnahmen, verbrachte Meyer-Hofmeister die Abendstunden so oft wie möglich in vertrauten Gesprächen bei seinem Vater. Der Hinschied des Siebzigjährigen erfüllte ihn mit tiefer Trauer, aber auch grosser Dankbarkeit: «Dank Dir, Vater, für Deine Liebe und Treue. Am Throne des Allmächtigen, nach kurzer, durch den Gedanken an Dich erleichterter Pilgerfahrt, werden wir uns wiedersehen.»[8] Die Mutter lebte noch bis 1863 in grosser Rüstigkeit, nahm an manchen Reisen teil, schrieb ihrem Sohn die Jahreskonti, ordnete die Sammlung der Ärzteporträts[9] und präsidierte den Schwesternverein der Loge. Nach ihrem Tod wurde Meyer-Hofmeister im 57. Altersjahr zum Senior der Familie und spürte deutlich die Last dieser Verantwortung[10].

Die Tochter Anna Cleophea, genannt Nanny (1833–1890), erhielt ihre höhere Erziehung im Institut Kempf in Montmirail, Kanton Neuenburg. 1855 erfolgte ihre Verlobung, 1856 die Heirat mit Seidenhändler Jakob Georg Finsler[11], einem Enkel von Stadtpräsident Hans Georg Finsler[12]. Ihre Tochter Elisabeth Cleophea (1857–1937) verheiratete sich mit dem Basler Pro-

---

[6] Bilder aus meinem Leben [1881], S. 139.
[7] Bilder aus meinem Leben [1881], S. 141.
[8] Tagebuch I, 7.11.1852, S. 176.
[9] Meyer-Hofmeister schrieb einleitend: «Dieses Verzeichnis der Porträte der Ärzte, im Jahre 1859 verfasst, verdanke ich meiner lieben Mutter, Frau Spitalarzt Meyer, geborene Pestalozzi. Verzeichnis zur Porträtslg. Meyer, MHIZ.
[10] Tagebuch I, 1.1.1864, S. 315.
[11] Jakob Georg Finsler-Meyer (1822–1888), Seidenfabrikant. Zur 1538 in Zürich eingebürgerten Familie Finsler vgl. FINSLER, Georg: Genealogie der Familie Finsler, Basel 1891.
[12] Hans Georg Finsler (1748–1821), Seidenkaufmann, 1787 Zwölfer der Zunft zur Meisen, 1803 Stadtrat von Zürich, 1815 Stadtpräsident, Bauherr, Oberst der Artillerie.

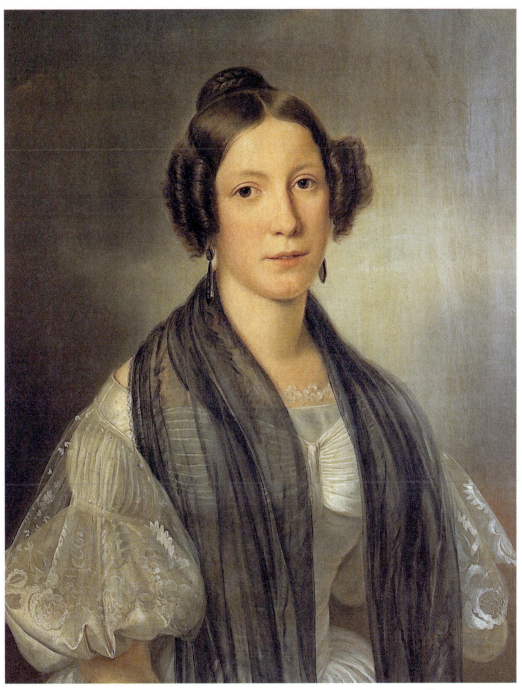

Cleophea Elisabetha Meyer-Hofmeister (1813-1897), Gattin von Conrad Meyer-Hofmeister, Ölporträt von Conrad Hitz (1798-1866), 1832 (Privatbesitz).

fessor und Regierungsrat Albert Burckhardt[13]. Sohn Georg[14] schuf sich einen bedeutenden Namen als Zwingli-Biograph und Mitherausgeber der Schriften des Zürcher Reformators.

Conrad, der ältere Sohn Meyer-Hofmeisters, sollte der Familie durch eine geschäftlich wenig glückliche Hand schwere Sorgen bereiten[15]. In einem Herrnhutischen Knabeninstitut in Lausanne wurde er in die Handelswissenschaften eingeführt und erlernte die französische Sprache. Danach erhielt er die Möglichkeit, als Lehrling in die bedeutende Zürcher Seidenhandlung Meiss-Reinhard einzutreten. Zur weiteren Ausbildung in der Seidenbranche weilte er nacheinander in Paris, Mailand, London und Lyon. Nach seiner Rückkehr verband er sich 1861 mit seinem Cousin Johannes Pestalozzi[16] in einem Bankhaus. Dieses Geschäft geriet 1866 in ernste ökonomische Verlegenheit wegen Fehlinvestitionen und Konkursen beteiligter Handelshäuser. Nur mit Hilfe der Familien Meyer-Hofmeister und Pestalozzi konnte der Zusammenbruch abgewendet werden. Dieses Ereignis bedeutete für Meyer-Hofmeister einen schweren Schlag, denn damit ging der grösste Teil seiner Ersparnisse verloren[17]. Für Sohn Conrad war an Gründung einer Familie nicht zu denken. Durch angestrengte Arbeit versuchte er, die Verluste wieder gutzumachen. Doch die meisten geschäftlichen Operationen misslangen. Meyer junior musste sich zum Vorwurf machen, gegen die Spekulationen des wenig arbeitsfreudigen Teilhabers Pestalozzi nicht entschieden genug aufgetreten zu sein. Im Januar 1878 sah sich die Bank «Meyer & Pestalozzi» gezwungen, ihre Zahlungsunfähigkeit bekanntzugeben[18]. Für Meyer-Hofmeister bedeutete das unter Tränen eröffnete Scheitern seines Sohnes trotz neuerlicher Verluste fast eine Erleichterung[19]. Es kam zu einer Liquidation ohne Konkurs. Conrad Meyer fand rasch eine Stellung als Direktor der Handelsbank[20] und verlebte einen stillen Lebensabend im Felsenegg.

Der zweitgeborene Sohn Carl studierte Medizin und wurde nach seiner Weiterbildungsreise der hochwillkommene Gehilfe seines Vaters[21].

Das jüngste und vierte Kind Elisabetha, genannt Betty (1840-1920), weilte ebenfalls in Montmirail im Kanton Neuenburg. Sie blieb unverheiratet und lebte nur für ihre nähere Verwandtschaft. Als aufopfernde Pflegerin diente sie ihren oft kränklichen Eltern bei eigener nicht sehr stabiler Gesundheit; ihr Vater entfernte ihr – wie vorher schon der Mutter – einen Uteruspolypen[22]. Betty Meyer wirkte mit grossem Engagement im Verein zur Unterstützung armer

---

[13] Albert Burckhardt (1854-1911), 1878 Dr. iur. (Basel), 1880 PD für Schweizergeschichte in Basel, 1894 Dr. phil. h.c. (Basel), Kantonsschullehrer, Konservator des historischen Museums in Basel, 1890 EO in Basel, 1893 Mitglied des Grossen Rats, 1902 Regierungsrat und Erziehungsdirektor.

[14] Georg Finsler (1860-1920), 1883 VDM, Vikar in Hombrechtikon, 1884 Pfarrer in Hombrechtikon, 1890 Lehrer am Gymnasium in Basel, 1902 Dr. phil. h.c. (Zürich), 1909 Dr. theol. h.c. (Zürich).

[15] Johann Ludwig Conrad Meyer (1835-1898), Bankier bei «Meyer & Pestalozzi», Mitglied des Grossen Stadtrats, Hauptmann und Quartiermeister, nach 1878 Direktor der Handelsbank.

[16] Johannes Pestalozzi-Ott (1837-1907), Bankier bei «Meyer & Pestalozzi», Handelsrichter, Major der Artillerie, Adjutant des Oberfeuerwehrkommandanten, nach 1878 in Dresden, Pächter auf der kgl. Domäne Haydau bei Alt-Morschen im Königreich Sachsen, zuletzt in Stuttgart.

[17] Tagebuch II, 9.7.1866, S. 14.

[18] Anonymus: Nekrolog auf Johann Ludwig Conrad Meyer in der Loge Modestia cum Libertate, Mskr., o. J. [1898], Privatbesitz.

[19] Tagebuch III, 6.1.1878, S. 29 f.

[20] Tagebuch III, 2.3.1878, S. 34, 31.3.1878, S. 35.

[21] Lebensbild von Carl Meyer-Wegmann (1836-1887) vgl. S. 127-130.

[22] Tagebuch II, 10.6.1874, S. 152.

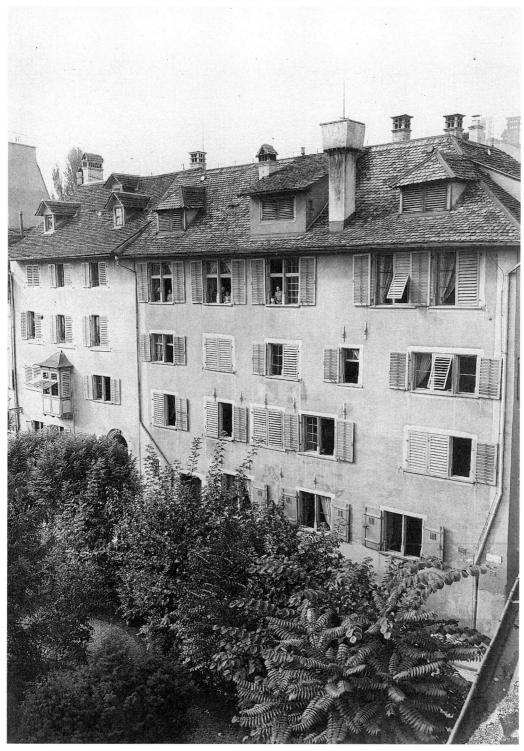

Haus «zum Felsenegg», Ecke Spiegelgasse/Untere Zäune in Zürich, Wohnhaus und ärztliche Privatpraxis von Conrad Meyer-Hofmeister, Photographie, um 1890 (Privatbesitz).

Wöchnerinnen der Freimaurerloge mit. Der stets hilfsbereiten, aber resoluten Tochter mangelte es etwas an Takt, wie Meyer-Hofmeister in seinem Tagebuch feststellte[23].

Der Neffe Hans Pestalozzi-Ott war der Familie Meyer-Hofmeister in den Jugendjahren verbunden wie ein eigener Sohn, verlor aber durch seine Geschäftspraktiken ihr Vertrauen auf schmerzliche Weise. Seine Stiefmutter, Dorothea Elisabeth Pestalozzi-Huber (1807-1880), trug durch ihr pietistisches, herrschsüchtiges Wesen viel zum Zerwürfnis bei und hatte nach dem Urteil Meyer-Hofmeisters auch die Schuld am zeitweisen ehelichen Zwist ihrer Stiefkinder Pestalozzi-Ott[24].

In den Sommermonaten begab sich die Familie alljährlich auf eine grössere Schweizerreise und mietete sich für die Wochenenden im Schulthess'schen Landgut Mariahalde in Erlenbach ein[25]. Die Ferien verbrachte man in Rapperswil, Küsnacht, auf Gut Bocken ob Horgen und später vor allem auf Schloss Wolfsberg im Thurgau. Gelegentliche Badener Kuraufenthalte im Herbst stärkten die Gesundheit des Paares. Anlässlich des 25. Hochzeitstages unternahm Meyer-Hofmeister mit seiner Frau und dem Ehepaar von Muralt eine Reise nach Paris. Die 1857 empfangenen Eindrücke der neuen, sich rasant entwickelnden Zeit trugen nach eigenem Urteil nicht wenig dazu bei, der Zukunft unbefangen und ohne Ängstlichkeit entgegenzusehen[26].

1863 erkrankte Cleophea Meyer-Hofmeister an einer polypösen Geschwulst der Gebärmutterhöhle, die einen schlimmen Ausgang befürchten liess. Ihr Mann entschloss sich gemeinsam mit Freund von Muralt zur Operation, die er in der Wohnung vornahm, während seine Kinder mit ihrer Grossmutter im Nebenzimmer beteten. Es gelang, die Geschwulst mit grosser Kraftanstrengung zu entwickeln und mit einem Ecraseur zu entfernen. Die Patientin erlitt wenig Blutverlust und liess den Eingriff ohne Narkose über sich ergehen[27].

Die Altersjahre des Ehepaars Meyer-Hofmeister überschatteten neben den finanziellen Problemen von Sohn Conrad eine wenig stabile Gesundheit und der frühe Tod der Schwiegertochter. Grosse Freude bereitete demgegenüber die wachsende Enkelschar. Conrad Meyer-Hofmeister besass zeitlebens einen ausgeprägten Familiensinn. Die jeweiligen Namenstage seiner Eltern, anderer Vorfahren und Freunde bildeten Anlass zu dankbarem Gedenken. Eine enge Beziehung verband die näheren und entfernteren Verwandten bei zahlreichen Zusammenkünften in Freude und Leid. Den ihm nahestehenden Mitmenschen gab er manches Zeichen seiner Liebe und Anhänglichkeit. In schweren Zeiten und ungewissen Zukunftsaussichten erlebte ihn seine Umgebung als Vorbild an Gottvertrauen und heiterer Gelassenheit. Noch seine allerletzten Tagebuchaufzeichnungen galten der Zukunft der Familie: «Den 19. [November 1881] wurde die Ausarbeitung meines Gartens vollendet. Ich darf hoffen, dass sich meine Nachkommen auch noch desselben freuen werden.»[28]

---

[23] Tagebuch III, 24./25.7.1878, S. 42.
[24] Bilder aus meinem Leben [1881], S. 200. Vgl auch PESTALOZZI, Hans: Geschichte der Familie Pestalozzi, Zürich 1958, S. 96 f.
[25] BINDER, Gottlieb: Altzürcherische Familiensitze am See als Erinnerungsstätten, Erlenbach 1930, S. 102-114. FIETZ, Hermann: Die Kunstdenkmäler des Kantons Zürich, Bd. 2, Basel 1943, S. 332 f. KUPRECHT, Karl / IMHOF, Walter: Erlenbach, Geschichte einer Zürichseegemeinde, Stäfa 1981, S. 225-232.
[26] Bilder aus meinem Leben [1881], S. 180.
[27] Bilder aus meinem Leben [1881], S. 191 f.
[28] Tagebuch III, 19.11.1881, S. 144.

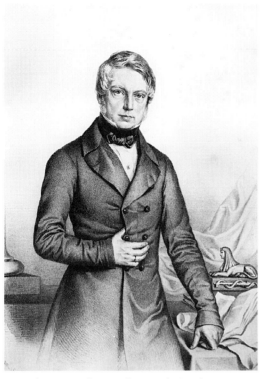

Conrad Meyer-Hofmeister als Leiter der Zürcher Freimaurerloge im Alter von 43 Jahren, Lithographie von Karl Friedrich Irminger (1813-1863), 1851.

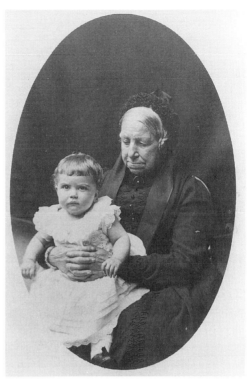

Cleophea Elisabetha Meyer-Hofmeister (1813-1897) mit einer Urenkelin, Photographie, 1892/93 (Privatbesitz).

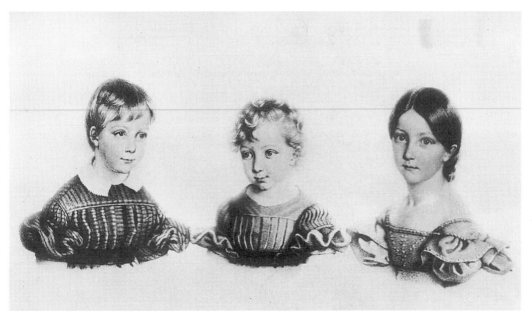

Die drei älteren von vier Kindern des Ehepaars Meyer-Hofmeister (von links nach rechts): Conrad (1835-1898), Carl (1836-1887) und Anna Cleophea (1833-1890), um 1840 (Privatbesitz).

Ärztliche und chirurgische Tätigkeit

Unmittelbar nach Rückkehr von der Europareise meldete sich Conrad Meyer-Hofmeister gemeinsam mit Leonhard von Muralt beim Zürcher Gesundheitsrat zum mündlichen Staatsexamen an. Man hatte sich mit dieser Behörde so abgesprochen, dass Meyer bei seinem beizulegenden Lebenslauf die Studienreisen bis Wien sowie die Reisen durch England, Schottland und Irland übernahm, während von Muralt die übrigen Teile bearbeitete[1]. Meyer-Hofmeister begann seine praktische Tätigkeit in der Privatpraxis und als Spitalgehilfe seines Vaters Ludwig. Er spürte rasch, dass die Patienten ihr Zutrauen auch auf ihn übertrugen. Als der Grosse Rat des Kantons Zürich am 18. September 1832 die Errichtung einer Hochschule beschlossen hatte, bewarb sich der 26jährige um die Stelle eines Professors der Chirurgie. Es handelte sich dabei um ein Extraordinariat minderen Ansehens, für das die Erziehungsbehörden keinen Ausländer berufen wollten. An seiner Stelle wurde jedoch der um sieben Jahre ältere Heinrich Locher-Zwingli berufen, dessen Ausbildung deutlich hinter derjenigen Meyer-Hofmeisters zurückstand[2]. Zweifellos gab die grosse Jugendlichkeit und die mangelnde praktische Einführung beim Zürcher Publikum den Ausschlag. Locher-Zwingli, 1842 nach Bezug des neuen Kantonsspitals Ordinarius, blieb ein zurückhaltender, der hausärztlichen Konzeption verhafteter Chirurg, dem ein wissenschaftlicher Ausbau der Klinik weniger lag[3]. So ist es begreiflich, dass Meyer-Hofmeister an der feierlichen Eröffnung der Zürcher Hochschule vom 29. April 1833 im Grossmünster «nur mit halber Freude teilnahm»[4]. Immerhin wurde er als Privatdozent für Verbandlehre und Ohrenheilkunde zugelassen, doch blieb die studentische Nachfrage für die Vorlesung so gering, dass er 1836 von seiner Lehrstelle zurücktrat[5]. Als Ludwig Meyer zu Ostern 1833 seine Spitalarztstelle verlor, wurde auch seinem Sohn ein grosser Teil der chirurgischen Tätigkeit entzogen. Um so entschiedener setzte Meyer-Hofmeister alle seine Kräfte in die rasch wachsende Allgemeinpraxis. 1835 erfolgte seine Wahl zum Adjunkten des Zürcher Bezirksarztes, ein Amt, das mit zahlreichen gerichtsmedizinischen Gutachten und Sektionen verbunden war[6]. Meyer-Hofmeisters wohl meistbeachtete Obduktion betraf den Studenten Ludwig Lessing[7], der im Auftrag der preussischen Regierung deutsche Flüchtlinge aufgehetzt

---

[1] MEYER-HOFMEISTER, Conrad: Curriculum vitae, dem Gesundheitsrate des Kantons Zürich vorgelegt bei Anmeldung zur Staatsprüfung, 14.11.1831, Mskr., Porträtslg. Meyer, Mappe M, MHIZ. MURALT, Leonhard von: Curriculum vitae, 14.11.1831, Mskr., Porträtslg. Meyer, Mappe M, MHIZ.

[2] Protokoll des Erziehungsrates, 27.12.1832, StAZ UU 1.9, S. 238. Protokoll des Erziehungsrates 1. Sektion (Hochschule), 26.12.1832, 3.1.1833, StAZ UU 3.1, S. 18, 22a.

[3] Heinrich Locher-Zwingli (1800-1865), 1822 Dr. med. (Göttingen), 1833 EO für Chirurgie in Zürich, Direktor der chirurgischen Abteilung des Kantonsspitals, 1842 O. RAHN-ESCHER, Konrad: Prof. Dr. Heinrich Locher, eine biographische Skizze, Zürich 1865. NZZ, 3.1.1866. CLAIRMONT, Paul: Schweizer in der Geschichte der Chirurgie, Schweiz. Med. Wschr. 65.36, 1935, S. 18 f. MURALT, Robert Heinrich von: Heinrich Locher, eine lokalhistorische Betrachtung zur Entwicklung der Chirurgie in Zürich, NZZ, 21.8.1945. STEINER-METZGER, Ursina: Der Chirurg Heinrich Locher-Zwingli (1800-1865), Diss. med., ZMA 244, Zürich 1992.

[4] Bilder aus meinem Leben [1881], S. 131.

[5] Bewerbungsschreiben vom 22.2.1833, StAZ U 106 f 1.2. Die Universität Zürich 1833-1933, Festgabe zur Jahrhundertfeier, Zürich 1938, S. 972.

[6] OSWALD, Walter: Funktionen des Stadt- und Bezirksarztes von Zürich im ersten Drittel des 19. Jahrhunderts, Diss. med., Zürich 1947.

[7] Ludwig Lessing (1812-1835) von Freienwalde bei Berlin, 1833 stud. iur. in Berlin, 1834 in Bern und cand. iur. in Zürich.

und ausspioniert hatte. Im November 1835 wurde er von Mitgliedern des «Jungen Deutschland» aus Rache im Sihlhölzli erstochen. Der von den beiden Bezirksärzten eindeutig als Mord beurteilte Vorfall erregte europäische Aufmerksamkeit und führte 1836 zum sogenannten «Fremdenkonklusum» der Tagsatzung[8].

Gemeinsam mit seinem Freund Leonhard von Muralt wirkte Meyer-Hofmeister viele Jahre lang als Arzt an der Blinden- und Taubstummenanstalt in Zürich. Während von Muralt das ophthalmologische Fach besorgte, behandelte Meyer-Hofmeister die Ohrenkrankheiten[9].

Im Jahre 1835 gehörte Meyer-Hofmeister zu den Mitbegründern der «Gesellschaft der Ärzte Zürichs», einem Kreis von neun Medizinern aus altzürcherischen Familien, die sich alle vierzehn Tage jeweils freitags zu Vorträgen und Diskussionen trafen. Präsidium und Referate wechselten nach alphabetischer Reihenfolge, der Jüngste hatte das Protokoll ins Buch einzutragen. Die Aufnahme geschah nur durch einstimmige, geheime Wahl, wodurch jede persönliche Animosität unter den Mitgliedern ausblieb[10]. 18 Jahre lang wirkte er ab 1839 als Substitut des städtischen Armenarztes, gleichzeitig auch als Arzt der «Sicherheitswache Erste Sektion».

1842 erfolgte Meyer-Hofmeisters Wahl zum Sekundärarzt der chirurgischen Abteilung des neuerrichteten Kantonsspitals[11] bei 800 Franken jährlicher Besoldung[12]. Er hatte die Instrumente, die er zu den Operationen benötigte, aus eigenen Mitteln anzuschaffen und zu unterhalten[13]. Bei Aufnahme jedes Patienten entschied der Professor für Chirurgie, wohin dieser zu

---

[8] HESS, Heinrich / MEYER-HOFMEISTER, Conrad: Obduktionsbericht über den am 5. November 1835 in der Nähe von Zürich durch Stichwunden ermordet gefundenen Rechtskandidaten Ludwig Lessing aus Freienwalde im Königreiche Preussen, Schweizerische Zeitschrift für Natur- und Heilkunde, N. F., 1838, S. 78-97. Vgl. auch SCHAUBERG, Joseph: Aktenmässige Darstellung der über die Ermordung des Studenten Ludwig Lessing aus Freienwalde in Preussen bei dem Kriminalgerichte des Kantons Zürich geführten Untersuchung, Zürich 1837, S. 6-22, 129-132.

[9] WOLF, Rudolf: Leonhard von Muralt, Vierteljahrsschrift der Naturforschenden Gesellschaft in Zürich 36, 1891, S. 232.

[10] Protokolle der Gesellschaft der Ärzte in Zürich, StAZ W 52 4.2-7. Vgl. auch Aufzeichnungen Leonhard von Muralts von 1844, zitiert nach WYSS, Eduard von: Die Choleraepidemien Zürichs im 19. Jahrhundert und ihre Bekämpfung, Diss. med., Zürich 1926, S. 81. KAUFMANN, Georg: Vom Verein jüngerer Ärzte zur Medizinischen Gesellschaft Zürich, ZMA 263, Zürich 1995.

[11] Akten und Pläne zum Neubau im StAZ S 227-284, D 634-672, E 309-354. Anonymus [FÄSI, Conrad / WEGMANN, Gustav Albert / ZEUGHEER, Leonhard]: Über die Erbauung eines neuen Krankenhauses für den Kanton Zürich, von der gegenwärtigen Verwaltung des Kantonsspitals dem menschenfreundlichen Publikum unseres Kantons, insbesondere den Mitgliedern des hohen Grossen Rates gewidmet, Zürich 1836. SCHRÄMLI, Johann Jacob: Das neue Kantonal-Krankenhaus zu Zürich, Zürich 1855. Zürcher Spitalgeschichte, hrsg. vom Regierungsrat des Kantons Zürich, Bd. 1, Zürich 1951, S. 71-138, 192-226. HERZOG, Rudolf / WALSER, Hans H.: Johann Conrad Fäsi-Gessner, 1796-1870, unbekannte Zeichnungen aus dem alten Zürcher Spital, ZTB 1969, S. 121-146. WALSER, Hans H.: Everday life in a European Hospital in the 1830s and 1840s, Conrad Faesi-Gessner's drawings of the Old Zurich Hospital, J. Hist. Med. 25.1, 1970, pp. 22-30. STEINEBRUNNER, Walter Felix: Zwei Zürcher Krankenhausanlagen des 19. Jahrhunderts, ihre ärztlichen Experten, ihre Vorbilder, Diss. med. dent., Zürich 1971, S. 9-61. BÄCHI, Heinrich: Das Universitätsspital Zürich im Wandel der Zeiten 1204-1980, Zürich 1981.

[12] Bewerbung vom 31.5.1841, StAZ S 219.1. Die Wahl erfolgte am 14.6.1842.

[13] BILLROTH, Theodor: Chirurgische Klinik Zürich 1860-1867, Erfahrungen auf dem Gebiete der praktischen Chirurgie, Berlin 1869, S. 40. Erst dem finanziell überforderten Theodor Billroth wurde die veraltete Regelung 1859 erlassen. Inventar der chirurgischen Instrumentensammlung am Kantonsspital von 1867 vgl. Mskr. im StAZ und MHIZ, gedruckt bei HUBER, Arnold: Theodor Billroth in Zürich, 1860-1867, Diss. med. dent., ZMA alte Reihe 1, Zürich 1924, S. 47-59.

legen sei. Die der Sekundärabteilung zugewiesenen Kranken hatte Meyer-Hofmeister völlig selbständig und unabhängig zu behandeln, und zwar in zwei Männersälen und in einem Frauensaal zu je zehn Betten sowie im Kindersaal zu 12 bis 14 Betten[14].

Am 14. Februar 1847 unternahm Meyer-Hofmeister unter Assistenz von Zahnarzt Wittlinger[15] gemäss seiner Tagebuchaufzeichnung die ersten Narkoseversuche mittels Einatmen von Schwefeläther, «die völlig gelangen»[16]. Am 26. des Monats referierte er darüber im Kreis der Gesellschaft der Ärzte Zürichs. Er gab eine Übersicht der bislang bekannten Erfahrungen der Ätherinhalation, deren Anwendung in der Chirurgie und die beobachteten physiologischen Erscheinungen im Tierversuch und bei Patienten[17]. Es lässt sich nicht abschliessend klären, ob es sich dabei um Selbst- oder Patientenversuche gehandelt hat und ob Meyer-Hofmeister damit als Zürcher Pionier der Narkose gelten darf, da Professor Heinrich Locher-Zwingli in seinem späteren Vortrag vor der ärztlichen Kantonalgesellschaft leider zu erwähnen vergass, von wann seine Versuche datierten[18]. Im Anschluss an Locher-Zwinglis Referat berichtete Meyer-Hofmeister von seinem anfänglichen Misstrauen der neuen Entdeckung gegenüber, das aber durch vollkommenen Erfolg in mehreren operativen Fällen rasch geschwunden sei[19]. Jedenfalls steht fest, dass Meyer-Hofmeister die Thematik als erster Zürcher einem grösseren Kollegenkreis bekanntgemacht hat und dass er die Anästhesie als gewaltigen Fortschritt empfand und so oft wie möglich anwandte[20].

Die Zusammenarbeit Meyer-Hofmeisters mit dem chirurgischen Direktor Locher-Zwingli verlief jederzeit reibungslos und freundschaftlich. Es ist auffällig, dass die Zahl der durch den Sekundärarzt behandelten Kranken diejenige des Direktors annähernd erreichte, nicht selten sogar übertraf. Erst als Theodor Billroth[21] 1860 die nach eigenem Zeugnis unter Locher-Zwingli «recht verwahrloste» Zürcher Klinik übernahm[22], kam er auf wesentlich grössere Patientenzah-

---

[14] BILLROTH (1869), S. 21. Vgl. auch Reglement für sämtliche zur ärztlichen Besorgung der Kantonalkranken- und Versorgungsanstalten angestellten Medizinalbeamten, 24.5.1842, StAZ SS 219.1. Gesetz über die ärztliche Besorgung der Kantonalkranken- und Versorgungsanstalten, der Stipendiaten, der Kaserne und der Strafanstalt, 21.12.1841, Offizielle Gesetzessammlung des eidgenössischen Standes Zürich, Bd. 6, Zürich 1841, S. 269-273. Verwaltungsberichte der Direktion des Medizinalwesens, StAZ S 3.1. Rechenschaftsberichte des Regierungsrates an den Grossen Rat des Kantons Zürich der Jahre 1842-1867.

[15] Johann Christian Wittlinger (geb. 1808), 1840 medizinisches Staatsexamen in Zürich, Zahnarzt in Zürich, 1851 in Konstanz, Gutsbesitzer auf der Reichenau, 1861 in München. CASSANI, Flavio: Der Zahnarzt Johann Christian Wittlinger, Diss. med. dent. (Zürich), Typoskript (in Vorbereitung).

[16] Tagebuch I, 14.2.1847, S. 17.

[17] Tagebuch I, 26.2.1847, S. 18. Protokoll der Gesellschaft der Ärzte in Zürich, 26.2.1847, StAZ W 52 4.4, S. 35 f.

[18] LOCHER-ZWINGLI, Heinrich: Über die Wirkung der Schwefelätherdämpfe, aus den Verhandlungen der Medizinisch-chirurgischen Gesellschaft des Kantons Zürich, 10.5.1847, Schweiz. Zschr. Med. Chir. Geburtsh., 1847, S. 381-386.

[19] Ebenda, S. 386. Vgl. auch WALSER, Hans: Zur Einführung der Äthernarkose im deutschen Sprachgebiet im Jahre 1847, Diss. med. (Zürich), Aarau 1957, S. 30.

[20] Nbl. Waisenhaus (1892), S. 32.

[21] Theodor Billroth (1829-1894), 1852 Dr. med. (Berlin), 1856 PD für Chirurgie in Berlin, 1860 O für Chirurgie und chirurgischer Direktor des Kantonsspitals in Zürich, 1867 O in Wien, Pionier der Magen-Darm-Chirurgie.

[22] Theodor Billroth an Karl Fock, 15.11.1861. Briefe von Theodor Billroth, hrsg. von Georg FISCHER, Hannover/Leipzig 1895, S. 45.

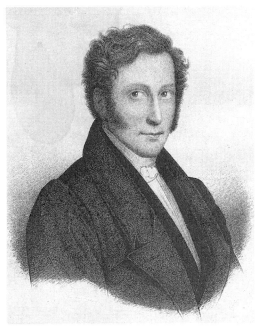
Heinrich Locher-Zwingli (1800-1865), 1833-1859 Professor der Chirurgie in Zürich, Lithographie, um 1835.

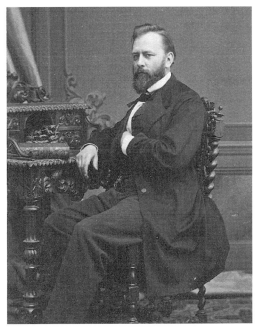
Theodor Billroth (1829-1894), 1860-1867 Professor der Chirurgie in Zürich, Photographie, 1867.

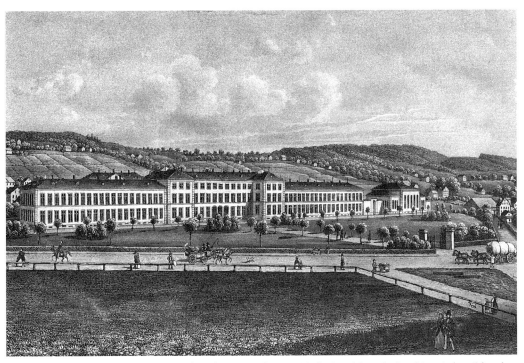
Das 1842 eröffnete Zürcher Kantonsspital, in dem Conrad Meyer-Hofmeister bis 1867 der chirurgischen Sekundärabteilung vorstand, Lithographie, 1842.

len²³. Billroth, der bedeutendste Chirurg seiner Zeit, hat sich nur anerkennend über seinen Mitarbeiter geäussert: «Es sind, solange ich im Züricher Spital wirkte, nie Kollisionen der klinischen Professoren mit den Sekundärärzten vorgekommen, weil letztere die Bedeutung der klinischen Abteilung als Lehranstalt in erster Linie anerkannten und diesem öffentlichen Zwecke ihre privaten Wünsche stets unterordneten. Fast während der ganzen Zeit meiner Lehrtätigkeit in Zürich habe ich neben und mit dem chirurgischen Sekundärärzte, Herrn Dr. Meyer-Hofmeister, einträchtig gewirkt, einem der geachtetsten und liebenswürdigsten Männer seines Vaterlandes. Er, der erfahrene, gereifte Mann, der angesehene Arzt, kam mir, dem jungen Professor, stets so wohlwollend entgegen, dass ich mich nur mit Freude an unsere gemeinsame Wirksamkeit erinnere. Ich weiss überhaupt mich nicht zu erinnern, dass wir Ärzte uns gegenseitig böse Stunden gemacht hätten. Die Gebiete eines jeden waren durch die Sache selbst ziemlich begrenzt, und über etwaige Grenzgebiete erfolgte immer leicht eine Verständigung».²⁴

Wir verdanken Billroth auch eine anziehende Schilderung des Kantonsspitals zur Zeit von seiner und Meyer-Hofmeisters Wirksamkeit: «Das Züricher Kantonsspital, in welchem es mir vergönnt war, von Ostern 1860 bis Herbst 1867 zu wirken, ist mit Recht als eines der besten Krankenhäuser Europas anerkannt. Seine Lage am Zürichberg mit Aussicht auf den Zürichsee und eine Kette von Schneebergen, welche sich über die Hälfte des Horizontes hinzieht, ist unvergleichlich schön. Die baulichen Einrichtungen sind im allgemeinen zweckmässig, die Regierung sorgt nach Kräften, dass die Kranken sich wohl in diesem Asyle der Humanität fühlen; die inneren Einrichtungen sind nicht luxuriös, doch der Sitte der Bevölkerung entsprechend. Das Krankenhaus besitzt als Heilanstalt das unbedingte Vertrauen in allen Schichten der Bevölkerung; nicht nur der Proletarier, der Arbeiter, der Verarmte suchen dort Hilfe, sondern ebensosehr der Bürger, der Handwerker, welcher dadurch, dass er sich im Spitale verpflegen lässt, seiner Familie die Last nimmt, welche die Verpflegung eines Kranken im Privathause mit sich bringt. Fast niemals habe ich in der Schweiz jenen Abscheu vor dem Spitale und der Spitalbehandlung gefunden, welcher an manchen Orten Deutschlands so sehr ausgeprägt ist; das unbedingte Vertrauen des Volkes auf das Wort des Arztes berührt äusserst angenehm.»²⁵

Aus akademischen wie praktisch-medizinischen Gründen beurteilte Theodor Billroth die Regelung mit zwei selbständigen Ärzten auf den chirurgischen Abteilungen als unzweckmässig, hätten doch mit befristet angestellten Assistenten mehr junge Ärzte eine Spitalausbildung erfahren. Er würdigte indessen durchaus die mehr politischen und sozialen Gesichtspunkte der Sekundärarztstelle, da dieses Amt von einem talentvollen Schweizer Landsmann besetzt werden konnte und einem guten Praktiker Operationsmöglichkeiten ohne Lehrverpflichtung anbot. Auch finanzielle Überlegungen der Behörden fielen ins Gewicht, waren doch die Sekundärarztstellen «mehr Ehrenämter als Erwerbsquellen»²⁶. Hatte Billroth anfänglich noch eine

---

[23] Jahresübersichten über die behandelten Fälle der chirurgischen Klinik am Zürcher Kantonsspital, StAZ S 221.1. 1850 z. B. behandelte Locher-Zwingli 310 Personen, Meyer-Hofmeister 349, 1862 aber Billroth 509, Meyer-Hofmeister 342. Billroth steigerte die Aufnahmen von 858 im Jahre 1860 auf 1174 im Jahre 1866, vgl. BILLROTH, Theodor: Chirurgische Klinik 1860-1867, Erfahrungen auf dem Gebiete der praktischen Chirurgie, Berlin 1869, S. 41.
[24] BILLROTH (1869), S. 21.
[25] BILLROTH (1869), S. 15 f. Vgl. auch HUBER, Arnold: Theodor Billroth in Zürich, 1860-1867, Diss. med. dent., ZMA alte Reihe 1, Zürich 1924, S. 15.
[26] BILLROTH (1869), S. 22.

möglichst weitgehende akademische Zentralisation gewünscht, verwarf er später den Lehranspruch an den Sekundärarzt, weil er zukünftigen Streit um das Lehrmaterial befürchtete.

Zur Zeit von Meyer-Hofmeisters chirurgischem Wirken waren die Möglichkeiten der Zürcher Spitalabteilungen einer Privatpraxis nicht wesentlich überlegen. Noch immer spielten oft soziale Gründe bei der Spitaleinweisung eine grössere Rolle als streng medizinische. Ganz abgesehen von den mangelnden Transportmöglichkeiten für eine rasche Spitaleinlieferung – Landspitäler gab es noch keine –, existierten kaum chirurgische Verfahren, die denen der häuslichen Privatpraxis wesentlich überlegen gewesen wären. In den Spitalanstalten fürchtete man die Infektionsgefahr, das «Hospitalfieber», zu Recht in weit grösserem Mass als im häuslichen Kranken- und Operationszimmer. Aus diesen Gründen ist zu erklären, dass in der Mitte des 19. Jahrhunderts ein einfacher Zürcher Landarzt wie Felix Heusser[27] dank einiger persönlicher Kühnheit und Geschicklichkeit manche an den Universitätsspitälern als zu riskant beurteilte Operationen ausführte. Um seine Erfolge in der Kropfexstirpation oder der Kniegelenkresektion – er operierte allein mehr Fälle als bis dahin sämtliche Chirurgen der Welt zusammen – durften ihn die Koryphäen der grössten chirurgischen Kliniken seiner Zeit beneiden[28]. Als schon fast tollkühne Leistung empfanden vorsichtigere Ärzte seine Behandlung einer bereits vereiterten, von Hydatiden befallenen Leber. Meyer-Hofmeister wies 1849 nach Heussers Vortrag vor der Zürcher Ärztegesellschaft auf das hohe Interesse des Falls hin, bemängelte aber, dass Heusser den Herd mit einer Lanzette aufs Geratewohl angestochen habe, statt sich nach ausreichendem Bauchschnitt systematisch zu diesem vorzuarbeiten und damit die Infektion zu vermeiden, die dann auch nicht ausblieb. Der Zürcher Spitalarzt kommentierte auch Heussers Varizenbehandlung und Kniegelenkresektionen sachlich und ohne jedes Vorurteil. In letzte-

---

[27] Felix Heusser (1817-1875), Ausbildung in Heidelberg, Göttingen und Berlin, Schiffsarzt auf einer holländischen Ostindien-Linie, praktischer Arzt in Hombrechtikon. Anzeiger des Bezirks Meilen, 24.7.1875. Anonymus (MEYER-HOFMEISTER, Conrad]: Felix Heusser, Bl. Gesd. pfl., 1875, S. 194 f. Corr.-Bl. Schweiz. Ärzte 6.1, 1876, S. 33-35. Bericht über den chirurgischen Nachlass von Dr. Heusser in Hombrechtikon, erstattet von Wilhelm von MURALT in der Sitzung der Medizinisch-chirurgischen Gesellschaft des Kantons Zürich, 5.11.1877, Corr.-Bl. Schweiz. Ärzte 8.3, 1878, S. 78 f. HBLS 4 (1927), S. 214. CLAIRMONT, Paul: Schweizer in der Geschichte der Chirurgie, Schweiz. Med. Wschr. 65.36, 1935, S. 19 f. HÄNI, Albert: Dr. med. Felix Heusser, Landarzt des Zürcher Oberlandes und Pionier der schweizerischen Chirurgie, Vierteljahrsschrift der Naturforschenden Gesellschaft in Zürich 92.1, 1947, S. 48-69. RUPPANNER, Ernst: Felix Heusser, Jahrbuch vom Zürichsee 1949/50, S. 189-197.

[28] Zwischen 1842 und 1875 operierte Heusser 96 Kröpfe mit 5 Todesfällen, zwischen 1842 und 1860 erreichte er bei 83 Gelenkresektionen 66 Heilungen. HEUSSER, Felix: Krankengeschichten, medizinische Aufsätze, Tabellen der Operationen und Verzeichnis der Präparate vgl. Zentralbibliothek Zürich Hs. P 216. Ders: Praktische operativ-chirurgische Erfahrungen aus seiner sechsjährigen Landpraxis, 21.9.1848, Mskr., StAZ W 52 11.7, Nr. 371. Ders.: Abscessus hepatis chronicus mit Entfernung vieler hundert Hydatiden; Radikale Heilung variköser Geschwüre mit äusseren, aus lokaler Ursache entstandenen Varices; Resectio genu mit Erhaltung eines künstlichen Gelenkes, Schweiz. Zschr. Med. Chir. Geburtsh., 1850, S. 52-68. Ders.: Die Wegnahme des rechten Unterkieferastes aus dem Gelenke, Schweiz. Zschr. Med. Chir. Geburtsh., 1852, S. 460-462. Ders.: Heilung einer 6 Jahre alten Ankylose des Kniegelenkes durch Resektion, Schweiz. Zschr. Med. Chir. Geburtsh., 1853, S. 136-143. Ders.: Resectio ossis femoris unterhalb der beiden Trochanteren mit Exartikulation des Oberschenkelkopfes; Resektion des untern Endes der Tibia und Fibula und des Talus; Resektion des Calcaneus; Resektion des Ellbogengelenkes, Schweiz. Zschr. Med. Chir. Geburtsh., 1854, S. 220-228. 1855 HÄNI, Albert: Dr. med. Felix Heusser, Landarzt des Zürcher Oberlandes und Pionier der schweizerischen Chirurgie, Vierteljahrsschrift der Naturforschenden Gesellschaft in Zürich 92.1, 1947, S. 54, 56. HÄNI stützt sich auf das Manuskript von Wilhelm von MURALT, dessen Vortrag zusammengefasst ist im Corr.-Bl. Schweiz. Ärzte 8.3., 1878, S. 78 f.

rem Fall würdigte er die grosse Zahl der durchgeführten Operationen und zog die Resektion ebenfalls der Amputation vor, warf jedoch immerhin die Frage auf, ob die Gelenke nicht in einigen Fällen auch ohne riskante Eingriffe hätten erhalten werden können[29]. Im Gegensatz zu andern Kollegen wusste Meyer-Hofmeister aber Heussers Talent vorbehaltlos zu würdigen, schrieb er doch in dem von ihm mitverfassten Nekrolog: «Dr. Heusser hat sich als ein gewandter und kühner Operateur bewährt, der den Mut hatte, mit geringen Hilfsmitteln operative Eingriffe zu unternehmen, vor deren Schwierigkeiten zu jener Zeit Chirurgen ersten Ranges zurückstanden. Auf dem Gebiet der Resektionen, insbesondere der Kniegelenkresektionen, aber sind seine Verdienste um Förderung dieser operativen Technik anerkannt, und sein Name wird in der Geschichte dieser Operationen eingeschrieben bleiben.»[30]

Von Heusser vielleicht abgesehen, muss doch festgehalten werden, dass ein chirurgisch spezialisierter Arzt wie Conrad Meyer-Hofmeister zweifellos über weit grössere Kenntnisse, Übung und Fertigkeit verfügte als ein gewöhnlicher Praktiker. Darüber hinaus genoss er auch die Vorteile von Pflegepersonal und einem wesentlich reicheren Instrumentarium[31]. Dank Billroths sorgfältiger Bearbeitung der Zürcher Krankengeschichten und seiner schonungslosen Statistik kennen wir die Chirurgie der klinischen Abteilung sehr genau. Da Meyer-Hofmeister über keinen eigenen Assistenten verfügte, war ihm die Führung regelmässiger Krankenjournale leider nicht möglich. Seine gedruckten Jahresberichte sowie einzelne ihnen angefügte Mitteilungen geben aber doch Aufschluss über die spätere Periode seiner chirurgischen Spitaltätigkeit. Die durchschnittliche Zahl der jährlich betreuten Patienten von Meyer-Hofmeisters Abteilung betrug zwischen 1842 und 1867 250 Erwachsene (201 Männer und 49 Frauen), von denen man 185 als geheilt, 22 als gebessert entlassen konnte. Die Kinderabteilung umfasste zusätzlich pro Jahr 75 Patienten, wobei Mädchen und Knaben ungefähr denselben Anteil ausmachten[32]. Er behandelte zwischen 1860 und 1867 insgesamt 2'077 Patienten, mit einer Mortalität von 3,6%. Die mit 10,9% wesentlich höhere Mortalität auf Billroths Abteilung erklärt sich aus der Tatsache, dass der Direktor die komplizierteren Fälle – etwa die Tumoren – fast ausschliesslich selbst behandelte und öfter operierte[33]. Ursache der Todesfälle bildeten zumeist Wundinfektionen, was den beiden Chirurgen grosse Sorge bereitete. Man hielt in den Spitalräumen auf strikteste Reinlichkeit, denn schon nach Billroths damaliger Anschauung waren «die dem Kranken angewehten Infektionsstoffe nicht gasförmiger, sondern molekulärer Beschaffenheit; sie haften am Verbandszeug, an den Betten, an weissen Kalkwänden, auch vielleicht oft genug an den

---

[29] Schweiz. Zschr. Med. Chir. Geburtsh., 1850, S. 57 f, 61 f, 67.
[30] TREICHLER, Albert / MEYER-HOFMEISTER, Conrad: Dr. Heusser in Hombrechtikon gestorben, Corr.-Bl. Schweiz. Ärzte 6.1, 1876, S. 35.
[31] Vgl. dazu HÄNI, Albert: Dr. med. Felix Heusser, Landarzt des Zürcher Oberlandes und Pionier der schweizerischen Chirurgie, Vierteljahrsschrift der Naturforschenden Gesellschaft in Zürich 92.1, 1947, S. 48 f.
[32] Bericht des Gesundheitsrates an die Regierung des Kantons Zürich über das Medizinalwesen des Kantons in den Jahren 1842 (S. 48), 1843 (S. 48), 1844 (S. 51), 1845 (S. 51), 1846 (S. 54 f), 1847 (S. 35), 1848 (S. 29). Bericht der Direktion der Medizinalangelegenheiten an die Regierung des Kantons Zürich über das Medizinalwesen des Kantons im Jahr 1849 (S. 15), 1850 (S. 19), 1851 (S. 22), 1852 (S. 23), 1853 (S. 24), 1854 (S. 26 f), 1855 (S. 30 f), 1856 (S. 23 f), 1857 (S. 23), 1858 (S. 27 f), 1859 (S. 25), 1860 (S. 23), 1861 (S. 20), 1862 (S. 18, 43-46), 1863 (S. 46-52), 1864 (S. 54-59), 1865 (S. 49-53), 1866 (S. 122-126), 1867 (S. 95-98). Vgl. auch MEYER-HOFMEISTER, Conrad: Krankenübersichten von 1850, 1860, 1861, 1862, 1864 und 1867 (letztere beide von der Hand des Sohnes Carl MEYER-WEGMANN) sowie Beobachtungen aus der chirurgischen Sekundärabteilung 1859, 1861 und 1863, Mskr., StAZ S 221.1.
[33] BILLROTH (1869), S. 49-51.

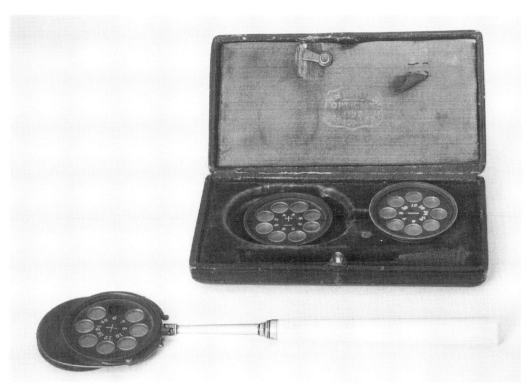

Augenspiegel von Conrad Meyer-Hofmeister (2.5 x 12 x 6 cm), um 1870, Slg. Meyer (MHIZ), Inv.-Nr. 5782.

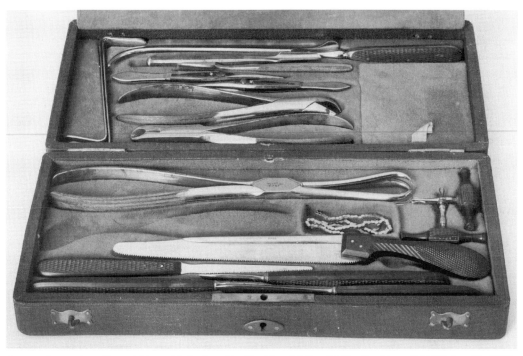

Amputationsetui von Conrad Meyer-Hofmeister (6 x 32 x 15 cm), Mitte 19. Jh., Slg. Meyer (MHIZ), Inv.-Nr. 3431.

Kleidern und Händen der Wärter und Ärzte.»³⁴ Daher wurden in Zürich die stets mindestens zu ⅞ belegten Zimmer nach einem bestimmten Turnus geräumt, gründlich gescheuert, die mit Ölfarbe gestrichenen Wände, Fenster und Türen gewaschen und die Decke neu geweisselt.

Die Zahl der männlichen Patienten übertraf die der weiblichen um ein Mehrfaches, da 47,2% der Fälle auf Verletzungen durch äussere Gewalteinwirkung zurückzuführen waren und angesichts der rasanten industriellen Entwicklung hauptsächlich Maschinen- und Bauarbeiter eingeliefert wurden. Machten also die traumatischen Fälle den Hauptteil von Meyer-Hofmeisters Patienten aus – besonders häufig sah er Verletzungen der Extremitäten, darunter äusserst komplizierte Frakturen -, so behandelte er kaum Syphilitiker oder Hautkranke, die man in Zürich der inneren Abteilung zuwies. Hingegen therapierte er jede Art von entzündlichen Prozessen wie Abszesse oder Ophthalmien, Ulcera der Haut, Skrofulosen, Hernien, Fisteln, Nekrosen usw. Seine Krankenübersichten zeigen recht beachtliche Heilungserfolge auch bei ziemlich konservativer Therapie. Dabei ist allerdings zu berücksichtigen, dass das Kantonsspital «Unheilbare» (manche Tuberkulöse, Krebskranke und Paralytiker) grundsätzlich nicht aufnehmen musste und dass oft genug schon eine kräftige Diät die sozial benachteiligten Erwachsenen und Kinder weitgehend wiederherstellen konnte. 1864 behandelte Meyer-Hofmeister beispielsweise 9 Patienten wegen Bildungsfehlern, 139 an den äusseren Weichteilen (Abszesse, Furunkel, Kontusionen, Hautgeschwüre, Wunden, Entzündungen, Verbrennungen, Erfrierungen), 103 wegen Knochenkrankheiten, 38 an den Gelenken, 15 wegen des Nervensystems und 8 am Urogenitaltrakt³⁵. Obwohl eher zurückhaltend in der operativen Therapie – Amputationen und Exartikulationen finden sich erstaunlich selten – schreckte Conrad Meyer-Hofmeister vor grösseren Eingriffen nicht zurück, wenn deren Unvermeidlichkeit einmal für ihn feststand. Er entfernte die verschiedensten Geschwülste und unternahm zuweilen Gelenkresektionen bei Tuberkulose. In der Klumpfussbehandlung von Kindern führte er die Tenotomie aus, da er mit dem Extensionsapparat nur leichtere Fälle zu heilen vermochte³⁶. 1861 resezierte er das Ellbogengelenk eines 19jährigen und erreichte nach sechs Monaten die völlige Vernarbung und eine befriedigende, schmerzlose Beweglichkeit. Zweimal resezierte er im selben Jahr ein Hüftgelenk mittels Kettensäge, wobei er ein Mädchen durch den Tod verlor, das andere hingegen, wenn auch leicht hinkend, entlassen konnte. In mehreren Fällen von Phosphornekrose wartete er mit der Operation zu, bis durch sorgfältige Reinhaltung und eine gute Diät weitgehende nekrotische Abstossung erfolgt und die Knochenneubildung fast abgeschlossen war³⁷. Er berichtete über beste Erfahrungen mit der Drainage in der Wundbehandlung. Auch bei kleineren Eingriffen narkotisierte er mit Chloroform, sobald sich bei den Patienten Schmerzen einstellten. In der Therapie von Frakturen, Gelenkentzündungen oder Ankylosen empfahl er die Anwendung von Gipsverbänden. Überhaupt fand der Gipsverband bei Knochenbrüchen und Gelenktuberkulosen sehr häufige Verwendung. Antiphlogistische

---

[34] BILLROTH (1869), S. 31. Vgl. auch BRUNNER, Alfred: Chirurgische Klinik, Zürcher Spitalgeschichte, hrsg. vom Regierungsrat des Kantons Zürich, Bd.2, Zürich 1951, S. 262-266.

[35] MEYER-HOFMEISTER, Conrad / MEYER-WEGMANN, Carl: Mitteilungen über die chirurgische Sekundärabteilung, 1864, Mskr., StAZ S 221.1.

[36] MEYER-HOFMEISTER, Conrad: Beobachtungen aus der chirurgischen Sekundärabteilung 1859, Mskr., StAZ S 221.1, S. 5.

[37] MEYER-HOFMEISTER, Conrad: Beobachtungen aus der chirurgischen Sekundärabteilung 1861, Mskr., StAZ S 221.1, S. 1-8.

und blutentziehende Massnahmen, Kataplasmen und vielfältige, innerlich wirksame Medikamente – darunter reichlich Opium – gehörten weiter zu seinem therapeutischen Konzept[38].

In der Betreuung der chirurgischen Patienten äusserte sich Meyer-Hofmeister vollständig einverstanden mit Billroths Meinung, dass männliche Wärter wegen der anstrengenden Arbeit des Umbettens und Krankentransports unentbehrlich seien. Wiederholt wies er die Behörden darauf hin, dass das Spital für deren Aus- und Weiterbildung zuständig sei. Die Mediziner hatten sich aus sozialen und finanziellen Gründen immer wieder mit völlig ungeeigneten Krankenpflegern herumzuschlagen und forderten von den Behörden rasche Behebung der Missstände. Meyer-Hofmeister verlangte die Anstellung von geschulten Oberwärtern und von bildungsfähigen Unterwärtern auf Probezeit; der zweckmässige Unterricht hatte seiner Ansicht nach durch Arzt und Oberwärter zu geschehen. Eine gründliche Abhilfe erhoffte er sich allerdings nur durch eine vollständige Revision der damals gültigen Verordnung für die Krankenwärter am Kantonsspital[39].

Für die Privatpraxis erforderte der schwankende physische und psychische Zustand von Vater Ludwig Meyer 1842 den Zuzug eines Gehilfen, den Meyer-Hofmeister in Salomon Denzler[40] fand. Denzler besorgte vorerst die Rezeptur in der Privatapotheke, doch konnte ihm Meyer-Hofmeister bei Abwesenheit auch die Krankenbesorgung übergeben. Nach zwanzigjährigem Wirken beschloss Meyer-Hofmeister 1851 aufgrund der «zeitgemässen öffentlichen Rezeptur», die Privatapotheke im «Felsenegg» aufzugeben, die ihm vor allem der Vater, Gehilfe Denzler, die Mutter und die Gattin besorgt hatten. Denzler hielt ihm die Treue bis 1862, als er beim Eintritt von Sohn Carl Meyer-Wegmann in die Praxis in den Ruhestand trat[41].

Meyer-Hofmeister betrieb auch ausserhalb Zürichs eine ausgedehnte Privatpraxis und verfügte über einen teilweise sehr vornehmen Patientenkreis. Durch die Behandlung Oberst von Plantas[42] in Reichenau fand er Zugang in die ersten Familien Churs. Er wurde konsultiert von Oberst von Salis-Soglio[43] sowie den Familien von Regierungsrat Sprecher von Bernegg[44] und von Bürgermeister Friedrich von Tscharner[45]. 1873 rief ihn General König nach Glarus ans

---

[38] MEYER-HOFMEISTER, Conrad: Beobachtungen aus der chirurgischen Sekundärabteilung 1863, Mskr., StAZ S 221.1, S. 1-6.

[39] Stellungnahme von Conrad MEYER-HOFMEISTER zum Problem der Krankenwärter am Kantonsspital, 15.9.1865, StAZ S 221.1. Vgl. auch BILLROTH (1869), S. 38 f.

[40] Salomon Denzler (1804-1878), praktischer Arzt in Zürich, Gehilfe praktischer Ärzte in Wald, Andelfingen und St. Gallen, Arzt in Wil und Eglisau, Gehilfe von Spitalarzt Ludwig Meyer und Conrad Meyer-Hofmeister in Zürich. Porträtslg. Meyer, Mappe D, MHIZ. MEYER-HOFMEISTER, Conrad: Nachruf auf Salomon Denzler, Bl. Gesd. pfl. 7.26, 1878, S. 218.

[41] Bilder aus meinem Leben [1881], S. 141, 162, 189. Tagebuch I, 30.11.1851, S. 164.

[42] Ulrich von Planta (1791-1875), Bündner Bundespräsident und Tagsatzungsgesandter, 1819 Besitzer von Schloss Reichenau, 1843 Standespräsident, eidgenössischer Oberst, Mitglied zahlreicher wissenschaftlicher Vereinigungen.

[43] Eduard von Salis-Soglio (1802-1884), Offizier in französischen Diensten, 1839 eidgenössischer Oberst, 1847 Brigadekommandant im Sonderbundskrieg, später Divisionskommandant.

[44] Johann Andreas Sprecher von Bernegg (1812-1862), 1832 Rechtsanwalt, 1850 Bürgermeister von Chur, 1854 Regierungsrat, 1857 National- und 1860 Ständerat, Oberst und Brigadekommandant.

[45] Johann Friedrich von Tscharner (1780-1844), Bürgermeister von Chur und Bündner Bundespräsident, Gesandter an die Tagsatzung, Pionier des Strassen- und Postwesens, Dr. iur. h.c. (Basel), nebenamtlicher Lehrer an der Kantonsschule Chur.

Krankenbett⁴⁶. Die exklusivste Konsultation seines Lebens bildete zweifellos 1852 der Ruf des Grafen von Zeppelin⁴⁷, Kammerherr des Kronprinzen von Württemberg. Grund des Rufes bildete ein erfolgreicher Rat Meyer-Hofmeisters an den Mann der bis dahin kinderlosen Schwester der Gräfin Zeppelin⁴⁸. Nun hatte der Zürcher den kinderlosen württembergischen Kronprinzen Karl⁴⁹ und dessen Gemahlin Olga von Russland⁵⁰ zu beraten, wozu man einen Spaziergang durch den Schlosspark von Friedrichshafen unternahm. Meyer-Hofmeister konnte den Hoheiten völlig zwanglos begegnen; am nachfolgenden Tag verreiste das Kronprinzenpaar nach Italien⁵¹.

Ein Tagebucheintrag zeugt von der streng geregelten Tagesarbeit Meyer-Hofmeisters: «Morgens früh Gebet und Frühstück mit meiner Familie; dann Festsetzen des Planes für die Arbeiten des Tages; hierauf ärztliche Konsultationen oder wissenschaftliche Arbeit bis halb acht. Hierauf Besorgung des Spitales und ärztliche Visiten bis zwölf oder halb ein Uhr. Nach dem Mittagessen ärztliche Konsultationen bis zwei oder halb drei, dann Zeitunglesen, dann Krankenvisiten, zuweilen bis sechs, halb sieben, dann bis sieben Uhr ärztliche Konsultationen, hierauf entweder Arbeiten zu Hause oder Gesellschaft. Nach dem Nachtessen Überdenken der Tagesarbeit und Lektüre oder angenehme, leichte Arbeit.»⁵²

Am Neujahrstag des Jahres 1854 hielt er im Tagebuch fest: «Das Zutrauen der Kranken war mir in immer höherem Masse zuteil. Jetzt glaube ich fast, ich sei auf dem Höhepunkte meines Lebens angelangt. Wie lange ich darauf weilen werde, steht in Gottes Hand. Getrost gehe ich der Zukunft entgegen, denn auch die lieben Meinigen sind wohl, und an meiner lieben Frau habe ich die liebste und kräftigste Hilfe. Möchte ich ihr doch ihre schwere Arbeit erleichtern können!»⁵³ Vier Jahre später schrieb Meyer-Hofmeister: «In dem Alter, in welchem ich angelangt bin, erleichtert die Erfahrung wie das Zutrauen der Kranken die Behandlung derselben bedeutend. Man hat auch die Grenzen der Kunstwirkung kennengelernt und muss sich vorzugsweise vor der Klippe hüten, nicht zu untätig zu sein, zu indifferente Behandlung einzuschlagen, um gegenüber dem Publikum nicht durch zu grosse Einfachheit das Zutrauen zu verlieren.»⁵⁴

Der Anlass des 25jährigen Hochzeitstages führte die Ehepaare Meyer-Hofmeister und von Muralt-Hirzel 1857 nach Paris. Die Ärzte besichtigten die interessanten Präparate des Musée Dupuytren⁵⁵ und die Instrumente in den Etablissements von Charrière⁵⁶ und Luër⁵⁷. Neueste Einblicke in die moderne Wissenschaft boten auch die ophthalmologischen Kliniken von Des-

---

⁴⁶ Tagebuch II, 21.3.1873, S. 131. Johann Heinrich König (1793-1873), Adjutant-Major, dann General in holländischen Diensten.

⁴⁷ Wilhelm August Ferdinand Graf von Zeppelin-von Planta (1811-1863), kgl. württembergischer Hofmarschall, Onkel des bedeutenden Luftschiffbauers Ferdinand Graf von Zeppelin (1838-1917).

⁴⁸ Anna Gräfin von Zeppelin (1821-1875), geborene von Planta-Reichenau, Tochter von Ulrich von Planta (1791-1875).

⁴⁹ Karl Friedrich Alexander von Württemberg (1823-1891), 1864-1891 als Karl I. König von Württemberg.

⁵⁰ Olga Nicolajewna (1822-1892), Grossfürstin von Russland, Tochter von Zar Nikolaus I. (1796-1855).

⁵¹ Tagebuch I, 1./2.11.1852, S. 175. Bilder aus meinem Leben [1881], S. 164 f.

⁵² Tagebuch I, 21.9.1846, S. 8.

⁵³ Tagebuch I, 1.1.1854, S. 196.

⁵⁴ Tagebuch I, Ende Dezember 1857, S. 259.

⁵⁵ Guillaume Baron Dupuytren (1778-1835), Prof. der Chirurgie am Hôtel-Dieu in Paris, vgl. S. 532 f.

⁵⁶ Joseph-Frédéric-Benoît Charrière (1803-1876), Fabrikant chirurgischer Instrumente in Paris, vgl. S. 531.

⁵⁷ Georges-Guillaume-Amatus Luër (1802-1882), Fabrikant chirurgischer Instrumente in Paris.

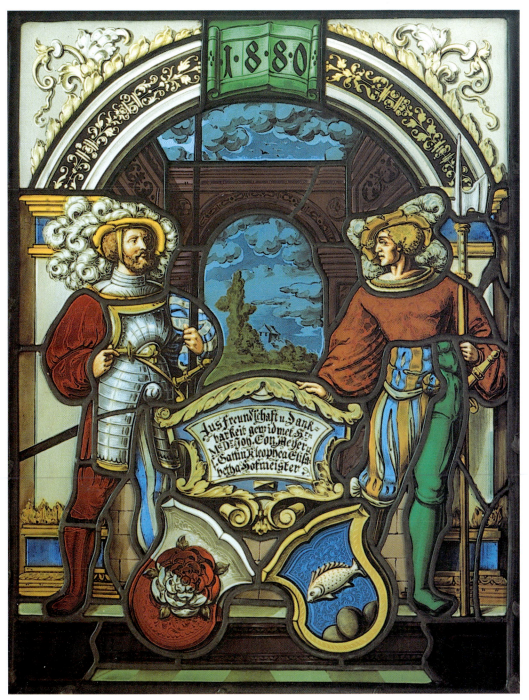

Glasscheibe mit Allianzwappen Meyer-Hofmeister, Geschenk eines Patienten, 1880 (Privatbesitz).

marres[58] oder Sichel[59] sowie die chirurgischen Kurse von Chassaignac[60]. Bei den «im Eilmarsch» durchgeführten Konsultationen im Hôtel-Dieu war der bedeutende Internist Trousseau[61] kurz gegenwärtig[62].

Im März 1867 erfolgte die provisorische, im Mai die definitive Niederlegung der Sekundärarztstelle am Kantonsspital. 25 Jahre lang hatte Meyer-Hofmeister seine Klinik in «allerbestem Einvernehmen» mit den Direktoren Locher-Zwingli und später Billroth betreut. Gross war die Genugtuung, seinen Sohn Carl Meyer-Wegmann als Amtsnachfolger gewählt zu wissen. Seit 1745 hatte somit – lediglich mit einem Unterbruch von 1833 bis 1842 – ein Vertreter der Familie Meyer eine Zürcher Spitalarztstelle versehen[63]. Auch die gemeinsame Privatpraxis mit Carl verlief das erste Jahrzehnt in völliger Harmonie. «Es ist doch eine grosse, aber seltene Gabe Gottes, in einer Familie Vater und Sohn in bestem Einvernehmen zu gemeinsamem Werke und Hilfe zu sehen; man darf sie wohl sorgfältig pflegen, diese Gabe, und Gott dafür dankbar sein.»[64] 1876 spürte Meyer-Hofmeister, dass die Zeit gekommen war, sich soweit zurückzuziehen, dass dem Sohn völlige Selbständigkeit ermöglicht werde. Er wollte um jeden Preis den Anschein vermeiden, der alte Vater mische sich noch in dessen Angelegenheiten ein, und blieb fortan ohne Carls ausdrücklichen Wunsch von seinen Sprechstunden fern[65]. Dennoch schmerzte es Meyer-Hofmeister, als der Sohn 1878 auch die finanzielle Trennung wünschte. «Oft komme ich mir vor, als nur noch so geduldet», vertraute er seinem Tagebuch an[66].

Bis zuletzt betreute er noch täglich fünf bis zehn besonders anhängliche Patienten, immer bestrebt, durch sein Wirken das berufliche Fortkommen des Sohnes zu unterstützen. Für Meyer-Hofmeister war es auch ein Bedürfnis, sich die neuesten medizinischen Lehren und Erkenntnisse möglichst zu eigen zu machen. Lebhaft fühlte er die Notwendigkeit, «namentlich in lebendigem Vortrage jüngerer Ärzte das Fortschreiten der Wissenschaft wahrzunehmen»[67].

Freimaurer

Neben der Berufsarbeit und seiner Familie bildete die Mitgliedschaft im Bund der Freimaurer für Conrad Meyer-Hofmeister zweifellos den wichtigsten Lebensinhalt. Im Alter von 18 Jahren, am 3. Februar 1826, fand er gemeinsam mit seinem Freund Leonhard von Muralt Aufnahme in die Zürcher Freimaurerloge «Modestia cum Libertate». Tief prägte sich der Eindruck

---

[58] Louis-Auguste Desmarres (1810-1882), 1839 Dr. med. (Paris), Mitarbeiter von Julius Sichel, 1841 Gründer einer bedeutenden Privataugenklinik in Paris.

[59] Julius Sichel (1802-1868), 1825 Dr. med. (Berlin), Assistent Friedrich Jaegers in Wien, 1832 Gründer einer Augenklinik in Paris.

[60] Charles-Marie-Edouard Chassaignac (1805-1879), 1835 Dr. med. (Paris), 1835 Agrégé und Prosektor, Pionier des Ecrasement linéaire und der chirurgischen Drainage.

[61] Armand Trousseau (1801-1867), 1825 Dr. med. (Paris), 1826 Agrégé, 1832 Arzt am Hôtel-Dieu in Paris, 1839 am Hôpital St-Antoine, 1850 Prof. der medizinischen Klinik und Arzt am Hôtel-Dieu.

[62] Tagebuch I, 8.9.1857, S. 248.

[63] Tagebuch II, 25.5.1867, S. 24.

[64] Tagebuch II, August 1868, S. 53.

[65] Tagebuch III, 16.8.1876, S. 16 f.

[66] Tagebuch III, 16.1.1878, S. 31.

[67] Tagebuch III, 7.2.1880, S. 87.

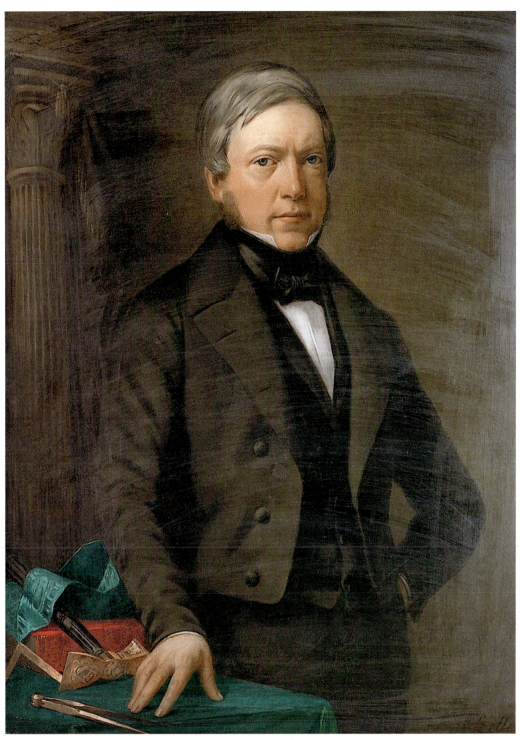

Conrad Meyer-Hofmeister, 1839-1857 Meister vom Stuhl der Zürcher Freimaurerloge «Modestia cum Libertate», 1844 Mitbegründer der Schweizer Grossloge «Alpina». Ölporträt von Conrad Zeller (1807-1856) aus Anlass der 25jährigen Mitgliedschaft Meyer-Hofmeisters, 1850 (im Besitz der Loge).

ein, als er sich mit gehobener Augenbinde im Kreis von ausschliesslich älteren Männern in würdigen Berufsstellungen wiederfand, die ihm freundlich die Hand drückten und ihn mit dem Brudernamen ansprachen. Mit Freude und Interesse besuchte er fortan die Logenarbeiten, die an Samstagabenden im Haus «zum Wilden Mann» am Rennweg stattfanden[1]. Die Mitgliedschaft bei den Freimaurern bot ihm ein willkommenes Gegengewicht zur Studentenverbindung «Zofingia», in der Gefahr bestand, in unangemessener Selbstgefälligkeit auf die an Schulweisheit weniger gebildeten Mitmenschen herabzusehen[2]. Den Mitgliedern der «Modestia» ging es darum, lebenslang den Weg zum Individuum, zum «Selbst», zur Bildung einer eigenen Persönlichkeit zu finden. Dies geschah in Zürich wie anderswo mittels Ritualen und Symbolen, die eine Freiheit der Interpretation und eine eigene Überzeugung zuliessen, aber eine aktive geistige Arbeit verlangten und die Bereitschaft zur gefühlsmässigen Hingabe voraussetzten. Handschuhe, Schürze, Kelle und Hammer waren die äusseren Zeichen. Indem der einzelne sich den Gesetzen der nach dem Kosmos geordneten Loge, der Aussage des aufgeschlagenen Johannes-Evangeliums wie auch gewissen Regeln des menschlichen Zusammenlebens unterzog, baute er seine Selbstbezogenheit ab und erfuhr sich als unbedeutendes Glied eines bedeutenden Bundes[3].

Ihre Logenmitgliedschaft war den beiden Zürchern Conrad Meyer-Hofmeister und Leonhard von Muralt während der Studienzeit in Göttingen und während den Studienreisen vor allem in den deutschsprachigen Gebieten von Nutzen. Es ergaben sich oft Kontakte zu Professoren und Ärztekollegen, die ihnen ihrerseits wieder neue Empfehlungen verschafften. Nach ihrer Rückkehr suchten die Freunde rasch wieder den Zugang zur Zürcher «Modestia», wo sie eine freudige Aufnahme, aber auch sofort die grossen politischen Spannungen erlebten. Die Mehrzahl der Mitglieder, obwohl traditionell eher aufklärerischem als reaktionärem Gedankengut verbunden, verstanden sich als Stadtbürger und Mitglieder der ehemals regierenden Familien durchaus als Vertreter des Ancien Régime. Inzwischen waren aber auch mehrere Vertreter der Zürcher Landschaft und entschiedene Gegner der städtischen Vorherrschaft aufgenommen worden. Es wurde zunehmend schwieriger, die brüderliche Eintracht nicht durch Streitfragen und politische Diskussionen zu stören. Als 1830 die tiefgreifende liberale Umgestaltung des

---

[1] Die Kunstdenkmäler des Kantons Zürich, Stadt Zürich II, Basel 1949, S. 208 f.
[2] Bilder aus meinem Leben [1881], S. 16.
[3] SPITZBARTH, Rudolf: Die Freimaurerei, ihr Herkommen und Wirken, NZZ, 9.5.1968. Zur 1771/72 gegründeten Zürcher Loge und zur Freimaurerei in der Schweiz: HOTTINGER, Johann Jacob: Rückblick auf die Vergangenheit und Aussichten in die Zukunft, nebst einigen Worten über die Freimaurerei, Zürich 1848. BOOS, Heinrich: Geschichte der Freimaurerei, Aarau 1906. OECHSLI, Wilhelm: Geschichte der Schweiz im 19. Jahrhundert, 1813-1830, Bd. 2, Leipzig 1913, S. 569-572. MEIER, Heinrich: Modestia cum Libertate, Orient von Zürich, 1772-1922, Festbericht zur Feier des 150jährigen Bestehens, Zürich 1922. ZOLLINGER, Friedrich: Gedenkblätter zur Jubelfeier des 150jährigen Bestehens der gerechten und vollkommenen Freimaurerloge «Modestia cum Libertate» im Orient von Zürich, Zürich 1925. HBLS 3 (1926), S. 307-311. Die Freimaurerloge «Modestia cum Libertate» in Zürich, Zürich o. J. [1935]. Die Freimaurerei in der Schweiz, La franc-maçonnerie en Suisse, hrsg. vom Direktorium der Schweizer Grossloge «Alpina», Schriften der «Alpina» 5, Redaktion von Hans BESSLER, Bern 1944. Die «Modestia cum Libertate» in Zürich mit Lebensbildern einiger verstorbener Mitglieder, Horgen o. J. [1954]. WINKLER, Hellmuth: Geschichtlicher Abriss der Loge «Modestia cum Libertate» in Zürich, Zürich o. J. [1967]. 200 Jahre Freimaurerloge Modestia cum Libertate im Orient von Zürich 1771-1971, Zürich 1971. SCHNEIDER, Boris: Geschichte der Freimaurerloge «Modestia cum Libertate» in Zürich, Zürcher Chronik 4, 1990, S. 23-29. ZIMMERMANN, Werner G. (Hrsg.): Von der alten zur neuen Freimaurerei, Briefwechsel und Logenreden von Diethelm Lavater nach 1800, Zürich 1994.

Kantons Zürich einsetzte, begannen in der «Modestia» einige Jahre des stetigen Niedergangs. Viele Brüder blieben entweder aus Verärgerung, Verschüchterung oder beschäftigt durch die politischen Ereignisse der Tempelarbeit fern. Erst als 1833 der spätere Stadtschreiber Heinrich Gysi[4] zum schwungvollen Meister vom Stuhl aufrückte, konnte die Krise überwunden werden. Die positive Tendenz hielt auch unter Heinrich von Edlibach[5] an, der aber – begründet durch ein Augenleiden und den gewaltsamen Tod des Freimaurers und Regierungsrats Hegetschweiler[6] im «Züriputsch» – 1839 schon nach viermonatiger Amtszeit zurücktrat[7]. Nach kurzer Rücksprache mit seinem Vater und Freund von Muralt konnte Meyer-Hofmeister zur Übernahme der Stuhlmeisterschaft bewogen werden. Damit begann für die «Modestia cum Libertate» eine neue und blühende Periode, hat sich doch ihr neuer Vorsteher um die Zürcher Freimaurerei des 19. Jahrhunderts wie kaum ein zweiter verdient gemacht. Nicht zuletzt seiner ausgleichenden und milden Persönlichkeit war es zu verdanken, dass sich die Loge mit zwei politisch und persönlich so gegensätzlichen Figuren wie Johann Caspar Bluntschli[8] und Jonas Furrer[9] in den bewegten vierziger Jahren nicht gespalten oder sogar aufgelöst hat.

1840 genehmigten die Brüder die Statuten eines «Vorsorgevereins für zürcherische Freimaurer» mit Verlassenschaftspflege, einer Sterbekasse und einer Witwen- und Waisenstiftung[10]. 1841 veranlasste Meyer-Hofmeister die Gründung des «Schwesternvereins zur Unterstützung armer Wöchnerinnen und deren Neugeborener», dessen Leitung seine Stiefmutter Anna Barbara Meyer-Pestalozzi bis zu ihrem Tod im Jahre 1863 innehatte. Die Mitglieder des Vereins entschieden sich nach einem persönlichen Besuch über die Hilfeleistung, wobei weniger Geldzuwendungen als Kleider, Wäsche und Nahrung im Vordergrund standen. Vierzig Jahre lang betrieb die Wöchnerinnen-Fürsorge auch eine Suppenanstalt. Es waren immerhin 13 bis 18 Prozent der städtischen Wöchnerinnen, die durch die Freimaurer eine direkte Hilfe erhielten[11].

---

[4] Heinrich Gysi-Schinz (1803-1878), Goldschmied, konservativer Politiker, 1835 Stadtrat und Polizeipräsident, 1839-1856 Stadtschreiber von Zürich.

[5] Johann Heinrich von Edlibach-von Meiss (1793-1861), Seidenkaufmann, als Sekretär von Bürgermeister Hans von Reinhard 1814 Abgeordneter am Wiener Kongress, Stabsmajor, 1824-1830 Mitglied des Grossen Rates.

[6] Johannes Hegetschweiler (1789-1839), 1812 Dr. med. (Tübingen), 1814 praktischer Arzt in Stäfa, bedeutender Botaniker und Alpenforscher, 1830 Mitglied des Grossen Rates, 1831 Regierungs- und Staatsrat des Kantons Zürich. MÖRGELI, Christoph: Dr. med. Johannes Hegetschweiler (1789-1839), Wissenschafter und Staatsmann zwischen alter und moderner Schweiz, Diss. phil., ZMA 180, Zürich 1986 (mit Literatur). Ders.: Klärung eines politischen Mordes im Jahr 1839, Regierungsrat Dr. med. Johannes Hegetschweiler, erschossen während des Züriputschs, Schweiz. Rundschau Med. (Praxis) 81.22, 1992, S. 718-723.

[7] Bilder aus meinem Leben [1881], S. 139. MEIER, Heinrich: Modestia cum Libertate, Orient von Zürich, Festbericht zur Feier des 150jährigen Bestehens, Zürich 1922, S. 58.

[8] Johann Caspar Bluntschli (1808-1881), 1829 Dr. iur. (Bonn), 1833 EO, 1836 O für römisches, deutsches und schweizerisches Recht an der Universität Zürich, 1837 Mitglied des Grossen Rates, Gründer einer liberalkonservativen Mittelpartei, 1839-1844 Regierungsrat, 1848 O für deutsches Privat- und Staatsrecht in München, 1861 O für Staatswissenschaften in Heidelberg, Mitbegründer des deutschen Protestantenvereins.

[9] Jonas Furrer (1805-1861), Jurist und Anwalt, 1834 Mitglied des Grossen Rates, 1837 Erziehungsrat, 1838 Dr. iur. h.c. (Zürich), Parteiführer der Liberalen, 1846 Bürgermeister, 1847 Amtsbürgermeister und Tagsatzungspräsident, 1848 erster Bundespräsident der Schweizerischen Eidgenossenschaft.

[10] MEIER, Heinrich: Modestia cum Libertate, Orient von Zürich 1772-1922, Festbericht zur Feier des 150jährigen Bestehens, Zürich 1922, S. 59.

[11] Bilder aus meinem Leben [1881], S. 140. Die Freimaurerloge «Modestia cum Libertate» in Zürich, Zürich o. J. [1935], S. 38-40.

Auch ein Konfirmandenfonds zur schicklichen Ausstattung wenig bemittelter junger Zürcherinnen und Zürcher wurde unter Meyer-Hofmeisters Leitung geäufnet[12].

Als einige Vertreter der «Modestia» 1843 über die Gründung einer Schweizer Grossloge berieten, weilten sie auf Einladung Meyer-Hofmeisters im Erlenbacher Landgut Mariahalde. Bei einem Abendspaziergang kam die Rede auf den zu wählenden Namen der Grossloge. Im Anblick der vom Sonnenuntergang beleuchteten Alpenkette rief Professor Georg Baiter[13] aus: «Alpina soll sie heissen!»[14] Es bedurfte grosser Anstrengungen, alle Schweizer Logen zur Annahme gemeinsamer Systeme und Rituale zu bewegen, was aber schliesslich, in einer Art Vorwegnahme des eidgenössischen Bundesstaatsgedankens, doch gelang. Bei Gründung der schweizerischen Grossloge «Alpina» anlässlich des Johannisfestes vom Juni 1844 in Zürich wurde Meyer-Hofmeister die Gesamtleitung des Festes übertragen, das er mit einem Exkurs über die Logenverhältnisse der Schweiz und namentlich Zürichs eröffnete. Angesichts der höchst erbitterten Parteileidenschaft zwischen Konservativen und Liberal-Radikalen erwies sich die Durchführung des Anlasses als nicht ganz einfach. Durch eine geschickte Einbindung der Repräsentanten verschiedener Überzeugung gelang es, die Feierlichkeiten störungsfrei und eindrücklich zu gestalten. Bluntschli referierte «Über das Verhältnis der Maurerei zu Kirche und Staat», Furrer über «Die Bedeutung dieses Festes für die vaterländische Maurerei und deren Zukunft». Zum neuen Grossmeister wurde einstimmig Johann Jacob Hottinger[15] bestimmt, der in seiner Ansprache vor den Brüdern ein feierliches Zeugnis seiner tiefen Religiosität und Menschenliebe ablegte[16]. Meyer-Hofmeister wurde in den Verwaltungsrat der Grossloge «Alpina» gewählt, was ihm künftig schöne Reisen zu den jeweiligen Sitzungen und Anlässen in verschiedenen Orten der Schweiz und gleichzeitig Kontakte zu vielen hervorragenden Männern ermöglichte[17].

Am 14. Juli 1845 teilte Meyer-Hofmeister seinen Brüdern mit, dass Franz Liszt[18] in Zürich weile und den Wunsch ausgedrückt habe, in die Brüderkette der «Modestia» zu treten. In einer Festloge begrüsste er den berühmten Pianisten und Komponisten und ernannte ihn zum Ehrenmitglied. Abends gab Liszt ein Konzert im Kasino und entzückte die Freimaurer und ihre Frauen mit seinen Phantasien auf dem Flügel[19].

Am Winter-Johannisfest 1850 beging die «Modestia» das 25jährige Jubiläum des Eintritts ihres Meisters vom Stuhl; man übergab bei dieser Gelegenheit dem Logenverwalter dessen Öl-

---

[12] Bilder aus meinem Leben [1881], S. 178. MEIER (1922), S. 81.
[13] Johann Georg Baiter (1801-1877), 1830 Dr. phil. (Tübingen), Vikar am Collegium Humanitatis in Zürich, 1833 Lehrer der griechischen Sprache an der Kantonsschule Zürich, 1833 EO für klassische Philologie in Zürich, Herausgeber zahlreicher textkritischer Editionen.
[14] Bilder aus meinem Leben [1881], S. 143.
[15] Johann Jacob Hottinger (1783-1860), Theologe und Historiker, 1820 Prof. an der Zürcher Kunstschule, 1823 Erziehungsrat, 1831/32 Regierungsrat, Kirchenrat, 1833 EO, 1844 O für Schweizer Geschichte in Zürich.
[16] MEIER (1922), S. 71 f.
[17] Vgl. auch HAGENBUCH, Johannes: Das Johannisfest 1844, gefeiert im Osten von Zürich und den vereinigten schweizerischen Grosslogen unter Leitung der gerechten und vollkommenen St. Johannislogen Modestia cum Libertate im Orient von Zürich und Akazia im Orient Winterthur am 22./23. und 24. Juni bei Anlass der Konstituierung der Schweizer Grossloge Alpina, mit Beilage der Reden von Johann Caspar Bluntschli und Jonas Furrer, Zürich 1844.
[18] Franz Liszt (1811-1886), ungarisch-deutscher Klaviervirtuose und Komponist, 1848 Hofkapellmeister in Weimar, 1861 in Rom, später abwechselnd in Rom, Weimar und Budapest.
[19] MEIER (1922), S. 77.

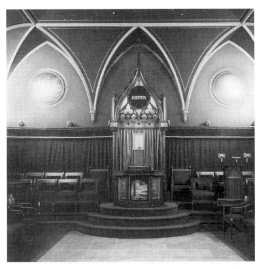
Innenansicht des 1854 eingeweihten Tempels der Zürcher Freimaurerloge «Modestia cum Libertate» mit Blick auf den Altar.

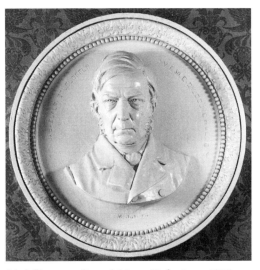
Medaillon von Conrad Meyer-Hofmeister, 1876 aus Anlass seiner 50jährigen Mitgliedschaft im grossen Konferenzsaal angebracht.

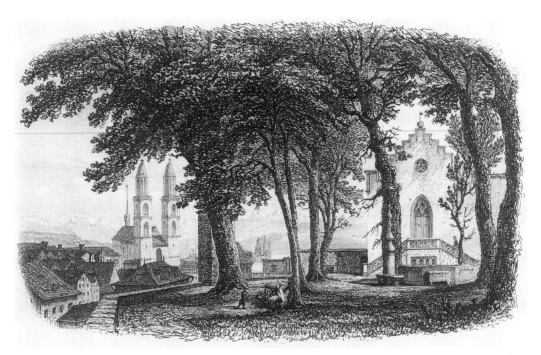
Das 1852-1854 unter Meyer-Hofmeisters Baupräsidium errichtete Logengebäude auf dem Zürcher Lindenhof.

porträt. Meyer-Hofmeister – erfreut und überrascht durch die Festlichkeit – schrieb in sein Tagebuch: «In der Maurerei habe ich aber mehr empfangen, als ich ihr gegeben habe, vor allem aber die Erkenntnis, dass die christliche Lehre der Bruderliebe, der Verwandtschaft aller Menschen als geistig herstammend von einem Vater, diejenige Wahrheit sei, welche dem Wirken des Menschen gegen seine Nebenmenschen immer vorleuchten soll und welche uns lehrt, das Gute und Böse im Menschen aus dem allein richtigen Gesichtspunkte zu betrachten.»[20]

Besondere Verdienste erwarb sich Meyer-Hofmeister um den Ankauf einer Liegenschaft auf dem Lindenhof und den anschliessenden Neubau eines Logengebäudes. Zusammen mit fünf weiteren Brüdern kaufte er das Gessnersche Haus «zum Paradies» samt 544 Quadratmetern Umschwung aus eigenen Mitteln vom Stadtrat und bot es Ende 1851 der «Modestia» zum gleichen Preis zum Kauf an. Die Loge stimmte freudig zu und wählte ihren Stuhlmeister zum Präsidenten der Baukommission. Im Sommer 1852 erfolgte die Grundsteinlegung des neuen Gebäudes nach Plänen von Architekt Wegmann[21]. Die beim Abbruch des alten Gebäudes und bei den Fundierungsarbeiten gefundenen römischen und mittelalterlichen Objekte wurden der Antiquarischen Gesellschaft geschenksweise überlassen. Ende April 1854 erfolgte die feierliche Einweihung des neuen Gebäudes, deren Ritual Meyer-Hofmeister verfasst hatte[22].

Im Sommer 1857 legte Meyer-Hofmeister nach 18jähriger Tätigkeit sein Amt als Meister vom Stuhl im Bewusstsein nieder, Bedeutendes und Zukunftweisendes für die Zürcher Loge getan zu haben. In der Zeit seiner Leitung waren der Loge zahlreiche neue Mitglieder zugeströmt[23]. Wie schon in den dreissiger Jahren liess er sich wieder ins einflussreiche Beamtenkollegium wählen[24] und galt den ihm nachfolgenden Stuhlmeistern als unentbehrlicher Ratgeber. Ihm wurde 1858 die Installation der neuen Churer Loge «Libertas et Concordia» übertragen, ebenso etwa die Trauerrede auf den verstorbenen Grossmeister Hottinger[25], die Einsetzung des neuen Stuhlmeisters Treichler[26] oder die Teilnahme an der Beerdigung von Grossmeister Jung[27] in Basel. Immer wieder amtete er als Deputierter an den Schweizer Grosslogen und als Redner

---

[20] Tagebuch I, 22.12.1850, S. 145.
[21] Gustav Albert Wegmann (1812-1858), Architekt, Schöpfer mehrerer öffentlicher Bauten Zürichs, etwa des Kantonsspitals (1842) oder der Kantonsschule (1842). Wortlaut der bei Grundsteinlegung des Logengebäudes niedergelegten Denkschrift vgl. STREULI, Adolf: Der Lindenhof in der zürcherischen Geschichte, Zürich 1910, S. 67-72. Zimmermannsspruch bei Aufrichtung des neuen Logenhauses auf dem Lindenhof in Zürich, 2.10.1852.
[22] Zum Logengebäude auf dem Lindenhof: HINNEN, Theodor: Festansprache zur 100-Jahrfeier der Einweihung des Tempels der «Modestia cum Libertate», 8.5.1954, Typoskript, Zürich 1954. NUSSBERGER, Paul: Die Logenbauten auf dem Lindenhof, NZZ, 29.11.1963. Römische Mauern und Freimaurerei, Einweihung des neuen Logenhauses auf dem Lindenhof und Besichtigung der historischen Mauerreste, NZZ, 13.5.1968. ZUBER, Otto: Der Lindenhof und seine Bedeutung für Zürich und die Freimaurerei, Typoskript, Zürich 1975. BAUMANN, Walter: Zürich auf dem Lindenhof, Turicum, Vierteljahrsschrift für Kultur, Wissenschaft und Wirtschaft, Sommer 1982, S. 12-26.
[23] MEIER (1922), S. 82.
[24] Bilder aus meinem Leben [1881], S. 209 f.
[25] Tagebuch I, 3.11.1860, S. 279 f.
[26] Tagebuch II, 24.6.1866, S. 13. Johann Jakob Treichler (1822-1906), Lehrer, dann Jurist und Anwalt, 1850 Kantonsrat, 1852 Nationalrat, 1856 Regierungsrat, 1866 Dr. iur. h.c. (Zürich), 1869 Oberrichter, 1872 O für zürcherisches und schweizerisches Recht sowie französisches Zivilrecht in Zürich.
[27] Tagebuch I, 15.6.1864, S. 320. Carl Gustav Jung (1794-1864), 1816 Dr. med. (Heidelberg), 1822 O der Anatomie, Chirurgie und Geburtshilfe in Basel, Arzt und Oberarzt des Bürgerspitals, Erneuerer der Medizinischen Fakultät, Grossvater des Psychiaters Carl Gustav Jung (1875-1961).

bei zahllosen Jubiläums- oder Traueranlässen. Herzenssache waren ihm auch zeitgemässe Reformen von Ritualen, Gebeten, Statuten und Systemen der Zürcher wie der Schweizer Loge, ohne liebgewordene und bewährte Traditionen radikal über Bord zu werfen[28].

Meyer-Hofmeister erlebte die Freude, beide Söhne in den Bund der Freimaurer aufnehmen zu können. Der ältere, Conrad, wirkte trotz späterer ökonomischer Probleme recht eifrig an den Arbeiten mit und vertrat bei Abwesenheit zuweilen sogar den Meister vom Stuhl[29]. Sohn Carl, bei dessen Einführung der Vater selbst die Instruktionsrede gehalten hatte[30], blieb den Zusammenkünften auf dem Lindenhof zunehmend fern, was Meyer-Hofmeister lebhaft bedauerte. «Da jedoch der Geist des Maurertums im Gemüte liegt, so enthalte ich mich, bei ihm um die Ursache zu fragen.»[31]

Das 50jährige Logenjubiläum von Meyer-Hofmeister und Leonhard von Muralt am 15. und 16. Juli 1876 gestaltete sich zu einem der glänzendsten Feste der Logengeschichte und vereinigte viele hundert Teilnehmer. Man hatte ein poetisches Ritual mit Gesangseinlagen verfasst. Es sprachen Vertreter praktisch aller Schweizer Logen, ebenso befreundete Brüder aus Frankfurt, Stuttgart, Freiburg und Bremen. Alle Redner legten Zeugnis ab von der grossen Anhänglichkeit und dem uneingeschränkten Vertrauen, das der Jubilar überall genoss. In seiner Dankrede gab Meyer-Hofmeister eine Zusammenfassung der von ihm miterlebten und mitgestalteten Geschichte der «Modestia». Ein Festalmosen für die durch eine Wasserkatastrophe geschädigte Nordostschweiz ergab 4000 Franken. Meyer-Hofmeister erhielt zahlreiche Geschenke und Anerkennungsurkunden[32] sowie einen Silberpokal. Sein Porträtmedaillon und ein Glasgemälde des Familienwappens wurde mit demjenigen von Muralts im grossen Bankettsaal angebracht. Es folgte eine Festtafel mit Damen im grossen Tonhallesaal, eine Dampfschiffahrt auf dem Zürichsee und am Abend ein Konzert im Tonhallepavillon[33]. Am Ende des ereignisreichen Tages schrieb Meyer-Hofmeister in sein Tagebuch: «Die Freimaurerei war ein Sonnenblick in meinem vielfach bewegten Leben; der Umgang mit Männern der verschiedensten Geistes- und Lebensrichtungen, die Wechselwirkung, der Austausch unserer Gedanken und Empfindungen, haben auf meine Charakterbildung grossen Einfluss gehabt.»[34]

In einem Brief an Pastor Kradolfer[35] in Bremen, den Freund seines Sohnes Carl, äusserte sich der 69jährige Meyer-Hofmeister grundsätzlich über seine Lebensansichten: «Sie wissen, ich gehöre einem Bunde an, der Männer der verschiedensten Religionsbekenntnisse zu einer Bruderkette verbindet, in welcher Christen der verschiedenen Konfessionen, Bekenner des jüdisch-mosaischen Glaubens, ja selbst Brahmanen und Buddhisten zu gemeinsamem Gebete zusammentreten und sich die Hände reichen können. Dieses Gebet richtet sich an den erhabenen Baumeister des Weltalls, an die unendliche, ewige Schöpferkraft, von der alles Sein und

---

[28] Tagebuch II, 20.5.1872, S. 172, 19.7.1875, S. 176. Meyer-Hofmeisters Erklärung zum schottisch rektifizierten System, zum alten Zürcher Ritual nach Diethelm Lavater und zu den Statuten der «Alpina» vgl. MEIER (1922), S. 94.

[29] Tagebuch I, 29.4.1855, S. 211. Tagebuch II, 19.12.1875, S. 184, 31.12.1875, S. 185.

[30] Tagebuch I, 18.9.1859, S. 270.

[31] Tagebuch III, 21.12.1879, S. 83.

[32] Conrad Meyer-Hofmeister erlangte die Ehrenmitgliedschaft der Logen von Aarau, Bern, Bex, Genf, La Chaux-de-Fonds, Le Locle, Strassburg und Winterthur.

[33] Tagebuch III, 16.7.1876, S. 12. MEIER (1922), S. 91 f, 97.

[34] Tagebuch III, 16.7.1876, S. 12.

[35] Johannes Kradolfer (1835-1897), Pfarrer an der Rembertkirche in Bremen.

Leben, von der auch alle wahren Fortschritte der Menschheit ausgehen. Von ihm erflehen wir Kraft zur Erfüllung unserer menschlichen Bestimmung, Stärkung in Ertragung der uns beschiedenen Prüfungen, die wir als einen Läuterungspreis für unsere menschliche Natur ansehen. Humanität ist das Bestimmungswort des Bundes geworden, und der deutschen Abteilung des Bundes, welcher Lessing, Herder, Fichte, Goethe, unser J. J. Hottinger angehörten, war es vorbehalten, demselben immer mehr Eingang in die ausserdeutschen Bauhütten zu verschaffen.» Nach Meyer-Hofmeisters Ansicht sollten die Begriffe Humanität und Christlichkeit im Grunde gleichberechtigt nebeneinander stehen. Die Lehre des Humanismus verkörpere eine geistige Weltordnung und schreibe als Ideal vollkommene edle Menschlichkeit als zu erstrebendes Ziel vor. Die Lehren der Religionssysteme gälten dem Menschen als dem geistig begabten Schöpfungswerk; ihre Aufgabe bestehe in der Offenbarung der geistigen Weltordnung, deren Ziel ja wiederum die Pflege edler Menschlichkeit darstelle. «Das Christentum in seiner ursprünglichen Reinheit, gegründet auf die Persönlichkeit Christi, sein Leben, seine überlieferte Lehre, seinen Tod und seine Auferstehung, hat unstreitig die Menschheit auf eine höhere Stufe gehoben und bildet die wahre Grundlage jeder künftigen religiösen Entwicklung der Menschheit in ihrem Verhältnis zu ihrem Schöpfer und zu den Mitmenschen. Philosophisch-psychologische Geistesarbeit mit religiöser Gemütsbildung, Verstand und Gemüt harmonisch zusammenstimmend, erhoben den Menschen aus einem bloss materialistisch-sinnlichen Wesen zu jener Höhe, von welcher er aus dem Dunkel der Erde von der Kraft eines höheren Lichtes sich angezogen fühlt. Es ist dieses ein Wiedergeborenwerden zu einem Leben, in dem Geistesfreiheit, Friede und Liebe wohnt. Diese humane Bildung muss aber ganz zum innersten Bewusstsein werden, damit Gesinnung, Wort und Tat in vollem Einklange daraus hervorgehen. Wenn das Ideal edler Menschlichkeit dem bildungsfähigen Menschen vorschweben soll, so stellt das Christentum als höchstes Sittengesetz auf: ‹Liebe Gott über alles und deinen Nächsten wie dich selbst.› Dem einfachsten, unverdorbenen Menschen verständlich, muss auch eine höhere Geistesbildung den tiefen Sinn dieser Worte, das Verhältnis des Menschen zu Gott und zu seinen Mitmenschen, als wahr und unumstösslich anerkennen. Eine der ältesten Urkunden der Freimaurerei sagt von denselben [Worten]: ‹Sie sind die Kunst, ohne die Triebfeder der Furcht und Hoffnung ein rechtschaffener Mensch zu werden.› Gewährt wohl die edelste Tat, wenn Furcht vor Strafe oder Hoffnung auf Belohnung zu derselben angetrieben hat, dem Menschen wahre Befriedigung? Kann Glaubenszwang oder ein blindes sich Hingeben an Autoritätsansprüche in den Prüfungen des Lebens wirklich Beruhigung gewähren? Gewiss nicht! Nur ein unentwegtes Vertrauen in die Vaterliebe Gottes, das Bewusstsein einer höheren Leitung der Weltordnung und das Gefühl eines geistigen Zusammenhanges der seelischen Natur des Menschen mit einer höheren Geisteskraft kann dem Menschen Genüge leisten in allen Wechseln des Schicksals. Nur dasjenige Wirken – dasselbe möge übrigens noch so einfach und anscheinend gering sein und der Erfolg desselben kaum bemerklich – bringt Genugtuung, insofern demselben selbstlose, oft im Augenblicke der Tat unbewusste Liebe zugrunde lag. Hier liegt die lichte Stelle, auf welcher durch das Dunkel der Vorurteile und Irrtümer hindurch Humanität und Christentum als einander verwandt sich erkennen können und sich, einander ergänzend, friedlich zusammenwirken in Werken der Liebe!»[36]

---

[36] Conrad Meyer-Hofmeister an Pastor Johannes Kradolfer, 7.8.1877, Privatbesitz. Weitere Briefe, Stellungnahmen, Logenreden und Urkunden vgl. Matrikel 167 Meyer-Hofmeister, Archiv der Freimaurerloge «Modestia cum Libertate», Zürich.

Verwundetentransporte im Sonderbundskrieg

Die für die Zukunft bedeutsamste humanitäre Tat, die vom Kreis der Zürcher Freimaurerloge ausging, war die Organisation von Verwundetentransporten im Sonderbundskrieg von 1847. Der zu diesem Zweck von Conrad Meyer-Hofmeister angeregte und massgeblich gestaltete Verein hat grosses Interesse und die verdiente Würdigung gefunden, gilt er doch sogar für die offizielle Historiographie[1] des Roten Kreuzes als bedeutender Vorläufer der Idee Henri Dunants[2].

In den 1840er Jahren befürworteten die bevölkerungsstarken, industrialisierten und liberal gesinnten Kantone des Schweizer Mittellandes einen stärker zentralistisch gelenkten Bundesstaat. Am 11. Dezember 1845 verwahrten sich sieben katholisch-konservative Kantone in einem Sonderbund gegen solche Ansprüche. Als die Ereignisse – zusätzlich angeheizt durch die Berufung der Jesuiten nach Luzern – zum Bürgerkrieg hinsteuerten, hegte Meyer-Hofmeister schwere Bedenken für das Vaterland. Er hielt sich strikt und bewusst von jeder Tagespolitik fern, empfand aber die liberal-radikalen Ansprüche als gefährlich. Zu Beginn des Jahres 1847 schrieb er ins Tagebuch: «In diesen Tagen brach die radikale Revolution in Freiburg los; die [konservative] Regierung blieb Sieger. Hoffentlich eine Warnung für das revolutionäre Fieber!»[3] Die Instruktion des Zürcher Parlaments an ihre Tagsatzungsgesandtschaft, den Sonderbund notfalls auch mit Gewalt auflösen zu wollen, beurteilte er als etwas leichtsinnig; «Bürgerkrieg ist bei der leidenschaftlichen Stimmung der Gemüter durch ein [...] unbedeutendes Ereignis herbeizuführen.»[4] Im September und Oktober spitzte sich die Situation immer mehr zu. Meyer-Hofmeister bedauerte, dass alles zum blutigen Kampfe drängte und dass jede Vermittlung unmöglich schien. Er stellte fest, dass sich die seit langem über dem Vaterland zusammengezogenen Wolken wohl entladen müssten. «Möge Gott alles zum Besten wenden!»[5]

Als die kriegerische Auseinandersetzung zwischen den Parteien abzusehen war, wandte Meyer-Hofmeister seine Aufmerksamkeit sofort sanitätsdienstlichen Fragen zu. Schon auf seiner Europareise hatte er sich lebhaft für die chirurgische Behandlung von Kriegsverletzungen interessiert. Kurz nach der Rückkehr wurde er zusammen mit Leonhard von Muralt zum eidgenössischen Divisionsarzt vorgeschlagen. Ihre Beschreibung zweckmässiger Instrumentenetuis in Paris zuhanden von Oberfeldarzt Lutz[6] in Bern hatte grossen Eindruck gemacht. Da der Stand Zürich damals keine zusätzlichen Divisionsärzte stellen durfte, unterblieb die Ernennung, die sich im Sonderbundskrieg von 1847 hätte praktisch bewähren müssen[7]. Meyer-Hof-

---

[1] MOYNIER, Gustave / APPIA, Louis: La guerre et la charité, Paris 1867, p. 76. Vorläufer des Roten Kreuzes, NZZ, 3.11.1940. RIMLI, Eugen T.: Das Buch vom Roten Kreuz, das Rote Kreuz von den Anfängen bis heute, Zürich 1944, S. 55.
[2] Jean-Henri Dunant (1828-1910), Kaufmann, Schriftsteller und Philanthrop, Anreger des Roten Kreuzes für die Hilfeleistung der im Krieg Verwundeten, 1901 Nobelpreisträger.
[3] Tagebuch I, 7.1.1847, S. 15.
[4] Tagebuch I, 20.-26.6.1847, S. 23.
[5] Tagebuch I, 26.9.1847, S. 34, 1.10.1847, S. 34.
[6] Friedrich Bernhard Jakob Lutz (1785-1861), 1807 Dr. med. (Heidelberg), 1807 praktischer Arzt in Bern, 1812 Bernischer Oberimpfarzt, 1815 erster eidgenössischer Oberfeldarzt, 1831 Mitglied des Grossen Rates. BAGGESEN, Karl Albrecht: Nachruf über Oberfeldarzt Lutz, Berner Taschenbuch 1863, S. 270-284. WINZENRIED, Max: Das Militärsanitätswesen in der Schweiz von der Mediation bis zum Sonderbundskrieg, Basler Veröffentlichungen zur Geschichte der Medizin und der Biologie 3, Basel 1954, S. 64 f.
[7] MURALT, Leonhard von: Curriculum vitae [1851], Mskr., Porträtslg. Meyer, Mappe M, MHIZ.

meister amtierte aber nicht nur als Mitglied der sanitarischen Militär-Rekurskommission, sondern auch als Instruktor der militärischen Fratres und Krankenwärter. Die von ihm verfasste schriftliche Instruktion wurde später als Grundlage für ein eidgenössisches Reglement benutzt[8].

Am 16. Oktober 1847 verabschiedete Meyer-Hofmeister als Stuhlmeister sieben Logenbrüder, die zu den Waffen gerufen wurden, und enthüllte ihnen das Notzeichen mit dem Zuruf: «Als Bürger handelt getreu Eurer Pflicht, als Soldaten zeigt Euch ritterlich, als Maurer handelt menschlich; dann wird auch im Sturm der Welt die Anerkennung Eurer Mitbürger nicht ausbleiben und innerer Friede Euer Lohn sein.»[9] Der schriftliche Bericht des nun rasch gebildeten «Vereins der Stadt Zürich zum Transport von schwerverwundeten Militärs» – die wichtigste und ausführlichste der noch vorliegenden Quellen – erwähnt als Akteure nur einen «Kreis einiger Freunde» und bietet keinerlei Namenslisten. Die Konstituierung des Vereins durch «14 von der gleichen Bestrebung durchdrungene Männer» fand am 5. November 1847 statt[10].

Aus einem Tagebucheintrag vom 8. November wird klar, dass Meyer-Hofmeister die treibende Kraft bei der Gründung des später sehr bekanntgewordenen Verwundetentransports war. Er schrieb über die Versammlung auf dem «Weggen»[11]: «Abends hielt ich in der Gesellschaft für den Transport Schwerverwundeter einen kurzen Vortrag über die Transportmittel sowie über die Sorge während des Transportes. Es wurden von der Gesellschaft aus sechs zweispännige und zwölf einspännige Wagen mit Matratzen, Decken, Kissen etc. zubereitet und denselben Bandagen und Erfrischungsmittel beigegeben.»[12] Meyer-Hofmeister wurde als Verantwortlicher für die Verband- und Arzneimittel bezeichnet[13]. Bei seinen Ausführungen handelte es sich um einen «populären Vortrag über die Behandlung von Verwundeten auf dem Transport, welcher mit der grössten Teilnahme angehört wurde, da er einem von den meisten Mitgliedern tief empfundenen Bedürfnisse entsprach».[14]

Gleichzeitig entfaltete auch die Schwesternvereinigung der Loge unter der Leitung von Meyer-Hofmeisters Stiefmutter und unter Mitwirkung seiner Frau eine rege Aktivität[15]. Es erschien eine von neun weiteren Gattinnen von Zürcher Freimaurern unterschriebene öffentliche Anzeige, in der Frauen und Töchter aufgerufen wurden, «älteres, noch dauerhaftes Leinenzeug zu Binden, Kölsch, Barchent, leinene und baumwollene Hemden und Charpie an eine der Unterzeichnenden beförderlich zu übersenden»[16]. Eine Woche später konnte in der «Neuen Zürcher Zeitung» zuhanden der «edlen Menschenfreunde» berichtet werden, dass der Verein zum Transport Schwerverwundeter durch Spenden eine schöne Anzahl von in Federn hängenden Wagen ausgerüstet und sie mit dem Notwendigsten versehen habe. Der Verein bat um Zusendung von Bettzeug, von Verband und Verpflegungsgegenständen an Dr. Meyer-Hofmeister,

---

[8] Bilder aus meinem Leben [1881], S. 133. Akten zu den Fratres und militärischen Krankenwärtern StAZ Q I 66.1. Anleitung über die Verrichtung der Fratres und Krankenwärter, o. O. 1841.

[9] Tagebuch I, 16.10.1847, S. 36. MEIER, Heinrich: Modestia cum Libertate, Orient von Zürich, 1772-1922, Festbericht zur Feier des 150jährigen Bestehens, Zürich 1922, S. 77 f.

[10] Öffentlicher Bericht des Vereins der Stadt Zürich zum Transport von schwerverwundeten Militärs im Jahr 1847, Zürich 1848, StAZ III D d 1.5, S. 1.

[11] ESCHER, Konrad: Die Kunstdenkmäler des Kantons Zürich, Bd. 4, Stadt Zürich I, Basel 1939, S. 434 f.

[12] Tagebuch I, 8.11.1847, S. 37.

[13] Bilder aus meinem Leben [1881], S. 147.

[14] Öffentlicher Bericht (1848), S. 2.

[15] Bilder aus meinem Leben [1881], S. 148.

[16] Tagblatt der Stadt Zürich, 7.11.1847, S. 1701.

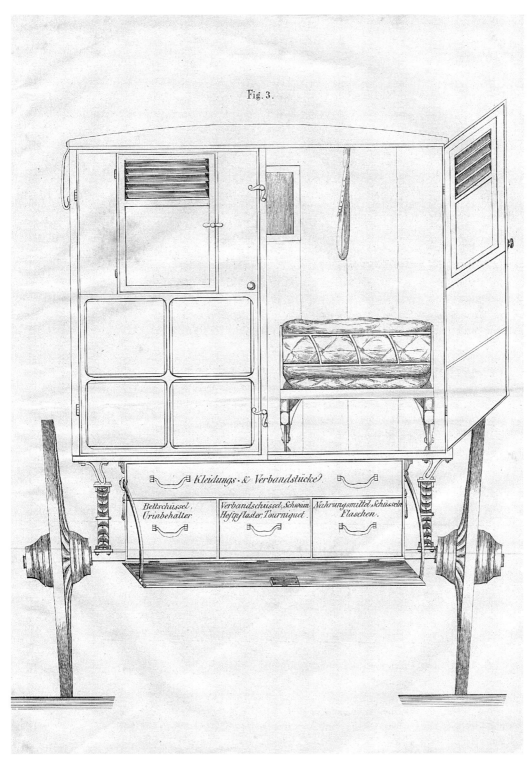

Wagen zum Transport verwundeter Militärs, 1847 vom Zürcher «Transportverein» für den Einsatz im Sonderbundskrieg umgerüstet, Tafel 3 im «Öffentlichen Bericht», Zürich 1848 (StAZ III D d 1.5).

von Fuhrsachen an den Schneider Morf[17] und die Sattler Wolf[18] und Fäsi[19], von Geld an Goldschmied Gyger[20]. Man ersuchte jene, die an den Transporten persönlich mithelfen wollten, sich beim Präsidenten Briam[21] einschreiben zu lassen[22]. Eine ähnliche Einladung publizierte gleichentags das «Tagblatt»[23]. Offensichtlich hatte sich der Kreis mittlerweile über die Loge hinaus vergrössert, denn einige der Akteure gehörten der Loge nicht an[24]. Als Feuerwehr- und teilweise als Artillerieoffiziere verfügten Morf, Wolf, Gyger und Briam über Erfahrung im Transportwesen. Zwei weitere Akteure waren Angehörige der Familie Fäsi, nämlich der Geschäftsmann Georg Heinrich[25], Sekretär des Vereins, sowie Friedrich Salomon, zugleich Schwager von Präsident Briam[26]. Den Vereinseintritt zu vier Franken vollzogen schliesslich 122 Mitglieder, wovon sich acht Mediziner und achtzehn Laien zur Konvoibegleitung meldeten.

Das erstaunlich rasch, umsichtig und unbürokratisch vorangetriebene Projekt fand die Unterstützung von Regierung wie militärischer Kommandostellen, obwohl sich der Verein nicht verhehlte, «dass zwischen den Militär- und Zivilbehörden seine Stellung oft eine schwierige sein werde»[27]. Am 12. November schrieb der Kriegskommissär der 5. Division zuhanden «sämtlicher Ortsbehörden und Privaten» die folgende Vollmacht: «Dem ‹Verein zum Transport schwer Verwundeter› erteile ich mit Gegenwärtigem die Vollmacht, in allen Gemeinden unseres Vaterlandes, wohin sich seine Wirksamkeit immerhin erstrecken möchte, an meiner Stelle alle jene Fuhrleistungen zu requirieren, welche dem eidgenössischen Kriegskommissär sowie überhaupt dem eidgenössischen Militär laut Reglement der eidgenössischen Kriegsverwaltung § 204 bis 220 zu requirieren zustehen. Ebenso sind alle Ortsbehörden gebeten, dem Vereine zur Förderung seiner menschenfreundlichen Absichten mit Hilfe jeder Art bestmöglichst an die Hand zu gehen und ihm so seine schöne Aufgabe, die erste Not der Leidenden nach Kräften zu lindern, zu erleichtern. Die Vereinsmitglieder und Träger gegenwärtiger Vollmacht [...] haben als Abzeichen die eidgenössische Armbinde mit roter Masche und Silberzottel.»[28] In Zusammenarbeit mit mehreren Ärzten wurden die schon bestehenden Wagen mit einigen in Federn hängenden Liegestellen ausgerüstet und im Posthof bereitgestellt. Insgesamt standen schliesslich sieben zweispännige Wagen für vier liegende und dreizehn einspännige für zwei liegende Verwundete zur Verfügung; später wurden noch zwei weitere Wagen unbekannter Grösse ausgerüstet. Dies sollte bei Beginn der bewaffneten Auseinandersetzung erlauben, gleichzeitig Wagenkonvois an mehrere Kriegsschauplätze absenden zu können. Zugleich wurde ein

---

[17] Carl Morf (1794-1870), Schneider, Kommandant der Ötenbacherspritze.
[18] Heinrich Jacob Wolf (1796-1856), Sattler, Kommandant der Fraumünsterspritze.
[19] Friedrich Salomon Fäsi (1809-1870), Sattler.
[20] Diethelm Gyger (1798-1856), Gold- und Silberschmied, Verordneter über das Löschgerät auf dem Stadthaus, Hauptmann der Artillerie.
[21] Nicolaus Briam (1797-1849), Buchbinder und Papierhändler, Kommandant der Schmidstubenspritze.
[22] NZZ, 15.11.1847, S. 1366.
[23] Tagblatt der Stadt Zürich, 15.11.1847, S. 1740. Vgl. auch spätere Verdankungsinserate im Tagblatt der Stadt Zürich, 25.11.1847, S. 1772, 27.11.1847, S. 1778.
[24] Verzeichnis der Stadtbürger von Zürich auf das Jahr 1848, Zürich 1848.
[25] Georg Heinrich Fäsi (1799-1863), Kaufmann.
[26] Bl. Gesd. pfl. 10.26, 1881, S. 211. ZIMMERMANN, Werner G.: Une initiative zurichoise en 1847, Préludes et pionniers, les précurseurs de la Croix-Rouge 1840-1860, ed. par Roger DURAND et Jacques MEURANT, Genève 1991, pp. 69-79.
[27] Öffentlicher Bericht (1848), S. 1.
[28] Vollmacht des Kriegskommissärs der 5. Division, 12.11.1847, Mskr., StAZ Q I 171.1(19).

Dienstreglement gedruckt und an die Mitglieder verteilt, welches bestimmte, dass je zwei grosse und ein bis zwei kleine Wagen einen Konvoi zu bilden hätten, begleitet von einem Konvoichef, einem Arzt, einigen Mitgliedern als Pfleger sowie freiwilligen Medizinstudenten als Arztgehilfen[29]. Dank dem grossen Entgegenkommen von Pferdebesitzern wurde es möglich, zum Grossteil mit eigener Bespannung zu fahren, was bei der ohnehin schwierigen Lage durch Requisitionsfuhrleistungen wesentlich zur schnellen Hilfe beitrug. Am 19. November ging der erste Konvoi nach Kappel am Albis ab, um Verwundete vom dortigen Feldlazarett ins Zürcher Kantonsspital zu überführen. Dort zeigte sich, dass auch Patienten mit ansteckenden Krankheiten zum Transport bereitlagen, was der begleitende Arzt vernünftigerweise ablehnte. Der Verein stellte dem Divisionsarzt der fünften Division für diese Zwecke einen eigens ausgerüsteten Spezialwagen zur Verfügung, der indessen nicht benutzt wurde.

Am 22. November wurden drei Konvois zu insgesamt 13 Wagen nach Muri, Kappel und Frauenthal sowie nach Mettmenstetten abgesandt. Als die Kunde vom bevorstehenden Gefecht bei Gislikon nach Zürich drang, fuhren weitere Konvois Richtung Innerschweiz, so dass sich praktisch alle verfügbaren Wagen – teilweise unterstützt von weiteren Privatfuhrwerken – in der Nähe der Kriegsschauplätze befanden. Die Dienste des Vereins wurden speziell nach den Gefechten am Rooterberg und bei Gislikon in Anspruch genommen, und zwar nicht nur von der zürcherischen vierten, sondern auch von der fünften Division. Angesichts von 40 Toten und 134 Verletzten zeigten sich die schweren Mängel in Organisation, Ausbildung und Ausrüstung des Militärsanitätswesens so offensichtlich, dass es als Glücksfall bezeichnet wurde, dass dem Sanitätsdienst wegen des kurzen, relativ unblutigen Feldzugs eine grössere Prüfung erspart blieb[30]. Über den Abtransport Verwundeter vom Schlachtfeld zu den Ambulanzen und von da in die Spitäler fehlte jede reglementarische Vorschrift, desgleichen über die Art der Transportmittel[31]. Man versteht die Erleichterung des eidgenössischen Oberfeldarztes Flügel[32] über die hochwillkommene Hilfe des Zürcher Vereins: «Ich wurde von einem Zivilarzt von Zürich mit mehreren jungen Männern, zwar in Zivilkleidern, aber mit eidgenössischen Armbinden angetan, angesprochen. Er eröffnete mir, sie seien von Zürich hergesandt, um den Transport Schwerverwundeter von einer Ambulanz zur andern und selbst von einer Ambulanz zum Lazarett durchzuführen, daher sie Weisungen über den anzutretenden Dienst zu erhalten wünschten. Unter schuldiger Verdankung dieses sehr humanen Anerbietens ersuchte ich sie, sich mit den Wagen nach der 1. Ambulanzsektion in Kleindietwil zu begeben, um vorerst den Transport von

---

[29] Öffentlicher Bericht (1848), S. 2.
[30] FLÜGEL, Carl Wilhelm: Verzeichnis der in den verschiedenen gegen den Sonderbund gelieferten Gefechten Gefallenen und Verwundeten, Bern 1847. WINZENRIED, Max: Das Militärsanitätswesen in der Schweiz von der Mediation bis zum Sonderbundskrieg, Basler Veröffentlichungen zur Geschichte der Medizin und der Biologie 3, Basel 1954. DUBS, Jakob: Der Sanitätsdienst im Sonderbundskrieg 1847, Sonderdruck aus der Schweizerischen Monatsschrift für Offiziere aller Waffen, Frauenfeld 1935. BUCHER, Erwin: Die Geschichte des Sonderbundskrieges, Zürich 1966, S. 218. Auf eidgenössischer Seite waren insgesamt 74 Tote und 377 Verletzte, auf Seiten des Sonderbunds 24 Tote und 116 Verletzte zu beklagen.
[31] DUFOUR, Henri: Allgemeiner Bericht des eidgenössischen Oberbefehlshabers über die Bewaffnung und den Feldzug von 1847, Bern/Zürich 1848, S. 79 f.
[32] Carl Wilhelm Flügel (1788-1857), 1810 praktischer Arzt in Le Locle, 1814 in Bern, 1818 Berner Oberimpfarzt, 1824 Dr. med. h.c. (Bern), 1827 Wundarzt am Burgerspital, 1835 Berner Oberfeldarzt, 1841 eidgenössischer Oberfeldarzt. FLÜGEL, Albrecht: Sammlung Bernischer Biographien, Bd. 5, Bern 1906, S. 180-189. DUBS (1935), S. 24 f. WINZENRIED (1954), S. 67-72. Meyer-Hofmeister und Flügel waren sich persönlich bekannt, vgl. Tagebuch I, 29.4.1849, S. 103.

dort nach Muri zu besorgen und ihn dann von Muri nach Aarau und Zürich fortzusetzen. Es hatte sich nämlich in Zürich eine Aktiengesellschaft [sic!] gebildet, um freiwillig und auf eigene Kosten eine möglichst bequeme Transporteinrichtung für Schwerverwundete zu veranstalten. Hiezu benützten sie teils auf Federn ruhende Chaisen und Kabriolets mit verlängerten Kasten, worin ein Bett für zwei Verwundete eingerichtet war, teils eigens angefertigte, auch auf Federn ruhende viereckige Kasten, welche zwei vollständige Betten für je zwei Mann enthielten, die sich in der Mitte mit den Kopfenden berührten. Diese Wagen waren dann mit Reifen und darübergespannten Tüchern versehen und dadurch gegen den Einfluss der Witterung möglichst geschützt. Diese menschenfreundliche Gesellschaft erfüllte einen sehr schönen Zweck und leistete uns grosse Dienste.»[33]

Der Transportverein bemühte sich nun nach Kräften, die Verletzten zu verladen und unter ärztlicher Aufsicht zum Militärlazarett nach Muri zu überführen. In einem Zeitraum von 24 Stunden bewegten sich zwischen Kleindietwil, Sins und Muri unablässig zehn Wagen, die 64 Patienten beider Parteien nach Muri führten[34]. Auf Wunsch des Oberfeldarztes wurde auch das Lazarett in Muri teilweise verlegt, so dass 19 Schwerverletzte nach Aarau und 14 nach Zürich überführt wurden. Den beiden Konvois schlossen sich jeweils einige Wagen mit Leichtverletzten an. Gleichzeitig wurden auch die Richtung Zug abgesandten Konvois für Transporte nach Zürich intensiv in Anspruch genommen. Nach dem raschen Rückzug der Sonderbundstruppen konnten weitere bis dahin nicht transportfähige Patienten aus Cham, Zug, Wädenswil und Aarau nach Zürich gebracht werden. Wie eine Übersicht im schriftlichen Rechenschaftsbericht des Transportvereins zeigt, wurden insgesamt 138 Verwundete und 16 Kranke transportiert, davon 55 zweimal. Die freiwilligen Helfer leisteten eine Arbeit von 126 Mannstagen. Von den 64 Pferden waren 22 von den Eigentümern unentgeltlich zur Verfügung gestellt, 8 von Gemeinden requiriert und 17 gegen Vergütung gemietet worden[35].

Der Initiant der Verwundetentransporte, Conrad Meyer-Hofmeister, konnte die Konvois nicht selbst begleiten, sondern musste als chirurgischer Sekundärarzt seine Stelle am Kantonsspital versehen[36]. Der Regierungsrat hatte nämlich die Einrichtung eines provisorischen Kriegslazaretts für 150 bis 200 Betten verfügt, eine Massnahme, welche die vorübergehende Entlassung von 172 Patienten notwendig machte[37]. Zu Meyer-Hofmeisters Bedauern bekam er im Spital wenig Arbeit, da Direktor Locher-Zwingli die Verwundeten selbst behandeln wollte. Als Assistent wurde diesem von der Regierung Dr. Zwicky[38] zugewiesen, wodurch er sich zusätzlich auf die Seite geschoben fühlte: «Eine harte Geduldprüfung, wenn man in solcher Zeit gern tätig sein würde.»[39] Es ist wahrscheinlich, dass er später trotzdem zur Behandlung beigezogen

---

[33] FLÜGEL, Carl Wilhelm: Relation über den Gesundheitszustand bei der eidgenössischen Armee während dem Sonderbundsfeldzuge im Oktober und November 1847 und über den allgemeinen Zustand des eidgenössischen Militärgesundheitswesens, mit den Vorschlägen der Konferenzkommission der eidgenössischen Divisionsärzte, Bern 1849, S. 34 f. Besprechung seiner Schrift vgl. Schweiz. Zschr. Med. Chir. Geburtsh., 1850, S. 371-378.

[34] Aufzeichnungen von Dr. Carl Amsler sen. von Wildegg während des Sonderbundsfeldzuges, Schweiz. Med. Wschr. 60.29, 1930, S. 692-695.

[35] Öffentlicher Bericht (1848), S. 6 (Anhang).

[36] Tagebuch I, 1.11.1847, S. 36.

[37] Zur Pflege der Militärs im Kantonsspital Zürich während des Sonderbundskrieges vgl. StAZ Q I 68.2(3).

[38] Heinrich Lucas Zwicky (1820-1884), 1845 Dr. med. (Zürich), chirurgischer Assistent am Kantonsspital Zürich, 1851 PD für Ophthalmologie, Otologie und Gerichtsmedizin in Zürich.

[39] Tagebuch I, 25.11.1847, S. 1847.

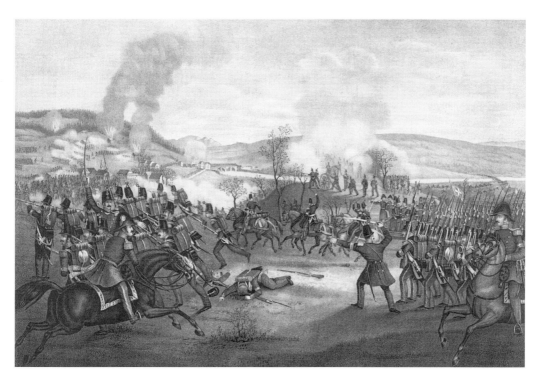

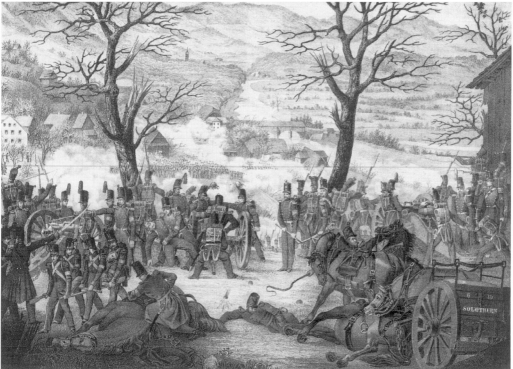

Gefecht bei Gislikon vom 23. November 1847 zwischen eidgenössischen und sonderbündischen Truppen, Lithographie, 1848 (Zentralbibliothek Zürich).

wurde. Jedenfalls wünschte die Spitalpflege, dass Meyer-Hofmeister bei «Verteilung der Kranken und den übrigen Geschäften in seiner bisherigen Stellung» verbleibe[40]. Auch empfing Meyer-Hofmeister eine Anerkennungsurkunde mit dem Dank der Regierung «für die unermüdete Tätigkeit, die er bei der Besorgung des Militärlazaretts bewiesen» hatte[41]. Zwischen dem 24. Oktober 1847 und dem 22. Februar 1848 wurden im Zürcher Kantonsspital 142 Soldaten in der chirurgischen und 243 in der medizinischen Abteilung aufgenommen, wobei insgesamt acht Todesopfer zu beklagen waren[42]. Von einer durch die Spitalverwaltung vorgeschlagenen Besoldung des ärztlichen Spezialeinsatzes sah man ab, um keinen ungünstigen Eindruck bei den Ärzten im Felde zu erwecken[43].

Meyer-Hofmeisters Wirken konzentrierte sich in der bewegten Zeit des Sonderbundskrieges vor allem auf die Tätigkeit des Transportvereins, der «volle Anerkennung fand»[44]. Nach Beendigung der kriegerischen Aktionen wusste er den Verein bei der Spitalbetreuung der Verletzten einzubinden, «indem er dieselben durch freundschaftliche Besuche aufzumuntern suchte, den Rekonvaleszenten durch Verabreichung von Büchern die Zeit verkürzte, die Heimkehrenden mit wärmenden Kleidern und etwa mit Reisegeld unterstützte und den im Dienst des Vaterlandes Dahingeschiedenen die letzte Ehre erwies». Überdies fand sich der Zürcher Verein in der Lage, zahlreiche überzählige Pflegeartikel an weitere Militärspitäler abgeben zu können[45].

Anfangs 1848 begann der Verein zum Transport schwerverwundeter Militärs, seine Ausstattung teilweise an die Spender zurückzugeben, teilweise für einen ähnlichen Zweck weiterhin aufzubewahren. Eine Generalversammlung beschloss am 25. Januar, mit dem noch bestehenden Vereinsvermögen einen vollständig ausgerüsteten Ambulanzwagen als Muster anzufertigen und gleichzeitig einen schriftlichen Bericht mit lithographierten Abbildungen zuhanden des Oberfeldarztes und der Öffentlichkeit zu publizieren. Meyer-Hofmeister wurde neuerdings in die Vorsteherschaft gewählt, die sich nun mit dem Modellentwurf für den Transportwagen zu beschäftigen hatte[46]. Er referierte über die Thematik vor der Gesellschaft der Ärzte Zürichs, der er die ersten Zeichnungen der Wagen vorlegte[47]. Die Arbeiten am Mustertyp dauerten bis Juli 1848, fanden dann aber den ungeteilten Beifall der Kommission und genaueste Beschreibung im öffentlichen Bericht. Ende November des Jahres löste sich der Verein auf[48]. Zuvor gab man der Hoffnung Ausdruck, die Schweizer Behörden möchten diesem Zweig des Sanitätsdienstes vermehrte Aufmerksamkeit widmen. «Sollte im Ratschluss der göttlichen Vorsehung liegen, dass die eidgenössischen Truppen aufs neue berufen würden, zu den Waffen zu greifen, so mö-

---

[40] Brief der Spitalpflege an die Regierung, 1.11.1847, StAZ Q I 68.2(3). Der eidgenössische Oberfeldarzt erwähnt Zwicky nicht, hingegen Meyer-Hofmeister als Chef seiner chirurgischen Abteilung im Kriegslazarett der 5. Division, vgl. FLÜGEL, Carl Wilhelm: Relation über den Gesundheitsdienst bei der eidgenössischen Armee während dem Sonderbundsfeldzuge im Oktober und November 1847 [...], Bern 1849, S. 141.

[41] Regierungsrätliche Urkunde, unterzeichnet vom Ersten Staatsschreiber Johann Jakob Sulzer, 7.9.1848, Privatbesitz.

[42] Krankentabelle des Kantonsspitals Zürich 1847-1848 betreffend die Kranken und Verwundeten des Sonderbundsfeldzuges, StAZ Q I 68.2(3). Vgl. auch LARGIADER, Anton: Eine Reminiszenz aus dem Sonderbundskrieg, ZTB 1948, S. 115-120.

[43] StAZ Q I 68.2(3).

[44] Bilder aus meinem Leben [1881], S. 148.

[45] Öffentlicher Bericht (1848), S. 4.

[46] Tagebuch I, 10.2.1848, S. 45.

[47] Protokoll der Gesellschaft der Ärzte in Zürich, 17.3.1848, StAZ W 52.4.4, S. 74.

[48] Tagebuch I, 23.11.1848, S. 90. Bilder aus meinem Leben [1881], S. 150.

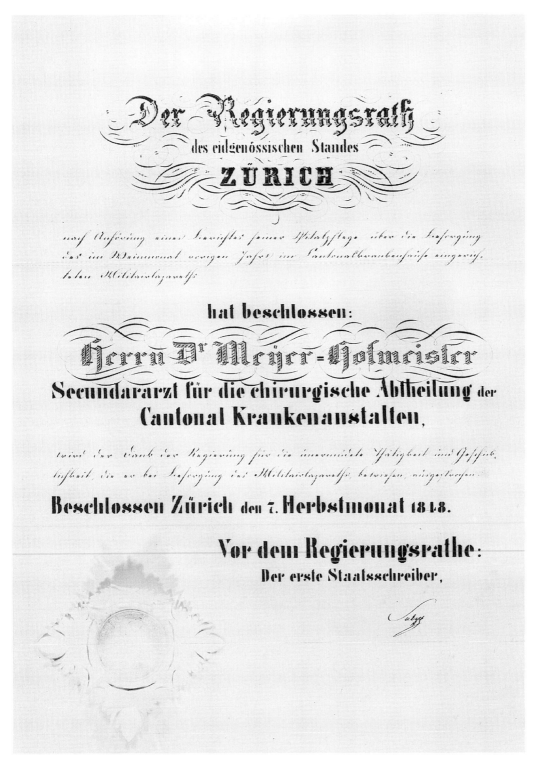

Dankesurkunde des Zürcher Regierungsrats an Conrad Meyer-Hofmeister für dessen Spitaltätigkeit während des Sonderbundskrieges, 7.9.1848 (Privatbesitz).

gen dieselben um so mutiger ihr Gut und Blut dem Vaterland zum Opfer bringen, da sie nun die Überzeugung werden gewonnen haben, dass der Wohltätigkeitssinn der Daheimgebliebenen sowie die Liebe und Anhänglichkeit ihrer ehemaligen Waffengenossen sie auch im traurigsten Los, das den für sein Vaterland blutenden Soldaten treffen kann, nicht verlassen werden.»[49]

Mit diesen wohl von Meyer-Hofmeister formulierten Worten und mit der konkreten Aktion des Zürcher Transportvereins wurde der Kern der Rotkreuz-Idee Henri Dunants – abgesehen von der überstaatlichen Organisation – vorweggenommen: Unterstützung des militärischen Sanitätspersonals durch Zivilpersonen aufgrund von Menschlichkeit, Neutralität und Freiwilligkeit. Obwohl durch die beschränkten Kräfte auf zeitliche Befristung angelegt, wollte der Verein seine Erfahrungen für die Zukunft einbringen, sowohl in Form einer Veröffentlichung wie mit einem Modellwagen zuhanden der militärischen Verantwortlichen, denen man die weitere Umsetzung der Anregungen anvertraute.

Der Gründer des Roten Kreuzes hat neben anderen auch General Henri Dufour[50] das Manuskript seines klassischen Berichts über die Schlacht von Solferino überlassen und am Schluss der Publikation von 1862 einen an ihn adressierten Brief des eidgenössischen Oberbefehlshabers im Sonderbundskrieg zitiert[51]. Er hat allerdings diejenigen Sätze ausgelassen, in denen Dufour die pionierhafte Tätigkeit des Zürcher Transportvereins ausdrücklich gewürdigt hatte: «Sans doute qu'une association du genre de celle dont vous avez conçu l'idée serait bien désirable, mais sa réalisation rencontre de grandes difficultés. Elle ne peut guère être que temporaire et locale. Il faut un moment de crise pour donner naissance aux dévouements; c'est ainsi, qu'en 1847, il s'était formé à Zurich une association de secours qui nous a été bien utile au combat de Gislikon, et dont j'ai accepté avec reconnaissance la coopération pour le transport des blessés. Mais cette association était, pour ainsi dire, sur les lieux et elle s'est dissoute au retour de la paix. Il est difficile d'imaginer comment de semblables corporations pourraient être permanentes et suivre les armées dans des guerres lointaines.»[52] 1865 wandte sich General Dufour als Mitglied des ersten internationalen Rotkreuz-Komitees in Ermangelung eines andern Adressaten an den Zürcher Obersten Eduard Ziegler, «um über die Organisation des Vereines Aufschluss zu erhalten, welcher im Jahr 1847 bezüglich den Transport und Besorgung von Verwundeten so wohltätig wirkte». Ziegler schrieb daraufhin an Meyer-Hofmeister, da dieser am allerbesten in der Lage sei, «dem Wunsche unseres allverehrten Generals zu entsprechen», und schloss mit der Frage: «Vielleicht sind auch noch spezielle Instruktionen und Formulare vorhanden?»

---

[49] Öffentlicher Bericht (1848), S. 5.
[50] Guillaume-Henri Dufour (1787-1875), Offizier in französischen Diensten, Offizier im eidgenössischen Generalstab, Mitbegründer der Militärschule Thun, 1817 Genfer Kantonsingenieur, 1833 Chef des eidgenössischen Generalstabs, Schöpfer einer topographischen Karte der Schweiz, 1841 Kommandant der Genfer Milizen, 1847 Oberbefehlshaber der eidgenössischen Armee im Sonderbundskrieg, 1849, 1856 und 1859 wiederum Oberbefehlshaber, 1855 Nationalrat, 1863 Ständerat, 1864 Präsident des Genfer Kongresses zur Gründung des Roten Kreuzes.
[51] DUNANT, Henri: Un souvenir de Solférino, Genève 1862, p. 115.
[52] Brief von General Henri Dufour an Henri Dunant, 19.10.1862, Bibliothèque de Genève, Ms. fr. 2108, fol. 33. Vgl. auch DUFOUR, Henri: Campagne du Sonderbund et événements de 1856, Neuchâtel/Genève 1876. REVERDIN, Henri: Le Général Dufour et la Croix-Rouge, Festgabe für Max Huber, Zürich 1934, S. 59 f. Brief von Eduard Ziegler an Meyer-Hofmeister, 8.12.1865, Porträtslg. Meyer, MHIZ.

Zwar fehlte dem pragmatischen Konzept des Zürcher Transportvereins von 1847/48 die grössere räumliche und zeitliche Vision. Dennoch gibt es gute Gründe, die von Meyer-Hofmeister und seinen ideellen Mitstreitern gegründete Organisation als wichtigen Vorläufer des Roten Kreuzes zu beurteilen und viele Gemeinsamkeiten zu erkennen: Zu nennen wäre etwa die straffe Organisation, der Unterstützungsappell an breiteste Kreise, die angestrebte hohe Professionalität in organisatorischer und medizinischer Hinsicht, die umfassende Verwundetenbetreuung vom Kampfplatz bis ans Spitalbett, die völlig unpolitische und unparteiische Zielsetzung, die vielfältigen Absprachen mit zivilen und militärischen Behörden und endlich die Verbesserung der Transportmittel, die auch Henri Dunant zentrales Anliegen war[53].

Die Zürcher Initiative unter der geschickten fachlichen Leitung von Conrad Meyer-Hofmeister ist in der Vergangenheit immer wieder in ihrer Bedeutsamkeit erkannt und gewürdigt worden[54]. Und so ist wohl der Wunsch erfüllt, den der erste Präsident des Internationalen Komitees vom Roten Kreuz 1867 für jene Zürcher Pioniere geäussert hat, welche die Organisation des späteren Werks bis in die Einzelheiten verwirklicht hätten: «Honneur à ces premiers et modestes initiateurs!»[55]

Gesundheitspolitiker

1832 wurde Meyer-Hofmeister Mitglied der Medizinisch-chirurgischen Gesellschaft des Kantons Zürich, in der er 1835 bis 1841 das Aktuariat versah[1]. Er profilierte sich bald als recht regelmässiger Referent und Diskussionsteilnehmer an den jährlich zweimaligen Zusammenkünften. 1836 berichtete er über die italienische Choleraepidemie der Jahre 1835/36, 1838 über ein von ihm beobachtetes Empyema thoracis, 1840 über eine künstliche Frühgeburt wegen eines osteomalazischen Beckens und über eine fungöse Entartung des weichen Gaumens; 1841 beschrieb er eine Atresia vaginae congenita[2]. Von besonderem arbeitsmedizinischem Interesse und auch politisch nicht ohne Brisanz waren Meyer-Hofmeisters Ausführungen über

---

[53] DUNANT, Henri: Un souvenir de Solférino, Genève 1862, pp. 109-110.
[54] SCHULTHESS-SCHINDLER, Anton von: Die Fürsorge für die Kriegsverwundeten einst und jetzt, Nbl. Hülfsgesellschaft 104, Zürich 1904, S. 58 f. CLOUZOT, Etienne: Une Société de secours aux blessés militaires à Zurich en 1847, Festgabe für Max Huber, Zürich 1934, S. 41-46. DUBS, Jakob: Der Sanitätsdienst im Sonderbundskrieg 1847, Sonderdruck aus der Schweizerischen Monatsschrift für Offiziere aller Waffen, Frauenfeld 1935, S. 14, 43 f. Ders.: Die Feldchirurgie im schweizerischen Gefechts-Sanitätsdienst, 2. Aufl., Zürich 1939, S. 101 f. SCHÄFER, Gustav: Über die «Neutralisierung» verwundeter Feinde vor der Gründung des Roten Kreuzes, Ciba Zschr. 7(77), 1940, S. 2650. Vorläufer des Roten Kreuzes, NZZ, 8.11.1940. GLOOR-MEYER, Walther: Zürichs freiwillige Sanitätshilfe im Sonderbundskrieg, NZZ, 21.11. 1947, 23.11.1947. 200 Jahre Modestia cum Libertate im Orient von Zürich 1771-1971, Zürich 1971, S. 145-147. MEIER, Jürg A.: Mit Zweispitz, Giberne und Klistier, der schweizerische Militärarzt im 19. Jahrhundert, Sandoz Bulletin 25, Basel 1972. ZIMMERMANN, Werner Gabriel: Une initiative zurichoise en 1847, Préludes et pionniers, les précurseurs de la Croix-Rouge 1840-1860, ed. par Roger DURAND et Jacques MEURANT, Genève 1991, pp. 69-79.
[55] MOYNIER, Gustave / APPIA, Louis: La guerre et la charité, Paris 1867, p. 76.
[1] Bilder aus meinem Leben [1881], S. 131, 133.
[2] Referatsmanuskripte Meyer-Hofmeisters StAZ W 52.11.5-6. Gedruckte Fassung vgl. Schweizerische Zeitschrift für Natur- und Heilkunde, N. F., 1841, S. 78-86, 167-188. Denkschrift der Medizinisch-chirurgischen Gesellschaft des Kantons Zürich zur Feier des 50. Stiftungstages, den 7.5.1860, Zürich 1860, S. XXVI-XXVIII. Pro-

die Phosphor-Zündhölzchenfabriken des Kantons Zürich im Jahre 1846[3]. Er hatte bei einigen Arbeitern der zwölf Phosphorfabriken des Kantonsgebietes Nekrosen der Kieferknochen festgestellt und dem Gesundheitsrat darüber Bericht erstattet. Eine nun eingesetzte Kommission erhob bei den Bezirksärzten entsprechende Daten, die Meyer-Hofmeister öffentlich auswertete. Er beschrieb den Krankheitsverlauf bei mehreren Patienten, darunter zahlreiche Mädchen im Alter von neun bis sechzehn Jahren, und verglich sie mit der bisher bekannten wissenschaftlichen Literatur[4]. Dabei musste festgestellt werden, dass der tägliche Aufenthalt in der durch Phosphordämpfe verunreinigten Luft zu Gesundheitsschäden in Respirationsorganen und Mundhöhle führten, da vornehmlich diese Körperteile mit den Dämpfen in Berührung kamen. Wichtiger als die Therapie beurteilte Meyer-Hofmeister eine wirkungsvolle Prophylaxe. Er formulierte daher für den Zürcher Gesundheitsrat eine «Verordnung betreffend die Fabrikation der Zündhölzchen». Diese vom Regierungsrat später erlassene Verordnung stellte die Herstellung der Zündhölzchen unter polizeiliche Aufsicht und gestattete die Bereitung der Zündmasse und das Eintauchen der Hölzchen nur noch in geschlossenen Räumen mit hinlänglichem Dampfabzug[5]. Auf schweizerischer Ebene erging 1881 ein bundesrätliches Fabrikationsverbot für Phosphorzündhölzer, das – ein Jahr später wieder aufgehoben – erst 1898 definitiv in Kraft gesetzt wurde.

1849 schrieb Meyer-Hofmeister über die Zürcher Masernepidemie vom Frühjahr 1849, 1853 verlas er einen ausführlichen Nekrolog auf seinen Vater, Spitalarzt Ludwig Meyer[6]. Zu seiner eigenen freudigen Überraschung wählte ihn der Frühjahrskongress von 1859 in Rüti zum neuen Präsidenten der Medizinisch-chirurgischen Kantonalgesellschaft[7]. Noch 1841 war

---

tokolle der Medizinisch-chirurgischen Kantonalgesellschaft 1810-1874, Zentralbibliothek Zürich Z VII 29-33. Weitere Akten ebenda, Z VII 26 & a, 27 & a. Gedruckt: Verhandlungen der Medizinisch-chirurgischen Gesellschaft des Kantons Zürich im Jahre 1826, Zürich 1827; Verhandlungen der vereinigten ärztlichen Gesellschaften der Schweiz, 1828/1829; Verhandlungen der Medizinisch-chirurgischen Gesellschaft des Kantons Zürich, 1829-1832; Journal für Natur- und Heilkunde, 1833-1841; Zeitschrift für rationelle Medizin, 1844; Zschr. Med. Chir. Geburtsh. 1845-1856; Beilage zu den Jahresberichten der Direktion für Medizinalangelegenheiten des Kantons Zürich 1856-1871; Corr.-Bl. Schweiz. Ärzte 1871-1920.

[3] MEYER-HOFMEISTER, Conrad: Die Phosphorzündhölzchenfabriken des Kantons Zürich mit Rücksicht auf die in denselben beobachteten Gesundheitsverhältnisse der Arbeiter, Schweiz. Zschr. Med. Chir. Geburtsh., 1847, S. 21-40.

[4] DIETZ, Johann Simon: Osteosteatom des Unterkiefers, Exstirpation der grösseren Hälfte desselben mit Ausschälung aus dem Gelenk, Zschr. f. d. ges. Med. Hamb. 5, 1837, S. 440-446. LORINSER, Friedrich Wilhelm: Nekrose der Kieferknochen infolge der Einwirkung von Phosphordämpfen, Med. Jb. k. k. österr. Staates, Dezember 1844, März 1845. HEYFELDER, Johann Ferdinand: Resektion der rechten Unterkieferhälfte, Archiv für physiologische Heilkunde 4, 1845, S. 605-609. HUBBAUER, Carl: Ein Beitrag zur Ätiologie der Nekrose der Kieferknochen, Medizinisches Correspondenz-Blatt des württembergischen ärztlichen Vereins 15, 1845, S. 286.

[5] Verordnungsentwurf Schweiz. Zschr. Med. Chir. Geburtsh., 1847, S. 40. Spätere Zürcher Dissertationen zur Thematik: HALTENHOFF, Georges: De la périostite et de la nécrose phosphorique, Diss. med., Zurich 1866. SCHULTHESS RECHBERG, Anton von: Über Phosphornekrose und den Ausgang ihrer Behandlung, Diss. med., Zürich 1879.

[6] MEYER-HOFMEISTER, Conrad: Die Masernepidemie in Zürich im Frühjahr 1849, Schweiz. Zschr. Med. Chir. Geburtsh., 1849, S. 468-477. Ders: Vortrag in der Medizinisch-chirurgischen Kantonalgesellschaft am Frühlingskongresse, 9.5.1853, Mskr., Porträtslg. Meyer, Mappe M, MHIZ.

[7] Tagebuch I, 24.5.1859, S. 270. Bilder aus meinem Leben [1881], S. 183.

die Wahl des liberal-radikalen Regierungsrats Ulrich Zehnder[8] in Nachfolge eines konservativen Stadtzürchers als politische Demonstration verstanden worden[9]. Seit 1851 führte mit Prof. Locher-Balber[10] wiederum ein Städter die Geschicke der Gesellschaft. Das uneingeschränkte Zutrauen, das die Kollegen verschiedener Weltanschauung Meyer-Hofmeister entgegenbrachten, zeugte von hoher Anerkennung für dessen ausgleichende Persönlichkeit und sachbezogene Arbeit wie auch von den mittlerweile geglätteten Wogen der leidenschaftlichen 1840er Jahre. Schon das Jahr nach der Wahl brachte den eigentlichen Höhepunkt seiner Präsidialzeit, nämlich die Feier des fünfzigjährigen Bestehens der ärztlichen Kantonalgesellschaft, zugleich die hundertste Sitzung, die im Zürcher Rathaussaal begangen wurde. Meyer-Hofmeister amtete als Leiter der glänzenden Festlichkeiten und begrüsste die 146 Teilnehmer – darunter Vertreter der Regierung, der Hochschule und der Ärztegesellschaften anderer Kantone – mit einer Rede über die bisherige Geschichte der Gesellschaft[11]. Danach ernannte er zahlreiche neue Ehrenmitglieder, darunter die ehemaligen Zürcher Hochschullehrer Schönlein[12], Hasse[13], Lebert[14] und Kölliker[15]. Der Übergabe einer stattlichen Festschrift von 224 Seiten mit zahlreichen historischen und aktuellen wissenschaftlichen Beiträgen folgte ein Mittagessen im Hotel «Baur au Lac». Der Abend wurde bei herrlichem Frühlingswetter im Baugarten zugebracht. Ein spezieller Toast galt dem zurücktretenden chirurgischen Spitaldirektor, Professor Locher-Zwingli,

---

[8] Ulrich Zehnder (1798-1877), 1823 praktischer Arzt in Zürich, 1824 Dr. med. (Würzburg), 1832 Gesundheitsrat, Mitglied des Grossen Rats, 1834 Erziehungsrat, Regierungsrat, 1839 Verlust aller politischer Ämter nach dem «Züriputsch», 1842 Mitglied des Grossen Rats, Regierungsrat, 1844 Bürgermeister, 1846 Präsident der eidgenössischen Tagsatzung, 1850 Regierungspräsident des Kantons Zürich. CALLISEN 21 (1835), S. 460, 33 (1845), S. 365. ZEHNDER, Ulrich: Autobiographie, Mskr., o. J. [1876], Zentralbibliothek Zürich Z II 642. Anonymus: Bürgermeister Dr. Ulrich Zehnder, Separatdruck aus dem Feuilleton der NZZ, Zürich 1877. Bl. Gesd. pfl. 6.26, 1877, S. 209-214. Corr.-Bl. Schweiz. Ärzte 7.18, 1877, S. 565 f. ADB 44 (1898), S. 774-776. Aus der Jugendzeit Dr. med. Ulrich Zehnders, Bürgermeister des Kantons Zürich, ZTB 1899, S. 54-99. Festschrift zur Feier des 100jährigen Bestandes der Gesellschaft der Ärzte des Kantons Zürich 1810-1910, Zürich 1910, S. 9-11. NZZ, 2.4.1933. HBLS 7 (1934), S. 631. SCHNYDER, Werner: Bürgermeisters Dr. med. Ulrich Zehnder, ZTB 1942, S. 164-211, ZTB 1944, S. 56-125, ZTB 1951, S. 111-117, ZTB 1952, S. 124-159, ZTB 1957, S. 85-115. MÖRGELI, Christoph: Der Lebensabend des Zürcher Regierungspräsidenten Dr. med. Ulrich Zehnder in seiner Autobiographie, Teil 1, ZTB 1991, S. 138-167, Teil 2, ZTB 1992, S. 163-201.

[9] MÖRGELI, Christoph: Der Lebensabend des Zürcher Regierungspräsidenten Dr. med. Ulrich Zehnder (1798-1877) in seiner Autobiographie, Teil 2, ZTB 1992, S. 164.

[10] Hans Locher-Balber (1797-1873), 1819 Dr. med. (Berlin), 1820 praktischer Arzt in Zürich, 1833 EO für Arzneimittellehre und allgemeine Therapie in Zürich, 1860 O.

[11] Denkschrift der Medizinisch-chirurgischen Gesellschaft des Kantons Zürich zur Feier des 50. Stiftungstages, den 7.5.1860, Zürich 1860, S. I-XXIII.

[12] Johann Lucas Schönlein (1793-1864), Prof. der medizinischen Klinik in Würzburg, Zürich und Berlin, vgl. S. 298 f.

[13] Carl Ewald Hasse (1810-1902), 1833 Dr. med. (Leipzig), 1836 PD für innere Medizin in Leipzig, 1839 EO, 1844 O für Pathologie, Therapie und medizinische Klinik in Zürich, 1852 O in Heidelberg, 1856 O in Göttingen.

[14] Hermann Lebert (1813-1878), 1834 Dr. med. (Zürich), 1853 O für Pathologie, Therapie und medizinische Klinik in Zürich, 1859 O in Breslau.

[15] Rudolf Albert von Kölliker (1817-1905), 1841 Dr. phil. (Zürich), PD der Naturwissenschaften in Zürich, 1842 Dr. med. (Heidelberg), 1844 EO für vergleichende Anatomie und Physiologie in Zürich, 1847 O in Würzburg.

und dessen Nachfolger Theodor Billroth[16]. Einige Monate nach dem Vereinsjubiläum wurde Meyer-Hofmeister mit dem Diplom eines Ehrenmitglieds der Medizinischen Gesellschaft des Kantons Neuenburg überrascht[17].

Conrad Meyer-Hofmeister leitete die Sitzungen des Vorstandes und der jährlichen Frühlings- und Herbstkongresse mit grosser Umsicht. Das Gesellschaftsleben verlief in den 1860er Jahren insofern ruhiger, als die medizinische Ausbildung nun dank der Zürcher Universität eine dauernde Regelung erfahren hatte. Frühere Aufgaben wie Tierseuchen, Epidemiologie, Impfwesen, Arbeitsschutz oder medizinische Statistik gingen in den Bereich der Tierärzte bzw. der kantonalen oder eidgenössischen Amtsstellen über. So blieb der Gesellschaft genügend Kraft und Zeit, um sich ihrem eigentlichen Zweck, der ärztlichen Fortbildung und der kollegialen Geselligkeit, zu widmen[18]. Schwergewichtige Themen der Zusammenkünfte bildeten etwa Fragen der Infektionskrankheiten, die Einführung einer schweizerischen Pharmakopöe oder auch schulhygienische Fragen. 1861 verlangte die Zürcher Ärzteschaft mit einer Petition vom Kantonsrat den Neubau einer kantonalen Irrenanstalt und schenkte den brandgeschädigten Kollegen in Glarus zahlreiche chirurgische Instrumente und medizinische Fachbücher. Schon im Frühling 1865 wollte Meyer-Hofmeister aus Gesundheitsrücksichten als Präsident zurücktreten, wurde jedoch wiedergewählt[19]. An der Frühjahrsversammlung 1867, der er wegen Krankheit fernbleiben musste, übergab er das Kantonalpräsidium an den Ophthalmologen Professor Friedrich Horner. Die in Uster versammelten Kollegen sandten ihm eine Depesche mit besten Genesungswünschen[20].

Als Conrad Meyer-Hofmeister 1844 zum Mitglied des kantonalen Gesundheitsrates gewählt wurde, bekam er die Möglichkeit, seine medizinalpolitischen Interessen direkt einzubringen[21]. Dieses von der Regierung direkt zugezogene neunköpfige Fachgremium war in eine Medizinal-, Apotheker-, Veterinär- und Wundschausektion unterteilt. Meyer-Hofmeister sass in der Medizinalsektion und in verschiedenen Kommissionen, in denen er sich insbesondere mit Obergutachten in Streitfällen, mit der Abnahme von Staatsexamen oder den Prüfungstaxen zu beschäftigen hatte. 1847 wurde er mit der Abfassung einer neuen Verordnung über die Medizinalprüfungen beauftragt[22]. 1850 erfolgte Meyer-Hofmeisters Wiederwahl in den Gesundheitsrat, der in diesem Jahr den Namen «Medizinalrat» und ein neues Pflichtenheft erhielt. Die sechsköpfige «stehende Kommission von Fachmännern», präsidiert von dem für Medizinalangelegenheiten verantwortlichen Regierungsrat, hatte bei der Regierung Entwürfe für Gesetze oder Verordnungen zu beantragen, die das kantonale Gesundheitswesen betrafen. Das

---

[16] Tagebuch I, 7.5.1860, S. 277. Bilder aus meinem Leben [1881], S. 185. SCHULTHESS RECHBERG, Anton von: Geschichte der Gesellschaft 1810-1910, Festschrift zur Feier des 100jährigen Bestehens der Gesellschaft der Ärzte des Kantons Zürich 1810-1910, Zürich 1910, S. 13-16. Ders.: Geschichte der Gesellschaft 1810-1910, Festschrift zur Feier des 125jährigen Bestandes der Gesellschaft der Ärzte des Kantons Zürich 1810-1935, Zürich 1935, S. 20-24.

[17] Tagebuch I, 18.8.1860, S. 279.

[18] Gesetze der Medizinisch-chirurgischen Gesellschaft des Kantons Zürich, 12.9.1811, Zürich 1811. Erneuerte Statuten der Medizinisch-chirurgischen Gesellschaft des Kantons Zürich, 28.5.1832, Zürich 1832.

[19] Tagebuch II, 8.5.1865, S. 1.

[20] Tagebuch II, 6.5.1867, S. 22 f.

[21] Regierungs-Etat des Kantons Zürich für das Jahr 1845, Zürich 1845, S. 43 f.

[22] Bilder aus meinem Leben [1881], S. 145. Vgl. Verordnung des Regierungsrates vom 27.2.1849 betreffend die Prüfung der Medizinalpersonen, Offizielle Gesetzessammlung des Kantons Zürich, Bd. 8.1, Zürich 1850, S. 208-212.

Beilage zu No. 3 der Züricherischen Freitagszeitung.

Zürich, den 19. Januar 1872. N° 1.

1. Probenummer.

Blätter für Gesundheitspflege.

Herausgegeben von der Gesellschaft der Aerzte des Kantons Zürich.

Redaktion: Professor Dr. O. Wyß. — Expedition: David Bürkli in Zürich.

Jährl. Abonnementspreis: Fr. 2. — Insertionspreis: 15 Cts. pr. gespaltene Zeile.

Was wir wollen.

Seit Jahrtausenden gab es unter allen Nationen bald einzelne, bald eine ganze Klasse von Leuten, deren Zweck und Ziel die Heilung der Gebrechen und Leiden Anderer war. Seit Jahrhunderten waren die Aerzte — und namentlich in den letzten Jahrzehnden mit großem Erfolge — bemüht, das Wesen der Krankheiten zu ergründen. Das Bestreben, Krankheiten zu verhüten, dagegen ist, wenn auch früher ein vielfach geäußerter und auch etwa angestrebter Wunsch, doch erst seit kürzerer Zeit ein mit Erfolg kultivirtes Gebiet medizinischer Forschung, das aber binnen Kurzem mit Riesenschritten sich zu einer ansehnlichen Entwicklung emporgeschwungen hat.

Und doch hat die Ueberzeugung, daß in der That die Entstehung von Krankheiten hintenangehalten werden und die Kenntniß davon, wie die Entwicklung von Krankheiten verhindert werden könne, trotz der enormen Wichtigkeit dieser Sache, bei uns kaum noch angefangen, im Publikum Wurzel zu schlagen.

Es unterliegt aber keinem Zweifel, daß Jeder, der die Resultate, die die Gesundheitspflege, d. h. die Lehre von der Erhaltung der Gesundheit und Verhütung von Krankheit kennt, auch die Ueberzeugung gewinnt, daß sie das beste Mittel wider Krankheit ist, daß in ihr die wahre Kunst liegt, das menschliche Leben zu verlängern, zu verbessern, schöner und glücklicher zu machen.

Aber nicht bloß die Sorge, das Leben des einzelnen Menschen zu verlängern, ist die Aufgabe der Gesundheitspflege. Sie hat noch weitergehende Ziele; Ziele, die über das Einzelleben und das Familienleben hinausgreifen. Indem sie allen Menschen die Grundbedingungen für ein ungestörtes Wohlsein zu bieten sucht, darnach trachtet, von jedem Einzelnen die ihn bedrohenden Schädlichkeiten abzuhalten, bessert sie das Wohlbefinden ganzer Volksklassen, ja der Bewohner ganzer Ortschaften, ganzer Länder. Sie steigert dadurch die Leistungsfähigkeit derselben und mehrt ihren Wohlstand. Die Gesundheitspflege ist demnach auch ein national-ökonomisches Gebiet, ein Gebiet, das speziell uns Schweizer als Republikaner interessiren muß; ein Gegenstand, dem wir aus Liebe zum theuren Vaterlande unsere besten Kräfte widmen sollen. Denn wie können wir besser unsere Liebe zur Heimat bekunden, als durch Förderung des gemeinen Wohls?

Erste Probenummer der von Conrad Meyer-Hofmeister mitbetreuten «Blätter für Gesundheitspflege», 19.1.1872, herausgegeben von der Ärztegesellschaft des Kantons Zürich.

Gremium war verantwortlich für die Prüfungen von Ärzten, Tierärzten, Apothekern und Hebammen[23].

1852 wurde Meyer-Hofmeister zum Präsidenten der militärischen Rekurskommission ernannt, an deren Spitze er bis zu ihrer Auflösung wegen Einführung der eidgenössischen Militärversicherung im Jahre 1875 verblieb[24]. Im Medizinalrat wirkte er unter Präsident Zehnder – der ihm «manchen Beweis von Zutrauen und Zuneigung» gab[25] – ganz entscheidend an zahlreichen Reformen mit, etwa am neuen Medizinalgesetz von 1854[26], an den Massnahmen gegen verschiedene Epidemien oder an den Projekten des neuen Irrenhauses Burghölzli, der Pflegeanstalt Rheinau und der Gebäranstalt[27]. Als Meyer-Hofmeister 1866 nach 22jährigem Wirken aus dem Zürcher Medizinalrat austrat, wurde sein Rücktritt ohne jede Verdankung zur Kenntnis genommen. Dieser Umstand, den er überdies aus der Zeitung erfahren musste, schmerzte ihn nach so langer Zeit engagierten und idealistischen Wirkens[28].

Ende August 1863 besuchte Meyer-Hofmeister gemeinsam mit Freund von Muralt die Jahresversammlung der Schweizerischen Naturforschenden Gesellschaft, die teils in der Kirche Samedan, teils in den Kursälen von St. Moritz tagte. Angeregt durch den Münchner Epidemiologen Seitz[29], beantragte Meyer-Hofmeister zuerst in der medizinischen Sektion, später an der Generalversammlung eine statistische Untersuchung der Lungentuberkulose in der Schweiz, wobei die Bodenverhältnisse, Lebensweise, Nahrung und Beschäftigung der Menschen speziell zu beachten seien[30]. Der Antrag wurde akzeptiert und Meyer-Hofmeister mit fünf weiteren Ärzten in eine entsprechende Kommission gewählt. Er beschäftigte sich in der Folge mit der Untersuchung der Kantone Glarus, Graubünden, St. Gallen, Appenzell sowie Schaffhausen und unternahm zu diesem Zweck mehrere Reisen. Nach dem Tod von Professor Locher-Balber übernahm er 1873 auch das Präsidium der Kommission[31]. Die Hauptarbeit fiel indessen dem Aktuar der Kommission zu, der die während fünf Jahren erhobenen Daten sammelte und – teilweise tabellarisch geordnet – 1875 nach Überwindung zahlreicher Schwierigkeiten publizieren konnte[32]. Trotz der eher kurz bemessenen Erhebungszeit gehört die Arbeit zu den exak-

---

[23] Offizielle Gesetzessammlung des Kantons Zürich, Bd. 8.1, Zürich 1850, S. 163-166.

[24] Tagebuch II, 24.3.1875, S. 170.

[25] Tagebuch III, 13.7.1877, S. 19. Vgl. auch Meyer-Hofmeisters Nachruf auf Zehnder, Bl. Gesd. pfl. 6.26, 1877, S. 209-214.

[26] Gesetz betreffend das Medizinalwesen, 2.10.1854, Offizielle Gesetzessammlung des Kantons Zürich, Bd. 10, Zürich 1855, S. 5-20.

[27] Amtliche Medizinalberichte 1844-1866 vgl. StAZ III 66 b 1. Rechenschaftsberichte des Regierungsrates an den Grossen Rat des Kantons Zürich, Zürich 1848-1862. Zu den Medizinalreformen vgl. SCHNYDER, Werner: Die fünfziger Jahre des 19. Jahrhunderts im Urteil des Zürcher Bürgermeisters Dr. med. Ulrich Zehnder, ZTB 1952, S. 126 f, 131-137. Ders.: Der Abschluss der Tätigkeit von Dr. med. Ulrich Zehnder als Zürcher Regierungspräsident, ZTB 1957, S. 90-97.

[28] Bilder aus meinem Leben [1881], S. 210.

[29] Franz Seitz (1811-1892), 1834 Dr. med. (München), 1848 PD, 1850 EO, 1852 O für Medizin in München.

[30] Tagebuch I, 24.-26.8.1863, S. 297 f.

[31] Tagebuch II, 19.7.1875, S. 176.

[32] Die Verbreitung der Lungenschwindsucht in der Schweiz, Bericht der von der Schweizerischen Naturforschenden Gesellschaft zu Untersuchungen darüber niedergesetzten Kommission, erstattet von ihrem Aktuar Emil MÜLLER, Winterthur 1876. Vgl. auch MÜLLER, Emil: Berufsarten der Lungenschwindsucht im Kanton Zürich, eine sanitarisch-soziale Skizze, Winterthur 1875.

testen unter den frühen medizinischen Statistiken der Schweiz und fand in der Fachwelt entsprechende Anerkennung[33].

Nicht zuletzt unter dem Eindruck der aus Italien drohenden Choleraepidemie, über die er vor der ärztlichen Kantonalgesellschaft referiert hatte, wurde Meyer-Hofmeister 1836 vom Zürcher Stadtrat in die städtische Sanitätskommission berufen[34]. Volle 44 Jahre wirkte er in diesem Gremium mit, an das insbesondere in Seuchenzeiten grosse Ansprüche gestellt wurden. Bei der Choleraepidemie von 1854/55, die auch in seiner Abteilung im südlichen Flügel des Kantonsspitals ausbrach, wählte man ihn in die eigens dafür gebildete Kommission[35]. Weit schlimmer noch wütete die Cholera 1867 in Zürich. Meyer-Hofmeister, von schweren Asthmaanfällen kaum genesen, konnte sich nicht entschliessen, die Stadt zu verlassen oder doch wenigstens das Haus zu hüten. «Ich kam mir vor wie ein alter Feldherr, der beim Hören der Kriegstrompete noch einmal mit den Seinen wohlgemut zum Kampf gegen den das Vaterland bedrängenden Feind auszieht.»[36] Er pflegte neben 32 ernsthaft Erkrankten 113 leichte Fälle und betreute damit unter den Zürcher Ärzten mit Abstand die meisten Patienten[37]. Obwohl oft müde und aufgeregt, lebte er soweit auf, dass er nicht nur seine Kranken, sondern auch die häufigen Sitzungen der Sanitätskommission besuchen konnte. Meyer-Hofmeister verfasste zwei Schriften zur Beruhigung seiner Mitbürger und regte die Abfassung einer dritten an[38]. Es galt, arme Familien in Speiseanstalten zu verpflegen, die Wachen der Evakuationslokale zu organisieren oder – besonders bei Anbruch der Nacht – die vielen von Angst gepeinigten Menschen zu beruhigen[39].

---

[33] Bilder aus meinem Leben [1881], S. 193.

[34] Bilder aus meinem Leben [1881], S. 134. Protokoll der Sanitätskommission 1831-1876, Stadtarchiv Zürich V. F. a. 01. Akten zum Gesundheitswesen in Zürich 1808-1892 im Stadtarchiv Zürich V. F. c. 10.

[35] Bilder aus meinem Leben [1881], S. 173. Stadtarchiv Zürich V. Fc. 3. Protokoll des Ausschusses der Sanitätskommission 1855, Stadtarchiv Zürich V. F. a. 02. BACH, Christoph Ernst: Die Choleraepidemie im alten Spital, Zürich 1856. LEBERT, Hermann: Vorträge über die Cholera, gehalten in Zürich am Ende des Sommersemesters 1854, Erlangen 1854. Ders.: Die Cholera in der Schweiz und das über dieselbe im Zürcher Kantons-Spital Beobachtete, ein Bericht an den Medizinalrat, Frankfurt a. M. 1856. SCHRÄMLI, Johann Jacob: Bezirksärztlicher Bericht über die Choleraepidemie des Bezirkes Zürich im Herbst 1855, Zürich 1856. Ders.: Auszug aus dem bezirksärztlichen Berichte über die Choleraepidemie des Bezirkes Zürich im Herbst 1855, Schweiz. Zschr. Med. Chir. Geburtsh., 1856, S. 457-480. WYSS, Eduard von: Die Choleraepidemien Zürichs im 19. Jahrhundert und ihre Bekämpfung, Diss. med., ZMA 13, Zürich 1926. MILT, Bernhard: Die Zürcher Choleraepidemie vom Jahr 1855 und die Erlebnisse eines Assistenzarztes am Kantonsspital, Vierteljahrsschrift der Naturforschenden Gesellschaft in Zürich 94, 1949, S. 45-59. CONDRAU, Flurin: Soziale Ungleichheit vor der Cholera und ihre Wahrnehmung durch Zürichs Ärzteschaft (1850-1870), MedGG 12, 1994, S. 75-99.

[36] Bilder aus meinem Leben [1881], S. 215.

[37] ZEHNDER, Carl: Bericht über die Cholera-Epidemie des Jahres 1867, Zürich 1871, S. 33.

[38] Anonymus [MEYER-HOFMEISTER, Conrad]: Ärztlicher Rat über das Verhalten gegenüber der Cholera, 12.9.1867. Anonymus [ders.]: Die Anordnungen betreffend die Cholera in der Stadt Zürich, 12.9.1867. Anonymus: Anleitung betreffend die Desinfektion während der Choleraepidemie, 17.9.1863. Alle Schriften im Stadtarchiv Zürich V. F. c. 3.

[39] ZEHNDER, Carl: Die Cholera, die Art ihrer Verbreitung und die Massregeln gegen dieselbe, mit Berücksichtigung der schweizerischen Verhältnisse, insbesondere des Kantons Zürich, Zürich 1866. Bericht der Medizinaldirektion an den Regierungsrat des Kantons Zürich über die Choleraepidemie 1867, Zürich 1867. BIERMER, Anton: Über die Ursachen der Volkskrankheiten, insbesondere der Cholera, ein populärer Vortrag, gehalten an der ersten Versammlung der Gesellschaft für öffentliche Gesundheitspflege zu Zürich am 4. November 1867, Zürich 1867. Protokoll der gemeinsamen Sanitätskommission für Zürich und Umgebung 1867, Stadtarchiv

Besondere Aufmerksamkeit erforderte auch der Typhus, der in den fünfziger und frühen sechziger Jahren in Zürich mehrere Male epidemisch auftrat und zahlreiche Opfer forderte[40]. Schon Ende 1855 richtete Meyer-Hofmeister mit seinen Kollegen der Gesellschaft der Ärzte Zürichs ein Schreiben an die Stadtbehörden, in dem eine Verbesserung des Kloakenwesens und Desinfektionsmassnahmen gefordert wurden[41]. Später konstituierte sich eine Art Verein aus Ärzten und Architekten, der mit einer ausführlichen Eingabe an den Stadtrat gelangte. Insbesondere schlug man die Sanierung des schlimmsten unter den sogenannten «Ehgräben» vor, was auch geschah und Grundlage für die späteren Reformen bildete. Als 1865 ein Stadtrat dem Typhus erlag, versammelte Meyer-Hofmeister die Zürcher Ärzte und verfasste in ihrem Namen einen Bericht über diese Epidemie und die sanitarischen Verhältnisse der Stadt. Darin wies er den Stadtrat auf den hygienisch bedenklichen Zustand der Aborte und der mittelalterlichen Ehgräben hin[42]. Das Auftreten der Cholera von 1867 bewies vollends die Notwendigkeit einer zeitgemässen Wasserversorgung, die jetzt in Angriff genommen wurde. Mit erstaunlicher Energie legte die Stadt in den folgenden Jahren ein umfassendes Kanalnetz an, das den Bedürfnissen von Wasserversorgung und Kloakenbeseitigung in der rasch wachsenden Stadt zumindest quantitativ genügen sollte[43]. Mit grossem Interesse nahm Meyer-Hofmeister Kenntnis von der 1879 erfolgten Entdeckung des Typhus-Erregers durch den damals in Zürich lehrenden Carl Joseph Eberth[44]. In der 1877 neu konstituierten städtischen Gesundheitskommission nahm Meyer-Hofmeister wiederum Einsitz und beteiligte sich bis 1880 sehr aktiv an den Arbeiten dieser nun in die allgemeine Stadtverwaltung eingegliederten Behörde[45].

Überhaupt wurde ihm das öffentliche Gesundheitswesen, Fragen der Hygiene und die entsprechende Volksaufklärung in den Jahren des fortgeschrittenen Alters zum wichtigsten Anlie-

---

Zürich V. F. a. 03. BIERMER, Anton: Mitteilungen über die Medizinische Klinik, Jahresbericht über die Verwaltung des Medizinalwesens, die öffentlichen Krankenanstalten und den allgemeinen Gesundheitszustand des Kantons Zürich im Jahre 1867, Zürich 1869. ZEHNDER, Carl: Bericht über die Choleraepidemie des Jahres 1867 im Kanton Zürich, Zürich 1871. Bericht der Medizinalsektion über die Choleraepidemie des Jahres 1867 im Kanton Zürich, Zürich 1871.

[40] WEGELIN, Carl: Der Typhus im Kanton Zürich, Diss. med., Zürich 1854.

[41] Schreiben von Meyer-Hofmeister und sieben Mitunterzeichnern, 6.12.1855, zitiert nach WYSS, Eduard von: Die Choleraepidemien Zürichs im 19. Jahrhundert und ihre Bekämpfung, Diss. med., Zürich 1926, S. 79-81. Akten zur Cholera 1831-1876 im Stadtarchiv Zürich V. F. c. 01.

[42] Tagebuch I, 12.2.1865, S. 328, 8.3.1865, S. 329. Tagebuch II, 19.9.1865, S. 5.

[43] Zur Kloakenreform in der Stadt Zürich: Akten zu den Wasseruntersuchungen in der Stadt und den Ausgemeinden 1865-1880, Stadtarchiv Zürich V. F. c. 02. BÜRKLI, Arnold: Über Anlage städtischer Abzugskanäle und Behandlung der Abfallstoffe aus Städten, Bericht an den Stadtrat, mit Nachtrag über die Kanalisation der Stadt Zürich, Zürich 1866. Verordnung betreffend Kloakenreform, 27.6.1867, Stadtarchiv Zürich. Die Wasserversorgung von Zürich, ihr Zusammenhang mit der Typhusepidemie des Jahres 1884 und Vorschläge zur Verbesserung der bestehenden Verhältnisse, Bericht der «Erweiterten Wasserkommission» an den Stadtrat von Zürich, Zürich 1885. WYSS, Eduard von: Die Choleraepidemien Zürichs im 19. Jahrhundert und ihre Bekämpfung, Diss. med., Zürich 1926, S. 79-94. ILLI, Martin: Von der Schîssgruob zur modernen Stadtentwässerung, hrsg. von der Stadtentwässerung Zürich, Abteilung des Bauamtes I, Zürich 1987, S. 73-90.

[44] Tagebuch III, 7.2.1880, S. 87. EBERTH, Carl Joseph: Die Organismen in den Organen bei Typhus abdominalis, Archiv für pathologische Anatomie und Physiologie und für klinische Medizin 81, 1880, S. 58-74. Carl Joseph Eberth (1835-1926), 1859 Dr. med. (Würzburg), 1862 PD in Würzburg, 1865 EO für Pathologie in Zürich, 1870 O, 1876 Prof. an der Tierarzneischule, 1881 O in Halle.

[45] Protokoll der Gesundheitskommission der Stadt Zürich 1877-1892, Stadtarchiv Zürich V. F. a. 04. Akten der Gesundheitskommission der Stadt Zürich, Stadtarchiv Zürich V. F. c. 07, 10.

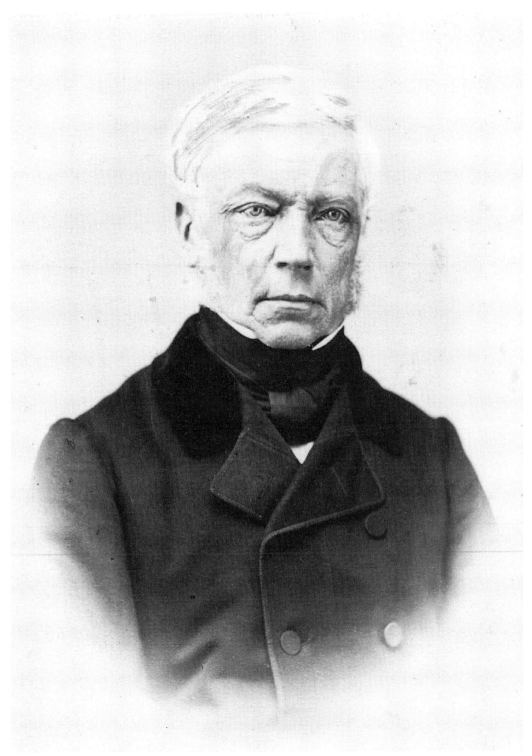

Conrad Meyer-Hofmeister, 1859-1867 Präsident der Ärztegesellschaft des Kantons Zürich, Photographie, 1870er Jahre (MHIZ).

gen. Da die Ärzte nach dem Regierungsumschwung von 1869, in dem die Demokraten die Liberalen verdrängt hatten, von den Behörden kaum Hilfe gegen die zunehmend erstarkende Bewegung von Kurpfuschern, Wunderheilern, Impfgegnern oder Antivivisektionisten erwarteten, griffen sie zur Selbsthilfe. Conrad Meyer-Hofmeister beantragte im Vorstand der ärztlichen Kantonalgesellschaft die Herausgabe einer allgemeinverständlichen, wissenschaftlich einwandfreien Publikation über medizinische Grundfragen[46]. In der Folge wurden die anfangs 1872 erstmals erschienenen «Blätter für Gesundheitspflege»[47], unter redaktioneller Leitung des Hygienikers Oscar Wyss[48], seine eigentliche Herzenssache. Das Jahresabonnement der alle vierzehn Tage erscheinenden Zeitschrift betrug zwei Franken. Besondere Anstrengungen unternahm man, um auch Behördemitglieder der Gemeinden, Pfarrer und Lehrer, überhaupt die mit der Volksbildung vertrauten Kreise zu gewinnen. Bei Abonnentenzahlen zwischen 1'200 und 1'500 nahm die herausgebende Ärztegesellschaft regelmässig ein kleines Betriebsdefizit in Kauf[49]. Meyer-Hofmeister, der «intellektuelle Begründer und getreueste Mitarbeiter»[50], wirkte mit Hingabe in der Redaktionskommission, führte bis zum Tod deren Protokoll[51] und verfasste zahlreiche Artikel. Diese betrafen anfänglich vor allem Fragen der praktischen Medizin. Später schrieb er regelmässig die Monatsberichte über den Gesundheitszustand oder Rezensionen und Berichte allgemeinen Inhalts; besondere Sorgfalt widmete er den Nekrologen verstorbener Kollegen. Regelmässig vertrat Meyer-Hofmeister die Anliegen der «Blätter für Gesundheitspflege» vor der ärztlichen Kantonalgesellschaft, deren Herausgabe periodisch gesichert werden musste. Er regte auch die Veranstaltung öffentlicher Vorträge durch die Redaktionskommission an, einen 1877/78 durchgeführten Zyklus von sechs Referaten zu verschiedenen Gebieten des öffentlichen Gesundheitswesens[52]. Und schliesslich initiierte er durch eindringliche Ansprachen im Kreis der ärztlichen Kantonalgesellschaft das Gesetz über öffentliche Gesundheitspflege und Lebensmittelpolizei von 1876[53]; die entsprechende Petition ans Parlament stammte aus seiner Feder[54]. Kurz danach konnte auch eine Verordnung betreffend die örtlichen Gesundheitsbehörden in den Gemeinden erlassen werden[55].

So stand Meyer-Hofmeister in allen Bestrebungen, die der öffentlichen Gesundheitspflege als wichtigen, ständigen Teil des politischen und sozialen Lebens zum Durchbruch verhelfen wollten, an vorderster Front. Dabei ist es seiner ausgleichenden Persönlichkeit gelungen, bei allem entschiedenen Eintreten für das Neue doch unbesonnene und allzu stürmische Ent-

---

[46] Tagebuch II, 18.8.1871, S. 103.
[47] 1871-1886: Blätter für Gesundheitspflege, dem Volke gewidmet von der Gesellschaft der Ärzte des Kantons Zürich. 1886-1918: Schweizerische Blätter für Gesundheitspflege.
[48] Oscar Wyss (1840-1918), 1862 Dr. med. (Zürich), 1866 PD für innere Medizin in Breslau, 1869 EO für innere Medizin in Zürich, 1874 Direktor des Zürcher Kinderspitals, 1879 O für Hygiene und Pädiatrie. Vgl. WYSS-ENZ, Oscar: Oscar Wyss-Kienast (1840-1918), Nbl. Waisenhaus 141, 1978, S. 147.
[49] Protokoll des Redaktionskomitees der Bl. Gesd. pfl., StAZ W 52 14.1, S. 3.
[50] Bl. Gesd. pfl. 10.24, 1881, S. 191.
[51] Protokoll des Redaktionskomitees der Bl. Gesd. pfl., StAZ W 52 14.1.
[52] Tagebuch III, 3.11.1877, S. 25.
[53] Gesetz betreffend die öffentliche Gesundheitspflege und die Lebensmittelpolizei vom 10.12.1876, Offizielle Gesetzessammlung des Kantons Zürich 19, Zürich 1877, S. 478-484.
[54] Tagebuch II, 22.11.1875, S. 183, Tagebuch III, 13.3.1876, S. 5, 21./22.3.1876, S. 5. Vgl. auch Meyer-Hofmeisters Stellungnahme in den Bl. Gesd. pfl. 6.1, 1877, S. 1-4, 6.2, 1877, S. 9-11.
[55] Offizielle Gesetzessammlung des Kantons Zürich 19, Zürich 1877, S. 486-499.

wicklungen zu vermeiden, die viele Interessen verletzt oder die ökonomischen Kräfte des Gemeinwesens überfordert hätten[56].

Medizinhistoriker

Conrad Meyer-Hofmeister brachte der Vergangenheit seines Berufsstandes zeitlebens ein sehr lebhaftes Interesse entgegen. Dazu veranlasste ihn zweifellos schon allein die Pietät gegenüber seinen Vorfahren im ärztlichen Beruf, deren Leistungen als Zürcher Spitalchirurgen er sehr zu würdigen wusste[1]. Er teilte mit diesen Ahnen die Vorliebe für die Medizingeschichte, der er sich zumeist in den Abendstunden als «angenehme, leichte Arbeit» widmete[2]. Sein Vater Ludwig Meyer war nach der Entfernung vom Amt des Spitalarztes und ohne sehr bedeutende Privatpraxis gezwungen und von der Familie vielfach angeregt worden, sich einem neuen Tätigkeitsfeld zuzuwenden. Er wählte die Geschichte der Medizin und verbrachte viele seiner Ruhestandsjahre mit dem Ordnen der Meyerschen Bildersammlung. Auf einer Lithographie von Irminger[3] liess er sich 1845 mit je einem Band von Haesers Medizingeschichte[4] und Siebolds Geschichte der Geburtshilfe[5] abbilden (vgl. S. 49).

Die bedeutende Porträtsammlung von Ärzten und Naturforschern hatte allerdings schon Meyer-Hofmeisters Grossvater Johann Conrad Meyer-Bodmer begründet. Sie erhielt aber den grössten Zuwachs, als Ludwig Meyer-Pestalozzi durch Erbgang einen Teil der Sammlung von Conrad Lochmann[6] erhielt. Etwa 8'000 Blätter der Lochmannschen Porträts von Theologen, Staatsmännern und Wissenschaftern gelangten an die Stadtbibliothek in Zürich, während die Ärzte und Naturforscher an die Familie Meyer übergingen, da die Mutter von Anna Barbara Meyer-Pestalozzi eine geborene Lochmann war[7]. Meyer-Bodmer und Sohn Meyer-Pestalozzi brachten die Holzschnitte, Schattenrisse, Bleistiftzeichnungen, Kupferstiche und Lithographien in alphabetische Ordnung und versahen sie mit teilweise ausführlichen Biographien. Dass bei solcher Sammeltätigkeit wertvolle Druckschriften rücksichtslos zerschnitten wurden, mag man heute lebhaft bedauern. Überdies können diese Lebensbilder, mit Ausnahme der den Bearbeitern persönlich bekannten Zürcher Ärzte, kaum als originell gelten, stützten sich die beiden doch hauptsächlich auf Zedlers Universallexikon ab[8]. Dennoch haben sie durch ihre

---

[56] Nbl. Waisenhaus (1892), S. 35.
[1] Tagebuch I, 9.-15.2.1868, S. 44. MEYER-HOFMEISTER, Conrad: Meine Vorväter, Vorgänger im ärztlichen Berufe, Mskr. [1868], Porträtslg. Meyer, Mappe M, MHIZ.
[2] Tagebuch I, 21.9.1846, S. 8.
[3] Karl Friedrich Irminger (1813-1863), Kupferstecher und Lithograph in Zürich.
[4] HAESER, Heinrich: Lehrbuch der Geschichte der Medizin und der Volkskrankheiten, 1. Aufl., Jena 1845.
[5] SIEBOLD, Eduard Caspar Jacob von: Versuch einer Geschichte der Geburtshilfe, 2 Bde, Berlin 1839/1845.
[6] Hans Conrad Lochmann (1737-1815), 1778 Zunftmeister zum Kämbel, 1794 Statthalter und oberster Meister, 1794 Präsident des Bibliothekskonvents der Zürcher Stadtbibliothek, verstarb als letzter männlicher Träger seines Namens.
[7] Corr.-Bl. Schweiz. Ärzte 18.3, 1888, S. 81. Kein Hinweis auf das offensichtlich anonym erfolgte Lochmannsche Vermächtnis findet sich bei VÖGELIN, Salomon / VÖGELIN, Anton Salomon: Geschichte der Wasserkirche und der Stadtbibliothek in Zürich, Nbl. Stadtbibliothek, 6 Teile, Zürich 1842-1848, S. 111.
[8] ZEDLER, Johann Heinrich u. a.: Grosses vollständiges Universal-Lexikon aller Künste und Wissenschaften, 64 Bde, Halle/Leipzig 1732-1750.

ausdauernde, liebevolle Freizeitbeschäftigung den Grundstock zu einer Porträt- und Biographiensammlung von mehreren Tausend Abbildungen gelegt, die als medizinhistorische Quelle einzigartig dastehen dürfte[9].

Meyer-Hofmeister widmete sich der Sammlung in dritter Generation mit grosser Hingabe und setzte sich durch eine systematische Durcharbeitung deutlich von der mehr dilettierenden Art seiner Vorfahren ab[10]. Er veranlasste seine Mutter und seine Frau zur Mithilfe beim Ordnen der Bilder und bei der Abfassung eines Gesamtregisters. Während seiner europäischen Studienreise zwischen 1827 und 1831 fand er zahlreiche Gelegenheiten, Ärzteporträts zu sammeln und an seinen Vater zu senden. Anlässlich der Pariser Reise von 1857 galt sein Interesse nicht nur den Krankenanstalten, sondern auch den Kunsthandlungen, in denen er neue Ärzteporträts aufstöberte[11]. Er trug neben Lithographien auch Photographien und Autographen zur Sammlung bei, folgten doch viele Kollegen seinem Wunsch, ihm mit entsprechender Korrespondenz ihr Porträt zu schenken. Bemerkenswert sind auch Meyer-Hofmeisters Nekrologe auf verstorbene Zeitgenossen. Besonders in den letzten Lebensjahren gewährte ihm die Arbeit an der Porträtsammlung «viel Genuss und Einsicht in die Entwicklungsgeschichte der medizinischen Wissenschaften»[12].

Meyer-Hofmeisters präsidialer Festvortrag vor der Medizinisch-chirurgischen Gesellschaft des Kantons Zürich, der «Beifall fand»[13], befasste sich 1860 ausführlich mit der mittlerweile fünfzigjährigen Vergangenheit der Standesvereinigung und deren Vorgeschichte[14]. Der Redner erinnerte an die 1782 erfolgte private Gründung des Medizinisch-chirurgischen Instituts durch einige initiative Zürcher Ärzte, an die erste gesamtschweizerische Vereinigung der «Helvetischen Gesellschaft correspondierender Ärzte und Wundärzte» von 1788 und endlich an die Gründung der Zürcher Kantonalgesellschaft von 1810 als dritte nach denjenigen in den Kantonen Aargau und Bern. Die ersten zwanzig Jahre der Gesellschaft vereinigten Lehrer und Schüler des Medizinisch-chirurgischen Instituts, seit 1804 eine Kantonalanstalt. Als zweite Periode bezeichnete Meyer-Hofmeister die Jahre zwischen 1831 und 1841, die dem Kanton den liberalen Umschwung mit einer völligen Neuordnung des Gesundheitswesens und die Gründung einer Hochschule brachten. Die dritte Periode begann laut Meyer-Hofmeister 1841, als mit dem späteren Regierungspräsidenten Zehnder ein führender liberaler Politiker das Präsidium übernahm und die Gesellschaft zielstrebig für die Interessen des öffentlichen Gesundheitswesens einsetzte. Meyer-Hofmeister erinnerte an die grosse Entwicklung der medizinischen Wissenschaft in den fünfzig Jahren der Zürcher Ärztegesellschaft, in denen namentlich die Methoden von Physik und Chemie in den Grundlagenfächern Anatomie und Physiologie, aber auch in der praktischen Medizin Eingang gefunden hatten. Ein praktischer und nüchter-

---

[9] Seit 1989 im MHIZ. DOMENICONI, Marco Jean Pierre: Porträt- und Biographiensammlung Meyer zum Felsenegg, Teil 3 (I-M), Diss. med. dent., Typoskript, Zürich 1993. SIGRIST, Beat Markus: Porträt- und Biographiensammlung Meyer zum Felsenegg, Teil 1 (A-D), Diss. med. dent., Typoskript, Zürich 1992. MONTANARI, Christoph Alessandro: Porträt- und Biographiensammlung Meyer zum Felsenegg, Teil 5 (T-Z), Diss. med., Typoskript, Zürich 1995.

[10] Tagebuch III, 2.-15.6.1879, S. 67.

[11] Tagebuch I, 4.9.1857, S. 243.

[12] Tagebuch III, 1.-5.7.1879, S. 68.

[13] Bilder aus meinem Leben [1881], S. 185.

[14] Denkschrift der Medizinisch-chirurgischen Gesellschaft des Kantons Zürich zur Feier des 50. Stiftungstages, den 7.5.1860, Zürich 1860, S. I-XXIII.

ner Sinn hat nach dem Urteil Meyer-Hofmeisters die Zürcher unempfänglich gegen starre Lehrsysteme verschiedener medizinischer Sekten gemacht; Homöopathie, Magnetismus oder eine einseitige Wasserheilkunde fanden im Kreis der Gesellschaft keine Aufnahme[15]. Der Grossteil der Ärzte durchlief vor Gründung der Zürcher Hochschule eine Weiterbildung an ausländischen Universitäten, wo man sie mit den physikalischen und chemischen Diagnosemethoden und dem Mikroskop bekanntmachte, bis sich die Zürcher dank Schönlein[16] die moderne Denkweise auch in ihrer Heimat aneignen konnten. Meyer-Hofmeister schloss seine gefälligen, wenn auch vielleicht etwas wenig kritischen Geschichtsbetrachtungen mit der Aufforderung: «Ehren wir dankbar das Andenken der uns vorangegangenen würdigen Kollegen, bauen wir fest und freudig fort auf dem sicheren Fundamente, das dieselben gelegt haben, auf dem Grundsteine der Wissenschaftlichkeit, der Humanität und Freundschaft: dann wird auch unser künftiges Wirken durch Schönheit und Kraft bezeichnet sein. Der Segen des Allmächtigen walte über unserem Vereine!»[17]

Seine medizinhistorisch bedeutungsvollsten Arbeiten hat Conrad Meyer-Hofmeister in den Jahren 1871 und 1872 veröffentlicht. Im Rahmen der Gelehrten Gesellschaft, deren Mitglieder aufgefordert waren, zumindest ein Mal mit einem Beitrag im Neujahrsblatt zum Besten des Waisenhauses hervorzutreten, schrieb er in zwei aufeinanderfolgenden Teilen über «Die Ärzte Zürichs»[18]. Bei den an «die lernbegierige Zürcherische Jugend» gerichteten Beiträgen ging es ihm darum, den Zeitgenossen zu zeigen, welch hohe und schwierige Aufgabe dem Ärztestand seit je zufiel und wie lange schon ausgezeichnete Männer die besten Kräfte ihrem Beruf gewidmet hatten; daher müssten unberufene Hände, die sich in die Heilkunde einmischten, nach Kräften abgewehrt werden[19]. Er schilderte in knapper Form die Tätigkeit der Ärzte vom Altertum bis ins Mittelalter und würdigte speziell die Rolle der jüdischen Ärzte und der Mönchsmedizin. Die Tätigkeit der Handwerksärzte, der Bader und Scherer, beschränkte sich auf kleine, oberflächliche Eingriffe, während nach der Reformation in Zürich bedeutende Ärzte auftraten und die medizinische Ausbildung nach Kräften zu fördern versuchten. Im ersten Band gedachte der Autor speziell der Bedeutung von Johannes von Muralt[20], der beiden Burkhardt[21] und des Wundarztes Freytag[22]. Der nachfolgende zweite Band beschäftigte sich mit der Entwicklung der Medizin und den daran beteiligten Personen nach Gründung des Medizinisch-chirurgischen Instituts in Zürich von 1782. Erwähnung fanden auch die gesellschaftlichen Zusammenschlüsse, die Sanitätsbehörden, spezielle Seuchen und Kriege oder die Ärzte verschiedener

---

[15] Ebenda, S. XXI.

[16] Johann Lucas Schönlein (1793-1864), Prof. der Medizin in Würzburg, Zürich und Berlin, vgl. S. 298 f.

[17] Denkschrift der Medizinisch-chirurgischen Gesellschaft des Kantons Zürich zur Feier des 50. Stiftungstages, den 7.5.1860, Zürich 1860, S. XXIII.

[18] MEYER-HOFMEISTER, Conrad: Die Ärzte Zürichs, ein Beitrag zur Entwicklungsgeschichte des ärztlichen Standes in den letzten drei Jahrhunderten, Teil I und II, Neujahrsblatt zum Besten des Waisenhauses in Zürich 34/35, Zürich 1871/72.

[19] Tagebuch II, 10.11.1871, S. 108.

[20] Johannes von Muralt (1645-1733), 1671 Dr. med. (Basel), 1686 Begründer des Collegium anatomicum in Zürich, 1688 Erster Stadtarzt (Archiater), 1691 Prof. der Naturlehre und Mathematik am Collegium Carolinum und Chorherr, bedeutender Arzt, Chirurg, Anatom und Naturforscher.

[21] Johann Rudolf Burkhardt (1721-1784), Wundarzt in Zürich, 1752 Demonstrator der Anatomie, 1770 Geschworener Meister, Gschauherr, 1780 Spitalarzt. Dessen Sohn: Johann Heinrich Burkhardt (1752-1799), Wundarzt in Zürich, 1781 Demonstrator der Anatomie, 1782 Lehrer am Medizinisch-chirurgischen Institut.

[22] Johann Conrad Freytag (1664-1738), Stadtschnittarzt in Zürich, vgl. S. 23.

Institutionen. Meyer-Hofmeister schloss seine Ausführungen mit dem Hinweis auf die Herausforderungen von moderner Hygiene und Gesundheitspflege sowie mit einer deutlichen Distanzierung von Kurpfuscherei, Homöopathie, Gebets-Heilanstalten oder sogenannten «Naturärzten».

Seine Schilderung der «Ärzte Zürichs» ist eine leichtverständliche, seriöse Auseinandersetzung mit der früheren Medizinalversorgung, auch wenn sie die Standesgeschichte vielleicht etwas zu sehr in den Mittelpunkt rückt. Der Autor der Studie hat sich mit den Quellen beschäftigt und dabei insbesondere aus der Meyerschen Porträt- und Biographiensammlung schöpfen können. Die Arbeit bot eine feste Grundlage, auf der spätere Medizinhistoriker sicher aufbauen konnten[23]. Zwar erreichte ihre Qualität nicht diejenige der Werke seines Kollegen und Freimaurerbruders Conrad Meyer-Ahrens, der als bedeutendster Schweizer Medizinhistoriker des 19. Jahrhunderts gelten darf[24]; Meyer-Hofmeister selbst hat dem «fleissigen Arbeiter und emsigen Sammler»[25] einen schönen Nekrolog gewidmet und dessen hinterlassene Schriften geordnet[26]. Im Gegensatz zu diesem Privatgelehrten erfüllte er aber eine volle praktisch-medizinische Tätigkeit und musste seine historischen Studien der knappen Freizeit abringen. Immerhin hat es Meyer-Hofmeister wohl noch besser verstanden, auch über den Kollegenkreis hinaus eine breitere Öffentlichkeit für die medizinische Vergangenheit zu interessieren, ohne an der wissenschaftlichen Qualität unzulässige Abstriche hinzunehmen.

Bis ans Lebensende beschäftigte sich Conrad Meyer-Hofmeister mit den Vorarbeiten einer recht umfassend angelegten Geschichte der Zunft zur Schmiden in Zürich. Er hat die im Manuskript abgeschlossene, ziemlich eingehende Zunftgeschichte von Stadtrat Meyer-Ott[27] aus dem Jahre 1874 mit zahlreichen Zusätzen versehen[28] und sich ganz besonders in die Akten der Gesellschaft zum Schwarzen Garten vertieft; viele handschriftliche Bemerkungen und die systematische Ordnung der noch vorhandenen Gesellschaftsakten zeugen davon[29]. Auch aus einem Tagebucheintrag geht klar hervor, dass er sich im letzten Lebensjahr mit der Zunftgeschichte und speziell mit der Baugeschichte des Zunfthauses «zum Goldenen Horn» beschäf-

---

[23] WEHRLI, Gustav Adolf: Die Bader, Barbiere und Wundärzte im alten Zürich, Mitteilungen der Antiquarischen Gesellschaft in Zürich 30.3, Zürich 1927. Ders.: Die Wundärzte und Bader Zürichs als zünftige Organisation, Geschichte der Gesellschaft zum Schwarzen Garten, Mitteilungen der Antiquarischen Gesellschaft in Zürich 30.8, Zürich 1931. Ders.: Die Krankenanstalten und die öffentlich angestellten Ärzte und Wundärzte im alten Zürich, Mitteilungen der Antiquarischen Gesellschaft in Zürich 31.3, Zürich 1934.

[24] Conrad Meyer-Ahrens (1813-1872), 1835 Dr. med. (Berlin), praktischer Arzt in Zürich, später Sekretär der Aufnahmekommission des Kantonsspitals, 1841 Aktuar, 1848 Präsident der medizinischen Kommission der Schweizerischen Naturforschenden Gesellschaft. CALLISEN 30 (1842), S. 361. NZZ 644, 18.12.1872. Bl. Gesd. pfl. 26, 1873, S. 241 f. Corr.-Bl. Schweiz. Ärzte 3, 1873, S. 121-123. BLÄ 4 (1932), S. 189. RÖTHLISBERGER, Paul: Der Zürcher Arzt Conrad Meyer-Ahrens (1813-1872), Medizinhistoriker, Epidemiologe und Balneograph, Gesnerus 30, H. 3/4, 1973, S. 122-142. ILLIC, Djordie: Conrad Meyer-Ahrens (1813-1872) und sein Werk über die Heilquellen und Kurorte der Schweiz, Diss. med. dent., Zürich 1975. MÖRGELI, Christoph: Manuskript eines Nachrufs von 1873 auf den Schweizer Medizinhistoriker Conrad Meyer-Ahrens, Gesnerus 51, 1994, S. 268-279.

[25] Tagebuch II, 21.12.1872, S. 126, 25.1.1873, S. 128, 3.-6.6.1873, S. 134.

[26] MEYER-HOFMEISTER, Conrad: Nekrolog von Br[uder] Meyer-Ahrens, vorgetragen in der Trauerloge, 25.1.1873, Mskr., Porträtslg. Meyer, Mappe M, MHIZ. Nachgelassene Schriften von Meyer-Ahrens vgl. Zentralbibliothek Zürich Z VII 200-239.

[27] Wilhelm Meyer-Ott (1797-1877), Kaufmann, Bankier, Stadtrat und Finanzvorstand, Militärschriftsteller.

[28] Auszüge der Vorarbeiten Meyer-Otts im Stadtarchiv Zürich VII 179.34.

[29] Akten der Gesellschaft zum Schwarzen Garten, Stadtarchiv Zürich VII 179, Schachtel 34.

tigte[30]. Der Verfasser der rund dreissig Jahre später erschienenen Zunftgeschichte, Friedrich Hegi[31], hat denn auch in der Einleitung zu seinem sorgfältig dokumentierten Werk auf die unvollendeten Vorarbeiten Meyer-Hofmeisters hingewiesen[32].

Schliesslich wusste Meyer-Hofmeister in seinen letzten Lebensjahren, dass auch die von ihm bewusst durchlebte Zeit bereits Medizingeschichte war. Anhand seiner Aufzeichnungen der Studienreise von 1827 bis 1831 erinnerte er sich im Alter mit Leonhard von Muralt noch einmal an die gemeinsame Zeit und fasste seine damaligen Notizen und späteren Tagebucheintragungen zu einem Text zusammen, den er mit dem Titel «Bilder aus meinem Leben» überschrieb[33]. Er ordnete und katalogisierte mit viel Sorgfalt die Hinterlassenschaft von vier Ärztegenerationen seines Geschlechts, so die pathologischen Präparate, die Krankenbilder des alten Spitals, die Manuskripte, die stattliche Bibliothek[34] sowie die Sammlung chirurgischer Instrumente[35]. Die von ihm zusammengetragenen Aphorismen verschiedenster Schriftsteller, Philosophen und Wissenschafter boten ihm tiefe Einblicke ins Wesen des Menschen und der Arzneikunst[36]. Zweifellos war es nicht zuletzt seine Beschäftigung mit der Medizingeschichte, die Meyer-Hofmeister zur Einsicht brachte, dass jeder Fortschritt Zeit und grosse Anstrengungen erfordert. Seine umfassenden historischen Kenntnisse mögen ihn neben den Erfahrungen der praktischen Tätigkeit davor bewahrt haben, in seinem ärztlichen Beruf die eigenen Mittel und Möglichkeiten zu überschätzen.

Öffentliches Wirken

Konnten zahlreiche seiner Stadtzürcher Zeitgenossen und Freunde den Verlust der städtischen Vorrechte in den 1830er Jahren nicht verwinden, gelang es Meyer-Hofmeister viel problemloser, sich in die neue Zeit zu schicken. Dank seines vorurteilslosen, wissenschaftlich geschulten Denkens, verbunden mit einem grundsätzlich positiven Menschenbild, erkannte er klar die Bedürfnisse der sich rasch wandelnden Gesellschaft. Das in seinen Gesellschaftskreisen häufige Wehklagen über die angebliche Pöbelherrschaft des Liberalismus oder gar der Kampf zur Wiedererlangung verlorener politischer und wirtschaftlicher Privilegien lag ihm gänzlich fern. Als sich einige seiner nächsten Freunde aristokratisch-konservativer Gesinnung in die Religionskämpfe von 1839 stürzten, liess er sich in keinerlei Parteileidenschaften hineinziehen, sondern

---

[30] Tagebuch III, 1.-2.7.1881, S. 133.
[31] Friedrich Hegi (1878-1930), 1905 Dr. phil. (Zürich), Historiker, 1905 Adjunkt des Staatsarchivs, später zweiter Staatsarchivar des Kantons Zürich, 1913 PD für allgemeine Geschichte und historische Hilfswissenschaften in Zürich, 1921 Prof.
[32] HEGI, Friedrich: Geschichte der Zunft zur Schmiden in Zürich 1336-1912, Zürich 1912, S. 6.
[33] Vgl. S. 53 f.
[34] MEYER-HOFMEISTER, Conrad: Verzeichnis der pathologischen Präparate, Mskr., o. J., Privatbesitz. Ders.: Erklärung der Abbildungen, Mskr., o. J., MHIZ. Ders.: Verzeichnis der Manuskripte von Stadtarzt Conrad Meyer, von Spitalarzt Dr. Ludwig Meyer und Dr. Meyer-Hofmeister, Mskr., o. J., Privatbesitz. Ders.: Verzeichnis medizinischer Bücher, Mskr., o. J., Privatbesitz. Ders.: Verzeichnis der Dissertationen, Mskr., o. J., Privatbesitz.
[35] Die Meyersche Instrumentensammlung gelangte 1926 in den Besitz des Medizinhistorischen Instituts und Museums der Universität Zürich.
[36] MEYER-HOFMEISTER, Conrad: Miscellanea und Rhapsodien im Gebiete der Medizin, Mskr., o. J., Privatbesitz.

versuchte nach Kräften, die erbitterten Gemüter zu beruhigen[1]. Während den Tagen des «Züriputschs», der Vetreibung der liberalen Regierung durch eine religiöse Volksbewegung, versah Meyer-Hofmeister mit Gewehr und Munition Stadtwache, führte aber auch sein Chirurgenbesteck mit sich und unternahm zahlreiche Krankenbesuche[2].

Schon 1837 wurde Meyer-Hofmeister vom Stadtschulrat in die Aufsichtsbehörde der Töchterschule gewählt. Er trat in diese Behörde um so lieber ein, als einige seiner Jugendfreunde, etwa Heinrich Weiss[3], als begeisterte Lehrer an dieser Schule wirkten[4]. 1840 ordnete ihn seine Zunft zur Schmiden in den Grossen Stadtrat ab[5]. Im Stadtparlament trat er vor allem in der Frage eines neuen Friedhofs hervor, den er in grosszügiger Weise im Selnau zu errichten wünschte[6]. Beim Bau eines neuen Schulhauses sprach er sich entschieden für einen Neubau statt für Umbauten des Fraumünsteramtes aus. Bei beiden Vorlagen vermochte er nicht durchzudringen, da ökonomische Bedenken so zukunftsgerichtete Projekte scheitern liessen.

1855 amtete Meyer-Hofmeister in der Pfarrwahlkommission der Grossmünster-Gemeinde. Er hatte in deren Namen den Vorschlag von Pfarrer Johann Jakob Hess[7] als neuen Diakon zu vertreten. Die Gemeindeversammlung folgte seinem «sehr gediegenen Vortrage»[8] und berief 1855 den eher positiven, zwischen den Glaubensrichtungen vermittelnden Theologen auf die erste Zürcher Kanzel[9]. Meyer-Hofmeister war kein regelmässiger Kirchgänger und die Glaubensauffassung des Freimaurers nichts weniger als fundamentalistisch. Der Sonntag bot ihm kaum Entspannung, sondern meist vermehrte Ansprüche der Privatpraxis, so dass er sich das Ende des Gottesdienstes oft förmlich herbeisehnte, um sich sogleich wieder seinen Patienten widmen zu können. «Dagegen war ich der reformierten Kirche ganz zugetan und erblickte gerade in der praktischen religiösen Lehre der Zwinglischen Kirche, die eine freiere Auffassung der Christuslehre ermöglicht, die Aufgabe der Kirche der Zukunft.»[10] Am liebsten besuchte er die Gottesdienste an den hohen kirchlichen Feiertagen, etwa am eidgenössischen Bettag, der alle christlichen Bekenntnisse in gemeinsamem Glauben vereinigte[11]. Als Leiter der Freimau-

---

[1] Bilder aus meinem Leben [1881], S. 137-139.
[2] Bilder aus meinem Leben [1881], S. 139.
[3] Heinrich Weiss (1805-1877), Pfarrer in Wallisellen, vgl. S. 58.
[4] Bilder aus meinem Leben [1881], S. 136. Akten zur Töchterschule 1804-1858 im Stadtarchiv Zürich V. H. c. 02. STADLER, Salomon: Rückblick auf die Geschichte der höheren Töchterschule in Zürich, Programm der höheren Töchterschule der Stadt Zürich 1899/1900, Zürich 1900, S. 5-58. WEBER, Marta: Zürichs Töchterschule, Jahrbuch vom Zürichsee 1949/50, S. 150-162. RYMANN, Hans: Die historische Entwicklung der Töchterschule der Stadt Zürich, Zürich 1973. NZZ, 29.10., 11.11.1974. 100 Jahre Töchterschule der Stadt Zürich, Zürich 1975.
[5] Protokolle des Grossen Stadtrates 1816-1892, Stadtarchiv Zürich V. A. a. 02.
[6] Protokolle der Kirchhofkommission der vereinigten Kirchgemeinden Gross- und Fraumünster und Predigern 1843-1878, Stadtarchiv Zürich V. F. a. 06, V. F. a. 07. Akten der Kirchhofkommission der vereinigten Kirchgemeinden Gross- und Fraumünster und Predigern 1843-1878 im Stadtarchiv Zürich V. F. c. 11-14.
[7] Johann Jakob Hess (1813-1876), 1842 Pfarrer in Herrliberg, 1849/50 und 1852-1857 Mitglied des Kirchenrates, 1855 Pfarrer am Grossmünster in Zürich, 1871 Präsident des protestantisch-kirchlichen Hilfsvereins, 1873 Präsident der Evangelischen Gesellschaft.
[8] Protokoll der Kirchgemeindeversammlung der Grossmünster-Gemeinde, 25.3.1855, Archiv der Reformierten Kirchgemeinde Grossmünster-Zürich IV B. 1.1, S. 20 f.
[9] Tagebuch I, 21./25.3.1855, S. 210. Vgl. auch Protokoll des Stillstandes Grossmünster, 21.3.1855, Archiv der Reformierten Kirchgemeinde Grossmünster-Zürich IV B 2.5, S. 74.
[10] Bilder aus meinem Leben [1881], S. 164.
[11] Tagebuch I, 18.9.1864, S. 323. Bilder aus meinem Leben [1881], S. 202 f.

rerloge empfahl er den Brüdern die Teilnahme an den kirchlichen Feiern ihrer jeweiligen Konfession, um den Mitbürgern ein Beispiel christlicher Humanität zu geben[12]. Mochte auch «die durch die Predigt empfangene Belehrung nicht immer befriedigen»[13], so schätzte er unter den Zürcher Geistlichen besonders Antistes Finsler[14] und Professor Alexander Schweizer, mit dessen «Glaubenslehre» er sich intensiv auseinandersetzte[15]. Wenig erbaut äusserte er sich aber über Menschen, welche die Religion ständig im Munde führten oder sie gar «als Zuchtmittel für ihre Umgebung missbrauchten»[16].

Als Ende der 1860er Jahre die «demokratische Bewegung» mit ihren teilweise grellen Auswüchsen – etwa bösartigen, rücksichtslosen Pamphleten – die liberalen Machthaber im Kanton Zürich verdrängte, mied Meyer-Hofmeister jede aufgeregte Unterhaltung in Gesellschaft. In einem Gespräch mit Freund von Muralt kam er überein, sich gegenüber dem öffentlichen Geschehen auch weiterhin «mehr beobachtend als bestimmend» zu verhalten[17]. In den Jahren 1870/71 beschäftigte ihn der Krieg zweier der Schweiz benachbarter Nationen, wobei er nicht in die in vielen Zürcher Kreisen vorherrschende prodeutsche Parteinahme einstimmen mochte. Dass die «gegen alle Warnung ertrotzte» deutsche Siegesfeier in der Zürcher Tonhalle mit gewalttätigen Krawallen endete, konnte ihn denn auch nicht verwundern[18]. Die zunehmend extremen sozialistischen und demokratischen Umtriebe bekümmerten Meyer-Hofmeister tief. Im Gegensatz zu seinem Sohn Conrad, der einen politisch-liberalen Verein präsidierte, engagierte er sich nicht aktiv in der Frage der Totalrevision der Bundesverfassung. Die befürwortende Volksabstimmung von 1874 beurteilte er aber befriedigt als «grossen Sieg der liberalen Schweiz und der protestantischen Kantone»[19]. Der Wiedereinführung der Todesstrafe und damit einer Änderung von § 65 der Bundesverfassung konnte er 1879 nicht beistimmen, da dann seiner Ansicht nach den Tätern jede Möglichkeit für Reue und Sühne genommen worden wäre[20]. Noch wenige Wochen vor dem Tod bewies Meyer-Hofmeister sein politisch zukunftsgerichtetes Denken. In einer Versammlung von Stadtzürchern stimmte er für den grosszügigen Ausbau der Zürcher Quai-Anlagen gemeinsam mit den Gemeinden Enge und Riesbach – er war der einzige an seinem Tisch![21]

Wie schon seine Vorfahren seit Generationen, gehörte Conrad Meyer-Hofmeister der Zunft zur Schmiden an, die ihn 1840 als Partizipanten aufnahm und 1864 in die Vorsteherschaft wählte. Mit Einführung der neuen Kantonsverfassung von 1831 wurde der Kanton in 65 Wahlkreise oder «Zünfte» unterteilt; die Stadt Zürich bestand aus 13 Zünften. Diese umfassten die

---

[12] Bilder aus meinem Leben [1881], S. 203.
[13] Tagebuch I, 18.9.1864, S. 323.
[14] Diethelm Georg Finsler (1819-1899), vermittelnder Theologe, 1856 Kirchenrat, 1860 Dr. theol. h.c. (Basel), 1866-1895 letzter Vorsteher (Antistes) der Zürcher Kirche, 1871 Pfarrer am Grossmünster in Zürich, 1873 Mitglied des Grossen Rates.
[15] SCHWEIZER, Alexander: Die christliche Glaubenslehre, nach protestantischen Grundsätzen dargestellt, 2 Bde, Zürich 1863/1872. Alexander Schweizer (1808-1888), liberal-rationaler Theologe, 1834 PD in Zürich, 1835 EO, 1836 Kirchenrat, Pfarrer am Grossmünster in Zürich, 1841 O für praktische Theologie, Neues Testament und Ethik.
[16] Meyer-Hofmeister über die zweite Frau seines Schwagers Pestalozzi-Huber, Tagebuch III, 2.4.1880, S. 91.
[17] Tagebuch II, 16.6.1869, S. 67. Bilder aus meinem Leben [1881], S. 223.
[18] Tagebuch II, 9.3.1871, S. 94.
[19] Tagebuch II, 12.4.1872, S. 115, 19.4.1874, S. 149.
[20] Tagebuch III, 18.5.1879, S. 64 f.
[21] Tagebuch III, 4.9.1881, S. 138.

stimmfähigen Bürger der Stadt Zürich, wobei der Eintritt in eine beliebige Zunft offenstand, mithin also jede Verbindung zu den historischen Handwerken dahinfiel. 1838 hatte die Schmidenzunft den nach Meyer-Hofmeister «nicht ganz gerechtfertigten Einfall», die politisch verminderte Stellung der Zunft zu feiern, indem man das alte Zunftbanner feierlich mit einer Pergamenturkunde auf dem Lindenhof vergrub[22]. 1866 erfolgte das völlige Ende der Zünfte als Wahlgremium politischer Repräsentativfunktionen. Als 1867 der bisherige Amtsinhaber verstarb, wurde Meyer-Hofmeister zum Leiter der Schmidenzunft ernannt und trug fortan, da die Zunftmeisterwürde schon 1803 abgeschafft worden war, den Titel eines Zunftpräsidenten. In dieser gesellschaftlich noch immer sehr angesehenen Stellung hatte er gemeinsam mit seiner Vorsteherschaft den nunmehr privatrechtlichen Verein und die Feier des Sechseläutens mit dem Festzug der Zünfte sowie die übrigen Anlässe zu präsidieren. Ein markantes Ereignis unter Meyer-Hofmeisters Zunftpräsidium bedeutete die Becherweihe von 1875[23]. Die Zunft hatte von deutschen Künstlern einen vergoldeten Silberbecher im Stil der Renaissance anfertigen lassen, der eine feierliche Einweihung durch Meyer-Hofmeister erfuhr. Man hatte den Dichter und Staatsschreiber Gottfried Keller[24] gewinnen können, zu diesem Anlass eine dramatische Dichtung zu verfassen, die nun in recht aufwendiger Inszenierung mit Kulissen, Musik und Kostümierung aufgeführt wurde[25]. Bei diesem Anlass schenkte der Präsident seiner Zunft die «Badener Trinkschale» zurück, die sein Vater Ludwig Meyer-Pestalozzi bei der Liquidation des Gesellschaftsgutes der Gesellschaft zum Schwarzen Garten erworben hatte und die nahezu fünfzig Jahre im Besitz der Familie Meyer geblieben war. Jene silberne und vergoldete Trinkschale war der Zürcher Gesellschaft zum Schwarzen Garten anno 1718 von den Scherern und Badern der Stadt Baden geschenkt worden, als die dortige «Bruderschaft des heiligen Cosmas und Damianus» nach sechsjähriger Zunftkontrolle durch die Zürcher wieder in die Unabhängigkeit entlassen worden war[26].

Das zweite grosse Ereignis unter Meyer-Hofmeisters Zunftvorsitz betraf die in seinem letzten Lebensjahr vollendete Renovation des Zunfthauses. Bei den durch das Architekturbüro Chiodera & Tschudi geplanten und ausgeführten Umbauten erreichte man eine Erhöhung des Zunftsaales, ersetzte die horizontale Verbindung der Stützen durch gestelzte Flachbogen, teilte die Fenster durch einen Kreuzstock und bemalte die so gewonnene Wand mit «spätgotischen» Ornamenten[27]. Meyer-Hofmeister behielt das Zunftpräsidium der Schmiden bis zu seinem Tod. Er bewährte sich dabei als völlig unbestrittener, geschickter Vorsteher, der die ernsthaft-nachdenkliche wie die gesellig-heitere Rede gleichermassen beherrschte.

[22] Bilder aus meinem Leben [1881], S. 137. SCHWERZ, Franz: Grablegung und Wiederauffinden des Banners der Zunft zur Schmiden in Zürich, Zürcher Monats-Chronik 11, 1938, S. 219-222. NZZ, 6.9.1938.
[23] Stadtarchiv Zürich VII 179, Schachtel 20. NZZ, 8.12.1875 (Beilage).
[24] Gottfried Keller (1819-1891), Zürcher Dichter, 1861-1876 Erster Staatsschreiber des Kantons Zürich, 1869 Dr. phil. h.c. (Zürich).
[25] Tagebuch II, 2.11.1875, S. 182, 15.11.1875, S. 182. KELLER, Gottfried: Die Johannisnacht, ein Festspiel zur Becherweihe der Zunftgesellschaft zur Schmiden in Zürich, 15.11.1875, ZTB 1880, S. 227-246. Ders.: Sämtliche Werke, hrsg. von Jonas FRÄNKEL, Bd. 1, Bern/Leipzig 1931, S. 300-321, Bd. 2.2, Bern/Leipzig 1938, S. 139-144.
[26] VOGEL, Theodor: Die Badener Trinkschale der Zunft zur Schmiden in Zürich, Zürich 1934. Anonymus: Nachtrag zur Abhandlung von Theodor VOGEL «Die Badener Trinkschale», Zürich o. J. [1937].
[27] Tagebuch III, 15.6.1881, S. 132. RAHN, Johann Rudolf: Die Schmidstube in Zürich, ZTB 1879, S. 141-162. HEGI, Friedrich: Geschichte der Zunft zur Schmiden Zürich 1336-1912, Zürich 1912. ESCHER, Konrad: Die Kunstdenkmäler des Kantons Zürich, Bd. 4, Stadt Zürich I, Basel 1939, S. 432-434.

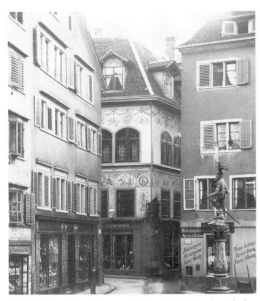

Das Zürcher Zunfthaus zur Schmiden (Mitte) nach der unter Meyer-Hofmeisters Zunftpräsidium vorgenommenen Renovation von 1881.

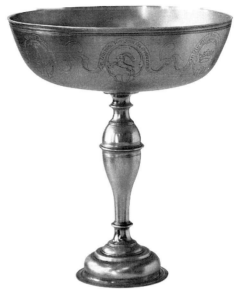

Die «Badener Trinkschale» der Zunft zur Schmiden von 1718, ca. 1831-1875 im Besitz der Ärztefamilie Meyer von Zürich.

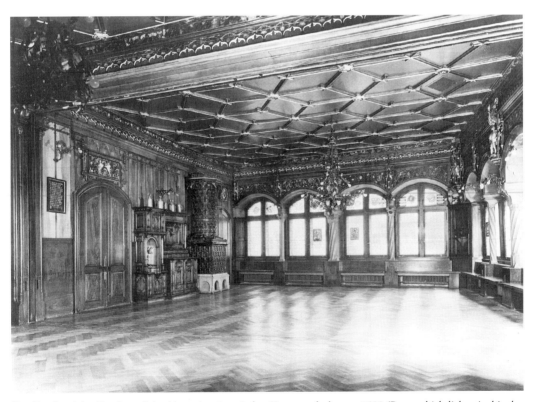

Der Zunftsaal der Zunft zur Schmiden mit spätgotischer Kassettendecke von 1520 (Baugeschichtliches Archiv der Stadt Zürich).

Neben dem Zunftleben widmete Meyer-Hofmeister seine Freizeit auch anderen altzürcherischen Vereinigungen. 1854 erneuerte er den Schild Nr. 16 seines verstorbenen Vaters und trat damit in die Gesellschaft der Schildner zum Schneggen ein[28]. Wenn auch ohne eigentliche rechtliche Stellung, hatte sich diese Vereinigung von Angehörigen der führenden Geschlechter in den Jahrhunderten ihres Bestehens ein hohes soziales Ansehen erworben. Recht regelmässig nahm Meyer-Hofmeister an den mit vielen historischen Erinnerungen verknüpften Anlässen dieser Gesellschaft teil und freute sich über die Kontakte mit Abkömmlingen der ältesten Zürcher Familien[29]. Er beteiligte sich 1864 bis 1866 nach Kräften am Neubau des Gesellschaftshauses am Limmatquai Nr. 64[30].

Gerne besuchte er auch die Sonntagsgesellschaften der «Kameraden», bei denen sich die früheren Schulfreunde ähnlicher Jahrgänge abwechselnd in den Privathäusern trafen. An wissenschaftlichen Vereinigungen interessierte ihn neben der Zürcherischen und der Schweizerischen Naturforschenden Gesellschaft[31] seit seiner Aufnahme von 1845 namentlich die im Zunfthaus zur Saffran tagende Gelehrte Gesellschaft[32], in deren Kreis er seine historische Abhandlungen über «Die Ärzte Zürichs» vorlas und veröffentlichte[33].

Im fortgeschrittenen Alter fiel Meyer-Hofmeister das öffentliche und gesellige Wirken zunehmend schwerer. Er fühlte sich oft aufgeregt oder so abgespannt, dass er sich manchmal nur mit Mühe in die richtige Stimmung versetzen konnte. Schon lange plagten ihn hartnäckige asthmatische Anfälle; um ruhig schlafen zu können, inhalierte er öfters Chloroform. Einmal kam es vor, dass er nach einer Überdosis das Bewusstsein erst nach fünfzehnminütigen Bemühungen seiner Angehörigen wiedererlangte[34]. Regelmässig suchte er mit seiner Frau Erholung in Baden oder in der Pension Wolfsberg im Thurgau, ohne vom vor allem im Winter quälenden Asthma befreit zu werden. Am 19. November 1881 zwang den 75jährigen ein schwerer

---

[28] Geschichte der fünfundsechzig Schilde der Schildnerschaft zum Schneggen seit 1559, nach den von dem verstorbenen Obmann Georg von WYSS bearb. Übersichten ergänzt und hrsg. durch Wilhelm TOBLER-MEYER, Zürich 1900, S. 91. SCHULTHESS, Hans: Kulturbilder aus Zürichs Vergangenheit, Bd. 1, Zürich 1930, S. 35-42. PESTALOZZI, Friedrich Otto: Alphabetisches Namenregister der Schildnerschaft zum Schneggen, ihre Schildner, ständigen Ehrengäste und Stubenhitzer 1559-1938, Zürich 1938, S. 18. USTERI, Emil: Die Schildner zum Schneggen, Geschichte einer altzürcherischen Gesellschaft, Zürich 1960. CRAMER, Robert: Zur sozialen und politischen Stellung der zürcherischen Geschlechtergesellschaft der Schildner zum Schneggen 1376-1600, Zürich/Paris 1992. Vgl. auch Akten der Gesellschaft der Schildner zum Schneggen, StAZ W 14.

[29] Bilder aus meinem Leben [1881], S. 171. Nachruf auf Meyer-Hofmeister vgl. WYSS, Georg von: Vortrag vor der Gesellschaft der Böcke, 27.3.1884, S. 14 f.

[30] Tagebuch II, 25.10. 1866, S. 17. Vgl. auch ESCHER, Konrad: Die Kunstdenkmäler des Kantons Zürich, Bd. 4, Stadt Zürich I, Basel 1939, S. 462-467.

[31] Denkschrift zur Feier des 100jährigen Stiftungsfestes der Naturforschenden Gesellschaft in Zürich, Zürich 1846. RUDIO, Ferdinand: Die Naturforschende Gesellschaft in Zürich 1746-1896, Vierteljahrsschrift der Naturforschenden Gesellschaft in Zürich 41, Teil 1, Zürich 1896. Festschrift zur 200-Jahr-Feier der Naturforschenden Gesellschaft in Zürich 1746-1946, Vierteljahrsschrift der Naturforschenden Gesellschaft in Zürich 91, Zürich 1946. RÜBEL, Eduard: Geschichte der Naturforschenden Gesellschaft in Zürich 1746-1946, Nbl. der Naturforschenden Gesellschaft in Zürich 148, Zürich 1947. WALTER, Emil J.: Abriss der Geschichte der Naturforschenden Gesellschaft in Zürich, Vierteljahrsschrift der Naturforschenden Gesellschaft in Zürich 114, 1969.

[32] PESTALOZZI, Friedrich Otto: Die Gelehrte Gesellschaft unter ihren sieben ersten Präsidenten, 1837-1922, Nbl. Waisenhaus 87, 1927. SCHWARZ, Dietrich W. H.: Eine Gesellschaft, 150 Jahre Gelehrte Gesellschaft in Zürich 1837-1987, Nbl. Waisenhaus 150, 1987, S. 55.

[33] Tagebuch II, 2.1.1871, S. 90, 18.8.1871, S. 103 f, 10.11.1871, S. 108.

[34] Bilder aus meinem Leben [1881], S. 216. Tagebuch II, 17.11.1867, S. 35.

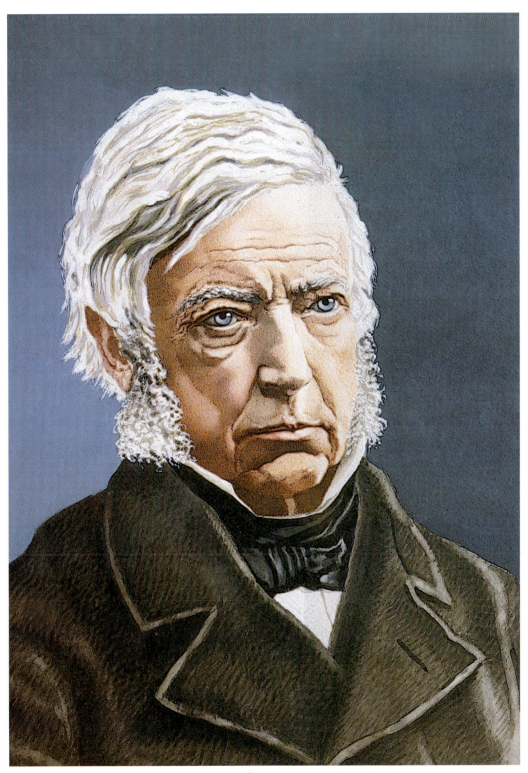
Conrad Meyer-Hofmeister (1807-1881), anonymes Ölporträt, um 1880 (Privatbesitz).

Bronchialkatarrh ins Bett, dem er nach zehntägigem Leiden am 29. November trotz liebevoller Familienpflege erlag[35].

In seinem Testament bedachte Conrad Meyer-Hofmeister seine Frau, seine Kinder, insbesondere die ihn treu pflegende Tochter Betty, und verschiedene Institutionen so grosszügig wie möglich. Sein Vermächtnis schliesst mit den Worten: «Und nun, meine Lieben alle! Angelangt am Schluss meiner Lebensreise sage ich Euch Dank für Eure Liebe, die mir meine Tagesarbeit leicht und mein Leben glücklich gemacht hat. Möge das liebevolle Verständnis, das unter uns geherrscht und uns durch die Jahre schwerer Prüfung glücklich hindurch geleitet hat, sich forterben auf Kinder und Enkel!»[36]

Gross war die Teilnahme der Öffentlichkeit und speziell jener Zürcher Familien, deren ärztlicher Ratgeber und Fürsorger Meyer-Hofmeister über Jahrzehnte gewesen war. Die Zeitgenossen empfanden seinen Lebensgang als Vorbild von seltener Geschlossenheit. Er hatte Mitmenschen und Zeiterscheinungen von einem hohen Standpunkt aus betrachtet und sich als Freimaurer bestrebt, kleinliche menschliche Schwächen in sich abzulegen und das Wesentliche scharf vom Unwesentlichen zu trennen. Gegen andere Menschen, die weniger gradlinig und unangefochten durchs Leben gehen konnten, verhielt er sich keineswegs selbstgefällig, sondern nachsichtig und vorurteilslos. «Sein eigenes Beispiel war meistens die einzige Waffe, mit der er den seiner Ansicht nach Irrenden bekämpfte.»[37] Meyer-Hofmeister erlaubte sich keinerlei Ausbrüche von Leidenschaft, Temperament oder gar Zorn, obwohl ihn Charakterlosigkeit und überhaupt niedriges Verhalten gleichsam physisch schmerzlich berührte. Dennoch empfand die Umgebung sein Wesen nie als gefühlskalt oder gleichgültig, sondern im Gegenteil als warmherzig und begeisterungsfähig. Gegenüber den fortschreitenden Entwicklungen in Wissenschaft und Gesellschaft verhielt er sich offen, prüfte das Neue unvoreingenommen und befürwortete es nachhaltig, wenn er es als gut erkannte. Die Mitmenschen brachten dem unbefangen Ratenden, ruhig und sachlich Handelnden unbedingtes Vertrauen entgegen, waren es nun Patienten, Kollegen oder Freunde. Meyer-Hofmeister wusste darum und vertraute dem Tagebuch an: «Auffallend bemerke ich, [...] dass mein Einfluss auf die Menschen bestimmend wirkt; ich muss wachen, dass ich denselben nicht missbrauche.»[38]

Der in der Loge ausgebrachte Trinkspruch zeugt – wenn auch im Pathos der Zeit – noch immer eindrücklich von der anziehenden und einnehmenden Persönlichkeit Conrad Meyer-Hofmeisters:

> «Er ist dahin, der unsrer Seelen Licht,
> Der unsrer Herzen Trost und Freude war;
> Der edle Meister, strahlendes Juwel
> Der Bruderkette, ach, ist er entrissen!
> Hier war sein Sitz am trauten Brudermahl:
> Ihr schaut es noch, im Schmuck des Silberhaars,
> Das traute Antlitz; Furchen grub darein
> Der Arbeit und der Leiden Übermass;
> Doch deutlich sprach aus allen seinen Zügen

---

[35] Meyer-Hofmeister wurde am 1. Dezember 1881 auf dem Friedhof Hohe Promenade in Zürich bestattet. 1927 wurden seine sterblichen Überreste auf den Friedhof Sihlfeld überführt (Grab Nr. 83002, Feld S).
[36] Testament Meyer-Hofmeisters, 7.6.1878, Mskr., Privatbesitz.
[37] Nbl. Waisenhaus (1892), S. 41.
[38] Tagebuch I, 17.10.1854, S. 204.

Ein reines Herz und eine grosse Seele.
Wann er die Wimper hob, wie leuchtete
So mild und klar wie Frühlingsabendschein
Das liebe treue Auge. Wann er sprach,
Wie floss, ein lautrer Quell, aus seinem Munde
Die gute Rede, klar stets und bestimmt,
Doch mild und schonend, inniger Güte voll!»[39]

Carl Meyer-Wegmann (1836-1887)

Als drittes Kind von Conrad Meyer-Hofmeister wurde Carl Meyer am 27. April 1836 in Zürich geboren[1]. In seiner Vaterstadt absolvierte er die Schulen und immatrikulierte sich nach dem Besuch des Gymnasiums 1855 an der Medizinischen Fakultät der Universität Zürich. Er doktorierte bereits anfangs 1860 bei Professor Friedrich Horner[2] mit einer ophthalmologischen Dissertation, die er seinem Lehrer widmete[3]. Im März desselben Jahres bestand er das medizinische Staatsexamen. Wie schon sein Vater trat er nun eine sorgfältig vorbereitete, weitläufige Bildungsreise an, die ihn nacheinander in die deutschen Chirurgenschulen von Göttingen, Berlin, Prag und Wien führte. Reisen nach Paris, Lyon, Montpellier, London, Edinburgh und Dublin sowie ein Aufenthalt in Italien beschlossen die zweieinhalbjährige Weiterbildungszeit. Im Oktober 1862 kehrte er nach Zürich zurück und half seinem Vater in der ausgedehnten Privatpraxis. 1865 wurde ihm die Besorgung des Irrenhauses im alten Spital sowie die Pflegeanstalt für Unheilbare an der Spanweid übertragen, was ihn von einer Habilitation an der Universität abhielt[4]. Als Assistent seines Vaters spezialisierte er sich an der chirurgischen Sekundärabteilung des Kantonsspitals zum sorgfältigen und selbständigen Chirurgen, so dass er 1867, beim Rücktritt Meyer-Hofmeisters, drei weiteren Bewerbern vorgezogen wurde[5]. Er reichte 1875 den Rücktritt ein, da ihm die nötige Zeit für das Spitalamt nicht mehr zur Verfügung stand und überdies eine Neuorganisation der selbständigen Stellung des Sekundärarztes ein Ende machte[6]. Meyer galt als wissenschaftlich gründlich gebildeter Arzt, nüchtern und gewissenhaft in der

---

[39] STEINER, Leonhard: Trinkspruch zu Ehren von Bruder Meyer-Hofmeister, Winterjohannisfest, 18.12.1881, Modestia cum Libertate, Zentralbibliothek Zürich Z Nekr. M 32.

[1] Corr.-Bl. Schweiz. Ärzte 17.13, 1887, S. 411-414.

[2] Johann Friedrich Horner (1831-1886), 1854 Dr. med. (Zürich), 1856 PD für Augenheilkunde in Zürich, 1862 EO, 1867-1874 Präsident der ärztlichen Kantonalgesellschaft, 1873 O.

[3] MEYER, Carl: Die Behandlung der Blennorrhöe des Tränenkanals, Diss. med., Zürich 1860.

[4] Jahresbericht über die Verwaltung des Medizinalwesens, die öffentlichen Krankenanstalten und den allgemeinen Gesundheitszustand des Kantons Zürich im Jahre 1866, Zürich 1868, S. 126-129. HOFMANN, Moritz: Die Irrenfürsorge im alten Spital und Irrenhaus Zürichs im 19. Jahrhundert bis zur Eröffnung der Heilanstalt Burghölzli, Zürich 1922.

[5] Bewerbungsschreiben von Carl Meyer-Wegmann an die Direktion der Medizinalangelegenheiten, 22.3.1867, Mskr., StAZ S 219.1. Wahlvorschlag der Direktion für Medizinalangelegenheiten an den Regierungsrat, 13.5.1867, StAZ S 219.1. Bestätigungswahl durch den Regierungsrat, 26.3.1870, StAZ S 219.1.

[6] Zu Meyer-Wegmanns Tätigkeit als Sekundärarzt an der chirurgischen Abteilung des Kantonsspitals vgl. Jahresberichte über die Verwaltung des Medizinalwesens, die öffentlichen Krankenanstalten und den allgemeinen Gesundheitszustand des Kantons Zürich, Zürich 1867-1875.

Diagnose, energisch, einfach und konsequent in der Behandlung. Die meisten seiner Patienten konnte er vom Vater übernehmen, so dass er mit deren persönlichen und familiären Verhältnissen genauestens vertraut war; neben vielen andern betreute er den Staatsmann und Wirtschaftsführer Alfred Escher[7] und dessen Tocher Lydia[8] als Hausarzt[9]. Sein offener und gerader Charakter machten ihn in Ärztekreisen zum loyalen, vertrauenswürdigen Kollegen.

Meyer empfand eine unüberwindliche Scheu vor öffentlichem Auftreten, was ihn auch bewogen haben mag, sich bald nach der 1874 erfolgten Wahl zum Präsidenten des Vereins der jüngeren Ärzte Zürichs nicht mehr für eine Wiederwahl zur Verfügung zu stellen. Zum Arztberuf gelangte er nach Meinung vertrauter Freunde weniger durch innere Neigung als durch Familienrücksicht. Den vollen beruflichen Einsatz und das anstrengende Tagwerk musste er sich in strenger Selbstzucht immer wieder abringen. Im Grunde neigte er eher zur Beschaulichkeit und war sogar von etwas phlegmatischer Natur. Er sah sich als Kosmopolit und entfloh alljährlich dem Alltagsleben, indem er eine mehrwöchige Reise unternahm. Gerne vertiefte er sich in die schöne Literatur und offenbarte einigen wenigen Freunden und Verwandten seine geistreichen und witzigen Seiten. Sein Vater, Conrad Meyer-Hofmeister, bedauerte in seinem Tagebuch, dass ihm der ärztliche Beruf nicht völlige Befriedigung zu bieten vermochte und dass er sich vom Familienleben ziemlich zurückzog[10]. Carl Meyer gab sich gegenüber seinen Zeitgenossen eher spröd, gegenüber Patienten zuweilen sogar ziemlich kurzangebunden. Wo er fand, dass ihm Unwürdiges oder Unehrliches zugemutet werde, konnte er mitunter recht deutlich und derb werden.

Im Jahre 1865 verheiratete sich Meyer mit Amalie Wegmann (1847-1877). Er hatte die Siebzehnjährige am Krankenlager ihres Vaters, des Färbereibesitzers Johann Jakob Wegmann-Girsberger (1811-1874) im Seefeld, kennengelernt. Der glücklichen Ehe entsprossen die Tochter Amalie (1866-1941), später verheiratete Huber, sowie die Söhne Carl[11] und Conrad[12]. Die Familie bewohnte ein eigenes Stockwerk im väterlichen Haus «zum Felsenegg». Das Schicksal der jungen Frau gestaltete sich nicht immer einfach, obwohl ihr «der liebe, gute Carl beständig die Hände unter die Füsse legte». «Kinder, nehmt keinen Mann», schrieb sie ihrer Schwester, «am wenigsten aber einen Doktor!»[13]

Vom vierzigsten Lebensjahr an machte Meyer-Wegmann seine angeschlagene Gesundheit zunehmend zu schaffen. Im Winter 1876 nötigten ihn Herzbeschwerden und vor allem eine fortschreitende Lungentuberkulose, seine Arbeit für mehrere Wochen einzustellen[14]. Dies bereitete dem Mann, der stets hart gegen sich selbst war, sehr grosse Mühe. Durch einen schweren Typhus verlor er 1877 seine Frau und Mutter dreier Kinder, ein Schicksalsschlag, den er

---

[7] Alfred Escher (1819-1882), 1842 Dr. iur. (Zürich), 1844 PD für Zivilprozessrecht und Bundesstaatsrecht in Zürich, Mitglied des Grossen Rates, 1847 Staatsschreiber, Präsident des Grossen Rates, 1848 Amtsbürgermeister, später Regierungspräsident, Nationalrat, mehrmals Nationalratspräsident, Gründer und Leiter der Schweizerischen Kreditanstalt, Hauptförderer der Gotthardbahn.

[8] Lydia Welti-Escher (1858-1891), Stifterin der Gottfried Keller-Stiftung.

[9] Brief von Carl Meyer-Wegmann an Luise Motz-Wegmann, 24.10.1882, Privatbesitz. Brief von Lydia Welti-Escher an Amalie Meyer, 24.3.1885, Privatbesitz.

[10] Tagebuch III, 6.7.1877, S. 18.

[11] Carl Meyer-Hürlimann (1867-1926), vgl. S. 130-134.

[12] Conrad Meyer-Neeser (1870-1913), Dr. iur., Rechtsanwalt, Major der Kavallerie.

[13] Brief von Amalie Meyer-Wegmann an Luise Motz-Wegmann, 2.8.1867, Privatbesitz.

[14] Tagebuch III, 30.1.1876, S. 2 f.

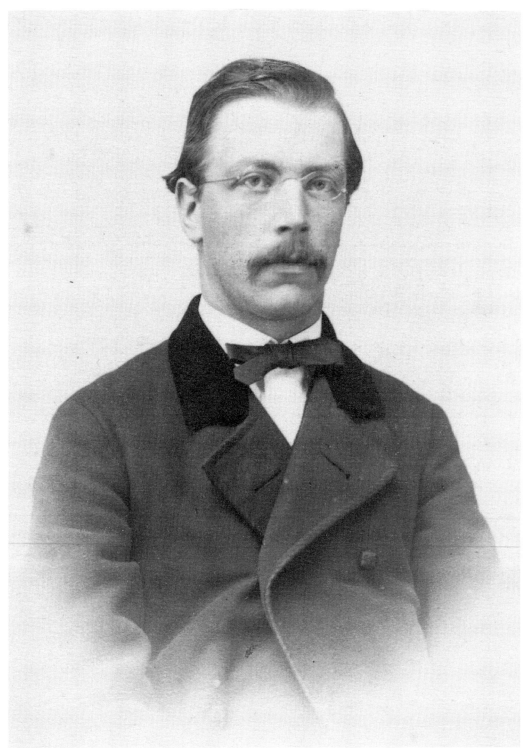

Carl Meyer-Wegmann (1836-1887), Sekundärarzt am Zürcher Kantonsspital und praktischer Arzt, Photographie, 1870er Jahre (Privatbesitz).

bis zuletzt nicht verwinden konnte[15]. Mit grimmigem Humor und bittern Sarkasmen trat Meyer nun seinen Kranken gegenüber auf und überdeckte seinen inneren Zustand durch ein barsches, rauhes Wesen. Durch rastlose Berufstätigkeit suchte er sich wieder aufzurichten, doch schien sein Lebensmut für die Mitwelt gebrochen. Er bekannte seiner Schwägerin, dass wohl kaum jemand wisse, «dass durch den Tod meiner Amalie meine Lebensfreude seit bald fünfeinhalb Jahren gänzlich erstorben ist und dass ich eigentlich nur fröhlich tue, bisweilen, um nicht gar zu viele Berichte zu erhalten, wie entsetzlich langweilig ich geworden sei»[16]. Mehr und mehr zog er sich von der Gesellschaft zurück und widmete die karge Freizeit dem Studium von Fachliteratur, den drei Kindern oder den wenigen Freunden. Der Familie und den Freunden waren auch die Ferien gewidmet, die er sich einmal jährlich gönnte. Besonders nahe stand ihm Johannes Kradolfer[17], Pfarrer an der Rembertkirche in Bremen, mit dem er einige erholsame Europareisen unternahm. Den Arbeiten der Freimaurerloge, in die er 1859 eingetreten war, hielt er sich zum lebhaften Bedauern seines Vaters ganz fern[18]. 1881 brachte ihm der Tod von Vater Conrad Meyer-Hofmeister noch einmal zahlreiche neue Patienten und eine kaum willkommene Steigerung der Berufslast. Besondere Ansprüche an den in seiner Gesundheit angeschlagenen Hausarzt brachte das Typhusjahr 1884. Im Frühjahr 1885 ergriff ihn ein wochenlanges Fieber, das ihn aber nicht hinderte, sich auf der Praxis herumzuschleppen. Noch einmal erholte er sich vom bedenklichen Anfall und widmete sich seinem Beruf mit aller Kraft. Meyer war nicht zu bewegen, seine Arbeitslast zu erleichtern oder sich ganz vom Beruf zurückzuziehen, auch wenn Gesundheitsrücksichten dies erfordert hätten. Er äusserte zuweilen Gedanken von Lebensüberdruss, von denen ihn nach eigenem Zeugnis nur die Sorge um die Kinder abbrachte[19]. Als sich auch die körperlichen Beschwerden immer mehr verschlimmerten, traf er mit Ruhe und Umsicht die letzten Anordnungen und war vor allem bemüht, seinen ihn pflegenden Angehörigen nicht zur Last zu fallen. In der Nacht vom 18. auf den 19. März 1887 verschied er im Kreis der Familie.

Carl Meyer-Hürlimann (1867-1926)

Carl Meyer wurde am 8. Oktober 1867 im Felsenegg in Zürich geboren, wo er wie seine fünf ärztlichen Vorfahren die Primarschule und danach das humanistische Gymnasium besuchte[1]. Schon im zehnten Altersjahr verlor er seine Mutter. Im Herbst 1886 bestand er das Maturitätsexamen und begann das Studium der Medizin an der Universität Zürich. Er betrieb seine Studien mit ungewöhnlicher Gewissenhaftigkeit und grossem Ernst, ganz besonders, nach-

---

[15] Tagebuch III, 21.2.1877, S. 29 f, 25.12.1877, S. 28.
[16] Brief an Luise Motz-Wegmann, 26.6.1882, Privatbesitz.
[17] Johannes Kradolfer (1835-1897), 1859 VDM, Verweser in Oberstrass, 1862 Diakon am Neumünster in Riesbach, 1865 Pfarrer an der Rembertkirche in Bremen.
[18] Tagebuch III, 21.12.1879, S. 83.
[19] Brief von Carl Meyer-Wegmann an Luise Motz-Wegmann, 24.10.1882, Privatbesitz. Brief von Carl Meyer-Wegmann an die Tochter Amalie, 10.7.1886, Privatbesitz.
[1] Schweiz. Med. Wschr. 56, 1926, S. 723 f. Ansprachen an der Trauerfeier von Ludwig RAHN, Paul GUBSER und Armin HUBER, Mskr., o. J. [1926], Privatbesitz. NZZ 16.6.1926. Festschrift zur Feier des 125jährigen Bestandes der Gesellschaft der Ärzte des Kantons Zürich 1810-1935, Zürich 1935, S. 49-52.

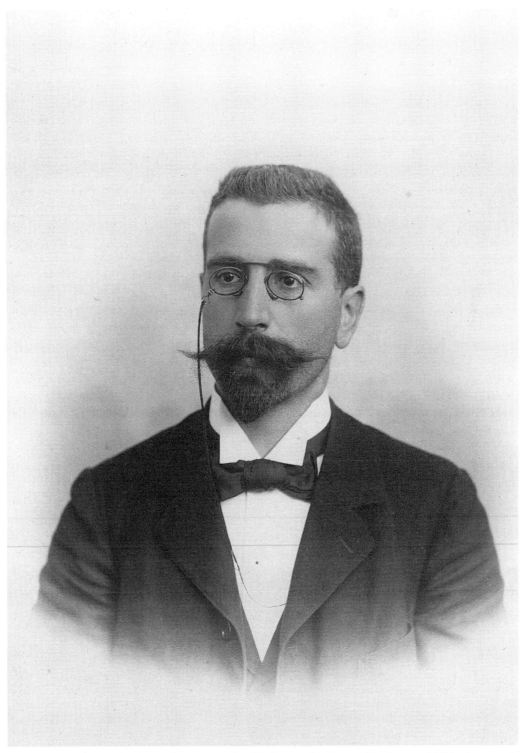

Carl Meyer-Hürlimann (1867-1926), internistischer Chefarzt an der Zürcher Kranken- und Diakonissenanstalt Neumünster, Verlobungsfotographie, 1899.

dem in seinem zwanzigsten Altersjahr auch sein Vater verstorben war. Dennoch war ihm jede Streberei fremd, so dass er – «voller Lebenslust und Lebensmut» – schon bald dem Studentengesangverein beitrat, einer Lebensverbindung, der er bis zum Tod angehörte[2]. Im Sommersemester 1890 wurde ihm das Präsidium des aktiven Vereins übertragen, das er kraftvoll ausfüllte.

Schon als Student wirkte Meyer als Assistent am Anatomischen Institut und benützte die Semesterferien für die Tätigkeit als Unterassistent an den verschiedenen Kliniken. Im Dezember 1891 schloss er das Medizinstudium mit dem Staatsexamen ab. Beim Pathologen Hanau[3] verfasste er eine sorgfältige Dissertation, die Aufnahme in einer renommierten deutschen Zeitschrift fand[4]. Danach unternahm er eine medizinische Bildungsreise an die Kliniken von Wien, Genf und Paris und wirkte 14 Monate als Assistenzarzt am Zürcher Kantonsspital in der chirurgischen und geburtshilflich-gynäkologischen Abteilung. Am Kantonsspital St. Gallen schloss sich eine weitere Ausbildung in Chirurgie und Frauenheilkunde an. Das Jahr 1894 führte Carl Meyer auf eine Weltreise, die ihm viele neue Erkenntnisse auf medizinischem, aber auch auf allgemeinbildendem Gebiet erschloss. Zeitlebens gedachte er dieser Reise mit Freude; sie hat viel zu seiner Sprachkenntnis und zu einem sicheren Urteil über Literatur und Kunst beigetragen. Er interessierte sich nicht nur für Medizin und Naturwissenschaften, sondern auch für Kultur, Geschichte, Politik, Theater und Musik. Meyers Mitmenschen imponierte seine universelle Bildung, die den Verkehr mit dem gewandten Gesellschafter interessant und abwechslungsreich machte.

Von Oktober 1894 an arbeitete Carl Meyer zuerst als Volontär, später als erster Assistenzarzt an der inneren Klinik des Inselspitals Bern. Mit seinem damaligen Lehrer, Professor Hermann Sahli[5], verband ihn künftig eine recht enge, von Verehrung getragene Beziehung; er verdankte ihm eine vorzügliche Ausbildung in den modernen klinischen Untersuchungsmethoden. Danach unternahm Meyer noch einmal eine grössere Europareise, die ihn über London, Bergen, Oslo und Stockholm nach Frankfurt am Main führte, wo er sich als Volontär-Assistent ein Jahr lang beim Stoffwechselspezialisten Professor von Noorden[6] betätigte. Nach dieser umfassenden wissenschaftlichen Ausbildung liess er sich im alten Familienhaus «zum Felsenegg» in Zürich als praktischer Arzt nieder. Sein Schwager Armin Huber[7] hatte zwischen 1889 und

---

[2] Semester-Nachrichten des Studenten-Gesangvereins Zürich 29, Juli 1926, S. 9-12.

[3] Arthur Nathan Hanau (1858-1900), 1882 Dr. med. (Bonn), 1887 PD für Pathologie und pathologische Anatomie in Zürich, Prosektor am Kantonsspital St. Gallen.

[4] MEYER, Carl: Aus dem Privatlaboratorium des Privatdozenten Dr. Hanau in Zürich, über einen Fall von Fremdkörperperitonitis mit Bildung riesenzellenhaltiger Knötchen durch Einkapselung von Cholesterintafeln, mit Bemerkungen über die verschiedenen Riesenzellenarten, Diss. med. (Zürich), Beiträge zur pathologischen Anatomie und zur allgemeinen Pathologie, Bd. 13, Jena 1893, S. 76-102.

[5] Hermann Sahli (1856-1933), 1878 Dr. med. (Bern), 1882 PD für innere Medizin in Bern, 1888 O.

[6] Carl von Noorden (1858-1944), 1881 Dr. med. (Leipzig), 1889 PD für innere Medizin in Berlin, 1893 Prof., 1894 Direktor der inneren Abteilung des Spitals Frankfurt a. M., 1906 O in Wien, 1913 wieder in Frankfurt a. M., 1929 konsultierender Arzt in Wien.

[7] Armin Huber-Meyer (1861-1931), 1887 Dr. med. (Zürich), 1888 PD für innere Medizin in Zürich, 1889 praktischer Arzt in Zürich, Leiter und Inhaber einer Privatklinik für Magen-Darm-Krankheiten am Römerhof, 1901-1904 Präsident der Gesellschaft der Ärzte des Kantons Zürich. NZZ, 25.2.1931. BRUNNER, Conrad: Armin Huber, Schweiz. Med. Wschr. 61.20, 1931, S. 480. HAEBERLIN, Hermann: Nachruf auf Dr. med. Armin Huber, Typoskript, 1931, Privatbesitz. JENNY, Robert: Armin Huber, Semester-Nachrichten des Studentenge-

1898 in der Meyerschen Praxis für Kontinuität gesorgt. 1904 bezog Meyer-Hürlimann ein neuerbautes Wohnhaus an der Hottingerstrasse 20, wo er im Parterre praktizierte[8]. Eine gründliche humanistische Bildung festigte seine Stellung als Hausarzt in akademischen und gebildeten Kreisen Zürichs. 1901 wurde er zum Mitglied des Komitees der Zürcher Heilstätte in Ägeri gewählt[9]. Wegen seiner offenen, energischen und gelegentlich ironischen Art machte sich Meyer-Hürlimann in der Privatpraxis aber nicht nur Freunde. Eine gewisse Erleichterung und grosse Wende im Berufsleben bedeutete daher 1910 die Berufung als internistischer Chefarzt an die Kranken- und Diakonissenanstalt Neumünster. Hier fand er den ihm angemessenen, verantwortungsvollen Wirkungskreis, und er hat die ihm anvertraute Abteilung mustergültig betreut[10]. Seine ruhige, zielbewusste Art wie seine Menschlichkeit gaben den Patienten das Gefühl, sie könnten sich keinen besseren ärztlichen Ratgeber wünschen. Im Spital setzte er sofort die zeitgemäss gewordene konsequente Trennung von innerer Medizin und Chirurgie durch. Er bezog das für internistische Fälle vorgesehene «untere» Krankenhaus, während der neue, obere Teil an der Heliosstrasse für die Chirurgie reserviert blieb. Dank Eröffnung des Krankenheims Rehalp für chronischkranke Patienten im Jahre 1909 konnten zahlreiche akut Erkrankte im Neumünster aufgenommen werden; während der Grippeepidemie von 1918 wurden beispielsweise 783 Patienten gepflegt[11]. Auch der Schwerkranken im Asyl Rehalp hat sich Carl Meyer mit Geduld und Schonung angenommen. Unter seiner Leitung wurde ein Laboratorium für die medizinische Abteilung geschaffen. Die grosszügige Spende eines Patienten ermöglichte ihm die Anschaffung einer modernen Röntgeneinrichtung[12]. Zuweilen veröffentlichte er wissenschaftliche Erkenntnisse seiner Klinik in Schweizer Fachzeitschriften[13].

1899 heiratete Carl Meyer Anna Maria Luise Hürlimann (1879-1965), die ihren Gatten ausgezeichnet ergänzte und seiner ärztlichen Tätigkeit volles Verständnis entgegenbrachte[14].

---

sangvereins Zürich 39, Juni 1931, S. 8-13. TOBLER, August Leonhard: Nachruf auf Armin Huber namens seiner persönlichen Freunde, Typoskript, 1931, Privatbesitz. Festschrift zur Feier des 100jährigen Bestandes der Gesellschaft der Ärzte des Kantons Zürich 1810-1910, Zürich 1910, S. 22. Festschrift zur Feier des 125jährigen Bestandes der Gesellschaft der Ärzte des Kantons Zürich 1810-1935, Zürich 1935, S. 36.

[8] Baugeschichtliches Archiv der Stadt Zürich, Hottingerstr. 2-27. NZZ, 18.8.1989.

[9] 17. Jahresbericht für 1901 der zürcherischen Heilstätte bei Ägeri für skrofulöse und rachitische Kinder von Zürich und Umgebung, Zürich 1902, S. 2, 8. Vgl. auch 42. Jahresbericht für 1926, Zürich 1927, S. 5.

[10] 52. Bericht der Diakonissenanstalt Neumünster-Zürich für 1910, Zürich 1911, S. 7. Vgl. auch 68. Bericht für 1926, Zürich 1927, S. 17.

[11] WYSS, H. Walter von: Medizinische Abteilung, Nach 75 Jahren, Kranken- und Diakonissenanstalt Neumünster 1858-1933, Zürich 1933, S. 30 f.

[12] Zur 1858 gegründeten Diakonissenanstalt Neumünster-Zürich: BRENNER-BURCKHARDT, Carl: 50 Jahre unter der guten Hand Gottes, die Kranken- und Diakonissenanstalt Neumünster-Zürich, 1858-1908, Zürich 1908. BÖCKLI, Jakob: Die Kranken- und Diakonissenanstalt Neumünster auf dem Zollikerberg, Zürcher Monatschronik 8, 1933, S. 186-193. BAUMGARTNER, Robert: 100 Jahre Kranken- und Diakonissenanstalt Neumünster, Zollikerberg-Zürich, Zürich 1958. KOLLER, Fritz: Die Chefärzte des Krankenhauses Neumünster 1858-1958, zur Erinnerung an die Hundertjahrfeier der Kranken- und Diakonissenanstalt Neumünster Zollikerberg am 28.9.1958, Zürich 1960. 125 Jahre Diakoniewerk Neumünster, Zürich 1983.

[13] MEYER-HÜRLIMANN, Carl / OSWALD, Adolf: Karzinom der Schilddrüse mit exzessiver spezifischer Drüsenfunktion, Corr.-Bl. Schweiz. Ärzte 43.46, 1913, S. 1468-1473. MEYER-HÜRLIMANN, Carl: Akuter Exophthalmus bei Quincke'scher Krankheit, Corr.-Bl. Schweiz. Ärzte 47.6, 1917, S. 161-169. Ders.: Röntgenologische Beobachtungen, Corr.-Bl. Schweiz. Ärzte 48.31, 1918, S. 1031-1035.

[14] Die Geschichte der Hürlimann von Fluntern, hrsg. von Heinz ALBERS-SCHÖNBERG, Zürich 1993.

Ihre Kinder waren Carl Robert[15], Alice Marguerite (1905-1984), verheiratete Gloor[16], und Amalie Elisabeth (1908-1990), verheiratete Haeberlin[17]. An der geistigen und körperlichen Entwicklung seiner drei Kinder nahm Carl Meyer-Hürlimann grossen Anteil.

Meyer war von seinen Kollegen sehr geachtet; er gehörte nacheinander dem Vorstand der Gesellschaft der Ärzte der Stadt Zürich, des Kantons und der Zürcher Gesellschaft für Gesundheitspflege an. Im Jahr 1910 wurde er, fünfzig Jahre nach seinem Grossvater, zum Präsidenten der kantonalen Ärztegesellschaft gewählt, die ihm 1925 als höchste Auszeichnung die Ehrenmitgliedschaft verlieh[18]. Ein Jahrzehnt lang wirkte er auch als Mitglied und Präsident des Ehrenrates der städtischen Ärztegesellschaft. 1918 wählte der Bundesrat den Sanitätshauptmann in die eidgenössische Pensionskommission der Militärversicherung. Von eher ernster und gründlicher Natur, drängte sich Meyer als Feind jeder Prahlerei nicht an die Öffentlichkeit. Wenn er in den Ärzteversammlungen das Wort ergriff, waren seine Mitteilungen und Demonstrationen stets sorgfältig vorbereitet und eindrucksvoll. Meyers gesellige Talente bewährten sich in der Zunft zur Schmiden oder in der Gesellschaft der Schildner zum Schneggen. Im Freundeskreis sprühte seine temperamentvolle Originalität und seine Schlagfertigkeit. Aus seinem ausgeprägten Rechtsgefühl und seiner persönlichen Überzeugung machte er nie ein Hehl. Jeder Art von Heuchelei oder Selbstgefälligkeit begegnete er mit scharfem Sarkasmus.

In den letzten Jahren seines Lebens wusste Carl Meyer-Hürlimann um seine unheilbare Erkrankung an einem Darmkarzinom. Die Grenzen der ärztlichen Kunst auch an sich selbst erkennend, fügte er sich klaglos dem Krankenlager und verstarb am 3. Juni 1926 im Alter von erst 59 Jahren[19].

---

[15] Carl Robert Meyer-Schulthess (1903-1973), Dr. iur., Rechtsanwalt, Direktor der «Fides» Treuhandgesellschaft, Zunftmeister der Zunft zur Schmiden, Obmann der Gesellschaft der Schildner zum Schneggen, Oberstleutnant der Infanterie.

[16] Walther Gloor-Meyer (1892-1976), 1920 Dr. med. (Zürich), 1926 PD für innere Medizin in Zürich, internistischer Chefarzt am Schwesternhaus vom Roten Kreuz in Zürich, 1950 Prof., Oberst der Sanitätstruppen.

[17] Heinrich Haeberlin-Meyer (1898-1981), Dr. rer. pol., Bankdirektor, Oberstleutnant der Infanterie, Sohn von Bundesrat Heinrich Haeberlin (1868-1947).

[18] Festschrift zur Feier des 125jährigen Bestandes der Gesellschaft der Ärzte des Kantons Zürich, Zürich 1935, S. 49-52, 106.

[19] Nach dem Tod von Carl Meyer-Hürlimann als letztem Arzt von sechs Generationenfolgen gelangten zahlreiche Bücher, Instrumente und Bandagen der Ärztefamilie Meyer «zum Felsenegg» in den Besitz des Medizinhistorischen Instituts und Museums der Universität Zürich.

Die Medizin um 1830

Während seiner europäischen Studienreise hat Conrad Meyer-Hofmeister über die empfangenen Eindrücke und Erlebnisse in schriftlicher Form genaue Rechenschaft abgelegt. Seine Tagebucheinträge und die gesondert niedergeschriebenen medizinisch-chirurgischen Notizen hielt er in Form und Inhalt so, dass sie ihm im späteren Leben nicht nur zur freudigen Erinnerung, sondern durchaus auch zur Verwertbarkeit in der praktischen Berufsarbeit dienen konnten. Schon fortgeschritten in der medizinischen Ausbildung, vermochte Meyer-Hofmeister, einen grossen wissenschaftlichen Gewinn aus dem Gesehenen zu ziehen und bemühte sich ständig, die in den verschiedenen Ländern gewonnenen Eindrücke geistig zu verarbeiten. Natürlich entwickelte sich mit fortschreitender Reiseerfahrung auch seine Kritikfähigkeit und Selbständigkeit im Urteil.

Die Jahre von Meyer-Hofmeisters Europareise fallen in eine Zeit des Umbruchs, in der rationale Empiriker die romantische Hypothesenmedizin im wesentlichen bereits überwunden hatten. Eine Generation junger Ärzte machte sich auf, die neuen Erkenntnisse der Naturwissenschaft auf die Heilkunde anzuwenden, statt über das Wesen von Leben und Krankheit zu philosophieren. Sie verliessen die ausgetretenen Pfade spekulativer Theorien und starrer Systeme, um zur sorgfältigen klinischen Beobachtung am Krankenbett zurückzukehren, die durch die Leichensektion überprüft und erweitert wurde. Die Spitäler in den städtischen Zentren mit zunehmend grossem «Krankenmaterial» bildeten Ausbildungsschauplatz und entscheidende Voraussetzung für den medizinischen Fortschritt.

Auch wenn die exakte Naturbeobachtung im Begriff war, die dogmatischen Spekulationen zu überwinden, gestaltete sie sich für Meyer-Hofmeister keineswegs einfach. Erst die zweite Hälfte des 19. Jahrhunderts zeichnete sich dadurch aus, dass die gewonnenen naturwissenschaftlichen Erkenntnisse eine sichere Grundlage der Medizin boten, subjektive Ansichten einzelner Ärzte zurücktraten und in Theorie und Praxis der Heilkunde eine allgemeine, auch internationale Verständigung erreicht war. Dies bedeutete für das Erlernen des Fachs wie für die Weiterbildung eine bedeutende Erleichterung. In den Jahren um 1830 existierte aber noch eine Vielzahl verschiedenster medizinischer Anschauungen und Theorien, die sich oft genug diametral widersprachen. Aufwendig war das Bemühen, in diesem Wirrwarr das Wesentliche vom Unwesentlichen zu trennen, das Notwendige und praktisch Brauchbare herauszufinden, ein allzu einseitiges Urteil möglichst zu vermeiden und überhaupt zu einem sicheren wissenschaftlichen Standpunkt zu gelangen. Eine gewisse weltmännische Bildung, die Aneignung fremder Sprachen und Kontakte mit Studierenden, Kollegen und Professoren ermöglichten Conrad Meyer-Hofmeister bei allen Irrtümern der Zeit ein bemerkenswertes Mass an kritischer Aufnahmefähigkeit.

Gemeinsam mit Leonhard von Muralt besuchte Meyer-Hofmeister in den viereinhalb Jahren seiner Fortbildung eine grosse Zahl von Krankenhäusern, Spezialspitälern, Irrenhäusern, Taubstummen- und Blindenanstalten, Museen und Sammlungen. Dabei bemühten sich die Zürcher, wenn immer möglich eine flüchtige und oberflächliche Betrachtung zu vermeiden und sich auch in Einzelheiten zu vertiefen. Die Möglichkeit des direkten Kontakts zu zahlreichen wissenschaftlich bedeutenden Persönlichkeiten, wie er später wegen des viel grösseren Andrangs nicht mehr möglich sein sollte, gestattete den Vergleich verschiedenster Meinungen. Obwohl sich Meyer-Hofmeister besonders intensiv mit Chirurgie, sein Reisegefährte Leonhard von Muralt mit Augenheilkunde und Geburtshilfe beschäftigt hatte, lag eine frühe, einseitige Spezialisierung weder in ihrem Interesse noch im Sinne der ärztlichen Ausbildung der Zeit. Die Zürcher bemühten sich um den Überblick und um das Erkennen grösserer Zusammenhänge. Die im folgenden getrennte Behandlung der medizinischen Disziplinen soll denn auch nicht den falschen Eindruck erwecken, die Spezialisierung der Heilkunde habe in der Biedermeierzeit schon den Grad späterer Jahrzehnte erreicht[1].

Anatomie und pathologische Anatomie

In den ersten drei Jahrzehnten nach 1800 gelangen im Gebiet der Anatomie wenig aufsehenerregende Neuentdeckungen[1]. Eine Ausnahme bildet allerdings das Werk des frühverstorbenen Franzosen Xavier Bichat[2], der mit seiner Bescheibung der Membranen die bisher übliche Organbeschreibung überwand, das Gewebe in den Mittelpunkt seiner Beobachtungen stellte und der späteren Histologie die theoretischen Grundlagen verschaffte[3]. Bot die anatomische For-

---

[1] Anonymus [WYSS, Hans von]: Johann Conrad Meyer-Hofmeister, Med. Dr., Nbl. Waisenhaus 55, Zürich 1892, S. 9 f, 29. Anonymus [MURALT, Wilhelm von]: Leonhard von Muralt, Med. Dr., Nbl. Waisenhaus 56, Zürich 1893, S. 16-18, 23.

[1] CHOULANT, Ludwig: Geschichte und Bibliographie der anatomischen Abbildung nach ihrer Beziehung auf anatomische Wissenschaft und bildende Kunst, Leipzig 1852. WEYERMANN, Hans: Geschichtliche Entwicklung der Anatomie des Gehirns, Diss. med., Würzburg 1900. BORUTTAU, Heinrich Johann: Geschichte der Physiologie, Handbuch der Geschichte der Medizin, begründet von Theodor PUSCHMANN, hrsg. von Max NEUBURGER und Julius PAGEL, Bd. 2, Jena 1903, S. 327-456. CHIARI, Hans: Geschichte der pathologischen Anatomie des Menschen, ebenda, S. 473-559. TÖPLY, Robert Ritter von: Geschichte der Anatomie, ebenda, S. 155-326. DE LINT, J. G.: Atlas of the history of medicine, I. Anatomy, New York 1926. MEYER, Arthur William: The rise of embryology, Stanford 1939. COLE, Francis J.: A history of comparative anatomy, from Aristoteles to the eighteenth century, London 1944. FALLER, Adolf: Die Entwicklung der makroskopisch-anatomischen Präparierkunst von Galen bis zur Neuzeit, Acta anatomica, Suppl. 7, Basel 1948. ROTHSCHUH, Karl Eduard: Geschichte der Physiologie, Berlin/Göttingen/Heidelberg 1953. PREMUDA, Loris: Storia dell'iconografia anatomica, Milano 1956. LASSEK, A. M.: Human dissection, its drama and struggle, Springfield 1958. BROOKS, Chandler Mc C. / CRANEFIELD, Paul F.: The historical development of physiological thought, New York 1959. NEEDHAM, Joseph: A history of embryology, 2nd ed., revised with the assistance of Arthur HUGHES, Cambridge 1959. CORNER, George W.: Anatomy, Clio Medica 3, 2nd ed., New York 1964. ROTHSCHUH, Karl Eduard: Die Entwicklung der kontinentalen Physiologie im 18. und 19. Jahrhundert, Medizin in Geschichte und Kultur 5, Stuttgart 1964. FULTON, John F. / WILSON, Leonard G.: Selected readings in the history of physiology, 2nd ed., Springfield 1966. OPPENHEIMER, Jane M.: Essay in the history of embryology and biology, Cambridge/Massachusetts 1967. WOLF-HEIDEGGER, Gerhard / CETTO, Anna Maria: Die anatomische Sektion in bildlicher Darstellung, Basel 1967. ROTHSCHUH, Karl Eduard: Physiologie, der Wandel ihrer Konzepte, Probleme und Methoden vom 16. bis 19. Jahrhundert, Freiburg i. Br. 1968. ROTHSCHUH, Karl Eduard (Hrsg.): Physiologie im Werden, Medizin in Geschichte und Kultur 9, Stuttgart 1969. BLASIUS, Wilhelm (Hrsg.): Begründer der experimentellen Physiologie, München 1971. MEYER, Alfred: Historical aspects of cerebral anatomy, London 1971. HALL, Thomas Steele: History of general physiology, vol. 1-2, Chicago/London 1975. PERSAUD, T. V. N.: Early history of human anatomy from antiquity to the beginning of the modern era, Springfield 1984. ROBERTS, K. B. / TOMLINSON, J. D. W.: The fabric of the body, european traditions of anatomical illustration, Oxford 1992.

[2] Marie-François-Xavier Bichat (1771-1802), Arzt am Hôtel-Dieu in Paris.

[3] BICHAT, Marie-François-Xavier: Traité des membranes en général et diverses membranes en particulier, Paris 1800.

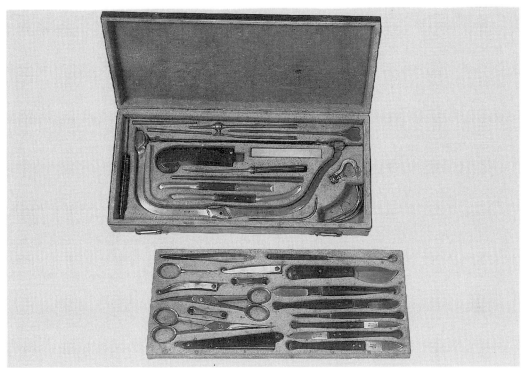

Sektionsbesteck von Conrad Meyer-Hofmeister (6 x 34.2 x 15.3 cm), Mitte 19. Jh., Slg. Meyer (MHIZ), Inv.-Nr. 2641.

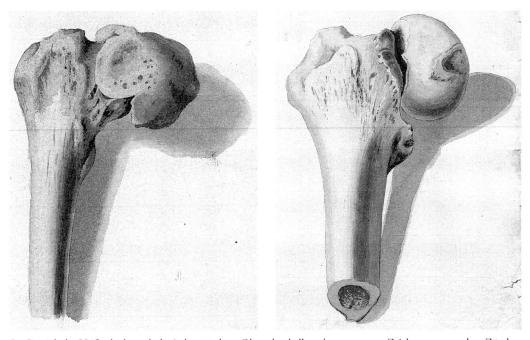

Im Bereich des Hüftgelenks pathologisch veränderte Oberschenkelknochen, anonyme Zeichnungen aus dem Zürcher Spital, Mitte 18. Jh., Slg. Meyer (MHIZ).

schung ansonsten wenig Impulse, so kam der anatomischen Lehre um so grösseres Gewicht zu. Die Kenntnisse des wissenschaftlich gebildeten Mediziners bewegten sich durchwegs auf beachtlichem Niveau. Grossen Wert legte man auf didaktisch und ästhetisch befriedigende Abbildungen und Präparate. Die Zürcher bewunderten herrlich illustrierte Atlanten der allgemeinen Anatomie ebenso wie die Herstellungstechnik kunstvoller Injektionspräparate. Eindrückliche Wachspräparate zeugten noch immer vom hohen Stand der wachsbildnerischen Kunst und der anatomischen Kenntnisse im Italien des 18. Jahrhunderts. Die Grösse, Vielfalt und Qualität der Sammlungen, meist Museen genannt und der Öffentlichkeit gegen Entgelt zugänglich, gehörten zum Stolz der verschiedenen Institute und Krankenanstalten.

Starre Grenzen der Fachbereiche gab es nicht. Die französischen und englischen Chirurgen erforschten die Anatomie zur Verbesserung ihrer chirurgischen Praxis und Technik. Die Biologie, die Embryologie und die vergleichende Anatomie trugen vor allem in Deutschland Wesentliches zum besseren Verständnis des menschlichen Körperbaus bei; genannt seien etwa die Arbeiten des Embryologen Döllinger[4] in München oder des Pathologen und vergleichenden Anatomen Meckel[5] in Halle.

Die Anatomie blieb eher statisch und in den Augen Meyer-Hofmeisters zuweilen fast mehr von medizinhistorischem Interesse, wie seine Bewunderung für die alten anatomischen Theater, die Büsten längst verblichener Persönlichkeiten und alte Präparate zeigt. Dafür wurde er Zeuge des Aufschwungs der pathologischen Anatomie zur modernen selbständigen Disziplin, von der man sich für die praktische Heilkunde wesentlich mehr erhoffte als von der Physiologie[6]. Wohl nicht untypisch für die Haltung der meisten zeitgenössischen Mediziner ist die Tatsache, dass Meyer-Hofmeister die bahnbrechende experimentelle Physiologie von Magendie[7] in Paris kaum zu würdigen vermochte, hingegen dessen ungeschickte praktisch-ärztliche Tätigkeit am Krankenbett bemängelte. Um so entscheidender schien ihm die sorgfältige Sektion unter solidar- und lokalpathologischer Sicht, die nun die antike Humoralpathologie zu verdrängen begann. Die Ergebnisse der Leichenzergliederung standen jetzt gleichberechtigt neben der Beobachtung von Krankheitssymptomen. Zusammen mit den physikalischen Untersuchungsmethoden bildete die Sektion namentlich in Paris die Grundlage der klinischen Medizin, aber

---

[4] Ignaz Döllinger (1770-1841), Prof. der Anatomie und Physiologie in Würzburg und München, vgl. S. 330.
[5] Johann Friedrich Meckel d. J. (1781-1833), Prof. der Anatomie in Halle, vgl. S. 283.
[6] RAYER, Pierre: Sommaire d'une histoire abrégée de l'anatomie pathologique, Paris 1818. RIBBERT, Hugo: Die Lehren vom Wesen der Krankheiten in ihrer geschichtlichen Entwicklung, Bonn 1899. LONG, Esmond R.: A history of pathology, Baltimore 1928. KOHLHAGEN, Werner: Die pathologische Anatomie in Göttingen während der ersten Hälfte des 19. Jahrhunderts, Göttingen 1935. KRAMBHAAR, E. B.: Selected readings in pathology, Springfield 1961. Ders.: Pathology, Clio Medica 19, New York 1962. KNÜSEL, Eleonore: Über die Anfänge der pathologischen Anatomie und ihrer Historiographie, Diss. med. (Basel), Horw 1969. RATHER, Lelland J.: The genesis of cancer, a study in the history of ideas, Baltimore/London 1978. WRIGHT, James R.: The development of the frozen section technique, the evolution of surgical biopsy, and the origins of surgical pathology, Bull. Hist. Med. 59.3, 1985, pp. 295-326. BAUER, Axel: Die Krankheitslehre auf dem Weg zur naturwissenschaftlichen Morphologie, Pathologie auf den Versammlungen Deutscher Naturforscher und Ärzte von 1822-1872, Stuttgart 1989. PANTEL, Johannes / BAUER, Axel: Die Institutionalisierung der pathologischen Anatomie im 19. Jahrhundert an den Universitäten Deutschlands, der deutschen Schweiz und Österreichs, Gesnerus 47.3/4, 1990, S. 303-328. WILSON, Dudley: Signs and portents, monstrous births from the Middle Ages to the Enlightenment, London/New York 1993.
[7] François Magendie (1783-1855), Arzt am Hôtel-Dieu, Prof. der Physiologie und allgemeinen Pathologie am Collège de France in Paris, vgl. S. 525 f.

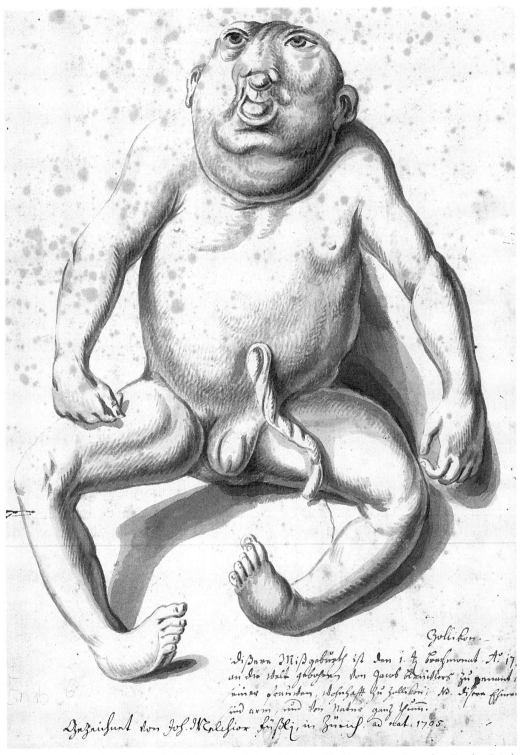

Schwere Missgeburt (Anenzephalie), Zeichnung von Johann Melchior Füssli (1667-1736) aus dem Zürcher Spital, anfangs 18. Jh., Slg. Meyer (MHIZ).

auch in Wien wurde die klinische Beobachtung auf dem Sektionstisch kontrolliert und ergänzt. Meyer-Hofmeister betrieb fast ausschliesslich makroskopische Pathologie, obwohl er das Mikroskop spätestens bei Schönlein[8] in Würzburg kennengelernt haben muss. Sein wichtigster Lehrer in der pathologischen Anatomie war der Wiener Johann Wagner[9], der über eine sonst damals kaum erreichte Geschicklichkeit in der Zergliederungskunst verfügte. Obwohl er in der Krankheitsklassifizierung zur starren, veralteten Systembildung aufgrund von Symptomen neigte und eine wenig zukunftsweisende «Museumsanatomie» betrieb, hat er doch durch sein handwerklich-präparatorisches Können und speziell auch durch seine kasuistischen Mitteilungen den Boden für die spätere Blüte der Wiener medizinischen Schule bereitet. Insofern zeugen die etwas abfälligen Bemerkungen Carl Rokitanskys[10] über Wagner doch von ungerechter Einseitigkeit[11]. Der frühverstorbene Wagner mag die künftige Bedeutung seines Fachs als Grundlage der gesamten Medizin noch nicht voll erfasst haben. Wer aber als akademischer Lehrer von Männern wie Rokitansky und Skoda[12] gelten durfte, kann nicht bedeutungslos gewesen sein.

Der Zustand der pathologischen Anatomie an den einzelnen Ausbildungsstätten ergab sich aus dem Umfang des Leichenguts, das etwa am Allgemeinen Krankenhaus in Wien, in den Spitälern von Paris oder in London in mehr als genügendem Mass vorhanden war. Die Sektion dieser sozial entwurzelten Spitalpatienten stiess auf keinerlei Schwierigkeiten. Auch in den kleineren Universitätsstädten sah Meyer-Hofmeister aber durchaus bemerkenswerte Arbeit an Leichen und teilweise reich ausgestattete Sammlungen. Die staatlichen oder von Gesellschaften getragenen Museen waren möglichst bestrebt, ihre Kollektionen durch Ankäufe von Privatsammlungen auszubauen. Obwohl die beiden Zürcher schon das gekonnte Präparieren als Kunst an sich bewunderten, merkten sie doch, dass etwa ein Astley Cooper[13] das rein Technische bei weitem überwand und die Wissenschaft mit einer richtigen Interpretation und Einordnung bereicherte. Meyer-Hofmeister erlebte an den verschiedenen Kliniken einen sehr unterschiedlichen Grad an Spezialisierung. Im Gegensatz zu Wien war in Paris jeder Kliniker sein eigener Prosektor, und in Halle wie andernorts bildete der Streit um die Leichen zwischen klinisch tätigen Ärzten und Anatomen geradezu den Hauptgrund für ein nachhaltig vergiftetes Klima unter den Professoren. Noch hatte die pathologische Anatomie gegenüber der Klinik eine rein dienende und untergeordnete Funktion; in Wien sollte ihr von den 1840er Jahren an eine beherrschende zufallen.

Der Sammeleifer der öffentlichen Institutionen, aber auch einzelner Ärzte und Chirurgen auf privater Basis, hat zweifellos mitunter den Bereich des Sinnvollen und Nützlichen verlassen. Meyer-Hofmeister tadelte denn auch kümmerliche, technisch ungenügende Präparate, das Verblassen der Farbe im Weingeist und insbesondere eine mangelnde Systematik. Er stellte sich

---

[8] Johann Lucas Schönlein (1793-1864), Prof. der medizinischen Klinik in Würzburg, Zürich und Berlin, vgl. S. 298 f.

[9] Johann Wagner (1800-1833), Prof. der pathologischen Anatomie in Wien, vgl. S. 346.

[10] Carl Freiherr von Rokitansky (1804-1878), 1828 Dr. med. (Wien), 1834 Prosektor am Allgemeinen Krankenhaus in Wien, EO der pathologischen Anatomie, 1844 O, 1863 Hofrat und Referent der medizinischen Studien, 1869 Präsident der Wiener Akademie der Wissenschaften.

[11] ROKITANSKY, Carl von: Selbstbiographie und Antrittsrede, hrsg. und erläutert von Erna LESKY, Wien 1960, S. 50 f.

[12] Joseph Skoda (1805-1881), 1831 Dr. med. (Wien), 1833 Sekundärarzt am Allgemeinen Krankenhaus in Wien, 1841 Primararzt, 1846 O der medizinischen Klinik, bedeutender Förderer der physikalischen Diagnostik.

[13] Sir Astley Paston Cooper (1768-1841), Chirurg in London, vgl. S. 642, 644.

auf den richtigen Standpunkt, dass ein Katalog oder doch zumindest ein Register mitsamt vollständigen Krankengeschichten für die Lehre unabdingbar nötig sei, um dem Besucher eine sinnvolle Auswahl und Wertung möglich zu machen. Dennoch konnte er sich dem Eindruck des Kuriosen und der Quantität – etwa in den prachtvoll ausgestatteten englischen Museen – nicht ganz entziehen. Die Methoden der Injektion von Blut- und Lymphgefässen sowie der Korrosion mittels Harz, Säuren und Metall waren zu seiner Zeit bekannt und teilweise in hohem Grad perfektioniert. So liess sich Meyer-Hofmeister begeistern von unzähligen Präparaten in feuchtem oder getrocknetem Zustand, Knochen-, Gelenk- und Schädelsammlungen, Becken, Föten, Nerven- und Muskelpräparaten, Lymphgefässinjektionen, Missgeburten, Blasensteinen und allerhand Monstrositäten.

Innere Medizin, Materia medica und Infektionskrankheiten

Obwohl in der Biedermeierzeit einzelne Forscher und Kliniker die «Vier-Säfte-Lehre» differenzierten oder gar in Frage stellten, war die seit der Antike grundlegende medizinische Theorie keineswegs überwunden. Als schädlich galten gemäss der traditionellen Humoralpathologie nicht die Säfte Blut, Schleim, schwarze Galle und gelbe Galle an sich, sondern deren Ungleichgewicht. Die ärztliche Therapie bezweckte die Reinigung oder den Entzug der verdorbenen, krankmachenden und überschüssigen Säfte. Eine lokale Behandlung war demnach wenig sinnvoll, betrachtete man doch die äusserlich sichtbaren Symptome nur als Folge, keinesfalls aber als eigentliche Ursache der Krankheiten.

Immerhin fanden die neueren Erkenntnisse der Physik, Chemie und pathologischen Anatomie auch in der praktischen Medizin zunehmend Anwendung. An den Bildungsanstalten des deutschen Sprachraums erlebte Meyer-Hofmeister eine Krankenbettausbildung, die recht unfruchtbar und veraltet war, da sie die physikalischen Untersuchungsmethoden vernachlässigte und aus dem Krankengut nur wenige «exemplarische» Fälle auswählte. Mochte die Patientenbefragung, das «Krankenexamen», noch so sorgfältig und erschöpfend wirken, so waren der Beobachtungskunst durch die geringe Patientenzahl, durch dogmatische Interpretation und durch weitgehenden Verzicht auf Perkussion und Auskultation enge Grenzen gesetzt. Im Hamburger Allgemeinen Krankenhaus behandelte der Kliniker einzelne Symptome, statt diese zu einer Krankheit zusammenzustellen. Der gefeierte Krukenberg[1] in Halle veranstaltete zwar endlose, letztlich aber trotzdem unvollständige Diagnosen, während Grossi[2] in München den Patienten die von ihm gewünschten Antworten in den Mund legte und in übertriebener Exaktheit die Unterscheidung unzähliger Pulsarten verfeinerte. Demgegenüber vermochte Schönlein[3] in Würzburg durch konsequente Perkussion und Auskultation, Leichensektionen, Mikroskopie und chemische Analysen eine neue Klassifizierung der Krankheiten einzuführen, die streng auf den untersuchten Symptomen beruhte. Eine solche Grundlagenforschung, die die Spekulationen der romantischen Naturphilosophie überwand, war in Paris wesentlich weiter fortge-

---

[1] Peter Krukenberg (1788-1865), Prof. der medizinischen Klinik in Halle, vgl. S. 281.
[2] Ernst von Grossi (1782-1829), Prof. der medizinischen Klinik und Pathologie in München, vgl. S. 329.
[3] Johann Lucas Schönlein (1793-1864), Prof. der medizinischen Klinik in Würzburg, Zürich und Berlin, vgl. S. 298 f.

schritten und hatte damals auch schon den britischen Raum erreicht. Der Edinburger Arzt Sanders[4] behauptete von sich, er habe die indirekte Auskultation schon vor Laennec[5] angewandt, und riet Meyer-Hofmeister, nichts zu glauben, was er nicht mit eigenen Augen gesehen habe. Die weltweit führende Pariser Schule verdankte ihren Ursprung der Französischen Revolution, in deren Folge die medizinische Ausbildung von den dogmatisch-starren Fakultäten und Lehranstalten auf die zahlreichen Spitäler mit ihrem grossen Krankengut überging. In Paris wurde die in Wien entdeckte Perkussionsmethode wiedereingeführt, hier erfand der grosse Kliniker Laennec das Stethoskop. Physikalische Hilfsmittel ermöglichten eine aktive, systematische Diagnostik und fanden rasch Eingang in den französischen und englischen Krankenhausalltag. Die gewaltige Zahl von sozial schlechtgestellten Patienten in Paris ermöglichte Louis[6] die Anfänge einer sorgfältigen, auf unzähligen Sektionen beruhenden klinischen Statistik, die manche therapeutischen Illusionen zerstörte. An den Krankenbetten des Londoner Guy's Hospital fand Richard Bright[7] den nach ihm benannten Zusammenhang zwischen bestimmten Ödemen mit der urinalen Eiweissausscheidung und pathologischen Nierenveränderungen. Die Leichensektion hatte sich zwar allgemein durchgesetzt, doch war sie nur bedingt geeignet, als Kontrollmittel Aufschluss über die gestellte Diagnose und die angewandte Therapie zu geben. Ihre Aussagekraft hing sowohl von der Sorgfalt beim Präparieren wie auch von der Interpretation der Befunde ab. Oft genug ergaben sich falsche Schlüsse aus der Tatsache, dass die sezierenden Kliniker die Einwirkungen von Krankheiten mit Veränderungen verwechselten, die erst nach dem Tod eingetreten waren. Überdies zeigten sich die Grenzen der pathologischen Anatomie da, wo ein Befall der Organe und der Gewebe nicht eindeutig mit einem bestimmten «Fieber» in Zusammenhang gebracht werden konnte. Solche nicht organbezogene, «dynamische» Krankheitsursachen wurden in Zusammenhang mit der Witterung gebracht. Mit grosser Hingabe und Ausdauer erforschte man die Wechselwirkung zwischen Krankheit und Witterung. Die sogenannte «medizinische Topographie» befasste sich mit Temperaturen, Druckverhältnissen, Luftfeuchtigkeit und Windrichtung. Die verschieden gelegenen Orte verfügten demnach über ganz verschiedene «Krankheitskonstitutionen» und waren unterschiedlich «gesund». Bei Witterungsveränderung konnte nach dieser Vorstellung eine Krankheit in eine andere übergehen. Die direkte Ansteckung, die «Kontagiosität» der damals noch sehr ungenau erforschten Infektionskrankheiten wurde zwar immer wieder diskutiert, aber meist säuberlich von der «Epidemie» geschieden, deren Ursache man topographisch erklärte. Die ungünstige Lage eines Ortes förderte demnach die Entstehung von «Miasmen», krankheitserregenden Giftstoffen, die sich in Form von Ausdünstungen in der Luft verteilten und für die Auslösung unterschiedlicher Seuchen verantwortlich gemacht wurden. Daraus erklärt sich die Wichtigkeit der geographisch-klimatologischen Umweltbedingungen, die auch bei Meyer-Hofmeisters Beobachtungen eine so bedeutende Rolle spielen[8].

[4] James Sanders (1777-1843), Dozent für praktische Heilkunde in Edinburgh, vgl. S. 664.
[5] René-Théophile-Hyacinthe Laennec (1781-1826), Prof. der medizinischen Klinik an der Charité in Paris.
[6] Pierre-Charles-Alexandre Louis (1787-1872), Arzt am Hôpital de la Pitié und am Hôtel-Dieu in Paris, vgl. S. 522.
[7] Richard Bright (1789-1858), Arzt am Guy's Hospital in London, vgl. S. 618, 620.
[8] PETERSEN, Julius: Hauptmomente in der geschichtlichen Entwicklung der medizinischen Therapie, Kopenhagen 1877. HAESER, Heinrich: Lehrbuch der Geschichte der Medizin, Bd. 3, Geschichte der epidemischen Krankheiten, Jena 1882. HIRSCH, August: Handbuch der historisch-geographischen Pathologie, 3 Bde, 2. Aufl., Stuttgart 1883-1886. PETERSEN, Julius: Hauptmomente der älteren Geschichte der medizinischen Klinik, Kopenhagen 1890. CREIGHTON, Charles: A history of epidemics in Britain, vol. 2, Cambridge 1894. FIESSIN-

In den Jahren um 1830 existierte im Grunde für die meisten Krankheiten keine wirklich rationelle, auf kausalen Erkenntnissen begründete interne Behandlungsmöglichkeit. Kein Wunder, erlebten die Ärzte die innere Medizin gewissermassen als den am schwächsten entwickelten Teil der Heilkunde. Dies mag auch ein Grund dafür gewesen sein, dass Meyer-Hofmeister die Beschäftigung mit der Chirurgie als wesentlich befriedigender empfand. Er rügte die Tatsache, dass etwa Rostan[9] «wie alle Franzosen» viel lieber über den pathologischen Befund als über die Krankenbehandlung referierte oder dass sich Caizergues[10] als enttäuschend ängstlicher Therapeut entpuppte. Der mit der klinischen Machtlosigkeit zusammenhängende Skeptizismus gegenüber den Therapiemöglichkeiten, der sich später sogar zu einem therapeutischen Nihilismus ausweiten sollte, konnte natürlich weder Ärzte noch Patienten befriedigen[11]. So fand

GER, Charles: La thérapeutique des vieux maîtres, Paris 1897. Handbuch der Geschichte der Medizin, begründet von Theodor PUSCHMANN, hrsg. von Max NEUBURGER und Julius PAGEL, Bd. 2, Jena 1903, S. 604-932. FABER, Knud: Nosography, the evolution of clinical medicine in modern times, New York 1930. ROLLESTON, Sir Humphry: Internal medicine, Clio Medica 4, New York 1930. WINSLOW, Charles Edward Armstrong: The conquest of epidemic disease, a chapter in the history of ideas, New Jersey 1944. LAIN ENTRALGO, Pedro: La historia clinica, historia y teoria del relato patografico, Madrid 1950. MAJOR, Ralph H.: Classic descriptions of disease, with biographical sketches of the authors, 3rd ed., Springfield 1955. DREYFUS, Camille: Some milestones in the history of hematology, New York/London 1957. FINOT, André: D'Imhotep à Trousseau, notes sur l'histoire de la clinique médicale et de son enseignement, Paris 1958. VENZMER, Gerhard: Krankheit macht Weltgeschichte, Stuttgart 1960. BLOOMFIELD, Arthur L.: A bibliography of internal medicine, selected diseases, Chicago 1960. FOSTER, W. D.: A short history of clinical pathology, Edinburgh 1961. ACKERKNECHT, Erwin H.: Geschichte und Geographie der wichtigsten Krankheiten, Stuttgart 1963. FOUCAULT, Michel: Naissance de la clinique, une archéologie du regard médical, Paris 1963. FRANKEN, Franz Hermann: Die Leber und ihre Krankheiten, zweihundert Jahre Hepatologie, unter Mitarbeit von Herbert SCHMITZ und Erika FRANKEN, Stuttgart 1968. ACKERKNECHT, Erwin H.: Therapie von den Primitiven bis zum 20. Jahrhundert, Stuttgart 1970. LESKY, Erna: Perkussion und Auskultation, Wege ärztlichen Erkennens, 2 H., Documenta Geigy, Basel 1970. BLEKER, Johanna: Geschichte der Nierenkrankheiten, Mannheim 1972. Einführung in die Geschichte der Hämatologie, hrsg. von Kroly-György von BOROVICZENY, Heinrich SCHIPPERGES und Eduard SEIDLER, Stuttgart 1974. Medizinische Diagnostik in Geschichte und Gegenwart, Festschrift für Heinz GOERKE zum 60. Geburtstag, hrsg. von Christa HABRICH, Frank MARGUTH und Jörn Henning WOLF, unter Mitarbeit von Renate WITTERN, München 1978. RATHER, Lelland J.: The genesis of cancer, a study in the history of ideas, Baltimore/London 1978. ROTHSCHUH, Karl Eduard: Konzepte der Medizin in Vergangenheit und Gegenwart, Stuttgart 1978. SCHADEWALDT, Hans: Geschichte der Allergie, 4 Bde, München 1979-1983. VILLEY, Raymond: Histoire du diagnostic médical, Paris 1979. GUGGENHEIM, Karl Y.: Nutrition and nutritial diseases, the evolution of concepts, Lexington/Toronto 1981. MEDVEI, Victor Cornelius: A history of endocrinology, Lancaster/Boston/The Hague 1982. KOELBING, Huldrych M.: Die ärztliche Therapie, Grundzüge ihrer Geschichte, Darmstadt 1985. SCHREIBER, Werner / MATHYS, Fritz Karl: Infectio, ansteckende Krankheiten in der Geschichte der Medizin, Basel 1986. COCHETON, Jean-Jacques / GUERRE, Jean / PEQUIGNOT, Henri: Histoire illustrée de l'hépato-gastro-entérologie de l'antiquité à nos jours, Paris 1987. AMBERGER-LAHRMANN, Mechthild / SCHMÄHL, Dietrich: Geschichte der Toxikologie, Berlin 1988. KNOP, Daniel: Von Pest bis Aids, die Infektionskrankheiten und ihre Geschichte, 2. überarb. Aufl., Teningen 1989. THEODORIDES, Jean: Des miasmes aux virus, histoire des maladies infectueuses, Paris 1991. TUBIANA, Maurice: La lumière dans l'ombre, le cancer hier et demain, Paris 1991. KIPLE, Keneth F. (ed.): The Cambridge history of human diseases, Cambridge 1993.

[9] Léon-Louis Rostan (1790-1866), Arzt an der Salpêtrière und Prof. der medizinischen Klinik in Paris, vgl. S. 511.
[10] Fulcrand-César Caizergues (1777-1850), Prof. der medizinischen Klinik in Montpellier, vgl. S. 462.
[11] BUESS, Heinrich: Zur Frage des therapeutischen Nihilismus im 19. Jahrhundert, Schweiz. Med. Wschr. 87, 1957, S. 444-447. LESKY, Erna: Von den Ursprüngen des therapeutischen Nihilismus, Sudhoffs Arch. Gesch. Med. 44, 1960, S. 1-20.

etwa der Pariser Broussais[12] mit seinem neuen therapeutischen System der sogenannten «médecine physiologique» eine begeisterte, geradezu blind-fanatische Anhängerschaft. Nach seiner Auffassung der pathologischen Prozesse war alles Leben abhängig von Reizen, eine Auffassung, die er dem Brownianismus[13] entlehnte. In zunehmender Einseitigkeit fand er bei seinen Sektionen bei fast allen Leiden Entzündung im Magen-Darm-Kanal vor. Broussais empfahl daher eine antiphlogistische Behandlung mit strikter Diät und reichlichem Ansetzen von Blutegeln – die Entzündung wurde ja als Blutstau interpretiert – und kam damit dem Bedürfnis nach therapeutischer Aktivität entgegen. Nicht weniger doktrinär war Giovanni Rasoris[14] System des «Contrastimulo», das im Aderlass ein Allheilmittel sah und dessen Nachbetern Meyer-Hofmeister in Italien noch begegnen konnte. Der von vielen Schülern hochverehrte deutsche Internist Krukenberg leitete grundsätzlich jede Behandlung mit einem Aderlass ein. Solche Ideen des übermässigen Blutentzugs («Vampirismus») waren indessen durch die Arbeiten pathologisch und statistisch forschender Pariser Kliniker wie Andral[15] oder Louis bereits überwunden; 1825 bis 1829 erschienen deren Hauptwerke, die als glänzende Widerlegung Broussais' gelten durften[16]. Eine skeptische Haltung gegenüber dem ärztlichen Können verband sich fortan mit einer optimistischen bezüglich der Heilkraft der Natur, die sich übrigens nicht nur in der inneren Medizin, sondern auch in der Chirurgie oder in der Geburtshilfe auswirkte. Indem die Ärzte die natürlichen Heilbemühungen anregten oder auch nur zurückhaltend unterstützten, konnten zahlreiche Selbstheilungen erreicht werden. Meyer-Hofmeister kritisierte denn auch deutlich den übertriebenen Aktivismus des Blutentzugs, der bei fast allen Krankheiten Anwendung fand, und fühlte sich von möglichst einfachen Heilmethoden angesprochen. Das veraltet anmutende Durcheinander von Medikamenten und Arzneiformeln erfuhr in seiner Zeit eine Reduzierung auf das Wesentliche, was sich auch in vereinheitlichten Pharmakopöen niederschlug; der Arzneischatz des Wiener Allgemeinen Krankenhauses betrug 1830 immerhin nur noch 55 verschiedene Substanzen. François Magendie stellte das von ihm als gesichert beurteilte pharmakologische Wissen erstmals 1821 in einem „Formulaire" zusammen, das nur noch 90 Seiten umfasste. Dies bedeutete gegenüber der früher betriebenen Polypharmazie mit unglaublichen Arzneimengen, vor allem Brech- und Abführmitteln, schon einen bemerkenswerten Fortschritt[17].

Die Zürcher Ärzte Conrad Meyer-Hofmeister und Leonhard von Muralt besichtigten mit grossem Interesse die verschiedenen Krankenhausapotheken und -laboratorien, eine Hamburger Schiffsapotheke und die britischen Dispensaries. Besonderer Beliebtheit erfreuten sich Mittel wie Opium bei Schmerzen und Krämpfen, Chinin bei Fieberzuständen, Salpeter bei Fieber,

---

[12] François-Joseph-Victor Broussais (1772-1838), Arzt am Val-de-Grâce und Prof. der allgemeinen Pathologie in Paris, vgl. S. 526 f.

[13] Nach John Brown (1735-1788), englischer Arzt und Begründer eines medizinischen Systems, das alle Lebensäusserungen auf Erregbarkeit und Reize zurückführte.

[14] Giovanni Rasori (1766-1837), Prof. der Medizin in Pavia und Mailand, vgl. S. 435.

[15] Gabriel Andral (1797-1876), Arzt an der Charité und Prof. der allgemeinen Pathologie und Therapie in Paris, vgl. S. 523.

[16] LOUIS, Pierre-Charles-Alexandre: Recherches anatomiques, pathologiques et thérapeutiques sur la phtisie, Paris 1825. Ders.: Recherches anatomiques, pathologiques et thérapeutiques sur la maladie connue sous les noms de gastro-entérite, fièvre putride, adynamique, ataxique, typhoïde [...], comparée avec les maladies aiguës les plus ordinaires, 2 vol., Paris 1829. ANDRAL, Gabriel: Traité d'anatomie pathologique, 3 vol., Paris 1829.

[17] HICKEL, Erika: Arzneimittel-Standardisierung im 19. Jahrhundert in den Pharmakopöen Deutschlands, Frankreichs, Grossbritanniens und der Vereinigten Staaten von Amerika, Stuttgart 1971.

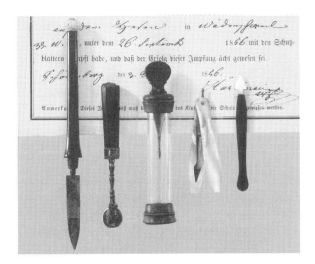

Impflanzetten zur Pockenschutzimpfung, Mitte 19. Jh. (MHIZ).

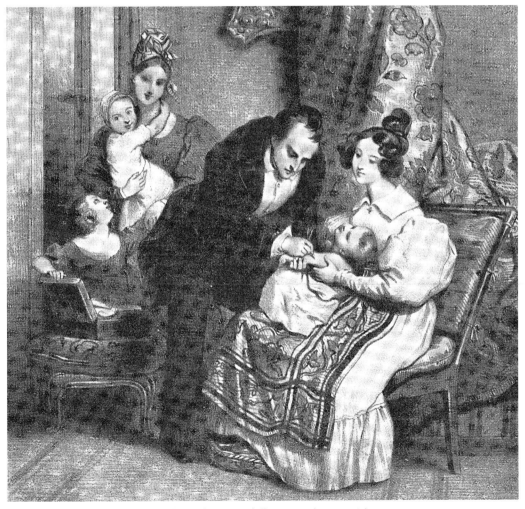

Pockenschutzimpfung um 1830, Lithographie von Achille Devéria (1800-1857).

Pocken, Syphilis oder anderen Hautaffektionen. Kampfer verabreichte man gegen «Nervenfieber», Typhus, Pocken oder Erkrankungen des Urogenitaltraktes, die Digitalis bei Krankheiten des Herzens und der grossen Gefässe, Belladonna bei Nervenkrankheiten, Lähmungen oder Keuchhusten, Schwefel bei Diphtherie, Keuchhusten, Rheumatismus, Tuberkulose oder Krätze. Das Quecksilber und die Sarsaparilla kamen zum Einsatz gegen die Syphilis, die Salepwurzel gegen Brustleiden, die Brechwurz (Ipecacuanha) gegen Keuchhusten, Diphtherie, Blutungen usw. Diätetische Massnahmen beurteilte etwa ein Triester Arzt gegenüber Meyer-Hofmeister im Vergleich zu den pharmakologischen als weit wirkungsvoller. Bei den fortschrittlichen Therapeuten stand nicht etwa ein umfassendes Arzneisystem im Vordergrund, wie es der alte Hufeland[18] in Berlin noch immer vortrug, sondern die empirisch gefundene, sorgfältig beobachtete Wirkung. Der streng naturwissenschaftlich denkende Magendie[19] experimentierte vorerst im Tierversuch, dann an Gesunden und schliesslich an Kranken; aus den pflanzlichen Rohdrogen isolierte er möglichst reine Wirkstoffe. Eine solchermassen systematisch betriebene Experimentalwissenschaft hatte jedoch noch kaum Eingang in die breite Praxis gefunden. Die Kliniker unternahmen als reine Empiriker die verschiedensten und willkürlichsten Versuche und schworen je nach Erfahrung auf dieses oder jenes Mittel. So sah Meyer-Hofmeister, wie man in Hamburg das Delirium tremens mit Blutegeln am Kopf bekämpfte, in Wien den Bandwurm mit Milch «herauslockte», in Paris bei Diphtherie reichlich Brechmittel verabreichte oder in Edinburgh die «Fieber» mit Portwein anging. Es ist nicht weiter erstaunlich, dass bei keineswegs gesicherten therapeutischen Konzepten nach Ersatz bei alternativen Heilmethoden wie Homöopathie, tierischem Magnetismus oder der Wasserkur gesucht wurde. Ein so hervorragender Chirurg wie Velpeau[20] in Paris griff bei der Behandlung von Aneurysmen ohne weiteres zur Akupunktur[21].

[18] Christoph Wilhelm Hufeland (1762-1836), Prof. der Medizin in Jena und Berlin, vgl. S. 241 f.
[19] François Magendie (1783-1855), Arzt am Hôtel-Dieu, Prof. der Physiologie und allgemeinen Pathologie am Collège de France in Paris, vgl. S. 525 f.
[20] Alfred-Armand-Louis-Marie Velpeau (1795-1867), Chirurg am Hôpital de la Pitié, Prof. der chirurgischen Klinik an der Charité in Paris, vgl. S. 569.
[21] BERENDES, Julius: Das Apothekenwesen, seine Entstehung und geschichtliche Entwicklung bis zum 20. Jahrhundert, Stuttgart 1907. REUTTER-ROSEMONT, Louis: Histoire de la pharmacie à travers les âges, t. 2, du XVIIe siècle à nos jours, Paris 1931. Die Arznei und ihre Zubereitung, Ciba Zschr., Sondernummer, Basel 1942. KREMERS, Edward / URDANG, Georg: History of pharmacy, 2nd ed., Philadelphia 1951. BERGMARK, Matts: Lust und Leid durch Drogen, Aberglaube und Wissenschaft in der Geschichte der Drogen, Stuttgart 1958. HOLMSTEDT, Bo / LILJESTRAND, Göran: Readings in pharmacology, Oxford 1963. LUCIA, Salvatore P.: A history of wine as therapy, Philadelphia/Montreal 1963. STIEB, Ernst W.: Drug adulteration, detection and control in nineteenth-century Britain, Madison 1966. SCHNEIDER, Wolfgang: Lexikon zur Arzneimittelgeschichte, Sachwörterbuch zur Geschichte der pharmazeutischen Botanik, Chemie, Mineralogie, Pharmakologie, Zoologie, 7 Bde, Frankfurt a. M. 1968-1975. ISSEKUTZ, Bela: Die Geschichte der Arzneimittelforschung, Budapest 1971. SCHNEIDER, Wolfgang: Geschichte der pharmazeutischen Chemie, Weinheim 1972. LEAKE, Chauncey D.: A historical account of pharmacology to the twentieth century, Springfield 1975. OLDENBURG, Dieter: Romantische Naturphilosophie und Arzneimittellehre 1800-1840, Braunschweig 1979. HAAS, Hans: Ursprung, Geschichte und Idee der Heilmittelkunde, Mannheim 1981. BRAND, Sylvia: Akonit, Colchicium und Digitalis in der ärztlichen Praxis zu Beginn des 19. Jahrhunderts, unter Berücksichtigung der Lehre Samuel Hahnemanns, Diss. med. (Düsseldorf), Basel 1984. MANN, Ronald D.: Modern drug use, an enquiry on historical principles, Lancaster 1984. DOUSSET, Jean-Claude: Histoire des médicaments des origines à nos jours, Paris 1985. COWEN, David L. / HELFAND, William H.: Die Geschichte der Pharmazie in Kunst und Kultur, Köln 1990.

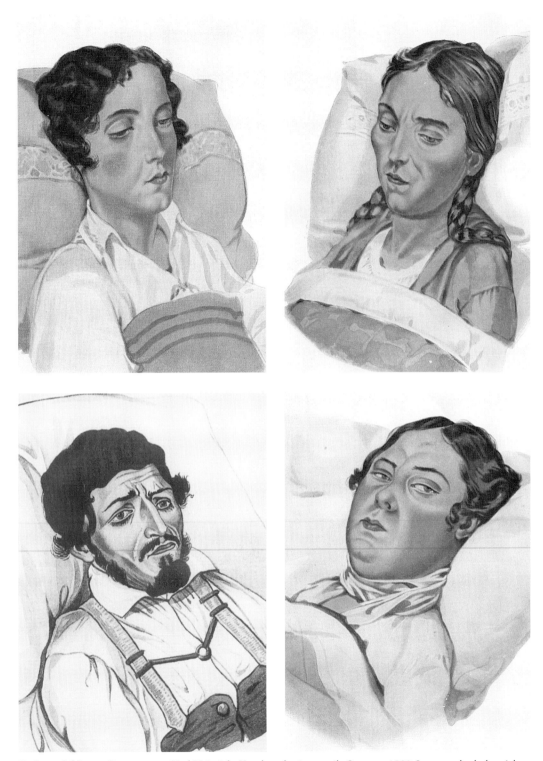

Patientenbilder aus Baumgärtner, Karl Heinrich: Krankenphysiognomik, Stuttgart 1838. Lungentuberkulose (oben links und oben rechts), Magenkrebs (unten links), Diphtherie (unten rechts).

Als überzeugende Prophylaxemassnahme gegen die periodisch grassierenden Pocken bewährte sich die Vakzination, die Impfung gesunder Menschen mit Kuhpockenlymphe, seit deren Einführung durch den englischen Landarzt Edward Jenner[22] im Jahre 1796. Anlässlich einer Hamburger Epidemie erkannte Meyer-Hofmeister klar, dass die «Symptome von Ansteckung» nicht nur durch die Kranken übertragen, sondern sogar durch die Ärzte von Zimmer zu Zimmer verschleppt worden waren und dass die Pocken auch Geimpfte befallen konnten. In Anlehnung an die Meinung eines anderen Arztes verwarf er aber die sachlich richtige Ansicht, wonach der Impfschutz einer zeitlichen Begrenzung unterlag und die Impfung daher nach einer bestimmten Zeit erneuert werden musste. Er folgte der Auffassung, dass bestimmte Individuen auf die Vakzination grundsätzlich nicht ansprachen[23].

Von grosser Aktualität war in der Biedermeierzeit die Diskussion und Klassifikation der verschiedenen Fieberarten. Die antike humoralpathologische Erklärung, das Fieber sei nichts anderes als ein Ausdruck der natürlichen Heilkraft bei allgemeinen Krankheitszuständen, befriedigte nicht mehr, da es zu oft einen tödlichen Ausgang nahm. Man stritt über die Frage, ob jedes Fieber eine eigenständige Krankheit oder nur ein Symptom einer übergeordneten Krankheit darstelle. Die Unterscheidung des Fiebers im heutigen Verständnis (Abwehrfunktion des Körpers) von den damals ebenfalls als «Fieber» bezeichneten Epidemien bereitete grosse Schwierigkeiten. In der Behandlung galt London schon als fortschrittlich, da man im dortigen Fever Hospital den Blutentzug bei Fieberpatienten nur noch dann vornahm, wenn die erhöhte Körpertemperatur von einer lokalen Entzündung herrührte. Besonders gefürchtet war das sogenannte «Nervenfieber», wobei keine saubere Trennung erfolgte zwischen dem Abdominaltyphus (englisch «typhoid fever», französisch «fièvre typhoïde»), dem vor allem bei Kriegszügen und Hungersnöten auftretenden Flecktyphus und zahlreichen anderen Krankheiten, die unter Bewusstseins- und Verdauungsstörungen auftraten. Die Gegenmittel bestanden in Aderlass, Brechmitteln oder der Balneotherapie. Die Ärzte von Kopenhagen verzichteten auf alle Medikamente und Waschungen und meinten, dass bei Versagen des Aderlasses alle weiteren Massnahmen vergeblich seien. Das Wechselfieber (Malaria), das in tropischen Gebieten auftretende Gelbfieber oder das von Wundinfektionen herrührende Hospital- oder Kindbettfieber waren Gegenstand ständiger Diskussionen. Mit verschiedensten Massnahmen wie Bädern, Kaltwasserbegiessung, Medikamenten (Chinin, Digitalis, Ipecacuanha) oder Blutentnahme versuchten die Ärzte, das Fieber zu senken[24].

---

[22] Edward Jenner (1749-1823), Arzt in Gloucestershire, 1796 Entdecker des Vakzinationsverfahrens, 1803 Gründer des Jenner-Instituts in London als Impfanstalt für Bedürftige.

[23] KÜBLER, Paul: Geschichte der Pocken und der Impfung, Berlin 1901. STRANSKY, Eugen: Beiträge zur Geschichte der Pockenschutzimpfung in Wien, Wiener medizingeschichtliche Beiträge 3, Wien 1937. MILLER, Geneviève: The adoption of inoculation of smallpox in England and France, Philadelphia 1957. GINS, Heinrich A.: Krankheit wider den Tod, Schicksal der Pockenschutzimpfung, Stuttgart 1963. HOPKINS, Donald R.: Princes and peasants, smallpox in history, Chicago/London 1983. FENNER, Frank / HENDERSON, Donald Ainslie / ARITA, Isao: Smallpox and its eradication, Geneva 1988. FISHER, Richard B.: Edward Jenner 1749-1823, London 1991. MÜNCH, Ragnhild: Pocken zwischen Alltag, Medizin und Politik, Berlin 1994.

[24] LA ROCHE, René: Yellow fever, considered in its historical, pathological, etiological and therapeutical relations, 2 vols., Philadelphia 1855. CARTER, Henry Rose: Yellow fever, an epidemiological and historical study of its place of origin, ed. by Laura Armistead CARTER and Wade Hampton FROST, Baltimore 1931. CELLI, Angelo: The history of malaria in the Roman Campagna from ancient times, ed. by Anna CELLI-FRAENTZEL, London 1933. ZINSSER, Hans: Rats, lice, and history, being a study in biography, which [...] deals with the life history of typhus fever, 2nd ed., London 1937. JANTSCH, Marlene: Die Malaria, ein geschichtlicher Überblick, Wien

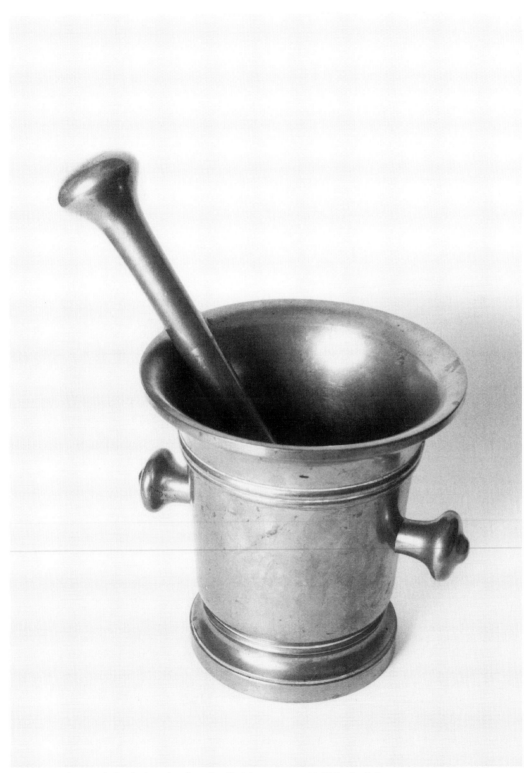

Mörser aus der Apotheke der Zürcher Ärztefamilie Meyer, um 1800 (Privatbesitz).

Die Tuberkulose ist als häufigste Todesursache Erwachsener in Meyer-Hofmeisters Berichten allgegenwärtig. Die chronische Infektionskrankheit, deren bakterielle Ursache damals nicht bekannt war, befiel die Lungen als «Phthisis» oder «Schwindsucht», die Lymphdrüsen als «Skrofulose» oder die Knochen als «Karies». Über Ursache und Übertragungsart der verschiedenen tuberkulösen Krankheitsbilder herrschten grosse Meinungsverschiedenheiten, doch wurde deren ansteckender Charakter eher verneint. In pathologisch-anatomischer Hinsicht erforschten vor allem Franzosen und Briten die Tuberkulose und beschrieben ihre verschiedenen Entwicklungsstadien. In der Therapie kamen fast alle denkbaren Möglichkeiten zum Einsatz, ohne dass ein zuverlässiges Mittel hätte gefunden werden können. Der Internist am Hamburger Krankenhaus gab zu, kein Allheilmittel gefunden zu haben, und beschränkte sich auf das Opium, im übrigen auf eine rein palliative Behandlung. Die Gleichgültigkeit, mit der etwa die Wiener Bevölkerung und sogar die dortigen Ärzte der Volksseuche begegneten, setzte fremde Besucher in Erstaunen. Von besonderem Interesse waren die Kuren des Pariser Klinikers Lugol[25], der die tuberkulösen Schwellungen der Halsdrüsen und auch die noch nicht klar davon abgrenzbare kropfige Schwellung mit Jod behandelte[26].

Eine führende Stellung nahm Frankreich dank dem 1802 gegründeten Pariser Kinderspital auch in der Pädiatrie ein. Die Wiener Findelanstalt beeindruckte ebenfalls durch zweckmässige medizinische Grundsätze. Kinderkrankheiten wie Scharlach, Windpocken (Varicella), Masern oder der gefürchtete Krupp (Diphtherie) fanden hier eingehende Untersuchung und Behandlung. Jadelot[27] pflegte und empfahl in Paris für die Diagnostik der Kinderkrankheiten eine ausgeklügelte Krankenphysiognomik[28].

1948. ACKERKNECHT, Erwin H.: Malaria, Ciba Zschr. 11(132), 1952. MERKE, Franz: Geschichte und Ikonographie des endemischen Kropfes und Kretinismus, Bern 1971. KRAEGEL-HEYDEN van der, Marie-Madeleine: Etienne-Renaud-Augustin Serres (1787-1868), Entdecker des Abdominaltyphus, Diss. med., ZMA 91, Zürich 1972. BRUCE-CHWATT, Leonard Jan / ZULUETA, Julian de: The rise and fall of malaria in Europe, a historico-epidemiological study, Oxford 1980. SCHIMITSCHEK, Erwin / WERNER, Günther T.: Malaria, Fleckfieber, Pest, Auswirkungen auf Kultur und Geschichte, Stuttgart 1985. LINDEMANN, Ulrich: Die Geschichte der Krankheitsbezeichnung «Typhus» und der Wandel der Typhuslehre im 19. Jahrhundert in Deutschland, Diss. med. dent., Berlin 1986. DELAPORTE, François: Histoire de la fièvre jaune, naissance de la médecine tropicale, Paris 1989.

[25] J.-G.-A. Lugol (1786-1851), Arzt am Hôpital St-Louis in Paris, vgl. S. 510.

[26] FLICK, L. E.: The development of our knowledge of tuberculosis, Philadelphia 1925. PIERY, M. / ROSHEM, J.: Histoire de la tuberculose, Paris 1931. BOCHALLI, Richard: Die Geschichte der Schwindsucht, Leipzig 1940. WILMER, Harry A.: Huber the tuber, a story of tuberculosis, New York 1944. BISCHOFF, Rosmarie: Beitrag zur Geschichte der Kontroverse über die Natur des Tuberkels von Bayle bis Baumgarten, Diss. med. (Basel), Olten 1950. BERNARD, Etienne: Phtisiologues et phtisiologie, Paris 1951. LÖFFLER, Wilhelm: Geschichte der Tuberkulose, Handbuch der Tuberkulose, hrsg. von Joachim HEIN, Hans KLEINSCHMIDT und Erwin UEHLINGER, Stuttgart 1958, S. 1-96. PREDÖHL, August: Die Geschichte der Tuberkulose, Wiesbaden 1966. COURY, Charles: Grandeur et déclin d'une maladie, la tuberculose au cours des âges, Suresnes 1972. GRELLET, Isabelle / KRUSE, Caroline: Histoires de la tuberculose, les fièvres de l'âme (1800-1940), Paris 1983. HIRSCH, Beate: Geschichte der Nierentuberkulose, Diss. med., Kölner med. hist. Beitr. 28, Köln 1983. GUILLAUME, Pierre: Du désespoir au salut, les tuberculeux aux XIXe et XXe siècles, Paris 1986. VOIGT, Jürgen: Tuberkulose, Geschichte einer Krankheit, mit einem Vorwort von Rudolf FERLINZ, Köln 1994.

[27] Jean-François-Nicolas Jadelot, Arzt am Hôpital des Enfants Malades in Paris, vgl. S. 518.

[28] BEHRING, Emil: Die Geschichte der Diphtherie, mit besonderer Berücksichtigung der Immunitätslehre, Leipzig 1893. BAYEUX, Raoul: La diphtérie depuis Arétée le Cappadocien jusqu'en 1894, Paris 1899. BOCKAY, Johann von: Die Geschichte der Kinderheilkunde, Berlin 1922. GARRISON, Fielding H.: A system of pediatrics, chapter 1, history of pediatrics, Pediatrics, ed. by Isaac A. ABT, vol. 1, Philadelphia/London 1923, pp. 1-170.

In München behandelte der ziemlich aktive Grossi den als unheilbar geltenden Tetanus mit wiederholten kalten Umschlägen, Blutentnahme und Bädern bis zur Ohnmacht[29].

Durch strenge Quarantänemassnahmen für Menschen und Waren verhinderten die Hafenstädte die Einschleppung der seit der Marseiller Epidemie von 1720 in Europa nicht mehr aufgetretenen Pest, deren hochansteckenden Charakter niemand bezweifelte. Immerhin wusste man in der ersten Hälfte des 19. Jahrhunderts um konkrete Pestvorkommnisse in der Levante, in Ägypten, Syrien und in der Türkei[30].

Psychiatrie

Bis zur Zeit der Aufklärung hatten Gemütskranke und geistig Behinderte nicht selten Hunger, Fesseln und Schläge zu ertragen. Tobsüchtige Patienten wurden eingesperrt und angekettet wie Gefangene. Wie auch die übrige Gesellschaft beurteilten die meisten Ärzte die Geisteskrankheiten als Besessenheit und als strafende Folge von Sünde und Verderbtheit. Der angeblichen seelischen Unordnung begegnete man mit Zwangsmitteln und scharfer Disziplin. Nach der Französischen Revolution verwarf der Kliniker Pinel[1] in Paris alle hypothetischen Vorurteile, indem er seine irren Patienten als Kranke behandelte, kritisch und objektiv untersuchte und nach den Kategorien Manie, Melancholie, Demenz und (unheilbare) Idiotie unterschied. In den praktischen Auswirkungen noch entscheidender war Pinels Entschluss, auf Ketten zu verzichten und lediglich bei Tobsuchtsanfällen auf ärztliche Weisung Zwangsjacken oder Kaltwasserduschen zuzulassen. Besonderen Erfolg bei der Krankenbehandlung hatte der Begründer der modernen Psychiatrie zweifellos durch die Art seiner Anstaltsleitung, durch seine vertrauenerweckende und gleichzeitig entschlossene Persönlichkeit und seine einnehmende Menschlichkeit. Pinel achtete streng auf die Auswahl geeigneten Pflegepersonals und verlangte von den Betreuern grosse Geschicklichkeit. Er und noch mehr sein hervorragender Schüler

---

PEIPER, Albrecht: Chronik der Kinderheilkunde, 4. Aufl., Leipzig 1966. BIERICH, Jürgen R. / GRÜTTNER, Rolf / SCHÄFER, Karl-Hermann: Geschichte der Kinderheilkunde, Physiologie und Pathologie der Entwicklung, Berlin 1971. HUARD, Pierre / LAPLANE, Robert: Histoire illustrée de la pédiatrie, 2 vol., Paris 1981-1982. Lebendige Pädiatrie, hrsg. von Paul SCHWEIZER und Eduard SEIDLER, München 1983. RITTERBECK, Josef: Zur Geschichte des «Croup» im 18. und 19. Jahrhundert, Diagnostik und Therapie einer bis heute umstrittenen Erkrankung des Kehlkopfs und der Luftröhre, Herzogenrath 1990. HITZIG, Walter H.: Kinderleben und Kinderleiden, Wandlungen in vier Jahrhunderten, Neujahrsblatt der Gelehrten Gesellschaft in Zürich 154, vormals zum Besten des Waisenhauses, Zürich 1991.

[29] HERTLE, Christian: Historische Aspekte der Tetanustherapie und der Immunisierung gegen Tetanus bis zum Ende des Ersten Weltkriegs, Marburger Schriften zur Medizingeschichte 8, Frankfurt a. M. 1984.

[30] STICKER, Georg: Abhandlungen aus der Seuchengeschichte und Seuchenlehre, Die Pest, Bd. 1, 2 Teile, Giessen 1908-1910. GERLITT, John: Quarantäne, Ciba Zschr. 24, 1935. HIRST, L. Fabian: The conquest of plague, a study of the evolution of epidemiology, Oxford 1953. BUTLER, Thomas: Plague and other Yersinia infections, New York/London 1983. PANZAC, Daniel: Quarantaines et lazarets, l'Europe et la peste d'Orient (XVIIe – XXe siècles), Aix-en-Provence 1986. VASOLD, Manfred: Pest, Not und schwere Plagen, Seuchen und Epidemien vom Mittelalter bis heute, München 1991.

[1] Philippe Pinel (1745-1826), Prof. der Medizin in Paris, Arzt am Hospice de Bicêtre und am Hôpital de la Salpêtrière.

Esquirol[2] schufen aus den Pariser Irrenanstalten mit ihren riesigen Patientenzahlen weltweit führende Ausbildungszentren. Klinische Beobachtung und Statistik, vorurteilslose Therapieversuche und der unerschütterliche Glaube an die Heilbarkeit der meisten Geisteskrankheiten prägte das Denken dieser Reformer des Irrenwesens. Spekulationen über Sitz und Ursprung der psychischen Krankheiten, über das Wesen der Seele oder Klassifizierungsfragen interessierten sie kaum[3]. Die Psychiatrie wurde zur medizinischen Domäne und dem Einflussbereich

---

[2] Jean-Etienne-Dominique Esquirol (1772-1840), Arzt an der Salpêtrière in Paris, Chefarzt am Hospice de Charenton, vgl. S. 515 f.

[3] FRIEDREICH, Johannes Baptista: Versuch einer Literärgeschichte der Pathologie und Therapie der psychischen Krankheiten, von den ältesten Zeiten bis zum 19. Jahrhundert, Heidelberg/Leipzig 1830. SEMELAIGNE, René: Les grands aliénistes français, vol. 1, Paris 1894. KORNFELD, Siegmund: Geschichte der Psychiatrie, Handbuch der Geschichte der Medizin, begründet von Theodor PUSCHMANN, hrsg. von Max NEUBURGER und Julius PAGEL, Bd. 3, Jena 1905, S. 600-728. KIRCHHOFF, Theodor: Geschichte der Psychiatrie, Handbuch der Psychiatrie, hrsg. von Gustav ASCHAFFENBURG, Allgemeiner Teil, 4. Abteilung, Leipzig 1912. SEMELAIGNE, René: Aliénistes et philanthropes, les Pinels et les Tuke, Paris 1912. KRAEPELIN, Emil: Hundert Jahre Psychiatrie, Zeitschrift für die gesamte Neurologie und Psychiatrie 38.3/4, Berlin 1918, S. 161-328. SEMELAIGNE. René: Les pionniers de la psychiatrie française avant et après Pinel, 2 vol., Paris 1930. ZILBOORG, Gregory / HENRY, George W.: A history of medical psychology, New York 1941. ALTSCHULE, Mark D.: Roots of modern psychiatry, essays in the history of psychiatry, New York 1957. Irrenpflege in alter Zeit, Ciba Zschr. 95, 1957. WALKER, Nigel: A short history of psychotherapy in theory and practice, London 1957. RIESE, Walther: A history of neurology, New York 1959. SCHNECK, Jerome M.: A history of psychiatry, Springfield 1960. STAROBINSKI, Jean: Geschichte der Melancholiebehandlung von den Anfängen bis 1900, Acta psychosomatica 4, Basel 1960. FOUCAULT, Michel: Folie et déraison, histoire de la folie à l'âge classique, Paris 1961. LEIBBRAND, Werner / WETTLEY, Annemarie: Der Wahnsinn, Geschichte der abendländischen Psychopathologie, Freiburg i. Br./München 1961. ROBACK, A. A.: History of psychology and psychiatry, London 1962. HUNTER, Richard / MACALPINE, Ida: Three hundred years of psychiatry 1553-1860, a history presented in selected English texts, London 1963. HENDERSON, Sir David Kennedy: The evolution of psychiatry in Scotland, Edinburgh 1964. ALEXANDER, Franz G. / SELESNICK, Sheldon T.: The history of psychiatry, an evaluation of psychiatric thought and practice from prehistoric times to the present, New York 1966. BARUK, Henri: La psychiatrie française de Pinel à nos jours, Paris 1967. HARMS, Ernest: Origins of modern psychiatry, Springfield 1967. LEIBBRAND-WETTLEY, Annemarie: Die Stellung des Geisteskranken in der Gesellschaft des 19. Jahrhunderts, Der Arzt und der Kranke in der Gesellschaft des 19. Jahrhunderts, hrsg. von Walter ARTELT und Walter RÜEGG, Stuttgart 1967, S. 50-69. ROBACK, A. A. / KIERNAN, Thomas: Pictorial history of psychology and psychiatry, New York 1969. FISCHER-HOMBERGER, Esther: Hypochondrie, Melancholie bis Neurose, Krankheiten und ihre Zustandsbilder, Bern 1970. Psychiatry and its history, methodological problems in research, ed. by George MORA and Jeanne L. BRAND, Springfield 1970. YOUNG, Robert M.: Mind, brain and adaptation in the nineteenth century, Oxford 1970. JETTER, Dieter: Zur Typologie des Irrenhauses in Frankreich und Deutschland (1780-1840), Wiesbaden 1971. PELICIER, Yves: Histoire de la psychiatrie, Paris 1971. ELLENBERGER, Henri F.: Die Entdeckung des Unbewussten, 2 Bde, Stuttgart 1973. DÖRNER, Klaus: Bürger und Irre, zur Sozialgeschichte und Wissenschaftssoziologie der Psychiatrie, Frankfurt a. M. 1975. World history of psychiatry, ed. by John G. HOWELLS, New York 1975. The history of psychotherapy, from healing magic to encounter, ed. by Jan EHRENWALD, New York 1976. ELLENBERGER, Henri F.: Les mouvements de libération mythique et autres essais sur l'histoire de la psychiatrie, Montréal 1978. WATSON, Robert I.: The history of psychology and behavior sciences, a bibliographic guide, New York 1978. JETTER, Dieter: Grundzüge der Geschichte des Irrenhauses, Darmstadt 1981. HAENEL, Thomas: Zur Geschichte der Psychiatrie, Gedanken zur allgemeinen und Basler Psychiatriegeschichte, Basel 1982. AHLBORN, Helmuth (Hrsg.): Irrenanstalten, historische Dokumente zur Theorie und Praxis der Irrenhausarchitektur und des Irrenwesens im 19. Jahrhundert, Reprint, Kassel 1983. Nouvelle histoire de la psychiatrie, sous la direction de Jacques POSTEL et Claude QUETEL, Toulouse 1983. Zur Geschichte der Psychiatrie in Wien, Psychiatry in Vienna, mit Beiträgen von Peter BERNER, Walter SPIEL, Hans STROTZKA, Helmut WYKLICKY, Wien 1983. WERNER, Angela: Zur Geschichte der Kinderpsychotherapie im 19. Jahrhundert, Würzburg 1983. Zur Geschichte der Psychiatrie im 19. Jahrhundert, hrsg.

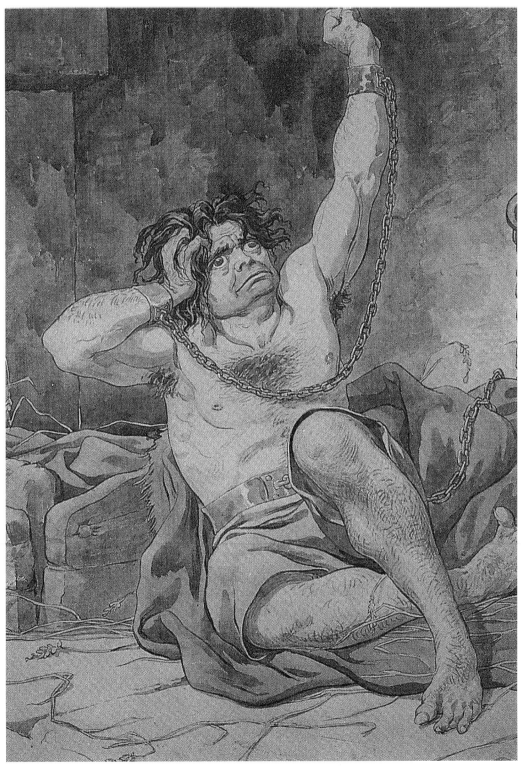

«Rasender Wahnsinn», Aquarell von Richard Dadd (1819-1887), London, 1854.

moralischer Kategorien entzogen. Es ging darum, die Patienten von ihren Angehörigen zu trennen, wenn diese zu wenig von der geeigneten Betreuung verstanden und die Irren nur aufregten. Unter ärztlicher Leitung wurden die Kranken in geschlossenen Anstalten betreut, zumeist streng getrennt nach Geschlecht und zunehmend auch nach Krankheitsbild und Prognose: Stille von Aufgeregten, Saubere von Schmutzigen, Heilbare von Unheilbaren. Prügel und andere Zwangsmittel erschienen mehr und mehr als unwirksam, ebenso der Aderlass oder eine draufgängerische Verabreichung von Abführ-, Ekel- und Brechmitteln. Grosse Bedeutung wurde hingegen einer guten Ernährung zugemessen, ebenso der Bewegung an frischer Luft, einem sinnvollen Wechsel von Beschäftigung und Erholung, ganz besonders aber auch dem psychologischen Einfluss der Persönlichkeit des Anstaltsleiters. Die Diagnostik und erst recht die Differenzialdiagnostik entsprachen indes weitgehend dem damaligen Wissensstand. Man tat sich schwer mit den Geisteskrankheiten, da an den Organen und Geweben der Patienten zumeist keine klinischen Symptome feststellbar waren und selbst die Leichensektion kaum eindeutige Veränderungen des Gehirns oder anderer Körperteile erkennen liess. Die allermeisten der zahlreichen vorgeschlagenen Methoden, waren sie nun eher gewaltsamer oder milder Art, führten nicht zum gewünschten Heilerfolg.

In den meist überfüllten Pariser Anstalten lagen Schizophrene, Hypomaniker, Depressive, Paranoiker, Neurotiker, Paralytiker oder Epileptiker zusammen mit Bettlern, Vaganten, Prostituierten, Kleinkriminellen, Alkoholikern, Geschlechtskranken, Homosexuellen und anderen Vertretern sozialer Randgruppen, die sich hauptsächlich in den kalten Jahreszeiten einfanden.

Conrad Meyer-Hofmeister besuchte fast sämtliche an seinem Reiseweg liegenden Irrenanstalten. Er beurteilte die darin herrschenden Verhältnisse mit kritischem Blick und von einem für seine Zeit bemerkenswert modernen Standpunkt aus. Die reisenden Zürcher erlebten lediglich die Anstaltspsychiatrie, da sie jene sehr zahlreichen Patienten nicht sahen, die im Verwandtenkreis oder im Privathaus von Landärzten, Geistlichen, Handwerkern usw. betreut wurden. Sofern die Verwandten der Patienten bezahlen konnten, dürfte sich die Philanthropie der Betreuer oft genug mit praktischem Geschäftssinn verbunden haben.

Die Psychiatrie der deutschsprachigen Gebiete lag in ihrer wissenschaftlich-therapeutischen Fundierung hinter der französischen zurück. Seit über drei Jahrzehnten hatte die romantische Naturphilosophie ihren Einfluss auch auf die Beurteilung der Geisteskrankheiten geltend gemacht. Die «Psychiker» sahen die «Irren» als Opfer einer Erkrankung der körperlosen Seele, wogegen die nüchterneren «Semantiker» die Geisteskrankheiten als rein körperliche Läsionen

von Achim THOM, Berlin 1984. ACKERKNECHT, Erwin H.: Kurze Geschichte der Psychiatrie, 3. verbesserte Aufl., Stuttgart 1985. HERZOG, Gunter: Heilung, Erziehung, Sicherung, englische und deutsche Irrenhäuser in der ersten Hälfte des 19. Jahrhunderts, Bürgertum im 19. Jahrhundert, Deutschland im europäischen Vergleich, hrsg. von Jürgen KOCKA, München 1988, S. 418-466. The anatomy of madness, essays in the history of psychiatry, vol. 3, the Asylum and its psychiatry, ed. by William F. BYNUM, Roy PORTER, and Michael SHEPHERD, London/New York 1988. FANDREY, Walter: Krüppel, Idioten, Irre, zur Sozialgeschichte behinderter Menschen in Deutschland, Stuttgart 1990. DOWBIGGIN, Ian R.: Inheriting madness, professionalization and psychiatric knowledge in nineteenth-century France, Medicine and Society 4, Berkeley/Los Angeles/Oxford 1991. JETTER, Dieter: Wichtige Irrenhäuser in Frankreich, Deutschland und England (1800-1900), Fortschr. Neurol. Psychiatr. 60(9), 1992, S. 329-348. L'âme au corps, arts et sciences 1793-1993, catalogue sous la direction de Jean CLAIR, Paris 1993. MÜLLER, Christian: Vom Tollhaus zum Psychozentrum, Vignetten und Bausteine zur Psychiatriegeschichte in zeitlicher Abfolge, Stuttgart 1993.

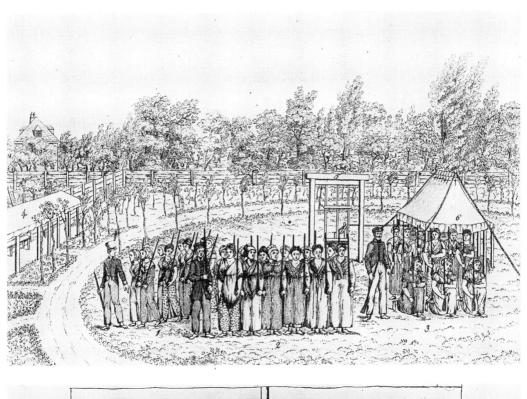
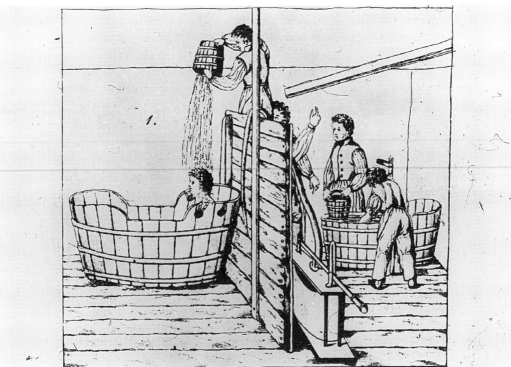

Irrenbehandlung durch militärische Übungen (oben) oder kalte Sturzbäder (unten). Horn, Ernst: Öffentliche Rechenschaft [...], Berlin 1818.

mit gewissen seelischen Folgen beurteilten. Meyer-Hofmeister konnte sich auf seiner Bildungsreise überzeugen, dass man in Deutschland und Österreich das Irrenwesen auf organisatorischem Gebiet seit einiger Zeit entschlossen angepackt und durch zahlreiche Anstaltsgründungen wesentlich vorangetrieben hatte. Die Anstaltsleiter, oft patriarchalische «Irrenväter», die im täglichen Zusammenleben mit den Kranken reiche praktische Erfahrungen erworben hatten, waren hier die eigentlichen Autoritäten in Fragen der Psychiatrie; erst in der zweiten Jahrhunderthälfte wurden es die Lehrstuhlinhaber der Universitäten und lokal forschende Neurologen und Gehirnpathologen. Um 1830 kamen von den Hochschulen noch wenig entscheidende Anstösse. Der Berliner Professor Horn[4] beispielsweise empfahl, die «Irren» wie Kinder zu behandeln, und griff in seinem therapeutischen Optimismus zu ziemlich grausamen Mitteln, etwa zu Drehstühlen oder kalten Sturzbädern[5]. Die nichtspezialisierten Spitalärzte boten erst recht keine überzeugende Behandlung. Sandtmann[6] in Hamburg therapierte seine Geisteskranken in den feuchten, überfüllten Kellergewölben des Allgemeinen Krankenhauses als angeblich von Gehirnentzündung Befallene mit Blutegeln und kühlenden Schweineblasen. Er bemühte sich nicht um Autorität bei den Patienten und lachte sie sogar aus. Auch in Wien fiel das Irrenhaus gegenüber den sonst prachtvoll ausgestatteten Krankenanstalten deutlich ab. Im völlig unzweckmässig gebauten «Narrenturm» vernahm man die Schreie der Kranken und das Rasseln ihrer Ketten. Meyer-Hofmeister glaubte zu Recht, dass nur ein Neubau anstelle der gefängnisartigen Anstalt eine Verbesserung bringen könne. Auch machte sich bemerkbar, dass die Ärzte des Allgemeinen Krankenhauses mehr aus Zufall denn aus eigener Neigung auf der Irrenabteilung wirkten und sich entsprechend zurückhaltend engagierten. Der frühere Primärarzt Goergen[7] schien der einzige Wiener zu sein, der mit Eifer und Freude Psychiatrie betrieb. Er hatte sich aber längst vom Narrenturm abgesetzt und 1819 eine private Anstalt für bezahlende Patienten in einem palastähnlichen Gebäude gegründet. Goergen beeindruckte Meyer-Hofmeister durch seine starke Persönlichkeit, die sorgfältigen Beobachtungen und die umfassende psychische Behandlung mehr als jeder andere Irrenarzt seiner Zeit. Er bot seinen von der gewohnten Umgebung getrennten Kranken eine möglichst angenehme Lebensatmosphäre mit zweckmässiger Beschäftigung, aber auch Zerstreuung durch Lesen, Musik, Theater, Tanz und Spiel. Er verwarf die gebräuchlichen Zwangsmittel und übte auch moralischen Druck zurückhaltend aus. Goergen hielt es beispielsweise für grausam, Depressive zur Teilnahme an der geselligen Anstaltsgemeinschaft zu zwingen. Als äusserste Massnahmen galten ihm ernsthaftes Zureden oder Entzug von Nahrung und Licht. Die Rasenden liess er in kleine, mit Matratzen ausgelegte Zimmer sperren. Der gegenseitige Respekt zwischen Anstaltsleiter und Patienten sowie Anstand und Ruhe während den gemeinsamen Mahlzeiten beeindruckten den Zürcher Besucher tief. Als besonders wichtig für den Behandlungserfolg hielt Goergen sorgfältig ausgewählte, gutbezahlte Pflegerinnen und Pfleger, denen jede Misshandlung oder Grobheit verboten war.

---

[4] Ernst Horn (1774-1848), Prof. der Medizin in Wittenberg, Erlangen und Berlin, vgl. S. 240.
[5] HORN, Ernst: Öffentliche Rechenschaft über meine zwölfjährige Dienstführung als zweiter Arzt des kgl. Charité-Krankenhauses, nebst Erfahrungen über Krankenhäuser und Irrenanstalten, Berlin 1818.
[6] Johann Dietrich Sandtmann (1789-1839), Chefarzt der inneren Abteilung des Allgemeinen Krankenhauses in Hamburg, vgl. S. 255.
[7] Bruno Goergen (1777-1842), Primararzt der k. k. Irrenanstalt des Allgemeinen Krankenhauses in Wien, Vorsteher einer privaten Irrenanstalt in Wien, vgl. S. 363.

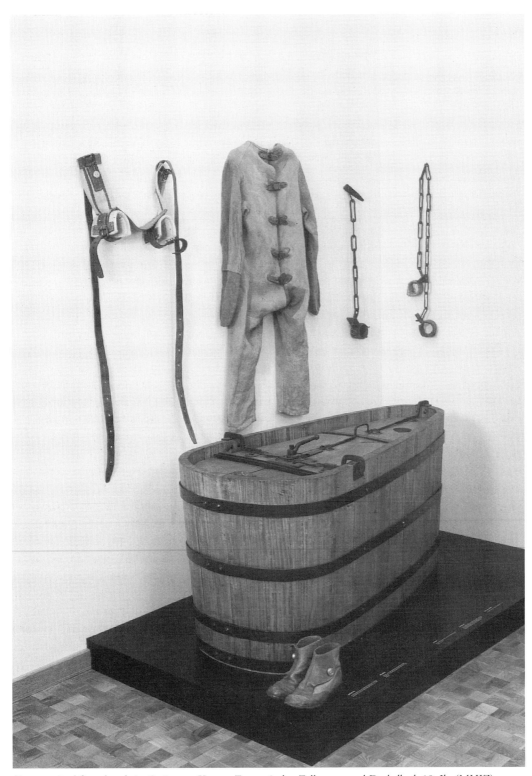

Zwangsmittel für tobsüchtige Patienten: Ketten, Zwangsjacke, Zellengurt und Deckelbad, 19. Jh. (MHIZ).

Zwischen der ausgezeichnet geführten Wiener Privatanstalt und den öffentlich unterhaltenen Irrenhäusern in Italien herrschte eine erschütternde Differenz. In Triest und Venedig merkte man den Gebäuden mit ihren dicken Mauern und vergitterten Fenstern sofort an, dass sie früher als Gefängnisse gedient hatten. In Florenz fanden sich statt Ketten wenigstens Handriemen, während die eisernen Zwangsmittel in Genua an keinem Bett fehlten. Übel stand es um die Beschäftigungstherapie oder auch nur um die Möglichkeit, im Freien zu spazieren. Die in Italien übliche strikte Trennung nach Geschlechtern schien Meyer-Hofmeister wenig sinnvoll. Einen Lichtblick boten einzig die Privatanstalten in Mailand und das nach Esquirols Grundsätzen neuerbaute Irrenhaus bei Reggio nell'Emilia, das sich durch seine Reinlichkeit, Ordnung und Stille von den übrigen vollständig abhob. In den italienischen Asylen sassen häufig auch Kropfkranke und Kretins. Eine noch bedeutendere Rolle bei der sich vorwiegend von Mais ernährenden Bevölkerung Norditaliens spielte indessen das Pellagra, dessen Charakter als Mangelkrankheit man noch nicht erkannte. Klimatische Ursachen, namentlich die Sommerhitze, galten als Auslöser der damals unheilbaren Avitaminose, die für viele Patienten mit schweren Hautsymptomen, neurologischen Störungen und dem Tod im Irrenhaus endete[8].

Verfuhren die verantwortlichen Ärzte in Montpellier und Lyon in der Psychiatrie nach den milden französischen Grundsätzen, so enttäuschten die weltbekannten Pariser Anstalten Salpêtrière und Bicêtre. Im Hôpital de la Salpêtrière, der einstigen Wirkungsstätte Pinels und Esquirols, waren 7000 «irre», kranke und gebrechliche Frauen in ungeheizten Zimmern und bei schlechter Behandlung zusammengepfercht. Der Hospice de Bicêtre beherbergte männliche Kettensträflinge, Alte und Geisteskranke, wobei unter letzteren die heilbaren und die ruhigen wenigstens abgesondert wurden. Obschon sich der begabte Chefarzt Ferrus[9] bei der Behandlung und Pflege alle Mühe gab, boten die räumlichen Bedingungen miserable Voraussetzungen. Im Hospice de Charenton, zwei Meilen ausserhalb Paris gelegen, konnte Meyer-Hofmeister den berühmten Esquirol als faszinierende Persönlichkeit kennenlernen. Der Begründer einer einflussreichen psychiatrischen Schule legte besonderes Gewicht auf die moralisch-psychische Behandlung und begegnete den Kranken mit grösster Geduld. Da die Insassen teilweise bezahlten, waren die Zimmer gut und sauber gehalten. Esquirol separierte nur die Aggressivsten, griff selten zu Gewaltmitteln wie Zwangsjacke, Einschliessung oder Dusche. Dem Entzug von Essen und Trinken konnte er nichts abgewinnen, ja, er verordnete bei Nahrungsverweigerung sogar die künstliche Ernährung. In jenen Fällen, die einen Übergang in einen unheilbaren Zustand befürchten liessen, griff Esquirol drastisch ein: Brennkegel (Moxen), Blutegel oder Bäder waren dann seine Gegenmittel. Auch ein kurzer Haarschnitt schien ihm geeignet, die Hitze aus dem Kopf zu ziehen!

In Grossbritannien standen für zahlende Patienten der Oberschicht genügend private Irrenanstalten zur Verfügung. Die Armen wurden indessen in meist ungenügenden, ebenfalls privat geführten Anstalten und Arbeitshäusern untergebracht. Eine schon weit fortgeschrittene Industrialisierung nutzte die soziale Kategorie der Geisteskranken, um sie bestmöglich in den

---

[8] ROBERTS, Stewart: Pellagra, history, distribution, diagnosis, prognosis, treatment, etiology, St. Louis 1912. McCOLLUM, E. V.: A history of nutrition, Word reviews of nutrition and dietetics, ed. by G. H. BOURNE, vol. 1, London 1961. [Joseph] Goldberger on pellagra, ed. by Milton TERRIS, Baton Rouge 1964. ROE, D. A.: A plague of corn, the social history of pellagra, London 1973.

[9] Guillaume-Marie-André Ferrus (1784-1861), Chefarzt der Irrenabteilung am Hospice de Bicêtre in Paris, vgl. S. 515.

Wirtschaftsprozess einzugliedern. Die Arbeitsunfähigkeit vieler «Irrer» enttäuschte manche Hoffnung und liess die Anstalten schliesslich wieder der öffentlichen Hand anheimfallen. Weder das Londoner Irrenhaus New Bethlem mit seinen recht düsteren Zimmern noch das St. Luke's Hospital, das über reichlich Eisenketten statt über sinnvolle Beschäftigungsprogramme verfügte, konnte den Ansprüchen der Zeit genügen. Der Lärm des Asyls von Nottingham zeugte auch ohne Besichtigung des Gebäudeinnern von schlechten Behandlungsgrundsätzen. Das Irrenhaus in Edinburgh zeigte sich von einer besseren Seite; sämtliche Kranken mussten bezahlen und konnten sich bei entsprechenden finanziellen Möglichkeiten sogar eigene Räume samt zugehöriger Dienerschaft leisten. Das Swift's Hospital in Dublin zeichnete sich durch eine sehr humane Behandlung der nach gesellschaftlichen Klassen gesonderten Patienten aus. Es schien Meyer-Hofmeister bemerkenswert, dass sich auch die Zimmer der Armen sauber und hübsch präsentierten. Als letztes der besuchten Irrenhäuser bot das Amsterdamer Buitengasthuis, das ehemalige Pestspital, einen verheerenden Eindruck. Die Unruhigen und Unreinlichen vollführten einen schrecklichen Lärm, was nicht weiter erstaunte, da man sie nach dem Urteil Meyer-Hofmeisters kaum besser als Schweine hielt.

So sah der reisende Zürcher Arzt in den Jahren 1828 bis 1831 psychiatrische Anstalten von völlig unterschiedlicher Qualität, wobei für den Zustand der Institutionen nicht allein die vorhandenen Mittel, sondern zweifellos ebensosehr Einsicht und Einsatz ihrer Leiter verantwortlich waren. Noch vor dem eigentlichen Durchbruch der «No restraint»-Bewegung in der zweiten Hälfte des Jahrhunderts wurde ihm klar, dass Zwangsmittel nicht nur aus humanitären Gründen, sondern auch aus ärztlich-therapeutischen Erfahrungen wenn immer möglich abzulehnen waren. Sie erreichten kaum je ihren Zweck, erzeugten im Gegenteil bei den Kranken Unruhe und Gegengewalt.

Dermatologie und Venerologie

Die allmähliche Abkehr von der Säftelehre brachte auch im Bereich der Haut- und Geschlechtskrankheiten eine völlig neue Sichtweise. Nach der alten humoralpathologischen Auffassung bedeuteten die auf der Haut sichtbaren Krankheitszeichen nichts anderes als die Ablagerung einer heilsamen Austreibung von krankmachenden Stoffen. Diese durch eine lokale Hautbehandlung zu unterdrücken oder wieder ins Körperinnere zurückzutreiben, schien sinnlos und geradezu gefährlich. Hautleiden galten als ein Zeichen der natürlichen Selbsthilfe und konnten demnach, zur Unzeit geheilt, auf die inneren Organe zurückschlagen. Falls entsprechende Hauterscheinungen bei inneren Erkrankungen fehlten, musste man sie mit ableitenden Eingriffen und allerhand Hautreizmitteln wie Kauterisation, Haarseil oder Moxen künstlich erzeugen.

Zuerst in Paris, in den 1840er Jahren vor allem in Wien, gelangten die führenden Dermatologen durch exakt beschreibende, später durch klinisch-pathologisch belegte Beobachtung zu einer Krankheitsauffassung, die die örtlichen Veränderungen betonte. Die Haut wurde nun als Organ betrachtet wie andere Organe auch, die krankhafte Hautveränderung als Organveränderung statt als «Ausschlag», bisher äusseres Zeichen verunreinigter Säfte. Somit wurde es sinnvoll, die Hautkrankheiten örtlich mit äusserlichen, aber auch mit innerlich anzuwendenden Präparaten oder medikamentösen Bädern und Dampfbädern zu behandeln.

Die Fülle der verschiedenen Theorien und Klassifikationen der Hautkrankheiten blieb vorerst äusserst widersprüchlich und verwirrend. Manche Forscher bemühten sich, die Dermatosen nach ihrer äusseren Erscheinung in ein System einzubinden, wobei sie eher die Symptome als die Ätiologie zum Kriterium nahmen. Angesichts der Vielfalt flüchtiger Hautsymptome fiel die Erstellung einer exakten dermatologischen Diagnose mit den damaligen Möglichkeiten schwer. Auch die Benennung bereitete Mühe; spätere anatomisch-pathologische Untersuchungen ergaben, dass die gleichen Krankheiten über lange Zeit je nach deren Sitz am Körper verschieden benannt worden waren. Die zahlreichen widersprüchlichen Systeme trugen vorerst wenig zur Klärung bei. Zudem variierten die Krankheitsbezeichnungen von Ort zu Ort, da keine Übereinstimmung über eine offiziell vereinheitlichte Nomenklatur gegeben war.

In den grösseren Spitälern gab es eigene, sorgfältig isolierte Abteilungen für die Haut- und Geschlechtskranken, wobei sich die verantwortlichen, meist chirurgisch ausgebildeten Ärzte – wie etwa Wilhelm[1] in München – zuweilen nachlässig und widerwillig mit der Diagnose und Therapie der Patienten abgaben. Andere gelangten durch das tägliche Studium am Krankenbett zu erstaunlichen Kenntnissen und praktisch bewährten Behandlungsmethoden. Als führende Hautklinik Europas galt um 1830 das frühere Pesthaus Hôpital Saint-Louis in Paris unter Ärzten wie Alibert[2], Biett[3] und Lugol[4]. Meyer-Hofmeister kritisierte allerdings die unregelmässigen Visiten des Chirurgen Biett und die übertriebene Freude des Internisten Alibert an den von ihm aufgestellten Krankheitssystemen[5]. Die sorgfältige deskriptiv-analytische Pariser Methode der Krankheitsbeschreibung war aber neu und beispielhaft, bis sie später durch die Möglichkeiten der pathologischen Anatomie in den Schatten gestellt werden sollte.

Die «Krätzigen» machten einen bedeutenden Teil der Hautpatienten in den Spitälern aus. In der Erkenntnis, dass die Heilung der Skabies eine strikte Reinlichkeit erfordere, führte man etwa in Hamburg, Kopenhagen oder München ein streng hygienisches Regime und schreckte nicht davor zurück, die Kleider der eintretenden Patienten zu verbrennen. Von der Nutzlosigkeit der früher üblichen Schwefelräucherungen wegen auftretenden Rezidiven hatten sich um 1830 die meisten Spitalärzte überzeugen können. Mehr Erfolg versprach man sich in Ham-

---

[1] Philipp Wilhelm (1798-1840), Prof. der Chirurgie in München, vgl. S. 328.
[2] Jean-Louis Baron Alibert (1766-1837), Arzt am Hôpital St-Louis in Paris, Prof. der Therapie, vgl. S. 509.
[3] Laurent-Théodore Biett (1781-1840), Wundarzt am Hôpital St-Louis in Paris, vgl. S. 506.
[4] J.-G.-A. Lugol (1786-1851), Arzt am Hôpital St-Louis in Paris, vgl. S. 510.
[5] ROSENBAUM, Julius: Zur Geschichte der Lehre von den Hautkrankheiten, Halle 1844. BLOCH, Iwan: Geschichte der Hautkrankheiten in der neuen Zeit, Handbuch der Geschichte der Medizin, begründet von Theodor PUSCHMANN, hrsg. von Max NEUBURGER und Julius PAGEL, Bd. 3, Jena 1905, S. 393-463. FICK, Johannes von / RICHTER, Paul / SPITZER, Rudolf: Geschichte der Dermatologie, geographische Verteilung der Hautkrankheiten, Nomenklatur, Berlin 1928. RICHTER, Paul: Geschichte der Dermatologie, Handbuch der Haut- und Geschlechtskrankheiten 14.2, hrsg. von Josef JADASSON, Berlin 1928, S. 1-252. PERSEY, W. Allan: The history of dermatology, Springfield 1933. SHELLEY, Walter B. / CRISSEY, John Thorne: Classics in clinical dermatology, with biographical sketches, Springfield 1953. SCHÖNFELD, Walther: Kurze Geschichte der Dermatologie und Venerologie und ihre kulturpolitische Spiegelung, ein Entwurf, Hannover-Kirchrode 1954. EBNETER, Franz: Die Dermatologie in Paris von 1800-1850, Diss. med., ZMA 17, Zürich 1964. CRISSEY, John Thorne / PARISH, Lawrence Charles: The dermatology and syphilology of the 19th century, with an introduction by Walter B. SHELLEY, New York 1981. Dermatologie, Entwicklungen und Beziehungen zu andern Fachgebieten, hrsg. von Günter BURG, München/Wien/Baltimore 1988. EHRING, Franz: Hautkrankheiten, fünf Jahrhunderte wissenschaftliche Illustrationen, Skin disease, 5 centuries of scientific illustration, Stuttgart/New York 1989. TILLES, Gérard: La naissance de la dermatologie (1776-1880), Paris 1989.

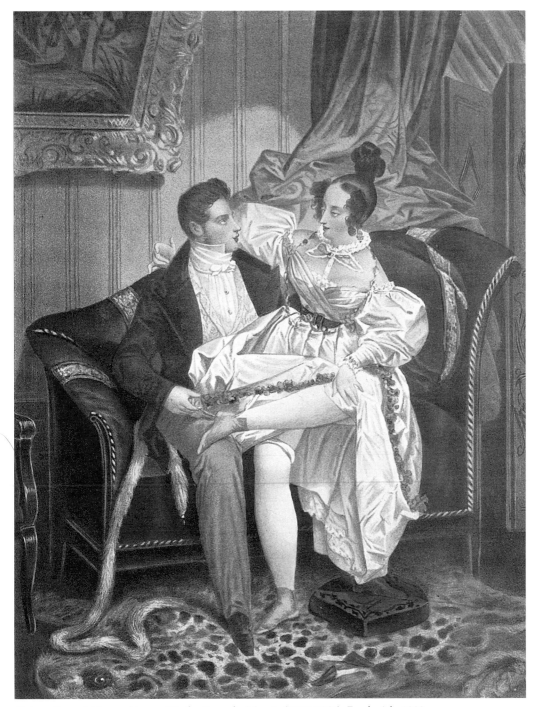

Galante Szene, Lithographie von Nicolas-Eustache Maurin (1799-1850), Frankreich, 1832.

burg von Waschungen mit Chlorkalklösung. Erst 1842 sollte der grosse Wiener Dermatologe Ferdinand Hebra[6] den parasitären Charakter der Krätze mit seinem klassischen Satz endgültig definieren: «Ohne Sarcoptes gibt es keine Krätze, die Milbe ist zuerst vorhanden, durch sie werden die vorhandenen Effloreszenzen hervorgerufen.»[7]

Die fortschreitende Industrialisierung und der Zerfall der alten Sozialordnung machte die Syphilis gerade in den städtischen Ballungszentren seit 1800 zu einem immer dramatischeren Problem[8]. Conrad Meyer-Hofmeister beobachtete auf seiner Studienreise die Symptome der Krankheit in den verschiedenen Stadien an den Geschlechtsorganen und in Erscheinungen am ganzen Körper. Von den verheerenden Folgen der Gehirnaffektion im fortgeschrittenen Stadium zeugten die zahllosen Paralytiker, die einen stattlichen Teil der Insassen von Irrenanstalten ausmachten. Der Chirurg Delpech[9] in Montpellier bot seinen Schülern bereits 1830 und damit noch vor dem Pariser Venerologen Philippe Ricord[10] eine exakte Unterscheidung der drei Stadien der Lues. Syphilis oder Gonorrhöe bildeten als angeborene Geschlechtskrankheiten eine ständige Herausforderung für alle Findelhäuser und Gebäranstalten. Das zuverlässige Erkennen und Abgrenzen syphilitischer Affektionen von andern Hautkrankheiten war ein zentrales Thema des medizinischen Disputs. Erst 1838 wies Philippe Ricord die Spezifität der Syphilis gegenüber der Gonorrhöe nach, nachdem 1786 der englische Chirurg John Hunter[11] im Selbstversuch scheinbar noch alle Zweifel an der Einheit der Krankheitsbilder ausgeräumt hatte[12]. Fortan erlag man dem Irrtum, dass der Tripper eine Frühform der Syphilis darstelle.

---

[6] Ferdinand Ritter von Hebra (1816-1880), Prof. der Dermatologie in Wien, Primararzt am Allgemeinen Krankenhaus.

[7] HEBRA, Ferdinand: Über die Krätze, Med. Jb. k. k. österr. Staates 46, 1844, S. 280-292, 47, 1844, S. 44-54, 163-173. Vgl. auch FRIEDMANN, Reuben: The story of scabies, vol. 1, The prevalence (civil and military), prevention and treatment of scabies, and the biology of Acarus scabiei, from the earliest times to the beginning of world war II, New York 1947.

[8] PROKSCH, Johann Karl: Die Literatur über die venerischen Krankheiten von den ersten Schriften über Syphilis [...] Ende 15. Jahrhundert bis zum Beginn des Jahres 1899, 5 Bde, Bonn 1889-1900. Ders.: Die Geschichte der venerischen Krankheiten, Bonn 1895. BURET, Frédéric: La syphilis aujourd'hui et chez les anciens, Paris 1890. BLOCH, Iwan: Der Ursprung der Syphilis, eine medizinische und kulturgeschichtliche Untersuchung, 2 Bde, Jena 1901-1911. THUGUT, Ferdinand: Die Weltgeissel Syphilis, ihr Ursprung und Ende, Mährisch Ostrau 1926. VENZMER, Gerhard: Eine sterbende Krankheit, vom Aufstieg und Niedergang der Syphilis, Horw-Luzern 1929. JEANSELME, Edouard: Histoire de la syphilis, son origine, son expansion, progrès réalisé dans l'étude de cette maladie depuis la fin du XVe siècle jusqu'à l'époque contemporaine, Paris 1931. PUSEY, W. Allen: The history and epidemiology of syphilis, Springfield/Baltimore 1933. STICKER, Georg: Entwurf einer Geschichte der ansteckenden Geschlechtskrankheiten, Handbuch der Haut- und Geschlechtskrankheiten, hrsg. von Josef JADASSOHN, Bd. 23, Berlin 1936, S. 264-603. LESKY, Erna: Von Schmier- und Räucherkuren zur modernen Syphilistherapie, Ciba Zschr. 96, 1959, S. 3174-3189, 3191-3200. DENNIE, Charles Clayton: A history of syphilis, Springfield 1962. WEIDMANN, Peter: Die Venerologie in Paris 1800-1850, Diss. med., ZMA 29, Zürich 1965. KLÄUI, Heinrich: Soziale Aspekte der Syphilis im 19. Jahrhundert, die Verhältnisse in Paris, Diss. med., ZMA 117, Zürich 1977. LASOWSKI, Patrick W.: Syphilis, essai sur la littérature française du XIXe siècle, Paris 1982. QUETEL, Claude: Le mal de Naples, histoire de la syphilis, Paris 1986. SHELTON, Herbert M.: Syphilis, Irrtum der Medizin?, Ritterhude 1990.

[9] Jacques Delpech (1772-1832), Prof. der Chirurgie in Montpellier, vgl. S. 460 f.

[10] Philippe Ricord (1800-1889), bedeutender Venerologe am Hôpital du Midi in Paris, Leibarzt von Napoleon III. Er unterschied drei Stadien der Syphilis und grenzte die Syphilis von der Gonorrhöe ab.

[11] John Hunter (1728-1793), Chefchirurg am St. George's Hospital in London.

[12] HUNTER, John: A treatise on the venereal disease, London 1786.

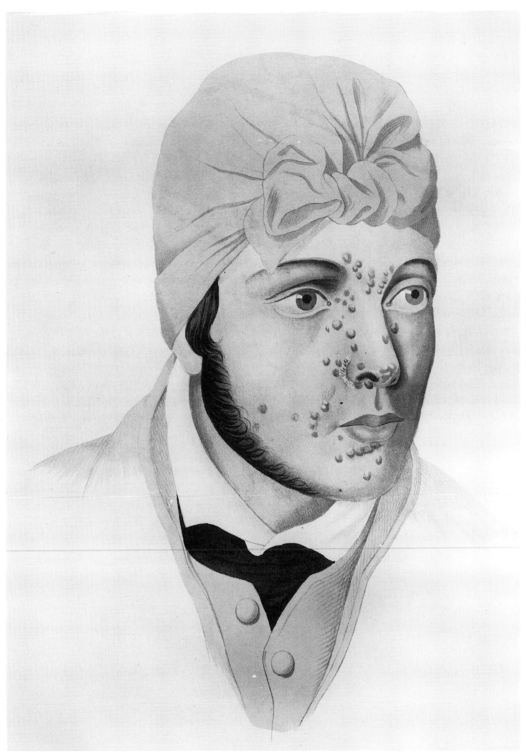

Syphilitische Papeln des Gesichts. Walther, Wilhelm / Steudel, Carl Wilhelm: Syphiliden oder venerische Krankheiten der Haut, nach Alphée Cazenave, Leipzig 1844, Tafel V.

Die schon seit über 300 Jahren übliche Quecksilbertherapie bei Syphilis befand sich wegen den damit verbundenen Vergiftungserscheinungen um 1830 – wie vorher und nachher periodisch immer wieder – in einer Krise. Die antimerkurielle Behandlung trug nach Meyer-Hofmeister den Namen «Englische Methode» zu Unrecht, hatte man doch etwa in London oder Glasgow nichts davon gehört. Ein Hauptbefürworter der quecksilberfreien Syphilistherapie war der Hamburger Johann Georg Fricke[13], Chirurg am Allgemeinen Krankenhaus. Fricke verschrieb eine ausgeklügelte Diät, förderte den Stuhlgang und setzte örtlich Blutegel an. Die Bubonen bekämpfte er mit Ätzmitteln, kleinen Einstichen und Kataplasmen[14]. Natürlich griffen die Chirurgen bei Harnröhrenverengung als Folge von Syphilis und Gonorrhöe zur operativen Behandlung. Als Alternative zum Quecksilber wurden Versuche mit ungefährlicheren, aber letztlich unwirksamen Mitteln wie Sarsaparilla (Maulbeerbaum), Copahu (Perubalsam) oder Piper Cubeba (Schwanzpfeffer) angestellt. Getreu den Ideen von Broussais interpretierten viele Ärzte die Syphilis als entzündlichen Prozess und behandelten sie nach antiphlogistischen Grundsätzen mit Aderlass, Abführmitteln und Diät. Delpech seinerseits verwarf die Anwendung von Blutegeln, da er bei deren Bissstellen spätere Geschwüre beobachtete. Auch der umsichtige Kluge[15] in Berlin unternahm quecksilberfreie Heilversuche, desgleichen Wilhelm in München, Tommasini[16] in Parma oder Thomson[17] in Edinburgh. Thal[18] behandelte in Kopenhagen das erste Stadium ohne Quecksilber, das zweite indessen mit Mercurius dulcis. Die meisten europäischen Ärzte mochten aufgrund ihrer Erfahrungen nicht auf Quecksilber verzichten, bemühten sich aber in der Regel um sorgfältige Dosierung in der von ihnen bevorzugten Form. Zum Mittel der Wahl wurde das «Sublimat», die Quecksilberlösung in Wasser, Weingeist, Rum oder in Form von Salben, Pillen, Pulver und Bädern. Doch gab es auch Ausnahmen: Der Berliner Rust[19] bestrich die Hautaffektionen und Kondylome mit Lapis infernalis (Höllenstein). Sein heroischer Vorschlag einer quecksilberreichen «Inunktionskur» sorgte in Kopenhagen für fürchterliche Verheerungen. Der rücksichtslose Weinhold[20] verabreichte in Halle noch immer enorme Gaben von Mercurius dulcis. Im Londoner Bartholomew's Hospital öffnete man die Bubonen möglichst spät und therapierte die Gonorrhöe mit Silbernitrat.

Obwohl es in den Aufzeichnungen Meyer-Hofmeisters keine Hinweise gibt, dass die behandelnden Ärzte die Syphilispatienten als gerechte Opfer begangener Ausschweifung verurteilten, war ihr Status demjenigen anderer Kranker nicht unbedingt gleichgestellt. Im Almindelig Hospital von Kopenhagen unterschied man aus Gründen der Moral zwischen den erstmals infizierten Frauen und den schon mehrmals angesteckten, die dann zu den ohnehin schon abgesonderten Prostituierten verlegt wurden. Abstossend wirkt die Tatsache, dass bei jungen Hamburger Frauen einzig zum Zweck einer mehr scherzhaften ärztlichen Fachdiskussion mutwillig Geschwüre erzeugt wurden. Die Bestrafung der Freudenmädchen bei Nichtmelden einer An-

---

[13] Johann Carl Georg Fricke (1790-1841), Chirurg am Allgemeinen Krankenhaus in Hamburg, vgl. S. 255.
[14] Breiumschläge zur Schmerzlinderung.
[15] Carl Alexander Ferdinand Kluge (1782-1844), Prof. der Chirurgie und Geburtshilfe in Berlin, vgl. S. 239 f.
[16] Giacomo Antonio Domenico Tommasini (1768-1846), Prof. der Physiologie, Pathologie und medizinischen Klinik in Parma und Bologna, vgl. S. 434 f.
[17] John Thomson (1765-1846), Prof. der Chirurgie und allgemeinen Pathologie in Edinburgh, vgl. S. 657.
[18] Rasmus Samuel Thal (1785-1853), Chefchirurg am Almindelig Hospital in Kopenhagen, vgl. S. 272.
[19] Johann Nepomuk Rust (1775-1840), Prof. der Chirurgie in Olmütz, Wien und Berlin, vgl. S. 239 f.
[20] Carl August Weinhold (1782-1829), Prof. der Chirurgie in Halle, vgl. S. 282.

steckung schien Meyer-Hofmeister durchaus fragwürdig. Er wusste um die gefährlichen Auswirkungen der weitverbreiteten Prostitution, namentlich in Hafen- und Grossstädten, und äusserte sich erschüttert über die Jugend der Syphilisopfer, aber auch über die Gleichgültigkeit der Volksmassen wie der verantwortlichen Gesundheitspolitiker. Zur planvollen Krankheitsbekämpfung durch Volksaufklärung oder Gesetzgebung fehlte es noch am allgemeinen Verständnis und an den notwendigen Staatsmitteln. Solche Prophylaxe-Massnahmen gelangten erst in späteren Jahrzehnten zum Durchbruch. Immerhin bedeutete es schon einen grossen Fortschritt, dass im Zuge der Aufklärung aus den früheren Isolierhäusern für Haut- und Geschlechtspatienten Krankenhäuser geworden waren, in denen die Heilung durch eine rationelle ärztlicher Behandlung keineswegs ausgeschlossen war.

Balneologie

Bei beschränkten Möglichkeiten der inneren Therapie kam dem Badewesen in der ersten Hälfte des 19. Jahrhunderts nicht nur sportliche und hygienische, sondern auch grosse therapeutische Bedeutung zu[1]. Anknüpfend an eine bis zur Antike zurückreichende, zum Teil gar kulti-

---

[1] PLOHN, S.: Geschichte der Hydrotherapie, Handbuch der allgemeinen Therapie, hrsg. von Hugo von ZIEMSSEN, Bd. 2.3, Leipzig 1881, S. 6-85. BÄUMER, Eduard: Die Geschichte des Badewesens, Abhandlungen zur Geschichte der Medizin 7, Breslau 1903. MARCUSE, Julian: Bäder und Badewesen in Vergangenheit und Gegenwart, Stuttgart 1903. MAC-AULIFFE, Léon: La thérapeutique physique d'autrefois, Paris 1904. MARTIN, Alfred: Deutsches Badewesen in vergangenen Tagen, nebst einem Beitrag zur Geschichte der deutschen Wasserheilkunde, Jena 1906. SCHLEYER, W.: Bäder und Badeanstalten, Leipzig 1909. GRASSET, Hector: La médecine naturiste à travers les siècles, histoire de la physiothérapie, Paris 1911. MARTIN, Alfred: Abriss der Balneologiegeschichte, Handbuch der Balneologie, medizinischen Klimatologie und Balneographie, hrsg. von Eduard DIETRICH und Siegfried KAMINER, Bd. 1, Leipzig 1916, S. 1-41. NEGRIER, Paul: Les bains à travers les âges, Paris 1925. ARBINET, Paul Emile: Les eaux médicinales naturelles dites «eaux minérales» à travers les âges, Strasbourg 1932. MARTIN, Alfred: Vom Baden, Ciba Zschr. 35, 1936. CABANES, Augustin: La vie thermale au temps passé, Paris 1934. BUESS, Heinrich: Historisches zur Geschichte der Schwefeltherapie, Ciba Zschr. 98, 1945, S. 3516-3525. Ders.: Zur Geschichte der Hydrotherapie, Ciba Zschr. 107, 1947, S. 3919-3926. PAZZINI, Adalberto: Storia delle cure idrologiche e climatologiche, Trattato di idroclimatologia clinica, ed. di Mariano MESSINI, vol. 1, Bologna 1950, pp. 13-185. BIEHN, Heinz / HERZOGENBERG, Johanna Baronin von: Grosse Welt reist ins Bad, München 1960. STEUDEL, Johannes: Therapeutische und soziologische Funktion der Mineralbäder im 19. Jahrhundert, Der Arzt und der Kranke in der Gesellschaft des 19. Jahrhunderts, hrsg. von Walter ARTELT und Walter RÜEGG, Stuttgart 1967, S. 82-97. BISWAS, A. K.: History of hydrology, Amsterdam/London 1970. BRAUCHLE, Alfred / GROH, W.: Zur Geschichte der Physiotherapie, Heidelberg 1971. SCHADEWALDT, Hans: Das Badewesen in der Goethezeit, Therapie-Woche, Wochenschrift für praktische Medizin 32, 1982, S. 4123-4133. NIEL, A.: Die grossen k. k. Kurbäder und Gesundbrunnen, Graz/Wien/Köln 1984. PRIGNITZ, H.: Wasserkur und Badelust, eine Badereise in die Vergangenheit, Leipzig 1987. SIMON, Petra / BEHRENS, Margrit: Badekur und Kurbauten, Bauten in deutschen Bädern 1780-1920, München 1988. BÖHME, Hartmut (Hrsg.): Kulturgeschichte des Wassers, Frankfurt am Main 1988. VIGARELLO, Georges: Wasser und Seife, Puder und Parfüm, Geschichte der Körperhygiene seit dem Mittelalter, Frankfurt a. M. 1988. KRIZEK, Vladimir: Kulturgeschichte des Heilbades, Leipzig 1990. The medical history of waters and spas, ed. by Roy PORTER, London 1990. Das Bad, eine Geschichte der Badekultur im 19. und 20. Jahrhundert, hrsg. von Herbert LACHMEYER, Sylvia MATTL-WURM und Christian GARGERLE, Salzburg/Wien 1991. CROUTIER, Alev Lytle: Taking the waters, spirit – art – sensuality, New York 1992. FUHS, Burkhard: Mondäne Orte einer vornehmen Gesellschaft, Kultur und Geschichte der Kurstädte 1700-1900, Hildesheim/New

sche Tradition, erlebten die Bäder in der Renaissance und später vor allem im 18. Jahrhundert ihre Wiederentdeckung und einen eindrücklichen Aufschwung. Daran vermochte auch die neue, auf klinischer Beobachtung und physikalischen Diagnosemethoden beruhende Medizin vorerst nichts zu ändern. Zum einen bot die Hydrotherapie einen willkommenen Ausweg aus der unbefriedigenden therapeutischen Skepsis, welche die Folge des ernüchternden Nichtwissens war. Der Wirkung von pflanzlichen Medikamenten – so lehrte die tägliche Erfahrung – waren enge Grenzen gesetzt. Mit der Wasserbehandlung erhielten die Ärzte und Patienten, sonst gleichermassen zu einer passiven Rolle gezwungen, die Möglichkeit einer aktiven Therapie. Wer Badekuren verschrieb oder über sich ergehen liess, hatte das Gefühl, doch wenigstens etwas zu tun. Zum andern wurden die neuen physikalischen und chemischen Erkenntnisse auch für die Balneologie nutzbar gemacht. Bei der unübersehbaren zeitgenössischen Badeliteratur von sehr unterschiedlicher Qualität fehlte kaum je die exakte Untersuchung der mineralischen Wasserbestandteile. Daneben legten die Autoren das Gewicht auch auf den Einfluss der Luft und auf eine durch den Kurbetrieb geänderte Lebensweise. Hatte etwa der populäre Hufeland[2] noch ohne streng naturwissenschaftlich begründete Reflexionen, einzig auf Erfahrungswissen abstützend, auf das Mineralwasser vertraut, versuchte die balneologische Forschung im ersten Drittel des 19. Jahrhunderts, über die reine Beschreibung der Bäderwirkung hinauszukommen und einleuchtende Erklärungen zu finden. Die Trinkkur, das aus nördlichen Gebieten wieder eingeführte Dampf- oder Schwitzbad (damals Russisches Dampfbad, heute Sauna genannt) sowie das Baden in Thermen, kaltem Meerwasser oder Schlamm wurde von den praktischen Ärzten sorgfältig in den übrigen Heilplan eingefügt. Sie verschrieben eisenhaltiges Wasser beispielsweise zur Verbesserung der Blutbeschaffenheit und gegen Nerven- oder Magenbeschwerden. Der Trinkkur aus salzhaltigen Quellen massen sie eine erhebliche purgierende Wirkung bei Affektionen der Verdauungsorgane zu. Das Schwefelwasserbad galt als geeignete Therapie bei allen möglichen Hautkrankheiten bis hin zur Behandlung schlecht heilender Geschwüre. Es ergänzte neben dem Quecksilber die Syphilisbehandlung, ja vermochte angeblich sogar, die Folgen von Überdosen zu heilen. Kohlensäurehaltige Warmwasserquellen boten Hilfe gegen die Beschwerden von Gicht, Rheumatismus und allerhand Nervenleiden. Verschiedene Dusche-Applikationen kamen bei Frauenleiden zur Anwendung. Erkrankungen des Bewegungsapparats wurden mit der Meerwasserkur angegangen, wobei nicht nur das Salz seine Wirkung entwickelte, sondern der Wellenschlag auch eine physikalische Therapie bewirken sollte. Hinzu kam das rein empirische Wissen um die Wirkung des Wassers bei zahlreichen chronischen Krankheiten. Kein Wunder, dass die Badeorte zur letzten Zuflucht und Hoffnung für zahllose unheilbar Kranke wurden. Allerdings hielt man die Opfer von Infektionskrankheiten wie Tuberkulose oder Syphilis nicht selten durch entsprechende Vorschriften fern.

Entscheidend für den Heilerfolg schien die sorgfältige Indikationsstellung durch den behandelnden Arzt. Viele angesehene medizinische Koryphäen und Hochschulprofessoren wirkten in den Sommermonaten als konsultierende Bade- und Brunnenärzte in denjenigen Orten, die in der Gesellschaft gerade als modisch und elegant galten. Natürlich konnten sich nur Begüterte die aufwendigen Kuraufenthalte mit der entsprechenden Anreise leisten. Für die materiell Schlechtergestellten existierten zuweilen «Armenbäder», die sich aber – etwa in Baden

---

York 1992. JARRASSE, Dominique: Les thermes romantiques, bains et villégiatures en France de 1800 à 1850, Clermont-Ferrand 1992. GROHE, Klaus (Hrsg.): Badewonnen, gestern – heute – morgen, Köln 1993.

[2] Christoph Wilhelm Hufeland (1762-1836), Prof. der Medizin in Jena und Berlin, vgl. S. 241 f.

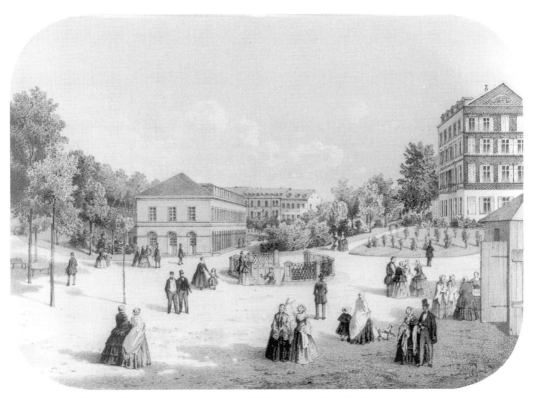
Badehaus und Trinkquelle von Langenschwalbach bei Wiesbaden, Mitte 19. Jh.

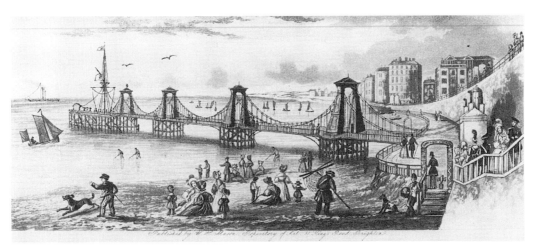
Seebad und Promenade von Brighton/Südengland, 1830er Jahre.

bei Wien – in recht jämmerlichem Zustand befanden. Die Ärzte hatten für eine möglichst umfassende, auch die Psyche einschliessende Betreuung zu sorgen, während sich die Patienten mehr oder weniger willig den strengen Kurvorschriften unterwarfen. Daneben galt es aber auch, das anspruchsvolle und verwöhnte Publikum mit allen möglichen Attraktionen zu unterhalten bzw. den Kurerfolg durch geeignete Zerstreuung oder «Diätetik der Seele» zu steigern. Schönheit der Landschaft, die wissenschaftlich möglichst abgesicherte Wirkkraft der Bäder oder die Bequemlichkeit der Badeeinrichtungen genügten bald nicht mehr. Gaststätten, Parks, gedeckte Promenaden, Wandelhallen, Kursäle und Konzerthäuser verschönerten den Aufenthalt. Pyrmont verdankte seinen Aufstieg wie viele andere Badeorte nicht zuletzt der Einrichtung einer blühenden Spielbank. Eine Badereise bot dem Adel und dem gehobenen Bürgertum eine wünschenswerte Unterbrechung des Alltags. Das Bad bildete Treff- und Mittelpunkt der Gesellschaft und damit auch Schauplatz der grossen Politik, man denke nur etwa an die das ganze Biedermeier-Zeitalter prägenden «Karlsbader Beschlüsse» von 1819.

Die Kaltwassertherapie und deren Wirkung auf die Körpertemperatur hatten im 18. Jahrhundert schon die Briten John Floyer[3] und James Currie[4] exakt untersucht. Als mögliche Anwendungsmethoden kamen Umschläge, Klistiere, Wannenbäder oder Begiessung in Frage. In der Irrenpflege griff man nicht nur zum üblichen Reinigungsbad, sondern zur kalten Begiessung als Schock- oder Strafmassnahme für widerspenstige Patienten. Als fiebersenkende Massnahme wurde das Baden im kalten Wasser um 1800 etwa beim Abdominaltyphus angewandt. Die schon damals als wirkungsvoll beurteilte Methode sollte von den Forschern in den 1860er Jahren als wichtiges Antipyretikum in die offizielle Therapie eingeführt werden, ein Ereignis, das der wissenschaftlich betriebenen modernen Balneologie zum Durchbruch verhalf. Die Chirurgen hatten sich aufgrund ihrer in der praktischen Arbeit erworbenen Erfahrungen ohnehin schon wesentlich früher für die Applikation von Kaltwasser anstelle von Salben und Pflastern ausgesprochen, ob es sich nun um Begiessung oder Einpackung verletzter Körperteile handelte.

Gegen die Jahrhundertmitte nahm dann aber die wissenschaftliche Skepsis gegenüber der Balneologie immer mehr zu. Die Wasserbehandlung schien einer kritischen Überprüfung durch naturwissenschaftliche Methoden über weite Teile nicht standzuhalten, so dass deren therapeutisches Gebäude einzustürzen drohte. Zwar liessen sich im Wasser verschiedene chemische Substanzen zweifelsfrei nachweisen. Dennoch blieben die exakt forschenden Physiologen und Pathologen skeptisch, da diese Tatsache noch nichts über die komplizierten Vorgänge der Resorption durch die Haut aussagte. Zuverlässige Rückschlüsse auf die Heilwirkungen waren der experimentellen Forschung wegen der recht schwachen Mineralisierung kaum zugänglich. In wissenschaftlichen Verruf gerieten die Bäder auch wegen ihrer kaum überprüfbaren Indikationslisten, mussten doch die einzelnen Badeorte aus Konkurrenzgründen die therapeutische Kraft ihres Wassers entweder auf möglichst zahlreiche Krankheiten ausdehnen oder auf den gewünschten Patientenkreis zuschneiden. In den Bagni di San Giuliano bei Pisa will man nach Meyer-Hofmeister beispielsweise Rheuma, Podagra oder Hernien genauso geheilt haben wie hysterische und hypochondrische Beschwerden, Paralyse, Hautaffektionen, Rachitis, Ulcera oder Tumoren. Auch hatte sich – die offiziellen Lehrmeinungen mehr konkurrierend als ergänzend – eine sehr aktive Laienbewegung der Balneologie bemächtigt. Dem ungewöhnlich

---

[3] Sir John Floyer (1649-1734), praktischer Arzt in Lichfield.
[4] James Currie (1756-1805), praktischer Arzt in Sidmouth.

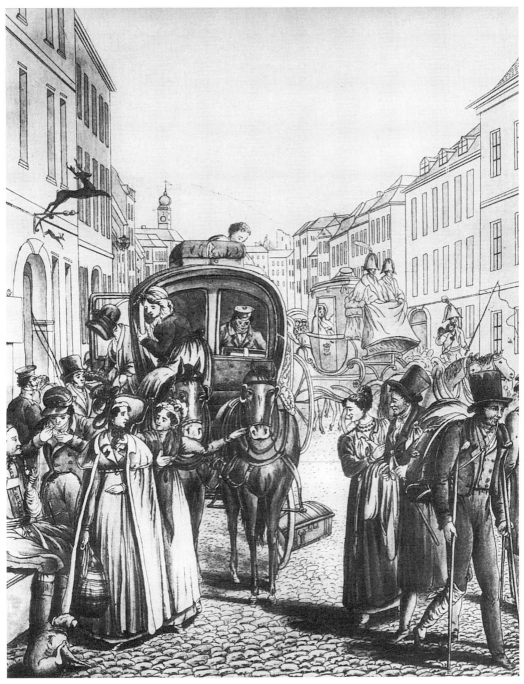

Ankunft der Badegäste in Bad Teplitz/Böhmen, um 1830.

populären Heilwasserangebot eines Johann Georg Heine[5], eines Bauern Priessnitz[6] oder später des Wasserpfarrers Kneipp[7] strömten die hoffnungsvollen Patienten zu, bei letzteren beiden speziell die unteren Volksschichten. Diese Heiler, die meistens veralteten humoralpathologischen Vorstellungen huldigten, sahen im Wasser ein Allheilmittel; medikamentöse oder chirurgische Behandlungen bekämpften sie zum Teil heftig. Gemeinsam mit solchen Heilpraktikern gerieten auch die von der universitären Forschung weitgehend ausgeschlossenen Badeärzte in ein schiefes Licht und sahen sich wegen ihrer marktschreierischen Methoden und ihrer Pseudowissenschaftlichkeit der Verachtung der akademischen Medizin und auch dem Spott des allgemeinen Publikums ausgesetzt. Die Gründung und der Betrieb von Heilbädern wurde als Gegenstand der Spekulation durchschaut, gleichgültig, ob es sich bei den Betreibern um die Landesherren, um deren Pächter oder um Privatleute handeln mochte. Tatsächlich stand das Geldverdienen dabei weit mehr im Zentrum ihres Interesses als medizinisch-therapeutische Anliegen.

Die Aufzeichnungen von Conrad Meyer-Hofmeister zeugen indessen noch keineswegs von einem speziell kritischen Standpunkt. Er interessierte sich lebhaft für die Badeeinrichtungen wie für die den Gästen gebotene Zerstreuung. Kontakte mit den Badeärzten und eigene Erfahrungen erlaubten ihm den Vergleich und die Beurteilung der einzelnen Badeorte. Bei den besuchten Quellen befasste er sich mit deren Mineralgehalt und mit den möglichen Indikationen; im Hamburger Dampfbad oder im Scheveninger Meerbad stellte Meyer-Hofmeister sorgfältige Eigenbeobachtungen an. Auch den hessischen Badeorten galt ein kurzer Abstecher, ebenso der Stadt Baden, Ausflugsziel der Wiener, den italienischen Thermen bei Padua, Pisa und Lucca oder den Bains d'Enghien bei Paris. Abgesehen von einigen Unterschieden in der Badekultur beurteilte er die Verhältnisse in allen von ihm besuchten Bädern als geordnet und moralisch einwandfrei. Wo die Geschlechter nicht getrennt badeten, begab man sich vollständig angekleidet ins Wasser. Seine balneologischen Erfahrungen während der Europareise dürften nicht wenig dazu beigetragen haben, dass Meyer-Hofmeister auch in der späteren Praxis ein entschiedener Befürworter von Trink- und Badekuren geblieben ist.

Chirurgie

Die neuen pathologisch-anatomischen Erkenntnisse und die damit verbundene lokalistische Sicht boten der Chirurgie nach 1800 eine merklich bessere Grundlage[1]. Die erweiterten Möglichkeiten der Krankheitsdiagnose begünstigten eine wirkungsvolle, zielgerichtete Therapie. War der Sitz der Läsion erst einmal richtig erkannt, konnte mit chirurgischen Methoden präzis eingegriffen und nicht selten auch geheilt werden.

---

[5] Johann Georg Heine (1770-1838), Demonstrator der Orthopädie an der Universität Würzburg, Gründer mehrerer orthopädischer Privatinstitute, vgl. S. 310.
[6] Vincenz Priessnitz (1790-1851), Betreiber einer Wasserheilanstalt in Gräfenberg im österreichischen Schlesien.
[7] Sebastian Kneipp (1821-1897), Priester in Wörishofen/Bayern.
[1] SPRENGEL, Curt: Geschichte der Chirurgie, 2 Bde, 2. Teil von Wilhelm SPRENGEL, Halle 1805-1819. RICHERAND, Anthelme-Balthasare: Histoire des progrès récents de la chirurgie, Paris 1825. ROCHARD, Jules: Histoire de la chirurgie française au XIXe siècle, Paris 1875. HAESER, Heinrich: Übersicht der Geschichte der Chirurgie und des chirurgischen Standes, Deutsche Chirurgie, hrsg. von Theodor BILLROTH und Ge-

Schon im 18. Jahrhundert hatten einsichtige Chirurgen eine wissenschaftliche Ausbildung und die Überwindung der unsinnigen Trennung zwischen handwerklich-zünftiger Chirurgie und theoretisch betriebener gelehrter Medizin gefordert. Während man sich im französischen und englischen Sprachraum längst angeschickt hatte, diese Kluft zwischen den Disziplinen zu überwinden, war sie etwa in Wien bei weitem nicht eingeebnet. Conrad Meyer-Hofmeister sah dort die Schuld entschieden auf Seiten der Chirurgen, deren Unwissen, mangelhafte Technik und grobschlächtiges Benehmen seiner Meinung nach kaum mehr als Verachtung verdiente. Andernorts – etwa in Paris, London oder Edinburgh – verfügten die Chirurgen neben ihrer Handfertigkeit über ein eindrückliches Wissen in Anatomie und Pathologie, das ihnen auch erlaubte, mit einer gewissen Risikofreude und Erfolgsaussicht zum Messer zu greifen. Die Möglichkeiten der chirurgischen Behandlung blieben um 1830 wegen dem Operationsschmerz, der zu fürchtenden Wundinfektionen und den lebensgefährlichen Blutungen noch sehr eingeschränkt. Der manuellen Geschicklichkeit, der Raschheit und einem kaltblütigen Vorgehen kam grösste Bedeutung zu, ganz abgesehen von der Persönlichkeit des Chirurgen, der ja das volle Vertrauen seiner Patienten gewinnen musste. Angesichts späterer Möglichkeiten der Anästhe-

---

org Albert LUECKE, Stuttgart 1879. GALLEZ, Léon: La trépanation du crâne, histoire, technique opératoire, indications et contre-indications, résultats, Paris 1893. BILLINGS, John S.: The history and literature of surgery, System of surgery, ed. by F. S. DENNIS, vol. 1, New York 1895, pp. 17-144. HELFREICH, Friedrich: Geschichte der Chirurgie, Handbuch der Geschichte der Medizin, begründet von Theodor PUSCHMANN, hrsg. von Max NEUBURGER und Julius PAGEL, Bd. 3, Jena 1905, S. 1-306. BRUNN, Walter von: Kurze Geschichte der Chirurgie, Berlin 1928. GRIBEL, Friedrich: Die Entwicklung der Wundbehandlung von der Mitte des 18. Jahrhunderts bis zur Mitte des 19. Jahrhunderts, Abh. Gesch. Med. Naturwiss. 15, Berlin 1936. THOMPSON, C. J. S.: The history and evolution of surgical instruments, New York 1942. LEONARDO, Richard A.: History of surgery, New York 1943. BRUNN, Walter von: Geschichte der Chirurgie, Bonn 1948. GRAHAM, Harvey: Surgeons all, 2nd ed., London 1956. HOCHBERG, Lew A.: Thoracic surgery before the 20th century, New York 1960. BISHOP, William John: The early history of surgery, London 1960. KASSEL, Karl: Geschichte der Nasenheilkunde von ihren Anfängen bis zum 19. Jahrhundert, 2 Bde, Hildesheim 1967. SCHIPPERGES, Heinrich: 5000 Jahre Chirurgie, Magie, Handwerk, Wissenschaft, Stuttgart 1967. MEADE, Richard Hardawy: An introduction to the history of general surgery, Philadelphia 1968. ELLIS, Harold: A history of bladder stone, Oxford 1969. WERSHUB, Leonard Paul: Urology, from antiquity to the 20th century, St. Louis 1970. MURPHY, Leonard J. T.: The history of urology, Springfield 1972. Chirurgie, historisch gesehen, Anfang, Entwicklung, Differenzierung, hrsg. von Franz-Xaver SAILER und F. Wilhelm GIERHAKE, Deisenhofen-München 1973. WANGENSTEEN, Owen H. / WANGENSTEEN, Sarah D.: The rise of surgery, from empire craft to scientific discipline, Folkstone 1978. KILLIAN, Hans: Meister der Chirurgie und die Chirurgenschulen im gesamten deutschen Sprachraum, 2. Aufl., Stuttgart 1980. WILLEMOT, Jacques e. a.: Naissance et développement de l'oto-rhino-laryngologie dans l'histoire de la médecine, Bruxelles 1981. GABKA, Joachim / VAUBEL, Ekkehard: Plastic surgery, past and present, origin and history of modern lines of incision, Basel 1983. D'ALLAINES, Claude: Histoire de la chirurgie, 3ème ed., Paris 1984. ELLIS, Harold: Famous operations, Media/Pennsylvania 1984. SCHWABE, Hans: Der lange Weg der Chirurgie, vom Wundarzt und Bader zur Chirurgie, Zürich 1986. BAKAY, Louis: Neurosurgeons of the past, Springfield 1987. HÆGER, Knut: The illustrated history of surgery, London 1988. MOULIN, Daniel de: A history of surgery, Dordrecht/Boston/Lancester 1988. SANDER, Sabine: Handwerkschirurgen, Sozialgeschichte einer verdrängten Berufsgruppe, Kritische Studien zur Geschichtswissenschaft 83, Göttingen 1989. CRAMER, Albert (Hrsg.): Geschichte der manuellen Medizin, Berlin 1990. PELTIER, Leonard F.: Fractures, a history and iconography of their treatment, San Francisco 1990. WELBOURN, Richard B.: The history of endocrine surgery, New York 1990. DALLY, Ann: Women under the knife, a history of surgery, London 1991. Medical theory, surgical practice, studies in the history of surgery, ed. by Christopher LAWRENCE, London/New York 1992. VAN HEE, R. H. G. G. / VERSAILLES-TONDREAU, A.: De la saignée au laser, 3000 ans d'histoire de la chirurgie, Bruxelles 1992. RUTKOW, Ira M.: Surgery, an illustrated history, St. Louis 1993. ZIMMERMANN, Leo M. / VEITH, Ilza: Great ideas in the history of surgery, San Francisco 1993.

sie, aseptischer Verfahren, Röntgendiagnose oder Blutersatz wurde die Chirurgie der ersten Hälfte des 19. Jahrhunderts immer wieder unterschätzt. Meyer-Hofmeisters Reiseberichte geben aber Einblick in eine sehr vielfältige, engagierte und reflektiv betriebene operative Tätigkeit. Man behandelte mit einigem Erfolg Wunden, Krankheiten und Verletzungen von Gefässen, Bewegungsapparat, Kopf, Gesicht und Hals, Krankheiten der Brustdrüse, des Unterleibes oder der Harn- und Geschlechtsorgane, während das Innere von Brust und Unterleib dem chirurgischen Zugriff noch weitgehend entzogen blieb. Es kann nicht erstaunen, dass Meyer-Hofmeister als junger Arzt in der Absicht, Leidenden zu helfen, in der Chirurgie die besseren Möglichkeiten und Erfolge sah als auf dem unsicheren Boden der inneren Medizin. So fühlte er sich an allen besuchten Orten zu den Chirurgen und deren Kliniken besonders hingezogen und übte sich, wo immer dies möglich war, in praktischen Operationskursen oder an der Leiche. Neben Fragen des technischen Vorgehens interessierten ihn auch neuentwickelte Instrumente und Bandagen und deren sehr unterschiedlicher Zustand der Aufbewahrung in den verschiedenen Sammlungen. Obwohl der Zürcher sinnvolle und einleuchtende Neuentwicklungen durchaus begrüsste, verwarf er eine übertriebene instrumentelle Erfindungssucht, deren Ursache mehr ihm Ehrgeiz der Chirurgen als in echter Sorge um die Kranken lag.

Auch in den chirurgischen Anschauungen hatte die alte Säftelehre tiefe Spuren hinterlassen. Da die Humoralpathologie jede Erkrankung auf ein Ungleichgewicht der Körpersäfte zurückführte, bestand die Therapie hauptsächlich in «ableitenden» Eingriffen. Präventive oder therapeutische Aderlässe sollten die der Operation folgenden Entzündungen verhindern. Mit Haarseil[2] und Fontanellen[3], die einen Eiterfluss auslösten, mit Brand- und Ätzgeschwüren oder Moxen (Brennkegel) wurden künstliche Entzündungen bewirkt, um dadurch eine tiefer gelegene, unzugängliche Entzündung gleichsam abzuleiten und somit den «ursprünglichen» Krankheitsherd zu beseitigen. Noch immer herrschte mancherorts die fatale Auffassung, zum Gelingen der Wundheilung bilde eine massive Eiterbildung die Grundvoraussetzung, weswegen die meisten Chirurgen einen sofortigen Wundverschluss ablehnten.

Die Chirurgie an den Universitäten der deutschen Kleinstaaten befand sich zur Zeit des Biedermeier auf mittelmässigem Niveau. Wo die enge Verbindung zur Militärchirurgie fehlte, wie sie in Berlin oder Wien gegeben war, mangelte es meist an dem zur Lehre erforderlichen Krankengut und an den notwendigen Einrichtungen. Als bemerkenswert rascher, eleganter Operateur hatte der ältere Langenbeck[4], Nachfolger Richters[5] in Göttingen, recht grosse chirurgische Erfolge, etwa in der Amputation von Extremitäten. Carl Ferdinand Graefe[6] in Berlin war der Erfinder der Gaumennaht und anderer plastischer Verfahren. Da er als erster Deutscher den Unterkiefer reseziert hatte, schenkte er Meyer-Hofmeisters Dissertation über dieses Gebiet sein besonderes Interesse. Die Steinzertrümmerung nach französischer Methode miss-

---

[2] Eiterband (Setaceum) zur Erregung einer künstlichen Entzündung mittels Durchstechen einer Hautfalte durch eine Nadel oder ein spitzes Messer und Einführen eines Rosshaarseils oder eines ausgefransten Leinwandstreifens.

[3] Künstliches, durch eine Erbse oder chemische Stoffe offengehaltenes Hautgeschwür zur «Ableitung» von Entzündungen.

[4] Conrad Johann Martin Langenbeck (1766-1851), Prof. der Chirurgie und Anatomie in Göttingen, vgl. S. 219, Onkel von Bernhard von Langenbeck (1810-1887), 1835 Dr. med. (Göttingen), 1838 PD für Physiologie und pathologische Anatomie in Göttingen, 1841 EO, 1842 O für Chirurgie in Kiel, 1847 O für Chirurgie und Augenheilkunde in Berlin.

[5] August Gottlieb Richter (1742-1812), Prof. der Medizin, Chirurgie und Augenheilkunde in Göttingen.

[6] Carl Ferdinand von Graefe (1787-1840), Prof. der Chirurgie in Berlin, vgl. S. 239.

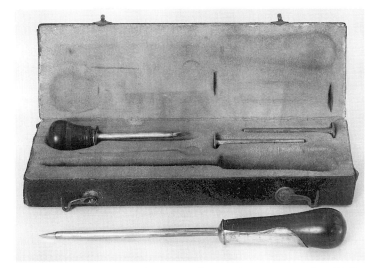

Trokars in Etui von Conrad Meyer-Hofmeister (3.5 x 23 x 7 cm), 1. Hälfte 19. Jh., Slg. Meyer (MHIZ), Inv.-Nr. 4496.

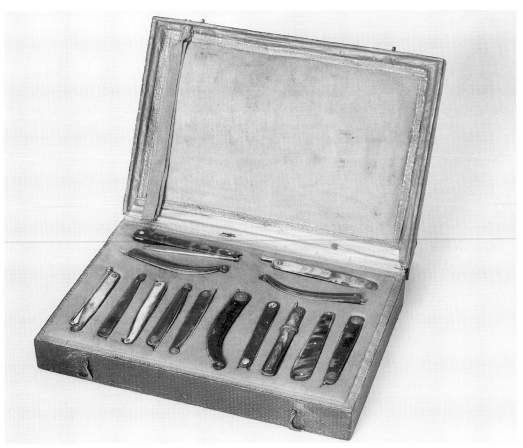

Etui mit 14 Bistouris (5 x 26 x 17.5 cm) von Conrad Meyer-Hofmeister, 1. Hälfte 19. Jh., Slg. Meyer (MHIZ), Inv.-Nr. 3452.

lang ihm wiederholt; auch liess der äussere Zustand seiner Instrumente einiges zu wünschen übrig. Der Hamburger Fricke[7] entwickelte eine chirurgische Aktivität, die – etwa bei der Exstirpation eines Steatoms der weiblichen Geschlechtsteile – an Brutalität grenzte. Ganz im Sinne humoralpathologischer Vorstellungen reizte und sondierte er die Wunden während des Eingriffs ausgiebig, stopfte sie mit Charpie aus oder legte Moxen auf, um mittels «guter Eiterung» eine Heilung zu erreichen. In Kopenhagen empfahl Thal[8] zur Therapie von Geschwülsten lediglich Umschläge von kaltem Meerwasser. Draufgängerischer zeigte er sich bei der Behandlung von Leistenbrüchen. Blasensteine entfernte er nach der traditionellen Methode der Eröffnung der Harnblase seitlich vom Damm aus (Sectio lateralis). Obwohl Dzondi[9] in Halle zur Systembildung neigte, erschien Meyer-Hofmeister dessen Nasenpolypen-Operation vernünftig, da das schneidende Verfahren gegenüber dem herausdrehenden weniger Komplikationen nach sich zog. Textor[10] in Würzburg schien gelehrt und mit der medizinischen Literatur in bemerkenswertem Mass vertraut zu sein, doch stand er in praktischer Geschicklichkeit weit hinter Langenbeck oder Graefe zurück. Sein Schüler Michael Jaeger[11] in Erlangen präsentierte seine gelungenen Resektionen kariöser Gelenke, als deren unbestrittener Pionier er im deutschen Raum gelten darf. Wilhelm[12] in München liess als Chirurg wie als Lehrer viel zu wünschen übrig. Bei seinem operativen Vorgehen wurde der Mangel einer bloss oberflächlichen Diagnose der äusserlichen Symptome offensichtlich. Meyer-Hofmeister konnte nicht billigen, dass Wilhelm die lebensbedrohende Trepanation so oft und zuweilen nur aus Gründen des Experimentierens vornahm. Überhaupt stiessen ihn allzu tollkühne und grosssprecherische Chirurgen ab. Der Wiener Wattmann[13] unternahm aus persönlicher Geltungssucht Eingriffe im Gehirn und im Unterleib, für deren Erfolg in jener Zeit keinerlei Hoffnung bestand. Am Josephinum versuchte der Militärchirurg Hager[14], die ihm fehlenden wissenschaftlichen Grundlagen durch allerhand apparative Eigenerfindungen wettzumachen. Exemplarisch für die Wiener Theoriefeindlichkeit schien es, dass der Chirurg Gassner[15] sämtliche Lehrbücher verwarf und ausschliesslich zwei Krankheiten gelten liess, nämlich Skrofulose und Syphilis; den Krebs erklärte er kurzerhand als deren «Komplikation». Die Rückständigkeit der Wiener Chirurgie war offenkundig, eine Rückständigkeit, die übrigens erst 1867 mit der Berufung Billroths[16] überwunden wurde. Meyer-Hofmeister bedauerte dies um so lebhafter, als am Allgemeinen Krankenhaus eine einzigartige Fülle von Patienten zur Verfügung gestanden wäre.

In Italien lag das chirurgische Fach seit 1800 weit zurück; an den Universitäten im österreichischen Herrschaftsbereich fehlte es an personellen oder ideellen Anregungen aus Wien. Antonio Scarpa[17] war noch der einzige Chirurg und Anatom von einiger wissenschaftlicher Bedeutung. So musste Meyer-Hofmeister rasch feststellen, dass sich sogar an Italiens besten Uni-

---

[7] Johann Carl Georg Fricke (1790-1841), Chefchirurg am Allgemeinen Krankenhaus in Hamburg, vgl. S. 255.
[8] Rasmus Samuel Thal (1785-1853), Chefchirurg am Almindelig Hospital in Kopenhagen, vgl. S. 272.
[9] Carl Heinrich Dzondi (1770-1835), Prof. der Chirurgie in Halle, vgl. S. 282.
[10] Kajetan von Textor (1782-1860), Prof. der Chirurgie in Würzburg, vgl. S. 300.
[11] Michael Jaeger (1795-1838), Prof. der Chirurgie in Erlangen, vgl. S. 316.
[12] Philipp Wilhelm (1798-1840), Prof. der Chirurgie in München, vgl. S. 328.
[13] Joseph Freiherr von Wattmann-Maelcamp-Beaulieu (1789-1866), Prof. der Chirurgie in Wien, vgl. S. 399.
[14] Michael Hager (1795-1866), Prof. der Chirurgie in Wien, vgl. S. 399.
[15] Johann N. Gassner (1783-1831), Primarchirurg am Allgemeinen Krankenhaus in Wien, vgl. S. 403.
[16] Theodor Billroth (1829-1894), Prof. für Chirurgie in Zürich und Wien.
[17] Antonio Scarpa (1752-1832), Prof. der Anatomie und Chirurgie in Modena und Pavia, vgl. S. 431 f.

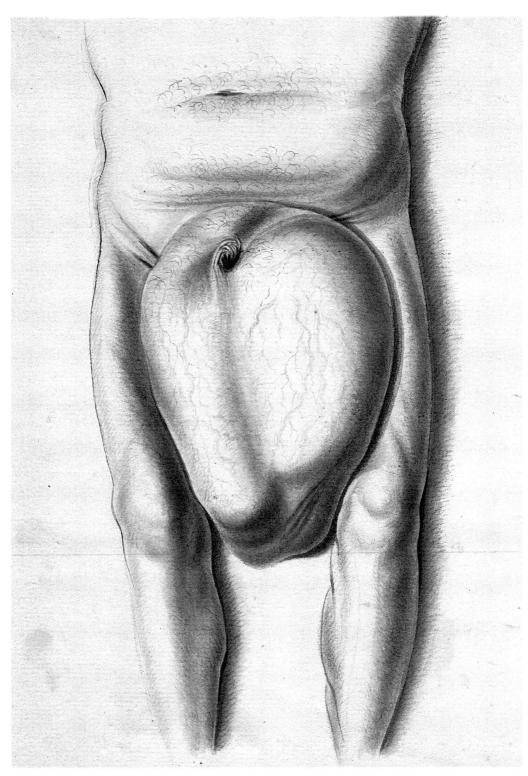

Wasserbruch (Hydrozele) im Bereich des Hodens, Zeichnung aus dem Zürcher Spital, 18. Jh., MHIZ Slg. Meyer.

versitäten, Bologna und Padua, ein gebildeter Mensch höchst ungern mit der Chirurgie befasste.

Völlig andere Verhältnisse boten Paris und Montpellier als medizinische Zentren Frankreichs, wo Dupuytren[18] und Delpech[19] in sehr befruchtender Weise miteinander rivalisierten. Die Juli-Unruhen des Jahres 1830 verschafften den chirurgischen Abteilungen der Spitäler zahlreiche Verletzte, was sich für die Lehre am Krankenbett günstig auswirkte. Im Hôpital Saint-Eloi in Montpellier operierte Delpech etwa die Verengung der Urethra, bildete einen künstlichen Darmausgang oder unternahm eine Nasenplastik, wobei das ästhetische Resultat nicht ganz befriedigte. Auch beschäftigte er sich eingehend mit der Exstirpation der Gebärmutter, die er nach dem Verlust einer Patientin am Kadaver übte. Den Schmerz bekämpfte Delpech mit Opium oder Morphium und bemühte sich sehr, Infektionen möglichst zu verhüten. Als begabter, wenn auch etwas einseitiger Kenner der Pariser Medizin erwies sich Joseph Gensoul[20] vom Hôtel-Dieu in Lyon. Im Pariser Hôtel-Dieu wirkte Guillaume Dupuytren, der als führender klinischer Chirurg seiner Zeit gelten darf. Zwar boten die durch die Verletzten der Juli-Tage überfüllten, schlecht gelüfteten Zimmer und die vielen Mediziner, die sich um die Betten drängten, keine idealen Voraussetzungen für Meyer-Hofmeisters Klinikbesuche und schon gar keine Möglichkeit zu praktischer Tätigkeit. Auch unternahm Dupuytren, wie fast alle Franzosen – von Delpech und Larrey[21] abgesehen -, äusserst flüchtige Visiten und liebte es nicht, vor den Kranken zu dozieren. Dennoch liess sich Meyer-Hofmeister vom herausragenden Operateur und Lehrer tief beeindrucken. Dupuytrens Unterbindung der grossen Arterien oder die Totalresektion des Oberkiefers waren neben vielen andern eigenständige Leistungen. Dupuytrens damalige Vorlesungen über Verletzungen mit Kriegswaffen haben später klassische Berühmtheit erlangt. Seine zahlreichen Fälle erlaubten Meyer-Hofmeister einen umfassenden Einblick in die Möglichkeiten der zeitgenössischen Chirurgie, wobei Dupuytren seine Techniken und instrumentellen Hilfsmittel ständig verbesserte. Leider dürften seine Heilungsresultate durch die vielen Infektionen, wie sie bei den schlechten hygienischen Spitalverhältnissen zwangsläufig entstehen mussten, doch stark getrübt worden sein. Auch in pathologischer Anatomie gab es bei diesem Kenner viel zu lernen, hinterliess er doch der Nachwelt eine einzigartige Sammlung mit Zeugnissen seiner umfassenden wissenschaftlichen Tätigkeit.

Lisfranc[22] liess bei seinen ebenfalls sehr schnellen Krankenexamen im Hôpital de la Pitié eine grosse Vorliebe für Broussais' Lehre erkennen; reichliche Blutentziehung bildete daher seine hauptsächliche Therapie. Hinzu kam die von ihm nachhaltig propagierte Methode, Tumoren und andere Geschwülste mittels Kompression zu behandeln. Der als chirurgischer Autor bereits weitbekannte Velpeau[23] erledigte die Exartikulation eines Oberschenkels zur Verblüffung seiner Zuschauer innert zwei Minuten. Auch versuchte er sich in der Behandlung von Aneurysmen mittels Akupunktur. Amussat[24], dessen Name mit der Torsion der Arterien Berühmtheit erlangte, empfahl in der operativen Behandlung des Blasensteins die relativ scho-

---

[18] Guillaume Baron Dupuytren (1778-1835), Prof. der Chirurgie in Paris, vgl. S. 532 f.
[19] Jacques Delpech (1772-1832), Prof. der Chirurgie in Montpellier, vgl. S. 460 f.
[20] Joseph Gensoul (1797-1858), Chefchirurg in Lyon, vgl. S. 492 f.
[21] Dominique-Jean Baron Larrey (1766-1842), Prof. der Chirurgie in Paris, vgl. S. 575 f, 578.
[22] Jacques Lisfranc (1790-1847), Chefchirurg in Paris, vgl. S. 562.
[23] Alfred-Armand-Louis-Marie Velpeau (1795-1867), Chirurg in Paris, vgl. S. 569.
[24] Jean-Zuléma Amussat (1796-1856), Chirurg in Paris, vgl. S. 572.

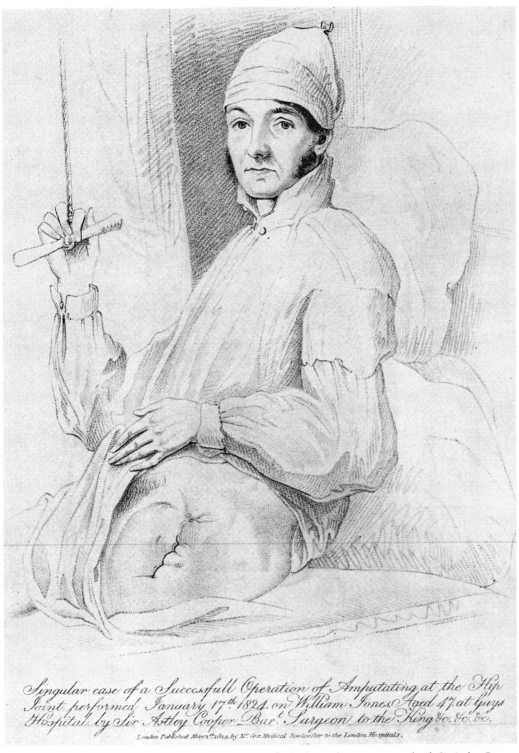

Patient nach erfolgreich verlaufener Beinamputation im Hüftgelenk, 1824 vorgenommen durch Sir Astley Cooper (1768-1841) am Guy's Hospital in London.

nende Sectio alta. Demgegenüber sah Meyer-Hofmeister bei Civiale[25], Pionier der Steinzertrümmerung (Lithotripsie) am Hôpital Necker, wenig ermutigende Resultate. Der legendäre Militärchirurg Dominique Larrey[26], verdient um Amputationstechnik und Verwundetentransportwesen, zog trotz seiner mittlerweile 64 Jahre am Hôpital Val-de-Grâce noch immer zahlreiche Zuhörer in seinen Bann. In seinem Krankenexamen wesentlich exakter als Dupuytren, erreichte er wohl vor allem durch bessere bauliche und hygienische Bedingungen markant günstigere Heilergebnisse seiner während der politischen Unruhen verletzten Patienten.

England konnte sich neben Frankreich durchaus mit einer eigenständigen Chirurgie behaupten, die wegen ihrer eminent praktischen Ausrichtung kaum von dogmatischen Lehrmeinungen behindert wurde. Männer wie John Hunter[27], gleichzeitig ein bedeutender Anatom, hatten dem Fach ein wissenschaftliches Fundament erarbeitet, auf dem etwa Astley Cooper[28] im beginnenden 19. Jahrhundert weiter aufbauen konnte. Die Zürcher Reisenden waren tief beeindruckt, vom führenden britischen Chirurgen derart liebenswürdig empfangen zu werden. Sie kannten seine Verdienste um den klinischen Unterricht, um die Unterbindung grosser Gefässe oder seine Arbeiten über Hernien, Verletzungen der Gelenke, Krankheiten der Thymusdrüse, der Hoden usw. Cooper vertraute allein auf eigene Beobachtung und mochte sich nicht auf fremde Erkenntnisse oder Spekulationen verlassen. Seine Schüler Key[29] und Travers[30] setzten in London Coopers Arbeit fort. Auch Brodie[31] oder Guthrie[32] galten als ausgezeichnete Praktiker mit respektablen theoretischen Kenntnissen.

In Edinburgh beeindruckte Meyer-Hofmeister neben Liston[33] vor allem Syme[34] durch seine Gelenkresektionen. Der spätere Lehrer und Schwiegervater Listers[35] stand 1831 noch ganz am Anfang seiner Laufbahn. Obwohl Dublin seinen Höhepunkt als bedeutende britische Medizinschule erst in der zweiten Hälfte des 19. Jahrhunderts erlangen sollte, sahen die Reisenden in der irischen Hauptstadt eine gute, zweckmässige Chirurgie, etwa durch Abraham Colles[36]. Auf den Kontinent zurückgekehrt, bemerkten sie in Amsterdam sofort den Rückstand der holländischen Chirurgie, wurden doch die zahlreichen Gelenkkrankheiten dort nicht reseziert, sondern noch immer mit dem Glüheisen angegangen.

---

[25] Jean Civiale (1792-1867), Chirurg in Paris, vgl. S. 579.
[26] Dominique-Jean Baron Larrey (1766-1842), Prof. der Chirurgie in Paris, vgl. S. 575 f, 578.
[27] John Hunter (1728-1793), Chefchirurg am St. George's Hospital in London.
[28] Sir Astley Paston Cooper (1768-1841), Prof. der Chirurgie in London, vgl. S. 642, 644.
[29] Charles Aston Key (1793-1849), Chirurg am Guy's Hospital in London, vgl. S. 602.
[30] Benjamin Travers (1783-1858), Chirurg am St. Thomas's Hospital in London, vgl. S. 607.
[31] Sir Benjamin Collins Brodie (1783-1862), Prof. der Chirurgie in London, vgl. S. 622.
[32] George James Guthrie (1785-1856), Chirurg am Westminster Hospital in London, vgl. S. 638.
[33] Robert Liston (1794-1847), Prof. der Chirurgie in Edinburgh und London, vgl. S. 658.
[34] James Syme (1799-1870), Prof. der Chirurgie in Edinburgh, vgl. S. 655 f.
[35] Lord Joseph Lister (1827-1912), Prof. der Chirurgie in Glasgow, Edinburgh und London, Pionier der antiseptischen Wundbehandlung.
[36] Abraham Colles (1797-1843), Prof. der Chirurgie und Anatomie in Dublin, vgl. S. 684 f.

Orthopädie

Im Zeitalter der Aufklärung richtete sich das humanitäre, medizinische und pädagogische Interesse auf körperlich Behinderte, speziell auf Kinder. Ärztliche und nichtärztliche Therapeuten streckten Knochen oder Gelenke, dehnten die Sehnen und stärkten die Muskeln mit Heilgymnastik. Sie ersannen dafür mehr oder weniger sinnvolle Bandagen, Apparate und Maschinen; oft genug dürften sie auch beträchtlichen Schaden angerichtet haben. Eine orthopädische Behandlung erforderte einen monate- bis jahrelangen stationären Aufenthalt, war also mit grossem Aufwand an Zeit und Geld verbunden. Die neugegründeten Privatinstitute bekamen keine öffentliche Unterstützung und waren daher gezwungen, ausschliesslich zahlende Patienten aufzunehmen. Da die Erkrankung des Bewegungsapparats nicht nur Angehörige der vermögenden Schicht befiel – man denke etwa an die überaus häufigen Skoliosen, Rachitiserkrankungen oder Klumpfüsse -, konnte dieser Zustand auf die Dauer nicht befriedigen. Dennoch sollte die Beachtung des sozialen Aspekts der «Krüppelfürsorge» und der Notwendigkeit einer möglichst frühzeitig einsetzenden Korrektur erst späteren Jahrzehnten vorbehalten bleiben.

Die Jahre um 1830 waren für die Entwicklung der Orthopädie als medizinische Spezialdisziplin von entscheidender Bedeutung[1]. Zur bisherigen konservativen Behandlung von Erkrankungen des Bewegungsapparats, von Fehlhaltungen und Verkrümmungen mit mechanischen Mitteln kam neu und zukunftsweisend der chirurgische Eingriff hinzu[2]. Mit Johann Georg Heine[3] in Scheveningen und mit Jacques Delpech[4] in Montpellier lernte Meyer-Hof-

---

[1] GROSCH, Gerhard: Darf die endgültige Begründung der Orthopädie um das Jahr 1830 festgelegt werden?, Z. Orthop. 106, 1969, S. 208-210.

[2] STROMEYER, Georg Friedrich Louis: Erinnerungen eines deutschen Arztes, 2 Bde, Hannover 1875. FISCHER, Ernst: Geschichte und Behandlung der seitlichen Rückgratverkrümmung (Skoliose), Strassburg 1885. MAC-AULIFFE, Léon: La thérapeutique physique d'autrefois, Paris 1904. GRASSET, Hector: La médecine naturiste à travers les siècles, histoire de la physiothérapie, Paris 1911. VALENTIN, Bruno: Geschichte der Orthopädie, Stuttgart 1961. HAEFLIGER, Eduard A.: Die Orthopädie in Paris von 1800-1850, Diss. med., ZMA 30, Zürich 1965. BRAUCHLE, Alfred / GROH, W.: Zur Geschichte der Physiotherapie, Heidelberg 1971. SCHLÖSSER, Anton Jan Jozef: Ätiologie und Behandlung des angeborenen Klumpfusses, eine medizinhistorische Übersicht, Diss. med., Aachen 1980. HACKENBROCH, Matthias: Geschichte und Entwicklung der Orthopädie, Orthopädie in Praxis und Klinik, Bd. 2, Stuttgart/New York 1981, S. 1-68. PAUL, Uwehorst: 150 Jahre Berliner Orthopädie, Berlin 1985. Tradition und Fortschritt in der Orthopädie, historische Ausstellung zur 72. Tagung der Deutschen Gesellschaft für Orthopädie und Traumatologie 1985 in Frankfurt a. M., hrsg. von Klaus-Dieter THOMANN, Stuttgart 1985. VANZAN MARCHINI, Nelly Elena: L'ortopedia è nel costume, Casamassima 1989. THOMANN, Klaus-Dieter: Orthopädie im 19. Jahrhundert, eine medizinische Spezialdisziplin für die Wohlhabenden?, MedGG 8, 1989, S. 27-62. CRAMER, Albert (Hrsg.): Geschichte der manuellen Medizin, Berlin 1990. ENGELS, Gerald: Orthopädische Heilstätten im deutschen Sprachgebiet 1816-1918, Diss. med., Köln 1990. LE VAY, David: The history of orthopaedics, an account of the study and practice of orthopaedics from the earliest times to the modern era, Park Ridge 1990. PELTIER, Leonard F.: Fractures, a history and iconography of their treatment, San Francisco 1990. Le pied à travers l'histoire, sous la direction de Joseph E. CLAUSTRE, avec la collaboration de H. BOURGEOIS, Paris 1991. RÜTTIMANN, Beat: Orthopädie in der Schweiz nach Venel bis zur Gründung der Freien Vereinigung, Geschichte der Schweizerischen Gesellschaft für Orthopädie, die zweiten 25 Jahre, Bern/Göttingen/Toronto 1992, S. 23-44. PELTIER, Leonard F.: Orthopedics, a history and iconography, San Francisco 1993. RÜTT, August: Geschichte der Orthopädie im deutschen Sprachraum, mit Beiträgen von Wolfgang HEIPERTZ, Georg HOLFELDER und Wolfgang MARQUARD, Stuttgart 1993.

[3] Johann Georg Heine (1770-1838), Demonstrator der Orthopädie an der Universität Würzburg, Gründer mehrerer orthopädischer Privatinstitute, vgl. S. 310 f.

[4] Jacques Delpech (1772-1832), Prof. der Chirurgie in Montpellier, vgl. S. 460 f.

meister die beiden Hauptrepräsentanten der mechanistischen bzw. der schneidenden und heilgymnastischen Orthopädie kennen. Es handelte sich um verschiedene Therapieansichten, deren Vertreter sich in der Folge mitunter aufs heftigste bekämpften. Der gelernte Messerschmied und Instrumentenmacher Heine gründete 1816 in Würzburg eine orthopädische Anstalt, in der er getreu seiner Ausbildung einer streng mechanistischen Therapie huldigte. Seine vornehme Patientenschaft versetzte ihn rasch in eine materiell glänzende Lage. Solange er sich in seiner Methode an konservative Grundsätze hielt, empfanden die Mediziner sein Wirken eher als Ergänzung denn als unwillkommene Konkurrenz. Heine vermochte mit seinem Rehabilitationsgedanken das allgemeine Vertrauen zu gewinnen und sogar in der Würzburger Fakultät eine beachtliche Rolle zu spielen. Die Mediziner wandten sich aber rasch von ihm ab, als er begann, seinen Anspruch immer umfassender zu formulieren, seine mechanistische Orthopädie mit einer klimatischen und innerlichen Behandlung ergänzte, ein abstruses philosophisches Gedankengebäude errichtete und schliesslich die «Schulmedizin» aufs schärfste bekämpfte. Zwar zollte Meyer-Hofmeister den von Heine ersonnenen Maschinen in Jena, Würzburg und Scheveningen echte Bewunderung, und auch die Instrumentensammlung und die Gipsabdrücke verkrümmter Patienten fanden seine besondere Aufmerksamkeit. Er bekam aber bald das Gefühl, dass der Orthopäde über keinerlei medizinische Grundlagen verfüge, sondern blosser Mechaniker sei. Trotz herzlichem Empfang in Heines orthopädischer Seeheilanstalt in Scheveningen verstärkte sich bei den Zürcher Besuchern der Eindruck der Inkompetenz. Sein neues, auf mechanistischen Prinzipien beruhendes Medizinsystem zeigte ihnen, wie sehr sich bei Heine inzwischen die Ignoranz schon mit der Arroganz verbunden hatte. Wie bei andern zeitgenössischen Familien von Orthopädie-Mechanikern, Bandagisten oder der englischen «Bonesetters» liess sich auch am Beispiel der Heine die zunehmende Professionalisierung feststellen, die nicht selten zu scharfen Differenzen oder zum völligen Bruch unter den Generationen führte. Johann Georgs Sohn wurde Arzt, und auch seine Neffen betrieben das orthopädische Fach als studierte Mediziner.

Bei Joseph Anton Mayer[5], dem orthopädischen Konkurrenten Heines in Würzburg und späteren deutschen Pionier der Osteotomie, bemerkte Meyer-Hofmeister nebst ebenfalls zweckmässigen Maschinen ein weit besseres wissenschaftliches Fundament. Mayer betrieb neben der Orthopädie auch ein Dampfbad und – typisch für die allgemeintherapeutischen Grundsätze der Zeit – eine recht lukrative Blutegelzucht.

Bezeichnend für die damals langwierige, oft wenig erfolgreiche konservative Therapie orthopädischer Leiden war auch das Auftreten des Bamberger Geistlichen Prinz von Hohenlohe[6] als religiöser Wunderheiler. Rasch verbreitete sich sein Ruf als Retter der Lahmen und Gehbehinderten, so dass der hohe Kirchenmann von Hilfesuchenden geradezu überrannt und von der Menge fast angebetet wurde. Als sich die erhofften Wunder schliesslich doch nicht als dauerhaft erwiesen, wurde der Geistliche zum öffentlichen und kirchlichen Ärgernis.

In Montpellier kam Meyer-Hofmeister in Kontakt mit dem führenden Kopf der operativen Orthopädie, die, als Methode noch keineswegs überall anerkannt, dem Fach eine ungeahnte medizinische und soziale Perspektive eröffnen sollte. Der Chirurgieprofessor Jacques Delpech hatte 1816 erstmals die Tenotomie durchgeführt, die subkutane Durchschneidung der

---

[5] Joseph Anton Mayer (1798-1860), orthopädischer Arzt, Leiter einer Privatanstalt in Würzburg, vgl. S. 300 f.
[6] Alexander Leopold Franz Emmerich Prinz von Hohenlohe-Waldenburg-Schillingsfürst (1794-1849), Geistlicher Rat beim Generalvikariat Bamberg, vgl. S. 302.

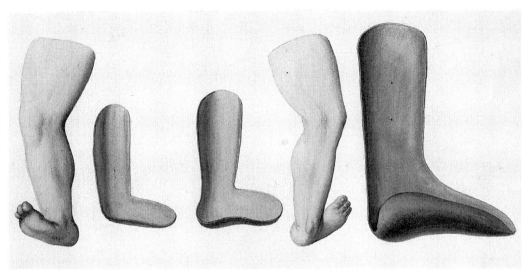

Klumpfüsse und Klumpfussschienen, anonyme Zeichnung aus dem Zürcher Spital, 18. Jh., Slg. Meyer (MHIZ).

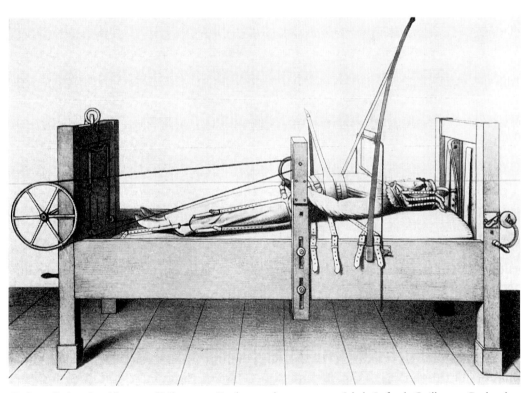

Orthopädisches Streckbett zur Heilung von Rückgratverkrümmungen. Jalade-Lafond, Guillaume: Recherches pratiques sur les principales difformités du corps, Paris 1827.

Achillessehne bei angeborenem Klumpfuss oder zur Korrektur der Spitzfussstellung. Geschickte Chirurgen erreichten mit diesem Verfahren eines winzigen Hautschnitts ohne Freilegung der Sehne eine rasche, wenig schmerzhafte und meist infektionsfreie Heilung. Später folgten andere Eingriffe der Sehnen- oder Muskeldurchtrennung. Stromeyer[7] und Dieffenbach[8] verhalfen der Operation in den 1830er Jahren mit sensationell anmutenden Erfolgen im deutschen Raum zum Durchbruch. Durch die relativ einfach durchzuführende Tenotomie geriet die bisher rein mechanische Orthopädie unter den Einfluss der Chirurgen. Die Raschheit des Sehnenschnitts drängte die langwierige konservative Behandlung in den Hintergrund. Eine über Monate andauernde Bandagierung und qualvolle Wiederherstellungsbemühungen wurden entbehrlich. Der gewissermassen ambulatorische Eingriff ermöglichte einen grösseren Patientendurchlauf bei beschränkten Kosten. Damit verlor die Orthopädie allmählich den Charakter einer Luxusmedizin und wurde für eine breitere Öffentlichkeit erschwinglich. Interessanterweise scheint Delpech – vielleicht aufgrund der Anfeindungen von Pariser Kollegen – die Tenotomie in späteren Jahren nicht mehr angewendet zu haben.

Delpech gründete 1815 in angenehmer Umgebung ausserhalb Montpelliers ein «Institut orthopédique», dessen Heilmethoden er in einer ausgezeichneten Schrift selbst beschrieben hat[9]. Er leitete die meist jugendlichen Patienten zu einer sinnvollen Heilgymnastik an, wozu er zahlreiche Turngeräte, heizbare Turnhallen, grosse Parkanlagen oder Bassins für Kaltwasserbäder installieren liess. Meyer-Hofmeister erkannte rasch, dass Delpech auch in physiotherapeutischer Beziehung die deutsche Orthopädie klar übertraf und ganz eigene, in Deutschland weitgehend unbekannte Ansichten vertrat. Spezifische Muskelübungen waren der oft einseitigen und missbräuchlichen Apparateanwendung weit überlegen, zum Beispiel dem rücksichtslosen Einsatz des Streckbetts bei Skoliosen. Delpech erkannte zahlreiche Krankheiten des Bewegungsapparats als Folge von Allgemeinerkrankungen, denen er durch ausgesuchte Diät beikommen wollte – bei der grossen Menge tuberkulöser Knochenaffektionen sicher eine vernünftige Ansicht. Geschwächte Sehnen und Muskeln liess er durch maschinelle Gymnastik trainieren, wobei er bei den langen täglichen Therapiezeiten grossen Wert auf abwechslungsreiche, sogar unterhaltsame Übungen legte. Delpechs interessante Gipssammlung bestätigte für die Besucher eindrücklich die Heilerfolge des Begründers einer neuen Orthopädie.

Das Beispiel von Montpellier zeigt, dass sich sogar ein Universitätschirurg ernsthaft mit der Orthopädie beschäftigte. Dies war indessen eine seltene Ausnahme. Die verschiedenen in den Pariser Vororten gelegenen Privatinstitute, zu denen sich Fremde den Zugang oft vergeblich zu verschaffen suchten, lassen den Schluss zu, dass 1831 selbst im medizinischen Weltzentrum das orthopädische Fach noch keineswegs institutionalisiert und professionalisiert war. Mit der Orthopädie beschäftigten sich ganz verschiedene medizinische und nichtmedizinische Berufsgruppen, meist auf rein privater Basis.

---

[7] Georg Friedrich Louis Stromeyer (1804-1876), Prof. der Chirurgie in Erlangen, München, Freiburg i. Br. und Kiel.

[8] Johann Friedrich Dieffenbach (1792-1847), Prof. der Chirurgie in Berlin.

[9] DELPECH, Jacques: De l'orthomorphie par rapport à l'espèce humaine ou recherches anatomico-pathologiques sur les causes, les moyens de prévenir, ceux de guérir les principales difformités, et sur les véritables fondements de l'art appelé orthopédique, 2 vol. et atlas, Montpellier/Paris 1828.

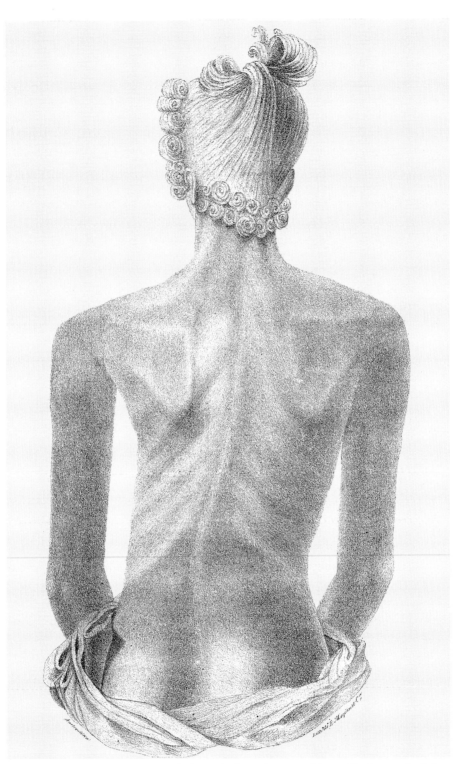

Rückenansicht einer jungen Frau nach der Ausheilung einer ausgedehnten Vereiterung des linken Lungenflügels. Delpech, Jacques-Mathieu: De l'orthomorphie, Atlas, Paris 1828, plan 3.

Augenheilkunde

Seit dem 18. Jahrhundert hatten sich wissenschaftlich gebildete Chirurgen der Ophthalmologie zugewandt. Mit neuen Erkenntnissen in Anatomie und Pathologie von Auge, Augenlid und Tränenapparat sowie der physiologischen Optik stellten sie sich neben und über die wandernden Starstecher oder «Okulisten». Sobald gewisse Krankheitsformen lokalisiert werden konnten, bot sich auch eine bessere Grundlage für die operative Tätigkeit der Augenärzte. Die Tränenfistel konnte geheilt werden, indem man den verstopften Tränenkanal mittels Sonde und Spritze öffnete. Besonders bemerkenswert sind die damals erzielten Kenntnisse über die Krankheiten des Linsensystems. Nach 1752 entfernten die meisten Augenärzte die Linse beim grauen Star (Katarakt) nach der von Jacques Daviel[1] entwickelten Extraktionsmethode. Damit überwanden sie den Starstich, der die getrübte Linse lediglich in den Glaskörper hineindrückte. Da Daviels Methode in den folgenden Jahrzehnten aber nicht überall die gewünschten Resultate erbrachte, kehrte neben andern etwa Langenbeck[2] in Göttingen zum Starstich (Reklination) zurück. Zur Zeit von Meyer-Hofmeisters Reisen neigten die italienischen und französischen Ophthalmologen eher zum Starstich, während vor allem die österreichischen, aber auch die deutschen und britischen Autoritäten die Extraktion entschieden bevorzugten. Die vom Wiener Beer[3] schon 1798 entwickelte Iridektomie erlaubte neben der bereits bekannten Irisdurchtrennung eine neue Form der künstlichen Pupillenbildung: Beer zog die Iris durch einen kleinen Hornhautschnitt hindurch an die Augenoberfläche und schnitt ausserhalb des Auges ein keilförmiges Stückchen heraus. Die Göttinger Augenärzte Himly[4] und Langenbeck hingegen schonten die Iris, indem sie eine Pupillenzerrung vornahmen.

Neben diesen neuen Operationsverfahren mit den parallel dazu entwickelten Instrumenten hielten sich auch in der Augenheilkunde bis weit ins 19. Jahrhundert hinein humoralpathologische Vorstellungen. Bei entzündlichen Prozessen, die als Säftestörungen interpretiert wurden, waren energische antiphlogistische Verfahren die Mittel der Wahl. Eine ableitende Chirurgie mittels Haarseil, Blutegel oder Ätzung hatte die bösen Säfte von den Augen wegzuziehen. Durch strenge Ruhe, Liegen im Halbdunkel, Diät, kalte Umschläge und Abführmittel sollten schädigende Reize ferngehalten werden. In den Spitälern von Triest und Padua verhinderten Vorhänge den Lichteinfall in die grüngestrichenen Krankenzimmer, welche die strapazierten Augen beruhigen sollten. Bei Totalerkrankungen des Augapfels, etwa durch Krebs, Tuberkulose oder Hydrophthalmus, griffen die Ophthalmologen zur Exstirpation. Das Staphylom wurde mittels Ätzung, Iridektomie oder Resektion bekämpft, während man es in London schlicht für unbehandelbar erklärte.

Der Qualität des Instrumentariums kam grösste Bedeutung zu, zumal etwa die ausgeklügelte Technik der Starextraktion eine ganze Menge von Messern, Löffeln, Scheren, Haken, Zangen und Nadeln erforderte. In gutem Zustand befand sich die Sammlung des bedeutenden Wiener Ophthalmologen Rosas[5], der auch viele Handzeichnungen und Präparate zusammen-

---

[1] Jacques Daviel (1696-1762), französischer Ophthalmologe.
[2] Conrad Johann Martin Langenbeck (1776-1851), Prof. der Chirurgie und Anatomie in Göttingen, vgl. S. 219.
[3] Georg Joseph Beer (1763-1821), Prof. der Augenheilkunde in Wien.
[4] Carl Himly (1772-1837), Prof. der Medizin in Braunschweig und Jena, Prof. der Medizin und Augenheilkunde in Göttingen, vgl. S. 218 f.
[5] Anton Edler von Rosas (1791-1855), Prof. der Augenheilkunde in Padua und Wien, vgl. S. 352.

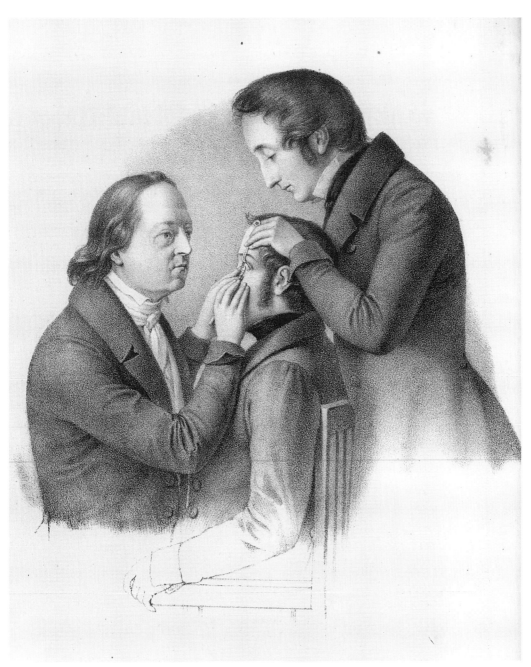

Meyer-Hofmeisters Göttinger Lehrer Carl Himly (1772-1837) bei einer Staroperation, assistiert von Theodor Ruete (1810-1867), um 1835.

getragen hatte. Demgegenüber endete eine Katarakt-Operation im St. Thomas's Hospital in London wegen einer abgebrochenen Messerspitze mit den übelsten Folgen.

Der durch mangelhafte Technik und fehlendes Wissen zweifelhafte Erfolg chirurgischer Eingriffe wurde rasch erkannt und schien der humoralpathologischen Sicht rechtzugeben. Dennoch überwand die Lokaltherapie in der ersten Hälfte des 19. Jahrhunderts ihre bisher untergeordnete Rolle, indem die Ärzte Augenkrankheiten mit chirurgischen Mitteln, Opium, Silbernitrat usw. behandelten und durch Anwendung von Belladonna eine Ruhigstellung der Iris erreichten. Diese Arzneien stellten bei richtiger Indizierung wertvolle Augenheilmittel dar[6].

In Dublin behandelte man die syphilitische Iritis nicht mit Blutegeln, sondern verwendete Belladonna-Extrakt und innerlich Quecksilber. Gleichenorts war der Versuch einer Fremdkörperentfernung zum Scheitern verurteilt. Dzondi[7] in Halle gab bei Augenentzündungen ebenfalls Mercurius dulcis oder Tartarus emeticus. Um 1830 war der Streit, ob es sich bei dem seit den Feldzügen von 1798 weitverbreiteten Trachom (Ophthalmia aegyptica oder Ophthalmia militaris) um eine ansteckende Krankheit handle, noch keineswegs beigelegt. Auch herrschte keine Einigkeit in der Frage, ob es um ein eigenständiges Krankheitsbild oder – wie Torresini[8] in Padua behauptete – einfach um eine stärkere Form der Konjunktivitis gehe; man konnte immerhin auf die eigentümliche Erscheinung der Granulationsbildung hinweisen. In Italien und besonders im kriegführenden Holland beobachtete Meyer-Hofmeister zahlreiche Fälle und vernahm verschiedene Ansichten über deren Ursache. Der Zürcher Militärarzt Nägeli[9] äusserte in Breda aufgrund langjähriger Erfahrung die Überzeugung, dass die Krankheit einen ansteckenden Charakter habe. Vor allem im Zusammenhang mit der Ophthalmia aegyptica wandte sich das Interesse der Ärzte auch den syphilitischen Affektionen und der Blennorrhöe zu.

Zur Zeit von Meyer-Hofmeisters Reise nahmen die deutschen Schulen im ophthalmologischen Fach die führende Stellung ein. In Wien war 1812 Georg Joseph Beer zum ersten eu-

---

[6] HIRSCHBERG, Julius: Geschichte der Augenheilkunde, Handbuch der gesamten Augenheilkunde, begründet von Albrecht von GRAEFE und Theodor SAEMISCH, 2. Aufl., Bd. 12-15, Leipzig/Berlin 1899-1918. HORSTMANN, Carl: Geschichte der Augenheilkunde, Handbuch der Geschichte der Medizin, begründet von Theodor PUSCHMANN, hrsg. von Max NEUBURGER und Julius PAGEL, Bd. 3, Jena 1905, S. 489-572. TRUCE, Hermentaire / PANSIER, Pierre: Histoire de l'ophtalmologie à l'Ecole de Montpellier du XIIe au XXe siècle, contributions à l'histoire de l'ophtalmologie française, Paris 1907. HAAB, Otto: Der graue und der grüne Star des Auges und ihre Behandlung, Nbl. Waisenhaus 90, Zürich 1927. BADER, Alfred: Entwicklung der Augenheilkunde im 18. und 19. Jahrhundert, mit besonderer Berücksichtigung der Schweiz, Basel 1933. SASSE, Carl Hans: Geschichte der Augenheilkunde in kurzer Zusammenfassung, mit mehreren Abbildungen und einer Geschichtstabelle, Stuttgart 1947. SORSBY, Arnold: A short history of ophthalmology, 2nd ed., London/New York 1948. OVIO, Giuseppe: Storia dell'oculistica, Cúneo 1950. Beiträge zur Geschichte der Ophthalmologie, Contributions to the history of ophthalmology, Basel/New York 1957. CHANCE, Burton: Ophthalmology, Clio medica 20, New York 1962. FARRELL, Gabriel: The story of blindness, 2nd ed., Cambridge 1969. PASTORE, Nicholas: Selective history of theories of visual perception 1650-1950, New York 1971. REVELL, M. J.: Strabismus, a history of orthoptic techniques, London 1971. ROSEN, George: The specialization of medicine with particular reference to ophthalmology, New York 1972. SCHMITZ, Emil-Heinz: Handbuch der Geschichte der Optik, 5 Bde, Bonn 1981-1992. MÜNCHOW, Wolfgang: Geschichte der Augenheilkunde, Stuttgart 1984. WYKLICKY, Helmut: Zur Geschichte der Augenheilkunde in Wien, Ophthalmology in Vienna, 100 Jahre 2. Universitäts-Augenklinik, eine Bilddokumentation, Vorwort von Hans SLEZAK, Wien 1984. BOECKER-REINARTZ, Adelheid: Die Augen-Kliniken der Universitäten des deutschen Sprachgebiets (1769-1914), Diss. med., Köln 1990.

[7] Carl Heinrich Dzondi (1770-1835), Prof. der Chirurgie in Halle, vgl. S. 282.

[8] Giuseppe Torresini (1790-1848), Prof. der Augenheilkunde in Padua, vgl. S. 418 f.

[9] Johann Heinrich Nägeli (1784-1871), Oberarzt am kgl. Militärspital in Breda, vgl. S. 721.

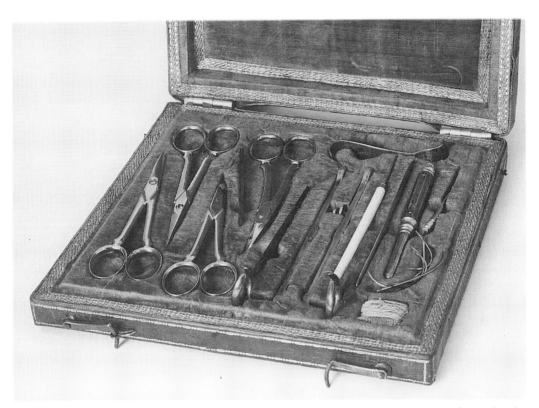

Augenchirurgisches Instrumentarium (4.5 x 23 x 21 cm) von Conrad Meyer-Hofmeister, 1. Hälfte 19. Jh., Slg. Meyer (MHIZ), Inv.-Nr. 4999.

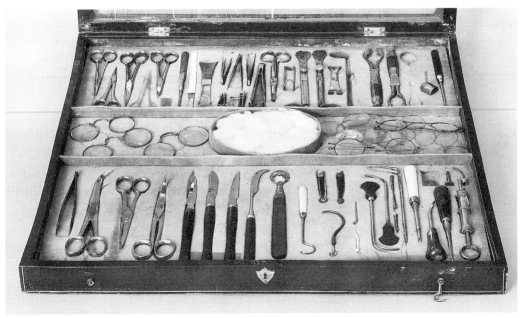

Augenchirurgisches Besteck (5 x 53 x 47 cm) von Conrad Meyer-Hofmeister, Mitte 19. Jh., Slg. Meyer (MHIZ), Inv.-Nr. 8544.

ropäischen Lehrstuhl-Inhaber für Augenheilkunde ernannt worden. Als seine Schüler wirkten Anton von Rosas, Verfasser eines weitverbreiteten Lehrbuchs[10], an der Universität und Friedrich Jaeger[11] am Josephinum. Letzterer entwickelte bei der Kataraktoperation ein Verfahren, demzufolge der Hornhautschnitt nach oben verlegt wurde. Zum Austausch der gegenseitigen Erfahrungen belegte Meyer-Hofmeister den Operationskurs bei Rosas, während von Muralt denjenigen von Jaeger besuchte. Ein zweites ophthalmologisches Ausbildungszentrum bildete seit Richters[12] Zeiten die Universität Göttingen, wo Carl Himly vor allem die innerliche, Martin Langenbeck die chirurgische Therapie pflegte. Himly prägte den Begriff «Ophthalmologie» und benutzte die Belladonna zur Pupillenerweiterung. Langenbeck klemmte zur Bildung der künstlichen Pupille ein Stück der Iris in eine Hornhautwunde ein. Als vehementer Gegner der Linsenextraktion befürwortete er den Hornhautstich, bei dem die Linse entweder hinuntergedrückt oder zerstückelt wurde. Berlin sollte erst dank dem jüngeren Graefe[13] eine hervorragende Rolle für die Entwicklung der modernen Augenheilkunde spielen. Vater Graefe[14] betrieb das Fach trotz bemerkenswerter Begabung wie seine Kollegen in London oder Paris lediglich als chirurgische Nebentätigkeit. In Italien hatte Scarpa[15] manche theoretischen und praktischen Grundlagen vermittelt. Die um 1830 ophthalmologisch tätigen Professoren Torresini in Padua und Flarer[16] in Pavia bekannten sich zur Wiener Schule von Rosas.

Während die Pariser Chirurgen die Augenheilkunde weitgehend vernachlässigten, hatten sich mehrere englische Wundärzte bemüht, den deutschen Grundsätzen zum Durchbruch zu verhelfen. In London beeindruckte die Reisenden die bemerkenswerte Zahl von Spezialkliniken und die vielen, nicht selten ambulatorisch behandelten Patienten. Männer wie Travers[17], Guthrie[18] oder Tyrrell[19] in London und vor allem Mackenzie[20] in Glasgow vermochten die britische Augenheilkunde auf ein beachtliches Niveau anzuheben.

---

[10] ROSAS, Anton: Handbuch der theoretischen und praktischen Augenheilkunde, 3 Bde, Wien 1830.
[11] Christoph Friedrich Jaeger Ritter von Jaxtthal (1784-1871), Prof. der Augenheilkunde in Wien, vgl. S. 341.
[12] August Gottlieb Richter (1742-1812), Prof. der Medizin, Chirurgie und Augenheilkunde in Göttingen.
[13] Albrecht von Graefe (1828-1870), Prof. der Augenheilkunde in Berlin.
[14] Carl Ferdinand von Graefe (1787-1840), Prof. der Chirurgie in Berlin, vgl. S. 239.
[15] Antonio Scarpa (1752-1832), Prof. der Anatomie und Chirurgie in Modena und Pavia, vgl. S. 431 f.
[16] Francesco Flarer (1791-1850), Prof. der Augenheilkunde in Pavia, vgl. S. 429.
[17] Benjamin Travers (1783-1858), Chirurg und Ophthalmologe in London, vgl. S. 607.
[18] George James Guthrie (1785-1856), Chirurg und Opthalmologe in London, vgl. S. 638.
[19] Frederick Tyrrell (1793-1843), Chirurg und Ophthalmologe in London, vgl. S. 607.
[20] William Mackenzie (1791-1868), Prof. der Augenheilkunde in Glasgow, vgl. S. 681.

Geburtshilfe

Bis in die frühe Neuzeit musste sich der Beistand für die Gebärende bei Schwangerschaft, Geburt und Wochenbett auf wenige Hilfeleistungen beschränken. Mit einfachsten Mitteln überwachten die Hebammen den Verlauf der Geburt. Seit dem 17. Jahrhundert traten zunehmend Chirurgen als ärztliche Geburtshelfer auf. Mit neuen Techniken und Instrumenten versuchten sie, Komplikationen im voraus zu erkennen und bei Lebensgefahr für Mutter und Kind operativ einzugreifen. Die Einführung der Geburtszange zog im 18. Jahrhundert eine übertriebene Operationsfreude und Technikgläubigkeit nach sich. Zangeneingriffe oder Wendungen beschränkten sich nicht auf Gesichts-, Steiss-, Knie- und Fusslagen, sondern kamen auch bei langsamem Geburtsverlauf oder vorübergehendem Geburtsstillstand zur Anwendung. Erst durch neue anatomische und physiologische Erkenntnisse überwanden vorerst die englischen Geburtshelfer die mechanistischen Anschauungen und reduzierten die operativen Entbindungen auf ein vernünftigeres Mass. Im deutschsprachigen Raum wurde der Wiener Johann Lucas Boër[1] als Anhänger der englischen Ansichten zum Hauptvertreter einer konservativen, abwartenden Geburtshilfe, die manche instrumentellen Misswüchse beseitigte. Er vertrat die Meinung, die Geburt könne auch bei ungewöhnlicher Kindslage durchaus spontan ablaufen. Boër reduzierte zudem die Mittel der inneren Behandlung und betonte die Notwendigkeit eines guten Allgemeinzustandes der Schwangeren; diesen glaubte er mit einer angemessenen Ernährung besser herbeizuführen als mit zahllosen drastischen Medikamenten. Dennoch blieben die Vorbereitungskuren mit reichlichem Blutenzug vor der Geburt während der ersten Hälfte des 19. Jahrhunderts durchaus üblich[2]. Sogar Boërs Wiener Schüler Klein[3] verordnete bei «vollblütigen» Schwangeren präventive Aderlässe.

---

[1] Johann Lucas Boër (1751-1835), Prof. der Geburtshilfe in Wien, vgl. S. 631.

[2] WITKOWSKI, Gustave-Jules: Histoire des accouchements chez tous les peuples, appendice: L'arsenal obstétrical, 2 vol., Paris 1880-1887. DENEFFE, Victor: Le speculum de la matrice à travers les âges, Anvers 1902. SIEBOLD, Eduard Caspar Jacob von: Versuch einer Geschichte der Geburtshilfe, 2. Aufl., Bd. 2, Tübingen 1902. DOHRN, Rudolf: Geschichte der Geburtshilfe der Neuzeit, 2 Teile, Tübingen 1903-1904. WEGSCHNEIDER, Max: Geschichte der Geburtshilfe, Handbuch der Geschichte der Medizin, begründet von Theodor PUSCHMANN, hrsg. von Max NEUBURGER und Julius PAGEL, Bd. 3, Jena 1905, S. 878-952. FASBENDER, Heinrich: Geschichte der Geburtshilfe, Jena 1906; Reprint Hildesheim 1964. FISCHER, Isidor: Geschichte der Geburtshilfe in Wien, Leipzig 1909. FEHLING, Hermann Johannes Karl: Entwicklung der Geburtshilfe und Gynäkologie im 19. Jahrhundert, Berlin 1925. DAS, Kedarnath: Obstetric forceps, its history and evolution, Calcutta 1929. MØLLER-CHRISTENSEN, Vilhelm: The history of the forceps, an investigation on the occurence, evolution and use of the forceps, Diss. med., Copenhagen 1938. LEONARDO, Richard A.: History of gynaecology, New York 1944. YOUNG, John Harley: Caesarean section, the history and development of the operation from earliest times, London 1944. RICCI, James V.: One hundred years of gynaecology 1800-1900, a comprehensive review of the speciality during its greatest century with summaries and case reports of all diseases pertaining to women, Philadelphia 1945. Ders.: The development of gynaecological surgery and instruments, a comprehensive review of the evolution of surgery, Philadelphia 1949. GRAHAM, Harvey: Eternal Eve, the history of gynaecology and obstetrics, Garden City/New York 1951. GAUSS, Carl J. / WILDE, B.: Die deutschen Geburtshelferschulen, Bausteine zur Geschichte der Geburtshilfe, München 1956. CIANFRANI, Theodore: A short history of obstetrics and gynaecology, Springfield 1960. GUBALKE, Wolfgang: Die Hebamme im Wandel der Zeiten, ein Beitrag zur Geschichte des Hebammenwesens, Hannover 1964. STUCKY, Jean Paul: Der Gebärstuhl, die Gründe für sein Verschwinden im deutschen Sprachbereich, Diss. med., ZMA 33, Zürich 1965. FORBES, Thomas Rogers: The midwife and the witch, New Haven 1966. PUNDEL, J. Paul: Histoire de l'opération césarienne, étude historique de la césarienne dans la médicine, l'art et la littérature, les religions et la législation, Bruxelles 1969. DONNISON, Jean: Midwives and medical men, a history of inter-professional rivalries and

Conrad Meyer-Hofmeister erlebte vorerst in Göttingen die dort traditionell aktive Geburtshilfe, wobei die Operationswut eines Osiander[4] doch etwas gedämpft schien. Bei Mende[5] hingegen sah er mehrere Zangengeburten und Wendungen und betonte in der Folge auch die Nachteile einer übervorsichtigen oder gar ängstlichen Geburtshilfe, wie er sie etwa in London, Edinburgh und Dublin antraf. Natürlich befanden sich die Instrumente an Orten, wo man ihnen mit Skepsis gegenüberstand, auch in entsprechend schlechtem Zustand. Obwohl also Meyer-Hofmeister die operativen Methoden nicht grundsätzlich verwarf, prägten doch vor allem Anhänger einer «natürlichen» Geburtshilfe seine Ausbildung, in erster Linie der Boër-Schüler d'Outrepont[6] in Würzburg. Der Privatkurs bei diesem unermüdlich tätigen und auch persönlich einnehmenden Geburtsarzt hat ihm einen nachhaltigen Eindruck hinterlassen. Auch Johann Klein, der die geburtshilfliche Abteilung im Wiener Allgemeinen Krankenhaus leitete, bekannte sich zu den Grundsätzen seines Lehrers und Vorgängers Boër. Klein liess der Natur ihr Vorrecht, empfahl aber dennoch bei Komplikationen die Kunsthilfe zur rechten Zeit. So griff er im Gegensatz zu Boër manuell in den Prozess der Plazentalösung ein. Die von der Wiener Schule beeinflussten Italiener setzten die Zange genau wie die Briten höchst selten an und zeigten mit ihrer abwartenden Haltung nach Meyer-Hofmeisters Urteil manchmal allzuviel Geduld. In Londons British Lying-in Hospital erklärte man dem staunenden Zürcher, die Zange in den vergangenen fünfzehn Jahren ein einziges Mal angewendet zu haben. Es schien ihm, dass wegen dieser instrumentellen Zurückhaltung die Dammrisse eher selten vorkamen.

Aufwendig konstruierte und ausgeklügelte Gebärstühle und spezielle Gebärbetten spielten um 1830 eine nur noch untergeordnete Rolle, während die sinnvolle Geburtslage noch eifrig diskutiert wurde. An den italienischen Schulen galt die Rückenlage als Regel, Wien jedoch propagierte die linke Seitenlage. Auch in Edinburgh betonte man nachhaltig die Vorteile der Sei-

women's rights, London 1977. DUNATH, Konstanze / DUNATH, Hans Dietrich: Zur historischen Entwicklung geburtshilflicher Instrumente, Diss. med., Jena 1977. FISCHER-HOMBERGER, Esther: Krankheit Frau und andere Arbeiten zur Medizingeschichte der Frau, Bern/Stuttgart/Wien 1979. LAGET, Mireille: Naissances, l'accouchement avant l'âge de la clinique, Paris 1982. TROLLE, Dyre: The history of Caesarean section, Acta Historica Scientiarum Naturalium et Medicinalium 33, Copenhagen 1982. RICHARD-KLEIN, Klaus: Geburtshilfliche Zangen und der Wandel ihrer Merkmale, Diss. med., Marburg 1983. ZGLINICKI, Friedrich von: Geburt, eine Kulturgeschichte in Bildern, Braunschweig 1983. GELIS, Jacques: L'arbre et le fruit, la naissance dans l'Occident moderne XVIIe-XIXe siècle, Paris 1984. KUNTNER, Liselotte: Die Gebärhaltung der Frau, Schwangerschaft und Geburt aus geschichtlicher, völkerkundlicher und medizinischer Sicht, München 1985. BECK, Lutwin (Hrsg.): Zur Geschichte der Gynäkologie und Geburtshilfe, Berlin/Heidelberg/New York 1986. TOWLER, Jean / BRAMALL, Joan: Midwives in history and society, London/New York 1986. Armamentarium Gottingense, eine historische Sammlung zur Geburtsmedizin, hrsg. von Walther KUHN und Ulrich TRÖHLER in Zusammenarbeit mit Alexander TEICHMANN, Göttingen 1987. BORKOWSKY-BAUMANN, Maya: Ärztliche Vorschriften zur Schwangerschaftshygiene im 19. Jahrhundert unter Berücksichtigung einiger Aspekte der Diätetik für Gebärende, Wöchnerinnen und Stillende, Diss. med., Bern 1987. Dies.: Krankheit Schwangerschaft?, Schwangerschaft, Geburt und Wochenbett aus ärztlicher Sicht seit 1800, Zürich 1988. GELIS, Jacques: La sage-femme ou le médecin, une nouvelle conception de la vie, Paris 1988. HADER, Sigrid: Geburtshilfe in Frankreich im Spiegel ihrer Einrichtungen (1500-1900), Diss. med., Köln 1988. FIELDES, Valerie: Wet nursing, a history from antiquity to the present, Oxford/New York 1988. MAVEL, Alain: Dictionnaire de gynécologie et d'obstétrique, termes usuels d'hier et d'aujourd'hui, Paris 1990. KLOEPPEL, Anna Bettina: Kraniotomie oder Kaiserschnitt im 19. Jahrhundert, Diss. med., Hannover 1992.

[3] Johann Klein (1788-1856), Prof. der Geburtshilfe in Salzburg und Wien, vgl. S. 377.
[4] Friedrich Benjamin Osiander (1759-1822), Prof. der Medizin und Geburtshilfe in Göttingen.
[5] Ludwig Julius Caspar Mende (1779-1832), Prof. der Geburtshilfe in Greifswald und Göttingen, vgl. S. 219.
[6] Joseph Servaz d'Outrepont (1776-1845), Prof. der Geburtshilfe in Salzburg und Würzburg, vgl. S. 300.

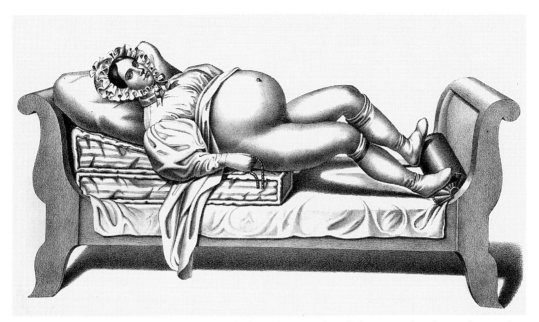

Die Rückenlage, Geburtslage bei normalem Verlauf. Busch, Dietrich Wilhelm Heinrich: Atlas zur theoretischen und praktischen Geburtshilfe, Berlin 1838, Fig. 196.

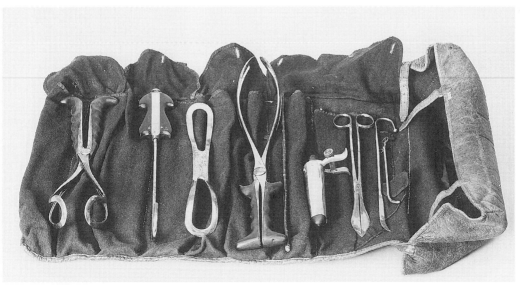

Geburtshilfliches Etui (83 x 41 cm) von Conrad Meyer-Hofmeister, Mitte 19. Jh., Slg. Meyer (MHIZ), Inv.-Nr. 6393.

tenlage als komfortabelste und auch schicklichste, weil dabei die Geschlechtsteile nicht übermässig entblösst werden mussten.

Der Kaiserschnitt erschien als heroischer Eingriff, der ganz verzweifelten Lagen vorbehalten blieb und wenig Aussicht auf einen glücklichen Verlauf gewährte. Da dem Leben der Mutter immer häufiger Priorität eingeräumt wurde, führte man recht rasch die Zerstückelung des oft noch lebenden Kindes durch. Klein in Wien schritt auch in denjenigen Fällen zur Perforation, in denen er sich vom Tod des Kindes vorgängig nicht völlig überzeugen konnte.

Der junge Geburtshelfer Stoltz[7] in Strassburg setzte sich über die abwartenden Grundsätze seines Vorgesetzten hinweg und erzählte Meyer-Hofmeister von seiner vielbeachteten künstlich eingeleiteten Frühgeburt. Stoltz beschäftigte sich wie sein Lehrer Naegele[8] in Heidelberg speziell mit der pränatalen Diagnostik, die in den Jahren um 1830 noch wenig entwickelt war. Interessiert an den physiologischen Vorgängen des Geburtsmechanismus, präsentierte er den Zürcher Reisenden seine schon recht bedeutende Sammlung pathologisch veränderter Becken. Die Beckenmessung war zwar seit der zweiten Hälfte des 18. Jahrhunderts bekannt, doch noch keineswegs allgemein eingeführt. Der junge Siebold[9] bot den Studenten in Berlin Touchierübungen an und unterwies sie in der Technik der Palpation. Die geburtshilfliche Auskultation hatte sich noch nicht überall durchgesetzt. Während Meyer-Hofmeister die Methode bei d'Outrepont in Würzburg gesehen haben muss, wo ja Schönlein[10] als klinischer Professor wirkte, hielt der ziemlich rückständige Klein in Wien wenig davon.

Die christlich-humanitäre Verpflichtung der Kirchen und Landesherren gegenüber ausgesetzten oder verlassenen Kindern hatte seit dem Mittelalter zur Gründung von zahlreichen Findelanstalten geführt. In manchen Städten, etwa in Italien, handelte es sich um ausgesprochene Repräsentationsbauten von eindrücklicher äusserlicher Pracht. Die Säuglinge konnten in den romanisch-katholischen Ländern meist durch Betätigung einer Klingel anonym auf einer Drehlade abgegeben werden. In protestantischen Städten, zum Beispiel in London, durften die Mütter ihre Säuglinge nicht einfach deponieren, sondern hatten über die Gründe Rechenschaft abzulegen; die Pfarrgemeinden oder private Wohltäter kamen für die Unterbringung auf. Bei geschickter Betreuung, einer gewissen Reinlichkeit und genügender materieller Ausstattung der Institutionen brauchten die Findelanstalten durchaus keine «Mördergruben» zu sein, wie Meyer-Hofmeister in Wien entgegen dem allgemeinen Vorurteil feststellte. Nach einigen Jahren schickte man die unehelichen Kinder zu Pflegeeltern ausserhalb der Stadt, wo die Knaben im besten Fall einen handwerklichen Beruf erlernen konnten. Den Mädchen verblieb in der Regel einzig eine bescheidene Erwerbstätigkeit als Dienstmädchen oder Amme.

Seit der Aufklärungszeit wurden Gebärhäuser als Zufluchtsorte für ledige Mütter und ebenso als Ausbildungsstätten für ärztliche Geburtshelfer und Hebammen gegründet. Die sozial benachteiligten Schwangeren konnten gleichzeitig Ammendienste in den Anstalten versehen. Obwohl die Hebammen des Lying-in Hospitals an der Londoner City Road den Frauen sehr empfahlen, ihren Kindern die Brust zu geben, drangen sie mit ihrem Anliegen bei gesellschaftlich höheren Schichten nicht durch. Das prekäre Bettenangebot machte es etwa in Kopenhagen

---

[7] Joseph-Alexis Stoltz (1803-1896), Prof. der Geburtshilfe und Gynäkologie in Strassburg und Nancy, vgl. S. 732.
[8] Franz Carl Naegele (1778-1851), Prof. der Geburtshilfe in Heidelberg, vgl. S. 732.
[9] Eduard Caspar Jacob von Siebold (1801-1861), Prof. der Geburtshilfe in Marburg und Göttingen, vgl. S. 240.
[10] Johann Lucas Schönlein (1793-1864), Prof. der medizinischen Klinik in Würzburg, Zürich und Berlin, vgl. S. 298 f.

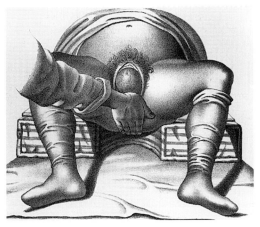

Unterstützung des Damms während der Geburt. Busch, Dietrich Wilhelm Heinrich: Atlas zur theoretischen und praktischen Geburtshilfe, Berlin 1838, Fig. 197.

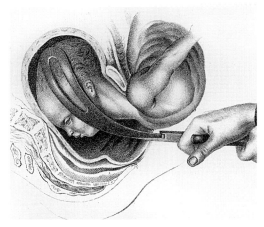

Zangenoperation nach vollendeter Wendung auf die Füsse. Buschs Atlas zur theoretischen und praktischen Geburtshilfe (1838), Fig. 215.

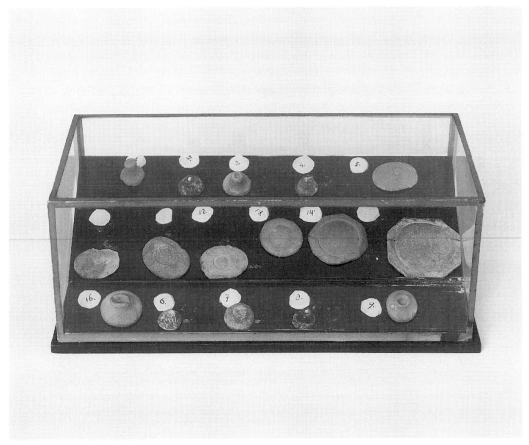

Modellsammlung von 16 Gebärmuttermündern in Vitrine zur geburtshilflichen Ausbildung (14 x 36 x 14.4 cm), 1. Hälfte 19. Jh., Slg. Meyer (MHIZ), Inv.-Nr. 3852.

nötig, dass den Müttern ihre Säuglinge ins gleiche Bett gelegt wurden. Bemerkenswerterweise wurden übrigens in England die Hebammen wie die Mediziner mit dem Gebrauch der Instrumente und der manuellen Techniken vertraut gemacht. Die Hebammen behaupteten beispielsweise in den britischen Entbindungsanstalten eine ausgesprochen starke Stellung und trauten sich durchaus auch operative Eingriffe zu. Ein verhängnisvoller Nachteil des geburtshilflichen Unterrichts an den Universitäten bedeutete mancherorts die strikte Trennung zwischen den theoretischen und den praktischen Lehrstühlen. Schwer empfand Meyer-Hofmeister den Mangel, dass an einer so traditionsreichen Lehranstalt wie Bologna der Unterricht am Bett der Schwangeren vollständig fehlte.

In der Geburtshilfe ganz allgemein und besonders in den meist hoffnungslos überfüllten Gebärhäusern liess die Sauberkeit rund um den Geburtsvorgang viel zu wünschen übrig. Es kam oft zur Verunreinigung offener Wunden und zu entzündlichen Prozessen im Körperinnern genau wie zu Affektionen der Brustdrüsen. Die mehr oder weniger regelmässig auftretenden schrecklichen Epidemien der tödlichen Sepsis bildeten eine ständige Herausforderung für alle Geburtsärzte. Selten besuchte Meyer-Hofmeister ein Gebärspital, in dem das Personal nicht über eine Seuche von Kindbettfieber zu erzählen wusste. Eine besonders traurige, europaweite Berühmtheit erlangte in dieser Beziehung das Allgemeine Krankenhaus in Wien. Auch während Meyer-Hofmeisters Aufenthalt herrschte dort gerade wieder einmal eine schlimme Epidemie. Die hohe Sterblichkeit ermöglichte ihm die Teilnahme an zwanzig Sektionen verstorbener Puerperalfieber-Patientinnen. Dass gerade diese Obduktionen, verbunden mit dem späteren Touchieren der Schwangeren, die Ursache des Kindbettfiebers waren, sollte erst später klarwerden. Kleins Assistent Semmelweis[11] vertrat aufgrund seiner anatomisch-pathologischen Studien 1847 die Theorie der direkten Kontaktinfektion. 1829 indessen vermutete man noch unzählige andere Ursachen, legte Wert auf die Unterscheidung verschiedenster Krankheitserscheinungen und trennte epidemische von endemischen oder sporadischen Kindbettfiebern. Hinzu kamen Spekulationen über den Einfluss von Witterung und Atmosphäre, überfüllte Zimmer, ungenügende Ventilation, die Ausdünstungen der Lochien bis hin zu psychischen Angstzuständen. Meyer-Hofmeister machte auch für die sehr häufig beobachtete Blennorrhöe die schlechte Luftbeschaffenheit mitverantwortlich. Im Gegensatz zu manchen Schriftstellern und auch zu Klein glaubte Meyer-Hofmeister nicht daran, dass sich die einzelnen Kindbettfieber-Epidemien durch besondere Symptome voneinander unterschieden. Wegen der ungeklärten Ätiologie legte er das Gewicht vor allem auf die sorgfältige Beschreibung der Krankengeschichten und der ziemlich hoffnungslosen Therapieversuche. Wie andernorts wurde auch in Wien eine recht aktive antiphlogistische Behandlung der angeblich spezifischen Entzündung angestrebt, wobei Aderlässe, Umschläge, Einreibungen, warme Bäder, Purgantien und andere innerlich verabreichte Medikamente zum Einsatz kamen.

---

[11] Ignaz-Philipp Semmelweis (1818-1865), Assistent der geburtshilflichen Abteilung des Allgemeinen Krankenhauses in Wien, Primararzt und Prof. der Geburtshilfe in Budapest.

Zahnheilkunde

In der Biedermeierzeit gehörte die Kenntnis der Zahnheilkunde keineswegs zum obligatorischen Lehrstoff des akademisch ausgebildeten Arztes[1]. Trotz ersten Bemühungen um die konservierende Zahnbehandlung bildete die Extraktion noch immer die häufigste Therapie. Das Fach gehörte demnach in den Bereich der Chirurgen, behielt aber trotz grösserer Bedeutung der Chirurgie seinen etwas zweifelhaften Ruf, den fahrende Zahnbrecher, zahnkundige Barbiere und Marktschreier begründet hatten. Obwohl ihn das chirurgische Fach speziell interessierte, beschäftigte sich Meyer-Hofmeister während seiner Studienreise nur ein einziges Mal vertieft mit der Zahnheilkunde. Anfänglich fühlte er sich in seinen zeittypischen Vorurteilen eher bestärkt, da ihn ein Wiener Zahnarzt «nach Scharlatans Sitte» längere Zeit im Vorzimmer hatte warten lassen. Das Warten dürfte sich indessen schliesslich doch gelohnt haben, galt der Besuch doch einem der Besten seiner Zeit. Der vielbeschäftigte Georg Carabelli[2] hat sich um die wissenschaftliche Zahnheilkunde grosse Verdienste erworben. Er gilt als einer der Begründer der modernen Odontologie und erforschte in gründlicher Form die Geschichte der Zahnheilkunde sowie die Anatomie von Zähnen und Zahnhalteapparat, wobei er insbesondere die nach ihm benannten akzessorischen fünften Höcker an den oberen Mahlzähnen (Tubercula Carabelli) beschrieb. Der chirurgisch ausgebildete und promovierte Carabelli spezialisierte sich

---

[1] GEIST-JACOBI, George Pierce: Geschichte der Zahnheilkunde vom Jahre 3700 v. Chr. bis zur Gegenwart, Tübingen 1896. SUDHOFF, Karl: Geschichte der Zahnheilkunde, 2. Aufl., Leipzig 1921. WEISSE, Rudolf: Geschichte der Zahnheilkunde und Zahntechnik, 2. Aufl., Berlin 1921. PROSKAUER, Curt: Iconographia odontologica, Berlin 1926. STRÖMGREN, Hedvig Lidforss: Die Zahnheilkunde im 19. Jahrhundert, Kopenhagen 1945. WEINBERGER, Bernhard Wolf: An introduction to the history of dentistry, with medical and dental chronology and bibliographic data, St. Louis 1948. COLYER, Frank: Old instruments used for extracting teeth, London 1952. ANDRE-BONNET, J.-Léonard: Histoire générale de la chirurgie dentaire, Lyon 1955. GURLEY, John E.: The evolution of dental education, St. Louis 1960. WENGEN, Hans Rudolf à: Historische Studie über die Entwicklung der zahnärztlichen Prothesen-Materialien, Diss. med. dent. (Basel), Winterthur 1961. MERKLE, Gisela: Die Zahnheilkunde zur Zeit der Romantik im Spiegel der zeitgenössischen Fachliteratur, Diss. med. dent., Freiburg i. Br. 1962. PROSKAUER, Curt / WITT, Fritz H.: Bildgeschichte der Zahnheilkunde, Zeugnisse aus fünf Jahrtausenden, Köln 1962. DILSEN, Heinrich-Alfred: Das Porzellan und seine Verwendung in der Zahnheilkunde, eine historische Studie, Diss. med. dent., Köln 1965. JILGE, Hans-Joachim: Die Erkenntnisse der Zahnheilkunde nach der deutschen Literatur in der ersten Hälfte des 19. Jahrhunderts, Diss. med. dent., Köln 1965. WOODFORDE, John: Die merkwürdige Geschichte der falschen Zähne, Vorwort und Anhang von Annemarie LEIBBRAND-WETTLEY, übersetzt von Renate BIEBER, München 1968. STROMSKY, Knut Reiner: Die Zahnpflege in der diätetischen Literatur von der Romantik bis zum Aufkommen des naturwissenschaftlichen Denkens in der Medizin, Diss. med. dent., Bonn 1969. PFENNINGER, Hadlaub: Zahnheilkunde und Stomatologie im Dictionnaire de médecine (2. Aufl., 1832-1846), Diss. med. dent., ZMA 112, Zürich 1975. DECHAUME, Michel / HUARD, Pierre: Histoire illustrée de l'art dentaire, stomatologie et odontologie, Paris 1977. MICHELONI, Placido: Il mondo dei denti e la sua storia, vol. 3, dal Settecento ai tempi nostri, Roma 1979. BECK, Claudia: Die Geschichte der Zahnsteinbehandlung unter besonderer Berücksichtigung der Instrumentenentwicklung, Diss. med. dent., München 1982. LÄSSIG, Heinz E. / MÜLLER, Rainer A.: Die Zahnheilkunde in Kunst- und Kulturgeschichte, Köln 1983. HOFFMANN-AXTHELM, Walter: Geschichte der Zahnheilkunde, 2. Aufl., Berlin 1985. RING, Malvin E.: Dentistry, an illustrated history, New York 1985. BENNION, Elisabeth: Antique dental instruments, London 1986. HELD, Arthur-Jean: Periodontology from its origins up to 1980, a survey, Basel/Boston/Berlin 1989. STRÜBIG, Wolfgang: Geschichte der Zahnheilkunde, eine Einführung für Studenten und Zahnärzte, Köln 1989. HOFFMANN-AXTHELM Walter (Hrsg.): Die Geschichte der Mund-, Kiefer- und Gesichtschirurgie, Berlin 1995.

[2] Georg Carabelli Edler von Lunkaszprie (1787-1842), Prof. der Zahnheilkunde in Wien, vgl. S. 354 f.

ganz auf die Zahnheilkunde und erreichte durch seine erfolgreiche Tätigkeit die Ernennung zum ausserordentlichen Professor in Wien. In dieser Eigenschaft gelang es ihm, durch anhaltenden Fleiss und wissenschaftliche Befähigung die bisherige rein handwerkliche Ausbildung halbgebildeter Zahnärzte wesentlich zu verbessern. Er suchte erfolgreich den Anschluss an die medizinische Fakultät, was die erst wesentlich später erfolgte Gründung zahnärztlicher Universitätsinstitute gewissermassen vorwegnahm. Sein publizistisches Wirken hat massgeblich dazu beigetragen, dass sich die Zahnheilkunde als selbständiger Fachbereich von der allgemeinen Chirurgie zu lösen vermochte und die Geheimniskrämerei in der Zahnbehandlung ein Ende fand. Carabellis ausgedehnte Privatpraxis verhalf ihm zu einer auch äusserlich angesehenen Stellung, die sich in der Verleihung des Erbadels und Ernennung zum kaiserlichen «Leibzahnarzt» ausdrückte.

Im Gegensatz zu den meisten zahnärztlichen Zeitgenossen betätigte sich Carabelli in Unterricht und Praxis nicht nur mit der Extraktion, sondern vornehmlich auch mit Problemen des Zahnersatzes und der Kieferorthopädie. Er betrieb eine entsprechende Werkstätte mit mehreren Angestellten und hinterliess der Universität sowie dem militärmedizinischen Institut reiche Sammlungen von künstlichen Zähnen und Gebissen, die ästhetisch und funktionell schon ziemlich befriedigten. Seine Kunstzähne sassen in verschiedenen Variationen auf federnden Silberplatten, welche die totale obere Prothese in Position hielten. Grosses Gewicht legte er auf einfache Handhabe zur Mundreinigung, und er erkannte auch die über kosmetische Aspekte hinausgehende Bedeutung der Zähne für die Sprachlautbildung. Am zweckmässigsten erschien ihm die Zahnverpflanzung von Mensch zu Mensch oder allenfalls die Verwendung von Zähnen der Flusspferde. Aus toxikologischen wie aus akustischen Gründen verwarf er das Porzellan als Werkstoff. Einzelzähne implantierte er durch Metallstifte, die er wahrscheinlich mit Baumwolle, Seide oder Flachs umwickelte, alles Materialien, die unter Speicheleinwirkung aufquollen. Er verfertigte alltagstaugliche Brückenkonstruktionen an den erhaltenen Zähnen. Ästhetisch unbefriedigende Vorderzähne bedeckte er durch eine Kunstplatte, die allerdings keine Nahrungsaufnahme ermöglichte.

Besonders bemerkenswert und fortschrittlich waren Carabellis Methoden zur Korrektur von Stellungsanomalien. Er verwarf den einzelnen Reif als ungenügend zur Ausrichtung ungleichmässig stehender Zähne und entwickelte stattdessen verschiedene brauchbare orthodontische Apparate; besonders bemerkenswert waren diejenigen mit kontinuierlich spannbaren Schraubenkonstruktionen.

Klar erkannte Carabelli die Nachteile der traditionellen Zahnschlüssel, Geissfüsse, Pelikane und Überwürfe bei der Zahnextraktion, noch bevor 1841 die der Anatomie besser angepassten (amerikanischen) Zahnzangen bekannt wurden. Um den ganzen Zahn ohne erhebliche Verletzung des umliegenden Gewebes ausziehen zu können, versuchte er, Pelikan und Geissfuss durch kleine technische Eingriffe schonender einzusetzen.

In der konservierenden Behandlung schien Carabelli weniger aktiv, jedenfalls berichtet Meyer-Hofmeister weder vom Ausfüllen der Zahnlöcher noch von den dazu verwendeten Materialien. Offensichtlich kannte Carabelli die in Amerika gelehrte fortschrittliche Präparations- und Fülltechnik noch nicht, sondern stopfte die nur mangelhaft gereinigten Zahnlöcher mit den überlieferten französischen Massen von Wismut, Blei, Zinn und teilweise zusätzlich noch mit Quecksilber[3].

---

[3] LESKY, Erna: Die Wiener medizinische Schule im 19. Jahrhundert, 2. Aufl., Graz/Köln 1978, S. 234.

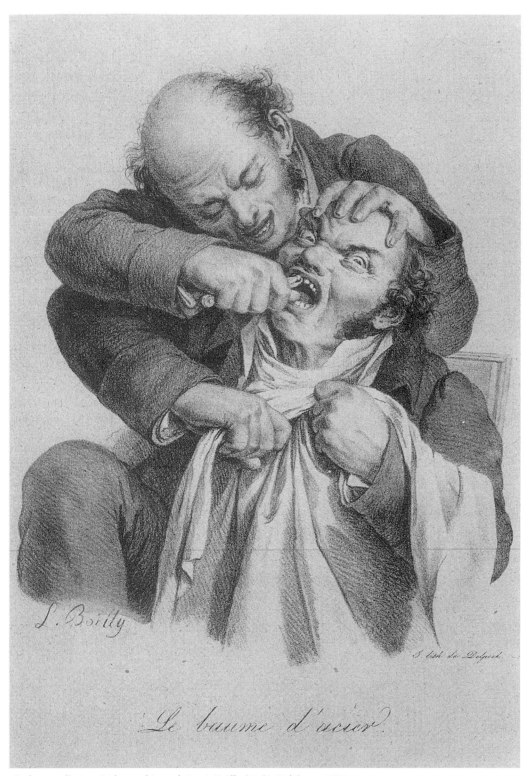

«Le baume d'acier», Lithographie nach Louis Boilly (1761-1845), um 1830.

Georg Carabelli verfügte auch in der Behandlung des Zahnhalteapparats über grosses Geschick. Eine von ihm vorgenommene Punktion eines Hydrops alveolaris verlief jedenfalls unter den Augen Meyer-Hofmeisters ohne jede Komplikation. Zahnschmerzen behandelte er zweifellos noch mit Ansetzen des Glüheisens an der Pulpa, doch hat der Zürcher Berichterstatter nichts darüber geschrieben. Auch die Art der Zahnsteinbehandlung, der Zahn-, Zahnfleisch- und Mundpflege war nicht Beobachtungsgegenstand der Visite, genausowenig die von Carabelli gepflegte innerliche Medikation.

Krankenhauswesen

Da die Studienreise zu wesentlichen Teilen im Besuch der europäischen Krankenhäuser bestand, wurde Conrad Meyer-Hofmeister Zeuge einer entscheidenden Phase der Entwicklung des Krankenhausbaus[1]. Die Bauweise, das Alter oder die organisatorische Zweckmässigkeit der

---

[1] STEWART, F. Campbell: The hospitals and surgeons of Paris, an historical and statistical account of the civil hospitals of Paris, New York 1843. DIETL, Joseph: Kritische Darstellung europäischer Krankenhäuser, Wien 1853. HAESER, Heinrich: Geschichte der christlichen Krankenpflege und Pflegerschaften, Berlin 1857. HUSSON, Armand: Etude sur les hôpitaux, Paris 1862. OPPERT, Franz: Hospitäler und Wohltätigkeitsanstalten, 3. Aufl., Hamburg 1872. BURDETT, Henry Charles: Hospitals and asylums of the world, their origin, history, construction, administration, management and legislation, 4 vols, London 1891-1893. TOLLET, Casimir: Les édifices hospitaliers depuis leur origine jusqu'à nos jours, résumé de l'Assistance publique et des hôpitaux au XIXe siècle, Paris 1892. KUHN, Oswald: Krankenhäuser, Handbuch der Architektur, 4. Teil, 5. Halbband, 1. Heft, Stuttgart 1897. NUTTING, M. Adelaide / DOCK, Lavinia L.: Geschichte der Krankenpflege [...], übersetzt von Agnes KARLL, 3 Bde, Berlin 1910-1913. PARSONS, H. Franklin: Isolation hospitals, Cambridge 1914. CASTELLI, Giuseppe: Gli ospedali d'Italia, Milano 1941. VALLERY-RADOT, Pierre: Paris d'autrefois, ses vieux hôpitaux, deux siècles d'histoire hospitalière de Henri IV à Louis-Philippe (1602-1836), Paris 1947. IVES, A. G. L.: British hospitals, London 1948. VALLERY-RADOT, Pierre: Nos hôpitaux, un siècle d'histoire hospitalière de Louis-Philippe jusqu'à nos jours (1837-1949), Paris 1948. IMBERT, Jean: Les hôpitaux en France, Paris 1958. ROCHAIX, Maurice: Essai sur l'évolution des questions hospitalières de la fin de l'Ancien Régime à nos jours, Paris 1959. SHRYOCK, Richard H.: The history of nursing, an interpretation of the social and medical factors involved, Philadelphia 1959. STICKER, Anna (Hrsg.): Die Entstehung der neuzeitlichen Krankenpflege, Stuttgart 1960. DAINTON, Courtney: The story of England's hospitals, London 1961. FOUCAULT, Michel: Naissance de la clinique, une archéologie du regard médical, Paris 1963. NAUCK, Ernst Theodor: Über die anatomischen, chirurgischen und geburtshilflichen Lehranstalten vornehmlich ausserhalb der Universitäten im 16.-19. Jahrhundert, Anat. Anz. 113, 1963, S. 193-213, 116, 1965, S. 206-216. ABEL-SMITH, Brian: The hospitals 1800-1948, a study in social administration in England and Wales, London 1964. The evolution of hospitals in Britain, ed. by F. N. L. POYNTER, London 1964. BAUER, Franz: Geschichte der Krankenpflege, Handbuch der Entstehung und Entwicklung der Krankenpflege, Kulmbach 1965. JETTER, Dieter: Westdeutschland von den Anfängen bis 1850, Geschichte des Hospitals 1, Wiesbaden 1966. SEIDLER, Eduard: Geschichte der Pflege des kranken Menschen, Leitlinien für den Unterricht in Krankenpflege, Stuttgart 1966. ACKERKNECHT, Erwin H.: Medicine at the Paris Hospital 1794-1848, Baltimore 1967. LEISTIKOW, Dankwart: Hospitalbauten in Europa aus zehn Jahrhunderten, ein Beitrag zur Geschichte des Krankenhauswesens, Ingelheim 1967. JETTER, Dieter: Zur Typologie des Irrenhauses in Frankreich und Deutschland (1780-1840), Geschichte des Hospitals 2, Wiesbaden 1971. Ders.: Grundzüge der Hospitalgeschichte, Darmstadt 1973. THOMPSON, John D. / GOLDIN, Grace: The hospital, a social and architectural history, New Haven/London 1975. Studien zur Krankenhausgeschichte im 19. Jahrhundert im Hinblick auf die Entwicklung in Deutschland, redigiert von Hans SCHADEWALDT, Göttingen 1976. JETTER, Dieter: Grundzüge der Krankenhausgeschichte (1800-1900), Darmstadt 1977. MURKEN, Axel Hinrich: Das Bild des deutschen Krankenhauses im 19. Jahrhundert, Mün-

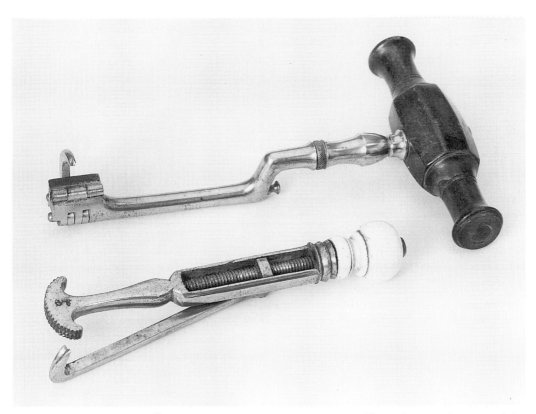

Zahnschlüssel (15 x 9 cm) und Überwurf (12.5 cm) zur Zahnextraktion, 1. Hälfte 19. Jh. (MHIZ), Inv.-Nr. 4768, 4810.

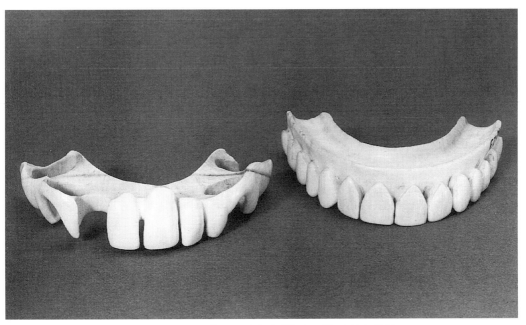

Zahnprothesen aus geschnitztem Bein, 1. Hälfte 19. Jh.(MHIZ), Inv.-Nr. 3524, 4924.

Spitäler interessierte ihn nicht weniger als die Art der darin gelehrten und praktizierten Medizin. Im direkten Vergleich vermochte er, die Vor- und Nachteile der einzelnen Institutionen abzuwägen und das Brauchbare vom Unzweckmässigen zu trennen.

Das mittelalterliche Spital war eher Stätte des geistlichen Trostes als der medizinischen Betreuung; der Unterscheidung verschiedener Krankheitsformen kam kaum Bedeutung zu. Erst in der späteren Neuzeit wandelte sich das Spital als Verwahrungsanstalt von Bedürftigen im umfassenden Sinn zum Behandlungskrankenhaus, gedacht zur zeitlich befristeten Aufnahme von grundsätzlich heilbaren Patienten. Neue medizinisch-soziale Anforderungen bedurften veränderter Spitalbauten in architektonischer wie organisatorischer Hinsicht. Das Anwachsen der Bevölkerung in den Städten, verbunden mit neuen medizinischen Erkenntnissen, führte im Zeitalter des aufgeklärten Absolutismus zu einem neuen Typus des Krankenhausbaus, der gleichzeitig drei Zwecken zu dienen hatte: Er bot den mittellosen Kranken angemessene Hilfe, ermöglichte durch wissenschaftliche Forschung eine Verbesserung der Heilkunst und funktionierte als Ausbildungsstätte für Ärzte. Grundlegend für die neue Auffassung der Krankenbetreuung waren die Konzepte von Säkularisierung, Rationalisierung und Zentralisierung. Das Krankenhaus sollte grundsätzlich allen Bevölkerungsschichten offenstehen, auch wenn die Überwindung der mit dem Eintritt verbundenen sozialen Deklassierung noch Jahrzehnte dauerte. Es wurde zunehmend versucht, Pfrundanstalten, Waisenhäuser, Alters- und Siechenheime von der Institution des Krankenhauses loszulösen. Bauweise und innere Organisation folgten nun den medizinisch-wissenschaftlichen Erkenntnissen und den Prinzipien einer effizienten Krankenpflege. Als Teil eines umfassenden Armenwesens gewährten die Krankenhäuser den Patienten eine vorübergehende Betreuung im Rahmen eines sorgsam kontrollierten Heilplans.

Die fortschreitende Industrialisierung zog die Bevölkerungsmassen in die Städte. Da sich die Armen im Krankheitsfall nicht selbst versorgen konnten, nahm sich die fürstliche oder kommunale Verwaltung oder allenfalls die private Wohltätigkeit ihrer an. Das Spital wurde im 19. Jahrhundert zum entscheidenden Faktor für die Entwicklung der wissenschaftlichen Medizin und zum selbstverständlichen Zentrum von Studium und Lehre. Das grosse «Krankenmaterial» war den neuen Möglichkeiten der Diagnostik und pathologischen Anatomie nur förderlich. Die Leiter der Krankenhäuser waren oft zugleich Universitätslehrer und anerkannte Forscher; umgekehrt wurden zunehmend Krankenhausärzte in akademische Stellungen berufen.

ster 1977. FOUCAULT, Michel: Les machines à guérir, aux origines de l'hôpital moderne, Lüttich 1979. JETTER, Dieter: Die bauliche Entwicklung des deutschen Allgemeinen Krankenhauses im 19. Jahrhundert, Göttingen 1979. Ders.: Grundzüge der Geschichte des Irrenhauses, Darmstadt 1981. Histoire des hôpitaux en France, sous la direction de Jean IMBERT, Toulouse 1982. JETTER, Dieter: Wien von den Anfängen bis um 1900, Geschichte des Hospitals 5, Wiesbaden 1982. Krankenhausmedizin im 19. Jahrhundert, Verhandlungen des Medizinhistorischen Symposiums aus Anlass des 65. Geburtstages von Prof. Dr. Heinz Goerke, hrsg. von Hans SCHADEWALDT und Jörn Henning WOLF, Redaktion Juliane C. WILMANS, München 1983. JETTER, Dieter: Das europäische Hospital, von der Spätantike bis 1800, Köln 1986. MURKEN, Axel Hinrich: Vom Armenhospital zum Grossklinikum, die Geschichte des Krankenhauses vom 18. Jahrhundert bis zur Gegenwart, Köln 1988. SAINTE FARE GARNOT, Nicolas (ed.): L'architecture hospitalière au XIXe siècle, l'exemple parisien, Paris 1988. The hospital in history, ed. by Lindsay GRANSHAW and Roy PORTER, London 1989. MURKEN, Axel Hinrich: Geschichte der Krankenhaushygiene, Studien zur Geschichte des Krankenhauswesens 29, Herzogenrath 1990. SEIDLER, Eduard: Geschichte der Medizin und der Krankenpflege, 6. Aufl., Stuttgart/Berlin/Köln 1993. Die Blumen des Bösen, Bd. 2, eine Geschichte der Armut in Wien, Prag, Budapest und Triest in den Jahren 1693 bis 1873, hrsg. von Nora FISCHER-MARTIN und Gerhard FISCHER, Wien 1994. WOLFF, Horst-Peter / WOLFF, Jutta: Geschichte der Krankenpflege, Basel/Eberswalde 1994.

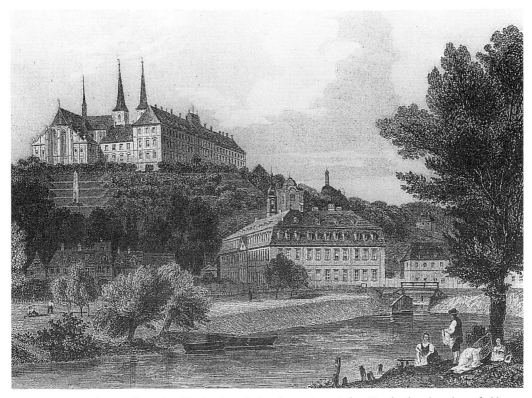

Das 1787-1789 erbaute Allgemeine Krankenhaus in Bamberg, ein typischer Krankenhausbau des aufgeklärten Absolutismus, 1846.

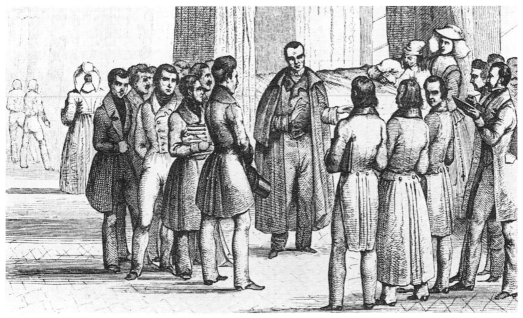

«Une clinique», klinische Ausbildung am Krankenbett, Paris, um 1830.

Manche der von Meyer-Hofmeister besuchten Krankenhäuser gingen auf Monarchen oder Kirchenfürsten des 18. Jahrhunderts zurück, etwa das Frederiks Hospital in Kopenhagen, erbaut zwischen 1752 und 1758, das Allgemeine Krankenhaus in Wien (1783/84) mit 2000 Betten, das Allgemeine Krankenhaus von Bamberg (1787-1789), das Ospedale Civile in Padua (1778-1798) oder die Charité in Berlin (1785-1800). In diesen äusserlich oft prachtvoll und repräsentativ ausgestatteten Institutionen entsprach die innere Einrichtung um 1830 nicht mehr immer den Bedürfnissen der Zeit. Zwar gab es Bestrebungen, in erster Linie Heilbare zu betreuen, doch lebten diese oft noch immer gemeinsam mit Pfründern und «Hauskindern» zusammen. Immerhin waren diese Wohlfahrtseinrichtungen für die ärmeren Schichten geprägt von einer recht grosszügigen Ausstattung und rationeller medizinischer Betreuung. Im Vergleich zu den aufs Mittelalter zurückgehenden Bauten, wie das Hôtel-Dieu in Paris, herrschten bezüglich Hygiene und Überbelegung weit bessere Zustände.

Waren die Universitätsorte nicht zugleich Metropolen mit grossen Krankenhäusern, so ermöglichten zum Beispiel in Halle, Tübingen, Erlangen, Bonn oder Göttingen akademische Krankenhäuser ebenfalls einen Unterricht am Krankenbett. Diese deutschen Universitätskliniken mit recht kleiner Bettenzahl befanden sich teilweise in vorher anderweitig genutzten Häusern oder in Neubauten von strenger Bauform. Von ganz besonderem Interesse für Meyer-Hofmeister waren aber die neuen Spitalbauten der wohlhabenden Grossstädte, die viele hundert Patienten aufzunehmen vermochten. Die Gemeinwesen betrauten in der Biedermeierzeit die besten Architekten mit der Planung ausgewogener, in schöner landschaftlicher Umgebung liegender Krankenhäuser mit sehr repräsentativen klassizistischen Hausfronten. Die allgemeinen Krankenhäuser von München (1808-1813) mit über 600 Betten oder von Hamburg (1810-1823) mit über 1000 Betten fügten sich – wenn auch damals in Randbezirken gelegen – als zentrale Institutionen der städtischen Wohlfahrtspflege ins Stadtbild ein und bildeten ein Symbol des bürgerlichen Gemeinsinns. Es gab in der Regel eine innere, eine chirurgische und eine geburtshilfliche Abteilung, ebenso Abteilungen für Geisteskranke und für Patienten, die mit ansteckenden Krankheiten behaftet waren. Die Leitung besorgte ein akademisch gebildeter Arzt. Diese Repräsentativbauten wurden mit den neusten technischen Errungenschaften ausgestattet. Neben der Architektur faszinierten Meyer-Hofmeister auch Fragen der technischen Einrichtung, der finanziellen Mittel, der betriebswirtschaftlichen Struktur und der administrativen Verwaltung. Gegenstand leidenschaftlicher Diskussion in Fachkreisen bildeten die Probleme der sanitären Hygiene, der Fäkalienbeseitigung und Desinfektion, der Wasch- und Bademöglichkeiten, des Heizsystems, der komplizierten Ventilationssysteme für die Luftreinigung bis hin zur Einrichtung von Küche, Keller, Waschanstalt und Krankenhausapotheke. Gemäss den vorherrschenden Ansichten über die Krankheitsübertragung berücksichtigte man bei der Planung die hauptsächliche Windrichtung und forderte hohe, helle Säle mit zehn bis zwanzig Betten und mit ständigem, wenn auch nicht zu starkem Luftzug. Als «gesund» galt eine von allen Seiten möglichst freie Lage in angenehmer, klimatisch ausgewogener Landschaft. Das Material der Fussböden, der Wände und der Bettgestelle wurde ebenso kritisch betrachtet wie die Qualität der Krankenbetreuung durch Wärterinnen und Wärter. Die neue Bauweise erlaubte zusammen mit den medizinischen Fortschritten eine stationäre Rundumbetreuung der Patienten; im Haus wurde gepflegt und verpflegt, behandelt, operiert und – wenn immer möglich – seziert. Die von Paris ausgehenden wissenschaftlichen Anregungen für die Pädiatrie wären beispielsweise ohne das 1802 dort gegründete Hôpital des Enfants Malades nicht denkbar gewesen.

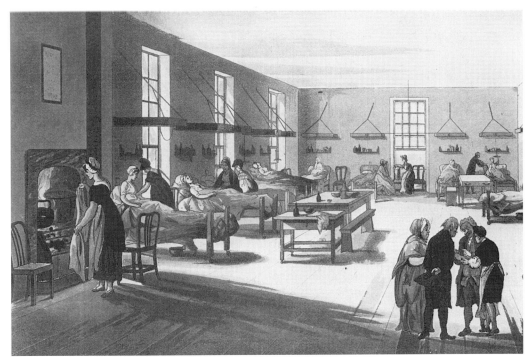
Krankensaal des Middlesex Hospital in London, 1808.

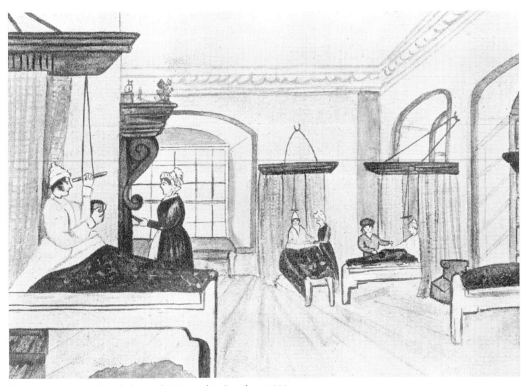
Krankensaal des St. Bartholomew's Hospital in London, 1832.

In Italien fanden sich kaum Impulse für den fortschrittlichen Krankenhausbau. Zwar beeindruckten noch immer einzelne jahrhundertealte Wohltätigkeitspaläste, etwa das Ospedale Maggiore in Mailand oder die Gebäulichkeiten Venedigs mit ihren für den romanischen Sprachbereich so typischen, schlecht heizbaren Grossräumen. Im Gebiet des damals österreichischen Lombardo-Venetien waren die Einflüsse der Wiener Schule in Lehre und Krankenbetreuung unverkennbar. Triest, Pavia, Mailand und Padua erfuhren in personeller und baulicher Hinsicht zahlreiche Anstösse; so orientierte sich das Ospedale Civile in Padua stark am Vorbild des Wiener Allgemeinen Krankenhauses.

In Frankreich überraschte Meyer-Hofmeister die Tatsache, dass der recht bedenkliche Zustand der Spitäler so gar nicht mit dem hohen Niveau des medizinischen Unterrichts übereinstimmte. Fast immer handelte es sich um Gebäude, die vorher als Klöster, Waisenhäuser oder Gefängnisse gedient hatten und für eine medizinische Versorgung der Kranken entsprechende Nachteile aufwiesen. Über Jahrhunderte waren Kranke, Alte und Bettler gemeinsam betreut worden. Die in Napoleonischer Zeit als «Assistance publique» unter gemeinsamer Verwaltung zentralisierten Pariser Spitäler hatten zwar einige bauliche Erneuerungen und eine Reduktion der Patientenzahl erlebt, doch reichte dies für die zeitgemässen Anforderungen bei weitem nicht aus. Die allgemeinen Krankenhäuser, allen voran das Hôtel-Dieu, sodann die Charité, die Pitié sowie die Spitäler Necker und Saint-Antoine wurden damals von den Spezialspitälern wie dem Hôpital Saint-Louis für Hautaffektionen, dem Kinderspital, dem Findelhaus oder den gewaltigen Gebäudekomplexen der Irrenhäuser Bicêtre und Salpêtrière abgetrennt. Den weltweiten Ruf des Pariser klinischen Unterrichts begründeten hochqualifizierte interne und externe Spitalärzte. Dass diese oft Studenten ausbildeten, ohne der Fakultät anzugehören, führte zwar zu erheblichen Reibereien, war aber sicher mit ein Grund dafür, dass in Paris die dogmatisch dozierte Medizin rasch der unvoreingenommenen Beobachtung am Krankenbett weichen musste.

In London gingen lediglich zwei der zahlreichen Krankenanstalten schon auf das 16. Jahrhundert zurück, nämlich das St. Bartholomew's und das St. Thomas's Hospital. In ganz Grossbritannien blieb der Spitalbau im wesentlichen der privaten Wohltätigkeit überlassen, während die öffentliche Hand auffallende Zurückhaltung übte. Das 18. Jahrhundert brachte wegen der fortschreitenden Industrialisierung einen erheblichen Bevölkerungsdruck auf die städtischen Zentren mit sich. In der Arbeiterschicht breiteten sich gewisse Leiden als eigentliche Berufskrankheiten rasch aus, etwa Tuberkulose, Rachitis oder Kaminfegerkrebs, während sich gleichzeitig der Wohlstand bei den Unternehmern rasant mehrte. Durch private Initiative wurden nun zahlreiche Spitäler gegründet und von den philanthropischen Stiftern auch persönlich verwaltet. Die Macht der Spitalstifter äusserte sich in deren Recht, Patienten plazieren zu können, was zu einer scharfen und oft ungerechten Selektion führte. Im britischen Raum waren die Krankenhausärzte weit mehr als die Lehrstuhlinhaber der Universitäten Vermittler des medizinischen Unterrichts, wodurch auch hier das Gewicht auf einer praxisnahen ärztlichen Tätigkeit statt auf einer theoretisch-akademischen Ausbildung lag. Alle bedeutenden Spitäler Londons betrieben um 1830 ihre eigenen Medizinschulen. Manche dieser Privatkrankenhäuser besassen grosse anatomisch-pathologische Sammlungen, die sich für die Lehre ausgezeichnet eigneten. Die Spitalmediziner übten ihr Amt nicht hauptberuflich aus, sondern hatten zumeist die Funktion von unbezahlten konsultierenden Ärzten. Dieses Amt erfreute sich dennoch grösster Beliebtheit, garantierte es doch seinen Trägern wissenschaftlichen Ruhm und damit eine einträgliche Privatpraxis. Zur Versorgung der breiten Bevölkerungsmassen dienten sogenannte Dispensaries, poliklinisch betriebene Institutionen, in denen zwar keine sorgfältige ärztliche Betreuung zu erwarten war, wo aber zu günstigen Bedingungen Medikamente abgegeben wurden. Manche Ärzte gründeten ihre eigenen, mehr oder weniger gut besuchten Privatkliniken und Privatschulen, während einzelne Spezialisten von etwa 1800 an in städtischen Wohnhäusern eigentliche Fachkrankenhäuser einrichteten.

Sonderpädagogik

Die europäischen Bildungsanstalten für Blinde und Taubstumme interessierten den jungen Arzt Conrad Meyer-Hofmeister sehr lebhaft. Es ist auffallend, wie zuvorkommend die Reisenden in den entsprechenden Instituten aufgenommen wurden und wie bereitwillig man ihnen durch eigentliche Schaulektionen die Kenntnisse der behinderten Jugendlichen demonstrierte. Dies lag daran, dass die Anstalten meist auf private Gelder angewiesen waren und daher ihren Lehrerfolg öffentlich vorzuführen und zu rechtfertigen hatten. Um 1830 erstrebte die fortschrittliche Behindertenarbeit eine möglichst umfassende seelische, geistige und handwerkliche Ausbildung. In der dafür anzuwendenden Methodik herrschte indessen keine Einigkeit. Meyer-Hofmeister berichtet ausschliesslich von sonderpädagogischen Massnahmen. Medizinische Therapien gegen Blind- oder Taubheit kamen ihm nicht zu Gesicht, obwohl etwa der Eingriff einer Perforation des Trommelfells bei Taubheit noch nicht überall überwunden gewesen sein dürfte. Die Zusammenlegung von Taubstummen und Blinden in gemeinsamen Anstalten hatte sich als unzweckmässig erwiesen und bestand nur noch an wenigen Orten.

Seit der zweiten Hälfte des 18. Jahrhunderts galten Taubstumme als grundsätzlich bildungsfähig, auch wenn bald erkannt werden musste, dass die Taubheit oft nicht isoliert zu betrachten, sondern mit anderen Beeinträchtigungen verbunden war, die die Intelligenz betreffen konnten[1]. Wenn Meyer-Hofmeister sich nicht selten über das bedeutende Bildungsniveau der Zöglinge wunderte, muss berücksichtigt werden, dass meist nur Bildungsfähige Aufnahme

---

[1] HAUG, Ludwig: Ausführliche Nachrichten über zwanzig der vorzüglichsten Taubstummen- und Blindenanstalten Deutschlands, Augsburg 1845. ESQUIROL, A. / WEIL, E.: Die Irrenhäuser, Findelhäuser und Taubstummenanstalten zu Paris, Stuttgart 1852. WALTHER, Eduard: Geschichte des Taubstummen-Bildungswesens, Bielefeld/Leipzig 1882. POLITZER, Adam: Geschichte der Ohrenheilkunde, 2 Bde, Stuttgart 1907-1913. FERRERI, Giulio: Disegno storico dell'educazione dei sordomuti, 3 vol., Milano 1917-1920. EMMERIG, Ernst: Bilderatlas zur Geschichte der Taubstummenbildung, München 1927. SCHUMANN, Paul: Geschichte des Taubstummenwesens, vom deutschen Standpunkt aus dargestellt, Frankfurt a. M. 1940. HEESE, Gerhard: Kurzer Abriss der geschichtlichen Entwicklung der Schwerhörigenbildung in Deutschland, Beiträge zum Sonderschulwesen 3, Halle 1953. WERNER, Hans: Die Taubstummheit, Ciba Zschr. 81, 1956, S. 2678-2712. KROEHNERT, Otto: Die sprachliche Bildung des Gehörlosen, geschichtliche Entwicklung und gegenwärtige Problematik, Diss. phil., Hamburg 1966. LESEMANN, Gustav (Hrsg.): Beiträge zur Geschichte und Entwicklung des deutschen Sonderschulwesens, Berlin 1966. ELDRIDGE, Margaret: A history of the treatment of speech disorders, Edinburgh 1968. BENDER, Ruth E.: Conquest of deafness, a history of the long struggle to make possible normal living to those handicapped by lack of normal hearing, Cleveland 1970. LANE, Harlan: When the mind hears, a history of deaf, New York 1984. SCOUTEN, Edward L.: Turning points in the education of deaf people, Danville 1984. MERKENS, Luise: Einführung in die historische Entwicklung der Behindertenpädagogik in Deutschland, München 1988. SACKS, Olivier: Stumme Stimmen, Reise in die Welt der Gehörlosen, Deutsch von Dirk van GUNSTEREN, Reinbek bei Hamburg 1990.

in den Anstalten fanden. Den Gedanken einer allgemeinen Taubstummenschule verwirklichten erstmals der französische Priester de l'Epée[2] in Paris (1770) und der deutsche Heinicke[3] in Leipzig (1778). Bedingt durch die völlig verschiedene Persönlichkeitsstruktur der beiden Bildungspioniere unterrichtete de l'Epée mit der Gebärdensprache («signes méthodiques»), während die deutsche Schule die Laut- oder Lippensprache (Artikulation) bevorzugte. Obwohl heute bekannt ist, dass bei guten Pädagogen beide Systeme zur Taubstummenbildung taugen, führten die Anhänger der jeweiligen Lehrmeinung einen erbitterten Methodenstreit, der die Bildungstätigkeit zum Schaden der Taubstummen über Jahrzehnte lähmte. Meyer-Hofmeister neigte entschieden zur Artikulationsmethode und äusserte sich überhaupt positiver über den Bildungsstand der Schulen im deutschsprachigen Raum. Im Berliner Taubstummeninstitut unterrichteten Lehrer und in ihrer Bildung fortgeschrittene Taubstumme gegen 80 Kinder in vier Klassen, wobei das vielfältige Fächerangebot Staunen erregte. Demgegenüber vernachlässigte der alte Lehrer in Wien das Sprechen, so dass trotz strikter Beschränkung auf Bildungsfähige sogar 16- bis 17jährige kaum einen korrekten Satz zu artikulieren vermochten. Auch das Pariser Institut konnte Meyer-Hofmeister trotz seiner stolzen Tradition nicht überzeugen; der Unterricht fand ausschliesslich in Zeichensprache statt. Da aus utilitaristischen Überlegungen die Handarbeit im Zentrum stand und sie die geistige Bildung weitgehend in den Hintergrund drängte, konnte das recht pompöse Zöglingsexamen nicht über vorhandene Mängel hinwegtäuschen. Auch in London bedienten sich die Taubstummen ausschliesslich der Zeichensprache. Die von freiwilligen Zuwendungen getragene Anstalt zeichnete sich durch grosse Sauberkeit aus. Ähnlich standen die Verhältnisse im kleinen Institut in Edinburgh, das allerdings nur zahlende Kinder aufnehmen konnte. Der für seine Aufgabe nicht sehr geeignete Leiter der Dubliner Taubstummenanstalt behauptete, die englische Sprache sei für Taubstumme schwerer zu erlernen als die übrigen Sprachen.

Die Blindheit war um 1830 zu einem beträchtlichen Teil eine Folge von Pockenepidemien und Blennorrhöe. Die erste eigentliche Unterrichtsanstalt für Blinde wurde 1784 in Paris gegründet, wo der blinde Blindenlehrer Braille[4] 1829 auch seine zukunftsweisende Punktierschrift entwickelte. Trotz manchen früheren Berichten von erfolgreicher Privatschulung einzelner Blinder galt erst seit der Aufklärungszeit der Grundsatz, Blinde seien sowohl bildungsfähig als auch im industriellen Arbeitsprozess einsetzbar[5]. Die pädagogischen Lehrinhalte stimmten mit de-

---

[2] Charles-Michel Abbé de l'Epée (1712-1789), 1770 Gründer einer privaten Taubstummenanstalt in Paris, die seit 1785 einen staatlichem Zuschuss erhielt.
[3] Samuel Heinicke (1727-1790), 1778 Gründer einer staatlichen Taubstummenanstalt in Leipzig.
[4] Louis Braille (1806-1852), 1828 Lehrer der Pariser Blindenanstalt, entwickelte 1829 seine Punktierschrift für Blinde.
[5] MELL, Alexander: Enzyklopädisches Handbuch des Blindenwesens, hrsg. unter Mitwirkung vieler hervorragender Schul- und Fachmänner, Wien/Leipzig 1900. ILLINGWORTH, W. H.: History of the education of the blind, London 1910. KRETSCHMER, R.: Geschichte des Blindenwesens vom Altertum bis zum Beginn der allgemeinen Blindenbildung, Ratibor 1925. JURCECK, F. / HOFFMANN, E. (Hrsg.): Geschichte der Blindenanstalten Deutschlands, Berlin 1957. LESEMANN, Gustav (Hrsg.): Beiträge zur Geschichte und Entwicklung des deutschen Sonderschulwesens, Berlin 1966. FARELL, Gabriel: The story of blindness, 2nd ed., Cambridge 1969. SCHULTHEIS, Josef R.: Die Integration der Blinden in historischer Hinsicht, Diss. phil., Marburg 1969. WANECEK, Ottokar: Geschichte der Blindenpädagogik, Berlin 1969. ROSE, June: Changing focus, the development of blind welfare in Britain, London 1970. PIELASCH, Helmut / JAEDICKE, Martin: Geschichte des Blindenwesens in Deutschland und der DDR, Leipzig 1972. 175 Jahre Blindenbildung in Deutschland 1806-1981, Rückblick und Ausblick, Berlin 1981. Pädagogik der Blinden und Sehbehinderten, hrsg. von Waldtraut

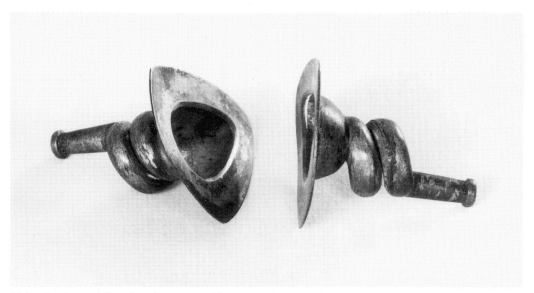

Höhrrohre (2.5 cm) für Schwerhörige, 1. Hälfte 19. Jh., Slg. Meyer (MHIZ), Inv.-Nr. 10986.

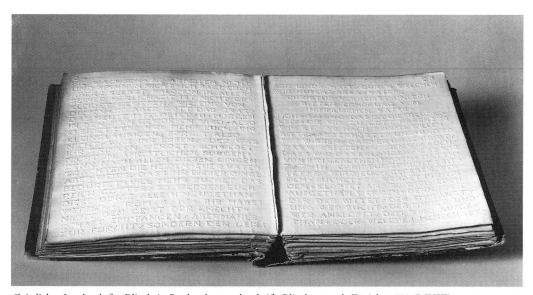

Geistliches Lesebuch für Blinde in Buchstabenpunktschrift, Blindenanstalt Zürich, 1823 (MHIZ).

nen der Sehenden durchwegs überein. Ausgehend vom «Sehschongedanken» der zeitgenössischen Mediziner, wonach der Gebrauch der geschwächten Augen das Augenlicht noch ganz verderbe, wurde das Sehen der Sehbehinderten soweit wie möglich durch das Tasten ersetzt; ein Training der verbliebenen Sehkraft war oft bei Strafe verboten.

Über den einzuschlagenden Weg der Blindenbetreuung vertraten die Fachleute sehr unterschiedliche Auffassungen. Der Wiener Armendirektor Klein[6] hielt eine volle berufliche und soziale Integration für unrealistisch und befürwortete stattdessen die lebenslange Asylbetreuung im Rahmen einer Art klösterlich-zölibatärer Gemeinschaft. Sein Examen vor Meyer-Hofmeister gestaltete sich vielseitig und zufriedenstellend. Klein eröffnete dem Zürcher Arzt seine Skepsis gegenüber den teuren Blindenbüchern, welche die Blinden gar nicht nötig hätten, da sie sehr leicht auswendig lernten. Spezielle methodische Hilfsmittel würden einzig die Fächer Mathematik und Geographie erfordern. In Berlin lehrte Zeuner[7] nach Pestalozzis[8] Methode und legte demnach grossen Wert auf die Betonung von Kopf, Herz und Hand, also auf Wissenschaft, Musik und Handarbeiten. Das Pariser Institut besass einen noch höheren Grad der Vollkommenheit in Ausbildung und Betreuung. Diejenigen Institute, die keine staatliche Unterstützung genossen, waren auf die private Wohltätigkeit angewiesen und verfolgten wesentlich praktischere Ziele. Eigentliche Bildungsbestrebungen kamen nur den materiell bessergestellten Blinden zugute. Die Institute für mittellose Blinde waren Berufsausbildungs-, vor allem aber Produktionsstätten, in denen die materielle Sicherung des Unternehmens den pädagogischen Anliegen vorging. Die Gründer solcher Blindenprojekte steckten nicht nur wie die Philanthropen Prestige, Geldmittel und Arbeit in die Anstalt, sondern erwarteten als profitorientierte Unternehmer darüber hinaus auch eine Rendite. Eine strenge Aufsicht, mitunter auch Körperstrafen, waren selbstverständliche Mittel dieser Art «Blindenfürsorge». In London, Liverpool, Edinburgh oder Glasgow bildete für die Blinden die Anfertigung hochwertiger Verkaufsprodukte den Hauptteil ihrer Tagesbeschäftigung. Die Möglichkeiten der Berufsausbildung blieben daher sehr eingeschränkt und einseitig, was allerdings auch für die Mehrzahl der übrigen Heranwachsenden in den Städten der Fall war. Überhaupt erlebten die Anstaltsblinden des Biedermeier eine Mischung von philanthropischer und unternehmerischer Betreuung, die nach heutiger Auffassung bevormundenden Charakter hatte. Erst im 20. Jahrhundert wurde die möglichst weitgehende gesellschaftliche Integration und damit die Mündigkeit und Selbsthilfe zum Hauptziel der Blindenpädogogik.

RATH und Dieter HUDELMAYER, Berlin 1985, S. 21-46. SCHUBER, Marianne: Begründung des deutschen Blindenbildungswesens, Entstehung und Entwicklung des deutschen Blindenbildungswesens in der ersten Hälfte des 19. Jahrhunderts, Frankfurt a. M./Bern/New York 1986. MERKENS, Luise: Einführung in die historische Entwicklung der Behindertenpädagogik in Deutschland, München 1988.

[6] Johann Wilhelm Klein (1765-1848), 1804 Begründer eines Blindeninstituts in Wien, 1816 Direktor des zur Staatsanstalt erhobenen Blindeninstituts, vgl. S. 344.
[7] Johann August Zeuner (1778-1853), 1806 Gründer der Blindenanstalt in Berlin, 1810 Prof. der Geographie in Berlin.
[8] Johann Heinrich Pestalozzi (1746-1827), Zürcher Pädagoge und Sozialreformer.

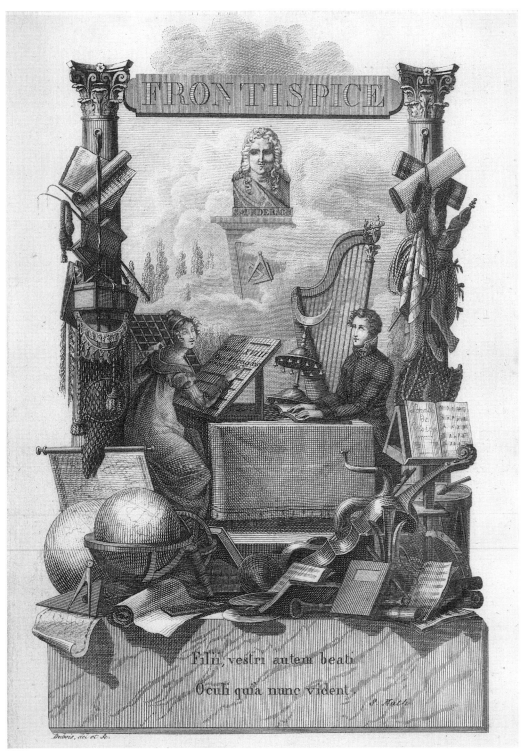

Allegorie auf die Blindenerziehung. Guillé, Sébastien: Essai sur l'instruction des aveugles, ou exposé analytique des procédés employés pour les instruire, Paris 1817, frontispice.

Meyer-Hofmeisters Reiseberichte

Conrad Meyer-Hofmeister hat die zwischen 1827 und 1831 entstandenen Reiseberichte in recht sorgfältiger Handschrift auf Papierbogen geschrieben und diese, nach Zürich zurückgekehrt, in Pappe binden lassen. Die eigentlichen Tagebücher beginnen allerdings erst am 28. Oktober 1828 in Berlin und umfassen dann lückenlos die Zeit bis zur Ankunft in Mühlhausen am 18. Oktober 1831. Es konnten indessen für die fehlenden eineinhalb Jahre in Göttingen und Berlin Meyers recht detaillierte Reisebeschreibung im Lebensbericht zuhanden des Gesundheitsrates des Kantons Zürich bei seiner Anmeldung zur Staatsprüfung beigezogen werden. Das 19 Bogen umfassende Manuskript (26.5 x 21 cm) in deutscher Sprache, auf den 14. November 1831 datiert, befindet sich in der Porträtsammlung Meyer im Medizinhistorischen Institut und Museum der Universität Zürich. Obwohl die Eindrücke nicht mehr ganz unmittelbar sind, stützen sie sich doch zweifellos auf verschollene Aufzeichnungen Meyers aus den Jahren 1827 und 1828 oder allenfalls auch auf Briefe an seine Eltern. Solche Briefe Meyer-Hofmeisters an die Eltern und umgekehrt scheinen sich leider nicht erhalten zu haben, obwohl die Tagebucheintragungen über deren Abfassung keinerlei Zweifel erlauben. Im weiteren konnte die Göttinger und Berliner Zeit stellenweise durch eine mehrhundertseitige Autobiographie ergänzt werden, die Meyer-Hofmeister im letzten Lebensjahr niedergeschrieben hat und bei der er sich auf seine Tagebücher und sicher wiederum auf Briefe stützte. Diese Autobiographie befindet sich in Privatbesitz. Seine Enkelin Amalie Huber-Meyer (1866-1941) und seine Urenkelin Marguerite Gloor-Meyer (1905-1984) haben sich in den 1930er Jahren der Mühe unterzogen, dieses Manuskript in Maschinenschrift zu transkribieren. Der 231 Seiten starke Text, überschrieben mit dem Titel «Bilder aus meinem Leben», wurde 1996 von Hans Ulrich Herzog neu herausgegeben und befindet sich als Manuskript in der Zentralbibliothek Zürich, im Stadtarchiv Zürich sowie im Medizinhistorischen Institut und Museum der Universität Zürich. Hauptquelle für den Fortgang der Studienreise Meyer-Hofmeisters von Herbst 1828 bis Herbst 1831 bilden allerdings die folgenden sechs gebundenen Manuskriptbände:

1) Tagebuch, umfassend die Zeit vom 20.10.1828 (Berlin) bis zum 23.10.1829 (Salzburg), 21.5 x 16.5 cm, 102 Blatt, deutsch, Pappeinband, Privatbesitz.
2) Tagebuch, umfassend die Zeit vom 24.10.1829 (Salzburg) bis zum 18.10.1831 (Mühlhausen), 22 x 14 cm, 274 Blatt, deutsch und französisch, Pappeinband, Privatbesitz.
3) Beschreibung der medizinisch-chirurgischen Anstalten in Hamburg, Kopenhagen, Halle, Jena, Weimar, Bamberg und München, ohne Datierung, 21.5 x 16.5 cm, 69 Blatt, deutsch, Pappeinband, Privatbesitz.
4) Medizinische Bemerkungen über Wien, ohne Datierung, 21 x 13 cm, 47 Blatt, deutsch, Pappeinband. Gemäss handschriftlichem Eintrag gelangte der Band 1927, nach dem Tode von Meyer-Hofmeisters Enkel Dr. med. Carl Meyer-Hürlimann (1867-1926), als Geschenk in den Besitz des Medizinhistorischen Instituts und Museums der Universität Zürich. Es befindet sich unter Signatur Ms D 104 in der dortigen Handschriftenabteilung.
5) Medizinische Bemerkungen über Montpellier und Paris, ohne Datierung, 22 x 14 cm, 107 Blatt, französisch, Pappeinband, Privatbesitz.
6) Medizinische Bemerkungen über London, Edinburgh, Glasgow und Dublin, ohne Datierung, 32.5 x 20.5 cm, 38 Blatt, englisch, Pappeinband, Privatbesitz.

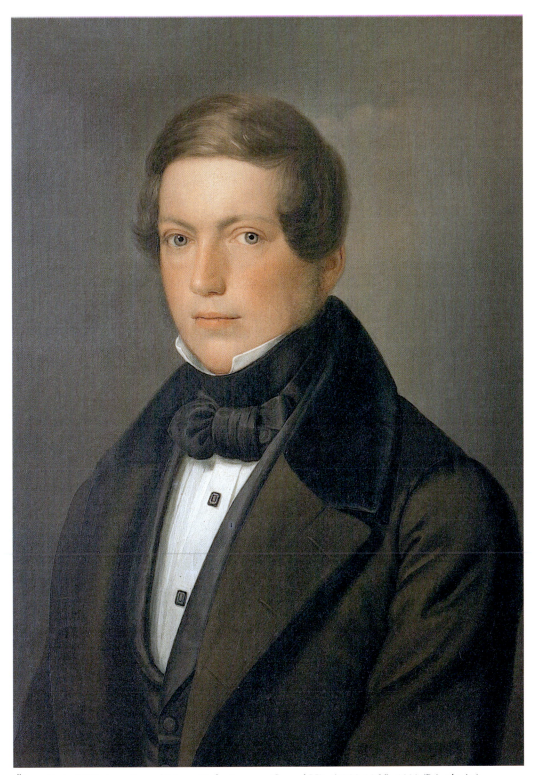

Ölporträt des 24jährigen Conrad Meyer-Hofmeister von Conrad Hitz (1798-1866), 1832 (Privatbesitz).

Bei den Bänden mit den medizinischen Beschreibungen ist eine genaue zeitliche Zuordnung nicht möglich. Nicht nur Meyer-Hofmeisters Tagebücher, sondern auch seine Beschreibungen medizinischer Einrichtungen und Beobachtungen sind aber zweifellos während der Reise, jeweils unmittelbar nach den empfangenen Eindrücken, niedergeschrieben worden.

Auch Meyer-Hofmeisters Reisegefährte und Freund Leonhard von Muralt hat mannigfache, bisher unpublizierte schriftliche Zeugnisse von der gemeinsamen Reise hinterlassen. Im Staatsarchiv des Kantons Zürich befinden sich vier Bände mit Reiseberichten, nämlich derjenige der Reise von Zürich nach Göttingen, 1826-1828 (Signatur W 20.202), der Reise von Berlin nach Hamburg, Kopenhagen, Halle, Jena, Würzburg, München und Wien, 1829 (W 20.203), der Reise von Wien durch Italien nach Montpellier und Paris, 1829-1831 (W 20.204), sowie derjenigen von Paris durch England, Schottland, Irland, Holland und Belgien, 1831 (W 20.205). In der Handschriftenabteilung der Zentralbibliothek Zürich liegen unter Signatur Hs Z VII.307 von Muralts geburtshilfliche Bemerkungen aus dem Operationskurs von Prof. d'Outrepont, Würzburg, 1829. In der Handschriftenabteilung des Medizinhistorischen Instituts und Museums der Universität Zürich finden sich die folgenden Manuskripte aus der Hand Leonhard von Muralts: Aufzeichnungen über die Literaturgeschichte der Medicina publica von Prof. Marx in Göttingen (Ms D 29); über Chirurgie von Prof. Langenbeck in Göttingen (3 Bde, Ms D 31); theoretische Chemie (Ms D 32) und Pharmazie (Ms D 33) von Prof. Stromeyer in Göttingen; Berichte über Ophthalmologie und Otologie von Prof. Himly in Göttingen (4 Bde, Ms D 34); über allgemeine Nosologie, Therapie und Heilmittellehre (Ms D 35) und spezielle Nosologie und Therapie (Ms D 36 a+b) von Prof. Himly in Göttingen; Nachschrift der medizinischen Botanik von Prof. Schrader in Göttingen (Ms D 37); medizinische Notizen über Wien (Ms D 105); Bemerkungen über das Klinikum von Prof. Schönlein in Würzburg und Auszüge aus Schönleins Heften (Ms D 122); Bemerkungen über Syphilis nach Prof. Kluge sowie geburtshilfliche Bemerkungen von Prof. Kluge und Prof. von Siebold, beide von Berlin (Ms D 144); chirurgische Bemerkungen aus Prof. von Graefes und Prof. Rusts Kliniken in Berlin (Ms D 145); medizinische Notizen von Paris (Ms D 146) und über die verschiedenen von Prof. Kluge in Berlin gegen die Syphilis empfohlenen Methoden (Ms D 148). Der jung verstorbene Studienfreund Meyer-Hofmeisters und von Muralts, Friedrich Heinrich Ziegler (1803-1830) von Schaffhausen, hat schriftliche Bemerkungen über die Ophthalmologie von Prof. Langenbeck in Göttingen hinterlassen (Ms D 30).

Die medizinisch-chirurgischen Bemerkungen Conrad Meyer-Hofmeisters zu seiner Studienreise sind im vorliegenden Text vollständig und ohne Auslassungen ediert worden. Krankengeschichten, die sich über längere Zeit erstrecken und darum vom Autor nicht kontinuierlich geschildert wurden, sind wieder zusammengefügt worden. Ebenfalls in vollständigem Umfang finden sich alle Tagebucheintragungen mit medizinischem Inhalt. Die übrigen mehr touristisch, kulturell, politisch oder sozial interessanten Reiseerlebnisse sind im genauen Wortlaut nicht Gegenstand dieser Textausgabe. Um die medizinischen Beobachtungen aber immer im Zusammenhang der gesamten Studienreise zu sehen, wurden solche nichtmedizinischen Aufzeichnungen vom Herausgeber zusammengefasst und finden sich jeweils zu Beginn der Hauptkapitel (Ortskapitel) in kursiver Schrift. Die nur zum Teil vom Autor stammenden Titel dienen der besseren Lesbarkeit. Meyer-Hofmeisters Text wurde in allen drei Sprachen den heutigen Regeln von Rechtschreibung und Interpunktion angepasst, ohne im deutschsprachigen Teil die Syntax zu verändern. Bei den französischen und englischen Texten sind gewisse Anpassungen an die korrekte Syntax vorgenommen, aber auch hier keinesfalls alle Unebenheiten der Sprachgestaltung korrigiert worden. Falsch geschriebene Namen und Zeitangaben wurden stillschweigend verbessert. Sämtliche vom Verfasser zur Zeit der Niederschrift des Textes unterstrichenen Stellen sind kursiv gesetzt, die Jahrzehnte später mit Tusche eingefügten, deutlich unterscheidbaren Unterstreichungen des Autors aber nicht berücksichtigt. Einschübe des Herausgebers stehen in eckigen Klammern; ebenso mit eckigen Klammern gekennzeichnet sind kurze Auslassungen im Text. Zu den von Meyer-Hofmeister erwähnten Orten, Institutionen und Personen ist die Literatur in den Anmerkungen aufgearbeitet worden. Dabei stehen mehrmals wiederkehrende Zeitschriften und Periodika in Abkürzungen; häufiger zitierte Werke sind mit Verfassername und Entstehungsjahr abgekürzt. Über die Abkürzungen, die medizinischen Sachwörter und die erwähnten Personen geben entsprechende Verzeichnisse nach Meyer-Hofmeisters Text Aufschluss.

Studienreise durch Europa von 1827-1831

Vierzig Zürcher Mitstudenten holten Johann Conrad Meyer am Morgen des 26. März 1827 in seinem Elternhaus «zum Felsenegg» ab und geleiteten ihn und drei weitere abreisende Schweizer in mehreren Kutschen ins Landstädtchen Eglisau am Rhein. Dort angekommen, ass die Gesellschaft zu Mittag und feierte einen festlichen Abschied. Danach ging die Fahrt über Schaffhausen nach Tübingen, wo Meyer die Gebäude von Universität und Kliniken lediglich von aussen betrachtete und sich vom burschikosen Benehmen der Studierenden eher abgestossen fühlte. In Stuttgart besichtigten die Reisegefährten das königliche Schloss, die Marställe und die Gemäldegalerie.

In Cannstatt besuchten wir Quelle und Baderäume. Die Umgegend sowie die schöne Baumallee zwischen Stuttgart und Cannstatt gefielen mir wohl. Auch das Naturalienkabinett wurde besucht, das besonders in der geologischen Abteilung schöne Versteinerungen enthält.

Heidelberg 1. bis 4. April 1827

Nun nach Heidelberg[1], wo wir vier Tage verweilten, die wir mit unsern Landsleuten und früheren Studiengenossen [...] zubrachten. Da aber daselbst die Ferien noch fortdauerten, und da-

---

[1] Zur 1386 gegründeten Universität Heidelberg: BARTSCH, Karl (Hrsg.): Ruperto Carola, illustrierte Fest-Chronik der 5. Säkularfeier der Universität Heidelberg, Heidelberg 1886. Heidelberger Professoren aus dem 19. Jahrhundert, Festschrift der Universität zur Zentenarfeier ihrer Erneuerung durch Karl Friedrich, Bd. 2, Heidelberg 1903. FISCHER, Kuno: Die Schicksale der Universität Heidelberg, 4. Aufl., Heidelberg 1903. Ruperto-Carola, aus der Geschichte der Universität Heidelberg und ihrer Fakultäten, Sonderband 1961. Die Ruprecht-Karls-Universität Heidelberg, hrsg. von Gerhard HINZ, Berlin 1965. RAFF, Dieter: Die Ruprecht-Karls-Universität in Vergangenheit und Gegenwart, Heidelberg 1983. DRÜLL, Dagmar: Heidelberger Gelehrtenlexikon, Bd. 2, 1803-1932, Berlin/Heidelberg/New York/Tokio 1986.
Zur Medizinischen Fakultät: STÜBLER, Eberhard: Geschichte der Medizinischen Fakultät der Universität Heidelberg 1386-1925, Heidelberg 1926. SCHÖNFELD, Walther: Aus der Geschichte der Heidelberger Medizinischen Fakultät, Dtsch. med. Wschr. 86, 1961, S. 1061 f. SEIDLER, Eduard: Entwicklung naturwissenschaftlichen Denkens in der Medizin zur Zeit der Heidelberger Romantik, Sudhoffs Arch. Gesch. Med. 47, 1963, S. 43-58.

her auch die Zahl der Kranken im Spitale[2] sehr gering war, auch gerade keine interessanten Fälle zu bemerken waren, so verweilte ich nur wenige Tage daselbst.

Ich besuchte die Klinik von Puchelt[3], dessen Unterricht am Krankenbette ich sehr hoch schätzen lernte, und Chelius[4], der uns aber etwas kühl empfing, indem er offenbar nicht gerne sah, dass wir Göttingen für unsern künftigen Aufenthalt ausgewählt hatten; es fand überhaupt zwischen Heidelberg [und Göttingen] eine Rivalität statt, die in Jalousie ausgeartet hatte. Vortrefflich war das Irrenhaus in Heidelberg eingerichtet, und die Behandlung der Gemütskranken eine milde[5]. Die anatomische Sammlung unter Tiedemanns[6] Leitung aber erweckte unsere

[2] CONRADI, Johann Wilhelm Heinrich: Über das medizinisch-klinische Institut in dem akademischen Hospitale zu Heidelberg, Heidelberg 1817. Ders.: Einrichtung der medizinischen Klinik am akademischen Hospitale zu Heidelberg, nebst einigen Bemerkungen über die darin behandelten Krankheiten, Heidelberg 1821. WEBER, Otto: Das akademische Krankenhaus in Heidelberg, seine Mängel und die Bedürfnisse eines Neubaus, Heidelberg 1865. KREBS, Heinrich / SCHIPPERGES, Heinrich: Heidelberger Chirurgie 1818-1968, eine Gedenkschrift zum 150jährigen Bestehen der chirurgischen Universitätsklinik, Berlin/Heidelberg 1968. HENKELMANN, Thomas: Die medizinische Klinik im 19. Jahrhundert, Semper apertus 2, 1985, S. 32-60. Das Klinikum der Universität Heidelberg und seine Institute, ein Bericht der Klinik- und Abteilungsdirektoren zur Geschichte und den Aufgaben der Kliniken und Institute am Klinikum der Ruprecht-Karls-Universität Heidelberg, vorgelegt zum 600jährigen Jubiläum der Universität, hrsg. von Gotthard SCHETTLER, Heidelberg 1986.

[3] Friedrich August Benjamin Puchelt (1784-1856), 1810 Dr. med. (Leipzig), 1811 PD, 1814 EO, 1820 O für Pathologie und Therapie in Leipzig, 1824 O für Pathologie und Direktor der medizinischen Klinik in Heidelberg. CALLISEN 15 (1833), S. 252-255, 31 (1843), S. 317 f. ADB 26 (1888), S. 684. KUSSMAUL, Adolf: Jugenderinnerungen eines alten Arztes, 4. Aufl., Stuttgart 1900, S. 210-220. STÜBLER (1926), S. 263-266. BLÄ 4 (1932), S. 684 f. DRÜLL (1986), S. 210. MÜLKER, Petra: Friedrich August Benjamin Puchelt, Biographie und Ergographie, ein Leben im Wandel des medizinischen Grundverständnisses von Medizin als Kunst zur Medizin als «Natur-Wissenschaft», Diss. med. dent., Heidelberg 1992.

[4] Maximilian Joseph von Chelius (1794-1876), 1812 Dr. med. (Heidelberg), 1817 EO, 1818 O für Chirurgie in Heidelberg und Direktor der chirurgischen Klinik. CALLISEN 4 (1831), S. 94-98, 27 (1839), S. 73-76. BILLROTH, Theodor: Nekrolog auf Maximilian Joseph von Chelius, in: Wien. med. Wschr. 36, 1876, S. 1063 f. Dtsch. Zschr. Chir. 8, 1877, S. 114-117. KUSSMAUL (1900), S. 221-223. CZERNY, Vincenz: Maximilian Joseph von Chelius, Heidelberger Professoren aus dem 19. Jahrhundert, Bd. 2, Heidelberg 1903, S. 131-154. HIRSCHBERG 14.2 (1911), § 535, S. 379-382. BLÄ 2 (1930), S. 1 f. NDB 3 (1957), S. 196 f. ECKERT, Cornelius: Maximilian Joseph von Chelius, Gründer der Chirurgischen Universitätsklinik Heidelberg, Diss. med., Heidelberg 1967. HOFFMANN, K. F.: Maximilian Joseph von Chelius, Zahnärztl. Prax. 20, 1969, S. 48. DRÜLL (1986), S. 38.

[5] ROLLER, Christian Friedrich Wilhelm: Die Irrenanstalt nach allen ihren Beziehungen dargestellt, Karlsruhe 1831. Ders.: Grundsätze für Errichtung neuer Irrenanstalten, Karlsruhe 1838. KOHL, Franz: Das erste Projekt einer «akademischen Irrenklinik» in Heidelberg (1826 bis 1842), Hist. Hosp. 18, 1989-1992, S. 181-184.

[6] Friedrich Tiedemann (1781-1861), 1804 Dr. med. (Marburg), 1804 PD in Marburg, 1805 O für Zoologie und vergleichende Anatomie in Landshut, 1816 O für Anatomie und Physiologie in Heidelberg. Bericht über das fünfzigjährige Doktorjubiläum des Herrn Dr. Friedrich Tiedemann, gefeiert zu Frankfurt a. M., Frankfurt a. M. 1854. Allgemeine (Augsburger) Zeitung, 6.2.1861, S. 593 f (Beilage). Ärztl. Int.-Bl. Münch. 30, 1861, S. 149-152. BISCHOFF, Theodor Ludwig Wilhelm von: Gedächtnisrede vor der kgl. Akademie der Wissenschaften am 28. November 1861, München 1861. Gaz. méd. de Par. 3e série, 1861, pp. 815-828. Arch. belges de méd. mil. Brux. 29, 1862, pp. 457-464. FLOURENS, Marie-Jean-Pierre: Eloge historique de Frédéric Tiedemann, l'un des huit associés étrangers de l'Académie, Paris 1862. Proc. Roy. Soc. Lond. 12, 1862/63, pp. 27-32. Badische Biographien 2, 1875, S. 352-358. ADB 38 (1894), S. 277 f. KUSSMAUL (1900), S. 193-199. STÜBLER (1926), S. 248-256. BLÄ 5 (1934), S. 586 f. LICKTEIG, Konrad: Die Verdienste des Heidelberger Professors Friedrich Tiedemann um die Entwicklung der Heilkunde, Düsseldorf 1939. MANI, Nikolaus: Das Werk von Friedrich Tiedemann und Leopold Gmelin «Die Verdauung nach Versuchen» und seine Bedeutung für die Ernährungslehre in der ersten Hälfte des 19. Jahrhunderts, Gesnerus 13, 1956, S. 190-214. HOEPKE, Hermann: Der Streit

Bewunderung, und gerne hätten wir der Betrachtung derselben längere Zeit gewidmet als uns vergönnt war.

Von Heidelberg aus unternahm Meyer Ausflüge nach Mannheim, Schwetzingen und Neckarsteinach, verbrachte einen Tag in Darmstadt und langte in Frankfurt am Main an, wo er mehrere ihm bekannte Zürcher Kaufleute traf, da gerade der Jahrmarkt stattfand.

Während unseres Aufenthaltes in Frankfurt am Main besahen wir die reiche zoologische Sammlung und das Irrenhaus, welches vieler Verbesserungen fähig wäre[7]. Obschon ich durch die Güte von Herrn Oberrichter Schinz[8] bei Soemmerring[9] eingeführt war, konnte ich leider dessen anatomisches Museum[10] nicht sehen, da Geschäfte ihn davon abhielten.

der Professoren Tiedemann und Henle um den Neubau des Anatomischen Institutes in Heidelberg (1844-1849), Heidelberger Jahrbuch 1961. Dict. scient. biogr. 13 (1976), pp. 402-404. MEHLAN, Willi: Das Werk von Friedrich Tiedemann und Leopold Gmelin «Die Verdauung nach Versuchen», seine Voraussetzungen und seine Auswirkungen auf die Physiologie und die Physiologische Chemie der Verdauung in der ersten Hälfte des 19. Jahrhunderts, Diss. med., Bonn 1976. Briefe zweier Landshuter Universitätsprofessoren, Friedrich Carl von Savigny, Friedrich Tiedemann, eingeleitet und kommentiert von Alfons BECKENBAUER, Landshut 1985. DRÜLL (1986), S. 269. JAEGER, Siegfried: Dietrich und Friedrich Tiedemann, Gesch. Psychol. 3(3), 1986, S. 43-45. Die Natur des Menschen, Probleme der Physischen Anthropologie und Rassenkunde (1750-1850), hrsg. von Gunter MANN und Franz DUMONT, Soemmering-Forschungen 6, Stuttgart 1990.

[7] Zum 1785 neuerrichteten Kastenhospital: STRICKER, Wilhelm: Die Geschichte der Heilkunde und der verwandten Wissenschaften in der Stadt Frankfurt a. M., Frankfurt a. M. 1847. KALLMORGEN, Wilhelm: Siebenhundert Jahre Heilkunde in Frankfurt am Main, Frankfurt a. M. 1936. JETTER, Dieter: Zur Typologie des Irrenhauses in Frankreich und Deutschland (1780-1840), Wiesbaden 1971, S. 44, 82, 98. Ders.: Grundzüge der Geschichte des Irrenhauses, Darmstadt 1981, S. 12, 14. BRAUM, Dagmar: Vom Tollhaus zum Kastenhospital, ein Beitrag zur Geschichte der Psychiatrie in Frankfurt am Main, Frankfurter Beiträge zur Geschichte, Theorie und Ethik der Medizin 5, Hildesheim 1986.

[8] Heinrich Rudolf Schinz (1777-1861), Dr. med. (Jena), 1804 Lehrer der beschreibenden Zoologie und Physiologie am Medizinisch-chirurgischen Institut in Zürich, 1823 Oberrichter, 1833 Konservator der zoologischen Sammlung der Universität Zürich, EO für Zoologie, 1834 Präsident der Naturforschenden Gesellschaft in Zürich. CALLISEN 17 (1833), S. 151, 32 (1844), S. 149. Verhandlungen der Schweizerischen Naturforschenden Gesellschaft in Lausanne, 1861, S. 157-166. WOLF, Rudolf: Biographien zur Kulturgeschichte der Schweiz, Bd. 4, Zürich 1862, S. 234. LOCHER-BALBER, Hans: Heinrich Rudolf Schinz, in: Neujahrsblatt der Naturforschenden Gesellschaft in Zürich 65, 1863. MEYER-HOFMEISTER (1872), S. 18. BLÄ 5 (1934), S. 78. GAGLIARDI, Ernst / NABHOLZ, Hans / STROHL, Jean: Die Universität Zürich 1833-1933, Festschrift zur Jahrhundertfeier, Zürich 1938, S. 265-270. SCHINZ, Hans R.: Vier Jahrhunderte Familie Schinz, ein Beispiel zürcherischer Gelehrtentradition, Zürich 1946, S. 5 f. BOSSART, Christoph: Schweizer Ärzte als Naturforscher im 19. Jahrhundert, Diss. med., ZMA 130, Zürich 1979, S. 32 f. LEISIBACH, Moritz: Das Medizinisch-chirurgische Institut in Zürich 1782-1833, Schriften zur Zürcher Universitäts- und Gelehrtengeschichte 4, Zürich 1982, S. 89 f.

[9] Samuel Thomas von Soemmerring (1755-1830), 1778 Dr. med. (Göttingen), 1784 Prof. der Anatomie und Physiologie in Mainz, 1797 Arzt in Frankfurt a. M., 1805 in München, 1820 in Frankfurt a. M. TIEDEMANN, Friedrich: Zu Samuel Thomas von Soemmerrings Jubelfeier, Heidelberg/Leipzig 1828. J. hebd. de méd. Par. 7, 1830, pp. 193-198. Lancet Lond., 1830, II, p. 243. DÖLLINGER, Ignaz: Gedächtnisrede auf Samuel Thomas von Soemmerring, München 1830. WAGNER, Rudolph: Samuel Thomas von Soemmerrings Leben und Verkehr mit Zeitgenossen, Leipzig 1844. Allgemeine (Augsburger) Zeitung 47, 16.2.1845 (Beilage). STRICKER, Wilhelm: Samuel Thomas von Soemmerring, nach seinem Leben und Werken geschildert, Neujahrsblatt des Vereines für Geschichte und Altertumskunde, Frankfurt a. M. 1862. SOEMMERRING, Wilhelm: Der elektrische Telegraph als deutsche Erfindung Samuel Thomas von Soemmerrings, aus dessen Tagebüchern nachgewiesen, Frankfurt a. M. 1863. Georg Forsters Briefwechsel mit Samuel Thomas von Soemmerring, hrsg. von Hermann HETTNER, Braunschweig 1877. ADB 34 (1892), S. 610-615. BLÄ 5 (1934), S. 329-331. GÖRGE, Edmund:

Samuel Thomas von Soemmerring, Leben und Werk eines grossen deutschen Arztes, Diss. med., Düsseldorf 1938. RIESE, Walther: The 150th anniversary of S. T. Soemmerring's Organ of the Soul, Bull. Hist. Med. 20, 1946, pp. 310-321. KARCHER, Johannes: Einiges über Soemmerring und seine Zeitgenossen, Gesnerus 10, 1953, S. 26-36. METZNER-HASSELWANDER, Marie-Therese: Beiträge zu Samuel Thomas Soemmerrings Leben und Wirken in Mainz, nach Briefen und unveröffentlichten Urkunden, Diss. med., Mainz 1954. FRIEDERICHS, Heinz F.: Samuel Thomas von Soemmerrings Vorfahren und Nachkommen, Hessische Familienkunde 1955. BERTOLIS, Glauco de: Sull'iconografia nelle opere di von Soemmerring (1755-1830), Atti Accad. Stor. Arte sanit., II, 1958, pp. 110-120. PECK, Phoebe: Samuel Thomas von Soemmerring, New Engl. J. Med. 263(1), 1960, pp. 32-33. FAULL R. L. / TAYLOR, D. W. / CARMAN, J. B.: Soemmerring and the substantia nigra, Med. Hist. 12, 1968, pp. 297-299. AUMÜLLER, Gerhard: Zur Geschichte der Anatomischen Institute von Kassel und Mainz, Medizinhist. J. 5, 1970, S. 59-80, 145-160, 268-288. Dict. scient. biogr. 12 (1975), pp. 509-511. MANN, Gunter: «Die schöne Mainzerin» Samuel Thomas Soemmerrings, Medizinhist. J. 12 (1/2), 1977, S. 172-174. RÖSLER, Hans-Peter: Soemmerring-Denkmäler in Frankfurt am Main, Nat. Mus. 108, 1978, S. 345-353. Ders.: Samuel Thomas von Soemmerring (1755-1830), Aquarell, gemalt 1794 von seiner Frau Margarethe Elisabeth, geb. Grunelius (1768-1802), Medizinhist. J. 15(4), 1980, S. 422-425. SCHIERHORN, Helmke: Samuel Thomas Soemmerring als Neuroanatom, Z. Mikrosk. Anat. Forsch. 94(6), 1980, S. 1051-1076. BACHMANN, Rudolf: Samuel Thomas von Soemmerring, Gedenken zum 150. Todestag, Verh. Anat. Ges. 75, 1981, S. 33-46. GYSEL, Carlos: Samuel Thomas Soemmerring, morphologiste des variations de la face, Orthod. Fr. 53(2), 1982, pp. 641-663. DUMONT, Franz: Bericht über das Soemmerring-Symposium 1983, Ber. Wissenschaftsgesch. 7, 1984, S. 58-64. WENZEL, Manfred: «... dass der Liebhaber etwas Erfreuliches und Nützliches zu leisten im Stande ist», Goethe, Soemmerring und das Os intermaxillare beim Menschen, Ber. Wissenschaftsgesch. 9(3), 1986, S. 161-166. DRUEY, Jean: Soemmerring-Forschungen, Gesnerus 44(3/4), 1987, S. 295-302. WEBER, Bernhard: Über das Organ der Seele, Samuel Thomas Soemmerring (1796), Diss. med., Kölner med. hist. Beitr. 45, Köln 1987. WENZEL, Manfred u. a.: Samuel Thomas Soemmerring, Naturforscher der Goethezeit in Kassel, Kassel 1988. GAMBICHLER, Dagmar: Samuel Thomas Soemmering, Wiederentdeckung eines Porträts, Medizinhist. J. 24(3/4), 1989, S. 369-372. HAGNER, Michael: Soemmerring, Rudolphi und die Anatomie des Seelenorgans, «Empirischer Skeptizismus» um 1800, Medizinhist. J. 25(3/4), 1990, S. 211-233. MANN, Gunter / GRUS, Stefan: Wissenschaftsgeschichte der Goethezeit 1980-1990, Arbeiten der Soemmerring-Edition und -Forschungsstelle Mainz/Giessen der Akademie der Wissenschaften und der Literatur Main, Medizinhist. J. 26, 1991, S. 336-361. WIEDEMANN, Hans-Rudolf / DUMONT, Franz / GRUS, Stefan: «Ein schönes Schneiden», ein unbekannter Brief Soemmerrings über die Guillotine, Medizinhist. J. 27(1/2), 1992, S. 126-137. DUMONT, Franz: Nicht nur Hölderlin, das ärztliche Besuchsbuch Soemmerrings als Quelle für sein soziales Umfeld in Frankfurt am Main, Medizinhist. J. 28 (2/3), 1993, S. 123-154. Ders.: «Teuschlands Hippokrates», der Anatom Samuel Thomas Soemmerring in seinen Mainzer Jahren (1784-1792/97), Ärzteblatt Rheinland-Pfalz 46, 1993, S. 453-458. Zu Soemmerrings Leben, Werk und Zeitgenossen: Soemmerring-Forschung, Beiträge zur Naturwissenschaft und Medizin der Neuzeit, hrsg. von Gunter MANN, Jost BENEDUM, Werner F. KÜMMEL, bisher 8 Bde, Mainz 1985-1994: MANN, Gunter / DUMONT Franz (Hrsg.): Samuel Thomas Soemmerring und die Gelehrten der Goethezeit, Soemmerring-Forschungen 1, Stuttgart/New York 1985. WAGNER, Rudolph: Samuel Thomas von Soemmerrings Leben und Verkehr mit seinen Zeitgenossen, Nachdruck der Ausgabe von 1844, Soemmerring-Forschungen 2, Stuttgart/New York 1986. MANN, Gunter / DUMONT, Franz: Gehirn, Nerven, Seele, Anatomie und Physiologie im Umfeld S. Th. Soemmerrings, Soemmerring-Forschungen 3, Stuttgart/New York 1988. WENZEL, Manfred (Hrsg.): Goethe und Soemmerring, Briefwechsel 1784-1828, Soemmerring-Forschungen 5, Stuttgart/New York 1988. OEHLER-KLEIN, Sigrid: Samuel Thomas Soemmerrings Neuroanatomie als Bindeglied zwischen Physiognomik und Anthropologie, Soemmerring-Forschungen 6, Stuttgart/New York 1990, S. 57-87. SOEMMERRING, Samuel Thomas von: Schriften zu den Sinnesorganen, Auge, bearb. und hrsg. von Jost BENEDUM, Samuel Thomas Soemmerring Werke, Bd. 6, Stuttgart/Jena/New York 1994. Samuel Thomas Soemmerring in Kassel (1779-1784), Beiträge zur Wissenschaftsgeschichte der Goethezeit, hrsg. von Manfred WENZEL, Soemmerring-Forschungen 9, Stuttgart/Jena/New York 1994.

[10] Catalogus musei anatomici quod collegit Samuel Thomas Soemmerring, hrsg. von Detmar Wilhelm SOEMMERRING, Frankfurt a. M. 1830. HOEPKE, Hermann: Aus der Geschichte der Heidelberger Anatomie, Ruperto Carola 30(61), 1978, S. 23-31.

Göttingen   16. April 1827 bis 12. September 1828

Über Giessen und Marburg gelangte Meyer nach Kassel, wo ihn sein Freund Leonhard von Muralt, der schon ein Jahr in Göttingen Medizin studiert hatte, mit einem Wagen erwartete. Über Hannoversch Münden und Dransfeld erreichte man Göttingen; hier sollte nun Meyer gemeinsam mit von Muralt während eineinhalb Jahren studieren.

Conrad Meyer hielt sich als Göttinger Medizinstudent an einen streng geregelten Tagesablauf. Er erhob sich gewöhnlich um fünf Uhr morgens und arbeitete, von wenigen Ausnahmen abgesehen, jeweils bis elf oder zwölf Uhr nachts. Am Sonntag führte er eine lebhafte Korrespondenz mit seinen Eltern, wobei ihm der Vater wissenschaftliche, die Mutter vor allem sittlich-moralische Ratschläge erteilte.

Leonhard von Muralt veranlasste Meyer, dem Schweizer Corps «Helvetia» beizutreten, das sich beim akademischen Senat und bei den übrigen Verbindungen beträchtlichen Respekt zu verschaffen wusste. Seine Fähigkeiten im Fechten waren zwar nicht bedeutend, doch hätte er sich nicht gescheut, Satisfaktion zu geben. Nur selten wurde die «Helvetia» in Duelle verwickelt, da die Schweizer sich nicht leichtfertig mit den deutschen Mitstudenten anlegten. Oftmals glückte es Meyer, durch ein mässigendes Wort drohende Konflikte abzuwenden, eine Aufgabe, zu der er sich auch als Mitglied des Freimaurerbundes verpflichtet fühlte.

Meyer und von Muralt liessen sich in die Göttinger Loge affiliieren und erhielten viele angenehme und nützliche Kontakte zu Studierenden oder Professoren, etwa zum Universitätsrat Operlen, Meister vom Stuhl, zum Mathematiker Ulrich oder zum Theologen Pott. Bei Operlen und bei den Professoren Mende und Langenbeck wurden sie zu Abendgesellschaften eingeladen. Die Schweizer Studenten fühlten sich im allgemeinen in Göttingen wohlangesehen, wozu beitragen mochte, dass sie sich durch Fleiss auszeichneten, stets schuldenfrei blieben und niemals an Studentenkrawallen teilnahmen.

Den 16. April langte ich in Göttingen an, wo ich bis zum 12. September 1828 verweilte[1]. Ausgerüstet mit den mir im Medizinisch-chirurgischen Institute erworbenen Vorkenntnissen,

---

[1] Zur 1734 gegründeten Georg-August-Universität Göttingen: Versuch einer akademischen Gelehrten-Geschichte von der Georg-Augustus-Universität zu Göttingen, Teil 1, Göttingen 1765, Teil 2 (von 1765 bis 1788), Göttingen 1788, Teil 3 (von 1788 bis 1820 fortgesetzt von Friedrich SAALFELD), Hannover 1820, Teil 4 (von 1820 bis zur ersten Säkularfeier der Universität im Jahre 1837 fortgesetzt von Georg Heinrich OESTERLEY), Göttingen 1838. Studentenleben in der Biedermeierzeit, ein Tagebuch aus dem Jahre 1824 von Eduard Wedekind, hrsg. von Heinrich Hubert HOUBEN, Göttingen 1927. SELLE, Götz von: Die Georg-August-Universität zu Göttingen 1737-1937, Göttingen 1937. Ders.: Die Matrikel der Georg-August-Universität zu Göttingen 1734-1837, 2 Bde, Hildesheim 1937. VOIT, Max: Bildnisse Göttinger Professoren aus zwei Jahrhunderten (1737-1937), Göttingen 1937. SELLE, Götz von: Universität Göttingen, Wesen und Geschichte, Göttingen 1953. EBEL, Wilhelm: Catalogus Professorum Gottingensium 1734-1962, Göttingen 1962. Ders.: Memorabilia Gottingensia, elf Studien zur Sozialgeschichte der Universität Göttingen, Göttingen 1969. GRESKY, Wolfgang: Materialien über Schweizer Studenten der Göttinger Universität, Göttinger Jahrbuch 21, Göttingen 1973. Die Matrikel der Georg-August-Universität zu Göttingen 1837-1900, hrsg. von Wilhelm EBEL, 2 Bde, Hildesheim 1974. MEINHARDT, Günther: Die Universität Göttingen, ihre Entwicklung und Geschichte von 1734-1974, Göttingen/Zürich 1977. DIECKMANN, H. / KAMP, N.: 250 Jahre Georg-August-Universität Göttingen, Studentenzahlen 1734/37-1978, Göttingen 1987. EBEL, Wilhelm: Göttinger Universitätsreden aus zwei Jahrhunderten (1737-1934), Göttingen 1978. Göttingen ohne Gänseliesel, Texte und Bilder zur Stadtgeschichte, 2. Aufl., Gudensberg-Gleichen 1989.

fiel es mir nicht sehr schwer, in jedem Semester eine grössere Zahl und selbst in ihrem Inhalte sehr verschiedene Vorlesungen zu besuchen. Ich teilte daher meine Studien auf folgende Weise ein:

Im ersten Semester besuchte ich die medizinische Botanik bei Herrn Hofrat Schrader[2], Pharmazie und Chemie bei Herrn Hofrat Stromeyer[3], spezielle Nosologie und Therapie bei Herrn Hofrat Himly[4], Neurologie und die Vorlesungen über den ersten Teil der Chirurgie von Herrn

---

Zur Medizingeschichte und zur Medizinischen Fakultät in Göttingen: HIMLY, Carl: Verfassung der öffentlichen medizinisch-chirurgischen Klinik zu Göttingen, nebst einer Einleitung über klinische Anstalten überhaupt, Göttingen 1803. MARX, Karl Friedrich Heinrich: Göttingen in medizinischer, physischer und historischer Hinsicht, Göttingen 1824. VOGELL, Adolf: Das Universitäts-Krankenhaus zu Göttingen, Notizblatt des Architekten- und Ingenieur-Vereins für das Königreich Hannover 3, H. 4, 1853/54, S. 485-496. JOCHUM, Wilhelm: Die Geschichte der gerichtlichen Medizin an der Universität Göttingen von 1800-1860, Diss. med., Göttingen 1920. WEHL, Hans: Die Entwicklung der Geburtshilfe und Gynäkologie anhand der Geschichte der Göttinger Universitäts-Frauenklinik in den Jahren 1751-1861, Diss. med., Göttingen 1931. KOHLHAGEN, Werner: Die Pathologische Anatomie in Göttingen während der ersten Hälfte des 19. Jahrhunderts, Göttingen 1935. WELTER, Hela: Geschichte der Dermatologie an der Universität Göttingen (1737-1934), Göttingen 1935. BREDNOW, Walter: Die Entwicklung medizinisch-naturwissenschaftlichen Denkens an der Göttinger Universität in den ersten 120 Jahren ihres Bestehens, Medizinische Welt 11, 1937, S. 881-892. BREDNOW, Walter: Jena und Göttingen, medizinische Beziehungen im 18. und 19. Jahrhundert, Jena 1949. MARTIUS, Heinrich: Die Universitäts-Frauenklinik in Göttingen von ihrer Gründung im Jahre 1751 als Accouchierhospital am Geismartor bis zum Jahre 1951, Stuttgart 1951. GRUBER, Georg B.: Zur Geschichte der Psychiatrie in Göttingen, Sudhoffs Arch. Gesch. Med. 40, 1956, S. 345-371. KUMSTELLER, Renate: Die Anfänge der medizinischen Poliklinik zu Göttingen, Göttingen 1958. WELLSCHMIED, Karl: Die Hospitäler der Stadt Göttingen, ihre Entwicklung, Verwaltung und Wirtschaft bis zum Beginn des 19. Jahrhunderts, Göttingen 1963. EULNER, Karl-Heinz / RÖHRBEIN, Waldemar R.: Medizin in Göttingen im 18. und 19. Jahrhundert, Ausstellung des Städtischen Museums Göttingen, Göttingen 1972. WINKELMANN, Heike: Das akademische Hospital in Göttingen von 1781 bis 1850, Diss. med., Göttingen 1981. Armamentarium obstetricum Gottingense, eine historische Sammlung zur Geburtsmedizin, hrsg. von Walther KUHN und Ulrich TRÖHLER, Göttingen 1987. DEINHARD, Johann-Markus: Die Göttinger Sammlung zur Geschichte der Geburtshilfe und Frauenheilkunde, mit einem Katalog der geburtshilflichen Zangen der Sammlung, Diss. med., Göttingen 1987. TRÖHLER, Ulrich / ZIMMERMANN, Volker: 250 Jahre Medizin an der Georgia Augusta, Nachrichten der Universität Göttingen, November 1987, S. 5-15. ZIMMERMANN, Volker: Vom Gasthaus zum Grossklinikum, zur Geschichte der Medizinischen Fakultät, Niedersächsisches Ärzteblatt 60(10), 1987, S. 11-21. TRÖHLER, Ulrich: 250 Jahre Göttinger Medizin, Begründung, Folgen, Folgerungen, Naturwissenschaften in Göttingen, eine Vortragsreihe, hrsg. von Hans-Heinrich VOIGT, Göttingen 1988, S. 9-36. SCHLUMBOHM, Jürgen: Ledige Mütter als «lebendige Phantome», oder: wie aus einer Weibersache eine Wissenschaft wurde, die ehemalige Entbindungsanstalt der Universität Göttingen am Geismartor, Göttingen ohne Gänseliesel, Texte und Bilder zur Stadtgeschichte, hrsg. von Kornelia DUWE und Marianne KÖRNER, 2. Aufl., Gudensberg-Gleichen 1989.

[2] Heinrich Adolph Schrader (1767-1836), 1795 Dr. med. (Göttingen), 1802 EO und Direktor des Botanischen Gartens in Göttingen, 1809 O für Medizin in Göttingen. CALLISEN 17 (1833), S. 314 f, 32 (1844), S. 205. NND 14.2 (1836), S. 961-963. Forrieps Notizen 50, 1836, S. 250. STROMEYER, Bd. 1 (1875), S. 123 f.

[3] Friedrich Stromeyer (1776-1835), 1800 Dr. med. (Göttingen), 1802 PD, 1805 EO, 1810 O der Medizin in Göttingen, 1817 O für Chemie und Pharmazie. CALLISEN 18 (1834), S. 491-493, 32 (1844), S. 464 f. NND 13.2 (1835), S. 693-706. POGGENDORFF, Bd. 2 (1863), S. 1031 f. STROMEYER (1875), Bd. 1, S. 124-128. BLÄ 5 (1934), S. 458 f. GANSS, Gustav-Adolf: Geschichte der pharmazeutischen Chemie an der Universität Göttingen, Diss. med., Marburg 1937, S. 34-43. ZAUNICK, Rudolph: Die Entdeckung des Nachweises von Stärke, Eiweissstoffen und Kork durch Jod im Jahre 1814, eine Wiederzueignung dem deutschen Chemiker Friedrich Stromeyer, Sudhoffs Arch. Gesch. Med. 35, 1942, S. 243-254.

[4] Carl Himly (1772-1837), Dr. med., 1795 Prof. der medizinischen Klinik in Braunschweig, 1801 Prof. der inneren Medizin in Jena, 1803 EO und Direktor des akademischen Hospitals in Göttingen, Prof. der allgemeinen Heilkunde und Ophthalmologie, 1809 O. CALLISEN 8 (1831), S. 512-520, 28 (1840), S. 533-535. Hannov.

Hofrat Langenbeck[5], sowie ich in dessen chirurgischem Klinikum als Auskultant beiwohnte. Im geburtshilflichen Institute von Herrn Prof. Mende[6] hatte ich Übungen im Untersuchen der Schwangeren und Gebärenden, sowie ich öfters zu Geburten gerufen wurde.

Im Winter-Lehrkurse besuchte ich die Angiologie und Splanchnologie von Herrn Hofrat Langenbeck und die Myologie bei Herrn Prof. Hempel[7]. Die Angiologie präparierte ich am Kadaver, ferner die vergleichende Anatomie bei Herrn Obermedizinalrat Blumenbach[8], die allge-

---

Ann. ges. Heilk., 1837, II, S. 918-926. NND 15.1 (1837), S. 379-381. Med. Ann., 1838, S. 21-24. Nekrolog des Hofrats und Professors Dr. Carl Himly, Holschers Annalen für die gesamte Heilkunde, 2. Bd., H. 4, Hannover 1838. STROMEYER, Bd. 1 (1875), S. 128-130. ADB 12 (1880), S. 435. HIRSCHBERG 14.2 (1911), § 482, S. 2-15. BLÄ 3 (1931), S. 226 f. WILD, Hans: Himlys Wirksamkeit in Jena und seine Beziehungen zu Goethe, Diss. med., Jena 1954. TOWER, Paul: The «Ophthalmologische Bibliothek», first ophthalmical journal, Arch. Ophthal. 67, 1962, pp. 399-405. HUVOS, Andrew G.: Karl Gustav Himly, Diss. med., Göttingen 1963. NDB 9 (1972), S. 169 f.

[5] Conrad Johann Martin Langenbeck (1776-1851), 1798 Dr. med. (Jena), 1802 PD für Chirurgie in Göttingen, Wundarzt am akademischen Hospital, 1804 EO, 1814 O für Chirurgie und Anatomie. CALLISEN 11 (1832), S. 37-47, 29 (1841), S. 438-440. Arch. gén. de méd., 1851, I, p. 496. Deutsche Klinik, 1851, III, S. 55. Med. Alm. Berl., 1852, S. 10 f. NND 29.1 (1851), S. 126-130. STROMEYER, Bd. 1 (1875), S. 131-135. ADB 17 (1883), S. 664-668. HIRSCHBERG 14.2 (1911), § 484, S. 32-34. BLÄ 3 (1931), S. 667 f. BRUNN, Walter von: Die Chirurgenfamilie Langenbeck, Medizinische Welt 15, Berlin 1936. GRUBER, Georg B.: Conrad Johann Martin Langenbeck, Niedersächsische Lebensbilder 5, Hildesheim 1962, S. 195-207. NDB 13 (1982), S. 582 f.

[6] Ludwig Julius Caspar Mende (1779-1832), 1801 Dr. med. (Göttingen), 1803 PD, 1813 EO, 1815 O für Geburtshilfe in Greifswald, 1823 O in Göttingen, auch für Gerichtsmedizin. N. Zeitschr. Geburtsk. 1834, I, H. 1, S. 1-6. CALLISEN 30 (1842), S. 328-334. SIEBOLD, Bd. 2 (1902), S. 690-692. FASBENDER (1906), S. 290. BLÄ 4 (1932), S. 160 f. GRUBER, Georg B.: Ludwig Julius Caspar Mende, Wiss. Z. Karl-Marx-Univ. 5(1/2), Leipzig 1955/56, S. 67-71. GRUNDMANN, E.: Mendes Beobachtung der Stimmritzenfunktion am Lebenden, Greifswald 1816, HNO 19, 1971, S. 75-77. KUHN, Walter / TRÖHLER, Ulrich: Armamentarium obstetricum Gottingense, Göttingen 1987, S. 180.

[7] Adolf Friedrich Hempel (1767-1834), 1789 Dr. med. (Göttingen), 1789 PD, 1808 EO, 1819 O für Anatomie in Göttingen. SAALFELD (1820), S. 331. CALLISEN 8 (1831), S. 324 f, 28 (1840), S. 466 f. OESTERLEY (1838), S. 283. BLÄ 3 (1931), S. 156.

[8] Johann Friedrich Blumenbach (1752-1840), 1775 Dr. med. (Göttingen), 1776 EO, 1778 O der Medizin und vergleichenden Anatomie in Göttingen. MECKEL, Johann Friedrich: Joanni Friderico Blumenbachio physiologo et zoologo celeberrimo [...], Leipzig 1825. HOFF, Karl Ernst Adolph von: Erinnerung an Blumenbachs Verdienste um die Geologie bei der fünfzigjährigen Jubelfeier seines Lehramtes am 24.2.1826, Gotha 1826. PÜTTER (1788), S. 148 f. SAALFELD (1820), S. 303-307. OESTERLEY (1838), S. 421-424. CALLISEN 2 (1830), S. 345-356, 26 (1838), S. 334-340. NND 18.1 (1840), S. 124-140. MARX, Karl Friedrich Heinrich: Zum Andenken an Joh. Fr. Blumenbach, eine Gedächtnisrede, gehalten in der kgl. Sozietät der Wissenschaften am 8.7.1840, Göttingen 1840. Med. Alm. Berl., 1841, S. 86-109. Gaz. d. hôp. Paris, 2e série, 9, pp. 215, 227. BENDYSCHE, T. (ed.): The anthropological treatises of J. F. Blumenbach, London 1865. ADB 2 (1875), S. 748-751. STROMEYER, Bd. 1 (1875), S. 122 f. SPENGEL, Johann Wilhelm: Die von Blumenbach gegründete anthropologische Sammlung der Universität Göttingen, aufgenommen im Jahre 1874, Braunschweig 1880. BLÄ 1 (1929), S. 576 f. PLISCHKE, Hans: Johann Friedrich Blumenbachs Einfluss auf die Entdeckungsreisen seiner Zeit, Göttingen 1937. Blumenbach's library, J. Hist. Med. 10, 1955, pp. 123-124. NDB 2 (1955), S. 329 f. BARON, Walter / STICKER, Bernhard: Ansätze zur kritischen Denkweise in der Naturforschung an der Wende vom 18. zum 19. Jahrhundert, die Anschauungen Johann Friedrich Blumenbachs über die Geschichtlichkeit der Natur, Sudhoffs Arch. Gesch. Med. 47, 1963, S. 19-26. MANCINI, Clodomiro: La «Introduzione alla storia della medicina» del Blumenbach (1786), Riv. Stor. Med. 7, 1963, pp. 219-223. BARON, Walter: Evolutionary ideas in the writings of J. F. Blumenbach, 10th Int. Congr. Hist. Sci., Ithaca, 1962, Proc. 2, Paris 1964, pp. 245-247. Unser Bild: Johann Friedrich Blumenbach, Bleistiftzeichnung von Ludwig Emil Grimm, Medizinhist. J. 4, 1969, S. 79 f. Dict. scient. biogr. 2 (1970), pp. 203-205. SCHMIDT-WIEDERKEHR, Peter: J. F. Blumenbach,

meine Pathologie und Therapie bei Herrn Hofrat Himly sowie den zweiten Teil der speziellen Nosologie und Therapie bei demselben und dessen medizinisches Klinikum als Auskultant. Bei Herrn Hofrat Langenbeck hörte ich den zweiten Teil der Chirurgie und folgte dessen chirurgischem Klinikum als Praktikant. Daneben frequentierte ich wieder die geburtshilflichen Übungen bei Herrn Prof. Mende und das Kasuistikum bei Herrn Hofrat Conradi[9].

Im dritten und letzten Semester hörte ich die Vorträge über die Augen- und Ohrenkrankheiten von Herrn Hofrat Himly, sowie ich in dessen medizinischem Klinikum praktizierte. Ebenso folgte ich als Praktikant Conradis medizinischem Klinikum und Langenbecks chirurgischem Klinikum. Bei Langenbeck nahm ich den Privatkurs über chirurgische und Augenoperationen und mit einigen meiner Freunde ein Privatissimum der geburtshilflichen Operationen bei Herrn Hofrat Osiander[10].

Chr. Girtanner, C. F. Becker, Vorläufer der Gewebetheorie der Wärmebildung, Med. Mschr. 27, 1973, S. 122-126. LARSON, James L.: Vital forces, regulative principles or constitutive agents?, a strategy in German physiology, 1786-1802, Isis 70, 1979, pp. 235-249. LENOIR, Timothy: Kant, Blumenbach, and vital materialism in German biology, Isis 71, 1980, pp. 77-108. McLAUGHLIN, Peter: Blumenbach und der Bildungstrieb, zum Verhältnis von epigenetischer Embryologie und typologischem Artbegriff, Medizinhist. J. 17(4), 1982, S. 357-372. GYSEL, C.: Les relations du jeune Blumenbach avec Camper vieillissant, Hist. Sci. Méd. 17(2), 1983, pp. 135-139. DOUGHERTY, Frank W. P.: Commercium Epistolicum J. F. Blumenbachii, aus einem Briefwechsel des klassischen Zeitalters der Naturgeschichte, Göttingen 1984. Ders.: Johann Friedrich Blumenbach und Samuel Thomas Soemmerring, eine Auseinandersetzung in anthropologischer Hinsicht, Soemmerring-Forschungen 3, Stuttgart/New York 1985, S. 55-91. DUCHESNEAU, François: Vitalism in late eighteenth-century physiology, the cases of Barthez, Blumenbach and John Hunter, William Hunter and the eighteenth-century medical world, ed. by William F. BYNUM and Roy PORTER, Cambridge/New York 1985, pp. 261-295. DOUGHERTY, Frank W. P.: Der Begriff der Naturgeschichte nach J. F. Blumenbach anhand seiner Korrespondenz mit Jean-André De Luc, ein Beitrag zur Wissenschaftsgeschichte bei der Entdeckung der Geschichtlichkeit ihres Gegenstandes, Ber. Wissenschaftsgesch. 9, 1986, S. 95-107. LEGEE, Georgette: Johann Friedrich Blumenbach, la naissance de l'anthropologie à l'époque de la Révolution française, Hist. Nat. 28/29, 1987/88, pp. 23-45. Siehe auch Soemmerring-Forschungen 1-9, Stuttgart/New York 1985-1994.

[9] Johann Wilhelm Heinrich Conradi (1780-1861), 1802 Dr. med. (Marburg), 1802 PD, 1803 EO, 1805 O für Medizin in Marburg, 1814 O in Heidelberg, 1823 in Göttingen. CALLISEN 4 (1831), S. 297-301, 27 (1839), S. 136-138. Göttinger Gelehrte Nachrichten, 1861, S. 60. STROMEYER, Bd. 1 (1875), S. 130 f. ADB 4 (1876), S. 445. STÜBLER, Eberhard: Geschichte der Medizinischen Fakultät der Universität Heidelberg 1386-1925, Heidelberg 1926, S. 239-242. BLÄ 2 (1930), S. 92 f. NDB 3 (1957), S. 340. HASELHORST, Klaus: Johann Wilhelm Heinrich Conradi, Diss. med., Göttingen 1964. DRÜLL, Dagmar: Heidelberger Gelehrtenlexikon 1803-1932, Berlin/Heidelberg/New York/Tokio 1986, S. 39 f.

[10] Johann Friedrich Osiander (1787-1855), 1808 Dr. med. (Göttingen), 1811 PD, 1815 EO, 1833 O für Geburtshilfe in Göttingen. SAALFELD (1820), S. 378. CALLISEN 14 (1833), S. 201-204, 31 (1843), S. 106 f. OESTERLEY (1838), S. 432. SIEBOLD, Bd. 2 (1902), S. 699. FASBENDER (1906), S. 290.

Chirurgische Klinik von Langenbeck

Unter den Beobachtungen, die ich während dieser drei Semester in den drei Kliniken zu machen Gelegenheit hatte, erwähne ich nur diejenigen, die sich durch irgend etwas Besonderes auszeichnen: In dem chirurgischen Klinikum von Herrn Hofrat Langenbeck beobachtete ich 1) die seltene Entartung der Brustdrüse bei einem zwanzigjährigen männlichen Subjekte; die Exstirpation der fungösen Masse wurde notwendig. 2) Die Verhärtung der ganzen rechten Brustdrüse einer 62jährigen Frau; diese Krankheit wurde nicht als Cancer angesehen, obschon die Patientin die heftigsten lanzinierenden Schmerzen in der Geschwulst verspürte, dieselbe sich an mehreren Stellen knorpelhart anfühlte, und schon sehr stinkende Jauche aus einigen Geschwürsflächen floss. Durch Kataplasmen wurde die ganze Geschwulst in Eiterung versetzt, und nach und nach der ganze Drüsenkörper teils mit dem Messer, teils mit dem Spatel abgetragen. Die Patientin erholte sich in Zeit von sechs Wochen vollkommen. 3) Von den zahlreichen Abtragungen der Glieder bemerke ich vorzüglich: Die Exartikulation eines Humerus, wobei der Patient durch mehrere Nachblutungen sehr geschwächt und endlich durch die profuse Eiterung, die durch Senkung des Eiters in das Zellgewebe der Brustwände entstanden war, erschöpft starb. Leider musste ich auch eine Amputation des Oberschenkels mitansehen, die wegen eines veralteten und vernachlässigten Geschwüres am Unterschenkel verrichtet wurde, obschon das Geschwür nur durch blosse horizontale Lage des Patienten in wenigen Tagen ein besseres Ansehen gewonnen hätte. 4) Eine Luxatio genu bei einem robusten Manne; die Condyli tibiae standen nach hinten, die Condyli femoris nach vorn, die Patella nach aussen. Obschon man die verrenkten Teile wieder in ihre natürliche Lage hatte bringen können, starb der Kranke doch am dritten Tage, nachdem sich schon gangränöse Stellen am Unterschenkel gebildet und die Kräfte nach vorhergegangener starker Reaktion plötzlich gesunken waren. Kleinere Verwundungen des Kniegelenkes liefen glücklicher ab, die Heilung zog sich jedoch immer sehr in die Länge. Unter mehreren Kopfverletzungen wurde die Trepanation nie notwendig, da sich nie gefährliche Zufälle äusserten, und eine bedeutende Depression hob sich bei einem fünf Jahre alten Kinde von selbst. Ich sah eine einzige Bruchoperation, welche durch die Inkarzeration einer Hernia inguinalis externa nötig wurde. Zudem beobachtete ich jenen Fall von Inkarzeration des einen Testikels in inguine, die in der Dissertation von Herrn Dr. von Muralt erwähnt ist[1]. Unter fünf Fällen von Wasserbruch, die alle durch den Schnitt und Exzision eines Teiles der Tunica vaginalis operiert worden waren, war in dem einen derselben eine Komplikation mit Hämatozele. Mit günstigem Erfolge sah ich zwei Male Langenbecks Methode der Operation der Phimosis, vorzüglich bei Phimosis congenita anwendbar, verrichten. Unter den vielen Knochenbrüchen waren zwei Fälle von Fractura patellae transversa interessant. Unter der ziemlich grossen Zahl von Augenoperationen, die ich in diesem Klinikum verrichten sah, sind besonders die zwei Exstirpationen des Auges erwähnenswert. Ein Mann von 40 Jahren genas, währenddes eine Frau von 34 Jahren unter Zufällen von Tetanus starb. Ich erwähne endlich noch die Fälle von Excisio partialis des Unterkiefers, die den Stoff zu meiner Dissertation abgaben[2].

[1] De parorchidio, dissertatio inauguralis medico-chirurgica quam gratiosi medicorum ordinis auctoritate et consensu in Academia Georgia Augusta, summis in medicina, chirurgica arteque obstetricia honoribus, rite impetratis Goettingae, publico eruditorum examini submittit, auctor Leonardus de MURALTO, Helveto-Tigurinus, medicinae, chirurgiae, artisque obstetriciae Doctor, cum tabula lithographica, Berlin 1828.
[2] Vgl. S. 229 f.

Medizinische Klinik von Himly und Conradi

In den medizinischen Kliniken der Herren Hofräte Himly und Conradi konnte ich leider wenig genaue Beobachtungen anstellen, ausser in den Fällen, die mir selbst zur Behandlung anvertraut worden waren. Denn da die meisten Kranken in ihrer Wohnung behandelt werden, so bekommt man dieselben selten oder nie zu sehen. In dem Klinikum von Herrn Hofrat Himly sind ausser den medizinischen Kranken noch viele Augenpatienten, bei denen freilich meistens die innere Behandlung die Hauptsache ist. Wenn Langenbeck jetzt nur noch selten und ausnahmsweise die Keratonyxis verrichtet, so sah ich diese Operation verschiedene Male bei Himly, wenn die Katarakt weich war, verrichten. Die intermittierenden Fieber waren damals ziemlich häufig, aber immer sehr gutartig und nicht hartnäckig, der Typus war gewöhnlich derjenige der Quotidiana oder Tertiana. Öfters war der fortgesetzte Gebrauch eines Pulvers von Flores Chamomillae mit Salmiak neben der Anwendung des Bieressigs hinreichend. In hartnäckigeren Fällen wurde dann das Chininum sulphuricum zu 2-4 Gran vor dem Anfalle gegeben. Himly gab dasselbe in Pulverform, während Conradi die Pillenform vorzog, von denen er täglich drei Stück, jedes von 1 Gran Chininum, nehmen liess. In einer Epidemie von Tussis convulsiva [Pertussis] sah ich Himly das Extractum nicotinae mit gutem Erfolge anwenden. Diabetes mellitus ist eine ziemlich häufige Krankheit in Göttingen oder vielmehr in dessen Umgebungen; mehrere Kranke wurden anscheinend geheilt entlassen, denen Himly eine nahrhafte und reizende Diät, besonders auch alten Käse, gegeben und daneben das Ammonium sulphuratum verordnet hatte. Drei Fälle von Petechial-Typhus beobachteten wir in Himlys Klinikum. Ein Mann, affiziert mit dieser Krankheit, kam von Karlshafen im Wesertale, wo diese Krankheit sich häufig epidemisch zeigt, und bald darauf wurde die Krankenwärterin und ein mit Leberleiden behafteter, im gleichen Zimmer liegender Kranker von dem nämlichen Übel befallen; der letztere Kranke starb.

Bei Herrn Hofrat Conradi hatte ich einen Hydrops cerebri acutus bei einem 14jährigen Knaben zu behandeln. Blasenpflaster in den Nacken neben innerlicher Anwendung des Mercurius dulcis leisteten gute Dienste. Mehrere Fälle von Morbus maculosus haemorrhagicus Werlhofii[1] kamen in dieser Klinik vor bei fünf- bis sechsjährigen skrofulösen Kindern armer Leute. Zuerst gab man antiphlogistische Abführmittel und nach diesen Mineralsäuren; die Heilung erfolgte in ziemlich kurzer Zeit.

In der geburtshilflichen Anstalt beobachtete ich ausser einer grossen Anzahl regelmässig verlaufener Geburten mehrere Zangengeburten. Bei einer derselben konnte ich mit einigen andern Studierenden selbst Hand anlegen. Eine Wendung auf die Füsse verrichtete Herr Prof. Mende mit vieler Anstrengung.

---

[1] Morbus maculosus haemorrhagius Werlhofii, nach Paul Gottlieb Werlhof (1699-1767), Dr. med., Arzt und kgl. Leibarzt in Hannover.

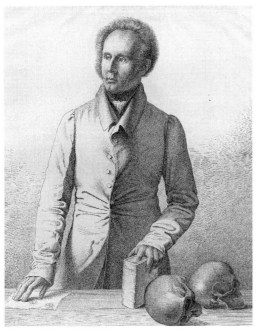

Conrad Johann Martin Langenbeck (1776-1851), Prof. für Chirurgie und Anatomie in Göttingen.

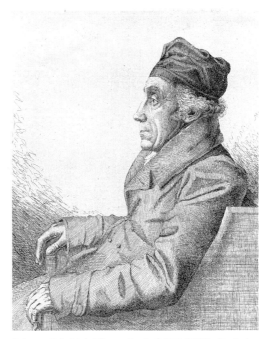

Johann Friedrich Blumenbach (1752-1840), Prof. der Medizin und vergleichenden Anatomie in Göttingen.

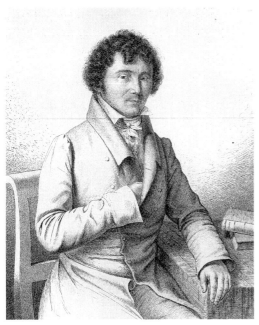

Johann Wilhelm Heinrich Conradi (1780-1861), Prof. der Medizin in Göttingen.

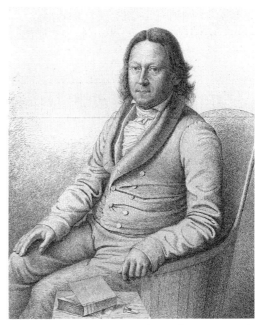

Carl Himly (1772-1837), Prof. der allgemeinen Heilkunde und Ophthalmologie in Göttingen.

Reisen in die Rheingegend

Die Vakanzen benutzte ich, um mit meinem Freunde, Dr. von Muralt, eine Reise nach Pyrmont und nach den Nassauischen Bädern und den Rheingegenden anzustellen.

Pyrmont, das sowohl dem Naturforscher als dem Arzte sehr viele Merkwürdigkeiten darbietet, ist in neueren Zeiten bei weitem nicht mehr so besucht, seitdem die Eisenwasser des südlichen Deutschland mehr getrunken werden und die Meerbäder mehr in Schwung gekommen sind; daher auch in Pyrmont die Bäder, die sonst trefflich eingerichtet sind, selten mehr angewendet werden[1].

Die prächtige alte Lindenallee, an der Kurhaus und Kaffeehäuser lagen, war eine der schönsten Zierden Pyrmonts, weniger die schönen Salons für Roulette- und Pharaospiel. Ich wollte indes auch diese, die deutschen Bäder damals auszeichnenden Spielhäuser und das Treiben in denselben kennenlernen. Mit Schaudern betrachtete ich die leidenschaftlichen Physiognomien vieler Spielender, und innig dauerten mich die Arbeiter, die am Sonntag ihr sauer verdientes Arbeitsgeld aufs Spiel setzten. Auch ich wollte sagen können, ich habe einmal Roulette gespielt, und wagte 25 Taler, mit denen ich anfangs gewonnen, dann aber wieder alles verloren hatte. Ich besinne mich noch ganz gut, dass ich, als ich den letzten Satz verloren hatte und mich nun vom Spieltische abwandte, wahrhaft zufrieden und frei, fröhlich von dannen zog. Das verlorene Geld hatte mich keinen Augenblick gereut. Ich hatte vielmehr dasselbe zu meinem Wohle angewendet; ich hatte bei der Selbstteilnahme am Spiele eine bessere Einsicht in das Verwerfliche desselben gewonnen und einen unauslöschlichen Eindruck von der Gefährlichkeit desselben für leidenschaftliche Naturen erhalten.

Das kurhessische Bad Hofgeismar, ein schwaches Eisenwasser, besuchten wir im Rückwege nach Göttingen[2].

---

[1] BRANDES, Rudolph / KRÜGER, Friedrich: Neue physikalisch-chemische Beschreibung der Mineralquellen zu Pyrmont, nebst naturgeschichtlicher Darstellung ihrer Umgebung, Pyrmont 1826. KÄPPEL, Gottfried: Pyrmont und die Umgegend, ein historisch-topographisches Gemälde mit Hinsicht auf den Inhalt, Nutzen und Gebrauch der Pyrmonter Heilquellen, Berlin 1827. HARNIER, Richard: Résumé d'analyse et d'expérience sur la nature et l'usage des eaux minérales de Pyrmont, Hanovre 1828. MENKE, Karl Theodor: Die Heilkräfte des Pyrmonter Stahlwassers, des versendeten wie des an der Quelle getrunkenen, Pyrmont 1835. Ders.: Pyrmont und seine Umgebungen, mit besonderer Hinsicht auf seine Mineralquellen, historisch, geographisch, physikalisch und medizinisch, 2. Aufl., Pyrmont 1840. VALENTINER, Theodor: Geschichte, Einrichtung und therapeutische Bedeutung des Pyrmonter Stahlbades, Berlin 1868. DECHAMBRE, 2e série, 27 (1889), pp. 928-933. MARCUS: Der Kurort Pyrmont, 2. Aufl., Berlin 1895. SCHÜCKING: Bad Pyrmont, 5. Aufl., Pyrmont 1898. WEBER: Bad Pyrmont und seine Heilmittel, Paderborn 1903.

[2] WAITZ, August Christian: Beschreibung der gegenwärtigen Verfassung des Kurortes Hofgeismar, Marburg 1792. WURZER, Ferdinand: Die Mineralquellen zu Hofgeismar in Kurhessen im Jahre 1825, physikalisch und chemisch untersucht, Marburg 1825. SCHNACKENBERG, Wilhelm Philipp Jakob: Bad Hofgeismar, 2. Aufl., Göttingen 1859. BURMEISTER, H. / RÖHRING, M. u. a.: Brunnen, Bürger, Bäder, ein Erinnerungsband zur 350jährigen Geschichte des Gesundbrunnens bei Hofgeismar, Verein für hessische Geschichte und Landeskunde, Zweigverein Hofgeismar, 1989.

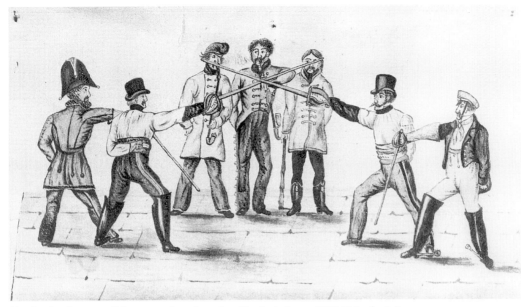
Zürcher Studenten auf Mensur an einer deutschen Hochschule, ca. 1820 (Privatbesitz).

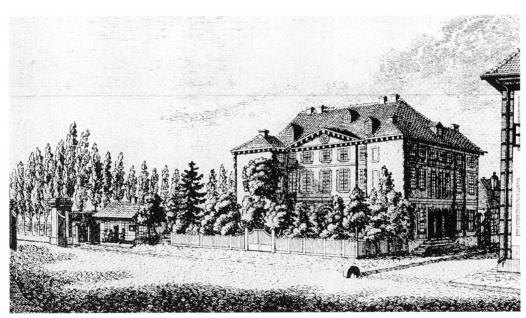
Das 1791 eröffnete Entbindungs-Hospital in Göttingen.

Eine Ferienreise führte Meyer und von Muralt im Postwagen über Kassel und Marburg nach Friedberg, danach zu Fuss über Homburg und Oberursel nach Wiesbaden, wobei sich die Freunde die Zeit mit gegenseitigem Abfragen der Anatomie verkürzten.

Auf der Rheinreise hielten wir uns einige Zeit in den Bädern Wiesbaden[3], Schlangenbad[4] und Schwalbach auf. Das erstere Bad wirkt schon wohltätig durch seine gesunde Lage, dann durch die Wärme seines Wassers (52° R) und durch die verschiedenen darin aufgelösten Salze. Das zweite ist geschmack- und geruchlos, hat nur 22° R, ist vorzüglich als Schönheitsmittel bekannt. Schwalbach, das fünfzehn Quellen hat, ist dasjenige Eisenwasser, das wohl jetzt am meisten in unsern Gegenden getrunken wird[5]. Die Einwohner des Tales wenden das Mineralwasser, das seiner freien Kohlensäure wegen sehr schmackhaft ist, zum Kochen und Trinken ohne Nachteil für die Gesundheit an.

---

[3] RULLMANN, Georg Christoph Wilhelm: Wiesbaden und seine Heilquellen, für Kurgäste beschrieben, Wiesbaden 1823. PEEZ, August Heinrich: Wiesbaden und seine Heilquellen, 2. verb. Aufl., Giessen 1831. RICHTER, Gustav Heinrich: Wiesbaden nebst seinen Heilquellen und Umgebungen, Berlin 1838. Ders.: Wiesbaden als heilsamer Aufenthaltsort für Schwache und Kranke aus dem Norden Europas und als Kurort für jede Jahreszeit, mit besonderer Bezugnahme auf die Zulässigkeit des Gebrauchs von Winterkuren, Elberfeld 1839. PEEZ, August Heinrich: Über den Wert Wiesbadens und einiger anderer Kurorte Deutschlands in Bezug auf Winterkuren und Winteraufenthalt für Kranke und Schwächliche, Wiesbaden 1840. RICHTER, Gustav Heinrich: Kur- und Lebensregeln für Wiesbadens Brunnengäste, Düsseldorf 1842. PEEZ, August Heinrich: Bemerkungen über die Thermen zu Wiesbaden oder kleine Beiträge zur Pathologie, Diagnostik und Therapie nicht genug beachteter Zustände und ihrem Verhältnis zu den Heilquellen, Wiesbaden 1844. ROTH, Heinrich: Die warmen Kochsalzquellen zu Wiesbaden, Wiesbaden 1857. PFEIFFER, Emil: Die Trinkkur in Wiesbaden, Geschichte, Methoden und Indikationen derselben, Wiesbaden 1881. DECHAMBRE, 5e série, 3 (1889), pp. 832-835. Bäderland Hessen, alte Bäder in modernem Gewand, für den Arzt, Wiesbaden 1963. GENSICKE, H.: Aquae Mattiacae – Wiesbaden, Medizinischer Monatsspiegel (Merck) 20, 1971, S. 33-39. STRUCK, Wolf-Heino: Wiesbaden im Biedermeier (1818-1866), Wiesbaden 1981. SCHOPPA, Helmut u. a.: Wiesbaden, Geschichte im Bild von der Römerzeit bis zur Gegenwart, 2. Aufl., Wiesbaden 1983.

[4] FENNER VON FENNEBERG, Johann Heinrich Christoph Matthäus: Das Schlangenbad, Marburg 1806. Ders.: Über den Nutzen und Gebrauch der Heilbäder von Schlangenbad, Wiesbaden 1816. KNIESLING, J.: Beobachtungen über die Heilkräfte Schlangenbads, Medizinisches Jahrbuch für das Herzogtum Nassau, 1843, I, S. 69-88. RIEHL, Wilhelm Heinrich: Das Schlangenbad, eine historisch-topographische Skizze, Wiesbaden 1851. BERTRAND, C.: Altes und Neues aus Schlangenbad, Dtsch. Klin. Berl. 25, 1873, S. 89-93. DECHAMBRE, 3e série, 7 (1879), pp. 458-463. Staatsbäder in Hessen, Frankfurt a. M. 1962, S. 14 f, 61-66.

[5] WEDEKIND, Georg Freiherr von: Über das Schwalbacher Stahlbrunnenwasser in Hinsicht seines medizinischen Gebrauchs und seiner chemischen Bestandteile, Mainz 1815. FENNER VON FENNEBERG, Johann Heinrich Christoph Matthäus: Schwalbach und seine Heilquellen, Darmstadt 1817. WESTLER: Über den Nutzen und Gebrauch des Mineralwassers zu Schwalbach, Wiesbaden 1823. SCHUSTER, Gottwald: Schwalbach und seine Heilquellen, Wiesbaden 1851. ROTH, Heinrich: Die drei Stahlquellen zu Schwalbach nach ihrer Verschiedenheit und Wirksamkeit, Wiesbaden 1856. GENTH, Adolf: Der Kurort Schwalbach, eine historisch-topographische Skizze, Wiesbaden 1864. DECHAMBRE, 3e série 7 (1879), pp. 576-579. Staatsbäder in Hessen, Frankfurt a. M. 1962, S. 12 f, 53-60. BAMFASTE, Elmar: Bad Schwalbach, Fredeburg 1978. ZAKOSCK, Heinrich: Bad Schwalbach, mit Beiträgen von Karl ASTHALTER, Wiesbaden 1979.

[6] Nach Christoph Wilhelm Hufeland (1762-1836), praktischer Arzt, medizinischer Schriftsteller und Professor in Jena und Berlin, vgl. S. 241 f. Hufeland forderte zur Vermeidung des Scheintods die Erstellung von ärztlich beaufsichtigten Leichenhäusern mit geheizten Räumen und Wärtern zur sofortigen Wiederbelebung, vgl. HUFE-

Von Schwalbach gingen wir den gleichen Weg zurück, bogen dann aber bald ab nach Mainz. Diese vieltürmige Stadt gewährte besonders vom rechten Rheinufer aus gesehen einen imposanten Anblick. Ausser dem Dome interessierte uns am meisten das Leichenhaus, das nach den Hufelandschen Angaben eingerichtet war[6], das Krankenhaus, das uns aber mehr seiner mangelhaften Einrichtung wegen auffiel; so war z. B. der Operationssaal, der unmittelbar an das chirurgische Krankenzimmer sich anschloss, zu gleicher Zeit Operationszimmer, Sektionszimmer und Gschauzimmer[7].

In Zahlbach bei Mainz bewunderten sie die Überreste einer römischen Wasserleitung und etliche Grabsteine römischer Legionäre. Erstmals sahen sie das imponierende Schauspiel eines Dampfschiffes, das auf dem Rhein heranfuhr, um in grossem Bogen an der Landungsstelle in Mainz anzulegen. Für die Strecke von Mainz nach Bingen benutzten sie ein grosses Boot, fuhren mit einem kleineren nach Assmannshausen und wanderten über den Niederwald nach Rüdesheim. Mit einem Kahn ging es weiter nach Koblenz, wo man ihnen die Besichtigung der Festung Ehrenbreitstein aus Gründen der Geheimhaltung verwehrte.

LAND, Christoph Wilhelm: Der Scheintod oder Sammlung der wichtigsten Tatsachen und Bemerkungen darüber, in alphabetischer Ordnung, Berlin 1808. Neu hrsg. und eingeleitet von Gerhard KÖPF, Bern/Frankfurt a. M. 1986. HUFELAND, Christoph Wilhelm: Über die Ungewissheit des Todes und das einzige untrügliche Mittel, sich von seiner Wirklichkeit zu überzeugen und das Lebendigbegraben unmöglich zu machen, neue Aufl., Halle 1824. PATAK, Martin: Die Angst vor dem Scheintod in der 2. Hälfte des 18. Jahrhunderts, Diss. med., ZMA 44, Zürich 1967. STÖSSEL, Ingrid: Scheintod und Todesangst, Äusserungsformen der Angst in ihren geschichtlichen Wandlungen 17.-20. Jahrhundert, Diss. med., Kölner med. hist. Beitr. 30, Köln 1983. SCHMID, Helmuth: Historische Analyse des Scheintodes und der möglichen Verfahren, ein Lebendigbegraben zu verhindern, Diss. med., München 1986. VOGL, Elisabeth: Der Scheintod, eine medizingeschichtliche Studie, Diss. med., München 1986. KOCH, Tankred: Lebendig begraben, Geschichte und Geschichten vom Scheintod, Augsburg 1995.

[7] Zum Hospital zum Heiligen Geist: SCHAAB, Karl Anton: Geschichte der Stadt Mainz, 4 Bde, Mainz 1841-1851, Bd. 2, S. 7 f, 155-158, 173-176, 230-232, 270, 331-332, 412-417. HENNES, Johann Heinrich: Das Hospital zum heiligen Geist in Mainz, Zeitschrift des Vereins zur Erforschung der rheinischen Geschichte und Altertümer in Mainz, Bd. 2, Mainz 1859, S. 419-426. BOCKENHEIMER, Carl Georg: Die Zinsbücher des Spitals zum heiligen Geist am Rhein in Mainz, Mainz 1877. Das Hospital zum «Heiligen Geist», Mainzer Tagblatt 306, 1894. REHM, Jean: «Der Heilig Geist», einiges aus der Geschichte des Hospitals und der Kirche zum heiligen Geiste in Mainz am Rhein, nach verschiedenen Quellen bearbeitet, Mainz 1918. NEEB, Ernst: Zur Baugeschichte des Hospitals zum heiligen Geist und der mittelalterlichen Stadtmauer der Rheinseite zu Mainz, Mainzer Zeitschrift 15/16, 1920/21, S. 56-61. Medizin im alten Mainz, zum 500jährigen Jubiläum der Johannes-Gutenberg-Universität, hrsg. von Gunter MANN, Werner F. KÜMMEL, Gisela KUHNERT und Volker RÖDEL, Hildesheim 1977. KUHNERT, Gisela / MONSEES, Yvonne: Fünfhundert Jahre Medizin in Mainz, eine ausgewählte Bibliographie, Medizinhist. J. 12, 1977, S. 175-206.

[8] DROSTE-HÜLSHOFF, Joseph von: Ems und seine Heilquellen, für Bade- und Brunnengäste, Münster 1831. DIEL, August Friedrich Adrian: Über den innerlichen Gebrauch der Thermalquellen in Ems, Frankfurt a. M. 1832. DÖRING, Albert Jakob Gustav: Ems mit seinen natürlich-warmen Heilquellen und Umgebungen, für Kurgäste und angehende Ärzte, Ems 1838. VOGLER, Johann Andreas: Über den Gebrauch der Mineralquellen, insbesondere derer zu Ems, Frankfurt a. M. 1840. SPENGLER, Ludwig: Der Kurgast in Ems, eine Darstellung der Einrichtungen und Umgebungen des Kurortes, Bad Ems 1853. Fremdenführer durch den Kurort Ems, Ems 1860. DÖRING, Albert: Die König-Wilhelm-Felsenquelle zu Bad Ems, Berlin 1874. DECHAMBRE, 1ère série

Von Koblenz aus besuchten wir den melancholisch gelegenen Badeort Ems[8]. Dieses Mineralwasser, das vorzüglich salzige Bestandteile hat, ist nach den verschiedenen Quellen in seiner Temperatur sehr verschieden, da dasselbe von 18 bis 44° R hat.

In Bonn wurden der Vakanzen wegen keine Klinika gehalten[9]. Wir sahen daselbst eine reiche Sammlung von Harnsteinen, nach denen Walther[10] seine Klassifikation dieser Steine gemacht hat[11].

In Köln glich der gewaltige Dom einer alten, ehrwürdigen Ruine. In Düsseldorf interessierten vor allem die Künstlerwerkstätten. Die Rückreise führte teils zu Fuss, teils im Wagen via Solingen, Barmen und Kassel nach Göttingen zurück. Als Schönstes empfand Meyer an der dreiwöchigen Reise das freundschaftliche Verhältnis, das sich zwischen ihm und von Muralt bewährte und keinen Augenblick durch eine Missstimmung getrübt wurde.

---

34 (1887), pp. 106-110. Die kgl. Trink-, Bade- und sonstigen Kuranstalten in Bad Ems, Wiesbaden 1887. BACH, Adolf: Das Emser Armenbad, nach Akten des Staatsarchivs zu Wiesbaden, VSWG 18, 1925, S. 26-61. WEITHOENER, Dieter: Bad Ems, Stadt mit Gesicht, Vorwort von Magnus BACKENS, Bad Ems 1987.

[9] Zur 1774/77 eröffneten, 1818 wiederhergestellten Friedrich-Wilhelms-Universität Bonn: BRAUBACH, Max: Kleine Geschichte der Universität Bonn 1818-1868, Bonn 1868. BEZOLD, Friedrich von: Geschichte der Rheinischen Friedrich-Wilhelms-Universität von der Gründung bis zum Jahr 1870, Bonn 1920. Geschichte der Rheinischen Friedrich-Wilhelms-Universität zu Bonn am Rhein, Institute und Seminare, Bonn 1933. WENIG, Otto: Verzeichnis der Professoren und Dozenten der Rheinischen Friedrich-Wilhelms-Universität zu Bonn 1818-1968, Bonn 1968. Rheinische Friedrich-Wilhelms-Universität Bonn, Bonn 1987. MANI, Nikolaus (Hrsg.): 150 Jahre Rheinische Friedrich-Wilhelms-Universität zu Bonn, 1818-1968, Bonner Gelehrte, Beiträge zur Geschichte der Wissenschaften in Bonn, Bonn 1992.
Zur Medizinischen Fakultät: SCHMIZ, Karl: Die medizinische Fakultät der Universität Bonn 1818-1918, ein Beitrag zur Geschichte der Medizin, Bonn 1920. STANGENBERG, Ellen: Die Entstehung der medizinischen Poliklinik zu Bonn, Diss. med., Bonn 1965. STEUDEL, Johannes: Zur Geschichte der medizinischen Universitäts-Poliklinik Bonn, Bonn 1971. KREUTZBERG, Bernhard: 200 Jahre chirurgische Klinik Bonn, Bonn 1972. BURBACH, Peter: Das Krankenhauswesen der Stadt Bonn im 19. Jahrhundert, Studien zur Geschichte des Krankenhauswesens 5, Münster 1977.

[10] Philipp Franz von Walther (1782-1849), 1803 Dr. med. (Landshut), O in Bamberg, 1804 O der Physiologie und Chirurgie in Landshut, 1818 O für Chirurgie und Augenheilkunde in Bonn, 1830 O in München. CALLISEN 20 (1834), S. 370-379, 33 (1845), S. 214 f. Die deutsche Medizin im 19. Jahrhundert, eine Festgabe, dargebracht Philipp Franz von Walther vom Ärztlichen Verein zu München, München 1843. Allg. med. Centr.-Ztg. 19, 1850, S. 30. Arch. gén. de méd., 1850, III, pp. 247-250. Gaz. méd. de Par., 3e série 5, 1850, pp. 591-594. MARTIN, Aloys: Philipp Franz v. Walthers Leben und Wirken, Journal für Chirurgie und Augenheilkunde, Suppl., Berlin 1850. N. med.-chir. Ztg., 1850, I, S. 353- 367. Med. Alm. Berl., 1851, S. 9-11. NUSSBAUM, Johann Nepomuk von: Festrede zu P. F. v. Walthers hundertjährigem Geburtstage, München 1882. ADB 41 (1896), S. 121 f. WEINLAND, August: Ph. F. von Walther und seine Bedeutung für die deutsche Chirurgie und Augenheilkunde, Diss. med., München 1905. HIRSCHBERG 14.2 (1911), § 505, S. 205-246. HAASE, Hermann: Philipp Franz von Walther und sein Verhältnis zur Schellingschen Philosophie, München 1920. BLÄ 5 (1934), S. 838-841. KOERTING, Walther: Von Walthers Anschauungen über die historische Entwicklung des Ärztestandes, Bayer. Ärztebl. 18, 1963, S. 169-175. NEUHANN, Wilhelm (Hrsg.): Philipp Franz von Walther als Ophthalmologe, dargestellt nach der von Max Gremminger gefertigten Nachschrift seiner Vorlesungen aus den Jahren 1843/44, Schriftenreihe der Münchner Vereinigung für Geschichte der Medizin 19, Gräfelfing 1986. KUCKERTZ, Norbert: Erkenntnistheoretische Positionen und wissenschaftliche Methodik des naturphilosophischen Mediziners Philipp Franz von Walther (1782-1849), dargestellt an seinen ophthalmologischen und physiologischen Veröffentlichungen, Medizinhist. J. 22(2-3), 1987, S. 312-327.

[11] WALTHER, Philipp Franz von: Über die Harnsteine, ihre Entstehung und Klassifikation, Journal für Chirurgie

Das Doktorexamen

Das Doktorexamen machte ich zugleich mit meinen Freunden Hasse[1] von Rotenburg und Heinrich Hirzel[2] am 23. Juli 1828, somit dem dritten Semester meiner Studien in Göttingen. Dasselbe dauerte von halb sechs abends bis halb zehn Uhr. Nach Vollendung desselben mussten wir abtreten, und schon zwei Minuten nachher wurden wir wieder hineingerufen, um unser Urteil zu vernehmen, das lautete: Die Fakultät sei mit unseren Antworten sehr wohl zufrieden, und es stehe uns nun kein Hindernis im Wege, uns, sobald wir dies wollten, die Doktorwürde erteilen zu lassen.

Die Promotion fand alsbald am 27. August statt. Blumenbach war Praeses, den ich in der Kutsche abholen musste. Er verlangte, dass ich immer vor ihm ins Zimmer und vor ihm aus demselben gehe, und er tat dieses auf seine originelle Weise. Stromeyer als Dekan aber erhob mich zum Doktor und gab mir das Diplom: «Virum praenobilissimum atque doctissimum Conradum Meyereum, Helveto-Tigurinum, post publice et privatimque exhibito egregia scientia specimina die 27 Augusti anno 1828 medicinae, chirurgiae et artis obstetriciae doctorem creavi et renunciavi.»

Mein lieber von Muralt[3] und Ziegler[4] von Schaffhausen waren meine Opponenten bei der Disputation, die in lateinischer Sprache gehalten werden musste[5]. Natürlich hatte man sich einige Tage vorher gehörig vorbereitet, und gewiss ging es nicht ohne mannigfaltige sprachliche Schnitzer ab, die jedoch der Hauptsache keinen Eintrag machten.

---

und Augenheilkunde 7, 1825, S. 189-220, 387-434.

[1] Friedrich Wilhelm Julius Hasse (um 1804-1858), Apotheker, 1828 Dr. med. (Göttingen), praktischer Arzt in Rotenburg/Hannover, dann in Celle. Porträtslg. Meyer, Mappe H, MHIZ.

[2] Hans Heinrich Hirzel (1806-1884), 1828 Dr. med. (Göttingen), praktischer Arzt in Zürich, 1837 Armenarzt der Stadt Zürich, 1838 Arzt an der Pfrundanstalt, 1844 Sekretär des Gesundheitsrates des Kantons Zürich, Mitglied der städtischen Armenpflege. Veröffentlichungen aus dem Archive der Familie Hirzel von Zürich, Bd. 2, Zürich 1949, Tafel Nr. 52. Anonymus: Zur Erinnerung an Hans Heinrich Hirzel-Schinz, Zürich 1884. WYSS, Georg von: Vortrag vor der Gesellschaft der Böcke, gehalten im grossen Botte derselben am 27.3.1884, Zürich 1884, S. 18 f.

[3] Leonhard von Muralt (1806-1891), Dr. med., praktischer Arzt und Dozent für Augenheilkunde in Zürich, vgl. S. 58-67.

[4] Friedrich Heinrich ZIEGLER (1803-1830), 1828 Dr. med. (Göttingen). MÄGIS, Conrad: Die Schaffhauser Schriftsteller von der Reformation bis zur Gegenwart, biographisch-bibliographisch dargestellt, Schaffhausen 1869, S. 107. Le livre du recteur de l'Académie de Genève, 1559-1878, publié par Suzanne STELLING-MICHAUD, vol. 6, Genève 1980, p. 290.

[5] Theses quas gratiosi medicorum ordinis auctoritate atque consensu in Academia Georgia Augusta pro summis in medicina, chirurgia et arte obstetricia honoribus, rite obtinendis die XXVII. m. Augusti a. MDCCCXXVIII, publice defendet Conradus MEYER, Helveto-Tigurinus, opponentibus Leonhard. de MURALTO, M. D., Frid. Henr. de ZIEGLER, M. D., Göttingen 1828.
Meyers sieben Thesen lauten wie folgt: I) Trepanatione nunquam cura prophylactica utendum est. II) Respiratione oxygenium in sanguinem non transit. III) Causa proxima labii leporini est foetus retardata formatio, scilicet ossa intermaxillaria in statu naturali antea separata. IV) Versio foetus in pedes, versioni eius in caput semper est praeferenda. V) Caries sicca et exfoliatio ossis sensibilis est necrosis partialis. VI) Varioloides iam cognitae ante inoculationem vaccinarum et probabiliter varicellae sic dictae verrucosae sunt. VII) Curae entropii radicali non solum excisio cutis externae palpebrarum sufficit, sed etiam nonnullae musculi orbicularis fibrae dissecandae sunt.

Ich hatte nicht mehr Zeit genug, die zwar schon seit einiger Zeit angefangene Dissertation noch in Göttingen zu vollenden; dieselbe kam Ende dieses Jahres in Berlin heraus unter dem Titel: «De exstirpatione partium degeneratorum ossis maxillae inferioris»[6].

Nach diesen Vorgängen, zu denen ich mich mit Anwendung all meiner Kräfte vorbereitet hatte und mir nur wenig Erholung erlaubte, fühlte ich mich sehr abgespannt. Ich besuchte zwar die Vorlesungen und war fleissig in den Kliniken mit der praktischen Seite meines Berufes beschäftigt, jedoch zu angestrengtem Arbeiten untauglich. Für meine Dissertation sammelte ich die nötigen Materialien. Die Ausarbeitung derselben aber konnte ich in Göttingen nicht vollenden, besorgte dafür einzig noch die lithographischen Beilagen[7].

Meiner in diesen Tagen gepflogenen Korrespondenz kann man meine geistige Abspannung wohl anmerken. Ich war daher froh, als wir unsere Ankäufe von Instrumenten besorgt, die Kisten mit anatomischen Präparaten etc. verpackt und unsere Vorbereitungen zur Reise nach Berlin vollendet hatten. Dennoch verliess ich Göttingen nicht ohne ein dankbares und fast wehmütiges Gefühl beim Rückblick auf die daselbst verlebten einhalb Jahre meiner Jugend- und Studienzeit. Angeregt und unterrichtet von trefflichen Lehrern wie Himly, Langenbeck, Stromeyer, Conradi, Mende, Osiander, Blumenbach etc. ging unser Weiterbauen auf der in Zürich erhaltenen Grundlage leicht und mit Erfolg vonstatten, und Welt- und Menschenkenntnis förderten unsere humane Bildung. Auch der Besuch der Loge hat gewiss auf unser sittliches Wesen wohltätig fördernd eingewirkt.

Göttingen war in der damaligen Zeit durch das Zusammenwirken vorzüglicher Lehrer eine der besten Universitäten Deutschlands, besonders mit Hinsicht der Medizinischen Fakultät. Die Frequenz der Studierenden, 1 200, war immer noch bedeutend.

Die hier weilenden Studierenden gehörten grösstenteils den gebildeten Ständen an, und ein rohes, burschikoses Wesen gehörte nicht zum Comment, vielmehr begegnete man sich in den Kollegien und ausser denselben mit Anstand und Höflichkeit. Die Duelle waren geduldet und hielten die jungen Brauseköpfe in Schranken, waren auch nicht eben schwer zu vermeiden, so dass z. B. mein lieber Freund von Muralt und ich davon verschont geblieben waren, ohne dass wir nötig gehabt hätten, davor zurückzuschrecken, und auch deswegen nicht weniger geachtet waren.

Soll ich noch einiges Charakteristisches über die Mitglieder der Medizinischen Fakultät beifügen, so ist es in kurzem folgendes: Blumenbach, bei dem ich vergleichende Anatomie anhörte, war gealtert, aber immer noch genial und anregend und erfreute durch seine witzigen Einfälle. Stromeyer, in Chemie und Pharmazie ein ausgezeichneter Lehrer, war rüstig vorwärts geschritten mit den tagtäglich neu hereinbrechenden Entdeckungen. Langenbeck, ausgezeichnet durch seine operative Fertigkeit mehr als durch geniale Methoden, als Lehrer unermüdet, als Schriftsteller ungeniessbar; ihm fehlte eine umfassende wissenschaftliche Bildung, daher im

---

[6] De exstirpatione partium degeneratorum ossis maxillae inferioris, Dissertatio inauguralis medico-chirurgica quam gratiosi medicorum ordinis auctoritate et consensu in Academia Georgia Augusta Gottingae, summis in medicina, chirurgia arteque obstetricia honoribus, rite impetratis publico eruditorum examini submittit, auctor J. Conradus MEYER, Helveto-Tigurinus, Doctor medicinae, chirurgiae, artisque obstetriciae, cum tabulis duabus lithographicis, Berlin 1828. Vgl. auch MEYER-BODMER, Conrad [Grossvater von Meyer-Hofmeister]: Beobachtungen von einem Beinfrass des untern Kinnbackens, Museum der Heilkunde, Bd. 1, Zürich 1792, S. 268-275.

[7] Zwei Tafeln zu drei Figuren: Gesicht nach Operation und zwei Operationspräparate nach Exstirpation des krankhaften Unterkiefers, gedruckt im Institut von J. Storch, Schützenstrasse 32, Berlin.

DE EXSTIRPATIONE PARTIUM DEGENERATARUM OSSIS MAXILLAE INFERIORIS.

DISSERTATIO
INAUGURALIS MEDICO-CHIRURGICA

QUAM

GRATIOSI MEDICORUM ORDINIS
AUCTORITATE ET CONSENSU

IN

ACADEMIA GEORGIA AUGUSTA
GOTTINGAE

SUMMIS IN MEDICINA, CHIRURGIA
ARTEQUE OBSTETRICIA HONORIBUS
RITE IMPETRATIS
PUBLICO ERUDITORUM EXAMINI SUBMITTIT
AUCTOR

J. CONRADUS MEYER.
HELVETO-TIGURINUS.
DOCTOR MEDICINAE, CHIRURGIAE, ARTISQUE OBSTETRICIAE.

CUM TABULIS DUABUS LITHOGRAPHICIS.

BEROLINI
TYPIS FEISTERIANIS ET EISERSDORFFIANIS.
MDCCCXXVIII.

Titelblatt der 1828 in Berlin gedruckten Göttinger Dissertation von Conrad Meyer-Hofmeister.

Umgange oft unfein und über seine Kollegen absprechend. Himly geistreich, wissenschaftlich umfassende Bildung, zuweilen besonders im Kapitel der allgemeinen Pathologie oft in naturphilosophischen Theorien sich ergehend, jedoch anregend und angenehm im Umgange, in der Ophthalmologie und Ohrenheilkunde selbständig vorwärtsschreitend, in beiden Wissenschaften bahnbrechend und befruchtend wirkend für die neuere Zeit. Conradi gelehrter, moderner Dogmatiker. Mende zum Geburtshelfer zwar nicht sehr geschickt, jedoch guter Lehrer, seine Vorlesungen über gerichtliche Medizin vorzüglich. Ihn ersetzte Osiander, der Sohn, durch seine praktische Geschicklichkeit. Leider war meine Zeit durch die medizinischen Studien zu sehr in Anspruch genommen, als dass ich noch an den Vorlesungen philosophischer oder geschichtlicher Richtung hätte teilnehmen können.

Am 12. Oktober 1828 verliessen Conrad Meyer und Leonhard von Muralt Göttingen, begleitet von 14 Landsleuten, denen sie in Northeim ihren Doktor- und Abschiedsschmaus stifteten. In Clausthal, Goslar und Isenburg liessen sie sich Bergwerke und Eisenhütten zeigen. Anschliessend bestiegen sie den Brocken. Eine Harzreise führte sie über Ballenstedt (mit Besuch des Anhalt-Bernburgischen Schlosses), Alexisbad, Harzgerode und die Festung Mansfeld nach Halle und Leipzig.

Leipzig 13. Oktober 1828

Einige Bemerkungen über Halle werde ich später anführen. In Leipzig[1] lernten wir Herrn Prof. Clarus[2] als einen trefflichen Beobachter kennen. Ohne Homöopathiker zu sein, wendet der-

---

[1] Zur 1409 gegründeten Universität Leipzig: Festschrift zur Feier des 500jährigen Bestehens der Universität Leipzig, Bd. 3, Leipzig 1909. EULENBURG, Franz: Die Entwicklung der Universität Leipzig in den letzten 100 Jahren, Leipzig 1909. Karl-Marx-Universität Leipzig 1409-1959, Beiträge zur Universitätsgeschichte, 2 Bde, Leipzig 1959. Karl-Marx-Universität Leipzig, Festschrift zur 550-Jahr-Feier, Leipzig 1959. HELBIG, Herbert: Universität Leipzig, Frankfurt a. M. 1961. Bedeutende Gelehrte in Leipzig, zur 800-Jahr-Feier der Stadt Leipzig im Auftrag von Rektor und Senat der Karl-Marx-Universität, 2 Bde, Leipzig 1965. Alma Mater Lipsiensis, Geschichte der Karl-Marx-Universität Leipzig, hrsg. von Lothar RATHMANN, Leipzig 1984.
Zur Medizinischen Fakultät und zur Medizingeschichte von Leipzig: THIERSCH, Carl: Altes und Neues über die drei grossen Hospitäler Leipzigs, Reden, gehalten in der Aula der Universität Leipzig beim Rektoratswechsel am 31.10.1876, Leipzig 1876, S. 21-91. Die Stadt Leipzig in hygienischer Beziehung, Leipzig 1891. LICHT, Hugo: Das städtische Krankenhaus St. Jakob, Leipzig und seine Bauten, Leipzig 1892, S. 275-285. HIS, Wilhelm: Geschichte der medizinischen Klinik zu Leipzig, Leipzig 1899. RABL, Carl: Geschichte der Anatomie an der Universität Leipzig, Leipzig 1909. SUDHOFF, Karl: Aus der Geschichte der Medizinischen Fakultät zu Leipzig, zum Jubiläum der Universität geschrieben, Dtsch. med. Wschr., 29.7.1909, S. 1315-1319. Das Leipziger medizinische Viertel, hrsg. von Martin WEISER, Vorwort von Karl SUDHOFF, Leipzig 1914. ODIN, Alfred: Entwicklung des Georgen- und des Johannishospitals zu Leipzig bis zum Beginn des 19. Jahrhunderts, Diss. med., Leipzig 1914. SCHREIER, Johanna: Die Entwicklung der Dermato-Venerologie an der Medizinischen Fakultät der Universität Leipzig vom Anfang des 19. Jahrhunderts bis zum Beginn der sozialistischen Umgestaltung an der Universität, Diss. med., Leipzig 1951. STEUDEL, Johannes: Aus der Geschichte der Medizinischen Fakultät in Leipzig, Arzneimittelforschung 9, 1959, S. 723-725. DRUNKENMÖLLE, Claus: Zur Geschichte der Medizinischen Klinik der Universität Leipzig, Diss. med., Leipzig 1965. 550 Jahre Medizinische Fakultät, Festschrift, Leipzig 1965. TREUTLER, H.: 150 Jahre Medizinische Poliklinik in Leipzig, Z. ges. inn. Med. 23, 1968, S. 641-644. MATTIG, H. / KLINGER, M. / RODENBERG, H.: Sechs Jahrzehnte Chirurgie im Krankenhaus St. Georg Leipzig, Zbl. Chir. 96, 1971, S. 625-640. LANGE, Ines: Beiträge Leipziger Chirurgen zur Erkenntnisentwicklung im Fachbereich Chirurgie und zur Einführung neuer chirurgischer Methoden vom Beginn des 19.

selbe fast alle Medikamente in sehr kleinen Gaben an, z. B. den Salmiak ½ Skrupel auf 7 Unzen Wasser. Das Strychnin wandte er an, indem er einige Gran desselben auf eine Stelle legte, von der er vorher die Epidermis durch ein Vesikatorium aufgehoben hatte. Bei einer Aszites wurde Lähmung des Ganglion coeliacum diagnostiziert und daher Unguentum phosphoratum auf die Magengegend eingerieben. Gegen syphilitische Krankheiten wird häufig die Rustsche Inunktionskur[3], zuweilen auch das Aurum muriaticum, besonders bei skrofulösen Kindern, angewendet. Mit grossem Interesse folgten wir einem klinischen Unterrichte, den Professor Clarus in lateinischer Sprache erteilte. Ich glaube, wir hätten uns bald auch in dieser Sprache ausdrücken können, da namentlich am Krankenbette sie sich praktisch bewährte und dem Kranken manche Angst ersparte. Clarus imponierte sehr durch männliche Schönheit und Würde, war ein trefflicher Diagnostiker und Therapeut. Das anatomische Museum[4] unter Prof. Weber[5] und Prosektor Bock[6] ist sehr reich, besonders auch an pathologischen Präparaten.

[1] Jahrhunderts bis zur Mitte der 60er Jahre des 20. Jahrhunderts, Diss. med., Leipzig 1986. KIENE, S. / SCHWOKOWSKI, C. F.: Vom Lacareth zur Klinik und Poliklinik für Chirurgie, 175 Jahre Lehrstuhl für Chirurgie an der Universität Leipzig, Zbl. Chir. 113(21), 1988, S. 1423-1438. WAGNER-PARTHEY, Sabine: Ein Beitrag zur Geschichte der Entwicklung der Klinik für Chirurgie des Bereichs Medizin der Karl-Marx-Universität Leipzig unter besonderer Berücksichtigung des Zeitraumes 1812 bis 1976, Diss. med., Leipzig 1988. Medizinische Fakultät der Universität Leipzig, Hamburg 1990. 575 Jahre Medizinische Fakultät der Universität Leipzig, hrsg. von Ingrid KÄSTNER und Achim THOM, Leipzig 1990.

[2] Johann Christian August Clarus (1774-1854), 1798 Dr. med. (Leipzig), 1799 PD, 1803 EO für Anatomie und Chirurgie, 1820 O der medizinischen Klinik in Leipzig. CALLISEN 4 (1831), S. 192-196, 27 (1839), S. 105-107. STROMEYER, Bd. 1 (1875), S. 218-220. ADB 4 (1876), S. 275. BLÄ 2 (1930), S. 42. EICHLER, Eberhard: Werk und Leben Johann Christian August Clarus, eine Biographie des Leipziger Arztes, Stadt-, Land- und Amtsphysicus, Direktor der medizinischen Klinik, mehrmaligen Dekans und Rektors der Universität Leipzig, Diss. med., Leipzig 1967.

[3] Nach Johann Nepomuk Rust (1775-1840), Professor der Chirurgie in Berlin, vgl. S. 239 f. Gemeint ist eine Schmierkur von bedeutenden Gaben grauer Quecksilbersalbe auf grösseren Hautpartien, dazu kräftige Ernährung, gehörige Bewegung und frische Luft. RUST, Johann Nepomuk: Über die Hungerkur und Heilkraft der methodischen Quecksilber-Einreibung in syphilitischen und nichtsyphilitischen Krankheiten, Mag. f. d. ges. Heilk., H. 3, 1816, S. 354-451. Zusammenfassung der von Rust angegebenen Verfahren bei HANDSCHUH, Georg Friedrich: Die syphilitischen Krankheitsformen und ihre Heilung, München 1831, S. 207-217.

[4] CERUTTI, Friedrich Peter Ludwig: Beschreibung der pathologischen Präparate des anatomischen Theaters zu Leipzig, Leipzig 1819. Ders.: Pathologisch-anatomisches Museum, enthaltend eine Darstellung der vorzüglichsten krankhaften Veränderungen und Bildungsfehler der Organe des menschlichen Körpers, nach ältern und neueren Beobachtungen, Leipzig 1821-1824. Ders.: [Pr.] raroris monstri, in museo anatomico Lipsiensi adversati, descriptio anatomica, Leipzig 1827. RABL, Carl: Das Anatomische Institut, Festschrift zum 500jährigen Jubiläum der Universität Leipzig, Leipzig 1909.

[5] Ernst Heinrich Weber (1795-1878), 1815 Dr. med. (Wittenberg), 1817 PD, 1818 EO, 1821 O für Anatomie und Physiologie in Leipzig. CALLISEN 20 (1834), S. 450-454, 33 (1845), S. 230-232. Deutsche Zeitschrift für praktische Medizin, 1878, V, S. 165. LUDWIG, Carl: Rede zum Gedächtnis an Ernst Heinrich Weber, gehalten am 24.2.1878 in der akademischen Aula zu Leipzig, Leipzig 1878. ADB 41 (1896), S. 290. POLITZER, Adam: Geschichte der Ohrenheilkunde, Bd. 1, Stuttgart 1907, S. 414-416. DAWSON, Percy M.: The life and work of Ernest Heinrich Weber, Phi Beta Pi Quarterly 25, 1928, pp. 86-116. BLÄ 5 (1934), S. 866 f. HOFFMANN, P.: Ernst Heinrich Webers «Annotationes anatomicae et physiologicae», Med. Klin. 30, 1934, S. 1250. RENQVIST, Irjö: Das Webersche Gesetz im Lichte der Wissenschaftslogik, Arch. Gesch. Med. 27, 1934, S. 243-249. HOFF, Hebbel E.: Vagal stimulation before Weber, Ann. med. Hist., n. s. 8, 1936, pp. 138-144. Ernst Heinrich Weber, Leipzig physiologist, J. Amer. med. Ass. 199, 1967, pp. 272-273. BÜCK-RICH, Ursula: Ernst Heinrich Weber und der Anfang einer Physiologie der Hautsinne, Diss. med., ZMA 70, Zürich 1970. HUIZING, E. H.: The early descriptions of the so-called tuning-fork tests of Weber and Rinne, O. R. L. 35, 1973, pp. 278-282, 37, 1975, pp. 88-96. Dict. scient. biogr. 14 (1976), pp. 199-202. MEISCHNER, Wolfram: Ernst

Die Reise von Leipzig nach Dresden wurde durch viele Wagen belebt, die zur Messe nach Leipzig fuhren. In der Meissener Porzellanfabrik erstand sich Conrad Meyer einen Pfeifenkopf mit Äskulap-Malerei. Die beiden Elbufer, rechts bewachsen mit Reben, links mit Waldungen, erinnerten ihn ans heimatliche Limmattal.

Dresden 14. Oktober 1828

Meyer empfand Dresden als deutsches Florenz, wo sich Kunst und Natur in schönster Harmonie und Abwechslung vereinigten. Die herrliche Gemäldesammlung, das japanische Palais mit seinen Bildhauerarbeiten, die Rüstkammer sowie die prächtige protestantische Frauenkirche und die katholische Hofkirche boten reichen Stoff zur Weckung des Kunstsinns. Als weniger ansprechend empfanden die Freunde die Juwelen des Grünen Gewölbes, die sie lieber zur Förderung nützlicher Bestrebungen versilbert hätten. In der Hofkirche lauschten sie der darin gespielten Kirchenmusik, wobei sie von den Stimmen zweier Kastraten unangenehm berührt waren. Auf einem Spaziergang im Schlosspark von Pillnitz begegneten die beiden Zürcher dem 73jährigen König Anton von Sachsen.

Ausserdem besahen wir die naturwissenschaftlichen Sammlungen im Zwinger sowie die seit 1816 bestehende anatomische Sammlung[1]. Dieselbe wurde uns vom Prosektor der Anatomie,

---

Heinrich Weber, Z. Psychol. 186(2), 1978, S. 159-169. HILDEBRAND, Reinhard: Johannes Müller und Friedrich Schlemm, Ernst Heinrich und Eduard Friedrich Weber, Bernhard von Langenbeck und Johann Christian Jüngken in Zeichnungen des Porträtisten J. Kayser, Sudhoffs Arch. Gesch. Med. 70, 1986, S. 153-166.

[6] August Carl Bock (1782-1833), 1815 Dr. med. (Erfurt), 1814 Prosektor der Anatomie in Leipzig. CALLISEN 2 (1830), S. 369-372, 26 (1838), S. 344 f. NND 11, 1833, I, S. 79-81. STROMEYER, Bd. 1 (1875), S. 220 f. BLÄ 1 (1929), S. 583. Vgl. auch SCHIERHORN, Helmke: Der Prosektor und seine Stellung in der Hierarchie anatomischer Institutionen, demonstriert v. a. an den Anatomien in Berlin, Halle, Leipzig, Rostock und Greifswald, Anat. Anz. 159, 1985, S. 311-346.

[1] SCHÖNHERR, Wolfgang: Geschichte der pathologischen Anatomie in Dresden, Diss. med., Dresden 1988. Zum Medizinalwesen in Dresden: Chirurgisch-medizinische Akademie, Bedingungen, unter welchen Kranke in die klinischen Anstalten für innere und äussere Krankheiten, mit Einschluss der Augenkrankheiten, bei der chirurgisch-medizinischen Akademie zu Dresden aufgenommen werden, Dresden [um 1829]. Über die Bedürfnisse und Mittel der Universität Leipzig mit vorzüglicher Berücksichtigung des medizinischen Lehrfaches, veranlasst durch eine Schrift der chirurgisch-medizinischen Akademie in Dresden, Leipzig 1833. Erklärung der medizinischen Fakultät zu Leipzig, die chirurgisch-medizinische Akademie in Dresden betreffend, Leipzig 1833. HILLE, Karl Christian: Das kgl. Krankenstift zu Dresden (Friedrichstadt) nach seiner Geschichte, Einrichtung und seinen Leistungen, Dresden 1833. Chirurgisch-medizinische Akademie, Gesetze für die Studierenden der kgl. sächsischen chirurgisch-medizinischen Akademie zu Dresden, Dresden 1835. FRÖHLICH, Hermann: Das einstige Collegium medico-chirurgicum in Dresden, Dresdner Geschichtsblätter 6, 1897, S. 1-11. BLANCKMEISTER, Franz: Zur Geschichte des alten Stadtkrankenhauses in Dresden (1568-1849), Festschrift zur Feier des 50jährigen Bestehens des Stadtkrankenhauses Dresden-Friedrichstadt, Dresden 1899. Das Stadtkrankenhaus Johannstadt in Dresden, hrsg. vom Rat zu Dresden, Dresden 1902. WEBER, Friedrich August: Zwei Jahrhunderte sächsisches Medizinalwesen, Veröffentlichungen aus dem Gebiet des Volksgesundheitsdienstes, Schriftenreihe aus dem Arbeitsgebiet der Abteilung Volksgesundheit des Reichs- und Preussischen Ministeriums des Innern 48, H. 6, Berlin 1937. FROMME, Albert: Geschichte und Entwicklung der Medizinischen Akademie in Dresden, Zschr. ärztl. Fortbildg. 49, 1955, S. 361-370. MATHAES, Ruth: Die ältesten Hospitäler Dresdens, Wissenschaftliche Zeitschrift der Technischen Hochschule Dresden 6, 1956/57, S. 29-30. MAI, Johannes: Die Geschichte der Chirurgie in Dresden, Diss. med., Dresden 1958. KLEINE-NATROP, Heinz-Egon: Die Medizinische Akademie in

Dr. Frenzel[2], zuvorkommend vorgewiesen und die interessantesten der Präparate gezeigt. Besonders interessierte uns eine Sammlung von Nationalschädeln, welche aus den letzten Kriegen herrührte und von den Militärärzten eingesandt worden war. Diese Sammlung mag Carus[3]

Dresden, Schriften der Medizinischen Akademie Dresden 2, 1963, S. 31-36. Ders.: Das heilkundige Dresden, Dresdner Chirurgenschulen und medizinische Lehrstätten in drei Jahrhunderten, 2. Aufl., Dresden 1964. PRÜGNER, Knut: Die an der Dresdner Chirurgisch-medizinischen Akademie in den Jahren 1816 bis 1863 gehaltenen Vorlesungen, Diss. med., 2 Bde, Dresden 1983. KLIMPEL, Volker: Das chirurgische Erbe, zur chirurgischen Ausbildung am ehemaligen Dresdner Collegium medico-chirurgicum, Zbl. Chir. 115(3), 1990, S. 181-185.

[2] Franz Angelus Frenzel, 1822 Dr. med. (Breslau), Prosektor der Anatomie in Dresden. CALLISEN 6 (1831), S. 459.

[3] Carl Gustav Carus (1789-1869), 1811 Dr. med. (Leipzig), PD für vergleichende Anatomie in Leipzig, 1814 Prof. der Geburtshilfe und Direktor der kgl. Hebammenschule in Dresden. CALLISEN 3 (1830), S. 508-516, 27 (1839), S. 38-41. Denkschrift zur Feier des 50jährigen Doktorjubiläums des Prof. Carus, Dresden 1861. CARUS, Carl Gustav: Lebenserinnerungen und Denkwürdigkeiten, 4 Teile, Leipzig 1865/66. MERBACH, P. M.: Gedächtnisrede auf Carus, Beilage zum Jahresbericht der Gesellschaft für Natur- und Heilkunde in Dresden, Dresden 1870, S. 104-130. Sitzungsbericht der kgl. bayerischen Akademie der Wissenschaften zu München, 1870, I, S. 412-415. STROMEYER, Bd. 1 (1875), S. 222 f, 226, 229-236. ADB 4 (1876), S. 37 f. EBSTEIN, Erich: Ärzte-Memoiren, Berlin 1923, S. 177-196. BERNOULLI, Christoph / KERN, Hans: Romantische Naturphilosophie, Jena 1926, S. 301-386, 427 f. ZAUNICK, Rudolph: «Klage an Hygiea», ein Jugendgedicht von Carl Gustav Carus, Sudhoffs Arch. Gesch. Med. 18, 1926, S. 109-111. Ders.: Zwei Briefe Lorenz Okens an Carl Gustav Carus, ein Beitrag zu Carus' Gesamtwürdigung als Biologen, Mitt. Gesch. Med. Naturwiss. 25, 1926, S. 141-146, 205-213. Ders.: Carl Gustav Carus, eine historisch-kritische Literaturschau, Dresden 1930. MÜLLER, G. Fritz W.: Die Anthropologie des Carl Gustav Carus, Berlin 1937. SAUERBRUCH, Ferdinand: Carl Gustav Carus zu Ehren, Worte bei der Enthüllung einer Gedenktafel am Carus-Haus zu Dresden am 20.9.1936, Arch. Gesch. Med. 30, 1937, S. 113 f. NADLER, Käte: G. W. F. Hegel und C. G. Carus, zum Verhältnis idealistischer und romantischer Naturphilosophie, Arch. Gesch. Med. 31, 1938, S. 164-188. Carl Gustav Carus und Carl Friedrich Philipp von Martius, eine Altersfreundschaft in Briefen, hrsg. von G. SCHMID, Halle 1939. KERN, Hans: C. G. Carus, Persönlichkeit und Werk, Berlin 1942. STÖCKLEIN, Paul: Carl Gustav Carus, Menschen und Völker, Hamburg 1943. DES BOOR, Ursula: Ein Beitrag zur Psychologie des Carl Gustav Carus, Diss. med., Heidelberg 1946. KUHN, Hans Josef: C. G. Carus' Lehre vom Unbewussten, Diss. med., Tübingen 1947. KUNST, Hildegard: Eine Betrachtung physiognomischer und konstitutionstypologischer Grundlehren bei Carl Gustav Carus und den Modernen, Diss. med., Düsseldorf 1948. SOEDER, Michael: Das Mass des Menschen bei Carl Gustav Carus, ein Beitrag zur Geschichte der Proportionenlehre, Diss. med., Frankfurt 1949. KLOOS, Gerhard: Die Konstitutionslehre von Carl Gustav Carus, mit besonderer Berücksichtigung seiner Physiognomik, mit einem Geleitwort von Karl JASPERS, Basel 1951. OPITZ, Renate: Der Krankheitsbegriff bei Carl Gustav Carus, Diss. med., Göttingen 1951. FEREMUTSCH, Kurt: Die Grundzüge der Hirnanatomie bei Carl Gustav Carus, Centaurus 2, 1951-1953, S. 52-85. FARBSTEIN, Wolf: Romantische Einflüsse in der Geschichte der Psychologie im deutschen Sprachgebiet, Carl Gustav Carus und die neuere Psychologie, Zürich 1953. NEUBURGER, Max: C. G. Carus on the state of medicine in Britain, Science, medicine and history [...] ed. by Charles SINGER, vol. 2, London 1953, pp. 263-273. HAMBURY, H. J.: A visit of Professor Carus of Dresden to the Royal College of Surgeons in 1844, Ann. roy. Coll. Surg. Engl. 18, 1956, pp. 262-265. NDB 3 (1957), S. 161-163. SCHIPPERGES, Heinrich: Humboldt, Carus und das Tischrücken, Sudhoffs Arch. Gesch. Med. 43, 1959, S. 186-188. KIRCHNER, Berna: Carl Gustav Carus, seine poetische Wissenschaft und seine Kunsttheorie, sein Verhältnis zu Goethe und seine Bedeutung in der Literaturwissenschaft, Diss. phil., Bonn 1960. Denkwürdigkeiten aus Europa, mitgeteilt von Carl Gustav Carus, zu einem Lebensbild zusammengestellt von Manfred SCHLÖSSER, Hamburg 1963. HENTSCHEL, Walter: Villa Carus, die Geschichte des Dresdner Carus-Hauses, Schriften der medizinischen Akademie Dresden 3, 1963, S. 5-60. KLEINE-NATROP, Heinz-Egon: Als Carus noch in der Klinik wohnte, Schriften der medizinischen Akademie Dresden 3, 1963, S. 61-102. Carl Gustav Carus als Leiter der Entbindungsschule [Dresden], (1814-1827), KLEINE-NATROP (1964), S. 127-153. Ders.: Carl Gustav Carus, Leibarzt und Landschaftsmaler, Medizinischer Monatsspiegel (Merck) 16, 1967, S. 3-7. PRAUSE, Marianne: Carl Gustav Carus, Leben und Werk, Berlin 1968. EMICH, Isolde: In memoriam Carl Gustav

zu seiner Bearbeitung seiner Kranioskopie gedient, ja vielleicht dazu angeregt haben[4]. Haase[5] war damals nach dem Rücktritt von Carus Direktor der Gebäranstalt. Er nahm uns freundlich auf und liess uns die gynäkologische Sammlung sehen, die reich an seltenen Präparaten, z. B. eine Graviditas intertestinalis, ist.

Die in jeder Hinsicht trefflich eingerichtete Irrenanstalt auf dem Sonnenstein bei Pirna war für uns von grossem Interesse[6]. Die herrliche Lage, die grossen Gärten, die vielfältigen Gele-

---

Carus, Mat. Ther. 15, 1969, S. 121-132. FICKER, F.: Medizin und Kunst 3, Carl Gustav Carus, das Bild eines Arztes, Wissenschaftlers und Künstlers, Hippokrates 40, 1969, S. 680-685. FRANK, Hans Rudolf: Naturforscher aus Leidenschaft, zur Ehrenrettung eines Autobiografen, Med. Klin. 64, 1969, S. 1369-1372. KLOPPE, Wolfgang: Erinnerung an Carl Gustav Carus, Berlin 1969. ABELN, Reinhard: Unbewusstes und Unterbewusstes bei Carl Gustav Carus und Aristoteles, Maisenheim am Glan 1970. KLEINE-NATROP, Heinz-Egon: Carl Gustav Carus, ausgewählte Aspekte seines Lebens hundert Jahre nach seinem Tod, Nova Acta Leopold. 36, N. F., 1970, S. 199-247. KLOPPE, Wolfgang: Carl Gustav Carus in Berlin, Berlin 1970. SCHNECK, Peter: Carl Gustav Carus als Geburtshelfer und Frauenarzt, Zbl. Gynäk. 92 (1970), S. 28-39. BISHOP, Donald H.: The Carus-James controversy, J. Hist. Ideas 35, 1974, S. 509-520. KLOPPE, Wolfgang: Die Lebenskunst bei Carl Gustav Carus, Med. Mschr. 30(11), 1976, S. 499-506. JÄCKLE, Erwin: Baumeister der unsichtbaren Kirche, Lessing, Adam Müller, Carus, Stuttgart 1977. GENSCHOREK, Wolfgang: Carl Gustav Carus, Arzt, Künstler, Naturforscher, 4. Aufl., Leipzig 1986. Carl Gustav Carus, Dresdner Hefte 18, Beiträge zur Kulturgeschichte, Dresden 1989. GERABEK, Werner: Carl Gustav Carus und die Heilkunde, zum 200. Todestag des romantischen Naturforschers am 3.1.1989, Würzb. med. hist. Mittlg. 7, 1989, S. 237-258. SAREMBE, B.: Carl Gustav Carus, der erste Direktor des neu eingerichteten Entbindungsinstitutes an der kgl. chirurgisch-medizinischen Akademie in Dresden 1814-1827, Zbl. Gynäk. 111(15), 1989, S. 1055-1067. STUBBE, Hannes: Hatten die Germanen graue Augen?, Rassenpsychologisches bei Carl Gustav Carus, Psychol. und Gesch. 1(3), 1989, S. 44-53. GRAF-HÄRING, Verena: Das Leib-Seele-Problem bei Carl Gustav Carus, Diss. med., Zürich 1990. JÄHNE, Manfred: Carl Gustav Carus und seine einzige ophthalmologische Publikation, Gesnerus 47(1), 1990, S. 45-52. GROSCHE, Stefan: Lebenskunst und Heilkunde bei C. G. Carus, Diss. med., Göttingen 1993.

[4] CARUS, Carl Gustav: Grundzüge einer neuen und wissenschaftlich begründeten Kranioskopie (Schädellehre), Stuttgart 1841. Ders.: Atlas der Kranioskopie (Schädelbetrachtung) oder Abbildungen der Schädel und Antlitzformen berühmter und merkwürdiger Personen, Leipzig 1843-1845. Ders.: Neuer Atlas der Kranioskopie, enthaltend dreissig Tafeln Abbildungen merkwürdiger Totenmasken und Schädel, 2. Aufl., Leipzig 1864.

[5] Carl Friedrich Haase (1788-1865), 1812 Dr. phil. (Leipzig), 1813 Dr. med. (Leipzig), 1828 Prof. der Geburtshilfe in Dresden. CALLISEN 8 (1831), S. 6 f, 28 (1840), S. 332. SIEBOLD, 2. Bd. (1902), S. 709. BLÄ 3 (1931), S. 4. KLEINE-NATROP (1964), S. 176.

[6] Zum 1573 anstelle einer alten Burg errichteten Schloss Sonnenstein, Staatsgefängnis, seit 1811/1814 Irrenanstalt: Nachricht von der Heil- und Verpflegungsanstalt Sonnenstein, Dresden 1817. NOSTIZ UND JÄNCKENDORF, Gottlob Adolf Ernst von: Beschreibung der kgl. sächsischen Heil- und Verpflegungsanstalt Sonnenstein, 2 Teile, Dresden 1819-1829. KLOSE, Friedrich August: Übersicht der Vorfälle und Leistungen der Heil- und Verpflegungsanstalt zu Sonnenstein in den Jahren 1831 bis mit 1835, Beitr. z. prakt. Heilk., 1836, III, S. 131-142. ILBERG: Von der Gründung der Irrenanstalt Sonnenstein im Jahre 1811 und der Behandlung der Seelenkranken daselbst vor 100 Jahren, Allg. Zschr. Psych. 84, 1926, S. 237 f. JETTER, Dieter: Zur Typologie des Irrenhauses in Frankreich und Deutschland (1780-1840), Wiesbaden 1971, S. 122-127. TRENCKMANN, Ulrich: Die institutionell-administrative Entwicklung der Unterbringung und Behandlung Geisteskranker in Sachsen vom Absolutismus bis zur bürgerlichen Revolution, Z. ges. Hyg. 25(7), 1979, S. 536-539. EICHHORN, Hans: Ernst Gottlob Pienitz und die Heil- und Verpflegungsanstalt Sonnenstein, Psychiatr. Neurol. Med. Psychol. 34(1), 1982, S. 60-63. Ders.: Die Heil- und Verpflegungsanstalt Sonnenstein bei Pirna und ihre Bedeutung für die Entwicklung der deutschen Psychiatrie, zur Geschichte der Psychiatrie im 19. Jahrhundert, hrsg. von Achim THOM, Berlin 1984, S. 49-57. Ders.: Neue Nachrichten aus der Heil- und Verpflegungsanstalt Sonnenstein bei Pirna, Psychiatr. Neurol. Med. Psychol. 38(6), 1986, S. 359-365. MEISEL, Silke: Einrichtungen zur Aufnahme und Behandlung psychisch Kranker in Dresden im frühen 19. Jahrhundert bis zur Gegenwart, Diss. med., Dresden 1986.

genheiten zu Beschäftigungen und die Absonderung der Rekonvaleszenten von den Kranken sowie die äusserst milde Behandlung sind wohl hauptsächlich die Ursachen der günstigen Resultate der Heilung. Noch drei Jahre lang nach ihrem Austritte aus der Anstalt wurden die aus derselben entlassenen Kranken der Aufsicht der Anstalt unterzogen und konnten zu jeder Zeit wieder aufgenommen werden.

Von Dresden aus fuhren Meyer und von Muralt nach Tharandt, berühmt durch seine Forstschule, anschliessend weiter nach Freiberg, wo sie in ein Silberbergwerk hinunterstiegen. Man belehrte sie, dass der Prozess von der Erzgewinnung bis zur Münzprägung kaum mehr einbringe, als der Aufwand für die Bezahlung der Arbeiter und für die Betriebskosten betrage. Auffallend war, dass das Alter der Bergleute das fünfzigste Jahr selten überstieg. In Leipzig, immer noch äusserst belebt durch die Messe, besuchten sie das nach neueren Grundsätzen geleitete Taubstummeninstitut, wo namentlich auf den Sprachunterricht grosse Sorgfalt verwendet wurde. Der Ausblick von der Sternwarte gewährte einen Blick auf das Schlachtfeld von 1813. In Wittenberg besahen die Zürcher das Lutherdenkmal, fuhren durch Potsdam und erreichten schliesslich die preussische Hauptstadt.

Berlin 15. Oktober 1828 bis 1. April 1829

Neben der medizinischen Fortbildung fesselte die beiden Zürcher in Berlin vor allem das von vorzüglichen Schauspielern geprägte Theaterleben; fast allabendlich besuchten sie Lustspiele am Königstädter Theater, Aufführungen deutscher Klassiker oder von Shakespeare am königlichen Theater oder das Opernhaus. An der Karnevalsredoute im Opernhaus waren kaum Damen der besseren Gesellschaft zu sehen; man konnte im Gegenteil mit den wegen ihres «elenden Verdienstes» anwesenden Frauen «den Spass etwas massiv treiben».

Die Gesellschaft der Schweizer traf sich zum Mittagessen, oft auch am Abend in der Speisewirtschaft des Aargauers Nägeli, zum Zeitungslesen beim Bündner Konditor Giovanoli. Die zahlreichen Schweizer Studenten der verschiedenen Fakultäten unterhielten ein geselliges Leben bei Trank, Gesang, Karten- und Billardspiel. Meyer und von Muralt fanden häufige Aufnahme in den Häusern des Bankiers Brendel, eines Freimaurers, und des Kaufmanns Wolf, dessen Sohn sie anlässlich der Rheinreise kennengelernt hatten. Oftmals waren sie auch zu Gast bei von Muralts Onkel, Conchilienhändler Daniel von Muralt an der Königsstrasse.

Eingeführt durch ihre Lehrer Kluge und Siebold folgten sie – teilweise auf Ehrenplätzen – der Arbeit der «Grossen Landesloge», der Logen «Zu den drei Seraphien» und «Royal York» sowie der Loge «Zu den drei Weltkugeln», die sich der Mitgliedschaft Friedrichs des Grossen rühmen konnte. Überall war die Aufnahme der Gäste eine freundliche; Meyer empfand das Zusammensein als ernst und von echt freimaurerischem Geiste getragen, es schien ihm indessen, dass das brüderliche Verhältnis und die gegenseitige Opferbereitschaft in Zürich etwas stärker betont werde.

Sie bedauerten, dass die Tagesstunden durch die Kliniken in der Regel vollständig besetzt waren, was einen Besuch anderer Kollegien nur selten erlaubte. Öfters folgten sie den Predigten Friedrich Schleiermachers und sassen mehrmals in dessen Vorlesungen. Besonders interessierte sie Schleiermachers Ansicht über die Mission; er beurteilte die Mission nur dann als sinnvoll, wenn die bekehrten Gläubigen Anschluss an eine christliche Gemeinde finden könnten, hingegen als zwecklos, wenn einzelne Missionare allein in fremde Gebiete auszogen. Der Geograph Ritter fesselte sie durch die neuar-

tige, wissenschaftlich fundierte Behandlung seines Faches, von der sich die Zürcher anlässlich von zwei Vorträgen über Afrika überzeugten.

Besuche und Ausflüge führten sie ins Zeughaus, in verschiedene Sammlungen von Kunst und Altertümern, nach Charlottenburg zum Denkmal für Königin Luise, in eine neuere Eisengiesserei ausserhalb des Brandenburger Tores sowie in eine Gasfabrik vor dem Halleschen Tor. In Potsdam besichtigten sie das Schloss Sanssouci, das neue Palais, das Marmorpalais und die Garnisonskirche.

Wir belegten in Berlin[1] folgende Kollegien nach dem Rate eines Berliner Arztes, an den wir von Prof. Himly empfohlen waren:

---

[1] Zur 1810 gegründeten Friedrich-Wilhelms-Universität in Berlin: LENZ, Max: Geschichte der kgl. Friedrich-Wilhelms-Universität zu Berlin, 4 Bde, Halle 1910/1918. BALK, Norman: Die Friedrich-Wilhelms-Universität zu Berlin, Berlin 1926. ASEN, Johannes: Gesamtverzeichnis des Lehrkörpers der Universität Berlin, Bd. 1, 1810-1945, Leipzig 1955. Forschen und Wirken, Festschrift zur 150-Jahr-Feier der Humboldt-Universität zu Berlin 1810-1960, 3 Bde, Berlin 1960. Die Humboldt-Universität gestern, heute, morgen, zum einhundertfünfzigjährigen Bestehen der Humboldt-Universität zu Berlin und zum zweihundertfünfzigjährigen Bestehen der Charité, Berlin 1960. Wiederkehr des Gründungsjahres der Friedrich-Wilhelms-Universität zu Berlin, 2 Bde, Berlin 1960. Studium Berolinense, Aufsätze und Beiträge zu Problemen der Wissenschaft und zur Geschichte der Friedrich-Wilhelms-Universität zu Berlin, hrsg. von Hans LEUSSINK, Eduard NEUMANN und Georg KOTOWSKI, Berlin 1960. WEISCHEDEL, Wilhelm: Idee und Wirklichkeit einer Universität, Dokumente zur Geschichte der Friedrich-Wilhelms-Universität zu Berlin, Berlin 1960. Humboldt-Universität zu Berlin, 1810-1985, hrsg. von Helmut KLEIN, 2 Teile, Berlin 1985. 175 Jahre Alma Mater Berolinensis, 275 Jahre Charité 1985, hrsg. von Helmut KLEIN, Berlin 1986.
Zur Berliner Medizingeschichte: Die naturwissenschaftlichen und medizinischen Staatsanstalten Berlins, hrsg. von Albert GUTTSTADT, Berlin 1886. PAGEL, Julius: Die Berliner Medizinische Fakultät in ihrem ersten Jahrhundert, Dtsch. med. Wschr. 57, 1910, S. 1834-1844. ARTELT, Walter: Die Berliner Medizinische Fakultät, Ciba Zschr. 7(78), 1956. GOERKE, Heinz: Berlin – Stadt der Medizin, Grünenthal Waage 5 (4/5), 1966. STÜRZBECHER, Manfred: Beiträge zur Berliner Medizingeschichte, Quellen und Studien zur Geschichte des Gesundheitswesens vom 17. bis zum 19. Jahrhundert, mit einer Einführung von Johannes SCHULTZE, Berlin 1966. WINAU, Rolf / VAUBEL, Ekkehard: Chirurgen in Berlin, 100 Porträts, Berlin/New York 1983. WINAU, Rolf: Medizin in Berlin, Berlin/New York 1987. Berlinische Lebensbilder, Mediziner, hrsg. von Wilhelm TREUE und Rolf WINAU, Berlin 1987. SCHMIEDEBACH, Heinz Peter / WINAU, Rolf / HÄRING, Rudolf: Erste Operationen Berliner Chirurgen 1817-1931, Berlin/New York 1990. BLEKER, Johanna: «... der einzig wahre Weg, brauchbare Männer zu bilden», der medizinisch-klinische Unterricht an der Berliner Universität 1810-1850, SCHNECK / LAMMEL (1995), S. 90-100. HESS, Volker: Diagnose und Krankheitsverständnis der medizinischen Klinik der Berliner Universität zwischen 1820 und 1845, SCHNECK / LAMMEL (1995), S. 101-110. MÜNCH, Ragnhild: Gesundheitswesen im 18. und 19. Jahrhundert, das Berliner Beispiel, Berlin 1995.
Zur 1710 gegründeten, 1785-1800 neugebauten Charité: ESSE, Karl Heinrich: Geschichtliche Nachrichten über das kgl. Charité-Krankenhaus zu Berlin, Charité-Annalen 1, 1850, S. 1-45. Ders.: Geschichte der Charité, Berlin 1885. KLAPP, Rudolf / DÖNITZ, Alfred: Die kgl. chirurgische Klinik zu Berlin 1810-1910, Berl. klin. Wschr. 47, 1910, S. 1883-1886. HILDEBRAND, Otto: Die Entwicklung des Unterrichts in der chirurgischen Klinik der Charité, Berl. klin. Wschr. 47, 1910, S. 1886-1888. SCHEIBE, Oskar: Zweihundert Jahre des Charité-Krankenhauses zu Berlin, Charité-Annalen 34, 1910, II, S. 1-178. DIEPGEN, Paul / HEISCHKEL, Edith: Die Medizin an der Berliner Charité bis zur Gründung der Universität, ein Beitrag zur Medizingeschichte des 18. Jahrhunderts, Berlin 1935. DIEPGEN, Paul / ROSTOCK, Paul: Das Universitätsklinikum in Berlin, seine Ärzte und seine wissenschaftlichen Leistungen 1810-1933, Leipzig 1939. 250 Jahre Charité, Redaktion von Dagobert MÜLLER, Berlin 1960. HEISCHKEL-ARTELT, Edith: Zweihundertfünfzig Jahre Berliner Charité, Krankenhaus 5, 1960, S. 200-203. NEUHAUS, Reiner: Die Militärassistenzärzte der Berliner Charité 1727-1920, Diss. med., München 1971. BRANDENBERG, Dietrich: Berlins alte Krankenhäuser, Berlin 1974. MURKEN, Axel Hinrich: Die Charité in Berlin von 1780 bis 1830, ein 650 Betten umfassendes Krankenhaus der Biedermeierzeit, Arzt und Krankenhaus 5, 1980, S. 20-36. Charité 1710-1985, Berlin 1985. 175 Jahre Alma Mater Berolinensis,

Das chirurgische Klinikum und den Operationskurs bei Herrn Prof. Graefe², das chirurgische Klinikum von Herrn Prof. Rust³, das syphilitische Klinikum⁴ von Herrn Prof. Kluge⁵, das

275 Jahre Charité 1985, hrsg. von Helmut KLEIN, Berlin 1986. Die Charité in der Geschichte der Berliner Medizin (1710-1987), Wissenschaftliche Zeitschrift der Humboldt-Universität zu Berlin, Mathematisch-Naturwissenschaftliche Reihe 36, 1987, 1/2. LUTHER, Bernd, OELSCHLEGEL, F. F.: Das chirurgische Erbe, die chirurgische Klinik der Berliner Charité und ihr Beitrag für den Fortschritt der operativen Medizin in Vergangenheit und Gegenwart, Zbl. Chir. 113(19), 1988, S. 1289-1303. LUTHER, Bernd / WIRTH, Ingo: Grundzüge der baulichen Entwicklung der Berliner Charité von den Anfängen bis zur Gegenwart, Hist. Hosp. 17, 1986-1988, S. 78-88. Dies.: Die Neuorientierung der chirurgischen Ausbildung in Berlin an der Wende vom 18. zum 19. Jahrhundert, Z. ges. Hyg. 35(12), 1989, S. 746-750. JAECKEL, Gerhard: Die Charité, die Geschichte eines Weltzentrums der Medizin, 3. Aufl., Bayreuth 1991. KOCH, Erwin: Die Charité, ein Hospital, an dem Deutschland laboriert, Geo, das neue Bild der Erde 1, 1993, S. 52-78. Die Medizin an der Berliner Universität und an der Charité zwischen 1810 und 1850, hrsg. von Peter SCHNECK und Hans-Uwe LAMMEL, Abh. Gesch. Med. Naturwiss. 67, Husum 1995. RÜSTER, Detlef: Aspekte der Beziehungen zwischen Pepinière, Charité und Universität in Berlin, SCHNECK / LAMMEL (1995), S. 209-221.

² Carl Ferdinand von Graefe (1787-1840), 1807 Dr. med. (Leipzig), 1810 O für Chirurgie in Berlin, Direktor des klinisch-chirurgisch-augenärztlichen Instituts, 1822 kgl. Generalstabsarzt. CALLISEN 7 (1831), S. 328-345, 28 (1840), S. 249-252. Lancet Lond. 1834, I, pp. 969-974, 1840/41, I, p. 364. NND 18.2 (1840), S. 749-763. Med. Alm. Berl. 1841, S. 110-128. MICHAELIS, Heinrich Sabatier: C. F. von Graefe in seinem 30jährigen Wirken für Staat und Wissenschaft, Berlin 1840. WALTHER, Philipp Franz von: Carl Ferdinand von Graefe und das Journal der Chirurgie und Augenheilkunde, Journal der Chirurgie und Augenheilkunde 30, 1840, S. 741-748. ADB 9 (1879), S. 557-562. ROHLFS, Heinrich: Carl Ferdinand von Graefe, der Vater, Dtsch. Arch. Gesch. Med. 6, 1883, S. 305-381. HIRSCHBERG 14.2 (1911), § 486, S. 42-57. BLÄ 2 (1930), S. 818-820. NDB 6 (1964), S. 711. MROS, Bodo: 150 Jahre Rhinoplastik in Deutschland, eine Würdigung der Verdienste von C. F. von Graefe und J. F. Dieffenbach aus Anlass ihres 180. und 175. Geburtstages, Zschr. ärztl. Fortbildg. 61, 1967, S. 1183-1185. URZENDOWSKY, Herbert: Der Chirurg Carl Ferdinand von Graefe, Diss. med., Berlin 1967. HOFFMANN-AXTHELM, Walter: Die Familie von Graefe und ihre Villa Finkenherd im Berliner Tiergarten, Ber. Dtsch. Ophthalm. Ges. 69, 1969, S. 685-706. ROGERS, Blair O.: Carl Ferdinand von Graefe, Plast. Reconstr. Surg. 46, 1970, pp. 554-563. Ders.: The «founder» of modern plastic surgery, Carl Ferdinand von Graefe, Acad. Bkman (2)23, 1970, pp. 3-14. KAISER, Wolfram: Carl Ferdinand Graefe, Zahn-, Mund- und Kieferheilkunde 67(2), 1979, S. 174-184. HAUBEN, Daniel Josef: Carl Ferdinand von Graefe, Zbl. Chir. 109(14), 1984, S. 950 f. KAISER, Wolfram / VÖLKER, Arina: Ars medica Anhaltina (II), Carl Ferdinand von Graefe und das Alexisbad, Z. ges. inn. Med. 41(8), 1986, S. 232-238. HOFFMANN-AXTHELM, Walter: Die beiden Graefe, Berlinische Lebensbilder, Mediziner, hrsg. von Wilhelm TREUE und Rolf WINAU, Berlin 1987, S. 35-50. LUTHER, Bernd / WIRTH, Ingo: Carl Ferdinand von Graefe und die chirurgische Ausbildung in Berlin am Anfang des 19. Jahrhunderts, Charité-Annalen 7, 1987, S. 284-287. POHL, S. / RÜSTER, Detlef: Das chirurgische Erbe, der erste Chirurg der Berliner Universität, zum 200. Geburtstag von Carl Ferdinand von Graefe, Zbl. Chir. 112(22), 1987, S. 1450-1458. RICHTER, Jochen: Die Differenzen des Berliner Chirurgen Carl Ferdinand von Graefe mit führenden Persönlichkeiten des preussischen Militärmedizinalwesens 1813-1817, NTM Schriftenr. Gesch. Naturw. Tech. Med. 25(2), 1988, S. 59-65. JÄHNE, Manfred: Ferdinand von Graefe und seine Relevanz für die Augenheilkunde, Klin. Monatsbl. Augenheilkd. 193(3), 1988, S. 310-314. SCHMIEDEBACH (1990), S. 132 f, 146-156. PAWLOW, Valentin: Carl Ferdinand von Graefe, Johann Friedrich Dieffenbach und die Frühzeit der plastischen Chirurgie in Berlin, SCHNECK / LAMMEL (1995), S. 209-221.

³ Johann Nepomuk Rust (1775-1840), 1802 Prof. der Anatomie, Chirurgie und Geburtshilfe in Olmütz, 1803 O für Chirurgie in Krakau, 1808 Dr. med. (Krakau), 1810 Primarchirurg am Allgemeinen Krankenhaus in Wien, 1816 O für Chirurgie und Augenheilkunde an der medizinisch-chirurgischen Akademie Berlin, 1822 Generalstabsarzt, 1824 O für Chirurgie an der Universität Berlin. CALLISEN 16 (1833), S. 439-448, 32 (1844), S. 53-57. NND 18.2 (1840), S. 1306-1309. Med. Alm. Berl. 1842, S. 641-644. Med. Ztg. Berl. 9, 1840, S. 249, 253, 259. ADB 30 (1890), S. 25-30. HIRSCHBERG 14.2 (1911), § 490, S. 89-92. BLÄ 4 (1932), S. 930-932. WACHHOLZ, Leon: Johann Nepomuk Rust, Beitrag zur Geschichte der Medizinischen Fakultät in Krakau, Arch. Gesch. Med. 31, 1938, S. 40-51. KOCH, Hans-Theodor: Ein Gutachten über die Medizinische Fakultät Halle von Jo-

geburtshilfliche Klinikum[6] von dem Sohne des verstorbenen Prof. Siebold[7], die Vorlesungen von Prof. Kluge über theoretische Geburtshilfe. Daneben besuchten wir so oft als möglich die Vorlesungen über Kinderkrankheiten von Prof. Casper[8], die Vorträge von Herrn Prof. Horn[9]

hann Nepomuk Rust aus dem Jahre 1824, Acta Hist. Leopold. 2, 1965, S. 162-171. WONDRAK, E.: Johann Nepomuk Rust, der Lebensweg des Chirurgen und Förderers des jungen J. E. Purkyne, Acta Univ. Palacki Olomuc. Fac. Med. 83, 1977, S. 169-176. SKULIMOWSKI, M. / SLIWINSKI S.: Zwiazki Jana Nepomucena Rusta, Krakowskim Fakultetem Medycznym, Arch. Hist. Med. (Warsz.) 42(2), 1979, pp. 245-249. LABISCH, Alphons / TENNSTEDT, Florian: Der Weg zum «Gesetz über die Vereinheitlichung des Gesundheitswesens», Bd. 2, Düsseldorf 1985, S. 483 f. LAMMEL, Hans-Uwe: «Passer RUSTicus Linnaei», Johann Nepomuk Rust, ein preussischer Medizinalbeamter der Schinkelzeit, Zschr. ärztl. Fortbildg. 84(20), S. 1066-1070. SCHMIEDEBACH (1990), S. 131 f, 142-146.

[4] Zur Dermatologie und Venerologie in Berlin: ROST, Georg Alexander: Die Bedeutung Berlins für die Entwicklung der Dermato-Venerologie, Hautarzt 17, 1966, S. 269-271. ROST, Georg Alexander / WINKLER, Kurt: Kurze Chronik der Entwicklung der Dermatologie in Berlin, Arch. dermatol. Forsch. 244, 1972, S. 6-9.

[5] Carl Alexander Ferdinand Kluge (1782-1844), 1806 Dr. med. (Erfurt), 1814 EO für Chirurgie an der medizinisch-chirurgischen Akademie Berlin, 2. Direktor der Chirurgie und Entbindungsanstalt an der Charité, 1821 EO der Universität Berlin. CALLISEN 10 (1832), S. 257-260, 29 (1841), S. 278. Med. Ztg. Berl., 1848, S. 201. ADB 16 (1882), S. 250-253. SIEBOLD, Bd. 2 (1902), S. 689. FASBENDER (1906), S. 252. BLÄ 3 (1931), S. 552 f.

[6] SIEBOLD, Eduard Caspar Jacob: Die Einrichtung der Entbindungsanstalt an der kgl. Universität zu Berlin, Berlin 1829.

[7] Eduard Caspar Jacob von Siebold (1801-1861), Sohn von Adam Elias von Siebold (1775-1828), 1826 Dr. med. (Berlin), 1827 PD für Geburtshilfe in Berlin, 1829 O in Marburg, 1833 O in Göttingen. CALLISEN 18 (1834), S. 84-87, 32 (1844), S. 306 f. Allgemeine (Augsburger) Zeitung, 8.11.1861 (Beilage). Monatsschr. f. Geburtsk. u. Frauenkr. 19, 1861, S. 321-329. ADB 34 (1892), S. 184-186. SIEBOLD, Bd. 2 (1902), S. 688, 691. FASBENDER (1906), S. 290 f. EBSTEIN, Erich: Ärzte-Memoiren aus vier Jahrhunderten, Berlin 1923, S. 230-238. BLÄ 5 (1934), S. 261 f. EULNER, Hans-Heinz: Ärzte-Dynastien, Medizinischer Monatsspiegel 9.12, 1960, S. 265-272. KÖRNER, Hans: Die Würzburger Siebold, eine Gelehrtenfamilie des 18. und 19. Jahrhunderts, Leipzig 1967, S. 254-290. KUHN, Walter / TRÖHLER, Ulrich u. a.: Armamentarium obstetricium Gottingense, Göttingen 1987, S. 181. SCHNECK, Peter: Die Anfänge der wissenschaftlich-klinischen Geburtshilfe an der Berliner Universität 1810-1850, SCHNECK / LAMMEL (1995), S. 178-191.

[8] Johann Ludwig Casper (1796-1864), 1819 Dr. med. (Berlin), 1824 PD für Pathologie und Gerichtsmedizin in Berlin, 1825 EO, 1839 O. CALLISEN 4 (1831), S. 1-6, 27 (1839), S. 44-46. Allg. Wiener med. Ztg. 9, 1864, S. 73-77. Berl. klin. Wschr., 1864, I, S. 96. J. d. conn. méd. prat. 31, p. 111. Vierteljahrsschr. f. gerichtl. u. öffentl. Med. 25, 1864, S. 5-10. ADB 4 (1876), S. 58 f. BLÄ 1 (1929), S. 848 f. STÜRZBECHER, Manfred: Zur Geschichte des gerichtsmedizinischen Unterrichts in Berlin bis zur Gründung der Unterrichtsanstalt für Staatsarzneikunde im Jahre 1833, Wissenschaftliche Zeitschrift der Humboldt-Universität Berlin 9, 1959/60, Beiheft, S. 147-153. MYERS, Richard O.: Famous forensic scientists 3, Johann Ludwig Casper, Med. Sci. Law 1, 1961, pp. 304-312.

[9] Ernst Horn (1774-1848), 1797 Dr. med. (Göttingen), 1804 O der Medizin in Wittenberg, 1804 O in Erlangen, 1806 Prof. der medizinisch-chirurgischen Akademie in Berlin, bis 1818 zweiter Arzt an der Charité, 1821 O an der Universität, Lehrer der Psychiatrie. CALLISEN 9 (1832), S. 126-147, 29 (1841), S. 51-53. Allg. med. Centr.-Ztg. 17, 1848, S. 710, 718. NND 26.2 (1848), S. 630-636. Med. Ztg. Berl. 18, 1849, S. 192, 197, 201. Med. Alm. Berl., 1850, S. 11-17. ADB 13 (1881), S. 135 f. BIRNBAUM, Karl: Ernst Horn, Deutsche Irrenärzte, hrsg. von Theodor KIRCHHOFF, Bd. 1, Berlin 1921, S. 77-83. BLÄ 3 (1931), S. 297 f. STAHL, Elke: Die psychiatrische Wirksamkeit Ernst Horns, Diss. med., Berlin 1967. DONALIES, Christian: Zur Geschichte der Psychiatrie in Berlin, Diss. med., Berlin 1970. SCHILLER, Francis: Malpractice, 1811, Clio Med. 10(3), 1975, pp. 183-196. Ders.: Venery, the spinal cord and tabes dorsalis before Romberg, the contribution of Ernst Horn, J. Nerv. Ment. Dis. 163(1), 1976, pp. 1-9. SCHNEIDER, Hans: Ernst Horn, Leben und Werk, ein ärztlicher Direktor der Berliner Charité an der Wende zur naturwissenschaftlichen Medizin, Diss. med., Berlin 1986. SCHMIEDEBACH, Heinz-Peter: Die Psychiatrie der Charité auf dem Weg zur Disziplin – zwischen Erziehung und Therapie, SCHNECK / LAMMEL (1995), S. 111-123.

und Rudolphi[10] und zuweilen das Poliklinikum von Herrn Prof. Hufeland[11]. Diese Kollegien aber, da sie meistens in die Zeit der Kliniken fielen, konnten seltener von uns besucht werden.

[10] Karl Asmund Rudolphi (1771-1832), 1793 Dr. phil. (Greifswald), 1794 Dr. med. (Greifswald), 1796 PD in Greifswald, 1810 O für Medizin in Greifswald, 1810 O für Anatomie in Berlin. NND 10.2 (1832), S. 786-798. Berl. med. Centr.-Ztg., 1833, II, S. 105, 119, 133. Med. Ztg. Berl., 1833, II, S. 17-20. MÜLLER, Johannes: Gedächtnisrede auf K. A. Rudolphi, Abhandlungen der kgl. Preussischen Akademie der Wissenschaften, Berlin 1837. CALLISEN 32 (1844), S. 28-33. ADB 29 (1889), S. 577-579. Arch. de parasitol. 4, 1901, pp. 549-577. NORDENSKIÖLD, Erik: The History of Biology, New York 1928, pp. 352-355. BLÄ 4 (1932), S. 911-913. WALDEYER, Anton: Carl Asmund Rudolphi und Johannes Müller, Forschen und Wirken, Festschrift zur 150-Jahr-Feier der Humboldt-Universität zu Berlin, Berlin 1960, S. 97-115. KRUTA, Vladislav: Briefe von Johannes Müller an C. A. Rudolphi und J. E. Purkyne, Nova Acta Leopold., N. F. 24(151), 1961, S. 213-228. DITTRICH, Mauritz: Die Bedeutung Karl Asmund Rudolphis für die Entwicklung der Medizin und Naturwissenschaften im 19. Jahrhundert, Wissenschaftliche Zeitschrift der Ernst-Moritz-Arndt-Universität Greifswald, Mathematisch-Naturwissenschaftliche Reihe 16, 1967, S. 249-277. Ders.: Karl Asmund Rudolphi, Synthetiker von induktiver Naturwissenschaft und Medizin, Forsch. Prax. Fort. 18, 1967, S. 356-360. KNORRE, H. von: Die Entstehungsgeschichte von K. E. Baers Sendschreiben «De ovi mammalium et hominis genesi», 1827, und vier Briefe Karl Ernst von Baers an Carl Asmund Rudolphi, Leopoldina, Serie 3, 17, 1971, S. 237-286. KRUTA, Vladislav: Berzelius' interest in physiology, reflections on an unpublished letter to C. A. Rudolphi, Lychnos 1973/74, pp. 256-262. Dict. scient. biogr. 11 (1975), pp. 592-593. SCHNECK, Peter: Der Anatom, Physiologe und Pathologe Karl Asmund Rudolphi an der Berliner Universität in den ersten Jahren ihres Bestehens, Z. ges. Hyg. 31(7), 1985, S. 432-435. Ders.: Zum Wirken von Karl Asmund Rudolphi in Berlin, Wissenschaftliche Zeitschrift der Ernst-Moritz-Arndt-Universität Greifswald 34(3/4), 1985, S. 72-75. ENIGK, Karl: Geschichte der Helminthologie im deutschsprachigen Raum, Stuttgart 1986, S. 324. HAGNER, Michael: Soemmerring, Rudolphi und die Anatomie des Seelenorgans, «empirischer Skeptizismus» um 1800, Medizinhist. J. 25(3/4), 1990, S. 211-233. OBERMAJER, J.: Karl Asmund Rudolphi a Jean de Carro, Casopis Lekaru Ceskych 129(13), 1990, pp. 406-408.

[11] Christoph Wilhelm Hufeland (1762-1836), 1783 Dr. med. (Göttingen), praktischer Arzt in Weimar, medizinischer Schriftsteller, 1793 O der Medizin in Jena, 1801 O in Berlin, 1810 O für spezielle Pathologie und Therapie. SACHS, Johann Jakob: Christoph Wilhelm Hufeland, ein Rückblick auf sein 70jähriges Leben und Wirken, Berlin 1832. CALLISEN 9 (1832), S. 221-280, 29 (1841), S. 76-92. Med. Ztg. Berl., 1836, V, S. 185, 192, 197, 202. NND 14.2 (1836), S. 530-550. AUGUSTIN, Friedrich Ludwig: Chr. W. Hufelands Leben und Wirken für Wissenschaft, Staat und Menschheit, Potsdam 1837. Med. Alm. Berl., 1837, S. 39-54. OSANN, Emil: C. W. Hufelands Studien, praktische und akademische Wirksamkeit, ein Fragment aus Hufelands hinterlassener Selbstbiographie, J. d. prakt. Heilk. 84(1), 1837, S. 7-38. HUFELAND, Christoph Wilhelm: Eine Selbstbiographie, mitgeteilt von Alex GÖSCHEN, Berlin 1863. ADB 13 (1881), S. 286-296. Ein Brief Loders an Hufeland, Dtsch. Arch. Gesch. Med. 7, 1884, S. 158-160. PETERSEN, Julius: Hauptmomente in der älteren Geschichte der medizinischen Klinik, Kopenhagen 1890, S. 245-263. PAGEL, Julius Leopold: Zur älteren Geschichte der Hufelandschen Gesellschaft, Janus 15, 1910, S. 3-8. SUDHOFF, Karl: Chr. W. Hufeland und die «Hufelandische Gesellschaft» in Berlin, Dtsch. med. Wschr., 1910, S. 250-253. EBSTEIN, Erich: Ärzte-Memoiren aus vier Jahrhunderten, Berlin 1923, S. 128-144. ABT, I. A.: Christopher Wilhelm Hufeland, Ann. med. Hist. 3, 1931, pp. 27-38. BLÄ 3 (1931), S. 329-332. Hufeland, Leibarzt und Volkserzieher, Selbstbiographie, neu hrsg. und eingeleitet von Walter von BRUNN, 2. Aufl., Leipzig/Stuttgart 1937. CALLOMON, Fritz: Aus der Autographenmappe eines Arztes, unbekannte und unveröffentlichte Briefe und Dokumente berühmter Ärzte und Naturforscher, Janus 42, 1938, S. 89-116. HERTWIG, Hugo: Der Arzt, der das Leben verlängerte, Berlin 1952. PRESTIN, Edith: Christoph Wilhelm Hufelands Einfluss auf die Bäderwissenschaft, Diss. med., Jena 1952. LEIB, Hans: Christoph Wilhelm Hufeland, ärztliches Wirken in Weimar, 1783-1793, Diss. med., Jena 1952. SCHNEIDER, Rolf: Die medizinhistorische Darstellung der Heliotherapie, mit besonderer Berücksichtigung von Hufeland, Loebenstein-Loebel und Döbesheimer, Diss. med., Jena 1954. SCHMIDT, Johannes: Die Antike im Leben und Schaffen Christoph Wilhelm Hufelands, Diss. med., Jena 1956. BARTHEL, Jochen: Die Haut und ihre Erkrankungen im Schrifttum Christoph Wilhelm Hufelands, ein Beitrag zur Geschichte der Dermatologie, Diss. med., Jena 1957. MINICH, Gertrud: Die Psychiatrie im Werk Christoph Wilhelm Hufelands, eine medizinhistorische Untersuchung, Diss. med., Jena 1957. NICKEL, Kurt: Die Seebäder im Schrifttum Christoph Wilhelm Hufelands, Diss. med., Jena 1958. BERG, Alexander: Hufeland, Arzt zwischen den Zeiten, zur 200jährigen Wie-

Das medizinische Klinikum in der Charité unter Prof. Bartels[12] zu besuchen, riet man uns allgemein ab, und da Bartels Fremde in seine Klinik nicht zulässt, so wollten wir uns nicht der Unannehmlichkeit aussetzen, von ihm abgewiesen zu werden.

In Graefes Klinik wurden öfters Augenoperationen verrichtet. Graefe macht oft die Extraktion mit dem Schnitte nach oben. Er verwirft Dupuytrens[13] Methode der Operation der Tränenfistel. Die Distichiasis operierte er durch Abtragung des ganzen Augenlidrandes. Die so seltene Hernia corneae sah ich hier, ebenso die Exstirpation eines Karzinoms der Zunge. Bei

---

derkehr seines Geburtstages am 12.8.1962, Med. Mschr. 16, 1962, S. 551-557. KLOPPE, Wolfgang: Christoph Wilhelm Hufeland, zu seinem 200. Geburtstag, Münch. med. Wschr. 104, 1962, S. 2120-2127. BAYMANN, Ernst: Christoph Wilhelm Hufeland und die praktische Medizin, Diss. med., Düsseldorf 1964. REDETZKY, H.: Christoph Wilhelm Hufeland, Sozialhygieniker und Volkserzieher, ein grosser Arzt und Menschenfreund, Sitzungsbericht der Deutschen Akademie der Wissenschaften zu Berlin, Klasse für Medizin, Berlin 1964. MICHLER, Markwart: Hufelands Verhandlungen um einen Ruf nach Pavia, Dtsch. Gesundh. 20, 1965, S. 226-229. FRANZ, Barbara: Philosophisches Gedankengut bei Christoph Wilhelm Hufeland, Diss. med., Berlin 1967. MÖLLER, Rudolf: Die Ärzte der Familie Hufeland in Weimar, Med. Mschr. 21, 1967, S. 266-274. BERNDORFER, Alfred: Hufelands Schrift über Missbildungen, von unseren diesseitigen Kenntnissen beurteilt, Episteme 2, 1968, S. 249-253. PFEIFER, Klaus: Christoph Wilhelm Hufeland, Mensch und Werk, Versuch einer populärwissenschaftlichen Darstellung, Halle 1968. HARDENBERG, Colin Graf von: Über das Verhältnis Christoph Wilhelm Hufelands zur Psychiatrie, Diss. med., Berlin 1969. MICHLER, Markwart: Bemerkungen zur Datierung von Hufelands rechtsseitiger Erblindung, Gesnerus 26, 1969, S. 249-253. EURSKENS, Ingeborg Christa: Klinik und Therapie der Nerven und Gemütskrankheiten zur Zeit der deutschen Romantik im «Journal der praktischen Arzneikunde und Wundarzneikunst» (1795-1844) von Christoph W. Hufeland, Diss. med., München 1970. GALANSKI, Jürgen: Hufeland und der ärztliche Beruf, Diss. med., Berlin 1970. MICHLER, Markwart: Hufelands Beitrag zur Bäderheilkunde, Empirismus und Vitalismus in seinen balneologischen Schriften, Gesnerus 27, 1970, S. 191-228. GALANSKI, Sieglinde: Hufeland und die Seuchenlehre, Diss. med., München 1971. NDB 10 (1974), S. 1-7. ABE, Horst Rudolf: Zur Geschichte der Beziehungen zwischen Christoph Wilhelm Hufeland und Erfurt, NTM Schriftenr. Gesch. Naturw. Tech. Med. 13(1), 1976, S. 75-80. BUSSE, Helmut: Christoph Wilhelm Hufeland, der berühmte Arzt der Goethezeit, Leibarzt der Königin Luise, St. Michael 1982. SCHWANITZ, Hans Joachim: C. W. Hufeland und S. Hahnemann, ein exemplarischer Beitrag zum Verhältnis von Schul- und Aussenseitermedizin, Münstersche Beiträge zur Geschichte und Theorie der Medizin 15, 1983, S. 54-58. SCHERRER, Rose-Marie: Friedrich Hoffmanns Anweisung zu gesundem langem Leben, verglichen mit Hufelands «Makrobiotik», Diss. med., ZMA 170, Zürich 1984. RECHENBERG, Luzius von / KOELBING, Huldrych M.: Hufelands Opiumtherapie im zeitgenössischen Vergleich, Gesnerus 42(1/2), 1985, S. 97-119. GENSCHOREK, Wolfgang: Christoph Wilhelm Hufeland, der Arzt, der das Leben verlängern half, 6. Aufl., Leipzig 1986. WAGNER, Dieter: Zum 150. Todestag von Christoph Wilhelm Hufeland, Mitt. Ges. Gesch. Med. DDR 20, 1986, S. 7 f. Berlinische Lebensbilder, Mediziner, hrsg. von Wilhelm TREUE und Rolf WINAU, Berlin 1987, S. 17-34. WAGNER, Dieter: Die Epidemiologie von Christoph Wilhelm Hufeland, ein Beitrag zur Geschichte der vorbakteriologischen Epidemiologie, Z. ges. Hyg. 33(10), 1987, S. 477-479. SCHÖNFELD, Nicolas: Beiträge zum ideengeschichtlichen Hintergrund der «Makrobiotik» von Christoph Wilhelm Hufeland, Diss. med., Berlin 1988. KRUCZEK, Dietmar: Der Mann, der das Leben verlängern wollte, aus dem Leben des Arztes C. W. Hufeland, Berlin 1989. ASCHOFF, J.: Hufeland's interest in plant movements, Chronobiologia 18(2/3), 1991, pp. 75-78. NEUMANN, Josef N.: Christoph Wilhelm Hufeland, Klassiker der Medizin, Bd. 1, München 1991, S. 339-359. GOLDMANN, Stefan: Christoph Wilhelm Hufeland im Goethekreis, eine psychoanalytische Studie zur Autobiographie und ihrer Topik, Stuttgart 1993.

[12] Ernst Daniel August Bartels (1778-1838), 1801 Dr. med. (Jena), 1803 Prof. der Anatomie und Physiologie in Helmstedt, 1810 in Marburg, 1812 für Physiologie in Breslau, 1821 für Pathologie und medizinische Klinik in Marburg, 1828 O in Berlin. CALLISEN 1 (1830), S. 456-460, 26 (1838), S. 158-160. Med. Ztg. Berl. 7, 1838, S. 153 f. NND 16.2 (1838), S. 568-574. Med. Alm. Berl., 1839, S. 1-9. ADB 2 (1875), S. 86. BLÄ 1 (1929), S. 348 f. RIESE, Sybille: Die Arztfamilie Bartels, Diss. med., Berlin 1974.

[13] Guillaume Baron Dupuytren (1778-1835), Professor der Chirurgie in Paris, vgl. S. 532 f.

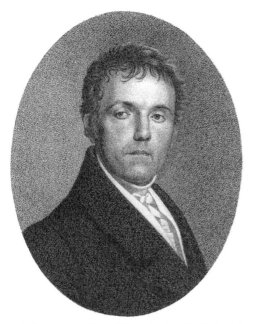

Carl Alexander Ferdinand Kluge (1782-1844), Prof. der Chirurgie und Geburtshilfe in Berlin, Direktor der Charité.

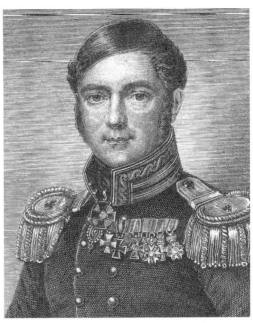

Carl Ferdinand von Graefe (1787-1840), Prof. der Chirurgie in Berlin und königlich-preussischer Generalstabsarzt.

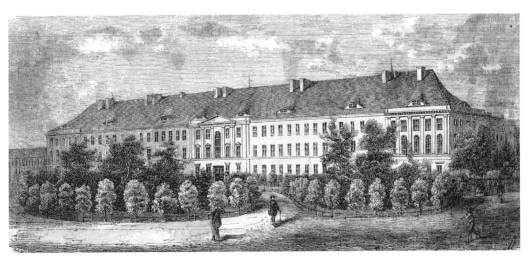

Die 1785-1800 erweiterte Berliner Charité.

einem Hydrops cerebri chronicus eines dreiviertel Jahre alten Kindes, wo sich das Wasser vorzüglich im Hinterhaupte angehäuft hatte und daselbst durch Fluktuation zu fühlen war, wurde das Wasser zu wiederholten Malen mit einem kleinen Trokar entleert und hernach mit Heftpflastern ein Druck angebracht. Das Kind, das auch vor der Operation keine Zufälle hatte, befand sich nach derselben ebenfalls wohl. Ob die Heilung nachher gelungen ist, kann ich nicht sagen. Innerlich erhielt das Kind zugleich Mercurius dulcis mit Digitalis. Bei Hydrozele wurden in der Regel Einspritzungen gemacht von rotem Weine. Ich sah mehrere schöne Fälle von schnell erfolgter Heilung. Die Person, an der früher von Graefe der Kaiserschnitt unternommen worden war, kam während unseres Besuches der Klinik in das Hospital; dieselbe war wieder schwanger, aber das Kind war schon abgestorben, und Graefe wollte nicht mehr den Kaiserschnitt versuchen. Auch die Perforation wurde zu spät unternommen. Die Patientin starb. Graefe versuchte auch die Lithotritie in drei Fällen. Sie gelang ihm nie. Darauf behauptete er, dass die Harnröhre der Preussen enger sei als diejenige der Franzosen!

Die chirurgische Abteilung in der Charité war damals etwas vernachlässigt, da Rust, anfangs krank, nur etwa vierzehn Tage im Februar die Klinik halten konnte, dann aber, von einer Apoplexie befallen, dieselbe seinem Assistenten Wolff[14], Regimentsarzt, und Jüngken[15], der damals seine Laufbahn als Professor begann, überlassen musste. Wir bedauerten sehr, Rust nicht länger hören zu können, da uns sein Vortrag, der klar und auf reicher Erfahrung beruhend, sehr angesprochen hatte, weniger dagegen sein operatives Verfahren, das weit hinter dem gewandten und eleganten Operieren von Langenbeck zurückstand. Wir mussten uns daher beschränken, Rusts Ansichten aus seinen Kollegienheften kennenzulernen. In der Rustschen Klinik sah ich einen tödlichen Tetanus, der sich zu eiternden Frostbeulen einiger Zehen gesellte. Viele Bruchoperationen wurden in der Charité vorgenommen, und Rust benutzte diese Fälle, um uns seine guten Ansichten über die Behandlung der inkarzerierten Brüche mitzuteilen. Alle Frakturen werden in den ersten acht bis zehn Tagen ohne Verband gelassen und bloss antiphlogistisch behandelt. Er rechnet, dass erst nach Verfluss dieser Zeit die Bildung des Kallus vor sich gehe. Alsdann legt er bei Brüchen der Knochen des Unterschenkels das Glied entweder in nassen Sand oder umgibt dasselbe mit einem Gipsgusse. Anstatt einer Moxa[16] wurde öfters das Kalium abgebrannt. Rust hat in Behandlung der Gelenkkrankheiten seine Ansichten bedeutend geändert. Einen sogenannten Lymphabszess sah ich durch Einspritzungen des Hy-

---

[14] Eduard Wolff (1794-1878), Stabs- und Regimentsarzt in Potsdam und beim Kadetten-Korps in Berlin, 1818 Dr. med. (Berlin), 1829 PD für Chirurgie, 1832 EO der Universität, Leiter der medizinischen Klinik für Wundärzte an der Charité, 1840 O an der medizinisch-chirurgischen Akademie in Berlin. CALLISEN 21 (1835), S. 337, 346 f, 33 (1845), S. 337. Berl. klin. Wschr., 1879, S. 25. BLÄ 5 (1934), S. 985.

[15] Johann Christian Jüngken (1793-1875), 1817 Dr. med. (Berlin), 1817 PD für Chirurgie und Augenheilkunde in Berlin, 1825 EO, 1828 Leiter der neuen Klinik für Augenheilkunde an der Charité, 1834 O der Universität Berlin, 1840 Chefarzt der chirurgischen Klinik an der Charité. CALLISEN 10 (1832), S. 33-35, 29 (1841), S. 186 f. Berl. klin. Wschr. 1837, S. 210, 1868, S. 338, 1875, S. 512. Dtsch. Klin. Berl. 19, 1867, S. 157, 173, 1868, S. 295. Dtsch. med. Wschr., 1875, S. 25. ADB 14 (1881), S. 727-732. HIRSCHBERG 14.2 (1911), § 487, S. 57-88. BLÄ 3 (1931), S. 463-465. ESSER, Albert: Die erste Staroperation in Allgemeinnarkose, Klin. Monatsbl. Augenheilk. 125, 1954, S. 610-614. NDB 10 (1974), S. 645. HILDEBRAND, Reinhard: Johannes Müller und Friedrich Schlemm, Ernst Heinrich und Eduard Friedrich Weber, Bernhard von Langenbeck und Johann Christian Jüngken in Zeichnungen des Portratisten J. Kayser, Sudhoffs Arch. Gesch. Med. 70, 1986, S. 153-166.

[16] Brennkegel aus leicht verglimmendem Material, die als energische Ableitungsmassnahme auf der Haut verbrannt werden.

drargyrum nitricum behandeln, worauf gleich den folgenden Tag heftige Salivation entstand. Ich sah hier zuerst die Radesyge[17] und die Vereiterung des Zellgewebes des Unterschenkels, das sogenannte Pseudoerysipelas von Rust; das Erysipelas phlegmonosum anderer Teile kam in diesem Winter sehr häufig bei armen alten Leuten vor. Die Kauterisation der Harnröhrenverengungen nach Ducamp[18] und Lallemand[19] wird in Berlin allgemein verworfen.

Die Klinik von Herrn Prof. Kluge über die syphilitischen Krankheiten ist interessant wegen der grossen Menge der Fälle, der verschiedensten Formen und Komplikationen dieser Krankheit, wegen der trefflichen Diagnose des Professors und seiner guten Behandlung. Kluge wendet fast alle vorgeschlagenen Methoden an, weist aber jeder einzelnen ihren bestimmten Platz an. In der letzten Zeit machte er auch glückliche Versuche mit der Behandlung ohne Quecksilber, beschränkte diese aber auf die primäre Syphilis. Nie aber konnte er sich entschliessen, eine kräftige örtliche Behandlung mit der allgemeinen zu verbinden, da er glaubte, dadurch oft die örtliche Krankheit früher zu heilen, ehe der ganze Körper von dem Gifte gereinigt sei. In dieser Beziehung widerspricht er auch Rust, der bei primären Geschwüren gleich den Lapis infernalis anwendet.

Siebold, Eduard, Sohn des Elias Siebold, war die geburtshilfliche Klinik provisorisch anvertraut. Nachher erhielt er nach Mendes Tod einen Ruf nach Göttingen. Siebold war uns sehr zugetan, lud uns oft zu sich ein und führte uns sogar in seine Privatpraxis ein [...]. Wir wurden häufig zu Geburten gerufen und konnten bei natürlichen und künstlichen Geburten selbst Hand anlegen. Die geburtshilfliche Klinik bei Dr. von Siebold war mir von vielem Werte, besonders wegen der häufigen Touchierübungen, auch von Krankheiten der inneren weiblichen Geschlechtsteile. Unter diesen befand sich eine Retroversio uteri in ungeschwängertem Zustande, eine Hernia vaginalis, ein Polypus uteri, welcher mit der Schere glücklich entfernt wurde, mehrere Prolapsus uteri. In einem Falle sah ich zuerst die Zange anwenden, dann das Perforatorium und endlich die Geburt durch die Wendung beendigen. Die Mutter war jung, stark, wohlgebildet, aber Erstgebärende, und die Geburtswehen hatten sich schon vor drei Tagen eingestellt, aber der Muttermund eröffnete sich langsam. Daneben waren keine üblen Zufälle vorhanden. Kurze Zeit nach der Geburt des toten Kindes starb die Person an Erschöpfung.

Mein Freund Dr. von Muralt verrichtete eine Zangengeburt mit Glück; sowohl Mutter als Kind lebten.

Die Bearbeitung meiner Inaugural-Dissertation nahm mich bis in den März 1829 hinein in Anspruch. Sie bezog sich auf zwei in Langenbecks Klinik beobachtete Fälle von Resektion des Unterkiefers, denen ich zwei Fälle von Nekrose dieses Knochens – von meinem lieben Grossvater[20] im «Museum der Heilkunde» beschrieben[21] – anreihte. Die Dissertation erhielt den Ti-

---

[17] «Böse, faule Seuche» (dänisch), eine in Skandinavien beobachtete Form der Syphilis.
[18] Théodore-Joseph Ducamp (1792-1823), Militärchirurg in Strassburg und Paris. DUCAMP, Théodore-Joseph: Traité des rétentions d'urine causées par les rétrécissements de l'urètre et des moyens à l'aide desquels on peut détruire complètement les obstructions de ce canal, Paris 1822.
[19] Claude-François Lallemand (1790-1853), Prof. der Chirurgie in Montpellier, vgl. S. 462. LALLEMAND, Claude-François: Réflexions sur le traitement des fistules vésico-vaginales, nouveau moyen d'union applicable à celles dans lesquelles la perte de substance est considérable, Arch. gén. de méd. 7, pp. 481-510. Ders.: Observations sur les maladies des organes génito-urinaires, 2 parts, Paris/Montpellier 1825/1827.
[20] Johann Conrad Meyer-Bodmer (1747-1813), Stadtschnittarzt und Kantonswundarzt in Zürich, vgl. S. 32-40.
[21] Museum der Heilkunde, hrsg. von der Helvetischen Gesellschaft correspondierender Ärzte und Wundärzte, Bd. 1, Zürich 1792, S. 268. Dazu auch: MAIER, Bruno: Museum der Heilkunde, Diss. med., Zürich 1955. HARD-

tel «De exstirpatione partium degeneratorum ossis maxillae inferioris, Dissertatio inauguralis, Berolini 1828» und wurde meinem lieben Vater dediziert. Graefe bezeugte sein Interesse für diesen Gegenstand, da die von mir mitgeteilten Fälle die ersten waren, die in Deutschland vorgekommen waren. Die Übersetzung ins Lateinische liess ich von einem Philologen in Berlin ausführen. Zu gleicher Zeit mit der meinigen vollendete auch mein lieber Freund seine Dissertation, die den Titel führte «De parorchidio, Dissertatio inauguralis, Berolini 1828», und welche er mir dedizierte[22].

9. Dezember [1828]. Bis neun arbeiten; dann mit Bodmer und Muralt ins *Taubstummeninstitut* (Nr. 85 und 86 Linéestrasse)[23]. Dieses Institut ist königlich, es ist wohl eines der ersten und grössten in Deutschland. Man erhält alle Tage morgens von neun bis zwölf freien Zutritt und wird sehr freundschaftlich von den Einrichtungen desselben unterrichtet. Die Anstalt kann 30 Zöglinge aufnehmen; zum Unterrichte sind aber meistens gegen 80 da. Die Methode des Unterrichtes ist ähnlich wie in Leipzig[24]. In drei Sälen sind die Schüler in vier Klassen eingeteilt, denen teils gebildete Taubstumme, teils Gesunde mit unermüdeter Geduld vorstehen. Der Zweck des Institutes bezweckt vorzüglich die geistige Bildung; arme Verwaiste werden dann vom Institute aus zu besondern Berufsarten angeführt und unterstützt. In der ersten Klasse wird ihnen nur die Sprache und zur Erleichterung in der weitern Bildung auch die Zeichensprache beigebracht. Früh werden sie im Zeichnen unterrichtet, damit sie ihre Gedanken deutlich ausdrücken und damit man denselben deutliche Begriffe von den Sachen beibringen kann. In den höhern Klassen werden sie dann im Schreiben und in der Grammatik unterrichtet, ihr Geist durch stufenweise immer mehr beigebrachte Begriffe mehr gebildet, sie in der Geographie und Geschichte und den Anfangsgründen der Arithmetik unterrichtet, auch religiöse Begriffe ihnen beigebracht. Sie müssen hier ebenfalls ihr Tagebuch führen. Interessant war mir die grosse Aufmerksamkeit dieser Schüler auf den Vortrag des Lehrers nebst ihrer muntern Laune, bei der ich gar nichts von der sonst so oft besprochenen Neigung, sich über die Frem-

---

EGGER, Rainer Otto: Die Helvetische Gesellschaft correspondierender Ärzte und Wundärzte 1788/91-1807, Geschichte der ersten schweizerischen Ärztevereinigung, Diss. med., ZMA 191, Zürich 1987, S. 137-139.

[22] Widmung in Leonhard von Muralts Dissertation: «Amico carissimo, dilectissimo, optimo CONRADO MEYER, medicinae, chirurgiae artisque obstetriciae doctori, hasce pagellas D.D.D. auctor.»

[23] Zur 1788 gegründeten Berliner Taubstummenanstalt: ESCHKE, Ernst Adolph: Das Taubstummen-Institut zu Berlin, Berlin 1811. GRASSHOFF, L.: Beitrag zur Lebenserleichterung der Taubstummen durch Gründung einer Taubstummengemeinde, Berlin 1820. HAUG (1845), S. 163-172. TREIBEL: Übersicht der geschichtlichen Entwicklung des Taubstummenausbildungswesens, mit besonderer Berücksichtigung der kgl. Taubstummenanstalt zu Berlin, Zeitschrift des kgl. Preussischen Statistischen Büros 23, Berlin 1883, S. 225-233. Die naturwissenschaftlichen und medizinischen Staatsanstalten Berlins, Berlin 1886, S. 555-559. WALTHER, Eduard: Die kgl. Taubstummenanstalt zu Berlin, Berlin 1888. WENDE, Gustav: Fünf Bilder aus der Geschichte der kgl. Taubstummenanstalt, Berlin 1915.

[24] Zur 1778 gegründeten Taubstummenanstalt Leipzig: PETSCHKE, Adolf Friedrich: Historische Nachricht von dem Unterrichte der Taubstummen und Blinden oder Beobachtungen über die Bildung beider überhaupt und über die erstern zu Leipzig insbesondere, Leipzig 1793. REICH, Gottfried Christian: Blicke auf die Taubstummenbildung und Nachricht über die Taubstummenanstalt zu Leipzig seit ihrem 50jährigen Bestehen, nebst einem Anhange über die Artikulation, 2. Aufl., Leipzig 1828. HAUG (1845), S. 72-117. REICH, Gottfried Christian: Nachrichten von dem Taubstummen-Institute zu Leipzig nebst einer vorausgehenden Darstellung der in der Schule desselben geltenden Grundsätze und des Stufenganges im Unterrichte und einem geschichtlichen Anhange, Leipzig 1840. Die Stadt Leipzig in hygienischer Beziehung, Leipzig 1891, S. 273-276. Festschrift zum 150jährigen Bestehen der staatlichen Taubstummenanstalt zu Leipzig, hrsg. von Franz WEGWITZ, Johannes SCHLENKRICH u. a., Leipzig 1928.

den lustig zu machen, bemerkte; freilich werden auch in diese Anstalt nur Bildungsfähige aufgenommen. Zugleich dient dieselbe zur Bildung von Lehrern für andere Anstalten des preussischen Reiches.

4. Februar [1829]. Morgens acht Hospitieren bei *Prof. Horn* über Geisteskrankheiten[25]. Er behandelte das Kapitel über Zwangsmittel und sagte, man müsse die Irren betrachten wie Kinder; sowenig man diese immer durch Güte zum Gehorchen zwingen könne, so wenig geschehe dieses immer mit Irren. Schon das Androhen von Zwangsmitteln helfe aber oft genug. Er empfiehlt als unentbehrlich für einen praktischen Arzt die Zwangsweste, dann den Zwangsstuhl, Zwangsstehen etc., hingegen verwirft er ganz die Züchtigung. Er ist erfahren, frei und gründlich im Urteil.

21. März. Vormittags ging ich wieder ins *Anatomische Museum*[26]. Dieses ist in zwei grossen Sälen im rechten Flügel des Universitätsgebäudes aufgestellt. Dahin hat jedermann mittwochs und sonnabends von zwei bis vier Uhr Zutritt, wenn man sich nur auf irgendeine Weise eine Karte verschafft, die Rudolphi ausgibt. Im ersten Saale ist besonders die *Osteologie* aufgestellt mit den Präparaten des Gehörorganes. Ausgezeichnet sind hier besonders zwei Skelette, das eine von 7 Fuss, das andere von 7 Fuss 3 Zoll; am letztern bemerkenswert, dass es sieben Lendenwirbel besitzt. Auch ein Skelett aus einer ägyptischen Mumie; die Zähne desselben sind gut erhalten, die übrigen Knochen etwas angegriffen, rauh, löcherig. Ferner *Myologie*, sehr interessant, mehr als praktisch die Muskeln eines erwachsenen Körpers, ganz präpariert und getrocknet; *Angiologie,* schöne getrocknete Präparate. *Neurologie,* mehrere schöne Präparate. Zur *vergleichenden Anatomie* gehört besonders das Skelett eines ausgewachsenen Walfisches. In den Schränken, gegen die Fenster der linken Seite, sind noch für *pathologische Anatomie* der Knochen mehrere herrliche Exemplare sowie in Weingeist mehrere Präparate mit einer Graviditas extrauterina. *Im zweiten Saale* sind erstens bemerkenswert mehrere herrliche *Nervenpräparate*, unter denen aber vorzüglich hervorglänzt Walthers Präparat *des Nervus sympathicus. Angiologie:* die Arterien des Gesichtes und Kopfes mit den grössern Venen, Verfolgung *auch der kleinsten Zweige* und ein *eingespritzter Kopf,* nicht präpariert, bei welchem aber die Einspritzung so gut gelungen ist, dass die Epidermis wegen der durchscheinenden Gefässe ganz rotgefärbt erscheint; eine schöne Sammlung von *Kehlköpfen* vom jugendlichen Alter bis in das höhere Alter, männliche und weibliche; auch der eines an Phthisis laryngea Gestorbenen. Auch die Präparate *des Auges* sind schön und zahlreich; besonders interessant aber die *Sammlung der Foeten* in den verschiedenen Monaten.

Am meisten Interesse gewährt hier aber die *pathologische Anatomie.* Die bedeutende *Sammlung von Knochenkrankheiten:* Bemerkenswert, wie viele Krankheiten der Knochen den Namen

---

[25] Zur Psychiatrie in Berlin: DONALIES, Christian: Zur Geschichte der Psychiatrie in Berlin vor Griesinger, Wissenschaftliche Beiträge der Martin-Luther-Universität Halle-Wittenberg, R. 10, 1969, S. 219-235. Ders.: Zur Geschichte der Psychiatrie in Berlin vor 1865, Diss. med., Berlin 1970. SCHULZE, H. A. / SEIDEL, M.: Von der «Irrenpflege» zur wissenschaftlich begründeten psychiatrischen Betreuung an der Charité und im städtischen Gesundheitswesen, Wissenschaftliche Zeitschrift der Humboldt-Universität Berlin (Mathematisch-Naturwissenschaftliche Abteilung), 36(1/2), 1987, S. 78-81.

[26] Die naturwissenschaftlichen und medizinischen Staatsanstalten Berlins, Berlin 1886, S. 248-259. WALDEYER, Wilhelm: Zur Geschichte des anatomischen Unterrichts in Berlin, Berlin 1899. STÜRZBECHER, Manfred: Beitrag zur Geschichte der Berliner Anatomie, Berliner Medizin 9, 1958, S. 236-239. WALDEYER, Anton: Zur Geschichte der Berliner Anatomie, Zschr. ärztl. Fortbildg. 54, 1960, S. 514-530. KRIETSCH, P.: Zur Geschichte des Pathologischen Museums der Charité Berlin, Zbl. Allg. Path. 136(3), 1990, S. 283-289.

Spina ventosa oder Paedarthrocace erhalten haben. Im allgemeinen nehmen die Chirurgen in Berlin an, dass die Anschwellung bei dieser Krankheit ausgehe vom Periosteum internum, aus der Markhöhle des Knochens, zählen aber dann dahin sowohl diejenigen bedeutenden Anschwellungen der Knochen, welche (wie mich wenigstens die Präparate lehrten) hauptsächlich an dem *Hüft- und Kniegelenk* vorkommen und welche man mehr eine Aufblähung des Knochens nennen könnte, da die Kortikalmasse sehr dünn ist und innerhalb derselben die Knochenmasse blätterig, gallig, löcherig erscheint, als auch die Anschwellung des *Körpers der Röhrenknochen,* welche sich durch viele spitzige Anschwellungen auszeichnen, als auch endlich diejenige Anschwellung, welche sich durch Aufblähung (ich möchte sie ebenfalls Aufblähung nennen) des Knochens, Verdünnung der Kortikalmasse, in deren Höhe sich aber weniger Knochenmasse als speckiger Stoff vorfindet, auszeichnet. Ich möchte hierin Langenbeck nicht beistimmen, wenn er erstere Geschwulst zu den Exostosen oder Osteosarkomen zählt; denn von den Exostosen unterscheiden sich jene Anschwellungen dadurch, dass diese nicht von der Kortikalmasse, sondern vom Innern des Knochens ausgehen, vom Osteosarkom aber, dass die in der Höhle der Kortikalmasse enthaltene Substanz knöcherig, nicht speckartig ist. Aber noch viel weniger möchte ich denen beistimmen, welche alle diese verschiedenen Krankheitsformen unter einen Namen werfen. Die erstere Form ist gewiss ganz eigentümlich, und daher möchte ich [ihr] den Namen Spina ventosa und Paedarthrocace geben, der zweiten Form den Namen Exostose, denn diese spitzen Hervorragungen gehen bestimmt bloss von der Kortikalmasse aus, der dritten Form aber den Namen Osteosarcoma beilegen (nach Langenbeck).

Auch einige Ankylosen, besonders des Kniegelenkes, besonders aber von Nekrosen, von Osteomalazie und Rachitis, sind bemerkenswert.

Pathologische Anatomie der weiblichen Geschlechtsteile ausgezeichnet, steatomatöse Entartung des Uterus, Hydrops ovarii, Polypus uteri, besonders einer, der sich am Fundus uteri ansetzte, den Uterus zu einer Grösse ausdehnte, welche wohl im dritten Monate der Hoffnung vorkommt, wobei die Substanz desselben ebenfalls an Dicke zugenommen hatte und der mit seinem dicken Ende tief in die Vagina ragte; Polypus urethrae feminae, mehrere Lithopädien etc. etc., einige Zwitterbildungen.

Aber vor allem ausgezeichnet ist die bedeutende Sammlung von Missgeburten, als mehrere *Azephali,* deren übrigens gut gebildeter Rumpf mit dem spitzen Hals endigte, *Hemizephali* grosse Anzahl, meistens zugleich mit *Spina bifida* verbunden. Eine *Spina bifida* an den Halswirbeln, *eine an dem Os sacrum,* doch die meisten, fast alle übrigen, an den Rückenwirbeln. Das *linke Auge* mangelte in einem Falle. *Rüsselförmige Nasen* mit zum Teil veränderter Lage; zwei Exemplare, bei denen aus dem Unterleibe eines Kindes die untern Extremitäten eines andern hervortraten, *Fehlen der Maxilla inferior* in zwei Fällen, beim einen ging dann die Haut des Halses schräg aufwärts nach dem Oberkiefer und liess für den Mund bloss eine Öffnung von ungefähr vier Linien. *Die Finger der Hand* durch die sich von dem Vorderarm fortsetzenden Hand waren so *verwachsen,* dass man die Zwischenräume der Finger nicht wahrnehmen konnte. Den *Atruncus,* der nach Consbruch, «Pathologische Anatomie»[27], pag. 452, hier sein sollte, fanden wir nicht. Auch die übrigen gewöhnlichen Missgeburten waren in Menge da.

Das durch Hydrozephalus *ausgedehnte Gehirn* eines Kindes, bei dem die *Sulci* und *Gyri* verschwunden waren, Medulla spinalis eines an Tabes dorsalis Verstorbenen, dasselbe mit seinen Nerven viel dünner.

[27] CONSBRUCH, Georg Wilhelm Christoph: Taschenbuch der pathologischen Anatomie, Leipzig 1820.

Auch für vergleichende Anatomie ist trefflich gesorgt. Nur schade, dass die Präparate nicht besser geordnet sind.

29. März. Zwölf Uhr zu Siebold, der uns noch sein schönes Kabinett zeigte. Ausgezeichnet ist seine *Sammlung von fehlerhaften Becken*, die die reichhaltigste und schönste ist, welche ich schon gesehen. Darin ist auch das Becken, an welchem sein Grossvater[28] die Synchondrotomie machte. Einige, z. B. Rudolphi, wollen nicht zugeben, dass bei demselben die Symphysis verknöchert gewesen sei, sagen vielmehr, dass Siebold neben derselben durchsägt habe; allein, gerade dieses scheint mir für erstere Meinung zu sprechen, denn man sieht nichts von einem Knorpel. Ein anderes Becken ist durch Rachitis so sehr verunstaltet, dass die Conjugata kaum 2 Linien hält. Osianders Meinung, dass man selten die Apertura inferior verengt finde, fand ich auch hier bestätigt. Die *Instrumentensammlung*, welche im zweiten Schranke aufgestellt ist, ist ausgezeichnet. Im dritten Schranke befinden sich die Präparate in Branntwein, eine schöne Sammlung von Polypen, alle mit einer Schere exstirpiert, eine reiche Sammlung von *Foeten, Eiern* etc., eines Uterus, an welchem die Sectio caesarea gemacht wurde, nach dem Tode der Frau, bei dem sich der Uterus aber gleich nach der Entfernung des Kindes noch bedeutend zusammenzog; steatomatöse oder polypische Afterbildungen an der äusseren Fläche des Uterus etc. etc. Die schönsten Präparate sind zwei von den *Eihäuten in den zwei ersten Monaten* der Schwangerschaft; die Tunica deciduae abgetrennt von dem Chorion, dieses von dem Amnion, bei denen die Vesicula umbilicalis deutlich sichtbar ist und von welcher man seine Stränge nach dem Nabel des Kindes laufen sieht. In dem einen Präparate sieht man noch deutlich den untern Teil des Darmkanales ausserhalb des Unterleibes in den Strängen, die von der Vesica umbilicalis ausgehen, liegen. Andere Präparate aus dem Anfange des dritten Monates zeigen herrlich die Bildung der Plazenta. Sehr interessant ist auch das pathologische Präparat eines Foetus, bei welchem das Herz ohne Pericardium aus einer Öffnung des Sternums hervorgetreten ist (ein ähnliches Beispiel ist auf dem Anatomischen Museum) und aus dem Unterleibe die Leber, im Peritoneum eingehüllt, hervorgefallen ist. Sehr schön ist endlich die Sammlung der Skelette von Foeten, besonders eines aus dem Ende des vierten Monates, bei dem man die Ossifikation sehr hübsch sieht, bei welchem noch das Olecranon an der Ulna fehlt, der Humerus mit den Ossibus antebrachii nur durch Knorpel vereinigt ist, so auch die feinen Knochenkerne des Corpus wie eine Insel in Knorpelsubstanz liegen.

31. März. Nachmittags Einpacken. Vier zu Dr. Angelstein[29], der uns das Instrumentarium chirurgicum und die Bandagen von Graefe zeigte. Beide waren gerade in sehr schlechter Ordnung; beide zeichneten sich, wenn es Erfindungen von Graefe waren, durch ihren komplizierten Mechanismus aus. Interessantes, das ich nicht bei meinen chirurgischen Observationen angeführt hätte, fanden wir nicht.

Am Abend des 1. April 1829 erfolgte die Abreise im Eilwagen von Berlin Richtung Hamburg. In Hennigsdorf endete die schöne Chaussée, und man fuhr bei starkem Gewitterregen durch geschmolzenen Schnee und aufgeweichten Sand. In Fehrbellin erlebten die Reisenden das fürchterli-

---

[28] Carl Caspar von Siebold (1736-1807), Prof. der Anatomie, Chirurgie und Geburtshilfe in Würzburg, Gründer einer bedeutenden Sammlung pathologischer Knochen.
[29] Karl Angelstein (1799-1868), 1825 Dr. med. (Berlin), 1827 Arzt am klinischen Institut für Chirurgie und Augenheilkunde in Berlin als Assistent Graefes, 1831 PD für Chirurgie. CALLISEN 1 (1830), S. 182, 26 (1838), S. 66. HIRSCHBERG 14.2 (1911), § 485, S. 42. BLÄ 1 (1929), S. 146.

che Schauspiel eines nächtlichen Brandes von mehreren Gebäuden, der den Himmel in weiter Umgegend rötete. Nach Kyritz erlaubte eine bequemere Strasse das Nachholen des verpassten Schlafes. Die Mecklenburger Chaussée führte nach Ludwigslust, dem Sommeraufenthalt des Grossherzogs von Mecklenburg-Schwerin, bis nach Boitzenburg. Im Holsteinischen führte der Weg wieder durch tiefen Sand über Lauenburg, von wo man über Bergedorf nach Hamburg gelangte.

Hamburg 3. April bis 4. Mai 1829

Conrad Meyer und Leonhard von Muralt empfanden sofort den Gegensatz zwischen der steifen Residenzstadt Berlin und der pulsierenden Weltstadt Hamburg. Sie beurteilten die Menschen als wesentlich freier und ungezwungener als die etwas zugeknöpften, zurückhaltenden Berliner und fühlten sich rasch heimisch und gut aufgenommen. Die Zürcher bezogen ihr Logis beim Bündner Kaffeewirt Oswald und lauschten in dessen Gaststube, einem Treffpunkt zahlreicher Schiffskapitäne, den faszinierenden Reiseschilderungen über Amerika, Fernost und Australien. Durch eine Empfehlung von Vater von Muralt fanden sie im Haus von Senator Silem Zugang zur gehobenen Hamburger Gesellschaft; Frau Silem wiederum empfahl die jungen Ärzte an Syndicus Sieveking, der als früherer Gesandter in Brasilien zu den angesehensten Männern der Hansestadt zählte. Der junge Tabakfabrikant Dunkelmann, Freund eines Zürcher Freimaurerbruders, zeigte ihnen Hamburgs Sehenswürdigkeiten und insbesondere das Handelsleben, etwa die Börsen oder die Kaufmannsschiffe. Sie besichtigten des öftern den ausgedehnten Hafen, in dem die Segelschiffe mit ihrem Meer von Mastbäumen einen imponierenden Anblick boten. Eine Elbfahrt führte sie nach Blankenese und Flottbek. Meyer besuchte dreimal ein Freudenhaus und hatte mit den «ziemlich hübschen» Mädchen manchen Spass, ohne dass er einer Versuchung erlegen wäre. Das Theater schien ihm gegenüber Berlin deutlich abzufallen Die beiden Zürcher unternahmen eine Tour via Harburg auf der von Napoleon angelegten Chaussée nach Rotenburg, wo sich ihr gemeinsamer Freund Hasse aus der Göttinger Zeit als praktischer Arzt niedergelassen hatte.

Die Ärzteschaft

8. April. Nachmittags in das Lesezimmer, in welchem die hauptsächlichsten neueren Journale aufgestellt sind und von einem Vereine von etwa vierzig Hamburger Ärzten angekauft werden[1]; zugleich hat derselbe eine kleine Bibliothek angekauft von medizinischen Büchern, welche man ebenfalls sehr leicht zum Lesen erhalten kann. Wenn daraus herauszugehen scheint, dass die

---

[1] SCHRADER, Friedrich Nikolaus: Das Hamburgische Collegium medicum und der ärztliche Verein in Hamburg, im Auftrag des Vereins zur 25jährigen Jubelfeier desselben, Hamburg 1840. MICHAEL, Isaac: Geschichte des Ärztlichen Vereins Hamburg und seiner Mitglieder, Hamburg 1898. Naturforschung und Naturlehre im alten Hamburg, Hamburg 1928. BRACK, E.: Über Ärzte und Medizin in Hamburg vor hundert Jahren, nach alten Akten zusammengestellt und ausgearbeitet, Hamburg 1929. FROMM, Ernst: 150 Jahre Ärztlicher Verein Hamburg, Münch. med. Wschr. 108, 1966, S. 133-135. SELBERG, Werner: Zur Geschichte der Bibliothek des Ärztlichen Vereins Hamburg, Münch. med. Wschr. 108, 1966, S. 142-144. HARDEWIG-BUDNY, Bettina: Zur Geschichte des ärztlichen Fortbildungswesens in Hamburg von 1652 bis 1918, Diss. med., Aachen 1990.

Hamburger Ärzte in sehr gutem Einvernehmen untereinander stehen, so ist dies aber gerade umgekehrt. Leider sucht einer den andern soviel wie möglich zu verkleinern, ihn hinter dem Rücken zu schwächen, und dies lernten wir denn auch zum Teile hier, wo wir oft in interessante Unterredungen mit Ärzten kamen oder denselben zuhören konnten. Ein alter Geburtshelfer, Dr. Büsch[2], welcher noch vor fünf Jahren bedeutende Reisen unternommen hatte und mit den Zürcher Ärzten Rahn[3] und Locher[4] bekannt war, unterhielt sich heute vorzüglich mit uns und trug uns Grüsse an den jüngern Rahn auf, den er als wissenschaftlich sehr gebildet schilderte, sowie an den ältern Dr. Locher, welchen er aber einen blossen Routinier nannte.

17. April. Da Muralt sehr an Schnupfen litt, so wollten wir versuchen, denselben wegzudampfen und gingen zu diesem Ende in das neue Alexanderbad von Dr. Barjes[5] in der Hohen Bleichen. Ein Bad kostete zwei Mark. Wir wurden zuerst in das schon sehr warme Lesezimmer geführt, wo zum Zeitvertreib mehrere deutsche und englische Journale und Zeitungen lagen. Nun ging es in das Umkleidezimmer, deren drei hintereinander sind und sehr warm; dieselben sind sehr schön geschmückt und aufs bequemste eingerichtet. Ausgekleidet, wurden wir in einen wollenen Mantel eingehüllt und in das eigentliche Dampfbad geführt. Dieses ist viereckig gebaut; an zwei Seiten sind drei hölzerne Bänke, einer über dem andern stehend. Auf den andern beiden Seiten sind die zwei Öfen, auf deren erhitzten Steinen das Wasser verdampft wird und aus denen dasselbe als Dampf durch Röhren mittels Umdrehen eines Hahnes in die Kammer geleitet wird. Wir mussten uns nun auf die erste unterste Bank hinlegen und den Dampf auch tüchtig einatmen, welches letztere sehr angenehm war. Die anfangs empfundene Hitze wurde bald gemindert, als der Schweiss reichlich am ganzen Körper hervorbrach; bald bestiegen wir die zweite Stufe, auf der wir eine Hitze von 32° R aushielten. Nun schwang der Bademeister ein noch mit den Blättern versehenes Bündel über unsern Körper von oben nach unten und umgekehrt, mehrere Male, um, wie er sagte, die Hitze zu konzentrieren. Dieses brachte eine eigene Empfindung hervor, wie wenn etwas von dem Körper ausströmte; dann schlug er damit, und zwar nicht ganz sanft, den ganzen Körper von vorn und von hinten. Jetzt mussten wir auf die oberste Stufe in eine Hitze von 42° R. Diese Hitze war besonders anfangs empfindlich, machte mir etwas Kongestion gegen den Kopf und etwas Herzklopfen, beim Respirieren fühlte ich etwas Brennen. Nach ungefähr vier Minuten stiegen wir auf die zweite, dann auf die unterste Stufe und wurden nun hier mit einem in kühles Seifenwasser getauchten Tu-

---

[2] Paul Heinrich Büsch (1756-1837), 1780 Dr. med. (Strassburg), Direktor der geburtshilflichen Abteilung am Allgemeinen Krankenhaus in Hamburg. CALLISEN 3 (1830), S. 309, 26 (1838), S. 485. NND 15.2 (1837), S. 1078. Med.-chir. Ztg., 1838, II, S. 160.

[3] David Rahn (1769-1848), 1791 Dr. med. (Halle), 1793 Lehrer am Medizinisch-chirurgischen Institut in Zürich und am Carolinum, Mitglied des Grossen Rats, 1803 Poliater (Zweiter Staatsarzt), 1817 Archiater (Erster Staatsarzt) in Zürich, 1827 Erziehungsrat. CALLISEN 15 (1833), S. 310, 31 (1843), S. 340. MEYER-HOFMEISTER (1872), S. 15 f. RAHN, Johann Conrad: Archiater Dr. med. David Rahn-Escher, Nbl. Waisenhaus, Zürich 1858. SCHNYDER, Werner: Die Familie Rahn von Zürich, Zürich 1951, S. 353-360. LEISIBACH (1982), S. 84 f.

[4] Johann Jakob Locher (1771-1832), 1792 Dr. med. (Jena), 1793 Lehrer am Medizinisch-chirurgischen Institut in Zürich, 1807 Spitalarzt, 1813 Kantonswundarzt, 1820 Mitglied des Grossen Rats, Ehrenmitglied der Londoner medizinischen Gesellschaft wegen zweimaliger Kaiserschnittoperation an derselben Frau. Monatliche Nachrichten Schweizerischer Neuheiten, September 1818, S. 116. CALLISEN 11 (1832), S. 423 f, 30 (1842), S. 95. Anonymus [LOCHER-BALBER, Hans]: Nachruf auf Hans Jakob Locher, Verhandlungen der Schweizerischen Naturforschenden Gesellschaft in Genf 17, Genf 1832, S. 137-139. GARNAUS, Adolf: Die Familie Locher von Zürich, Zürich 1924, S. 89 f. LEISIBACH (1982), S. 88.

[5] Keine weiteren Angaben bekannt.

che gerieben. Dann stellten wir uns in die Mitte des Zimmers, worauf ein Regenbad von mässig kaltem Wasser von der Decke des Zimmers auf uns herabströmte und, da wir uns herumdrehen mussten, unsere Körper abspülte. Man beschreibt dieses gewöhnlich als sehr angenehm, uns aber kam es sehr unangenehm, ja beklemmend vor. Nun schickte man uns gleich auf die oberste Stufe in die Hitze von 42° R, wo wir uns sehr behaglich fühlten. Dieses wurde noch einmal wiederholt; dann begaben wir uns auf die zweite, dann [auf] die unterste Stufe, erhielten dann noch kurz einen Strom kalten Wassers, und nun verfügten wir uns, in eine wollene Decke eingehüllt, in das noch sehr warme Umkleidungszimmer. Hier hüllte man uns noch mehr in wollene Decken ein; dadurch wurde der Schweiss noch etwa zwanzig Minuten erhalten. Ich empfand dabei etwas Kopfschmerz, der Puls war voll, weich, etwa 110 Schläge (im Bade vergass ich leider, den Puls zu fühlen). Endlich wurden wir abgetrocknet und durften uns langsam ankleiden. Im Lesezimmer verblieben wir dann noch etwa dreiviertel Stunden und fuhren dann nach Hause um halb zwölf Uhr; dann gleich ins Bett.

24. April. Abends halb sieben mit Dr. Fallati[6] zu Dr. Schmidt[7] in eine Gesellschaft junger praktizierender Ärzte, welche, sieben an der Zahl (nämlich ausser den genannten noch Dr. Schön[8], Präsident, Dr. Behre[9], Dr. Hachmann[10], Dr. Weisflog[11] und ein Accoucheur), sich alle Wochen versammeln und abwechselnd Aufsätze, Observationen und Auszüge aus Journalen vorlesen und welche nun im Sinne haben, einzelne dieser Aufsätze im Druck herauszugeben. Aus Sektionen haben diese Ärzte schon eine bedeutende Sammlung von Präparaten zusammengebracht, welche allerdings vereinigt von weit grösserem Nutzen wären, als wenn dieselben zerstreut nur einzeln bei allen sieben sind. Dr. Schmidt las heute vor über seine Erfahrungen über Phthisis pulmonalis, machte auch über die Behandlung interessante Bemerkungen. Die Teerdämpfe sowie die balsamischen Mittel schienen immer zu schaden (ist hier nicht auszunehmen die Phthisis pituitosa?). Am meisten leistete das Plumbum aceticum und besonders als herrliches Palliationsmittel das Opium. Es freute mich sehr, den Dr. Behre kennenzulernen, da ich seinen Aufsatz in Rusts «Archiv» über die Exstirpation des Unterkiefers beim Ausarbeiten meiner Dissertation sehr gut brauchen konnte[12]. Aber auch die nähere Bekanntschaft mit Dr. Schön war mir von grossem Werte, da sich mir derselbe als ein besonders in der Ophthal-

---

[6] Carl Niklaus Fallati, 1824 Dr. med. (Halle), Assistenzarzt am Allgemeinen Krankenhaus in Hamburg. CALLISEN 6 (1831), S. 166.

[7] Moses Paul Friedrich Philipp Schmidt, (geb. 1800), 1823 Dr. med. (Berlin), Assistenzarzt am Allgemeinen Krankenhaus in Hamburg. CALLISEN 17 (1833), S. 222 f, 32 (1844), S. 170. BLÄ 5 (1934), S. 95.

[8] Johann Matthias Albrecht Schön (1800-1870), 1823 Dr. med. (Halle), Assistenzarzt am Allgemeinen Krankenhaus in Hamburg, praktischer Arzt und Arzt am Gast-, Armen- und Krankenhaus Hamburg. CALLISEN 17 (1833), S. 285-287, 32 (1844), S. 189. ADB 32 (1891), S. 249. HIRSCHBERG 14.2 (1911), § 515, S. 256-258. BLÄ 5 (1934), S. 118. Vgl. auch BRANDIS, Sigrid: Zur Geschichte der Augenheilkunde in Hamburg, Diss. med., Hamburg 1981.

[9] Georg Christoph Friedrich Behre (1797-1848), 1822 Dr. med. (Kiel), praktischer Arzt in Altona. CALLISEN 2 (1830), S. 59 f, 26 (1838), S. 211. NND 26.2 (1848), S. 817 f. BLÄ 1 (1929), S. 431 f.

[10] Niklaus Ludwig Hachmann, 1824 Dr. med. (Halle), Assistenzarzt am Allgemeinen Krankenhaus in Hamburg. CALLISEN 8 (1831), S. 12 f, 28 (1840), S. 335.

[11] Christian Heinrich Gottlob Weisflog (geb. 1798), 1823 Dr. med. (Heidelberg). CALLISEN 20 (1834), S. 511, 33 (1845), S. 254.

[12] BEHRE, Georg Christoph Friedrich: Bemerkungen über die teilweise Exzision und Exartikulation des Unterkiefers nebst den zur Geschichte dieser Operation gehörigen Fällen, [Rusts] Magazin für die gesamte Heilkunde 23(3), 1827, S. 387-470.

mologie wissenschaftlich sehr gebildeter und gescheiter, ja scharfsinniger Kopf zeigte. Derselbe gab ein Werk heraus über die pathologische Anatomie des Auges, welches sehr gut aufgenommen wurde, und jetzt wurde ein Aufsatz von ihm rezensiert, der über die Erweichungen der verschiedenen Teile des Auges handelte[13]. Nach dieser wissenschaftlichen Unterhaltung folgte ein kleines Abendessen, wobei ich mich viel mit Dr. Behre unterhielt, wodurch ich ihn als sehr belesen, aber auch durch Praxis noch nicht gehörig geläuterten Chirurgen kennenlernte.

1. Mai. Morgens zu Hause. Um zwölf Uhr ins Waisenhaus, dessen kolossales Gebäude Kinder von einem halben bis acht Jahren aufnimmt, gewöhnlich über 400 Kinder enthält[14]. Für Reinlichkeit, gutes Essen und Unterricht scheint sehr gesorgt zu sein, wenigstens sehen die Schlafzimmer, Speise- und Schulzimmer sehr gut aus sowie die Kinder selbst. Die Kirche ist sehr hübsch. Mehr konnten wir von unserem armseligen Führer nicht erfahren, als dass die Kinder nach dem achten Jahre aufs Land zu verschiedenen Berufsarbeiten geschickt werden und nach dem 16. Jahre wieder in die Anstalt kommen, wo sie konfirmiert werden.

3. Mai. Dunkelmann trafen wir an; er nötigte uns, bei ihm zu Mittag zu essen. Wir besahen uns bei ihm eine Schiffsapotheke, von der gewöhnlich die Kapitäne Medikamente mit auf das Schiff nehmen und daraus ihren Leuten nach einem kleinen Werke, welches zu diesen Hallischen Präparaten[15] gehört, verschreiben. Es sind die notwendigsten zusammengesetzten offiziellen Arzneimittel, welche, wenn sie nach der in dem Buche deutlich auseinandergesetzten Regel gegeben werden und die darin vorgeschriebene Diät befolgt wird, gewiss sehr zweckmässig sind, aber welche auch viel schaden können, wenn sie unzweckmässig angewendet werden, da alle sehr konzentriert sind.

Diese Bemerkungen, welche vollkommen übereinstimmen mit denen von meinem lieben Freunde Dr. Muralt, habe ich hauptsächlich der freundlichen Aufnahme eines jungen Hamburger Arztes, Dr. Fallati, zu verdanken, welcher uns auch mit mehreren sehr wissenschaftlich gebildeten praktischen Ärzten bekanntmachte. Dem erstern waren wir empfohlen von Madame Silem.

---

[13] SCHÖN, Johann Matthias Albrecht: Handbuch der pathologischen Anatomie des menschlichen Auges, mit einem Vorwort des Herrn Geh. Med. Rats MECKEL in Halle, Hamburg 1828. Ders.: Die Erweichung am menschlichen Auge, ein pathologisch-anatomischer Versuch, [Heckers] Literärische Annalen der Heilkunde 16, 1830, S. 1-20.

[14] Zum 1782-1785 neuerrichteten Waisenhaus an der Admiralitätsstrasse: HESS, J. L. von: Topographisch-politisch-historische Beschreibung der Stadt Hamburg, Bd. 3, Hamburg 1796, S. 41. RODEGRA, Heinz: Das Gesundheitswesen der Stadt Hamburg im 19. Jahrhundert, unter Berücksichtigung der Medizinalgesetzgebung (1586-1818-1900), Sudhoffs-Archiv, Beiheft 21, Wiesbaden 1979, S. 129. McRITCHIE, Evelyne: Krankenbehandlung im Hamburger Waisenhaus in der Zeit von 1604-1921, die Krankenstation des Hamburger Waisenhauses als Vorläufer einer Kinderklinik, Diss. med., Hamburg 1984.

[15] DÜFFER, Johann Friedrich Ch.: Kurze Beschreibung der Wirkungen und Anwendungsart der bekannten Hallischen Waisenhaus-Arzneien, Halle 1808. Ders.: Die Hallischen Waisenhaus-Arzneien, eine kurze und deutliche Belehrung über ihren Gebrauch und ihre Wirkung, Halle 1822. KAISER, Wolfram / PIECHOCKI, Werner: Die pharmazeutische Industrie von Halle in den Jahren 1800-1850, Münch. med. Wschr. 110(49), 1968, S. 2877-2886. KOHLHAAS-CHRISTEN, Cornelia: Zur Geschichte des Apothekenwesens in Hamburg von den Anfängen bis zum Erlass der Medizinalordnung von 1818, Stuttgart 1985. Das Madai-Manual, eine handschriftliche Rezeptsammlung zwischen 1740 und 1840 von David Samuel von Madai und Carl Wilhelm Samuel von Madai, 2 Bde, Zürich 1985.

Hamburg ist, wie leider jetzt fast alle Städte Deutschlands, mit zu vielen Ärzten begabt, indem wohl gegen 150 Ärzte ihren Unterhalt hier suchen[16]. Daher ist es denn leider auch dazu gekommen, dass ein wahrer Brotneid die Ärzte zur elenden Schikane treibt und dass sogar die Bürger, welche es nur zu sehr einsehen, wie sehr einer dem andern seine Patienten wegzunehmen strebt, wenig Achtung für den ärztlichen Beruf zeigen, was schon ihre Redensart beweist: «Der Arzt braucht mich.»

Hamburg hat im allgemeinen eine ungesunde Lage; die Ebbe und Flut sollen auch bedeutenden Einfluss auf die Krankheiten haben, während der Ebbe sich die Krankheiten verschlimmern, während derselben die meisten Todesfälle erfolgen, welches aus der veränderten Luftbeschaffenheit erklärt wird. Wenn auch durch die Flut die Kanäle der Stadt gereinigt werden, so wird doch gewiss durch den während der Ebbe sich ansammelnden Morast die Luft verunreinigt, und Luftzug herrscht weniger in den engen Strassen. Intermittierende Fieber sind sehr häufig sowie katarrhalische, rheumatische Krankheiten, und die Fremden sollen gewöhnlich von Diarrhöe befallen werden, welches dem schlechten Trinkwasser zugeschrieben wird. Wir empfanden nichts davon, und vielleicht ist auch mehr das ausschweifende Leben daran schuld.

Was das ärztliche Personal anbetrifft, so sind diejenigen jüngeren Ärzte, mit welchen wir bekannt wurden, zwar sehr gebildet, aber meistens einseitig der Lehre von Krukenberg[17] in Halle huldigend, daher grosse Gastriker, und als junge Ärzte behandeln sie schon die Kranken zu sehr bloss symptomatisch, obschon sie es nicht zugeben wollen, und, wie es mir schien, erlauben sie sich, aus ihren Erfahrungen zu sichere Resultate zu ziehen. Ihr Eifer für die Wissenschaft ist übrigens sehr lobenswert, und jede Sektion wird mit der grössten Genauigkeit gemacht. Mich interessierte besonders die Bemerkung eines Dr. Hachmann, welcher die Typhusepidemie, welche 1826 in Cuxhafen und Ritzebüttel herrschte, an letzterm Orte beobachtete, dass er nämlich bei den Sektionen die Milz in der Regel krankhaft fand, oft so sehr erweicht, dass dieselbe in einen schokoladenartigen Brei umgewandelt war[18].

Für fremde Ärzte und besonders auch für uns war das medizinische Lesezimmer, von einem Vereine von ungefähr vierzig Hamburger Ärzten unterhalten, sehr angenehm, da man nicht bloss durch Lesen der vorzüglichsten neueren Journale sich sehr angenehm unterhalten konnte, sondern auch interessante Bekanntschaften mit verschiedenen Ärzten machen kann.

---

[16] Zur Medizingeschichte von Hamburg: SCHMIDT, Friedrich Philipp: Hamburg in naturhistorischer und medizinischer Beziehung, Hamburg 1831. Die Gesundheitsverhältnisse Hamburgs im 19. Jahrhundert, Hamburg 1901. RODEGRA, Heinz: Das Gesundheitswesen der Stadt Hamburg im 19. Jahrhundert unter Berücksichtigung der Medizinalgesetzgebung (1586-1818-1900), Sudhoffs-Archiv, Beiheft 21, Wiesbaden 1979. WEIDMANN, Almuth: Die Arzneiversorgung der Armen zu Beginn der Industrialisierung im deutschen Sprachgebiet, besonders in Hamburg, Braunschweig 1982. HOLST, Gunnar: Zur Geschichte des Armenarztwesens der Stadt Hamburg unter besonderer Berücksichtigung der Instruktionen für die Armenärzte (1713-1921), Diss. med., Aachen 1987. REUPKE, Hansjörg: Zur Geschichte der Ausübung der Heilkunde durch nicht approbierte Personen in Hamburg von den Anfängen bis zum Erlass des «Heilpraktikergesetzes» im Jahre 1936, Diss. med., Herzogenrath 1987. STEINBERG, Bastian: Zur Entwicklung der Gerichtsmedizin der Stadt Hamburg im 19. Jahrhundert bis zur Gründung eines Gerichtsmedizinischen Institutes an der Universität der Freien und Hansestadt Hamburg, Diss. med., Aachen 1990.

[17] Peter Krukenberg (1788-1865), Prof. der Medizin in Halle, vgl. S. 281.

[18] HACHMANN, Niklaus Ludwig: Beobachtungen über die Krankheitskonstitution im Amte Ritzebüttel während des Herbstes und Winters 1826, Mag. d. ausl. Lit. der ges. Heilk. 13, 1827, S. 411-435. [...] während des Herbstes 1827, ebenda, 18, 1829, S. 207-220.

Wenn auch dieses Lesezimmer von den Mitgliedern leider weniger benutzt wird, die Journale zu lesen, als mehr, [um] sich über die Zeitungsneuigkeiten zu unterhalten und über das Verfahren ihrer Kollegen zu schimpfen, so hat doch dieser Verein noch die gute Veranstaltung getroffen, dass seine Mitglieder verpflichtet sind, abwechselnd wöchentlich zweimal nachmittags zwischen zwei bis acht Uhr zum unentgeltlichen Impfen der Kuhpocken bereit zu sein.

Gewiss sehr nützlich nicht weniger zur Beförderung der Wissenschaft, zur Bildung der jungen Ärzte als auch zu freundschaftlicher Vereinigung derselben ist die Gesellschaft der jungen Hamburger Ärzte, welche hier uns so sehr genussreich war. Ihre pathologische Sammlung besahen wir später noch genau[19]. Obschon sie noch klein ist, so enthält sie doch schon recht viele äusserst interessante Präparate, welche durch die davon vorhandenen Krankengeschichten mehr Wert haben als manche andere grössere pathologische Sammlung, von deren Präparaten man den Verlauf der Krankheit und die dabei angewandten Mittel nicht kennt, wie z. B. in der Meckelschen in Halle[20], in der von Jena etc. Die schönsten Präparate sind die Aneurysmen des Bogens der Aorta und andere Herzkrankheiten, Verknöcherung der Valvulae, Erweiterung des Herzens, der Ventrikel etc., Magenerweichung, Cancer ventriculi, Geschwüre der Gedärme, Lebertuberkel etc. etc.

Durch die Bekanntschaft mit diesen Ärzten sowie durch die Gefälligkeit von Dr. Sandtmann[21] und Dr. Fricke[22] war uns der Zutritt zu dem neuen Krankenhause zu jeder Zeit gestattet.

Allgemeines Krankenhaus St. Georg

Dieses erst seit wenigen Jahren erbaute grosse, prachtvolle Krankenhaus hat die zu diesem Zweck günstigste und gesündeste Lage um Hamburg[1]. Es liegt ungefähr eine Viertelstunde von der

---

[19] FALLATI, Carl Niklaus: Übersicht der pathologisch-anatomischen Sammlung der medizinisch-chirurgischen Gesellschaft zu Hamburg, Hamburgische Mitteilungen aus dem Gebiete der Heilkunde 1, 1830, S. 203-386.

[20] Johann Friedrich Meckel (1781-1833), Prof. der Anatomie in Halle, vgl. S. 283.

[21] Johann Dietrich Sandtmann (1789-1839), 1817 Dr. med. (Berlin), 1824 Chefarzt der medizinischen Abteilung des Allgemeinen Krankenhauses in Hamburg. CALLISEN 17 (1833), 14, 32 (1844), S. 91. NND 17.1 (1839), S. 409 f. DENEKE, Theodor: Das Allgemeine Krankenhaus St. Georg in Hamburg nach seiner baulichen Neugestaltung, Leipzig/Hamburg 1912, S. 45. RODEGRA, Heinz: Vom Pesthof zum Allgemeinen Krankenhaus, die Entwicklung des Krankenhauswesens in Hamburg zu Beginn des 19. Jahrhunderts, Münster 1977, S. 54-56.

[22] Johann Carl Georg Fricke (1790-1841), 1810 Dr. med. (Göttingen), 1823 zweiter Arzt und Chefarzt der Chirurgie am Allgemeinen Krankenhaus in Hamburg, 1833 Direktor der medizinisch-chirurgischen Lehranstalt. CALLISEN 6 (1831), S. 467-470, 28 (1840), S. 113-115. NND 19.2 (1841), S. 1151-1159. ADB 7 (1877), S. 381 f. HIRSCHBERG 14.2 (1911), § 492, S. 102. BLÄ 2 (1930), S. 619 f. RODEGRA, Heinz: Johann Carl Georg Fricke, Wegbereiter einer klinischen Chirurgie in Deutschland, Herzogenrath 1983. Ders.: Johann Carl Georg Fricke und der Beginn der klinischen Chirurgie in Hamburg zu Beginn des 19. Jahrhunderts, Hamburger Ärzteblatt 31, 1977, S. 209-217, 271-279.
Zu Frickes chirurgischen Ansichten: FRICKE, Johann Carl Georg: Annalen der chirurgischen Abteilung des Allgemeinen Krankenhauses in Hamburg, 2 Bde, Hamburg 1828-1833.

[1] Zum 1821-1823 erbauten Allgemeinen Krankenhaus St. Georg in Hamburg: BÜLAU, Gustav: Das Hamburgische Allgemeine Krankenhaus, Hamburg 1830, 2. Aufl. Hamburg 1848. GRAVENHORST, Heinrich Wilhelm: Das Hamburgische Allgemeine Krankenhaus, Hamburg 1848. APPERT, B.: Hamburg, seine Gefängnisse und Hospitäler, Hamburg 1850. LUNDT, G. M.: Das Hamburgische Allgemeine Krankenhaus, Hamburg 1876. DENEKE, Theodor: Das Allgemeine Krankenhaus St. Georg in Hamburg nach seiner baulichen Neugestaltung,

Stadt entfernt im Nordosten derselben, auf einem kleinen Hügel, welcher die schönste Aussicht über die ganze Stadt gewährt und auch die reizenden Umgebungen Hamburgs dem Auge darbietet. Einzeln auf diesem Hügel stehend ist es dem Luftzuge auf allen Seiten preisgegeben. Seine Fassade ist gegen die Stadt gerichtet, die beiden Seitenflügel gehen von dem Hauptgebäude nach Nordosten ab und fassen zwischen sich einen hübschen Garten. Lange Gänge im Innern des Gebäudes geben demselben ein klosterartiges Aussehen; diese sind sehr hell, ausserordentlich reinlich, und darin herrscht ein beständiger Luftzug. Das Haus besteht aus drei Stockwerken. Auf dem ersten ist links, wenn man hineinkommt, das Zimmer für den Chirurgen mit dem Instrumentarium und ausgeschmückt mit anatomischen Abbildungen von Rosenmüller[2]. Das Instrumentarium ist ausgezeichnet schön und reichhaltig; ferner das Zimmer für den innerlichen Arzt und die Apotheke, rechts die Kirche, die Küche und die Zimmer für die Administration. Eine Treppe höher sind nun die Krankensäle, links für die männlichen Kranken, rechts für die weiblichen; ebenso auf dem dritten Stocke. Im Keller oder unterirdischen Gewölbe liegen die Geisteskranken.

Wie schon bemerkt, ist für Reinlichkeit ungemein gesorgt. Durch eine unter dem Dache angebrachte Wasserkunst wird das Wasser aus dem äussern Alsterbassin bis auf den obersten Stock hinaufgetrieben. Von da wird dasselbe erstens in jedes Zimmer geleitet zu dem Einschlage, in welchem der Abtritt befindlich ist. Das irdene glasierte Gefäss, welches in dem Nachtstuhle steht, läuft wie ein Trichter nach unten zu. Sowie nun der Schurz des Abtrittes geöffnet wird, strömt von vorn, hinten und von beiden Seiten das Wasser also in Strömen auf das Gefäss und spült so von allen Seiten auch die geringste Unreinigkeit gleich weg. Dadurch wird bezweckt, dass man weder im Zimmer noch im Abtritte selbst die geringste Unreinlichkeit von den Exkrementen verspürt. Zweitens wird dasselbe zu *den Bädern* benutzt. Dergleichen sind fünf in jedem Flügel und zwar auf jedem Stockwerk und eines in der Mitte. Das Wasser wird durch Wasserdampf erwärmt, welcher durch Röhren aus dem untern Stockwerke in das obere und von da in die Kessel geleitet wird. Auch ist eine Einrichtung getroffen für Dampfdusche, bei der man den Dampf auch durch aromatische Kräuter leiten kann. Das Feuer, welches zur Entwicklung der Dämpfe nötig ist, wird seit zwei Jahren noch dazu benutzt, die in den Kloaken sich entwickelnden Gasarten zu verbrennen.

Zu dem Garten ist ein kleines Häuschen erbaut, etwas entfernt vom Krankenhause, zu Sektionen, welche von den jungen Ärzten bei allen Kranken und mit grosser Genauigkeit vorgenommen werden. Merkwürdig war es, dass in Zeit von wenigen Tagen bei zwei Sektionen von Männern, welche von einer bedeutenden Höhe herabgestürzt waren, sich Brüche der Beckenknochen zeigten; bei dem einen war der Ramus horizontalis ossis pubis der einen Seite perpendikular zerbrochen, die Beckenknochen beweglich und Krepitation bemerkbar; bei dem

---

Leipzig/Hamburg 1912. MURKEN, Axel Hinrich: Aus der Hamburgischen Krankenhausgeschichte, die Krankenhäuser von St. Georg und Eppendorf als typische Beispiele der Krankenhausarchitektur im 19. Jahrhundert, Hist. Hosp. 7, 1972, S. 25-43. RODEGRA, Heinz: Vom Pesthof zum Allgemeinen Krankenhaus, die Entwicklung des Krankenhauswesens in Hamburg zu Beginn des 19. Jahrhunderts, Münster 1977. Ders.: Kritische Bemerkungen eines französischen Gelehrten über das neuerbaute Allgemeine Krankenhaus zu Hamburg im Jahre 1850, Hamburger Ärzteblatt, 1977, S. 11-18. MURKEN, Axel Hinrich: Die bauliche Entwicklung des deutschen Allgemeinen Krankenhauses im 19. Jahrhundert, Göttingen 1979, S. 83-91.

[2] ROSENMÜLLER, Johann Christian: Chirurgisch-anatomische Abbildungen für Ärzte und Wundärzte, Teil 1-3, Weimar 1805-1807.

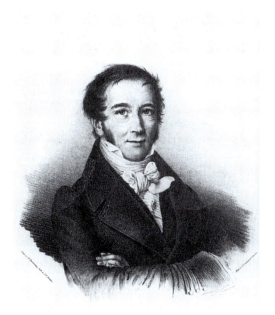

Johann Dietrich Sandtmann (1789-1839), Chefarzt und Chef der inneren Abteilung am Allgemeinen Krankenhaus in Hamburg.

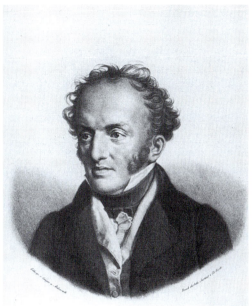

Johann Carl Georg Fricke (1790-1841), Chef der chirurgischen Abteilung am Allgemeinen Krankenhaus in Hamburg.

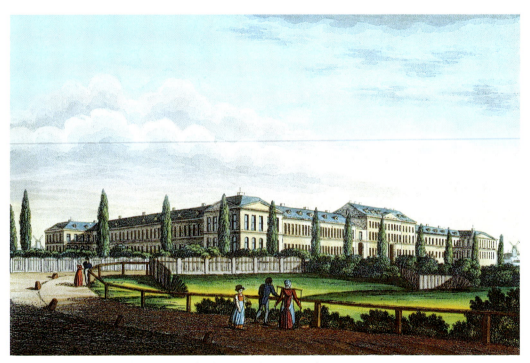

Das 1821-1823 erbaute Allgemeine Krankenhaus St. Georg in Hamburg.

andern die nämliche Fraktur und zugleich das Darmbein der einen Seite gespalten. Bei beiden fand sich kein Riss der Harnblase, wohl aber Extravasat um dieselbe gelegt.

Noch verdient hier eine Einrichtung Erwähnung, deren Gedeihen für das Ökonomische des Spitals von keinem geringen Belange ist, nämlich die *Blutegelzucht*. Diese wurde von Dr. Günther[3] angelegt und von ihm selbst uns beschrieben. Am Ende des Gartens befindet sich ein Teich, welcher mit der Alster zusammenhängt. In diesem ist am linken Ufer ein hölzerner Behälter eingegraben, welcher vier Abteilungen hat. Der Boden dieses Behälters ist mit festgestampftem Tone ausgelegt und über demselben eine Lage Torf gestreut. Eine ganz kleine Quelle füllt diesen Behälter mit Wasser; diese ist aber so gering, dass sie nur das verdunstete Wasser wieder zu ersetzen vermag. In das Wasser wird Seegras und Calmus hineingelegt, welches letztere durch seine aromatischen Bestandteile und überhaupt als frische Pflanze die Fäulnis des Wassers verhütet, wozu noch die Quelle viel beiträgt. Diejenigen Blutegel nun, welche gesaugt haben, werden während drei Monaten in den einen Behälter geworfen, das zweite Vierteljahr in den zweiten, das dritte in den dritten und endlich das vierte Vierteljahr in den vierten Behälter. Diese mit Blut gefüllten Egel sind nun besonders fruchtbar, legen Eier, welche oft sechs bis zwölf kleine lebende Junge enthalten und die in einem Jahre soweit ausgebildet sind, dass man sie wieder gebrauchen kann. Es werden daher erst nach Verfluss eines Jahres die Blutegel aus einer Abteilung genommen; da nun vier Abteilungen sind, so ist das Hospital das ganze Jahr mit Blutegeln versorgt. Diese Einrichtung hat sich als die beste erprobt, und da sich diese Tiere so ungemein stark vermehren, so wird das Hospital in kurzer Zeit hinreichend Blutegel für seinen Gebrauch hieraus ziehen können, was schon deswegen sehr viel Kosten erspart, da die Ärzte dieses Hospitales die Blutegel sehr häufig und in sehr grossem Masse anwenden.

Die *Verwaltung* des Hospitales besorgen wohlhabende Bürger unentgeltlich, und jedes ihrer Mitglieder ist verpflichtet, für einige Zeit im Hospital zu wohnen und dasselbe speziell zu besorgen. Die bedeutenden Kosten (denn die Ärzte scheuen weder kostbare Arzneimittel noch gute Diät) werden durch jährliche grosse Beiträge der Bürger gedeckt. Das Hospital ist ursprünglich für 1 000 Kranke bestimmt; allein, leider ist die Zahl der Kranken schon auf 1 400 angewachsen, so dass die meisten Zimmer schon überfüllt genannt werden können. Dieses rührt hauptsächlich daher, dass eine grosse Menge unheilbarer Kranker sich darin befindet sowie auch die langwierigen und unheilbaren Geisteskranken. Man hat übrigens jetzt im Sinne, für letztere ein eigenes Haus zu erbauen.

In jedem Zimmer sind hinreichend genug Abwarte, und dabei interessierte uns besonders, dass die Ärzte uns sagten, die grösste Zahl der weiblichen Wärter seien ehemalige Freudenmädchen, und diese zeichnen sich durch ihre unermüdete Tätigkeit, ihr zweckmässiges Benehmen gegen die Kranken, überhaupt durch ihr ordentliches Wesen, was man sich aus ihrer früheren Selbständigkeit herleiten könne, vor den andern aus.

Über die innerlichen Kranken ist *Dr. Sandtmann* gesetzt; derselbe hat eine Wohnung in der Nähe des Hospitales und erhält jährlich 6 000 Mark Gehalt, darf aber nicht in der Stadt praktizieren. Ihm sind drei Assistenten beigegeben, welche promovierte Ärzte sein müssen; jetzt waren es Dr. Schön, Dr. Schmidt und Dr. Fallati. Diese erhalten nur geringe Bezahlung von et-

---

[3] Gustav Biedermann Günther (1801-1866), 1824 Dr. med. (Leipzig), 1825 chirurgischer Assistent am Allgemeinen Krankenhaus in Hamburg, 1829 praktischer Arzt in Hamburg, 1837 O für Chirurgie in Kiel, 1841 in Leipzig. CALLISEN 7 (1831), S. 485 f, 28 (1840), S. 303 f. EUFINGER, Hartwig: Die Chirurgie, ihre Kliniken und Lehrer der Christian-Albrechts-Universität zu Kiel im Wandel der Zeiten, Kiel 1854, S. 18 f. ADB 10 (1879), S. 169 f. BLÄ 2 (1930), S. 887-889.

wa 500 Mark, werden bloss für zwei Jahre gewählt, können dann aber noch um zwei Jahre bestätigt werden. Jedem sind ungefähr 150 Kranke zur Besorgung übertragen, und die Behandlung derselben ist ihnen ganz überlassen. Nur in sehr schwierigen und wichtigen Fällen müssen sie Dr. Sandtmann zu Rate ziehen. Dies ist natürlich eine herrliche Vorbildung für die künftige Praxis. Sie machen ihren Krankenbesuch am Morgen, Dr. Sandtmann von acht bis zwölf, und ebenso ist er verpflichtet, auch noch einen Abendbesuch zu machen.

Über die äusserlichen Kranken ist Dr. Fricke gesetzt mit 2000 Mark Gehalt ohne Wohnung, wogegen er die Erlaubnis hat, auch in der Stadt zu praktizieren. Unter ihm stehen drei sogenannte Chirurgen, welche nicht promovierte Ärzte zu sein brauchen. Diese werden auf drei Jahre gewählt und können dann noch auf drei Jahre bestätigt werden. Sie wohnen im Hospital selbst, einer am Ende jeden Flügels und einer in der Mitte des Hauptgebäudes. Sie haben sehr schöne Zimmer, gutes Essen und Trinken und, wenn sie sich gut untereinander verstehen, ein sehr fideles Leben. Jeden Tag muss einer von ihnen den ganzen Tag Wache halten; übrigens muss keiner, auch wenn der wichtigste Patient da ist, in der Nacht wachen. Es ist ihnen ursprünglich nicht soviel überlassen wie den medizinischen Assistenten, jetzt aber mehr, weil ein promovierter Arzt sich diesem von den medizinischen Assistenten wohl mit Unrecht für niedrig gehaltenen Amte unterzog. Es waren jetzt folgende Assistenten hier: Dr. Günther, Schrader[4] und Trier[5].

Innerlich Kranke

Wir machten vorher Dr. Sandtmann unsere Visite, wurden gleich sehr freundlich aufgenommen und erhielten die Erlaubnis, seinen Krankenbesuchen beizuwohnen. Dieser Mann ist ungefähr 45 Jahre alt, ist aber leider nicht gesund, und [eine] Phthisis pulmonalis wird ihn wahrscheinlich nicht lange leben lassen. Wir machten mit ihm mehrere Male die Krankenvisite mit, welche, wie oben bemerkt, von acht Uhr morgens bis zwölf [oder] halb eins nachmittags dauert. Dass hier eine grosse Masse von Kranken besorgt wird, ist leicht einzusehen, und dass deswegen auch das Krankenexamen in der Regel zu unvollständig vorgenommen wird, beinahe zu entschuldigen, wenn nur nicht daraus eine zu sehr bloss symptomatische Kur resultieren würde. Es fiel mir nur zu oft auf, dass Sandtmann sich mit wenigen Symptomen begnügte, dieselben nicht einmal zusammenstellte und zu einer Krankheit vereinigte, sondern gegen jedes einzelne Symptom Mittel verschrieb. Er sieht besonders häufig Myelitis und Phrenitis. An einen an Delirium tremens leidenden Kranken richtete er keine Frage, sondern, weil derselbe einen roten, feissen Kopf hatte, wurde er auf Phrenitis behandelt, Venaesectio gemacht, Blutegel an den Kopf und eine Mixtura nitrosa mit Glaubersalz gegeben.

Vorzüglich interessant war für uns eine *Pockenepidemie*. Es waren nämlich einige mit echten Pocken Behaftete in die Abteilung der Syphilitischen zu Fricke gekommen. Dieser liess sie unter den andern Patienten liegen; in wenigen Tagen zeigten sich Symptome von Ansteckung

---

[4] Friedrich Nikolaus Schrader (1796-1860), 1819 Dr. med. (Berlin), Bibliothekar des Ärztlichen Vereins in Hamburg. CALLISEN 17 (1833), S. 314, 32 (1844), S. 205. BLÄ 5 (1934), S. 132.

[5] Isaac Trier (1802-1886), 1828 chirurgischer Assistent am Allgemeinen Krankenhaus in Hamburg, 1829 Dr. med. (Berlin), 1832 Arzt am Altonaer Krankenhaus und praktischer Arzt. CALLISEN 19 (1830), S. 39, 33 (1845), S. 71. BLÄ 5 (1934), S. 636.

an mehreren andern Individuen. Einige, welche zu dieser Zeit aus dem Hospitale entlassen worden waren, kamen nach fünf bis sechs Tagen, auch erst nach einer Woche, mit der Krankheit behaftet, wieder ins Hospital zurück. Jetzt wurde man aufmerksamer und sorgfältiger, trennte diese Kranken von den andern und wies ihnen eigene Zimmer und eigene Wärter an. Allein, diese Sorgfalt war noch nicht hinreichend, dem Weitergreifen der Krankheit völlig vorzubeugen, denn es war kein eigener Arzt für dieselben bestimmt, und so trug Sandtmann den Ansteckungsstoff aus diesen Zimmern in die andern Stuben. Denn das Waschen der Hände mit Aqua oxymuriatica konnte wohl das Kontagium nicht an den Kleidern tilgen. Um in diesen Zimmern frische Luft zu haben, wurde oft die Türe auf den Gang geöffnet, und so wurden einige Personen, welche bei demselben Zimmer vorbeigingen, angesteckt. Sowie ich in das Zimmer trat, empfand ich gleich den eigentümlichen Geruch, den ich jedesmal bei Pockenkranken bemerkte, so dass ich, ohne einen solchen Kranken gesehen zu haben, gleich sagte: «Hier liegen Pockenkranke!» Zu beschreiben vermag ich diesen Geruch nicht, denn mit schimmligem Brote, womit ihn Heim[1] und andere vergleichen, konnte ich keine Ähnlichkeit finden.

Die Zahl der Kranken wuchs immer mehr an, und, während wir in Hamburg waren, fünf Wochen nämlich, wurden 100 Individuen daran behandelt. Die Pocken traten auf in der Form der *echten Menschenblattern* mit vollkommenem, bei einigen mit sehr heftigem Verlaufe, bedeutendem Entzündungsfieber, ungemeiner Geschwulst des Gesichtes und der Hände, auch einen Teil mit zusammenfliessenden Pusteln etc. Ja, einige starben wirklich, nach Sandtmann freilich nicht durch Heftigkeit der Krankheit, sondern an andern Krankheiten, z. B. Phthisis pulmonalis. Allein, gewiss hatten doch wenigstens die Pocken den Tod beschleunigt. Nicht bloss nicht Vakzinierte und solche mit schlechten Narben der eingeimpften Kuhpocken, sondern auch solche, deren Narben auf den Armen *einen ganz richtigen Verlauf der Kuhpocken* vorzeigten, wurden davon befallen, und ich wage es deswegen bestimmt auszusprechen, dass diejenigen Unrecht haben, welche behaupten, dass alle jene Individuen, welche nach vorhergegangener Vakzination von den wahren Pocken befallen werden, nicht gut geimpft worden seien oder bei denen die Kuhpocken nicht gehörig verlaufen seien. Diese von mir hier ausgesprochene Meinung wurde nicht bloss durch die Erfahrung in dieser Epidemie, in welcher also mehrere Individuen mit vollkommen guten Kuhpockennarben sehr heftig von den Variolois befallen wurden, bestätigt, sondern auch durch Konferenzrat Brandis[2] in Kopenhagen, mit welchem wir uns über die Epidemie unterhielten und der uns erzählte, dass auch ihm und andern Ärzten in Holstein und Dänemark gleich in den ersten Jahren der Kuhpockenimpfung solche Fälle vorgekommen seien, wo bei Personen, welche von ihnen selbst vakziniert worden waren und von denen sie bestimmt wussten, dass die Kuhpocken regelmässig verlaufen waren, die echten Menschenpocken wieder erschienen. Diese im ersten Augenblicke dem bisherigen Rufe der Vakzination anscheinend schadenden Erfahrungen beweisen aber wieder nichts, als dass es einige Individuen gebe, welche durch die Vakzine nicht gehörig von den Variolen geschützt werden. Aber gerade eine solche Epidemie zeigt die Wohltätigkeit der Vakzine, denn wieviele Vakzinierte lagen um die Pockenkranken herum, gingen in ihr Zimmer, berührten sie und wurden

---

[1] HEIM, Ernst Ludwig: Über die Diagnostik der falschen Pocken mit Hinsicht auf die neuerlich behaupteten Fälle von echten Pocken nach vorhergegangener gelungener Vakzination, Neues Archiv für medizinische Erfahrung im Gebiete der praktischen Medizin 10.2, 1809, S. 183-251.

[2] Joachim Dietrich Brandis (1762-1845), Mitglied der Direktion des kgl. Friedrichs-Hospitals in Kopenhagen, vgl. S. 267.

nicht angesteckt, und zweitens verlaufen die Pocken bei den meisten gut Vakzinierten viel gelinder, es entstanden die sogenannten *modifizierten Pocken, die Varioloiden*, welche sich in der Form von den Variolois nicht unterschieden; wenigstens konnte von mir kein Unterschied bemerkt werden. Wohl aber unterschieden sie sich durch ihren gelinden und schnellen Verlauf von den Variolois; Fieber war nur wenig da. Kluge in Berlin hat gewiss recht, wenn er sagt: «Die Varioloiden sind nichts anderes als Variola, durch die Vakzine modifiziert.» Ich weiss in dieser Epidemie überhaupt nur einen Fall, wo die Variola sehr heftig bei einem gut Vakzinierten auftraten. Obige Bemerkung von Brandis beweist aber auch, dass die Meinung mancher Ärzte falsch ist, welche die Ursache des jetzt häufigeren Erscheinens der Variola bei Vakzinationen darin zu finden glauben, dass der Vakzinstoff nicht mehr die Kraft habe, welche er in den ersten Jahren der Vakzination hatte.

Die Behandlung war hauptsächlich diätetisch: kühle, frische Luft, antiphlogistische, karge Diät etc. etc., und besonders empfahl Sandtmann, auf die Palpebrae, wenn dieselben angeschwollen und die Augen dadurch bedeckt waren, Stückchen von Speck zu legen, welche gewiss sehr zweckmässig sind, da sie kühle Temperatur längere Zeit behalten.

In eigenen, von den andern abgeschlossenen Zimmern befinden sich die *Phthisici,* jetzt unter Behandlung des Dr. Fallati. Auch hier haben sie noch kein Arcanum ausfindig machen können, beschränken sich grösstenteils auf palliative Behandlung, in der sie das Opium als das Hauptmittel rühmen.

In zwei Zimmern ziemlich zusammengepackt sind die an *Skabies* Leidenden, deren eine sehr bedeutende Masse da ist. Dr. Fallati hält besonders viel auf Reinlichkeit, verwirft deshalb das Schmieren mit Quecksilbersalbe und andere Schmierereien, sah zwar von der schwarzen Seife[3] auch guten Erfolg, versucht jetzt aber besonders Waschungen von Solutio calcariae oxymuriaticum. Diese Methode befolgt er noch nicht lange, doch scheint der Erfolg gut zu sein, in vierzehn Tagen, drei Wochen oft Heilung erlangt zu werden, und zugleich ist es sehr reinlich.

Geisteskranke

Auch für die *Geisteskranken* ist ein grosser Teil des Hauses eingeräumt[1]. Ein Teil der Blödsinnigen, besonders solche, auf deren Heilung noch gehofft werden kann, ruhigere Geisteskranke, Melancholische, sind eine Treppe hoch in grossen Sälen nur etwas zu sehr zusammengedrängt. Gitter von Eisendraht schützen die Fenster. Die medizinische Behandlung scheint die Hauptsache zu sein. Sandtmann sieht besonders häufig Gehirnentzündung, worauf eine Masse Blutegel an die Stirne gesetzt und in einer Schweinsblase kaltes Wasser auf den Kopf appliziert wird und zwar, um den Druck zu vermeiden, so, dass die Schweinsblase an einem Bind-

---

[3] Sapo niger oder Savon noir, zubereitet aus Fischtran oder den nach ausgezogenem Tran zurückbleibenden sogenannten «Speckresten» und Ätzkalilauge.

[1] JULIUS, Nikolaus Heinrich: Zeugnisse deutscher Irrenärzte über die Notwendigkeit einer besonderen Irrenanstalt und gegen einen Anbau an das Allgemeine Krankenhaus in Hamburg, Hamburg 1855. HAHN / KÜHN: Von der Irrenanstalt zum Landeskrankenhaus, 150 Jahre Landeskrankenhaus Schleswig, 1970, S. 11. SCHMIDT, Christian: Die Hamburger Psychiatrie bis 1930, Diss. med., Würzburg 1974. RODEGRA, Heinz: Die Anfänge der stationären Behandlung von Geisteskrankheiten in Hamburg zu Anfang des 19. Jahrhunderts, Hist. Hosp. 11, 1976, S. 149-178. RODEGRA (1977), S. 92-97.

faden oben am Bette befestigt wird. Indem die Blase nicht ganz mit Wasser gefüllt ist, legt sie sich allenthalben genau um den Kopf an. Ausserdem machen die warmen Bäder einen der wichtigsten Teile der Behandlung aus sowie die Emetika.

Einen Hauptpunkt der Behandlung der Geisteskranken erfüllt aber nach meiner Meinung Sandtmann nicht gehörig, nämlich die *psychische Behandlung*. Er spricht mit ihnen zu wenig und ohne Kraft, ohne Nachdruck, und er hat auch keine Autorität bei seinen Patienten. Wollen sie ihm nicht gleich Antwort geben, so verlässt er sie, lacht sogar über dumme Antworten, versucht nicht, ihren Gedanken eine bessere Richtung zu geben. Ich kann daher nicht begreifen, dass er in Hamburg als besonders guter Arzt für die Geisteskranken gerühmt wird.

Das Lokal für die unheilbaren Irren und für die Tobsüchtigen ist sehr schlecht, indem sie in unterirdische feuchte Gewölbe wie in schlechte Gefängnisse eingesperrt sind. Ein Glück, wenn bald ein anderes Irrenhaus gebaut wird. Zwangsmittel sind die gewöhnlichen, humanen.

Noch bemerke ich hier, dass für die Epileptischen eigene Betten eingerichtet sind, Matratzen, deren starke Leintücher während des Anfalles über den Körper festgeschnallt werden. Da aber dadurch die Bewegungen des Körpers zu sehr gehemmt werden, so scheint mir dieses unzweckmässig.

Chirurgisch Kranke

Sie stehen, wie eben bemerkt, unter der Leitung von Dr. Fricke, eines geübten, raschen, aber nicht feinen Operateurs, der, wie es mir schien, auch so sehr wissenschaftlich eben nicht gebildet ist. Mit den Fremden scheut er sich umzugehen; man hat grosse Not, mit ihm zu reden. Er verschmäht, wie es scheint, alle Komplimente, nimmt ungern Besuche an, weswegen uns Dr. Fallati anriet, ihm keine Visite abzustatten und ihn erst im Krankenhause um Erlaubnis zu bitten, seinem Krankenbesuche beiwohnen zu dürfen. Als wir jedoch mehrere Male demselben beiwohnten, sah er, dass wir Interesse daran finden, und wurde gesprächiger. Um sieben Uhr morgens machen die Chirurgen ihre Besuche und verbinden die ihnen übergebenen Kranken; um neun bis elf Uhr macht Fricke seine Visiten.

Schon oben bemerkte ich, dass eine ausgezeichnet schöne Instrumentensammlung Fricke zu Gebote steht. Dieselbe ist auch sehr zweckmässig aufbewahrt in Glasschränken, in denen jedes Instrument sein eigenes Gestell hat, so dass die Schneide nirgends anliegt. Sehr zweckmässig ist auch das Operationszimmer eingerichtet, indem das Licht von vorn und oben hineinfällt. Auch findet sich ein einfacher, zweckmässiger Operationstisch hier.

Chirurgisch Kranke waren da von verschiedener Art; Fricke greift sehr gerne und bald zu dem Messer, sondiert etwas zuviel, reizt dadurch oft, wo es nicht nötig wäre. Übrigens sah ich hier zwei schöne Fälle von *metastatischen Abszessen* am Oberschenkel, welche bei schon bedeutend gesunkenem Kräftezustand des Kranken durch Aufschneiden der ganzen Höhle und Ausstopfen mit trockener Charpie in gute Eiterung versetzt und geheilt wurden.

Die *Koxalgien, Omalgien* etc. wurden hauptsächlich mit Moxen behandelt, welche sie aus Feuerschwamm bereiten, den sie dann in Oleum Terebinthinae tauchen und trocknen lassen. Diese Moxen haben allerdings das Gute, dass sie sehr rasch und stark brennen, stinken aber fürchterlich.

Die *Fracturae claviculae* sollen nach ihnen nie ohne Deformität geheilt werden können (!). Dies rührt aber wohl von ihrer fehlerhaften Behandlung ab. Sie legen nämlich bloss einen einfachen Riemen um beide Oberarme gleich oberhalb des Ellenbogens an, nachdem sie die Arme stark nach hinten gedrückt haben, ziehen dann den Riemen sehr stark an, wodurch die Ellbogen und dadurch die Schultern nach hinten gedrückt werden. Diese Vorrichtung soll sehr einfach und daher bequem sein. Ersteres ist es allerdings, allein ich glaube, von allen gegen den Bruch des Schlüsselbeines empfohlenen Verbänden der unbequemste. Damit die Schulter gehörig nach hinten gedrückt werden könne, muss der Riemen so stark angezogen werden, dass er dem Kranken Schmerz verursacht. Durch den Druck auf die Nerven und Blutgefässe des Oberarmes entsteht bedeutende Anschwellung des Vorderarmes, und der Kranke verlangt bald, man möchte ihm den Riemen lockerer machen, und ich glaube, würde man dieses hartnäckig verweigern, so könnte noch gar Sphacelus des Vorderarmes entstehen. Wird aber der Verband lockerer gemacht, so verschieben sich die Fragmente. Das Liegen im Bette ist natürlich auch sehr unbequem, weil die Hände auf den Rücken gebunden sind.

Von Operationen sahen wir folgende zwei: 1) *Operatio fistulae lacrimalis* nach gebräuchlicher Methode und Einschieben einer Darmsaite. 2) *Exstirpation eines Steatoms an den Geschlechtsteilen.* Bei einer etwa 35jährigen war nach einem Stosse auf die Geschlechtsteile, den sie bei einem Sprunge von einem Wagen erlitt, eine Geschwulst an der vordern Kommissur der Labia pudendi entstanden. Ohne bedeutendere Schmerzen, als die von dem Zerren der äussern Bedeckungen entstandenen, hatte sich die Geschwulst allmählich vergrössert, so dass sie jetzt fast zu der Grösse eines neugeborenen Kindeskopfes angewachsen war. Die Schamspalte wurde von dieser Geschwulst ganz bedeckt, von der Klitoris war nichts mehr zu sehen, und dieses gab daher zu der Vermutung Anlass, dass die Geschwulst eine degenerierte Klitoris sei. Ausser diesem war auch die rechte Schamlippe bedeutend sackförmig angeschwollen. Die äussern Bedeckungen zeigten sich etwas knotig und runzlig, aber nicht exulzeriert. Mit zwei kecken Zügen wurde die Geschwulst an ihrer Wurzel abgeschnitten, wenigstens kann ich nicht sagen exstirpiert, denn auf einige Überbleibsel des Krankhaften wurde keine Rücksicht genommen. Unbegreiflich war es mir, dass nun Fricke auch die rechte angeschwollene Schamlefze oberflächlich wegschnitt. Denn davon abgesehen, dass die Geschwulst dort der Kranken keine Beschwerde machte, sie weder beim Sitzen, Urinieren noch beim Koitus genierte, so war das Wegschneiden schon deswegen kontraindiziert, weil man voraussehen konnte, dass man nicht alles Krankhafte wegnehmen konnte und daher, besonders da auch zugleich um den After herum sich ähnliche Auswüchse zeigten, die Krankheit sich doch wieder erzeugen werde. Nach Unterbindung der Gefässe wurde ein einfacher Verband angelegt. Über den Ausgang der Sache weiss ich nichts, denn die Operation geschah einige Tage vor unserer Abreise.

Was uns nun aber am meisten interessierte, war Frickes *Behandlung der Syphilis ohne Quecksilber*[1]. Ohne mich in eine Beurteilung dieser Methode hier einzulassen, will ich bloss hinstellen, was uns von Dr. Günther darüber mitgeteilt wurde. Ich kann mich um so mehr darauf verlassen, dass seine Ansichten mit denen von Fricke übereinstimmen, weil Günther diese Methode in dem ersten Stücke der «Annalen» des Krankenhauses selbst beschrieben hat und dieser Auf-

---

[1] RODEGRA, Heinz: Untersuchungen über die stationäre Behandlung der mit «venerischen Infektionen und Krätze behafteten Personen» im Allgemeinen Krankenhaus zu Hamburg zur Zeit seiner Gründung im Jahre 1823, Hamburger Ärzteblatt 5, 1976, S. 153-160. JAKSTAT, Kerstin: Geschichte der Dermatologie in Hamburg, Berlin 1987.

satz von Fricke völlig gebilligt wurde²; ich glaube vielmehr, dass ich mich auf erstern besser verlassen kann, da ich aus den Antworten, die er meinen Einwendungen entgegensetzte, sah, dass er genau und *unparteiisch* untersuche, indem er mir auch zugestand, ich möchte nicht unrecht haben, dass vielleicht in den meisten Fällen die Syphilis schneller und sicherer geheilt werden könnte, wenn man mit dieser mehr bloss diätetischen Kur einen mässigen Quecksilbergebrauch verbinde.

Diagnose: In völligem Widerspruche mit Kluge *sehr unsicher.* Sie behaupten, dass auch alle andern Geschwüre an den Genitalien die eigentümliche, den Syphilitischen zugeschriebene Form annehmen. So haben sie, als Himly und Wendt³ in Hamburg waren, mehrere künstliche Geschwüre an den Genitalien von Weibern mit Sublimat gemacht, und von beiden wurden diese Geschwüre für echt syphilitische diagnostiziert. Wendt suchte sich herauszubeissen, indem er behauptete, durch den Reiz des Sublimats seien wahrscheinlich im Körper zurückgebliebene Reste der Lues wieder ins Leben gerufen worden; davon musste er aber absehen, als diese Geschwüre bei einer reinen Jungfrau gemacht wurden und dieselbe Form herauskam. Sie versuchten uns mit einem Exanthem, dem wir aber gleich den syphilitischen Charakter ansahen.

Die Behandlung besteht in folgendem: 1) Bei primärer Affektion: Antiphlogistisches Regimen, Wassersuppe mit Reis, zartes Gemüse und Semmel, natürlich gar keine Fleischspeise. Um täglich dreimal gelinden Stuhlgang zu bewirken, erhalten sie 1 Unze Glaubersalz in 7 Unzen Wasser, dies täglich dreimal, ein Esslöffel voll. Dies ist die ganze allgemeine Behandlung; früher wandten sie oft Venaesektionen an (nach der ursprünglichen englischen Methode) und starke Laxantien. Dies greift aber die Patienten sehr an und ist nicht nötig. *Örtlich* anfangs oft Blutegel, Überschlagen von Blei- oder Zinkwasser; dann Betupfen mit Lapis infernalis. Bei *schlaffen Geschwüren* Überschlagen von adstringierenden Dekokten oder folgende sogenannte schwarze Salbe: Rp. Ung. Zinci unc. I, Lap. infern. scr. II, Bals. peruvian. dr. II. D.

Bei *Halsgeschwüren:* adstringierende Gurgelwasser, Betupfen mit Lapis infernalis. Bei *Geschwüren in der Vagina* sowie bei Kondylomen an diesem Teile bringt er an einer Bougie, welche ungefähr die Dicke der Weite der Vagina hat (also ähnlich einem Priap ist), das Linteum infernale, welches er um die Bougie wickelt, ein. Das Linteum infernale wird verfertigt, indem Leinwand in eine Solution von Lapis infernalis getaucht wird.

Über *Kondylome* legt er Bleiwasser und schneidet sie dann gewöhnlich ab.

Besondere Aufmerksamkeit verdient die *Behandlung der Bubonen.* Nie versucht Dr. Günther die Zerteilung durch Druck, indem er sehr häufig fatale Eiterversenkungen dort entstehen sah. Er schreitet dagegen, sowie sich auch nur geringe Spuren von Fluktuation zeigen, gleich zur Öffnung, macht dabei nur einen kleinen Einstich. Durch Aufhebung der Spannung lindern sich gleich die Schmerzen; dann werden Kataplasmen übergeschlagen, und meistens schon in acht Tagen ist die Öffnung geheilt, und keine Verhärtung bleibt zurück.

Die Hautausschläge werden behandelt teils durch Bäder von Lauge, teils innerlich durch Holztränke, das Decoctum Zittmanni⁴ sine mercurio dulci.

---

[2] GÜNTHER, Gustav Biedermann: Behandlung der Syphilis in den Jahren 1824, 1825, 1826 und 1827, Annalen der chirurgischen Abteilung des Allgemeinen Krankenhauses in Hamburg 1, hrsg. von Johann Carl Georg FRICKE, Hamburg 1828, S. 109-383. Vgl. auch GÜNTHER, Gustav Biedermann: Desruelles über die Behandlung ohne Quecksilber bei venerischen Krankheiten, in deutscher Übersetzung, mit einer Vorrede von Johann Carl Georg FRICKE, Hamburg 1829.

[3] Johann Christian Wilhelm Wendt (1778-1838), Chefarzt am Allgemeinen Hospital in Kopenhagen, vgl. S. 268.

Bei den *dolores osteocopi* unterscheiden sie als wichtig die *fixen Schmerzen* und die *herumziehenden*. Bei den erstern (Symptome der Syphilis universalis) machen sie an der schmerzhaften Stelle einen Einstich bis auf den Knochen; dadurch wird die Spannung im Periosteum gehoben, und sogleich sind die Schmerzen weg; der Einstich muss nur *ganz klein* sein. Die *herumziehenden Schmerzen* sind sehr hartnäckig und meistens oder immer Folge von Missbrauch des Quecksilbers, daher die Behandlung gegen diesen gerichtet werden muss.

Rezidive erfolgen bei dieser Behandlung allerdings auch zuweilen; diese leugnen die Ärzte nicht, und wir sahen auch in Berlin ein Rezidiv bei einem Freudenmädchen, welches in Hamburg nach dieser Methode behandelt wurde. Aber dies gereicht nicht dieser Kurart allein zum Nachteil, denn auch von allen übrigen Methoden wurden genug Fälle beobachtet, selbst bei der zweckmässigen Behandlung in Berlin.

Hieran reihe ich nun folgende Bemerkungen, welche in die medizinische Polizei einschlagen: Wohl fast in keiner Stadt in Deutschland sind die Ausschweifungen im Geschlechtstriebe so weit getrieben wie in Hamburg, was sich aus dem Zusammenfluss der vielen Fremden und besonders der Seeleute leicht erklären lässt, und die Gleichgültigkeit, mit welcher man dieses Laster betrachtet, greift in alle Stände ein[5]. Daher ist auch ein keuscher Jüngling fast ein Wunderding, und ein solcher wird wirklich für blöd angesehen. Es sind hier in den verschiedenen Hurenhäusern gegen 5000 Freudenmädchen ohne die Menge anderer, welche nicht patentiert sind und ihre Sache mehr im Geheimen treiben. Erstere werden alle Wochen dreimal untersucht und das Resultat der Untersuchung in ein Buch geschrieben, welches dem sie Besuchenden auf Verlangen vorgezeigt werden muss. Sind sie angesteckt, so werden sie gleich ins Hospital geschickt. Es ist schauderhaft anzusehen und für jeden rechtlichen Menschen herzerschütternd, wenn man auf den Salons, wo man diese Mädchen alle Tage ihre verführerischen Reize zeigen sehen kann, Mädchen von dreizehn, vierzehn Jahren schüchtern an der Seite ihrer Hurenmutter sitzen findet, von der sie zu ihrem schändlichen Handwerke Anleitung bekommen. Könnte man diesem die Menschheit zum Tiere erniedrigenden Laster nicht auf irgendeine Weise Einhalt tun? Ein Versuch dazu wird in Hamburg gemacht. In einem abgelegenen Teile Hamburgs nämlich ist das sogenannte *Katharinenstift,* worin Freudenmädchen, die wegen Armut diesen Beruf ergriffen, aber sehnlichst wünschen, sich davon zu entfernen, aufgenommen und unentgeltlich in verschiedenen Arbeiten unterrichtet werden, ihr Geist aber zweckmässig gebildet wird. Dies ist aber nicht hinreichend.

---

[4] Sarsaparilla-Dekokt nach Johann Friedrich Zittmann (1671-1757), kgl. polnischer und kurfürstlich-sächsischer Generalstabsarzt. SCHNEIDER, Wolfgang: Geheimmittel und Spezialitäten, Lexikon zur Arzneimittelgeschichte, Bd. 4, Frankfurt a. M. 1969, S. 63. Ders.: Pflanzliche Drogen, Bd. 5.3, Frankfurt a. M. 1974, S. 269-272.

[5] LIPPERT, Heinrich: Die Prostitution in Hamburg in ihren eigentümlichen Verhältnissen, Hamburg 1848. Anonym: Grisetten- und Loretten-Leben in Hamburg und die Schlupfwinkel der heimlichen Prostitution in Tanzsälen, Polka-Wirtschaften, Bierhallen, Weinkellern, Schnaps- und Restaurations-Wirtschaften der verschiedensten Art, Altona 1861. SCHOENFELDT, Gustav: Beiträge zur Geschichte des Pauperismus und der Prostitution in Hamburg, Weimar 1897. URBAN, A.: Staat und Prostitution in Hamburg von Beginn der Reglementierung bis zur Aufhebung der Kasernierung 1806-1922, Diss. iur., Hamburg 1925. KAHLMANN, Jürgen: Weibliche Prostitution in Hamburg, Heidelberg 1981. RODEGRA, Heinz: Kindestötung und Verheimlichung der Schwangerschaft, eine sozialgeschichtliche und medizin-soziologische Untersuchung mit Einzelfallanalysen, Herkenrath 1981, S. 10-21. SOLTAU, Heide: Verteufelt, verschwiegen und reglementiert, über den Umgang der Hanseaten mit der Prostitution, Hamburg im Zeitalter der Aufklärung, Hamburger Beiträge zur öffentlichen Wissenschaft, im Auftrag der Universität Hamburg hrsg. von Rainer ANSORGE, Ludwig HUBER und Helmut VOIGT, Bd. 6, Hamburg 1989.

Für die Geschichte der Syphilis ist es interessant, dass gerade bei unserm Aufenthalte in Hamburg das Gerücht herumging, dass häufig Männer von einem *schwarzen Tripper* befallen würden, der sich durch seinen raschen Verlauf, indem er schnell in Gangrän des Penis übergehe, auszeichne und sehr gefährlich sei; er solle durch Matrosen aus Ostindien hergebracht worden sein. Dieses war natürlich nicht wahr, doch liess man die Leute soviel als möglich bei ihrem Glauben, da es sie doch etwas von ihren Ausschweifungen zurückhielt.

Ich vergass oben bei Anführung der chirurgischen Krankheiten zu bemerken, dass ein Fall von *Fistula recto-vesicalis* vorkam, der nach einer Sectio lateralis von Fricke zurückgeblieben war. Er suchte nun durch ein Speculum ani, das er mehrere Male des Tages appliziert, den Anus zu erweitern, um sich Zugang zu der Fistelöffnung im Rektum zu verschaffen und dann eine Ligatur zu applizieren.

Ausser diesem Krankenhause ist in Hamburg noch das Hospital, welches von den Freimaurern gestiftet und unterhalten wird, sehr schön eingerichtet und gut besorgt[6].

Auch die Gebäranstalt ist zweckmässig eingerichtet, und die Geburten werden von einem jungen, geschickten Accoucheur dirigiert[7]. Die Quarantäneanstalt ist in Kuxhafen[8].

Der Abschied von Hamburg fiel den Zürchern nicht leicht, hatten sie doch neben der empfangenen Freundschaft im Umgang mit jüngeren und älteren Ärzten die Gelegenheit erhalten, manche bisher gepflegten medizinischen Vorurteile abzulegen. Im Umgang mit Leuten aus allen Ständen vermochten sie wie kaum bisher, das Schöne mit dem Nützlichen zu verbinden.

In Lübeck besichtigten sie neben den stattlich gebauten Bürgerhäusern das Rathaus und die Marienkirche mit dem Totentanz und dem astronomischen Uhrwerk. Danach bestiegen sie – für Meyer erstmals in seinem Leben – ein Dampfboot, das sie unter Leitung eines Lotsen nach Travemünde brachte. Bald gewöhnten sich die Reisenden an das anfangs als unangenehm empfundene gleichmässige Zittern des Schiffes, insbesondere, nachdem ihnen der Kapitän das Schiff gezeigt und ein Zersprengen der Dampfmaschinen für unwahrscheinlich erklärt hatte. Die Passagiere schützten sich mit Pfeifenrauchen gegen die gefürchtete Seekrankheit, passierten die Inseln Lolland, Falster und Mön und erreichten den Hafen von Kopenhagen, wo sie im Hotel «Angleterre» abstiegen.

---

[6] Über das 1795 von fünf Hamburger Logen gegründete Spital für kranke Dienstboten: RODEGRA (1979), S. 133.

[7] Älteres Entbindungshaus an der Binnenalster vor dem Alstertor, neue Entbindungsanstalt 1821 eingerichtet. KERNER, Georg: Über das hamburgische Entbindungshaus und das Entbindungswesen der Armenanstalt, Hamburg 1810. GEHRMANN, Karl-Heinz: Entwicklung der Säuglings- und Kleinkinderfürsorge in Hamburg, Diss. med., Hamburg 1961. CHRISTIANSEN, Lisa: Die Geschichte der Geburtshilfe in Hamburg, Diss. med., Hamburg 1962. DIETEL, Hanns: Lucina Hamburgensis, Studie zur Geschichte der Geburtshilfe in Hamburg, Hamburg 1964. RODEGRA (1979), S. 129 f. AXMANN, Christoph: Zur Entwicklung des Hebammenwesens der Stadt Hamburg im 19. Jahrhundert unter Berücksichtigung der für die Hebammen gültigen Ordnungen (1529-1900), Diss. med., Hamburg 1982. LINDEMANN, Mary: Fürsorge für arme Wöchnerinnen in Hamburg um 1800, die Beschreibung eines «Entbindungswinkels», Gesnerus 39(3/4), 1982, S. 395-403.

[8] Verordnung in Betreff der Quarantäneanstalt zu Kuxhafen, Hamburg 1856.

Kopenhagen 6. bis 12. Mai 1829

Meyer und von Muralt erhielten beim Generalkonsul der Hansestädte, Pauli, freundliche Aufnahme und eine Einladung zu einer Teegesellschaft vornehmer Hofdamen. Nur die höchst lächerliche Erscheinung des französischen Gesandten unterbrach das langweilige Geplauder; die beiden Zürcher entflohen und amüsierten sich über ihre Unkenntnis hiesiger Sitten. Sie besuchten das alte Ehepaar Pleisch, aus Graubünden stammende Zuckerbäcker, die seit dreissig Jahren in Kopenhagen wohnten. Gemeinsam unternahm man einen Ausflug in der Stadt und in die schöne Umgebung Kopenhagens. Besonders gefielen die Amalienstrasse, das königliche Schloss Christiansborg, die vielen Paläste und Kirchen, überhaupt die seit den englischen Bombardements von 1801 und 1807 neuaufgebauten Gebäude. Ein Spaziergang zum Lustschloss Frederiksberg bot eine herrliche Aussicht über die Stadt. Der alte König Friedrich VI. erfreute sich beim Volk grosser Beliebtheit, trieb wenig Aufwand für sich selbst, dafür um so mehr für das Militär, das gut exerzierte, aber schlecht uniformiert war.

Die Reisenden fanden in Kopenhagen keine Freimaurerlogen, überhaupt wenig für die Fremden geeignete Lokalitäten. Unter den gebildeten Dänen beherrschten fast alle die deutsche Sprache. Die Frauen, meist blauäugige Blondinen mit feinen Gesichtern, schienen frisch, gesund und sittsamer als diejenigen in Berlin oder Hamburg.

Durch sehr gute Empfehlungen von Dr. Schön in Hamburg erhielten wir in Kopenhagen[1] Zutritt bei Herrn Konferenzrat Brandis[2], Leibarzt bei der dänischen Königin[3], einem zwar alten, aber sehr geistreichen, freundlichen, sehr belesenen und erfahrenen Manne, in dessen Umgange wir einige sehr lehrreiche Minuten verlebten. Durch ihn erhielten wir die für uns sehr nützlichen Empfehlungen an die Ärzte der Hospitäler in Kopenhagen.

---

[1] Zur 1479 gegründeten Universität Kopenhagen: JENSEN, Frede P.: L'histoire de l'Université de Copenhague (1479-1914), bibliographie sélectionnée, Bibliographie internationale de l'histoire des universités, éd. par R. GIBERT, 1973, pp. 197-230. Københavns Universitet 1479-1979, 14 Bind, København 1979. STYBE, Svend Erik: Copenhagen University, 500 years of science and scholarship, Copenhagen 1979.
Zur Medizinischen Fakultät Kopenhagen: PANUM, P. L.: Vort Medicinske Fakultets Obrindelse og Barndom, Festskrifter udg. af det Lægevidensskabelige Fakultet ved Københavns Universitet i anledning af Universitetes firehundredsaarsfest Juni 1879, København 1879. Carøe, Kristian: Medicinens Historie ved Københavns Universitet, Festskrift til Julius Petersen, udg. af «Dansk Klinik», København 1910. NORRIE, Gordon: Af Medicinsk Fakultets Historie, 3 Bind, København 1934-1937. FLEMMING-RASMUSSEN, Inga: Die Medizinische Fakultät der Universität Kopenhagen, Grünenthal Waage 3, 1963, S. 118-124. HERRLINGER, Robert: Medizinhistorisches in Dänemark, Materia Medica Nordmark, 4. Sonderheft, Hamburg 1964. Københavns Universitet 1479-1979, vol. 7, Det Lægevibenskabelige Fakultet, København 1979.

[2] Joachim Dietrich Brandis (1762-1845), 1786 Dr. med. (Göttingen), 1803 Prof. der Medizin in Kiel, 1810 kgl. Leibarzt in Kopenhagen, 1821 Mitglied der Direktion des kgl. Friedrich-Hospitals. CALLISEN 3 (1830), S. 87-91, 26 (1838), S. 416-419. PFAFF, Christoph Heinrich: Joachim Dietrich Brandis als 50jähriger Jubeldoktor der Heilkunst, Mittl. a. d. Geb. d. Med. 4, 1836, S. 1-11. NND 24.1 (1846), S. 250-252. Vidensk. selsk. forhandl., 1846, s. 39-41. ADB 3 (1876), S. 247. BRUECK, Anton Theobald: Brandis, der erste Brunnenarzt von Driburg, Arch. Gesch. Med. 7, 1884, S. 395-408. CARØE (1905), s. 22. BLÄ 1 (1929), S. 677 f. Dansk Biografisk Leksikon 3 (1934), s. 645 f., 2 (1979), s. 462 f. LETH, Marinus: J. D. Brandis, et mindeskrift, 1944. SOYKA, Hans-Adolf: Der Archiater Joachim Dietrich Brandis, mit besonderer Berücksichtigung seiner Bedeutung für die Universität Kiel, Diss. med., Kiel 1962.

[3] Marie Sophie Friederike von Hessen-Kassel (1767-1852), Königin von Dänemark.

Die Medizin war bis zum Ende des vorigen Jahrhunderts in Dänemark auf einer sehr niedrigen Stufe geblieben (vide Wendt[4]: «Übersicht des Medizinalwesens der Dänischen Armee», Kopenhagen 1826[5]). Ausser einem Garnisonshospitale sind folgende zwei grosse Hospitäler, welche wir besuchten:

Friedrichs-Hospital

Das *Friedrichs-Hospital* liegt auf der linken Seite der Amalienstrasse, ist 1753 erbaut worden und hat einen nicht unbedeutenden Fonds; das übrige setzt der König zu, denn es werden auch die Kranken des Landkadettenkorps hier aufgenommen[1]. Das Haus ist sehr gross, in einem Viereck gebaut, welches einen grossen Hof zwischen sich fasst. Es kann 200 Kranke aufnehmen; die Syphilitischen sind ausgeschlossen. Es besteht nur aus einem Stockwerk. Zwar sind die Säle sehr geräumig, und für Luftzug kann gehörig gesorgt werden, aber die Lage des Krankenhauses mitten in der Stadt ist doch nicht zweckmässig, und die hohen, um dasselbe liegenden Häuser machen die Zimmer dunkel. Ein eigenes grosses, schönes Gebäude ist für die Apotheke eingeräumt. Schon seit 1805 ist ein Russisches Dampfbad sehr zweckmässig eingerichtet, es ist aber erst seit wenigen Jahren in Anwendung gesetzt; ausserdem sahen wir keine besondere Einrichtung für Bäder. In einem schönen Leichensaale liegen die Leichen hinter eigenen Gardinen; neben diesem ist das Sektionszimmer.

Die Ärzte sowie die Assistenzärzte und Chirurgen wohnen im Hospitale selbst. Über die innerlichen Kranken ist Prof. Bang[2] gesetzt, welcher auch ein Klinikum hält. Er nahm uns

---

[4] Johann Christian Wilhelm Wendt (1778-1838), 1813 Oberarzt am Allgemeinen Krankenhaus in Kopenhagen, 1817 Prof. der Medizin in Kopenhagen, 1824 Dr. med. h.c. (Kiel), 1829 O, 1832 Mitglied der Direktion des Garnisons-Hospitals. CALLISEN 21 (1835), S. 18-29, 33 (1845), S. 267 f. NND 16.1 (1838), S. 286-294. Med. Alm. Berl., 1839, S. 55-63. Mittl. a. d. Geb. d. Med. 6(1/2), 1838/39, S. 116-118. Bibl. Læger 28, 1838, s. 255-268. CARØE (1905), s. 222-223. BLÄ 5 (1934), S. 899. RASMUSSEN, R. P.: Almindelig Hospitals Historie 1769-1892, København 1939, s. 308-313. Dansk Biografisk Leksikon 25 (1943), s. 318 f, 15 (1984), s. 390 f.

[5] WENDT, Johann Christian Wilhelm: Übersicht des Medizinalwesens der Dänischen Armee nebst einer Darstellung der im Jahre 1812 verordneten neuen Einrichtung wegen Versorgung der Kranken des Militärs mit Heilmitteln, Kopenhagen 1826.

[1] Zum 1752-1757 erbauten, nach König Frederik V. (1723-1766) benannten Frederiks Hospital: OTTO, Karl: Das kgl. Friedrichs-Spital in Kopenhagen nebst Bemerkungen über mehrere dort gebräuchliche Heilmethoden, Zschr. f. d. ges. Med. Hamb. 19, 1842, S. 447-460. Det kongelige Frederiks Hospital i København 1757-1857, København 1857. GREDSTED, Fr.: Det kongelige Frederiks Hospital 1757-1907, København 1907. NYROP, C.: Det kongelige Frederiks Hospitals Apotekere, Historiske Meddelelser, København 1917. CARØE, Kristian: Hospitalsnød i København i slutningen af det 18. århundrede, København 1920. TRYDE, G.: Det kongelige Frederiks Hospitals Oprettelse, København 1945. GOTFREDSEN, Edvard: Det kongelige Frederiks Hospital, København 1957. HERRLINGER (1964), S. 2-5. DAHL-IVERSEN, Erling: Den kirurgiske diagnostik og behandling på det kongelige Frederiks Hospital i 1811, 1850 eg 1890, Kbh. Univ. med.-hist. Mus. Årsberetn. 1966-1968. MØLLER-CHRISTENSEN, V.: Træk af det kongelige Frederiks Hospitals apoteks historie, Medicinsk Forum 1, 1967, s. 1-10.

[2] Oluf Lundt Bang (1788-1877), 1813 Dr. med. (Kopenhagen), 1818 EO in Kopenhagen, 1821 O für Medizin in Kopenhagen, 1825 Oberarzt am Friedrichs-Hospital in Kopenhagen, 1837 Direktor der Entbindungsanstalt, 1841 Direktor des Friedrichs-Hospitals. CALLISEN 1 (1830), S. 395-399, 26 (1838), S. 140 f. HUNDRUP, F. E.: Stamtavle over Oluf Bangs efterkommere, 1875, s. 77 f. Ugesk. f. Læger 39, 3. r., 1877, s. 393-395. Bibl. Læ-

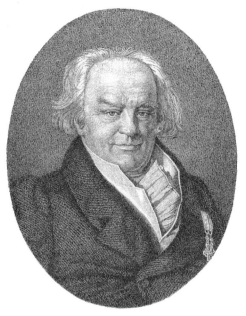
Joachim Dietrich Brandis (1762-1845), kgl. Leibarzt und Mitglied der Direktion des Frederiks Hospital in Kopenhagen.

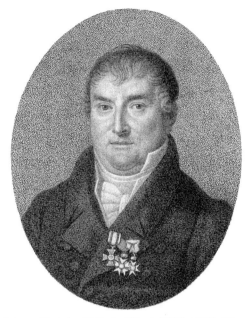
Johann Christian Wilhelm Wendt (1778-1838), Oberarzt am Almindelig Hospital und Prof. der Medizin in Kopenhagen.

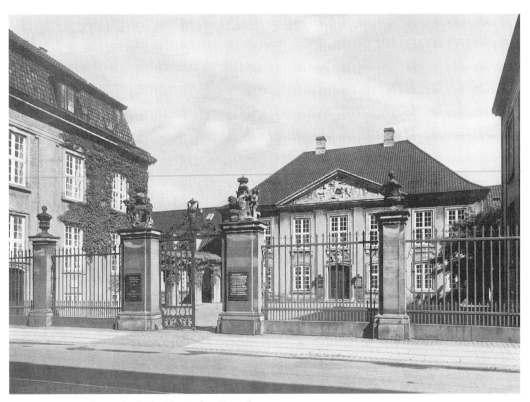
Das 1752-1757 erbaute Frederiks Hospital in Kopenhagen.

freundschaftlich auf und führte selbst uns allenthalben herum. Die Fieberkranken sind in eigenen Zimmern, und gerade jetzt war eine Typhusepidemie da, in der besonders die Harnblase mitzuleiden schien; und wirklich sahen wir bei einer Sektion, welche gerade gemacht wurde, die Harnblase entzündlich affiziert, sonst keine organische Veränderung. Die Kranken liessen auch gegen das Ende der Krankheit gewöhnlich keinen Harn mehr. Das Russische Dampfbad wird besonders auch gegen chronische Hautkrankheiten angewendet, und letzteres soll wirklich sehr gut, wenn auch langsam heilen. Bei Skabies geben sie Schwefel innerlich und äusserlich. Bei Febris intermittens, welche gerade sehr häufig waren, gaben sie China in Substanz bis 6 Drachmen.

Die chirurgischen Kranken behandelt Withusen[3], und er ist in Kopenhagen als Chirurg, besonders aber als Augenarzt, sehr beliebt.

Allgemeines Hospital

Erbaut seit 1760, nimmt alle armen Kranken auf, auch Unheilbare, gewöhnlich sind 400 Patienten und 800 Sieche darin[1]. Auch hier wohnen sowohl die Oberärzte als auch die Assistenzärzte im Krankenhause selbst. Die *innerlichen Kranken* stehen unter dem trefflichen *Prof. Wendt*. Er erwies uns die grosse, ehrenvolle Gefälligkeit, dass er uns selbst alle Einrichtungen des Krankenhauses zeigte und erklärte. Er sagte uns: «Ich habe auf meiner Reise durch Deutschland im Sommer 1825 so viele Freundschaft von den deutschen Ärzten genossen und dabei kennengelernt, wie wohl es einem reisenden Arzte tue, wenn man ihn zuvorkommend mit den Einrichtungen einer Anstalt bekanntmache.» Deswegen habe er sich vorgenommen, die Fremden selbst herumzuführen. Nachdem er seinen Krankenbesuch vollendet hatte, fing er um neun Uhr morgens an, uns die Küche zu zeigen; dieselbe ist äusserst reinlich und hat das Eigentümliche, dass ein eigener Eingang für die Männer, ein anderer für die Weiber und ein dritter für die Siechen ist. Er zeigte uns das schöne Brot, für die gewöhnlichen Patienten Roggenbrot, für die Rekonvaleszenten Weissbrot, liess uns das Bier kosten, das wegen seines wenigen Geistes zum gewöhnlichen Getränke benutzt wird.

Alle Patienten werden gleich bei ihrem Eintritte ins Krankenhaus erst in einem eigenen Zimmer – in diesem Zimmer ist auch ein Apparat für vorkommende Vergiftungen (Magenpumpe) sowie zur Wiederbelebung Scheintoter – gebadet, gewaschen, überhaupt völlig gereinigt, dann

---

ger 70, 1878, s. 164-172. SIEBOLD, Bd. 2 (1902), S. 781. CARØE (1905), s. 7-8. BLÄ 1 (1929), S. 316 f. Oluf Lundt Bang, Livsminder, udg. af Vilhelm MAAR, 1929. Dansk Biografisk Leksikon 2 (1933), s. 104-109, 1 (1979), s. 416-419. GOTFREDSEN, Edvard: Medicinens Historie, København 1950, s. 269, 375, 388; 3. ed. (1973), s. 343, 533. HOLM, Nicolai: Family doctors in old Copenhagen, Medicinsk Forum 4(10), 1951, s. 321-340. GOTFREDSEN, Edvard: Den eksakte diagnostiks begyndelse, Månedsskr. prakt. Lægegern., 1962, s. 81-100.

[3] Carl Christopher Withusen (1778-1853), 1816 EO, 1819 O an der chirurgischen Akademie in Kopenhagen, Oberchirurg am Friedrichs-Hospital. CALLISEN 21 (1835), S. 281 f. CARØE (1905), s. 230-231. HIRSCHBERG 14.5 (1915), § 858, S. 149. BLÄ 5 (1934), S. 973. Dansk Biografisk Leksikon 26 (1944), s. 176.

[1] Zum Almindelig Hospital in Kopenhagen: RASMUSSEN, R. P.: Almindelig Hospitals Historie 1769-1892, København 1939. SCHAEFFER, A.: Nogle bemærkninger om medicinforsyningen på københavnske sygehuse i ældre tid, navnlig vedrørende Almindelig Hospital, Arch. Pharmaci. Chemi. 71, 1964, s. 811-819.

bekommen sie eigene Kleider, die Krätzigen weisse wollene, die andern alle grüne. Nun wird eine Scheidung vorgenommen, die ganz Rohen, Schmutzigen nicht unter die mehr Gebildeten gemischt; so ist denn ein eigenes Zimmer für die niedrigste Klasse von Menschen, ein zweites für die etwas Besseren und die übrigen Zimmer für die gebildeten Leute. Es herrscht überhaupt, obschon das Haus mitten unter Häusern steht, enge Gänge und viele Winkel hat, die grösste Reinlichkeit und sehr gute Luft in den Zimmern und den Gängen; jeder Wärter muss für jede Laus, jede Wanze geradestehen, die gefunden wird. Diese Reinlichkeit, sagt Wendt, ist leicht zu erhalten, ohne zu viele Wärter zu gebrauchen, wenn man nur die Rekonvaleszenten anhält, denselben beizustehen. Zwar sind die Abtritte nicht so gut eingerichtet wie in Hamburg, doch sah man keine Unbequemlichkeit davon in den Zimmern; es ist nämlich ein kleiner Einfang in jeder Stube, in welchem ein Nachtstuhl steht. Dieser muss aber häufig gereinigt und dabei nicht durch das Zimmer getragen werden, sondern kann bloss durch ein Loch in der Wand auf den Gang geschoben werden. Für Luftzug ist allenthalben herrlich gesorgt. Die oberen Fenster sind doppelt, die äussern gehen unten auf, die innern oben; so entsteht gleichsam ein Kamin, durch den die Luft von aussen ins Zimmer hineinströmt und durch Fenster oberhalb der Türe, welche auf gleiche Weise eingerichtet sind, wieder hinausströmt; es entsteht bedeutender Luftzug, ohne dass die Kranken dadurch geniert werden. Auch auf den Gängen in allen Winkeln sind Fenster angebracht zur Reinigung der Luft, worauf uns Wendt besonders aufmerksam machte, man möchte bei Anlegung eines Hospitales vorzüglich darauf achten.

In dem grossen Hofe sind mehrere Abteilungen, wo die Kranken, die Siechen etc. Luft schöpfen können. Ausserdem sind hier besonders bemerkenswert zwei kleine Häuschen nur von Holz, in denen die Kleider der geheilten Krätzigen und diejenigen der an Syphilis oder Typhus Gestorbenen oder Entlassenen aufgehängt und erstere mit Schwefel, letztere mit Chlorine durchräuchert werden, bevor dieselben anderen Kranken angezogen werden.

Gegen die fatalen Bettwanzen empfahl uns Wendt folgendes Rezept als sehr probat, wodurch er diese Plage aus seinem grossen Hospitale völlig vertrieben haben will: Rp. Ol. olivari rancidi unc. II, Liq. Ammon. caust. dr. II, Ol. Anisi dr. ½, S., die Bettstellen damit zu bestreichen.

Von seinen medizinischen Erfahrungen teilte uns Wendt folgende Bemerkungen mit:

Den *Typhuskranken* (Kranken mit Nervenfiebern) ist ein eigenes Zimmer eingeräumt und da, wie schon oben bemerkt, gerade eine Epidemie von Typhus in Kopenhagen herrschte, so hatten wir hier Gelegenheit, einige schöne Fälle zu sehen; besonders interessierte mich auch eine Person mit Febris putrida, bei der sich an den untern Extremitäten grosse sugillierte Stellen ausgebildet hatten; ein seltener Fall, sagte Wendt, wo ein Typhus in Febris putrida übergeht.

Was seine Behandlung der Typhuskranken anbetrifft, so verwirft er, insofern keine Komplikationen vorhanden sind, alle Arzneimittel, glaubt, dass die Valeriana serpentariae und alle diese dagegen empfohlenen Mittel in der Regel zu sehr reizen. Er befolgt einzig die Winke der Natur, gibt den Kranken gegen den Durst viel kaltes Wasser, macht kalte Waschungen des ganzen Körpers, wo viel Hitze da ist, kalte Begiessungen des Kopfes, auch wohl Blutegel an denselben; dann sieht er besonders auf die Harnblase, welche nach ihm (mit Prof. Bang übereinstimmend) sehr oft bei Typhusepidemien mitleidet, ja, er leitet von überfüllter Harnblase selbst Delirien ab, wovon er uns mehrere Beispiele erzählte. Daher, wenn die Blasengegend aufgetrieben ist, appliziert er sogleich den Katheter. Wollen die Kranken aufstehen, auch wenn dieses im Delirium geschehen sollte, so lässt er es zu, lässt sie müde gehen; dann legen sie sich wieder von selbst ins Bett. Darauf folgt ein allgemeiner Schweiss, der sie ungemein erquickt. Damit sie sich aber beim Herumgehen nicht schaden können und nicht etwa zum Fenster hinausspringen, sind in dieser Stube Gitter angebracht, welche aber so eingerichtet sind, dass die Eisenstäbe mit den Fensterrahmen korrespondieren aus dem Grunde, damit die Kranken sich nicht in einem Gefängnisse glauben. Ausser diesem allem wird der Körper in einem beständigen Luftbade gehalten.

Das *Delirium tremens* ist sehr häufig. Wendt behandelt es auf folgende Weise: Zuerst eröffnende Klysmata, dann solche von Essig; auf diese geht sehr viel Urin ab, welcher bei Säufern überhaupt zurückgehalten wird. Hierauf kalte Begiessungen des Kopfes, wozu er eine eigene zinnerne Wanne hat, in deren Ausschnitt der Hals des Kranken gelegt wird, so dass der Kopf ganz in der Wanne liegt. Will er sehr kräftig wirken, so gibt er zugleich ein laues Fussbad. Durch die Verbindung dieser zwei Mittel wird eine solche Ableitung des Blutes vom Kopfe zu Wege gebracht, dass selbst Synkope eintritt. In jedem Falle erfolgt darauf ein reichlicher, heilsamer Schweiss; und erst jetzt gibt er eine Dosis Opium. Blutegel fand er selten nötig.

Skabies: Die nun selten mehr in Hospitälern angewandten Galés'schen Schwefelräucherungen[2] sahen wir wieder einmal hier und zwar sehr einfach eingerichtet. Der Kranke wird nämlich in eine Tonne gesetzt und ein lederner Beutel unter seinem Kopfe zugebunden. Durch Röhren wird der Schwefeldampf (schwefelige Säure) von dem auf einem kleinen Stosse verbrannten Schwefel in die Tonne geleitet. Hat nun der Schwefeldampf hinlänglich auf den Kranken eingewirkt, so wird durch eine andere Röhre Wasserdampf in die Tonne geleitet. Dadurch wird der Körper noch im Schweisse erhalten, die schwefelige Säure aber absorbiert, und so kann denn der Kranke ohne Gefahr aus der Tonne steigen.

Epilepsie: Während der Anfälle werden die Epileptischen in eine mit Matratzen ausgelegte Kiste gelegt, in denen sie die Glieder frei bewegen können, ohne sich zu beschädigen.

Syphilis: Wendt sind die syphilitischen Mädchen übergeben; die Männer behandelt Thal[3]. Ersterer macht eine sehr zweckmässige Trennung, indem er diejenigen Dienstmädchen, welche zum ersten Male angesteckt sind, nicht in das Zimmer der Freudenmädchen legt, damit ihre Moralität nicht zu sehr darunter leide; kommen dieselben aber zum zweiten Male, so werden sie jenen gleich geachtet. Die Huren werden in Kopenhagen nicht untersucht, indem man zum gleichen Zwecke zu gelangen glaubt, wenn man denselben eine Strafe auferlegt, insofern sie sich nicht sogleich anmelden, wenn sie sich angesteckt fühlen (!). Dies scheint mir durchaus unzweckmässig, denn erstens können die Symptome der Syphilis so unbedeutend sein, dass sie einige Zeit dem Mädchen nicht bemerkbar sind, und so kann es das Gift noch weit verbreiten ohne seine Schuld. Kann man denn eine solche Person bestrafen, wenn das Übel bei ihrem Anmelden im Spitale vertagt erscheint? Oder zweitens die Person erkennt, dass sie angesteckt ist, treibt aber ihr Wesen noch einige Tage fort, und beim Eintritte ins Hospital sieht

---

[2] Jean-Chrysanthe Galés (1783-1854), Dr. med., Ober-Apotheker am Hôpital Saint-Louis in Paris, empfahl einen Räucherkasten zur Behandlung der Skabies, vgl. GALES, Jean-Chrysanthe: Mémoires, rapports et observations sur les fumigations sulfureuses appliquées au traitement des affections cutanées et de plusieurs autres maladies, Paris 1816, 2e éd. Paris 1824.

[3] Rasmus Samuel Thal (1785-1853), 1814 Ober-Chirurg am Almindelig Hospital in Kopenhagen, 1817 Prof., 1829 EO an der chirurgischen Akademie. CALLISEN 19 (1834), S. 142-144, 33 (1845), S. 2. Bibl. Læger, 1853, III, s. 206 f. CARØE (1905), s. 204. BLÄ 5 (1934), S. 541. Dansk Biografisk Leksikon 23 (1942), s. 452 f. GOTFREDSEN (1950), s. 284; 3. ed. (1973), s. 362, 364 f.

man dem Übel nicht an, dass es schon einige Tage alt ist. Die Syphilis soll in Kopenhagen sehr ausgebreitet sein[4].

Wendt gibt meistens Quecksilber, traut der bloss antiphlogistischen Methode noch nicht. Er hält viel auf der Dzondischen Methode[5], verwirft dagegen völlig die Inunktionskur, da er sagt, er hätte in Berlin und Wien zu fürchterliche Verheerungen dadurch bewirken sehen. Die Syphilitiker in Kopenhagen sollen sich meistens erst von Chirurgen behandeln lassen, welche dann mit Quecksilber im Übermass hineinstürmen, so dass fast in den meisten Fällen bloss ein negatives Verfahren nötig ist.

Als wir von Wendt Abschied nahmen, gab er uns noch eine Empfehlung mit an Jaeger[6] in Wien und schenkte uns zum Andenken zwei seiner Abhandlungen: «De abusu hydrargyris», Havniae 1823, und «Übersicht des Medizinalwesens der Dänischen Armee», Kopenhagen 1826.

Prof. Thal ist über die *äusserlichen Kranken* gesetzt, wohnt ebenfalls im Hospital sowie seine fünf Unterchirurgen. Er steht sehr gut mit Wendt zusammen, hat aber seine eigenen Zimmer. Er ist ein Mann von etwa vierzig Jahren, etwas barsch, nahm uns aber gut auf. Er scheint sehr tätig zu sein, läuft aber wie Quecksilber immer im Zimmer herum und fährt von einem aufs andere, ohne bei seiner grossen Geschäftigkeit viel auszurichten, denn seine Zimmer bleiben in Hinsicht auf Reinlichkeit und Ordnung weit hinter denen von Wendt zurück. Er soll übrigens, wie uns Brandis und Wendt versicherten, ein ausgezeichneter Operateur sein, was auch schon daraus hervorgeht, dass er schon 22 Lithotomien, alle, mit Ausnahme einer einzigen, mit gutem Erfolge, und einige vierzig Herniotomien gemacht hat. Der Operationssaal ist zweckmässig eingerichtet, doch nichts Ausgezeichnetes, die Instrumente sehr schön, von Weiss[7] in London. Augenoperateur soll er nicht sein, was schon aus den schlechten Augeninstrumenten hervorleuchtet. Thal lässt sich nun das Civialesche Instrument[8] von Paris kommen und will dasselbe, sobald *er sich damit hinlänglich an Leichen geübt hat,* versuchen.

Thal behandelt also die männlichen Syphilitischen, die primären Leiden nach Frickes Methode, die sekundären mit Mercurius dulcis, morgens und abends 2 Gran bis zur Salivation, daneben Holztränke und örtlich gewöhnlich eine Eisensalbe. Das Sublimat wendet er nie an, hält dasselbe für schädlich. Er glaubt, es gebe keine sichere Diagnose der Syphilis, man nehme

---

[4] BEHREND, Friedrich Jacob: Über die in Kopenhagen zur Überwachung der Prostitution und zur Abwehr ihrer üblen Folgen eingeführten Massregeln, mit einigen auf Berlin bezüglichen Bemerkungen, Ztschr. f. d. Staatsarznk., 1851, 42. Ergänzungsheft, S. 1-68. BRAESTRUP: Note sur la prostitution dans la ville de Copenhague et sur les mesures prises en Danemark pour empécher la propagation de la syphilis, d'après un document manuscrit, communiqué au Congrès général d'hygiène, Congrès général d'hygiène de Bruxelles, Compte-rendu, 1852, pp. 416-429. MOURIER, P. P. F.: Statistik anvendt paa den reglementerede og den hemmelige Prostitution i København, Ugesk. f. Læger, 4. r., I, 1880, s. 151-161.

[5] Empfehlung der Anwendung von Quecksilbersublimat in steigenden Gaben nach Carl Heinrich Dzondi (1770-1835), Prof. der Chirurgie in Halle, vgl. S. 282. DZONDI, Carl Heinrich: Neue zuverlässige Heilart der Lustseuche, in allen Formen bekannt gemacht, Halle 1826. Ders.: Der Sublimat, das grösste antisyphilitische Heilmittel, [Hufelands] Journal der Heilkunde 62, 1826, S. 131-135.

[6] Friedrich Jaeger Ritter von Jaxtthal (1784-1871), Prof. der Augenheilkunde am k. k. Josephinum in Wien, vgl. S. 341.

[7] Firma John Weiss & Son in London, vgl. S. 638 f.

[8] Jean Civiale (1792-1867), Pariser Chirurg, Vorsteher einer Abteilung für Steinkranke am Hôpital Necker, vgl. S. 579, Erfinder von Instrumenten mit Mechanismus zur Erfassung und Zertrümmerung von Blasensteinen im Organ, um sie über den natürlichen Weg ausscheiden zu lassen, CIVIALE, Jean: Sur la lithotritie ou broiement de la pierre dans la vessie, Paris 1826, 2e éd. Paris 1827.

diese viel zu häufig an. Er leugnet zwar nicht, dass es eine eigentümliche Krankheit gebe, welche man Syphilis nennt, aber alle Geschwüre an den Genitalien nehmen die gleiche Form an, die man den syphilitischen als charakteristisch zuschreibe. Als ich ihm sagte, die Syphilis komme gottlob bei uns noch nicht so häufig vor, so wollte er es sich bloss daraus erklären, dass man bei uns nicht wie in Kopenhagen und andern Ländern jedes Geschwür an den Genitalien für syphilitisch ansehe.

Die *übrigen Geschwüre* werden bloss empirisch behandelt und für besonders gut Umschläge von kaltem Seewasser gehalten. Als vorzüglich gutes, die Haut nicht reizendes Heftpflaster rühmt er folgende Masse nach der dänischen Pharmakopöe: Rp. Olei olivarum lb. ½, Oxydi plumbi semivitrei pulver. unc. III, Carbonatis plumbici unc. I. Radicula lignea continue agitando coquantur modice igne aquam fluvatilem ferventem subinde instillendo et quando emplastri spissitudinem habent, adficiuntur: Cerae flavae unc. II, Terebinthinae unc. ½. M. D.

Es wird auch eine Art Klinikum gehalten, welches zwar drei Stunden dauert, aber nur darin besteht, dass die Praktikanten ihre Kranken verbinden.

Entbindungshaus

Entbindungshaus[1] unter der Direktion von Saxtorph[2], welcher selbst in demselben wohnt. Wir machten Saxtorph, ohne eine Empfehlung an ihn zu haben, eine Visite, und doch nahm er uns so gut auf, dass er uns selbst im ganzen Hause herumführte. Er mag wohl etwa sechzig Jahre sein, ist ein feiner Mann, von kleiner Statur. Die Anstalt ist wohl eine der grössten in Europa; ursprünglich bestand sie aus einem von einer dänischen Prinzessin dazu geschenkten palastähnlichen Gebäude in der Amalienstrasse, in der Nähe des Allgemeinen Krankenhauses, diesem gegenüber; später wurden noch zwei Gebäude dazugebaut. Es ist Platz da für 50 Schwangere, gewöhnlich sind aber nur 20 da. Sehr zweckmässig ist es, dass man nicht die Schwangeren und Wöchnerinnen in grossen Sälen findet, sondern dieselben in kleiner Anzahl drei, vier, fünf beieinander in kleineren reinlichen Stuben verteilt werden können, was sich besonders gut bewährt bei Epidemien von Febris puerperalis. Alle gebären im Bette, und zwar sahen wir kein eigenes Geburtsbette zu diesem Zweck; wenigstens hoffe ich nicht, dass dasjenige, welches in dem Saale, wo die meisten gebären, steht, dazu bestimmt sei, denn dieses ist sehr schlecht, sowie auch dieses Lokal selbst nicht gutzuheissen ist. Die Kinder haben keine eigenen Bettchen neben dem Bette der Mutter, sondern müssen von den Wöchnerinnen in ihr Bett selbst ge-

---

[1] Zur 1787 gegründeten kgl. Gebäranstalt: DEMANGEON, Jean-Baptiste: Examen critique de la doctrine et des procédés du J. F. Sacombe dans l'art des accouchements, ou Sacombe en contradiction avec les autres accoucheurs, avec la physique, avec la géométrie et avec lui-même, ouvrage terminé par une description de l'Hospice et l'Ecole pratique d'Accouchement de Copenhague, Paris 1799. STADFELDT, A.: Københavns Fødsels stiftelse 1787-1887, København 1887. TROLLE, Dyre: Perinatal maternal mortality in the Maternity Hospital in Copenhagen throughout 200 years, Dan. med. Bull. 10, 1963, pp. 240-244.

[2] Johan Sylvester Saxtorph (1772-1840), 1795 Dr. med. (Kopenhagen), 1799 EO der Chirurgie und Geburtshilfe in Kopenhagen, 1805 O. CALLISEN 17 (1833), S. 65-67, 32 (1844), S. 111 f. SIEBOLD, Bd. 2 (1902), S. 781, CARØE (1905), s. 176, FASBENDER (1906), S. 351. BLÄ 5 (1934), S. 40. NORRIE, Gordon: Af medicinsk fakultets historie, bind 2, København 1937, s. 95-109. Dansk Biografisk Leksikon 20 (1941), s. 599, 12 (1982), s. 647 f. GOTFREDSEN (1950), s. 292, 412, 431; 3. ed. (1973), s. 375, 525, 592.

nommen werden, wogegen sich auch einiges einwenden liesse. Diejenigen, welche bezahlen können, erhalten eigene Zimmer, bezahlen sie weniger, so erhalten sie ein Zimmer mit einigen andern Schwangeren zusammen. Für die, welche mehr bezahlen, sind sehr schöne Zimmer, selbst wirklich prachtvolle Zimmer bereit mit Nebenzimmern. Die Kosten sind von einem bis [zu] sieben Talern wöchentlich, und dafür haben sie alle Besorgung und gutes Essen. Deswegen kommen auch viele Edelleute vom Lande hierher, um sich entbinden zu lassen. Es sind immer einige Kandidaten da, welche die Anstalt benutzen; allein, es versteht sich, dass dieselben diejenigen Gebärenden, welche bezahlen, nicht zu sehen bekommen. Saxtorph scheint sehr beliebt zu sein; über wissenschaftliche Gegenstände konnten wir nichts von ihm erfahren, denn er wollte immer von uns über Berlin etc. hören.

Chirurgische Akademie

Von den genannten Professoren wurden nun Vorlesungen über die praktischen Kapitel der Chirurgie gehalten in dänischer Sprache; auch Klinika finden alle Tage statt. Die Vorlesungen werden gehalten in einem hübschen Gebäude, welches diesen Namen führt [«Chirurgische Akademie»][1]. In diesem Hause ist eine wirklich ausgezeichnete anatomische Sammlung in bester Ordnung aufgestellt. Die Anatomie ist überhaupt hier in grösstem Flor, denn an Kadavern ist Überfluss. Der Konservator Ibsen[2] hatte die Güte, uns die Sammlung selbst zu zeigen und zu erklären. Dieser junge Mann ist mit ungemeinem Eifer für diese Wissenschaft beseelt. Er war im letzten Kriege am rechten Bein verwundet und darauf amputiert worden, worauf er gleich so von der Medizin eingenommen wurde, dass er das Studium derselben unmittelbar nach seiner Rückkehr anfing.[3] Er ist ungemein geschickt im Einspritzen der *Lymphgefässe*; daher finden wir hier Lymphgefässinjektionen der oberen und unteren Extremitäten, des Beckens, der Leber (von ihrer Oberfläche aus injiziert), besonders auch der Gallenblase; die Glans penis mit Quecksilber injiziert durch die Gefässe, auch den Dorsum penis, wie man sie wohl selten so schön findet, wie ich sie wenigstens noch nirgends gesehen habe. Er nimmt dazu besonders ödematöse Glieder, da die Lymphgefässe hier besonders entwickelt sind, und gebraucht dazu

---

[1] Zur 1785 gegründeten, 1842 als selbständige Institution aufgelösten kgl. Chirurgischen Akademie: NORRIE, Gordon: Kirurgisk Akademis Historie 1803-1841, København 1923. DAHL-IVERSEN, E.: Instruction and teachers at the Kongelige Chirurgiske Academie in the 1st half of the 19th century, Bibl. Læger 156, 1964, pp. 217-228. HERRLINGER (1964), S. 14 f. GENNER, J.: Medical Society of Copenhagen, 1772-1972, Odense 1972. Københavns Universitet 1479-1979, vol. 7, Det Lægevibenskabelige Fakultet, København 1979. BRADE, A. E.: Kirurgisk Akademi 200 år, Dan. Medicinhist. Årbog 16, 1987, s. 9-19. CHRISTIANSEN, P. Ågård (Ed.) / KOCH, Jørgen / MOE, Haraer / BRADE, Anna Elisabeth: Academia Chirurgorum Regia 1787-1989, København 1988.

[2] Ib Pedersen Ibsen (1801-1862), 1826 Examen der Chirurgie, anatomischer Präparator, Prosektor und Konservator der Chirurgischen Akademie in Kopenhagen, 1849 Prof. der Anatomie. Bibl. Læger, 1847, s. 191-214. CARØE (1905), s. 97. BLÄ 3 (1931), S. 365 f. Dansk Biografisk Leksikon 11 (1937), s. 180 f, 7 (1981), s. 96. DJØRUP, Frans: Ib Pedersen Ibsen, Bibl. Læger 155(2), 1963, s. 31-49. EVERBERG, G.: Den Ibsen-Mackeprang'ske samling af tindingeben fra døvstumme, en præparatsamling, dens tilblivelseshistorie og dens vurdering gennem tiderne, Bibl. Læger 155(2), 1963, s. 50-60. GOTFREDSEN, 3. ed. (1973), s. 402.

[3] Falsche Information Meyer-Hofmeisters: Ibsen musste 1817 seine Marinelaufbahn aufgeben, da ein fortschreitendes Fussleiden eine Amputation nötig machte.

eine kleine Spritze mit einer Stahlspitze. Besonders leicht sollen sich die Gedärme und das Mesenterium von Schildkröten einspritzen lassen; wenigstens sahen wir hier mehrere Präparate von denselben, an denen Arterien, Venen und Lymphgefässe sehr schön injiziert waren, und letztere sollen sich füllen, wenn man die Spritze ins Zellgewebe unter das Peritoneum setzt. Ausser diesen Lymphgefässinjektionen sind noch folgende Gegenstände bemerkenswert: Eine schöne Sammlung von *Schädeln*, besonders auch Nationalschädeln, wovon uns besonders ein Mulattenkopf interessierte, da er europäische Gesichtsbildung hatte, aber den schmalen Mohrenschädel.

Einige *schöne getrocknete angiologische Präparate*, davon bemerkenswert eine Zwillingsplazenta mit bedeutender Anastomose zwischen beiden Funiculi umbilicales, woraus man sich die Lehre ziehen kann, bei Zwillingsgeburten nach Geburt des ersten Kindes ja das plazentare des Funiculus umbilicalis zu unterbinden.

Für Neurologie ist gar nicht gesorgt. Hier muss ich aber bemerken, dass Jacobson[4], der in Kopenhagen beliebter praktischer Arzt und Regimentsarzt ist, im letzten Feldzuge ein berühmtes Präparat, an welchem er die Nervenanastomose im Gehör entdeckt hatte, verlor und seitdem keines mehr hier existiert[5]. Jacobson soll übrigens noch immer eifriger Anatom sein.

Für *vergleichende Anatomie* ist wenig da ausser einigen Schlangenskeletten, die mit unsäglicher Mühe mit dem Messer präpariert sind. Die Ameisen sollen zwar auch gut präparieren, allein sie zersetzen auch die Bänder, und nimmt man das Präparat ihnen vorher weg, so hat man gerade noch die schwerste Arbeit vor sich, also nichts gewonnen.

Pathologische Anatomie: 1) Knochenpräparate. Zwei gleiche, aber *ganz eigentümliche Geschwülste,* die eine an einer Fibula, die andere am Femur. Es lag nämlich eine schwammige Masse rings um den Knochen, hing allerdings mit demselben zusammen, doch konnte man deutlich die Grenze zwischen der Geschwulst und dem Knochen sehen; am Knochen selbst war die Kortikalsubstanz etwas dünner, die Medullarsubstanz fester. Was ist dies für eine Krankheit? *Ankylosis vera* zwischen Tibia, Fibula und Patella, wobei der Schenkel gebogen war. Eine Ankylosis zwischen Femur und Tibia allein. Ein schönes Präparat von *Hyperostosis* fast aller Gesichtsknochen, besonders des Unterkiefers, der Knochen der Nasen- und Augenhöhle, syphilitischen Ursprungs. *Eine Trennung des Schädels in zwei gleiche Hälften* durch äussere Gewalt; der Patient, ein Matrose, starb erst nach elf Tagen plötzlich auf eine rasche Bewegung des Kopfes hin. Bei der Sektion fand man wenig Blut in der Basis cranii. Hierher gehört auch noch ein

---

[4] Ludwig Levin Jacobson (1783-1843), Chirurg und vergleichender Anatom, 1815 Dr. med. h.c. (Kiel). CALLISEN 9 (1832), S. 360-365, 29 (1841), S. 121. Oversigt over Vidensk. selsk. forhandl., 1844, s. 33-41. CARØE (1905), s. 99. WULFF, Ove: Træk auf Stenknusningens Historie, Festskrift til Thorkild ROVSING, København 1922, s. 685-724. BLÄ 3 (1931), S. 396 f. STAMM, R. H.: Prominent Danish scientists through the ages, 1932, pp. 97-99. Dansk Biografisk Leksikon 11 (1937), s. 342-345, 7 (1981), s. 207 f. ANDREASEN, Erik / HOLLNAGEL-JENSEN, O. C.: Ludwig Jacobson's ungdomsår og hans förste meddelelse om organon vomero-nasale, Lychnos, 1944-1945, s. 139-152. JACOBSON, Louis: Ouvrages sur l'organe voméro-nasal, udg. af O. C. HOLLNAGEL-JENSEN et Erik Andreasen MUNKSGÅRD, København 1950. ØSTERGAARD, A. Høgsbro.: Den rædsomme stensmerte, og Jacobsons lithoklastik, en 150-årig dansk indsats i urinvejskirurgien, Dan. Medicinhist. Årbog, 1976, s. 109-121. CHRISTOFFERSEN, J. C.: L. L. Jacobson, Invest. Urol. 18, 1980, pp. 227.

[5] JACOBSON, Ludvig Levin: Supplementa ad otoitriam, suppl. 1, de anastomosi nervorum nova in aure detecta, Acta Reg. Soc. med. Hafn. 5, 1818, pp. 292-303. Ders.: Description anatomique d'une anastomose entre le nerf pharyngo-glossien, le trifacial et le trisplanchnique, Répertoire d'Anatomie et de Physiologie, t. 2, 1826, pp. 366-379.

Schädel, bei dem von Natur die *Scheitelbeine ihrer Länge nach durch eine Sutur in zwei Teile getrennt* waren.

2) *Graviditas tubarica*. Das Kind wurde völlig ausgetragen, dann erfolgte Ruptur und Tod. Eine andere *Graviditas extrauterina*, bei der die Knochen des Kindes durch einen Abscessus perinei abgingen und die Kranke mit dem Leben davonkam.

3) Eine *Hernia perinei lateris dextri*. Vorfall eines Stückes des Intestinum tenue zwischen Rektum und Uterus; seltener Fall, den ich bis jetzt noch nicht gesehen habe.

4) *Hydrops ovarii*. Das Ovarium war in eine grosse Blase ausgedehnt worden und enthielt 72 Pfund Wasser; die Person war unverheiratet.

5) *Eine Geschwulst des Penis*, wobei die Corpora cavernosa bis zu der Grösse von zwei Fäusten ausgedehnt waren.

6) *Lithiasis*. Eine sehr grosse, prachtvolle Sammlung a) *von Harnsteinen*. Diese Art Steine sind in dieser Gegend, wie man schon aus der grossen Zahl von Lithotomien schliessen kann, welche Thal gemacht hat, sehr häufig. Sie kommen auch von allen Grössen vor; Blasensteine, die sehr ähnlich sind dem Blasenstein, welchen Graefe in Berlin ausgezogen haben will; diese wurden aber erst nach dem Tode bei der Sektion gefunden. *Calculi urethrales*, die wohl 1 Zoll im Durchmesser hatten, lagen noch in der aufgeschnittenen Harnröhre und fast der ganzen Länge derselben nach. Sie hatten natürlich Harnfisteln zur Folge. *Calculus vaginalis* bei einem zehnjährigen Mädchen, durch eine Fistula vesico-vaginalis entstanden, 1½ Zoll weit und 3½ Zoll lang. *Nierensteine* in grosser Menge, einige hatten ganz die Form des Pelvis renalis. b) Viele schöne Gallensteine. c) *Drei Speichelsteine*, alle aus dem Ductus Whartonianus[6]. d) *Calculi pulmonales*.

7) *Viele Präparate von Aneurysmen*, besonders der Aorta.

8) Die Abbildung *einer Struma*, welche bis auf die Mitte des Oberschenkels herabhing.

9) Viele *Radesyge- und Lepraschuppen*.

Gelbfieber-Diskussion

Von Dr. Schön waren wir auch an Herrn Dr. Gartner[1] empfohlen, einem Manne von vielleicht 36 Jahren, welcher von 1816 bis 1824 in Westindien gewesen war und daselbst häufige Epidemien des *Gelben Fiebers* beobachtet hatte. Er hatte darüber auch eine Schrift in dänischer Sprache herausgegeben[2]. Wir unterhielten uns lange mit ihm über diesen Gegenstand, wobei er uns seine Ansichten folgendermassen mitteilte: Die Febris flava ist ein Typhus, modifiziert durch das Klima. Die Einwohner werden nie von demselben in dem hohen Grade befallen wie die Fremden; bei jenen entwickelt es sich bloss in dem Grade, wie bei uns der Typhus in den

---

[6] Ductus submandibularis nach Thomas Wharton (1614-1673), Anatom und Arzt in London. WHARTON, Thomas: Adenographia sive glandularum totius corporis descriptio, London 1656.

[1] Benjamin Gartner (1790-1834), 1813 Examen der Akademie in Kopenhagen, praktischer Arzt auf der dänischen Antillen-Insel St. Thomas, 1831 praktischer Arzt und Regimentschirurg in Kopenhagen. CALLISEN 7 (1831), S. 59 f, 28 (1840), S. 156. Bibl. Læger 20, 1834, I, s. 280. Journ. f. Med. og Kir. 4, H. 1, 1834, s. 96. CARØE (1905), s. 59-60. BLÄ 2 (1930), S. 690.

[2] GARTNER, Benjamin: Nogle praktiske bemærkninger om den saakaldte gule feber, Bibl. Læger 5, 1825, s. 270-296.

Sommermonaten. Es ist nicht ansteckend, und die Epidemien in Spanien sind nach ihm durch epidemische Einflüsse in Spanien selbst entstanden. Bei den Sektionen, welche er häufig anstellte, fand er, dass in den einen Epidemien mehr der Kopf, in andern mehr die Gedärme affiziert waren. Die Leber war gewöhnlich blass, sonst aber nicht degeneriert. Immer wurde drei Tage vor dem Tode kein Urin mehr sezerniert, und gewöhnlich fand er die eine Niere kleiner.

Was die *Behandlung* dieses Fiebers anbetrifft, so war er der erste, welcher im Anfange desselben Venaesectio anwandte mit ziemlich gutem Erfolge. War aber die Krankheit schon weit fortgeschritten, so waren alle Mittel vergebens. Die englische Methode mit grossen Dosen von Mercurius dulcis ist nach ihm ganz zu verwerfen, er sah immer ungünstigen Erfolg.

Dr. Gartner wurde nie von diesem Fieber befallen, und er erklärt sich dieses daraus, dass sein Vater ein Westindier war, so dass sein Körper, obschon er seine ganze Jugend in Kopenhagen zubrachte, sich schnell akklimatisierte.

Über die Preisschrift von Matthäi[3] sagt er, sie enthalte alles, was in den Schriften über das Gelbe Fieber gesagt sei, sehr gut gesammelt[4]. Man sehe aber bald, dass der Autor dieses Fieber nie beobachtet habe.

Vakzination in Dänemark

Sie rührt von Brandis her. Er glaubt, es sei gegen die Menschenrechte, den Eltern zu gebieten, ihre Kinder vakzinieren zu lassen. Dieser Übertretung des Menschenrechtes könne man jedoch gut ausweichen und mehr indirekt die Eltern zwingen, ihre Kinder vakzinieren zu lassen, wenn man dem Staatsgesetze zufolge, dass ein Individuum, welches der Gesundheit seiner Mitbürger Schaden zufügen könnte, von dem Umgange mit denselben ausgeschlossen werden müsse, den Nicht-Vakzinierten allen Anteil an öffentlichen Anstalten verweigere. So sind solchen Kindern die Schulen verschlossen, sie werden nicht konfirmiert und werden nie öffentlich angestellt.

Die Seebäder

Die *Russischen Dampfbäder* sind seit kurzer Zeit auch hier in Flor. Schon längere Zeit sind die *Seebäder* in Gebrauch; sie liegen an der Meerenge des Sundes, welche die Insel Amager von Seeland scheidet. Man kann sowohl im offenen Wasser als auch in Badekasten baden, in den letztern sowohl warme als kalte Bäder nehmen. Das Badehaus, in welchem die Badekasten stehen, ist vorzüglich gut und geschmackvoll eingerichtet und für den Winter, wenn der blosse Zweck

---

[3] Carl Christian Matthäi (1770-1847), 1792 Dr. med. (Göttingen), 1800 praktischer Arzt in Hameln, 1802 in Verden. CALLISEN 12 (1832), S. 316-319, 30 (1842), S. 274. Hann. Ann. ges. Heilk. 7, 1847, S. 731. ADB 20 (1884), S. 608. BLÄ 4 (1932), S. 117.

[4] MATTHÄI, Carl Christian: Untersuchung über das gelbe Fieber, Beantwortung der von der Regierung des Herzogtums Oldenburg 1822 aufgegebenen Frage, die von der Medizinischen Fakultät zu Berlin (1826) des Preises würdig erklärt ist, 2 Bde, Hannover 1827.

des Badens Reinlichkeit ist, sehr zweckmässig. Um aber die wahre Kraft des Seewassers, den Wellenschlag sowie die Seeluft, auf sich einwirken zu lassen, ist dann das Baden in offenem Meere doch sehr vorzuziehen. Dafür sind denn auch im Wasser selbst auf Schiffbrücken kleine Häuschen, deren kleine Zimmer zum Aus- und Umkleiden bestimmt sind. Für solche, welche doch nicht in die offene See hinaus wollen, sind auch auf diesen Schiffbrücken eigene hölzerne Wannen eingerichtet, in welche durch Löcher am Boden das Seewasser eindringen kann und die an Ketten ins Wasser tiefer versenkt und wieder gehoben werden können.

Obschon die Einrichtungen gut sind, so glaube ich doch, dass diejenigen Seebäder, welche ihren Badeplatz in der offenen See haben, wie Travemünde, Doberan, Putbus etc., diesem in Kopenhagen vorzuziehen seien, da hier die Stadt zu beiden Seiten des Badeplatzes anfängt.

Am 12. Mai 1829 bezahlten Meyer und von Muralt ihre sehr teure Hotelrechnung und belegten eine Extrapost für die Weiterreise. Sie besichtigten unter kundiger Führung Schloss Friedrichsborg und die reich geschmückte Schlosskapelle, in der die dänischen Könige gekrönt wurden. In Helsingör verschaffte ihnen Konsul Treier, Vertreter der Hansestädte, den Eintritt in Teile der Festung Kronborg, von der aus der Eingang in den Sund kontrolliert und unter Überwachung durch Kanonenboote der Sundzoll eingezogen wurde. Die Anlage schien den Zürchern zu diesem Zweck aber als zu klein angelegt, und sie wunderten sich wenig, dass die Dänen Nelsons Flotte 1807 nicht am Durchgang zu verhindern vermochten. Mit einem Segelschiff überquerten sie während fast zweier Stunden den Sund und ärgerten sich über den unverschämten Fahrpreis.

In der eher armselig wirkenden Handelsstadt Helsingborg besorgten sie sich einen schwedischen Pass und mieteten einen Wagen zur Reise nach Ystad. In der Universität Lund sahen sie nur wenige Studenten, dafür die Kirche, in der sie (fälschlicherweise) den grossen Botaniker Carl von Linné begraben glaubten. Trotz unbequemen Sitzens in der einfachen Kutsche beeindruckte sie die Landschaft Südschwedens mit ihren kleinen Hügeln, Landseen und herrlichen Waldungen. Die Reisenden bedauerten ihre Unkenntnis der Sprache, deretwegen sie kaum mit den Menschen in Kontakt kamen. Sie empfanden die Schweden im allgemeinen als gutmütig, fleissig und ziemlich unverdorben. Männer wie Frauen waren gesund, sehr freundlich und für wenig Geld ungemein dienstfertig. Das Land schien eher arm, verfügte es doch mit Ausnahme der Eisenbergwerke kaum über Exportwaren.

In Ystad, Garnison einer stattlichen Kavallerietruppe, bestiegen sie das preussische Dampfschiff nach Greifswald. Sie fuhren an der Insel Rügen vorbei, da sie nicht über die nötige Zeit verfügten, die Seebäder von Putbus und Doberan zu besichtigen. Greifswald erwies sich als niedliches Universitätsstädtchen, das für Mediziner aber gegenwärtig wenig Interessantes bot. Im Postwagen reisten die beiden Ärzte über Anklam, Ückermünde, Neuwarp und Pölitz nach Stettin, wobei sie von einem mitfahrenden Postbeamten manchen Aufschluss über das fortschrittliche preussische Postwesen erhielten. Die verschiedenen Posthäuser entlang der Route verfügten in der Tat über sehr bequem eingerichtete Passagierzimmer mit günstigen Verpflegungsmöglichkeiten. Stettin zeigte sich als bedeutende Festung und ziemlich gutgebaute Handelsstadt, in deren Mitte grosse Zweimaster auf der Oder einfahren konnten. Da in Stettin wie andernorts die Pocken grassierten, mussten sich verdächtige Schiffe einer strengen Quarantäne unterziehen.

Auf einer schönen Strasse fuhren Meyer und von Muralt nach Berlin, wo sie Muralts Onkel besuchten und mit alten Schweizer Freunden im Café Nägeli ein kurzes Wiedersehen feierten. Ein glänzendes Manöver von 24 000 Mann auf dem Kreuzberg verfolgten sie nur kurz aus der Ferne, hatten sie doch einen Eilwagen belegt, der sie über Potsdam und Wittenberg nach Halle brachte, wo sie im Hotel «Stadt Zürich» abstiegen.

Halle 20. bis 29. Mai 1829

In Halle fanden die beiden Reisenden sofort Anschluss an mehrere ihnen bekannte Schweizer Studenten und durch Dr. Moser, Prosektor des Anatomen Johann Friedrich Meckel, an die Freimaurerloge auf dem Jägerberg. In der Loge lernten sie auch Dr. Gustav Ludwig Hertzberg, Arzt am Stadtkrankenhaus, kennen. Dr. Fallati hatte ihnen in Hamburg seinen Lehrer, den klinischen Professor Peter Krukenberg, wärmstens empfohlen. Sie erhielten private Einladungen von Krukenberg und von den Chirurgieprofessoren Dzondi und Weinhold, letzterer ein Studienfreund von Meyers Vater.

Ein Ausflug zu Pferd führte sie zu den Klosterruinen auf dem Petersberg mit weitreichender Aussicht auf die Umgebung Halles. Auch besuchten sie den sogenannten «Reilschen Berg», ein Landgut mit Umschwung, das der König von Preussen dem verstorbenen Physiologen Johann Christian Reil geschenkt hatte und das nun in den Besitz von dessen Schwiegersohn Krukenberg übergegangen war.

Innere Klinik von Krukenberg

Aufgemuntert durch die jungen Ärzte Hamburgs, welche fast alle in Halle[1] studiert hatten und ungemein für Krukenberg[2] eingenommen sind, so dass sie fast keinen andern klinischen Leh-

---

[1] Zur 1694 gegründeten Universität Halle: SCHRADER, Wilhelm: Geschichte der Friedrichs-Universität zu Halle, 2 Bde, Berlin 1894. FREYDANK, Hanns: Die Universität Halle, ihre Anstalten, Institute und Kliniken, Stadt und Umgebung, Düsseldorf 1928. 250 Jahre Universität Halle, Streifzüge durch ihre Geschichte in Forschung und Lehre, Halle 1944. 450 Jahre Martin-Luther-Universität Halle-Wittenberg, 2 Bde, Halle 1952.
Zur Medizinischen Fakultät und zur Medizingeschichte von Halle: DZONDI, Carl Heinrich: Kurze Geschichte des klinischen Institutes für Chirurgie und Augenheilkunde auf der Universität zu Halle, Halle 1818. HESEKIEL, Friedrich Christoph: Das neue Hospital und Krankenhaus zu Halle in seiner Begründung und gegenwärtigen Verfassung betrachtet, Halle 1827. ROSENBAUM, Julius: Neun Jahre aus dem Leben eines Privatdozenten, Leipzig 1847. GESSNER, Otto: 250 Jahre Medizinische Fakultät in Halle, 250 Jahre Universität Halle [1944]. EULNER, Hans-Heinz: Die Entwicklung der Medizinischen Fakultät und ihre Geschichte, 450 Jahre Martin-Luther-Universität Halle-Wittenberg, o. O. 1952. PIECHOCKI, Werner: Zur Leichenversorgung der halleschen Anatomie im 18. und 19. Jahrhundert, Acta Hist. Leopold. 2, 1965, S. 67-105. KAISER, Wolfram / KROSCH, Karl-Heinz: Zur Geschichte der Medizinischen Fakultät der Universität Halle im 18. Jahrhundert, 2 Bde, Halle 1964-1967. SANDER, Eberhard / SCHOBER, Karl-Ludwig: Zweieinhalb Jahrhunderte Chirurgie in Halle, Wissenschaftliche Zeitschrift der Universität Halle 16, 1967, S. 357-368. 250 Jahre Collegium clinicum Halense 1717-1967, Beiträge zur Geschichte der Medizinischen Fakultät der Universität Halle, Halle 1967. KAISER, Wolfram / PIECHOCKI, Werner: Die pharmazeutische Industrie von Halle in den Jahren 1800-1850, Münch. med. Wschr. 110(49), 1968, S. 2877-2886. PIECHOCKI, Werner: Das hallesche Stadtphysikat im Industrialisierungsprozess des 19. Jahrhunderts, Wiss. Z. Humb.-Univ. Berl., Math-Naturw. Reihe 17, 1968, S. 773-781. GROSCH, Peter: Die Entwicklung der Chirurgie von Beginn des 13. Jahrhunderts bis zur Mitte des 19. Jahrhunderts in der Stadt Halle, Diss. med., Halle 1969. KAISER, Wolfram / SIMON, Axel: Die Geschichte der Gerichtsmedizin an der Universität Halle, Beiträge zur Universitätsgeschichte, Halle 1978. BOGS, Ulrich: 150 Jah-

rer gegen ihn aufkommen lassen wollten, wünschten wir uns auch sehr, diesen Mann kennenzulernen. Wir verfügten uns daher gleich nach unserer Ankunft mit einer Empfehlung von Dr. Fallati zu Krukenberg; wir wurden sehr gut von ihm aufgenommen und erhielten von ihm sogleich die Erlaubnis, sein Klinikum zu besuchen. Sein kleines Hospital liegt sehr gut mitten in Gärten, die Zimmer sind reinlich und mässig besetzt. Krukenberg hat hier ein pathologisches Kabinett angelegt, welches seit wenigen Jahren zu einer bedeutenden Grösse angewachsen ist; besonders mehrere Magenzirrhosen, Aneurysmen und eine sehr bedeutende Sammlung von Gallensteinen sind sehr hübsch. Sehr schade ist es, dass die bedeutenden Darmgeschwüre ihre Farbe und ihr Charakteristisches fast ganz verlieren beim langen Liegen im Weingeist.

Krukenberg, ein Tochtermann von Reil[3], ist ein Mann von gut vierzig Jahren, weiss sehr gut mit seinen Zuhörern umzugehen, wirklich ist auch der Ton in seinem Klinikum sehr traulich und ungeniert. Die Zahl der Patienten ist sehr bedeutend, und die Klinik dauert alle Tage von elf bis eins oder halb eins. Da so wenige Praktikanten sind (etwa zwanzig), so erhalten viele im Semester in der Poliklinik 90 Patienten. Dies ist nun sehr gut für solche, welche mit der Wissenschaft schon etwas mehr bekannt sind, aber sehr unzweckmässig schien es uns, dass Krukenberg auch schon solche als Praktikanten in sein Klinikum aufnimmt, welche noch nicht einmal die ganze spezielle Pathologie und Therapie angehört haben. Dies scheint aber mit seinem Charakter übereinzustimmen, da er nämlich zu wünschen scheint, seine Schüler alle zu blinden Nachbetern seiner einseitigen praktischen Ansichten zu bilden. Dies ist ihm auch bei sehr vielen gelungen. Wie kann auch einer seinen Lehrer beurteilen, der nur allgemeine Pathologie und Therapie erst gehört hat, besonders, wenn ihn dieser Lehrer davon abhält, bei andern Professoren etwas anzuhören oder deren Klinik zu besuchen? Dieses führt Krukenberg mit aller Arroganz durch, nimmt desnahen auch chirurgisch Kranke in seinem Klinikum auf, obschon dies ihm verboten ist, sagt zu seinen Zuhörern: «Meine Herren, in meinem Klinikum

---

re Pharmazie in Halle, Halle 1979. KAISER, Wolfram: 275 Jahre Versorgungs- und Lehrkrankenhaus Halle, Hist. Hosp. 15, 1983/84, S. 243-273. TOST, Manfred: Zur Geschichte des Lehrstuhls für Augenheilkunde und zum Bau der Augen- und Ohrenklinik an der Universität Halle, Wiss. Z. Univ. Halle-Wittenb. Math.-Nat. Reihe 33(6), 1984, S. 111-134. KAISER, Wolfram.: Hallesche Absolventen im medizinischen und naturwissenschaftlichen Blickfeld Goethes, Deutsches Medizinhistorisches Museum, Jahrbuch 5, 1985, S. 92-109. VÖLKER, Arina / KAISER, Wolfram: Die hallesche Schola Clinica der Reil- und Krukenberg-Ära, 30e Congrès International d'Histoire de la Médecine 1986, Düsseldorf 1988, S. 942-953. KAISER, Wolfram: Berufungsmodalitäten in der Geschichte der Medizinischen Fakultät der Universität Halle, Teil II, das 19. Jahrhundert, Z. ges. inn. Med. 47(8), 1992, S. 362-370.

[2] Peter David Krukenberg (1787-1865), 1810 Dr. med. (Göttingen), 1814 EO für Medizin in Halle, 1816 O und Direktor der Poliklinik. CALLISEN 10 (1832), S. 422-424, 29 (1841), S. 369. BARRIES, Carl: Peter Krukenberg, biographische Skizze und Charakteristik seiner Lehrtätigkeit, Halle 1866. BRAUN: Die Klinik Peter Krukenbergs, zum fröhlichen Gedächtnis des grossen Lehrers, Dtsch. Klin. Berl. 18, 1866, S. 49-51. HAUCK, Gustav: Peter Krukenberg, eine Denkschrift, Berlin 1867. ROHLFS, Heinrich: Die medizinischen Klassiker Deutschlands, Bd. 1, Stuttgart 1875, S. 520-555. ADB 17 (1883), S. 237-239. PETERSEN, Julius: Hauptmomente in der älteren Geschichte der medizinischen Klinik, Kopenhagen 1890, S. 263-283. BLÄ 3 (1931), S. 620 f. EULNER, Hans-Heinz: Hallesche Strassennamen als Denkmäler hallescher Mediziner 8, Peter Krukenberg, Halle Mh. 3, 1959, S. 130-135. KAISER, Wolfram / PIECHOCKI, Werner: Die poliklinische Ausbildung an der halleschen Medizinischen Fakultät in der Krukenberg-Ära, Z. ges. inn. Med. 23, 1968, S. 207-217. Dies.: Die Medizinische Universitätsklinik Halle und die klinische Ausbildung um die Mitte des 19. Jahrhunderts, Z. ges. inn. Med. 24, 1969, S. 142-151. MAMPEL, Eberhard: Peter Krukenberg, Mensch und Werk, Wissenschaftliche Beiträge der Martin-Luther-Universität Halle-Wittenberg, R. 10.2, 1969, S. 193-200.

[3] Johann Christian Reil (1759-1813), Prof. für medizinische Klinik in Halle und Berlin.

sehen, hören Sie alles, gehen Sie daher weder zu Weinhold[4] noch zu Dzondi[5], bei diesen Männern lernen Sie nichts!»

Diejenigen der Praktikanten, welche von andern Universitäten herkommen, rühmen sein Klinikum nur insofern, weil man viele Patienten zu behandeln bekommt, sowie auch, dass oft Sektionen vorgenommen werden und mit grosser Genauigkeit; von Krukenberg selbst aber halten sie nicht viel.

Das Krankenexamen nimmt er sehr gut vor und weiss sich sehr gut das Zutrauen seiner Kranken zu gewinnen. Seine Diagnose wird aber leider durch seine einseitige, zu oft angenommene erhöhte Venosität, welche er wohl von Puchelt in Heidelberg und Sundelin[6] in Berlin aufgeschnappt hat, zu sehr befangen und meistens auf den Unterleib geleitet, wo besonders die Splenitis eine grosse Rolle spielt. Seine meisten Kuren beginnt er daher mit einem antiphlogistischen Laxans und einer, wie er sagt, kleinen Venaesektion von 10-12 Unzen, und zwar sahen wir letztere vornehmen bei Personen, die, wenn ich nicht gar sagen will ein kachektisches, doch blutarmes Ansehen hatten und welche nur an geringen gastrischen Symptomen litten.

Er erzählt oft über eine halbe Stunde Krankengeschichten, welche aber deswegen keinen Wert haben, weil sie unvollständig sind und deswegen dasjenige, was sie beweisen sollen, für den nicht beweisen, der nicht blindes Zutrauen auf Krukenberg setzt. Er sprach sich in einer Stunde aus über *Asthma spasmodicum Millari*[7], sagt darüber, es sei eine Fratze, Millar[8] sei von Wichmann[9] missverstanden worden, und die übrigen Autoren hätten es ihm nachgebetet. Dieses Asthma sei nichts als Laryngitis in gelindem Grade und wegen Mangel an Sektionen obige Meinung entstanden; zuweilen sei es wirklich Croup gewesen und dieser verkannt worden. Krukenberg sagt, es sei ein grosser Unterschied, ob die Entzündung im Larynx anfange oder

---

[4] Karl August Weinhold (1782-1829), 1805 Dr. med. (Wittenberg), 1814 Prof. der Arzneimittellehre in Dresden, 1817 O für Chirurgie und Augenheilkunde in Halle. Intelligenzblatt der Allgemeinen Literatur-Zeitung 104, 1829, S. 842 f. NND 7.2 (1829), S. 677-681. Salzb. med.-chir. Ztg. 1830, III, S. 236. CALLISEN 33 (1845), S. 252. ADB 41 (1896), S. 504 f. HIRSCHBERG 14.2 (1911), § 499, S. 178. BLÄ 5 (1934), S. 882.

[5] Carl Heinrich Dzondi (1770-1835), 1799 Dr. phil. (Wittenberg), 1806 Dr. med. (Würzburg), 1811 O für Chirurgie und Augenheilkunde in Halle, Direktor der chirurgischen Klinik, 1817 seiner Stelle entsetzt, blieb als Leiter einer Privatklinik Fakultätsmitglied. CALLISEN 5 (1831), S. 480-490, 27 (1839), S. 401-405. NND 13.1 (1835), S. 518-522. Med. Alm. Berl., 1836, S. 53-57. Gazz. med. lomb. 4, 1865, pp. 153, 237. ADB 5 (1877), S. 513. HIRSCHBERG 14.2 (1911), § 499, S. 172-177. BLÄ 2 (1930), S. 365. WEBER, W.: Zum Gedenken an Heinrich Dzondi, Saale-Zeitung 134, 12.6.1935. EULNER, Hans-Heinz: Hallesche Strassennamen als Denkmäler hallescher Mediziner 6, Carl Heinrich Dzondi, Halle Mh. 1, 1959, S. 38-48. KOCH, Hans-Theodor: Zwei Studienreisen des halleschen Chirurgen Carl Heinrich Dzondi nach Paris (1821) und nach Holland, England, Schottland und Irland (1822), Acta Hist. Leopold. 2, 1965, S. 145-161. BAUER, Heinrich L.: Die Lehre von der Entzündung, «Allgemeine Entzündungslehre» bei Carl Heinrich Dzondi, mit biographischen Notizen, Diss. med. (Kiel), Kieler Beiträge zur Geschichte der Medizin und Pharmazie 8, Neumünster 1969.

[6] Karl Heinrich Wilhelm Sundelin (1791-1834), Apotheker, 1818 Dr. med. (Berlin), 1826 PD für Medizin, 1830 EO, dirigierender Arzt am Pockenspital Berlin, 1833 Medizinalrat in Posen. CALLISEN 19 (1834), S. 22-29, 32 (1844), S. 480 f. BLÄ 5 (1934), S. 475 f.

[7] Asthma thymicum.

[8] John Millar (1733-1805), schottischer Arzt. MILLAR, John: Observation on asthma and on the whooping cough, London 1769.

[9] Johann Ernst Wichmann (1740-1802), praktischer Arzt in Hannover, Übersetzer medizinischer Werke aus dem Englischen. WICHMANN, Johann Ernst: Über Millars Asthma und die häutige Bräune, [Hufelands] Journal für praktische Heilkunde 1(1), 1795, S. 1-32.

in der Trachea. Die Prognose bei ersterer sei weit besser, Blutegel und Brechmittel heilen sicher; letztere aber wird gewöhnlich für einen langwierigen Husten gehalten, erstreckt sich dann allmählich zum Larynx und tötet fast plötzlich. In einem solchen Falle verordnete Krukenberg 35 Brechmittel in drei Tagen und rettete dadurch das Kind!!! [sic!]

Nach einer Febris intermittens entstand eine unschmerzhafte, harte Anschwellung des rechten Beines, sowohl des Ober- als des Unterschenkels, ähnlich einer Elephantiasis, und diese wurde durch Einwicklung des Teiles grösstenteils behoben.

Die Febris intermittens behandelt er alle mit Arsenik, denn China und Chinin sind ihm zu teuer. Er gibt den Liquor Fowleri[10] zu 4 Gran vier- bis sechsmal täglich (wie einseitig!).

Chirurgische Klinik von Dzondi

Mehr Genuss hatten wir bei *Dzondi*. Wir besuchten ihn zweimal in seinem Garten, wo er uns sehr zuvorkommend seine hauptsächlichen Ansichten mitteilte. In seinem Privatissimum (denn das königliche Hospital wurde ihm durch Intrigen von Meckel[1] abgenommen) sahen wir auch einige interessante Fälle. Dzondis Verdienste werden von den meisten seiner Schüler verkannt, da sie von Krukenberg gegen ihn eingenommen werden, sein Klinikum daher sehr selten besuchen und deshalb nur auf das sehen, was an ihm zu tadeln ist, nämlich, dass er die Praxis oft

---

[10] Solutio arsenicalis Fowleri nach Thomas Fowler (1736-1801), praktischer Arzt in Strafford, Chefarzt des Quäker-Hospitals in York. SCHNEIDER, Wolfgang: Lexikon zur Arzneimittelgeschichte, Bd. 3, Frankfurt a. M. 1968, S. 192.

[1] Johann Friedrich Meckel (1781-1833), 1802 Dr. med. (Halle), 1808 O für pathologische Anatomie in Halle, Begründer einer bedeutenden Sammlung. CALLISEN 12 (1832), S. 378-390, 30 (1842), S. 306-308. NND 11.2 (1833), S. 717-724. J. d. conn. méd. prat., 1835/36, III, pp. 310-312. ADB 21 (1885), S. 160-162. BLÄ 4 (1932), S. 145 f. BENEKE, Rudolf: Johann Friedrich Meckel der Jüngere, Beiträge zur Geschichte der Universität Halle-Wittenberg 3, Halle 1934. MEADER, R.: The Meckel dynasty in medical education, Yale Journal of Biology 10, 1937/38, pp. 1-29. BRUNN, Walter von: Zehn Briefe J. F. Meckels d. J. an J. C. Rosenmüller, Sudhoffs Arch. Gesch. Med. 33, 1940, S. 347-356. EULNER, Hans-Heinz: Hallesche Strassennamen als Denkmäler hallescher Mediziner 5, Philipp Friedrich Theodor Meckel (1755-1803) und Johann Friedrich Meckel d. J. (1781-1833), Halle Mh. 5, 1958, S. 604-610. Ders.: Ärzte-Dynastien, Darmstadt 1960, S. 265-272. BERNER-BOYSEN, Senta: Die fünf Anatomen Meckel, Diss. med., Freiburg i. Br. 1963, S. 35-66. BERNER, Senta: Die fünf Anatomen Meckel, Diss. med., Freiburg i. Br. 1964. PIECHOCKI, Werner: Beiträge zur Geschichte des Gesundheitswesens der Stadt Halle und der Medizinischen Fakultät der Universität Halle, Acta Hist. Leopold. 2, 1965, S. 67-106. CARK, Owen E.: The contributions of J. F. Meckel, the younger, to the science of teratology, J. Hist. Med. 24(3), 1969, pp. 310-322. SCHIERHORN, Helmke / SCHMIDT, R.: Bericht über die Exhumierung von J. F. Meckel d. J. und seiner Gemahlin auf dem Friedhof Halle-Giebichenstein, Anat. Anz. 124, 1969, S. 394-402. Dies.: Beitrag zur Genealogie und Kraniologie der Familie Meckel, Verh. Anat. Ges. 63, 1969, S. 591-599. SCHIERHORN, Helmke: Die Bildnisse der Anatomen Meckel und die Meckelschen Familienschädel in Halle, Wiss. Z. Univ. Halle-Wittenb., Math.-Nat. Reihe 18, 1969, S. 561-578. KAISER, Wolfram / PIECHOCKI, Werner: Der hallesche Anatomie-Unterricht in der Meckel-Ära, Anat. Anz. 126, 1970, S. 255-265. Dict. scient. biogr. 9 (1974), pp. 252-253. GLUECKLICH, B.: Johann Friedrich Meckel, the Younger, Amer. J. Surg. 132, 1976, pp. 384-386. GYSEL, C.: Les Meckel, éponymes de l'anatomie de la face, Orthod. Fr. 55(2), 1984, pp. 669-688. SCHIERHORN, Helmke: Johann Friedrich Meckel d. J. als Begründer der wissenschaftlichen Teratologie, Gegenbaurs Morphologisches Jahrbuch 130(3), 1984, S. 399-439. SEIDLER, Eduard: Johann Friedrich Meckel the Younger, Am. J. Med. Genet. 18(4), 1984, pp. 571-586. NDB 16 (1990), S. 585 f.

in einseitige, nicht genugsam durch Erfahrung von der Natur hergenommene Theorien hineinzwängen will.

Es spielen bei ihm die fibrösen Häute eine besonders grosse Rolle, und alle Polypen sollen nicht aus den Schleimmembranen, sondern aus dem Periosteum hervorgehen, die Schleimhaut leide bloss sekundär. Wenn auch diese Ansicht einseitig ist, so möchte ich Dzondi in seiner Behandlung derselben beistimmen, nämlich dieselben nicht herauszudrehen, sondern herauszuschneiden, indem er glaubt, dass durch letzteres Verfahren der Reiz und die Verwundung der angrenzenden und mit dem Polypen zusammenhängenden Teile weniger bedeutend sei. Wir sahen ihn diese Operation in seinem Klinikum auf folgende Weise verrichten: Er bedient sich dazu zweier Zangen, einer etwas krummen und einer geraden in der Form der gewöhnlichen Polypenzangen. Diese sind an ihrem Griffe mit einem Schieber versehen, vermittels dessen, wenn der Polyp gefasst ist, die Zangen fest gefasst werden können, zweitens einer mässig grossen, ebenfalls gekrümmten, vorn abgerundeten, *wenig schneidenden* Schere; letzteres deswegen, damit weniger Schmerz und weniger Blutung entstehe. Dzondi fasst nun zuerst mit der geraden Zange den Polypen so hoch er kann und zieht ihn an, schliesst dieselbe mit dem Schieber, so dass der Polyp ganz fest gefasst ist; dann führt er über diese Zange die krumme Zange ein, während er mit ersterer den Polyp derbe anzieht, und sucht nun mit letzterer den Polyp so nahe als möglich an seiner Wurzel zu fassen. Ist dies geschehen, so legt er die gerade Zange weg und führt nun über die Konvexität der nun geschlossenen krummen Zange die Konkavität der Schere, indem er das stumpfe Ende immer genau auf der Zange, welche als Leiter dienen muss, fortführt. Ist er mit der Schere am Ende der Zange angelangt, so hebt er die Griffe der Schere, öffnet sie und schneidet in kleinen Zügen, die Schere immer genau an der Zange haltend, vide pag. 31 seiner Abhandlung «De quibusdam methodis etc.», Halle 1826[2]. In dem Falle, welchen wir sahen, dauerte die Exstirpation zweier Nasenpolypen ungefähr zehn Minuten, wobei ich noch bemerken muss, dass er sehr oft während der Operation inne hielt und mit uns sprach.

Ich möchte Dzondi aus folgenden Gründen beistimmen, dass diese Methode der Exstirpation der Polypen durch die Schere derjenigen durch Ausdrehen vorzuziehen sei: 1) Das Ausschneiden der Polypen macht weniger Schmerzen; dies habe ich in Vergleichung dieses Falles mit den vielen andern, in denen ich das Ausdrehen sah, hinreichend bemerkt. 2) Man läuft weniger Gefahr, eine Koncha mit den Polypen herauszubringen, oder, wenn man einen Fungus durae matris für einen Polypen sehen würde, das Gehirn herunterzuziehen, was auch schon geschah. 3) Mit der Zange habe ich nie den Polypen ganz herausdrehen gesehen, ja, nicht einmal in grossen Stücken, sondern immer nur in mehreren kleinen; hingegen mit der Schere brachte Dzondi in dem einen Falle den Polypen fast ganz heraus, in dem zweiten doch den grossen Teil, und die übrigen Stücke folgten einem leichten Zuge der Zange. 4) Die entstehende Blutung ist heilsam und kann leicht, wenn sie übermässig werden sollte, gehoben werden. Ob aber 5) sich nach dieser Methode die Polypen weniger leicht wieder erzeugen, muss mich noch die Erfahrung lehren. Dzondi gibt es bestimmt an und schliesst dieses auch theoretisch daraus, weil er glaubt, durch das Ausschneiden werde die fibröse Haut weniger gereizt als durch das Abdrehen.

---

[2] DZONDI, Carl Heinrich: De quibusdam methodis et instrumentis chirurgicis a se inventis, Halle 1826.

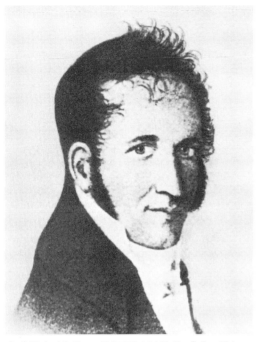 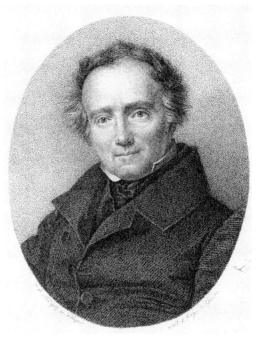

Carl Heinrich Dzondi (1770-1835), Prof. der Chirurgie in Halle.

Peter Krukenberg (1787-1865), Prof. der Medizin in Halle.

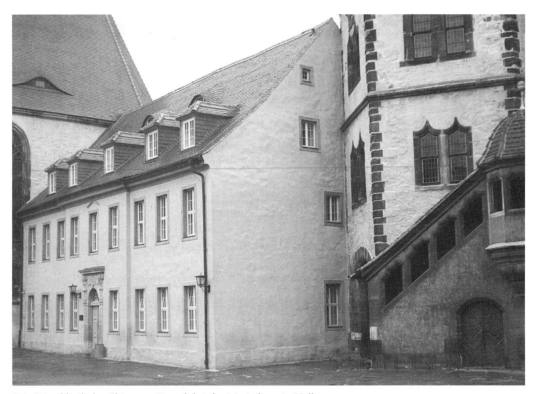

Die Privatklinik des Chirurgen Dzondi bei der Moritzburg in Halle.

Bei den Polypen des Antrum Highmori[3] bohrt er in den Processus alveolaris ein fingerweites Loch und kratzt dann den Polypen mit Instrumenten heraus. Vid. obigen Aufsatz pag. 33 und die Figuren.

Sehr einseitig ist auch seine Ansicht über das Wesen der *Coxarthrocace* [4]. Nach ihm leidet nämlich der Kopf nie primär, sondern wird nur angefressen durch den Eiter, der sich nach der Entzündung der Kapselbänder oder des Perichondriums erzeugt hat (dies wäre der Fall, den Rust in neuern Zeiten oberflächliche Coxarthrocace nennt). In einem Falle, den uns aber Dzondi zum Beweise, dass seine Ansicht wahr sei, erzählte, war die Krankheit gewiss nicht Coxarthrocace, sondern Abscessus psoae, denn aus der Krankheitsgeschichte konnte man deutlich sehen, wie sich der Eiter nach dem Gewebe gesenkt hatte, und bei der Sektion sollen die Gelenkbänder unversehrt gewesen sein. Dzondi wendet dabei dort nie das Glüheisen an, sondern bloss Bäder, und sobald Eiterung eintritt, macht er einen Einstich (!), damit der Eiter nicht den Kopf anfresse. Injektionen verwirft er, wie überhaupt bei allen Fisteln.

Lithotomie: Dzondi zieht die Sectio alta allen andern Methoden vor; seine Methode vid. die Abhandlung pag. 12. In der letzten Zeit traf er noch folgende Einrichtung: Er liess sich eine kleine Kanüle machen, welche an ihrem oberen Ende ein tellerförmiges Blättchen hat. Diese Kanüle passt ganz genau an das vordere Ende des Katheters. Hat Dzondi nun den Katheter zur Bauchwunde hinausgeschoben, so steckt er das Hütchen auf den Katheter, an welchen jenes sich sogleich fest anschliesst. Jetzt zieht er den Katheter mit der Kanüle in die Blase zurück und sucht nun den Stein auf, sucht diesen auf das Tellerchen und so vermittels eines eingebrachten Fingers den Stein so aus der Wunde zu bringen, dass der längste Durchmesser des Steines zwischen dem Tellerchen und dem Finger liegt, der kleinste Durchmesser aber mit der Wunde in Berührung kommt. Er behauptet, nie Infiltration des Urins darauf erfolgen gesehen zu haben, er legt keine Kanüle in die Blase ein, die Vereinigung geschehe per primam intentionem. In drei Wochen sei gewöhnlich Vereinigung zustande gebracht.

Hydrostosis: Auf diese merkwürdige Krankheit machte uns Dzondi aufmerksam. Früher hatte ich bloss den Namen gehört, kannte aber die Krankheit nicht. Dieses ist nämlich eine Lymphgeschwulst in den Knochenlamellen, kommt besonders häufig vor am Oberkiefer, Gaumen und Septum nasi; dadurch werden die Knochen ungemein aufgetrieben und ihre Lamellen verdünnt. Über die Ursachen dieser Krankheit weiss man noch nichts. Wir sahen bei Dzondi einen solchen Fall, in dem sich die Krankheit im Septum nasi gebildet hatte. Beide Nasenlöcher wurden durch die Auftreibung der Lamellen des Vomer so sehr verengt, dass der Kranke beinahe keine Luft mehr schöpfen konnte. Endlich öffnete sich der Sack auf der Nase da, wo beide Nasenbeine sich durch die Sutura nasalis verbinden. Dzondi öffnete die Geschwulst mit dem Bistouri in der Nasenhöhle auf beiden Seiten. Es floss eine bedeutende Quantität eiterartiger Flüssigkeit aus, und die Geschwulst fiel nach und nach zusammen; nun stopfte er die Höhle mit ausgefaserten Leinwandläppchen aus, womit er fortfuhr, bis durch Granulation die Öffnungen geschlossen waren. Das Loch auf der Nase schloss sich bald nachher.

Reclinatio cataractae: Wir sahen von ihm eine solche Operation, welche er mit grosser Leichtigkeit und sehr rasch mit einer geraden, nicht sehr feinen Nadel ausführte. Interessant und in

---

[3] Sinus maxillaris nach Nathanael Highmore (1613-1685), Anatom und praktischer Arzt in Sherburn. HIGHMORE, Nathanael: Disquisitio corporis humani anatomica, in qua sanguinis circulationem in quavis corporis particula plurimis typis novis ac aenigmatum medicorum succincta dilucidatione ornatus prosecutus est, Haag 1651.

[4] Coxitis tuberculosa.

mancher Hinsicht zu billigen ist seine Nachbehandlung der Operierten, welche von der gewöhnlichen sehr abweicht. Natürlich lässt er die Operierten karge Diät halten, hält sie aber nicht in ganz dunklen Zimmern, damit das Auge nicht zu empfindlich werde gegen das Licht. Der Patient muss nicht immer im Bette liegen, sondern darf im Zimmer sitzen, selbst herumgehen. Er wendet höchst selten Venaesectio und Blutegel an, denn er sagt, es ist nicht möglich, dass durch den geringen traumatischen Eingriff eine solche Entzündung entstehe, als deren Symptom man den oft so heftigen Schmerz herleiten könne. Diesen Schmerz nimmt er als rein nervösen an und wendet dagegen starke Dosen von Tartarus emeticus an, selbst bis Brechen erfolgt; dann gibt er Opium. Er verschreibt eine Solution des Tartarus emeticus und stellt sie neben dem Operierten hin, und sowie sich ein drückender Schmerz einstellt, reicht er eine Dosis davon.

Bei Augenentzündungen wendet er wenig örtliche Mittel an, ausser bei traumatischen kalte Umschläge, weil er glaubt, dass durch die häufige Anwendung örtlicher Mittel, besonders der Bleimittel, nicht selten Artefakten entstehen. Innerlich gibt er bei den Entzündungen hauptsächlich Mercurius dulcis und Tartarus emeticus. Die Behandlung der skrofulösen Augenentzündung besteht hauptsächlich in Derivantien und innerlich einer Solution von 3-4 Drachmen Extractum Conii maculati auf 2 Unzen Wasser, drei- bis viermal täglich ein Teelöffel voll.

Eines der Hauptkapitel Dzondis sind die Knochenkrankheiten. Er hat darüber schon viel gesammelt und darüber nachgedacht und wird wahrscheinlich in kurzer Zeit ein Mehr hergeben; er gab mir auch den Auftrag, in Wien die pathologische Sammlung genau zu durchgehen und ihm darüber zu schreiben.

Sehr wohl gefielen mir noch seine Bemerkungen über die pathologischen Sammlungen. Damit man nämlich nicht jedes Präparat, sondern nur die merkwürdigsten ansehen muss und nicht gerade vielleicht die letztern übersieht, muss bei jeder solchen Sammlung notwendig ein Register von allen Präparaten sein, so dass man sich in diesem das, was einen interessiert, aussuchen kann. Zweitens: Soll man aus einem Präparat Nutzen ziehen können, soll es möglich sein, über die Natur der Krankheit desselben ein Urteil fällen zu können. So muss jedes Präparat eine kurze, die Hauptmomente der Krankheit enthaltende Krankengeschichte, besonders über die Entstehung und das jetzige Stadium des Übels, angehängt werden, wobei man nicht vergessen darf, die Mittel anzuführen, welche dabei angewendet wurden, denn die Krankheit kann ja auch ein Artefakt sein. Drittens endlich sollen die Präparate nicht von blossen Anatomen, sondern von Ärzten gesammelt sein. Dzondi schrieb darüber ein Programm[5].

Von Dzondi wurden uns folgende kleine Schriften geschenkt: C. H. Dzondi: «De novis quibusdam methodis et instrumentis chirurgicis a se inventis», Hallae 1826. C. H. Dzondi: «Was ist die häutige Bräune? etc.», Halle 1827. C. H. Dzondi: «Geschichte einer merkwürdigen Magen- und Zwerchfellentzündung», Leipzig 1822.

---

[5] DZONDI, Carl Heinrich: De colligendo, conservando, disponendo et inspiciendo museo anatomico-pathologico, commentatio anatomico-pathologica, Halle 1825.

Chirurgische Klinik von Weinhold

Dem fast mehr berüchtigten als berühmten Weinhold wurden wir von Dr. Moser[1], dem Prosektor bei Meckel, den wir bald als Br[uder] kennenlernten, vorgestellt. Weinhold ist Direktor des königlichen Krankenhauses in Halle an der Saale, von welchem Dzondi durch die Kabale von Meckel vertrieben wurde. Dieses Krankenhaus hat einen beträchtlichen Umfang, ist noch neu, die Zimmer sind sehr gut eingerichtet. Es ist nur für chirurgisch Kranke bestimmt; es wird von Weinhold eine Klinik gehalten, die aber wenig zahlreich besucht ist, da hier wieder Krukenberg dahinter steckt.

Im Auditorium ist eine beträchtliche Instrumentensammlung, sehr gut in Ordnung gehalten, welche der Universität gehört, aber nur von Weinhold, welcher den Operationskurs vorträgt, benutzt werden kann. Instrumente von seiner eigenen Erfindung sind bloss da: sein *Nadeltrokar* zur Durchziehung eines Haarseiles durch das Antrum Highmori, von dem er immer noch ein grosses Wesen macht, und zweitens seine *scherenförmige Starnadel*, welche er besonders anwendet bei bedeutenden Adhäsionen[2]. In einem andern Zimmer ist eine hübsche Sammlung von Bandagen, doch nicht in sehr guter Ordnung. Daselbst ist auch ein künstliches Gebiss, nämlich die Kinnladen von Eisen, die Zähne Korkzapfen, zu Übungen im Zahnausziehen. Dies scheint mir aber nicht zweckmässig.

Da Weinhold ein Universitätsfreund von meinem Vater war, so lud er uns eines Abends zu sich ein mit Dr. Moser, und hierbei lernten wir ihn ziemlich kennen. Er ist in mancher Hinsicht ein origineller Mann, sehr wissenschaftlich gebildet, schreitet mit der Wissenschaft fort, ergreift aber nur sorgfältig das Neue, ist zwar für seine Erfindungen sehr eingenommen, besonders für seine Behandlung der Syphilis mit enormen Gaben von Mercurius dulcis, leugnet aber nicht, dass in manchen Fällen eine andere Methode dieser vorzuziehen sei. Die Nasenpolypen behandelt er alle bloss durch Durchziehen eines Bändchens. Sein Witz und seine Schmähsucht übersteigen fast alle Begriffe, und da er sehr gut schreibt, so greift er seine Feinde gewöhnlich derb und gründlich in öffentlichen Schmähschriften an, worin man seine Satirik bewundern muss. Er spricht jetzt zwar wenig mehr von der Infibulation[3], doch scheint er noch nicht ganz von dieser Verirrung seines Geistes geheilt zu sein; vielleicht, dass der Grund dieser fast verrückten Idee in seiner Konstitution gefunden werden könnte[4]. Er ist nämlich unver-

---

[1] CALLISEN 13 (1833), S. 260. Vgl. auch SCHIERHORN, Helmke: Der Prosektor und seine Stellung in der Hierarchie anatomischer Institutionen, demonstrert v. a. an den Anatomien in Berlin, Halle, Leipzig, Rostock und Greifswald, Anat. Anz. 159, 1985, S. 311-346.

[2] Zu Weinholds «Starnadel-Schere» vgl. HIRSCHBERG 14.2 (1911), § 499, S. 178 f.

[3] Verschluss des Praeputiums mittels verlötetem Draht zur Verhinderung des Koitus.

[4] SORET, Frédéric: Zehn Jahre bei Goethe, Erinnerungen an Weimars klassische Zeit 1822-1832, hrsg. von Heinrich Hubert HOUBEN, Leipzig 1929, S. 214 f. RIMPAU, W.: Carl August Weinhold über den Missbrauch der Zeugung, Münch. med. Wschr. 77, 1930, S. 1460. KOCH, Hans-Theodor: Karl August Weinhold (1782-1829) und sein Infibulationsvorschlag (1827), Beiträge zur Geschichte des Gesundheitswesens der Stadt Halle, Acta Hist. Leopold. 2, 1965, S. 182-188. MÖRGELI, Christoph: Chirurgischer Eingriff gegen die Übervölkerung, Professor Weinholds Vorhaut-Infibulation, Gesnerus 50, 1993, S. 264-273. Vgl. auch die Gegenschrift von WAHRHOLD, Ernst [Pseud.]: Die Weinholdsche Überbevölkerung Mittel-Europas, Halle 1827.
Weinholds Infibulations-Schriften: WEINHOLD, Karl August: Von der Überbevölkerung in Mittel-Europa und deren Folgen auf die Staaten und ihre Zivilisation, Halle 1827. Ders.: Von der überwiegenden Reproduktion des Menschenkapitals gegen das Betriebskapital und die Arbeit in den zivilisiertesten europäischen Ländern, Leipzig 1828. Ders.: Über die Population und die Industrie oder kritischer Beweis, dass die Bevölkerung in hochkulti-

heiratet, hat zwar ein langes Corpus, besonders seine Arme und Füsse sind sehr lang, wogegen sein Hals und Kopf klein sind. Daneben hat er keine Spur von einem Bart, eine mehr weibliche als männliche Stimme, und Dr. Moser behauptete wirklich, dass seine Geschlechtsteile übel gebildet seien. An dem Abend, da wir bei ihm waren, schimpfte er fast beständig über eine neue Schikane, welche ihm von Sprengel[5] und Krukenberg angezettelt worden sei, indem diese nämlich beim Ministerium bewirkt hatten, dass ein Dr. Blasius[6] nach Halle kommen sollte, um Chirurgie zu lesen und einen Operationskurs zu halten. Allein, Weinhold will ihm weder Instrumente noch Kadaver abtreten, und Rust befiehlt von Berlin aus, dies müsse geschehen[7]. So entsteht wieder ein Streit, da Weinhold sich auf seine ihm beim Antritte dieser Stelle bewilligten Bedingungen stützte. «Obschon ich», sagte er, «gerne von Halle wegginge, so will ich nun gerade diesen Herren Trotz bieten. Ich wende mich nicht mehr ans Ministerium, sondern direkt an den König, und hilft mir dieser nicht, so gebe ich die ganze Schikane öffentlich im

vierten Ländern den Gewerbefleiss stets übereile, Leipzig 1828. Ders.: Über das menschliche Elend, welches durch den Missbrauch der Zeugung herbeigeführt wird, Leipzig 1828. Ders.: Das Gleichgewicht der Bevölkerung als Grundlage der Wohlfahrt der Gesellschaft und der Familien, Leipzig 1829.

[5] Curt Polykarp Joachim Sprengel (1766-1833), 1787 Dr. med. (Halle), 1787 PD, 1789 EO, 1795 O für allgemeine Pathologie und Botanik, 1808 Dr. phil. h.c. (Halle), Medizinhistoriker. NND 11.1 (1833), S. 200-208. J. d. conn. méd. prat. 4, 1836/37, pp. 23-25. CALLISEN 32 (1844), S. 389-399. ROSENBAUM, Julius: De vita et scriptis Curtii Sprengelii, Curtii Sprengelii opuscula academica, Leipzig/Wien 1844, pp. VII-XX. PRITZEL, Georg A.: Thesaurus literaturae botanicae omnium gentium, Leipzig 1872, S. 303 f. ROHLFS, Heinrich: Curt Sprengel, der Pragmatiker, Geschichte der deutschen Medizin, Bd. 2, Stuttgart 1880, S. 212-297. ADB 35 (1893), S. 296-298. KRAUS, Gregor: Der Botanische Garten der Universität Halle, Nr. 2, Curt Sprengel, Leipzig 1894. Dtsch. med. Wschr. 32, 1906, S. 1549. HEISCHKEL, Edith: Die Medizinhistoriographie im 19. Jahrhundert, Janus 25, 1931, S. 67-151. MÜNSTER, Ladislao: Un grande pioniere della storia della medicina, Curzio Sprengel, il primo centenario della sua morte, Boll. Ist. stor. ital. Arte sanit. 13, 1933, pp. 61-64. BLÄ 5 (1934), S. 374 f. HEISCHKEL, Edith: Die Geschichte der Medizingeschichtsschreibung, Einführung in die Medizinhistorik, hrsg. von Walter ARTELT, Stuttgart 1949, S. 202-237. KOCH, Hans-Theodor: Zum 200. Geburtstag Curt Sprengels (1766-1833), Med. Mschr. 10, 1966, S. 462 f. LESKY, Erna: Zur Hippokratesbewertung Curt Sprengels, ein Beitrag zum Hippokratesbild der pragmatischen Medizinhistoriographie der Aufklärung, «Wiener Studien» 69, Festschrift Albin Lesky, 1956, S. 128-139. MEYER, Dieter E.: Goethes botanische Arbeit in Beziehung zu Christian Konrad Sprengel (1750-1816) und Curt Sprengel (1766-1833) aufgrund neuer Nachforschungen in Briefen und Tagebüchern, Berichte der Deutschen Botanischen Gesellschaft 80, 1967, S. 209-217. ALLEORI, Sergio: Il sistema dottrinario medico di Curzio Sprengel avversario dei sistemi, Coll. Pag. Storia Med., Collana miscellanea, 19, 1968, pp. 119-131. Dict. scient. biogr. 12 (1975), pp. 591-592. KAISER, Wolfram / VOLKER, A.: Curt Sprengel, Halle 1982. BONORA, F. / ANGELIS, Fausto Elio de: La storiografia dell'illuminismo e la metodologia storiografica di C. Sprengel, Med. nei Secoli 20(1-3), 1983, pp. 11-26. KAISER, Wolfram: In memoriam Curt Sprengel, zur 150. Wiederkehr seines Todestages am 15. März 1983, Z. ges. inn. Med. 38(3), 1983, S. 90-97.

[6] Ernst Blasius (1802-1875), 1823 Dr. med. (Berlin), 1828 PD für Chirurgie in Halle, 1830 EO, 1834 O und Direktor der chirurgisch-augenärztlichen Klinik. CALLISEN 2 (1830), S. 320, 26 (1838), S. 318-321. Dtsch. Klin. Berl., 1873, S. 125. Leipziger Illustrierte Zeitung, 1875, S. 219. ADB 2 (1875), S. 694 f. HIRSCHBERG 14.2 (1911), § 499, S. 179-182. NDB 2 (1955), S. 290. KOCH, Hans-Theodor: Leben und Werk des halleschen Chirurgen Ernst Blasius, Diss. med. (Halle-Wittenberg), Typoskript, Halle 1969. SCHOBER, Karl-Ludwig: Vor etwa 100 Jahren (8), Amputatio talo-calcanea von Dr. E. Blasius, Geheimer Medizinalrat und Professor in Halle, Zbl. Chir. 104(11), 1979, S. 739-741. HOUBEN, D. J.: Ernst Blasius's contributions to plastic surgery, Plast. Reconstr. Surg. 74(4), 1984, pp. 561-570.

[7] Zu den Streitigkeiten in der Medizinischen Fakultät Halle vgl. ROSENBAUM, Julius: Neun Jahre aus dem Leben eines Privatdozenten, Leipzig 1847, S. 37. STROMEYER, Georg Friedrich Louis: Erinnerungen eines deutschen Arztes, Bd. 1, Hannover 1875, S. 208-211. KOCH, Hans-Theodor: Ein Gutachten über die Medizinische Fakultät Halle von Johann Nepomuk Rust aus dem Jahre 1824, Acta Hist. Leopold. 2, 1965, S. 162-171.

Druck heraus.»[8] Das Verhältnis der Hallenser medizinischen Professoren ist überhaupt sehr fatal, es kann es fast keiner mit dem andern, und obenan steht Meckel mit dem gemeinsten Charakter, den man sich denken kann. Sie leben fast immer in Fehde, und wohl fast nirgends kommen so viele Schmähschriften heraus wie in Halle.

Sehr hübsch eingerichtet ist das *Armenkrankenhaus*, zwar klein, aber sowohl seine Lage ausserhalb der Stadt als das Innere sehr zweckmässig[9]; es ist das Hamburger Krankenhaus im kleinen zu nennen. Demselben steht ein noch junger Arzt, Dr. Hertzberg[10], vor, welchen wir in der Loge kennenlernten. Wir unterhielten uns lange mit ihm. Er sagte uns, dass er gegen *Skabies* am besten das Waschen mit *schwarzer Seife* gefunden habe. Dieses sei sehr reinlich und heile die Krätze doch ziemlich schnell in Zeit von acht bis vierzehn Tagen; nur schade, dass zuweilen ein herpesartiger Ausschlag am Ellbogen und einigen andern Stellen zurückbleibe, der oft sehr hartnäckig sei.

Auch die Meckelsche Sammlung besahen wir wieder mit Dr. Moser; Meckel war gerade nach Italien verreist. Die prachtvolle Sammlung von Prof. Meckel, reich in jedem Zweige der Anatomie und besonders im zoologischen Teile, war leider noch ohne Ordnung aufgestellt und deswegen für den Fremden nicht genussvoll[11].

Am 28. Mai 1829 reisten Meyer und von Muralt über Merseburg nach Weissenfels, wobei sie sich unterwegs insbesondere für das Dorf Lützen interessierten, in dessen Nähe 1632 die berühmte Schlacht zwischen dem schwedischen und dem kaiserlichen Heer stattgefunden hatte. Schloss Weissenfels gewährte einen reizenden, weitreichenden Ausblick. Tags darauf langten sie in Jena an. Ein Ausflug führte sie durch das Rauhthal auf jenes Schlachtfeld, auf dem die Franzosen 1806 die Preussen vernichtend geschlagen hatten. An den Abenden verkehrten sie im «Bergkeller» bei den Burschenschaftlern und «kneipten tüchtig herum».

Jena 29. Mai bis 2. Juni 1829

Die Medizinische Fakultät scheint bedeutend in ihrem Rufe im Auslande verloren zu haben, wenn man die Zahl der Mediziner mit derjenigen am Ende des vorigen Jahrhunderts vergleicht[1].

---

[8] Briefe Weinholds an den preussischen König Friedrich Wilhelm III. (1770-1840), vgl. KOCH, Hans-Theodor (1965), S. 186.

[9] PIECHOCKI, Werner: Gesundheitsfürsorge und Krankenpflege in den Franckeschen Stiftungen in Halle/Saale, Beiträge zur Geschichte des Gesundheitswesens der Stadt Halle und der Medizinischen Fakultät der Universität Halle, Acta Hist. Leopold. 2, 1965, S. 29-66.

[10] Gustav Ludwig Hertzberg (1795-1869), 1817 Dr. med. (Halle), praktischer Arzt und Kreisphysikus in Halle. CALLISEN 8 (1831), S. 436.

[11] BENEKE, Rudolf: Johann Friedrich Meckel d. J., Halle 1934, S. 60.

[1] Zur 1558 gegründeten Universität Jena: BIEDERMANN, Karl: Die Universität Jena und ihre Stellung und Bedeutung in der Geschichte des deutschen Geisteslebens, Jena 1858. GÜNTHER, Johannes: Lebensskizzen der Professoren der Universität Jena seit 1558 bis 1858, Jena 1858. Geschichte der Universität Jena 1548/58-1958, Festgabe zum 400jährigen Universitätsjubiläum, hrsg. von Max STEINMETZ, 2 Bde, Jena 1958/1962. MASCHKE, Erich: Universität Jena, Köln 1969. STEIGER, Günter: «Ich würde doch nach Jena gehn», Geschichte und Geschichten, Bilder, Denkmale und Dokumente aus vier Jahrhunderten Universität Jena, 3. Aufl., Weimar 1980. Alma mater Jenensis, Geschichte der Universität Jena, hrsg. von Siegfried SCHMIDT in Verbindung mit Lud-

Doch sind hier besonders noch zwei Männer, welche aller Achtung würdig sind, nämlich der alte Stark[2], ein Greis, wohl gegen siebzig Jahre, der aber noch mit Eifer seinem chirurgischen Klinikum vorsteht, die Operationen im Krankenhause alle noch selbst und wirklich sehr gut macht. Er ist aber auch beinahe das Faktotum von Jena. Er trägt vor: Chirurgie, Verbandlehre, Geburtshilfe, hält also das chirurgische Klinikum sowie er auch der Gebäranstalt vorsteht. Wir machten ihm einen Besuch, teils, um ihn kennenzulernen, teils, um ihn um die Erlaubnis zu bitten, seinem Klinikum beiwohnen zu dürfen. Er erkundigte sich besonders freundlich nach den Schweizern Lavater[3] und Rahn[4].

Das Klinikum hält Stark zusammen mit Prof. Suckow[5], indem ersterer die chirurgischen, letzterer die medizinischen Kranken besorgt. Da wenige Praktikanten sind, so ist dieses Klinikum gewiss sehr gut, besonders, da Stark oft herrliche praktische Anmerkungen macht.

Der zweite Mann, welcher Jenas Ruf noch etwas aufrecht erhält, ist Kieser[6]. Weil wir aber keine Empfehlung an ihn hatten, so besuchten wir denselben nicht.

---

wig ELM und Günter STEIGER, Weimar 1983. MARWINSKI, Konrad: Bibliographie zur Geschichte der Universität Jena, Literatur der Jahre 1945-1980, Jena 1983.
Zur Medizinischen Fakultät Jena: HUFELAND, Christoph Wilhelm: Nachrichten von der medizinisch-chirurgischen Krankenanstalt zu Jena, nebst einer Vergleichung der klinischen und Hospitalanstalten überhaupt, Journal der praktischen Arzneikunde und Wundarzneikunst 3, 1797, S. 528-566. Ders.: Einrichtungen und Gesetze der herzoglichen medizinisch-chirurgischen Krankenanstalt zu Jena, Jena 1799. BREDNOW, Walter: Jena und Göttingen, medizinische Beziehungen im 18. und 19. Jahrhundert, Jena 1949. GIESE, Ernst / HAGEN, Benno von: Geschichte der Medizinischen Fakultät der Friedrich-Schiller-Universität Jena, Jena 1958. HAGEN, Benno von: «Du mein Jena, dein gedenk' ich ...», die 400-Jahr-Feier der Salana (1558-1958) in medizinischer Sicht, Med. Klin. 53, 1958, S. 1429-1435. HOM, Wolfgang: Pharmazie und Pharmakologie an der Universität Jena von 1548/58 bis 1854/64, Diss. med., Jena 1975. BECKER, Johannes / HUMMEL, Siegfried: Die Entwicklung der Urologie an der Medizinischen Fakultät der Universität Jena von 1558 bis zur Gegenwart, Diss. med., Jena 1984.

[2] Johann Christian Stark (1769-1837), 1793 Dr. med. (Jena), 1796 EO, 1805 O für Chirurgie in Jena, 1811 O für Chirurgie und Geburtshilfe. CALLISEN 18 (1834), S. 313-316, 32 (1844), S. 416 f. NND 15.2 (1837), S. 1089 f. EICHSTÄDT, Heinrich Karl Abraham: Memoriam Johannis Christiani Starkii, Jena 1838. Med. Alm. Berl., 1839, IV, S. 40-51. ADB 35 (1893), S. 491. BLÄ 5 (1934), S. 394 f. SCHLEGEL, Heinz: Johann Christian Stark der «Jüngere», Versuch einer Würdigung, Diss. med., Jena 1955. GIESE / von HAGEN (1958), S. 406-410. Geschichte der Universität Jena, Bd. 1 (1958), S. 439.

[3] Diethelm Heinrich Lavater (1781-1846), Student der Medizin in Jena, 1800 Dr. med. (Göttingen), praktischer Arzt und Apotheker in Zürich, 1801 Lehrer am Medizinisch-chirurgischen Institut, 1807 Kantonsimpfarzt. CALLISEN 11 (1832), S. 145, 29 (1841), S. 473. LAVATER, Carl: Nekrolog des sel. Herrn Dr. Diethelm Lavater, vorgetragen in der Medizinisch-chirurgischen Gesellschaft des Kantons Zürich am 5.10.1846, Schweiz. Zschr. Med. Chir. Geburtsh., 1848, S. 191-201. Lavater aus Rheinau, Kanton Zürich, Deutsches Geschlechterbuch 65 / Deutschschweizerisches Geschlechterbuch 4, 1929, S. 158. LEISIBACH (1982), S. 90.

[4] David Rahn (1769-1848), Archiater in Zürich, vgl. S. 251.

[5] Wilhelm Karl Friedrich Suckow (1770-1848), 1795 Dr. med. (Jena), 1795 PD, 1801 EO, 1816 O für Medizin in Jena. CALLISEN 19 (1834), S. 5 f, 32 (1844), S. 476. NND 26.1 (1848), S. 528-531. GÜNTHER (1858), S. 135. ADB 37 (1894), S. 106. BLÄ 5 (1934), S. 471. GIESE / von HAGEN (1958), S. 410-414.

[6] Dietrich Georg von Kieser (1779-1862), 1804 Dr. med. (Göttingen), 1812 EO der Medizin in Jena, 1810 O honor., 1825 O, 1846 Direktor der Irrenheil- und Pflegeanstalt in Jena. CALLISEN 10 (1832), S. 183-192, 29 (1841), S. 244-246. ADB 15 (1882), S. 15. HIRSCHBERG 14.2 (1911), § 528, S. 339-241. TUCZEK, Franz: Dietrich Georg von Kieser, Deutsche Irrenärzte, hrsg. von Theodor KIRCHHOFF, Bd. 1, Berlin 1921, S. 117-123. BERNOULLI, Christoph / KERN, Hans: Romantische Naturphilosophie, Jena 1926, S. 100-109, 419-421. BLÄ 3 (1931), S. 519-521. Geschichte der Universität Jena, Bd. 1 (1958), S. 438 f. GIESE / von HAGEN (1958), S. 538-540. BREDNOW, Walter: D. G. Kieser als Balneologe, Dtsch. Med. J. 19, 1968, S. 479-482. Ders.: Wandlungen der Wissenschaftslehre im Leben des Jenaer Professors D. G. Kieser, Dtsch. Md. J. 20, 1969,

Sehenswert ist hier das zwar kleine, aber sehr zweckmässig eingerichtete neue Krankenhaus, in welchem auch einige Male in der Woche Klinikum von Stark gehalten wird und wo die Operationen gemacht werden. An den Assistenten von Stark, welcher in dem Krankenhause wohnt, hatten wir eine Empfehlung von einem chirurgischen Assistenten im Hamburger Krankenhause, Trier, und deswegen zeigte uns jener selbst das Hospital ganz. Es scheint mir besonders bemerkenswert, dass ein Zimmer für die orthopädische Behandlung Verkrümmter bestimmt ist. Es wurden hier verschiedene Maschinen, vorzüglich aber diejenigen von Heine, angewandt[7]. Ich fürchte aber nur, dass solche Patienten zu wenig lange Zeit in der Anstalt bleiben können, da doch bei den meisten zwei bis drei Jahre zur vollkommenen Heilung erforderlich sind.

Sehr bedeutend ist die Irrenanstalt, das Gebäude aber alt und weniger gut eingerichtet[8]. Schon liegt auch das Fundament zu einem neuen Gebärhause.

Der hiesige Anatom, Prof. Huschke[9], an den wir von Dr. Siebold eine Empfehlung hatten, ist noch ein junger und, wie es scheint, sehr tätiger Mann. Wir besahen die anatomische Sammlung, welche in schönen Sälen in einem ehemaligen Schlosse schön geordnet aufgestellt ist[10]. Obschon Loder[11] gewiss die schönsten Präparate mit sich nach Moskau genommen hatte[12], so

---

S. 95-102. Ders.: Dietrich Georg Kieser, sein Leben und Werk, Sudhoffs Archiv, Beiheft 12, Wiesbaden 1970. NDB 11 (1977), S. 595 f. ORTMANN, Frank: Dietrich Georg Kieser, nur ein romantischer Mediziner?, Z. ges. inn. Med. 34(17), 1979, S. 486-489. Ders.: Die Entstehung der Psychiatrie in Jena, Jena 1983. VIECZOREK, Valentin: Die Nervenklinik Jena im 19. und zu Beginn des 20. Jahrhunderts, Gestaltung der Ausbildung im Fach Psychiatrie, Neurologie unter D. G. Kieser, O. Binswanger und H. Berger, Jenaer Hochschullehrer der Medizin, Reden und Schriften der Friedrich-Schiller-Universität Jena, Jena 1987.

[7] HOFFMANN, A.: Weimar-Jenas Anteil an der Begründung der neuzeitlichen deutschen Orthopädie durch Johann Georg Heine, Wiss. Z. Friedr.-Schiller-Univ. Jena, Math.-Naturw. R. 8(2/3), 1958/59, S. 201-207. VALENTIN, Bruno: Geschichte der Orthopädie, Stuttgart 1961, S. 222, 224. Zu Johann Georg Heine (1770-1838), Würzburger Instrumentenmacher, Bandagist und Orthopäde, vgl. S. 310.

[8] Zur 1803 eingerichteten Irrenanstalt in Jena: KIESER, Dietrich Georg: Die Leistungen der Grossherzoglichen Irrenheil- und Pflegeanstalt zu Jena in den Jahren 1849-1854, Allg. Zschr. Psych. 8, 1851, S. 333, 7, 1855, S. 64, 8, 1856, S. 123. Allg. Zschr. Psych. 55, 1898, S. 384-416. ORTLOFF, Hermann: Entstehung und Entwicklung der Grossherzoglich-sächsischen Landes-Irrenheil- und Pflegeanstalt zu Jena, Corr.-Bl. allg. ärztl. Ver. Thür. 27, 1898, S. 89, 106, 168. STROHMAYER, Wilhelm: Die Psychiatrie in Jena im Anfang des 19. Jahrhunderts, Corr.-Bl. allg. ärztl. Ver. Thür. 37, 1908, S. 41 f. ORTMANN, Frank: Die Entstehung der Psychiatrie in Jena, Diss. med., Jena 1983.

[9] Emil Huschke (1797-1858), 1818 Dr. med. (Jena), 1824 EO, 1827 O für Anatomie und Physiologie in Jena. CALLISEN 9 (1932), S. 32, 29 (1841), S. 108. ADB 13 (1881), S. 449-451. BLÄ 3 (1931), S. 349. BETT, Walter R.: Emil Huschke, Huschke's foramen, Med. Press 239, 1958, p. 583. Geschichte der Universität Jena, Bd. 1 (1958), S. 435 f. GIESE / von HAGEN (1958), S. 457-459. USCHMANN, Georg: Geschichte der Zoologie und der zoologischen Anstalten in Jena 1779-1919, Jena 1959, S. 12-14. Dict. scient. biogr. 9 (1974), pp. 573-574. NDB 10 (1974), S. 82.

[10] Anatomische Sammlung im grossherzoglichen Schloss, 1672-1690 Residenz der Herzöge von Sachsen-Jena. Vgl. auch BÖKER, Hans: Goethes Beziehungen zur Anatomie und zum Anatomischen Institut zu Jena, Arch. Gesch. Med. 29, 1936, S. 123-135. ANGER, Günter: Die Geschichte der pathologischen Anatomie in Jena, ein medizinhistorischer Beitrag, Diss. med., Jena 1962.

[11] Justus Christian von Loder (1753-1832), 1777 Dr. med. (Göttingen), 1778 O für Anatomie, Chirurgie und Geburtshilfe in Jena, 1803 O der Anatomie und Chirurgie in Halle, 1809 kaiserlicher Leibarzt in St. Petersburg, 1813 Leiter eines Spitals und Prof. der Anatomie in Moskau. NND 10.1 (1832), S. 293-298. Ein Brief Loders an Hufeland, Dtsch. Arch. Gesch. Med. 7, 1884, S. 158-160. ADB 19 (1890), S. 76-79. HASENCLEVER, Adolf. Ungedruckte Briefe Justus Christian Loders an den Nationalökonomen Ludwig Heinrich Jakob aus den Jahren 1810-1813, Arch. Gesch. Med. 11, 1919, S. 300-314. BLÄ 3 (1931), S. 819. LEIBBRAND, Werner: Fünf ungedruckte Briefe Justus Christian Loders an den Dichter August von Kotzebue, Arch. Gesch. Med. 28, 1935, S.

ist jetzt doch die Sammlung wieder zu einer bedeutenden Grösse angewachsen, und besonders interessant ist nun die Sammlung pathologischer Knochen, welche an einer Menge schöner Ankylosen einen bedeutenden Reichtum hat. Schade, dass die Krankengeschichten fast von allen fehlen. Ein Präparat, an welchem alle Vertebrae, sowohl ihre Körper als auch ihre Processus, durch Knochenmasse vereinigt sind sowie die Rippen an ihrem Vertebralende, ist einzig in seiner Art. Auch eine bedeutende Sammlung von Wachspräparaten über syphilitische Krankheiten, welche in Florenz gemacht wurden, sind mit wenigen Ausnahmen sehr schön.

Ausgezeichnet schön soll die Sammlung von Mineralien sein, welche auch in diesem Schlosse aufgestellt ist. Weil wir aber den Direktor derselben nicht antrafen[13], so konnten wir dieselbe nicht sehen. Es interessierte uns aber sehr zu hören, wie leicht man Mitglied der Mineralogischen Gesellschaft zu Jena werden könne, da jedermann – wenn er nur etwas gebildet ist -, welcher diese Sammlung ansieht, sogleich ein Diplom erhält, welches ihn zum Mitgliede aufnimmt. Daraus kann man deutlich sehen, wie wenig man die Gelehrsamkeit oder die Verdienste eines Mannes daraus beurteilen kann, wenn er sich Mitglied mehrerer gelehrter Gesellschaften nennt.

296-323. CALLOMON, Fritz: Aus der Autographenmappe eines Arztes, unbekannte und unveröffentlichte Briefe und Dokumente berühmter Ärzte und Naturforscher, Janus 42, 1938, S. 89-116. HAGEN, Benno von: Loder als Chirurg, ein Beitrag zur chirurgischen Würdigung des Anatomen, dargestellt aus ungedruckten Briefdokumenten, Wiss. Z. Karl-Marx-Univ. Leipzig, Math.-Naturw. Reihe 5 (1/2), 1955/56, S. 73-79. BOELKE, Gerhard: Justus Christian von Loder als Anatom, mit Auswertung seiner Rede zur Einweihung der Moskauer Anatomie (1819), Diss. med., Jena 1956. SENSING, Helga: Justus Christian Loders Verdienste um die Geburtshilfe in Jena, Diss. med., Jena 1957. KNORRE, Heinrich von: Justus Christian von Loder in Moskau, 12 ungedruckte Briefe Loders an Christoph Wilhelm Hufeland aus den Jahren 1807-1831, Wiss. Z. Friedr.-Schiller-Univ. Jena 7, 1957/58, S. 419-447. GIESE / von HAGEN (1958), S. 327-366. MÜLLER-DIETZ, Heinz: Das Evakuierungslazarett J. Ch. v. Loders bei Moskau, Hist. Hosp. 3, 1967, S. 8 f. JAHN, Ilse: Die anatomischen Studien der Brüder Humboldt unter Justus Christian Loder in Jena, Beiträge zur Geschichte von Erfurt 14, 1968/69, S. 91-97. MÜLLER-DIETZ, Heinz / MÜLLER-DIETZ, Waltraud: J. Ch. von Loder als Apotheker-Revisor, Beitr. Gesch. Pharm. 22, 1970, S. 9-12. KAISER, Wolfram: Justus Christian Loder, Zahn-, Mund-, Kieferheilkd. 63(8), 1975, S. 271-281. DOTZAUER, Verena / IMPRIS, Alexander: Zur Biographie Justus Christian von Loders, Diss. med., Berlin 1987. MÜLLER-DIETZ, Heinz: J. Chr. Loders Beziehungen zu Berlin, zu Preussen und zu seinem König, Friedrich Wilhelm III., Sudhoffs Arch. Gesch. Med. 71(1), 1987, S. 12-30. NDB 15 (1987), S. 7-10. MÜLLER-DIETZ, Heinz / MÜLLER-DIETZ, Waltraud: Johann Wolfgang Goethe und sein Anatomie-Lehrer Justus Christian von Loder, Sydsven. Medicinhist. Sällsk. Årsskr. 25(2), 1988, pp. 59-76. MÜLLER-DIETZ, Heinz: Briefe von Justus Christian Loder in der Staatsbibliothek Preussischer Kulturbesitz Berlin, Soemmerring-Forschungen 3, 1988, S. 159-271. MÜLLER-DIETZ, Waltraud: Über das Verhältnis zwischen den Anatomen Samuel Thomas von Soemmerring und Justus Christian Loder, Soemmerring-Forschungen 3, 1988, S. 273-287. WENZEL, Manfred: Die Emanzipation des Schülers, Goethe und sein Anatomie-Lehrer Justus Christian Loder, Soemmerring-Forschungen 3, 1988, S. 239-257. MÜLLER-DIETZ, Heinz / MÜLLER-DIETZ, Waltraud: Bemerkungen zu einem Porträt des Anatomen J. Chr. Loder von J. F. A. Tischbein, Medizinhist. J. 24(3/4), 1989, S. 373-383. SALAKS, Juris: J. Ch. von Loders Krankenanstalten in Russland, Diss. med., Berlin 1991.

[12] Zu Loders Sammlung: KÖHLER, Johann Valentin Heinrich: Beschreibung der physiologischen und pathologischen Präparate, welche in der Sammlung des Herrn Hofrat Loder zu Jena enthalten sind, Leipzig 1794. LODER, Justus Christian von: Index praeparatorum aliarumque rerum, ad anatomen spectantium, quae in Museo servatur, Moskau 1823, Neuauflage Moskau 1826.

[13] Johann Georg Lenz (1781-1832), Dr. phil., O für Mineralogie in Jena, Bergrat, Begründer der «Sozietät für die gesamte Mineralogie» in Jena.

Weimar 1. Juni 1829

Ein Tagesausflug führte die Zürcher nach Weimar, wo sie den Spaziergang im grossherzoglichen Park als einen der schönsten überhaupt empfanden. Sie besichtigten auch das darin stehende Gartenhaus Goethes und in der Stadt die einstigen Wohnhäuser von Schiller und Wieland. Nicht wenig beeindruckte sie das Industriekontor des Geburtshelfers Ludwig Friedrich von Froriep, in dem neben Buch- und Steindrucker auch Kopisten und Übersetzer wirkten. Im – anstelle des abgebrannten – vor einigen Jahren neuerrichteten Theater, das stark an Bedeutung verloren hatte, verfolgten sie Rossinis Oper «Der Barbier von Sevilla», die recht gut aufgeführt wurde.

Bei unserer Ankunft in Weimar trafen wir unseren Freund Dr. Schwabe[1] an, der uns dann gleich in der Stadt herumführte. Zwar sind die Krankenhäuser etc. nicht besonders sehenswert[2], aber, sowie man überall für seinen Beruf etwas Interessantes finden kann, so fanden wir hier einen prachtvollen Totenacker mit neuem, schönem Leichenhaus[3].

Ein *Gottesacker* ist ein Gegenstand, der gewiss in mancher Rücksicht die Aufmerksamkeit der Gesundheitspolizei auf sich ziehen soll, und derjenige in Weimar scheint mir allen Anforderungen zu entsprechen. Seine Lage ist etwa fünf Minuten ausser der Stadt an einem Orte, wo der Wind denselben immer bestreichen kann; die ihn umgebenden Mauern sind klein, und es dürfen keine Gebäude für Begräbnisse gebaut werden, eben damit der Luftzug nicht gehindert werde.

Am Anfange des Kirchhofes steht das *Leichenhaus*. Dieses ist erst seit wenigen Jahren erbaut und daher die Einrichtung sehr zweckmässig. Da gerade keine Leiche im Saale lag, so konnten wir hineingehen, was durchaus nicht erlaubt ist, wenn eine Leiche daliegt. Der sehr geräumige Saal, in welchem im Notfalle wohl 16 Leichen Platz haben, kann im Winter geheizt werden. Er ist verziert mit Hufelands Portrait. Die Leichen werden in den Särgen hingestellt, dem Leichnam an jeden Finger Häkchen befestigt, welche mit einer feinen Schnur zusammenhängen, die an einem Wecker in dem Zimmer des Wärters befestigt ist; bei der leisesten Bewegung geht dann der Wecker los. Aus dem Zimmer des Wärters gehen Fenster in das Leichenzimmer hinein. Es ist ein eigener Arzt dazu gewählt, der, wenn Leichen da sind, alle Tage einmal dieselben besuchen muss, und keine Leiche darf begraben werden, bis der Arzt es erlaubt wegen deutlichen Zeichen von eingetretener Fäulnis. Übrigens sind nicht alle Bürger verpflichtet, ihre Toten dahin bringen zu lassen. Diejenigen, denen es möglich ist, den Leichnam bis zu eingetretener Fäulnis in ihrem Hause zu behalten, können dieses tun.

Conrad Meyer und Leonhard von Muralt verliessen Jena am 2. Juni 1829 und fuhren im Thüringerwald durch Gegenden, die nach ihrer Ansicht mit manchen in der Schweiz um den Rang hätten

---

[1] Karl Wilhelm Schwabe (geb. 1807), Mitstudent Meyers in Göttingen, 1828 Dr. med. (Jena), praktischer Arzt in Weimar und in Gross-Radestadt. CALLISEN 27 (1833), S. 407, 32 (1844), S. 240. BLÄ 5 (1934), S. 173.

[2] PLAUL, Gabriele: Medizingeschichte der Stadt Weimar von der Mitte des 18. Jahrhunderts bis zur bürgerlich-demokratischen Revolution, Diss. med., Jena 1985. GÜNTER, Christian / KIRCHNER, Axel: Die Entwicklung der Medizinalorganisation und der medizinischen Betreuungspraxis im Fürstentum Sachsen-Weimar-Eisenach in der Zeit von 1750 bis 1848, Diss. med., Leipzig 1989.

[3] SCHWABE, Karl Wilhelm: Das Leichenhaus in Weimar, nebst einigen Worten über den Scheintod und mehrere jetzt bestehende Leichenhäuser sowie über die zweckmässigste Einrichtung solcher Anstalten im allgemeinen, Leipzig 1834.

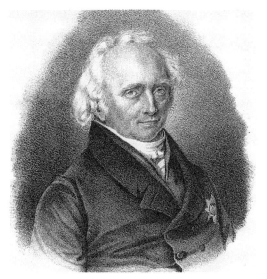

Christoph Wilhelm Hufeland (1762-1836), Prof. der Medizin in Berlin.

Titelblatt von Hufelands Schrift über den Scheintod, Berlin 1808.

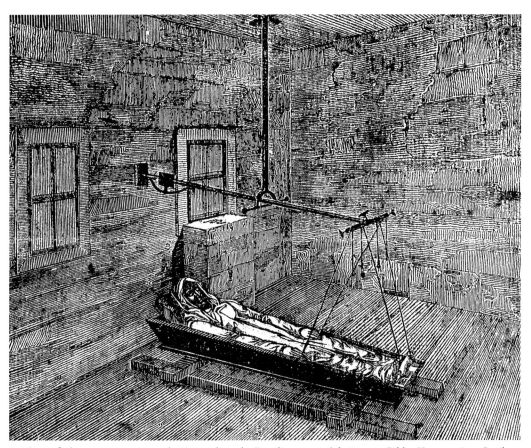

Leichenaufbahrungsapparatur zwecks Vermeidung der Beerdigung von Scheintoten, Bilder-Konversations-Lexikon für das deutsche Volk, Bd. 2, Leipzig 1838, S. 722.

streiten können. Im Stammschloss der Fürsten von Schwarzburg-Rudolstadt beeindruckte die ungeheure Zahl von Hirschgeweihen. Das Schwarzburger Zeughaus barg neben zahlreichen Gewehren auch den Helm des Schwedenkönigs Gustav II. Adolf. Die Route führte über Sonnenberg und Coburg, vorbei an einer Meierei des Herzogs von Sachsen-Coburg mit einem prachtvollen Stall voller Schweizer Kühe, die von Schweizern besorgt wurden. Nach Lichtenfels erreichten sie die bayerische Grenze und bald danach Bamberg.

Bamberg 4. bis 6. Juni 1829

In der oberfränkischen Stadt Bamberg interessierte vor allem der Dom und die königliche Residenz, früher Residenz der Fürstbischöfe, aus deren oberem Stock sich Marschall Berthier 1815 zu Tode gestürzt hatte. Den Abend verbrachten die Reisenden mit zwei jungen Spitalärzten im «Mondscheinkeller», wobei sie dem guten Bamberger Bier etwas zu sehr zusprachen.

Das reiche Hospital in Bamberg ist auch nach seinen ökonomischen Verhältnissen prachtvoll eingerichtet[1]. Seine Lage, obschon noch innerhalb der Stadt, lässt nichts zu wünschen übrig, und ein grosser, schöner Garten für die Rekonvaleszenten ist sehr zweckmässig. Das Gebäude selbst ist palastähnlich, innerhalb äusserst reinlich. Jeder Kranke hat seinen eigenen Abtritt, indem gleich neben seinem Bette eine Türe aus dem Zimmer in dieses kleine Gemach führt; die Nachttöpfe werden dann in einem eigenen Zimmer hinten herausgezogen. Prof. Pfeufer[2], ein sehr unterrichteter Mann, besorgt die innerlichen Kranken, Hesselbach[3] die äusserlichen Kran-

---

[1] Zur Medizingeschichte und zum 1787-1789 errichteten Allgemeinen Krankenhaus in Bamberg: MARCUS, Adalbert Friedrich: Von den Vorteilen der Krankenhäuser für den Staat, Bamberg/Würzburg 1790. Ders.: Kurze Beschreibung des Allgemeinen Krankenhauses zu Bamberg, Weimar 1797. PFEUFER, Christian: Geschichte des Allgemeinen Krankenhauses zu Bamberg von seiner Entstehung bis auf die gegenwärtige Zeit, Bamberg 1825. HELLER, Joseph: Kloster Michelsberg und das Allgemeine Krankenhaus zu Bamberg, das Königreich Bayern in seinen altertümlichen, geschichtlichen, artistischen und malerischen Schönheiten, Bd. 2, München 1846, S. 101-106. Festschrift zum 100jährigen Jubiläum des Allgemeinen Krankenhauses zu Bamberg, Bamberg 1889. RENNER, Michael: Zur wirtschaftlichen Grundlage und Leistung des Bamberger Allgemeinen Krankenhauses, von seiner Gründung bis zum Beginn der bayerischen Herrschaft 1789-1803, Bayer. Ärztebl. 22, 1965, S. 46-70. JETTER (1966), S. 149-158. BÖHMER, Paul: Die medizinischen Schulen Bambergs in der 1. Hälfte des 19. Jahrhunderts, Diss. med., Erlangen 1970. SAILER, Karl-Ludwig: Die Gesundheitsfürsorge im alten Bamberg, Diss. med. dent., Erlangen-Nürnberg 1970. MEISSAMI, Hassan: Geschichte der chirurgischen Klinik der städtischen Krankenhausstiftung Bamberg, Diss. med., Erlangen-Nürnberg 1971. TSOUYOPOULOS, Nelly: Reformen am Bamberger Krankenhaus, Theorie und Praxis der Medizin um 1800, Hist. Hosp. 11, 1976, S. 103-122. MURKEN (1979), S. 57-63. SCHEMMEL, Bernhard: Das Allgemeine Krankenhaus Fürstbischof Franz Ludwig von Erthals in Bamberg von 1789, Ausstellung der Staatsbibliothek Bamberg, Bamberg 1984.

[2] Christian Pfeufer (1780-1852), Prof. der von 1801 bis 1804 bestehenden Universität Bamberg, 1809 Stadtphysikus und Arzt am Allgemeinen Krankenhaus in Bamberg. CALLISEN 15 (1833), S. 1-5, 31 (1843), S. 213. NND 30 (1852), S. 902. KERSCHENSTEINER, Joseph: Das Leben und Wirken des Dr. Karl von Pfeufer, Augsburg 1871, S. 5 f. BLÄ 4 (1932), S. 584.

[3] Adam Kaspar Hesselbach (1788-1856), 1817 Prosektor in Würzburg, 1818 Dr. phil. et med. h.c. (Würzburg), 1828 Lehrer der Chirurgie an der chirurgischen Schule in Bamberg, Oberwundarzt im Allgemeinen Krankenhaus. CALLISEN 8 (1831), S. 451-453, 28 (1840), S. 514-516. ADB 12 (1880), S. 311 f. BLÄ 3 (1931), S. 201-203. LERMANN, Helmut: Die Prosektoren Hesselbach, Franz Caspar Hesselbach und Adam Kaspar Hesselbach als Prosektoren der Würzburger Anatomischen Anstalt, Diss. med., Würzburg 1962.

ken. Es ist hier ein Institut zur Ausbildung von sogenannten Chirurgen oder Landärzten[4], aus denen aber die meisten Pfuscher werden, was uns wenigstens der Assistent von Pfeufer, Dr. Siebert[5], sagte, mit welchem und mit Dr. Beck[6] wir einen vergnügten Abend zubrachten.

Über Burgwindheim und Dettelbach führte der Weg durch ungemein fruchtbare, aber einförmige Gegenden nach Würzburg. In der Universitätsstadt am Main angelangt, mussten Meyer und von Muralt die Polizei beiziehen, um den Kutscher von seiner unangemessenen Lohnforderung abzubringen. Sie bezogen ein Logis im Haus des Stadtkämmerers Broili an der Wallgasse.

Würzburg 6. Juni bis 24. August 1829

Der Würzburger Aufenthalt von zweieinhalb Monaten gehörte für Conrad Meyer zur angenehmsten Zeit seines Universitätslebens. Er fühlte sich getragen von der äusseren Stellung und vom Selbstgefühl eines jungen Doktors und vom frohen, geselligen Klima unter den Studenten, das sich vorteilhaft vom formellen Benehmen der Norddeutschen abhob. Die landschaftlich besonders im Sommer so reizvolle Maingegend, die Erinnerung an die Würzburger Studienzeit des eigenen Vaters und nicht zuletzt guter Wein und schmackhaftes Bier machten ihm die medizinische Fortbildung leicht.

Im Mittelpunkt von Meyers Würzburger Studium stand ein theoretischer und praktischer Privatkurs beim Geburtshelfer Josef Servaz d'Outrepont, in dessen Familie die beiden Zürcher freundliche Aufnahme fanden. Schon von Anfang an fesselte sie auch Johann Lucas Schönleins modern anmutende Klinik im Juliushospital. Im «Geist», der bevorzugten Bierkneipe der Professoren, verbrachten sie einmal wöchentlich einen Abend neben Schönlein, d'Outrepont und dem Chirurgen Textor.

Gerne folgten sie den sonntäglichen Promenaden von Würzburgs Schönen im Residenzgarten, wo eine Militärmusik aufspielte. Sie nahmen sich ein Abonnement für den Zutritt ins Wirtshaus «Himmelspforte», einem etwas ausserhalb der Stadt gelegenen Ausflugsziel der Bürger, wo regelmässig Bälle und Konzerte stattfanden, an denen die anmutigen Würzburgerinnen gerne teilnahmen. Eine feierliche Prozession am Fronleichnamstag erinnerte die Zürcher weniger an ein frommes Ereignis als an den Zug der Zünfte am Sechseläuten in ihrer Heimatstadt.

---

[4] MARTIN, Rudolf: Geschichtliches und Medizinisches über die Anfänge der staatlichen Hebammenschule, Entbindungsanstalt und Frauenklinik zu Bamberg, Diss. med., Erlangen 1936. LEHMANN-STRUVE, Carlos: Über die Medizin an der Academia Ottonia und Universitas Ottoniano-Fredericiana Bambergensis 1753-1803, Diss. med., Erlangen-Nürnberg 1967. RENNER, Michael: Bamberg als medizinisches Zentrum Oberfrankens und Bayerns im frühen 19. Jahrhundert, medizinisch-chirurgische Schule, Irrenhaus, Kranken- und Versorgungshäuser, Bayer. Ärztebl. 24, 1969, S. 250-267, 364-377, 517-528. BÖHMER (1970). MEISSAMI (1971).
[5] August Siebert (1805-1855), 1829 Dr. med. (Würzburg), 1829 Assistenzarzt am Allgemeinen Krankenhaus in Bamberg, 1846 O der Medizin in Jena. CALLISEN 18 (1834), S. 82 f, 32 (1844), S. 304 f. ADB 34 (1892), S. 180. BLÄ 5 (1934), S. 257. NEUMANN, Gotthard: Der Mediziner August Fr. Siebert als Prähistoriker, Wiss. Z. Friedr.-Schiller-Univ. Jena, H. 5/6, 1954/55. GIESE / von HAGEN (1958), S. 543-545.
[6] Wahrscheinlich Desiderius Beck, 1828 Dr. med. (Würzburg), 1835 Gerichtsarzt in Wolfrathshausen. CALLISEN 26 (1838), S. 193.

In Würzburg[1], wo wir anfangs nur wenige Wochen zu verbleiben im Sinne hatten, blieben wir fast drei Monate, um teils das Clinicum medicum von Herrn Prof. Schönlein[2] während ei-

---

[1] Zur 1582 gegründeten Julius-Maximilians-Universität: WEGELE, Franz Xaver von: Geschichte der Universität Würzburg, 3 Teile, Würzburg 1882. Würzburg, hundert Jahre bayerisch, Würzburg 1914. LOMMEL, August: Die Universität Würzburg, ihre Anstalten, Institute und Kliniken, Düsseldorf 1927. Aus der Vergangenheit der Universität Würzburg, Festschrift zum 350jährigen Bestehen der Universität, hrsg. von Max BUCHNER, Berlin 1932. Bayerische Julius-Maximilians-Universität Würzburg, hrsg. und bearb. von Josef HASENFUSS, Brilon/Westfalen 1953. WACHSMUTH, Werner: Zur Geschichte des chirurgischen Lehrstuhls in Würzburg, Münch. med. Wschr. 104, 1962, S. 860-868. SITTEL, Volkhard: Die Würzburger Chirurgen des 19. Jahrhunderts (1814-1906), Diss. med., Würzburg 1963. Quellen und Beiträge zur Geschichte der Universität Würzburg, hrsg. von Otto VOLK, Neustadt a. d. Aisch 1969. Bibliographie zur Geschichte der Universität Würzburg 1575-1975 aus Anlass der päpstlichen und kaiserlichen Privilegierung, bearb. von Werner ENGELHORN, hrsg. von Peter BAUMGART, Würzburg 1975. Die Matrikel der Universität Würzburg, 3 Bde, Würzburg 1980-1982. Vierhundert Jahre Universität Würzburg, eine Festschrift im Auftrag der Bayerischen Julius-Maximilians-Universität, hrsg. von Peter BAUMGART, Neustadt a. d. Aisch 1982. ENGELHORN, Werner: Die Universität Würzburg 1803-1848, ein Beitrag zur Verfassungs- und Institutionsgeschichte, Diss. phil., Neustadt a. d. Aisch 1987. Zur Geschichte der Medizinischen Fakultät Würzburg: KÖLLIKER, Albert von: Zur Geschichte der Medizinischen Fakultät an der Universität Würzburg, Würzburg 1871. Festschrift zur dritten Säkularfeier der Alma Julia Maximiliana, gewidmet von der Medizinischen Fakultät, 2 Bde, Würzburg 1882. GERHARDT, Carl: Zur Geschichte der medizinischen Klinik der Universität Würzburg, Würzburg 1884. STICKER, Georg: Geschichte der Medizinischen Fakultät an der Universität in Würzburg, Würzburg 1927. SCHERG-ZEISNER, Christiane: Die ärztliche Ausbildung an der königlich-bayerischen Julius-Maximilians-Universität in Würzburg 1814-1872, Diss. med., Würzburg 1973.
Zum 1579 gestifteten Juliusspital in Würzburg mit Neubauten des Nordtrakts 1699-1714 und 1745-1749 sowie des Südtrakts von 1787-1793: SIEBOLD, Johann Bartholomäus: Geschichte und gegenwärtige Einrichtung des chirurgischen Klinikums im Julius-Spitale zu Würzburg, Würzburg 1814. RIEGER, Konrad: Die Julius-Universität und das Julius-Spital, Würzburg 1916. Das Juliusspital Würzburg in Vergangenheit und Gegenwart, Festschrift aus Anlass der wiederaufgebauten Pfarrkirche des Juliusspitals am 16.7.1953, Würzburg 1953. HERRLINGER, Robert: Das Julius-Spital zu Würzburg, Münch. med. Wschr., Jubiläumsbeilage, 1953. SCHWAB, Robert: Das Julius-Spital in Würzburg, Hippokrates 39, 1968, S. 665-671. HERRLINGER, Robert: Der Gartenpavillon des Würzburger Julius-Spitals, Neue Z. ärztl. Fortbild. 47, 1958, S. 356 f. Ders.: Wiederaufgefundene Pläne der Anatomie im Juliusspital aus dem Jahre 1804, Mittl. Inst. Gesch. Med. Univ. Würzburg, H. 3, 1958, S. 1-5. TEUCHERT, Hans-Dietrich: Die Rechtsnatur der Stiftung Julius-Spital Würzburg in Vergangenheit und Gegenwart, Diss. iur., Würzburg 1961. WENDEHORST, Alfred: Das Juliusspital in Würzburg, Bd. 1, Kulturgeschichte, Würzburg 1978. MERZBACHER, Friedrich: Das Juliusspital in Würzburg, Bd. 2, Rechts- und Vermögensgeschichte, Würzburg 1979. Kranke und Krankheiten im Juliusspital zu Würzburg 1819-1829, zur frühen Geschichte des Allgemeinen Krankenhauses in Deutschland, hrsg. von Johanna BLEKER, Eva BRINKSCHULTE und Pascal GROSSE, Husum 1995.

[2] Johann Lucas Schönlein (1793-1864), 1813 Dr. med. (Würzburg), 1817 PD für pathologische Anatomie in Würzburg, 1820 EO, 1824 O für spezielle Pathologie und Therapie in Würzburg, 1833 O für medizinische Klinik in Zürich, 1840 O in Berlin. CALLISEN 17 (1833), S. 300, 32 (1844), S. 195-197. LEHRS, Ernst Sigifred / SCHARLAU, Gustav Wilhelm: Dr. Schönlein als Arzt und klinischer Lehrer, Berlin 1842. CONRADI, Johann Wilhelm Heinrich: Über Schönleins klinische Vorträge, Göttingen 1843. RICHTER, C. A. W.: Dr. Schönlein und sein Verhältnis zur neueren Heilkunde, Berlin 1843. SCHARLAU, Gustav Wilhelm: Dr. Schönlein und sein Anhang, Berlin 1843. SIEBERT, August: Schönleins Klinik und deren Gegner, Erlangen 1843. Allgemeine (Augsburger) Zeitung 68, 9.3.1859, a.o. Beilage. Dtsch. Klin. Berl. 11, 1859, S. 77-80. Ärztl. Int.-Bl. 11, 1864, S. 127, 445. Allg. Wiener med. Ztg. 9, 1864, S. 38. BACH, Ernst Christoph: Joh. Lucas Schönlein, ein Nekrolog, vorgetragen an der Frühlingssitzung der Medizinisch-chirurgischen Gesellschaft des Kantons Zürich, Zürich 1864. Berl. klin. Wschr., 1864, I, S. 57, 276-279. Dtsch. Klin. Berl. 17, 1865, S. 29-32. GRIESINGER, Wilhelm: Zum Gedächtnis an J. L. Schönlein, akademische Rede, Zürich 1864. Wien. med. Wschr. 14, 1864, S. 107. VIRCHOW, Rudolf: Gedächtnisrede auf Joh. Lucas Schönlein, gehalten am 23.1.1865, dem ersten Jahrestag seines Todes, in der Aula der Berliner Universität, Berlin 1865. Ders.: Aus Schönleins Leben, nachträgliche Mitteilungen, Virchows

niger Zeit zu besuchen, teils, uns in seinen Vorlesungen sowohl als durch das Studium seiner Hefte seine in mancher Beziehung für uns neuen Ansichten zu sammeln. Es ist mir unmöglich, hier weder seine neue Klassifikation der Krankheiten noch seine in mancher Beziehung von andern deutschen Schulen sehr abweichenden Ansichten der Natur und der Behandlung der Krankheiten auseinanderzusetzen[3]. Nur bemerke ich, dass er trefflich die neueren Entdeckungen in der pathologischen Anatomie zu benutzen wusste und dass er sich des Stethoskopes sowie der Auenbruggerschen Methode[4] zur Erforschung der Krankheiten der Brust- und

---

Archiv 33, 1865, S. 170-174. ADB 32 (1891), S. 315-319. EBSTEIN, Erich: Über einige verschollene Schriften Joh. L. Schönleins, Arch. Gesch. Med. 5, 1912, S. 449-452. Ders.: Johann Lucas Schönlein in Brüssel, nach Gesprächen mit dem Kliniker Canstatt, Arch. Gesch. Med. 9, 1916, S. 209-222. BLÄ 5 (1934), S. 123-125. MÜLLER, Friedrich von: Johann Lucas Schönlein, Professor der Medizin, Lebensläufe aus Franken, Erlangen 1936, S. 332-349. LÖFFLER, Wilhelm: Johann Lucas Schönlein und die Medizin seiner Zeit, Zürcher Spitalgeschichte, Bd. 2, Zürich 1951, S. 2-89. SIGERIST, Henry E.: Grosse Ärzte, eine Geschichte der Heilkunde in Lebensbildern, 3. Aufl., München 1954, S. 280-285. GOERKE, Heinz: Über die Entwicklung der Lehre und Forschung auf dem Gebiete der Medizingeschichte in Berlin, Berl. Med. 14, 1963, S. 606-610. ACKERKNECHT, Erwin H.: Johann Lucas Schönlein, J. Hist. med. 19, 1964, pp. 131-138. KOERTING, Wolfgang: Zum hundertjährigen Todestag von Johann Lucas Schönlein, Bayer. Ärztebl. 19, 1964, S. 58-60. Ders.: Johann Lucas Schönlein als Paläontologe, Bayer. Ärztebl. 19, 1964, S. 152 f. SCHRÖDL, Paul: Johann Lucas Schönlein zum 100. Todestag, Berl. Med. 15, 1964, S. 217-224. Ders.: Unveröffentlichte Briefe von Johann Lucas Schönlein aus den Jahren 1818-1821, Bayer. Ärztebl. 19, 1964, S. 145-152, 227-230, 307-314, 521-525. Ders.: Unveröffentlichter Briefwechsel Friedrich Wilhelms IV. von Preussen mit Johann Lukas Schönlein, Berl. Med. 16, 1965, S. 134-141. RATH, Gernot: Johann Lucas Schönlein und der Berliner Lehrstuhl für Geschichte der Medizin, Medizinhist. J. 1(4), 1966, S. 217-223. CASPARY, Dorothea: Johann Lucas Schönlein und seine Würzburger Zeit, Quellen und Literaturstudien, Diss. med., Würzburg 1972. Universitätsbibliothek Würzburg, Katalog der Sammlung Schönlein, Catalog of the Schoenleiniana Collection, Boston 1972. Dict. scient. biogr. 12 (1975), pp. 207-208. BLEKER, Johanna: Die Naturhistorische Schule 1825-1848, ein Beitrag zur Geschichte der klinischen Medizin in Deutschland, Stuttgart/New York 1981. BLEKER, Johanna: Eine bisher unbeachtete Erklärung Schönleins, Sudhoffs Arch. Gesch. Med. 66, 1982, S. 186 f. KLEMMT, Günter: Johann Lucas Schönleins unveröffentlichtes Vorlesungsmanuskript über den «Keichhusten», Abh. Gesch. Med. Naturwiss. 53, Husum 1986. BLEKER, Johanna: Johann Lucas Schönlein, Berlinische Lebensbilder, Mediziner, hrsg. von Wilhelm TREUE und Rolf WINAU, Berlin 1987, S. 51-69. WAGNER, Dieter: Zum Berufungsverfahren Lucas Schönlein an der Berliner medizinischen Fakultät in den Jahren 1838-1840, NTM Schriftenr. Gesch. Naturw. Tech. Med. 26(2), 1989, S. 67-71. KOELBING, Huldrych M.: Johann Lucas Schönlein, Forscher und Kliniker, Der Hautarzt 41, 1990, S. 174-177. ZIEGLER-BÖHME, Hubert / GEMEINHART, H.: 150 Jahre Medizinische Mykologie seit Johann Lucas Schönlein, Dermatol. Mschr. 176(10), 1990, S. 623-631. HORNSTEIN, Otto Paul / MEINHOF, Wolf (Hrsg.): Fortschritte der Mykologie, 150 Jahre nach Johann Lucas Schönlein, historische Kapitel von Renate WITTERN und Wolf MEINHOF, Beiträge zur Dermatologie 14, Erlangen 1991. MÄLZER, Gottfried: Johann Lucas Schönlein – Mediziner, Sammler und Mäzen, Aus dem Antiquariat 2, 1994, S. 41-54. SCHEMMEL, Bernhard: Johann Lucas Schönlein als Büchersammler, Librarium 38, 1995, S. 183-198.

[3] Von Schönlein nicht autorisierte Vorlesungs-Nachschriften: SCHÖNLEIN, Johann Lucas: Allgemeine und spezielle Pathologie und Therapie, 2 Bde, Würzburg 1832, 4 Bde, St. Gallen/Leipzig 1839, 4 Bde, St. Gallen 1846. Ders.: Krankheitsfamilie der Typhen, nach dessen Vorlesungen niedergeschrieben und hrsg. von einem seiner Zuhörer, Zürich 1840. MOST, Georg Friedrich: Über alte und neue medizinische Lehrsysteme im allgemeinen und über Dr. J. L. Schönleins neuestes und natürliches System der Medizin insbesondere, Leipzig 1841. CONRADI, Johann Wilhelm Heinrich: Über Schönleins klinische Vorträge, Göttingen 1843. PAULI, Ferdinand: Schönleins klinische Vorträge in dem Charité-Krankenhause zu Berlin, London 1844. Von Schönlein autorisierte Vorlesungs-Nachschrift: SCHÖNLEIN, Johann Lucas: Klinische Vorträge in dem Charité-Krankenhause zu Berlin, 3. Aufl., Berlin 1843.

[4] Perkussionsmethode nach dem Wiener Arzt Joseph Leopold von Auenbrugger (1722-1809). AUENBRUGGER, Joseph Leopold von: Inventum novum ex percussione thoracis humani, ut signo, abstrusos interni pectoris morbos detegendi, Wien 1761.

Unterleibsorgane mit grosser Geschicklichkeit bedient, ohne jedoch, wie häufig die französischen Ärzte tun, die Anamnese und die Beurteilung der pathognomischen Symptome bei der Diagnose aus den Augen zu lassen.

In der Klinik beobachteten wir eine Epidemie von Morbilli von der heftigeren Form, wo sich die Papulae in Vesiculae umwandelten. Im letzten Stadium ging die Affektion der Luftwege häufig in Tussis convulsiva über, wogegen Schönlein dann Digitalis, mit Salmiak oder Salpeter verbunden, anwandte und daneben kohlensaures Wasser trinken liess. Eine Putreszenz der Lungen wurde des stinkenden Erbrechens wegen für Fungus medullaris ventriculi gehalten; der Kranke starb, und die Sektion zeigte den Fehler in der Diagnose. Bei einer an Phlegmasia alba dolens verstorbenen Person fand man die Vena cruralis in einer bedeutenden Länge obliteriert. Gegen Rheumaarthritis wandte er mit Nutzen nach einer Venaesektion die Tinctura Colchici an. Das Arsenik wurde bei hartnäckigen intermittierenden Fiebern häufig angewandt. Schönlein gibt das weisse Arsenik oder das Cali arsenicosum in Pulverform mit Gummi arabicum.

Herr Prof. Textor[5] versuchte die Unterbindung der Arteria spermatica interna, um die Wegnahme eines szirrhösen Testikels zu ersparen.

Bei dem jetzigen Professor der Anatomie, Münz[6], sahen wir einen Knaben mit angeborenem Prolapsus vesicae urinariae oder vielmehr mit Mangel der vorderen Wand der Harnblase.

Bei Herrn Prof. d'Outrepont[7] hörten wir den vollständigen Kurs über die geburtshilflichen Operationen und waren zu verschiedenen Malen im Hospitale sowohl als in der Privatpraxis zur Untersuchung von Krankheiten der innern Geschlechtsteile gerufen worden.

Die Wunderkuren eines Bamberger Prälaten

10. Juni [1829]. Wir machten eine interessante Bekanntschaft mit einem Dr. Mayer[1], welcher ein orthopädisches Institut hier hat. Derselbe erzählte uns viel Interessantes über die Kuren von

---

[5] Kajetan von Textor (1782-1860), 1808 Dr. med. (Landshut), 1816 O für Chirurgie in Würzburg, 1832 Direktor der chirurgischen Schule von Landshut, 1834 O in Würzburg. CALLISEN 19 (1834), S. 131-135, 32 (1844), S. 516 f. Ärztl. Int.-Bl. 7, 1860, S. 692. Allgemeine (Augsburger) Zeitung, 17./18.10.1860 (Beilage). Allg. med. Centr.-Ztg. 29, 1860, S. 702, 710. Würzb. med. Zschr., 1860, I, S. 33-37. Arch. klin. Chir. 1, 1861, S. 492-512. ADB 37 (1894), S. 628-630. HIRSCHBERG 14.2 (1911), § 531, S. 350 f. BLÄ 5 (1934), S. 536-538. WIRTH, Monika: Das Leben und Wirken des Chirurgen Kajetan von Textor, Diss. med., Würzburg 1980.

[6] Martin Münz (1785-1849), 1810 Dr. med. (Landshut), 1814 PD für Anatomie, 1816 EO, 1821 O für Anatomie und Physiologie in Landshut, 1829 O für Anatomie und Zootomie in Würzburg. CALLISEN 13 (1833), S. 349-351, 30 (1842), S. 485-487. BLÄ 4 (1932), S. 295. KIRCHHOFF, Gisela: Martin Münz, Anatom in Landshut und Würzburg, Diss. med., Kiel 1963. Dies.: Martin Münz, Professor der Anatomie in Würzburg, zugleich ein Beitrag zur Geschichte des Theatrum anatomicum, Mainfränkische Hefte 42, Würzburg 1964.

[7] Josef Servaz von d'Outrepont (1776-1845), 1798 Dr. med. (Halle), 1799 Prof. der Geburtshilfe in Salzburg, 1816 O für Geburtshilfe in Würzburg. CALLISEN 14 (1833), S. 240-244, 31 (1843), S. 118-120. Allgemeine (Augsburger) Zeitung, 26.5.1845 (Beilage). Med. Corr.-Bl. bayer. Ärzte, 1845, S. 377-384. N. med.-chir. Ztg. 33, 1845, S. 219. NND 23.1 (1845), S. 405-408. N. Zschr. Geburtsk. 20, 1846, S. 1-6. ADB 24 (1887), S. 780 f. SIEBOLD, Bd. 2 (1902), S. 677-680. FASBENDER (1906), S. 305. BURKHARD, Georg: Josef Servatius von d'Outrepont, Jena 1913. HAUSER, Hilde: Josef Servaz von Outrepont, Diss. med., Würzburg 1927. BLÄ 4 (1932), S. 462 f.

Hohenlohe². Derselbe war Bischof in Bamberg und hatte schon lange grosse Neigung zum Mystischen. Er wurde an einem gewissen Feste in Bamberg bei einem dortigen Pfarrer, welcher ein grosses Mittagessen gab, mit einem Bauern bekannt, der schon längere Zeit merkwürdige Kuren durch blosses Wort machte und dessen Methode in folgendem bestand: Er richtete folgende Fragen an seine Kranken: «Glaubst du an Gott?» – «Ja.» – «Glaubst du, dass er dir helfen könne?» – «Ja.» – «Glaubst du, dass er dir helfen wolle?» – «Ja.» – «Glaubst du, dass er dir helfen müsse?» – «Ja.» – «Nun, so steh' auf und sei gesund!» Dieses gefiel unserem Fürstbischof so gut, dass er sich auch zu solchen Kuren entschloss. Er hatte schon früher in Bamberg in dem dortigen Hospitale sich viel mit den Kranken abgegeben; jetzt aber ging er nach Würzburg, und zufällig zeigte sich ihm ein geeigneter Fall in Heines³ orthopädischem Institute. Eine Fürstin von Schwarzenberg aus Österreich⁴ hatte sich lange wegen Krümmung der Spina dorsi, welche Lähmung der untern Extremitäten zur Folge hatte, bei Heine und von Textor behandeln lassen. Die Sache hatte sich schon so sehr gebessert, dass sie im Wasser, aber nicht ausser demselben, gehen konnte. Allein, teils um sicher zu gehen, teils um derselben Geld soviel wie möglich zu ziehen, wollte Heine derselben die Maschine nicht ablegen. Hohenlohe glaubte diesen Fall für seine Methode geeignet und erwarb sich das Zutrauen dieser Person. Er wurde zu ihr berufen, liess die Maschine ablegen, verrichtete mit ihr ein Gebet, legte ihr obige Fragen vor und befahl derselben nun in obigem Ausdrucke zu gehen. Jetzt raffte sie sich zusammen und ging sehr gut durch das Zimmer, musste sich aber aus Müdigkeit bald wieder niedersetzen. Nach und nach ging die Sache aber immer besser, und in wenigen Wochen war sie geheilt. (Heine forderte für seine Kur 20 000 Gulden, welche ihm die Fürstin nicht geben wollte; von München wurden sie ihm aber zugesprochen.) Diese Kur erwarb ihm nun allgemeines Zutrauen. Er erbat sich den Zutritt ins Juliushospital; Schönlein überliess ihm die chronischen Kranken. Jahrelang Gelähmte brachte er durch seinen Machtspruch «Stehe auf und wandle!» so weit, dass sie einige Schritte gehen konnten, dann aber freilich wieder umfielen. Blinde, welche grosse Leukome hatten, glaubten, einige Zeit zu sehen, Taube, zu hören, und so trieb er sich von sieben Uhr morgens bis elf Uhr im Hospitale herum, so dass er zuletzt aus Heiserkeit weggehen musste. Diese schönen Wirkungen seiner Kur dauerten aber nur kurze Zeit, und die Patienten verfielen bald wieder in ihren alten Zustand; dadurch nicht abgeschreckt, wurde er doch so sehr vom Pöbel verfolgt und angebetet, dass er sich nur im Wagen auf der Strasse sehen lassen durfte. Noch einige Tage praktizierte er so im Spitale. Da er aber sah, dass seine Bemühungen nichts fruchteten, so redete er seinen Patienten so zu: «Ihr Ungläubigen, ihr Sünder, glaubt ihr, ich

---

[1] Joseph Anton Mayer (1798-1860), 1826 Dr. med. (Giessen), Assistenzarzt am Juliusspital in Würzburg, 1826 Gründer eines privaten orthopädischen Instituts in Würzburg. MAYER, Joseph Anton: Die orthopädische Heilanstalt und das russische Dampfbad, Würzburg 1829. CALLISEN 12 (1832), S. 344 f. ADB 21 (1885), S. 119 f. HARTNACK, Ulrich: Joseph Anton Mayer, ein Chirurg und Orthopäde in Würzburg, Diss. med., Würzburg 1975. RÜTT, August / KUSSWETTER, Wolfgang: Der Ursprung der deutschen Orthopädie in Würzburg, Würzb. med. hist. Mittlg. 1, 1983, S. 114-116. ENGELS, Gerald: Orthopädische Heilstätten im deutschen Sprachgebiet, 1816-1918, Diss. med., Köln 1990, S. 16-20. RÜTT (1993), S. 19.

[2] Alexander Leopold Franz Emmerich Prinz von Hohenlohe-Waldenburg-Schillingsfürst (1794-1849), 1815 Priesterweihe, 1817 Priester in München, später Geistlicher Rat beim Generalvikariat Bamberg, beschuldigt des «Jesuitismus» und «Obskurantismus» wegen Wunderkuren nach Vorbild des Bauern Martin Michel, nach Schwierigkeiten mit den bayerischen Behörden und Papst Pius VII. 1822 Übersiedlung nach Wien, dann Ungarn, 1829 Grossprobst, 1844 Titularbischof.

[3] Johann Georg Heine (1770-1838), Instrumentenmacher und Orthopäde, vgl. S. 310.

[4] Prinzessin Mathilde Therese von Schwarzenberg (geb. 1804).

sei gekommen, euch zu heilen? Hier sind eure Ärzte, bekehret, bessert euch, dann will ich wieder kommen und euch Hilfe bringen.» Wer aber nicht wiederkam, das war Hohenlohe. Desungeachtet schenkte ihm der König[5] sein Zutrauen, welcher an nervöser Taubheit litt, und in Begünstigung des trockenen Wetters, verbunden mit seinem bedeutenden Ansehen, schien sich wirklich das Gehör etwas zu bessern, aber nur für wenige Tage. Jetzt treibt er sein Unwesen in Österreich. Das beste ist, dass er kein Geld annimmt[6].

Den 18. [Juli] nachmittags besahen wir das Instrumentarium im Juliushospitale, welches auf dem zweiten Stocke rechts neben dem Operationszimmer aufgestellt ist. Es befindet sich in Glaskästen, und die Aufstellung desselben hat das Eigene und in mancher Hinsicht Gute für die Instrumente, dass alle an Fäden aufgehängt sind. Die Sammlung ist schön, doch bei weitem nicht vollständig; es fehlen sowohl manche ältere als besonders auch sehr viele neuere Instrumente, so dass mir scheint, dass seit Siebold[7] wenig mehr für dieselbe angeschafft worden sei. Von hier gingen wir zum Anatomischen Museum; davon später.

Bad Brückenau

Auf Anraten von Herrn Dr. und Medizinalrat d'Outrepont unternahm ich am 25. Juli 1829 mit meinem Freunde Muralt und mit Busch[1] (von Petersburg) die Reise nach Brückenau.

[5] Ludwig I. (1786-1868), 1825-1848 König von Bayern.
[6] Anonymus [wohl HORNTHAL, Franz Ludwig von / SCHÖNLEIN, Johann Lucas]: Briefe über das Wundervolle, welches der geistliche Herr Fürst Alexander von Hohenlohe im bayerischen Franken öffentlich unternahm, 4 Lieferungen, Würzburg 1821. SCHAROLD, K. G.: Briefe aus Würzburg, Würzburg 1821. Ders.: Fürst Alexander von Hohenlohe [mit 16 befürwortenden und 17 gegnerischen Schriften], Würzburg 1822. Ders.: Lebensgeschichte des Fürsten Alexanders von Hohenlohe-Schillingsfürst, Würzburg 1822. Zahlreiche weitere zeitgenössische Druckschriften bei WURZBACH 9 (1863), S. 200. PACHTLER, G. M.: Biographische Notizen über seine Durchlaucht den hochseligen Prinzen Alexander zu Hohenlohe-Waldenburg-Schillingsfürst, Bischof von Sardica etc., Augsburg 1850. Aus dem Nachlasse des Fürsten Alexander von Hohenlohe, hrsg. von S. BRUNNER, Regensburg 1851. Vie du prince A. de Hohenlohe, Lille 1851. WURZBACH 9 (1863), S. 197-200. MARCUSE, Julian: Fürst Alexander von Hohenlohe, ein Vorläufer von Christian Science, Münch. med. Wschr. 60, 1913, S. 27-29, 82 f. EBSTEIN, Erich: Eine unbekannte Schrift von Johann Lucas Schönlein gegen den Fürsten Alexander von Hohenlohe aus dem Jahre 1821, Zschr. physik. u. diät. Ther. 18, 1914, S. 587-591. SEBASTIAN, Ludwig: Domkapitular Fürst Alexander von Hohenlohe-Schillingsfürst und seine Gebetsheilungen, Diss. med., Würzburg 1918. Lebensläufe aus Franken, Bd. 1, München/Leipzig 1919, S. 204. REICHERT, Karl: Prinz Alexander von Hohenlohe, ein «Wunderdoktor» zu Beginn des 19. Jahrhunderts, ein Beitrag zur Medizingeschichte Frankens, Diss. med., Würzburg 1955. Lexikon für Theologie und Kirche, 2. Aufl., Bd. 10, Freiburg i. Br. 1965, S. 1064-1066. NDB 9 (1972), S. 486 f. KOSKULL, Stephan Baron von: Wunderglaube und Medizin, die religiösen Heilungsversuche des Fürsten Alexander von Hohenlohe in Franken 1821-1822, Diss. med. (München), Historischer Verein Bamberg, Beiheft 22, Bamberg 1988. BROD, Walter M.: Zum 200. Geburtstag des Priesters und Wunderheilers Alexander Prinz zu Hohenlohe-Waldenburg-Schillingsfürst (17. August 1994), Bericht über mehrere Fernheilungen, Würzb. med. hist. Mittlg. 12, 1994, S. 255-258.
[7] Adam Elias von Siebold (1775-1828), 1/98 Dr. med. (Würzburg), PD für Geburtshilfe, 1799 EO, 1805 O in Würzburg, 1816 O in Berlin. NND 6.2 (1828), S. 572-575. ADB 34 (1892), S. 183 f. SIEBOLD, Bd. 2 (1902), S. 630-641. FASBENDER (1906), S. 305. BLÄ 5 (1934), S. 260 f. BALMER, Heinz: Die Siebold-Bibliothek, ein Geschenk an die Universität Basel, Gesnerus 18, 1961, S. 22-32. KÖRNER, Hans: Die Würzburger Siebold, eine Gelehrtenfamilie des 18. und 19. Jahrhunderts, Leipzig 1967, S. 203-253.
[1] Wohl ein Sohn von Johann Friedrich [Iwan Fedorowitsch] Busch (1771-1843), Prof. der Chirurgie an der medizinisch-chirurgischen Akademie und Direktor der chirurgischen Klinik in St. Petersburg.

Der Weg von Würzburg dahin führt auf dem schönen rechten Mainufer über Veitshöchheim und dann durch reizende Täler nach Hammelburg. Da wir erst nachmittags zwei Uhr von Würzburg wegfuhren, so langten wir erst um zwölf Uhr mitternachts an letzterem Orte an, wo mir wegen Unreinlichkeit der Betten ein hartes Nachtlager auf Stühlen zuteil wurde. Den 26. des Monats um zehn Uhr langten wir in Brückenau an. Das Kurhaus und alle andern Wirtshäuser waren so besetzt, dass uns nur das Empfehlungsschreiben von d'Outrepont an den Badearzt Dr. Schipper[2] noch ein Logis verschaffen konnte.

Brückenau liegt in einem kleinen schönen Tale, umgeben von waldigen Anhöhen, welch letztere mit hübschen Spaziergängen für die Badegäste angenehm durchstreift sind[3]. Am Ende der Allee auf einer Anhöhe steht in einem schönen, aber einfachen Garten das Landhaus des Königs, das wegen seiner geringen Grösse und der einfachen Bauart wirklich nur den Namen Landhaus verdient, welches aber gerade deshalb seinem Besitzer Ehre macht, der es nicht verschmäht, den grössten Teil des Sommers hier, entfernt von dem üppigen Leben in der Hauptstadt, zuzubringen. Seine ganze Familie lebt hier mit ihm, und man bemerkt dennoch im Bade sehr wenig von dem Hofleben. Nur schade, dass er zuweilen die Badegäste unnützerweise belästigt, besonders sich bei der Spielbank gegen die Spielenden Bemerkungen erlaubt, die sie doch nicht von ihrer Leidenschaft abhalten können und nur die Badegäste sehr geniert machen. Diesem ist es auch zuzuschreiben, dass hauptsächlich nur reiche Leute diese wohltätige Quelle benutzen.

Dr. Schipper hatte die Güte, uns selbst die Badeeinrichtungen sowie die Trinkbrunnen zu zeigen. Es sind hier drei Quellen: die Brückenauer Quelle, die Wernecker Quelle und der Sauerbrunnen. Alle drei sind sehr reichhaltig und mit guter Fassung versehen. Nach den neueren chemischen Untersuchungen von Vogel[4] ist die *Brückenauer Quelle*, welche zunächst am Bade- und Kurhaus liegt, die an Eisen reichhaltigste; dieselbe soll auch essigsaure Salze enthalten sowie einen tierischen Bestandteil. Weniger reich an Eisengehalt ist die Wernecker Quelle, und fast gar kein Eisen enthält der Sauerbrunnen. Die Kohlensäure ist in allen diesen Quellen in sehr gebundenem Zustande, aber in bedeutender Quantität. Das Wasser perlt anfangs wenig. Ausser diesen Bestandteilen enthalten sie noch verschiedene Neutral- und Mittelsalze, aufgelöst. Merkwürdig wäre der Gehalt an essigsauren Salzen, da diese, soviel mir bekannt, bis jetzt noch in keinem andern Mineralwasser gefunden worden sind (denn auch in dem Hannoverschen Bade Hiddingen[5] sind sie noch nicht allgemein anerkannt), allein man kann auf die che-

---

[2] F. K. J. Schipper, Dr. med., Badearzt in Brückenau. CALLISEN 17 (1833), S. 152, 32 (1844), S. 149.
[3] SCHIPPER, F. K. J.: Die Heilquellen zu Brückenau, deren Wirkung und Gebrauchsart, Marktbreit 1828. SCHERER, Johann Joseph: Die Mineralquellen zu Brückenau in Bayern, Giessen 1856. DECHAMBRE 11, o. J., pp. 176-177. WEHNER, Andreas: Bad Brückenau, kgl. bayerisches Mineralbad, und seine Kurmittel, 4. Aufl., Würzburg 1901. STERN, Ludwig: Der Arzt Weikard und die Geschichte des Bades Brückenau, Diss. med., Würzburg 1927. GARTENHOF, Kaspar: Bad Brückenau in fuldischer Zeit (1747-1815), Mainfränkische Hefte 26, Würzburg 1956. Ders.: Bad Brückenau in der Ludwigszeit (1818-1862), Mainfränkische Hefte 34, Würzburg 1959. Ders.: Brückenau 1747-1862, ein Jahrhundert aus der Geschichte des Bades an der Sinn, Mainfränkische Hefte 58, Würzburg 1973. WEGNER, E.: Leo von Klenzes Badehaus im Staatsbad Brückenau, Mainfränkische Jahrbücher 31, 1979, S. 143-151.
[4] Heinrich August Vogel (1778-1867), Dr. med., Dr. phil., 1802 Konservator des physikalischen Kabinetts und Lehrer der Chemie am Lycée Napoléon in Paris, 1826 Prof. für Chemie in München. Vogel unternahm 1823-1827 im Auftrag der Regierung Untersuchungen über die bayerischen Mineralquellen.
[5] DU MENIL, August: Analyse des Heilwassers zu Hiddingen im Lüneburgischen, Arch. ges. Naturl. 18, 1829, S. 257-270.

mische Analyse von Vogel nicht so vielen Wert legen, da teils sein Verfahren bei diesen Analysen nicht bekannt gemacht wurde, teils seine Betrachtungen nicht ganz richtig sind. Was den tierischen Stoff anbelangt, den er auch hier finden wollte, so kann man auch darüber nicht mit Bestimmtheit urteilen, bis man die Verfahrensweise kennt, durch die er ihn entdeckt hat. Doch genug, das ist gewiss, dass diese Quellen ein sehr kräftiges alkalinisch-salinisches Eisenwasser liefern.

Diese Quellen sind zwar alle bedeckt, allein, da von denselben kein bedeckter Gang ausgeht, so sind die Kurgäste genötigt, bei schlechtem Wetter sich das Wasser auf das Zimmer bringen zu lassen. Obschon jetzt ein neues, prachtvolles Gebäude aufgebaut wird, hauptsächlich für einen Kursaal bestimmt, der zugleich zum Speise- und Tanzsaal dienen soll, ist damit doch dem Bedürfnis nicht abgeholfen, dass man das Wasser gleich von der Quelle nehmen kann; doch ist dieses hier weniger nötig wegen der fixen Bestandteile und weil die Kohlensäure so sehr gebunden ist.

Das *Badehaus* ist sehr gross, die Badezimmer aber einfach eingerichtet, alle Badewannen sind von Eisenblech. Die Dusche ist wie gewöhnlich eingerichtet; auch hier ist die Einrichtung für die Douche ascendante (vid. Bocklet), wird aber nicht angewendet.

Es wird hier ebensoviel gebadet wie getrunken. Dr. Schipper erklärt die Kraft des Wassers für erregend, erwärmend, zusammenziehend und stärkend, es vermehre und beschleunige die Zirkulation im Gefässsysteme. Die Hauptanwendung ist gegen nervöse Hysterie und Hypochondrie; er will es für besser halten gegen diese Krankheiten als das stärkere Eisenwasser in Bocklet.

Alle Gebäude gehören dem König, und darüber ist ein Verwalter gesetzt. Der Preis der Zimmer ist mässig, sowie man sich über Speise und Trank nicht beklagen kann. Die Kurgäste, die in der Regel in geringer Anzahl hier sind, müssen sehr zusammenhalten, wenn sie nicht Langeweile plagen soll, denn sie sind hier ganz von der andern Welt abgesondert und, wenn Regen eintritt, ganz in das enge Tal eingeschlossen; es ist nicht einmal ein Theater da. An den Sonntagen ist es aber sehr lebhaft; es kommen dann eine Menge Leute aus der Umgegend, aus dem eine Stunde von dem Bade liegenden Städtchen Brückenau, von Fulda etc. hierher, so dass sowohl das Mittagessen als der Ball am Abend sehr lebhaft wird. Wir amüsierten uns hier wirklich auch sehr gut, besonders auch am Balle.

Am 29., morgens acht Uhr, bis zu welcher Zeit wir vergebens gewartet hatten, um der Trinkkur zuzusehen, da das Wetter trübe und der Boden von in der Nacht gefallenem Regen feucht war, weswegen das Wasser aus oben genanntem Grunde auf dem Zimmer getrunken werden musste, fuhren wir nach dem Morgentrinken über das Städtchen Brückenau auf einem sehr schlechten Wege immer über sehr starke Berge nach *Bocklet*.

Bad Bocklet

Wir kamen gerade zum Mittagessen hin an die stark besetzte Tafel; nach derselben machten wir Madame d'Outrepont unsere Aufwartung. An den Badearzt Dr. Haus[1] gaben wir unsere

---

[1] C. J. Haus, 1823 Dr. med. (Würzburg), Badearzt in Bocklet, Kreisphysikus in Friedberg. CALLISEN 8 (1831), S. 203, 28 (1840), S. 413.

Empfehlung von d'Outrepont ab, weshalb wir auch von ihm aufs beste aufgenommen und allenthalben von ihm selbst herumgeführt wurden.

Bocklet liegt ebenfalls in einem tiefen, engen Tale, auch sehr abgesondert von der übrigen Welt. Eine schöne Allee führt vom grossen Kurhaus nach der Quelle und dem Badehaus[2].

Quellen: Drei Eisenquellen, welche sich durch die Stärke ihres Eisengehaltes bedeutend voneinander unterscheiden. Die stärkeren sind viel reichhaltigere Eisenwasser als die Quellen in Brückenau; die Kohlensäure ist wieder sehr gebunden, das Wasser perlt fast gar nicht, sie wird aber durch Schütteln bald sehr stark entwickelt; die Menge von Eisenocker, der allenthalben abgesetzt wird, bewirkt auch den bedeutenden Eisengehalt. Diese drei Eisenquellen fliessen in einem Behälter zusammen, aus welchem dann das Wasser zum Baden genommen wird; zum Trinken kann dagegen jetzt noch das Wasser von jeder Quelle isoliert genommen werden. Dr. Haus wünschte, dass auch zu demselben Zwecke die drei Quellen vereinigt werden möchten, und er wollte mir nicht beistimmen, als ich ihm sagte, ich halte dies aus folgenden Gründen nicht für zweckmässig: Erstens sei es für manche Patienten gut, wenn sie zuerst mit der weniger starken Quelle anfangen und erst später zu der stärkern übergehen können. Zweitens sei es ja bekannt, dass besonders Hysterischen (diese sind hier die grösste Anzahl) eine starke Dose von demselben Mittel geradezu schadet, während eine kleinere ihnen nützt. Seine Gründe, die er mir dagegen anführte, überzeugten mich nicht vom Gegenteil, und so blieb jeder bei seiner Meinung.

Merkwürdig ist es, dass kaum zwei Schritte von diesen Quellen eine nicht unbedeutende Schwefelquelle herausquillt, welche jedoch nicht gebraucht wird, auch nicht in das Behältnis der andern Quellen fliesst.

Die Fassung der Quellen ist trefflich. Sie steht in der Mitte eines grossen Gebäudes, in dessen einem Flügel das Badehaus [ist], in dem andern der Trinksaal, welcher zugleich auch als Tanzsaal benutzt wird. Dieser Trinksaal macht es möglich, dass die Kurgäste auch bei feuchtem Wetter das Wasser gleich von der Quelle trinken können.

Das Badehaus ist zwar nicht gross, aber trefflich eingerichtet; die Badezimmer sind einfach wie in Brückenau, aber folgende Einrichtungen sehr zweckmässig:

1) Weil beim Erwärmen des Wassers zuviel von der Kohlensäure entweicht und dadurch eine Menge Eisen präzipitiert wird, lässt Dr. Haus nur einen Teil des Wassers erhitzen und zwar bis zum Kochen; dadurch erreicht er, dass er von dem bedeutend zersetzten Wasser nur einen kleinen Teil gebrauchen muss, so dass, weil es einer grossen Menge kalten, unzersetzten Wassers bedarf, um eine gemässigte Temperatur des Bades zu erhalten, das Bad dann an Eisen- und Kohlensäuregehalt viel stärker wird.

2) Weil durch das Herabströmen des Wassers aus den Röhren in die Badewanne das Wasser aufgeregt wird und dadurch viel Kohlensäure verloren geht, so ist die Röhre auf den Boden der Wanne geleitet und strömt daher von unten in das schon in derselben befindliche Wasser hinein, wodurch dasselbe, fast gar nicht bewegt, wenig von der Kohlensäure abgibt.

3) Die Dusche: die gewöhnliche hat nichts eigenes. Dagegen ist interessant die *Douche ascendante*, eingerichtet nach der Bubenquelle in Ems. Im Boden einer Badewanne befindet sich ein Loch, welches durch Röhren mit der Pumpe in Verbindung steht; auf dieses wird ein Zy-

---

[2] HAUS, C. J.: Bocklet und seine Heilquellen, für Ärzte und Nichtärzte beschrieben, Würzburg 1831. DECHAMBRE, 1ère série, 10 (1876), pp. 8-11. SCHERPF, Lorenz: Stahlbad Bocklet und seine Heilmittel, Würzburg 1880.

linder von ungefähr 1½ Zoll Länge aufgeschraubt. Dieser Zylinder hat die Gestalt der Glans penis, und an seiner hinteren Seite befindet sich ein Loch, welches den etwa 2 Linien dicken Strom des Wassers in schräger Richtung nach hinten hinausdringen lässt. Das Frauenzimmer, welches denselben gebrauchen will, bringt diesen Zylinder zwischen die Pudenda externa, und nun wird nach Verhältnis der Umstände stärker oder schwächer gepumpt. Das Wasser kann sehr hoch, bis zur Höhe von 5 Fuss getrieben werden. Es wird in der Regel in sehr hoher Temperatur angewendet, da kaltes Wasser bedeutenden Reiz, ja Schmerz verursacht. Wird das Wasser hingegen in gehöriger Temperatur angewendet, so soll es nicht nur keinen Schmerz verursachen, sondern ein angenehmes Gefühl erregen, welches den Geschlechtstrieb oft sehr bedeutend steigert. Aus dieser Ursache wagt es Dr. Haus auch nicht, dieses sonst in manchen Übeln herrliche Mittel bei unverheirateten Frauenzimmern anzuwenden. Erregt diese Dusche ein schmerzhaftes Gefühl, so geben die Frauenzimmer mit einer Glocke ein Zeichen, worauf dann gleich mit dem Pumpen nachgelassen wird. Dr. Haus fand sie besonders bei folgenden Krankheiten sehr wirksam: bei Leukorrhöe, Fehlen der oder zu schwacher Menstruation, Prolapsus uteri, Neigung zum Abortus, Sterilitas, insofern nämlich diese Krankheiten von Schwäche herrühren. Wäre diese Art Dusche nicht auch mit Erfolg in manchen Krankheiten, als Klistier angewendet, zu gebrauchen? In ersterer Beziehung ist der Aufsatz von Dr. Haus in der gemeinsamen Zeitschrift für Geburtskunde nachzulesen[3].

Dass dieses kräftige Eisenwasser hauptsächlich bei Krankheiten, die aus allgemeiner Schwäche herrühren, zu gebrauchen sei, leuchtet aus allem Gesagten von selbst ein, und in welchen speziellen, kann man daraus entnehmen.

Da wir diese Einrichtungen bald gesehen hatten, machten wir nachmittags eine Partie mit nach der eine Stunde von Bocklet, eine halbe von Kissingen entfernten Saline. Diese ist die bedeutendste, welche ich bis jetzt gesehen, sowohl die Gradierhäuser als die Quelle selbst. Letztere ist besonders noch deswegen merkwürdig, da sie nicht immer gleichmässig hervorquillt, sondern einen vierstündigen Rhythmus beobachtet. Alle vier Stunden kommt ein ungeheurer Strom herausgestiegen und ergiesst das Wasser eine Viertelstunde lang in der nämlichen Masse und derselben Gewalt, dann hört er allmählich wieder auf. Dieses Typische ist bis jetzt noch nicht erklärt und um so merkwürdiger, da die eine Eisenquelle in Bocklet dieses Steigen und Fallen auf gleiche Weise und in der nämlichen Zeit befolgt. Ich kann mich nicht enthalten, hier die Bemerkung beizufügen, dass in bedeutender Entfernung von den Gradierhäusern der Geruch nach Chlorine sehr stark bemerkbar war, dass auch hier die Leute behaupten, dass diejenigen, welche bei der Saline arbeiten, nie von Phthisis befallen werden. Das würde gewiss zu dem Versuche aufmuntern, den ein französischer Arzt vorgeschlagen hat (vid. Frorieps «Notizen»), die Chlorine bei Phthisis pulmonalis einatmen zu lassen; auch bei Schönlein sah ich die herrliche Wirkung der inneren Anwendung der Aqua oxymuriatica bei jauchigen Sputa.

Abends wurde noch bis elf getanzt, worauf dann der Machtspruch des Arztes die Badegäste ins Bett schickte.

---

[3] HAUS, C. J.: Über die aufsteigende Douche im Bade Bocklet bei Würzburg, Gem. dtsch. Zschr. Geburtsk., H. 2, 1828, S. 319-338. Vgl. auch HAUS, C. J.: Einige Worte über die heilsame und die nachteilige Wirkung der Stahlquellen bei den verschiedenen Arten von Gebärmutterblutflüssen, Gem. dtsch. Zschr. Geburtsk., H. 3, 1830, S. 400-409.

Bad Kissingen

Am 28. des Monats, vier Uhr, fuhren wir von Bocklet ab nach *Kissingen* und trafen hier gerade zur Trinkkur ein, nämlich um sechs Uhr. Kissingen ist ein kleines, elendes Städtchen, das aber in einer schönen Gegend liegt und in der Badezeit durch die vielen Kurgäste sehr lebhaft wird[1]. Dieses ist von den drei Bädern das besuchteste. Besonders viele Gäste aus Norddeutschland, selbst aus Berlin, findet man hier, was wohl die Ursache findet in den Empfehlungen des verstorbenen Siebold, der selbst ein kleines Werk über diese drei Bäder geschrieben hat[2], und denen von Rust, der auch dieses Jahr Kissingen mit seiner Gegenwart beehrte. Wir hatten zwar keine Empfehlungen an einen Badearzt in Kissingen, sahen [aber] desungeachtet alles Bemerkenswerte.

Es sind hier wieder drei Quellen, der Rákóczy- oder Trinkbrunnen[3], der Pandur- oder Badebrunnen und der Sauer- oder Maximilianbrunnen[4] [...].

Die beiden ersteren Quellen liegen nahe beieinander; wie ihr Name andeutet, wird der Rákóczy- zum Trinken benutzt, der Pandurbrunnen zum Baden, ersterer entweder für sich ganz kalt oder, indem man das Glas vorher etwas in warmes Wasser stellt, etwas erwärmt oder endlich mit Milch vermischt, wodurch der unangenehme salzige Geschmack etwas verbessert wird. Der Geschmack dieser beiden Wasser ist also, wie gesagt, sehr salzig, und daneben bemerkt man sehr deutlich den Eisengeschmack. Das Wasser führt sehr leicht ab, besonders, wenn es morgens nüchtern getrunken wird (was ich an mir selbst erfuhr). Dieses Wasser ist, aus seinen Bestandteilen und aus der Erfahrung zu schliessen, eines unserer trefflichsten Heilmittel, wo

---

[1] MAAS, J. Adam: Kissingen und seine Heilquellen, Würzburg 1820, 2. Aufl. 1830. WETZLER, Johann Evangelist: Beschreibung der Gesundbrunnen und Bäder Wipfeld, Kissingen, Bocklet und Brückenau, Mainz 1821. Neueste Nachrichten über den Kurort Kissingen und seine Heilquellen, mit besonderer Beziehung auf den Nutzen und Gebrauch derselben, Würzburg 1827. Die Heilquellen von Kissingen, Rákóczy und Pandur, mit besonderer Rücksicht auf den Nutzen und Gebrauch derselben, Würzburg 1830. BALLING, Franz Anton: Kissingens Bäder und Heilquellen, ein Taschenbuch für Kurgäste und Ärzte, Stuttgart 1837. EISENMANN, Gottfried: Die Heilquellen des Kissinger Saaltales, physisch, chemisch und therapeutisch beschrieben, Erlangen 1837. SCHAROLD, Johann Baptist: Erinnerungen aus der Geschichte der Kurbrunnen und Kuranstalten zu Kissingen von der ältesten bis zur neuesten Zeit, Kissingen 1838. PFEUFER, Christian: Die Mineralquellen von Kissingen und ihre Beziehung zu denen von Brückenau und Bocklet, nach eigenen Erfahrungen für Ärzte und Nichtärzte, 2. Aufl., Bamberg 1842. BALLING, Franz Anton: Kurze Nachricht über die Mineralquellen, kohlensauren Gas-, salzsauren Dampf- und Schlammbäder sowie über die Molken-Anstalt zu Kissingen [...], 4. Aufl., Frankfurt a. M. 1843. WETZLER, Johann Evangelist: Kissingen, seine Heilquellen, mit besonderer Rücksicht auf die Kurgäste, Würzburg 1845. ERHARD: Kurze ärztliche Notizen über Kissingen und seine Heilquellen, über Bestandteile, Wirkung und Gebrauch derselben, über das Kissinger Bitterwasser und die Mineralquellen zu Bocklet und Brückenau, Bayreuth 1864. DECHAMBRE, 4e série, 16 (1889), pp. 749-754. KRENIG, Ernst Günther: Bad Kissingen, Bilder aus seiner Geschichte, Mainfränkische Hefte 41, Würzburg 1964. SZAM, I. / TAKO, J. / PULSSZAM, I.: Beiträge zur Medizingeschichte über die Benennung der Heilquellen Rákóczy und Pandur in Bad Kissingen, Franken, 24th Int. Congr. Hist. Med., Budapest 1974, Budapest 1976, S. 1437-1447. Bad Kissingen, Charme, Tradition und Moderne, NZZ 42, 20.2.1992, S. 60.

[2] SIEBOLD, Adam Elias von: Ausführliche Beschreibung der Heilquellen zu Kissingen und ihrer Wirkungen, besonders bei Frauenzimmer-Krankheiten, nebst einer gleichzeitigen Abhandlung über die zum Behuf der Nachkur wichtigen Quellen zu Bocklet und Brückenau, Berlin 1828.

[3] Benannt nach dem ungarischen Freiheitshelden Fürst Franz II. Rákóczy (1676-1735).

[4] Benannt nach Maximilian I. Joseph (1776-1825), 1805-1825 König von Bayern. Es folgt an dieser Stelle des Manuskripts die chemische Analyse der drei Brunnen nach Heinrich August Vogel (1778-1867), angegeben in 16 Unzen.

Stockungen im Unterleibe das Krankheitsmoment ausmachen, überhaupt, wo die sogenannte auflösende Methode indiziert ist, ohne zu grosse Schwäche zu veranlassen, wobei gewiss der Eisengehalt wohltätig stärkend auf das Lymphsystem einwirkt (daher dieses Wasser bei manchem Hypochondristen dem Karlsbader Wasser und dem Mariakreuzbrunnen vorzuziehen sein möchte). Die Trinkkur wird daher vorzüglich angewendet bei materieller Hypochondrie und Hysterie, bei Anomalien der Menstruation, Hämorrhoiden, Skrofeln.

Das Wasser hält sich, in Krügen aufbewahrt, lange, soll sogar den Äquator ohne Schaden passiert haben.

Morgens um sechs Uhr werden also die Kurgäste mit Musik aufgeweckt und zur Quelle hingelockt, wo bei schönem Wetter eine herrliche fünffache Allee die Kuristen zum Spazieren einlädt, bei feuchtem Wetter aber ein gedeckter Gang das Spazieren während des Trinkens gestattet. Um halb acht wird das Frühstück eingenommen und dann um neun Uhr gebadet.

Das Badehaus ist klein und ähnlich eingerichtet wie das in Bocklet. Wegen seiner Kleinheit müssen viele Leute in ihren Zimmern baden, und das Wasser wird aus dem Pandurbrunnen genommen. Das Baden soll sich vorzüglich bei chronischen Hautkrankheiten und langwierigen rheumatischen und gichtischen Leiden wirksam zeigen (wobei wohl das Trinken des Wassers auch sehr viel tut). Der Sauerbrunnen wird mehr zum diätetischen Gebrauche benutzt und hat einen sehr angenehmen Geschmack.

Das Kurhaus ist sehr geschmackvoll gebaut, aber nicht zum Logieren eingerichtet. Da sowohl das Essen als das Trinken hier sehr teuer ist, so essen die meisten Gäste in andern Wirtshäusern.

Die Kurgebäude gehören hier sowohl als in Bocklet dem König, sind aber einem Würzburger, Bolzano, zur Verwaltung übergeben[5].

Noch ist die Bemerkung interessant, dass diese kräftigen Mineralwasser in der geringen Entfernung von acht Stunden beieinander liegen. Bocklet als das stärkste dieser Eisenwasser liegt zwischen den beiden andern, zwei Stunden von Kissingen, sechs von Brückenau; letzteres enthält schon mehr salzige Bestandteile. Zwischen Bocklet und Kissingen liegt die Saline, und diese scheint wohl auf den Salzgehalt des Kissinger Wassers bedeutenden Einfluss zu haben.

In Kissingen verweilten wir einen Tag, sahen den 29. des Monats um sechs Uhr noch einmal der Trinkkur zu und fuhren dann um acht Uhr vergnügt wieder nach Würzburg zurück, wo wir um acht Uhr abends anlangten.

Heines orthopädisches Institut

Bis zum 15. August wagte ich mich nicht mehr wieder aus Würzburg heraus, da ich die interessanteren Kapitel von Schönleins Therapie noch durchgehen wollte und d'Outrepont seinen Operationskurs sehr fleissig las; er endete denselben am 12. August, nachdem er uns seine grosse, schöne Instrumentensammlung noch ganz vorgezeigt hatte. Am 15. wurden wir von ihm eingeladen nach Gutenbergerwald, wo wir uns ziemlich gut mit seiner Familie amüsierten.

---

[5] Das Handelshaus Peter Bolzano in Würzburg, auch Pächter des Stahbades in Bocklet, übernahm 1824 die Pacht der kgl. Kissinger Mineralbrunnen.

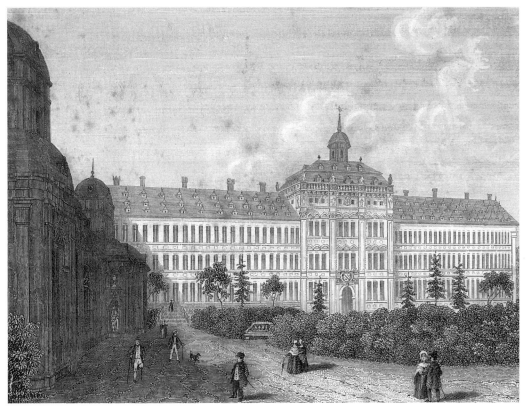

Das Julius-Spital in Würzburg, 1840er Jahre.

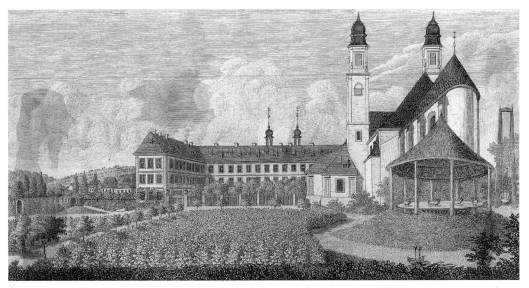

Das ehemalige Stefanskloster in Würzburg, 1816 eröffnetes orthopädisches Institut «Carolinum» von Johann Georg Heine.

Am *19. Juli* besuchten wir das Heinesche Institut für Orthopädie[1]. Dafür ist ein ehemaliges Klostergebäude trefflich genutzt. Unten im Hause ist Heines[2] Werkstatt und in einem Zimmer ein grosser Vorrat von Instrumenten, den man wohl zu den schönsten Instrumentensammlungen zählen kann. Auf dem ersten Stockwerke ist in einer Kammer eine reiche Sammlung

---

[1] Zu Heines 1816 gegründeten orthopädischen Heilanstalt: HEINE, Johann Georg: Nachricht vom gegenwärtigen Stande des orthopädischen Institutes in Würzburg, Würzburg 1821. Ders.: Hausordnung des orthopädischen Carolinen-Instituts zu Würzburg, nebst einem literarischen Anhange zweier das Institut betreffender historischer und Kunstnotizen, Würzburg 1826. Ders.: Verzeichnis des systematischen Bestandes des Modellen-Kabinetts im Carolinen-Institute zu Würzburg, oder systematische Darstellung aller orthopädischer Krankheitsformen an besonderen Kunstfiguren mit den entsprechenden Heilungsapparaten und ähnlichen, die Beinbrüche und Ausrenkungen darstellenden Figuren, mit ihren gehörigen Heilungsapparaten und einer historischen Sammlung der bereits behandelten orthopädischen Krankheitsformen in Gipsabdrücken sowie der Modelle aller orthopädischer Maschinen, welche von anderen älterer und neuerer Zeit erfunden worden, als spezieller oder technischer getrennter Teil des Werkes vom Lehrsystem der Orthopädie, nebst Beschreibung meiner Werkzeuge zur Behandlung der Krankheiten genannter verschiedener Organisations-Verletzungen am menschlichen Körper, ebenso über die Erfordernisse dieser Werkzeuge aus den grundsätzlichen Indikationen, hier zunächst bei denen der Beinbrüche und durch äussere Gewalt bewirkten Gelenkverrenkungen der obern und untern Extremitäten und des Schlüsselbeins, Würzburg 1827. DELLERT, Alfons: Zur Vorgeschichte der Orthopädie, Diss. med., Würzburg 1927. HOHMANN, Georg: Würzburg, die Wiege der deutschen Orthopädie, Archiv für Orthopädie 45, 1953, S. 563-572. VALENTIN, Bruno: Geschichte der Orthopädie, Stuttgart 1961, S. 40, 72, 223-227. RÜTT, August: Die Orthopädie des 19. Jahrhunderts in Würzburg, Mainfränkisches Jahrbuch 20, 1971, S. 117-128. RÜTT, August / KÜSSWETTER, Wolfgang: Würzburg, die «Wiege der Orthopädie», 150 Jahre Lehre der Orthopädie an der Universität Würzburg, Festschrift, hrsg. von Peter BAUMGART, Neustadt a. d. Aisch 1982, S. 841-870. Dies.: Der Ursprung der deutschen Orthopädie in Würzburg und ihre Entwicklung zur selbständigen medizinischen Disziplin, Würzb. med. hist. Mittlg. 1, 1983, S. 107-124. LE VAY, David: The history of the orthopaedics, an account of the study and practise of orthopaedics from the earliest times to the modern era, New Yersey 1990, pp. 181-185. EULERT, Jochen: Würzburg, Wiege der deutschen Orthopädie, 75 Jahre König-Ludwig-Haus 1916-1991, Würzburg 1991, S. 5-16.

[2] Johann Georg Heine (1771-1838), Universitäts-Instrumentenmacher und Bandagist in Würzburg, 1816 Gründer einer orthopädischen Heilanstalt unter dem Schutz der Königin Caroline («Carolinen-Institut») in Würzburg, 1823 Dr. med. h.c. (Jena), 1824 Demonstrator der Orthopädie und Assessor der Medizinischen Fakultät, Dr. chir. h.c. (Würzburg), 1829 Gründer eines Seebades in Scheveningen. HEINE, Johann Georg, nach seinen früheren Lebensverhältnissen und seiner Bildung zum orthopädischen Heilkünstler, von ihm selbst geschildert, Würzburg 1827. CALLISEN 8 (1831), S. 279-282, 28 (1840), S. 447-449. Allgemeine (Augsburger) Zeitung 300-304, 327 und 328, 27.-31.10.1841, 23./24.11.1841 (Beilagen). HEINE, Joseph: Physio-pathologische Studien aus dem ärztlichen Leben von Vater und Sohn, eine Gedächtnisschrift für Johann Georg Heine, den Orthopäden, Stuttgart/Tübingen 1842. ADB 11 (1880), S. 354-357. MEDICUS, Elisabeth: Johann Georg Heine, ein Beitrag zur Geschichte der Orthopädie vor 100 Jahren, Diss. med., Würzburg 1919. NAHRATH, Hans: J. G. Heine, der Vater der deutschen Orthopädie, der Mensch und sein Werk, Arch. klin. Chir. 149, 1928, S. 476-500. BLÄ 3 (1931), S. 129 f. RÜTT, August: Johann Georg Heine, Z. Orthop. 107, 1970, S. 531 f. Ders.: Johann Georg Heine und sein Kampf um seine akademische Anerkennung, Orthopädische Praxis, 1984, S. 343-345. SCHWARZMANN, Doris: Über die Verleihung der chirurgischen Ehrendoktorwürde an Johann Georg Heine, den Begründer der modernen konservativen Orthopädie, Z. Orthop. 123, 1985, S. 94-99. RÜTT, August: Heine, ein Name deutscher Pioniere der Orthopädie des frühen 19. Jahrhunderts in Würzburg und ihre Wirkung für die «alte Welt», Würzb. med. hist. Mittlg. 4, 1986, S. 93-103. SCHWARZMANN, Doris: Der Anteil thüringischer und französischer Einflüsse auf die Begründung und Weiterentwicklung der modernen konservativen Orthopädie durch Johann Georg Heine, Diss. med., Würzburg 1987. Dies.: Über Johann Georg Heines Motive, Würzburg auf dem Höhepunkt seines Erfolges zu verlassen, Z. Orthop. 125(4), 1987, S. 440-446. RÜTT (1993), S. 6-10. SCHWARZMANN-SCHAFHAUSER, Doris: Johann Georg Heine, Beobachtungen zum Forschungsgegenstand und Paradigmen zur Akademisierung eines handwerklichen Berufes, Würzb. med. hist. Mittlg. 10, 1992, S. 303-313.

von Gipsabdrücken verkrümmter Glieder und der Wirbelsäule von solchen, welche in dieser Anstalt behandelt und zum Teil geheilt wurden, sowie eine Sammlung von Modellen derjenigen Maschinen, welche Heine gegen diese Verkrümmungen anwendet; sie sind alle gewiss sehr zweckmässig. Die Zimmer für die Kranken sind sehr schön. Vornehmere können ihre eigenen Zimmer haben sowie ihren eigenen Wärter, weniger Bemittelte sind mit anderen in ähnlichen Zimmern, was wegen des erforderlichen langen Liegens sehr zweckmässig sein mag, indem sie sich doch untereinander etwas unterhalten können. Die Kinder erhalten dabei Unterricht und sind mit ihrer Lage sehr vergnügt. Ein schöner Garten hinter dem Hause ist zur Erholung der Kranken sehr zweckmässig.

Die Zahl der Kranken ist jetzt bei weitem nicht mehr so bedeutend wie früher. Früher waren 60 Kranke da, jetzt vielleicht noch 40, was teils daher kommen mag, weil schon mehrere andere Institute in Berlin, Paris, in Holland, letztere von Heine selbst eingerichtet, und in Würzburg selbst das des Dr. Mayer, sind, und auch in den einzelnen Hospitälern, z. B. in Jena, Zimmer zur Behandlung der Verkrümmten eingerichtet sind. Zudem mag auch Heines Ruf etwas gelitten haben, da Gerüchte von seinen Feinden verbreitet werden, welche ein nachteiliges Licht auf dessen Moralität werfen. Heine ist auch durchaus kein gebildeter Mann, blosser Mechaniker, und wendet deshalb seine Mechanismen oft unzweckmässig und auf schädliche Weise an. Vielleicht, dass sein Sohn[3], ein gebildeter Arzt, und sein Neffe[4] einst besser der Anstalt vorstehen.

---

[3] Joseph von Heine (1803-1877), 1827 Dr. med. (Würzburg), nach mehrjähriger Weiterbildung dirigierender Arzt des Bamberger Allgemeinen Krankenhauses, Medizinalrat in Speyer. CALLISEN 8 (1831), S. 282, 28 (1840), S. 449 f. Allgemeine (Augsburger) Zeitung, 9.2.1878, S. 587. BLÄ 3 (1931), S. 130 f. RÜTT, August: Heine, ein Name deutscher Pioniere der Orthopädie des frühen 19. Jahrhunderts in Würzburg und ihre Wirkung für die «alte Welt», Würzb. med. hist. Mittlg. 4, 1986, S. 96 f. SCHNEIDER, Lutz-Hendrik: Leben und Wirken des Arztes Dr. med. Joseph von Heine, Diss. med., Würzburg 1990.

[4] Bernhard Heine (1800-1846), Instrumentenmacher und Bandagist, 1829 Leiter der orthopädischen Heilanstalt in Würzburg, Dr. med. h.c. (Würzburg), 1833 Honorarprof. in Würzburg, 1844 EO für Experimentalphysiologie. CALLISEN 28 (1840), S. 446. Allgemeine (Augsburger) Zeitung 358, 24.12.1846. NND 14.1 (1846), S. 489-496. ADB 11 (1880), S. 336. VOGELER, Karl / REDENZ, Ernst u. a.: Bernhard Heines Versuche über Knochenregeneration, sein Leben und seine Zeit, Berlin 1926. BLÄ 3 (1931), S. 131 f. VRIEND-VERMEER, W.: Het osteotoom van Bernhard Heine, Ned. T. Geneesk. 107, 1963, pp. 1930-1932. LEIS, Walter Rolf: Bernhard Heine, sein Leben und Wirken in Würzburg, seine Bedeutung für seine Zeit und für uns, Diss. med., Würzburg 1972. SEUFERT, Wolf D.: The chain osteotome by Heine, J. Hist. Med. 35, 1980, pp. 454-459. HUARD, Pierre / LEFEBVRE, Pierre / NOSNY, Pierre e. a.: La scie ostéotome à chaîne de Bernhard-Franz Heine, Hist. Sci. Méd. 17, 1983, pp. 147-157. KAUTH, Manfred: Die Entwicklung des Osteotoms durch Bernhard Heine und die Bedeutung des Instrumentes für die Knochenchirurgie, Diss. med., Würzburg 1984. SEFFERT, Sabine: Die Wertung der Montyon-Preise für die Leistung der deutschen Orthopäden des 19. Jahrhunderts am Beispiel von Bernhard Heine, Diss. med., Würzburger medizinische Forschungen 40, Würzburg 1985. Dies.: Die Bedeutung des Wissenschaftlers Prof. Dr. Bernhard Heine für seine Zeit, insbesondere für die deutsche und französische Orthopädie, Z. Orthop. 123(1), 1985, S. 89-93. PETERSEN, Stefan: Über Bernhard Heines Versuche zur Knochenregeneration, eine Bestandesaufnahme der Präparate, Methoden der Präparateherstellung, Restauration von Originalpräparaten, Herstellung neuer Schaupräparate und die Bedeutung der Versuche für unsere Zeit, Diss. med., Würzburg 1987. RÜTT (1993), S. 10-14.

Die Medizinische Fakultät

Doch ehe ich von Würzburg abreise, noch einige Bemerkungen über *die Universität im allgemeinen und die Medizinische Fakultät und ihre Anstalten insbesondere.*

Würzburg scheint mir im ganzen für eine Universität sehr geeignet; es fehlen hier die Zerstreuungen und Versuchungen einer grossen Stadt, und doch tritt das Studentenleben nicht so sehr hervor wie in den kleinen Universitätsstädten. Durch das zuvorkommende Benehmen der Bürger ist kein Student gezwungen, um Vergnügungen zu suchen, in die Verbindungen seiner flotten Brüder zu treten. So kann man sehr vergnügt leben, wohlfeil, ohne doch seine kostbare Studienzeit auf unnütze Weise zu verschwenden. Deswegen würde ich unter den süddeutschen Universitäten Würzburg obenan stellen.

Die Medizinische Fakultät ist jetzt trefflich besetzt; Münz als Anatom und Physiolog, Hoffmann[1] und Friedreich[2] als Pathologen, letzterer als Psycholog, sind vorzüglich. Schönlein als klinischer Lehrer, besonders in der Diagnose der Krankheiten und besonders für Mediziner, die schon etwas weiter in der medizinischen Wissenschaft fortgeschritten sind, fast unübertrefflich, vid. meine Hefte. D'Outrepont ist wohl einer der trefflichsten Lehrer der Geburtshilfe, unermüdet und höchst gefällig. Die Physik soll von Osann[3] trefflich gelesen werden, so nun auch die Chemie, da der alte Pickel[4] dieselbe mehr spasshaft vorträgt und hinter dem Zeitgeiste zurückgeblieben ist. Sehr hat aber die Medizinische Fakultät in der Chirurgie verloren durch Siebolds[5] Tod, denn Textor ist zwar belesen, aber kein Praktiker und [ein] schlechter Operateur, was sehr schade ist, da man im Juliushospital teils der vielen Kranken wegen am Krankenbette viel profitieren, teils auch an der überflüssigen Menge Kadaver sich üben könnte.

---

[1] Karl Richard von Hoffmann (1797-1877), 1818 Dr. med. (Erlangen), 1819 PD für allgemeine Therapie und Materia medica in Erlangen, 1821 EO, 1824 O für Pathologie, Materia medica und Hygiene, 1826 O in Würzburg, 1833 Kreismedizinalrat in Passau. CALLISEN 9 (1832), S. 42 f. Ärztl. Int.-Bl. 25, 1877, S. 41. BLÄ 3 (1931), S. 262 f.

[2] Johannes Baptist Friedreich (1796-1862), Dr. med., 1820 EO, 1830 O für Medizin in Würzburg, 1832 Gerichtsarzt in Weissenburg, 1838 Arzt in Straubing, 1843 in Ansbach, 1850 Gerichtsarzt und Honorarprof. in Erlangen. CALLISEN 6 (1831), S. 477-480, 28 (1840), S. 117-120. Ärztl. Int.-Bl. 9, 1862, S. 229. Corr.-Bl. dtsch. Ges. Psychiat. u. gerichtl. Psychol. 9, 1862, S. 97-99. Neue Würzburger Zeitung, 6.2.1862. ADB 7 (1877), S. 400. BRESLER, Johannes: Johannes Baptista Friedreich, Deutsche Irrenärzte, Einzelbilder ihres Lebens und Wirkens, hrsg. von Theodor KIRCHHOFF, Bd. 1, Berlin 1921, S. 158-165. BERNOULLI, Christoph / KERN, Hans: Romantische Naturphilosophie, Jena 1926, S. 159-172, 423. BLÄ 2 (1930), S. 624. HAUENSTEIN, Armin: J. B. Friedreich als Gerichtsmediziner, Diss. med., Erlangen 1971. RUTZ, Godehard: J. B. Friedreich, sein Leben und sein Einfluss auf die Gerichtsmedizin seiner Zeit, Diss. med., Würzburg 1974. FRIEDREICH, Johannes Baptista: Historical-critical presentation of the theories on the nature and seat of mental diseases, History of Psychiatry 8, 1991, pp. 457-469. KIRKBY, Kenneth Clifford: Proving the somaticist position, J. B. Friedreich on the nature and seat of mental disease, History of Psychiatry 10, 1992, pp. 237-251.

[3] Gottfried Wilhelm Osann (1797-1866), Dr. phil., 1819 Prof. der Physik und Chemie in Erlangen, 1821 in Jena, 1823 für Chemie und Pharmazie in Dorpat, 1828 O für Physik und Chemie in Würzburg.

[4] Johann Georg Pickel (1751-1838), 1778 Dr. med. (Würzburg), 1782 Prof. der Chemie und Pharmazie in Würzburg. RIEGER, Balthasar: Empfindungen, dem kgl. bayer. Herrn Medizinalrate Doktor Jubiläus und Prof. der Chemie Georg Pickel bei Gelegenheit seines fünfzigjährigen Doktorjubiläums von 1828, Würzburg 1832. CALLISEN 15 (1833), S. 37 f, 31 (1843), S. 227 f. NND 16,2 (1838), S. 693-697. POGGENDORFF, Bd. 2 (1863), S. 443 f. FRIEDE, Heinrich: Zur Geschichte der Pharmazie an der Universität Würzburg, Apotheker Zeitung 42, 1927, S. 369 f. BLÄ 4 (1932), S. 599.

[5] Carl Caspar von Siebold (1736-1807), Prof. der Anatomie, Chirurgie und Geburtshilfe in Würzburg.

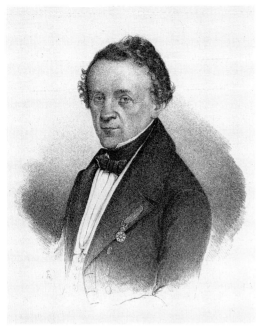

Josef Servaz von d'Outrepont (1776-1845), Prof. der Geburtshilfe in Würzburg.

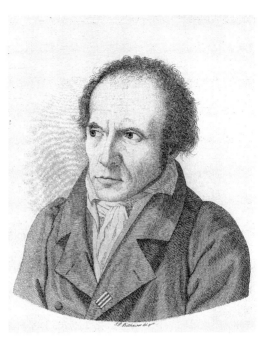

Johann Georg Heine (1771-1838), Leiter einer orthopädischen Heilanstalt in Würzburg.

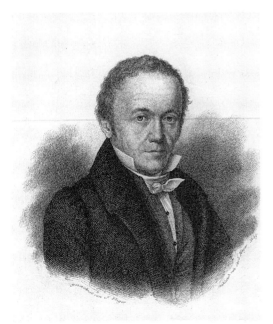

Kajetan von Textor (1782-1860), Prof. der Chirurgie in Würzburg.

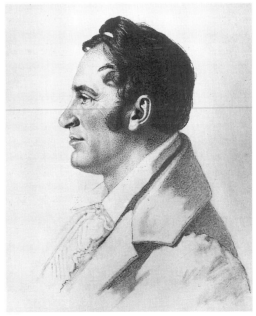

Johann Lucas Schönlein (1793-1864), Prof. der medizinischen Klinik in Würzburg.

Die meisten medizinischen Kollegien werden in der Universität gelesen, andererseits aber, wie diejenigen von Schönlein, in einem Saale des Juliushospitals. Dieses Spital gehört allerdings zu den schönsten in Deutschland. Es sind zwei Böden, auf beiden lange luftige Korridore, die Krankensäle geräumig, in der Regel nicht überfüllt. Unzweckmässig ist aber das Verbessern oder Verschlimmern der Luft durch Verbrennen von vegetativer Substanz. Im Hospitale selbst wohnen zwei medizinische und zwei chirurgische Gehilfen. Mit ersteren, Dr. Pfeufer[6] von Bamberg und Dr. Mustoph[7] von Würzburg, waren wir genauer bekannt und konnten daher bei ihren Abendvisiten oft noch die Kranken genauer beobachten und uns mit dem Plessimeter üben. Schönlein hält sein Klinikum von neun bis halb elf, Textor von zehn bis elf; von Viertel nach elf bis Viertel nach zwölf hält ersterer seine Vorlesung über spezielle Pathologie und Therapie, vid. sein System in meinen Schriften. Das vordere Hauptgebäude, welches gegen die Allee hinsieht, nimmt die Kuristen auf, das hintere Hauptgebäude gegen den Botanischen Garten die Pfründer; die beiden Seitenflügel enthalten die Anstalt für Geisteskranke, welche aber teils sehr klein ist, teils sehr unzweckmässig, da nicht einmal ein Hof oder Garten ist, wo sich die Kranken Bewegung geben könnten[8]. Die Syphilitischen sind abgeschlossen, so auch die mit ansteckenden Krankheiten, besonders die hier so häufigen Varioloiden. A plain pied im vordern Gebäude sind die Zimmer für die Verwaltung, im hinteren Apotheke und Küche. Hinter dem Hospitale befindet sich also der Botanische Garten, das chemische Laboratorium von Pickel und die schöne Anatomie mit dem vortrefflichen anatomischen Kabinett, das vorzüglich an pathologischen Präparaten sehr reich ist. Die Epileptikeranstalt vid. die Schrift von Friedreich[9]. Nicht weit von derselben ist die Gebäranstalt, gestiftet von Siebold[10], jetzt unter der Leitung von d'Outrepont[11].

---

[6] Karl von Pfeufer (1806-1869), 1831 Dr. med. (Würzburg), 1833 prakt. Arzt in München, 1840 O für Pathologie, Therapie und medizinische Klinik in Zürich, 1844 O in Heidelberg, 1852 O in München. CALLISEN 15 (1833), S. 5, 31 (1843), S. 214. Ärztl. Int.-Bl. 16, 1869, S. 453. KERSCHENSTEINER, Joseph: Das Leben und Wirken des Dr. Karl von Pfeufer, Augsburg 1871. ADB 25 (1887), S. 661 f. KUSSMAUL, Adolf: Jugenderinnerungen eines alten Arztes, 4. Aufl., Stuttgart 1900, S. 242-248. Karl von Pfeufer, zur Erinnerung an seinen hundertsten Geburtstag, Münch. med. Wschr. 54, 1907, S. 25-28. BLÄ 4 (1932), S. 585 f. KERSCHENSTEINER (1939), S. 243-248. LÖFFLER, Wilhelm: Karl Pfeufer, Zürcher Spitalgeschichte, hrsg. vom Regierungsrat des Kantons Zürich, Bd. 2, Zürich 1951, S. 90-108. Der Briefwechsel zwischen Jakob Henle und Karl Pfeufer 1843-1869, hrsg. von Hermann HOEPKE, Sudhoffs Archiv, Beiheft 11, Wiesbaden 1970.

[7] Keine weiteren Angaben bekannt.

[8] MÜLLER, Anton: Die Irren-Anstalt in dem kgl. Julius-Hospitale zu Würzburg und die sechsundzwanzigjährigen Dienstverrichtungen an derselben, Würzburg 1824. OEGG, Joseph: Die Behandlung der Irren in dem kgl. Julius-Hospitale in Würzburg, Sulzbach 1829. RIEGER, Konrad: Über die Irrenabteilung des Juliushospitales zu Würzburg und die Verhältnisse der Geisteskranken in Unterfranken überhaupt, Allg. Zschr. Psych. 39 (1883), S. 577-600. Ders.: Die Psychiatrie in Würzburg 1583-1893, Würzburg 1899. Ders.: Aus dem Juliusspital und der ältesten psychiatrischen Klinik, Würzburg, hundert Jahre bayerisch, Würzburg 1914, S. 322-325. JETTER, Dieter: Zur Typologie des Irrenhauses in Frankreich und Deutschland, Wiesbaden 1971, S. 90-92. WENDEHORST, Alfred: Das Juliusspital in Würzburg, Bd. 1, Würzburg 1976, S. 153-172. JETTER, Dieter: Grundzüge der Geschichte des Irrenhauses, Darmstadt 1981, S. 17 f, 45.

[9] FRIEDREICH, Nicolaus Anton: Plan zur Errichtung einer Anstalt für Fallsüchtige, Würzburg 1819. Vgl. auch Dr. Nicolaus Friedreichs gesammelte medizinische Programme, hrsg. von Johann Baptist FRIEDREICH, Würzburg 1824, S. 92-122. WENDEHORST (1976), S. 172-178.
Nicolaus Anton Friedreich (1761-1836), Dr. med. (Würzburg), 1795 EO der Medizin in Würzburg, 1796 O, 1806 zweiter Arzt am Juliusspital. CALLISEN 6 (1831), S. 480-482, 28 (1840), S. 120. BLUMRÖDER, Gustav: Nicolaus Anton Friedreich, ein biographischer Denkstein, Würzburg 1837. Med. Alm. Berl., 1838, S. 11.

Das zoologische Kabinett ist noch klein, erst von Heusinger[12] angefangen, besitzt aber schon eine beträchtliche Sammlung von Skeletten. Die feinen Präparate von Würmern, Insekten etc. in Weingeist sind auf schwarzem Seidentuch auf ein Rähmchen von Fischbein geheftet, auf dem sie sich gut ausnehmen. Das Naturalienkabinett auf der Universität ist schon bedeutend.

Das orthopädische Institut von Heine vid. oben; auch das kleinere von Mayer ist sehenswert, da sowohl sein Bett als die übrigen Maschinen in manchem von den Heineschen abweichen und auch sehr zweckmässig sind; zudem hat Mayer noch ein Russisches Dampfbad, zwar nur en miniature, eingerichtet, welches er sehr zweckmässig bei diesen Kranken anwendet. Mayer ist allerdings mehr wissenschaftlich gebildet als Heine und auch im Mechanischen nicht ungeschickt, sehr unternehmend, hat in seinem Garten vier kleine Behälter zur Blutegelzucht, welche ihm sehr gedeiht. Es sind Brunnen in die Erde gegraben mit einem lackierten Leimboden. Zur Verhütung der Fäulnis des Wassers legt er Calmus hinein. Das Wasser kann er leicht erneuern, indem er dasselbe durch eine Röhre weglässt und durch eine andere, im Boden der Wanne befindliche, neues Wasser aus einer Quelle einströmt.

In Würzburg arbeitete ich gewöhnlich von sechs bis neun, dann zu Schönlein ins Klinikum, dann arbeiten bis elf, hierauf in dessen Kollegium bis zwölf. Nachmittags eins bis halb drei zu Mayers Verbandlehre, dann arbeiten bis sechs, sieben oder acht, meist an den Heften von Schönlein. Bei d'Outrepont hörte ich den Operationskurs.

Am 24. August erfolgte die Abreise über Kitzingen nach Nürnberg. In der alten Reichsstadt fiel Meyer die bildhauerische Qualität ihrer Brunnen auf. Etwas enttäuscht war er von den Bürgerhäusern, die er sich nach zahlreichen Schilderungen wesentlich auffallender und altertümlicher vorgestellt hatte. In der gotischen Sebald-Kirche besah er sich die mittelalterlichen Glasmalereien, deren leuchtende Farbkraft die neueingesetzten nicht erreichten. Neben der Gemäldegalerie in der Burg imponierte das Rathaus, insbesondere dessen grosser Saal mit prachtvollen Gemälden von Albrecht

---

ADB 7 (1877), S. 400 f. BLÄ 2 (1930), S. 624. FRÜHINSFELD, Jochen: Nicolaus Anton Friedreich, Erstbeschreiber der sogenannten rheumatischen Facialisparese, Lebenslauf und Würdigung, Diss. med., Würzburg 1983.

[10] Adam Elias von Siebold (1775-1828), Prof. für Geburtshilfe in Würzburg und Berlin, vgl. S. 302.

[11] Zur 1805 im ehemaligen Epileptikerhaus des Juliusspitals eingerichteten Gebäranstalt: HORSCH, Philipp Joseph: Versuch einer Topographie der Stadt Würzburg in Beziehung auf den allgemeinen Gesundheitszustand und die dahin zielenden Anstalten, Arnstadt/Rudolstadt 1805, S. 296-299. SIEBOLD, Adam Elias von: Über Zweck und Organisation der Klinik in einer Entbindungsanstalt, Bamberg/Würzburg 1806. Ders.: Geschichte der Hebammen-Schule zu Würzburg, Würzburg 1810. GAUSS, Carl Joseph: Vom Freihaus zur Frauenklinik, Aus der Vergangenheit der Universität Würzburg, Festschrift zum 350jährigen Bestehen der Universität, hrsg. von Max BUCHNER, Würzburg 1932, S. 239-254. GAUSS, Carl Joseph / WILDE B.: Die deutschen Geburtshelferschulen, Bausteine zur Geschichte der Geburtshilfe, München 1960, S. 97-106. WENDEHORST (1976), S. 97 f, 119 f.

[12] Carl Friedrich von Heusinger (1792-1883), 1812 Dr. med. (Jena), 1821 EO in Jena, 1824 O für Anatomie und Physiologie in Würzburg 1829 O für praktische Medizin und Klinik in Marburg. CALLISEN 8 (1831), S. 459-467, 28 (1840), S. 518-520. Berl. klin. Wschr. 20, 1883, S. 340. Corr.-Bl. allg. ärztl. Ver. Thür. 7, 1887, S. 265. BLÄ 3 (1931), S. 207-209. ECKE, Rose-Marie: Die Milzschriften Carl Friedrich Heusingers, ein medizinhistorischer Beitrag zur Geschichte der Medizinischen Fakultät der Universität Jena, Diss. med., Jena 1961. ROSNER, M.: Carl Friedrich Heusinger, sein Leben und sein Beitrag zur Tierheilkunde, Diss. med. vet., Bern/Zürich 1967. MALCHAU, Ulrich: Carl Friedrich Heusinger, sein Leben und Werk und seine Bedeutung für die Marburger Medizin des 19. Jahrhunderts, Diss. med., Marburg 1973. Ders.: Carl Friedrich Heusinger, ein Beitrag zur Geschichte der Marburger Medizin, Medizinhist. J. 9, 1974, S. 49-62. SPECKNER, Wolfgang: Carl Friedrich von Heusinger, sein Leben und sein Wirken in Würzburg 1824-1829, Diss. med., Würzburg 1981.

Dürer. Auf der nahen Petersheide sahen Meyer und von Muralt am Namenstag von König Ludwig I. ein Volksfest mit einer noch nie gesehenen Menge von Menschen, die sich bei ländlichen Wettkämpfen wie Pferderennen, Vogelschiessen oder Klettern und in zahllosen Festwirtschaften amüsierten.

Erlangen 26. bis 27. August 1829

Morgens fünf an einem sehr kalten, aber heiteren Morgen in zwei Stunden nach Erlangen[1] durch recht artige Gegenden; um sieben angelangt, frühstückten wir. Dann, um acht, zu *Prof. Jaeger*[2], an welchen wir Grüsse von seinem Schwager, Dr. Herz[3] aus Würzburg, zu bringen hatten. Er nahm uns sehr freundschaftlich auf und unterhielt sich mit uns fast eine Stunde, was uns besonders interessant war, da er erst vor einigen Jahren fast die gleiche Reise gemacht hatte wie wir dieses Frühjahr. Er lud uns ein, um zehn Uhr ins Hospital zu kommen, wo er uns vor dem Klinikum noch einiges zeigen wollte. Unterdessen gingen wir in die Anatomie, wo wir zufällig den Prosektor Dr. Wagner[4] antrafen. Die Anatomie befindet sich in einem schönen Ge-

---

[1] Zur 1743 gegründeten Universität Erlangen: ENGELHARDT, Johann Georg Veit: Die Universität Erlangen von 1743 bis 1843, zum Jubiläum der Universität, Erlangen 1843. WAGNER, Karl: Register zur Matrikel der Universität Erlangen 1743-1843, München 1918. DEUERLEIN, Ernst: Geschichte der Universität Erlangen in zeitlicher Übersicht, Erlangen 1927. GROSS, J.: Die Universität Erlangen in Wort und Bild, Düsseldorf 1928. WENDEHORST, Alfred: Aus der Geschichte der Friedrich-Alexander-Universität Erlangen-Nürnberg, 3. Aufl., Erlangen 1982. KÖNIG, Hans: Burschen, Knoten und Philister, Erlanger Studentenleben von 1743 bis 1983, Nürnberg 1983. KÖSSLER, Henning (Hrsg.): 250 Jahre Friedrich-Alexander-Universität Erlangen-Nürnberg, Festschrift, Erlanger Forschungen, Sonderreihe 4, Erlangen-Nürnberg 1993.
Zur Medizinischen Fakultät und zur Medizingeschichte von Erlangen: Festschrift der physikalisch-medizinischen Sozietät zu Erlangen zur Feier ihres 100jährigen Bestehens, Erlangen 1908. WITSCHEL, Heinrich: Die Physiologie zu Erlangen von der Gründung der Universität bis zum Ausklang der Romantik, Diss. med., Erlangen-Nürnberg 1964. KIRSCHNER, Siegbert: Die Lehrer der Heilkunde der Universität Erlangen 1819-1842, mit Wiedergabe der Vorlesungsverzeichnisse bis 1832, Diss. med., Erlangen 1967. KAULBARS-SAUER, Barbara: Personalbiographien der Professoren der Medizinischen Fakultät der Universität Erlangen 1792-1850, Diss. med., Erlangen 1969. NEIDHARDT, Alice: Medizinische Universitätsklinik Erlangen, Sammlung von Daten und Ereignissen der Klinik im Zeitraum von 1820-1880, Diss. med., Erlangen-Nürnberg 1985.

[2] Michael Jaeger (1795-1838), 1819 Dr. med. (Würzburg), 1822 PD für Chirurgie in Würzburg, 1826 EO für Chirurgie und Direktor der chirurgisch-augenärztlichen Klinik in Erlangen, 1831 O, 1832 O in Würzburg, 1834 O in Erlangen. CALLISEN 9 (1832), S. 383-385, 29 (1841), S. 127-129. Med. Alm. Berl., 1841, S. 137-146. ADB 13 (1881), S. 654-657. HIRSCHBERG 14.2 (1911), § 532, S. 357-359. BLÄ 3 (1931), S. 407 f. RÄBEL, Benedikt: Michael Jaeger, Professor der Chirurgie, Direktor der chirurgisch-augenärztlichen Klinik an der Universität zu Erlangen, Leben und Werk eines Spätromantikers, Diss. med., Erlangen 1951. HEIDACHER, Alfred: Geschichte der chirurgischen Universitätsklinik Erlangen, Bonn 1960, S. 43-57.

[3] Johann Baptist Herz (1802-1865), 1825 Dr. med. (Würzburg), Assistent am Juliusspital in Würzburg, 1827 prakt. Arzt in Würzburg. CALLISEN 8 (1831), S. 438. Würzb. med. Zschr. 3, 1866, S. 35. BLÄ 3 (1931), S. 196.

[4] Rudolph Wagner (1805-1864), 1826 Dr. med. (Würzburg), 1829 Prosektor und PD für Anatomie in Erlangen, 1832 EO, 1833 O für Zoologie in Erlangen, 1840 O für Physiologie, vergleichende Anatomie und Zoologie in Göttingen. CALLISEN 20 (1834), S. 299-302, 33 (1845), S. 196-199. WAGNER, Adolph: Nekrolog von Rudolph Wagner, Nachrichten der kgl. Gesellschaft der Wissenschaften zu Göttingen, 1864, S. 373-399. ADB 40 (1896), S. 573 f. EHLERS, Ernst Heinrich: Göttinger Zoologen, Festschrift zur Feier des 150jährigen Bestehens der kgl. Gesellschaft der Wissenschaften zu Göttingen, Berlin 1901, S. 431-447. BLÄ 5 (1934), S. 816. MÜLLER, Ernst Heinrich: Die Briefe Johannes Müllers an Rudolph Wagner, Diss. med., Düsseldorf 1938. LIND-

bäude, einem ehemaligen Sommerpalais, das im Schlossgarten liegt; in dem schönen Gebäude des Schlosses selbst befinden sich das Naturalienkabinett und die Bibliothek. Die Säle der Anatomie sind sehr geräumig und hell, die Präparatensammlung schon ziemlich bedeutend, aber noch nicht gehörig geordnet. Dr. Wagner, welcher die vergleichende Anatomie vorträgt, sammelt vorzüglich für diese, und die Sammlung der Skelette ist wirklich schon bedeutend. Uns interessierten besonders folgende Präparate: 1) diejenige Abweichung des Verlaufes der Arteria subclavia, wo die linke Subclavia auf der rechten Seite aus dem Arcus aortae oder dem Truncus anonymus entspringt und dann zwischen Oesophagus und Trachea auf die linke Seite geht, wodurch die sogenannte Dysphagia lusoria erzeugt wird; Wagner sagte aber, dass er diese Abweichung ziemlich häufig finde und bestimmt wisse, dass die damit behafteten Leute nicht immer an Dysphagie gelitten haben. 2) Venensteine; ob diese aber nicht vielmehr Verknöcherung seien oder in Steinmasse verwandelte Tuberkeln, wage ich nicht zu bestimmen. 3) Ein Präparat, welches Schneiders[5] Entdeckung [bestätigt], dass die Retina nicht, wie man bis jetzt glaubte, auf dem Corpus ciliare endige, sondern frei auf dem Strahlenplättchen mit kleinen Knötchen. Professor der Anatomie ist Dr. Fleischmann[6], der aber gerade jetzt verreist war.

Bis zehn spazierten wir noch im Hofgarten, an dessen Ende das schöne neue Krankenhaus liegt. Prof. Jaeger zeigte uns nun zuerst die prachtvolle Instrumentensammlung, welche noch von Schreger[7] herrührt, die aber Jaeger mit lobenswertem Eifer vervollständigt; sie ist wohl eine der grössten Sammlungen in Deutschland. Auch die Bandagensammlung ist ausgezeichnet, dürfte aber etwas besser verwahrt sein. Die Sammlung von pathologischen Präparaten ist jetzt noch klein, doch enthält sie einige interessante Stücke, besonders von Exostose des Unterkiefers, welche sich nach innen erstreckt und aus einer ganz elfenbeinähnlichen Masse bestand, Caries centralis des Caput humeri, Karies der unteren Extremität des Oberarms und der oberen des Radius und der Ulna; sie wurden reseziert durch Jaeger, der Kranke war noch in Behandlung. Jaeger ist überhaupt sehr für die Resektion kariöser Gelenkköpfe und wohl nicht mit Unrecht. Die vielen günstigen Erfahrungen sprechen dafür, dass die Kranken später das

---

NER, Bruno: Rudolph Wagner und die Erlanger Schule, Diss. med., Erlangen 1946. LINDNER, Freia: Der Einfluss der Erlanger Arbeiten Rudolph Wagners auf die allgemeine Biologie seiner Zeit, Diss. med., Erlangen 1946. DEGEN, Heinz: Vor hundert Jahren, die Naturforscher-Versammlung in Göttingen und der Materialismusstreit, Naturwissenschaftliche Rundschau 7, 1954, S. 271-277. RATH, Gernot: Josef Hyrtls Briefe an Rudolph Wagner, Gesnerus 19, 1962, S. 155-162. HOFFMANN, Dieter: Die Persönlichkeit des Göttinger Physiologen Rudolph Wagner im Spiegel bisher unveröffentlichter Dokumente aus seinem Nachlass, Diss. med., Göttingen 1964. ROTHSCHUH, Karl Eduard: Physiologie, der Wandel ihrer Konzepte, Probleme und Methoden vom 16. bis 19. Jahrhundert, Freiburg i. Br./München 1968, S. 260 f, 296 f. WOODWARD, William / RAINER, Ulrike: Berufungs-Korrespondenz Rudolph Hermann Lotzes an Rudolph Wagner [13 Briefe vom 1.12.1842 bis 11.4.1844], Sudhoffs Arch. Gesch. Med. 59, 1975, S. 256-386. Dict. scient. biogr. 14 (1976), pp. 116-117. Der Briefwechsel zwischen Rudolph Wagner und Jakob Henle 1838-1862, bearb. und hrsg. von Hans-Heinz EULNER und Hermann HOEPKE, Göttingen 1979. GRUS, Stefan: Korrespondenz für eine Biographie, Detmar Wilhelm Soemmerrings Briefe an Rudolph Wagner, Medizinhist. J. 28(2/3), 1993, S. 229-274.

[5] SCHNEIDER, Eugen: Das Ende der Nervenhaut im menschlichen Auge, eine anatomische Abhandlung, München 1827. Eugen Schneider (1795-1874), Prof. der Anatomie in München, vgl. S. 330.

[6] Gottfried Fleischmann (1777-1850), 1800 Dr. med. (Erlangen), Prosektor, PD, 1818 EO, 1824 O für Anatomie in Erlangen. CALLISEN 6 (1831), S. 323-327, 28 (1840), S. 63 f. NND 28.2 (1850), S. 559 f. ADB 7 (1877), S. 114 f. BLÄ 2 (1930), S. 538. WEIDNER, Hans: Der anatomische Lehrgegenstand und seine Vertretung an der Erlanger Universität in der Zeit von 1743-1850, Diss. med., Erlangen 1953.

[7] Bernhard Nathanael Gottlob Schreger (1766-1825), Prof. der Chirurgie in Erlangen.

Glied wieder recht ordentlich bewegen können⁸. In dem oben erwähnten Falle waren am vierten Tage nach der Operation (damals sahen wir ihn) noch keine schlimmen Zufälle eingetreten, der Kranke hatte wenig Fieber, die Wunde eiterte gut, nur fast etwas zuviel; die bedeutende Höhle, welche durch die Resektion der Knochenpartie entstand, fing schon an, sich mit Granulation zu füllen. Patient wurde ganz trocken verbunden. 2) *Ein schönes Präparat von Nekrose des Humerus*, wobei Jaeger die Meinung äusserte, dass die gewöhnliche Ansicht von der Nekrose falsch sei; die Knochenmasse, in der sich die Kloaken befinden, sei nicht ein neugebildeter Knochen, sondern die äusseren, durch Entzündung aufgetriebenen Lamellen des alten Knochens, und die Sequester seien die abgestorbenen innern Lamellen derselben. (Diese Ansicht hat gewiss vieles für sich, und es ist mir unbegreiflich, dass man nicht schon früher darauf gekommen ist; so wird man dann auch wissen, in was für ein Kapitel man die Exfoliationen der Knochen bringen müsste. Ich möchte diese nennen Necrosis superficialis sive Laminae externae osseae und jene Necrosis profunda sive Laminae internae osseae. Doch das fernere nach reicherer Überlegung; solche Betrachtungen gehören eigentlich nicht hieher, bloss Andeutungen.)

Das Hospital besahen wir uns mit Jaeger von der Küche bis zum Dache⁹. Das Gebäude ist von beträchtlicher Grösse, noch neu und hat viel Ähnlichkeit mit dem Hamburger Krankenhause, doch manche Fehler, auf welche uns auch Jaeger aufmerksam machte. Bei jedem Krankensaale haben wir auf folgendes zu achten: 1) darf keine Überfüllung der Krankensäle sein; 2) Vorrichtungen zum Reinigen der Luft, doch billigt er nicht, dass ein Krankenhaus zu sehr den Winden ausgesetzt sei und tadelt dieses am Hamburger Krankenhaus; 3) die Fenster sollen mitten an der Wand des Zimmers angebracht sein, damit nicht die Zugluft die Betten der Kranken bestreiche, welches geschieht, wenn die Betten neben den Fenstern stehen; dieses tadelt er am Erlanger Krankenhause; 4) der Ofen soll mitten im Zimmer stehen, damit die Wärme gleichmässig verbreitet werde; dieses lobt er am Hamburger Krankenhause; 5) für jedes Zimmer nur einen Abtritt und zwar am besten die Hamburger Einrichtung, allenfalls wie in Berlin mit mehreren Brillen; in Erlangen und in Bamberg nehmen die Abtritte zuviel Platz weg. Alles ist äusserst reinlich; jeder Patient hat sein eigenes kleines Nachttischchen, sein Waschtuch etc.

Der Operationssaal ist hell und geräumig. Sehr einfach und doch zweckmässig der Operationstisch; er ist von mässiger Höhe und entbehrt des Mechanismus, um denselben höher oder niedriger stellen zu können, was Jaeger – und wohl mit Recht – für überflüssig hält. Das Tischblatt kann man abheben; es ist bloss durch Klammern mit dem Gestelle vereinigt. Dadurch erreicht man den Vorteil, dass man den Operierten gleich auf dieser Matratze ins Bett transportieren kann. Das Bett kann an eigenen Handheben gefasst werden. Um Rücken und Kopf höher legen zu können, ist eine einfache Einrichtung, ein schiefes Brett, angebracht, welches vor- und rückwärts geschoben, mehr oder weniger höher oder ganz niedergelegt werden kann und in jeder Lage durch Stellstäbe erhalten wird.

---

⁸ Vgl. dazu RIED, Franz: Die Resektion der Knochen, mit besonderer Berücksichtigung der von Dr. M. Jaeger ausgeführten derartigen Operationen, Nürnberg 1860.

⁹ Zum 1824 vollendeten Universitätskrankenhaus in Erlangen: JETTER, Dieter: Grundzüge der Krankenhausgeschichte (1800-1900), Darmstadt 1977, S. 31. NEIDHARDT, Alice: Medizinische Universitätsklinik Erlangen, Sammlung von Daten und Ereignissen der Klinik im Zeitraum von 1820-1880, Diss. med., Erlangen-Nürnberg 1985. MURKEN, Axel Hinrich: Vom Armenhospital zum Grossklinikum, die Geschichte des Krankenhauses vom 18. Jahrhundert bis zur Gegenwart, Köln 1988, S. 77 f.

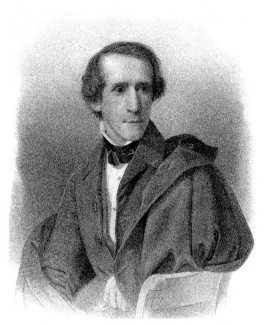
Rudolph Wagner (1805-1864), Prosektor und Privatdozent für Anatomie in Erlangen.

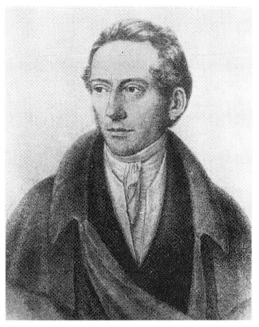
Michael Jaeger (1795-1838), Prof. der Chirurgie in Erlangen.

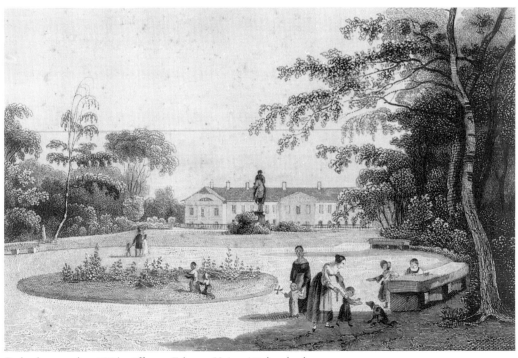
Parkanlage vor dem 1824 eröffneten Erlanger Universitätskrankenhaus.

Die chirurgische Klinik hält Jaeger alle Tage von elf bis halb eins. Es kamen immer sehr schöne und viele chirurgische Fälle vor, vide «Übersicht der in der chirurgisch-augenärztlichen Klinik des königlichen Universitätskrankenhauses zu Erlangen von 1826-29 behandelten Kranken» etc[10]. Jaeger lässt fast alle Operationen von seinen Schülern machen. Er kann wie Langenbeck in Göttingen nur solche Kranke aufnehmen, welche ihm gefallen. Im Klinikum sahen wir den oben erwähnten Patienten, an welchem die Resectio humeri etc. gemacht wurde, und mehrere in Heilung begriffene Pseudoerysipelas; dieses sieht er an für eine Zellgewebsentzündung, muss jedoch zugeben, dass man bei der Sektion meistens die Venen des leidenden Teiles obliteriert findet, was für Schlemms[11] Ansicht, dass dasselbe eine Venenentzündung sei, spräche. Die Zellgewebsentzündungen spielen bei Jaeger eine grosse Rolle, und [er] sagt, er wolle lieber, dass seine Schüler diese richtig kennen als dass sie operieren können.

Das medizinische Klinikum im Krankenhause steht unter der Leitung von *Prof. Henke*[12], welcher jedoch beliebter ist bei seinen Vorlesungen als am Krankenbette; er war aber verreist[13].

Ausser Henke ist noch ein beliebter Professor der Medizin in Erlangen, *Leupoldt*[14], in den physikalischen Wissenschaften *Kastner*[15], für die Geburtshilfe ein junger Mann, dessen Name mir entfallen, welcher aber beliebt ist[16].

Diese Universität gehört eigentlich zu den flotteren; die Kleinheit der Stadt macht, dass die Studenten sich allenthalben sehen, und das gute Bier reizt sie sehr zum Pokulieren. Daher kommt es, dass sogar die Theologen, welche hier die grösste Zahl der Studenten ausmachen,

---

[10] JAEGER, Michael: Übersicht der in der chirurgisch-augenärztlichen Klinik des kgl. Universitätskrankenhauses zu Erlangen vom 1. Oktober 1826 bis zum 1. Oktober 1827 behandelten Krankheitsfälle und verrichteten Operationen, Erlangen 1828. Vgl. auch HEIDACHER, Alfred: Geschichte der Chirurgischen Universitätsklinik Erlangen, Bonn 1960.

[11] Friedrich Schlemm (1795-1858), Prof. der Anatomie in Berlin. SCHLEMM, Friedrich: De arteriarum praesertim faciei anastomosibus, Diss. med., Berlin 1821.

[12] Adolph Christian Heinrich Henke (1775-1843), 1799 Dr. med. (Helmstädt), 1805 EO für Medizin in Erlangen, 1818 O für Therapie, innere Klinik und Gerichtsmedizin, 1828 Direktor des Universitätskrankenhauses. CALLISEN 8 (1831), S. 337-347, Bd. 28 (1840), S. 471-473. NND 21.2 (1843), S. 728-732. WAGNER, Rudolph: Erinnerungen an Dr. Adolph Henke, biographische Skizze von seinem Schwiegersohne, Zschr. f. d. Staatsarznk. 24, 1844, S. 1-52. BLÄ 3 (1931), S. 159-161. REICHEL, Julius: Über die Entwicklung der gerichtsmedizinischen Vorlesungen an der Universität Erlangen von 1800 bis zur Gegenwart, Diss. med., Erlangen 1958. BAUER, Max: Studien über Leben und Werk Adolph Henkes, Diss. med., Erlangen 1960.

[13] Zur inneren Medizin: SAILER, Karl-Ludwig: Die innere Medizin an der Universität Erlangen-Nürnberg seit dem Bestehen der medizinischen Klinik, mit einem personal-bibliographischen Anhang, Diss. med., Erlangen 1972.

[14] Johann Michael Leupoldt (1794-1874), 1818 Dr. med. (Erlangen), 1819 PD, später EO, 1826 O für Medizin in Erlangen. CALLISEN 11 (1832), S. 298-302, 30 (1842), S. 32-34. BLÄ 3 (1931), S. 759.

[15] Karl Wilhelm Gottlob Kastner (1783-1857), Prof. für Chemie und Physik in Erlangen.

[16] Philipp Anton Bayer (1791-1832), 1816 Dr. med. (Würzburg), 1821 zweiter Arzt am klinischen Institut in Erlangen, 1826 EO der Geburtshilfe in Erlangen, Direktor der Entbindungsanstalt. CALLISEN 1 (1830), S. 507 f, 26 (1838), S. 184 f. NND 10.2 (1832), S. 947. BLÄ 1 (1929), S. 393 f.
Zur Geburtshilfe in Erlangen: BAYER, Philipp Anton: Erste Nachricht von der Entbindungsanstalt der kgl. Universität Erlangen, Erlangen 1828. FROMMEL, Richard: Die Entwicklung des geburtshilflich-gynäkologischen Unterrichts an der Universität Erlangen, Festschrift, Seiner kgl. Hoheit dem Prinzregenten Luitpold von Bayern zum achtzigsten Geburtstage dargebracht von der Universität Erlangen, Leipzig/Erlangen 1901. DEUERLEIN, Ernst: Hundert Jahre Erlanger Frauenklinik, Erlanger Heimatblätter 7, Erlangen 1928. MEILER, Hans: Aus den Anfängen der Frauenklinik in Erlangen, Diss. med., Erlangen 1941. KURZ, Willi: Geschichtliches und Medizinisches über die Entbindungsanstalt zu Erlangen zur Zeit Dr. Eugen Rosshirts, 1833-1868, Diss. med., Erlangen 1943.

doch sehr wenig arbeiten und den ganzen Nachmittag auf der Kneipe liegen. Das Verhältnis gegen die Philister ist etwas besser als in Göttingen.

Die beiden Reisenden trafen in Erlangen auf einige Landsleute, die sie durchaus nicht ohne gemeinsam verbrachten lustigen Abend unter den Burschenschaftlern gehenlassen wollten. Nach der Rückkehr nach Nürnberg ging die Reise am 28. August weiter nach Donauwörth Richtung Augsburg. Überall in den Ortschaften waren Triumphbögen und Verzierungen an den Häusern angebracht, da am Vortag das bayerische Königspaar die Strasse passiert hatte. In der Stadt Augsburg, wegen der Anwesenheit des königlichen Hofstaates mit Fremden überhäuft, gestaltete sich die Suche nach einer Unterkunft besser als erwartet; dafür mussten die beiden Ärzte das Zimmer mit einer Reisebegleiterin teilen, «einem jungen, hübschen, aber doch honetten Frauenzimmer aus München». Nach einem Spaziergang durch die festlich illuminierte, sehr lebhafte Maximilianstrasse und einem Nachtschoppen legten sich die beiden vergnügt schlafen, «ohne einer Versuchung zu erliegen».

Am Mittag des nächsten Tages verfolgten sie am Strassenrand die feierliche Abfahrt des Königs unter Glockengeläute, Kanonendonner, Musik und Vivatrufen; das Monarchenpaar erwiderte die Ehrenbezeugung der Volksmasse mit freundlichem Zunicken.

München 31. August bis 19. Oktober 1829

In München trafen die beiden Zürcher zahlreiche Landsleute und von Muralts Vater, der ihnen von den Ereignissen in der Heimat berichtete, ihnen manch nützliche Reisebelehrungen erteilte, sich aber doch gerne in die Launen der Jugend schickte und fröhlich unter Fröhlichen war. Nach der strengen Tagesarbeit in den Kliniken verbrachten sie die Abende im Theater oder im geselligen Kreis. Als regelmässige Gäste der Familie des Obermedizinalrats Andreas Koch lernten sie einige Münchner Privatdozenten der Medizin kennen. Im königlichen Hoftheater studierten sie die seit dem Brand von 1823 getroffenen Löschvorrichtungen. Weitere Besuche galten etwa der Leuchtenbergischen Bildergalerie, der Bildergalerie in Schleissheim oder dem königlichen Lustschloss Nymphenburg mit Porzellanfabrik und Mädchenpensionat. Die vom König besonders geförderte Glyptothek für Bildhauerarbeiten war im Innern noch nicht ganz vollendet, der Bau der Pinakothek für Gemälde stand erst am Anfang.

Dank der terrassenförmigen Umgebung der Theresienwiese vermochte eine ungeheure Menschenmenge dem Oktoberfest zu folgen, ohne dass man sich gegenseitig die Sicht geraubt hätte. Um das königliche Zelt befanden sich die Ausstellungen des preisgekrönten Viehs und der Pferde sowie von landwirtschaftlichen Produkten und Geräten. Nach einem Rennen mit dreissig Pferden paradierten die schönsten Tiere am König vorbei. Da die österreichischen Pässe einige Tage auf sich warten liessen, unternahmen die Freunde einen Ausflug zum Starnberger See mit Kahnfahrt auf die Insel Wörth.

11. September. Morgens nach dem Klinikum auf den Gottesacker, welcher in der Ludwigsvorstadt, aber ausser dem Bezirke der Häuser liegt. Derselbe ist sehr gross, vornehm, mit manchen sehr schönen Grabstätten und einem herrlichen Totenhause, in welchem aber die Toten bloss hineingelegt werden, ohne sie mit einem Glöckchen oder Wecker in Verbindung zu setzen, die Vornehmeren auf Matratzen, die Ärmeren in den Särgen. Jeden Tag macht der angestellte Arzt seinen Besuch, und wenn er durch die eingetretene Fäulnis den Tod für gewiss anerkennt, so wird dann noch in den meisten Fällen die Sektion gemacht. Dieser Gottesacker ist für die ganze Stadt bestimmt.

12. September. Nach dem Klinikum in das grosse Strafarbeitshaus in der Vorstadt Au[1]. Diese ausgezeichnete Anstalt wurde von Baron Vefeld[2] mit unsäglicher Mühe eingerichtet. Alle Sträflinge werden hier aufgenommen und nach ihrer Fähigkeit zu den verschiedenen Handwerken verteilt. Jetzt sind 650 Sträflinge in der Anstalt, die besseren abgesondert von den schlechteren, in grossen Sälen Schuhmacher, Schneider, Tischler etc. Die Hauptsache ist aber die Tuchfabrik, in welcher die meisten beschäftigt sind. Jedem ist vorgeschrieben, wieviel er in der Woche arbeiten muss; arbeitet er zu wenig, so wird sparsame Diät angewendet, bei Wiederholung der Übertretung Prügel; arbeiten sie mehr, so können sie sich etwas verdienen. Die Wohnungen sind gesund, selbst diejenigen der Kettensträflinge, welche nur drei oder vier in Gewölben zusammenwohnen. Essen haben sie gut, wenn sie sich recht halten; jeder hat sein eigenes Bett. Die Kranken werden in sehr gut eingerichteten Krankensälen trefflich besorgt. Die Bewachung der Sträflinge geschieht teils durch bewaffnete Aufseher, teils durch Militär, teils durch grosse, starke Hunde. Durch diese treffliche Einrichtung erreicht man folgende Vorteile: 1) Alle Sträflinge sind nützlich beschäftigt, 2) statt dass der Staat für dieselben ein enormes Geld ausgeben muss, macht die Anstalt noch bedeutenden Vorschuss. Für das Militär wird fast alles Tuch hier fabriziert, so auch die Schuhe und die Kleider.

Noch kann ich nicht unterlassen, die Bemerkung zu machen, dass es mir beim Besuche der Kettensträflinge, überhaupt der ärgeren Verbrecher, auffiel, wie die meisten nicht nur verstörte Gesichter, sondern wirklich den der Geisteskranken ähnliche Physiognomien hatten, einige wie Blödsinnige, andere denen ähnlich, die mit partiellem periodischem Wahnsinn etc. befallen sind. Ich will gerne zugeben, dass der traurige Zustand im Gefängnisse grossen Einfluss auf eine melancholische Physiognomie haben möge, doch mag sich mancher Verbrecher dem Zustande eines Geisteskranken nähern.

14. September. Nach dem Klinikum besahen wir das Naturalienkabinett in der Universität. Es enthält manche Seltenheiten und ist ziemlich gut, doch etwas gedrängt aufgestellt. Unter den Säugetieren zeichnet sich ein zweihörniges Nashorn [und ein] Elentier etc. aus. Besonders bemerkenswert ist aber die brasilianische Sammlung von Spix[3] und Martius[4], welche wohl die

---

[1] Zum 1807 im früheren Paulaner-Kloster eingerichteten Zuchthaus für männliche Sträflinge: VEFELD, J. B. von: Freimütige Gedanken über die Verminderung der Kriminalverbrechen, München 1810. Ders.: Die Beschäftigungsweise der Kriminal-Strafanstalt München, München 1819. MURALT, Leonhard von: Darstellung der Strafarbeitsanstalten in München und Innsbruck, Zürich 1829. WIBMER, Carl: Medizinische Topographie und Ethnographie der kgl. Haupt- und Residenzstadt München, 2. H., München 1863, S. 83 f. PEITZSCH, Wolfram: Kriminalpolitik in Bayern unter der Geltung des Codex Juris Bavari criminalici von 1751, Schriftenreihe der Juristischen Fakultät, München 1968. BAUMANN, Angelika: «Armuth ist hier wahrhaft zu Haus ...», vorindustrieller Pauperismus und Einrichtungen der Armenpflege in Bayern um 1800, München 1984.

[2] Baron J. B. von Vefeld, Zuchthauskommissar in München, 1805 Leiter der bayerischen Zuchthausverwaltung.

[3] Johann Baptist von Spix (1781-1826), Dr. med., Konservator der zoologischen Sammlung in München.

[4] Karl Friedrich Philipp von Martius (1794-1868), 1814 Dr. med. (Erlangen), 1816 Adjunkt der kgl. Akademie der Wissenschaften in München, 1826 O für Botanik, 1832 Direktor des Botanischen Gartens. CALLISEN 12 (1832), S. 278-283, 30 (1842), S. 260 f. EICHLER, A. W.: C. F. Ph. von Martius, Nekrolog, Flora 52, 1869, S. 3-13, 17-24. MEISSNER, C. F.: Denkschrift auf Carl Friedrich Philipp von Martius, München 1869. SCHRAMM: Martius, sein Leben und Charakterbild, 2 Bde, 1869, Ann. Acad. roy. de Belg. 37, 1872, pp. 257-294. ADB 20 (1884), S. 517-527. GÖBEL, Karl: Zur Erinnerung an K. F. Ph. von Martius, Gedächtnisrede,

reichste in Deutschland sein mag. Ausser der Zoologie befindet sich auch noch eine Sammlung von Kleidern, Gerätschaften und Waffen der Brasilianer da, und für uns besonders interessant war der Bogen und Pfeil dieser Wilden, womit sie zur Ader lassen. Auch das mineralogische Kabinett enthält prachtvolle Exemplare, wird aber nicht benutzt. Dr. Agassiz[5] wird das Werk

München 1905. Carl Gustav Carus und Carl Friedrich Philipp von Martius, eine Altersfreundschaft in Briefen, hrsg. von G. SCHMID, Halle 1939. ARAUJO, Carlos da Silva: Von Martius e o Cristo que ofertou ao Brasil, Jornal de Commercio, Rio de Janeiro, 1941. MERXMÜLLER, Hermann: Carl Friedrich Philipp von Martius, conferência pronunciada na Academia Bávara de Ciências, em Munique [...] 1968, por ocasiao do centenário da morte do naturalista bávaro, Sao Paulo 1971. Dict. scient. biogr. 9 (1974), pp. 148-149. WUSCHEK, Erwin: Die Beiträge des Botanikers Carl Friedrich Philipp von Martius zur Pharmakognosie und zur Erforschung tropischer Nutzpflanzen, mit einer Bearbeitung seines «Systema Materiae Medicae Vegetabilis Brasiliensis» von 1843, Diss. rer. nat, München 1989.

[5] Louis-Jean-Rodolphe Agassiz (1807-1873), Zoologe und Glaziologe, 1829 Dr. phil. (Erlangen), 1830 Dr. med. (München), 1832 Lehrer für Naturgeschichte in Neuchâtel, 1847 Prof. am Lawrence-Institut der University of Harvard in Cambridge. CALLISEN 26 (1838), S. 17. Rep. Smithson. Inst., 1873, pp. 198-210. Pop. Sc. Month., 1874, IV, pp. 608-618. BLANCHARD, Emile: Un naturaliste du dix-neuvième siècle, Louis Agassiz, Paris 1875. LUSE, J. P.: Agassiz, the lessons of his life, Louisville 1877. Nature, London, 19, 1878/79, pp. 573-576. GUYOT, Arnold Henry: Memoir of Louis Agassiz, Princeton 1883. AGASSIZ, Elisabeth Cabot: Louis Agassiz, his life and correspondence, 2 vols., Boston 1885. Dies.: Louis Agassiz, Leben und Briefwechsel, deutsch von C. METTENINS, Berlin 1886. Dies.: Louis Agassiz, sa vie et sa correspondance, traduit de l'anglais par Auguste MAYOR, Paris 1887. MARCOU, Jules: Life, letters and works of Louis Agassiz, 2 vols., New York 1896, new ed. 1972. JAMES, William: Louis Agassiz, Cambridge 1897. Centenaire de la naissance de Louis Agassiz, Bulletin de la Société Vaudoise de la Science naturelle 48, 1907, pp. 303-386. TRIBOLET, Maurice de: Louis Agassiz et son séjour à Neuchâtel de 1832 à 1846, Neuchâtel 1907. BLÄ 1 (1929), S. 42-44. KELLER, C.: Louis Agassiz und seine Stellung in der Biologie, Verhandlungen der Naturforschenden Gesellschaft 40(2), 1929, S. 43-52. LEIBACHER, O.: J. L. R. Agassiz, Schweizer aus eigener Kraft, Lebensskizzen berühmter Auslandschweizer, Zürich 1936, S. 149-163. ROBINSON, Mabel L.: Louis Agassiz, aus dem Englischen übertragen von Hans KLÄUI, Zürich 1941. Schweizer Ärzte als Forscher, Entdecker und Erfinder, Basel 1946, S. 63 f. LURIE, Edward: Louis Agassiz and the races of man, Isis 45, 1954, pp. 227-242. BARON, Walter: Zu Louis Agassiz's Beurteilung des Darwinismus, nach unveröffentlichten handschriftlichen Notizen, Sudhoffs Arch. Gesch. Med. 40, 1956, S. 259-277. HALL, Tharp Louise: Adventurous alliance, the story of the Agassiz family of Boston, Boston 1959. MAYR, Ernst: Agassiz, Darwin, and evolution, Harvard Library Bulletin 13, 1959, pp. 165-194. LURIE, Edward: Louis Agassiz, a life in science, Chicago 1960. COLEMAN, William: A note on the early relationship between Georges Cuvier and Louis Agassiz, J. Hist. Med. 18(1), 1963, pp. 51-63. HERBER, Elmer Charles: Correspondence between Spencer Fullerton Baird and Louis Agassiz, two pioneer American naturalists, Washington 1963. DAVIES, Gordon L.: The tour of the British Isles made by Louis Agassiz in 1840, Ann. Sci. 24, 1968, pp. 131-146. WEIR, J. A.: Agassiz, Mendel, and heredity, J. Hist. Biol. 1, 1968, pp. 179-203. RUDWICK, M. J. S.: The Glacial Theory [Essay Review], Agassiz, Louis: Studies on glaciers, preceded by the discourse of Neuchâtel, translated and ed. by Albert V. CAROZZI, New York 1967, Hist. Sc. 8, 1969, pp. 136-157. Dict. scient. biogr. 1 (1970), pp. 72-74. PFEIFER, David E.: Louis Agassiz and the origin of the species, Studies in philosophy and the history of science, ed. by M. FISCH, 1970, pp. 87-105. Louis Agassiz, Vorträge an der Gedenkfeier zum 100. Todestag, gehalten an der 153. Jahresversammlung der Schweizerischen Naturforschenden Gesellschaft in Lugano, Denkschriften der Schweizerischen Naturforschenden Gesellschaft 89, 1973. BALMER, Heinz: Louis Agassiz, Gesnerus 31(1/2), 1974, S. 1-17. LURIE, Edward: Nature and the American mind, Louis Agassiz and the culture of science, New York 1974. SURDEZ, Maryse: Catalogue des archives de Louis Agassiz, Bulletin de la Société Neuchâteloise des Sciences naturelles 97, 1974, pp. 1-202. THUILLER, P.: Un anti-évolutioniste exemplaire, Louis Agassiz, il y a cent ans mourait Louis Agassiz, Rev. Quest. sci. 145, 1974, pp. 195-215. BALMER, Heinz: Louis Agassiz, der Mann und sein Werk, Denkschriften der Schweizerischen Naturforschenden Gesellschaft 89, 1975, S. 11-20. KUHN-SCHNYDER, Emil: Louis Agassiz als Paläontologe, ebenda, S. 23-112. PORTMANN, Jean-Pierre: Louis Agassiz et l'étude des glaciers, ebenda, S. 115-142. CAMPBELL, Ian / HUTCHINSON, David: A question of priorities, Forbes, Agassiz, and their disputes on glacier observations, Isis 69, 1978, pp. 388-399. DEXTER, R.

von Spix über die Zoologie Brasiliens fortsetzen und besonders das Kapitel der Fische bearbeiten[6].

Am Nachmittag gingen wir in die Fronfeste, einem Meisterwerk der Baukunst. Die Gefängnisse sind alle so fest, dass es sehr geringer Bewachung bedarf. Wir konnten leider die Gefängnisse selbst nicht sehen, da sie alle voll waren; die Kriminalverbrecher einzeln in einem Zimmer, mehrere zusammen in einem Zimmer die mit Zivilprozess Behafteten. Hierher kommen alle, welche verhört werden müssen, daher eine Masse Verhörzimmer; und ferner kommen die meisten hierher, welche nur für kurze Zeit gefangen sitzen. Im Hofe, der wieder mit einer sehr hohen Mauer umgeben ist, steht eine Wache, aber nicht bewaffnet, und drei grosse Hunde, welche jeden Lärm gleich bemerken; ferner eine Einrichtung zur Fortschaffung des Unrates, nämlich ein grosses steinernes Behältnis, aus dem mehrere Kanäle führen. Alle Tage werden nun die Nachtstühle darin geleert und durch hineinströmendes Wasser weggeführt.

Allgemeines Krankenhaus

Es liegt in der Ludwigsvorstadt ausserhalb des Sendlinger Tores ganz frei, von keinen Häusern umgeben[1]. Es ist desnahen auf allen Seiten den Luftströmungen ausgesetzt, doch herrscht in

---

W.: The impact of evolutionary theories on the Salem group of Agassiz zoologists, Essex Inst. Hist. Collect. 115(3), 1979, pp. 144-171. WINSOR, M. P.: Louis Agassiz and the species question, Stud. Hist. Biol. 3, 1979, pp. 89-138. DUFOUR, Christophe: Louis Agassiz, naturaliste romantique, et les premières collections du Musée d'Histoire naturelle Neuchâtel, Neuchâtel 1983. OPPENHEIMER, Jane M.: Louis Agassiz as an early embryologist in America, science and society in early America, ed. by R. S. KLEIN, Philadelphia 1986, pp. 393-414. MACKIE, G. O.: Louis Agassiz and the discovery of the coelenterate nervous system, Hist. Philos. Life Sci. 11, 1989, pp. 71-81.

[6] AGASSIZ, Louis-Jean-Rodolphe: Selecta genera et species piscium quas in itinere per Brasiliam annis 1817-1820 collegit et pingendos curavit J. B. Spix, digessit, descripsit et observationibus anatomicis illustravit L. Agassiz, München 1829.

[1] Zur 1826 von Landshut nach München verlegten Universität: Das Matrikelbuch der Universität Ingolstadt-Landshut-München, Rektoren, Professoren, Doktoren 1472-1872, Kandidaten 1772-1872, hrsg. von Franz Xaver FRENINGER, München 1872. PRANTL, Carl: Geschichte der Ludwig-Maximilians-Universität in Ingolstadt, Landshut, München, zur Feier ihres 400jährigen Bestehens, 2 Bde, München 1872. MÜLLER, Karl Alexander von (Hrsg.): Die wissenschaftlichen Anstalten der Ludwig-Maximilians-Universität zu München, Chronik zur Jahrhundertfeier, München 1926. GEIGER, Franz: Die Universität München, ihre Anstalten, Institute und Kliniken, Düsseldorf 1928. PÖLNITZ, Götz von: Denkmale und Dokumente zur Geschichte der Ludwig-Maximilians-Universität Ingolstadt-Landshut-München, München 1942. 500 Jahre Universität Ingolstadt-München, Donau-Kurier, Juni 1972. Ludwig-Maximilians-Universität Ingolstadt, Landshut, München, 1472-1972, im Auftrag von Rektor und Senat hrsg. von Laetitia BOEHM und Johannes SPÖRL, Berlin 1972. Die Ludwig-Maximilians-Universität in ihren Fakultäten, im Auftrag von Rektor und Senat hrsg. von Laetitia BOEHM und Johannes SPÖRL, 2 Bde, Berlin 1972-1980. BUZAS, Ladislaus: Bibliographie zur Geschichte der Universität Ingolstadt-Landshut-München 1472-1982, München 1984. BRUCH, Rüdinger vom / MÜLLER, Rainer A.: Erlebte und gelebte Universität, die Universität München im 19. und 20. Jahrhundert, Pfaffenhofen 1986.
Zur Medizinischen Fakultät: BACHMANN, Werner: Die Gründung der ersten Medizinischen Fakultät in München 1823, Aufbruch der empirischen Medizin in Bayern, Münch. med. Wschr. 110, 1968, S. 2568-2573. GOERKE, Heinz: Die Medizinische Fakultät von 1472 bis zur Gegenwart, Die Ludwig-Maximilians-Universität in ihren Fakultäten, Bd. 1, Berlin 1972, S. 185-280. LOCHER, Wolfgang: Die Medizinische Fakultät der Universität München im 19. Jahrhundert, Schriftenreihe der Münchener Vereinigung für Geschichte der Medizin 15, München 1985.

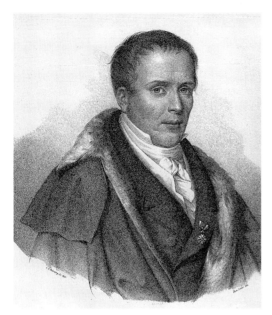

Ernest von Grossi (1782-1829), Prof. der Medizin und Chef der medizinischen Abteilung am Allgemeinen Krankenhaus in München.

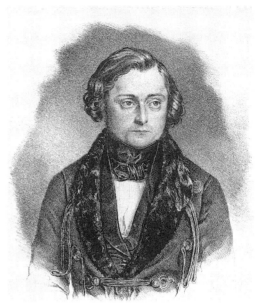

Philipp Wilhelm (1798-1840), Prof. der Chirurgie und Chef der chirurgischen Abteilung am Allgemeinen Krankenhaus in München.

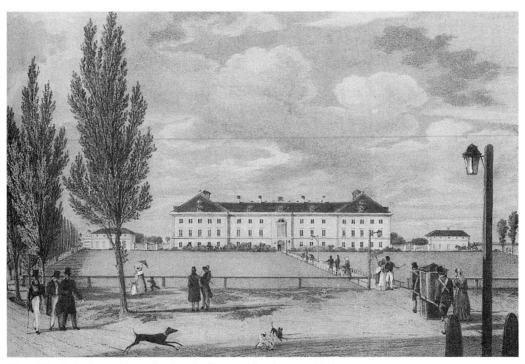

Das 1808-1813 erbaute Allgemeine Krankenhaus in München, um 1830.

den Korridors kein so bedeutender Zugwind wie zum Beispiel in Hamburg. Ein grosser Garten hinter dem Krankenhause und der freie Platz vor demselben dienen zweckmässig zur Bewegung der Rekonvaleszenten in freier Luft.

Das Gebäude bildet zwei Vierecke, in denen 34 geräumige Säle angebracht sind, auch 60 kleinere Zimmer für einzelne Patienten, welche sich der ärztlichen Besorgung gegen Bezahlung unterwerfen. Sie bezahlen für den Tag 1 Gulden 36 Kreuzer, haben dafür Kost, Bedienung und ärztliche Besorgung frei. Es kommen besonders solche dahin, die sich operieren lassen wollen, und solche, die heimlich gebären müssen. Eine eigene Abteilung bilden ferner die Zimmer für die Juden, welche auch ihre eigene Küche haben. Abgeschlossen sind die Zimmer für das königliche Gesinde und für dasjenige des Herzogs von Leuchtenberg[2]; abgeschlossen sind ebenfalls die Zimmer der Krätzigen und Syphilitischen. Ganz abgesondert sind die chirurgischen Patienten von den medizinischen, sowie auch eine ziemlich bedeutende Gebäranstalt sich hier befindet.

Das Gebäude hat Raum für 700 bis 800 Kranke, gewöhnlich sind aber nur 400 darin.

Die Krankensäle sind alle gleich gross, auch ganz gleich gebaut, sehr hoch und geräumig, und in jedem stehen nur zwölf Betten, gewöhnlich aber nur acht, jedes in beträchtlicher Entfernung von dem andern. Neben jedem steht ein kleiner Tisch, worauf die Medizinen stehen, und ein Uringlas, retortenartig geformt wie eine Kugel, auch ein blechernes Becken für die Sputa. Die Bettstellen sind von Holz, mit einer Matratze, einem Kopfkissen und einer wollenen Decke. Der Fussboden der unteren Zimmer, wo auch die klinischen Säle sind, ist mit Steinplatten belegt, indem sie glauben, die Wärme des Zimmers leide dadurch nicht mehr als durch einen Holzboden; dagegen seien jene viel reinlicher zu halten und nehmen Contagia und Miasmen nicht an, so dass sie in diesem Hospitale zum Beispiel nichts von Nosokomialbrande wissen wollen. Der Fussboden der oberen Zimmer dagegen ist von Holz. In jedem Zimmer ist nur ein Fenster, dieses ist aber sehr gross, nimmt fast die ganze Höhe des Zimmers ein und ist wohl über 6 Fuss breit. Es ist in der Mitte der vordern Wand jedes Zimmers angebracht, so

---

Zum 1808-1813 erbauten Allgemeinen Krankenhaus: HÄBERL, Franz Xaver: Wünsche und Vorschläge zur Errichtung eines Allgemeinen Krankenhauses in München, München 1799. Das neue öffentliche Krankenhaus zu München, die Bedingungen zur Aufnahme der Kranken in dasselbe, die Eröffnung einer Versicherungs-Anstalt für Nichtarme und die Festsetzung der Verpflegungsgebühren für bezahlende Gäste, München 1813. MARTIN, Anselm: Geschichtliche Darstellung der Kranken- und Versorgungsanstalten zu München mit medizinisch-administrativen Bemerkungen aus dem Gebiete der Nosokomialpflege, München 1834. THORR, Joseph: Darstellung der baulichen und innern Einrichtungen eines Krankenhauses, durch die Organisationsverhältnisse des städtischen Allgemeinen Krankenhauses in München erläutert, München 1847. Ders.: Die Leistungen des Allgemeinen Krankenhauses in München von der Eröffnung bis zum Jahre 1854, zugleich die Erfahrungen, welche während dieser 40 Jahre für die Hospitalpflege sich ergeben haben, München 1854. STROMEYER, Georg Friedrich Louis: Erinnerungen eines deutschen Arztes, Bd. 1, Hannover 1875, S. 300-302. KERSCHENSTEINER, Hermann: Geschichte der Münchener Krankenanstalten, insbesondere des Krankenhauses links der Isar, Annalen der städtischen allgemeinen Krankenhäuser zu München 15, 1909-1910, München 1913. Ders.: Geschichte der Münchener Krankenanstalten, insbesondere des Krankenhauses links der Isar, 2. Aufl., München/Berlin 1939. BINGOLD, Konrad: Das Krankenhaus links der Isar in München, Münch. med. Wschr. 1954, Beilage 2. WOLF, Jörn Henning: Zur Geschichte der Medizin in München, Krankenhäuser in den vergangenen Jahrhunderten, Medizinisches Handbuch für München, München 1970. MÜLLER, Brigitte: Das Allgemeine Krankenhaus zu München im Eröffnungsjahr 1813/14, Diss. med., München 1984. LOCHER, Wolfgang: 175 Jahre Medizinische Klinik Innenstadt der Universität München, vom Allgemeinen Krankenhaus zur Universitätsklinik, München 1988.

[2] Karl August Eugen Napoleon Herzog von Leuchtenberg (1810-1835).

dass die Betten zu beiden Seiten desselben stehen, also nicht von dem Luftzuge desselben bestrichen werden. Wenn man von dem Korridor in einen Krankensaal treten will, so kommt man zuerst durch eine grosse Türe in einen kleinen Gang, der noch von dem Krankenzimmer durch eine Glastüre abgeschlossen ist. Zwischen zwei Haupttüren befinden sich zwei bis vier Säle, welche alle durch kleine Gänge vereinigt sind, in denen teils durch die später noch zu beschreibenden Vorrichtungen durch Röhren immer Wasser zugeleitet wird, welches zum Reinigen und zum Kochen der Kataplasmen etc. benutzt wird, zu welch letzterm Zwecke auch ein kleiner Ofen in jedem Gange befindlich ist.

Vorzüglich bemerkenswert ist ferner die Einrichtung zur Reinigung der Luft. Auf jedem der beiden Hauptgebäude befindet sich in der Mitte ein Türmchen, das frei aus dem Dache herausragt; diese Türmchen haben nach allen Winden nur durch Jalousie-Läden gedeckte Öffnungen. Innerhalb des Türmchens sind diese Öffnungen bedeckt durch Läden aus dickem Papier, welche sich leicht unten öffnen. An derjenigen Seite nun, wo der Wind andringt, öffnet sich dieser Laden und lässt die Luft ins Türmchen eindringen; dadurch wird die schon darin vorhandene Luft niedergedrückt und in grosse Kanäle fortgetrieben, welche nach vier Richtungen ins Haus hingehen. Aus diesen grösseren Kanälen gelangt die Luft in immer kleinere, bis sie in denjenigen eindringt, welcher in das Krankenzimmer selbst führt; hier dringt sie in die hohle eiserne Kapsel, welche den Ofen umgibt, und aus dieser durch mehrere Öffnungen ins Zimmer. Dadurch, dass die Luft zuerst den Ofen bestreicht, erreicht man den Vorteil, dass sie im Winter schon erwärmt ins Zimmer eindringt. Die im Zimmer befindliche unreine Luft wird hiedurch gedrängt und durch teils im Boden, teils an den Seitenwänden befindliche Löcher, die mehr oder weniger geöffnet werden können, wieder in Kanäle fortgetrieben, dadurch an die äussere Seite des Ofens geleitet, dahin, wo das Feuer angezündet wird. Hier dient sie im Winter teils zum Anblasen des Feuers, teils wird sie dadurch zerstört. Im Sommer aber geht diese verdorbene Luft durch die Kamine weg. Ebenso sind auf den Korridors Öffnungen in den Wänden, durch welche die verdorbene Luft passiert. So schön diese Vorrichtung ist, so ist sie doch nicht völlig hinreichend zur völligen Luftreinigung; oft müssen noch die Fenster aufgesperrt werden, und mancher Stoff, zum Beispiel der Eitergeruch, ist doch immer in den Zimmern zu bemerken. Deswegen wäre wohl auch hier noch Unterstützung mit Chlorsäure zuträglich.

Die Erwärmung der Zimmer geschieht, wie schon bemerkt, durch die den Ofen bestreichende und dadurch erwärmte Luft. Diese Einrichtung hat aber wieder den Nachteil, dass die Wärmeausströmung nicht ganz gleichförmig auf alle Teile des Zimmers geschehen kann, da der Ofen ans Ende des Zimmers hingestellt werden musste, es hingegen unmöglich war, denselben in der Mitte desselben anzubringen. Für drei übereinander befindliche Zimmer ist nur ein Ofen, dessen Rohr in alle diese Zimmer geht. Bis jetzt heizten sie mit Holz, was aber, weil das Feuer den ganzen Tag und die Nacht unterhalten werden muss, sehr kostspielig ist, weswegen man es jetzt mit Torf versuchen will.

Für das Krankenhaus sehr bequem ist die *Wasserleitung*. Es wird nämlich das Wasser aus der Isar durch ein Rad, das vom Flusse selbst getrieben wird, unaufhörlich Tag und Nacht in grosse, unter dem Dache befindliche Behälter hinaufgepumpt und von da durch viele Röhren teils in die oben erwähnten Gänge zwischen den Zimmern geleitet, teils in die Küche, teils in die Abtritte, und kann zugleich bei Feuergefahr zum Löschen gebraucht werden.

Abtritte: Auf jedem Boden und in jedem Flügel ist dafür ein eigener Gang eingeräumt, in welchem sich mehrere Appartements befinden, in denen der Kot auf ähnliche Weise wie im

Hamburger Hospitale durch Wasser weggespült wird. Die Einrichtung in letzterem Krankenhaus ist aber in mancher Beziehung besser, denn erstens ist in Hamburg für jedes Zimmer ein Abtritt, und derselbe befindet sich im Zimmer selbst, nur durch eine Wand abgeschlossen. Hier hingegen müssen die Patienten über den Korridor gehen, und für diejenigen, welchen dieses nachteilig wäre oder die zu schwach sind, so weit zu gehen, sind Nachtstühle im Zimmer selbst hingestellt, verdeckt durch eine Spanische Wand, hölzerne, ganz runde und tiefe, mit breitem Rande versehene Bettschüsseln für diejenigen, welche nicht vom Bette aufstehen können. Dass wenigstens ersteres durch die Hamburger Einrichtung vermindert werden könnte, versteht sich, und dadurch wäre dann für die Reinheit der Luft mehr gesorgt. Zweitens: Im Münchner Krankenhaus bespült das Wasser den Abtritt, sooft der Deckel geöffnet wird, und dasselbe fliesst daher fort, solange der Patient auf dem Abtritte sitzt; dies mag eine unangenehme Empfindung verursachen und leicht Erkältung bewirken. In Hamburg ergiesst sich dagegen das Wasser nur dann, wenn die Türe geöffnet wird, und hört auf zu fliessen, wenn dieselbe geschlossen wird.

Badestuben sind ebenfalls mehrere im Hause, und aus der einen Röhre fliesst kaltes, aus der andern warmes Wasser. Allein, die Einrichtung ist nicht so gut wie in Hamburg, die Badewannen auch zu kurz. Russische Dampfbäder sind keine da; der Schwefelräucherungsapparat wird, seit Wilhelm[3] am Spitale ist, nicht mehr angewandt.

Ganz neu scheint noch der *Operationssaal* zu sein. Derselbe ist auf dem dritten Stocke im hinteren Teile des Gebäudes; er ist sehr geräumig, für eine Masse Zuschauer bestimmt, welche aber, wegen weiter Entfernung ihrer Plätze vom Operationstische (wie in Berlin), in der Regel nichts von der Operation sehen können. Für den Operateur selbst ist der Saal sehr zweckmässig, da nicht bloss von oben das Licht auf den Operationstisch fällt, sondern auch von jeder Seite; der Operationstisch ist ganz einfach, ein gewöhnlicher Tisch ohne bewegliches Blatt und ohne Rückenlehne. Sehr gut, dass an diesen Saal mehrere (vier) Zimmer stossen, welche bloss für die Operierten bestimmt sind[4].

Sehenswert ist auch noch im Hospitale die *Kapelle*, welche sehr hübsche Gemälde enthält.

Das Hospital steht unter der Direktion des Medizinalrats Loë[5], welcher in einem kleinen Gebäude hinter dem Krankenhause rechts wohnt; diesem gegenüber wohnt der Professor der

---

[3] Philipp Wilhelm (1798-1840), 1820 Dr. med. (Würzburg), 1822 PD in Würzburg, 1824 Prof. der Chirurgie an der medizinisch-chirurgischen Schule in München, 1826 O für Chirurgie, Direktor der chirurgischen Abteilung des Allgemeinen Krankenhauses, 1837 Direktor des Allgemeinen Krankenhauses. CALLISEN 21 (1835), S. 180 f, 33 (1845), S. 299. Med. Corr.-Bl. bayer. Ärzte, 1840, I, S. 154-160. Med. Alm. Berl., 1842, S. 652. Annales universitatis Ingolstatii, Landshutii, Monachium, translocatae continuavit Michael PERMANEDER, Teil 5, München 1859, S. 421, 438 f. BLÄ 5 (1934), S. 937 f. KERSCHENSTEINER (1939), S. 212-216. KERNER, Elisabeth: Philipp Wilhelm, Chirurgieprofessor der Universität München, Nachschrift seiner im Wintersemester 1838/39 gehaltenen Vorlesung durch Karl Ried (1. Teil), Diss. med., München 1982. LOISCH-LANGER, Gertraude: Philipp Wilhelm, Chirurgieprofessor der Universität München, Nachschrift seiner im Wintersemester 1838/39 gehaltenen Vorlesung durch Karl Ried (2. Teil), Diss. med., München 1983. SCHULTZ, Dieter: Vergleichende Darstellung der Knochenbruchbehandlung bei Philipp Wilhelm (1798-1840), Lorenz Böhler (1885-1973) und der Arbeitsgemeinschaft für Osteosynthesefragen, Diss. med., München 1983.

[4] Vgl. auch MAURER, Georg: Münchens Chirurgie in früherer Zeit, Münch. med. Wschr. 101, 1959, S. 1581-1585, 1627-1631. MAURER, Georg / HARTL, Hannelore: Die Geschichte der Chirurgie in Bayern, München/Berlin 1960. BRAUN-FALCO, O. / VIELUF, D. / RING, J.: Geschichte der Dermatologie und Venerologie im Allgemeinen Krankenhaus links der Isar in München (1813-1929), Hautarzt 40(9), 1989, S. 595-600.

[5] Friedrich Karl Ritter von Loë (1786-1838), Dr. med. (Landshut), 1817 Obermedizinalrat in München, 1826 O für Psychiatrie und Kinderkrankheiten, 1826 Direktor der 2. medizinischen Abteilung des Allgemeinen Kran-

Chirurgie, jetzt Dr. Wilhelm. Dieses Krankenhaus wird also auch benutzt, um für die Studierenden zwei medizinische, ein chirurgisches und ein geburtshilfliches Klinikum zu halten. Das eine medizinische Klinikum hält Prof. Grossi[6] in lateinischer Sprache, das andere Ringseis[7] in deutscher. Jeder hat 24 Betten zu seiner Disposition, in welche er die wichtigsten Kranken legen kann. Das chirurgische Klinikum hält Prof. Wilhelm; er hat ebenfalls 24 Betten. Überdies ist es jedem Studio gestattet, mit dem Professor auch die übrigen Krankensäle zu besuchen. Der geburtshilflichen Anstalt steht Prof. Weissbrod[8] vor. Hier ist die gute Einrichtung getroffen, dass die Praktikanten der Geburtshilfe der Reihe nach so lange in dem Krankenhause selbst wohnen, bis sie zwölf Geburten gesehen haben; nur schade, dass, wenn viele Praktikanten sind, die zuletzt eingeschriebenen meist diesen Vorteil nicht geniessen können.

Ausser diesen Ärzten sind noch zwei medizinische, zwei chirurgische und ein geburtshilflicher *Assistent*, welche im Krankenhause selbst wohnen, ausserdem auf jedem Boden ein Apotheker und ein Kaplan.

Die *Wartung der Kranken* ist bloss weiblichen Individuen anvertraut, also auch die Wartung der Männer, selbst der syphilitischen, indem die Ärzte behaupten, die Besorgung der Kranken durch weibliche Wärter sei viel sorgfältiger, ernster, pünktlicher und schneller. Abwechselnd muss jede Nacht in den klinischen Sälen und, wo ein wichtiger Kranker schläft, eine Wärterin

---

kenhauses, 1828 Direktor des Allgemeinen Krankenhauses. CALLISEN 11 (1832), S. 428, 30 (1842), S. 105. NND 16.2 (1838), S. 725 f. PERMANEDER, Teil 5 (1859), S. 436. BLÄ 3 (1931), S. 819 f. KERSCHENSTEINER (1939), S. 178-183.

[6] Ernest von Grossi (1782-1829), 1801 Dr. med. (Wien), 1803 Prof. für Anatomie, Physiologie, Pathologie und Therapie an der hohen Schule in Salzburg, 1808 Prof. der Therapie an der medizinisch-chirurgischen Schule in München, 1824 Direktor der 1. medizinischen Abteilung des Allgemeinen Krankenhauses, 1826 O für allgemeine Pathologie und Semiotik. BRESLAU, Heinrich: Rede zu Grossis Andenken, München 1831. PERMANEDER, 5. Teil (1859), S. 435. ADB 9 (1879), S. 751. BLÄ 2 (1930), S. 868 f. KERSCHENSTEINER (1939), S. 173-178.

[7] Johann Nepomuk von Ringseis (1785-1880), 1812 Dr. med. (Landshut), 1817 Prof. der medizinisch-chirurgischen Schule in München, Direktor der 2. medizinischen Klinik des Allgemeinen Krankenhauses, 1825 Obermedizinalrat, 1826 O für Medizin, Direktor der 1. medizinischen Abteilung des Allgemeinen Krankenhauses. CALLISEN 16 (1833), S. 136 f, 31 (1843), S. 468 f. STROMEYER, Bd. 2 (1875), S. 158-160. KERSCHENSTEINER, Josef von: Johann Nepomuk von Ringseis zum Gedächtnisse an dessen 100jährigem Geburtstag (16. Mai 1785), Allgemeine (Augsburger) Zeitung, 16.5.1885 (Beilage). Erinnerungen des Dr. Joh. Nep. von Ringseis, gesammelt, ergänzt und hrsg. von Emilie RINGSEIS, 4 Bde, Regensburg 1886-1891. ADB 28 (1889), S. 635-640. RINGSEIS, Bettina: Johann Nepomuk Ringseis, ein Lebensbild mit Porträts, Regensburg 1909. NEUSTÄDTER, Otto: Johann Nepomuk von Ringseis, Dtsch. med. Wschr. 6(2), 1913, S. 276 f. BLÄ 4 (1932), S. 820 f. FELS, Heinrich: Johann Nepomuk von Ringseis, ein Arzt, Katholische Männergestalten, Laien, die zu Christus führten, Dülmen 1936. LEIBBRAND, Werner: Romantische Medizin, Hamburg/Leipzig 1937, S. 103-107. KERSCHENSTEINER (1939), S. 195-211. Unser Bild: Karl Philipp Fohr, Johann Nepomuk Ringseis, Medizinhist. J. 3, 1968, S. 261. Johann Nepomuk Ringseis, Erlebnisse aus der bayerischen Erweckungsbewegung, hrsg. und eingeleitet von Herbert KADEL, Schriften der Universitätsbibliothek Marburg 11, Marburg 1981. DÜNNINGER, Eberhard: Ein grosser Arzt und Mediziner, Bayernkurier, 3.11.1984. Ders.: Johann Nepomuk von Ringseis in seiner Zeit, Beiträge zur Geschichte und Landeskunde der Oberpfalz 26, Regensburg 1987. SEEFRIED, Gabriele: Johann Nepomuk von Ringseis und sein «System der Medizin», Diss. med., Würzburg 1990.

[8] Johann Baptist von Weissbrod (1778-1865), 1801 Dr. med. (Landshut), 1821 Prof. der Geburtshilfe und Gerichtsmedizin an der medizinisch-chirurgischen Schule in München, 1826 Prof. für Geburtshilfe und Gerichtsmedizin. CALLISEN 20 (1834), S. 519, 33 (1845), S. 257. PERMANEDER, 5. Teil (1859), S. 437. ADB 41 (1886), S. 586. SIEBOLD, Bd. 2 (1902), S. 708. FASBENDER (1906), S. 302. BLÄ 5 (1934), S. 885.

Wache halten. In wenigen Jahren wird die Besorgung durch Sœurs grises geschehen, indem Frauenzimmer aus München, diesem sich widmend, in Paris dafür gebildet werden[9].

Im Krankenhause selbst ist eine grosse, wohleingerichtete *Apotheke*[10], aus der aber auch andere Krankenhäuser aus der Stadt ihre Arzneien erhalten.

Die Männer, besonders die krätzigen und syphilitischen, erhalten bei ihrem Eintritte ins Hospital andere Kleider; ihre eigenen werden in einem Saale aufgehängt und vor Zurückgabe mit Chlorine geräuchert. Hingegen erhalten die Weiber keine andern Kleider, nicht einmal die krätzigen.

Die Sektionen werden an allen Gestorbenen vorgenommen, und zwar in der in der Nähe liegenden Anatomie.

Die Anatomie

Das Gebäude ist ganz neu, liegt ebenfalls in der Ludwigsvorstadt, einige hundert Schritte vom Hospitale; die Säle zum Präparieren sind sehr geräumig und hell[1]. Prof. Döllinger[2] und Prosektor Schneider[3] haben ihre eigenen Zimmer. Das Auditorium ist sehr geräumig, hell, in einem Halbzirkel gebaut. Die Säle zum Aufbewahren der Präparate sind im zweiten Stocke. Es sind drei; der mittlere und der Seitensaal links enthalten die physiologischen und pathologi-

---

[9] BARTHOLOMAE: Die Barmherzigen Schwestern in München, Augsburg 1838.

[10] STERLER, Alois: Darstellung der Fortschritte und des gegenwärtigen Zustandes der Pharmazie in Bayern mit Hinsicht auf die landesherrlichen Verordnungen und vorzügliche Würdigung des pharmazeutischen Vereins in Bayern, München 1818. DETTER, Anton: Aus der Geschichte der Münchner Krankenhausapotheke, Krankenhausapotheke 12, 1962, S. 1 f. BECKER, Helmut: Zur Geschichte der Krankenhausapotheke im Königreich Bayern, die Apotheke des Allgemeinen Krankenhauses München links der Isar, Studien zur Geschichte des Krankenhauswesens 11, Münster 1977. Ders.: Die Apotheke des Allgemeinen Krankenhauses links der Isar in München im 19. Jahrhundert, Hist. Hosp. 12, 1977-1978, S. 170-183.

[1] RÜCKERT, Johannes: Die neue anatomische Anstalt in München, Wiesbaden 1910.

[2] Ignaz Döllinger (1770-1841), Vater des bedeutenden Theologen Ignaz von Döllinger (1799-1890), 1794 Dr. med. (Würzburg), 1796 Prof. für Physiologie und allgemeine Pathologie in Bamberg, 1803 Prof. der Anatomie und Physiologie in Würzburg, 1823 Prof. der medizinisch-chirurgischen Schule in München, 1826 O für Anatomie und Physiologie, 1833 Obermedizinalrat. CALLISEN 5 (1831), S. 253-256, 27 (1839), S. 319 f. Allgemeine (Augsburger) Zeitung 17, 17.1.1841, S. 131 f. Med. Corr.-Bl. bayer. Ärzte, 1841, S. 173, 186. NND 19.1 (1841), S.71-105. Salzburger Zeitung 37, 1841, S. 208. WALTHER, Philipp Franz von: Rede zum Andenken an Ignaz Döllinger, in der am 25. August 1841 gehaltenen öffentlichen Sitzung der kgl. bayerischen Akademie der Wissenschaften vorgetragen, München 1841. KOELLIKER, Albert von: Zur Geschichte der Medizinischen Fakultät der Universität Würzburg, Würzburg 1871, S. 32-38. ADB 5 (1877), S. 315-318. LUBOSCH, Wilhelm: Über den Würzburger Anatomen Ignaz Döllinger, Jahrbuch der Schopenhauer-Gesellschaft 4, 1916, S. 105-127. LUTZ, H.: Ignaz von Döllingers Abhandlung «Beiträge zur Entwicklung des menschlichen Gehirns» (1814) und ihre Bedeutung für die Geschichte der Hirnforschung, Diss. med., Würzburg 1922. BLÄ 2 (1930), S. 283-285. MEYER, A. W.: Human generation, conclusion of Burdach, Döllinger and Baer, Oxford 1956. NDB 4 (1959), S. 20 f. FELTEN, Bernadette von: Ignatius Döllingers Vorlesung über Pathologie (1807), Diss. med., ZMA 81, Zürich 1970.

[3] Eugen Schneider (1795-1874), 1820 Dr. med. (Würzburg), Assistenzarzt am Allgemeinen Krankenhaus in München, 1823 Prosektor an der medizinisch-chirurgischen Schule, 1826 Prosektor der Universität, 1827 EO für Anatomie, 1832 O. CALLISEN 17 (1833), S. 253 f, 32 (1844), S. 177. BLÄ 5 (1934), S. 109 f.

schen Präparate der menschlichen Anatomie, der Seitensaal rechts die Präparate für vergleichende Anatomie.

Nur die beiden ersteren Fächer verdienen Erwähnung, der Präparate der letztern sind noch sehr wenige.

Die physiologischen und pathologischen Präparate sind teils *in München selbst* gesammelt und diese in einer gewissen Ordnung aufgestellt, welche aber sehr oft besser sein könnte. Alle sind numeriert und in einem Hefte eingetragen. Dieses ist für die Fremden, welche nur ein- oder zweimal die Sammlung besuchen können, sehr nützlich und angenehm, da dieselben dadurch einen schnellen Überblick über die Sammlung bekommen können und diejenigen Präparate, welche sie besonders interessieren, sogleich herausfinden, diese aber mit Musse betrachten können, da die Zeit nicht mit Ansehen der vielen gemeinen Präparate vorbeigeht. Schade nur, dass die Angabe des Präparates einer genauen Beschreibung mangelt, bei den pathologischen Präparaten aber immer einer kurzen Krankengeschichte, denn durch diesen Fehler verlieren manche Präparate an ihrem sonst grossen Wert.

Noch nicht geordnet ist die bedeutende Sammlung von Landshut, über welche ich daher auch nichts angeben kann. Sie ist noch in solcher Unordnung, dass ich überzeugt bin, Prof. Döllinger selbst kenne die wenigsten Präparate daraus.

1) *Völlig offenes Foramen ovale des Herzens* von einem 47jährigen Manne, der während seines ganzen Lebens nie an Symptomen eines gestörten Kreislaufs gelitten haben soll. Leider ist nicht bemerkt, woran derselbe gestorben ist (vielleicht an Phthisis pulmonalis?).

2) *Elephantiasis des rechten Armes.* Die Nägel sind sehr gross, dick, nicht sehr breit, umgebogen, der ganze Arm geschwollen, mit knotiger Entartung der Haut, welche durch tiefe Furchen, die denen der gesunden Haut entsprechen, getrennt sind.

3) *Nieren*, auf ihrer Oberfläche ganz mit Hydatiden besetzt (woran gestorben, nicht bemerkt).

4) *Verknöcherung der Membrana tympani* einer alten Frau.

5) Ein skelettierter Kopf, dessen rechtes Nasenbein, der rechte Oberkiefer, Os zygomaticum, Processus zygomaticus dieser Seite, das Os palatinum bis zum Körper des Keilbeines durch die durch den Druck eines Fungus haematodes bewirkte Resorption völlig verschwunden waren, und zwar, ohne irgendeine Spur von Karies an den umliegenden Knochen zu zeigen.

6) *Knochenauswuchs an der oberen Extremität des Femur.* Dieser sah einem Blumenkohle ähnlich, bestand aus vielen kleinen, übereinander gehäuften (ähnlich wie Korallen) knolligen, porösen Auswüchsen, welche aus der Oberfläche des Knochens herauszukommen schienen (eine von mir noch nie gesehene Form von Exostose).

7) Folgender merkwürdige Schädel: Os frontis, bregmatis, occipitis verdünnt und wurmstichig (kariös), die Nähte zwischen diesen Knochen fast ganz verschwunden. Das erste Os maxillare superius war in eine runde Gestalt umgeändert, welche seine vorige Form nicht mehr erkennen liess. Dieser Knochen war jetzt als eine Masse gebogener, dünner, poröser Lamellen, die zusammen eine Geschwulst von der Grösse eines sechsmonatigen Kindeskopfes bildeten, am Gesichte hervorgetreten; das rechte Nasenbein, verdünnt, war an seinem äussern untern Winkel etwas breit gezogen, mit der Geschwulst verbunden, und seine Substanz schien sich schon etwas derjenigen der Geschwulst zu nähern. Ob nicht auch die degenerierten Kopfknochen nach und nach die Beschaffenheit der Geschwulst angenommen hätten und die poröse Beschaffenheit derselben der erste Grund jenes Übels ist, das ich vielleicht nicht mit Unrecht Fungus medullaris ossium nenne?

8) Mehrere Präparate von *geheilter Fractura colli femoris*.

9) Ein Präparat in Weingeist von *Coxarthrocace*[4] mit stellenweiser kariöser Entartung des Acetabulum und Caries centralis des Caput ossis femoris.

10) Eine ziemlich bedeutende Sammlung *von pathologischen Becken*.

11) *Grosse Sammlung von Missgeburten*, unter denen sich eine hübsche Zyklopenbildung auszeichnet sowie die Verwachsung zweier Foetus mit dem Steisse, was man aber mehr ein Übergehen beider Körper ineinander am untern Ende des Stumpfes nennen kann; denn ein Steiss war eigentlich nicht bemerkbar. Nur ein Funiculus umbilicalis ging in den Foetus da, wo sie verwachsen waren, über. Die Extremitäten und der übrige Körper waren gut gebildet, hingegen keine Geschlechtsteile äusserlich zu sehen. Diese Missgeburt scheint ihrer Grösse wegen längere Zeit nach der Geburt gelebt zu haben.

12) Eine beträchtliche Sammlung von Molen, Blut-, Fleisch-, Blasenmolen; letztere gewiss bloss Hydatidenbildung.

13) Ein Uterus duplex mit Vagina duplex von einem 16jährigen Mädchen.

14) Das Auge eines Kakerlaken in Weingeist, der Chorioidea mangelt alles Pigment.

15) Ein *Aneurysma spurium arcus aortae*, das wegen seiner ungeheuren Grösse für ein Aneurysma arteriae subclaviae gehalten wurde, und an demselben Präparat ein Aneurysma verum aortae abdominalis.

Die Präparate der physiologischen Anatomie enthalten wenig Ausgezeichnetes. Merkwürdig, aber wohl nicht zweckmässig ist ein Nervenpräparat des Gesichtes, der Nerven des Halses, der Brust, des Unterleibes, selbst des Sympathikus, der Nerven des Schenkels sowie ein anderes von den Nerven des Armes, getrocknet.

Vorzüglich dagegen ist das getrocknete Präparat des schwangeren Uterus mit injizierten Arterien. Auch sehr schön sind die Sammlung der Foeten und die Präparate des Gehörorganes.

Chirurgisches Klinikum von Wilhelm

Dieses wird alle Tage von Wilhelm gehalten. Für die Klinik selbst sind vier Säle auf dem untersten Boden eingeräumt, in welche die interessanten Kranken aus den übrigen chirurgischen Zimmern ausgewählt werden können. Ausserdem muss Wilhelm noch alle Tage auch die übrigen Zimmer besuchen, alle Tage sogar die Krätzigen und Syphilitischen.

Die Säle der mit chronischen Hautkrankheiten Behafteten (gewiss gehören die Impetigines so gut wie die Ulcera in die Chirurgie) sind eigens eingerichtet, nämlich so, dass immer je zwei und zwei Betten durch die dünne geweisste Scheidewand getrennt sind. Für die Reinlichkeit der Betten, Wände, Böden etc. müssen die Kranken selbst mit der grössten Genauigkeit sorgen. Mit der Diagnose der Hautkrankheiten gibt sich Wilhelm nicht sehr ab und behandelt sie alle gleich mit einfachen Bädern, mit dem Linimentum saponatum und innerlich durch Abführmittel; die früher von Koch[1] gegen Skabies angewandten Schwefelräucherungen dagegen

---

[4] Coxarthrocace = Coxitis.

[1] Andreas Koch (1775-1846), 1801 Dr. med. (Landshut), 1813 Oberarzt der chirurgischen Abteilung am Allgemeinen Krankenhaus in München, Prof. der Chirurgie, 1819 interimistischer, 1824 definitiver Direktor des Allgemeinen Krankenhauses, 1819 Obermedizinalrat. CALLISEN 10 (1832), S. 285, 29 (1841), S. 291, NND 24.2 (1846), S. 1052. BLÄ 3 (1931), S. 565. KERSCHENSTEINER (1939), S. 164-173.

verwirft er ganz². Er heilt durch obige Behandlung die Krätze in sehr kurzer Zeit, oft schon in sechs bis vierzehn Tagen, allein, man wirft derselben vor, dass sehr oft Rezidive entstehen, was aber Wilhelm darauf schiebt, dass die Kranken durch ihre alten Kleider, welche sie bei ihrem Austritte aus dem Hospitale wieder anziehen, aufs neue angesteckt werden. (Würden nicht Räucherungen derselben mit Schwefel nützlich sein, wie [es] bei Wendt in Kopenhagen geschieht?) Die Reinlichkeit und gute Luft, welche in den Zimmern dieser Krätzigen herrscht, zeichnet sich vor allen den Anstalten aus, die ich bis jetzt gesehen.

Die Syphilitischen behandelt Wilhelm ganz nach der Hamburger Methode, und zwar mit dem besten Erfolge.

Die Geschwürkranken sind alle in mehreren Zimmern zusammengelegt, was wohl für die Diagnose ganz vorzüglich wäre. Allein, Wilhelm sieht nur auf die äusserlichen Symptome der Geschwüre und benennt dieselben auch darnach, untersucht die Krankheiten überhaupt nicht genau auf das Wesentliche der Geschwüre. Man findet daher nur immer die Namen Ulcus varicosum, fistulosum, callosum; skorbutisch wurden mehrere Geschwüre genannt, die es aber gewiss nicht waren. Hingegen konnte er doch die skrofulösen und impetiginösen Geschwüre erkennen, was aber auch jeder Anfänger kann.

Seine Behandlung der Geschwüre liefert den Beweis seiner mangelhaften Diagnose. Er wendet bei allen nur die Deligatio sicca an, ausser bei den skrofulösen Geschwüren, aber keine innern Mittel, sehr häufig dagegen Bäder (gewiss sehr zu billigen). Als äusseres Mittel bei den skrofulösen Geschwüren rühmt er besonders die Calcaria oxymuriatica³, von der er bei andern Geschwüren dagegen weniger gute Wirkung gesehen haben will.

Wenn Wilhelm in jener einfachen Behandlung der Geschwüre die Grundsätze Langenbecks zu befolgen scheint, so weicht er dagegen darin von denselben ab, dass er nie aromatische Fomentationen anwendet, dagegen zuweilen einen Unguentum digestivum oder Unguentum ceratum und sehr oft zur Beförderung der Heilung eines lupurösen Geschwüres den Lapis infernalis.

Folgende einzelne Krankheiten kamen im Spitale vor während unseres Besuches:

Abscessus genus sollen besonders häufig bei Dienstmädchen vorkommen, und zwar meistens auf dem rechten Knie, und ihre Ursache darin haben, dass diese Personen beim Kehren etc. so häufig knien müssen. Wilhelm glaubt, dieser Abszess entstehe aus einer Entzündung des auf der Patella liegenden Schleimbeutels (mir sehr wahrscheinlich, da in andern Fällen aus der nämlichen Ursache das Hygroma patellare entsteht). Ist nur wenig Eiter vorhanden, so kann man oft die Zerteilung in wenigen Tagen bewirken durch Überlegen eines Diachylonpflasters und kräftigen Kompressivverband. Ist hingegen die Eiterung schon weiter gediehen, so schneidet er den Abszess der ganzen Länge nach auf, macht auch eine Gegenöffnung und verbindet dann mit trockener Charpie; dann dauert aber die Heilung sechs und mehr Wochen (diese letztere Behandlung scheint mir auch nicht zweckmässig).

Panaritium profundum. Sobald sich Eiter angesammelt hat, ein grosser Einschnitt, dann Umwicklung des Fingers mit Heftpflaster. So gelinge die Heilung oft schon bis zum nächsten Verband (?), wo hingegen durch Ausstopfen mit Charpie die Heilung sehr verzögert und nicht selten Steifigkeit des Gliedes herbeigeführt wird (keine dieser Behandlungsweisen passt auf alle Fälle).

---

² Im Münchner Allgemeinen Krankenhaus wurde 1818 ein Raum für die Galés'sche Schwefelräucherung eingerichtet. KERSCHENSTEINER (1939), S. 166.
³ Calcaria oxymuriatica = Chlorkalk.

Vulnus penetrans abdominis. Ein merkwürdiger Fall. Ein altes Weib, das mit einem Bauchnetzbruch behaftet war, hatte sich, um sich umzubringen, ein Messer in die Geschwulst gestossen, worauf das Omentum vorfiel. Die äussern Bedeckungen wurden brandig, stiessen sich aber, und das Netz lag in einem grossen Umfange vor denselben bloss. Die Wunde wurde bloss trocken verbunden, das Netz unter dieser Behandlung mit guten Granulationen besetzt. Patientin befindet sich, ausser ihrem gestörten Gemütszustand, ganz wohl, und auf körperliche Herstellung ist zu hoffen.

Trepanatio: Wilhelm hat die Grundsätze von Rust, Zang[4], Chelius. Er stellt dieselbe oft bloss, wie er sich ausdrückt, «experimenti causa» an, und in diesem Falle bedient er sich einer Krone vom Umfange eines Sechskreuzerstückes; seine grösste Krone hat den Umfang eines Halbtalers.

Fracturae ossium extremitatum. Wilhelm hat hier meist eigentümliche Verbände, welche sich besonders durch ihre Einfachheit auszeichnen. Bei *Fractura corporis ossis femoris* wendet er einen Verband an, der dem Brünninghausenschen[5] bei Fractura colli femoris ähnelt, bei dem aber statt einer blechernen Schiene nur Holzschienen sind. Bei Fractura colli femoris legt er die Kompresse zwischen beide Knie, bindet dieselben mit einer Binde zusammen, und, um diese in gebogener Lage zu erhalten, schiebt er ein zusammengelegtes Leintuch unter dieselben. Er bemerkte dabei, dass [sich] bei alten Leuten, die sich an Bewegung und frische Luft gewohnt seien (?), durch das lange Liegen im Bette oft Marasmus und Tod einstellen, daher, sobald er Mangel an Appetit, gestörte Verdauung, grosse Mattigkeit und Schwächegefühl beobachtet, sogleich die Binde gelöst werden müsse und er den Patienten zum Herumgehen aufmuntere, indem er es für besser halte, dass Patient mit krummen und zu kurzen Beinen lebe, als unter dem Versuche, dasselbe gerade zu heilen, zugrunde geht.

Fractura cruris. Der Unterschenkel wird zuerst, während er von einem Gehilfen ex- und contraextendiert wird, an der gebrochenen Stelle mit einer Kompresse umgeben und dann der ganze Fuss und Unterschenkel mit einer Zirkelbinde eingewickelt, hierauf auf ein mit Pferdehaaren gepolstertes Kissen so gelegt, dass der Fuss nach aussen gekehrt wird, die Wade nach innen gegen den gesunden Schenkel gerichtet ist (also ähnlich der Pottschen Lage[6], nur dass das Kissen bei dieser schief liegt). Um das gänzliche Auswärtsfallen des Fusses zu verhüten, wird unter die kleine Zehe eine dicke Kompresse gelegt. Das Kissen ist etwa ein Fuss breit und etwas länger als ein Unterschenkel eines grossen Mannes. In demselben sind der Länge nach zwei Spalten, durch welche drei Riemen gezogen sind; zwischen diese kommt der Fuss zu liegen. Der eine dieser Riemen wird nun gerade unter dem Knie festgeschnallt, der zweite in der Mitte des Unterschenkels und der dritte über den Knöcheln. Damit die Riemen nicht nachteilig drücken, werden denselben lederne Polster untergelegt. Wilhelm behauptet, dies sei der einfachste Verband und zugleich der zweckmässigste, da er den Fuss bloss ruhig in seiner Lage halte, ohne denselben zu extendieren; denn durch die Extension werden die Muskeln in eine nachteilige Spannung versetzt. (Letzteres ist wohl nur von einer unzweckmässigen, d. h. zu starken Extension zu behaupten, welche das Glied über seine normale Länge ausdehnt. Die Kissen, welche wir anwenden sahen, waren noch neu, daher noch fest, konnten also dem Knochen als eine feste, gleichmässige Unterlage dienen, auf welche derselbe durch die Riemen gleichmässig

---

[4] Christoph Bonifaz Zang (1772-1835), Prof. der Chirurgie in Wien, vgl. S. 399.
[5] Nach Hermann Joseph Brünninghausen (1761-1834), Prof. der Chirurgie in Würzburg.
[6] Nach Percival Pott (1713-1788), Chirurg in London. POTT, Percival: Some few general remarks on fractures and dislocations, London 1769.

angedrückt wurde. Aber wie unbequem ist die Lage des Gliedes, besonders beim Bruche der beiden Unterschenkel; und nun gar bei komplizierten Frakturen muss man, um zur Wunde zu kommen, das Glied immer bewegen.)

Odontalgia rheumatica. Die schon in ältern Zeiten gegen dieselben angewandten Distelwürmer[7] waren wieder ganz vergessen worden, und jetzt wurden sie wieder von einem Zahnarzte empfohlen. Ein davon bereitetes Zahnpulver half schnell einer Hofdame in Brückenau, und nun wurde Wilhelm aufgetragen, Versuche damit anzustellen. Man soll die Würmer (welche jedoch nicht in jeder Distel vorkommen) zwischen den Fingern zerreiben und damit den Zahn und das Zahnfleisch drücken. Bei einer Wärterin half es.

In dem Hospitale befindet sich ein ziemlich reichhaltiges Instrumentarium chirurgicum, das aber eines guten Konservators mangelt und für welches die neueren Instrumente nicht nachgekauft werden. Die Bandagensammlung enthält kostbare Maschinen, alle sind aber auf einen Haufen in einem Zimmer, zum Ärgernis jedes gebildeten Mediziners, zusammengeworfen.

Medizinisches Klinikum von Grossi

Grossi ist ein Mann im Alter von vielleicht einigen fünfzig Jahren, einer von den gegen seine Zuhörer humansten Professoren. Eben diese humane Behandlung seiner Patienten flösst denselben gleich das vollste Zutrauen zu ihm ein. Er lebt ganz der Wissenschaft, hat wegen der Hospitalpraxis alle seine Privatpatienten aufgegeben; er besucht täglich zweimal das Hospital und hält sich in demselben morgens von sechs bis halb neun auf, nachmittags von vier bis fünf, zuweilen bis halb sieben. Den grössten Teil dieser Zeit hält er sich in den klinischen Sälen auf, und wenn interessante Fälle vorkommen, so kann er sich über eine halbe Stunde mit der Untersuchung eines Patienten abgeben, wobei ihm seine ausserordentliche Gelehrsamkeit immer hinlänglichen Stoff gibt, einen sehr lehrreichen Vortrag darüber zu halten. Von den neueren europäischen Sprachen ist ihm vielleicht keine unbekannt, und auch das Lateinische (in welcher Sprache er seinen Vortrag hält) spricht er fast geläufiger als die deutsche Sprache. Von jedem Kranken in den klinischen Sälen wird eine genaue Geschichte seiner Krankheit von Grossis Assistenten in lateinischer Sprache aufgenommen, von den Patienten in den andern Sälen nimmt Grossi dieselbe selbst auf. Die Sektion wird von jedem Gestorbenen gemacht, und zwar mit der grössten Genauigkeit, welche oft wirklich ermüdend wird und, ich darf beinahe sagen, nicht selten unnötigerweise zuviel Zeit raubt. Denn nicht nur untersucht er z. B. bei einem an Tetanus Gestorbenen den Herd der Krankheit, Rückenmark, Medulla oblongata und Cerebrum sowie die Muskelsubstanz, sondern auch jedes Organ der Brust- und Unterleibshöhle. Jede Abnormität wird aufgeschrieben, aber leider dem Zuschauer nicht bemerklich gemacht, welcher pathologische Zustand der Krankheit wesentlich angehöre, welcher bloss die Folge derselben und welcher bloss als akzidentell zu betrachten sei.

Bei der Untersuchung eines Patienten ist die ausgezeichnete Beobachtungsgabe Grossis zu bewundern; auch nicht das geringste Symptom bleibt ihm verborgen. Er untersucht zuerst die allgemeine Beschaffenheit des Körpers, den Zustand der äussern Haut, die Physiognomie des

---

[7] Würmer der Weberdistel (cardus benedictus), vgl. HOVORKA, Oskar von / KRONFELD, Adolf: Vergleichende Volksmedizin, Bd. 2, Stuttgart 1909, S. 844.

Körpers, die Gemütsstimmung des Kranken, alle seine Se- und Exkretionen. Die ausgeworfenen Sputa vermischt er mit Wasser und untersucht dieselben auf ihre Zähigkeit und die dem Schleime beigemischten fremdartigen Bestandteile, z. B. Tuberkelmasse. Der Harn wird bei jedem Patienten genau angesehen, besonders, ob er eine biliöse Färbung habe. Der Kot wird von den meisten Patienten zur Untersuchung aufbehalten und seine Konsistenz bemerkt, die Beimischung von eiweissähnlichen Flocken, dessen Farbe etc. Am genauesten aber prüft er das Blut, das er freilich oft zu reichlich fliessen lässt und fast keine Patienten vor einer Venaesectio verschont.

Die Beschaffenheit der Zunge, ihr Belag, die Färbung der Augen werden bei jedem Patienten bemerkt, und meistens findet er auch dann eine Komplikation der Krankheit mit einem biliösen Zustande.

Zur Erkenntnis der Brustkrankheiten bedient er sich der Auskultation und Perkussion, welche er immer sehr genau und wiederholt anstellt. Er benutzt dazu jetzt nicht mehr das Stethoskop oder das Plessimeter, sondern legt unmittelbar das Ohr an die Brust, indem er behauptet, den Ton bei dieser Methode besser zu vernehmen. Die Perkussion unternimmt er ohne das Schälchen von Piorry[1], indem er bloss das Hemd über die Brust ausspannt; auch diese unmittelbare Perkussion zieht er derjenigen mit dem Schälchen vor, weil bei der Perkussion durch das Schälchen sich dem Brusttone der Ton des Schälchens beimischt. Zudem nimmt er noch Rücksicht auf die Bewegung der Brust, ob dieselbe vielleicht auf einer Seite unvollständiger sei, die Brust auf der einen sich weniger hebe, dagegen hier die Bauchmuskeln mehr mitwirken etc.

Zur Untersuchung des Unterleibes bedient er sich teils des Gefühles zur Erkenntnis der Grösse eines Eingeweides, des Druckes, um die Empfindlichkeit eines Organs zu prüfen, um zu beobachten (worauf er sehr viel Wert legt), ob die Gedärme bei demselben krachen oder nicht, welch letzteres z. B. bei Enteritis der Fall ist, wo dann bei getilgter Entzündung das Krachen wieder eintritt; endlich benutzt er auch die Perkussion auf oben beschriebene Weise.

Seine feine Beobachtungsgabe hat Grossi zur Annahme einer fast zahllosen Menge von Pulsarten geführt. Fast bei jedem Patienten gibt er dem Pulse fünf bis sechs Benennungen, und besonders häufig findet er den Pulsus dicrotus, welchen ich aber nicht selten vergebens suchte.

Diese Untersuchungen nimmt er nun bei den meisten neuangekommenen Patienten der Reihe nach durch und verbindet damit ein sehr weitläufiges Krankenexamen, fragt den Patienten über alle Krankheiten, an denen er früher gelitten, will die Symptome jener Krankheiten alle genau wissen, auch wenn Patient die Krankheit schon vor zwanzig Jahren gehabt hatte, legt aber den Kranken die Antworten alle in den Mund, so dass ich überzeugt bin, mancher antworte Grossi bejahend über gefragte Gegenstände, welche seinem Gedächtnis schon lange entschwunden sind (z. B., ob er vor zwanzig Jahren in seiner Krankheit bittern Geschmack gehabt habe) oder die seiner Beobachtung ganz entgangen waren (z. B., ob vor zwanzig Jahren in seiner Krankheit die Lebergegend etwas aufgetrieben gewesen sei).

Dass Grossi auf diese Weise seine Schüler zum genauen Beobachten am Krankenbette erzieht, ist einleuchtend. Aber jetzt, nach solcher genauer Untersuchung des Krankheitszustandes, wo alle Gegenwärtigen mit Ungeduld den Namen der Krankheit aus dem Munde des Leh-

---

[1] Das 1826 vom Pariser Kliniker Pierre-Adolphe Piorry (1794-1879) entwickelte Plessimeter. Erster Vortrag Piorrys in den Archives générales de médecine 10, 1826, pp. 471-472. Vgl. auch PIORRY, Pierre-Adolphe: Traité sur la percussion médiate et des signes obtenus à l'aide de ce nouveau moyen d'exploration dans les maladies des organes thoraciques et abdominaux, Paris 1828.

rers vernehmen möchten, werden die Erwartungen derselben nicht befriedigt, denn mit Ausnahme einfacher und jedem Anfänger gleich in die Augen schreiender Krankheitszustände, z. B. Rheumatismus, Katarrh, Tetanus etc., hört man eigentlich bloss eine Benennung der bedeutendsten Symptome der Krankheit und nicht der Krankheit selbst, deren Ausdruck diese sind. Ein Beispiel mag hier genügen: «Arthrophlogosis coxendicis cum myitide et hepatide bilioso-rheumaticis»[2], wo vielleicht die Krankheit ein akuter Rheumatismus der über diesen Teilen liegenden Muskelgebilde war. Wäre dieses nicht der Fall, so hätte er doch die Hauptkrankheit, die Entzündung des Rückenmarks, als am meisten zu beachten voransetzen sollen, da vielleicht hier auch Schmerz in der Hüfte, der Schmerz in der Lebergegend blosse Symptome dieser Entzündung waren. Überhaupt wird jedem seiner Zuhörer mangeln, dass Grossi nicht aufmerksam macht auf die Beziehung der verschiedenen Symptome zueinander und zur Krankheit. Grossi wird dieselben nie in Gruppen zusammenbringen, die wesentlichen von den mehr unwesentlichen Symptomen trennen; die Bedeutung eines Symptomes angeben hört man sehr selten, daher nach meiner Meinung seine genaue Unterscheidung der Pulsschläge, seine genaue Untersuchung des Urins, des Kotes etc. etc. von nicht dem bedeutenden Nutzen ist, den man vielleicht auf den ersten Blick vermuten könnte.

Können wir uns vielleicht aus dieser bloss symptomatischen Betrachtung der Krankheiten, welche uns bloss mit den Krankheitserscheinungen, nicht aber mit ihrer Beziehung zueinander bekanntmacht, erklären, dass Grossi auch die Essentiellität der Fieber verteidigt, indem er jede Reizung des Gefässsystems als die Hauptkrankheit und erste Krankheit an[sieht], zu der sich dann die übrigen pathologischen Zustände als Komplikation des Fiebers zufällig hinzugesellen? Alle seine Fieber sind daher kompliziert, und wenn auch einzelne Fälle einleuchtend zeigen, dass das Fieber nur eine allgemeine Reaktion auf den örtlichen Krankheitszustand ist, so wird doch das Fieber als die Hauptkrankheit betrachtet und die Benennung desselben vorangesetzt, z. B. Febris catarrhalis cum pleuritide etc. Grossi gibt als Definition des Fiebers diejenige von Stoll[3]: «Febris est morbus substantiae universalis.» Er verändert: «Febris est morbus et medicatrix substantiae universalis.»

Ich glaube, diese Ansicht vom Wesen des Fiebers sollte in der Behandlung auf die nämlichen Grundsätze leiten wie derjenige, «das Fieber sei eine Reaktion des Gefässsystems auf eine örtliche Krankheit», denn jene Ansicht schliesst die Behandlung der hervorstechenden örtlichen Krankheit nicht aus und sollte zu dem Grundsatze führen, das Fieber nicht mit Gewalt zu unterdrücken, sondern dasselbe nur in dem Grade zu erhalten suchen, dass es wirklich als Medicatrix substantiae universalis wirkt. Dies scheint aber Grossi nicht zu berücksichtigen, wenn er beim synochalen Charakter desselben so lange immer Venaesektionen machen lässt, als der Puls noch etwas Vollheit und Härte zeigt, und dadurch sich oft verleiten lässt, einem Menschen, der an einer mässigen Pleuritis leidet, vier bis fünf Tage hindurch jeden Tag zehn bis zwölf Unzen Blut zu entziehen und denselben noch innerlich durch antiphlogistische Laxans und anhaltenden Gebrauch des Nitrums zu schwächen, wodurch die Rekonvaleszenz äusserst langwierig wird. Dieses strenge antiphlogistische Verfahren wird auch auf andere Krankheiten ausgedehnt; es wird gewöhnlich entschuldigt dadurch, dass man angibt, in den Krankheiten Münchens herrsche überhaupt der entzündliche Charakter vor. Ich will dieses zwar nicht abstreiten, da die hohe und flache Lage Münchens zu sehr dafür spricht; allein, ich bin doch über-

---

[2] Hüftgelenksentzündung mit Muskel- und gallig-rheumatischer Leberentzündung.
[3] Maximilian Stoll (1742-1787), bedeutender Wiener Kliniker und Repräsentant der älteren Wiener Schule.

zeugt, dass viel an dieser Annahme zu einseitig auf alle Krankheiten ausgedehnt wird, ohne Konstitution, Alter und Grad der Krankheiten gehörig zu berücksichtigen. Dafür stimmt mich noch besonders, weil Grossi den meisten Krankheiten auch einen biliösen Charakter zuschreibt, wenn nur etwas Aufgetriebenheit der Lebergegend sich zeigt, und auch ohne dieses die Sclera eine etwas gelbe Farbe hat. So nannte er einen Rheumatismus biliosus, bei dem sich doch das Individuum ausser den Schmerzen im Rücken über nichts beklagte, kein gelber Zungenbelag, keine Verdauungsbeschwerden vorhanden waren; Grossi sah selbst keine gelbe Farbe der Zunge oder des Gesichtes, beim Drucke in die Lebergegend empfand Patient keinen Schmerz, und nur weil Grossi etwas Vollheit der Lebergegend sehen wollte (was mir übrigens nicht auffiel), so musste der Rheumatismus einen biliösen Charakter haben, und es konnte deshalb neben dem Liegen im warmen Bette nichts helfen als ein Emetikum. Zeigt dies nicht eine etwelche Befangenheit im Urteile über die Krankheiten? Und was will er mit einer Hepatitis biliosa?

Folgende Bemerkungen Grossis waren für mich von besonderem Interesse:

1) Bei den *Febris intermittens* fange der Frost immer vom örtlich besonders affizierten Organe an, die Hitze aber immer am Kopfe (?).

2) Der *Typhus bellicus* ergreife selten ein Individuum unter zwölf Jahren, alle Personen jeden Alters aber, wenn die Ursache seiner Entstehung schlechte Nahrung sei.

3) In Zeit von vierzehn Tagen kamen drei Fälle von *Tetanus universalis rheumaticus* vor. Grossi beobachtete denselben sehr oft epidemisch; wenn die Febris intermittens eintrete, sei auch der Tetanus häufiger, sowie auch in Gegenden, wo der Tag warm, die Nächte kalt sind (was allerdings auch in München der Fall ist). Bei den Sektionen fand Grossi meistens Erweichung einzelner Teile oder des ganzen Rückenmarks. Ich sah eine Sektion eines an Tetanus Gestorbenen, und bei diesem fand sich wirklich Erweichung der ganzen Medulla spinalis und völlige Zerreissung derselben zwischen dem dritten und vierten Halswirbel. Auf diese Beobachtung gestützt, will Grossi künftig versuchen, ob nicht kalte Umschläge, in der Gegend der Halswirbel angewandt, Nutzen bringen. Grossi will diese Zerreissung meistens an dieser Stelle gefunden haben. Ausserdem zeigten sich die Häute des Rückenmarks an einzelnen Stellen etwas entzündet, die Gehirnsubstanz und Häute hingegen ganz gesund. *Therapie:* Grossi schickt reichliche Aderlässe von 10 bis 12 oder 15 Unzen der Anwendung der andern Mittel voraus. Dann setzt er den Kranken in ein warmes Bad und zwar so lange, bis Ohnmacht erfolgt. In den Nacken liess er in einem Falle sechs Schröpfköpfe setzen; örtlich wendet er endlich noch täglich Einreibungen in die Maxilla von 1 Drachme Unguentum Neapolitanum pro dosi an. Innerlich folgendes Pulver: *Rp.* Op. puri gr. II, Calomel. scr. I.

Von diesem Pulver liess er in kurzen Zwischenräumen von etwa einer halben Stunde so lange nehmen, bis einige Stuhlgänge eintraten. Diese Behandlung hält Grossi für die allein noch Nutzen verschaffende; dabei entstehe nun oft ungeheure Salivation, in dem Falle, den ich gesehen, sogar Sphacelus eines grossen Teiles des Zahnfleisches. Dann setzt er das Quecksilber etwas aus und lässt Gargarisma brauchen. Das Opium setzt er bloss zu, damit das Kalomel kein Erbrechen errege. Sehr leicht entstehen Rezidive, und man kann vor denselben nicht sicher sein, solange noch die Symptome vorhanden sind. 1) Ein Gefühl von Salzigsein der Finger, besonders des Daumens, auch wenn die Steifigkeit derselben verschwunden ist. 2) Ein Gefühl von Kribbeln in der Tiefe der Stirne. Dieses war der Fall bei obigem Subjekt, welches starb. Ich hielt Patienten schon gerettet, Grossi traute den genannten Symptomen nicht, und Patient erhielt nach drei Tagen ein Rezidiv und starb schnell. *Tetanus extremitatis inferioris* beobachtete er oft nach unvorsichtigem oder anhaltendem Gebrauch von Drastica. Er bleibt oft drei bis vier Wochen, ist nicht gefährlich und weicht leicht nach Anwendung von Mucilago.

4) Bei Behandlung *der Enteritis* stimmt er Hildenbrand[4] bei, dass Blutegel ad anum besser wirken als dieselben auf den Bauch angebracht.

Bei *Peritonitis musculorum anteriorum* setze man Blutegel auf den Bauch; bei Peritonitis musculorum posteriorum dagegen Schröpfköpfe auf den Rücken. *Metritis* kann nie ganz behoben werden, bloss durch Venaesektion; der Uterus lebt mehr selbständig; Blutegel sind die Hauptsache. *Oophoritis* diagnostizierte Grossi bei zwei Wöchnerinnen bloss aus folgenden zwei Symptomen: erstens Schmerz beim Eindrücken der Hand in die Inguinalgegend, welche sich auch etwas wärmer anfühlen liess, zweitens, wenn die Kranke ihre Lage von einer Seite auf die andere wechselte, ein Gefühl, als wenn ein schwerer Körper auf die tiefer liegende Seite falle. Sonst waren nur geringe Fiebersymptome vorhanden und in einem Falle Komplikation mit Metritis.

5) [Als] charakteristisch für vorhandene Bronchitis nimmt Grossi an: Suffokationszufälle ohne Schmerz und ohne Husten.

6) Bei Behandlung der *Tussis convulsiva* sei die Hauptsache Reinheit der Luft und öfteres Ändern der Wäsche, denn durch diese stecken sich die Kranken immer wieder von neuem selbst an.

7) Bei *Lungentuberkeln* sei das Summum remedium als Auflösungsmittel der Salmiak. Ist seine gute Wirkung in dieser Krankheit wirklich seiner auflösenden Eigenschaft zuzuschreiben?

8) *Scarlatina* macht oft auf die Nacht sehr heftige Fieberparoxysmen; der Kopf sieht dabei sehr rot aus, es droht Apoplexie. Der Ausschlag sieht dunkelrot aus; dann mildert eine am Abend vorgenommene Venaesectio schnell diese Zufälle, ist oft das einzige Mittel, den Tod zu verhüten. Durch eine Venaesektion, die man anwendet, ehe der Ausschlag sich völlig gebildet hat, kann man oft auch bewirken, dass derselbe sich nicht stark entwickelt.

9) Grossi will Fälle beobachtet haben, in denen bei demselben Subjekte sich zuerst Morbilli entwickelten, darauf Scarlatina folgte und endlich Urtikaria entstand.

10) Sectio von einem Menschen, der an *Diabetes serosus* gelitten hatte. Es zeigte sich Hydrops pulmonum et emphysema pulmonalis, Hydrops pericardii, beide Nieren vergrössert, ihre innere Masse sowohl als auch ihre äussere Fläche mit einer zahllosen Menge Hydatiden von bernsteinartiger Farbe besetzt, der Peritonealüberzug derselben fast ganz verschwunden.

11) Den *Dekubitus*, der sich zuweilen epidemisch in Hospitälern zeigt, z. B. seit einiger Zeit im Münchner Hospitale, betrachtet Grossi als analog der Nosocomialgangrän. Er behandelt denselben, wenn er schon gangränös ist, mit Solutio calcariae oxymuriaticae. Wenn sich die Stelle noch nicht in ein Geschwür verwandelt hat, sondern nur erst sich tiefe Härte und aschfarbiges Aussehen der Stelle zeigen, so lässt er mit dem Ferrum candens[5] mehrere Striche über dieselbe ziehen. Ich sah nur in einem Falle, in dem die Krankheit sich noch sehr wenig entwickelt hatte, Nutzen von diesem Mittel.

12) *Die sogenannte Abdominalphysiognomie*, besonders die eigene Bildung des Mundes, scheint von einem Hautkrampfe herzurühren, der ähnlich ist dem Tetanus des Rektums.

13) Columbo, Radix Chinae nodosae, Sarsaparilla, Carex arenariae enthalten sehr viel Strychnin, erregen Tremor, Torpor, von der Medulla oblongata ausgehend; man muss denselben daher flüchtige Mittel, Spiritus etc. als Corrigentia zusetzen.

---

[4] HILDENBRAND, Johann Valentin von: Institutiones practico-medicae pyretologiam complectentes, hrsg. von Franz Xaver von Hildenbrand. Johann Valentin Edler von Hildenbrand (1763-1818), Prof. der Medizin in Wien, Direktor des Allgemeinen Krankenhauses. Sein Sohn: Franz Xaver Edler von Hildenbrand (1789-1849), Prof. der Medizin in Pavia und Wien, vgl. S. 429.

14) Gegen Paralyse empfiehlt er folgendes Bad: Kalium causticum dr. III, solvatum in Aqua destillata lb. I auf ein Bad.

15) Oleum Ricini, mit Gummi arabicum abgerieben, verliert seine abführende Wirkung, erhält sie [aber] mit Eigelb abgerieben.

16) Wenn ein Emetikum [von] ½ Drachme Ipecacuanha mit 1½ bis 2 Gran Tartarus emeticus bei mehreren Individuen Durchfall statt Brechen erregt, so ist es eine Anzeige, dass Diarrhöen epidemisch kommen werden.

Das *medizinische Klinikum von Ringseis*[6] soll ebenfalls sehr stark besucht sein, besonders, da sein Vortrag deutsch ist. Ich enthalte mich aller Anmerkungen über dasselbe, da ich dasselbe bloss vom Hörensagen und nicht einmal von Leuten, auf deren Urteil man sich verlassen könnte, kenne. *Ringseis* scheint übrigens der Eifer Grossis abzugehen, da er in der ganzen Zeit unseres Aufenthaltes in München die Besorgung seiner Hospitalpatienten seinen Assistenten überliess. Er selbst hält sich für einen der ersten Kliniker, da er uns sagte, es gebe nur zwei, man könne vielleicht sagen, bloss einen guten klinischen Lehrer.

Conrad Meyer und Leonhard von Muralt verliessen München und reisten via Wasserburg und Kirchensur nach Salzburg. Am österreichischen Zoll, über dessen Strenge sie viele Schauergeschichten vernommen hatten, wurden sie von freundlichen Beamten abgefertigt, die ihr Gepäck nur flüchtig untersuchten. In Golling besichtigten sie mit einem Führer den eindrücklichen Wasserfall, in Hallein bestiegen sie den Dürnberg und besuchten ein Salzbergwerk. Auch in Berchtesgaden, wieder auf bayerischem Gebiet, interessierten die neuen Gebäude für die Salzpfannen und das nahe Salzbergwerk, das die Arbeiter gesundheitlich nicht zu gefährden schien. Beim zweiten Zollübergang wurden die Reisenden barsch behandelt und genau untersucht, ohne dass indessen der geschmuggelte bayerische Tabak entdeckt worden wäre. In Salzburg besahen sie die Residenz, die Reitschulen und die Kirchen, insbesondere die Domkirche und die nach dem grossen Brand von 1818 neu aufgebaute Sebaldkirche mit dem Grabmal von Paracelsus. Im kleinen, aber hübschen Theater besuchten sie eine «recht ordentliche Oper». Nach der Weiterfahrt über Enns, Stregberg, Melk und St. Pölten erreichten sie die Hauptstadt der Donaumonarchie.

Wien   27. Oktober 1829 bis 7. April 1830

Wien faszinierte durch die Mischung der Nationalitäten, das muntere Treiben der Menschen, eine eindrückliche industrielle Tätigkeit und nicht zuletzt wegen der zahlreichen gesellschaftlichen Vergnügungen. Indessen fiel den Zürchern eine gewisse Stagnation in öffentlichen, ja auch in wissenschaftlichen Angelegenheiten auf. Diskussionen politischen Inhalts waren kaum zu vernehmen, und die Schweizer wurden von Bekannten ausdrücklich gebeten, sich mit politischen Meinungsäusserungen zurückzuhalten.

Sie erhielten regelmässige Einladungen zum Mittag- oder Abendessen von Prof. Hager, Chirurg am Josephinum, der anlässlich eines Zürcher Aufenthaltes Meyers Vater kennengelernt hatte, sowie

---

[5] Cauterium actuale, Brenneisen.
[6] Johann Nepomuk von Ringseis (1785-1880), Prof. der Medizin und Direktor des Allgemeinen Krankenhauses in München, vgl. S. 329.

von den Familien der Herren Gosmar und von Borkenstein, dessen Frau aus Winterthur stammte. Dank dem Umgang mit Mademoiselle Hardmeyer von Zürich, einer Sängerin am Kärntner Theater, bekamen sie Einblick in die Künstlerwelt. Anlässlich einer Soirée begegneten sie dem Fürsten Metternich im Haus von dessen Leibarzt Friedrich Jaeger.

Die beiden Ärzte widmeten sich tagsüber intensiv der medizinischen Fortbildung, ganz besonders in pathologischer Anatomie und Augenheilkunde. Da sie einen ausserordentlich kalten Winter erlebten, waren die Ausflugsmöglichkeiten und der Besuch von Sehenswürdigkeiten etwas beschränkt. Im geheizten Zimmer kultivierten sie abends im Hinblick auf die Weiterreise ihre französischen und italienischen Sprachkenntnisse oder sassen mit Schweizer Freunden im Kaffeehaus zusammen. Zahlreich waren ihre Besuche des Burgtheaters, des Josephstädter Theaters, des Leopoldstädter Theaters oder des Theaters an der Wien. Oper und Schauspiel gefielen ihnen gut, auch wenn sie das Berliner Niveau nicht ganz erreichten. In den Lustspielen, Spiegelbilder des üppigen Wiener Volkslebens, erstaunten die etwas frivolen Reden und Handlungen, die indessen selbst die anständigen Wienerinnen nicht zum Erröten brachten. Meyer und von Muralt tanzten an mehreren Bällen und Festlichkeiten, so am Ball der reformierten Gemeinde oder am Ball im Apollo-Saal. An einer maskierten Redoute in der Karnevalszeit nahmen vor allem Freudenmädchen teil.

Sie besuchten die Gemäldegalerie auf Schloss Belvedere sowie die Gemäldesammlungen der Fürsten Esterházy und Liechtenstein, ferner die Sammlungen des Polytechnischen Instituts, das anatomische Wachskabinett im Josephinum und das kaiserlich-königliche Zeughaus mit zahlreichen Beutestücken aus den Türkenkriegen. Sonntags folgten sie zuweilen den eindrücklichen Predigten des reformierten Pastors Hausknecht. Am Weihnachtsabend drängten sie sich mit zahllosen Wienern in die festlich beleuchteten Kirchen, wo man schöne geistliche Musik genoss.

Infolge längeren Tauwetters kam es in der Nacht vom 29. Februar auf den 1. März 1830 zu gewaltigen Eisbrüchen mit dramatischem Wasseranstieg der Donau. Innert kürzester Zeit überschwemmte das Wasser die Stadtviertel Rossau und Leopoldstadt; gegen 150 Menschen ertranken in den Fluten. Die in den Häusern eingeschlossenen Einwohner mussten mit Nahrungstransporten auf Schiffen versorgt werden.

9. Dezember [1829]. Am Abend zu Dr. Jaeger[1]. Wir tranken bei ihm Tee, unterhielten uns aber mit ihm mehr über indifferente Gegenstände; interessant war es uns, dass uns Jaeger sag-

---

[1] Friedrich Jaeger Ritter von Jaxtthal (1784-1871), 1808 Dr. med. (Landshut), 1812 Dr. med. (Wien), 1821 interim. Prof. der Augenheilkunde in Wien, 1825 Prof. der Augenheilkunde an der k. k. Josephsakademie. CALLISEN 9 (1832), S. 376 f, 29 (1841), S. 125. Wiener Zeitung 288, 1862 (1. Beilage). WURZBACH 10 (1863), S. 36 f. Oesterr. Ztschr. prakt. Heilk. 17, 1871, S. 873-876. Klin. Monatsbl. Augenheilkd. 10, 1872, S. 177-181. Wien. med. Presse 13, 1872, S. 26-28. Lancet Lond., 1873, II, p. 352. WECKER, Louis de: Notice nécrologique sur Frédéric Jaeger, Ann. d'ocul. 69, 1873, pp. 85-93. Mitth. d. Wien. med. Doct.-Coll., 1877, III, Beilage zu Nr. 25, S. 1-20. PREYSS, Georg: Das Leben und Wirken Dr. Friedrich Jaegers Ritter von Jaxtthal, Wien 1877. Wien. med. Presse 18, 1877, S. 1456, 1489. HIRSCHBERG 14.1 (1911), § 472, S. 551-557. BLÄ 3 (1931), S. 406. FRANCESCO, Grete de: Ein Wiener Augenarzt auf einem Genrebild von Josef Dannhauser, Ciba Zschr. 5(55), 1938, S. 1913 f. LODISPOTO, Alberto: Una malattia del Maresciallo Radetzky, Pag. Storia Med. 6(2), 1962, pp. 57-65. NDB 10 (1974), S. 272 f. LESKY (1978), S. 86 f. WYKLICKY, Helmut: Ergänzungen zur Kenntnis des Stammvaters der medizinischen Schule von Galatasaray [unveröffentlichte Briefe Metternichs an Friedrich Jaeger von Jaxtthal], Türk-Avusturya Tibbi Iliskileri, Istanbul 1987, S. 78-84. SCHNEIDER, Maria: Dr. med. Friedrich Jaeger Ritter von Jaxtthal, Augenarzt zu Wien und Leibarzt des Fürsten Metternich, Autobiographie mit Kommentar, Diss. med. (München), Münster 1989.

te, dass keiner als Professor an der Wiener Universität[2] angestellt werden könne, der nicht vorher als Professor auf einer Landesuniversität gewesen war. Doch wird dieses Gesetz oft so unangenehm, dass einer sich nur zum Professor auf einer Landesuniversität ernennen lässt, dann aber, ohne nur an diesen Ort sich begeben zu haben, einen Ruf nach Wien annimmt. Daher

[2] Zur 1365 gegründeten Universität Wien: KINK, Rudolf: Geschichte der kaiserlichen Universität zu Wien, 2 Bde, Wien 1854. ASCHBACH, Joseph: Geschichte der Wiener Universität, 3 Bde, Wien 1865-1888. WOLF, Gerson: Zur Geschichte der Wiener Universität, Wien 1883. Die Universität Wien, ihre Geschichte, ihre Institute und Einrichtungen, hrsg. vom akademischen Senat, Düsseldorf 1929. Die Matrikel der Universität Wien, Bd. 1–, Graz 1956–. Die Wiener Universität im Bild 1365-1965, Wien 1965. GALL, Franz: Alma mater Rudolphina 1365-1965, Wien aktuell, H. 1, 1965, S. 11-27. Ders.: Die grosse Tat, 600 Jahre Alma Mater Rudolphina, Salzburg/Stuttgart 1965. JORDAK, Karl: Die Universität Wien 1365-1965, Wien 1965. Wien und seine Universität, Vergangenheit, Gegenwart, Zukunft, Wien 1965. GALL, Franz: Die Alte Universität, Wien/Hamburg 1970. 625 Jahre Universität Wien, Die Anfänge der Universität Wien, Sonderausstellung im Senatssaal der Universität Wien, Wien 1990.
Zur Medizinischen Fakultät und zur Medizingeschichte von Wien: OSIANDER, Johann Friedrich: Nachrichten von Wien über Gegenstände der Medizin, Chirurgie und Geburtshilfe, Tübingen 1817. MARTIN, Anselm: Die Kranken- und Versorgungsanstalten in Wien, Baden, Linz und Salzburg, München 1832. ROSAS, Anton von: Kurzgefasste Geschichte der Wiener Hochschule im allgemeinen und der medizinischen Fakultät derselben im besonderen, Wien 1843-1847. HAIDINGER, Andreas: Die in Wien bestehenden Krankenanstalten, Wien 1844. HERZIG, Wilhelm: Das medizinische Wien, Wegweiser für Ärzte und Naturforscher, mit einem Plane von Wien, Wien 1844. WITTELSHÖFER, Leopold: Wiens Heil- und Humanitätsanstalten, ihre Geschichte, Organisation und Statistik, Wien 1856. LEBERT, Hermann: Über den Einfluss der Wiener Medizinischen Schule des 18. Jahrhunderts auf den positiven Fortschritt der Medizin, Berlin 1865. PUSCHMANN, Theodor: Die Medizin in Wien während der letzten 100 Jahre, Wien 1884. Ein halbes Jahrtausend, Festschrift anlässlich des 500jährigen Bestandes der Acta Facultatis Medicae Vindobonensis, hrsg. vom Wiener medizinischen Doktorenkollegium, redigiert von Heinrich ADLER, Wien 1899. Acta Facultatis Medicae Universitatis Vindobonensis, Bd. 1-3 hrsg. von Karl SCHRAUF, Bd. 4-6 hrsg. von Leopold SENFELDER, Wien 1899-1912. NEUBURGER, Max: Die Entwicklung der Medizin in Österreich, Wien/Leipzig 1918. Ders.: Die Wiener medizinische Schule im Vormärz, Wien 1921. Ders.: Das alte medizinische Wien in zeitgenössischen Schilderungen, Wien/Leipzig 1921. FISCHER, Isidor: Geschichte der Gesellschaft der Ärzte in Wien, Wien 1938. NEUBURGER, Max: British Medicine and the Vienna School, London 1943. SCHÖNBAUER, Leopold: Das medizinische Wien, Geschichte, Werden, Würdigung, Berlin/Wien 1944. GLASER, Hugo: Wiens grosse Ärzte, Wien 1947. BREITNER, Burghard: Geschichte der Medizin in Österreich, Wien 1951. ANTOINE, Tassilo: Die medizinische Fakultät und die Universitas Literarum, Inaugurationsrede, gehalten am 25.11.1959, Wien 1960. STAHL, Peter: Personalbibliographien der Professoren und Dozenten der allgemeinen Pathologie, Therapie und Materia medica von 1790-1829, der allgemeinen Pathologie, Therapie und Pharmakologie von 1830-1848, der allgemeinen Pathologie, Pharmakologie und Pharmakognosie von 1848-1874 an der Universität Wien, mit kurzen biographischen Angaben und Überblick über die Sachgebiete, Diss. med. dent., Erlangen-Nürnberg 1973. WUNDERLICH, Carl August: Wien und Paris, ein Beitrag zur Geschichte und Beurteilung der gegenwärtigen Heilkunde in Deutschland und Frankreich 1841, hrsg. und eingeleitet von Huldrych M. KOELBING, Hubers Klassiker der Medizin und Naturwissenschaften 13, Bern 1974. Wien und die Weltmedizin, 4. Symposium der Internationalen Akademie für die Geschichte der Medizin, hrsg. von Erna LESKY, Wien 1974. LESKY, Erna: The Vienna medical school of the 19th century, Baltimore/London 1976. Dies.: Die Wiener medizinische Schule im 19. Jahrhundert, 2. Aufl., Graz/Köln 1978. Dies.: Meilensteine der Wiener Medizin, grosse Ärzte Österreichs in drei Jahrhunderten, Wien 1981. JETTER, Dieter: Wien von den Anfängen bis 1900, Geschichte des Hospitals 5, Wiesbaden 1982. HACKSTOCK, Ingrid: Die wissenschaftlichen Illustrationen der Wiener medizinischen Schule vom Ende des 18. bis Mitte des 19. Jahrhunderts, Diss. phil., Wien 1988. STACHER, Alois: Wiener Spitäler im Wandel der Zeiten, Wien 1989. HOLUBAR, Karl: 625 Jahre Medizinische Fakultät der Universität Wien, Notitiae Austriacae, Sonderbeilage zum 625-Jahr-Jubiläum der Universität Wien, Wien 1991. Die Blumen des Bösen, Bd. 2, eine Geschichte der Armut in Wien, Prag, Budapest und Triest in den Jahren 1693 bis 1873, hrsg. von Nora FISCHER-MARTIN und Gerhard FISCHER, Wien 1994.

kommt es auch, dass in Wien keine Privatdozenten sind. Gesellschaften von Ärzten existieren keine, da auch auf diese wie überhaupt auf alle Verbindungen von Seite der Regierung ein misstrauisches Auge gehalten wird.

13. März [1830]. Morgens zehn in das Taubstummeninstitut; es liegt in der Vorstadt Wieden, Favoritenstrasse Nr. 162[3]. Es enthält gewöhnlich einige und fünfzig Zöglinge. Die Kinder, welche vorher streng auf ihre geistigen Anlagen geprüft und, wo dieselben zu fehlen scheinen, nicht aufgenommen werden, erhalten Unterricht in der deutschen Sprache, im Schreiben und Rechnen, die Mädchen ausserdem noch in den notwendigsten weiblichen Arbeiten. Der etwas alte Lehrer will von der neuen Lehrmethode der Taubstummen, diese Unglücklichen nämlich auszubilden, ohne denselben die Zeichensprache zu lehren, nichts wissen. Er betrachtet dieselbe als notwendiges Erfordernis, um den Kindern deutliche Begriffe von Dingen zu geben, und vernachlässigt deshalb, dieselben sprechen zu lehren. Dass dieses aber eine falsche Ansicht ist, bewiesen uns die Taubstummeninstitute in Leipzig und Berlin, wo Knaben vom gleichen Alter wie diejenigen in diesem Institute in ihrer geistigen Ausbildung diesen weit voranstanden, auch in der Geographie und Geschichte gute Kenntnisse besassen und treffliche Aufsätze lieferten, wo hingegen hier junge Leute von 16 bis 17 Jahren kaum einen Satz richtig zusammenstellen konnten. Jene verstanden ihren Lehrer bloss aus der Bewegung seiner Lippen und antworteten ihm ziemlich verständlich; diese aber achteten mehr auf die Zeichensprache des Lehrers und antworteten ihm in dieser. Freilich wäre für die neuere Methode ein einziger Lehrer für diese vielen Kinder lange nicht hinreichend. Jährlich werden für ein Kind 150 Gulden Münz bezahlt. Der Lehrkurs dauert sechs Jahre, dann werden sie in die Lehre geschickt. Schlafzimmer und Betten sind reinlich und das Essen gut.

15. März. Morgens neun Uhr in die Leopoldstadt ins Strafarbeitshaus. Wir hätten zwar Billetts von der Regierung haben sollen, allein, durch die Nennung Herrn Prof. Wendts in Kopenhagen wurde uns doch der Zutritt gestattet. Wir hatten gerade eine sehr ungünstige Zeit getroffen, da durch die fürchterliche Überschwemmung die unteren Zimmer, worin die Leute schliefen, ganz verwüstet waren. Die Gefangenen waren jetzt in die Arbeitszimmer hinauf transportiert und lagen da auf ihren Betten, konnten aber nicht arbeiten. Der Wärter sagte uns, dass dieselben sich sehr nach der Zeit sehnten, in der sie die Arbeit wieder beginnen könnten, was aber wohl noch vierzehn Tage dauern könne, da sie die unteren Zimmer alle mit neuen Brettern ausschlagen und trocknen müssten. In allen Zimmern war geheizt, um das Austrocknen zu befördern; man konnte hier den feucht-warmen, schweren, beengenden Dunst sehr gut bemerken und den Nachteil erkennen, der entstehen müsste, wenn die Leute zu früh in diese Zimmer gebracht würden. Es werden in dieser Anstalt alle Verurteilten aufgenommen, deren Strafe sich nicht weiter als auf zehn Jahre erstreckt. So sind gewöhnlich 300 Gefangene da. Die Einrichtung ist im ganzen derjenigen des Strafarbeitshauses München gleich; nur ist sie in diesem viel grossartiger, alle Säle grösser. Doch wir konnten darüber deswegen keinen guten Vergleich anstellen, weil durch die Überschwemmung alles in Unordnung gebracht war. Die Sträflinge werden nach Verhältnis ihrer Fähigkeit auch hier zu verschiedenen Arbeiten als Tischler, Schneider, Schuster etc. und auch zur Tuchfabrikation angeleitet. Doch scheint diese nicht so

---

[3] Zum 1779 gegründeten, 1808 hierher verlegten Taubstummeninstitut: HAUG (1845), S. 27-50. VENUS, Alexander: Das k. k. Taubstummen-Institut in Wien seit seiner Gründung bis zum gegenwärtigen Zeitpunkte, nebst einer einleitenden Geschichte des Taubstummen-Unterrichtes und einer kurzen historisch-statistischen Darstellung der in dem österreichischen Kaiserstaate bestehenden Taubstummen-Anstalten, Wien 1854. LÖWE, Armin: Gehörlosenpädagogik, Geschichte der Sonderpädagogik, hrsg. von Svetluse SOLARAVA, Stuttgart 1983, S. 20 f.

im grossen betrieben zu werden wie in München, da sie nur ihre eigenen und die Kleider der Wärter zu verfertigen vermögen. Daher kommt es denn auch, dass die Anstalt wenig oder nichts vorschlägt, zuweilen selbst noch zusetzen muss. Immer aber erreicht sie den einen Hauptzweck: nützliche Beschäftigung der Sträflinge und geringe Unkosten für die Anstalt. Tut ein Sträfling nicht die ihm vorgeschriebene Arbeit, so wird er durch Schläge gezüchtigt; tut er aber mehr, so wird ihm die Arbeit bezahlt, so dass mancher im Monat etwa 2 Gulden Münz verdient und nicht sehr selten einer mit einem Kapital von 300 Gulden Münz die Anstalt verlässt. Die Anstalt besitzt ebenfalls ein kleines Hospital.

Das Spital der Barmherzigen Brüder liegt in einer der Hauptstrassen der Leopoldstadt[4]. Wir traten heute in dasselbe, wurden aber auch hier von einem der Geistlichen sogleich berichtet, dass wir nichts sehen könnten, weil der Krankensaal durch die Überschwemmung gänzlich zerstört sei und die Kranken in einzelne Zimmer im zweiten Stocke transportiert worden seien. Interessant war uns aber immerhin, nicht wegen seiner Zweckmässigkeit, sondern wegen des Eigentümlichen, der ungeheure Krankensaal, welcher hundert Betten (!) fasst; derselbe ist übrigens sehr hoch, und die Betten stehen in gehöriger Entfernung voneinander. Es sind lauter Himmelbetten.

18. März. Morgens zehn ins Blindeninstitut, welches jetzt am Ende der Kaiserstrasse in der Brunnengasse ist[5]. Der Direktor Klein[6] nahm uns, besonders, da er hörte, dass ich ein Zürcher

---

[4] LERCH, Johann A.: Mitteilungen aus dem Spitale der Barmherzigen Brüder zu Wien, Wien 1877. PESCH, Heinrich: Die Wohltätigkeitsveranstalter der christlichen Barmherzigkeit in Wien, Freiburg i. Br. 1891. SENEFELDER, Leopold: Die Barmherzigen Brüder in Wien 1614-1914, Wien 1914. LÄUFER, Friedrich: Die Barmherzigen Brüder, Prag 1931. 400 Jahre Barmherzige Brüder, Festschrift der österreichischen Provinz, Wien 1937. FINK, Alfons: Im Dienste der Barmherzigkeit, Wien 1954. POLEDNIK, Heinz: Die Barmherzigen Brüder in Österreich 1918-1977, o. O. 1977. JETTER, Dieter: Wien von den Anfängen bis 1900, Geschichte des Hospitals 5, Wiesbaden 1982, S. 5-11. PETERS, Christa: Hospitäler der Barmherzigen Brüder des Johannes von Gott und der Elisabetherinnen zwischen Rhein und Weichsel (1600-1900), Diss. med., Köln 1994.

[5] Zum 1804 gegründeten Blindeninstitut: GAHEIS, Franz von: Kurzer Entwurf zu einem Institute für blinde Kinder, Wien 1802. KLEIN, Johann Wilhelm: Das Blinden-Institut in Wien, wie es entstand, wie es gegenwärtig besteht und was noch dafür zu wünschen übrig ist, Wien 1822. Ders.: Beschreibung eines gelungenen Versuches, blinde Kinder zu bürgerlicher Brauchbarkeit zu erziehen, 4. Aufl., Wien 1822. Ders.: Nachricht von dem k. k. Blinden-Institute und von der Versorgungs- und Beschäftigungs-Anstalt für erwachsene Blinde, Wien 1830. ADOLPH, M. Chr.: Die Entstehung des Blindeninstituts zu Wien, Österreichs Pantheon, Galerie alles Guten und Nützlichen im Vaterlande, Bd. 1, Wien 1831, S. 15-24. KLEIN, Johann Wilhelm: Die Anstalten für Blinde in Wien, Wien 1841. HAUG (1845), S. 242-282. PABLASEK, Matthias: Geschichte, Chronik und Statistik des k. k. Blindenerziehungsinstituts in Wien, Wien 1864. MELL (1900), S. 837-840. MELL, Alexander: Geschichte des k. k. Blinden-Erziehungs-Institutes zu Wien 1804-1904, Wien 1904. KAISER, A.: Die Blindenanstalt in der Josephstadt, Wien 1960. Festschrift 175 Jahre Bundes-Blindenerziehungsinstitut Wien, Wien 1979. SCHUBER, Marianne: Begründung des deutschen Blindenbildungswesens, Frankfurt a. M. 1986, S. 155-170, 265-399.

[6] Johann Wilhelm Klein (1765-1848), Jurist, 1802 Armenbezirksdirektor in Wien, 1804 Begründer eines Blindeninstituts in Wien, 1816 Direktor des zur Staatsanstalt erhobenen Blindeninstituts. CASTELLI, Franz: Beschreibung der feierlichen Übergabe der grossen goldenen Verdienstmedaille samt Kette an Herrn J. W. Klein, Wien 1840. HAUG (1845), S. 244-251. NND 26.1 (1848), S. 381-387. WURZBACH 12 (1864), S. 51-54. PABLASEK, Matthias: Johann Wilhelm Klein, ein Vortrag zu dessen hundertjähriger Jubelfeier, gehalten im k. k. Blinden-Erziehungs-Institute in Wien, Wien 1865. ADB 16 (1882), S. 97 f. MELL (1900), S. 410-415. BAUER, Joseph I.: Johann Wilhelm Klein und die historischen Grundlagen der deutschen Blindenpädagogik, Diss. phil., Bamberg 1926. MANSFELD, F. Ch.: Der Lichtbringer, ein Roman aus dem alten Wien, Wien 1953. NDB 11 (1977), S. 742 f.

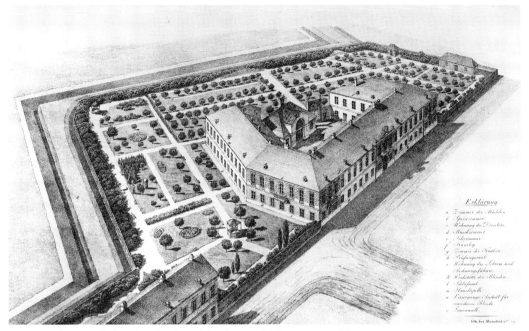

Das von Johann Wilhelm Klein (1765-1848) geleitete Blindeninstitut in Wien.

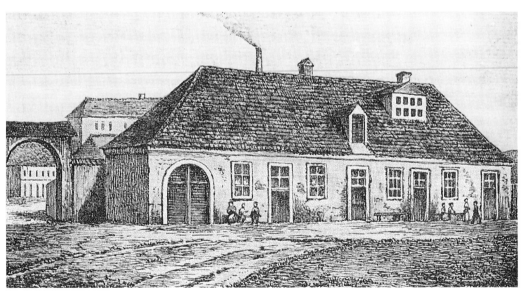

Die Wiener Prosektur, Arbeitsstätte von Prof. Johann Wagner (1800-1832).

sei, sehr freundlich auf, machte uns mit der Einrichtung der Anstalt, welche jetzt ungefähr 30 Kinder enthält, bekannt, zeigte uns mehrere gute Arbeiten der Zöglinge, besonders in Pappe, Dreherarbeiten etc., liess uns dann ein niedliches Konzert von den Blinden geben und ging nun in folgender Ordnung zum Examen über: 1) mussten sie mit den Fingern die auf Holz erhobenen Buchstaben lesen, was sie gewöhnlich schon in ein bis zwei Tagen innehaben, 2) in den gestochenen Kalendern lesen, 3) schreiben, was allerdings sehr schwer ging, doch konnte man es lesen, 4) rechnen, zuerst auf der Russischen Tafel[7], dann im Kopfe, welch letzteres sie zum Bewundern innehatten. 5) Geographie auf Karten, deren Grenzen und Städte etwas erhoben waren. Endlich mussten sie uns noch ein Lied singen. Das Nähere über die Unterrichtsmethoden vid. «Das Blindeninstitut in Wien», 1822[8]. Klein bemerkte, die meisten Kinder seien durch die Blattern ihres Gesichtes beraubt. Es wäre eine vergebene Arbeit, für die Blinden eigene Bücher drucken zu lassen, da dieselben zu voluminös und zu kostbar würden und die Blinden ein so gutes Gedächtnis besitzen, dass sie, wenn sie zweimal das Buch gelesen, schon alles innehätten. Zweckmässiger sei es, denselben vorzulesen. So sei es auch nicht nötig, ihnen die Musikstücke in Noten aufzusetzen, da sie mittels ihres guten musikalischen Gehöres das Stück, wenn sie es einige Male gehört, schon spielen könnten. Selten mangle einem Blinden das musikalische Gehör, und in diesem Falle sei damit immer ein sonst übles Gehör verbunden. Am Ende schenkte mir Klein die folgenden zwei von ihm herausgegebenen Schriften: 1) «Lieder für Blinde», Wien, 1827, 2) «Das Blindeninstitut in Wien», 1822.

Pathologisch-anatomische Systematik von Wagner[1]

Zum Haupteinteilungsgrunde dient uns die *anatomische Ordnung der Organismen*[2]. *1. Abschnitt.* System der Häute. 1) äusseres. 2) Schleimsystem. 3) seröses. 4) fibröses. *2. Abschnitt.* Regelwidrige Bildung des Knochensystems. *3. Abschnitt* des Muskelsystems. *4. Abschnitt* des Gefässsystems, welches in die Arterien, Venen und Lymphgefässe zerfällt. *5. Abschnitt* des Nervensystems, 1) des Cerebral-, 2) des Gangliensystems. *6. Abschnitt* Organische Krankheiten des Respiralsystems. *7. Abschnitt* des Verdauungssystems. *8. [Abschnitt]* der organischen Krankheiten des uropoetischen Systems. *9. Abschnitt* der Geschlechtsorgane, 1) beim Manne, 2) beim Weibe.

Jeder dieser Hauptabschnitte wird in folgenden *Unterabteilungen* betrachtet:

---

[7] Entwickelt von Ludwig Baczko (1756-1823), Prof. der Geschichte an der Artillerie-Akademie in Königsberg, Leiter einer Blindenanstalt in Königsberg. MELL (1900), S. 49, 423 f, 625.

[8] KLEIN, Johann Wilhelm: Das Blinden-Institut in Wien, wie es entstand, wie es gegenwärtig besteht und was noch dafür zu wünschen übrig ist, Wien 1822.

[1] Johann Wagner (1800-1832), 1824 Dr. med. (Wien), 1829 Prof. der Anatomie am Lyceum in Klagenfurt, 1829 EO, Prosektor und Kustos des anatomischen Museums des Allgemeinen Krankenhauses in Wien, Lehrer von Carl von Rokitansky (1804-1878) und Joseph Skoda (1805-1881). CALLISEN 33 (1845), S. 194. ADB 40 (1896), S. 510. BLÄ 5 (1934), S. 815. ROKITANSKY, Carl von: Selbstbiographie und Antrittsrede, hrsg. und erläutert von Erna LESKY, Wien 1960, S. 50 f.

[2] Nach einer Anmerkung des Autors benutzte Wagner als Grundlagen: MORGAGNI, Giovanni Battista: De sedibus et causis morborum per anatomen indagatis libri V, 2 Bde, Venedig 1761. LIEUTAUD, Joseph: Historia anatomico-medica, sistens numerosissima cadaverum humanorum extispicia, ed. de Antoine PORTAL, 2 Bde, Paris 1767.

1. In Bezug auf *Abweichungen seiner Form;* diese sind entweder *ursprünglich* oder *erworben;* zu erstern gehören Missgeburten. Diese sind entweder a) aus Schwächung der bildenden Kraft, *Hemmungsbildung*, ein Stehenbleiben auf seiner natürlichen Bildung, b) *Missbildung aus zu grosser Energie der bildenden Kraft,* c) *Lageveränderung,* d) *erworbene,* so 1) *Konfigurationsveränderung*, a) Umkehrungen, b) Verbiegungen. 2) *Kontinuitätstrennung,* a) Zerreissung, b) Wunden, c) Knochenbrüche, d) *Ortsveränderung:* Prolapsus, Hernien etc. und Richtungsveränderung. 3) *Textur- oder Mischungsveränderung, Fehler der Ernährung, der Masse, des Umfanges.* 1) Hypertrophie. 2) Atrophie, erstere Umfangsvermehrung mit Wasservermehrung, letztere umgekehrt.

2. *Veränderung in den physischen Eigenschaften.* 1) Regelwidrige Färbung, 2) abnorme Kohäsion.

3. *Veränderung durch Vorherrschen eines Grundgewebes,* 1) des Zellgewebes, 2) der Schleimbildung, 3) des Kapillarsystems, 4) Vorherrschen des venösen Blutes, 5) der Arterien.

4. *Krankhafte Regeneration.*

5. *Aftergebilde* oder *neue Bildungen;* zufällig entstandene Massen, die im Zustande der Gesundheit nicht vorhanden sind. 1) Gebilde als Wiederholung der gewöhnlichen Gewebe, Transformation (Dupuytren[3]). 2) Gebilde, die keine Ähnlichkeit mit den gewöhnlichen Geweben des Körpers haben. aa) Regelwidrige Wiederholung des Schleimhautsystems, bb) des Fettes, cc) des Zellgewebes, dd) des serösen Organs, ee) des Fasergewebes, das sogenannte Sarcoma, ff) des Faserknorpels; Osteosteatoma, Osteosarcoma gehören hieher.

Zwei Gebilde, die keine Ähnlichkeit mit den gewöhnlichen Körpergeweben haben. aa) Das knotige oder tuberkulöse Gewebe, Skrofeln und Tuberkeln, bb) die szirrhöse Bildung, Szirrhus und Krebs, cc) das schwammige, fungöse Gewebe, hat folgende Abteilungen: 1) Markschwamm, Fungus medullaris, Sarcoma medullaris, Enzephaloiden. 2) Blutschwamm oder besser milzähnliche Geschwulst, Fungus splenoideus, häufig mit dem Markschwamm gepaart. 3) Brustdrüsen und pankreasähnliche Gewebe. 4) Die Melanose, Degeneratio nigra, Cancer melanoticus. 5) Die Schwammpolypen und die Schwämme.

6. *Neue Bildungen, welche mit dem Körper in keiner Kontinuitätsverbindung stehen.* 1) Steinige Konkretionen. 2) Fremde belebte Körper, a) Schmarotzerpflanzen, die sich auf der Oberfläche des Körpers fortpflanzen, b) Entozoen.

1. Abschnitt
System der Häute
A. Der äusseren Haut
a. Formveränderung

1) *Hautmangel* wurde vollkommen beobachtet von Thomas Bartholin[4]; Wagner hat sie nur teilweise beobachtet, z. B. ist bei Schädelmangel meist auch Mangel der äussern Bedeckungen.

2) *Das allgemeine Luxurieren oder Wuchern* der allgemeinen Bedeckungen; die Haut ist dann mehr runzlig, dick, sarkomatös und farblos.

3) *Unregelmässige Verteilung*
b. Texturveränderungen
1) *Exantheme*

---

[3] Guillaume Baron Dupuytren (1778-1835), Prof. der Chirurgie in Paris, vgl. S. 532 f.
[4] Thomas Bartholin (1616-1680), Prof. der Anatomie in Kopenhagen.

Die akuten haben gewöhnlich in den oberen Schichten ihren Sitz von Morbilli scarlatinosi, tiefer, niedriger sind schon die Variolae, die bis in die Lederhaut dringen.

Die chronischen dagegen dringen schon in die Tiefe der Lederhaut und zerstören dieselbe sogar, z. B. durch Geschwüre.

Zu den Wucherungen gehören nun auch die *Afterorganisationen;* dahin die *Fettbildungen, die Lipome,* die meistens in einem Sacke eingeschlossen sind.

Hornartige Entartung der Haut. Wagner zeigte grosse hornartige Platten der Haut der Planta pedis, welche bei einem Manne sich mehrere Male nach heftiger Erkältung erzeugten, mit einem rheumatischen Fieber auftraten, welches sich durch wahre Krisen entschied, worauf dann die Abschuppung dieser hornartigen Platten erfolgte.

Knochenbildung. Wagner: Mehrere runde Knochen, deren dünne Rinde ein zelliges Gewebe umgab und die mit dem Zellgewebe unter der Haut zusammenhingen.

Aftergewebe, dem Körper fremdartig.

1) *Tuberkulöses Gewebe.* Hierher gehört die Lepra. Von der Haut hinein[wachsend], bilden sich erbsen-, ja walnussgrosse Knollen, die beim Durchschneiden eine erweichte Masse zeigen; die Muskeln sind gewöhnlich ebenfalls speckartig entartet, die Knochen aufgewulstet oder kariös. Eine angeborene Elephantiasis ist in der pathologischen Sammlung; das Kind wurde vier Monate alt.

2) *Pankreasähnliches* oder drüsig-fleckiges Gewebe.

3) *Schwammbildungen,* selten *Markschwammbildungen.* Ein Fall, wo sich solche Geschwülste von verschiedener Grösse an sehr vielen Stellen der Haut zeigten und sich zugleich im Gehirne eine solche Entartung gebildet hatte.

4) *Syphilitische Kondylome.*

Krankheiten der Haare und Nägel vid. Consbruch[5].

Nach Gehirnerschütterungen, besonders bei empfindlichen Subjekten mit roten Haaren, werden die Haare oft so sehr empfindlich, dass zuweilen schon beim blossen Anrühren, selbst bloss Annähern der Finger an die Haare, Konvulsionen entstehen.

B. Krankheiten der Schleimhäute.

Die meisten Krankheiten der Schleimhäute hängen zusammen mit Krankheiten desjenigen Organes, dessen innere Fläche sie überziehen; diese werden daher bei den Krankheiten dieser Organe abgehandelt. Hieher gehören nur diejenigen Krankheiten, bei denen die Schleimhaut nur für sich leidet, die unter ihr liegenden Teile dagegen nicht leiden.

a. Formveränderung.

Verlängerung, besonders nach Entzündungen, z. B. der Membrana pituitaria narium; sie hing vom Septum wie ein Polyp zur Nase hinaus; bei Prolaps ex ano fällt oft die Schleimhaut allein vor und verlängert sich besonders bei langwierigen Dysenterien.

Divertikel, Anhänge, Appendices können an allen Teilen vorkommen, wo Schleimhäute sind, am häufigsten am Darmkanale und der Harnblase, jedoch auch am Oesophagus.

Man unterscheidet zwei Arten: 1) *Die wahren Divertikel;* diese sind Ausdehnungen des Darmvolumens in allen seinen Teilen. Diese haben oft auch ihr eigenes Mesenterium. 2) *Die falschen Divertikel;* diese werden bloss gebildet von der Schleimhaut und der äussern Haut. Sie sind blasenförmige Verlängerungen der erstern und entstehen, indem diese durch eine Spalte

---

[5] CONSBRUCH, Georg Wilhelm Christoph: Allgemeine Enzyklopädie für praktische Ärzte und Wundärzte, 18 Bde, Leipzig 1815-1829.

der Muskelhaut tritt, welch letztere dann die Blase sphinkterartig an ihrem Anfange umgibt. Sehr oft kommen sie an mehreren Stellen des Darmkanales zugleich vor und sind oft Ursache chronischen Erbrechens. Es bildet sich oft Entzündung in denselben, welche in Verschwärung übergeht. Zum Beispiel war bei einem Präparat ein Divertikel des Oesophagus von einem Geschwür durchbrochen; dieses hatte auch die Häute der Trachea durchbohrt und hier eine schnell tödlich verlaufende Phthisis trachealis zur Folge gehabt.

Die falschen Divertikel der Harnblase sind ziemlich häufig; bei dadurch erregter Ischurie kann durch den Katheter nicht aller Harn entleert werden. Wagner zeigte zwei interessante Fälle, wo die Schleimhaut der Harnblase durch eine Spalte der Muskelhaut der Harnblase durchgedrungen war und sich bis zum Umfange eines neugeborenen Kindeskopfes ausgedehnt hatte. Der Anfang des Divertikels war von der Muskelhaut wie von einem Sphinkter umgeben.

b. Texturveränderungen.

1) Zuweilen erfolgt *Abschilferung* der Schleimhäute ohne vorhergegangene Entzündung, ohne Degeneration derselben. *Beispiel:* Die Abschilferung einer sehr grossen Partie der Magenschleimhaut von einem Manne, der an Lungensucht gestorben war und von dem man nur wusste, dass er ein sehr bedeutender Säufer gewesen war.

2) *Entzündung* als Folge eines aktiven Zusammenflusses der Flüssigkeit auf einem vorher gereizten Punkt des Organes mit Veränderung des Gewebes. Die Röte ist entweder ästig oder haarförmig, punktiert oder streifig, bräunlich oder violett. Die Röte zeigt aber nur Entzündung an, wenn zugleich Veränderung im Gewebe vorhanden ist. Diese Veränderung des Gewebes äussert sich entweder 1) *ohne Substanzverlust;* die Schleimhaut erscheint oft merklich verdickt mit Zerreissbarkeit des unter ihr liegenden Zellstoffes, wobei sie sich in dicken Lappen abziehen lässt. Meist ist vermehrte Schleimsekretion vorhanden und zuweilen vermehrte Exhalation im Zellstoffe. Die abgezogene Schleimhaut besitzt nicht mehr die natürliche Durchsichtigkeit; die Falten sind grösser, dicker, bluten leichter. Die blossen *Kongestionen* durch Überfüllung der Venen, Varikositäten, besonders an abhängigen Stellen, sind nicht mit Texturveränderung verbunden, und die Röte zeigt sich mehr im Anfange.

Ausgänge: 1) *Lymphexhalation.* Pseudomembrane wie bei Angina membranacea; hier bilden sie sich akut. Zuweilen entstehen sie aber auch chronisch. Der Patient bekommt von Zeit zu Zeit Erstickungszufälle und wirft dann polypöse Massen aus; die Krankheit dauerte in einem Falle fünf Monate.

2) *Mit Substanzverlust. Exulzerationen.* Selten beschränken sich diese auf die Schleimhaut allein, sondern ziehen in ihre Sphäre meist auch die unterliegenden Teile. Im allgemeinen kann man drei Grade (Perioden) derselben unterscheiden. 1) Eine Anschwellung der dunkel injizierten Stellen der Schleimhaut; darüber erheben sich nun die Peyerschen Drüsen[6] oder auch tuberkulöse Exkreszenzen, die nun die Grösse eines Stecknadelkopfes, auch einer Erbse, erreichen. 2) Das Knötchen erhebt sich stärker, spitzt sich zu, auf seiner Oberfläche bricht es auf. 3) Das vollkommen ausgebildete Geschwür.

a. *Typhöse Geschwüre.* Sie sind bei dieser Krankheit ganz konstant, besonders bei der katarrhalischen Form derselben. Dieser Geschwürsbildung geht eine bedeutende venöse Kongestion voran; unter dieser wird der Darmkanal sehr mit Blut versehen. Die Schleimhaut wird aufgelockert, und man kann die Stellen, wo sich später die Geschwüre entwickeln, schon sehen, da diese Partien besonders aufgelockert sind. Die Zotten sind in die Länge gezogen, und

---

[6] Nach Johann Conrad Peyer (1653-1712), Anatom und Pathologe in Schaffhausen.

man bemerkt oft schon die aufgeschwollenen Schleimdrüschen. Diese schwellen nun an, erreichen die Grösse eines Hirsekornes. Die Schleimhaut ist suffundiert, das Drüschen erreicht bald die Grösse eines Hanfkornes, erhält eine weissliche Farbe, indem sich die Schleimhaut verdünnt, und dies ist schon das Zeichen der Auflösung des Drüschens. Hat es diese Grösse erreicht oder noch mehr, so spitzt es sich zu und bricht auf. Hier sieht man: Die Schleimhaut ist zerrissen, sie wird auf die Seite gedrängt, und das Drüschen wuchert wie eine sarkomatische Masse heraus. Die Schleimhaut wulstet sich auf, schlägt sich wallartig nach innen und zeigt in der Mitte eine Vertiefung. Nun fliessen die benachbarten Geschwüre zusammen, so dass man oft nur eine grosse Geschwürfläche bemerkt; sie ergreifen fast nur das Ileum, sehr selten das Jejunum; im Zäkum und Kolon ebenfalls selten und mehr als sarkomatöse Aufwulstung. Sie sind gewöhnlich mit ihrer Achse nach den Längenfasern der Gedärme gestellt.

Sektionen von Wagner im Allgemeinen Krankenhaus[1]

3. November 1829. 1) Eine Puerpera, welche an einem heftigen Scharlach litt und vor zwei Tagen rasch starb unter Konvulsionen. An der äussern Fläche des Körpers, besonders am Rücken, der Brust, auch an den Extremitäten, waren noch deutliche Scharlachflecken, aber von sehr dunkler Farbe, bemerkbar. Im Gehirne am vorderen linken Lappen des grossen Gehirnes an der oberen Fläche zwei erbsengrosse Hydatiden und eine grössere an der unteren Fläche neben [dem] Nervus olfactorius (von Wagner als Begleiter der Konvulsion angesehen). Schleimhaut des Larynx und der Trachea dunkelrot. Lungen sehr blutreich. Leber und Milz hypertrophisch; erstere reichte bis zur Crista ossis ilei herab und war sehr in die Breite gezogen. Magen und Gedärme sehr ausgedehnt, an letzteren an mehreren Stellen rote Streifen. Substanz des Uterus normal.

2) Sektion einer an Cancer mammae gestorbenen Person. Die Geschwürfläche sah schwärzlich aus, betrug in allen ihren Durchmessern 6 Zoll. Beim Abpräparieren der Bedeckungen der linken Seite bemerkte man gleich, dass die Substanz in die Brusthöhle drang. Die Brustdrüse

---

[1] Zum 1783/84 erbauten Allgemeinen Krankenhaus in Wien: OSIANDER (1817), S. 1-35, 47-108. HALL, Ernst: Das Allgemeine Krankenhaus in Wien, Mitteilungen aus Wien, hrsg. von Franz PIETZNIGG, 1834, S. 7-40. HOFFMANN, Joseph: Das Wiener k. k. Allgemeine Krankenhaus, Wien 1873. KUSSMAUL, Adolf: Jugenderinnerungen eines alten Arztes, Stuttgart 1900, S. 363-367. Wiener Allgemeines Krankenhaus 1784-1934, Gedenkschrift, hrsg. vom Bundesministerium für soziale Verwaltung, Innsbruck 1935. NEUBURGER, Max: 150 Jahre Allgemeines Krankenhaus in Wien, Wien. med. Wschr. 85, 1935 (Sonderbeilage). SCHWYTER, Josef: Das Gutachten Maximilian Stolls zum Bau des Allgemeinen Wiener Krankenhauses und seine Bedeutung für den neuzeitlichen Krankenhausbau, Diss. med. (Basel), Buochs 1941. GROIS, Bernhard: Das Allgemeine Krankenhaus in Wien und seine Geschichte, Wien 1965. LESKY, Erna: Das Wiener Allgemeine Krankenhaus, seine Gründung und Wirkung auf deutsche Spitäler, Clio Med. 2, 1967, S. 23-37. WYKLICKY, Helmut: Das Wiener Allgemeine Krankenhaus, Hippokrates 40, 1969, S. 439-444. MURKEN (1979), S. 53-56. BARYLI, A.: Die Wiener Innungen und das Allgemeine Krankenhaus, eine Frühform der sozialen Krankenversicherung in der ersten Hälfte des 19. Jahrhunderts, Jahrbuch des Vereins für die Geschichte der Stadt Wien 37, 1981, S. 88-116. JETTER, Dieter: Wien von den Anfängen bis um 1900, Geschichte des Hospitals 5, Wiesbaden 1982, S. 25-57. 200 Jahre Allgemeines Krankenhaus in Wien, hrsg. von Helmut WYKLICKY und Manfred SKOPEC, Wien 1984. SABLIK, Karl: Josephinismus in der Medizin, das Allgemeine Krankenhaus in Wien und der Narrenturm, Wien. klin. Wschr. 103, 1991, S. 493-497.

war unkenntlich. Man bemerkte zwei verschiedene Arten der zirrhösen Substanz, erstens eine gelbe, speckartige Masse und zweitens eine mehr violette, ebenfalls knorpelharte, aber mehr organische Masse. Eine Drüse am Halse war in dem nämlichen Masse verändert, ebenfalls die Achseldrüsen, welche die Gefässe und Nerven der Axillae rund umgaben, ohne dass diese degeneriert gewesen wären. Bei Eröffnung der Brusthöhle fand man die linke Lunge sehr klein, zusammengedrückt, kompakt, durch Interkostalmuskeln und Pleura drangen speckartige Massen wie Schwämme hervor. Die Interkostalmuskeln selbst waren ebenfalls degeneriert, die Rippen an einzelnen Stellen brüchig und fingen an, sich an einigen Partien ebenfalls in dicke Masse umzuwandeln. Das Mediastinum anterius gleichfalls von solcher Masse gefüllt, welche mit der Lungensubstanz zusammenhing; zudem in dem linken Saccus pleurae Ansammlung von etwa 2 Pfund blutigen Serums. Die linke Niere hatte an ihrem oberen Ende einen Tumor von der Grösse eines Hühnereies, der eine hirnähnliche Masse enthielt. Das linke Ovarium etwas vergrössert. Der Uterus zeigte an mehreren Stellen kleine Eitersäcke.

In der Hirnschale, am linken Stirnbeine einer im Wochenbette verstorbenen Person fand sich ein wohl 1 Zoll langes und etwa 3 Linien breites Stück von einem eisernen Werkzeuge. Dasselbe war völlig oxydiert und von einer serösen Kapsel eingeschlossen. Die Ränder der Knochenspalte waren abgerundet, die innere Lamelle der Schädelknochen nicht verletzt. Wahrscheinlich hatte die Person diesen fremden Körper schon seit früher Jugend mit sich herumgetragen. Sie hatte nie an Kopfaffektionen gelitten, und auch die Kopfknochen hatten auf diesen fremden Körper nur insofern reagiert, dass ihre Gefässe eine Kapsel um denselben gebildet hatten.

6. November. Jeden Tag wurden mehr Leichname von Wöchnerinnen gebracht, und besonders bei zwei Individuen zeigten die krankhaften Veränderungen deutlich die vorhergegangene Febris puerperalis an. Weder im Gehirne noch im Cavum thoracis war etwas Besonderes zu bemerken. Die Brüste selbst waren bei der einen Person welk, bei der andern aber gross, die Drüsen ziemlich konsistent (und mit Milch) und die Milchgänge gefüllt. Der Unterleib bei beiden aufgetrieben; bei Eröffnung der Höhle drang gleich eine gelbliche, molkenähnliche, dünnflüssige, doch mit lymphatischen Flocken versehene Flüssigkeit hervor, welche etwa 4 Pfund betrug. Das Peritoneum war sowohl an seinem die Bauchmuskeln überziehenden Teile, besonders aber, wo es die Aushöhlung des Os ilium und die Psoasmuskeln überzog, mit vielen roten geschlängelten Gefässen versehen, überhaupt in seinem ganzen Umfange stark gerötet; alle Eingeweide des Unterleibes mit einer schmierigen, eiweissartigen Masse überzogen. Die Leber war gewöhnlich etwas vergrössert, sonst nicht abnorm, die Milz etwas erweicht, Magen und Darmkanal von Luft aufgetrieben, an ihrer äussern Fläche etwas gerötet; die dünnen Gedärme gegen das Zäkum hin an ihrer innern Fläche mit hirseähnlichen weissen Knoten an vielen Stellen besetzt, und es zeigten sich oft oberflächliche Erosionen. Ovarien immer vergrössert, enthielten meist kleine Eitersäcke, ebenso die aufgeschwollenen Tuben. Die Ligamenta lata verdickt, enthielten gewöhnlich nur an einer Seite ebenfalls viele kleine Eitersäcke. Substanz des Uterus meist normal, nur oft an seiner Plazentarinsertion etwas aufgelockert.

Bei einer schon mehrere Jahre in geringem Grade an Paralyse der unteren Extremitäten leidenden Person, die noch vor vierzehn Tagen ein gesundes Kind gebar, worauf sich aber die Paralyse der unteren Extremitäten in hohem Grade schnell vermehrte und sie bald darauf starb, fand man bei Untersuchung des Rückenmarks in der Gegend des dritten bis fünften Lendenwirbels eine bläulich-rote weiche, schwammige Masse von der Dicke von etwa 3 Linien. Diese hatte die Nervenfäden der Cauda equina auseinandergehoben, drang in eine abnorm gebildete Höhle des vierten Lendenwirbels ein, und die gleiche Masse fand man in den Ganglien der Lendennerven. Dies ist nach Wagner ein sehr seltener Fall, und selbst Ollivier[2] soll diese Krankheit zwar beschrieben, nicht aber abgebildet haben.

Bei der Sektion eines 16jährigen Menschen, der mit Febris gastrica in das Spital gekommen und an einem Nervenfieber, das sich aus jener entwickelt, gestorben sei, fand man an dem ganzen, sonst noch sehr gut erhaltenen kräftigen Körper keine Abnormität als im Intestinum ileum in seiner Schleimhaut die typhösen Geschwüre in jeder Periode, die einen von dem Umfange eines grossen Talers. Die Stelle derselben war äusserlich bezeichnet durch violette Flecken am Darme. Die mesenterischen Drüsen waren sehr aufgewulstet und gerötet, die aus dem Plexus solaris entspringenden Nerven etwas angeschwollen und gerötet.

Ophthalmologische Sammlungen von Rosas

Diese Sammlungen[1] hat Beer[2] zwar angelegt, sie haben aber durch den Eifer von Prof. Rosas[3] erst diejenige Reichhaltigkeit erhalten, die sie wirklich sehr interessant machen. Sie sind in dem

---

[2] Charles-Prosper Ollivier d'Angers (1796-1845), Pariser Anatom und Gerichtsmediziner. OLLIVIER D'ANGERS, Charles-Prosper: Essai sur l'anatomie et les vices de conformation de la moëlle épinière chez l'homme, Diss. med., Paris 1823. Ders.: Traité de la moëlle épinière et de ses maladies, contenant l'histoire anatomique, physiologique et pathologique de ce centre nerveux chez l'homme, Paris 1824. Ders. [in deutscher Übersetzung]: Über das Rückenmark und seine Krankheiten, eine von der kgl. medizinischen Gesellschaft zu Marseille am 23. Oktober 1823 gekrönte Preisschrift, aus dem Französischen übersetzt und mit Zusätzen vermehrt von Justus RADIUS, Leipzig 1824.

[1] JÜNGKEN, Johann Christian: Bemerkungen auf einer Reise über Wien und München nach Italien, Journal der Chirurgie und Augenheilkunde 1(3), 1820, S. 513-536. HORN, Wilhelm: Reise durch Deutschland, Ungarn, Holland, Italien, Frankreich, Grossbritannien und Irland, Bd. 1, Berlin 1831, S. 151-159. HADWIGER, Anton: Dissertatio complectens conspectum historicum scholae clinicae ophthalmiatricae Viennensis, Wien 1836. FUNDER, Wolfgang: Über eine Sammlung historischer Keratotome an der 1. Universitäts-Augenklinik in Wien, museale und geschichtliche Aspekte bei der Katalogisierung der Sammlung und Bemerkungen zur Entwicklung der Keratotome aus klinischer Sicht, Clio Med. 4, 1969, S. 251-275.
Zur Augenheilkunde in Wien: PILLAT, Arnold: Der Beitrag der Wiener Schule zur Augenheilkunde, Wien. klin. Wschr. 63, 1951, S. 614-617. Ders.: Zur Geschichte der beiden Lehrkanzeln für Augenheilkunde in Wien, Ophthalmologica, Suppl. 134, 1957, S. 76-84. LESKY, Erna: 150 Jahre Wiener Augenheilkunde, Ausstellungskatalog des Institutes für Geschichte der Medizin, Wien 1962. Dies.: Die Wiener ophthalmologische Schule, Wien. klin. Wschr. 74, 1962, S. 529-532. HEID, Dieter: Personalbiographien der Professoren und Dozenten der Augenheilkunde an der Medizinischen Fakultät der Universität Wien 1812-1884, Diss. med., Erlangen 1972. LESKY (1978), S. 79-89. WYKLICKY, Helmut: Zur Geschichte der Augenheilkunde in Wien, Ophthalmology in Vienna, 100 Jahre 2. Universitäts-Augenklinik, eine Bilddokumentation, Wien 1984. WYKLICKY, Helmut: Die Ophthalmologie in Wien vor und nach der Begründung der 1. Universitäts-Augenklinik, Spektrum der Augenheilkunde 2/2A, 1988, S. 2-8.

[2] Georg Joseph Beer (1763-1821), Prof. der Augenheilkunde in Wien.

[3] Anton Edler von Rosas (1791-1855), 1814 Dr. med. (Wien), 1816 Sekundararzt am Allgemeinen Krankenhaus in Wien, 1819 Prof. der Augenheilkunde in Padua, 1821 O in Wien. CALLISEN 16 (1833), S. 301 f, 32 (1844), S. 2. Oesterr. Zschr. prakt. Heilk., 1855, I, S. 202. Wien. med. Wschr. 5, 1855, S. 363. Med. Dir., 1856, p. 750. WURZBACH 26 (1874), S. 343-345. ADB 29 (1889), S. 159. HIRSCHBERG 14.1 (1911), § 473, S. 557-561. BLÄ 4 (1932), S. 876. LESKY (1978), S. 86 f. MIDENA, Edoardo: Il pensiero di Anton von Rosas, primo clinico oculista Padovano su alcune principali malattie degli occhi, Acta Med. Hist. Pat. 34, 1987/88, pp. 19-38. HOLUBAR, Karl: Anton von Rosas, on the occasion of the bicentennial of his birth, Wien. klin. Wschr. 103, 1991, S. 470-476.

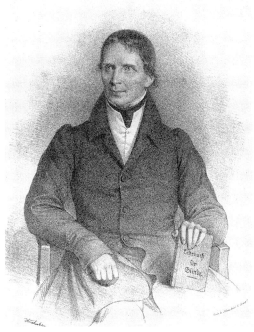
Johann Wilhelm Klein (1765-1848), Gründer und Leiter der Blindenanstalt in Wien.

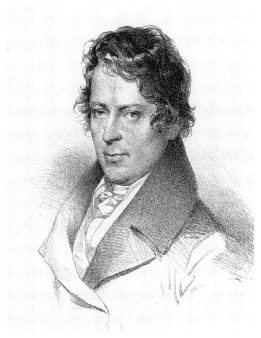
Anton Edler von Rosas (1791-1855), Prof. der Augenheilkunde an der Universität Wien.

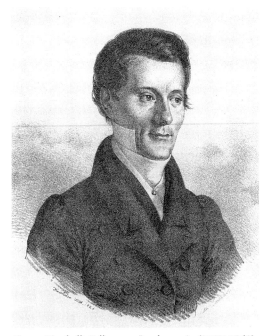
Georg Carabelli Edler von Lunkaszprie (1787-1842), Prof. der Zahnheilkunde in Wien.

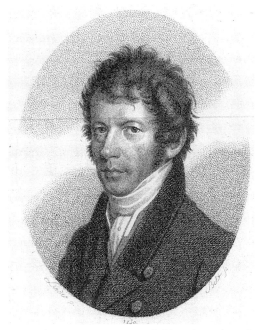
Friedrich Jaeger Ritter von Jaxtthal (1784-1871), Prof. der Augenheilkunde am Josephinum in Wien.

Hörsaale in sieben Schränken aufgestellt. Der erste Schrank enthält die Instrumente; für ältere und neuere Geschichte sehr interessant, besonders auch, da er Privatetuis von Schmidt[4], Prochaska[5] und Casaamata[6] enthält. Nur schade, dass sie der Sorge der unwissenden Wärterinnen anvertraut sind, weshalb manche schon sehr gelitten haben, wozu noch kommt, dass der Ort, wo sie aufbehalten sind, feucht ist. Der zweite Schrank enthält mehrere Portraits von Augenkrankheiten, von Beer gezeichnet. Merkwürdig besonders ein Steatom der Conjunctiva corneae, welches bis auf die Brust herabragte; seine innere Substanz schien körnig zu sein. In zwei andern Schränken sind zwanzig Wachspräparate von Augenkrankheiten, die meisten ausgezeichnet schön, besonders aber das Bild der Scrophulae arthriticae und syphilitischer Augenentzündung, ein Fungus haematodes oculi und Fungus medullaris retinae in zwei Stadien. Im fünften Schranke hat Rosas angefangen, für die vergleichende Anatomie des Auges zu sammeln. Wir konnten die Präparate nicht alle genauer ansehen. Es ist hier auch die abgeworfene Haut einer Schlange, um zu beweisen, dass die Conjunctiva bulbi et palpebrae bloss eine Fortsetzung der Epidermis sei. Im sechsten Schrank die pathologischen Präparate, sehr reichhaltig; ausgezeichnet die sehr grossen verknöcherten Linsen, durch Extraktion entfernt, verschiedene gefärbte schwarze Stare, bedeutende Verknöcherungen der Chorioidea, allgemeine Verhärtung des ganzen Bulbus, Degeneration des Glaskörpers in eine schwammige Masse ohne Vergrösserung, Atrophien des Bulbus, Fungus medullaris retinae etc. etc.; besonders noch Staphylome der Cornea, besonders solche mit lederartiger Verdickung der Conjunctiva corneae. Im siebten Schranke endlich ist eine reiche ophthalmologische Bibliothek, sehr reich an älteren und enthaltend fast alle neueren Werke. Sehr leicht kann jeder, welcher Rosas Klinikum besucht, Bücher nach Hause bekommen, indem er halbjährlich ein Geringes bezahlen muss.

Zahnklinik von Carabelli

An den Professor der Zahnheilkunde, Prof. Carabelli[1]*,* hatten wir von einem Zahnarzte Schuster[2] einen Empfehlungsbrief durch meinen lieben Vater erhalten[3]. Er nahm uns, nachdem er uns

---

[4] Johann Adam Schmidt (1759-1809), Wiener Ophthalmologe, Prof. der Anatomie und Chirurgie am Josephinum.
[5] Georg Prochaska (1749-1820), Prof. der Anatomie und Augenheilkunde in Prag und Wien.
[6] Casaamata, reisender italienischer Starstecher aus der 2. Hälfte des 18. Jahrhunderts, kurfürstlicher Hof-Augenarzt in Dresden.
[1] Georg Carabelli Edler von Lunkaszprie (1787-1842), 1815 Dr. med. (Wien), 1821 EO für Zahnheilkunde in Wien, 1833 O., Leibzahnarzt von Kaiser Franz I. CALLISEN 27 (1839), S. 23 f. Neue medizinisch-chirurgische Zeitung 4, 1842, S. 320. WURZBACH 2 (1857), S. 277. ZSIGMONDY, Otto: Georg von Carabelli, Österr. Zschr. Stomat. 9, 1911, S. 23-31. MOODIE, Roy L.: The Tubercle of Carabelli and congenital syphilis, Ann. med. Hist. 1, 1917, pp. 423-424. BERGHOFF, Emanuel: Carabelli, der erste Wiener Zahnarzt, Festschrift Max Neuburger, Wien 1928, S. 41-43. BLÄ 1 (1929), S. 827. SELHEIM, Heinz: Die Verdienste Carabellis um die Entwicklung der Zahnheilkunde, Diss. med. dent., Düsseldorf 1936. LEJEUNE, Fritz: Georg Carabelli, Zschr. Stomat. 40, 1942, S. 831-833. KEIENBURG, Hermann: Carabelli, ein Wegbereiter der modernen Zahnheilkunde, Diss. med., Düsseldorf 1953. MITLACHER, Wilhelm: Carabellis Bedeutung in der geschichtlichen Entwicklung der Zahnheilkunde, Diss. med., Greifswald 1957. NDB 3 (1957), S. 135 f. HASTREITER, Max: Georgius Carabelli und sein systematisches Handbuch der Zahnheilkunde, Diss. med. dent., Erlangen 1964. HOFFMANN, K. F.: Georg Carabelli, Zahnärztl. Prax. 19, 1968, S. 60. The role of Hungarian dentists in the

nach Scharlatans Sitte fast eine Stunde im Vorzimmer warten gelassen, gut auf, zeigte uns seine Werkstätte, in welcher immer vier Arbeiter beschäftigt sind, und liess uns mehrere seiner Modelle sehen. Vollständige Sammlungen derselben aber hat er auf die Universität und ins Josephinum gegeben und arbeitet jetzt an einer, welche er im Auftrag des russischen Gesandten nach Petersburg schicken soll.

1) *Die künstlichen Gaumen.* Silberplatten ohne Schwamm; die eine Art befestigt sich in der Öffnung selbst, indem die zwei Schenkelfedern durch einen Ring beim Einbringen zusammengehalten werden, dann aber, indem der Ring zurücktritt, auseinandertreten und sich so an den Rändern der Öffnung festhalten. Dieser Mechanismus kann zur Reinigung der Öffnung leicht herausgenommen werden. Die zweite Art der Platte wird an den Zähnen befestigt. An derselben ist eine Klappe, welche man, ohne die ganze Platte herauszunehmen, öffnen und schliessen kann. Die dritte Art ist verbunden mit einem beweglichen, der Uvula in seiner Art ähnlichen Stück, das bei fallendem weichem Gaumen die Sprache sehr verbessern soll; anfangs geniert es zwar etwas, doch gewöhnen sich die Patienten sehr bald daran. Die vierte Art: auch der Sinus maxillaris ist geöffnet, indem ein Teil des Alveolarfortsatzes verloren gegangen ist; hier erstreckt sich die Platte auch über diesen, und an diese [Öffnung zum Sinus maxillaris] werden Zähne befestigt. Damit man aber die Highmoreshöhle[4] reinigen kann, wird der eine Zahn so eingerichtet, dass er ein- und ausgeschoben werden kann. Die Öffnung, in welche er eingeschoben wird, korrespondiert mit dem Sinus maxillaris, und durch diese können die Flüssigkeiten abfliessen und Injektionen gemacht werden.

2) *Künstliche Zähne.* Am besten die Menschenzähne, dann die von Hippopotamus[5]; die von Elfenbein werden zu schnell angegriffen. Die von Porzellan sind schädlich; die in der Masse vorhandenen Oxyde sollen oft sehr bedeutende Zufälle, selbst Konvulsionen, hervorbringen.

history of odontology, Int. dent. J. 19, 1969, pp. 502-510. LESKY (1978), S. 232-235. MICHELONI, Placido: Il mondo dei denti e la sua storia, vol. 3, Roma 1979, pp. 1014-1015, 1036, 1063-1064, 1088. HOFFMANN-AXTHELM, Walter: Die Geschichte der Zahnheilkunde, 2. Aufl., Berlin 1985, S. 450-452. KIESER, Julius A.: Congenital syphilis and the Carabelli cusp, J. Hist. Med. 40(3), 1985, pp. 346-348. HUSZAR, György: Georg von Carabelli, Lebenslauf und Tätigkeit, Orvostörténeti Közlemények 34(3/4), 1988, S. 7-21.

[2] Keine weiteren Angaben bekannt.

[3] Zur Zahnheilkunde in Wien: STEINBERGER, Philipp: Über die geschichtliche Entwicklung der Zahnheilkunde und ihren gegenwärtigen Standpunkt der Wissenschaft und Praxis, Oesterr. Zschr. prakt. Heilk. 13, 1867, Nr. 22-24. ZSIGMONDY, Otto: Festrede [Rückblick auf die Entwicklung der Zahnheilkunde in Österreich], Zahnärztl. Mschr. 4, 1902, S. 97-130. SCHMIDL, W.: Geschichte der Zahnheilkunde Österreichs zur Zeit Maria Theresias bis 1900 und Biographien bedeutender Zahnärzte Österreichs bis 1900, Diss. med. dent., Erlangen 1933. DRIAK, F.: Anteil der Wiener Schule an der Zahnheilkunde des 18. und 19. Jahrhunderts, Wien. klin. Wschr. 49, 1936, S. 951-964. HUSZAR, György: Österreichisch-ungarische Beziehungen in der Geschichte der Zahnheilkunde, Zschr. Stomat. 59, 1962, S. 144-147. WOLF, H.: Geschichte der Wiener Zahnärztlichen Schule, Zschr. Stomat. 64, 1967, S. 204-210. LESKY, Erna: 150 Jahre zahnärztlicher Unterricht in Wien, Österreichische Ärztezeitung 26(10), 1971, S. 1015-1020. KOCHER, Klaus: Personalbiographien von Professoren und Dozenten an der Medizinischen Fakultät der Universität Wien für das Fach Zahnheilkunde im ungefähren Zeitraum von 1820-1940, Diss. med., Erlangen-Nürnberg 1973. LESKY (1978), S. 232-239. MOSER, F.: Die Entwicklung der prothetischen Zahnheilkunde in Österreich, Zschr. Stomat. 83(6), 1986, S. 459-462. WYKLICKY, Helmut: Entwicklung der Zahnheilkunde in Österreich, Österreichische Zahnärzte-Zeitung 37, H. 2-8, 1986. Ders.: Vom Beginn einer wissenschaftlichen Zahnheilkunde in Österreich, Zschr. Stomat. 83, 1986, S. 411-425. HOFFMANN-AXTHELM, Walter: 100 Jahre Wiener Universitätsklinik für Zahn-, Mund- und Kieferheilkunde und ihre Vorgeschichte, Zschr. Stomat. 88(3), 1991, S. 103-125.

[4] Nach Nathanael Highmore (1613-1685), Arzt und Anatom in Sherburn.

[5] Flusspferd; Schneide- und Eckzähne wurzellos und dauernd nachwachsend.

Ausserdem entsteht beim Zusammenbeissen ein äusserst unangenehmes Knistern. Einzelne Zähne befestigt er durch einfache Stifte, an die Platten von Platina aber durch Schräubchen, nicht durch Querstifte, um leichter den einzelnen Zahn herausnehmen zu können. Halbe Gebisse werden an die nahegelegenen Zähne, ganze gar nicht befestigt. Die Zähne werden bei verschiedenen Subjekten früher, bei andern viel später angegriffen; wo der Schleim seifenartig ist, halten sich die Zähne länger, weniger lang, wo er salzig ist. Meistens in drei Jahren ist es nötig, die Zähne zu erneuern.

3) *Schlechte Richtung der Zähne.* Der blosse Reif ist nicht hinreichend. Er hat an denselben eine kleine Walze angebracht, an die er den um den Zahn gelegten Faden befestigt (wenn der Zahn nach innen steht) und mittels eines Uhrenschlüssels dieselbe alle Tage etwas mehr umdreht, dadurch den Faden mit dem Zahn nach aussen zieht. So wird langsam die vordere Alveolarwand nach vorn, die hintere nach hinten gedrückt. Damit der Kranke während der Kur nicht mit den gegenüberstehenden Zähnen auf diesen [Zahn] beisst, legt er auf zwei gesunde Zähne eine kleine Zahnkrone, die an den Bogen befestigt wird und das völlige Schliessen des Mundes hindert. Schon in drei bis vier Tagen steht der Zahn in gehöriger Richtung. Steht der Zahn nach vorn, so bringt er an die Platte einen Faden an, wodurch der Zahn nach und nach nach hinten gedrückt wird. Im erstern Falle muss der Zug, wenn der Zahn im Unterkiefer sitzt, auch nach Wiederherstellung der normalen Lage fortgesetzt werden, weil sonst die oberen Zähne, welche vor die unteren zu stehen kommen, diese wieder nach hinten drücken würden. Im Oberkiefer wäre es umgekehrt zu tun.

Carabelli bedient sich zur Ausziehung der Zähne nicht des Englischen Schlüssels, indem er die demselben gewöhnlich zugeschriebenen Nachteile für gewichtig hält; er gebraucht den Pelikan, an den er eine längere Handhabe angebracht hat. Damit er das Instrument auf die nahe liegenden Zähne besser anstemmen kann, hat er den anzustemmenden Schenkel des Instrumentes mit einer Platte versehen, die über den konvexen Rand hervorragt und so auch auf der Krone des Zahnes angestemmt werden kann.

Um das Ausgleiten des Geissfusses unschädlich zu machen und zugleich die Kraft desselben zu verstärken, hat er an demselben einen Ring angebracht, der an einem Stiele vom Geissfusse nach oben abgeht; in diesen Ring setzt er einen Finger.

Den Dens sapientiae stülpt er, wenn die umliegenden Zähne fehlen, mittels eines spatelförmigen, ziemlich scharfen Instrumentes nach hinten um.

Zusatz zu den Modellen. Zur Verdeckung übel aussehender vorderer Zähne hat er eine Einrichtung erfunden, wodurch dieselben wie von einer Kapsel von vorn bedeckt sind. Die Platte, worauf die künstlichen Zähne sitzen, ist nach vorn mit einer Masse bedeckt, die aus Wachs und Karmin besteht und sehr täuschend die rote Gingiva vorstellt. Diese künstlichen Zähne werden nur in Gesellschaften getragen, beim Essen herausgenommen.

Das Befestigen der Zähne an den gesunden soll diesen nicht viel schaden, die wackelnden vielmehr befestigen.

Am 27. November wurden wir morgens zu Carabelli invitiert, um der Punktion eines Hydrops alveolaris zuzusehen. Auf diese Krankheitsform behauptet Carabelli zuerst aufmerksam gemacht zu haben. Sie kommt gar nicht selten vor und kann nicht leicht verwechselt werden mit Krankheiten des Antrum Highmori. Sie besteht aus einer Ausdehnung einer Alveole und zwar besonders der äusseren dünneren Wand derselben durch Ansammlung seröser Flüssigkeit in einem Sacke, der von dem Periosteum der Wurzel des Zahnes gebildet wird. Anfangs ist es eine kleine Geschwulst in der Gegend der Alveole, hart, nicht fluktuierend, nach und nach wird sie grösser, die Knochenwand dünner, treibt selbst die Wange hervor und ist dann elastisch, selbst wirklich fluktuierend. Beim Grösserwerden derselben fällt endlich der Zahn an der leidenden Stelle aus. Die Geschwulst ist anfangs gewöhnlich unschmerzhaft und wird später nur durch Spannung beschwerlich.

Gewöhnlich kommt diese Krankheit im Oberkiefer vor, selten im Unterkiefer, da hier die Wände der Alveole bedeutend dicker sind. Hat die Krankheit im Oberkiefer nur einen etwas hohen Grad erreicht, so wird die Scheidewand zwischen Alveole und Sinus maxillaris durchbrochen, die Schleimhaut des Sinus auf die Seite gedrängt. Mit der Höhle der Schleimhaut aber korrespondiert die Alveole nicht.

Carabelli denkt sich die Entstehung dieser Krankheit so: Das Periosteum der Wurzel des Zahnes löst sich los, in derselben sammelt sich seröse Flüssigkeit an, und der Sack dehnt sich immer weiter aus; endlich schliesst er sich über der Wurzel des Zahnes, worauf der Zahn nun abstirbt und ausfällt. Der Sack aber vergrössert sich immer mehr, verdünnt durch Druck die Wände der Alveole, so dass sie knorpelig und endlich häutig werden.

Therapie: Punktion der Geschwulst, und zwar nicht an der am meisten hervorspringenden und fluktuierenden Stelle, sondern in der Alveole selbst. Hier will er dann zugleich auf die den Sack ernährende Arterie treffen und durch Zerstörung derselben die Krankheit radikal heilen. Carabelli stösst also einen spitzen Trokar ohne Kanüle durch den Boden der Alveole ein bis in die Höhle, welche die Flüssigkeit enthält, und lässt nun das Serum ausfliessen, worauf die Geschwulst sogleich zusammenfällt. Dann bringt er den Trokar noch einmal ein und dreht ihn einige Male herum, um bestimmt die Arterie zu zerstören. Jetzt ist es unnötig, die Wunde auszustopfen; solange sich Flüssigkeit ansammelt, bleibt die Öffnung offen und jene fliesst heraus. Würde sich diese schliessen, so kann man sie ohne Schmerz mit einer Sonde leicht wieder öffnen.

Dass die Geschwulst nicht mit der Highmoreshöhle zusammenhängt, sieht man daraus, dass man, wenn man mit der Sonde nach der Entleerung des Serums untersucht, auf die Schleimhaut des Sinus stösst. Hierbei machte er die Bemerkung, dass es nicht selten sei, dass Ärzte bei Eröffnung des Sinus zur Entleerung von Eiter zwar die Knochenwand durchstossen, aber nicht die Schleimhaut eröffnen und deswegen den Eiter nicht entleeren.

In dem Falle, welchen wir sahen, verhielt sich die Sache so, wie uns Carabelli sagte, und die Behandlung war die angegebene. Nach Entleerung der Flüssigkeit fiel die Geschwulst zusammen, und man fühlte deutlich den oberen Rand der Alveole. Der Zahn war gleich im Anfange der Krankheit ausgefallen, die äussere Wand der Alveole schien erhalten und erst, wo diese aufhörte, die Geschwulst anzufangen. Es musste also besonders die obere Wand der Alveole in den Sinus maxillaris hineinragen, die Schleimhaut verdrängen und die äussere Wand dieses Sinus ausgedehnt haben.

Das Findelhaus

Es befindet sich in der Alsergasse in der Nähe des Krankenhauses, fast diesem gegenüber[1]. Seine Lage ist der Luft überall zugänglich. Es steht unter der Direktion des Krankenhauses, wird jetzt besorgt von einem jungen, tätigen Arzte, Dr. Sauer[2]. Er selbst zeigte uns die Anstalt. In zwei Stockwerken sind zehn (wenn ich nicht irre) sehr schöne, geräumige Zimmer, welche 72 Betten enthalten. Den 4. Februar 1830, an dem ich diese Anstalt besuchte, waren alle Betten besetzt. Die meisten Ammen hatten neben ihrem Kinde noch ein zweites zur Besorgung. Die grösste Reinlichkeit herrschte in den Zimmern, und von der Verderbtheit der Luft (wie Osiander sagte[3]) fand ich keine Spur, vielmehr war sie äusserst rein, keine Spur von dem eigenen Geruche der Wochenbettreinigung zu bemerken. Ohne besondere Luftreinigungsanstalt wurde die Reinhaltung derselben dadurch bezweckt, dass im Vorfenster die untere Scheibe der einen Seite geöffnet wurde, während am inneren Fenster die obere Scheibe der andern Seite offenstand. Neben jedem Bette der Ammen stehen zwei Kinderbetten (es wird durchaus nicht gestattet, dass eine Amme ihr Kind zu sich ins Bett nehme). Diese bestehen aus einem Strohsack, einem Federbette und über dem Leintuche einem Stück Wachsleinwand zur Reinlichkeit. Für ihre Kinder erhält jede Amme täglich dreissig Windeln und im Notfalle noch mehr; die Kinder liegen uneingebunden in ihren Betten.

Wenn man von der schrecklichen Totenzahl in den Findelhäusern liest, wenn man dieselben von achtungswerten Männern «Mödergruben» nennen hört, wenn man noch die Totenliste von 1810, wo von 2789 Kindern 2530 (also 92-93 von 100) starben, liest, diejenige von 1811, wo von 2847 Kindern 2519, im Jahre 1812 von 2925 Kindern 2037 gestorben sind, ich sage, wenn man solche schreckliche Schilderungen hört, so tritt man wohl nicht mit Freude in ein solches Haus[4]. Aber wie ganz anderer Meinung wurden wir, als wir in diese schönen, reinlichen, mit reiner Luft erfüllten Zimmer eintraten, das gesunde Aussehen der Ammen und auch weitaus des grössten Teiles der Kinder sahen, als wir, obschon in einem Raume befindlich, in dem 72 Kinder lagen, sehr weniges Geschrei vernahmen.

Dr. Sauer, der sich schon als Sekundararzt unter Schiffner[5] durch seinen Eifer beliebt gemacht hatte, ist hier erst seit einem Jahre angestellt und hat jetzt (was zwar fast unglaublich

---

[1] Zum 1788 eingerichteten Findelhaus: OSIANDER (1817), S. 114-136. FRIEDINGER, Carl: Denkschrift über die Wiener Gebär- und Findelanstalt, Wien 1887. HOCHSINGER, Karl: Die Geschichte des ersten öffentlichen Kinder-Kranken-Institutes in Wien während seines 150jährigen Bestandes, 1788-1938, Wien 1938. PEIPER (1966), S. 211, 223. DORSCHEL, Heidi: Die frühe Wiener Pädiatrie (1780-1870), Diss. med., Heidelberg 1967.

[2] Ignaz Sauer (1801-1863), Dr. med. (Wien), Primararzt am Allgemeinen Krankenhaus in Wien und an der Findelanstalt, 1840 Primararzt am Inquisitenspital und Kriminalgefängnis, Prof. der Medizin in Budapest. CALLISEN 32 (1844), S. 103. Mag. orv. és. term.-vizsg., 1865, S. 172-176. Pester Illustriertes Blatt 5, 1863, S. 49. WURZBACH 28 (1874), S. 277. SZALLASI, A.: Ignacz Sauer, Orv. Hetil. 114, 1973, S. 2669-2672. LESKY (1978), S. 146.

[3] OSIANDER, Johann Friedrich: Nachrichten von Wien über Gegenstände der Medizin, Chirurgie und Geburtshilfe, Tübingen 1817, S. 121 f.

[4] KOLLAND, F.: Untersuchung der gewöhnlichsten Ursachen so vieler totgeborener und der grossen Sterblichkeit neugeborener Kinder, Wien 1800. KUSSMAUL, Adolf: Jugenderinnerungen eines alten Arztes, Stuttgart 1900, S. 365 f.

[5] Johann Christian Schiffner (1779-1857), Dr. med. (Wien), 1812 Sekundararzt, 1815 Primararzt am Allgemeinen Krankenhaus in Wien, 1830 erster Stadtarzt, 1838 Direktor des Allgemeinen Krankenhauses. CALLISEN 17 (1833), S. 140, 32 (1844), S. 144. BLÄ 5 (1934), S. 73. Wien. med. Wschr. 31, 1835, S. 844-845.

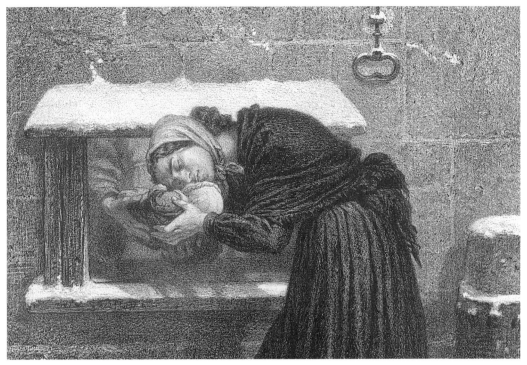
«Der letzte Kuss». Eine Mutter übergibt ihr unehelich geborenes Kind der Obhut des Findelhauses.

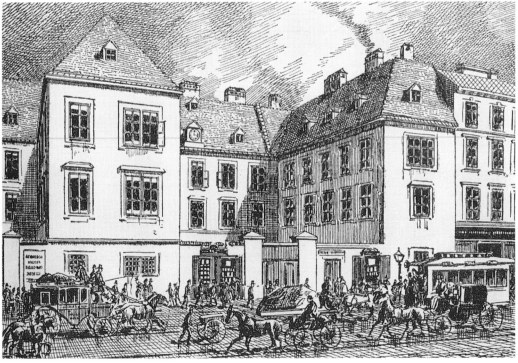
Das 1788 eingerichtete Wiener Findelhaus an der Alserstrasse 25.

scheint) durch seine eifrigen Bemühungen, durch die ausserordentliche Reinhaltung der Zimmer, durch seine allerdings auch sehr rationelle Behandlung das Verhältnis der Toten so sehr verringert, dass von 100 anstatt 92-93 ihm nur 11 starben! Dieses bewies er uns durch seine Krankenlisten; er hatte nämlich vergangenes Jahr über 2000 Kinder aufgenommen, und von diesen waren ihm ungefähr 240 gestorben. Er fügte noch hinzu, dass er dabei nicht wie seine Vorgänger die schwächsten Kinder gleich fort aufs Land oder in die Vorstädte verteilt habe, sondern gerade diese so lange in der Anstalt behandelt habe, bis sie stärker geworden waren, um die Reise ertragen zu können. Wegen der grossen Anzahl der Findelkinder werden nämlich die meisten, nachdem sie diejenige Stärke des Körpers erhalten haben, dass sie einige Meilen weit transportiert werden können, aus der Anstalt zu Pflegeeltern aufs Land geschickt, bleiben jedoch immer noch unter der Aufsicht der Anstalt, wohin sie auch wieder zurückgeschickt werden, wenn ihre Pflegeeltern sie nicht mehr haben können. Das Eintrittsgeld für einen Säugling ist 297 Gulden Münz. Da diese Summe aber in weitaus den meisten Fällen zu gross ist, so wird sie wahrscheinlich sehr bald verringert werden.

Dr. Sauer bemerkte uns [gegenüber], die Erkenntnis und Behandlung der Kinderkrankheiten sei allerdings sehr schwierig, da wir uns bloss an die objektiven Erscheinungen halten können und da besonders in der Privatpraxis unsere Vorschriften sehr oft, selbst aus zu grosser Zärtlichkeit, nicht genau befolgt werden; jedoch finden wir gerade jene objektiven Erscheinungen sehr belehrend und uns oft mehr Aufschluss gebend als ebendiese bei Erwachsenen, welche uns oft unwissend, oft absichtlich hintergehen. Die Erkenntnis der Entzündungen der verschiedenen Organe ist nicht so schwierig; ein Druck auf den Unterleib und das Beobachten der darauf folgenden Gebärden des Kindes werden uns bald die Unterleibsentzündungen zu erkennen geben, wobei es ihm dann gleich ist, ob er das vorzüglich angegriffene Organ genau kenne oder nicht. Die Brustentzündungen erkennt man leicht aus dem beschwerlichen Atmen und Husten. Bei Gehirnentzündung ist gewöhnlich wenig Fieber, dagegen besondere Unruhe des Kindes, Hitze des Kopfes, verengte Pupille. Im ersten und zweiten Stadium des *Hydrocephalus acutus* gibt er Mercurius dulcis, Repellentia, Blutegel an den Kopf. Ist schon Exsudat eingetreten, so fand er ausser den Revellentia besonders gut die Flores Arnicae dr. ½ auf unc. VIII coletur. Die *Induratio telae cellulosae* fand er immer tödlich.

Den *Trismus neonatorum* behandelt er antiphlogistisch, Blutegel an den Kopf.

Die *Fraisen* sind sehr selten rein nervöse Zufälle, in weitaus den meisten Fällen Symptome eines Gastrizismus oder einer Gehirnaffektion, und zwar besonders entzündlicher Art.

Ophthalmia neonatorum behandelt er glücklich mit kalten Umschlägen, einem antiphlogistischen Purgans im ersten Stadium; die kalten Umschläge müssen oft mit Schnee gemacht werden; selten sind Blutegel nötig. Auch im zweiten Stadium setzt er die kalten Umschläge fort und lässt dann Tinctura Opii einstreichen.

Er zeigte uns ein Kind, welches wahrscheinlich aus grosser Nachlässigkeit seiner Pflegeeltern von Gangrän der äusseren Genitalien befallen war, welche durch die Labia majora abgegrenzt war; das ganze Kind war dabei sehr abgezehrt.

Er will bemerkt haben, dass die Vakzine bei sehr vielen Kindern zu der Zeit, wo eine Epidemie von Variolen in der Umgegend herrschte, entweder gar nicht haften oder einen unregelmässigen Verlauf nehmen, so dass schon am dritten Tage die Papulae in Suppuration übergehen; und diese schützen nicht, was man schon daraus sehen könne, dass die wiederholte Vakzination wieder anschlage.

Sowie sich die ersten Spuren einer kontagiösen Krankheit bei einem Kinde entwickeln, z. B. von Scarlatina, so wird das Kind mit der Amme ins Krankenhaus geschickt, wo ihnen ein eigenes Zimmer eingeräumt ist.

Eine eigene Abteilung im Findelhause ist für die älteren Kinder eingeräumt, welche von ihren Pflegeeltern zurückgeschickt wurden und nun hier eine neue Versorgung erwarten. Merkwürdig ist es, die verschiedenartigen Physiognomien zu sehen bei diesen schon acht bis zwölfjährigen Kindern; man hätte wohl jedem die Nation, aus welcher sein Vater oder seine Mutter entsprang, entdecken können.

Instrumentensammlung der Universität

In schräg liegenden Glaskästen sind die Instrumente in Holz, das blau bestrichen ist, eingelegt und bieten sich auf diese Art dem Auge sehr gut dar. Die älteren Instrumente sind ziemlich vollständig, etwas Eigenes aber fand ich darin nicht[1]. Neuere Instrumente fehlen sehr; am interessantesten waren uns die Modelle über den Mechanismus bei Zahnkrankheiten von Carabelli, vid. oben.

Die Sammlung geburtshilflicher Instrumente besteht bloss in einer Levretschen Zange[2], zwei Boërschen[3] und den Levretschen Haken nebst zwei Hebeln. Auch die Bandagensammlung scheint sehr arm zu sein; ein Phantom von Papier mâché und ein anderes von Holz, mit Leder überzogen, scheinen nicht zweckmässig zum Anlegen der Verbandarten.

---

[1] BRAMBILLA, Johann Alexander: Instrumentarium chirurgicum Viennense oder Wienerische chirurgische Instrumenten-Sammlung, Wien 1781. OSIANDER (1817), S. 258-260.

[2] Nach André Levret (1703-1780), Prof. der Geburtshilfe in Paris. LEVRET, André: Observations sur les causes et les accidents de plusieurs accouchements laborieux, Paris 1747.

[3] BOER, Lukas Johann: Abhandlungen und Versuche geburtshilflichen Inhalts, Wien 1791.
Lukas Johann Boër, eigentlich Boogers (1751-1835), 1778 Magister der Wundarznei (Wien), 1780 Geburtshelfer, 1784 Wundarzt im Waisen- und Findelhaus am St. Marx-Hospital in Wien, 1794 Dr. med. h.c. (Wien), 1808 O für Geburtshilfe in Wien. CALLISEN 2 (1830), S. 393-397. NND 13.1 (1835), S. 78 f. HUSSIAN, Raphael Ferdinand: Dr. L. J. Boërs Leben und Wirken, eine biographische Skizze, Wien 1838. OSIANDER, Johann Friedrich: Reiseerinnerungen, Lukas Johann Boër, N. Zschr. Geburtsk. 10, 1841, S. 115-129. D'OUTREPONT, Josef Servaz: Johann Lukas Boër, Erinnerungen aus den Studienzeiten, Worte der Pietät, Worte der Wahrheit, Worte des Dankes, N. Zschr. Geburtsk. 12, 1842, S. 321-344. WURZBACH 2 (1857), S. 17 f. ROHLFS, Heinrich: Geschichte der deutschen Medizin, die medizinischen Klassiker Deutschlands, Bd. 2, Stuttgart 1875, S. 87-93. ADB 3 (1876), S. 31-33. PUSCHMANN, Theodor: Die Medizin in Wien während der letzten 100 Jahre, Wien 1884, S. 87-93. SIEBOLD, Bd. 2 (1902), S. 584. FASBENDER (1906), S. 268-273. BLÄ 1 (1929), S. 596 f. HEINLEIN, W. D.: J. L. Boër, der Begründer der «natürlichen» Geburtshilfe, Diss. med., Würzburg 1935. VOGL, E.: Der Streit um Lukas Johann Boër, Diss. med. (Mskr.), Wien 1941. NDB 2 (1955), S. 403 f. TEICHERT, Hannelore: Osiander (1751-1835) und Boër (1751-1835), zeitgenössische Vertreter zweier extremer Methoden in der Geburtshilfe, Diss. med. (Jena), Pölzig/Thüringen 1959. LESKY (1978), S. 71-75.

Die Tierarzneischule

Das prachtvolle Gebäude derselben liegt an der Landstrasse[1]; dieses wurde erst anno 1821/22 unter Kaiser Franz[2] gegründet. Das Hauptgebäude enthält die prachtvollen Säle, in denen die zwar bis jetzt noch unbedeutende Sammlung der Instrumente aufgestellt wird. Diese [Säle] betreffen aber bis jetzt grösstenteils nur die Präparate von Pferden. Es sind nur wenige Präparate der Muskeln, Arterien, Venen und Nerven da, dagegen ist die pathologische Sammlung reicher, besonders die der Knochen. Die meisten Knochenkrankheiten der Pferde scheinen an dem Hufknochen und den Knochen des Tarsus vorzukommen, die aber meistens bloss in gutartigen Exostosen bestehen; ferner die bedeutende Sammlung von Nieren-, Harn- und Darmsteinen. Unten in diesem Gebäude sind die Wohnungen der Verwalter etc. und im mittleren Stockwerke die Vorlesesäle und Sektionszimmer. Diesem Gebäude gegenüber sind die Ställe für die kranken Pferde; etwa acht sind in einem Stalle zugegen. Es wurde gerade Klinik gehalten, wie wir da waren; neben jedem Pferde stand der Praktikant, der dem Professor über den Zustand des Patienten referierte, und an jedem besonderen Stalle war die Verordnung für das Pferd aufgeschrieben mit dem Namen der Krankheit, ganz wie im Hospitale über den Betten. Auf reine Luft wird, wie es scheint, hier in den Krankensälen weniger geachtet, denn in manchen Sälen roch es so ammoniakalisch, dass die Augen überliefen. Zwischen diesen beiden Gebäuden ist ein grosser Rasenplatz, von Wegen durchschnitten, auf dessen einen Seite ein anderes Gebäude, isolierte Ställe für Koller und mit ansteckenden Krankheiten behaftete Tiere; das diesem Gebäude aber gegenüberliegende enthält ein Bad für die Tiere. Die Erhitzung des Wassers geschieht in einem sehr grossen kupfernen Kessel durch mehrere kupferne Röhren, welche erhitzt werden; doch braucht man für jedes Bad zweieinhalb Zentner Holz. Neben diesem Gebäude liegt dann auch die Schmitte. In den oben genannten Sammlungen findet sich auch eine Sammlung von Hufkrankheiten und sehr verschiedene Hufeisen.

Diese Anstalt ist der Universität einverleibt, hat einen Direktor, fünf Professoren, drei Korrepetitoren und vier Pensionäre.

In den genannten Ställen sind bloss Pferde; in der Nähe der Anstalt sind dann noch einzelne Ställe für Kühe, Hunde, Schafe etc.

---

[1] Zur 1766/67 gegründeten, 1820 im neuen Gebäude eingerichteten Tierarzneischule: JONAS, Johann Christian: Bemerkungen über das Zivilspital und die Viehsarzneischule zu Wien, Wien 1788. OSIANDER (1817), S. 109-114. Plan zur Organisation und Erweiterung des k. k. Tierarzneiinstitutes zu Wien, Med. Jb. k. k. österr. Staates, neueste Folge, 1824, II, S. 162, 323. ERDELYI, Franz Michael von: Kurz gefasste geschichtliche Skizze des k. k. Tierarzneiinstituts in Wien, Med. Jb. k. k. österr. Staates, neueste Folge, Bd. 2, 1829. GÜNTHER, Gustav: Die Tierärztliche Hochschule in Wien, ihre Geschichte, ihre Institute und Einrichtungen, im Auftrage ihres Professorenkollegiums verfasst, Düsseldorf 1930. FRÖHNER, Reinhard: Kulturgeschichte der Tierheilkunde, Bd. 3, Geschichte des Veterinärwesens im Ausland, bearbeitet von Hans GRIMM, Konstanz 1968, S. 273-285. POBISCH, R. / SCHALLER, O.: 200 Jahre Tierärztliche Hochschule in Wien, Festschrift, hrsg. vom Professorenkollegium der Tierärztlichen Hochschule in Wien, Wien 1968. SCHREIBER, J.: 200 Jahre Tierärztliche Hochschule in Wien, Wiener Tierärztliche Monatsschrift 55, 1968, S. 733-752. SUPPERER, R.: 200 Jahre Tierärztliche Hochschule in Wien, Hochschule und Tierärzteschaft, Wiener Tierärztliche Monatsschrift 55, 1968, S. 253 f. LOCHMANN, E.-H.: Gründe und Anlass für die Schaffung tierärztlicher Bildungsstätten in der zweiten Hälfte des 18. Jahrhunderts, Et multum et multa, Beiträge zur Literatur, Geschichte und Kultur der Jagd, hrsg. von S. SCHWENK, Berlin/New York 1971, S. 189-199. DRIESCH, Angela von den: Geschichte der Tiermedizin, 5000 Jahre Tierheilkunde, München 1989, S. 165-167.

[2] Kaiser Franz I. von Österreich (1768-1835), 1792-1806 als Franz II. Joseph Karl römisch-deutscher Kaiser, 1804-1835 als Franz I. Kaiser von Österreich.

Irrenanstalt von Goergen

Diese Anstalt stiftete Dr. Goergen im Jahre 1819; dafür wurde ein fürstlicher Palast eigens eingerichtet in Gumpendorf Nr. 173[1].

Dr. Goergen[2] ist ein sehr geistreicher und sehr humaner Mann, der, ehe er diese Anstalt eingerichtet, als Primararzt die Geisteskranken im Narrenturme im Spitale besorgt hatte. Er bezeigte sich äusserst freundlich gegen uns, was teils daher kommen mochte, dass wir, als wir nachmittags zwei Uhr ihm in der Anstalt nachfragten, wieder weggingen, um um halb fünf ihn bestimmt zu treffen, teils auch, weil ich einen Auftrag an ihn von Prof. Friedreich in Würzburg hatte. Er erklärte uns nicht nur seine ganze Anstalt, sondern machte uns mit mancher seiner Ansichten bekannt, während wir von Viertel vor fünf bis halb sieben bei ihm blieben.

Während der Zeit, in der Goergen die Behandlung der Irren im Hospitale besorgte, sah er die grossen Mängel dieses Hauses nur zu sehr ein, konnte aber an dem Baue selbst nicht viel ändern. Er wurde öfters von Privaten konsultiert, die zwar Vermögen genug besassen, um ihre Kranken in eine Anstalt zu bringen, in der dieselben besser besorgt wären als im Hospitale, aber doch nicht so reich waren, um ihrem Patienten ein eigenes Lokal, gehörig eingerichtet, zu verschaffen. Dies war der Beweggrund, weswegen Goergen diese Anstalt einrichtete.

Ehe uns Dr. Goergen seine Anstalt zeigte, machte er uns auf folgende Punkte aufmerksam, welche man bei der Behandlung von Irren und bei Errichtung eines Irrenhauses berücksichtigen muss. Die Hauptregel bei Behandlung von Irren sei die «Trennung derselben von ihrer gewohnten Umgebungen und die Versetzung in eine Lage, die denselben so angenehm wie möglich wird». Dass daher die Versetzung des Kranken in Zimmer, die mehr Gefängnissen ähnlich sind, nicht passt, versteht sich von selbst. Das Innere des Goergen-Hauses ist sehr schön, die Zimmer geräumig, mit schönen Möbeln versehen. Die verschiedenen Zimmer hängen unter sich zusammen, indem die Türen zwischen denselben ausgehoben sind, und Goergen findet es sehr zweckmässig, die Irren, welche zusammenpassen, zusammenzubringen. Sie bemerken die Torheiten von andern sehr gut und werfen sie ihnen vor; diese werden dann wieder von den anderen wegen ihrer Torheiten angegriffen, was oft einen grössern Eindruck auf sie macht als die Ermahnungen des Arztes. Zugleich müssen sie bei ihrer Verteidigung und bei ihren Angriffen ihre Geisteskräfte gebrauchen, was wieder nützlich für sie ist. Ein solcher häufig von den Mitpatienten wiederholter Tadel bewegt sie häufig, ihre Torheiten abzulegen; man muss aber zu diesem Zwecke auch häufig ihre Umgebungen wechseln.

---

[1] GOERGEN, Bruno: Privat-Heilanstalt für Gemütskranke, in Wien eröffnet, Wien 1820. JETTER, Dieter: Grundzüge der Geschichte des Irrenhauses, Darmstadt 1981, S. 61 f. LESKY (1978), S. 176. BERNER, Peter / SPIEL, Walter / STROTZKA, Hans / WYKLICKY, Helmut: Zur Geschichte der Psychiatrie in Wien, eine Bilddokumentation, Wien 1983, S. 35.

[2] Bruno Goergen (1777-1842), um 1800 Dr. med. (Wien), 1805 Primararzt der 3. medizinischen Abteilung des Allgemeinen Krankenhauses in Wien, 1806 zusätzlich Primararzt der k. k. Irrenanstalt des Allgemeinen Krankenhauses in Wien, 1819 Gründer und Vorsteher einer Privatirrenanstalt im Palais Windischgrätz in Gumpendorf, 1831 einer Privatanstalt in Döbling. CALLISEN 7 (1831), S. 273 f, 28 (1840), S. 227. NND 20.1 (1842), S. 428-433. OBERSTEINER, Heinrich: Bruno Goergen, Deutsche Irrenärzte, Einzelbilder ihres Lebens und Wirkens, hrsg. von Theodor KIRCHHOFF, Bd. 1, Berlin 1921, S. 103-105. SKOPEC, Manfred: Strassennamen – Zeugen berühmter Ärzte, Arzt/Presse/Medizin, Informationsdienst der Pressestelle und des Verlages der Österreichischen Ärztekammer 11, 16.3.1978, S. 6-8.

Die den Geisteskranken so wohltätige, zweckmässige Beschäftigung und Zerstreuung sucht Goergen auf sehr verschiedene Weise zu bewirken. Für die weiblichen Kranken dienen die verschiedenen Handarbeiten und zweckmässige Lektüre sowie Musik, wofür in jedem Zimmer ein Klavier steht. Die Männer beschäftigen sich mit Schreiben, Lesen, wozu er ihnen 14 verschiedene in Wien erlaubte Zeitschriften hält. Einer von den Irren hält die Aufsicht über dieselben. Dieses ist ihnen die liebste Lektüre. Ausserdem hält er ihnen auch belletristische Werke. Ausserdem haben sie Billard, Dame-, Schachspiel, auch Karten. Auch ist ein kleines Theater eingerichtet, in dem von Zeit zu Zeit gespielt wird, wobei jedoch nur selten einige von den Patienten spielen. Häufig werden hier auch Konzerte und Deklamationen gehalten. Des Abends kommen die Patienten, besonders im Winter, in einem grossen Saale zusammen, wo sie sich mit Tanz und Spielen aller Art amüsieren.

Im Sommer lässt er die Patienten den grössten Teil des Tages im Garten zubringen. Der Garten bildete anfänglich eine englische Anlage; allein, hier konnten sich die Patienten zu leicht verstecken, und es erforderte zu viele Aufseher. Jetzt ist auf jeder Seite eine Allee und in der Mitte ein Buchenwäldchen. So können die Kranken durch wenige Wärter bewacht werden, und zwar so, dass es ihnen nicht auffällt, welches letztere besonders wichtig ist. In den Garten werden alle Patienten zugelassen, ausgenommen die geilen und schamlosen, oder diese werden von den andern getrennt. Sonst lässt er die Personen beiderlei Geschlechts in den nämlichen Garten, und er hat dieses noch nie bereut; vielmehr beklagen sie sich über Langeweile, wenn man sie zuweilen trennt. Nur selten sei es nötig, einem Patienten zu sagen, dass er nicht immer mit der nämlichen Person sprechen solle. Sie spielen auch im Garten Kegel, Schach und Dame; die Karten dagegen sind nicht erlaubt. Nicht selten nimmt er oder seine Frau einige der ruhigeren Kranken mit sich in eine Loge im Theater, und es ist ihm dabei durchaus noch nichts Unangenehmes begegnet; ebenfalls in Konzerte führt er sie mit Nutzen. Ebenso lässt er auch die ruhigeren Patienten mit einem Wärter ausser dem Hause spazieren, wobei er aber den Patienten ansagt, wenn sie ihrem Wärter nicht folgten, so müssten sie während acht bis vierzehn Tagen auf ihrem Zimmer bleiben.

Dr. Goergen selbst behandelt seine Patienten äusserst liebreich und weiss mit ungemeiner Geschicklichkeit, ihre Ideen zu berichtigen und zu leiten. Sie scheinen auch alle sehr attachiert an ihn, zeigen jedoch den grössten Respekt. Er sieht es für eine Hauptsache an, die Irren sich gleichsam zu familiarisieren; daher essen die besseren derselben auch mit seiner Familie am Tisch, indem er sich oben, die Frau unten und sein Sohn und sein Assistent an die Mitte desselben setzen. Die Patienten halten sich in der Regel sehr ruhig bei Tisch, so dass man oft nicht glauben sollte, dass dieselben geisteskrank wären, und sehr selten habe er nötig, durch einzelne Wörter seinen Patienten etwas ins Ohr sagen zu lassen, gewöhnlich reiche ein Blick von ihm schon hin, einen Unruhigen zur Ordnung zu bringen, und äusserst selten sei er gezwungen, selbst aufzustehen. Übrigens setze er die schlimmsten Kranken immer zunächst neben sich, und sei er zufällig nicht bei Tische gegenwärtig, so müssen diese auf ihrem Zimmer essen.

Eine andere Hauptregel bei Behandlung der Irren und bei Einrichtung eines Irrenhauses ist, «die Kranken vor allem Schaden zu bewahren, den sie sich zufügen könnten, ohne dieses jedoch durch abschreckende Anstalten oder noch weniger durch Zwang zu bewirken». Daher müssen zwar die Fenster der Krankenzimmer allerdings mit Gittern versehen, diese aber so eingerichtet sein, dass sie alles Abschreckende verlieren, daher leicht sein und gleichsam Verzierungen darstellen. Die Treppen dürfen nicht hoch sein, sollen womöglich zwischen zwei Mau-

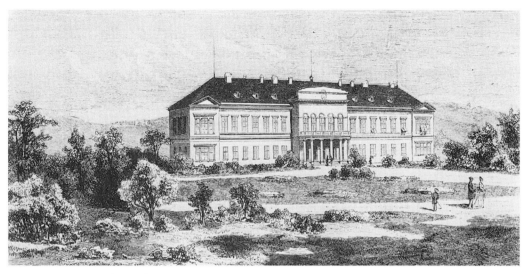
Die Privatirrenanstalt für Bezahlende von Bruno Goergen (1777-1842) in Wien-Oberdöbling.

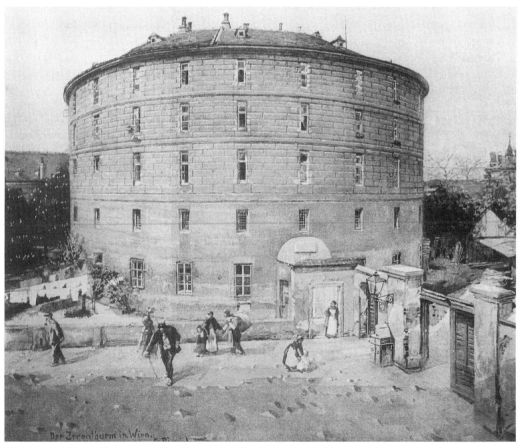
Der 1787 eröffnete «Narrenturm» des Allgemeinen Krankenhauses in Wien.

ern laufen, damit sich die Kranken nicht hoch herabstürzen können. Da diese Einrichtung in seinem Hause fehlte, hat er hölzerne Wände an der Seite der Treppen aufführen lassen.

Das, was aber den oben genannten Zweck am besten erfüllt, sind dann eine gehörige Anzahl guter Wärter. Ausser Dr. Goergen nimmt sich seine Frau der Anstalt mit grossem Eifer an, und ein Assistent sowie sein Sohn unterstützen ihn in seinen Bemühungen. Für die jetzt gegenwärtig sich in der Anstalt befindenden 33 Irren hat er 17 Wärter und Wärterinnen. Da er dieselben sehr gut bezahlt, nämlich monatlich 20 Gulden Münz neben Kost und Logis, so melden sich immer viele Individuen, so dass er darunter hinlänglich wählen kann, und nicht selten geschieht es dann, dass sich sogar Schullehrergehilfen, chirurgische Praktikanten etc. melden (was z. B. nie geschieht im Hospitale, wo die Wärter nur die Hälfte dieses Lohnes erhalten). Die zwei ersten Monate hält er den Wärter auf Probe und zahlt ihm nur 8 Gulden, im zweiten Monat 12 Gulden, und hat er nun die gehörigen Fähigkeiten gezeigt, so erhält derselbe vom dritten Monate an 20 Gulden. Mehrere dieser Wärter sind verheiratet, und ihre Weiber sind auch Wärterinnen, so dass beide zusammen 40 Gulden verdienen, weswegen sie sich gerne anheischig machen, ihre Kinder an Verwandte abzugeben. Die Wärter haben aber ihr strenges Reglement, und der geringste Verstoss dagegen wird bald mit Entlassung bestraft. Derselbe [der Wärter] wird als Diener des Kranken angesehen, doch darf er demselben nur insoweit folgen, als es die Vorschrift von Goergen erlaubt, sonst muss er den Kranken immer Goergen zuweisen. Gegen Kranke sowie gegen seine Mitwärter darf er sich in Gegenwart jener durchaus keine Grobheiten erlauben, sonst erhält er noch am nämlichen Tage seinen Abschied. Haben die Patienten unter sich Streit, so muss der Doktor gerufen werden.

Während der Nacht müssen immer zwei männliche und zwei weibliche Wärter wachen, so dass die Hälfte von ihnen bis ein Uhr morgens wacht und dann von der andern Hälfte, welche schon um sieben Uhr ins Bette gehen muss, abgelöst wird. Auf diese Weise können es die Wärter ohne einzuschlafen aushalten, und er erlaubt hierzu den Wärtern zu rauchen; würden sie schlafend angetroffen, so verlören sie ihren Dienst. Die Zimmer sind des Nachts erleuchtet, der Wärter muss, um die Irren nicht aufzuwecken, in den Strümpfen herumgehen und besonders auch auf die Onanisten ein wachsames Auge haben (welche leider sehr häufig sind). Diese werden immer angehalten, ihre Hände über der Decke zu haben, wodurch sie an ihren Manipulationen besser verhindert werden als durch Anbinden der Hände etc.

Dass man den Irren keine Werkzeuge in die Hände geben und sehr darauf sehen müsse, dass sie keine solchen erwischen, womit sie sich schaden könnten, versteht sich von selbst. Daher hat er besondere Vorsicht angewendet mit den Messern und Gabeln bei Tische. Den etwas besseren Irren ist es zu widrig und zu nachteilig auf sie einwirkend, wenn sie das Essen mit dem Löffel zum Munde führen müssen. Er gibt ihnen deshalb Messer und Gabeln. Die Gabeln sind silbern, mit vier stumpfen Spitzen, die Messer sehr stumpf und vorn abgerundet, das Heft derselben ebenfalls von Silber; nur bei den Gefährlicheren ist auch die Schneide von Silber. Damit diese Einrichtung aber den Kranken nicht auffällt, bedient er sich selbst auch solcher Messer. Ausserdem, dass diese Instrumente wenig verletzend sind, erreicht er dadurch noch den Zweck, dass die Wärter, welche streng verantwortlich sind für die gehörige Anzahl der Bestecke, nicht, wie es bei weniger kostbaren Bestecken geschehen könnte, das Fehlende selbst ersetzen, um sich der Verantwortlichkeit zu entziehen (man sollte desnahen auch in Irrenhäusern Messer und Gabeln von bestimmter, ungewöhnlicher Form und mit eigenen Zeichen haben). Das Tranchieren, wozu natürlich scharfe Messer nötig sind, geschieht im Nebenzimmer. Gläser und Flaschen sind die gewöhnlichen.

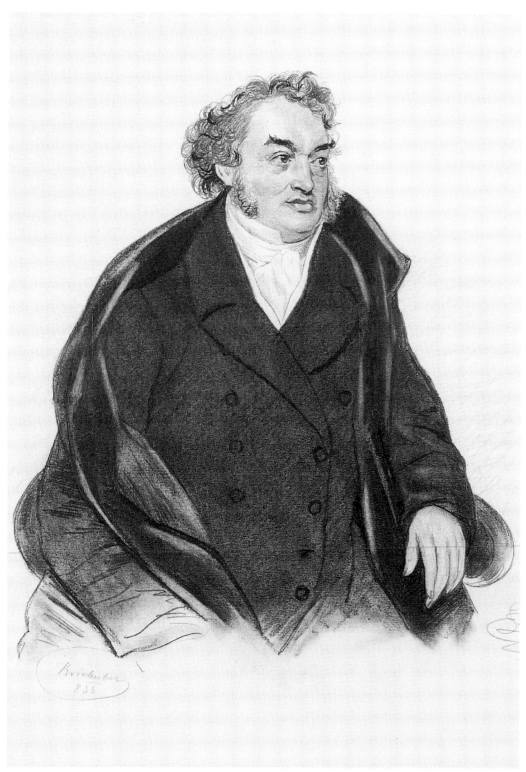
Bruno Goergen (1777-1842), Aquarell, 1836 (Institut für Geschichte der Medizin der Universität Wien).

Eigentliche sogenannte Zwangsmittel wie Zwangswams, -stuhl, -bett etc., Ketten und Banden etc. etc. verwirft Goergen ganz; das einzige und wirksamste ist der Entzug der Nahrung und des Lichtes, vid. unten von den Maniaci. Dagegen wendet er häufig ernsthaftes Zureden an, verbietet als eine harte Strafe dem Kranken das Ausgehen, wenn derselbe sich unartig beim Spaziergange benommen, lässt denselben nicht zum allgemeinen Tische kommen, wenn er bei demselben sich nicht gut benahm, setzt ihn von fünf Speisen auf drei herunter.

Anstatt der Öfen hat Goergen die Luftheizung nach Meissners Angabe[3] eingerichtet. Er hält die Öfen überhaupt für sehr nachteilig in den Zimmern, die für Geisteskranke bestimmt sind, denn diese nähern sich gar zu gerne denselben, lehnen ihren Kopf an sie und werden dadurch in einen schlaftrunkenen, ihnen angenehmen Zustand versetzt, welcher aber nur zu oft heftige Reaktion zur Folge hat. Wenn auch der Wärter den Kranken immer wieder vom Ofen entfernt, so klebt er im andern Augenblicke wieder daran und erzürnt sich desnahen oft über den Wärter (ebenso muss man zuweilen die Irren mit Gewalt aus der Sonne entfernen). Ausserdem hat aber die Meissnersche Heizung noch andere Zwecke. Statt der früheren sechzig Öfen, welche Goergen alle abbrechen liess, hat er jetzt bloss neun zu ebener Erde; dadurch erspart er soviel Holz, dass er, obschon die Einrichtung dieser Heizung, da die Gänge meist in massiven Mauern geführt werden mussten, mit bedeutenden Kosten verbunden war, die Kosten schon nach drei Jahren völlig herausgeschlagen hatte. Die Erwärmung der Zimmer geschieht auf folgende Weise: Um die Öfen herum ist ein Raum befindlich, so gross, dass ein Mann um denselben bei etwa vorzunehmenden Reparaturen gehen kann. Die hier befindliche Luft wird erhitzt und steigt nun durch einen oben an dem Behältnis angebrachten Kanal in die Höhe und wird nun durch Kanäle in die verschiedenen Zimmer geleitet. Die kalte, schwerere Luft wird nun durch die warme und leichtere Luft, welche in die Höhe des Zimmers steigt, abwärts gedrückt und entweicht durch eine andere Öffnung im Zimmer, welche wieder durch Kanäle in den oben angeführten Raum gelangt. Durch diese beständige Luftzirkulation wird das Zimmer in allen Punkten gleichmässig erwärmt, und man hat den Vorteil, dass man leicht die zu starke Heizung des Zimmers verhindern kann dadurch, dass man bei gehöriger Temperatur die Klappe schliesst. Goergen hat auch die Bemerkung gemacht, dass er Zimmer, welche durch Öfen gar nicht zu erwärmen waren, auf diese Weise sehr leicht und schnell erwärmte. Die oberen Zimmer werden natürlich immer zuerst warm.

«Behandlung der Paroxysmen der Maniaci»: Er verwirft alle Zwangsmittel, das heisst, er lässt dieselben [die Patienten] durchaus nicht anbinden noch von den Wärtern festhalten oder gar schlagen. Dieses macht die Kranken nur noch wütender. Sie, die meistens wähnen, von Räubern oder Mördern angegriffen oder unrechtmässig gefangen zu sein, werden durch obige Handgriffe nur in ihrem Wahne bestärkt und wüten desto mehr. Bei der gleich anzuführenden Behandlung geht dieser Zustand in weitaus den meisten Fällen in zwei bis vierundzwanzig Stunden vorüber; und jene Beispiele, wo Maniaci tage- und wochenlang rasend blieben und selbst in diesem Zustande sterben, hält Goergen für den Effekt der gegen sie gebrauchten Zwangsmittel.

---

[3] Paul Traugott Meissner (1778-1864), Prof. der Chemie am Polytechnischen Institut in Wien. MEISSNER, Paul Traugott: Die Heizung mit erwärmter Luft, Wien 1821. Ders.: Die Heizung mit erwärmter Luft, systematisch bearbeitet und als das wohlfeilste, bequemste, der Gesundheit zuträglichste und zugleich die Feuersgefahr am meisten entfernende Mittel zur Erwärmung der Gebäude aller Art dargestellt und nachgewiesen, 3. Aufl., Wien 1826.

Goergen bringt den Rasenden in ein eigenes kleines Zimmer à plein pied, dessen Fenster etwa fünf Fuss vom Boden anfängt, ohne Gitter zu haben, und umstellt ihn mit vier bis fünf seiner bewährtesten Wärter. Diese dürfen ihm auch nichts antworten, selbst nicht auf die ärgsten Verwünschungen, müssen seine Streiche ruhig parieren und den ihnen angespuckten Speichel geduldig abwischen. Sie dürfen ihn durchaus nicht festhalten, sondern nur verhüten, dass er sich schadet. In kurzer Zeit hört dann der Kranke auf zu wüten und fängt an, zu weinen und zu fragen: «Wo bin ich? Wer seid Ihr? Was wollt Ihr mit mir?» etc. etc. Jetzt hat man das Spiel gewonnen. Entweder einer der Wärter oder Dr. Goergen selbst beantwortet ihm diese Fragen ruhig und sucht ihn zu beruhigen. Dieses Zimmer wird nun auf das angenehmste möbliert, dem Kranken aber ein hinter demselben befindliches dunkles Zimmer gezeigt und ihm gesagt, dass er in dieses gebracht werden müsste, wenn er wieder unruhig würde. Kehrt nun aber auch ein Paroxysmus wieder, so schlägt und beschimpft er gewöhnlich die Wärter nicht mehr, sondern sucht vielmehr bei ihnen Schutz, schliesst sich an sie an, zittert. Wiederholt sich aber die Raserei, so wird er ins dunkle Zimmer gebracht und zu ihm, ohne dass er es bemerkt, ein Wärter eingeschlossen, was notwendig ist, damit er sich nichts Leides zufüge. Sind die Kranken gar zu toll, müsste man befürchten, dass sie mit dem Kopf gegen die Wand rennen, so bringt er sie in ein anderes kleines Zimmer, dessen Wände und Fussboden ganz mit dicken Matratzen ausgeschlagen sind. Die Entziehung des Lichtes bringt die erhöhte Sensibilität bald herunter, und sehr selten bleiben sie lange in diesem Zustande. Er versichert, dass er die Maniaci gewöhnlich nach wenigen Tagen wieder zu den andern Patienten lassen könne. Er hat zwei solche Zimmer, eines für die männlichen und eines für die weiblichen Individuen. Allerdings müsse man auch zuweilen bei solchen Patienten streng antiphlogistisch gegen einen entzündlichen Zustand des Gehirns, welcher Ursache dieser Raserei sei, verfahren.

Die Melancholici werden durchaus nicht gezwungen, an den Spielen der andern teilzunehmen; dies hält er für grausam. Er lässt sie für sich spazieren, und sie werden soviel wie möglich angehalten, sich zu beschäftigen.

Dr. Goergen zeigte uns einen merkwürdigen Fall, der nach ihm äusserst selten ist, da er unter etwa 5000 von ihm bis jetzt beobachteten Irren diesen Zustand nur viermal beobachtet habe. Diese Person sieht nämlich ihre Geistesstörung selbst völlig ein, weiss, dass ihre Vorstellungen und Gedanken falsch sind, dass sie nicht vernünftig zu denken imstande ist. Dieser Zustand kränkt sie so sehr, dass sie um Gottes willen bittet, sie umzubringen, indem der höchste Grad von Lebensüberdruss bei ihr eingetreten ist. Die Prognose stellte Goergen höchst ungünstig.

Dr. Goergen will diese Anstalt aufs Land verlegen. Er erbaut ein Haus bei Nussdorf auf einem der schönsten Standpunkte, kauft viel Umgelände dazu, um die zweckmässigen Gärten anzulegen[4]. Er hat im Sinne, dann die Privatpraxis aufzugeben und sich ganz seiner Anstalt zu widmen.

Die Patienten sind in drei Klassen eingeteilt, über deren Bezahlung wir ihm nichts entlocken konnten. Nach dem «Fremden in Wien», Wien 1829, ist der Preis für die erste Klasse auf 5 Gulden Münz, derjenige der zweiten auf 4 Gulden und derjenige der dritten auf 3 Gulden täglich bestimmt.

---

[4] Die 1831 bezogene Anstalt Goergens in Wien-Oberdöbling existierte bis 1917.

Pathologisches Kabinett im Allgemeinen Krankenhaus

Dieses ist aufgestellt in dem Hause, in dem die medizinische Klinik für die Mediziner gehalten wird[1]. Der Grund dazu wurde gelegt unter Franks[2] Direktorium der medizinischen Klinik. Nachher wurde ein eigener Prosektor darüber gesetzt, Dr. Biermayer[3]; allein, dieser nahm sich der Sache nicht hinlänglich an. Seit wenigen Jahren trat dann an dessen Stelle der jetzige Dr. Wagner, welcher dann zum Professor der pathologischen Anatomie erwählt wurde. Seit dieser Zeit ist dieses Kabinett ungemein bereichert worden, in herrlicher Ordnung aufgestellt, und den wenigsten Präparaten mangeln die Krankengeschichten. Dr. Wagner zeigt mit grosser Zuvorkommenheit an bestimmten Tagen den Fremden das Kabinett selbst, zeigt die interessantesten Präparate und gibt eine kurze Beschreibung, selbst mit einer kurzen Krankengeschichte. Das Kabinett scheint beim ersten Anblicke nicht sehr gross, aber man muss bedenken, dass gar keine Doubletten da sind, vielmehr, so oft ein schöneres, interessanteres Präparat gefunden wird, wird das alte weggeworfen. In der letzten Zeit wurde das Kabinett durch einige sehr interessante Präparate vermehrt durch den Ankauf des pathologischen Kabinettes des Grafen von Harrach[4].

Im ersten Stocke sind drei kleine Säle, in denen die getrockneten Präparate, die Knochenkrankheiten, die Missbildungen der Schädel, die Verkrümmungen, die Krankheiten der Blase etc. etc., aufgestellt sind.

Hiervon bemerke ich bloss folgende Präparate, welche mir noch gerade im Sinne sind: Mehrere neugeborene Kinderköpfe mit Thromben, wobei man deutlich den Knochen unversehrt, dagegen das Peritoneum erhoben sah.

Die Sammlung von Verkrümmungen der Wirbelsäule, des Beckens und der Knochen der Extremitäten ist zahlreich; die übrigen Präparate der pathologischen Anatomie sehr schön, doch fand ich nichts dieser Sammlung besonders eigentümlich.

---

[1] Zu den pathologischen Sammlungen von Universität und Allgemeinem Krankenhaus in Wien: BIERMAYER, Lorenz: Musaeum anatomico-pathologicum-nosocomii universitatis Vindobonensis, quod ordine systematico descripsit, Wien 1816. OSIANDER (1817), S. 246-253. MAYER, Aloys Michael: Übersicht der an der hiesigen Universität aufbewahrten anatomischen und pathologisch-anatomischen Präparate, Med. Jb. österr. Kaiserstaates, neueste Folge, I, 1829, S. 148-160. WAGNER, Johann: Geschichtliche Notizen über das pathologische Museum im k. k. allgemeinen Krankenhause zu Wien, nebst Übersicht der Leistungen der pathologisch-anatomischen Lehranstalt während des Jahres 1830, Med. Jb. k. k. österr. Staates 12, 1832, S. 1-17. HYRTL, Joseph: Vergangenheit und Gegenwart des Museums für menschliche Anatomie an der Universität Wien, Wien 1869. BANKL, H.: Zur Geschichte des Pathologisch-anatomischen Museums der Universität Wien, Wien. klin. Wschr. 85, 1973, S. 495-498. LESKY (1978), S. 97-100. PORTELE, Karl Alphons: Die Sammlung mazerierter Skelette und Knochen des Pathologisch-anatomischen Bundesmuseums in Wien, Teil 1, Mitteilungen des Pathologisch-anatomischen Bundesmuseums in Wien, Neue Folge 1, 1982, S. 87-274, Teil 2 1990, S. 279-540. Ders.: Das Pathologisch-anatomische Bundesmuseum in Wien, Medizinhist. J. 19(4), 1984, S. 385-393. Ders.: Führer durch das Pathologisch-anatomische Bundesmuseum in Wien Nr. 1, Wien 1985.

[2] Johann Peter Frank (1745-1821), Medizinalreformer und Hygieniker in Göttingen, Pavia, Wien, Wilna und St. Petersburg, Prof. der Medizin und Direktor des Allgemeinen Krankenhauses in Wien.

[3] Lorenz Biermayer, 1812 Assistent, 1816 Prosektor für pathologische Anatomie am Allgemeinen Krankenhaus in Wien, 1829 seiner Stelle wegen Alkoholismus entsetzt. CALLISEN 2 (1830), S. 239 f, 26 (1838), S. 292. LESKY (1978), S. 99 f.

[4] Carl Borromäus Graf von Harrach (1761-1829), 1809 Dr. med. (Wien), 1814 Primararzt am Institut der Elisabetherinnen in Wien.

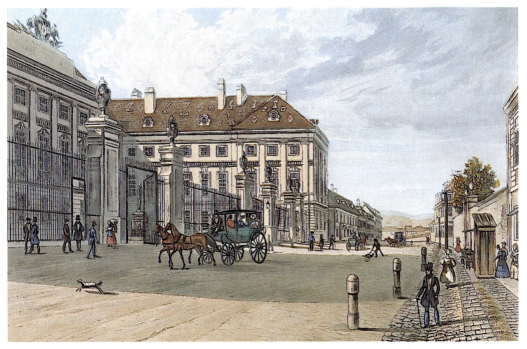
Hauptfassade der militärärztlichen Josephs-Akademie (Josephinum) in Wien, kolorierte Federzeichnung, unsigniert, o. J. (Institut für Geschichte der Medizin der Universität Wien).

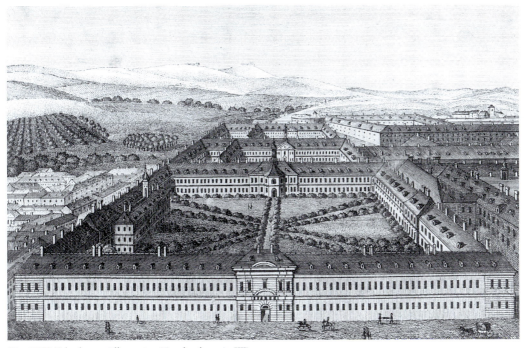
Das 1783/84 erbaute Allgemeine Krankenhaus in Wien.

Sehr interessant ist die pathologische Schädelsammlung, sowohl der durch Arthritis syphilitica zerstörten Knochen, der Wasserköpfe, der ausserordentlich dicken und umgekehrt der regelwidrig dünnen Schädelknochen. Besonders merkwürdig die Sammlung von Schädeln der Irren, die sich bald sehr dick, mit stark und spitzig hervorragenden Juga cerebralia, bald verdünnt oder verschoben zeigten.

Über die Divertikel der Harnblase und Gedärme vid. meine Bemerkungen aus der Vorlesung über pathologische Anatomie bei Wagner.

Im zweiten Stocke sind die Präparate in Weingeist aufgestellt mit einer bedeutenden Sammlung von Gallen- und Blasensteinen. Unter diesen Präparaten, die zwar alle ausgezeichnet sind, bemerke ich folgende:

1) Eine *Graviditas interstitialis sive tuba uterina*. Das Kind wurde 16 Monate getragen; es wurde der Kaiserschnitt gemacht, aber Mutter und Kind starben.

2) Eine *Graviditas tubaria*, bei der in den ersten Monaten der Tod erfolgte.

3) Ein Präparat, welches allen Zweifel über das wirkliche Vorkommen der Incarceratio placentae beseitigt. Hier ist nämlich die eingeschnürte Stelle aufgewulstet, aus besonders vielen und dichten Fasern bestehend, und die ausgedehnte Stelle, in der sich die Plazenta befindet, ist verdünnt und an der erhabensten Stelle durch Gangrän durchbohrt, so dass durch dieses Loch ein Teil der Plazenta in die Bauchhöhle gefallen ist, weswegen die Patientin starb. Wagner will diese Veränderung schon mehrere Male infolge der länger dauernden inkarzerierten Plazenta gesucht haben.

4) Eine hydatidöse Plazenta als Ursache von Konvulsionen und Abortus will Wagner schon öfters beobachtet haben.

5) *Hydrops substantiae uteri*. In der Substanz des Uterus selbst bilden sich verschiedene abgesonderte Säcke, von denen der grösste dreimal durch das Scheidegewölbe punktiert worden war, wobei jedes Mal wohl sechs Mass Wasser entleert wurden und Patient dadurch noch über ein Jahr erhalten wurde.

6) Von *Steatoma, Fungus medullaris* und *Polypus uteri* sind schöne Präparate da.

7) Ein *Uterus et Vagina duplex*, wovon der eine Uterus schwanger war; auch *Uterus bicornis*.

8) Ein Präparat, wo das *Collum uteri abgebunden* wurde und die Wunde völlig geheilt war.

9) Eine Spina bifida totalis.

10) Eine *Hernia cerebri*, wo die ganze rechte Hemisphäre des grossen Gehirnes an der einen Seite des Kopfes lag und durch einen dünnen Stiel mit dem übrigen Gehirne zusammenhing.

11) Ein Kopf mit *doppelter Mundhöhle und zwei Zungen,* und der Fall von Harrach mit *drei Zungen.*

12) Verschiedene *Hermaphroditenbildungen;* wahre Hermaphroditen sah Wagner nie.

13) *Elephantiasis congenita*, von syphilitischen Eltern geboren; die Elephantiasis erstreckte sich über den ganzen Körper, besonders aber über die Extremitäten und den Rücken; das Kind wurde ein Jahr alt.

14) Ein *Präparat der Nerven eines Kretins*, welches Schiffner in den «Medizinischen Jahrbüchern» beschrieben hat[5]; es hatten sich an den Nerven an vielen Stellen Ganglia gebildet, welche denen des Nervus sympathicus sehr ähnlich waren.

---

[5] SCHIFFNER, Johann Christian: Sehr merkwürdige Abnormität der meisten Nervenpartien an einem Kretin, der auf der 3. medizinischen Abteilung im Wiener Allgemeinen Krankenhaus verstorben war, Oesterr. med. Jb. 4(4),

15) Präparate von den verschiedenen Arten der Darmgeschwüre, von denen Wagner drei Arten unterschied, die typhösen, skorbutischen und tuberkulösen, und die er in den letzten Heften der «Österreichischen Jahrbücher» beschrieben hat[6].

16) Mehrere Präparate von sogenanntem *Abscessus psoae.* Wagner glaubt, dass dieselben nicht bloss der Ausgang einer Entzündung des Musculus psoas seien, sondern aus eigentümlichen Säcken bestehen, die mit Jauche angefüllt sind, aber nicht mit dem Musculus psoas in Verbindung stehen. Ein durch *Gangraena senilis* völlig mumifizierter Fuss, den die Natur in der Mitte des Unterschenkels abstiess, worauf die Wunde heilte.

17) Ein Hauptkapitel sind die *Herzkrankheiten.* Die aktiven und passiven Aneurysmen des Herzens, Verknöcherungen seiner Klappen, in der Substanz des Herzens selbst, Cor villosum, Perforation des Herzens in das Pericardium durch Gangrän. Ein Foramen im Septum atriorum ausser dem offen gebliebenen Foramen ovale, ohne dass als Folge dieser Herzfehler Zyanose eingetreten wäre. Aneurysmen der Arterien.

18) *Kondylomenbildung* bei einem Irren fast über den ganzen Körper, ohne eine Spur von vorhergegangener Syphilis.

19) Eine Menge Präparate von Fungus medullaris und Melanosenbildung, welche beide nicht selten in mehreren Organen des Körpers zugleich vorgefunden werden; z. B. sind hier Melanosen von einem Individuum in der Leber, der Milz, den Lungen, der äusseren Haut etc.

20) Schöne Präparate von Augenkrankheiten, besonders ein Fungus medullaris, der deutlich seinen Ursprung aus den vorderen Lappen des Gehirnes nahm.

21) Dass die Convolvuli wirklich und nicht so selten vorkommen, beweisen mehrere sich hier vorfindende Präparate.

Kaiserlich-Königliches Irrenhaus

Das k. k. Irrenhaus, auch *Narrenturm* genannt, welchen Namen es mit grösserem Rechte verdient, ist hinter dem Allgemeinen Krankenhause gelegen[1]. Es wurde nach einem Plane Josephs II.[2]

1818, S. 77-90. Ders.: Regelwidrigkeit des grösseren Teiles des Nervensystems an einem Kretin, Oesterr. med. Jb. 6(4), 1821, S. 44-54.

[6] WAGNER, Johann: Einige Formen von Darmgeschwüren, pathologisch-anatomisch betrachtet, Neues Österreichisches medizinisches Jahrbuch, 1828, S. 577-591.

[1] Zum 1784 eröffneten «Narrenturm» und zur Psychiatriegeschichte in Wien: VISZANIK, Michael: Leistungen und Statistik der k. k. Irrenheilanstalt zu Wien seit ihrer Gründung im Jahre 1784 bis zum Jahre 1844, Wien 1845. LANG, Donat August: Medizinisch-topographische Skizze der k. k. Wiener Irrenanstalt, Med. Jb. k. k. österr. Staates 61, 1847. LORENZ, Wilhelm: Der Wiener Irrenturm, ein Beitrag zur Geschichte des niederösterreichischen Irrenwesens, Psychiatrisch-Neurologische Wochenschrift 4, 1902, S. 273-277. FISCHER, Isidor: Zur Geschichte der Wiener Psychiatrie im 19. Jahrhundert, Wien. med. Wschr. 77, 1927, S. 1219-1223. LESKY, Erna: Wiener Psychiatrie im Vormärz, Gesnerus 19, 1962, S. 119-129. LESKY (1978), S. 175. JETTER, Dieter: Grundzüge der Geschichte des Irrenhauses, Darmstadt 1981, S. 26-30. Ders.: Wiener Irrenhausprojekte, Fortschritte der Neurologie und Psychiatrie 49(2), 1981, S. 43-52. Ders.: Wien von den Anfängen bis um 1900, Wiesbaden 1982, S. 58-69. BERNER, Peter / SPIEL, Walter / STROTZKA, Hans / WYKLICKY, Helmut: Zur Geschichte der Psychiatrie in Wien, eine Bilddokumentation, Wien 1983. WYKLICKY, Helmut: Zur Geschichte der Psychiatrie in Österreich, zur Geschichte der Psychiatrie in Wien, Wien 1983. GRÖGER, Helmut: Die Wiener Psychiatrie in ihrer Entwicklung, Kunst des Heilens, aus der Geschichte der Medizin und Pharmazie, Nie-

erbaut, ohne dass deswegen erfahrene Ärzte darüber zu Rat gezogen worden wären. Es ist in der Form eines runden Turmes erbaut, hat fünf Stockwerke, auf welchem jedem einzelnen zwanzig kleine Zimmer ringsherum befindlich sind. In der Mitte des Gebäudes sind die Zimmer für die Wärter. Dieses Haus ist so unzweckmässig wie möglich erbaut. Die Zimmer, welche klein, gewölbt, mit kleinen Fenstern, die mit starken Gittern verwahrt sind, durch eine starke eiserne Gittertür und eine zweite, sehr massive hölzerne Türe geschlossen sind, gleichen sehr harten Gefängnissen. Der Boden derselben ist mit Steinplatten belegt, im Boden befinden sich drei eiserne Ringe, um im Notfalle die Kranken anzuketten. Die Betten sind blosse Pritschen. So werden die armen Kranken von ihrem Wärter in ihre Kerker eingesperrt, den Rasenden Zwangsjacken angelegt oder ihre Arme und Beine an dicken eisernen Ketten befestigt und so ihrem Schicksale überlassen. In keinem Zimmer steht ein Ofen, sondern drei bis vier in dem vor den Zimmern sich befindenden Gange; diese sind aber durchaus nicht genügend, die Zimmer gehörig zu erheizen. Die Abtritte sind in jedem Zimmer mit einem schweren Deckel versehen, der an einer eisernen Kette befestigt ist und den die Geisteskranken nach vollbrachtem Geschäfte jedes Mal wieder an seine Stelle legen sollten, was sie aber natürlich meistens vergessen. Damit sie sich nicht in den Abtritt hinunterstürzen können, befindet sich im Rohre ein eiserner Rost. Grössere Zimmer, worin die besseren Kranken zusammenkommen könnten, Einrichtungen zu arbeiten, zur Zerstreuung für die Patienten, sind keine getroffen. Bloss um den Turm herum sind zwei Gärten, der eine für die weiblichen, der andere für die männlichen Irren, welche aber natürlich nur im Sommer benutzt werden können und den Kranken auch immer noch grossen Zwang sehen lassen, da dieselben rings mit einer grossen Mauer umgeben sind und da die Kranken wie eine Herde Vieh von den Wärtern alle Tage in die Gärten für eine gewisse Zeit hinausgelassen, dann aber wieder in ihre vergitterten Zimmer eingeschlossen werden.

Auf jedem Stocke sind höchstens zwei Wärter, also auf eine Anzahl von mehr als vierzig Kranken. Zum Essen bekommen sie weder Messer noch Gabeln in die Hände, sondern bloss Löffel.

Man sieht aus diesem schon deutlich, dass das Gebäude und die ganze Anstalt durchaus fehlerhaft gebaut ist, und man muss sich daher nicht wundern, wenn man hier wieder (wie nur in den fehlerhaft eingerichteten Irrenanstalten) den grössten Lärm der Rasenden vernimmt, die mit fürchterlichem Geschrei und mit Geklirr der Ketten erschrecken, und wenn man andere Irren mit blossen Hemden auf dem steinernen Boden stehend oder liegend erblickt.

Den grossen Fehlern, welche diese Irrenanstalt besitzt, kann durchaus nicht abgeholfen werden, denn sie sind hauptsächlich in der Bauart begründet. Es soll daher wirklich ein ganz neues Irrenhaus erbaut werden[3]. Dieser Irrenanstalt standen früher die Doktoren Goergen und Schiffner vor, jetzt Dr. Güntner[4].

---

derösterreichische Landesausstellung 1991, Wien 1991, S. 788-792. SABLIK, Karl: Josephinismus in der Medizin, das Allgemeine Krankenhaus in Wien und der Narrenturm, Wien. klin. Wschr. 103(16), 1991, S. 493-497.

[2] Joseph II. (1741-1790), römisch-deutscher Kaiser.

[3] Vor der 1853 realisierten k. k. Irren-, Heil- und Pflegeanstalt auf dem Bründlfelde in Wien erschienen: VISZANIK, Michael: Die Irrenheil- und Pflegeanstalten Deutschlands, Frankreichs, samt der Kretinen-Anstalt auf dem Abendberge in der Schweiz, Wien 1845. Ärztliche Berichte über die k. k. Irren-, Heil- und Pflege-Anstalt zu Wien in den Jahren 1853 bis 1856, Wien 1858.

[4] Franz Xaver Ritter von Güntner (1790-1882), 1820 Dr. med. (Wien), Sekundararzt an der Irrenanstalt in Wien, 1821 PD, 1827 Primararzt am Allgemeinen Krankenhaus, 1831 Direktor des Allgemeinen Krankenhauses, Erster Leibarzt des Kaisers. CALLISEN 28 (1840), S. 307 f. BLÄ 2 (1930), S. 889. LESKY (1978), S. 58.

Bäder von Baden bei Wien

Baden liegt zwei Stunden von Wien, am Eingange des reizenden Helenentales. Das Städtchen selbst ist artig gebaut und enthält einige wirklich schöne Häuser.

Wir logierten im «Goldenen Löwen», gut und nicht übertrieben teuer. Auch in der Badezeit kostet ein Zimmer für eine Person bloss einen Gulden Wiener Währung samt Möbeln und Bett.

Die Badequellen, deren sehr viele sind, gehören meist der Stadt[1]; nur zwei Quellen gehören zu der Herrschaft des Barons Doblhoff[2], und diese liegen ausserhalb der Stadt. Diese zwei sind die elegantesten und am bequemsten eingerichteten; sie sind seit anno 1821 erbaut. Es sind zwei Badehäuser, welche zusammen zwei sogenannte Gesellschaftsbäder und sechs kleinere sogenannte Stundenbäder, von denen eines mit einer Dusche versehen ist, enthalten. Das kleinere Gesellschaftsbad, das sogenannte *Engelsbad*, ist viereckig und hat der Wand entlang 14 Sitze; oft sollen sich aber wohl doppelt soviele Personen zu gleicher Zeit in demselben befinden. Es hat zwei abgesonderte Eingänge, der eine für die Herren, der andere für die Damen bestimmt. Jeder führt in das für jedes Geschlecht bestimmte Ankleidezimmer. Die Quelle für dieses Bad ist unmittelbar unter dem Boden des Bades und strömt daher durch die im Boden angebrachten Löcher immer aufs neue herbei. Das Bassin ist so tief, dass das Wasser mir bis an die Schultern reichte; für kleinere Personen ist an den Seiten ringsherum ein Tritt angebracht. Die Badenden sind, da beide Geschlechter gemeinschaftlich baden, sehr anständig gekleidet. Die Damen tragen gewöhnlich weisse Röcke, welche sie auch sonst zu tragen pflegen und die durch dieses Wasser noch weisser werden sollen; ja, sogar legen sie Strümpfe, Schnürleibchen und Häubchen an, die Herren weisse Jacken und weisse Hosen, die oft mit Socken versehen sind, so dass das angefüllte Bad oft eher einer Wasserredoute gleichen mag. Man bleibt anfangs eine halbe Stunde, länger höchst selten. Die Umkleidezimmer bei diesem Bade sind klein, finster und haben ausser einigen Stühlen wenig Bequemlichkeiten. In dieser Beziehung ist das grössere Gesellschaftsbad, das sogenannte *Sauerbad*, zweckmässiger eingerichtet, welches ein Achteck bildet und zehn breite Sitze der Wand nach hat, auf welchem jedem zwei Personen sitzen können, so dass sich oft zwischen 60 und 70 Personen in demselben befinden sollen. Bei diesem Bade sind auf der einen Seite ein eigener Ein- und ein eigener Ausgang für die Damen und auf der andern Seite zwei Türen für die Herren. Will jemand aus dem Bade gehen, so muss er klingeln, damit die Türe des Ausganges geöffnet wird, welches erst dann geschieht, wenn die früher herausgetretene Person sich aus dem Abtrocknungszimmer entfernt hat. In diesem Ab-

---

[1] ROLLETT, Anton: «Hygieia», Handbuch für Badens Kurgäste, Baden 1816. Ders.: Baden in Österreich, seine reichlichen Quellen und deren heilende Kräfte, seine vorzüglichen Merkwürdigkeiten und malerischen Umgebungen, Wien 1838. DECHAMBRE 8 (1872), pp. 72-80. CZUBERKA, Karl: Die Schwefelthermen zu Baden bei Wien, Baden 1882. HOFFMANN Joseph: Der Kurort Baden bei Wien, Wien 1882. CALLIANDO, Gustav: Geschichte der Stadt Baden, Baden 1898. CRISTE, Oskar: Der Kurort Baden bei Wien in Wort und Bild, Wien/Leipzig 1900. TAUSIG, Paul: Berühmte Besucher Badens, Wien 1912. PECHL, Pia Maria: Baden bei Wien, Wien/München 1974. FLEISCHMANN, Kornelius: Biedermeierliteratur in und um Baden und Bad Vöslau, Baden 1983. WALLNER, Viktor: Kurstadt Baden bei Wien, 2. Aufl., München/Zürich 1983. Das Bad, Körperkultur und Hygiene im 19. und 20. Jahrhundert, 142. Sonderausstellung des Historischen Museums der Stadt Wien, Wien [1991]. PFANN, Alexander: Baden bei Wien, altes Heilbad in moderner Zeit, Kunst des Heilens, Wien 1991, S. 489-496. Bäder und Biedermeierbauten, die Kurstadt Baden bei Wien, NZZ 42, 20.2.1992, S. 59.
[2] Joseph Freiherr von Doblhoff-Dier (gest. 1831), Hofrat der vereinten k. k. Hofkanzlei in Wien.

trocknungszimmer befindet sich ein Ofen, so dass die Austretenden ihre Wäsche warm erhalten. Hier ist auch die Vorrichtung getroffen, dass die Damen, wenn sie im Abtrocknungszimmer ihre Wäsche gewechselt haben, statt ins Ankleidezimmer zu gehen, sich sogleich durch die Seitentür in den Wagen begeben können.

Diese beiden Bäder sind von fünf bis acht Uhr morgens für 45 Kreuzer Wiener Währung offen; von dieser Zeit an aber kostet jede Stunde 5 Gulden W. W. für ein bis zwei Personen, und wenn mehrere Personen das Bad für sich haben wollen, so bezahlt die dritte und jede folgende Person einen Gulden W. W. Die sogenannten Stundenbäder, die nur für eine, höchstens zwei Personen eingerichtet sind, welche allein baden wollen, kosten 1½ Gulden bis 1 Gulden 40 Kreuzer W. W. Diese Bäder haben aber nicht ihre besonderen Quellen wie die Gesellschaftsbäder, sondern erhalten das Wasser von diesen und sind deswegen auch ein bis zwei Grad kälter. Das Wasser variiert in den verschiedenen Quellen zwischen 27 und 30° R. Seine Hauptbestandteile sind Schwefelwasserstoffgas und kohlensaures Gas (welches man sowohl beim Trinken deutlich in kleinen Bläschen im Glase sieht, teils auch durch das prickelnde Gefühl schon bemerken kann, welches die vom Körper aufsteigenden Luftblasen machen). An festen Teilen enthält es vorwaltend schwefelsauren Kalk und salzsauren Kalk, nächst diesem schwefelsaures Natron und kohlensaure Erden. Diese Bestandteile, besonders auch der Gehalt an Schwefelwasserstoffgas, differieren übrigens etwas in den verschiedenen Quellen.

In dem an das Sauerbad grenzenden Hause können Gäste, und zwar nicht sehr teuer, logieren.

Ausser diesen zwei Bädern sind dann in der Stadt noch viele andere, die im allgemeinen nach den nämlichen Grundsätzen eingerichtet sind, nur weniger elegant. Alle aber sind sehr geräumig, die Badezimmer hoch, und in der Mitte der Decke ist ein Kamin befindlich, durch welchen der Dunst abziehen kann. Zu diesen Bädern gehören das Dianen- oder Frauenhaus, das Theresienbad und das Leopoldibad, in welchem die verschiedenen Duschbäder und Dampfkasten eingerichtet sind, die wir aber nicht sehen konnten, da gerade alles repariert wurde, denn das Eisenzeug rostet immer über den Winter, das Antonibad, wo die Person 20 bis 24 Kreuzer W. W. bezahlt und wo daher die meisten Bürgerleute baden, das Franzbad, wo die Armen aus dem Spitale unentgeltlich und nachher andere Arme für einen Silbergroschen (7½ Kreuzer W. W.) baden können. Das eigentliche Armenbad ist sehr schlecht eingerichtet und macht wirklich der Regierung keine Ehre. Es ist auch nicht geräumig, der freien Luft und den Augen der Zuschauer ausgesetzt und hat übrigens die wärmste Quelle.

Marmorne Badekasten gibt es keine mehr; dieselben sollen dem Wasser zuviel von seiner Wärme nehmen, welche grade recht ist für den Körper.

Der sogenannte Ursprung oder die Trinkquelle ist in einem 19 Fuss tiefen Bassin eingesetzt, zu welchem man durch einen etwa zwanzig Schritte langen Felsengang gelangt. Dieses Wasser enthält am wenigsten Hydrothionsäure, dagegen ist es sehr reich an den genannten Salzen, hell, nicht unangenehm zu trinken, nur gering salzig schmeckend. Obgleich die meisten Kurgäste von dieser Quelle trinken, so müssen doch für jedes Glas (zwei kleine Seidel haltig) drei Kreuzer bezahlt werden.

In dieser Höhle befindet sich neben der Trinkquelle vom Wasser durchdrungener Schlamm, der, vorher erwärmt, in Form von Kataplasmen auf gelähmte und steife Glieder gelegt wird.

Um diese Quelle herum liegt die schöne Promenade mit angenehmen englischen Anlagen und einem gedeckten Raume, um vor Regen zu schützen. Die Badegäste begeben sich nur bei schlechtem Wetter nach dem Bade zu Bette, sonst spazieren sie nach demselben und trinken ihr Wasser, wobei sie mit einem Glase anfangen und höchstens auf drei bis vier steigern. Ein Badeausschlag wird selten gebadet, doch entsteht er oft schon nach dem zweiten und dritten Bade.

Zur Badezeit ist ein Theater hier, und es werden Bälle und Redouten gegeben. Für das üppigere Leben sorgt die nahe Hauptstadt.

Fast alle Privathäuser sind zur Aufnahme von Gästen eingerichtet, und viele sind für hohe Herrschaften eingerichtet, die Dienerschaft und Equipagen mit sich führen. Die Gegend ist sehr freundlich und für Spaziergänge und Fahrten sehr geeignet.

Geburtshilfliche Klinik von Klein

Trismus neonatorum. Äusserst gefährlich, beinahe als unheilbar bis jetzt zu betrachten. Klein[1] hält für die nächste Ursache der Krankheit meist eine entzündliche Reizung der Gehirnhäute, welche sich bei den Sektionen auch bestätigt findet. Hier zeigt sich dann vermehrter Turgor, Rötung des Gesichtes. Man hat häufig die Krankheit in der Medulla spinalis suchen wollen; allein, die Sektionen bestätigen dieses nicht. Auch Saburra kann man nicht wohl als die alleinige Ursache betrachten; dennoch ist die Therapie auch gegen diese gerichtet. Er setzt einige Blutegel an den Kopf, lässt kalte Fomentationen machen, legt Sinapismen[2] auf die Fussohlen, gibt Laxantien, doch ist der Erfolg auch hierbei nicht günstig. Die Patienten versinken dann sehr bald in eine bedeutende Schwäche, und dann sind die Reizmittel angezeigt, welche er aber nie gleich anfangs anwendet. Als alleinige Gelegenheitsursache Kälte annehmen zu wollen, ist unbegründet, denn viele Kinder können diesem schädlichen Einflusse ausgesetzt werden, ohne dass sie diese Krankheit befällt, und nicht selten kommt diese Krankheit im Sommer häufiger vor als im Winter.

Die *Blutgeschwülste* am Kopfe neugeborener Kinder (Thrombus) kommen nur bei sehr regelmässig verlaufenden Geburten vor und bei sehr gesunden Kindern. Sie sind nicht nur durchaus ohne Gefahr, sondern Klein betrachtet sie als eine Krisis salubris, indem er beobachtet hat, dass solche Kinder nie von Fraisen befallen werden. Die Zerteilung gelingt meistens bei Anwendung aromatischer Fomentationen. Die Geschwulst nimmt an den ersten Tagen nach der Geburt gewöhnlich an Grösse noch zu, daher muss man dieselbe nie gleich öffnen, sondern erst, nachdem auf die einige Tage fortgesetzte Fomentation die Zerteilung nicht gelungen ist.

Interessant war mir der knöcherne Ring, welcher rings die Basisgeschwulst zu umgeben schien, und wenn ich die Geschwulst gegen den Schädel andrückte, kam ich deutlich in eine Grube

---

[1] Johann Klein (1788-1856), Dr. med. (Wien), 1815 Assistent der Geburtshilfe in Wien, 1819 Prof. am Lyceum in Salzburg, 1822 O für Geburtshilfe in Wien. CALLISEN 10 (1832), S. 230, 29 (1841), S. 236. ADB 16 (1882), S. 95. KUSSMAUL, Adolf: Jugenderinnerungen eines alten Arztes, Stuttgart 1900, S. 374 f. SIEBOLD, Bd. 2 (1902), S. 709. FASBENDER (1906), S. 273. FISCHER, Isidor: Geschichte der Geburtshilfe in Wien, Leipzig/Wien 1909, S. 243 f. BLÄ 3 (1931), S. 541. LESKY, Erna: Ignaz Philipp Semmelweis und die Wiener medizinische Schule, Veröffentlichungen der Kommission für Geschichte der Mathematik und der Naturwissenschaften 1, Wien 1964. LESKY (1978), S. 77 f. Dies.: Der Besetzungsvorschlag Kleins für Semmelweis vom 20. Februar 1846, Orvostort. Kozl. 30(1/2), 1984, S. 139-145. WYKLICKY, Helmut: Von der Gründung der I. Frauenklinik in Wien (1789) bis zur Berufung Friedrich Schautas (1891), Wien. Klin. Wschr. 102(12), 1990, S. 345-348.

[2] Senfpflaster.

des Knochens, welche rund von dem vielleicht 1 Linie hohen Knochenrande begrenzt war. Wie kann ich mir diese Erscheinung anders erklären als durch einen Mangel der äusseren Knochenlamelle? Und wenn Chelius[3] gegen die Annahme eifert, dass diese Blutgeschwülste durch ein Extravasieren des Blutes aus der entblössten Diploe entstehen, er dagegen die bei Eröffnung der Geschwulst oft wahrgenommene Rauhigkeit des Knochens durch den Druck der Geschwulst sekundär erregt sehen will, so ist mir diese Annahme deswegen unbegreiflich, da die Geschwülste erst in den ersten Tagen nach der Geburt entstehen und gleich bei ihrem Auftreten jene Formveränderung des Knochens wahrgenommen wird.

Eine merkwürdige Erscheinung, welche vielleicht ihre Entstehung den nämlichen Einflüssen zu verdanken hat wie die Gangraena pudendorum der Wöchnerinnen, ist das Brandigwerden der Nabelgegend *neugeborener Kinder*. Während unseres Besuches der geburtshilflichen Klinik, wo die Puerperalfieber sehr häufig waren, kam diese Erscheinung bei mehreren Kindern vor. Sie tritt gewöhnlich bei schlecht genährten Kindern auf; der Nabelstrang ist abgefallen, und nun entsteht an seiner Insertion eine erysipelatische Röte. Oft schon über eine Nacht bildet sich ein Brandschorf; schon dieser fällt dann in wenigen Tagen ab und hinterlässt ein unreines, leicht um sich fressendes Geschwür, welches das sonst schon schwache Kind oft bald hinrafft. Klein lässt die Geschwüre mit Kampferschleim verbinden, und wenn sich die Gangrän begrenzt hat, dieses Geschwür reiner geworden ist, Kataplasmen auflegen. Daneben ist die Hauptsache gute Muttermilch.

Der Kampferschleim wird bereitet, indem man Spiritus Camphoratus mit Eiweiss zusammenreibt (gewiss nicht zweckmässig, da ja der Eiweissstoff durch den Weingeist gerinnt).

Gegen die wunden Brustwarzen empfiehlt Klein als das nach seiner Erfahrung beste Mittel: *Rp.* Olei amygdal. unc. I, Mucilag. gumm. arab. unc. II, Aq. rosar. unc. ½, Bals. peruv. scr. I, S. damit die wunden Stellen zu bestreuen.

Induratio telae cellulosae Neugeborener kommt nicht sehr häufig vor, doch jetzt innerhalb einer Woche zweimal. Beide Kinder waren Frühgeburten, vielleicht in der Mitte des neunten Monats. Zuerst zeigte sich die Verhärtung an der Wange; dieselbe war wie Holz anzufühlen, die Haut violett. Die Kinder konnten nicht saugen, ihr Geschrei war mehr ein Pfeifen. Nach und nach wurden auch die Arme, der Hals, die unteren Extremitäten hart, so auch die Regio pubica, der Unterleib aufgetrieben und deutlich, die mesenterischen Drüsen fühlbar, die Haut nicht verhärtet. Bei dem einen Kinde entwickelten sich zuerst an den Unterschenkeln pemphigusartige Blasen. Das eine Kind starb am dritten Tage.

Klein nimmt mit Henke[4] eine akute und eine chronische Form an; die erstere nähert sich mehr dem Erysipelas, letztere mehr einem Ödem. Die nächste Ursache sucht er in fehlerhafter Reproduktion, da gewöhnlich Zufrühgeborene oder schlecht Genährte daran erkranken. Es scheint ihm daher eine Hauptsache, dem Kinde eine gute Brust zu reichen (allein, ist die Krankheit etwas weiter fortgeschritten, so kann das Kind nicht saugen wegen Verhärtung der Wangen). Fehler der Lungen nach Hulme[5] nimmt er nicht an, denn bei Entzündung und Eiterung in denselben findet sich oftmals die Zellgewebsverhärtung, und oft sind bei dieser die Lungen gesund. Erkältung will Klein weniger als Gelegenheitsursache ansehen (ist vielleicht die so häufig mit der Induratio telae cellulosae komplizierte Lungenentzündung nicht Folge einer und

---

[3] Maximilian Joseph von Chelius (1794-1876), Prof. der Chirurgie in Heidelberg, vgl. S. 214.
[4] Adolf Christian Heinrich Henke (1775-1843), Prof. der Gerichtsmedizin und inneren Klinik in Erlangen, vgl. S. 320.
[5] Nathaniel Hulme (1732-1807), praktischer Arzt in London.

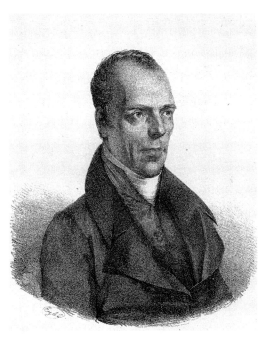

Philipp Carl Ignaz Hartmann (1773-1830), Prof. der medizinischen Klinik in Wien.

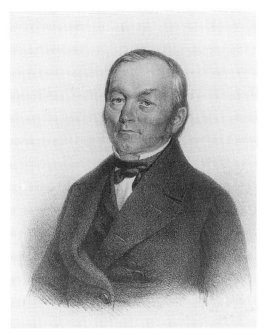

Johann Klein (1788-1856), Prof. der Geburtshilfe in Wien.

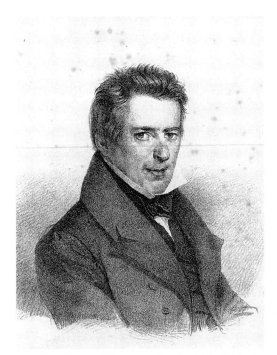

Joseph Edler von Wattmann (1789-1866), Prof. der praktischen Chirurgie in Wien.

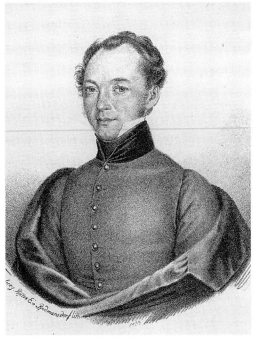

Michael Hager (1795-1866), Prof. der Chirurgie am Josephinum in Wien.

derselben einwirkenden Ursache, z. B. der Erkältung, oder entsteht vielleicht durch die unterdrückte Hautfunktion Kongestion des Blutes nach innen, die in den für die Haut variierenden Lungen sich leicht zur Entzündung steigert?).

Syphilis nach Gölis[6] nimmt Klein auch nicht immer an, doch versucht er, weil ihm alle andern Mittel nichts helfen, Einreibungen von Unguentum Neapolitanum in der innern Fläche der Schenkel.

Zur akuten Form, welche sich allerdings mehr dem Erysipelas (oedematosum) nähert, möchte ich einen Fall zählen, der folgende Symptome zeigte: Vorzüglich Brust, Unterleib und untere Extremitäten waren von einer rosenartigen, doch mehr dunklen Röte befallen; diese Teile waren angeschwollen, ödematös anzufühlen, liessen besonders am Unterschenkel beim Drucke eine weisse Grube zurück, am oberen Schenkel war dieselbe mehr gespannt. Das Kind war übrigens sehr unruhig, schrie auf bei Berührung der Geschwulst, doch war es gut genährt, und da das Gesicht nicht mitaffiziert war, nahm es die Brust sehr gerne, schrie ganz natürlich.

Im ersten Stadium der Ophthalmia neonatorum lässt Klein kalte, nasse Kompressen überschlagen, bei heftiger Entzündung einen Blutegel an die Schläfe setzen und gibt innerlich eine Abführung von *Rp.* Merc. dulc. gr. IV, Rad. Jalapp. gr. XII, Plumb. alb. scr. I, M. dio in 4 p. e. S. alle Stunden 1 Pulver.

Im blennorrhöeischen Stadium lässt er die kalten Umschläge fortsetzen und gibt ein leicht adstringierendes Augenwasser von Mucilaginosum seminis Cydoniae.

Kleins geburtshilfliche Ansichten

Klein ist ein Schüler von Boër, ist Direktor der grossen geburtshilflichen Anstalt im Allgemeinen Hospitale, an welcher früher Boër wirkte. Er befolgt deshalb auch im allgemeinen die Grundsätze seines Lehrers. Obschon er aber der Natur ihre grossen Vorrechte einräumt, so wendet er doch die Kunsthilfe zu rechter Zeit an, unterstützt die Natur und lässt es nicht zu, dass sich dieselbe vorerst in ihren Bemühungen erschöpfe, was man wohl oft seinem Lehrer zum Vorwurfe machen konnte, welcher freilich zu dieser Übertreibung durch das zu häufige Anwenden der Kunsthilfe seiner Gegner leicht verleitet werden konnte.

1) Exploratio obstetrica

So lange wie möglich untersucht man nur mit einem Finger, um der Kreissenden nicht unnötige Schmerzen zu verursachen. So lange der Kopf noch nicht in die Beckenhöhle eingetreten ist, findet er es unnötig, die genaue Stellung desselben auszumitteln, da dieses auf die Behandlung der Geburt doch keinen Einfluss habe; auch sei die Erkenntnis derselben äusserst schwierig, bis der Muttermund gehörig erweitert oder gar die Eihäute gesprungen sind. Auch wenn kein vorliegender Teil gefühlt wird, geht er nicht gleich mit der ganzen Hand ein, bis er die Wendung indiziert findet, und dann sei es noch früh genug, die Lage des Kindes zu untersuchen.

2) Behandlung der normalen Geburten

Die Seitenlage hält er für die natürlichste. Überlasse man eine Kreissende sich allein, so werde sie sich gewöhnlich auf die Seite legen. Das Gebärbett unterscheidet sich daher von einem gewöhnlichen Bette durch nichts. Auf die Unterstützung des Perineums wendet er sehr viel Sorgfalt [an] oder vielmehr, er lässt dasselbe mit grosser Kraft gegen den andrängenden Kopf andrücken und zwar mit der rechten Hand so, dass der Daumen gegen den rechten Schenkel

---

[6] Leopold Anton Gölis (1764-1827), Leiter des Kinderkrankeninstituts in Wien. GÖLIS, Leopold Anton: Praktische Abhandlungen über die vorzüglicheren Krankheiten des kindlichen Alters, 2 Bde, Wien 1815-1818.

der Kreissenden gerichtet ist (die Kreissende liegt nämlich auf der linken Seite und die Hilfeleistenden stehen hinter derselben). Der Zeigefinger umschliesst den hinteren Winkel der Vagina, und die flache Hand liegt auf dem Perineum. Die linke Hand stützt man auf den hervordringenden Kopf und hält denselben immer etwas zurück, damit er nicht zu rasch herausdringe. Die Gebärende hat zur Verarbeitung der Wehen keinen Anhaltpunkt, weder für die im Knie- und Hüftgelenke gebogenen Beine noch für die Hände. Bevor der Pulsschlag in dem Nabelstrange aufgehört hat, wird derselbe nicht unterbunden.

3) Anwendung der Zange

Ist kein Missverhältnis im Raume des Beckens vorhanden, sind die Wehen gut, sind keine gefahrdrohenden Umstände von Seiten der Mutter vorhanden, so legt er nie die Zange an, ehe der Muttermund sich über den Kopf weggezogen [hat] und dieser in die Beckenhöhle eingedrungen ist. Auch hier vertraut er der Wirksamkeit der Natur noch lange. Sind auch die Wehen schwächer geworden, ohne zugleich eingetretene zu grosse Erschöpfung der mütterlichen Kräfte, so lässt er danach die Kreissende ruhig liegen, indem er sagt, die Natur sammle oft nur neue Kräfte und treibe dann nach grösserem oder kleinerem Intervalle durch stärkere Wehen die Frucht heraus. Ist die Person aber sehr vollblütig, der Puls sehr voll und kräftig, so hält er dann bei schwachen Wehen oder bei sogar eintretendem Mangel derselben eine tüchtige Venaesektion für das beste Mittel, das oft schnell seine gute Wirkung äussert. Unschädlich und gut ist bei nicht fieberhaftem Zustande auch die Anwendung des Borax; von dem Secale cornutum hat er gar keine in die Augen springenden Wirkungen gesehen. Bei Befolgung dieser Grundsätze, sagt Klein, bekommen wir freilich sehr viele *schwere Kopfgeburten*, wo andere Geburtshelfer leichte *Zangengeburten* gehabt hätten und wenig oder nichts von schweren Kopfgeburten hören wollen. Bei 250 Geburten, welche in einem Monate vorkommen, wurde nur einmal eine Zange angewendet.

Doch zaudert auch Klein nicht, die Zange anzuwenden, wenn der Kopf auch ohne andere dringende Zufälle sehr lange unbeweglich im Ausgange steht und die Wehen unkräftig sind. Besonders ist dieses oft notwendig in der Privatpraxis, wenn die Gebärende auch selbst dringend Hilfe verlangt, da durch das hartnäckige Weigern des Geburtshelfers leicht ein anderer an seiner Stelle hinzugerufen werden könnte, welcher die Geburt mit der Zange schnell und zum Schaden des Rufes jenes andern Geburtshelfers beenden würde.

4) Die Wendung

Wenn keine dringenden Zufälle vorhanden, so untersucht Klein nicht mit der ganzen Hand, bis der Muttermund gehörig erweitert ist. Dann geht er mit der Hand zwischen Uterus und die Eihäute hinauf, sprengt nun erst die Blase und macht die Wendung auf die Füsse. In Österreich werden auch die Hebammen in der Wendung unterrichtet, und die Anwendung derselben ist ihnen gestattet, wenn bloss Querlage ohne andere gefährliche Symptome dieselbe erfordert.

5) Lösen der Plazenta

Klein sagt, man gehe zu weit, wenn [man] die Zeit von zwei bis drei Stunden als die längste Zeit bestimme, welche man abwarten dürfe, ehe man die Plazenta hole; denn so lange keine Zufälle entstehen, sei es immer noch zu früh. Stellen sich aber Blutungen ein, die nach Überschlägen von kaltem Wasser nicht bald ausbleiben, so rate er auch, die Plazenta mit der Hand zu entwickeln.

6) Placenta praevia

Hat man bei starken Hämorrhoiden[7] diese als die Ursache derselben erkannt, hat die Geburt schon angefangen, so gehe man gleich mit der ganzen Hand ein, erweitere den Muttermund, trenne die Plazenta mit den Fingern, zerreisse die Eihäute und gehe durch die Öffnung derselben zu den Füssen. Es ist nun nicht immer nötig, nach der Wendung das Kind künstlich herauszuziehen; wenn die Blutung vorher die Person nicht sehr geschwächt hatte, die Wehen noch gut sind, die Hämorrhoiden durch den Druck der Hüften oder des Kopfes auf die Plazenta aufgehört haben, so überlasse man das Herausbefördern des Kindes der Natur. Im umgekehrten Falle aber entwickle man dasselbe künstlich.

Klein sagt, er könne Osianders Ansicht nicht, weder theoretisch noch praktisch, bestätigt finden, dass bei räumlichem Missverhältnis von Seiten der Mutter das Kind leichter [durch Wendung auf die Füsse] entwickelt werden könne als mit vorankommendem Kopfe, denn er habe nach derselben immer dieselben und oft neue Schwierigkeiten gefunden.

Zur Perforation schreitet Klein ziemlich bald, selbst auch, wenn er vom Tode des Kindes nicht völlig überzeugt ist; denn sowohl so lange zu warten, bis man vom Tode des Kindes völlig überzeugt sei, als auch zu lange und heftige Anwendung der Zange sei für die Mutter zu gefährlich, und letzteres führe noch dazu den Tod des Kindes herbei. In einem Falle, der während unseres Besuches des geburtshilflichen Klinikums vorkam, wo die Conjugata etwa 3 Zoll betrug, machte Klein nur drei Traktionen mit der Boërschen Zange, jedesmal während kräftiger Wehen, und da er dadurch den Kopf nicht vorwärtsbringen konnte, griff er sogleich zum Perforatorium. Nach gemachter Perforation lässt er, insofern die Wehen noch kräftig sind, die Mutter wieder vom Querlager ins Bette bringen und wartet nun mehrere Stunden die Herausbeförderung des Kindes von der Natur ab. Geschieht dieses nicht, so müsse man den Kopf noch mehr verkleinern, indem man den Knochen des Craniums mit der Knochenzange abbreche [und] denselben von der Kopfhaut abschäle, damit die scharfen Ränder der zurückbleibenden Knochen die Mutter nicht verletzen. In dem genannten Falle machte Klein die Perforation morgens um zehn Uhr, und abends nach fünf Uhr erfolgte die Geburt von selbst.

Den Kaiserschnitt beschränkt Klein einzig auf die Fälle, wo das Becken zu eng sei, dass man auch nach gemachter Perforation das Kind nicht entwickeln könne, und in diesem Falle solle man ihn gleich im Anfange der Geburt vornehmen. In allen übrigen Fällen, bei denen das Becken noch so weit ist, dass man nach gemachter Perforation das Kind auf natürlichem Wege entwickeln kann, zieht er die Perforation vor, da ihm durchaus kein sicheres Zeichen vom Leben des Kindes bekannt sei, und sei man nicht vom Leben desselben fest überzeugt, so dürfe man die Mutter nicht den Gefahren des Kaiserschnittes aussetzen, da man doch nicht sicher sei, dass man vielleicht ein totes Kind herausschneide. Von der Auskultation zur Erkennung des Lebens oder Todes des Kindes hält er nichts, da er oft lebende Kinder gebären sah, wo er nichts gehört und auch, wo er den Doppelschlag gehört, verweste Kinder habe gebären sehen.

Die Synchondrotomie verwirft Klein gänzlich, da sie das Becken nur um wenige Linien vergrössere und man um so viel den Kopf auch mit der Zange verkleinern könne, und sobald man die Knochen mehr auseinanderdehne, so zerreissen die Ligamenta iliosacralia[8].

---

[7] Gemeint sind Hämorrhagien, also «Blutflüsse» durch Zerreissung der vorgelagerten Plazenta.
[8] Zur Wiener Geburtsklinik: OSIANDER (1817), S. 172-237. KLEIN, Johann: Übersicht der Ereignisse an der praktischen Schule für Geburtshilfe der Universität Wien, Med. Jb. k. k. österr. Staates 9, 1826, S. 155-164, 10, 1830, S. 142-158, 10, 1831, S. 114-126. LUMPE, Eduard: Kompendium der praktischen Geburtshilfe mit

Epidemie von Kindbettfieber

Diese schlimme Krankheit ist in dem Wiener Geburtshause fast endemisch zu nennen; sehr selten verschwindet sie ganz, sehr oft liegt dagegen die grosse Zahl der Wöchnerinnen an dieser Krankheit darnieder. Die Zimmer dieser Gebäranstalt sind wohl die schlechtesten des ganzen Krankenhauses. Es sind nur drei grosse, hohe Säle, die übrigen sind sehr klein und niedrig, und es ist äusserst schwer, ohne Nachteil für die Wöchnerinnen die bei dem Zusammensein der grossen Zahl derselben so notwendige Lufterneuerung zu Wege zu bringen. Der durch die Lochien so vieler Personen entstandene Dunst bewirkte mir oft Beschwerde beim Atmen und Beissen in den Augen. Vermag diese Unreinheit der Luft nicht leicht die Ophthalmia neonatorum hervorzubringen, welche hier auch oft epidemisch vorkommt sowie auch zur Entstehung bösartiger Krankheiten der Wöchnerinnen vieles beiträgt?

Symptome der Krankheit

Alle Praktiker (vid. Siebold[1], Richter[2] und Vogel[3]) und so auch Klein sprechen sich zwar aus, dass jede Epidemie dieser Krankheit sich durch besondere Krankheitserscheinungen von den andern auszeichnet, doch mag dies mehr von den Komplikationen, welche diese Krankheit eingeht, oder vielmehr von der Mitteilung derselben und den verschiedenen Ausgängen der *Metaschematismen* gelten.

Die jetzige Epidemie, welche in ihrer grössten Extensität von Ende Oktober bis anfangs Dezember [1829] war, äusserte sich im allgemeinen durch folgende Symptome: Die Patientinnen wurden meistens nach einer Erkältung, z. B. beim Aufstehen aus dem Bette zur Verrichtung ihrer natürlichen Bedürfnisse, am zweiten oder dritten Tage ihres Aufenthaltes, oft aber auch schon in der Nacht gleich nach der Entbindung, von einem starken Froste befallen. Dazu gesellte sich bei den einen vermehrter Turgor im Gesichte; derselbe war rot, heiss, die Augen glänzend, gerötet. Bei andern war dieses nicht der Fall, vielmehr das Gesicht gleich erdfahl. Meistens stellte sich nun heftiger Schmerz im Unterleibe ein, der bei den einen anfangs am intensivsten um den Nabel war, bei den andern in der Gegend des Uterus. Von hier aus verbreitete sich der Schmerz aber sehr bald über den ganzen Unterleib. Der Unterleib fühlte sich hart und gespannt, heiss an, war bei der geringsten Berührung äusserst schmerzhaft. Sehr oft war dieses Leiden des Unterleibes das erste Symptom, selten fehlte es ganz. Gewöhnlich gleich zum Anfange stellten sich sechs bis acht bis zwölf wässrige Diarrhöen ein in einem Tage, die oft mit brennenden Schmerzen verbunden waren. Der Urin war gewöhnlich sehr rot, zuwei-

---

Berücksichtigung der Grundsätze an der Wiener geburtshilflichen Schule, 3. Aufl., Wien 1854. FASBENDER (1906), S. 266-279. FISCHER, Isidor: Geschichte der Geburtshilfe in Wien, Leipzig/Wien 1909. MURPHY, Frank P.: Obstetrical training in Vienna one hundred years ago, Bull. Hist. Med. 21, 1947, pp. 335-351. LESKY, Erna: Die Wiener geburtshilflich-gynäkologische Schule, Dtsch. med. Wschr. 87, 1962, S. 2096-2102. Dies.: Ignaz Philipp Semmelweis und die Wiener medizinische Schule, Wien 1964. LESKY (1978), S. 71-79. Dies.: Theorie und Praxis, aufgezeigt an den Wiener geburtshilflichen Lehrkanzeln 1752-1859, Gesnerus 40(1/2), 1983, S. 99-107. WYKLICKY, Helmut: Von der Gründung der 1. Frauenklinik in Wien (1789) bis zur Berufung Friedrich Schautas (1891), Wien. klin. Wschr. 102(12), 1990, S. 345-348.

[1] SIEBOLD, Adam Elias von: Versuch einer pathologisch-therapeutischen Darstellung des Kindbettfiebers, Frankfurt 1826.

[2] Vgl. v. a. RICHTER, Wilhelm Michael von: Synopsis praxis medico-obstetriciae quam Mosquae exercuit, Moskau 1810.

[3] VOGEL, Johann Ludwig Andreas: Taschenbuch für angehende Geburtshelfer, enthaltend eine vollständige Anleitung zur medizinischen und chirurgischen Praxis der Geburtshilfe, Erfurt 1798.

len mit Wolken versehen, die Lochien gleich von Anfang an gestört, die Brüste meist kalt, mit wenig Milch versehen, doch zuweilen beide Funktionen anfangs ungestört, obschon alle andern Symptome in grosser Intensität vorhanden waren. Die Hautausdünstung war durchaus nicht immer anormal, doch zuweilen die Haut brennend heiss, Calor mordax, trocken. Bei allen von Anfange bis zum Ende der Krankheit heftiger Durst, die Zunge meist trocken, bei einigen zugleich mit den Zähnen mit russigem Schleime bedeckt und rissig. Der Puls gleich anfangs meistens schnell, 100 bis 120 Schläge, und weich, doch zuweilen am ersten Tage, besonders bei denen mit oben genannter Kopfaffektion, voll und härtlich.

Diese Zufälle remittieren, ja intermittieren nun oft, was vielleicht auch von der Behandlung viel abhängen kann.

In weitaus den meisten Fällen endete die Krankheit mit *dem Tode,* und zwar unter folgenden Erscheinungen: Die heftigen Schmerzen im Unterleibe hören auf einmal auf, und der Leib verträgt sogar einen starken Druck, die Gespanntheit desselben hat sich verwandelt in ein Teigigsein, derselbe ist aufgetrieben, oft fühlt man deutlich Fluktuation in demselben, hört oft bei starken Bewegungen desselben ein Schwappen, zuweilen ist derselbe zugleich meteorisch aufgetrieben, wobei man dann die Fluktuation weniger deutlich fühlt. In seltenen Fällen erschienen diese Zufälle ohne vorhergegangene bedeutende Schmerzen im Bauche, nur nach Symptomen von mässigen Fieberbewegungen. In beiden Fällen aber sinken nun die Kräfte ungemein, es äussern sich oft nervöse Symptome, in einem Falle erschienen Petechiae symptomaticae auf der Bauchhaut. Es erscheinen klebrige Schweisse, der Puls wird schwach, schnell, oft bis 120 und mehr Schläge. Die Diarrhöen nehmen meistens an Heftigkeit zu; beklagt sich auch die Kranke nicht mehr über Schmerzen, so ist sie doch meistens niedergeschlagen. Oft erfolgt nun der Tod aus Entkräftung in 24 bis 40 Stunden, zuweilen aber zieht sich die Krankheit noch länger hinaus. Dann entstehen meist wieder neue Schmerzen im Unterleibe (nach Klein durch die exsudierte Flüssigkeit erregte neue Entzündung), und dann ist der Tod gewiss.

In seltenen Fällen genasen die Kranken, vielleicht unter zwanzig Fällen eine [Patientin]. Dieses geschah unter Nachlassen der örtlichen Symptome nach vorausgegangener örtlicher Blutentziehung, allmählichem Nachlassen der Fieberbewegungen, starken urinösen Durchfällen, kritischem Harne und vermehrter Hautausdünstung. In einem Falle entwickelte sich mässig starker Friesel auf der Brust und eine bedeutende Parotitis auf der rechten Seite, welche in Eiterung überging. Immer dauerte aber die Rekonvaleszenz sehr lange. Nur eine Person befand sich nach schon erfolgter Ausschwitzung in der Rekonvaleszenz, und auch bei dieser war die Wiedergenesung (während meines Besuches der Anstalt) noch zweifelhaft. Alle andern Individuen, bei denen die Exsudation erfolgt war, starben.

Metaschematismen, welche aber den Tod doch nicht aufhalten konnten, waren Miliaria an Brust und Hals, welche in verschiedenen Zwischenräumen ausbrachen, und an demselben Subjekt eine heftige Entzündung des Hand- und Ellbogengelenkes. Zwei Gangraenae pudendorum, die ich aber lieber zu den Komplikationen der Krankheit zählen will. Komplikationen, welche in dieser Epidemie vorkamen:

1) Bei sehr vielen Subjekten bedeutende Brustaffektionen, sehr beschwerter, mit Stichen in verschiedenen Stellen der Brust verbundener Atem, häufiger, aber nicht kräftiger Husten. Nach erfolgter Exsudation rasselnder Atem, heftige Beengung, dagegen Nachlassen des Hustens.

2) Phlegmasia alba dolens.

3) Gangraena pudendorum et Decubitus gangraenosus. Es entstanden Einrisse an und um die äusseren Pudenda, den durch die Geburt exkoriierten Stellen in der Vagina, und diese

Einrisse wurden brandig. Die Gangrän verbreitet sich nun teils nach oben in die Vagina, teils nach hinten um den After herum aus, teils dringt sie in die Tiefe. In einem Falle war die ganze Gegend um den After bis in die Hälfte des Kreuzbeins und tief bis fast auf den Knochen durch ein brandiges Geschwür zerstört; zuweilen zwar scheint sich der Brand etwas zu begrenzen, aber die Kräfte der Patienten waren immer zu schwach, die Bemühungen der Natur gehörig zu unterstützen. In andern Epidemien sollen sich die brandigen Stellen zuweilen kritisch zeigen; dieses Mal war es aber nie der Fall.

4) Schnell verlaufende Ophthalmitis. Bei zwei Subjekten, die schon mehrere Tage, das eine schon sechs Tage, an dem Puerperalfieber darniederlagen, wo schon Exsudation in den Unterleib erfolgt war, die sich aber desungeachtet wieder zu erholen schienen, entstand über eine Nacht Entzündung des *linken* Auges. Die Palpebrae waren dunkel gerötet, miteinander verklebt, und eitrige Flüssigkeit erschien am Ciliarrande. Den Bulbus konnte man nicht untersuchen, da die Lichtscheue sehr stark war. Patienten starben in der Nacht des folgenden Tages.

Die Sektion des Bulbus des einen Auges, welche von Rosas unternommen wurde, zeigte folgendes: Die Cornea war verdickt, trübe, ihre innere Fläche an mehreren Stellen mit der Iris adhäriert, die Adhäsionen liessen sich aber leicht trennen; Corpus ciliare war gerötet, die Linse trübe, dagegen zeigten weder Chorioidea noch Glaskörper etwas Abnormes. Am andern Auge bemerkte man nichts Abnormes ausser jener Verklebung der Iris mit der Cornea.

Klein betrachtet die Augenentzündung als eine Metastase und hat sie in einer Epidemie, welche vor einigen Jahren herrschte, sehr häufig beobachtet. Sie droht dem Auge schnelle und grosse Gefahr, und man kann dasselbe oft nur noch dadurch retten, dass man teils durch Derivantien die Krankheit wegzuleiten sucht, teils durch kalte Umschläge den Krankheitsprozess vom Auge zurückwirft.

Sektionen

Bei den wohl mehr als zwanzig Sektionen von an Puerperalfieber Verstorbenen, welchen wir beiwohnten, zeigten sich als die beständigsten Abnormitäten diejenigen des Unterleibes, bei andern aber auch solche der Brust und bei einigen auch im Kopfe, vid. die Bemerkungen über die Sektionen. Dazu noch folgendes: Zuweilen waren die Gefässe des Gehirnes und seiner Häute stark mit Blut überfüllt, zwischen den Gehirnhäuten und in den Hirnkammern zuweilen beträchtliche Menge seröser Flüssigkeit, in den letztern oft bis auf 3 Unzen. Die Brustorgane waren zuweilen gesund, zuweilen aber waren die Lungen mit schwarzem, schaumigem Blute überfüllt, an einigen Stellen hepatisiert, die Bronchien und die Trachea meist mit schaumigem Serum angefüllt. In der Brusthöhle oft mehrere Pfund einer bald mehr grünlich-molkenähnlichen, bald mehr gelblichen, eiterartigen Flüssigkeit, wie in der Bauchhöhle mit vielen Lymphflocken untermischt; im Herzbeutel oft eine bedeutende Quantität Serum. In der Substanz des Uterus fand man auch nicht selten kleine Eiterbälge.

Therapia

So wie sich auch das Puerperalfieber fast in jedem Individuum verschieden äusserte, so wurde auch darnach die Behandlung modifiziert. Im allgemeinen bestand sie in folgendem:

1) Wo im Anfange der Krankheit sich bedeutende Kongestionen nach dem Kopfe zeigten, wurden Blutegel an die Schläfen, kalte Umschläge auf den Kopf appliziert, Sinapismen zur Beförderung der Lochien und Derivation des Blutes an die innere Seite der Schenkel gelegt, innerlich eine Emulsion mit Salpeter gegeben.

2) Zur Beförderung der Milchsekretion wird das Kind noch so lange als möglich an die Brust gelegt. Die Lochien, wenn sie nur spärlich flossen oder qualitativ verändert waren, such-

te man zu befördern durch vor die Genitalien gelegte warme Kompressen und durch lauwarme Injektionen in die Vagina. War dabei der Leib sehr schmerzhaft, so wurden etwa zwanzig Hirudines ad genitalia externa gesetzt oder Sinapismen an die innere Seite der Schenkel gelegt. Besonders genau wurde auf Unterhaltung der Hautausdünstung geachtet; das Zimmer musste immer sehr warm sein, aller Zug wurde sorgfältig vermieden, die Patientin durfte sich nicht einmal im Bette aufsetzen.

3) Da die Diarrhöen sich oft kritisch zeigten, so unterhält er gerne vier bis fünf gelinde Stuhlgänge im Tage. Er sucht dieselben sogar hervorzukriegen, wenn keine Diarrhöe vorhanden ist. Er wendet dann hier das Calomel (welches er zugleich wegen der Neigung zu Exsudation angezeigt findet) in Verbindung mit Extractum Hyoscyami an, z. B. *Rp.* Calomel. gr. VI, Extr. hyosc. gr. III, plumb. alb. dr. I, M. e. dio in 6 p. eq. S., alle 2 Stunden ein Pulver zu nehmen.

Doch meistens ist die Diarrhöe schon zu stark und verbunden mit starkem Leibschneiden, rafft die noch vorhandenen Kräfte schnell weg; dann gibt er alle zwei Stunden ein Pulver von Rp. Pulv. Doveri, Camphorae ana gr. I-III.

4) Die Behandlung der örtlichen Affektion des Unterleibes. Bei gelinder Empfindlichkeit desselben wurden Cataplasmata emollientia über den ganzen Bauch gelegt, und in gelinden Fällen taten sie auch hinreichende Dienste. Ist aber der Unterleib gespannt, sehr schmerzhaft, so liess er 20 bis 25 Hirudines auf die schmerzhaften Stellen setzen, zugleich oft auch 10 Stücke ad genitalia externa. Sobald die Blutegelstiche ausgeblutet hatten, liess er einen Sinapismus über den ganzen Unterleib legen oder auch, wenn zugleich die Lochien stockten, dieselben an die innere Seite beider Schenkel legen. Hat der Sinapismus gezogen, dann Cataplasmata und über die Nacht warme Tücher; diese letztern wandte er auch bei Tage an bei feuchter Haut.

War aber das Exsudat schon erfolgt, so liess er auf den Unterleib Einreibungen machen. *Rp.* Ung. Neapolit., Ung. altheae s. linament. volat. ana unc. ½, Camphorae tritae scr. ½-1 M. S. viermal täglich einzureiben.

5) Behandlung des Fiebers. Diese ändert sich, wie der Charakter des Fiebers sich im Verlaufe der Krankheit ändert. Im Anfange scheint oft der Charakter der allgemeinen Reaktion synochal zu sein, besonders in den Fällen, in denen die Krankheit mit den oben erwähnten Kongestionen nach dem Kopfe anfängt. Eine Venaesectio hier anzuwenden verwirft Klein, macht dagegen die Bemerkung, dass man überhaupt mit der Blutentziehung bei den Wöchnerinnen äusserst sorgfältig sein soll. Er gibt in diesen Fällen innerlich eine Emulsio amygdalinae und auf 1 Pfund derselben 3 Drachmen Salpeter. Solange sich entzündliche Reizung im Unterleibe und besonders im Darmkanale durch bei der Darmausleerung sich einstellende brennende Schmerzen äussert, gibt er innerlich nur einhüllende Mittel, z. B. eine Mixtura oleosa, vid. angehängte Krankengeschichte, zur Stillung des Durstes Decoctum Salep oder einen Althaea-Tee. Die Diät ist antiphlogistisch, schleimig.

Hat sich nun der Charakter der Krankheit geändert, tritt bedeutende Schwäche ein, zeigen sich nervöse oder gar Symptome von Fäulnis, was besonders nach eingetretener Exsudation erfolgt, dann geht er über zu Valeriana, Arnica mit Columbo mit Liquor C. C. oder Liquor anodynus, besonders bei heftigen Durchfällen Serpentaria, gibt Pulver von Digitalis mit Kampfer, besonders bei Brustaffektionen, und den Beschluss macht der Moschus. Auch die Diät wird hier mehr reizend eingerichtet, Weinsuppen, guter Wein etc. gegeben. Sind jedoch die Kräfte schon so sehr gesunken, so bringt man mit diesen Mitteln höchstens eine kurze Zeit andauernden besseren Zustand hervor.

6) *Behandlung der Komplikationen. Die Miliaria alba* wurden bloss durch etwas kühlendes Verhalten dieser Teile, jene Entzündung des *Hand- und Ellbogengelenkes* durch Einwickeln des Armes in Werg und Einreibung des Unguentum Neapolitanum behandelt. *Die Parotitis* wurde anfangs bloss sehr warm gehalten, hernach bis zur Reifung des Abszesses warme Kataplasmen auf dieselbe gelegt. *Gangraena pudendorum:* Chlorwaschungen, Einspritzung von Holzessig in die Vagina, Überlegen von Kampferschleim, dann aromatische Fomentationen übergelegt. *Brustaffektionen:* Ausser der allgemeinen Behandlung, die zuweilen dadurch modifiziert wurde, dass besonders Pulver von Digitalis mit Hyoscyamus gegeben und nach erfolgter Exsudation Sulphur auratum pulvis beigesetzt wurde, örtlich Kataplasmen über die ganze Brust. *Phlegmasia alba dolens:* Da Klein dieselbe nur als Metastase der Febris puerperalis betrachtet, indem hier die Exsudation ins Zellgewebe geschehe, so ist seine Hauptbehandlung gegen die Febris puerperalis gerichtet, und örtlich lässt er den Teil nur in Werg einwickeln und zudem jene Salbe aus Ung. Neapolit., linem. volat. ana unc. ½, Camphor. scr. I täglich mehrere Male einreiben; örtliche Blutentziehungen wendet er nicht an. *Ophthalmitis* betrachtet Klein ebenfalls als Metastase. In dem einen Falle verordnete er bloss nach Aufweichung der Augenlider ein Collyrium[4], in dem zweiten Falle aber wandte er kalte Umschläge an, vid. oben.

Bemerkungen über einige andere vorgeschlagene Methoden

Zur Verhütung der Exsudation wurden von mehreren Ärzten kalte Waschungen, Umschläge oder Begiessungen auf den Unterleib angeordnet. Klein verwirft sie deswegen, weil er die für ihre Anwendung günstigen Bedingungen nicht finden kann, nämlich heisser, schmerzhafter, gespannter Unterleib ohne schwitzende Haut. Ist Schweiss da, fliessen die Lochien, so kann man froh sein, wenn man diese unterhalten kann; ist dieses nicht mehr der Fall, so ist auch die Exsudation eingetreten, und die kalten Umschläge nützen nichts mehr.

Warme Bäder seien allerdings oft von herrlichem Nutzen, aber die Patienten müssten äusserst sorgfältig gewartet werden. Da dieses in einem Spitale nicht möglich sei (?), so wendet er sie nicht an.

Die Entleerung des Exsudierten durch den Bauchstich verwirft er zwar nicht ganz, glaubt jedoch diesen sehr selten möglich, da die Fluktuation selten so deutlich ist wie bei Aszites und weil die Flüssigkeit meistens sehr dick sei.

Das besonders von den Engländern so sehr gerühmte Calomel, das besonders gegen die Exsudation wirken und auch zuweilen durch Erregung kritischer Durchfälle wohltätig wirken soll, wendet Klein sehr sorgfältig an, besonders nur in solchen Fällen, wo keine Diarrhöe vorhanden ist. Er verbindet es dann gerne mit Extractum Hyoscyamini in oben genannter Dose. Sind aber schon Durchfälle vorhanden, so will er dieselben nicht noch befördern durch Anwendung des Calomels, und dasselbe in diesen Fällen mit Opium zu verbinden, scheint ihm ein Widerspruch zu sein.

Die Mixtura oleosa cum tartaro emetico nach Busch[5] wird auch nicht vertragen, da Patienten ohnehin schon oft brechen, wodurch die Diarrhöe noch vermehrt wird. Doch wandte er dieselbe in einem Falle an, vid. Krankengeschichte.

Das Oleum Terebinthinae ist bei dem gereizten, oft schon entzündlichen Zustande der Gedärme schädlich und vermehrt die Schmerzen sehr.

---

[4] Silberazetat (Collyrium Argentum aceticum).
[5] Dietrich Wilhelm Heinrich Busch (1788-1858), Prof. der Geburtshilfe in Berlin.

Klein setzt die nächste Ursache dieser Krankheit in ein entzündliches Ergriffensein der Sexualorgane, welche sich nachher auch aufs Peritoneum fortpflanze und welche anfangs verbunden ist mit entzündlichem Fieber, das aber grosse Neigung hat, ins typhöse überzugehen.

Als eine häufig prädisponierende Ursache sehen Klein und Wagner den Gebrauch von Abortivmitteln in der Schwangerschaft an, besonders der sogenannten «Prager Tropfen», welche Aloe enthalten. Daneben aber als häufige Gelegenheitsursache Erkältung, epidemische Einflüsse und Kontagium.

Merkwürdig scheint mir und aller Beachtung wert das gleichzeitig mit dieser Krankheit vorkommende und daher mit dem Fieber verbundene Entstehen der Gangraenae an den Geschlechtsteilen der Wöchnerinnen sowie am Nabel der Neugeborenen, welche auch oft vorhanden sind ohne vorhandene Epidemie von Puerperalfieber. Könnte sich nicht aus diesen ein Kontagium entwickeln, das bei vorhandener Disposition und hinzukommenden epidemischen Einflüssen diese Krankheit entwickeln könnte?

In diesem Jahre war nach vorhergegangenem nassem Sommer und Herbst eine sehr strenge, trockene Kälte eingetreten, was auch in der von Siebold beobachteten Epidemie der Fall war[6].

Ich möchte das Wesen dieser Krankheit suchen in einer Neurophlogose des Peritoneums, die sich mitteilen könnte den serösen Membranen der Brust, des Gehirnes, der Gelenke, und welche sich verbinden könnte mit Metritis, besonders mit Metritis septica; dafür stimmen mir 1) das Vorkommen dieser Krankheit in einer Entwicklungsperiode des weiblichen Geschlechtes, 2) das gleich anfangs zur Torpiditas sich hinneigende Fieber, 3) das oft gleichzeitig mit dem Auftreten der Entzündung des Peritoneums entstehende Exsudat ohne Erleichterung, vielmehr bedeutender Verschlimmerung der Krankheit, 4) die Mitteilung der Krankheit oft auf alle serösen Häute, 5) der Erfolg der noch angewendeten antiphlogistischen Kurart der unternommenen reizenden Methode vid. Vogel[7] etc. etc., nur Andeutungen, welche hier näher zu entwickeln mir die Zeit nicht gestattet. Schon Siebold vergleicht diese Krankheit mit dem Hydrocephalus acutus der Kinder, welcher wohl auch als neurophlogistisch angesehen werden muss. Die einzuschlagende Behandlung würde sich aus dieser Ansicht ergeben.

Krankengeschichte einer Febris puerperalis

Eine etwa 22 Jahre alte Schwangere, Schneiderin, von übrigens gesundem Aussehen, kam den 19. Dezember [1829] in das Gebärhaus. Sie beklagte sich gleich über reissende Schmerzen im Kreuze und in den Schenkeln, welche sie erst gestern verspürt hatte. Sie konnte nicht aus dem Bette aufstehen, indem ihr gleich schwindlig wurde. Die Schmerzen waren übrigens nicht sehr bedeutend; man konnte sie mehr für Dolores praesagientes ansehen, besonders, da der Muttermund sich schon etwas zu öffnen begann. Es wurde der Patientin ein gelindes Ekkoprotikum gereicht. Den 20. gebar sie ziemlich leicht. Den 21., nach unruhig zugebrachter Nacht, beklagte sich die Patientin über grosse Empfindlichkeit des Bauches; derselbe war aufgetrieben, gespannt und bei Berührung sehr schmerzhaft, die Lochien sparsam, Milch wässrig, doch hinreichend, um ihr Kind säugen zu können, der Kopf rot, Zunge rein und feucht, kei-

---

[6] SIEBOLD, Eduard Caspar Jacob: Die Einrichtung der Entbindungsanstalt an der kgl. Universität zu Berlin, nebst einem Überblicke der Leistungen derselben seit dem Jahre 1817, Berlin 1829.

[7] Johann Ludwig Andreas Vogel (1771-1840), Medizinalbeamter und Prof. der Medizin in Kasan. VOGEL, Johann Ludwig Andreas: Taschenbuch für angehende Geburtshelfer, enthaltend eine vollständige Anleitung zur medizinischen und chirurgischen Praxis der Geburtshilfe, Erfurt 1798. Ders.: Vollständiges Lehrbuch der medizinischen und chirurgischen Geburtshilfe, Erfurt 1802.

ne Diarrhöe, Hautfunktion normal; der Puls beschleunigt, voll und härtlich. Es wurden ihr schleimig vegetabilische Diät und folgende Medikamente verordnet:

1) *Rp.* Ol. Amygd. dulc., Mucil. g. arab., Syrup. diacod. ana dr. VI, Extr. hyosc. gr. III, Aq. font. unc. VIII, Tart. emet. gr. I, M. D. alle Stunden 1 Esslöffel voll.

2) *Rp.* Calomelan. gr. III, Plumb. alb. dr. I auf Pulv. dio in VI p. e. S. abwechselnd mit der Mixtur alle Stunden 1 Pulver.

3) *Rp.* Ol. Hyoscyam. unc. I, Tinct. Anodynae dr. ½, M. D. S. alle 4 Stunden auf den Bauch einzureiben.

4) *Rp.* Ung. Neapolit. unc. ½, S. mit jenem Öle alle 4 Stunden einzureiben.

Auf den Unterleib wurden 20 und an die äusseren Genitalien 10 Hirudines gesetzt; dann noch warme, feuchte Fomentation ad genitalia appliziert.

22. Dezember. Es waren mehrere wässerige Stuhlgänge erfolgt, von denen besonders die ersteren zwei besonders reichlich mit Kot versehen waren. Die Patientin hatte sehr gut geschlafen; am Morgen war das Gesicht natürlich, der Bauch war nur noch bei stärkerem Drucke empfindlich, weniger gespannt, Milchsekretion und Lochien gehörig, Temperatur der Haut normal, Puls etwa 90 Schläge und weich. Das Gemüt der Kranken heiter. Die Arzneien wurden fortgegeben, die Blutegel nicht wiederholt.

23. Dezember. Nach einer in ununterbrochenem gutem Schlafe zugebrachten Nacht war die Patientin sehr heiter, der Unterleib war klein, gar nicht mehr empfindlich. Fünf wässerige Stuhlgänge hatten Patient nicht geschwächt, der Urin zeigte starke Wolken, die sich schon etwas zu senken anfingen. Der Puls war sehr ruhig, etwa 75 Schläge, weich; das Calomelpulver wurde jetzt weggelassen sowie aus der Mixtura oleosa der Tartarus emeticus, dagegen wurde die Einreibung von Unguentum Neapolitanum noch fortgesetzt. Er [Klein] liess ein warmes Tuch über den Unterleib legen.

24. – 28. Dezember. Patient befindet sich fortwährend gut, so dass alle Medikamente weggelassen werden und nur zuweilen noch eine Einreibung des Unguentum Neapolitanum gemacht wird. Da die Milchsekretion spärlich war, wurde das Kind, welches seit dem 27. an einer Entzündung des linken Auges litt, abgeschrieben und nach dem Wunsche seiner Mutter ins Findelhaus gebracht, da auch die Erfüllung dieses Wunsches die Rekonvaleszenz befördern half. Ob der Urin eine Krise machte, weiss ich nicht, da er nicht aufgehoben wurde, doch scheint es aus den frühern Erscheinungen desselben hervorzugehen.

Putrescentia uteri

Kommt besonders bei torpiden, kachektischen Personen vor. In den ersten Tagen nach der Entbindung erfolgt unwillkürlich Abgang des Urins und Kots, die Lochien stinken, der Unterleib hat wenig oder gar keine Empfindlichkeit, das Fieber ist gering, Puls schwach, und dann erfolgt schneller Tod. In einem von mir beobachteten Falle trat die Krankheit auf solche Weise auf, und man hatte anfangs das unwillkürliche Abgehen des Kotes und Harnes der Patientin für Trägheit angerechnet. Die Sektion sprach sie aber frei von der Schuld. Man fand nämlich die innere Fläche des Uterus, vom Collum ausgehend, jauchig degeneriert, die Tuben nussfarbig, die Venae spermaticae daumendick, varikös, sonst aber keine andere Veränderung im Unterleibe.

Die Miliaria, die im Kindbette entstehen, sind von doppelter Art. Sie entstehen entweder *primär,* aber selten, und sind dann nur eine Modifikation der Febris puerperalis, indem die Säfte, statt durch ihre Turgeszenz nach den innern Genitalien einen entzündlichen Zustand in denselben und dem Bauchfelle zu bewirken, nach der Haut turgeszieren und hier die Miliaria sowohl alba als rubra, gewöhnlich beide gemischt, hervorbringen. Diese Krankheit endigt nach Kleins Erfahrung gewöhnlich mit Apoplexie und unter Konvulsionen tödlich oder, wenn diese nicht entstehen, bildet sich ein Faulfieber, das die Patientin doch hinwegrafft.

Von diesen primären [Miliaria] sind die weit häufigeren *sekundären* wohl zu unterscheiden, die entweder symptomatisch zur Febris puerperalis in ihrem Verlaufe hinzutreten, gleichsam als Versuch zu einer Krise durch die Haut, die aber gewöhnlich erst eintreten nach erfolgter Exsudation und nichts mehr helfen (vid. Puerperalfieber). Diese ändern in der Behandlung der Puerperalis nichts. Oder zweitens sind sie Folge eines zu warmen Verhaltens im Wochenbette und indizieren dann eine leichtere Bedeckung, ohne jedoch dadurch Erkältung zu bewirken.

Wenn bei einer Wöchnerin Variolae verae entstehen, so werden die Pusteln leicht mit Blut gefüllt; es kamen unter den Symptomen von Faulfieber Petechien hinzu, und die Patientin starb in wenigen Tagen.

In einem von mir beobachteten Falle, wo sich an dem folgenden Tage nach einer leichten Geburt Papulae am Gesicht, Halse und den Armen entwickelten und die gleich für Variolen erklärt wurden, stellte Klein sogleich die schlimmste Prognose, die sich übrigens weder aus dem geringen Fieber noch aus dem übrigen Befinden der Kranken hätte hernehmen lassen. Die Patientin wurde in die Blatternabteilung gebracht; am andern Tage waren die Papulae zu mit Blut gefüllten Blasen geworden, das Fieber war torpid, und die eingreifendste Behandlung des Dr. Schiffner konnte den am dritten Tage erfolgten Tod nicht abwenden.

Medizinische Klinik von Hartmann und Wawruch

Im Allgemeinen Krankenhause waren zwei Klinika, das für die Mediziner Herrn Prof. Hartmann[1], das für die Chirurgen Herrn Prof. Wawruch[2] anvertraut.

---

[1] Philipp Carl Ignaz Hartmann (1773-1830), 1799 Dr. med. (Wien), 1806 Prof. der Medizin am Lyceum Olmütz, 1811 O für allgemeine Pathologie, Therapie und Materia medica in Wien, 1829 O der medizinischen Klinik. NND 8.2 (1830), S. 934 f. Salzb. med.-chir. Ztg., 1830, S. 317. WAWRUCH, Andreas Ignaz: Oratio funebris in sacris parentalibus J. P. Hartmanni, Wien 1830. Wiener Zeitung 88, 1830. HOLGER, Philipp Aloys von: Ph. C. Hartmann, der Mensch, Arzt und Philosoph, aus seinen Werken geschildert, Wien 1831. Med. Jb. k. k. österr. Staates, neueste Folge 1, 1831, S. 141-146. WINTERNITZ, David: Ph. C. Hartmanns Leben und Wirken, Oesterr. Zschr. prakt. Heilk. 14, 1860, S. 1-8. WURZBACH 8 (1862), S. 11-15. ADB 10 (1879), S. 699-701. HYRTL, Joseph: Über das wiedergefundene Bild Philipp Karl Hartmanns, Mittl. d. Wien. med. Doct.-Coll., 1880, S. 325. BLÄ 3 (1931), S. 73 f. GERTLER, Hans: Bedeutende Mediziner aus dem Eichsfeld als Angehörige der Erfurter Universität, Beiträge zur Geschichte der Universität Erfurt 11, 1964, S. 131-144. DANEK, Karel: Der Olmützer Professor Philipp Karl Hartmann und seine Rolle in der Entwicklung der medizinischen Anthropologie, Scr. med. Fac. Med. Brun. 39, 1966, S. 277-278. NDB 8 (1969), S. 4 f. DANEK, Karel.: Philipp Karl Ignaz Hartmann als Professor in Olmütz (1806-1811), Beiträge zur Geschichte der Universität Erfurt 15, 1970, S. 75-82. PAUS, Peter: Philipp Karl Hartmann, Mensch, Arzt und Philosoph, sein Leben, sein Werk, ein Beitrag zur Medizingeschichte der Romantik, Diss. med., Bonn 1971. KAISER, Wolfram: Pro memoria Philipp Karl Ignaz Hartmann, Eichsfelder Heimathefte 2, 1974, S. 131-138. LESKY (1978), S. 102-108.

[2] Andreas Ignaz Wawruch (1782-1842), 1812 Dr. med. (Wien), 1812 O der Pathologie und Materia medica in Prag, 1819 Prof. der medizinischen Klinik für Wundärzte in Wien. CALLISEN 20 (1834), S. 442 f. NND 20.2 (1842) S. 1067 f. WURZBACH 53 (1886), S. 164. ADB 41 (1896), S. 277. BLÄ 5 (1934), S. 862 f. KLAPETEK, Josef: Beethovens letzter Arzt, Dtsch. med. Wschr. 93, 1968, S. 368-370. ENIGK, Karl: Geschichte der Helminthologie im deutschsprachigen Raum, Stuttgart 1986, S. 44, 66, 70.

Ersterer, durch seine trefflichen medizinischen Grundsätze allgemein geachtet, hatte sich schon durch seine theoretischen Vorlesungen über allgemeine Pathologie und Therapie und über Pharmakodynamik die Liebe seiner Zuhörer gewonnen. Obschon seit geraumer Zeit in einer nicht sehr grossen Privatpraxis sich beschäftigend, hatte er doch die ihm angebotene Stelle als Lehrer der Medizinischen Klinik, welche Herr Prof. Raimann[3], jetzt Leibarzt des Kronprinzen[4], innegehabt hatte, angenommen und stand derselben mit grossem Eifer vor. Mit grosser Geduld und Liebe leitete er seine Schüler am Krankenbette, zeigte allerdings oft seine grosse Gelehrsamkeit, doch manchem musste es auffallen, dass er sich nicht so ganz ungeniert in dieser praktischen Stelle fühlte, und selten liess er sich über seine praktischen Ansichten etwas weiter aus. Die Menge der Zuhörer machte, dass man nur je beim zweiten oder dritten Patienten sich so in die Nähe stellen konnte, um seine leise Stimme zu vernehmen, und nicht selten war dies dann gerade eine Krankheit, über welche er sich nicht weiter aussprach. Deswegen konnte ich mich nicht entschliessen, sein Klinikum öfters zu besuchen, und wage daher nicht, ein Urteil über diesen sonst herrlichen Mann zu fällen. Er soll übrigens in seiner Behandlung sehr glücklich gewesen sein, besonders in der Kur der Nervenfieber, welche er ziemlich früh reizend zu behandeln anfing. In der Nacht auf den 5. März [1830] starb er an einer Apoplexia pulmonalis.

Auch über die Klinik von Prof. Wawruch wage ich mich nicht auszusprechen, da ich diese nur wenige Male besuchte; dieselbe ist für etwas gebildete Leute deswegen weniger interessant, da sein Vortrag für Leute ohne gehörige Vorbildung eingerichtet sein muss. Derselbe soll übrigens ein sehr guter Praktiker sein.

Noch einige Bemerkungen zu Prof. Wawruchs Klinikum: Bei Haemorrhagia uteri sollen trockene Schröpfköpfe, auf die Brüste gesetzt, die Haemorrhagia fast augenblicklich stillen, und Wehrli[5] versicherte uns, dass er dieselben im Sommer 1829 bei Schiffner mit Erfolg habe anwenden sehen.

Bei Ischias nervosa gibt Wawruch oft innerlich Oleum Terebinthinae zu 1 Skrupel bis ½ Drachme auf 2 Pfund Flüssigkeit und lässt auch äusserlich dasselbe einreiben. Überhaupt will er von diesem Mittel bei allen mehr nervösen Leiden guten Erfolg gesehen haben.

Behandlung der Taenia: In Wien kommt die Taenia solium am häufigsten vor. Wawruch rühmt sich, in die Fussstapfen seines Vorgängers Bremser[6] getreten zu sein und das, was jener in naturhistorischer Beziehung geleistet, nun in therapeutischer Beziehung zu tun.

Erst lässt er drei Tage lang Diät halten. Am vierten Tage gibt er folgendes: *Rp.* Radic. taraxaci, Radic. Cichorei ana unc. I, F. dec. unc. VI, adde Sal. Ammonn. caust. dep. dr. I, Syrup. Cichor. c. Rheo unc. I, alle 2 Stunden 2 Esslöffel voll zu nehmen.

---

[3] Johann Nepomuk Ritter von Raimann (1780-1847), 1804 Dr. med. (Wien), 1807 O für allgemeine Pathologie, Therapie und Materia medica in Krakau, 1810 Prof. am Josephinum Wien, 1813 Prof. der medizinischen Klinik für Wundärzte in Wien, 1819 Direktor des Allgemeinen Krankenhauses, 1829 Leibarzt von Kaiser Franz I., 1835 Leibarzt von Kaiser Ferdinand V. CALLISEN 15 (1833), S. 318-320, 31 (1843), S. 341 f. Allgemeine (Augsburger) Zeitung 72, 13.3.1847, S. 574. Wiener Zeitung 98, 1847. NND 25.1 (1847), S. 189-192. WURZBACH 24 (1872), S. 252-254. ADB 27 (1888), S. 178 f. BLÄ 4 (1932), S. 713 f. FRANCESCO, Grete de: Zwei Miniaturporträts von Ärzten, Ciba Zschr. 5(55), 1938, S. 1912 f. LESKY (1978), S. 43, 48, 51, 58.
[4] Kronprinz Ferdinand (1793-1875), 1835-1848 Kaiser Ferdinand I. von Österreich.
[5] Schweizer Mediziner oder Medizinstudent, keine weiteren Angaben bekannt.
[6] Johann Gottfried Bremser (1767-1827), Dr. med., Konservator des naturhistorischen Museums in Wien, bedeutender Helminthologe.

Am Abend dieses Tages um fünf Uhr vor der Abtreibekur gibt er eine Pomadelsuppe, aus ½ Pfund Wasser, 2 Lot Semmel und ¼ Pfund Butter bereitet, und zwischen sechs und neun Uhr ein Klysma aus Milch und Leinöl. Dann verordnet er auf den folgenden Tag:

1) *Rp.* Olei Ricini recent. expr. unc. II, S. nach Vorschrift No 1 zu gebrauchen.
2) *Rp.* Pulv. filic. maris dr. I½ D. tal. dos. No 3 S. nach Vorschrift No 2.
3) *Rp.* Calomel., Gumm. Guttae ana gr. VI, Sacch. albi scr. ½ D. t. dos. No 3 S. No 3.
4) *Rp.* Flav. cort. aur. unc. ½. S. zum Kauen gegen Erbrechen.
5) *Rp.* Flor. Tiliae unc. I. S. zum Tee.

Des Morgens früh um sechs Uhr bekommt Patient ein Klysma aus Milch und Leinöl, um halb sieben eine Pomadelsuppe wie am Abend vorher und ein Klysma. Um sieben Uhr zwei Kaffeelöffel voll Öl von No 1, um halb acht ein Pulver No 2. Um acht Uhr wieder zwei Löffel Öl und so fort, bis Pulver und Öl verbraucht sind. Dazwischen lässt man ihn die Pomeranzenschalen kauen, um das Erbrechen zu verhüten, und gibt ihm von Zeit zu Zeit ein Klysma. Gegen zwei Uhr, wenn die Medikamente No 1 und 2 verbraucht sind, oder besser erst nach zweistündiger Ruhe, erhält er das erste Drasticum No 3 und Cataplasma emolliens auf den Unterleib. Geht der Wurm nicht ab bis halb elf, so erhält er das zweite Pulver No 3, und wenn derselbe nicht abgeht bis abends, dann das dritte, was höchst selten nötig sein soll. Geht Patient zum Stuhl, so schütte man einige Mass laue Milch in den Stuhl, um den Wurm anzulocken. Als Nachkur, der Erfolg mag günstig oder ungünstig sein, erhält Patient ein Decoctum Salep, Klysmata und Cataplasma emolliens auf den Unterleib.

Prof. Hartmann versuchte gegen Taenia solium in der Klinik in den letzten Tagen seines Lebens folgendes Mittel: *Rp.* Cortic. punicis granator. unc. II coq. c. aquae font. lb. II ad colat. lb. I. S. alle Stunden ½ Kaffeeschale voll zu nehmen.

Ohne irgendeinen beschwerlichen Zufall, ohne Kolikschmerzen, ohne, dass Hartmann ein Drasticum daneben anwenden liess, ging in einem Falle der Wurm am zweiten Tage vollkommen mit dem Kopfe ab; in einem andern Falle ging der Wurm ebenfalls ab, doch war der Kopf nicht zu bemerken.

Medizinische Abteilungen von Schiffner und Eisel

Sehr oft besuchte ich dagegen die zwei medizinischen Abteilungen von Dr. Schiffner und Dr. Eisel[1]. Beide sind sehr erfahrene Praktiker, was sich wohl denken lässt, wenn man bedenkt, dass beide über 300 Kranke alle Tage zu besorgen haben. Wenn denselben ein sehr guter praktischer Takt nicht abzusprechen ist, so ist denn doch ihr Krankenexamen zu unvollständig, ihre Diagnose öfters ungenügend und ihre Behandlung fast bloss symptomatisch oder empirisch. Schiffner ist in der Diagnose noch etwas genauer, doch auch er eilt zu schnell bei den Kranken vorbei. In der Therapie differieren diese beiden Männer sehr. Während Eisel sehr sorgfältig und mit kleinen Gaben eingreift, immer seine alten Mittel anwendet, lange zaudert, bis er kräftiger eingreift, finden wir dagegen an Schiffner einen sehr kräftig handelnden Mann, der die Kunst nicht in blossem Exspektieren, sondern in energischen Eingriffen da, wo es Not tut, sucht. Er

---

[1] Eisel, Dr. med. (Wien), 1806 Primararzt der 5. medizinischen Abteilung am Allgemeinen Krankenhaus in Wien, 1808 gleichzeitig Primararzt am k. k. Irrenhaus. JETTER, Dieter: Wien, von den Anfängen bis um 1900, Wiesbaden 1982, S. 53, 58.

versucht die neueren vorgeschlagenen Mittel sehr oft, beobachtet aber zu wenig genau und zu wenig ausdauernd, daher ändern sich seine Methoden oft sehr schnell. Schiffner hat ausser den medizinischen Krankensälen auch die Abteilung der chronischen Hautausschläge der Variolen.

Während unseres Besuches seiner Abteilung herrschte gerade eine starke Pockenepidemie, und hier waren deutlich die drei verschiedenen Formen der Pocken zu bemerken, nämlich die Varicellae, die Varioloiden und die Variolae. Die erstern unterschieden sich von den beiden letztern nicht nur deutlich durch ihren Verlauf, durch das geringere Angegriffensein des Gesamtorganismus, sondern auch besonders durch ihre Form der Pusteln, die Varioloiden aber von den Variolen einzig durch ihren weit gelindern Verlauf, und die von Schönlein angegebenen Unterscheidungszeichen konnte ich in keinem einzigen Falle bemerken. Ein Fall von wahren Variolen war mir besonders merkwürdig, wo dem Ausbruche der Blattern acht Tage lang bedeutende Symptome von entzündlichem Leiden der Brust- und Unterleibsorgane vorhergingen, welche durch Eisels Behandlung, nämlich innerlich Mixtura oleosa und Umschläge auf den Unterleib, sich durchaus nicht minderten; dann, am achten Tage, zeigten sich die Pockenstippchen, zuerst im Gesicht, dann auf der Brust und endlich auf den Extremitäten, wobei obige Symptome nur wenig nachliessen, vielmehr die Brustbequälung noch eher zunahm, so dass, als Patient am zweiten Tage auf die Pockenabteilung gebracht wurde, Schiffner gleich eine starke Venaesectio machen liess und ihm innerlich Emulsio Salpetrae gab. Die Pockeneruption war äusserst heftig. Patient hatte jedoch gute Narben von Vakzine an den Armen. Gegen das heftige Brennen der Augen wurde nichts getan, für den heftigen Durst Decoctum Salep gegeben.

Sehr interessant war mir, die epidemische Konstitution der Kranken zu beobachten, welche im allgemeinen während unseres Besuches dieser Abteilungen immer entzündlich war. Die Witterung war anfangs bis Ende Dezember [1829] immer sehr kalt, nahm aber, da sie erst noch mit einigem Schneewetter abwechselte, immer mehr zu. Erst zeigte sich das Erysipelas faciei sehr häufig, war mit nicht sehr heftigen Pneumonien die bedeutendste Krankheit; dem folgten mehrere Fälle von Scharlach, heftige Rheumatismen, in zwei Fällen mit sehr stark entwickelter Miliaria rubra pectoris (wobei aber kein Herzleiden zu bemerken war), sehr starke Pneumonien, häufige Diarrhöen mit gelinde entzündlichem Zustande des Darmkanales. Ende Dezember dauerten die Pneumonien in ihrer heftigen Gestalt fort, daneben waren mehrere Personen besonders von sehr starker Hämoptoe befallen, und jetzt erschienen sehr heftige Darmentzündungen. Nur wenige Fälle von Febris nervosa waren während dieser Zeit zugegen, mehrere dagegen in der Rekonvaleszenz begriffen.

Januar [1830]. Die Kälte hatte sich etwas gelegt, der Temperaturwechsel war ziemlich stark, Schnee, selbst Tauwetter eingetreten, auf welches wieder kalte Nächte folgten. Die Pneumonien und Enteritides dauerten fort, doch wurden sie bald etwas mässiger; es erschienen jetzt mehr blosse Katarrhe und Diarrhöen. Mehrere Fälle von Dysenterien schienen mehr Diarrhöen mit etwas bedeutender entzündlicher Affektion der Gedärme zu sein. Hydrops acutus pectoris et abdominalis waren mehrere Fälle da. Schon jetzt zeigten sich mehrere Fälle von intermittierendem Fieber. Bei einer Quotidiana einer etwa zwanzigjährigen Person äusserten sich bei jedem Paroxysmus heftige Schmerzen in der Lebergegend, welche sich in die Brust und bis in die rechte Achsel erstreckten. Am häufigsten aber war die Febris intermittens cephalica. Wenige Scharlachkranke zeigten sich sowie wenige Erysipelata faciei, dagegen mehrere schwere Nervenfieber, welche fast alle mit Tod endigten.

Schiffner behandelte die Pneumonien gewöhnlich folgendermassen: Anfangs, wenn nur etwas heftige Schmerzen in der Brust, Husten und Blutauswurf zugegen waren, wurde eine starke Venaesectio von 10 bis 12 Unzen vorgenommen, daneben eine Emulsio aethrosa gegeben und warme Kleiesäckchen auf die Brust gelegt. Nicht selten wurde die Venaesectio wiederholt, selbst noch am nämlichen Tage, auf die Nacht Senfpflaster an die Füsse gelegt, und wo Verstopfung da war, ein Klistier mit Kochsalz gegeben. Hatten sich die Entzündungssymptome etwas gelegt, dann Blasenpflaster auf die Brust und innerlich *Rp.* Calomel. gr. I, Hb. digit. gr. ½, d. D. XX, alle 2 Stunden 1 Pulver zu nehmen. Die meisten Fälle wurden glücklich geheilt.

Ging die Entzündung mehr ins Asthenische über, zeigten sich mit fortdauernder Beklemmung und Schmerzen auf der Brust trockene Zunge, allgemeine Schwäche, schneller, weicher Puls, dann *Rp.* Dec. Polygal. (später Chinae), Inf. Arnicae ana lb. ½, Camphorae gr. II. Rp. Dec. Salep lb. III, Acid. Hall. dr. ½. Daneben Vesikatorien.

Eisel wandte die Blutentziehung nicht in so reichlichem Masse und so bald an, die Symptome der Entzündung mussten sich schon sehr stark äussern, sondern er gab hier zuerst eine Mixtura oleosa, sehr strenge Diät und häufige Klistiere. Hatten sich die Entzündungszufälle etwas gemindert, so fügte er Diaphoretika wie Acet. amoniac., Aq. fl. Sambuci etc. der Medizin bei; nur wo die Entzündung sich stark aussprach, wurden Venaesektionen gemacht und Mixtura nitrosa gegeben, doch der Salpeter in sehr kleiner Quantität, auf 1 Pfund Emulsion 1 Drachme Salpeter. Jedoch auch er war glücklich.

Bei einem sehr heftigen Blutsturze eines sehr phthisischen Subjekts, bei welchem sich zugleich Aszites zeigte, wurde eine Venaesectio von 10 Unzen Blut gemacht an der Hand und ein Handbad gegeben, da die Venen am Arme nicht bluteten; kalte Umschläge auf die Brust, innerlich Emulsio nitrosa und alles Reden streng verboten; später *Rp.* Inf. Digital. ex scr. I par. lb. I, Crem. tartari dr. III oder Oxym. squill. ana dr. II.

Dies letztere Mittel war nun zugleich auch gegen den Aszites gerichtet, und Schiffner versicherte dabei, dass er überhaupt unter den gegen Aszites empfohlenen Diuretika noch immer das Salz als das wirksamste gefunden habe, da doch immer noch etwas Reizung der serösen Häute damit verbunden sei. In einem andern Falle von Ascites acutus gab er *Rp.* Dec. emolient. lb. I, Cremor. tart. dr. III, Tart. emet. gr. I.

Bei *Ascites torpidus* ist sein Lieblingsmittel: *Rp.* Salis C.C.S. scr. I, Acet. squill. ad saturat. s. q. Decoct. emol. lb. I; ferner *Rp.* Ung. Juniper., Neapolitani ana unc. ½ S. zum Einreiben.

Eisels Lieblingsmittel, das er in allen torpiden Wassersuchten anwandte, war: *Rp.* Dec. ononid. spin. lb. I, Sal tart. dr. I, Rheol Juniperi, Oxym. squill. ana unc. I. *Rp.* Camph. ras., Pulv. hbae digit. ana gr. III, Pulv. squill. gr. VIII, Pulv. gummos. dr. I, dio in VI p.

Einige Fälle von *Febris puerperalis* mit mehr und weniger heftiger Lokalaffektion des Unterleibes, welche schon entweder aus der Gebäranstalt entlassen worden waren oder aber ausser dem Spitale geboren hatten, behandelte Schiffner mit ziemlich günstigen Erfolgen. Er sagt, die hier allein mit Erfolg anzuwendende Behandlung sei örtliche Blutentleerung, bei heftigem Fieber Venaesectio am Fusse von 10 bis 12 Unzen und besonders innerlich Calomel, entweder pro dosi gr. II alle 2 Stunden oder Mercurius dulcis gr. I, Digitalis gr. ½.

Die *Katarrhe* behandelt Eisel alle mit sparsamer Diät und Decoctum Emollentiae (dr. ½ Rad. atth. auf lb. II colat.) mit Acetas Ammon. unc. ½ et Rheol Sambuci. Sind topische entzündliche Symptome vorherrschend, z. B. Angina, dann lässt er ein warmes Tuch um den Hals schlagen und mit warmem Tee gurgeln.

Gegen *Diarrhöen* ohne Unterschied (denn ihm ist schon genug, wenn er von Patienten hört, er hätte Abweichung) gibt Eisel: *Rp.* Inf. Chamom. unc. IV, Liq. miner. Hoffm. guttae X-XV, Gumm. arab. dr. II.

Daneben zum Getränk Decoctum Salep (scr. II Rad. auf lb. II col.). Bei sehr heftigen Diarrhöen, bei mehr dysenterischen Durchfällen, gibt er ebenfalls dieses und lässt morgens und abends ein Opiatklistier setzen und warme, trockene Fomentationen auf den Unterleib machen. Schiffners Hauptmittel bei katarrhalischer Diarrhöe ist eine Infusio Ipecacuanhae ex scr. I auf lb. I.

Nervenfieber kamen in diesem Winter wenige vor, da die entzündliche Konstitution sehr vorherrschte. Bei gelindem Grade und immer bei den ersten Erscheinungen des nervösen Zustandes, wobei Schiffner die Trockenheit der Zunge als ein sehr charakteristisches Merkmal galt, gab er eine Infusio Ipecacuanhae; im späteren Verlaufe verband er damit Mercurius dulcis mit Kampfer und bei mehr torpidem Zustande, besonders aber auch der Febris nervosa lenta, vorzüglich, wenn er schon Darmgeschwüre vermutete, gab er Rp. Dec. Chinae, Inf. Arnicae ana lb. I, Olei terebint. scr. ½, daneben Vesikatorien auf den Unterleib auf die linke Seite, da diese Stelle den Darmgeschwüren entspricht (das letztere sollte gleichsam als Balsam auf Geschwüre wirken). Ich könnte übrigens nicht sagen, dass ich glücklichen Erfolg bei dieser Behandlung gesehen hätte; die meisten starben. Ein Fall von Febris nervosa lenta war interessant bei einem etwa zehnjährigen Kinde, das durch die Krankheit ungemein am Körper abgezehrt worden war, dessen geistige Fähigkeiten sich dagegen eher zu entwickeln schienen. Es bildete sich in der Rekonvaleszenz auf seiner Stirne eine runde, fluktuierende, aber nicht schmerzhafte und farblose Geschwulst der Hautdecken, welche puriforme Flüssigkeit enthielt. In einem andern Falle warf sich die Krankheit auf die Kopfhaare, welche ähnlich wie beim Weichselzopf[2] untereinander verklebten. Dieser fiel hernach ab, und nun erzeugten sich zahllose Läuse. Schiffner liess den Kopf mit Baumwolle decken, worin sich die Läuse fingen.

Eisels Behandlung hatte nichts Eigentümliches. Kampfer in Pulver und Infusio Valerianae mit Liquor C.C. oder Liquor anodynus mineralis Hoffmanni[3] waren die Mittel, welche den Tod bei den meisten Kranken nicht aufhalten konnten. In einem Falle, welchen ich in der Rekonvaleszenz sah, dauerte diese Behandlung äusserst lang. Den Wein vertrug die Patientin anfangs gut, allein, bald wurde er wieder abgesetzt.

Die Darmgeschwüre sahen wir bei sehr vielen Sektionen, besonders aber bei solchen Typhi, welche unter gastrischen Erscheinungen aufgetreten waren. Das Charakteristische derselben vid. meine Bemerkungen aus der pathologischen Anatomie von Wagner. Oft fanden sich bedeutende Geschwüre im Darmkanale ohne eine Spur eines andern krankhaften Leidens in einem andern Teile des Körpers. Im Zäkum sah ich sie nie, hingegen hauptsächlich im Ileum.

Erysipelas faciei wurde von Schiffner sehr reizend mit grossen Gaben Kampfer behandelt. Eisel bedeckte das ganze Gesicht, indem er nur die Augen und den Mund frei liess, mit doppelter Leinwand, in welcher aromatische Kräuter eingeschlossen waren, und gab innerlich gelinde Diaphoretika. In einem Falle von Schiffner entstand bedeutende Eiterung.

Miliaria rubra gesellten sich in zwei Fällen zu einem rheumatischen Fieber und wurden durch warmes Verhalten und Diaphoretika behandelt.

Eine *Zona* entwickelte sich bei einer alten Frau um den halben rechten Schenkel und die halbe rechte Seite des Beckens. Es zeigten sich zuerst dunkelrote Flecken, auf diesen erhoben

---

[2] Trichoma, Plica polonia, Coma caesarea, früher auch «Wichtelzopf» oder «Judenzopf». Durch grobe Unreinlichkeit verursachte, oft auch durch Ekzeme der Kopfhaut und mangelnde Haarpflege bei langem Krankenlager entstehende Verfilzung der Kopfhaare zu einem undurchdringlichen Knäuel, der eine Brutstätte für Ungeziefer bilden kann.

[3] Friedrich Hoffmann (1660-1742), Prof. der Medizin in Jena.

sich ebenso gefärbte Papulae, die dann später teilweise zusammenflossen und eine mehr violette Farbe annahmen. Patientin hatte heftig brennenden Schmerz. Eisel reichte ihr Kampfer und eine Mixtura oleosa mit Spiritus Mindereri[4].

Febris gastrica. Bei einer etwa 26jährigen robusten Person hatten sich seit drei Tagen grosse Abgeschlagenheit der Glieder, grosse Eingenommenheit und Schmerz im vordern Teile des Kopfes, Sausen in den Ohren eingestellt; die Zunge war mit dickem, weissem Schleim ganz belegt. Sie hatte Schmerz in der Leber- und Magengegend, der durch Druck etwas vermehrt wurde, unaufhörlich andauernden Singultus, Aufstossen von Blähungen. Der Puls war beschleunigt, aber wenig; Pulsgang unterdrückt. Sie erhielt abends ein Emetikum aus 1 Skrupel Ipecacuanha und 1 Gran Tartarus emeticus. Dies bewirkte zweimaliges Erbrechen. Am folgenden Morgen schon waren alle Zufälle verschwunden, selbst die Zunge mit Ausnahme ihrer Ränder völlig rein, nur noch geringer Schmerz in der Lebergegend bemerkbar. Es wurde nun verordnet Rp. Dec. Althae lb. I, Ol. amar. unc. ½, Tart. emet. gr. I. Es erfolgten sechs flüssige Stuhlgänge, worauf alle Beschwerden schwanden. Einige Tage nachher entstand heftiger ziehender Schmerz im Kopfe, der erst lange fortgesetzter diaphoretischer Behandlung wich.

Mehrere Fälle von Cephalaea intermittens wichen der Anwendung des Chininum sulfuricum. In einem Falle aber bewirkte die anhaltend fortgesetzte Anwendung dieses Mittels keine Besserung; dieser Fall wurde aber wahrscheinlich fälschlich für eine Febris intermittens larvata angesehen. Bei näherer Untersuchung erfuhr ich nämlich, dass der Schmerz sich des Abends bei eintretender Nacht, also etwa um fünf Uhr, einstellte, an Heftigkeit bis nach Mitternacht zunahm, dann wieder schwand und den Tag über die Kranke frei lasse; der Schmerz war bohrend und schien nach der Empfindung der Kranken im Knochen seinen Sitz zu haben. Patientin bemerkte besonders am Morgen einen kupferfarbenen Ausschlag am Unterleibe, der sich früher auch an andern Teilen gezeigt hatte. Dies hätte mich bewogen, den Kopfschmerz für syphilitisch zu nehmen und einen Versuch mit Quecksilber zu machen.

Gegen *chronisches Erbrechen und Kardialgie* verordnete Eisel: *Rp.* Magist. Bismuth. gr. VI, Extr. hyosc. gr. II, Sacch. dr. II, M. dio in VI p. S. alle 2 Stunden 1 Pulver.

Cancer uteri. Schiffner:

1) *Rp.* Dec. emol. lb. I, Acid. hydrocyan. dr. I½. S. 3 Einspritzungen.

2) *Rp.* Extr. Calendul. Calomel. ana scr. I M. auf p (20?). Zum Tee: Rp. Spec. amanticat. unc. II, Frond. Sabinae dr. VI.

Zum Einreiben: *Rp.* Acetat. morph. scr. ½, Ol. olivar. unc. II.

Paresis. Schiffner:

Rp. Strychnin. gr. V, Extr. Arnicae, Eleos. macis ana dr. III dio in VIII p.

Rp. Ol. tereb. unc. I, Tinct. Canthar. dr. II, einreiben.

Rp. Radic. Valerian., Folior. aurant. ana unc. II, Herbae nicot. dr. I, Inf.

Setaceum in regionem lumbalis, Scarificationes ad spinam dorsi.

Amenorrhoea von Plethora

Rp. Dec. Salep lb. II, Cremor. tart. dr. ½, Borac. dr. II.

In andern Fällen soll Specificum sein: Spirit. Salis Amonn. caust. Guttae XV mit einem Esslöffel voll Wasser zum Einspritzen.

Salivation, entstanden nach Einreibungen von Quecksilber gegen Läuse. Eisel:

---

[4] Liquor Ammonii acetati nach Johann Martin Minderer (gest. 1812), russischer Militärchirurg, Chefarzt am Hauptspital in Moskau.

Rp. Inf. Sabinae lb. I, Borac. dr. I, Mellis unc. I, zum Ausspülen der Mundhöhle, dann eine Potio laxans. Die Heilung zog sich mehrere Wochen hin.

Ungemein häufig kommt die *Phthisis pulmonalis* und vorzüglich die *Phthisis tuberculosa* vor. Auch Osiander (in seinen Nachrichten über Wien) bemerkt dieses[5]. Im Jahr 1810 kamen im Allgemeinen Krankenhause unter 12374 Kranken 750 Lungensüchtige vor, und unter 1970 im Jahr 1811 in diesem Hospitale Verstorbenen wurden 644 Lungensüchtige gezählt. Die Totenlisten, welche täglich in Wien herauskommen, geben gewöhnlich den vierten, selbst den dritten Teil als an der Lungensucht Gestorbene an. Dr. Wertheim[6] («Versuch einer medizinischen Topographie von Wien»[7]) bemerkt wohl nicht mit Unrecht, dass nicht alle, welche als an der Lungensucht gestorben angeführt werden, an dieser Krankheit gelitten haben, gibt aber doch als Verhältnis an, dass 110 von 1000 an dieser Krankheit starben. Im Jahre 1815 starben in Wien 11520 Menschen, davon 2859 an der Schwindsucht (Salzburger Medizinisch-chirurgische Zeitung 1816, Bd. 1, p. 93). Man leitet hier die Ursache der Häufigkeit dieser Krankheit von mehreren lokalen Ursachen her: 1) Von der veränderlichen Witterungsbeschaffenheit. Es vergeht wohl kein Tag, an welchem nicht ein heftiger Wind sich gezeigt hätte (altes Sprichwort: «Österreich – luftig, aber giftig!»). 2) Von der häufigen Erhitzung und Erkältung, denen besonders die jungen Leute sich durch das übermässige Tanzen in den oft bis zum Ersticken angefüllten Tanzsälen aussetzen. Wohl nicht bald an einem andern Orte sieht man eine so grosse Leidenschaft für das Tanzen und so erhitzende, schnelle Tänze wie in Wien. 3) Die hohen Häuser. 4) Der besonders im Sommer so grässliche Staub, besonders auf dem Glacis.

Im Hospitale wird auf die Behandlung der Schwindsüchtigen wenig Mühe verwendet. Sie erhalten gute Diät und schleimige oder ölige Medikamente. Weder Perkussion noch Auskultation werden zu besserer Diagnose benutzt, obschon erstere von Wien ausgegangen war[8].

Schiffner machte bei jungen Individuen, bei denen sich zu Tuberkeln Entzündung gesellt hatte, kleine Venaesektionen mit Erfolg. Bei skrofulösen Komplikationen gibt er 1-2 Tropfen Thebainum auf 1 Pfund Emulsio mit und steigt nach und nach. Grosse Dosen, anfänglich gegeben, schaden.

Eine sehr hartnäckige Gemütskrankheit, welche zweimal während unseres Besuches der Schiffnerschen Abteilung hier vorkam, war die *Melancholia religiosa* bei zwei jungen Mädchen von achtzehn bis zwanzig Jahren, welche durch die Liguorianer[9] (eine den Jesuiten sehr ähnliche Sekte) hervorgebracht worden war. Diese Krankheit war sehr hartnäckig.

Noch muss ich eines für die Diagnose merkwürdigen Falles gedenken. Ein etwa fünfzigjähriger Mann kam in das Spital mit einer fast den grössten Teil der rechten Seite des Unter-

---

[5] OSIANDER, Johann Friedrich: Nachrichten von Wien über Gegenstände der Medizin, Chirurgie und Geburtshilfe, Tübingen 1817, S. 28-32.

[6] Zacharias Wertheim (1780-1852), 1802 Dr. med. (Wien), 1816 Arzt am Israeliten-Spital in Wien. CALLISEN 21 (1835), S. 57, 33 (1845), S. 277. Wien. med. Wschr., 1853, III, S. 27. WURZBACH 55 (1887), S. 121. BLÄ 5 (1934), S. 910. Vgl. auch WÖLFLER, Bernhard: Das alte und neue Wiener Israeliten-Spital nach authentischen Quellen, Wien 1873.

[7] WERTHEIM, Zacharias: Versuch einer medizinischen Topographie von Wien, Wien 1810, S. 208.

[8] AUENBRUGGER, Joseph Leopold von: Inventum novum ex percussione thoracis humani, ut signos, abstrusos interni pectoris morbos detegendi, Wien 1761.

[9] Liguorianer, auch Redemptionisten, Congregatio Sanctissimi Redemptoris C.SS.R., von Alfonso Maria Liguori 1732 in Neapel gestiftete, 1749 päpstlich bestätigte Kongregation mit dem Ziel der Belebung der Religiosität durch Mission und Exerzitien vor allem in ländlichen Volksschichten. In Österreich und Polen besonders gefördert durch Klemens Maria Hoffbauer (1751-1820).

leibes einnehmenden, ziemlich begrenzten Geschwulst, welche an den einen Stellen hart anzufühlen war, an andern Fluktuation bemerken liess, die nur bei stärkerem Drucke schmerzhaft war. Die äusseren Bedeckungen zeigten keine Veränderung. Patient, der kachektisch aussah, wusste keine Ursache anzugeben. Er hatte ordentlichen Appetit, keine Schmerzen nach dem Essen, kein Aufstossen, kein Erbrechen; der Stuhlgang war normal. Es wurden mehrere Wochen lang Kataplasmen über die Geschwulst appliziert. Jedermann war über die Natur der Krankheit im Zweifel; die einen hielten sie für einen Abszess in den Bauchmuskeln, andere für ein vom Peritoneum ausgehendes Steatom. Endlich brach die Geschwulst auf; der Patient starb am gastrischen Fieber, und die Sektion zeigte zum allgemeinen Erstaunen einen Cancer pylori[cus] im höchsten Grade.

Gegen *Taenia* das Filicin mit Pulv. filic. maris q. s. ut auf pill. pond. gr. II, 2-4 Stück täglich. Die Zufälle hören gewöhnlich auf, wenn auch kein Wurm abgeht (Schiffner).

Bei Rheumatismus Tinct. Stram. Guttae VIII-X auf D. dulc. (Schiffner). Bei arthritischen Gelenkleiden die Tinctura Jodinae zu Guttae X-XII eingerieben, auch wohl Terebinthina mit Stramonium.

Eine *dritte medizinische Abteilung* steht unter dem alten Primararzt Belleczky[10]. Zu dieser Abteilung kann man nicht leicht Zutritt erhalten. Da dieser Greis, der schon vierzig Jahre diese Abteilung besorgt, auch in seinem Schlendrian fortgeht (wir bemerkten es beim Durchgehen durch seine Zimmer), so hätte man wahrscheinlich auch nicht viel Erspriessliches lernen können.

Die Abteilung der syphilitischen Kranken, unter einem jungen Primararzte[11] stehend, ist weder für Aus- noch Inländer zugänglich. Höchstens die Abteilung der Männer kann man besuchen, wenn man sich mit dem Sekundararzte bekanntzumachen sucht.

Chirurgische Vorlesungen, Klinika und Abteilungen

Sowohl an der Universität als im Josephinum[1] ist der Vortrag über theoretische Chirurgie einem Professor übergeben, der nicht ein Klinikum hält. An der Universität ist es Prof. Fickel-

---

[10] Andreas Belleczky (1771-1830), Dr. med., 1811 Primararzt der 2. medizinischen Abteilung des Allgemeinen Krankenhauses in Wien, 1821 Vizedirektor des Allgemeinen Krankenhauses. Allgemeine medizinische Annalen des 19. Jahrhunderts, Oktober 1830, S. 1440. CALLISEN 2 (1830), S. 92 f, 26 (1838), S. 226. NND 8.2 (1830), S. 958. NEUBURGER (1921), S. 107, 109, 115 f.

[11] Carl Folwarczny (1798-1851), Dr. med., Primararzt der 4. medizinischen Abteilung des Allgemeinen Krankenhauses in Wien, 1831 auch Primararzt am k. k. Irrenhaus. NEUBURGER (1921), S. 281-283. LESKY (1978), S. 160.

[1] Zur 1785 gegründeten medizinisch-chirurgischen Militärakademie Josephinum: OSIANDER (1817), S. 237-246. BISCHOFF, Ignaz Rudolf: Darstellung der Heilungsmethode in der medizinischen Klinik an der k. k. medizinisch-chirurgischen Josephs-Akademie 1826 und 1827, Wien 1829. NEUBURGER, Max: Die Josephinische medizinisch-chirurgische Akademie (1785-1874), Wien. med. Wschr. 51, 1935. LESKY, Erna: Zur Revitalisierung des Josephinums und der Sammlung anatomischer und geburtshilflicher Wachspräparate in Wien, La Ceroplastica, 1977, pp. 421-426. WYKLICKY, Helmut: Das Josephinum, Biographie eines Hauses, Wien 1985. GANZINGER, Kurt: Die medizinisch-chirurgische Josephsakademie in Wien und die Pharmazie. Beitr. Gesch. Pharm. 31, 1986, S. 261-263. SKOPEC, Manfred: Festivities celebrating the 200th anniversary of the Josephinum in Vienna, 7 November 1985, Bull. Hist. Med. 60, 1986, pp. 98-99. WYKLICKY, Helmut: Über die Aus-

scherer²; der Professor der Klinik ist Wattmann³, und dieser trägt zugleich die operative Chirurgie vor. Im Josephinum trägt die theoretische Chirurgie Prof. Zang⁴, die chirurgische Klinik und operative Chirurgie Prof. Hager⁵ vor.

Ich habe nur die theoretischen Vorlesungen von *Prof. Zang* im Josephinum einige Male besucht. Derselbe trägt die Chirurgie vor nach Chelius' Handbuch⁶, liest dasselbe Wort für Wort und macht dazu seine erklärenden und vervollständigenden Bemerkungen. Sein Vortrag ist angenehm, klar und zeugt von grosser Belesenheit und Erfahrung, denn Zang hatte früher viele Jahre hindurch einer chirurgischen Abteilung am Allgemeinen Krankenhause vorgestanden und selbst nachher das chirurgische Klinikum am Josephinum längere Zeit gehalten, welches damals sehr gerühmt wurde.

Das Klinikum von Prof. Hager habe ich nicht selten besucht sowie auch einige seiner Vorlesungen, und da ich zudem noch oft mit ihm selbst über chirurgische Gegenstände gesprochen, so wage ich, einiges über ihn zu sprechen.

Hager ist ein Schüler von Kern⁷ und Zang, hat – wiewohl nur sehr schnelle – Reisen durch Italien, Frankreich und England gemacht. Er ist ein Mann von etwa 36 Jahren, noch nicht sehr

---

bildung der k. k. Militärärzte, 200 Jahre Josephinum, Wehrmedizinische Monatsschrift, H. 5, 1986, S. 213-217. GANZINGER, Kurt: Das Josephinum und die pharmazeutischen Wissenschaften, Wien. klin. Wschr. 103(16), 1990, S. 477-480. SKOPEC, Manfred: Das Ringen um die Einheit von Medizin und Chirurgie am Beispiel des Wiener Josephinums, Abh. Gesch. Med. Naturwiss. 57, 1990, S. 137-148. SCHMIDT, Gabriela: Zur Hebung des Chirurgenstandes an der Josephs-Akademie, Kunst des Heilens, Wien 1991, S. 626-640.

² Franz Alois Fickelscherer von Löweneck, 1826 Prof. der theoretischen Chirurgie in Wien. LESKY (1978), S. 68.

³ Joseph Freiherr von Wattmann-Maelcamp-Beaulieu (1789-1866), 1816 Prof. der Chirurgie in Laibach (Ljubljana), 1818 Prof. am Lyceum Innsbruck, 1824 O der praktischen Chirurgie in Wien, 1829 Dr. med. (Wien), 1834 Leibchirurg von Kaiser Franz I. CALLISEN 20 (1834), S. 436-439, 33 (1845), S. 227. HEBRA, Ferdinand: Geschichtliche Darstellung der grösseren chirurgischen Operationen mit besonderer Rücksicht auf Edlen von Wattmanns Operationsmethoden, Wien 1842. Gothaisches genealogisches Taschenbuch der freiherrlichen Häuser auf das Jahr 1859, 9. Jg., S. 869-875. Allgemeine (Augsburger) Zeitung, 1866, S. 4296. Ann. univ. di med., Milano, 1868, p. 303. Wien. med. Wschr. 75, 1866, S. 1203. WURZBACH 53 (1886), S. 153-158. ADB 41 (1896), S. 257. BLÄ 5 (1934), S. 860 f. AMPLER, H.: Joseph Wattmann, sein Leben und Werk, Diss. med. (Mskr.), Wien 1943. LESKY (1978), S. 68-71.

⁴ Christoph Bonifaz Zang (1772-1835), Militärarzt, 1806 Prof. für Chirurgie, Geburtshilfe und Gerichtsmedizin am Josephinum in Wien, Chirurg am Allgemeinen Krankenhaus, 1812 Dr. med. h.c. (Würzburg), 1824 Prof. für theoretische Chirurgie in Wien. CALLISEN 21 (1835), S. 447 f, 33 (1845), S. 361. NND 13.2 (1835), S. 1266. Med. Alm. Berl., 1837, S. 28. Ann. univ. di med., Milano, 1868, p. 303. WURZBACH 59 (1890), S. 165 f. ADB 44 (1898), S. 685. BLÄ 5 (1934), S. 1025. LESKY (1978), S. 66 f. WYKLICKY, Helmut: Das Josephinum, Biographie eines Hauses, Wien 1985, S. 93.

⁵ Michael Hager (1795-1866), 1822 Dr. med. (Wien), 1826 Prof. der Chirurgie und Operationslehre am Josephinum in Wien. CALLISEN 8 (1831), S. 28, 28 (1840), S. 344 f. WURZBACH 7 (1861), S. 199 f. BLÄ 3 (1931), S. 16. LESKY (1978), S. 68 f. WYKLICKY, Helmut: Das Josephinum, Biographie eines Hauses, Wien 1985, S. 98 f.

⁶ CHELIUS, Maximilian Joseph von: Handbuch der Chirurgie, zum Gebrauche bei seinen Vorlesungen, 2 Bde, Heidelberg 1822/23, 2. Aufl. 1826/27.

⁷ Vinzenz Sebastian Ritter von Kern (1760-1829), 1784 Magister der Chirurgie (Wien), 1790 Dr. med. (Wien), 1797 Prof. der Chirurgie und Geburtshilfe am Lyceum in Laibach (Ljubljana), 1805 O der praktischen Chirurgie in Wien, 1824 O der theoretischen Chirurgie. Med. Jb. k. k. österr. Staates 1, 1829, S. 170-175. NND 7.1 (1829), S. 341-353. Vorlesungen aus der praktischen Chirurgie von Vinzenz Ritter von Kern, nach dem Tode des Verfassers hrsg. von Raphael Ferdinand HUSSIAN, Bd. 1, Wien 1831, S. 11 f. CALLISEN 29 (1841), S. 228-231. LEWINSKI, Ludwig: Vinzenz Ritter von Kern, eine Festrede, gehalten zur Jahresfeier der wissenschaftlichen Tätigkeit des Doktoren-Kollegiums der medizinischen Fakultät am 13. April 1863, Wien 1863.

belesen, dagegen denkt er über sein Fach sehr viel nach, hat aber eine Anlage zur Erfindungssucht neuer Instrumente und Maschinen, welch letztere, besonders die für die Frakturen, sehr kompliziert sind.

Hager hat (ich glaube es mit Recht behaupten zu dürfen) unter den hiesigen am Allgemeinen Krankenhause angestellten Chirurgen weitaus die besten medizinischen Grundsätze; gegen seine Behandlung der Geschwüre und Wunden lässt sich nicht viel einwenden. Er neigt sich in seiner Ansicht über die syphilitischen Geschwüre zu denen hin, welche glauben, dass alle Geschwüre der Genitalien, auch die nicht syphilitischen, die den venerischen Geschwüren zugeschriebene charakteristische Form annehmen, dass man also manches Ulkus der Genitalien mit Unrecht syphilitisch nenne. Er gibt deshalb keine feste Diagnose der syphilitischen Geschwüre zu und behandelt dieselben mehr wie einfache Geschwüre, indem er bloss neben antiphlogistischer innerlicher Behandlung Charpie auf die Geschwürsflächen legt; selten wendet er Quecksilber an. Wohl nicht mit Unrecht glaubt er, dass man zu oft ein Ulkus kanzerös nenne, und ich sah ihn wirklich ein Ulcus labii durch einfache Behandlung heilen, wo andere schon zum Cômeschen[8] oder Helmontschen Mittel[9] geschritten wären.

Bei der Behandlung der Kopfwunden teilt er nicht die Ansicht Zangs, dass die Trepanation so häufig angezeigt sei.

Wunden wie die Amputationswunden vereinigt er nicht eher, als bis sich dieselben mit einem glänzenden Lack (plastische Lymphe) überzogen haben; dieses sei der rechte Zeitpunkt, indem früher nur noch Blut ausgesondert werde, welches eher die Vereinigung der Wunde hindere. Ist eine Wunde, besonders von Verbrennung, der Heilung nahe, so setzt er dieselbe der äussern Luft aus, was die Gerinnung der plastischen Lymphe und die Erzeugung der Epidermis begünstige.

Es ist sehr schade, dass Hager einen unangenehmen, undeutlichen Vortrag hat; er verwirrt sich ohne Aufhören, versteht nicht gehörig, seine Schüler zu examinieren und wird dann gleich sehr gehässig, wenn ihm dieselben auf seine zweideutigen Fragen nicht gerade die Antwort geben, welche er im Sinne hat; sie sollten überhaupt seine Ansichten, die in manchem von denen Zangs abweichen, kennen, denn er kann andere als die seinigen nicht leiden. Und woher sollen seine Schüler seine Ansichten kennenlernen, da er nicht über theoretische Chirurgie Vortrag hält?

In seinen Vorträgen über Operationschirurgie trägt er besonders die Geschichte der Operationen vor, nimmt dagegen wenig oder gar nicht auf die chirurgische Anatomie Rücksicht, welche auch im Klinikum mit keiner Silbe erwähnt wird. Die Operationsmethoden hat er im allgemeinen gut ausgewählt, aber dieselben auszuüben hat er gar keine Geschicklichkeit. Er nimmt das Messer in die Hand, wie es gerade kommt, und operiert sehr langsam, doch mit Hast. Ich sah ihn am Kadaver die Amputation des Oberschenkels durch den Zirkelschnitt verrichten auf die gewöhnliche, auch von Chelius beschriebene Weise[10], aber mit einem unnüt-

---

Oesterr. Zschr. prakt. Heilk. 9, 1863, S. 1-8 (Beilage). WURZBACH 11 (1864), S. 187-191. Jahresbericht des Vereins der Ärzte der Steiermark, 1865/66, III, S. 27-35. Ann. univ. di med., Milano, 1868, pp. 300-303. ADB 15 (1882), S. 636-640. BLÄ 3 (1931), S. 507 f. NDB 11 (1977), S. 523. LESKY (1978), S. 62-66.

[8] Nach Frère Côme, eigentlich Jean Baseilhac (1703-1781), Pariser Chirurg. Geheimmittel; aus Arsenik, Zinnober usw. bestehendes ätzendes Pulver.

[9] Nach Johann Baptist van Helmont (1577-1644), belgischer Mediziner und Chemiker.

[10] CHELIUS, Maximilian Joseph: Handbuch der Chirurgie, zum Gebrauche bei seinen Vorlesungen, Bd. 2, Heidelberg 1823, S. 1473-1478.

zerweise viel zu grossen Messer, das er natürlich in die volle Faust nehmen musste, um es nur festhalten zu können.

Die Methoden zur Resektion des Oberarmes und Ellbogens waren gut ausgewählt, aber ebenfalls langsam und nicht mit Fertigkeit gemacht.

Hager verrichtete die Amputation des Oberschenkels bei einem Soldaten wegen Ankylosis spuria des Kniegelenkes, das allen angewandten Mitteln getrotzt hatte, aber Patient war durch keine Schmerzen beunruhigt, wünschte nur, von dem ungestalteten Gliede, auf dem er, da das Glied gebogen war, nicht gehen konnte, befreit zu werden. Hager verrichtete deswegen die Operation, indem er Karies der Gelenkenden vermutete, wovon ich übrigens kein Symptom finden konnte. Patient starb nach etwa drei Wochen, nachdem die Wunde, welche Hager mit ungeheurer Kraft in der Mitte zusammenzog, wodurch zwei grosse Hörner von Weichgebilden zu beiden Seiten der Wunde hervorgetrieben wurden, sich schon an einigen Stellen vereinigt hatte, an andern aber etwas jauchte. Patient hatte schon vorher an der Brust gelitten und bedeutend gefiebert. Dieses dem hektischen Fieber sich nähernde Kranksein wurde als Folge des Knieleidens (der Karies) angesehen. Bald nach der Amputation vermehrte sich der Husten und Auswurf, das Fieber trat besonders stark nachmittags auf mit derbem Schüttelfroste. Hager hielt dasselbe für Febris intermittens und gab dem Patienten Chininum sulphuricum, jedoch ohne Erfolg.

Die Sektion wies vollkommen tuberkulöse Lungen nach, in denen die einen Tuberkel schon zerflossen waren. Der sezierte Schenkel zeigte keine Spur von Karies, nur die Ligamente und andere Weichgebilde des Kniegelenkes waren etwas angeschwollen. Was ist natürlicher, als dass jenes hektische Fieber vor und nach der Amputation Folge der tuberkulösen Lungen und nicht des Gelenkleidens gewesen und dass die Amputation nicht angezeigt gewesen sei, vielmehr die Phthisis pulmonalis tuberculosa dadurch in ihr Stadium extremum gebracht worden sei?

In der Anatomie und Diagnose der Hernien scheint Hager nicht stark zu sein. Was das erstere betrifft, so wollte er mir nicht zugeben, dass sich Muskelfasern im Canalis inguinalis vorfinden, welches ich seiner gegen alle Erfahrung streitenden Behauptung entgegensetzte, dass nämlich keine Incarceratio spasmodica stattfinden könne. Dass er in der Diagnose nicht fest ist, gab er dadurch zu erkennen, dass er einen in der Gegend des Anulus abdominalis gelegenen Abszess für eine Hernia incarcerata ansah, obschon sich keine andern Zeichen eines inkarzerierten Bruches äusserten als der in der Gegend, wo sich gewöhnlich die Leistenbrüche zeigen, sich vorfindende Schmerz mit Anschwellung der Hautdecken. Er operierte den sogenannten Bruch und entleerte eine Menge gutartigen Eiters, fand aber keinen Darm vorgefallen. Doch Hager war nicht der einzige, der sich hier in der Diagnose getäuscht hatte; auch Prof. Jaeger war seiner Meinung. In zwei Fällen dagegen operierte Hager mit völlig glücklichem Erfolg inkarzerierte Leistenbrüche.

Hager macht zur Entfernung eines Harnsteines den Lateralschnitt und schneidet die Pars membri urethrae, die Prostata und die Blase mit einem einfachen, geraden Skalpell ohne Spitzendecker ein. Er war bei einem vor nicht gar langer Zeit von ihm operierten Subjekte sehr glücklich.

Zur Behandlung der Frakturen des Unter- und Oberschenkels sowie der Patella bedient er sich einer Maschine, welche mit der Sauterschen[11] grosse Ähnlichkeit hat. Das Fussbrett ist aber

---

[11] Johann Nepomuk Sauter (1766-1837), Chirurg und Medizinalbeamter in Konstanz. SAUTER, Johann Nepomuk: Anweisung, die Beinbrüche der Gliedmassen, vorzüglich die komplizierten, und den Schenkelbeinhalsbruch

ganz und durch eiserne Schrauben mit dem Brette des Unterschenkels und dieses wieder mit dem des Oberschenkels durch zwei sehr massive eiserne Schrauben vereinigt. Die Bretter selbst sind etwa 1½ Zoll dick, von Eichenholz, können einander mittels der Doppelschrauben genähert und entfernt werden dadurch, dass der Fuss ans Fussbrett befestigt ist, der übrige Schenkel aber durch Gurten an das Brett, wodurch eine Extension bewirkt werden kann; der Schenkel ist durch Schienen und die Scultetische Binde[12] eingewickelt. Zum Verbande der Fractura patellae wandte er mehrere Gurten an, welche die Fragmente gegeneinander drücken sollten, deren Anlegung aber mehr als eine halbe Stunde erforderte und sehr exakt geschehen musste. Das Brett wurde sehr schief nach oben gestellt, Patient war mehr sitzend als liegend. In dem Falle, den ich sah, vereinigten sich die Fragmente nicht.

Der Verband für den Schlüsselbeinbruch ist dem Desaultschen[13] ähnlich, aber noch viel komplizierter und nichts weniger als zweckmässiger. Die Fragmente standen immer ganz schief übereinander.

Noch muss ich eines Falles erwähnen, der seines glücklichen Ausganges wegen interessant ist. Ein robuster Soldat wurde von einem schwerbeladenen Wagen über Brust und Gesicht überfahren, das Gesicht und die äussere Bedeckung der Brust waren durch die heftigen Quetschungen sehr angeschwollen, zwei Rippen der rechten Seite gebrochen, mehrere gerissene Wunden des Gesichts und Scheitels vorhanden und der linke Vorderarm gebrochen. Dieser wurde verbunden, die Wunden des Gesichtes durch Sutura nodosa (mit den alten trokarförmigen, massiven Nadeln) vereinigt und kalte Umschläge über Arm, Gesicht, Kopf und Brust gemacht. Anfänglich zeigten sich geringe Symptome von Commotio cerebri, welche sich aber auf diese Behandlung und innerlich angewandte antiphlogistische, auch allgemeine Blutentleerung bald gaben, und Patient in wenigen Wochen ganz hergestellt wurde.

Nicht zweckmässig scheinen überhaupt die komplizierten Maschinen, am wenigsten aber in einer Klinik, welche bestimmt ist, Militärchirurgen zu bilden. Obschon mir Hager [auf] diese Bemerkung nicht widersprach, so scheint er doch diese Ansicht nicht zu befolgen.

Hager hatte während dieses Winters folgende zwei Instrumente erfunden: 1) Zur Unterbindung grösserer, tiefliegender Arterien ein nach dem Grundsatz von Graefes Ligaturstäbchen verfertigtes Instrument; von unten soll die Arterie durch ein breites Bändchen, von oben durch die Platte des Instrumentes glatt zusammengedrückt und nicht eingeschnitten werden. Das Instrument bleibt in der Wunde liegen, bis man glauben kann, dass die Obliteration der Arterie bewirkt sei. Das Bändchen wird durch Umdrehen der Schraube festgezogen, 2) hat er die Scheibensäge von Graefe durch eine einfache Vorrichtung an den Trepanbogen angebracht.

Das chirurgische Klinikum im Allgemeinen Krankenhause hält Herr Prof. Wattmann. Es war mir unmöglich, oft in dasselbe zu gehen. Denn abgesehen davon, dass dasselbe von einer Menge von mehr als 200 Zuhörern besetzt ist, welche während des Vortrages des Professors miteinander reden, auf- und niedergehen wie in einer Börse, so hört man Wattmann selbst wenig Vernünftiges sprechen. Will man seine ungereimten, ihm wahrscheinlich selbst nicht deutlichen Ansichten eines Blickes würdigen, so sehe man sein neu erschienenes Handbuch an[14].

---

nach einer neuen, leichten, einfachen und wohlfeilen Methode ohne Schienen [...] zu heilen, Freiburg i. Br. 1812.
[12] Nach Johann Scultetus (1595-1645), Stadtarzt in Ulm.
[13] Nach Pierre-Joseph Desault (1744-1795), Pariser Chirurg und Anatom. Bindeverband von Achse, Schulter und Ellbogen zur temporären Ruhigstellung des Schultergürtels, v. a. bei Schlüsselbeinfraktur.
[14] WATTMANN, Joseph von: Handbuch der Chirurgie, 2 Bde, Wien 1830.

Über seine therapeutische Behandlung will ich hier nichts anführen, da es die nämliche ist, welche die meisten Schüler Kerns befolgen und welche ich bei Gassners[15] chirurgischer Abteilung anführen werde.

Dagegen muss ich über sein operatives Verfahren einiges erwähnen, denn dieses ist seine Hauptsache. Er ist ein grosser Freund des Operierens, nimmt auch hauptsächlich nur solche Patienten in seine Klinik auf, an denen eine Operation gemacht werden kann. Die leichteren Operationen, Amputation der Brüste, der Glieder etc. etc. überlässt er seinen Schülern. Er selbst aber macht die schwierigen, oft ins Tollkühne gehenden Operationen[16]. Allein, von diesen kann man nichts sehen, da der Patient von acht bis neun Assistenten umgeben ist, welche den Zuschauern den Anblick des zu Operierenden entreissen.

Von seiner Keckheit im Operieren berichtet uns folgende Stelle seiner Antrittsrede (welche uns Dr. Friedrich Jaeger sagte): Die Chirurgie werde erst dann den Gipfel der Vollkommenheit erreicht haben, wenn man dem Verbrecher und Mörder die Organe der Raub- und Mordsucht aus dem Kopfe heraustrepanieren könne!

Rosas erzählte mir, dass Wattmann bei Exstirpation eines Fungus durae matris soviel degenerierte Hirnmasse weggenommen habe, dass er, obschon mit dem Finger schon die Sella turcica berührend, immer noch fortfuhr, von der Gehirnmasse herauszunehmen. Patient starb natürlich kurze Zeit nach der Operation.

Ein anderer, ebenso interessanter Fall ist folgender, welchen sein Assistent selbst erzählte: Er eröffnete bei einer Person, welche an deutlich von aussen zu fühlendem Cancer ventriculi litt, den Unterleib. Er wollte nämlich die Ausdehnung dieser Geschwulst sehen und, wenn diese nur gering wäre, diese herausschneiden und dann die Magenwände durch die Naht vereinigen. Allein, als die Bauchintegumente geöffnet waren, zeigte es sich, dass die Induration längs der grossen Kurvatur des Magens verlief. Um sich nun zu überzeugen, ob die Geschwulst mit dem Magen fest zusammenhänge oder vielleicht abgeschält werden könne, fasste er sie wiederholt mit der Pinzette, um zu sehen, ob der Patient Schmerz empfinde. Als dieses wirklich der Fall war, vereinigte er die Bauchwunde, und der Patient starb am folgenden Tage.

Die Bruchoperationen kommen sehr häufig vor, da jeder, der mit einem inkarzerierten Bruche hereingebracht wird, sogleich geschnitten wird, ohne vorher zu untersuchen, welche Art der Einklemmung man vor sich habe.

Kurze Zeit vor unserer Ankunft exstirpierte Wattmann wegen eines Osteosarkoms den Oberkiefer der linken Seite und nahm damit einen grossen Teil des Bodens der Orbita. Patient starb nach einigen Wochen. Eine ähnliche Operation verrichtete er vor zwei Jahren, wie Prof. Wagner erzählte, wonach Patient grösstenteils geheilt das Spital verliess und noch fast ein Jahr lebte.

---

[15] Johann N. Gassner (1783-1831), Dr. med. (Wien), 1812 Assistent, 1816 Primararzt der 3. chirurgischen Abteilung am Allgemeinen Krankenhaus in Wien, zuletzt Arzt am Cholera-Spital der Alser-Vorstadt. [Pierers] Allgemeine medizinische Zeitung 86, 1831, S. 1384. CALLISEN 28 (1840), S. 157 f. NEUBURGER (1921), S. 77, 114, 162.

[16] Vgl. etwa WATTMANN, Joseph von: Einfache Methode, die Verengung der Harnröhre nach der Abnahme des männlichen Gliedes sicher zu verhüten, Neues Oesterreichisches Jahrbuch 1(2), 1822, S. 271-280. Ders.: Versuche zur Heilung des sonst unheilbar erklärten noli me tangere, mit einer Abbildung, die künstlich wieder ersetzte organische Wangen- und Nasenhälfte vorstellend, Innsbruck 1823. Ders.: Drei Fälle von Ausrottung des Körpers des Oberkiefers, Mag. f. d. ges. Heilk. 15, 1823, S. 582-585. Ders.: Geschichte einer Zerbohrung eines Harnblasensteins, ebenda, 3(4), 1828, S. 365-377. Ders.: Über verkrüppelte Nasen und deren Formverbesserung, ein Beitrag zur Physioplastik, Beobachtungen und Abhandlungen Österreichischer Ärzte 6, 1828, S. 433-472.

Anfangs März [1830] machte er eine Exstirpatio maxillae inferioris der einen Seite, die glücklich heilte; auch eine Resectio humeri.

Operation der Phimosis nach Wattmann ist einzig in ihrer Art. Bevor er die Zirkumzision macht, durchsticht er das vorgezogene Präputium mit zwei Ligaturen; dann schneidet er das Präputium wie bei der Zirkumzision vor dem Faden ab, zieht den mittleren Teil der Ligatur hervor und schneidet ihn durch, so dass also vier Ligaturen entstehen, von denen jede die äussere und innere Platte des Präputiums durchbohrt und also beim Zuknüpfen beide Platten vereinigt, dass nicht wieder durch die innere Platte beim Zurückziehen und Vernarben der äusseren eine neue Verengerung entsteht.

Der Operationssaal ist sehr geräumig und hell. Der Einfang, wo operiert wird, ist etwa zwei Fuss erhoben und die Plätze für die Zuschauer amphitheatralisch in einem Halbkreise angebracht, so dass jeder die Operation sehr gut sehen könnte, wenn nicht die Assistenten den Patienten ganz umringten. Gewöhnlich wird vor der Operation von demjenigen Schüler, welcher die Operation macht, ein mündlicher Vortrag gehalten, worin er die verschiedenen Operationsmethoden und die in dem individuellen Falle besonders angezeigte entwickelt, und erst dann wird der Patient ins Zimmer gebracht.

In den klinischen Sälen ist in Schränken eine von Kern gestiftete bedeutende chirurgische Bibliothek aufgestellt. Aus dieser Bibliothek können auch die Ausländer gegen einen geringen Pränumerationspreis Bücher zum Lesen erhalten.

Chirurgische Abteilungen von Gassner[1] und Seibert[2]

Gerne hätte ich diese längere Zeit besucht, da auch hier, wie auf den medizinischen Abteilungen, sehr viele und sehr schöne Fälle vorkamen; aber die grosse Unwissenheit und schlechte Behandlung durch die beiden Primarchirurgen schreckten mich bald davon ab.

Die eine dieser Abteilungen, welche 150 bis 200 Patienten in sich fasst, besorgt Dr. Gassner (dies war früher die Abteilung von Rust[3]). Gassner ist ein Schüler Kerns, der treu dessen einfaches äusseres Behandeln der chirurgischen Fälle beibehalten hat, aber nun auch die rationelle innere Behandlung jenes Mannes verwirft. Er hat ungefähr folgende Grundsätze: Alle Lehrbücher und Journale über Medizin und Chirurgie sind zu verwerfen (Gassner soll kein einziges medizinisches Buch besitzen), diese Wissenschaften könne man einzig am Krankenbette aus dem Buche der Natur lernen, und wenn er mehr zu sagen hätte, so wäre die Schule der Mediziner nur auf dieses beschränkt. «Viel sehen», das sei die Hauptsache. Alle chirurgischen Krankheiten, die nicht von äusseren Verletzungen herrühren, haben nach ihm ihren Grund entweder in Skrofeln oder Syphilis, denn es gebe heutzutage wenige Menschen, die nicht eine von diesen Krankheiten gehabt hätten. Das Krebsgift sei eine Komplikation beider Krankheiten und komme desnahen auch immer häufiger vor. Die innerlichen Mittel sind unnütz und Verschwendung für den Staat, da doch immer bloss die Natur zu heilen imstande sei und dies

---

[1] Johann N. Gassner (gest. 1831), vgl. S. 403.
[2] Johann Seibert, 1816 Primararzt an der 2. chirurgischen Abteilung des Allgemeinen Krankenhauses in Wien, 1839 Dr. med. h.c. (Wien). CALLISEN 17 (1833), S. 498, 32 (1844), S. 268. NEUBURGER (1921), S. 115, 282.
[3] Johann Nepomuk Rust (1775-1840), Prof. der Chirurgie in Olmütz, Krakau, Wien und Berlin, vgl. S. 239.

ohne diese Mittel bewirken könne; wo nicht, so vermögen auch diese Mittel nichts. Das Quecksilber ist äusserst selten anzuwenden, es macht die Patienten nur noch kränker. Es befand sich gerade ein Knabe auf der Abteilung mit Pedarthrocace an der Fusswurzel und skrofulösen Geschwüren daselbst sowie auch in der Kniekehle; derselbe sah übrigens gut genährt und munter aus. Dieser erhielt ausser der sogleich bei den Geschwüren anzugebenden Behandlung nichts als gute Diät und häufige Bäder. Gassner äusserte, die Eiterung werde den Kranken bald hinraffen, und alle innerliche Behandlung wäre fruchtlos. Der Knabe befand sich aber schon über ein Jahr im Spitale, ohne an seinen Kräften abgenommen zu haben.

Kleine Wunden, z. B. am Kopf, welche er per primam intentionem heilen will, vereinigt er mit Emplastrum adhaesivum. Eiternde Wunden sowie alle Arten von Geschwüren bedeckt er mit Leinwandläppchen, welche in lauwarmes Wasser getaucht wurden, und beim Verbande drückt er den Schwamm wiederholt auf der eiternden Stelle aus, um den Eiter wegzuspülen. Nässen die Geschwüre stark, so legt er auf diese Läppchen statt Charpie, um das Secretum aufzufangen. Sind die Geschwüre schmerzhaft, so macht er Kataplasmen aus verschiedenen Mehlsorten, da ja diese Mehle die feuchte Wärme, welche der alleinige Zweck der Kataplasmen sein könne, am besten und längsten erhalten. Zuweilen bedeckt er die Geschwüre während der Nacht, wo die Kataplasmen wegbleiben, mit einer einfachen Fettsalbe. Daneben bekommen die Patienten eine gute Diät, bleiben im Bette liegen und nehmen öfters ein Bad. Dies ist die Behandlung aller und jeder Geschwüre, wobei er weder auf ihre Form noch ihren Charakter noch sogar im geringsten auf ihre Ursache Rücksicht nimmt. Ich enthalte mich hier eines genaueren Kriteriums. Dass einzelne Geschwüre nach dieser Behandlung heilen können, unterliegt keinem Zweifel, dass man oft die Natur hier in ihrer ausserordentlichen Wirksamkeit bewundern könne, ist wahr, aber man muss sich nicht wundern, wenn Patienten mit abdominellen, varikösen, arthritischen, impetiginösen etc. Geschwüren ein und zwei Jahre ohne Erfolg liegenbleiben, dass manche Geschwüre so sehr luxurieren, dass man sie auf den ersten Anblick für kanzeröse Geschwüre ansieht. Viele Patienten verlieren dann freilich den Mut und verlassen ungeheilt das Hospital oder werden als unheilbar entlassen. Was sollen endlich diese Leinwandläppchen bewirken? Die Wärme verlieren sie meistens schon, ehe sie auf das Geschwür kommen, und in kurzer Zeit sind dieselben auch trocken. Sollen sie zur Aufsaugung des Wundsecretums dienen? Hier haben wir an der Charpie ein besseres Material.

Alle Arten von Karies und Nekrose sind unter dem allgemeinen Namen «Karies» aufgeführt und werden wie die Ulcera der Weichgebilde behandelt.

Alle Salben, Pflaster, Kataplasmen von Kräutern etc. seien unnütz, machen Schmiererei und Unreinlichkeit und kosten den Staate viel Geld. In der Privatpraxis müsse man dieselben zwar leider zuweilen anwenden, wo die Menschen etwas vor Augen haben wollen, aber dies geschehe oft zum Nachteil.

Die Blutegel, welche in neuerer Zeit so häufig an allen etwas entzündeten Stellen angewandt werden, sogar an indurierten Hoden, Knochengeschwülsten etc., seien ebenfalls unnütz und höchstens bei Enzephalitis und Ophthalmia interna anzuwenden.

Die Tumores albi sowie überhaupt alle Gelenkgeschwülste benennt er Tophi.

Bei allen Verletzungen, Quetschungen, Wunden, Entzündungen wendet er kalte Umschläge so lange an, als es der Kranke ertragen kann, oft acht bis vierzehn Tage nacheinander unausgesetzt; ebenso bei Frakturen während der ersten Tage. Sind die Frakturen am Oberarme, so wird der Vorderarm in eine Schlinge gelegt und das Ganze der Natur überlassen. Beim Vorderarme werden ringsherum vier Schienen angelegt. Beim Oberschenkel wird, wenn der Bruch im oberen Teile ist, der Schenkel nur gerade gelegt sowie auch bei Fractura colli ossis femoris. Der Schenkel werde zwar immer etwas kürzer, allein, dies könne man durch keine Maschine oder Bandage verhüten. Ist der Bruch am unteren Teile, so wird das Glied in eine Schiene gelegt. Bei Fractura cruris kommt der Unterschenkel in eine hölzerne und, wenn kalte Umschläge nötig sind, in eine blecherne Kapsel, in der er durch Kompressen an den Seiten festgehalten wird. Im Boden des Kastens sind oben und unten zwei Löcher, um durch eine Longuette den oberen und unteren Teil des Gliedes zu befestigen, und ebenso wird der Fuss ans Fussbrett befestigt.

Doch genug der Absurditäten! Lieber will ich hier noch folgenden interessanten Fall erwähnen: Ein Mann, dem vor zwei Jahren im Rausche die beiden Füsse erfroren, die bis in die Mitte der Ossa metacarpalia im Spital von der Natur selbst abgestossen worden waren, welcher Prozess aber über ein Jahr dauerte, erfror sich am letzten Dezember ebenfalls im Rausche beide Hände, so dass die Finger beider Hände und an mehreren Stellen noch die Extremitates inferiores ossium metacarpalium weggefallen waren. Diese Stellen wurden ebenfalls nur mit Läppchen bedeckt und sahen Mitte März sehr unrein aus, und die nackten Knochen ragten hervor.

Die zweite Abteilung besorgt *Dr. Seibert*. Wenn man in der vorigen Abteilung durch das geschwätzige Maul ihres Vorstehers belästigt wird, so schreckt einen hier das grobe Benehmen dieses Chirurgen, welches er gegen Fremde und Patienten zeigt, ab. Die Behandlung ist die ähnliche wie bei Gassner, höchstens bei skrofulösen Geschwüren gibt er zuweilen innerlich eine Infusio acori. Ein Fall, der gerade hier war, zeigt deutlich auch die Verstocktheit dieses Mannes: Ein Bubo, der laut der Bett-Tafel am 12. November 1829 als Inflammatio glandis inguinalis aufgenommen und mit Kataplasmen behandelt worden war, innerlich mit Mixtura diaphoreticae, stellte am 27. März ein sehr tiefes, rundes, unreines Geschwür dar mit unterminierten, höchst empfindlichen Rändern und einem kupferfarbigen Umkreise; desungeachtet wurde bloss ein Leinwandläppchen aufgelegt.

So steht die Chirurgie in Wien. Was Wunder, wenn die Chirurgen deshalb von den Ärzten so von oben herab angesehen werden[4]!

---

[4] Zur Chirurgie in Wien: OSIANDER (1817), S. 47-70, 90-101. KERN, Vinzenz von: Die Leistungen der chirurgischen Klinik an der hohen Schule zu Wien von 1805 bis 1824, Wien 1828. SIGMUND, Carl von: Das chirurgische Operateur-Institut in Wien, Wien 1841. Die Zentenarfeier des Operateur-Instituts der Wiener medizinischen Fakultät, Wien/Leipzig 1907. CLAIRMONT, Paul: Die Wiener chirurgischen Schulen und ihre Auswirkungen in 150 Jahren, Wien. klin. Wschr. 48, 1935, S. 137-158. SCHÖNBAUER, Leopold: Die Bedeutung der österreichischen Chirurgie, Beiträge zur Geschichte der Medizin 1, Wien 1948. KLINE, Arthur: Vienna's contribution to world surgery, J. int. Coll. Surg. 41, 1964, sect. II(1), pp. 15-21. SCHÖNBAUER, Leopold: Surgery in Vienna, Surgery 31, 1952, pp. 479-484. LESKY (1978), S. 61-71. WYKLICKY, Helmut: Zur Geschichte der 1. Chirurgischen Klinik in Wien, Festschrift zum 60. Geburtstag ihres Vorstandes Arnulf Fritsch, Wien 1986, S. 16-26.

Ordinationsnorm des Allgemeinen Krankenhauses und der Bezirksarmenanstalten[1]

1) *Decoctum bardanae.*
   Rp. Radic. bardan. unc. I½ coq. s. q. aq. per ¼ horae. Coll. lb. II D. usui.
2) Ita paratur: *Decoctum lapathi acuti.*
3) *Decoctum cortic. Chinae.*
   Rp. Cortic. Chinae reg. ruditer tusi. unc. ½ coq. in s. q. aq. per hor. Colatt. fortiter expressa lb. I D. usui.
4) *Decoctum cortic. hippocast.*
   Rp. Cort. hippocastani rudit. tusi unc. I coq. c. s. q. aquae per ¼ horam. Colat. expressa lib. unius detur.
5) Ita paratur: *Decoctum cortic. quercus.*
6) *Decoctum cortic. salicis.*
   Rp. Cortic. salicis alba rudit. tusi unc. I coq. c. s. q. aq. per ¼ horae. Colat. express. lb. I detur.
7) Ita paratur: *Decoctum cortic. fruct. jugland.*
8) *Decoctum dulcamarae.*
   Rp. Caulium dulcamarae dr. II coq. s. q. aq. per ¼ h. Colat. lb. I d. u.
9) Ita paratur: *Decoctum lichenis islandici.*
10) *Decoctum folior. saponariae.*
    Rp. Folior. saponariae unc. ½ coq. c. s. q. aq. per ¼ h. Col. expr. lb. I d.
11) *Decoctum graminis.*
    Rp. Radic. graminis unc. III coq. in suff. q. aq. per ½ h. Col. fortit. expr. lb. II d. u.
12) *Decoctum malti cum turionibus pini.*
    Rp. Malti molendina fracti unc. II. Turionum pini. unc. ½ coq. c. s. q. aq. per ¼ h. Colat. lb. II d. u.
13) *Decoctum ononidis.*
    Rp. Radic. ononid. spinosae unc. I coq. in s. q. aq. per ¼ horae. Col. lb. II d. u.
14) *Decoctum polygalae.*
    Rp. Rad. polyg. vulg. unc. ½ coq. in s. q. aq. per ¼ h. colat lb. I d. u.
15) *Decoctum radic. altheae* (decoctum emoliens).
    Rp. Radic. altheae unc. ½ coq. in s. q. aq. per ¼ h. Colat. lb. II d. u.
16) *Decoctum Salep.*
    Rp. Radic. Salep. rudit. tus. scr. II coq. c. s. q. aq. per ¼ h. Colat. lb. II d. u.
17) *Decoctum taraxaci* (decoctum solvens).
    Rp. Radic. taraxac. unc. I coq. c. s. q. aq. per ¼ h. col. lb. I fortit. expr. d. u.

---

[1] OSIANDER (1817), S. 101-114. GANZINGER, Kurt: Zur Geschichte der Wiener Krankenhausapotheken, Österreichische Apotheker-Zeitung 18, 1964, S. 34-38. Ders.: Zur Geschichte des Pharmaziestudiums an der Wiener Universität, von der Entstehung eines geregelten pharmazeutischen Unterrichts bis zum Jahr 1848, Österreichische Apotheker-Zeitung 19, 1965, S. 311-316. Ders.: 200 Jahre Wiener Allgemeines Krankenhaus, Arzneimittelwesen und Krankenhausapotheke, Wiener Geschichtsblätter 19, 1984, S. 49-66. Ders.: «Austria docet», über einige Beiträge Österreichs zur Entwicklung der Pharmazie und des Apothekenwesens, Geschichte der Pharmazie 43, 1991, S. 49-54. Ders.: Das Josephinum und die pharmazeutischen Wissenschaften, Wien. klin. Wschr. 103, 1991, S. 477-480.

18) *Emulsio amygdalinae* (emulsio communis).
    Rp. Amygdal. dulcium de corticutonum dr. II. Aq. fontan. q. s. fiat. S. a. emuls. Colat. lb. I adde: Sacch. albi dr. I d. u.
19) *Infusum amarum.*
    Rp. Hbae Absynthii. Hbae trifolii fibrini ana dr. II inf. c. s. q. aq. ferv. p. hor. vase clauso ut fit colat. unc. VIII.
20) *Infusum Angelicae.*
    Rp. Radic. angelicae dr. II inf. c. s. q. aq. ferv. per ½ h. vase clauso Colat. lb. I d. u.
21) Ita paratur: *Infusum baccar. Juniperi.*
22) Ita paratur: *Infusum calami aromatici.*
23) *Infusum florum arnicae.*
    Rp. Flor. arnicae dr. I inf. c. s. q. aq. ferv. p. ½ h. Colat. lb. I d. u.
24) *Infusum florum chamomillae.*
    Rp. Flor. chamom. vulg. dr. II inf. c. s. q. aq. ferv. p. ¼ h. vase clauso. Colat. lb. I d. u.
25) Ita paratur: *Infusum flor. Sambuci.*
26) Ita paratur: *Infusum herb. Menthae crisp.*
27) Ita paratur: *Infusum herb. salviae.*
28) *Infusum liquiritiae.*
    Rp. Radic. liquirit. conc. dr. II inf. c. s. q. aq. ferv. p. ¼ h. Colat. lb. I d. u.
29) *Infusum radicis Valerianae.*
    Rp. Radic. Valerian. sylvest. dr. II inf. c. s. q. aq. ferv. p. ¼ h. v. cl. Colat. lb. I d. u.
30) Ita paratur: *Infusum hbae floridae mille folii.*
31) *Infusum Sennae c. sale amar* (Potio laxans fortior).
    Rp. Folior. Sennae dr. II inf. c. s. q. aq. ferv. p. ¼ h. v. cl. Colat unc. VI adde: Salis amari. unc. I. M. S. zu geteilten Gaben zu nehmen.
32) *Linctus gummosus* (Linctus demulcens).
    Rp. Mucilag. gumm. arab. dr. VI. Syrupi simplic. dr. II. M.
33) *Mixtura gummosa.*
    Rp. Gumm. arabic. dr. II. Sacch. albi dr. I. Aq. font. unc. VI. M.
34) *Mixtura juniperina* (Mixtura diuretica).
    Rp. Roob Juniperi. Oxymell. squillit. ana unc. ½. Infusi baccar. Junip. unc. VI. M.
35) *Mixtura nitrosa.*
    Rp. Nitri puri dr. I. Oxymell. simplic. unc. I. Aq. font. lb. I. M.
36) *Mixtura oleosa.*
    Rp. Olei amygd. recent. expr. Syr. simplic. ana dr. II. Mucilag. gumm. arab. unc. ½ bene subactis adde terendo Aquae fontan. unc. V.
37) *Mixtura sambucina* (Mixtura diaphoretica).
    Rp. Roob Sambuci unc. ½. Inf. flor. Sambuc. unc. VI. Liq. amonii acet. dr. I. M.
38) *Potio e sale amaro* (Potio laxans).
    Rp. Salis amari unc. I solv in aq. font. unc. VI. In geteilten Gaben zu nehmen.
39) *Potio e tartaro emetico* (Potio emetica).
    Rp. Tartari emetici gr. III solv. in aq. destill. unc. III. In geteilten Gaben zu nehmen.
40) *Pulvis aluminosus.*
    Rp. Pulv. alumin. gr. XII. Pulv. Sacch. albi dr. II. M. div. in dos. aequal. VI.

41) *Pulvis camphoratus.*
   Rp. Pulv. camphor. gr. III. Pulv. arab. gr. XII. Pulv. Sacch. albi dr. I. M. div. in dos. aequal. VI.
42) *Pulvis cinae cum jalappa* (Pulvis anthelminticus).
   Rp. Pulv. semin. Cinae. Pulv. radic. Jalappae ana Scrupulae I M.
43) *Pulvis cortic. Chinae reg.*
   Rp. Pulv. alcoholis. cort. Chinae regiae dr. I½ div. in d. aeq. VI.
44) *Pulvis gummosus*
   Rp. Pulv. gumm. arabic. Pulv. Sacch. albi ana dr. I. M. divid. in p. aeq. VI.
45) *Pulvis Ipecacuanhae cum tartaro emetico* (Pulvis emeticus).
   Rp. Pulv. radic. ipecacum. gr. X. Pulv. tart. emetici gr. I. M.
46) *Pulvis squillae.*
   Rp. Pulv. squillae recent. gr. VI. Pulv. Sacch. albi dr. I. M. exacte div. in d. aeq. VI.
47) *Solutio salina* (Mixtura salina).
   Rp. Arcani dupplicat. unc. ½ solv. in aq. font. unc. X. D.
48) *Sinapismus.*
   Rp. Fermentis panis unc. III. Farinae semin. sinapis unc. I½. Aceti Vini unc. I. M.
49) *Species pro cataplasm. emoliente.*
   Rp. Farinae secalis. Farinae seminis lini ana lb. ½. M.
50) *Species pro fomento aromatico.*
   Rp. Hbae absynthii. Hbae floridae chamom. vulgar. ana unc. ½. Conscissa misce auf ein Seidel Wasser.
51) *Species pro fomento emoliente.*
   Rp. Flor. Malvae. Flor. Verbasci ana unc. ½. Conscissa misce auf ein Seidel Wasser.
52) *Species pro fomento sicco.*
   Rp. Furf. triciti unc. IV. Pulv. grossi hbae fl. Cham. vulg. Pulv. grossi flor. sambuc. ana unc. I. M.
53) *Unguentum mercur. album.*
   Rp. Axung. porcinae unc. ½. Merc. praecip. albi dr. ½. M. exactissime.
54) *Unguentum e pulvere carbono.*
   Rp. Axung. porci. unc. I. Pulver. carbon. vegetab. dr. III. M.
55) *Unguentum saturn. s. lithargyri.*
   Rp. Ung. simplic. dr. VI liquifactis admisce. Aceti lithargyri. dr. II.

Am 7. April 1830 reisten Conrad Meyer und Leonhard von Muralt über Wien-Neustadt weiter. Den Semmering befuhren sie bei Tageslicht, da die Eilwagen nachts nicht selten von Strassenräubern angehalten und geplündert wurden. Es fiel ihnen auf, dass die meisten Menschen dieser Gegend Kröpfe trugen; auch sahen sie nicht selten Kretins. In Graz, der Hauptstadt der Steiermark, war eben ein siebzehn Jahre hier stationiertes italienisches Regiment nach Oberitalien zurückverlegt worden. Beim Abmarsch der Truppen herrschte unter der weiblichen Bevölkerung ein ungeheures Geschrei, liessen die Soldaten doch 500 uneheliche Kinder und 70 schwangere Frauen zurück. Über Laibach (Ljubljana), wo mehrere Inschriften an den Kongress von 1821 erinnerten, Loitsch (Logatec) und Planina führte sie eine bequeme Strasse nach Adelsberg (Postojna), wo sie ein Führer in eine der weitverzweigten Grotten mit eindrücklichen Tropfsteingebilden geleitete. In Idria besichtigten sie die Zinnoberfabrikation und ein Quecksilberbergwerk, dessen scharfe Dämpfe die Vegetation und das Vieh der Umgebung sichtlich mitgenommen hatten. Die Arbeit in den Stollen schien den beiden Ärzten höchst ungesund, zeigten sich doch bei den Bergleuten Vergiftungserscheinungen wie Ohnmachtsanfälle, Speichelfluss, Anschwellen des Zahnfleisches, Ausfallen der Zähne und Zittern der Glieder. Die Arbeiter erreichten in der Regel höchstens das fünfzigste Lebensjahr; als bestes Mittel gegen Quecksilber hielten sie Kuhmilch. Aus Anlass des Festes der Auferstehung Christi zeigte sich die Stadt Idria feierlich illuminiert. Nach Wippach (Vibacco) erlebten die Reisenden eine noch nie gesehene klimatische Veränderung der Landschaft, gerieten sie doch innert kurzer Zeit von der schneebedeckten Berglandschaft in den blühenden Frühling des Südens. Am Abend des 11. April bot das amphitheaterartig auf vielen Hügeln liegende Triest mit dem halbmondförmigen Hafen und zahllosen Schiffen einen entzückenden Anblick.

Triest 11. bis 21. April 1830

Zehn Tage weilten die Reisenden als Gäste des Grosshändlers und Bankiers Johann Pitschen Cloëtta, einem Onkel von Muralts, in Triest. Sie lebten mit der siebenköpfigen Familie Cloëtta und in geselligem Umgang mit mehreren Schweizern, besonders mit Pfarrer Wolf von Zürich, dem Prediger der reformierten Gemeinde. Ein Ausflug führte sie in eine Grotte bei Corneale, wo die kunstvoll geformten Stalaktiten an gotische Tempelbauten erinnerten. Das kaiserlich-königliche Gestüt in Lipizza bot Einblick in die Aufzucht edelster Reitpferde, insbesondere arabischer und spanischer Hengste.

13. April. Am Nachmittag besuchten wir Dr. Degrassi[1], einen jungen, sehr beliebten Arzt, Assistent von Dr. Gobbi[2]. Um halb sechs gingen wir auch noch zu diesem. Dieser letztere, schon sehr alte Arzt, ein Schüler von Stoll[3], ist in Triest allgemein angesehen. Er sucht die Hauptsache seiner Behandlung immer in sehr genauer Diät und wendet dagegen wenige Medikamente an. Wir sprachen fast eine Stunde mit ihm; er rühmte besonders die französischen Ärzte und unter diesen Broussais[4], letztere aber vor den andern hauptsächlich deswegen, weil sie sich mit der pathologischen Anatomie so genau beschäftigen und Broussais gezeigt habe, dass bei allen akuten Krankheiten der Darmkanal immer in etwas gereiztem Zustande sei, daher eine karge Diät in allen diesen Fällen eine Hauptsache zur Kur sei. Die Nervenfieber könne man in ihrem Verlaufe nicht aufhalten, und eine anfangs reizende Behandlung sei immer schädlich. Dr. Gobbi soll wirklich ein trefflicher Diagnostiker sein, und es werden ausgezeichnete Kuren von ihm erzählt.

16. April. Heute fuhren wir auch mit Wolf[5] nach dem neuen Lazarett, der Quarantäneanstalt[6]. Es sind zwei solche; die eine liegt ganz bei der Stadt, und hier müssen sich die weniger

---

[1] Keine weiteren Angaben bekannt.
[2] Ev. Ferdinando Gobbi. Ansonsten keine weiteren Angaben bekannt.
[3] Maximilian Stoll (1742-1787), bedeutender Wiener Kliniker und Repräsentant der älteren Wiener Schule.
[4] François-Joseph-Victor Broussais (1772-1838), Pariser Mediziner, Begründer der «médecine physiologique», vgl. S. 526 f.
[5] Johann Heinrich Wolf (1801-1867), 1824 VDM, 1825 reformierter Pfarrer in Triest, 1845 Pfarrer an der Pfrundanstalt St. Leonhard in Zürich, 1851 zweiter Bibliothekar der Stadtbibliothek, 1852 Dekan der Exspektanten.
[6] Zu den Triester Quarantäneanstalten Lazzaretto di San Carlo, gegründet 1720, und Lazzaretto di Santa Teresa, gegründet 1760: COSTA, Heinrich von: Der Freihafen von Triest, Österreichs Hauptstapelplatz für den überseeischen Welthandel, Wien 1838. GOBBI, Ferdinand: Beiträge zur Entwicklung und Reform des Quarantänewesens, Wien 1849. ANDREUCCI, O.: Delle quarantene considerate nei loro rapporti politici, sociali ed igie-

verdächtigen Schiffe nur kurze Zeit aufhalten. Die andere liegt eine Viertelstunde ausser der Stadt, und hier müssen alle Schiffe, die aus der Levante und anderen Orten, wo gerade eine ansteckende Krankheit herrschen sollte, herkommen, anhalten. Die aus der Levante Kommenden müssen vierzig Tage hier verweilen, während welcher Zeit alle Waren herausgenommen und gelüftet werden; die Briefe werden durch Essigdampf geräuchert. Die Baumwolle muss probiert werden durch eigens angestellte Leute, welche mit dem Arm in derselben herumwühlen müssen. Alle Kommunikation mit diesen Leuten und den Pestverdächtigen ist streng aufgehoben. Will man einen dieser Leute sprechen, so geschieht dies beim sogenannten Sprechgitter, ein doppeltes eisernes Gitter, zwischen welchem ein Zwischenraum von etwa zwei Zoll ist, so dass man durchaus in keine Berührung mit ihnen kommen kann. Als wir wünschten, die Anstalten selbst genauer zu besehen, wurde uns ein Aufseher mitgegeben, welcher, mit einem Stocke bewaffnet, in dem sich ein Stilett befindet, uns begleitete, allen Arbeitern und Hergereisten damit gleich ein Zeichen gab, wenn sie in unsere Nähe kamen, und uns sorgfältig andeutete, wir möchten auf die Seite gehen, als ein Papier und anderswo ein Stückchen Baumwolle auf dem Boden lag. Zehn Tage dürfen die Leute das Land nicht betreten, dann aber können sie zu Unterredungen auf dasselbe kommen und können dann entweder in den in der Quarantäneanstalt befindlichen Häusern logieren oder auf ihre Schiffe zurückkehren. Mit äusserster Strenge wird dieses durchgeführt, und Triest ist, solange es Handel treibt, dadurch immer vor einer ansteckenden Krankheit verschont geblieben, welche ein Schiff hätte bringen können, obschon schon mehrere Male Schiffe angekommen waren, welche Pestkranke an Bord hatten. Ein solches Schiff muss dann aber entweder augenblicklich den Platz verlassen oder sich der grossen Reinigung unterziehen. In letzterem Falle wird es nach Venedig geschickt, und daselbst [wird] bei einer eigenen Insel das Schiff mehrere Male untergetaucht.

17. April. Herr Cloëtta[7] hatte uns bei einem jungen Franzosen eingeführt, der uns zu Dr. Moulon[8] führte, Arzt an den Hospitälern in Triest. Es sind solcher fünf einzelne kleine[9]. Das

---

nico-sanitari, prolegomeni storici documentati al dizionario d'igiene quarantenaria e navale, vol. 1, Firenze 1866. JETTER, Dieter: Grundzüge der Hospitalgeschichte, Darmstadt 1973, S. 68. PREMUDA, Loris: Storia della quarantena nei porti Italiani, Acta Med. Hist. Pat., 1976/77, pp. 56-60. COONS, Ronald E.: Steamships and quarantines at Trieste 1837-1848, J. Hist. Med. 44(1), 1989, pp. 28-55.

[7] Johann Pitschen Cloëtta (1792-1865), Grosskaufmann in Triest, Begründer der Bank «Cloëtta & Schwarz», 1846 Bürger von Zürich.

[8] Amédée-Mathieu de Moulon, Dr. med. CALLISEN 30 (1842), S. 458.

[9] Zu den Spitälern und zum Gesundheitswesen in Triest: GUSINA, Emilio: Storia dell'Ospedale Civico di Trieste, Ospedale maggiore, seria A, 7, 1919, pp. 71-82. CASTIGLIONI, Arturo: Medici e medicina a Trieste al principio dell'ottocento, Trieste 1922. PREMUDA, Loris: Appunti per una storia della medicina a Trieste attraverso i secoli, Minerva Medica 43, II, 1952, pp. 366-368. MARINUZZI, Aldo: Gli ospedali di Trieste e la loro storia, Igiene moderna 51 (1/2), 1958, pp. 45-52. PREMUDA, Loris: Il contributo scientifico dei medici triestini nell'ultimo secolo, Atti del II Convegno Medico Giuliano Trieste, Trieste 1968, pp. 13-28. Ders: Die vermittelnde Funktion von Triest für die Verbreitung des medizinischen Denkens der Wiener Schule in Italien, Wien und die Weltmedizin, hrsg. von Erna LESKY, Wien/Köln/Graz 1974, S. 99-115. Ders.: Cento anni di chirurgia a Trieste (1840-1940), Trieste 1975. ZANNI, Nicoletta: Tipologia ospedaliera, una ricognizione storica a proposito dell'Ospedale «Maggiore» di Trieste, Acta Med. Hist. Pat., 1976/77, pp. 65-86. BOUCHE, C. / PREGAZZI, R.: L'influenza della scuola ginecologica Viennese sulla ginecologia ed ostetricia triestina tra la fine del '800 e gli inizi del '900, Atti del XXXII Congresso nazionale della Società italiana di storia della medicina, Padova 1987, pp. 295-299. DE VECCHI, Fiorenza / RESCINITI, Lorenza / VIDULLI TORLO, Marzia: Die Sanitäts- und Sozialpolitik der Hafenstadt Triest im 18. und 19. Jahrhundert, Die Blumen des Bösen, Bd. 2, eine Geschichte der Armut in Wien, Prag, Budapest und Triest in den Jahren 1693 bis 1873, hrsg. von Nora FISCHER-MARTIN und Gerhard FISCHER, Wien 1994, S. 691-737.

erste, neue, enthält schöne, geräumige Säle, liegt an dem Schlossberge und fasst in sich medizinisch Kranke; das alte unter diesem hat ebenfalls die medizinisch Kranken, auch das Gebärhaus und die Anstalt für die Findelkinder. Allein, dieses Haus gereicht nur daher zum Interesse, als es eine ganz schlechte Einrichtung gewähren kann: Kleine, niedere, dunkle Zimmer, worin ein Bett am andern steht, keine Einrichtung zur Luftreinigung etc. etc. Am schlechtesten, feucht etc. sodann noch die Zimmer für die Schwangeren und Wöchnerinnen sowie der Findelkinder. Das dritte, unter diesem liegende Haus enthält die chirurgisch Kranken. Die Säle sind etwas, doch nicht viel besser, und hier besteht der grosse Fehler, dass für die Operationen kein eigener Saal vorhanden ist, sondern diese in den Krankensälen selbst vorgenommen werden müssen. Zwei Zimmer – grün angestrichen, mit grünen Vorhängen – sind für die Augenkranken, und diese sind noch die besten. Von allen Kranken, welche ich sah, interessierte mich am meisten eine Ophthalmia aegyptica bei einer jungen Weibsperson, welche sich von den bei Prof. Jaeger beobachteten Fällen bedeutend auszeichnete; die Augen waren sehr empfindlich, das obere Augenlid bedeutend angeschwollen und hatte eine kupferfarbige Röte, die Blennorrhöe war sehr stark. Vielleicht hätte Jaeger diese «die akute Form» genannt. In der Stadt selbst ist das Irrenhaus, das aber noch viel schlechter ist als der Narrenturm in Wien; die vier Fuss dicken Mauern, die doppelten eisernen Gitter deuten hinlänglich auf die erste Bestimmung des Hauses hin, nämlich als Gefängnis zu dienen. Gartenanlagen sind keine da. Ein anderes Krankenhaus mit Irrenanstalt befindet sich noch ausserhalb der Stadt. Wir hatten aber von dem, was wir bis jetzt gesehen, schon mehr als genug bekommen. Alle Krankenhäuser zusammen enthalten ungefähr 600 Kranke. Man hat schon seit dreissig Jahren das Geld für ein neues Krankenhaus zusammengelegt, aber von Wien die Einwilligung [zum Bau] noch nicht erhalten[10].

Venedig 22. bis 28. April 1830

Die beiden Freunde verliessen Triest im Dampfboot. Wegen hohen Wellengangs litt von Muralt wie die meisten übrigen Passagiere sehr bald an der Seekrankheit, während sich Meyer strikt auf dem Zentrum des Schiffsdecks aufhielt und so ziemlich verschont blieb. Sie fuhren durch Venedigs Lagunen zum Landungssteg in der Nähe der Piazzetta und bezogen ihr Logis im Gasthaus «Allo Scudo di Francia». Die Schweizer waren froh um ihren französischen und – etwas begrenzteren – italienischen Sprachschatz, verstanden die Venezianer doch überhaupt kein Deutsch. Tief beeindruckte sie in Venedig die spürbare Schnittstelle zwischen westlicher und östlicher Kultur und das Gewimmel der Menschen aus allen Nationen, die abends und bis tief in die Nacht die Stadt belebten. Angeleitet von einem deutschsprachigen Führer, besichtigten sie eine Woche lang die vielen Sehenswürdigkeiten der Stadt, nachdem sie sich anfänglich auf dem Campanile eine Übersicht verschafft hatten. Sie sahen den Markusplatz, den Markusdom, den Dogenpalast, in dessen Hof die Börse abgehalten wurde, den Canal Grande, die Rialto-Brücke sowie die vielen Kirchen mit ihren reichen Kunstschätzen. Besonders interessierte sie der Schiffsbau, etwa die Fabrikation von Schiffsmasten, wobei

---

[10] Zum 1833-1841 nach dem Beispiel des Wiener Allgemeinen Krankenhauses errichteten Ospedale Civile: LORENZETTI, Antonio: Compendio di notizie storico-descrittive dell'Ospedale Civile di Trieste, Trieste 1844. JETTER, Dieter: Grundzüge der Krankenhausgeschichte (1800-1900), Darmstadt 1977, S. 27.

dieser Wirtschaftszweig keine bedeutende Rolle mehr spielte; die österreichische Seemacht bestand lediglich aus wenigen Fregatten und einigen Briggs, die zum Schutz der Häfen von Triest und Venedig genügen mussten. Eine Seefahrt brachte Meyer und von Muralt zum Kloster der armenischen Mönche auf S. Lazzaro und zu den Murazzi, einer Mauer von gewaltigen Quadern, die den anstürmenden Wogen Widerstand entgegensetzte und die Stadt vor Überschwemmung verschonen sollte.

Von Herrn Prof. Wagner in Wien waren wir an einen jungen Arzt in Venedig, Dr. Zuanin[1], empfohlen, welcher uns sehr freundschaftlich aufnahm, uns selbst in die Hospitäler Venedigs führte und uns den dortigen Ärzten vorstellte[2].

Das Hauptspital ist das Ospedale Civile, womit das Ospedale dei Mendicanti verbunden ist. Das Hospital, welches an die Chiesa di San Giovanni e Paolo grenzt, hat eine prachtvolle Fassade; auch die Vorhalle ist prachtvoll, grossartig. Es fasst 1 000 Kranke, welche abgeteilt sind in die mit akuten Krankheiten behafteten Männer und Weiber und die mit chronischen Krankheiten behafteten, in welch letzterer Abteilung sich hauptsächlich alte Leute befinden. Jede dieser Abteilungen hat einen besonderen Arzt, ebenso die chirurgische Abteilung. Ausserdem findet man hier noch eine kleine Gebäranstalt, welcher der Arzt der weiblichen chirurgischen Abteilung vorsteht. Sie hat etwa zwölf Betten in vier kleinen Zimmern, die für die sich meldenden Personen völlig hinreichen sollen. Zur Abteilung der chronischen Kranken gehört noch eine bedeutende Abteilung von Geisteskranken, welche immer doppelt soviele weibliche Individuen enthalten soll als männliche. Hier werden übrigens nur die ruhigen Irren aufgenommen, wohingegen die Maniaci auf San Servolo abgegeben werden. Bei der Behandlung der Geisteskranken werden übrigens noch immer zu viele Zwangsmittel angewandt, denn wir sahen manche an Händen oder den Füssen oder an beiden zugleich angebunden. Auch ist noch der grosse Fehler, dass die Irren zu keiner zweckmässigen Beschäftigung angehalten werden und keinen Garten haben, um sich Bewegung zu geben, sondern bloss Gewölbe unten im Hause. Die Säle für alle Kranken sind sehr geräumig, sehr hoch und nicht überfüllt, obschon in einigen 100 bis 120 Kranke liegen. Die Bettstätten sind von Eisen, welches man hier zur Verhütung des Ungeziefers für sehr zweckmässig hält. Die Fussböden sind allenthalben steinern, aus Marmorstücken, durch die sogenannte venetianische Masse vereinigt, zusammengesetzt. Dieses mag für den Sommer sehr gut sein, allein im Winter sind diese Zimmer, deren Fenster sehr

---

[1] Keine weiteren Angaben bekannt.
[2] Zu den Spitälern in Venedig: Regolamento disciplinare-economico per l'Ospedale Civile di Venezia attivato con decreto dell'I. R. Governo, Venezia 1833. BEMBO, P. L.: Delle istituzioni di beneficenza nella città e provincia di Venezia, studi storico-economico-statistici, Venezia 1859. Ospedale Civile di Venezia, prospetto storico statistico, Venezia 1861. GECCHETTI, B.: Per la storia della medicina in Venezia spigolature d'archivio, Venezia 1886. GIORDANO, Davide: L'Ospedale Civile di Venezia, Scritti e discorsi pertinenti alla storia della medicina e ad argomenti diversi, Milano 1930, pp. 94-105. ZANALDI, Luciano: Notizie preliminari per una storia documentata dell'Ospedale Civile di Venezia, Venezia 1950. STEFANUTTI, Ugo: La Scuola Grande di San Marco, guida artistica dell'Ospedale Civile di Venezia, Venezia 1954. Ders.: Gli ospedali di Venezia nella storia e nell'arte, Atti I Congresso italiano storia ospedaliera, Reggio Emilia 1957, pp. 702-715. Ders.: Dall'antico ospizio orseolo all'attuale Ospedale Civile di Venezia, Osped. Ital. Chir. 2, 1960, pp. 869-874. La Scuola grande di S. Marco e gli Ospedali Civili Riuniti di Venezia, una proposta per la città, Venezia 1984. VANZAN MARCHINI, Nelli-Elena: La memoria della salute, Venezia e il suo ospedale dal XVI al XX secolo, Venezia 1985. AIKEMA, Bernard / MEIJERS, Dulcia (ed.): Nel regno dei poveri, arte e storia dei grandi ospedali veneziani in età moderna 1474-1797, Venezia 1989.

schlecht halten, gewiss fast nicht zu heizen, besonders, da keine festen Öfen hier sind, sondern nur im Winter kleine steinerne Öfen hineingestellt werden. Das Spital ist von der Stadt sehr gut unterstützt, weswegen die Ärzte weder Medikamente noch gute Diät zu scheuen haben.

Wir wohnten dem Krankenbesuche von Dr. Zannini[3] bei, einem schon betagten, in Venedig sehr beliebten praktischen Arzte, der die Abteilung der akuten Krankheiten der Weiber besorgt. Seine Methode ist ziemlich exspektativ, ohne dass er neben der Diät die kräftigen Medikamente vernachlässigt.

Am meisten interessierte uns hier ein Fall von Pellagra, welches schon in die zweite Periode fortgeschritten war. Nach Dr. Zuanins Äusserung, der längere Zeit bei Zannini Assistent gewesen war, fängt diese Krankheit gewöhnlich mit Prurigo auf den Händen an; es bilden sich kleine Bläschen, die seröse Flüssigkeit exhalieren, welche Symptome besonders im Sommer, weniger im Winter auftreten. Dann wird die Haut auf der Hand trocken, und es beginnt zugleich eine Paralysis, mit Blödsinn verbunden, welche dann lange Jahre anhalten kann. Bis es aber soweit kommt, vergehen gewöhnlich zwei bis drei Jahre. Bei den Sektionen hat man häufig krankhafte Veränderung, besonders Entzündung des Rückenmarks, getroffen, doch ist dies nicht konstant.

Man findet in diesem Hospitale auch ein kleines Instrumentarium chirurgicum und eine kleine medizinische Bibliothek. Die Ärzte wohnen nicht im Hospitale selbst, sondern bloss einzelne Chirurgen für ausserordentliche Fälle. Unter den chirurgischen Operationen ist der Steinschnitt eine der häufigsten, wie in Triest; es wird die Sectio lateralis angewendet.

Nicht weit von diesem Hospital ist der Ospedale dei Ricoveri. Hier befinden sich 400 Weiber und 300 Männer, die mit chronischen, meistens unheilbaren Krankheiten behaftet sind und hier wie in einem Versorgungshaus aufgenommen und recht gut verpflegt werden. Die Säle sind ebenfalls sehr gross, reinlich und überhaupt gleich eingerichtet wie im Ospedale Civile. Die in diesem Spitale sich vorfindende marmorne, in vier ovalen Wendungen sich selbst tragende Treppe ist als ein Meisterstück der Baukunst sehr sehenswert.

L'Ospedale di San Servolo befindet sich auf einer eigenen Insel und wird von den Padri ospedalieri besorgt. Es befinden sich hier in einem grossen Saale 100 Betten für kranke Männer, und ausserdem sind noch 250 Irre hier versorgt. Da hierhin besonders die sogenannten Maniaci und Lärmer kommen, so sind für sie wohlvergitterte Zimmer eingerichtet, was noch mehr an Gefängnisse erinnert, da denselben das Essen auf einem Steine hineingeschoben wird, der zwei Aushöhlungen hat, in welche man das Essen setzen kann und, indem man den Stein, der in der Mitte auf einer Angel ruht, umdreht, das Essen ins Zimmer hinüberziehen kann, ohne zum Kranken hineinzutreten. Die Insel ist ziemlich gross, und es liesse sich hier ein prächtiges Irrenhaus mit schönen Anlagen erbauen, was vielleicht auch noch geschehen wird. Man hat wenigstens mit Gartenanlagen den Anfang gemacht[4].

Weder von der Lehre des Kontrastimulus noch von der Homöopathie hört man hier etwas.

---

[3] Keine weiteren Angaben bekannt.

[4] Zum 1797 gegründeten Manicomio Centrale Maschile auf S. Servolo: ROBERTSON, Charles Lockhart: An account of a visit to the asylum for the insane on the Isola di S. Servolo, Venice, Asylum J. Ment. Sc., 1857/58, IV, pp. 222-244. Plan der Irren-Anstalt zu Venedig, Allg. Zschr. Psych. 20, 1863, S. 284-286. Die Insel San Servolo bei Venedig, Allg. Zschr. Psych. 27, 1870/71, S. 189-199. GALZIGNA, Mario / TERZIAN, Hrayr: L'archivo della follia, il manicomio di San Servolo e la nascita di una fondazione, antologia di testi e documenti, Venezia 1980. JETTER, Dieter: Grundzüge der Geschichte des Irrenhauses, Darmstadt 1981, S. 170 f, S. 176 f.

Quarantäneanstalten sind zwei, die eine auf einer nicht sehr weit von den Murazzi entfernten Insel, wo die sehr verdächtigen Schiffe anhalten müssen, die andere auf der Insel des Porto franco, wo diese Schiffe vor ihrem Eintritte in den Hafen Venedigs noch einige Zeit liegenbleiben müssen[5].

Padua 28. April bis 1. Mai 1830

Die Route nach Padua führte durch eine prächtige, noch unter Napoleon erbaute Allee von Obstbäumen, vorbei an üppigen Wiesen und Äckern sowie zahlreichen palastähnlichen Landhäusern. In Padua besuchten Conrad Meyer und Leonhard von Muralt abends das Theater, wo sie aber wegen des Dialekts der Schauspieler nur wenig verstanden. Die alte Stadt mit ihren hohen Häusern und engen, mit Bogengängen versehenen Gassen schien ihnen, mit Ausnahme der 1400 hier wohnenden Studenten, wenig bevölkert. Sie besichtigten die Kirchen San Agostino und San Antonio, ebenso das Reiterstandbild des venezianischen Condottiere Gattamelata auf der Piazza del Santo. Im Vergleich zu Venedig fanden sie recht wenig Paläste vor, bestaunten dafür das Rathaus mit dem Denkmal von Titus Livius. Vom Wiener Pathologen Wagner besassen sie eine Karte für den klinischen Professor Steer, der sie freundlich aufnahm und mit weiteren Medizinern der Universität bekanntmachte.

29. April. Abends spazierten wir mit Prof. Steer[1] in den Botanischen Garten[2]. Dieser ist zwar nicht sehr gross, die verschiedenen Gartenbeete etwas altmodisch mit eisernen Gittern umgeben, allein deswegen interessant, weil er der älteste Botanische Garten in Europa ist und so viele schöne Pflanzen im Freien sich herrlich entwickeln, die bei uns in Treibhäusern bloss Krüppel bleiben.

---

[5] FRARI, Angelo: Della peste e della pubblica amministrazione sanitaria, vol. 1, Venezia 1840. STEFANUTTI, Ugo: Mari, navi e medicina nella storia veneziana ed europea, Notiz. Ord. Med. Prov. Venezia 13(7), 1969, pp. 33-43. PREMUDA, Loris: Storia della quarantena nei porti italiani, Act. Med. Hist. Pat. 10, 1976/77, pp. 45-50. Venezia e la peste 1348-1797, Venezia 1979. NARDINI, Stefano: Il cholera a Venezia nel secolo XIX, epidemisti e contagionisti, Acta Med. Hist. Pat. 30, 1986, pp. 115-124.

[1] Martino Francesco Steer, 1824 Dr. med. (Wien), 1827 Prof. für Pathologie und Pharmakologie in Padua. CALLISEN 18 (1834), S. 331, 32 (1844), S. 421. DECHAMBRE, 3e série, 11 (1883), p. 669. BLÄ 5 (1934), S. 401.

[2] Zum 1545 gegründeten Botanischen Garten in Padua: DE VISIANI, R.: Dell'origine ed anzianità dell'Orto Botanico di Padova, Venezia 1839. CHLOVENDA, Emilio: Note sulla fondazione degli Orti Medici di Padova e di Pisa, Int. Congr. Hist. Med., 1930, pp. 488-509. GOLA, Giuseppe: L'Orto Botanico, quattro secoli di attività (1545-1945), Padova 1947. SGARAVATTI, Marisa: L'Orto Botanico di Padova, Il giardino fiorito 24, 1958, pp. 147-151. Führer durch den Botanischen Garten [Padua], der 1545 begründet wurde und als der älteste der Welt gilt, Padua 1960. FICHTNER, Gerhard / SIEFERT, Helmut: Medizinhistorische Reisen, Padua, Bd. 2, Stuttgart/New York 1978, S. 94-103. PAGANELLI, A. / CASSINA, G.: L'Orto Botanico di Padova, Collezioni scientifiche dei Musei ed Orto Botanico, Università degli Studi, Facoltà di Scienze 1980, pp. 30-27. PAGANELLI, A.: L'Istituto di Botanica e l'Orto Botanico dell'Università degli Studi di Padova, Notiziario periodico della vita dell'AMNS 9(1), 1982, pp. 23-26. PAGANELLI, A. /CASSINA, G. / ROCCA, F.: The Botanical Garden of the University of Padua, The Herbalist 49, 1983, pp. 72-78. AZZI VISENTINI, Margherita: Il giardino dei Semplici, I secoli d'oro della medicina, 700 anni di scienza medica a Padova, Padova 1986, pp. 57-66. CAPPELLETTI PAGANELLI, Elsa M.: L'Orto dei Semplici e la botanica medica a Padova, I secoli d'oro della medicina, Padova 1986, pp. 123-125.

30. April. Morgens um sieben Uhr gingen wir ins Hospital[3] und besuchten die chirurgische Klinik von Prof. Fabeni[4], an welchen wir von Prof. Hager eine Empfehlung hatten. Das Hospital hat wieder mehr den Charakter der deutschen Hospitäler, kleinere Zimmer, fasst ungefähr 600 Betten. Ich kann über die Behandlung von Fabeni nicht urteilen, denn es waren keine interessanten Fälle da, und er liess sich, da er noch rekonvaleszent von einer Krankheit war, über die vorhandenen nicht weiter aus. Mir schien es aber, dass er ein rationelleres Verfahren als die österreichischen Chirurgen befolge. Der Operationssaal ist neu und sehr zweckmässig eingerichtet. Die Zuschauer, deren oft 300 an der Zahl sind, stehen auf drei amphitheatralisch übereinandergelagerten Stufen, ganz ähnlich wie in Göttingen. Der Platz für den Operateur ist nicht zu gross, so dass auch die auf der obersten Stufe Stehenden noch ziemlich gut sehen können. Die Fenster sind teils an den Seitenwänden oben angebracht, teils in der Decke des Zimmers, so dass das Licht von oben herkommt und, ohne zu blenden, den ganzen Saal herrlich erleuchtet. Prof. Fabeni sagte, er hätte nur gewünscht, dass noch nach vorn ein Fenster angebracht wäre. Ich entgegnete ihm, dass ich den Nutzen daran nicht einsehen könnte, indem mir das von oben kommende Licht doch immer am besten scheine. Er glaubte, dass bei Operationen in der Vagina und überhaupt in Höhlen oft das Licht von vorne notwendig sein würde; allein auch hier würde es, wie ich glaube, nicht nützen, da man sich ja davor stellen müsste und doch künstliches Licht notwendig hätte, und Augenoperationen, bei denen vielleicht jenes Licht erfordert würde, werden ja hier nicht gemacht. Es werden überhaupt sehr wenige Operationen verrichtet. Im nämlichen Gebäude, in dem der Operationssaal ist, befinden sich unten vier Bäder von Marmor, äusserst schön.

[3] Zur Medizin- und Spitalgeschichte von Padua, v. a. zum 1798 eröffneten Ospedale Civile: COMPARETTI, Andrea: Riscontro clinico nel nuovo ospedale in Padova, Padova 1799. KÖSTL, Franz: Observationes et experientiae quas circa remedia eorumque formulas in instituto medico-clinico Patavino [...] conscripsit, Wien 1843. ANTONELLI, Andrea: Cenni storici sull'origine e sulle vicende dello Spedale Civile di Padova e rendiconto morale-economico per gli anni 1872-1883, Padova 1885. PELLEGRINI, Francesco: La clinica medica padovana attraverso i secoli, Verona 1939. CASTIGLIONI, Arturo: Die Medizinschule von Padua, Ciba Zschr. 11(121), 1950, S. 4438-4468. PREMUDA, Loris / BERTOLASO, Bartolo: Le prime sede dell'insegnamento clinico nel mondo, l'ospedale di S. Francesco Grande in Padova, Acta Med. Hist. Pat., 1960/61, pp. 61-92. PREMUDA, Loris: L'Ospedale di Padova nella Storia, L'Ospedale Civile di Padova e il suo rinnovamento, Padova 1968, pp. 19-46. Ders.: Einflüsse der Wiener medizinischen Schule auf die Medizinschule von Padua im 19. Jahrhundert, Verhandlungen des 20. Internationalen Kongresses für Geschichte der Medizin, Hildesheim 1968, S. 750-757. SCHADEWALDT, Hans: Die Medizin an den Universitäten Bologna und Padua, Ärztliche Praxis 21, 1969, S. 2225-2232, 2302-2304, 2362-2366. SEIDENBUSCH, Anton: Kunst und Medizin in Padua, Berührungspunkte zwischen Heilkunde und bildender Kunst, Diss. med., Würzburger medizinhistorische Forschungen 1, Würzburg 1975. PREMUDA, Loris: Die klinische Forschung in Padua im Zeitraum vom Tode Morgagnis bis zur Einführung der physikalischen Diagnostik, Int. Congr. Hist. Med., Budapest 1974, Acta 1976, vol. 2, pp. 815-824. JETTER, Dieter: Grundzüge der Krankenhausgeschichte (1800-1900), Darmstadt 1977, S. 25 f. FICHTNER, Gerhard / SIEFERT, Helmut: Medizinhistorische Reisen, Padua, Bd. 2, Stuttgart/New York 1978. PREMUDA, Loris: L'asse Vienna-Padova nella medicina dell'Ottocento e i suoi riflessi sul piano didattico e scientifico, Atti e Memorie dell'Academia Patavina di Scienze, Lettere ed Arti, parte II, Classe di Scienze Mat. e Nat. 92, 1979/80, pp. 129-143. Ders.: The influence of the nineteenth-century Vienna school on Italian medicine, the roles of Padua and Trieste, A Celebration of Medical History, Baltimore/London 1982, pp. 180-199. LESKY, Erna: Incontri scientifici tra Italia e Austria, I secoli d'oro della medicina, 700 anni di scienza medica a Padova, Modena 1986, pp. 91-96. PREMUDA, Loris: Notizen und Betrachtungen über das «Nuovo Spedale» in Padua am Ende des 18. Jahrhunderts, Hist. Hosp. 17, 1986-1988, S. 17-21. Ders.: Die anatomisch-klinische Methode, Padua-Paris-Wien-Padua, Gesnerus 44, 1987, S. 15-32.

[4] Vincenzo Fabeni (1799-1861), Dr. med. (Wien), 1824 Prof. der theoretischen Chirurgie in Padua, 1834 Prof. der Physiologie. CALLISEN 6 (1831), S. 148, 28 (1840), S. 1.

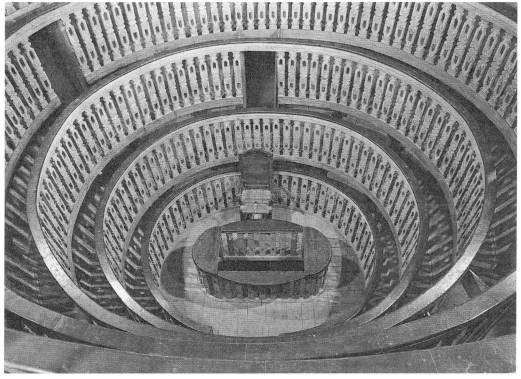
Das 1594 eröffnete anatomische Theater von Padua.

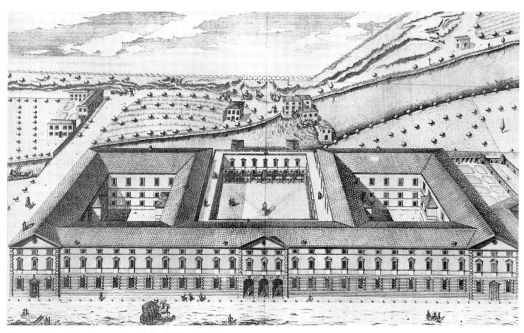
Der 1778-1798 erbaute Ospedale Civile in Padua.

Um acht Uhr besuchten wir die medizinische Klinik von Gaspare Federigo[5]. Dieser alte Mann versieht die Stelle von Prof. Brera[6], der wegen eines Prozesses, der eine Veruntreuung von Hospitalgeldern betraf, für einmal seiner Stelle entsetzt wurde. Es ist aber zu wünschen, dass Brera wieder diese Stelle erhält, da Federigo sich nicht besonders als klinischer Lehrer zu eignen scheint, indem er viel zu wenig sich mit den Schülern über die Fälle [be]spricht. Ich wüsste nichts Interessantes aus dieser Klinik zu erzählen, als dass Federigo ein grosser Gegner des Kontrastimulus ist.

Um neun Uhr in die geburtshilfliche Klinik von Prof. Lamprecht[7]. Die geburtshilfliche Anstalt ist neu, ganz von dem übrigen Spitale abgesondert; jährlich fallen etwa 300 Geburten vor. Lamprecht befolgt grösstenteils die Grundsätze der Wiener Schule, indem er mit der Kunsthilfe sehr lange zurückhält. Er lässt im Bette in der Rückenlage gebären auf einem ledernen, gepolsterten Kissen, das dem Sieboldschen sehr ähnlich ist; nur das Rouleau zur Unterstützung des Kreuzes mangelt. Das Bett kann man zu den Operationen verkürzen. Er scheint kein Freund der Perforation zu sein, indem in zehn Jahren nur eine vorkam. Er erzählte uns einen in dieser Hinsicht interessanten Fall. Bei einer sehr verkrüppelten Person zeigte der Compas d'épaisseur 4½ Zoll der äussern Conjugata, kein Teil war erreichbar. Die Person fing ordentlich an zu kreissen, die Blase stellte sich aber noch; kein Teil war zu fühlen. Nach 36 Stunden sprang die Blase, und nun trat ein Fuss ein. Lamprecht versuchte, die Hand ins Becken einzuführen, was ihm endlich nach vieler Mühe gelang. Er verrichtete die Wendung und brachte ein lebendes Kind zur Welt. Das Kind war klein und die Knochen sehr verschiebbar. Hier hatte man sich schon zum Kaiserschnitt versammelt gehabt.

Es kamen ihm im letzten Jahre drei Fälle von Puerperalfieber vor, welche ihm trotz der Anwendung aller möglicher Methoden (?!) starben.

Um zehn Uhr in die ophthalmologische Klinik[8] von Prof. Torresini[9]. An ihn hatten wir eine Empfehlung von Prof. Rosas, bei welchem jener früher Assistent gewesen war. Es sind hier

---

[5] Gaspare Federigo (1769-1840), 1788 Dr. med. (Padua), 1821 Prof. der medizinischen Klinik für Wundärzte in Padua, Direktor des klinischen Instituts für Chirurgen. CALLISEN 6 (1831), S. 214, 28 (1840), S. 19 f. PODRECCA, Giuseppe: Sulla vita e sugli scritti del prof. Gaspare Federigo, Padova 1841/1874. DECHAMBRE, 4e série, 1 (1877), pp. 417-418. BLÄ 2 (1930), S. 494. Vgl. auch MONDANI, P. L.: La «dottrina del controstimolo» ed alcune storie cliniche di Giovanni Rasori, Scientia Veterum 134 (1969), pp. 81-172.

[6] Valeriano Luigi Brera (1772-1840), 1793 Dr. med. (Pavia), 1796 Prof. für medizinische Klinik in Pavia, 1806 Prof. für Pathologie und Gerichtsmedizin in Bologna, 1808 Prof. der Medizin und Direktor des Ospedale Civile in Padua. CALLISEN 3 (1830), S. 126-138, 26 (1838), S. 432-435. Epoche biografiche dell'I. R. consigliere di governo e professore medico V. L. Brera, Venezia 1838. Ann. univ. di med. 16, Milano, 1840, p. 445. Bolletino delle scienze mediche 9, 1840, p. 402. TASSINARI, Alessandro: Raccolta delle cose lette e scritte alla memoria del V. L. Brera, Venezia 1840. WURZBACH 2 (1857), S. 135 f. DECHAMBRE, 1ère série, 10 (1876), pp. 556-557. BLÄ 1 (1929), S. 692. DI MATTEI, P.: Valeriano Luigi Brera-Jodica, Bergamo 1938. CASTIGLIONI, vol. 2 (1948), pp. 522, 608, 629. DBI 14 (1972), pp. 164-165.

[7] Rodolfo Lamprecht (1781-1860), 1815 Prof. der Geburtshilfe an der Hebammenschule in Triest, 1819 Prof. für theoretische und praktische Geburtshilfe in Padua. CALLISEN 29 (1841), S. 430. PREMUDA, Loris: Personaggi e vicende dell'ostetricia e della ginecologia nello studio di Padova, Padova 1958, pp. 47, 55, 73-80. LAURENTIIS, Giuseppe de / PREMUDA, Loris: Rodolfo Lamprecht, professore di ostetricia teoretica e pratica all'Università di Padova, Acta Med. Hist. Pat., 1976/77, pp. 23-43.

[8] BERTOLASO, Bartolo: Il contributo dell'oftalmologia padovana alle manifestazioni oculari delle venereopatie, Acta Med. Hist. Pat., 1964/65, pp. 17-22. MIDENA, Edoardo: Padova, 200 anni di Oftalmologia, Padova 1985. Ders.: L'istruzione dell'insegnamento teorico-pratico e della clinica oculistica nell'Università di Padova (1817-1821), Acta Med. Hist. Pat. 30, suppl., 1986, pp. 95-101.

zwei Säle, der eine für die Männer, der andere für die Weiber. Jener Saal enthält neun Betten, der der Weiber sechs. Die Säle sind gewölbt, grün angestrichen, die Betten stehen weit auseinander und sind mit Vorhängen versehen, die Fenster mit dicken blauen Vorhängen verhängt, die aber das Blenden der weissen gegenüberstehenden Häuser nicht ganz verhindern; ausserdem sind noch einige einzelne Zimmer für die Operierten. Zwischen diesen beiden Sälen ist das Zimmer für die Vorlesungen und die Operationen sowie die Schränke, in denen dreissig Wachspräparate von Krankheiten der Augen, nach denen in Wien verfertigt, aufgestellt sind. Das ophthalmologische Klinikum ist grösser als dasjenige in Wien. Prof. Torresini, obschon ein Schüler von Rosas, stimmt gar nicht in allem den Grundsätzen von Rosas bei. Er tröpfelt z. B. zur Erkenntnis von Katarakt und vor der Operation derselben Hyoscyamus ein, verrichtet selten die Extraktion, nur bei sehr starken Staren, und da hier meistens weiche Stare vorkommen, so macht er gewöhnlich die Discisio cum reclinatione cataractae per scleram, seltener die Discisio per corneam. Er bedient sich dazu der Schmidtschen Nadel[10], nur dass dieselbe etwas feiner ist. Er besitzt eine ungemeine Fertigkeit, worüber sich auch nicht zu wundern ist, da er oft im Jahre vierzig Operationen verrichtet. Da er den folgenden Tag fünf Staroperationen machte, so blieben wir noch in Padua, und da er die Güte hatte, uns in die Schranken hineingehen zu lassen, so sahen wir die Operation ganz genau; er verrichtete vier Reclinationes per scleram und eine Discisio per corneam. Er soll sehr glücklich im Erfolge der Operationen sein; am fünften Tage lässt er die Augen öffnen. Schade, dass er zu seinen Instrumenten nicht mehr Sorge trägt, denn Nadel und Messer hatten Rostflecken, und die Davielsche Schere[11] sowie die Pinzette hatten Fehler. Bei einem bedeutenden Prolaps iridis, durch ein Ulcus scrophulosum corneae entstanden, wandte Torresini Eintröpflung von Belladonna an, worauf sich der Prolaps nach und nach verkleinerte und die Pupille sich ziemlich wiederherstellte, so dass der Kranke ordentlich sah. Die ägyptische Ophthalmie hält Torresini nicht für eine spezielle Augenentzündung und auch bloss für ansteckend durch unmittelbare Übertragung. Er hält sie für eine stärker entwickelte Form einer katarrhalischen Augenentzündung. Den Grund, weswegen die Militärärzte durch Ausweissen der Zimmer diese Ophthalmie grösstenteils aus ihren Regimentern vertrieben haben sollten, glaubt er eher darin suchen zu müssen, dass die Soldaten in den Regimentern selbst mit anderen gesunden während dieser Zeit vertauscht wurden.

Um elf Uhr waren wir von Prof. Steer auf die Universität bestellt, welcher uns das pathologische Kabinett zeigen wollte, das, von ihm angefangen, zwar noch klein ist, aber doch einiges Interessantes enthalten soll. Wir suchten ihn aber dort und im Café vergebens, und ebenso ging es auch um zwölf Uhr mit Prof. Lamprecht, der uns versprochen hatte, das Armamentarium obstetricium und die geburtshilflichen Präparate zu zeigen. In ersterem soll sich besonders eine römische Geburtszange (?) auszeichnen; wir fanden nachher nicht mehr Zeit, dahin zu gehen.

Am Nachmittag reisten wir um halb drei mit einem jungen Mediziner, einem Sohn des alten Fanzetti[12], bei welchem wir gestern Abend gewesen waren, nach den Bädern von Battag-

---

[9] Giuseppe Torresini (1790-1848), 1819 Dr. med. (Padua), 1822 Prof. der Augenheilkunde in Padua. HIRSCHBERG 14.5 (1915), § 722, S. 46. BERTOLASO (1964/65), p. 21.

[10] Nach Johann Adam Schmidt (1759-1809), Ophthalmologe in Wien. HIRSCHBERG 13 (1908), § 343, S. 449, 458.

[11] Nach Jacques Daviel (1696-1762), französischer Ophthalmologe, Pionier der Extraktion der Katarakt. HIRSCHBERG 13 (1908), § 348, S. 490.

[12] Keine weiteren Angaben bekannt.

lia[13]. Man gelangt dahin von Padua in etwa eineinhalb Stunden durch eine sehr angenehme Gegend. Das Bad selbst hat ebenfalls eine sehr schöne Lage, und zum Vergnügen der Badegäste sind sehr schöne Promenaden angelegt. Oberhalb der Quellen liegt ein Schloss des Vizekönigs, von dem aus man eine entzückende Aussicht hat. Die Quellen entspringen am Fusse eines Hügels, der das nordöstliche Ende der Monti Euganei ausmacht. Die Quellen sind sehr gut gefasst, haben dort eine Temperatur von 52 bis 58° R. Das Wasser wird nicht zum Trinken benutzt. Gleich neben den Quellen steht ein neues Badehaus, das sowohl schöne Zimmer zum Logieren als Badestuben enthält. Die Badekästen sind alle von Marmor, zehn an der Zahl, nur für einzelne Personen (da die Italiener eine wahre Abscheu vor dem Zusammenbaden zeigen). Zur Bereitung der Bäder muss natürlich noch viel kaltes Wasser nachgegossen werden, das ebenfalls Mineralwasser ist, welches in eigenen Behältern abgekühlt wird. Hier sind auch Regenbäder eingerichtet und Dampfkästen, letztere auch nur für einzelne Teile zu gebrauchen, z. B. für einen Schenkel, indem dieser durch eine in der hinteren Wand des Kastens befindliche Öffnung in den Kasten gesteckt wird, während der Patient selbst ausser demselben sitzt. Ein die Öffnung rings umschliessender leinerner Beutel wird dann um das Glied zugebunden, damit die Dämpfe nicht entweichen. Ein Dampfzimmer, welches, nach Art der Russischen Dampfbäder eingerichtet, sehr wohltätig sein dürfte, ist bloss ein kleines Zimmer, in dem weiter keine Einrichtung ist, als dass der Dampf aus zwei Öffnungen in dasselbe hineinsteigt; der Patient ist aber vom Anfange bis zum Ende dem nämlichen Hitzegrade ausgesetzt. In der Nähe dieses Gebäudes wird in einem unter freiem Himmel sich befindlichen offenen Behältnis das Mineralwasser über Schlamm geleitet, und der dann von demselben durchdrungene Schlamm, der eine sehr hohe Temperatur hat, in Form von Kataplasmen sehr häufig angewandt. Ein Zimmer kostet hier eineinhalb [sic!], ein Bad einen Zwanziger; gewöhnlich bleibt man eine Stunde im Bade.

Von den Quellen wird dann noch das Wasser in steinerner Leitung nach etwa zehn Minuten weit entfernten Bädern geleitet, wo grössere Häuser sind, welche zwanzig Badekästen, auf gleiche Weise eingerichtet wie die oben beschriebenen, enthalten.

Das Wasser ist sehr klar, zu heiss, um es gleich niederschlucken zu können; es schmeckt etwas salzig und scheint etwas Schwefel zu enthalten.

Dieses Bad soll im Sommer ungemein stark besucht sein, mehr als das in fast gleicher Entfernung von Padova liegende Bad Abano, welches die nämlichen Einrichtungen haben soll, wie auch die Bestandteile und die Wirkungen dieses Mineralwassers denen von Battaglia gleich sein sollen. Wir besuchten daher Abano nicht, da es gerade auf der entgegengesetzten Seite von Padova liegt.

---

[13] ZECCHINELLI, Giovanni Maria: Instruzioni sanitarie e mediche dei medici assistenti degli stabilimenti dei bagni termali della provincia di Padova, Padova 1820. BEGGIATO, Francesco: Delle terme Euganee, Memoria, Padova 1833. ZECCHINELLI, Giovanni Maria: Saggio sull'uso medico delle terme padovane, Padova 1835. FUMIANI, F.: Azione delle acque e fanghi minerali termali dei colli Euganei, Padova 1841. MORGANIARE, Gaspare: Sul progresso andamento sanitario e medicale delle terme Euganee, Padova 1842. KOSTL, F.: Die Euganeen und ihre Mineralquellen-Gruppen, Wien 1843. RAGAZZINI, Francesco: Nuove ricerche fisico-chimiche ed analisi delle acque termali Euganee, 1844. DECHAMBRE 1 (1864), pp. 3-9. MAUTNER, Eduard / KLOB, Julius: Die Euganäischen Thermen zu Battaglia, 2. Aufl., Leipzig 1882. CALLEGARI, Adolfo: Guida dei colli Euganei, Padova 1973. PREMUDA, Loris: Il termalismo Euganeo, aspetti storici, Acta Med. Hist. Pat. 35/36 (1988/90), pp. 39-58.

Beide Bäder sollen schon von den Römern gekannt gewesen sein, doch findet man keine Überreste von alten Bädern. Die jetzigen Badehäuser von Battaglia oder Bagni di Santa Helena gehören einem Privatmanne von Triest, Meregini.

1. Mai. Von da [Besuch des physikalischen Kabinettes] besahen wir das anatomische Theater, welches sich dadurch auszeichnet, dass, indem die amphitheatralisch geordneten Bänke rings um den Raum herumgehen, wo der Professor demonstriert, aber keine Fenster befindlich sind, das Kollegium immer bei Licht gelesen werden muss. Dasselbe ist übrigens auch seines Alters wegen interessant[14]. Die anatomische Sammlung enthält nichts Merkwürdiges, wenige Knochenpräparate, wenige angiologische getrocknete und einige Wachspräparate. Was mich am meisten interessierte, war der Name über dem Eingange, Fabricius ab Aquapendente[15], und die Büste von Morgagni[16]. Jetzt steht dem anatomischen Lehramte der berühmte Prof. Caldani[17] vor, der anatomische Tabellen nach Art der Loderschen herausgab[18], die in Italien viel Beifall fanden, übrigens nichts als Kombination sind.

Die Universität Padua ist noch immer besonders von Medizinern sehr besucht; es befanden sich in diesem Jahre über 800 Mediziner hier[19].

Um zehn besuchten wir noch das ophthalmologische Klinikum von Torresini, wo wir den oben genannten Operationen beiwohnten; um halb zwölf noch einige Augenblicke in die Vorlesung von Caldani; dann nahmen wir von Fanzetti Abschied.

---

[14] Zum 1594 eröffneten anatomischen Theater von Padua: BENEDETTI, Aldo: Il primo teatro anatomico padovano, Acta Med. Hist. Pat. 3, 1956/57, pp. 1-14. DE BERTOLIS, Glauco: Alessandro Benedetti, il primo teatro anatomico padovano, Acta Med. Hist. Pat. 3, 1956/57, pp. 1-13. UNDERWOOD, E. Ashworth: The early teaching of anatomy in Padua with special reference to a model of the Padua anatomical theatre, Annals of Science 19, 1963, pp. 1-26. PREMUDA, Loris / ONGARO, Giuseppe: Il primordi della dissezione anatomica in Padova, Acta Med. Hist. Pat. 12, 1965/66, pp. 117-142. BROCKBANK, William: Old anatomical theatres and what took place therein, Med. Hist. 12, 1968, pp. 374-375. DAVISON, D.: The oldest anatomical theatre, Med. biol. Ill. 19, 1969, pp. 72-76. O'MALLEY, Charles Donald: The lure of Padua, Med. Hist. 14, 1970, pp. 1-9. FICHTNER, Gerhard / SIEFERT, Helmut: Medizinhistorische Reisen, Padua, Bd. 2, Stuttgart/New York 1978, S. 80-89. RIPPA BONATI, Maurizio: Il teatro anatomico dell'Università di Padova, I secoli d'oro della medicina, 700 anni di scienza medica a Padova, Modena 1986, p. 133. CAGNONI, G.: I teatri anatomici dell'Università di Padova, Tesi di Laurea, Venezia 1987/88. RIPPA BONATI, Maurizio: Le tradizioni relative al teatro anatomico dell'Università di Padova con particolare riguardo al progetto attribuito a Fra'Paolo Sarpi, Acta Med. Hist. Pat. 35/36, 1988/90, pp. 145-168.

[15] Hieronymus Fabricius ab Aquapendente (1537-1619), Anatom und Chirurg in Padua.

[16] Giovanni Battista Morgagni (1682-1771), Anatom und Pathologe in Padua.

[17] Floriano Caldani (1772-1836), Dr. med., 1800 Prof. der Anatomie und Physiologie in Padua, Neffe des bedeutenden Anatomen Leopoldo Marc'Antonio Caldani (1725-1813). CALLISEN 3 (1830), S. 405-407, 27 (1839), S. 5 f. WURZBACH 2 (1857), S. 235. BLÄ 1 (1929), S. 802. Vgl. auch LAURENTIIS, Giuseppe de / PREMUDA, Loris: Rodolfo Lamprecht (1781-1860), professore di ostetricia teorica e pratica all'Università di Padova, Acta Med. Hist. Pat., 1976/77, p. 32.

[18] LODER, Justus Christian von: Anatomische Tafeln zur Beförderung der Kenntnis des menschlichen Körpers, mit deutschen und lateinischen Texten, 4 Bde Text, 2 Bde Tafeln, Weimar 1797-1803. CALDANI, Florianus: Icones anatomicae quotquot sunt celebriores ex optimis neotericorum operibus summa diligentia depromptae et collectae, 4 voll., Venetia 1801-1814.

[19] Zur angeblich 1222 gegründeten Universität Padua: Studi, editi dall'Università di Padova a commemorare l'ottavo centenario dall'origine dell'Università di Bologna, 3 voll., Padova 1888. L'Università di Padova e i suoi istituti scientifici, Padova 1900. L'Università di Padova, notizie raccolte da Antonio FAVORO e Roberto CESSI, Padova 1946. Rapporti tra le Università di Padova e Bologna, ricerche di filosofia, medicina e scienza, omaggio dell'Università di Padova all'«Alma Mater» bolognese nel suo nono centenario, a cura di Lucia ROSSETTI, Trieste 1988.

Die Umgebung auf der Weiterfahrt glich einem Garten, in dem die vielen Maulbeerbäume eigentliche Wälder bildeten. In Vicenza führte ein Lohndiener die Reisenden in der wenig belebten Stadt herum und zeigte ihnen die zahlreichen meist schlecht unterhaltenen Paläste. Das olympische Amphitheater war recht gut erhalten und mit hübschen Statuen versehen. Ein Spaziergang zum Kloster Madonna del Monte Berico bot eine weitreichende Aussicht. Die Triumphbögen auf dem Rückweg, auch sie dem Verfall nahe, zeugten wie so viele Bauten vom Wirken des grossen Renaissance-Architekten Andrea Palladio.

Die Stadt Verona beeindruckte die Zürcher durch ihre Lage, die breiten Strassen und schönen Plätze. Verona schien wesentlich belebter als Padua oder Vicenza. Das berühmte römische Amphitheater hatte stark gelitten. Anlässlich des Kongresses der Heiligen Allianz von 1822 sollen sich hier 36000 Menschen versammelt haben.

Am Gardasee besichtigten sie die landschaftlich einmalig gelegene Halbinsel Sirmione, in Breschia den neuen Dom sowie den vor kurzem ausgegrabenen antiken Herkulestempel. Über das Städtchen Palazzuola gelangten sie nach Bergamo, wo sie einige ihnen bekannte Zürcher Seidenkaufleute trafen. Auf einem unbequemen Wagen und unter argem Strassenstaub leidend, erreichten sie von da aus nach vier Stunden Fahrt die Hauptstadt der Lombardei.

Mailand 6. bis 13. Mai 1830

Besondere Faszination übte in Mailand der herrliche, aber noch nicht vollendete Dom aus, dessen Marmorgemäuer insbesondere bei Mondschein eine reizvolle Ansicht gewährte. Die von Napoleon errichtete Arena bot Platz für 36'000 Personen und konnte für die Vorführung von Schiffsgefechten ganz unter Wasser gesetzt werden. Meyer und von Muralt bewunderten die breiten Strassen, die vielen stattlichen Paläste und die spazierende Volksmenge in den Giardini publici. Im Palazzo di Brera besichtigten sie die Gemäldesammlung und im ehemaligen Refektorium des Klosters Santa Maria delle Grazie Leonardo da Vincis Abendmahl-Fresko, dessen Zustand nicht der beste war. Am Triumphbogen Arco di Pace, früher Arco Napoleone, wurde noch immer gebaut. Da in der Scala gerade eine Innenrenovation stattfand, besuchten sie die recht eindrückliche Marionettenbühne und mehrmals das Theater, wo sie zwei Opern und ein Ballett verfolgten. Auf Anregung des Zürcher Konsuls Keller unternahmen sie einen Ausflug nach Monza und besichtigten das dortige Lustschloss und die riesigen Parkanlagen mit Botanischem Garten und reichem Wildbestand. Im hübsch eingerichteten Badehaus in der Contrada Valasca begutachteten sie die Marmorwannen. Die Abende verbrachten Meyer und von Muralt im Theater oder im Kasino der Deutschen und Schweizer.

Die Spitäler

1) *Ospedale Maggiore*[1]. Dieses prachtvolle Gebäude, dessen Fassade und die Gebäude des grossen Hofes in byzantinischem Stile erbaut sind, liegt am Corso dell'Ospedale dicht an dem Ka-

---

[1] Zur Medizingeschichte von Mailand: LA CAVA, Angelo Francesco: Cenni storici su l'insegnamento medico e chirurgico a Milano, Collana scientifica e storico-sanitaria 2, Milano 1941. Ders.: Le scuole medico-chirurgiche

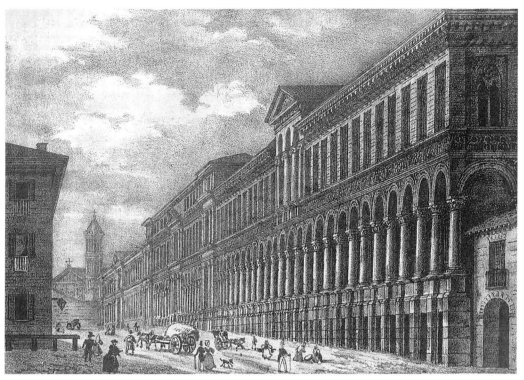
Fassade des 1456 gegründeten Ospedale Maggiore in Mailand, um 1840.

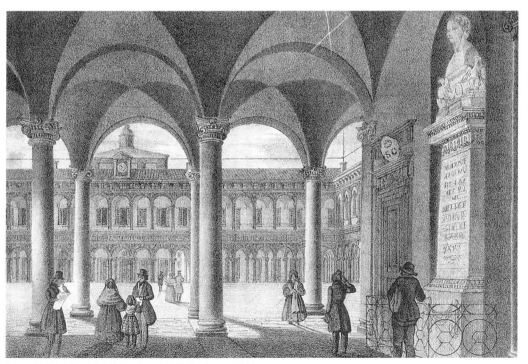
Innenhof des Ospedale Maggiore in Mailand, um 1840.

nale, welcher fast um ganz Mailand herumgeht. Es enthält zu beiden Seiten vier kleine Höfe, in welchen die Patienten spazieren können, und in der Mitte einen grossen, durch welchen jedermann gehen kann, in dem sich aber die Patienten nicht aufhalten dürfen. Die rechte Seite des Gebäudes, wenn man hineintritt, ist für die Weiber, die linke für die Männer. In beiden Abteilungen sind zu ebener Erde vier grosse Säle, die in Form eines Kreuzes in der Mitte zusammentreffen und voneinander nicht abgeschlossen sind. Hier ist eine Kapelle, wo Messe gelesen wird. Die Höhe dieser Säle sowie die Breite sind sehr bedeutend, die Fenster stehen in der Höhe. Die Betten sind sehr einfach, zwei eiserne Gestelle, wie unsere Maurerböcke, auf welche einige Bretter gelegt werden, die Matratzen wie bei allen italienischen Betten und eine wollene Decke. Die Böden sind steinern; herrlich kühle und gute Luft im Sommer, dagegen für den Winter keine Einrichtung. Es werden nicht einmal Öfen hineingestellt, sondern die Kranken bloss durch wärmere Bedeckung vor der Kälte so gut wie möglich geschützt. Öfen wären auch nicht hinlänglich, diese ungeheuren Säle zu heizen; den letzten Winter sollen aber die Kranken viel ausgestanden haben.

Ausser diesen grossen Sälen sind noch viele andere, nicht viel kleinere auf dem ersten Stocke; auf jedem Flügel befinden sich zwei Zimmer für Geisteskranke, besonders am Pellagra Leidende, welche sich noch nicht fürs Irrenhaus eignen. Die Venerischen sind in einer eigenen Abteilung. Gewöhnlich befinden sich 1 500 Kranke im Hospitale, welches übrigens für 2 000 Platz hat. Für diese Patienten sind zwölf Ärzte, so dass etwa 200 Kranke auf jeden kommen sollen; für 50 Patienten sind etwa 5 bis 6 Wärterinnen.

Wir wohnten am 12. [Mai] einem Krankenbesuche von einem Primararzte bei, der gerade die chronischen Krankheiten unter sich hatte. Es interessierte uns besonders, die vielen am Pellagra leidenden Patienten zu sehen in den verschiedenen Stadien der Krankheit. Dasselbe kommt so häufig vor, dass für diese Kranken eine eigene Abteilung eingeräumt ist. Besonders die heftige Sommerhitze wird beschuldigt, daher die Städter überhaupt selten, die Leute aus höhern Ständen nie davon befallen werden. Über das Wesen dieser Krankheit konnten uns die Ärzte nichts sagen, dagegen, dass sie in der Regel unheilbar sei und bis jetzt das einzige Mittel die Bäder seien. Auch die intermittierenden Fieber sind hier nicht selten.

dell'Ospedale Maggiore di Milano, L'Ospedale Maggiore 44, 1956, pp. 157-174. BELLONI, Luigi: Medicina a Milano dal Settecento al 1915, Storia di Milano 16, Milano 1962, pp. 933-1028.
Zum 1456 eröffneten Ospedale Maggiore: GÜNTZ, Eduard Wilhelm: Das grosse Hospital von Mailand (L'Ospedale Maggiore di Milano), Beitr. z. prakt. Heilk., 1834, I, S. 421-445. Notizie storiche del grand'ospedale di Milano, prospetto cronologico dei ritratti dei suoi benefattori coll'elenco degli autori e discrezione dei monumenti, Milano 1857. VERGA, Andrea: Intorno all'Ospedale Maggiore di Milano nel secolo XVIII e specialmente intorno alle sue scuole d'anatomia e chirurgia, Gazetta Medica Italiana-Lombardia 31 (1871), pp. 293-300, 309-319, 325-329, 357-363, 389-395, 413-419, 32 (1872), pp. 41-47, 93-98, 109-111, 133-136, 141-145, 189-195, 197-200, 245-251, 253-259, 309-316, 325-328, 357-364, 389-393, 397-403, 33 (1873), pp. 49-70. CANETTA, P.: Cronologia dell'Ospedale Maggiore di Milano, Milano 1884. CASTELLI, Giuseppe: Gli ospedali a crociera, Ospedale Maggiore 7, 1941. Celebrazione del V centenario dell'Ospedale Maggiore di Milano (1456-1956), Ospedale Maggiore 44 (12), 1956. GRASSI, Liliana: La Ca' Granda, Milano 1958. BETTICA GIOVANNI, Renato: Una raccolta d'arte in un ospedale, Rass. Clin. Ter. 59(1), 1960, pp. 39-48. JETTER, Dieter: Das Mailänder Ospedale Maggiore und der kreuzförmige Krankenhausgrundriss, Sudhoffs Arch. Gesch. Med. 44(1), 1960, S. 64-75. MONTAGNA, L.: L'Ospedale Maggiore e San Carlo, l'Ospedale San Carlo Borromeo, a cura di F. CHIAPPA, Edizioni di «La Ca' grande», Milano 1968, pp. 33-43. FOSTER, Philip: Per il disegno dell'Ospedale di Milano, Arte Lombarda 38/39, 1973, pp. 1-22. GRASSI, Liliane: L'Ospedale dei Poveri del Filarete, storia e restauro, Milano 1972. QUADFLIEG, Ralph: Filaretes Ospedale Maggiore in Mailand, Diss. phil., Köln 1981.

Die Apotheke ist schön, reinlich, ausgezeichnet das Laboratorium, worin eine eigene Presse zur Bereitung des Oleum Ricini und eine Maschine zur Verfertigung künstlicher Mineralwasser stehen. Dagegen gefiel mir nicht, dass die in grosser Quantität verfertigten Infusionen und Dekokte, selbst die aromatischen Infusionen, z. B. der Valeriana, in grossen Kesseln der freien Luft ausgesetzt blieben[2].

Auch die Küche und die Bäder sind zweckmässig. Die Kosten werden aus einem grossen Fonds des Hospitales bestritten.

2) *Ospedale dei Benfratelli* an der Strasse gleichen Namens[3]. Ein herrliches, grösstenteils neues Gebäude. Zu dem Krankensaale führen zwei schöne Treppen, zwischen welchen eine prachtvolle Statue aus Carrarischem Marmor eines unlängst verstorbenen Bruders steht. Der Krankensaal enthält 100 Betten von Eisen, welche mit Vorhängen versehen sind und sehr weit auseinander stehen. Der Saal ist sehr lang, breit und hoch; in dessen Mitte steht ein Altar, von dem noch ein anderer, kleinerer Saal abgeht. Das Licht, welches von den hochstehenden Fenstern durch Jalousieläden hereinfällt, ist sehr gemässigt und für die Augen angenehm. Im Winter werden die Säle geheizt. Gewöhnlich sind nur 50 Kranke hier, die von den Ordensmitgliedern, deren 20 sind, besorgt werden. Für Bezahlende sind eigene Zimmer eingerichtet. Die Pharmazie ist sehr schön.

3) *Ospedale dei Bambini,* liegt dem Ospedale Maggiore gegenüber, und die Kosten dafür werden aus der Kasse dieses Hospitales bestritten, welche sich nicht selten in einem Jahre bis auf eine halbe Million belaufen sollen[4]. Hier befindet sich teils eine Gebäranstalt, in der jährlich bis zu 350 Geburten vorkommen. Die Zimmer sind sehr geräumig, haben gute Luft und können im Winter geheizt werden. Die Geburten geschehen im einfachen Bette, worin nach den Umständen mit der Lage abgewechselt wird, und es scheint Dr. Porta[5] unrationell, in je-

---

[2] CASTELLI, Giuseppe: La farmacia dell'Ospedale Maggiore nei secoli, Milano 1939.

[3] PAZZINI, Adalberto: Assistenza e ospedali nella storia dei Fatebenefratelli, Torino 1956. MENEGHINI, Cesare: L'assistenza ospedaliera dei Fatebenefratelli durante l'imperio Austriaco in Austria e nel Regno Lombardo-Veneto, Atti del primo congresso europeo di storia ospitaliera, Reggio Emilia 1960. PANEBIANCO, Domenico: L'Ospedale Fatebenefratelli in un disegno di Martino BASSI, Archivo della storia lombarda 95(7), 1968, pp. 211-213.

[4] Zur 787 gegründeten Findelanstalt und zur Geburtshilfe in Mailand: BILLI, Felice de: Sull'Istituto reale scuola d'ostetricia ed annesso ospizio delle partorienti in Milano e sulle cose notabili osservatesi nella clinica ostetrica nel corso di un decennio, Milano 1844. AGUDIO, Francesco: Catalogo del gabinetto anatomico-patologico della r. scuola di ostetricia in Milano, Milano 1862. DECIO, Carlo: Notizie storiche sull'ospitalità e didattica milanese, Pavia 1906. BELLONI, Luigi: La scuola ostetrica Milanese dai Moscati al Porta, Milano 1960. SCHADEWALDT, Hans: Findelhaus und Kinderheilkunde, eine medizinhistorische Betrachtung, Riv. Stor. Med. 18, 1974, pp. 26-63. HUNECKE, Volker: Die Findelkinder von Mailand, Kinderaussetzung und aussetzende Eltern vom 17. bis zum 19. Jahrhundert, Stuttgart 1987. MÖSSMER, Anton: Über die Findelhäuser in Oberitalien in der ersten Hälfte des 19. Jahrhunderts, Hist. Hosp. 17, 1986/88, S. 17-21.

[5] Luigi Porta (1800-1875), 1828 Dr. med. (Pavia), 1829 Assistent an der Gebäranstalt in Mailand, Chirurg an der Findelanstalt, 1832 Prof. der Chirurgie und Operationslehre in Pavia. CALLISEN 31 (1843), S. 276. Gazz. med. lomb., 1875, pp. 304, 310. CORRACHI, A.: Commemorazione di Luigi Porta, Senatore del Regno, Annuario della Regia Università di Pavia per l'anno scolastico 1875/76, pp. 34-60. SCARENZIO, Angelo: Commemorazione di Luigi Porta, Rendiconti dell'Istituto lombardo di scienze e lettere 20, 1887. DECHAMBRE, 2e série, 26 (1888), pp. 711-712. BIFFI, Serafino: Opera completa, Milano 1902, vol. 2, pp. 439-448. APERLO: Nel cinquantesimo anniversario della morte di Luigi Porta, Clin. chir. Milano 28, 1925, pp. 207-216. BLÄ 4 (1932), S. 657. CASTIGLIONI, vol. 2 (1948), p. 598-599. DONATI, Giuseppe S.: Luigi Porta and his contributions to vascular surgery, J. Cardiovasc. Surg. 2, 1961, pp. 243-251. ZANOBIO, Bruno: The research of Luigi Porta on

dem Falle ohne Ausnahme der Gebärenden die nämliche Lage zu geben, sei es Seiten- oder Rückenlage. Das Kindbettfieber ist häufig und fast immer tödlich; auch letzten Winter herrschte eine grosse Epidemie. Nicht selten werden Venaesektionen und Blutegel in grosser Quantität angewandt. Die wunden Brustwarzen werden mit Butyrum Cacao bestrichen. Mit dieser Anstalt ist eine Schule für Hebammen verbunden, Herr Dr. Billi[6] ist Professor. Diese Hebammen werden von den Dörfern der Provinz hierher geschickt und auf ihre Kosten gelehrt. Es sind gewöhnlich gegen 50, welche, mit Ausnahme derjenigen aus der Stadt, im Hospitale selbst wohnen, damit sie den Verführungen der grossen Stadt weniger ausgesetzt sind.

Zweitens ist hier das Findelhaus. Kinder armer Eltern sowie die eigentlichen Findelkinder, welch letztere in eine Trülle[7] gelegt und so ins Haus hineingebracht werden können, werden hier aufgenommen; gewöhnlich sind gegen 100 Kinder, und nicht selten wurden 6000 Kinder im Jahre aufgenommen. Die Einrichtung ist übrigens ganz die nämliche wie in Wien; die Zimmer sind schön, doch kommen sie denen in Wien nicht gleich. Die Kinder werden gleich in den ersten Tagen nach der Geburt geimpft, weil dieselben, sobald sie gesund sind, aufs Land geschickt werden. Dr. Porta hat nicht gefunden, dass die Kinder bedeutend von der Krankheit angegriffen werden. Alle Jahre wird einmal von Kühen geimpft, und zwar ebenfalls auf neugeborene Kinder; auch hierauf fand Porta keine bedeutende Krankheit entstehen, die Blattern nahmen ganz den nämlichen Verlauf wie die vorher durch mehrere menschliche Körper gegangenen Vakzine. Nicht nur die Kinder der Anstalt, sondern auch die armer Leute werden hier geimpft. Der Stoff wird weithin verschickt in alle Provinzen, selbst nach der Schweiz. Die Aufbehaltung geschieht in gläsernen Haarröhrchen, welche in der Mitte weiter sind; durch die Haarröhrchen wird die Materie aufgesaugt und in die Erweiterung fortgeführt. Dann werden die Röhrchen oben und unten mit Siegellack vermacht, mehrere zusammen in einen Federkiel getan und so verschickt. Auf diese Weise bleibt der Stoff immer flüssig, muss nicht aufgeweicht werden vor der Anwendung, und von seiner Kraft kann so nichts verloren gehen.

Die Syphilis neonatorum kommt hier nicht selten vor; besonders äussert sie sich am Munde oder an den Genitalien, seltener als Ophthalmitis venerea, dagegen ist die Ophthalmia neonatorum häufig. Die Zimmer sind übrigens geräumig, haben ziemlich reine Luft und können im Winter geheizt werden. Diese Anstalt wird auf Kosten des Ospedale Maggiore unterhalten, kostet denselben aber oft soviel wie das grosse Hospital selbst, im letzten Jahre über eine halbe Million Mailänder Liren.

Drittens endlich ist hier ein kleines Zimmer, wo Frauen hinkommen können, welche wünschen, sich ihre Brüste von den Kindern entleeren zu lassen.

---

morbid changes of the arteries induced by ligation and torsion, Clio Med. 8(4), 1973, pp. 305-315. Dict. scient. biogr. 11 (1975), pp. 98-99. ZANOBIO, Bruno: Le osservazioni clinico-anatomiche di Luigi Porta sulle «cotilitidi», Rend. Ist. Lomb. Accad. Sci. Lett. B. 112, 1978, pp. 82-98. BOCK BERTI, Giuseppina: Luigi Porta, chirurgien à Pavie, sa nomination de membre associé étranger de la Société de chirurgie de Paris, Hist. Sci. Méd. 17(3), 1983, pp. 241-250. Dizionario biografico della storia della medicina e delle scienze naturali, vol. 3, Milano 1988, pp. 249-250. FAGA, A. / VALDETTA, L.: Plastic surgery in the early nineteenth century, notes on the collections in the University of Pavia's Museum of History, Plast. Reconstr. Surg. 86(6), 1990, pp. 1220-1226.

[6] Felice de Billi (1787-1866), 1816 Chirurg am Ospedale Maggiore in Mailand, 1819 Prof., 1820 Prof. für Geburtshilfe in Mailand. SIEBOLD, Bd. 2 (1902), S. 776 f. BELLONI, Luigi: La scuola ostetrica milanese, Milano 1960, pp. 39-47.

[7] Drehlade.

Die Syphilis wird nach Porta in Mailand meistens nach der Methode von Cirillo[8] behandelt und zwar mit dem besten Erfolge. Man lässt von dieser Sublimatsalbe alle Tage einmal 1 Drachme in die Fussohle einreiben; es entsteht dadurch nicht leicht Speichelfluss. Wir sahen eine Person, welche von einem venerischen Kinde auf der Brustwarze angesteckt worden war, worauf sich bald Geschwüre im Halse entwickelten, nach dieser Methode der Heilung nahe.

Die Irrenanstalten

1) Das Allgemeine Irrenhaus liegt etwa eine Viertelstunde ausserhalb der Porta Tosa[1]. Es enthält 500 Kranke, welche von einem Arzte, zwei Assistenten und acht bis zehn Wärtern besorgt werden. Dieselben sind in zwei Abteilungen; in der ersten die Furibunden und Unreinlichen, in der zweiten die Ruhigeren. Die meisten von den ersten sind auf verschiedene Weise um den Leib, die Arme und Beine mit Ketten und Banden angeschlossen, haben feste hölzerne Bettstellen und einen eigenen, mit hohen Mauern umgebenen Hof, sind übrigens in grossen Sälen beisammen, welche zum Teil die grossen Korridore des ehemaligen Klostergebäudes bilden. Die Ruhigeren sind ebenfalls zusammen, haben ihren Garten und Hof, in welch letzterem ein Karussell zum Vergnügen befindlich ist. Die beiden Geschlechter sind aber sowohl im Hause als im Garten streng voneinander getrennt. Nur die Ruhigeren werden zu Arbeiten angehalten, und zwar im Garten, die Weiber auch zu weiblichen Arbeiten. Zimmer und Betten sind sehr reinlich, geräumig und gut gelüftet, können aber im Winter auch nicht geheizt werden. Diese Anstalt gehört somit zu den mittelmässigen, hat aber doch bedeutende Fehler, welche hauptsächlich aus der geringen Anzahl der Wärter entstehen. Wir sahen hier einige Irre mit grossen Kröpfen, die sich auch in ihrer übrigen Bildung dem Kretinismus etwas näherten. Dieselben sollen aber aus dieser Gegend sein, und manche, die ohne Kröpfe in die Anstalt kommen, sollen dieselben in kurzer Zeit erhalten. Die Kröpfe sind überhaupt häufig in Mailand.

2) Die Privat-Irrenanstalt von Dr. Dufour[2] oder Ospizio di Sanità per la cura e custodia dei pazzi liegt in der Stadt am San Vittorio al Carpo No 2709[3]. Diese Anstalt nimmt nur Bezahlende auf, welche ein, zwei bis drei Gulden im Tage entrichten. Gewöhnlich befinden sich 52 Kranke in derselben, welche von 16 Wärtern besorgt werden, doch steigt die Zahl der Wärter nach der vorhandenen Krankenzahl. Man hält es hier für notwendig, die beiden Geschlechter streng voneinander zu trennen. Beim Essen, das sie nicht in Gesellschaft des Arztes geniessen, haben dieselben silberne Gabeln und Löffel, aber keine Messer. Die Zimmer sind alle mit star-

---

[8] «Unguento di sublimato corrosivo» nach Domenico Cirillo (1739-1799), Prof. der praktischen und theoretischen Medizin in Neapel. CIRILLO, Domenico: Avviso intorno alla maniera di adoperare l'unguento di sublimato corrosivo, nella cura delle malattie veneree, Napoli 1780. Ders.: Osservazioni pratiche intorno alle lue veneree, Napoli 1783.

[1] Zum Mailänder Irrenwesen: DE BERNARDI, Alberto / DE PERI, Francesco / PANZERI, Laura: Tempo e catene, manicomio, psichiatria e classi subalterne, il caso milanese, Milano 1980.

[2] Keine weiteren Angaben bekannt.

[3] Zu privaten Irrenanstalten in Mailand: ARMOCIDA, G. / AMBROSOLI, C. / FINAVERA, L. et. al.: Gli «ospizi privati per i pazzi» in Milano nel 1846, Minerva Psychiatr. 21(1), 1980, pp. 57-62. ARMOCIDA, G.: Annotazioni sull'ospedalità privata per malati di mente nella prima metà dell'800, l'esempio di Milano, 27th Int. Congr. Hist. Med., Barcelona 1980, Barcelona 1981, pp. 23-26.

ken eisernen Gittern an den Fensteröffnungen verschlossen, vor denen noch ein hölzernes Gitter angebracht ist, welches die Zimmer sehr verdunkelt und das Hinaussehen hindert. Wir rügten dieses, wurden aber dahin abgespiesen, dass es von der Polizei befohlen sei. Die Zwangsmittel werden vielleicht etwas zu häufig angewandt, wenigstens zeigte man uns eine ganze Rüstkammer von ledernen Banden und Zwangsleibchen. Die Bäder und die Dusche scheinen hier häufige Anwendung zu finden. Eine dunkle, mit Matratzen ausgepolsterte Kammer findet sich auch hier, doch ist der Boden nicht damit belegt, weil die Furiosen die Matratzen hier sogleich zerreissen (?). Für die Zerstreuung der Kranken ist aber auch sehr gut gesorgt durch verschiedene Spiele, zweckmässige Bibliothek und schöne Gärten. Das Nähere über diese Anstalt vide die gedruckte Anzeige. In einem eigenen Hause sind mehrere einzelne grössere und schöner eingerichtete Zimmer zur Aufnahme von Vornehmen.

3) Privat-Irrenanstalt von Dr. Giuseppe Caccialacqua[4] presso San Celso. Im ganzen auf gleiche Weise eingerichtet wie die vorige; die Zimmer sind aber frohmütiger und nicht so stark vergittert. Die Zahl der Wärter ist ebenfalls etwas klein, der Arzt, Herr Hartmann[5], der längere Zeit bei Herrn Dr. Schnell[6] von Bern als Assistent in dessen Institut[7] gewesen war, nimmt sich seines Berufes mit grossem Eifer an. Sein Zimmer geht auf den nämlichen Korridor, auf welchen die Zimmer der Kranken gehen, und in der Nacht lässt er die Türen aller Zimmer sowie des seinigen offen, um ja sogleich jede etwa entstehende Unruhe zu vernehmen und helfen zu können. Ein Wärter muss zwar jede Nacht wachen; wenn aber alle Patienten ruhig sind, so darf sich derselbe auch niederlegen. Eine dunkle, mit Matratzen ausgelegte Kammer haben sie hier nicht; es soll von der Polizei verboten sein (?). Die Badeeinrichtung ist sehr schön, und die Bäder werden häufig angewandt. Auch die Gartenanlagen sind herrlich. Die Bezahlung sowie die übrige Einrichtung ist wie in der vorher erwähnten Anstalt. Die Zahl der Kranken war 36.

Ehe ein Patient in diese Anstalt aufgenommen werden darf, muss er vorerst einige Zeit in einem eigenen Zimmer von einem von der Polizei angestellten Arzte beobachtet werden, ob er sich wirklich für eine Irrenanstalt eigne oder aber die Krankheit mehr ein Idiotismus sei.

Das grosse Lazarett ausserhalb der Porta orientale wurde von dem ehemaligen Kardinale Carlo Borromeo[8] erbaut und war seinerzeit für die Pestkranken bestimmt; jetzt wird es zu verschiedenen andern Zwecken benutzt.

---

[4] Keine weiteren Angaben bekannt.
[5] Keine weiteren Angaben bekannt.
[6] Beat Friedrich Schnell (1783-1846), 1804 Dr. med. (Tübingen), 1812 Bezirksarzt in Avenches, 1815 Gründer einer privaten Heilanstalt für Gemütskranke in Avenches, 1833 Gefängnisarzt in Bern, Mitglied des Sanitätskollegiums. CALLISEN 17 (1835), S. 275. Intelligenzblatt für die Stadt Bern 13, 1846, S. 624, 634. KIRMSSE, Max: Dr. Schnell, Gründer einer Anstalt für stumpfsinnige Kinder 1818 zu Wiflisburg im Kanton Waadt, Eos 7, 1911, S. 14-17. TRUAR, Monika: Beat Friedrich Schnell, Leben und Werk, praktische Psychiatrie und Therapie oligophrener Patienten im frühen 19. Jahrhundert, Diss. med., Mainz 1989.
[7] SCHNELL, Beat Friedrich: Ankündigung einer Anstalt zur Heilung von Gemütskrankheiten in Wiflisburg [Avenches], Kanton Waadt, aus dem Französischen übersetzt von Hans Caspar HIRZEL, Der Gemeinnützige Schweizer 2(3), 1816, S. 227-232. Anonymus: Heil- und Bildungsanstalt für Geistes- und Gemütskranke und Schwache aus den gebildeten Ständen, J. d. prakt. Heilk. 49, 1819, S. 109-118. Anonymus: Des Doktor Schnells Heil- und Bildungsanstalt für Geistes- und Gemütskranke aus der gebildeten Klasse, Überlieferungen zur Geschichte unserer Zeit, hrsg. von Heinrich ZSCHOKKE, 1819, S. 363-368.
[8] Carlo Borromeo (1538-1584), Kardinal und Erzbischof von Mailand, 1610 heiliggesprochen.

Die Gegend in Richtung Pavia erschien recht einförmig; die unter Wasser stehenden Reisfelder bildeten ungesunde Sümpfe. Der von Mailand nach Pavia geführte Kanal lag bedeutend höher als die Strasse und konnte auch von Schiffen beträchtlicher Grösse befahren werden; kanalaufwärts mussten die Schiffe von Pferden gezogen werden.

Pavia 13. bis 18. Mai 1830

Die alte, von etwa 1500 Studenten belebte Stadt gefiel vor allem wegen ihrer schönen Strassen und Paläste, unter denen ein Stift für arme adlige Studierende hervorstach. Zu den eindrücklichsten Gebäuden zählten Universität und Hospital. Bemerkenswert für die Zürcher erhoben sich über die Dachlandschaft die Wohntürme vornehmer Familien, einst errichtet aus Anlass der Geburt von männlichen Stammhaltern.

Was nun aber für uns am meisten Interesse hatte, war die Universität[1]. Wir hatten Empfehlungsbriefe von Prof. Rosas an den Professor der Augenheilkunde, Prof. Flarer[2], und an den Professor der Anatomie, Dr. Panizza[3], von Dr. Porta in Mailand. Prof. Flarer, den wir gleich nach unserer Ankunft in Pavia besuchten, nahm uns ungemein freundschaftlich auf und führte uns gleich in sein Klinikum, zeigte uns nachher das Hospital, welches uns Herr Prof. Hildenbrand[4], der sich ebenfalls freute, von Deutschen [sic!] besucht zu werden, den folgenden

---

[1] Zur 1361 gegründeten Universität Pavia: ROBOLINI, G.: Cenno storico sull'Università di Pavia, notizie sugli stabilimenti scientifici, Pavia 1873. Ders.: Pavia ed i suoi istituti universitari, guida storico-scientifica, Pavia 1887. VIDARGI, G.: L'Università di Pavia, monografie delle Università e degli Istituti superiori, ed. dal Ministero della Pubblica Istruzione, Roma 1911. Contributi alla storia dell'Università di Pavia, Pavia 1925. Statuti e ordinamenti dell'Università di Pavia 1361-1859, Pavia 1925. VACCARI, Pietro: Storia dell'Università di Pavia, 2a ed., Pavia 1957. Discipline e maestri dell'Ateneo pavese 1361-1961, Pavia 1961.

[2] Francesco Flarer (1791-1850), 1815 Dr. med. (Pavia), 1819 Prof. für Augenheilkunde in Pavia, Direktor der ophthalmologischen Klinik. CALLISEN 6 (1831), S. 313, 28 (1840), S. 60. DECHAMBRE, 4e série, 2 (1878), pp. 373-374. HIRSCHBERG 14.5 (1915), § 720A, S. 36-41. BLÄ 2 (1930), S. 535. LODISPOTO, Alberto: Una malattia del Maresciallo Radetzky, Pag. Storia Med. 6(2), 1962, pp. 57-65.

[3] Bartolomeo Panizza (1785-1867), 1812 Militärchirurg, 1817 Prof. für Anatomie in Pavia. CALLISEN 14 (1833), S. 288 f, 31 (1843), S. 138. Ann. univ. di med., Milano, 202, 1867, p. 656. Gazz. med. lomb. 6, 1867, 5a seria, p. 133. PLATNER, Camillo: Nekrolog auf Bartolomeo Panizza, Pavia 1867. Sperimentale 21, Firenze, 1868, p. 3-40. VERGA, Andrea: Sulla vita e sugli scritti di Bartolomeo Panizza, Milano 1869. WURZBACH 21 (1870), S. 260 f. DECHAMBRE, 2e série, 20 (1884), p. 190. HIRSCHBERG 14.5 (1915), § 720, S. 31-33. BLÄ 4 (1932), S. 490 f. CASTIGLIONI, vol. 2 (1948), p. 587. PENSA, Antonio: Lo studio dell'anatomia del sistema nervoso nell'Università di Pavia, La ricerca scientifica 4, 1950, pp. 437-446. CARIMATI, Angelo: Sull'atteggiamento patriottico nel 1848 di Bartolomeo Panizza, Castalia 6, 1955. PENSA, Antonio: Bartolomeo Panizza, Discipline e maestri dell'Ateneo pavese, Pavia 1961, pp. 251-258. BERLUCCHI, Carlo / TARASCHI, Giuseppe: Bartolomeo Panizza, Per la storia della neurologia italiana, atti del simposio internazionale di storia della neurologia, ed. di Luigi BELLONI, Milano 1963, pp. 149-163. Dizionario biografico della storia della medicina e delle scienze naturali, vol. 3, Milano 1988, p. 198.

[4] Franz Xaver Edler von Hildenbrand (1789-1849), 1812 Dr. med. (Wien), Prof. der speziellen Therapie und medizinischen Klinik in Pavia, Direktor des Kranken- und Findelhauses, Direktor der pathologischen Sammlung, 1830 O für medizinische Klinik in Wien. CALLISEN 8 (1831), S. 501 f, 28 (1840), S. 529 f. NND 27.2 (1849), S. 1221. WURZBACH 9 (1863), S. 13 f. ADB 12 (1880), S. 410. BLÄ 3 (1931), S. 223. LESKY (1978), S. 40 f, 43, 47.

Tag noch einmal zeigte, da er selbst Direktor des Hospitales ist. Das Hospital ist an die Universität angebaut⁵. Die Krankensäle sind so geräumig und schön wie in den besseren italienischen Hospitälern; eiserne Bettstellen mit Vorrichtung zu Vorhängen. Es enthält etwa 300 Kranke, die von zwei Primarärzten besorgt werden. Ausserdem sind zwei schöne Säle für die medizinische und besonders für die chirurgische sowie die ophthalmologische Klinik. In den beiden ersteren können die Professoren ihre Kranken aus dem ganzen Hospital auswählen. Der Operationssaal ist hell und geräumig, die Küche etc. schön zweckmässig eingerichtet, besonders auf Ersparung des Holzes abgesehen, was hier, da das Holz ausserordentlich teuer, sehr notwendig ist. Zur Oberaufsicht über die Wärterinnen des Krankenhauses hat Hildenbrand die Sœurs grises zum Hospitale gezogen, welche einen ähnlichen Orden wie diejenigen in Frankreich bilden, und mit denen Hildenbrand hier sehr zufrieden ist.

Sehr bequem ist es für die Medizinstudierenden, dass das Hospital gerade bei der Universität liegt, da dieselben aus den Kollegien nicht weit zu gehen haben. Es befinden sich etwa 800 Mediziner hier, von denen aber wenige Ausländer sind, da dieselben wie in Wien nicht zum Praktikum zugelassen werden; dagegen können auch sie wie die Inländer die Kollegien unentgeltlich anhören und erhalten auf der Anatomie (ebenfalls in der Universität) so viele Kadaver, als sie wünschen, unentgeltlich. (Ausser der Medizinischen Fakultät ist nur noch die Juristische hier, wogegen die Theologie fast in jedem Orte auf Seminarien gelesen wird.)

Opthalmologisches Klinikum von Flarer, dem ich noch einige Bemerkungen beifüge, welche ich von ihm bei einer Unterredung mit demselben hörte. Das Lokal für diese Klinik ist nichts weniger als gutzuheissen, es soll aber bald ein neues Lokal für dasselbe erbaut werden. Es sind bloss 14 Betten hier, welche durchaus nicht hinreichen für die Menge der Patienten, welche sich immer melden. Daher kann er viele bloss als Ambulante behandeln. Es kommen hier sehr viele Staroperationen vor, da von den Glasarbeitern in der Gegend von Nizza die meisten von dem grauen Stare befallen werden. Er operiert meist durch Reklination oder Diszision und hat ein sehr günstiges Resultat, da von 100 Operierten nur 5 ihr Gesicht nicht erhielten, von denen vielleicht der eine oder andere schon vorher an Amaurose gelitten hatte. Anstatt des Extractum Belladonnae nimmt er zur Erweiterung der Pupille das von Brandes⁶ aus der Belladonna gewonnene Atropin, 1 Gran desselben auf 1 Drachme Aquae destillatae. Er glaubt, dass hierin das erweiternde Prinzip ohne das reizende enthalten sei und dass daher weniger Reizung des Auges darauf erfolge. Die künstliche Pupillenbildung verrichtet er in der Regel durch Iridodialysis mit Ektomie verbunden, glaubt dadurch, sicherer eine Pupille zu erhalten und mit weniger Gefahr für das Auge. Auf die Ansicht Beers über das Wesen des Totalstaphyloms gestützt, versuchte Flarer eine Methode, welche ihm in mehreren Fällen schon geglückt ist. Er geht nämlich mit einer geraden Starnadel durch die verdunkelte Cornea ein und trennt die Iris von ihrer abnormen Adhäsion mit der Cornea ab. Dadurch hat er nicht nur das Fortschreiten

---

⁵ FRANK, Joseph: Heilart in der klinischen Lehranstalt zu Pavia, mit einer Vorrede von Johann Peter FRANK aus dem Lateinischen, mit praktischen Bemerkungen von Friedrich SCHÄFER, Wien 1797. BRERA, Valerian Ludwig: Medizinisch-praktische Bemerkungen in der klinischen Anstalt zu Pavia, übersetzt von F. A. WEBER, Zürich 1800. DONATI, Giuseppe Salvatore: La scuola chirurgica pavese, Discipline e maestri dell'Ateneo pavese, Pavia 1961, pp. 293-305. MASCHERPA, Pietro: «Materia medica» e farmacologia negli studi medici e farmaceutici dell'Università di Pavia durante gli ultimi cento anni, Discipline e maestri dell'Ateneo pavese, Pavia 1961, pp. 309-313. SCHADEWALDT, Hans: Pavia und die Medizin, Ärztliche Praxis 22, 1970, S. 1821-1826, 1880-1882, 1971-1973, 2083 f.

⁶ Rudolph Brandes (1795-1842), Dr. med., Dr. phil., Dr. pharm., Apotheker in Salzuflen.

des Staphyloms gehindert, sondern selbst seine Rückbildung zum Teil erlangt und hat dann durch Bildung einer Pupilla artificialis dem Patienten das Gesicht zum Teil wiedergeschenkt.

Schon viermal beobachtete Flarer den spontanen Prolaps der Kristallinse in die vordere Augenkammer ohne Verdunklung des Kristallkörpers; beim Liegen oder Rückwärtsneigen des Kopfes trat dieselbe wieder in ihre Lage. Das Gesicht war bedeutend geschwächt. Da die Patienten anfangs keinen Schmerz empfanden, so wollen sie die Extraktion der Linse nicht vornehmen lassen. Aber durch den beständigen Reiz der Linse wird früher oder später sicher das Auge degeneriert, so dass die Exstirpation derselben notwendig wird. Die Operation der Trichiasis nach Jaeger fand Flarer nicht sicher; meistens bleiben einige Wurzeln von Zilien zurück. Dieses kommt daher, weil beim ersten Schnitte über dem Augenlidrande der Rand sich krampfhaft nach innen zieht und so dem Auge die Grenze zwischen der äussern und innern Lamelle der Palpebra entzogen wird. Flarer macht also den ersten Schnitt in der roten Linie, welche die Grenze zwischen den beiden Platten ausmacht, und erst dann macht er den Schnitt durch die äussern Bedeckungen und trennt die Lamelle. Flarer will bei dieser Methode günstigere Resultate gesehen haben. Diese Operation kommt ziemlich häufig hier vor. Die Ophthalmia aegyptica beobachtet Flarer häufig, hält dieselbe aber auch nicht für eine eigene Form. Bei einem nach der Methode von Dupuytren[7] an der Tränenfistel operierten Manne, der gerade heute in die Klinik kam, stieg das Röhrchen wieder auf und war oben am Tränensacke zu fühlen. Er sah dieses auch in andern Fällen und fand dann, dass das Röhrchen ganz mit Schleim und Krusten verstopft war.

Medizinisches Klinikum von Prof. Hildenbrand

In zwei sehr schönen Sälen sind für diese Klinik 20 Betten eingeräumt. Hildenbrand, obschon noch jung, hat sich doch durch seine schriftstellerischen Arbeiten schon vielen Ruf erworben[8]. Er hat einen angenehmen, deutlichen Vortrag in einem schönen Latein. Auch in dieser Klinik sahen wir mehrere Fälle von Pellagra, welche in der Rekonvaleszenz begriffen waren. Hildenbrand sagte uns, dieses Exanthem fange gewöhnlich auf den Händen an, welches man als erregt durch die Sommerhitze oft wahrnimmt; mehrere Jahre nacheinander kehre dieses im Sommer wieder zurück, und dann gehe die Krankheit entweder aufs Nervensystem über, bewirke Melancholie, Blödsinn, Mania, welcher Zustand bis zum Tode bleibt, oder aber, die Krankheit geht auf die Unterleibsorgane über, und es bilden sich Obstruktionen und andere Degenerationen in denselben. Im Anfange sei die Krankheit leicht zu heben, kehre aber, weil sich die Kranken den schädlichen Einflüssen gleich wieder aussetzen, im folgenden Sommer wieder zurück. Die Hauptmittel bei der Heilung sind Bäder; leidet das Nervensystem, Tartarus emeticus anhaltend bis zum Brechen. Leiden mehr die Unterleibsorgane, dann auflösende Mittel.

Andere in dieser Gegend endemische Krankheiten sind die Wechselfieber, die Hildenbrand von den sumpfigen Reisfeldern herleitet.

Die chirurgische Klinik besuchten wir nicht, da dieselbe durch Intrigen von Scarpa[9] ihres Professors beraubt [war] und nun ziemlich bloss vikarisiert wird. Die Steine sind häufig.

---

[7] Guillaume Baron Dupuytren (1777-1835), Prof. der Chirurgie in Paris, vgl. S. 532 f.
[8] Verzeichnis seiner Schriften bei CALLISEN 8 (1831), S. 501 f, 28 (1840), S. 529 f.
[9] Antonio Scarpa (1752-1832), 1770 Dr. med. (Padua), 1772 Prof. für Anatomie und theoretische Chirurgie in Modena, 1783 Prof. für Anatomie in Pavia, 1787 auch Prof. für Chirurgie. Boll. d. sc. med. di Bologna 6, 1832, pp. 224-227. Bull. Soc. anat. de Paris 7, 1832, p. 137. Lond. M. Gaz. 11, 1832, pp. 325-329. PLATNER, Ca-

Für die geburtshilfliche Klinik wird ein neues Lokal erbaut.

Die Universität ist ein grosses, schönes Gebäude, von Maria Theresia[10] angefangen, von Joseph[11] fortgesetzt und durch Franz[12] beendigt. Daselbst sind auch alle Sammlungen aufgestellt.

---

millo: Nekrolog auf Antonio Scarpa, Pavia 1832. Arch. gén. de méd., 2e série, I, 1833, pp. 442-448. Mém. Acad. de méd. 7, 1838, pp. 1-28. CALLISEN 32 (1844), S. 112-125. PARISET, Etienne: Eloge de Antonio Scarpa, Histoire des membres de l'Académie royale de médecine, vol. 2, Paris 1845, pp. 149-191. Ann. univ. di med., Milano, 202, 1867, pp. 334-337. WURZBACH 29 (1875), S. 15-20. DECHAMBRE, 3e série, 7 (1879), pp. 403-405. Ann. d. mal. de l'oreille, du larynx 9, 1883, pp. 273-286. POLITZER, Adam: Geschichte der Ohrenheilkunde, Bd. 1, Stuttgart 1907, S. 260-271. HIRSCHBERG 14.5 (1915), § 717, S. 12-22. CHIARUGI, G.: Triangolo femorale dello Scarpa, Istituzioni di anatomia dell'uomo, Milano 1924, pp. 226-228. GIORDANO, Davide: Antonio Scarpa nelle epistole di taluni contemporanei stranieri, Atti Accad. Stor. Arte sanit. 10, 1930, pp. 271-274. BILANCIONI, Guglielmo: Per una completa biografia di Antonio Scarpa, Atti Accad. Stor. Arte sanit. 11, 1931, pp. 160-165. FAVORO, Giuseppe: Antonio Scarpa e l'Università di Padova, Atti del Istituto veneto di scienze, lettere ed arti 91, Venezia 1931/32. Ders.: Antonio Scarpa a l'Università di Modena, Modena 1932. Ders.: Il «Publicum doctoratus privilegium» di Antonia Scarpa, Rivista di storia delle scienze mediche e naturali 23, 1932, pp. 193-204. Ders.: Antonio Scarpa e Michele Girardi, Valsalva 8, 1932, pp. 742-748. Ders.: I primi periodi della vita e della carriera di Antonio Scarpa descritti da un suo curriculum autografo, Atti Accad. Stor. Arte sanit. 13, 1933, pp. 29-32. CORDERO, Aurelio: Lo Scarpa raccoglitore d'opere d'arte (alcune lettere inedite), Atti Accad. Stor. arte sanit. 13, 1933, pp. 282-285. FAVORO, Giuseppe: I primi periodi della vita e della carriera di Antonio Scarpa desunti da un suo «curriculum» autografo, Atti Accad. Stor. Arte sanit. 13, 1933, pp. 29-32. Ders.: Antonio Scarpa nella storia dell'anatomia, Monitore zoologico italiano 43, 1933, pp. 29-43. BLÄ 5 (1934), S. 45 f. BENASSI, Enrico: Due lettere inedite di Antonio Scarpa a Giacomo Tommasini, Atti Accad. Stor. Arte sanit., 2. ser. 2, 1936, pp. 26-29. OVIO, Giuseppe: L'oculistica di Antonio Scarpa e due secoli di storia, 2 voll., Napoli 1936. GIORDANO, Davide: La «legatura temporanea» delle arterie di Antonio Scarpa, in lettere di suoi contemporanei, Atti Accad. Stor. Arte sanit., 2. ser. 3, 1937, pp. 231-238. SCARPA, Antonio: Epistolario (1772-1832), ed. di Guido SALA, Pavia 1938. PUTTI, Vittorio: Opere dello Scarpa riguardanti argomenti di anatomia e chirurgia dell'apparato motore, Biografie di chirurghi del XVIII e XIX secolo, Bologna 1941, pp. 24-28. CASTIGLIONI, vol. 2 (1948), pp. 531-532. MONTI, Achille: Antonio Scarpa in scientific history and his role in the fortunes of the University of Pavia, translated by Frank L. LORIA, New York 1957. Elogio del prof. Antonio Scarpa, recitato del prof. Luigi SCARENZIO per l'inaugurazione degli studi nella grand'aula dell' I. R. Università di Pavia il 3 novembre 1838, ed. ed annotato da Luigi CATTANEO, Memorie dell'Istituto lomb.-Accad. di scienze e lettere [...], vol. 25. Memoria 2, Milano 1962, pp. 55-89. FRANCESCHINI, Pietro: L'opera nevrologica di Antonio Scarpa, Per la storia della neurologia Italiana, ed. da Luigi BELLONI, Milano 1963, pp. 93-105. FONTANA, Eugenio: Dall'epistolaria di Scarpa, l'Ateneo pavese a cavallo dei secoli XVIII e XIX, Pierini 1964. SNYDER, David C.: Antonio Scarpa, Arch. Ophthal. 73, 1965, pp. 455-458. FLORIO, Luigi di: Il meccanismo di formazione del callo osseo nel pensiero di M. Troja e A. Scarpa, Pag. Storia Med. 10(5), 1966, pp. 97-100. PRATESI, F.: Angéiologues classiques, Antonio Scarpa, Angéologie 19, 1967, pp. 7-10. ROMAGNOLI, Giovanni: La scuola medica pavese dal 1785 al 1820 attraverso rivelazioni tratte da lettere di A. Scarpa e G. B. Palletta a scienziati del tempo, G. Batt. Virol. 60, 1967, pp. 484-515. ARMA, Sergio: Antonio Scarpa und die Herniologie, Diss. med., Zürich 1968. POGGI, Giovanni: Un aspetto non molto studiato di Antonio Scarpa, cultore d'arte ed agricoltore, Med. nei Secoli 5, 1968, no 2, pp. 49-53. PREMUDA, Loris: Prospettive scientifiche e metodologiche nell'opera di Antonio Scarpa, Rassegna clinico-scientifica 54(3), Milano 1969. PASCARELLA, Francesco: Antonio Scarpa in Inghilterra, Riv. Stor. Med. 17, 1973, pp. 202-209. Dict. scient. biogr. 12 (1975), pp. 136-139. LESKY (1978), S. 84 f. KNOEFEL, Peter K.: Antonio Scarpa, Felice Fontana, and the wax models for Pavia, Med. nei Secoli 16, 1979, pp. 219-234. NICOLI ALDINI, Nicolò / PETRUCCI, C.: Il trattamento chirurgico del labbro leporino nelle lezioni di Antonio Scarpa, 31th Int. Congr. Hist. Med., Bologna 1988, pp. 641-645.

[10] Maria Theresia (1717-1780), römisch-deutsche Kaiserin.

[11] Joseph II. (1741-1790), römisch-deutscher Kaiser.

[12] Franz II. (1768-1835), römisch-deutscher Kaiser, als Franz I. Kaiser von Österreich.

Die Anatomie, ebenfalls auf der Universität, hat ein schönes anatomisches Theater. Sie wird jetzt von Prof. Panizza vorgetragen, der sich durch seine Schrift über die Lymphgefässe[13] und seine Abhandlung über Fungus medullaris des Auges besonderen Ruf erworben hat[14]. Er zeigte uns mit grosser Zuvorkommenheit das schöne anatomische Kabinett selbst. Darin sind besonders schön die Einspritzungen der Lymphgefässe einer unteren Extremität, der Lymphgefässe der männlichen Genitalien, mehrerer Hoden (für einen derselben wurden ihm 30 000 Lire geboten), des Penis, einer Lymphdrüse eines Schweines, der Plazenta einer Kuh sowie der Gefässe eines schwangeren Uterus, welche deutlich zeigen, dass kein Übergang zwischen den Gefässen des mütterlichen und des kindlichen Teiles der Plazenta stattfinde. Sehr schöne trockene Präparate sind hier, bei denen auf die Lage der Teile vorzüglich Rücksicht genommen ist. Alle diese Präparate sind mit Farben angestrichen, daher nehmen sich die Nerven sehr gut aus, so dass man diese Präparate beim ersten Anblick für Wachspräparate halten könnte. Auf Ausarbeitung der Sinnesorgane ist sehr viel Mühe verwendet. Um die Lage der Teile im Ohre gehörig demonstrieren zu können, hat Panizza aus Wachs das Gehörorgan in kolossaler Grösse abgebildet. Die Einspritzung der Gefässe des Auges sind sehr schön, ebenso die Nerven der Zunge und der Hände[15].

Die pathologische Sammlung ist klein, aber ausgewählt, die pathologische Sammlung der Knochen sehr hübsch; interessant die getrockneten Präparate über Hernien von Scarpa. Die Präparate über anatomische Komparata dagegen unbedeutend, da Stifft[16] in Wien diesen Zweig der Naturgeschichte und Anatomie für unnötig hält!

Scarpa hat sich von seinem Lehramte über Anatomie und Chirurgie zurückgezogen, wird aber noch sein Werk über Ophthalmologie neu herausgeben[17].

Vor ihrer Rückreise nach Mailand besichtigten die beiden Reisegefährten das von Joseph II. aufgehobene Kartäuserkloster Certosa, dessen Kirche sich besonders durch eine prächtige Innenausstattung auszeichnete. Am 18. Mai verliessen sie Mailand, passierten eine Zollstation und mussten den Po auf zwei sehr schlecht unterhaltenen Schiffsbrücken überqueren. Ohne sich in Piacenza lange aufzuhalten, besahen sie doch den stattlichen Marktplatz mit dem Palazzo ducale. Gegen Süden erschien ihnen die Gegend immer schöner und fruchtbarer; stets erblickten sie in der Ferne die Kette des Apennins.

---

[13] PANIZZA, Bartolomeo: Osservazioni antropo-zootomico-fisiologiche, Pavia 1830.

[14] PANIZZA, Bartolomeo: Annotazioni anatomo-patologiche sul fungo midollare dell'occhio e sulla depressione della cataratta, Pavia 1821. Ders.: Sul fungo midollare dell'occhio appendice, Pavia 1826.

[15] SCARPA, Antonio: Index rerum musei anatomici Ticinensis, Padova 1804. KNOEFEL, Peter K.: Antonio Scarpa, Felice Fontana, and the wax models for Pavia, Medicina nei secoli 16, no 2, 1979, pp. 219-235. FAGA, A. / VALDATTA, L.: Plastic surgery in the early nineteenth century, notes on the collections in the University of Pavia's Museum of History, Plast. Reconstr. Surg. 86(6), 1990, pp. 1220-1226.

[16] Andreas Joseph Freiherr von Stifft (1760-1836), einflussreicher Medizinalreformer und kaiserlicher Leibarzt in Wien.

[17] SCARPA, Antonio: Saggio di osservazioni ed esperienze sulle principali malattie degli occhi, Pavia 1801, Neuauflagen 1805, 1811, 1817, 1836.

Parma 18. bis 20. Mai 1830

Parma zählte 35 000 Einwohner und hatte unter Herzogin Marie Louise, der früheren Gemahlin Napoleons, manche bauliche Verschönerung erhalten. Das neue Theater schien fast zu prachtvoll für die Stadt und stand in scharfem Kontrast zur Qualität seiner Schauspieler. Im Palazzo della Pilotta befanden sich die Kunstakademie, die Kunstsammlungen, die Bibliothek und das schlecht erhaltene Teatro Farnese, in dem jetzt Marder und Ratten ihr Unwesen trieben. Besonders bemerkenswert unter den Sakralbauten erschienen Meyer der Dom und die Kirche des Benediktinerklosters.

Zu den grössten und für uns merkwürdigsten Gebäuden gehören dann das Hospital[1] und die Universität[2]. Ersteres liegt an der grossen Strasse, durch welche man von Mailand her in Parma einfährt. Dasselbe hat vier Abteilungen. Erstens diejenige für die medizinischen und chirurgischen Kranken in vier Sälen, welche sich in der Mitte vereinigen und wie in den meisten anderen italienischen Hospitälern die ganze Höhe des Gebäudes einnehmen; sie haben Platz für 421 Kranke. Zweitens die kleineren Säle für die Klinika, medizinische und chirurgische. Diese können im Winter geheizt werden. Drittens das Militärhospital, welches immer eine unbestimmte Zahl von Kranken enthält, und viertens das Irrenhaus. Dieses letztere enthält viele einzelne kleine Zimmer für einen oder zwei Kranke, welche übrigens auch stark mit Gittern versehen sind, keine Glasscheiben haben, sondern deren Fenster mit weissem Papier verschlossen sind. Es befindet sich dort auch eine Einrichtung, um den Kranken das Essen durch ein kleines, vergittertes Fenster hineinschieben zu können. Im übrigen sind die Zimmer schön, reinlich. Auch einzelne grössere Zimmer für mehrere Kranke befinden sich hier, und da, wo besonders die Unreinlichen sind, ist ein Loch in der Mauer des Zimmers angebracht, wodurch die Unreinlichkeiten abfliessen. Die Luft in den Zimmern ist sehr gut. Es befinden sich gewöhnlich 50 bis 60 Kranke in diesem Irrenhause, auf welche 8 männliche und ebenso viele weibliche Wärter achten, die, alle acht Stunden ausgewechselt, auch des Nachts wachen müssen. Die Geschlechter sind streng voneinander geschieden, zum Spazieren haben sie zwei von Mauern umgebene, jedoch kleine Höfe, worin wieder jedes Geschlecht getrennt ist. Es ist ein eigener Arzt für diese Anstalt, der nach allem, was wir sahen, sich viel Mühe gibt und die Patienten sehr vernünftig behandelt. Er vermeidet z. B. soviel wie möglich, die Patienten anzuschliessen; wirklich sahen wir nur wenige in Zwangswesten; Ketten sind streng verbannt. Er findet selbst sehr notwendig, seine Kranken zum Arbeiten anzuhalten, das Lokal ist aber bis jetzt noch zu klein.

---

[1] Zur Spital- und Medizingeschichte in Parma: PINI, Ulisse Angelo: Notizie sui medici e chirurghi parmigiani, Parma med. 2, 5, 8, 10, 12, 1954. Ders.: L'Ospedale di Parma nel secolo XVIII nella descrizione di John Morgan, Minerva med., 1956, II, pp. 1032-1034. Ders.: Medici dello Stato di Parma, Castalia 14(1), 1958, pp. 13-14. Ders.: I medici di Parma nel risorgimento, profili di medici patrioti, Minerva med. 51, 1960, pp. 1112-1117. WATERMANN, Rembert: Zur «Deckenlüftung» im Ospedale Maggiore zu Parma, Med. Welt 17, 1961, S. 887-932. TROMBI, Gino: Dall'Ospizio delle Orfane presso l'Ospedale della Misericordia agli Istituti Femminili Raggrupati, Parma 1963.

[2] Zur 1512 gegründeten Universität Parma: PINI, Ulisse Angelo: L'Università di Parma dopo i moti del 1831, lettere inedite di Giacomo Tommasini, Minerva med. 48, 1957, pp. 1552-1553. Corpus Statutorum Almi Studii Parmensis, a cura di Ugo GUALAZZINI, Milano 1978.

[3] Giacomo Antonio Domenico Tommasini (1768-1846), Dr. med. (Parma), 1794 Prof. der Physiologie und Pathologie in Parma, 1816 Prof. der medizinischen Klinik in Bologna, 1823 Ehrenleibarzt der Herzogin von Parma, 1830 Prof. der medizinischen Klinik in Parma. CALLISEN 19 (1834), S. 304-309, 33 (1845), S. 48-50.

Im ganzen Hospitale führte uns der Assistent von Tommasini[3], il Signore Carlo Cipelli[4], assistente alla clinica di Parma, mit viel Zuvorkommenheit herum und machte uns mit manchen Ansichten von Tommasini bekannt. Tommasini kam erst dieses Jahr von Bologna nach Parma und ist nun Leibarzt der Maria Louise[5]. Er ist jetzt noch ein Hauptverteidiger der Rasorischen Lehre[6], die er aber sehr modifiziert hat. Er hält ein medizinisches Klinikum, wofür er 24 Bet-

   Rendic. Accad. med.-chir. di Ferrara, 1846/49, pp. 139-142. Ann. univ. di med. 122, Milano, 1847, pp. 51-89. Gazz. med. di Milano 6, 1847, pp. 173, 181. Mem. d. Soc. med.-chir. di Bologna, 1857, 2a seria, V, pp. 229-252. DECHAMBRE, 3e série, 17 (1887), p. 624. BLÄ 5 (1934), S. 607 f. BENASSI, Enrico: Due lettere inedite di Antonio Scarpa a Giacomo Tommasini, Atti Accad. Stor. Arte sanit., 2. ser. 2, 1936, pp. 26-29. Ders.: Giacomo Tommasini al letto di Paolina e di Madama Madre, Atti Accad. Stor. Arte sanit., 2. ser. 5, 1939, pp. 128-144. Ders.: Risposte di Giacomo Tommasini a questi medico-artisti del Foscolo, Atti Accad. Stor. Arte sanit., 2. ser. 6, 1940, pp. 159-163. Ders.: Alcune lettere di Vincenzo Chiarurgi a Giacomo Tommasini, Rivista di Storia della Scienze Med. e Nat. 32(2), 1941, pp. 61-65. Ders.: Il mondo medico inglese del primo ottocento visto da Giacomo Tommasini, Atti Accad. Stor. Arte sanit., 2. ser. 9, 1943, pp. 93-101, 2. ser. 12, 1946, pp. 17-27, 2. ser. 13, 1947, pp. 38-47. Ders.: Giacomo Tommasini, nel centenario della morte, Castalia, Riv. Stor. Med. 2 (9), 1946, pp. 533-536. CASTIGLIONI, vol. 2 (1948), p. 524. CAZZANIGA, Antonio: La grande crisi della medicina italiana nel primo ottocento 6, Giacomo Tommasini, Castalia, la Medicina nella Storia e nell'Arte 5(3), 1949, pp. 115-128. SOLETO, Rocco: Una critica anonima a Giacomo Tommasini, Med. nei Secoli 3, suppl., 1966, pp. 161-165. BRIGHETTI, Antonio: Lettere inedite di Giacomo Tommasini a Francesco Orioli, Boll. d. sc. med. di Bologna 140, 1968, pp. 273-284. SAMPALMIERI, Angelino: Il valore dell'anatomia patologica in uno scritto poco noto di G. Tommasini, Pag. Storia Med. 7(6), 1968, pp. 97-101. Ders.: I medicamenti contrastimolanti, Collana Pag. Storia Med. 18, 1968, pp. 137-156. AULIZIO, Francesco: Giacomo Tommasini clinico medico dell'Ateneo Bolognese, Arch. Patol. Clin. Med. 45, 1969, pp. 136-142. OBERTI, Andrea: Della dignità della medicina in Italia secondo il concetto di Giacomo Tommasini (1817), Sci. Vet. 148, 1970, pp. 5-45.

[4] Keine weiteren Angaben bekannt.
[5] Marie Louise (1791-1847), Tochter von Kaiser Franz I. von Österreich, zweite Frau von Napoleon I., nach dessen Sturz Herzogin von Parma, Piacenza und Guastalla.
[6] Nach Giovanni Rasori (1766-1837), 1785 Dr. med. (Pisa), 1786 Prof. der Medizin in Pisa, später in Pavia und Mailand, Begründer der Lehre vom «Contrastimolo», einer Modifikation der Lehre von John Brown (1735-1788). FEDERIGO, Gaspare: Sulle opere del Dr. Giovanni Rasori, Venezia 1813. CALLISEN 15 (1833), S. 348-351, 31 (1843), S. 354-356. J. d. conn. méd. prat., 1836/37, IV, p, 212. CHIAPPA, Giuseppe Antonio del: Della vita di Giovanni Rasori, Milano 1838. DECHAMBRE, 3e série, 2 (1874), pp. 365-366. MARINO, Francesco: Giovanni Rasori e la malaria, Rend. dell'Ass. med.-chir. di Parma, 1900, I, pp. 162-165. PASETTI, C.: Giovanni Rasori, Ospedale Maggiore, Milano, 1918, pp. 60-69. FRATI, C.: Ricordi di prigionia, memorie autobiografiche e frammenti poetici di Giovanni Rasori, Torino 1921. MONTI, A.: Giovanni Rasori nella storia della scienza e dell'idea nazionale, Istituto pavese d'arti grafiche, Pavia 1929. BILANCIONI, Guglielmo: Giovanni Rasori, medico e patriota, Atti Accad. Stor. arte sanit. 9, 1929, pp. 83-98, 125-138. BLÄ 4 (1932), S. 725-727. JANNI, E.: I medici nel Risorgimento, Giovanni Rasori (nel I centenario della morte), Il Giardino di Esculapio 10(2), 1937, pp. 4-41. CASTIGLIONI, vol. 2 (1948), pp. 522-523. CAZZANIGA, Antonio: La grande crisi della medicina italiana nel primo ottocento 5, Giovanni Rasori, Castalia, la medicina nella storia e nell'arte 5(1), 1949, pp. 13-19. ROSSI, Ennio: Giovanni Rasori or Italian medicine in transition, Bull. Hist. Med. 29(2), 1955, pp. 116-133. GUIDO, Francesco: Gli «esperimenti» di Giovanni Rasori sull'origine dell'orina, Scritti in onore di A. Pazzini, 1968, pp. 629-634. MONDANI, P. L.: Due trattatelli minori di scuola ippocratica e il saggio del Rasori sul Preteso genio d'Ippocrate, Scientia Veterum 126, 1968, pp. 91-157. Ders.: La «dottrina del controstimolo» ed alcune storie cliniche di Giovanni Rasori, Scientia Veterum 134, 1969, pp. 81-172. PRIMIERO, Mariano: La natura e il trattamento dello scorbuto nel pensiero di Cullen, di Brown e di Rasori, Med. nei Secoli 6, 1969, no 4, pp. 40-44. ONGARO, Giuseppe: La teoria della flogosi di Giovanni Rasori, Biennale della Marca e dello Studio Firmano (7, Fermo 1967), Atti, Civitanova Marche 1973, pp. 195-202. COSMACINI, G.: Scienza medica e giacobinismo in Italia, l'impresa politico-culturale di Giovanni Rasori, Milano 1982. Dizionario Biografico della Storia della Medicina e delle Scienze Naturali 4 (1989), p. 20. ONGARO, Giuseppe: Rasori, Borda e le dottrine dello stimolo e del controstimolo, Med. nei Secoli 6(3), 1994, pp. 495-514.

ten hat, und Vorlesungen über spezielle Pathologie und Therapie. Sein Hauptwerk ist seine Lehre von den Entzündungen[7], ausserdem hat er mehrere Berichte aus der Klinik von Bologna herausgegeben[8]. Er hielt leider gerade an diesem Tage das Klinikum nicht selbst, sondern ein junger Professor an seiner Statt, der übrigens seine Ansichten teilt. Dagegen besuchten wir seine Vorlesungen. Er sprach gerade über die Entzündungen der Gefässe in einem schönen Italienisch, wobei er mit grosser Gewandtheit oft von sich sprach. Er scheint übrigens auch in der französischen, englischen und auch in der deutschen Literatur nicht ganz unbewandert zu sein. Er scheint jetzt besonders die in Deutschland nun schon lange widerlegte Lehre, welche in allen akuten Krankheiten akute Entzündungen finden will, in chronischen aber entweder chronische Entzündungen oder Ausgänge von denselben findet, in Italien aufbringen zu wollen; so sind z. B. die Aneurysmen Folge von chronischen Entzündungen der Arterienhäute, der Skorbut eine Venenentzündung, Chlorose eine erhöhte Arteriosität mit der Febris alba der Alten, Typhi nichts anderes als Gehirnentzündung; letzteres besonders scheint er von Kreysig[9] angenommen zu haben, dessen Werke er oft aufführt[10]. Tommasini verwirft daher im Typhus alle reizende Behandlung, sondern wendet Blutegel und kalte Umschläge auf dem Kopf an, auch selbst allgemeine Blutentziehungen. Auch kann man sich aus obigem erklären, dass man in seiner Klinik sehr viele Schüsseln mit Blut, aber auch nicht selten blutarme Gesichter findet. Einige Spuren von Kontrastimuli fanden wir jedoch auch; z. B. wendet er gegen Pellagra Bäder an und Kermes[11] bis zu 33 Gran im Tage, ohne dass Erbrechen oder sonst ein beschwerlicher Zufall erfolgen soll. Bei einem jungen Menschen, der an einer Pleuritis gelitten hatte und dem schon viel Blut entzogen worden war, wurden auf den Tag acht Pillen verschrieben, von denen jede 2 Gran Kermes enthielt. Die Syphilis wird ohne Quecksilber behandelt, nur äusserlich ein Umschlag von Sublimat, in Decoctum altheae gelöst, gemacht.

Im ganzen Hospitale haben 1 000 Kranke Platz, im vorigen Winter befanden sich 500 Patienten darin, jetzt 300, auf 30 bis 40 Kranke sind 6 bis 8 Wärter.

Das Universitätsgebäude ist wohl eines der grössten und schönsten, welche existieren, aber viel zu gross für diese kleine Universität, da bloss 300 Studenten überhaupt in Parma sind, unter diesen 150 Mediziner. Selten sind Ausländer hier, nur wenige sollen sich wegen Tommasini in der letzten Zeit hier aufgehalten [haben] und von ihm zu seiner Lehre bekehrt worden sein! In diesem grossen Gebäude befindet sich eine kleine Sammlung für Naturgeschichte, eine unbedeutende für Anatomie und eine kleine Sammlung von anatomischen Wachspäparaten.

Bei ihrer Weiterfahrt gegen Modena passierten die Zürcher den Zoll ohne Schwierigkeiten und besahen sich die lebhafte Handelsstadt Reggio nell'Emilia, in der sich aus Anlass des gegenwärtig stattfindenen Jahrmarkts auch der Herzog aufhielt. Das naturhistorische Kabinett verwahrte viele interessante Stücke, etwa eine Sammlung von getrockneten Fischen und Polypen sowie zahlreiche

---

[7] TOMMASINI, Giacomo Antonio Domenico: Considerazioni patologiche pratiche sull'infiammazione e sulla febbre continua, 2 voll., Bologna 1820.

[8] TOMMASINI, Giacomo Antonio Domenico: Prospetto dei resultamenti ottenuti nella clinica medica dell'Università di Bologna nel corso di un triennio scholastico 1816-1819, Bologna 1820, 1819-1822, Bologna 1825, 1823-1828, Bologna 1829.

[9] Friedrich Ludwig Kreysig (1770-1839), Prof. der Pathologie und Chirurgie, später der Anatomie und Botanik in Wittenberg, Prof. der Pathologie und Therapie in Dresden, Leibarzt des sächsischen Königs.

[10] Verzeichnis seiner Schriften bei CALLISEN 10 (1832), S. 388-395, 29 (1841), S. 349-351.

[11] Pulverisierte weibliche Schildläuse der Kermeseiche.

Variationen von Lavagestein. Leider zeigte sich das Kabinett sehr verwahrlost, was erklären mochte, weswegen die einst bedeutende Froschsammlung völlig zugrunde gegangen war.

Modena 20. bis 21. Mai 1830

Eine halbe Stunde von Reggio, auf dem Wege nach Modena, ist eine Irrenanstalt[1], erbaut durch den jetzt lebenden Herzog von Modena, Franz IV[2]. Wir machten diesen Weg zu Fuss, hatten aber dabei von der Mittagshitze sehr viel auszustehen.
Irrenanstalt von Modena
Diese Irrenanstalt ist zwar schon alt, in ihrer jetzigen verbesserten Gestalt aber noch ganz neu, so dass die innere Einrichtung der Gebäude noch nicht ganz vollendet ist. Sie gehört in Beziehung ihrer inneren Einrichtung und zweckmässigen Besorgung unstreitig zu den besten jetzt existierenden. Es sind gegenwärtig 112 Kranke hier, von denen die meisten bezahlen, und zwar die meisten 2 Franken täglich. Die Ärmeren sind 8 bis 10 in einem Zimmer, das aber sehr geräumig, hoch und immer sehr gut gelüftet ist, die andern haben etwa entweder jeder sein eigenes Zimmer oder sind je zwei zusammen. Die Fenster dieser Zimmer sind zwar mit Gittern vermacht, diese jedoch so eingerichtet, dass sie das Zimmer nicht verdunkeln und keineswegs abschreckend sind. Von jedem Zimmer geht auf den Korridor ein mit einem Gitter verschlossenes Fenster, die Türen sind von den gewöhnlichen nicht verschieden. Alle Zimmer sind gewölbt, weil, wie uns der Arzt sagte, die Luft reiner erhalten werde. Von jedem Zimmer geniesst man eine herrliche Aussicht auf die zur Anstalt gehörenden Gärten und die reizenden Umgebungen. Die Kranken speisen alle zusammen, doch haben die Vornehmeren ihr eigenes Zimmer, das etwas besser eingerichtet ist als das der Armen. Wir kamen gerade zur Mittagstafel und mussten uns sehr wundern, wie ruhig und wohlgesittet auch die Armen am Tische sassen. Keiner legte z. B. beide Arme auf den Tisch. Diese haben nur einen Löffel zum Essen, dagegen die Vornehmeren auch eine Gabel. Die beiden Geschlechter sind streng voneinander getrennt. Den grössten Teil des Tages halten sich die Kranken im Hofe oder im Garten auf; die Vornehmeren haben ebenfalls ihren eigenen. Die Ärzte dieser Anstalt halten sehr viel darauf, ihre Kranken zu beschäftigen, halten sie deswegen besonders zu Gartenarbeiten an, lassen sie exerzieren etc., die Frauenzimmer zu weiblichen Arbeiten. Die Gartenanlagen sind sehr ausgebreitet. Besonders interessant sind noch die Bäder; dieselben füllen sich von unten her, indem das Wasser durch mehrere Löcher im Boden der Badewanne gleichsam hinaufquillt. Die Dusche wird nicht selten angewandt, nie mehr dagegen das Sturzbad, auf welches man oft Brustbeschwerden, besonders bei Anlage zu Lungenschwindsucht, beobachtete. Häufig wird der Tartarus emeticus innerlich angewandt.

Es wird jetzt gerade an einem grossen Speisesaale gebaut, da der Arzt es für äusserst wichtig hält, dass die Kranken soviel wie möglich untereinander seien, indem einer den anderen immer korrigiere.

---

[1] Zum ca. 1820 eröffneten Manicomio di San Lazaro, Reggio Emilia: BETTOLANI DEL RIO, Maria: Le vicende storiche dell'Istituto Psichiatrico di S. Lazaro di Reggio Emilia, Atti Accad. Stor. Arte sanit. 21, 1955, p. 129. JETTER, Dieter: Grundzüge der Geschichte des Irrenhauses, Darmstadt 1981, S. 162.
[2] Franz IV. (1779-1846), Herzog von Modena, Erzherzog von Österreich.

Für diese 112 Kranken sind zwei Ärzte und bloss fünf Wärter, und da ist es auffallend, wie reinlich alles im Hause ist und mit welcher Ordnung und Stille alles zugeht. Zwangsmittel werden sehr wenige angewandt; wir sahen einen einzigen Mann, dessen Hände in Handschuhen, welche um den Leib befestigt waren, eingesteckt wurden. Eigene dunkle Kammern findet man hier nicht, ebenso nicht ausgepolsterte, sondern, wenn Entzug des Lichtes notwenig wird, so geschieht dieses in dem Zimmer des Kranken selbst.

Unter den anwesenden Kranken war für mich ein kataleptischer Mann von etwa vierzig Jahren sehr interessant, welcher die Anfälle seiner Krankheit periodisch, etwa alle drei Tage, erhält.

In Modena kamen wir am Nachmittag um zwei Uhr an[3]. Wir hatten von Prof. Flarer in Pavia eine Empfehlung an Dr. Manfredini[4], Professor der Chirugie in Modena und Medico di Corte. Dieser Mann war aber mit dem Herzoge gerade nach Reggio verreist, so dass wir ihn nicht besuchen konnten. Wir besahen die Hospitäler[5]. Sie liegen an der grossen Strasse, gerade am Anfange derselben, nahe an dem Tore, wenn man von Parma herkommt. Das [Hospital] auf der linken Seite enthält vier Säle im Kreuze, ähnlich wie in anderen italienischen Hospitälern, und enthält 100 Kranke; in diesem Gebäude sind auch das Militärhospital[6] und das Findelhaus. Die Zivilpatienten kann jedermann alle Tage zwischen zwei bis vier Uhr besuchen, letztere Abteilungen sind dagegen jedermann verschlossen. In dem diesem Krankenhause gegenüberliegenden Gebäude befindet sich die chirurgische Klinik in schön eingerichteten, im Winter heizbaren Zimmern sowie ein Versorgungshaus für Alte, Gebrechliche. Die medizinische Klinik wird im anderen Hospitale gehalten.

Modena präsentierte sich als gut gebaute Handelsstadt von 28 000 Einwohnern mit breiten Strassen und Bogengängen. Um das herzogliche Schloss lag ein ausgedehnter Park. Der Dom übertraf an Schönheit bei weitem alle fünfzig anderen Kirchen. Ein wegen der grossen Tageshitze am Abend unternommener Spaziergang auf den früheren Wällen der Stadt vereinigte, da gerade Christi Himmelfahrt gefeiert wurde, fast die gesamte Bevölkerung Modenas.

---

[3] Zur 1678 gegründeten Universität Modena: DI PIETRO, Pericle: L'Università di Modena nel periodo fra rivoluzione (1796) e restaurazione (1814), Rass. Storia Univ. Modena 6, 1972, pp. 63-85. NANNINI, Marco Cesare: Gli Estensi e l'Università di Modena, Rass. Storia Univ. Modena 6, 1972, pp. 87-118. MOR, Carlo Guido / DI PIETRO, Pericle: Storia dell'Università di Modena, 2 voll., Firenze 1975. DI PIETRO, Pericle: Otto secoli di vita universitaria modenese, dallo Studio Comunale all'Università di Stato, Rass. Storia Univ. Modena 7, 1977, pp. 85-96.
Zur Spital- und Medizingeschichte in Modena: DI PIETRO, Pericle: La medicina a Modena, profilo storico dal secolo XII al 1900, Modena 1957. GILBERTINI, Giuseppe / DI PIETRO, Pericle: L'insegnamento della chirurgia nell'Università di Modena, Boll. Soc. med.-chir. Modena 63, 1963, pp. 783-796. Ders.: Profili di medici e biologi modenesi dal XV al XIX secolo, Boll. mens. Ord. Med. Modena, 1963-65, pp. 12-14. Ders.: Le condizioni sanitarie di Modena nella prima metà dell'ottocento, Coll. stor. Risorg. Italia, 1963, 4a seria, 1963, p. 60. Ders.: La medicina modenese nell'ottocento, Atti XXIII Congresso nazionale di Storia della Medicina (Modena 1967), Roma 1968, pp. 583-592. FLORIO, Luigi di: La regolamentazione dell'esercizio della professione medica in Modena dopo la restaurazione estense del 1814, Pag. Storia Med. 12(1), 1968, p. 88-91.
[4] Giovanni Battista Manfredini, Prof. der Chirurgie in Modena. CALLISEN 12 (1832), S. 158.
[5] GATTI, Evaristo: L'Ospedale di Modena e la sua parrocchia, notizie storiche, Parma 1928. DI PIETRO, Pericle: L'Ospedale di Modena, Modena 1965. AMORTH, Luigi: Modena capitale, storia di Modena e dei suoi duchi dal 1598 al 1860, Milano 1967.
[6] DI PIETRO, Pericle: L'assistenza ospitaliera ai militari in Modena nell'età del risorgimento, Atti II. Congresso italiano storia ospitaliera, 1961, pp. 324-330.

Auf ihrer Weiterfahrt überquerten die Reisenden den Pararo und befanden sich nunmehr in der üppig kultivierten Landschaft des Kirchenstaates.

Bologna 21. bis 24. Mai 1830

Auf dem grossen Platz in der Stadtmitte standen der Neptunbrunnen von Giovanni Bologna und der Palazzo del Podestà; unweit der Universität befand sich eine Gemäldesammlung. Der Hügel zur Kapelle der Madonna di San Luca, zu der ein gedeckter Bogengang führte, gewährte einen ausgezeichneten Ausblick auf den Apennin und die Poebene bis zu den Alpen. Zur Besichtigung des Campo santo, einem der schönsten Friedhöfe Italiens, reichte die Zeit nicht aus. Die vielen katholischen Geistlichen, die in den Strassen wandelten, zeigten an, dass man sich im Kirchenstaat befand. Ein Solothurner Medizinstudent namens Gasser machte die Zürcher mit der Medizinischen Fakultät vertraut. Einen ganz besonderen Anziehungspunkt bildete die 140 000 Bände enthaltende Bibliothek im grossen Universitätsgebäude. Sie trafen dort den berühmten Linguisten und Bibliothekar Giuseppe Mezzofanti (1774-1849), der damals 24 und am Ende seines Lebens gar 58 Sprachen verstanden und gesprochen haben soll. Er unterhielt sich mit Meyer und von Muralt in fliessendem, völlig akzentfreiem Deutsch.

Bologna war seit uralten Zeiten immer als Universitätsstadt, besonders auch seine Medizinische Fakultät, berühmt[1], worüber man sich wohl nicht wundert, wenn man in dem anato-

---

[1] Zur 1088 gegründeten Universität Bologna: MAZZETTI, Serafino: Memorie storiche sopra l'Università di Bologna, Bologna 1840. Ders.: Repertorio di tutti i professori antichi e moderni della famosa Università e del celebre Istituto delle Scienze di Bologna, Bologna 1884. L'Università di Bologna nel passato e nel presente, a cura di un comitato di professori, Bologna 1919. FRANCESCO, Grete de: Die Universitätsstadt Bologna, Ciba Zschr. 7(81), 1941, S. 2803-2812. SORBELLI, Albano / SIMEONI, Luigi: Storia dell'Università di Bologna, 2 voll., Bologna 1944-1947. CALCATERRA, Carlo: Alma mater studiorum, l'Università di Bologna nella storia della cultura e della civiltà, Bologna 1948. Alma mater librorum, nove secoli di editoria bolognese per l'Università, Bologna 1988. Bologna 1088-1988, Alma mater studiorum saecularia nona, ed. di Umberto ECO, contributo di Giulio Cesare BAROZZI e. a., Bologna 1988. BRIZZI, Gian Paolo: Studenti e università degli studenti dal XII° al XIX secolo, Bologna 1988. ROSSETTI, Lucia: Rapporti tra le Università di Padova e Bologna, ricerche di filosofia, medicina e scienza, omaggio dell'Università di Padova all'«Alma mater» bolognese nel suo nono centenario, Trieste 1988. Il contributo dell'Università di Bologna alla storia della città, Bologna 1989.
Zur Medizinischen Fakultät: TERZI, Gaetano: Prospetto clinico della Scuola di medicina pratica della Pontificia Università di Bologna, dall'anno 1828/29 al 1844/45, Boll. d. sc. med. di Bologna 10, 1846, 3a seria, pp. 5-25. MEDICI, Michele: Compendio storico della scuola anatomica di Bologna dal rinascimento delle scienze e delle lettere a tutto il secolo XVIII, Bologna 1857. GUALANDI, E.: Notizie sulla scuola di chirurgia in Bologna, Studi e Memorie per la Storia dell'Università di Bologna, vol. 4, 1918. FRANCESCO, Grete de: Die medizinische Fakultät der Universität Bologna, Ciba Zschr. 7(81), 1941, S. 2813-2829. CASTIGLIONI, Arturo: Bologna, Ciba Symposium 7, 1945/46, pp. 70-100. FORNI, Giuseppe Gherardo: L'insegnamento della chirurgia nello studio di Bologna dalle origini a tutto il secolo XIX, Bologna 1948. BERNABEO, Raffaele A. / COPPINI, L.: La Scuola Pubblica di Anatomia in Bologna, Roma 1966. SCHADEWALDT, Hans: Die Medizin an den Universitäten Bologna und Padua, Ärztliche Praxis 21, 1969, S. 2225-2236, 2302-2304, 2362-2366. PISTACCHIO, Bonifacio: Il Pio Istituto di Mutuo Soccorso tra i medici e i chirurghi della città e della provincia di Bologna, Acta Med. Hist. Pat. 30, 1986, pp. 125-132.

mischen Theater² die Büsten von Vesal³, Malpighi⁴ etc. sieht. Auch in den neueren Zeiten hat sie wieder einen neuen Aufschwung erhalten durch Prof. Tommasini, der freilich jetzt wieder in seine Vaterstadt Parma verreist ist. Jetzt enthält die Medizinische Fakultät keinen im Auslande berühmten Mann. Die Anatomie trägt Mondini⁵ vor, der seinem Vater⁶ auf der Lehrkanzel gefolgt ist. Er hat einen langweiligen, flüchtigen Vortrag in einem schlechten Latein. Er geht in die feinere Struktur der Teile durchaus nicht ein. Dagegen ist der Professor der Botanik, Bertoloni⁷, besonders in Italien berühmt. Von seinen Schülern sehr geschätzt und, wie man aus der herrlichen Sammlung über Anatomia comparata sehen kann, sehr geschickt und eifrig ist der Professor der Anatomia comparata, Alessandrini⁸. Die Physiologie trägt Prof. Medici⁹ vor. Ein alter Mann, Prof. Rodati¹⁰, die Pathologia et Therapia generalis, noch nach altem Schrot und Korn, Prof. Gozzi¹¹ die Materia medica, nach Gasser¹² sehr schlecht, Prof. Barili¹³ Pathologia et Therapia specialis, eifert gegen Tommasini. Die theoretische Chirurgie trägt Prof. Ter-

---

² Zum 1638/1645-49 errichteten, 1733/34 vergrösserten anatomischen Theater: MEDICI, Michele: Della vita e degli scritti degli anatomici e medici fioriti in Bologna dal cominciamento del secolo XVIII fino al presente, Bologna 1853. Ders.: Compendio storico della Scuola anatomica di Bologna, Bologna 1857. MARTINOTTI, Giovanni: L'insegnamento dell'anatomia in Bologna prima del secolo XIX, Studie e Memorie per la storia dell'Università di Bologna, II, 1911. Ders.: L'anfiteatro anatomico dell'Archiginnasio di Bologna, Rassegna Comune di Bologna, Bologna 1927. FRANCESCO, Grete de: Das Theatrum Anatomicum in Bologna, Ciba Zschr. 7(81), 1941, S. 2830-2833. GABELLI, Vincenzo: Sul restaurato del Teatro Anatomico dell'Archiginnasio in Bologna, Boll. d. sc. med. di Bologna 123(2), 1951. Ders.: The restauration of the Anatomical Theater at Bologna, J. Hist. Med. 11., 1956, pp. 440-444. BROCKBANK, William: Old anatomical theatres and what took place therein, Med. Hist. 12, 1968, pp. 378-380.
³ Andreas Vesal (1514-1564), Begründer der modernen menschlichen Anatomie, Prof. der Anatomie in Bologna.
⁴ Marcello Malpighi (1628-1694), Prof. der Anatomie in Pisa, Bologna und Messina.
⁵ Francesco Mondini, Prof. der Anatomie in Bologna. CALLISEN 30 (1842), S. 418.
⁶ Carlo Mondini (1729-1803), Prof. der Anatomie in Bologna.
⁷ Antonio Bertoloni (1775-1869), 1796 Dr. med. (Genua), 1811 Prof. der Physik am Lyceum Genua und später an der Universität Genua, 1816 Prof. der Botanik in Bologna, Direktor des Botanischen Gartens. CALLISEN 26 (1838), S. 272. Bullettino di scienze mediche 7, 1869, 5a seria, p. 406. Nuovo giorn. bot. ital., 1869, I, pp. 149-157. Mem. d. Accad. d. scienze d. Istit. di Bologna 10, 1870, 2a seria, pp. 157, 188. VERSARI, Camillo: Elogio di Antonio Bertolini, Rendic. Accad. d. Sc. d. Ist. di Bologna, 1870, pp. 80-82. BLÄ 1 (1929), S. 506. DBI 9 (1967), pp. 610-611.
⁸ Antonio Alessandrini (1786-1861), 1819 Prof. der vergleichenden Anatomie und Veterinärpathologie, Gründer des Museums für vergleichende Anatomie. CALLISEN 1 (1830), S. 91. PREDIERI, Paolo: Della vita e delle opere del Professore Antonio Alessandrini commentario, Mem. d. Soc. med.-chir. di Bologna 6, 1862, 2a seria, pp. 133-176. BLÄ 1 (1929), S. 82. SIMILI, Alessandro: Lo spirito risorgimentale di Antonio Alessandrini, Atti III Simposio internazionale della storia delle scienze, 1961. Ders.: Frammenti inediti del carteggio di Antonio Alessandrini, Bologna 1962.
⁹ Michele Medici, Prof. der Physiologie in Bologna, Primararzt am Spital. CALLISEN 30 (1842), S. 309 f. BLÄ 4 (1932), S. 147 f. MARRA, Placido / SCARANO, Giovanni B.: Esperimenti e considerazioni di Michele Medici, fisiologo bolognese, sul moto del cuore e sulla circolazione, 21st Int. Congr. Hist. Med., Siena 1968, Roma 1969, pp. 1288-1293.
¹⁰ Keine weiteren Angaben bekannt.
¹¹ Giuseppe Fulvio Gozzi (gest. 1852), Prof. der Hygiene, Therapie und Materia medica in Bologna. CALLISEN 7 (1831), S. 326, 28 (1840), S. 248. DECHAMBRE, 4e série, 10 (1884), p. 263. BLÄ 2 (1930), S. 815.
¹² Medizinstudent aus Solothurn, keine weiteren Angaben bekannt.
¹³ Keine weiteren Angaben bekannt.
¹⁴ G. Termanini, Prof. der Chirurgie und Geburtshilfe in Bologna. CALLISEN 19 (1834), S. 122. SIEBOLD, Bd. 2 (1902), S. 777.

manini[14] vor; die chirurgische Klinik hält Prof. Venturoli[15]. Über beide konnte ich nichts erfahren, denn ein gebildeter Mann befasst sich auch hier nicht leicht mit der Chirurgie. Die medizinische Klinik hält Prof. Comelli[16]. Dieses Klinikum besuchten wir noch diesen Abend mit Gasser; allein, da sich gerade keine interessanten Krankheiten darin befanden, so wurde wenig am Krankenbette gesprochen, und was ich über diesen Mann bemerke, habe ich bloss aus dem Munde von Gasser. Er ist durchaus ein Nachbeter von Tommasini, sonst würde er seinen Schülern nicht gefallen, da sich Tommasini mit seiner hinreissenden Beredsamkeit die Liebe seiner Zuhörer in solchem Masse erworben hatte, dass diese ihn bei seinem letzten Auftreten in Bologna im Wagen nach Hause zogen.

Über Tommasinis Lehre vom Kontrastimulus erfuhren wir von Gasser folgendes: Er nahm die Lehre Rasoris auf und verbreitete dieselbe modifiziert über einen grossen Teil von Italien. Er sucht das Wesen der Krankheiten zu ergründen, hält daher viel auf die pathologische Anatomie und auf Sektionen, welch letztere er aber sehr flüchtig verrichtet. Er sucht bloss den Ort auf, den er für leidend angenommen hat, und findet er nur die geringste Desorganisation an demselben, so begnügt er sich, ohne in der Sektion weiterzugehen, gleich das Übel zu bestimmen. Findet sich z. B. ein Organ nur etwas geöffnet, so war Entzündung die Krankheit. Wie schon oben (bei Parma) bemerkt, sucht er das Wesen fast jeder Krankheit in Entzündung, behandelt daher alle Krankheiten mit seinen Kontrastimuli, und seit mehr als zwanzig Jahren will er keine stimulierenden Mittel mehr angewandt haben. Er teilt seine Mittel ein in stimulierende und kontrastimulierende. Zu den ersteren gehören Opium, Kampfer etc., welche man ihn nie verabreichen hört; die kontrastimulierenden teilt er wieder ein in negativ kontrastimulierende, dahin Venaesectio, Entzug von Nahrung, Licht etc., zu den positiv kontrastimulierenden rechnet er die Salze, Nitrum etc., Tamarinden, auch die Digitalis, das Eisen, von dem er meistens Cuprum Martis anwendet, Laurocerasus 1 Drachme bis ½ Unze. Der China hat er noch keinen bestimmten Platz angewiesen. So ist nach ihm das Wesen der Bleichsucht erhöhte Arteriosität und Eisen als kontrastimulierendes Mittel angezeigt, Skorbut ist Venenentzündung und dagegen Salpeter-Salzsäure als Kontrastimulus anzuwenden. Wie schon oben gesagt, behandelt er den Typhus immer bloss antiphlogistisch und gibt daneben den Tartarus emeticus in grossen Dosen. Diese Behandlung lernte er bei einer Epidemie in Genua, bei der die stimulierende Behandlung höchst verderblich war. In einem Falle von Enteritis, den er bei seiner Tochter beobachtet hatte und welche alle Ärzte, auch er, für verloren ansahen, wandte er noch Eisumschläge mit dem glücklichsten Erfolge an. Das Pellagra wird jetzt von den neueren italienischen Ärzten für eine Entzündung des Peritoneums angesehen, da man oft Exsudation findet!

Das Hospital in Bologna ist gut eingerichtet und enthält etwa 200 Kranke[17]. Die Klinika sind davon abgesondert, unweit der Universität, enthalten etwa 24 Betten. Dieses Lokal gehört nicht zu den besten.

---

[15] Matteo Venturoli, Dr. med., Prof. der Chirurgie in Bologna. CALLISEN 20 (1834), S. 85. BRUGNOLI, Giovanni: Biografia degli illustri clinici bolognesi Giovan Battista Comelli e Matteo Venturoli, Bologna 1868.

[16] Giovan Battista Comelli (1776-1867), 1799 Dr. med. (Bologna), Prof. der Medizin in Bologna. BRUGNOLI, Giovanni: Biografia degli illustri clinici bolognesi Giovan Comelli e Matteo Venturoli, Bologna 1868. DBI 27 (1982), pp. 541-543.

[17] Zum 1260 gegründeten Ospedale Maggiore in Bologna: TERZI, Gaetano: Gli ospedali di Bologna e le classi laboriose e indigenti del popolo, Raccoglitore med. di Fano 23, 1861, pp. 201-212. CONCATO, Luigi: Sull'ospedale clinico-universitario di Bologna, lettera al dott. Isacco Gallico, Firenze 1864. SIMILI, Alessandro: Ospe-

Das Pellagra kommt in Bologna selten vor. Es sind überhaupt wenige Jahre, seit diese Krankheit den Po südlich überschritten hat.

Die anatomische Sammlung: Die Hauptsache sind hier die Wachspräparate, von denen wirklich eine schöne Sammlung existiert[18]. Die Sammlung für Anatomia comparativa ist die sehenswerteste, sehr reich und gut aufgestellt. Die obstetrische Sammlung: Die verschiedenen Kindslagen, in Ton abgebildet. Die Geburtshilfe wird bloss theoretisch vorgetragen, zu praktischen Übungen existiert keine Anstalt[19]. Die Sammlung von pathologischen Wachspräparaten und auch anderer pathologischer Präparate, teils getrocknet, teils in Weingeist, [war] für uns die interessanteste Sammlung. Die Knochenpräparate sind interessant, darunter ein dem im Münchner Kabinett ganz ähnliches mit sogenanntem Fungus medullaris der Knochen des Gesichtes. In Wachs sind mehrere Geschwülste abgebildet, besonders sehenswert aber die Abbildung von Variolae verae im Gesichte eines Kindes, der Natur sehr getreu nachgebildet, die Vakzine in den verschiedenen Stadien weniger gut; die Kuhpocken am Kuheuter, die Schafpocken und die Mauke der Pferde. Nicht gut ist eine Leukäthiopie[20] abgebildet, ebenso schlecht ein Zoster.

Bologna wird jetzt nur von etwa 300 Studenten besucht, unter denen etwa die Hälfte Mediziner und fast alle Inländer sind. Alle Jahre wird ein Preis für ein in lateinischer Sprache zu haltendes Examen ausgesetzt, eine goldene Medaille; dem den Preis Gewinnenden werden dann die für die vorigen Examina ausgelegten Gelder wieder zurückgegeben, und er erhält die Erlaubnis, privatim zu dozieren.

Die Weiterreise unternahm man mit einem jungen italienischen Ehepaar; bald schon zeigte sich der Gatte recht eifersüchtig, da die Frau ihre schwarzen, funkelnden Augen häufig zu den beiden Zürchern hinüberwarf. Die Steigung gegen den Apennin war so beträchtlich, dass vorgespannte Ochsen den Pferden beistehen mussten. Nach Pietramala passierten sie den toskanischen Zoll und marschierten auf den Monte di Fo, wo sie das seltene Naturschauspiel rauchloser Gasflammen erlebten, an denen sich sogar die Pfeife entzünden liess. Auf der Südseite des Apennins ging's in rascher Fahrt durch wahre Alleen von Reben und Olivenbäumen nach Florenz.

---

dali della vita e della morte a Bologna, Riv. osp. 1957, nos. 1-2. RANGONI, G.: I sette secoli del «Maggiore» di Bologna, Minerva med. 51, 1960, pp. 1566-1567. SIMILI, Alessandro: I primari medici dello Ospedale Maggiore di Bologna, Sette secoli di vita ospitaliera in Bologna, 1960, pp. 203-249. RANGONI, G.: Seven centuries of the Ospedale Maggiore of Bologna, Minerva med. 52, 1961, pp. 378-379. VALLIERI, Werner: Il funzionamento degli ospedali di Bologna nel periodo risorgimentale, Riv. Stor. Med. 5(1), 1961, pp. 68-72. CENACCHI, Umberto: L'Ospedale Maggiore di Bologna, Osped. Ital. Chir. 6, 1962, pp. 257-259.

[18] DALL'OSSO, Eugenio: Il Museo Anatomico dell'Istituto di Bologna e la sua storia, Atti del III convegno della Marca per la storia della medicina, Fermo 1959. BELLONI, Luigi: Le cere bolognesi, Symposium Ciba 8, 1960, pp. 84-87. PANTALEONI, M. / BERNABEO, Raffaele: L'Anatomia nelle Academie bolognesi dal 1650 al 1859, Roma 1966. Le cere anatomiche bolognesi del settecento, catalogo della mostra organizzata dall'Università degli Studi di Bologna nell'Academia delle Scienze, a cura di Maurizio ARMAROLI, Bologna 1981.

[19] PEDOTE, Vittorio: Saggio iconografico e profili bio-bibliografici degli ostetrici e ginecologi dell'Università di Bologna dalla creazione della clinica (1757) al periodo attuale, Riv. Stor. Med. 8(1), 1964, pp. 3-35.

[20] Albinismus.

Florenz   24. bis 30. Mai 1830

Sechs Tage verlebten Conrad Meyer und Leonhard von Muralt in der lebhaftesten Stadt, die sie je gesehen hatten und wo sie sich nachmittags und abends regelrecht durch die Menschenmenge durchkämpfen mussten. Mit steigendem Genuss betrachteten sie die einzigartigen Kunstwerke im Palazzo Pitti, der Residenz des Grossherzogs Leopold II. Im weiteren galt ihr Interesse neben den zahlreichen Kirchen, Palästen, Strassen und Plätzen vor allem dem Dom mit der unvollendeten Fassade und der Kirche di Santa Croce, in der sie die Grabmäler von Galilei, Dante, Michelangelo und Machiavelli besichtigten. Eine besonders gute Sicht über die vom Arno in zwei ungleiche Teile getrennte, durch vier steinerne Brücken verbundene Stadt und auf die Umgebung von Florenz gewährte der Glockenturm des Domes. Abends ergingen sich die beiden Reisenden im Giardino di Boboli mit der eindrücklichen Neptunfontäne. Bei einem Ausflug zu den grossherzoglichen Landwirtschaftsgütern mit 29 Schweizer Kühen fesselten vor allem die sehr hübschen Landmädchen ihre Aufmerksamkeit.

Die Hospitäler in Florenz sind, den übrigen Gebäuden dieser schönen Stadt angemessen, prachtvoll erbaut, wahre Paläste mit hübschen Vorhallen[1].

Das Allgemeine Krankenhaus, Ospedale di Santa Maria Nuova[2], liegt auf dem Platze gleichen Namens. Es kann 1 200 Kranke fassen, 522 Weiber, 800 Männer, daneben sind noch eigene Zimmer für Zahlende. Die allgemeinen Krankensäle sind sehr gross und reinlich, die Betten stehen aber näher beisammen als bei den meisten anderen italienischen Hospitälern. Der Professor der Chirurgie ist Dr. Andreini[3], der der Medizin Dr. Nespoli[4], ausserdem sind noch 16 Ärzte und 33 Praktikanten. In den Sälen der Weiber sind die Sœurs grises, dagegen habe ich diese nicht bemerkt in den Männerzimmern. Die Küche sowie die Pharmazie dürften reinlicher sein; in ersterer besteht die Einrichtung, dass mittels Röhren warmes Wasser in die Kran-

---

[1] Zur Medizingeschichte von Florenz: NESPOLI, Enrico: Notizie istoriche della medicina e della chirurgia in Toscana e particolarmente della scuola chirurgica fiorentina, Firenze 1831. PASSERINI, Luigi: Storia degli stabilimenti di beneficenza e d'istruzione elementare gratuita della città di Firenze, Firenze 1853. LUCIANI, Luciano: Sull'opuscolo gli ospedali di Firenze, Firenze 1890. FILIPPI, Angiolo: La storia della Scuola Medico-Chirurgica Fiorentina, Rivista di storia delle scienze mediche e naturali, Siena 1923, pp. 257-267. GUARNIERI, Ennio / MANELLI, Maria Assunta: La cultura medica ed i suoi esponenti nella Firenze del primo ottocento, Milano 1968. CHIARELLI, Giorgio: La scienza a Firenze, Firenze 1971. HEILMANN, M.: Florenz und die Medizin, 4. Aufl., Köln 1977. ENGELHARDT, Dietrich von / HENKELMANN, Thomas / KRÄMER, Annette: Florenz und die Toscana, eine Reise in die Vergangenheit von Medizin, Kunst und Wissenschaft, Basel 1987. LOMBARDI, Daniela: Povertà maschile, povertà feminile, l'ospedale dei Mendicanti nella Firenze dei Medici, Bologna 1988.

[2] Zum 1285/88 gegründeten Ospedale Santa Maria Nuova: GRECO, Tommaso: L'Arcispedale di Santa Maria Nuova di Firenze, Osped. Ital. Chir. 1(1), 1959, pp. 182-187. PAMPALONIA, G. / PROCACCI, U.: L'Ospedale di Santa Maria Nuova, Firenze 1961. SCIARRA, Cesare: Gli ospedali e il loro funzionamento in Toscana verso la metà del secolo scorso, Pag. Storia Med. 14(3), 1970, pp. 105-113. CALZOLAI, Carlo Celso: VII centenario dell'Ospedale di S. M. Nuova, «lo spirito di un servizio secolare», Firenze 1988. LUCARELLA, Agostino: Storia dell'Arcispedale di Santa Maria Nuova di Firenze, XXXI Congrès international d'histoire de la médecine, Bologna 1988, pp. 901-909. Santa Maria Nuova in Firenze, memorie testimonianze prospettive, VII centenario della fondazione dell'Ospedale, Atti delle giornate celebrative, Firenze 1991.

[3] Vincenzio Andreini (1787-1847), Dr. med., Prof. der chirurgischen Operationen und Klinik am Ospedale Santa Maria Nuova in Florenz. CALLISEN 1 (1830), S. 171, 26 (1838), S. 63. Gazz. tosc. d. sc. med.-fis. 6, 1848, pp. 7-12.

[4] Angiolo Nespoli, Dr. med. (Pisa), Prof. der medizinischen Klinik am Ospedale Santa Maria Nuova. CALLISEN 13 (1833), S. 466, 31 (1843), S. 26.

kensäle geleitet werden kann. In diesem Hause befinden sich Lehrsäle für die Anatomie sowie auch eine kleine anatomisch-physiologische und pathologische Sammlung; in letzterer viele Augenkrankheiten, aber nicht zum Erkennen dargestellt. Auch ein Lehrsaal für Geburtshilfe mit einer Sammlung von Kindslagen, in Ton abgebildet. In dem anatomischen Hörsaale befindet sich die Büste von Morgagni[5].

Das Findelhaus, Ospedale degli Innocenti, ist ebenfalls ein wahrer Palast[6]. Es liegt auf der Piazza Santissima Annunziata [und] wird unterhalten teils aus dem eineinhalb Millionen starken Fonds, der aber lange nicht hinreicht, so dass das übrige vom Grossherzoge[7] zugesetzt werden muss. Es werden nur uneheliche Kinder und ausgesetzte aufgenommen; letztere können in ein in der Mauer befindliches und durch ein Gitter von aussen verschlossenes Loch hingesetzt und durch eine Klingel die Ankunft eines neuen Bürgers angezeigt werden. Die Knaben bleiben bis zum achtzehnten Jahre in der Anstalt, die Kinder [Mädchen] aber bis zum fünfunddreissigsten. Sie werden aber sobald als möglich aufs Land gebracht, so dass, obschon die Anstalt jetzt etwa 4000 Kinder unterhält, doch die grossen Säle meistens leerstehen und sich nur 30 Kinder im Hause selbst befinden. Die Säle sind ausgezeichnet schön; in den einen Sälen hat jedes Kind sein eigenes Bett mit einer Matratze, in andern sind vier zusammen in einem grossen Bette. Die meisten Kinder erhalten Ammenmilch, nur die angesteckten werden künstlich aufgefüttert. Ein halbes bis ein Jahr nach der Geburt werden sie vakziniert. Für diese Abteilung sind zwei Chirurgen, Prof. Mazzoni[8] und Prof. Giuseppe Marchi[9], und zwei Mediziner, Prof. Magheri[10] und Dr. Giulio Berti[11].

Mit dieser Anstalt ist auch eine Gebäranstalt verbunden, zwar nur für fünf Betten, so dass jährlich etwa 50 Geburten vorkommen; diese ist besonders zur Ausbildung der Hebammen für die ganze Toskana bestimmt. Gewöhnlich sind 14 Hebammen darin, welche 18 Monate blei-

---

[5] Giovanni Battista Morgagni (1682-1771), Anatom und Pathologe in Padua.

[6] Zum 1419 gegründeten Ospedale S. Maria degli Innocenti: BRUNI, Francesco: Storia dell'I. e R. Ospedale di Santa Maria degli Innocenti di Firenze e di molti altri pii stabilimenti, dei mezzi riconosciuti utili ed efficaci per assicurare meglio la vita dei bambini nel corso dall'allattamento, 2 voll., Firenze 1819. BRUSCOLI, G.: L'ospedale di Santa Maria degli Innocenti di Firenze, Firenze 1900. MAZZINI, Giuseppe: La prima cattedra delle malattie infantili [1802], Bollettino della Società italiana di Pediatria 1(2), 1932. La Pediatria in Italia, nella storia e nell'attualità, Milano 1937. COTURI, Enrico: L'ospedale di Santa Maria degli Innocenti di Firenze, Osped. Ital. Chir. 3, 1960, pp. 834-839. CARDOSO, Mendes Manuel / DALLAI, Giovanni: Ospedale degli Innocenti a Firenze, Commentari 17(1-3), 1966, pp. 83-106. GOFF, C. W.: A still-working survival from the past, the Foundling Hospital of Florence, Italy, Clin. Pediat. 7, 1968, pp. 632-635. VINSON, Robert-Jean: L'hospice des Innocentes bâti par Brunelleschi était devenu méconnaissable, on a pu retrouver son état originel, Connaissance des Arts, 1969, pp. 62-71, 118-120. MOROZZI, G.: Il restauro dell'ospedale di Santa Maria degli Innocenti, Firenze 1971. MANELLI, Maria Assunta: L'Ospedale di Santa Maria degli Innocenti in Firenze e l'assistenza ai fanciulli abbandonati, con speciale riferimento all'opera di Francesco Bruni, Episteme 8, 1974, pp. 280-289. SCHADEWALDT, Hans: Findelhaus und Kinderheilkunde, eine medizinhistorische Betrachtung, Riv. Stor. Med. 18, 1974, pp. 26-63. MÖSSMER, Anton: Über die Findelhäuser in Oberitalien in der 1. Hälfte des 19. Jahrhunderts, Hist. Hosp. 17, 1986-1988, S. 43-77.

[7] Leopold II. (1797-1870), 1824-1859 Grossherzog von Toskana.

[8] Giovanni Battista Mazzoni (gest. 1870), Dr. med., Prof. der Chirurgie und Geburtshilfe, zuerst am Spital S. Giovanni di Dio, dann im S. Maria Nuova in Florenz. CALLISEN 30 (1842), S. 303. Sperimentale 25, Firenze, 1870, pp. 206-208. SIEBOLD, Bd. 2 (1902), S. 776.

[9] Keine weiteren Angaben bekannt.

[10] Keine weiteren Angaben bekannt.

[11] Keine weiteren Angaben bekannt.

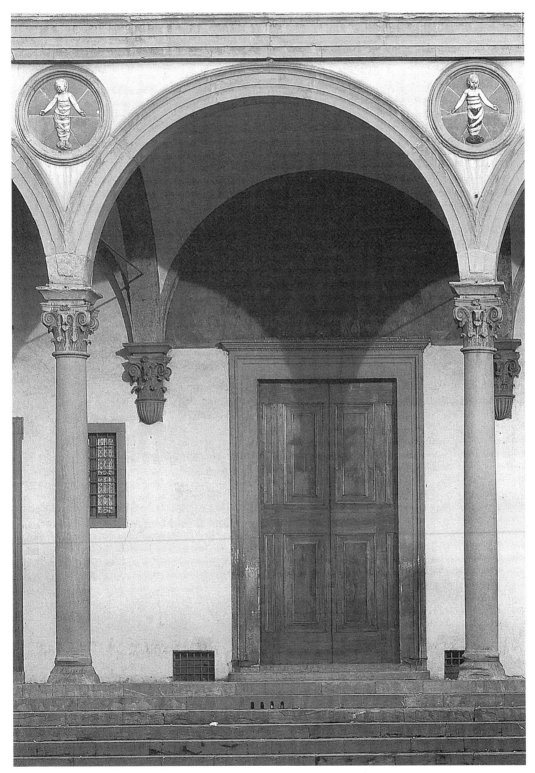

Pforte des um 1450 vollendeten Findelhauses (Ospedale degli Innocenti) in Florenz.

ben. Professor des Accouchements ist Giuseppe Norfini[12], dessen Vorlesung ein Hebammenbuch in Frage und Antwort, «Elementi di ostetricia di Giovanni Bigeschi[13], Firenze (1819)», zu Grunde liegt. Es findet sich dabei eine kleine Instrumentensammlung, alles Instrumente von Baudelocque[14]. Die Instrumentalhilfe soll selten sein. Die Lage der Gebärenden ist auf dem Rücken. Zu künstlichen Geburten und zur Abänderung der Lage bei natürlichen ist ein dem Osianderschen sehr ähnlicher Gebärstuhl hier[15]. In einem eigenen Saale ist eine Sammlung von Wachspräparaten zur Demonstration der Lage des Kindes, zum Teil mit angelegter Zange, ähnlich wie in Wien, 21 verschiedene Lagen, auch einige Präparate von Missgeburten.

L'Ospedale di San Bonifazio

Dieses Spital, an Pracht den anderen gleich, enthält drei Abteilungen: Das Militärhospital, etwa 60 Kranke, das Ospedale degli Infirmi, 136 Kranke, und endlich die Irrenanstalt, Ospedale dei Pazzi[16]. Diese enthält gewöhnlich 151 Kranke, von denen alle bezahlen müssen; vermag es der Patient nicht, muss es die Gemeinde tun. Das Haus ist noch ziemlich neu, liegt gegenüber der Porta San Gallo an diesem Ende der Stadt. Es hat hier grosse Gärten, die sich fast bis zur Stadtmauer erstrecken. Wenn man ins Haus hineintritt, so kommt man zuerst in eine grosse, schöne Halle. Geht man eine Treppe hinauf, so befindet man sich auf dem Boden, wo die Krankensäle sind. Hier tritt man zuerst in ein kleines, mit Tisch und Stühlen versehenes Zimmer, das Sprechzimmer; hierhin werden die Verwandten und Freunde der Irren geführt und der Kranke, den sie sprechen wollen, zu ihnen gelassen, so dass es nicht nötig ist, dass sie unter die anderen Irren treten. Aus diesem Zimmer gelangt man in den langen Korridor für die Männerabteilung, aus welchem die Türen in die einzelnen Zimmer führen. Fast jeder Kranke hat sein eigenes Zimmer; es sind nur wenige Zimmer, wo mehrere Betten stehen, und hierhin können nur sehr Ruhige. Die einzelnen Zimmer sind sehr geräumig, hell, die Türe ist sehr stark, nach dem Korridor geht ein mit einem starken eisernen Gitter versehenes Fenster, das noch durch einen Laden verschlossen werden kann. Nach aussen befinden sich in der Mauer ein oberes grosses und ein unteres kleines, ebenfalls stark vergittertes Fenster. Die Betten sind von Eisen, hinten in der Mauer und dem Boden, vorn auch im Boden befestigt. In jedem Zimmer ist ein Abtritt; dieser erfüllt das für die Abtritte der Irren so notwendige Erfordernis, dass sich der Deckel desselben von selbst schliesse, auf folgende eigentümliche einfache, aber gute Art: In einer Aushöhlung der Mauer ist das Gestell mit dem Loche befindlich; der irdene Hafen läuft nach unten konisch zu, und dieser untere Teil ist durch einen Deckel verschlossen. Vor dem Gestelle ist ein Fusstritt befindlich, der, wenn man darauf tritt, sich niederdrücken lässt, wobei der Deckel unten weggeschoben wird. Dieser Tritt ist so gross, dass Patient auf denselben treten muss und schwerlich auch ein grosser Mann seine Füsse über denselben hinausstrecken könnte; sollte dieses geschehen oder wäre es eine so kleine Person, dass sie mit den Füssen nicht auf den Tritt reichen würde, so ist für solche Fälle im Gestelle selbst die Einrich-

---

[12] Giuseppe Norfini, Dr. med., Prof. der Geburtshilfe und Direktor der geburtshilflichen Anstalten in Florenz. CALLISEN 31 (1843), S. 60.

[13] Keine weiteren Angaben bekannt.

[14] Jean-Louis Baudelocque (1746-1810), Prof. der Geburtshilfe in Paris.

[15] Nach Friedrich Benjamin Osiander (1759-1822), Prof. der Geburtshilfe in Göttingen. Vgl. Osianders Geburtsstelle oder Beschreibung und Abbildung des Geburtsgestells, welches nach den in dem Handbuch des Hofrats und Professors der Entbindungskunst Friedrich Benjamin OSIANDER dargelegten Grundsätzen errichtet, von ihm erfunden und durch eigenen und anderer vieljährigen Gebrauch erprobt, Tübingen 1821.

[16] COTURRI, Enrico: L'Ospedale così detto «di Bonifazio» in Firenze, Pag. Stor. Med. 3(2), 1959, pp. 15-33.

tung angebracht, dass die Personen mit ihren Schenkeln auf zwei Zapfen zu sitzen kommen, welche ebenfalls mit dem Deckel in Verbindung stehen und durch Niederdrücken denselben öffnen. So bleibt während der Verrichtung des Bedürfnisses der Deckel offen, steht aber Patient auf, so schliesst sich derselbe wieder. Der Kot fällt in eine unten im Hofe befindliche Rinne, welche etwa alle vier Stunden gereinigt wird. In dem Fenster, das nach dem Korridor geht, ist die Einrichtung, die Speisen in das Zimmer hineinschieben zu können, ohne ins Zimmer selbst hineinzutreten. Auf der Männerseite befindet sich eine dunkle, aber nicht gut ausgepolsterte Kammer für Tobsüchtige, die auf der Weiberseite mangelt. Für jede Abteilung ist ein schöner Hof und ein prächtiger Garten, in welchem die Geschlechter auch streng getrennt sind. Die Männer werden besonders zu Gartenarbeiten angehalten, dagegen die Weiber weibliche Arbeiten verrichten. Ketten sieht man hier zwar nicht, dagegen sahen wir mehrere Kranke an den oberen und unteren Extremitäten und um die Brust ans Bett befestigt, und die englischen Handriemen sind häufig angewandt. Bäder werden häufig gebraucht. Der Direktor dieser sowie der anderen Abteilung dieses Hospitals ist Dr. Bruni[17].

Livorno   30. Mai bis 1. Juni 1830

Nach einer raschen Fahrt durch das fruchtbare Tal des Arno gelangten Meyer und von Muralt nach Livorno, das fast ganz den Charakter einer neuen Stadt aufwies. Menschen aller Nationalitäten promenierten durch die breiten Strassen und erfüllten die Hafenstadt mit lebhaftem Verkehr. Livornos Wohlstand und Handel schien sich in letzter Zeit auf Kosten Genuas gehoben zu haben. An Sehenswürdigkeiten wurden der Dom und die Synagoge besichtigt. Über den stark befestigten, halbrunden Hafen gewährte der nur per Schiff erreichbare Leuchtturm eine schöne Aussicht, ebenso auf die vielen kleinen oder grossen Inseln wie Elba und Korsika. Der Badeanstalt blieben die Zürcher wegen der ungenügenden Einrichtungen fern.

Was nun für uns hier am meisten von Interesse war, sind die Quarantäneanstalten, die noch neu, aber in jeder Beziehung wohl zu den schönsten, zweckmässigsten und besten gehören[1]. Wir wurden darin von Prof. Pietro Betti[2], Medico primario del dipartimento di sanità, an den wir eine Empfehlung von Prof. Hager hatten, selbst herumgeführt. Er wurde erst seit kurzer Zeit von seiner Professur in Florenz vom Grossherzoge hierher versetzt. Es sind drei Quarantäneanstalten. In der ersten, am meisten von der Stadt entfernten, mit dreifachen Mauern

---

[17] Keine weiteren Angaben bekannt.
[1] PREMUDA, Loris: Storia della quarantena nei porti italiani, Acta Med. Hist. Pat., 1976/77, pp. 52-55. PANZAC, Daniel: Quarantaines et lazarets, l'Europe et la peste d'Orient, Aix-en-Provence 1986, pp. 173-176.
[2] Pietro Betti (1784-1863), Dr. med. (Pisa), 1813 Chirurg im S. Maria Nuova in Florenz, 1815 im Findelhaus, gleichzeitig Oberarzt der Sanitätsdirektion im Hafen von Livorno. MORELLI, C.: Cenni storici sulla vita scientifica del professore Pietro Betti, Firenze 1865. SADUN, B.: Intorno alla vita di Pietro Betti, Pisa 1880. BIZZARRINI, Giotto: L'arte sanitaria a Livorno nell XVIII e XIX secolo, di alcuni medici e chirurghi, livornesi di nascita o di elezione, che meritano ricordi, Atti Accad. Stor. Arte sanit., 2. ser. 4, 1938, pp. 62-70. COSTA, Antonio e. a.: La prima cattedra italiana di Anatomia Patologica (Firenze 1840) e le sue premesse nelle istituzioni culturali e scientifiche da primo '800 fiorentino ed europeo, Arch. de Vecchi Anat. pat. 39, 1963, pp. 939-993. DBI 9 (1967), S. 722-724.

umgebenen Anstalt San Leopoldo müssen sich diejenigen vierzig Tage lang aufhalten, welche entweder Pestkranke auf dem Schiffe haben oder deren Schiffe doch sehr verdächtig sind, indem sie von Orten kommen, wo gegenwärtig die Pest wirklich herrscht. Diese Anstalt hat, wie die anderen, zwei Abteilungen, von denen die eine für die Passagiere, die andere für die Matrosen bestimmt ist. In der Mitte zwischen diesen Abteilungen ist das schöne Haus des Kapitäns und des Tenente, die streng über alles wachen und verantwortlich sein müssen. Mitten durch die zwei Abteilungen geht eine Terrasse bis zum Wachtturm, auf welcher obgenannte Aufseher alles beobachten können, was in den beiden Abteilungen vorgeht, den Vaginos und den Wächtern Befehle erteilen, ohne im geringsten mit denselben in Berührung zu kommen. Diese Leute, welche mit den sich in der Quarantäne befindlichen Personen und Waren umgehen, kommen durchaus in keine Berührung mit Leuten ausserhalb der Stadt, und wenn dieselben nach ihrer Heimat hinaus wollen, so müssen auch sie zuerst vierzig Tage Quarantäne halten. Dafür sind sie gut bezahlt, erhalten nämlich täglich 4 Paoli. Im Parlatorio sind die Passagiere von den Leuten aus der Stadt durch ein Doppelgitter getrennt, zwischen welchem ein Zwischenraum von 9 Fuss ist. Natürlich kommen auch hier die Leute von verschiedenen Schiffen nicht miteinander in Berührung, und würde dieses geschehen, so müssten auch diejenigen, die schon längere Zeit Quarantäne hielten, noch so lange hier verbleiben, als es diejenigen müssen, mit welchen sie in Berührung gekommen sind. Für solche, die sich Geheimnisse anzuvertrauen haben, ist ein eigener kleiner Parlatorio, wo aber die Sprechenden durch dreifache Gitter voneinander getrennt sind, da sich hier dann kein Wächter befindet wie im anderen Parlatorio. Während der vierzig Tage werden die Effekten und Waren gereinigt, gelüftet und mit Chlor geräuchert, die Baumwollballen geöffnet und von Wächtern gelüftet, mit den Armen darin alle Tage herumgewühlt, nach fünfzehn Tagen die Ballen umgekehrt und von dieser Seite das nämliche Manöver vorgenommen; dieses wird nach fünfzehn Tagen wieder auf der andern Seite wiederholt. Alle Briefe werden geöffnet und geräuchert, geöffnet deswegen, damit die etwa darin befindlichen Muster von Leinwand und Wolle keine Gefahr bringen. Die Schiffe, auf welchen die Pest wirklich ankommt, werden nicht wie in Triest versenkt, sondern gewaschen, mit Chlor bestrichen, durchlüftet und geräuchert. Prof. Betti, der, wenn ein Schiff ankommt, sich mit einer Wache auf dasselbe begeben muss, muss dem Kapitän des Schiffes einen Eid abnehmen, ob er Kranke an Bord habe oder nicht. Im ersteren Falle untersucht er die Kranken; sind sie nur im geringsten verdächtig, so werden sie in die Quarantäneanstalt gebracht. Ist dieses nicht der Fall, so können sie auf dem Schiffe verbleiben oder an Land kommen, wie es denselben beliebt. In der Anstalt besucht Betti die Kranken, sooft es nottut. Dies kann er aber nicht allein tun, sondern immer nur in Begleitung des Capitano oder des Tenente. Zur Bestimmung des Pulsschlages hat sich Betti ein eineinhalb Ellen langes Stethoskop machen lassen, das er den Kranken auf die Brust setzt, woraus er den Pulsschlag hinlänglich beurteilen könne. Ein Patient kann auch für sich einen eigenen Arzt verlangen, der den Kranken aber nur in Begleitung von Betti besuchen darf.

In das zweite Lazarett werden diejenigen Passagiere und Waren gebracht, welche von Orten kommen, an denen die Pest vor kürzerer Zeit geherrscht hatte oder gerade in Orten herrschte, welche nur etwa 60 Meilen von jenem, woher das Schiff kommt, gerade herrscht (jeder Kapitän muss nämlich einen Schein mit sich bringen, auf dem der Gesundheitszustand jener Gegend angegeben ist). Hier bleiben sie gewöhnlich dreissig Tage, jedoch unter der gleichen Strenge wie in der ersten Abteilung.

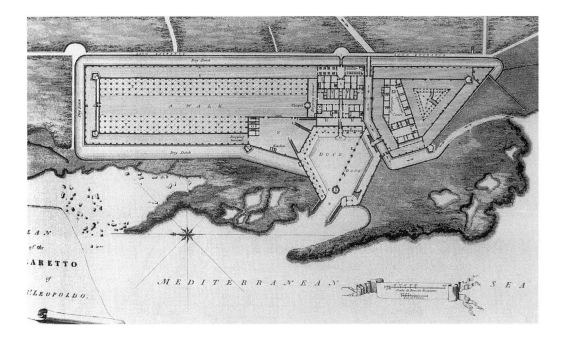

Plan des Lazaretts S. Leopoldo in Livorno (oben) und Ansicht des Lazaretts von Genua (unten). Howard, John: An account of the principal lazarettos in Europe, vol. 2, reprinted from the 2nd ed. (1791), Montclair 1973, plan 3, plan 7.

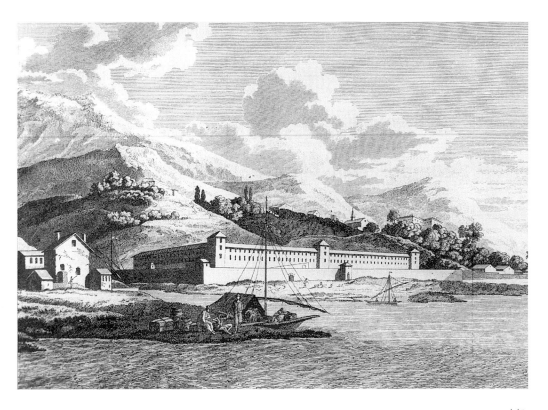

In die dritte Abteilung werden diejenigen gebracht, welche von keinen verdächtigen Orten herkommen, z. B. aus Spanien, Portugal, Amerika. Hier müssen sie gewöhnlich nur zehn Tage bleiben, oft aber auch fünfzehn bis dreissig. Diese Abteilung ist die grösste.

Jetzt wird noch eine vierte Abteilung erbaut, welche in Hinsicht der Strenge zwischen die zwei letztern zu stehen kommt.

Jede dieser Abteilungen ist mit einem Laufgraben umgeben, über den eine Zugbrücke geht, welche des Nachts aufgezogen wird; auch ist in jeder eine Kapelle, die einen eigenen Eingang für die Geistlichen hat.

Bei dem dritten Lazarette ist noch eine eigene Abteilung, wo die Tierfelle hingebracht werden, welche einen hässlichen Gestank in der Stadt verbreiten würden; dafür entrichten die Kaufleute 1%.

In jede Abteilung gehen Kanäle vom Meere her, wo die kleinen Boote mit den Ladungen einlaufen können. In der dritten Abteilung laufen auch in diesen Kanal die Schiffe mit den Korallen ein und liegen hier in Quarantäne. Die Schiffe selbst bleiben auf der Reede und haben während der ganzen Zeit der Quarantäne zwei Wachen an Bord. Die Schiffe, welche von Triest, Venedig, Marseille, England etc. kommen, müssen gewöhnlich keine Quarantäne halten.

Pisa 1. bis 2. Juni 1830

Das auf einer weiten Ebene liegende Pisa mit 16 000 Einwohnern besass ein besonders mildes Klima; die sechs Meilen, die die Stadt vom Meer trennten, waren entsumpft worden. Der Arno teilte die regelmässig gebaute Stadt in zwei gleiche Hälften. Vom Glanz der einstigen Republik zeugten noch immer viele Paläste. Für die Reisenden unabdingbar war eine Besichtigung des Domes mit dem gegenüberliegenden Baptisterium und des schiefen Turms, dessen Neigung damals 15 Fuss betrug. Der Campo santo enthielt alte Inschriften, Büsten und Grabmäler aus der Römerzeit, während der jetzige Friedhof ausserhalb der Stadt angelegt war. Pisa schien nur in den Abendstunden entlang des Arno einigermassen belebt, obwohl die Einwohner bereits die Festbeleuchtung für den 14. Juni, den Tag des Stadtheiligen Basilius, vorbereiteten.

Wir machten sogleich Besuche bei den Professoren, an die wir Empfehlungen hatten, nämlich bei Prof. Francesco Tantini[1] [...] (allein, wir trafen denselben nicht zu Hause an) und bei Prof. Ducommun[2] aus La Chaux-de-Fonds; dieser nahm uns sehr freundschaftlich auf und führte uns in die Werkstätte, wo die von ihm und einem seiner Freunde herausgegebenen Mascagnischen Tafeln[3] gedruckt und die in Florenz gemachten hier ausgebessert wurden. Dieses prachtvolle anatomische Werk, an dem Mascagni dreissig Jahre arbeitete, den Text dazu aber noch nicht vollendete, gibt den Herausgebern allerdings ungemeine Arbeit und Kosten, und

---

[1] Francesco Tantini (1779-1831), Dr. med. (Pisa), Prof. der Medizin in Pisa. FONTANI, T.: Cenni biografici, Pavia 1832. Mag. d. ausl. Lit. d. ges. Heilk. 26, 1833, S. 190-202. CALLISEN 32 (1844), S. 499 f. DECHAMBRE, 3e série, 15 (1885), p. 727. BLÄ 5 (1934), S. 514.

[2] Keine weiteren Angaben bekannt.

[3] Nach Paolo Mascagni (1752-1815), Prof. der Anatomie in Siena, Pisa und Florenz. MASCAGNI, Paolo: Anatomia universa XLIV tabulis aeneis iuxta archetypum hominis adulti accuratissime [...], cura et studio Andreae Berlinghieri, Jacobi Barzellotti et Joannis Rosini, Pisa 1823-1832.

man kann leicht begreifen, dass sie den Abonnementspreis von 2500 Gulden wahrscheinlich noch auf 3000 setzen müssen. Deswegen ist es aber auch für einen Privatmann teils zu kostspielig, teils deswegen nicht praktisch, weil er nicht leicht im Stande ist, die Tafeln, welche die Körper in Lebensgrösse vorstellen, irgendwo aufzuhängen, wodurch sie besonders an Wert gewinnen.

Prof. Barzellotti[4] trafen wir nicht zu Hause an, da gerade Examen war und die Kollegien für diesen Sommer beendigt waren. Ebenso ging es uns mit dem Professor der Botanik, Pavi[5], an welchen sowie an die zwei vorher Genannten wir Empfehlungen von Molk und Haering[6] hatten.

Da wir uns hier, weil Ferien waren, nicht länger als diesen Tag aufhalten wollten, so hatten wir alle unsere Zeit zusammenzunehmen, um das Merkwürdigste in Pisa noch in dieser Zeit zu sehen, und besuchten daher diese Herren nicht mehr. Nach italienischer Art jedoch gaben Tantini und Barzellotti abends noch Karten für uns ab, was wir dann auch noch wiederholten.

Die Universität Pisa war vor einigen Jahren, als noch Mascagni und Vaccà Berlinghieri[7] lebten, sehr berühmt; jetzt hat sie keinen im Auslande bekannten Mann[8]. Barzellotti als Professor der medizinischen Klinik und der speziellen Pathologie und Therapie wurde uns aber von Molk und Haering sehr gerühmt, und Prof. Pavi scheint, wie wir aus dem schönen Botanischen Garten[9], in dessen Mitte eine sehr grosse und schöne Zeder vom Libanon, umgeben von seltenen südlichen Pflanzen, prangt, und aus dem naturhistorischen Kabinette sahen, mit grossem Eifer diesen Wissenschaften zu obliegen. Das zoologische Kabinett ist für eine so kleine Universität sehr reich und trefflich unterhalten; auch das mineralogische Kabinett ist sehenswert.

Das Hospital ist klein, enthält vielleicht gegen 200 Kranke; die Säle sind aber sehr schön[10]. Hier werden auch die Klinika gehalten. Die Zahl der Studenten auf dieser Universität ist etwa 400 bis 500.

---

[4] Barzellotti, Giacomo (1768-1839), Dr. med., Prof. der Medizin in Siena und Pisa. CALLISEN 1 (1830), S. 472-474, 26 (1838), S. 165. BARZELLOTTI, Gasparo: Istoria patologica, necrosofia e cenni biografici del fu Cav. Dott. Giacomo Barzellotti, Gazz. tosc. d. sc. med.-fis., 1844, II, pp. 342-351. BARZELLOTTI, Giacomo: Autobiografia, Biografie autografe ed inedite di illustri italiani [...], Torino 1853, pp. 45-51. BLÄ 1 (1929), S. 367. VITOLO, E.: L'Elisir di Le Roy nel concetto di Giacomo Barzellotti ed in altri documenti toscani, Miscellanea VII raduno di storia della farmacia, Pavia 1955, pp. 149-156. MALATO, Marco: Un cultore della medicina sociale del 1800, Giacomo Barzellotti, Pagine di storia della scienza e della tecnica, allegato a Annali di medicina navale e tropicale, 1a seria, XIII, 1958, pp. 3-10. DBI 7 (1965), pp. 15-16. DELLA CAPANNA, G. P.: Una guida sanitaria di Giacomo Barzellotti (in occasione del centenario della sua nascita), Scientia Veterum 118, 1968, pp. 95-142. MARTINI, P. / COLUCCIA, Anna: Giacomo Barzellotti, medico legale e medico sociale (1768-1839), Documenti per una storia della scienza senese, Accademia dei Fisiocritici, Siena 1985, pp. 241-256.

[5] Keine weiteren Angaben bekannt.

[6] Studienkollegen aus Göttingen.

[7] Andrea Vaccà Berlinghieri (1772-1826), Prof. der Chirurgie in Pisa.

[8] Zur 1338 gegründeten Universität und zur Medizinischen Fakultät in Pisa: FABRONIUS, Angelus: Historia Academiae Pisanae, 3 voll., Pisa 1791-1795. FERRARINI, Guido: L'insegnamento della patologia chirurgica nella storia dell'Università di Pisa, Boll. Ist. stor. ital. Arte sanit. 3, 1923, pp. 17-31. Ders.: La tradizione e la gloria dell'insegnamento della chirurgia nell'Università di Pisa, Boll. Ist. stor. ital. Arte sanit. 8, 1928, pp. 79-92. FEDELI, Carlo: La clinica medica dell'Università di Pisa (1778-1911), Pisa 1921. Ders.: La clinica chirurgica dell'Università di Pisa, Pisa 1921.

[9] CHLOVENDA, Emilio: Note sulla fondazione degli Orti Medici di Padova e di Pisa, Int. Congr. Hist. Med., Roma 1930, pp. 488-509.

[10] FEROCI, Antonio: Degli antichi ospedali in Pisa, Pisa 1896. CASINI, Bruno: Il fondo degli Ospedali Riuniti di Santa Chiara di Pisa, Pisa 1961. SCOTTI, Giancarlo: L'ospedale di Santa Chiara in Pisa, Osped. Ital. Chir. 6, 1962, pp. 772-774.

Am 2. Juni fuhren wir nach den Bädern von Pisa, Bagni di San Giuliano, zwei Meilen ungefähr von Pisa gelegen, ganz am Fusse der Apenninen[11]. Ihre Lage ist herrlich schön; rings umgeben von den schönsten Gegenden, haben sie das nämliche angenehme und gesunde Klima von Pisa, indem die Sommermonate nie zu übermässig heiss sind, der Winter selten so kalt ist, dass es Schnee geben würde. Diese Bäder, obschon bestimmt schon in den ältesten Zeiten bekannt, sind doch erst am Ende des vorigen Jahrhunderts in den schönen Stand versetzt worden, in welchem sie sich jetzt befinden. Die Römer scheinen zwar diese Quellen gekannt, aber das Wasser derselben durch Aquädukte nach Pisa geleitet und nicht in San Giuliano selbst Badeeinrichtungen gehabt zu haben.

Es sind jetzt drei Bäder hier, nämlich der Bagno Occidentale, der Bagno Orientale und das Armenbad. Der Bagno Occidentale oder di Ponente hat seinen Namen von seiner Lage gegen das andere. Er enthält zwei grössere Bäder für 18 bis 26 Personen, das eine derselben, Bagno di Marte, für die Männer, das andere, Bagno della Regina, für die Weiber bestimmt. Diese Bäder haben eigene Quellen von einer Temperatur von 24, 27, 28, 30 bis 32° R. Es kann hier von fünf Uhr morgens bis nachmittags zwei Uhr gebadet werden, gewöhnlich eine halbe bis eine Stunde, wofür man eineinhalb Pli oder im Abonnement zehn Grazien bezahlt. Ausser diesen sind noch neun Zimmer, in denen Badewannen für zwei Personen sind; hier bezahlt man zwei Pli. Alle diese Bäder sind aufs geschmackvollste und bequemste eingerichtet, die Badewannen von hübschem Marmor, so auch der Fussboden mit diesem Steine ausgelegt, die Badezimmer sind hoch, gewölbt und an der Höhe des Plafonds ein kleines Türmchen, das auf den Seiten offen ist, nach dem Bade hin durch ein Fenster verschlossen werden kann und, wie ein Kamin, dazu bestimmt ist, den Dampf hinauszulassen. In den allgemeinen Bädern sind schöne Vorzimmer zum Anziehen der Wäsche [vorhanden], besonders schön sind aber die Vorzimmer für die einzelnen Bäder; dieselben sind gewölbt, der Fussboden ist von Marmor. Ein Kamin dient zur Erwärmung des Zimmers im Frühling, Herbst und Winter, ein Kanapee, vier Stühle etc. zur Bequemlichkeit.

In jedes Bad gehen zwei Röhren; die eine führt das heisse Wasser, die andere ein Wasser von einer bloss 18 bis 20° R haltenden Quelle zur Abkühlung des erstern. Für jenes ist ein grosses Reservoir, welches seltener auch zum Baden benutzt wird.

Die Einrichtung für die Dusche befindet sich in vier Zimmern. Die Kraft, mit der das Wasser aus elastischen Röhren, um sie auf den bestimmten Teil richten zu können, herausströmt, wird bloss durch den Fall desselben gegeben. Hier sind in einer Art von Nachtstühlen auch die Douches ascendantes für Klistiere eingerichtet. Die Kraft, mit der hier das Wasser hinaufströmt, kann modifiziert und genau bestimmt werden durch einen an einer Schraube, die wahrscheinlich mit einer Klappe in Verbindung steht, befindlichen Zeiger, der auf einer mit Mass versehenen Platte sich bewegt.

Der Bagno Occidentale oder di Levante ist grösser; er hat vier grosse Bäder für 18 bis 20 Personen, vier kleinere für drei Personen und sechs für eine Person; bei letzteren ist zugleich eine Dusche angebracht. Ausserdem sind einige besondere Zimmer, in denen bloss acht elastische Röhren für die Dusche ohne Badekästen angebracht sind. Soll bloss ein einzelner Teil, der

---

[11] DECHAMBRE, 4e série, 8 (1882), pp. 733-736. CASTELLANI, Carlo: Le terme di San Giuliano nell'opera di G. Mercuriale e di G. Bianchi, Atti I Congresso europeo della storia della medicina, 1962. DELLA CAPANNA, G. P.: Una guida sanitaria di Giacomo Barzellotti (in occasione del centenario della sua nascita), Scientia Veterum 118, 1968, pp. 95-142.

Hals, der Arm etc., der Dusche ausgesetzt werden, so wird eine hölzerne Wand mit verschiedenen Öffnungen vor die Röhre gesetzt, der leidende Teil durch eine Öffnung gesteckt und so allein der Wirkung der Dusche preisgegeben. Hier sind auch zwei Douches ascendantes für Frauenzimmer und zwei für Klistiere eingerichtet. Die Einrichtung der Bäder ist die nämliche wie im andern Bade, nur dass kein Bad eine eigene Quelle hat, sondern alle ihr Wasser aus einem grossen Behälter bekommen. Auch die Preise der Bäder sind die nämlichen. Auf einem Korridor sind vier elastische Röhren zur Dusche angebracht, welche Arme unentgeltlich benutzen können. Mitten im Hofe steht ein Brunnen mit mehreren durch Hähne verschlossenen Röhren, welcher das Mineralwasser führt und zum Trinken bestimmt ist, was aber seltener geschieht.

Ausser diesen zwei Badeeinrichtungen ist nun noch das Hospital mit den Armenbädern, die beide schöne Gebäude sind. Dr. Castellani[12] ist Chirurg in demselben.

Die Gäste logieren gewöhnlich in den Privathäusern, wo sie für 3 Pli täglich schöne Zimmer bekommen. Das schönste Gebäude ist dasselbe, worin sich die Gesellschaftszimmer befinden; auch hier sind Zimmer für fünf Haushaltungen. Jede derselben bekommt drei Zimmer und eine Küche und bezahlt dafür 39 Pli pro Tag. Einzelne Herren können hier ein Zimmer für sich, ein Zimmer für die Bedienten und eine Küche, freilich für viel Geld, haben.

Badearzt ist Dr. Punta[13] aus Pisa, der alle Tage von Pisa hierher kommt; im Badeorte selbst wohnt bloss ein Chirurg, Prof. Beretti[14].

Diese Bäder enthalten nach der Analyse von Giorgio Santi[15], Professor zu Pisa (vid. Analisi chimica delle acque dei Bagni Pisani di G. Santi, Pisa 1789) besonders Salze, nämlich Sal Glauberi 203, Natrum muriaticum 265, Calce vitriolata 969, Magnesia vitriolata 325, Magnesia muriatica 199, Calce effervescente 281, Magnesia effervescente 87, Argilla 46, Silice 12, Acido aereo libero 187 Gran.

Ungefähr zwei Meilen von den Bädern Pisas befindet sich eine Quelle von Sauerwasser, Acqua acidula di Ascanio genannt. Dieses wird in Flaschen verschickt und häufig zur Badekur getrunken; dasselbe ist kalt, enthält die nämlichen Bestandteile wie das Badewasser, nur mehr Kohlensäure.

Rheumatismus, Arthritis, Podagra, Hernien, hysterische und hypochondrische Beschwerden, Paralyse, chronische Hautausschläge, Rachitis, Ulcera und auch Tumores sollen teils durch die Bäder oder das Trinken des Wassers oder die Dusche geheilt worden sein.

Lucca 2. bis 3. Juni 1830

Von diesen Bädern führte eine schöne Strasse nach Lucca, der Hauptstadt des gleichnamigen Herzogtums. Der Zöllner behandelte die beiden Ärzte recht freundlich, nachdem sie ihm ein Rezept für seine an Keuchhusten leidenden Kinder überreicht hatten. In Lucca gefielen ihnen vor allem der Palast des Herzogs und das kleine, aber schmucke Theater.

---

[12] Keine weiteren Angaben bekannt.
[13] Keine weiteren Angaben bekannt.
[14] Keine weiteren Angaben bekannt.
[15] Giorgio Santi (gest. 1822), Prof. der Naturgeschichte und Chemie in Pisa, Direktor des Botanischen Gartens.

Doch mehr als alles dieses interessierte uns der Weg nach den Bädern von Lucca, den wir nach dem Essen machten[1]. Die Strasse ist gut, nur wenig hügelig, die Berge, welche die engen Täler bilden, sind zum Teil nackte Felsen; wo aber nur ein bisschen Erde sich ansetzen konnte, sind dieselben oft bis zu ihrem Gipfel mit Olivenwäldern oder mit Reben bewachsen. Nach den Bädern hat man etwa zwei Stunden zu fahren. Dieselben liegen auf einem Hügel oder vielmehr Berge, welcher nach Nordosten das Tal schliesst. Am Fusse dieses Berges liegt eine kleine, artige Stadt. Von dieser hat man etwa eine halbe Stunde durch einen zwar guten, aber der Sonne immer ausgesetzten Weg bis zu den ersten Badehäusern Bernabo zu steigen, nicht weit davon, noch etwas höher, [sind] die Docce alte. Diese sind die schönsten Badehäuser; in letzterem sind das Kasino und vier Wohnzimmer, etwa drei grössere und vier kleinere Wasserbäder, die übrigens bei weitem nicht so schön und bequem wie die Bäder bei Pisa eingerichtet sind. Man zahlt dafür das gleiche wie in Pisa. Ausserdem sind mehrere Bagni di vapore, nämlich 24 waren Docce und acht Docce temperate; auch in den anderen Badehäusern sollen verhältnismässig ebensoviele Docce sein. Das Wasser hat eine Wärme von ungefähr 33°, hat weder einen vorherrschenden Geruch noch Geschmack. Die Badegäste waren teils in Privathäusern, die sich um die Bäder herum befinden, teils in der Stadt, in welchem Falle sie dann freilich alle Tage eine halbe Stunde weit steigen müssen, da in der Stadt selbst keine Bäder sind. Ausser den genannten Bädern sind noch die Docce basse di S. Giovanni und die Bagni della villa, welch letztere am nächsten liegen. Der Arzt wohnt hier. Obschon hier fast von aller Welt abgeschlossen, ist doch für Lustbarkeiten und angenehmes Leben sehr gesorgt, und vielen Leuten scheint es hier so zu gefallen, dass Engländer schon über drei Jahre hier wohnen.

Am kleinen Herzogtum Massa und an dessen gleichnamiger Hauptstadt fuhren Meyer und von Muralt vorbei, um dafür in Carrara einen längeren Halt einzuschalten. Ein Führer geleitete sie zu den bekannten Marmorbrüchen; blaue Brillen schützten ihre Augen vor dem blendenden Gestein. Man unterschied zwischen drei Marmorqualitäten, wobei die beiden geringeren mit Pulver gesprengt wurden, was nicht selten zu Unfällen führte. Die ganze Bergkette zeigte sich kahl und fast ohne Vegetation; die Zürcher sahen verlassene Steinbrüche, die schon die Römer abgebaut hatten. Die Marmorbrüche waren Eigentum von Privatleuten, ebenso die Marmorsägereien und -schleifereien. Ein junger Künstler, der einige Zeit in Berlin gelebt hatte, zeigte ihnen die Ateliers der Künstlerakademie, wo gegen dreissig Schüler zeichneten und modellierten. Hier arbeiteten Bildhauer nach Thorvaldsens Modell an dessen monumentalem Werk «Christus mit den vier Engeln», das für Kopenhagen bestimmt war.

Auf der Weiterfahrt fiel auf, dass selbst die bescheidensten Bauernhäuser ganz aus Marmor gebaut waren. Die Reisenden überschritten die sardinische Grenze und wurden mitsamt dem Wagen auf einem Kahn über den Fluss Magra gesetzt. Sie erblickten den Hafen von La Spezia, wo sich Genuas Quarantäneeinrichtungen für verdächtige Schiffe befanden; da sie dies aber erst in Genua er-

---

[1] FRANCESCHI, Giacomo: Igea dei Bagni e più particolarmente di quelli di Lucca, Lucca 1815. Quadro biografico dei più distinti medici e chirurghi Lucchesi, Lucca 1842. CARINO, Alessandro: Delle condizioni fisiche meteorologiche e igieniche del territorio dei Bagni di Lucca, Firenze 1863. Ders.: Dei bagni di Lucca, notizie topografiche, storiche e mediche, Firenze 1866. DECHAMBRE 8 (1876), pp. 131-137. BONAVENTURA, Arnoldo: I Bagni di Lucca, Coreglia e Barga, Bergamo 1914. WHIPPLE, Evangeline: A famous corner of Tuscany (Bagni di Lucca), London 1928. HEINE, Heinrich: Die Bäder von Lucca, die Stadt Lucca, hrsg. von Peter von MATT, Stuttgart 1978. BELLI BARSALI, Isa: Lucca, guida alla città, Lucca 1988.

fuhren, besuchten sie die Anstalten nicht. Zwischen La Spezia und Chiavari beschäftigten sich viele Menschen mit der Herstellung von Spitzen. Ohne im befestigten Städtchen Sestri anzuhalten, fuhren sie der Riviera di Levante entlang und erreichten Genua, die bedeutendste Hafenstadt Italiens.

Genua 5. bis 10. Juni 1830

Dank einigen Zürcher Bekannten wie von Muralts Onkel Hans Caspar von Muralt oder den Kaufleuten Schläpfer und Notz gestaltete sich der Aufenthalt in Genua sehr angenehm. Durch die liebenswürdige Betreuung wurde es den Reisenden möglich, die Sehenswürdigkeiten der Stadt in kurzer Zeit vollkommen kennenzulernen und angenehme, gesellige Stunden in den schön gelegenen Landhäusern ihrer Gastgeber zu verleben.

Die Strassen der alten Stadt waren eng und dunkel, da die hohen Häuser den Zutritt von Luft und Licht nur ungenügend gestatteten. Imposant dagegen erschienen die palastartigen Gebäude an der Strada Nuova und Novissima. Unter den Bauwerken fanden die Kathedrale San Lorenzo, die Kirche Sant'Annunziata und Sant'Ambrogio besondere Beachtung. Die beiden Zürcher bedauerten, dass die Marmorsäulen zur Steigerung des Effekts vielfach mit rotem Tuch umwickelt waren. Der ehemalige Dogenpalast, der jetzt der Polizei als Unterkunft diente, enthielt die Ratsäle der republikanischen Vergangenheit; einer davon war geschmückt mit einer Darstellung von Kolumbus bei dessen Ankunft in Amerika. Hatten Meyer und von Muralt in Venedig die raffinierteren Fassaden, Säulenreihen und Mosaiken bewundert, so zeichneten sich Genuas Paläste durch grossartige Vorhallen und Treppenbauten aus.

Der Leuchtturm des Hafens gewährte einen Überblick über die amphitheaterartig angelegte Stadt mit ihren unzähligen Landhäusern und Gartenanlagen. Die Hafeneinfahrt war sehr stark befestigt. Ein Fort war auch gegen die Stadt selbst gerichtet war, wodurch man den Respekt der Einwohner vor ihrem Herrn, dem König von Sardinien, erhalten wollte. Am Tag der feierlichen Fronleichnamsprozession gefielen Meyer die singenden Prälaten und verkleideten Leute weit weniger als die hübschen, «mehr oder weniger frommen» Genueserinnen, die die Fenster besetzten und Blumen auf den Zug hinunterwarfen.

Den 9. Juni. Am Nachmittag bei Herrn Steinhauser[1], an den wir eine Empfehlung von Herrn Escher[2] hatten, zum Mittagessen; dieser nahm uns äusserst freundschaftlich auf und machte uns mit Dr. Mojon[3] bekannt, der uns aus seiner Schrift «Considérations sur un nouveau moyen pour l'extraction du placenta, Gênes 1828», schon früher bekannt war. Er schenkte uns dieses Werk sowie ein anderes, «Alcuni pensieri medico-politici di B. Mojon». Dr. Mojon ist ein sehr beliebter praktischer Arzt in Genua; er scheint sich mehr mit der Medizin abzugeben als mit dem Accouchement. Er scheint auf die Diät bei Behandlung der Krankheiten auch den

---

[1] Keine weiteren Angaben bekannt.
[2] Heinrich Escher (1806-1888), Kaufmann in Triest.
[3] Maria Benedetto Mojon (1784-1849), 1806 Dr. med. (Genua), Prof. der Anatomie und Physiologie in Genua, Oberarzt am Militärspital, zuletzt in Paris. CALLISEN 13 (1833), S. 136-138, 30 (1842), S. 409 f. Union méd., 1850, IV, pp. 293-295. POGGENDORFF, Bd. 2 (1863), S. 174. DECHAMBRE, 2e série, 9 (1875), pp. 76-77. BLÄ 4 (1932), S. 231. BERRI, Pietro: Bianca e Benedetto, Liguria, settembre 1960.

grössten Wert zu legen und nur ausnahmsweise medizinische Mittel anzuwenden. Er ist ein sehr geistreicher, sehr belesener Mann; ersteres mag schon aus seiner zweiten oben angeführten Schrift herausleuchten.

Hospitäler von Genua sind: der Ospedale Grande[4]; er enthält etwa 1 000 Kranke, die zwar in grossen Sälen sich befinden, allein, die zu sehr angehäuft sind, da in diesen Sälen vier Reihen Betten sind. Die Abtritte bestehen aus Nachtstühlen, die in Nischen in der Mauer, jedesmal für zwei Betten, befindlich sind. Die Luft in diesem Hospitale ist nicht sehr rein, wie überhaupt nicht die beste Reinlichkeit hier zu herrschen scheint. Das Gebäude selbst ist dagegen ein wahres Palais, die Treppen ausgezeichnet schön und sowohl diese als auch die Krankensäle mit zum Teil schönen Büsten der sich um diese Anstalt verdient gemachten Männer geziert.

Ein zweites ist der *Ospedaletto*, bedeutend kleiner als der andere[5]. Hier befinden sich die Unheilbaren, die alten Leute und sehr skrofulöse und rachitische Kinder. In einer Abteilung dieser Anstalt sind die Irren, die aber alle in zwei Sälen angehäuft sind, weder zum Arbeiten angehalten werden noch einen Garten zum Spazieren haben, von denen auch die meisten mit tüchtigen Ketten in ihren Betten festgehalten werden; überhaupt ist kein Bett hier, dem die Ketten fehlen würden. Auch dieses Gebäude zieren zahlreiche Statuen der Wohltäter dieser Anstalt.

Eines der grössten, schönsten und am besten gelegenen Gebäude ist der Albergo dei Poveri, das sowohl als Arbeitshaus für die Armen als auch für die Sträflinge dient[6]. Die innere Einrichtung entspricht aber gar nicht dem äussern Pomp des Gebäudes, denn es scheint sehr schlechte Ordnung und grosse Unreinlichkeit zu herrschen. Wie sollte man erwarten, dass man in einem solchen Hause von bettelnden Kindern überall gestossen wird, dass das Tischtuch seines Schmutzes wegen einen Ekel einflösst und die bleiernen Becher nicht gereinigt sind, dass an einem Festtage alt und jung müssig auf den Treppen, den Korridoren, auf den Betten herumkalbert, während ihnen doch die Religion nicht das Arbeiten verbietet, da doch andere, welche arbeiten wollen, es dürfen? Es wird übrigens schönes Zeug hier verfertigt, wie wir aus der Ausstellung sahen, die gerade da war, auch Spitzen von den Mädchen.

Über Savona, Finale, Albenga und Mentone brachte ein Wagen die Reisenden bei herrlichem Wetter Richtung Nizza. Die Strasse führte dem Meer entlang und da, wo sich Ansiedlungen gebil-

---

[4] Zur Spital- und Medizingeschichte von Genua: DA BRUZZA, A. L.: Memorie [...] sull'origine dei Lazzaretti e del Magistrato di Sanità in Genova, Genova 1874. TRIFOGLI, Roberto: L'ospedale di S. Giovanni dei Genovesi, 14th Int. Congr. Hist. Med., Roma/Salerno 1954, pp. 558-562. CANEVA, Giuseppe: Notizie storiche su alcuni ospedali di Genova, Atti I Congresso europeo della storia ospedaliera, 1960, pp. 260-277. CIRENEI, Fortunato: La tradizione chirurgica genovese, Pisa 1960. CECCARELLI, Ubaldo: Uno storico della medicina, insegnante di medicina legale all'Università di Genova nel periodo risorgimentale, Pag. Stor. Med. 5(6), 1961, pp. 41-50. MANCINI, Clodomiro: La tradizione della storia della medicina in Genova, Pisa 1961. MELIS, Marco: La storia dell'insegnamento dell'anatomia patologica in Genova, Pisa 1961. CANEVA, Giuseppe: L'ospedale della Darsena in Genova, Studi Storia ospedaliera 1, 1963, pp. 9-28. Ders.: L'antico Ospedale di S. Giacomo in Genova-Quarto, Rivista municipale «Genova», 1963. MANCINI, Clodomiro: Note per la storia della medicina genovese, Pisa 1963.

[5] QUAINI, M.: Il modello panoptico nel primo manicomio di Genova, Mov. Operaio Soc. 3(4), 1980, pp. 395-404.

[6] Zum 1635 gegründeten Albergo dei Poveri: ARMANI, Parma: Genesi e realizzazione di un reclusorio seicentesco, l'Albergo dei Poveri di Genova, Studi di Storia delle arti, Genova 1977, pp. 103-120.

det hatten, über die Hügel und dann wieder zur Küste hinab. Sie war gut unterhalten, doch zuweilen sehr schmal, ohne Brücken über die oft wild herabströmenden Bergbäche und etwa in Monaco steil ansteigend. Das Auge erfreute der beständige Blick auf das blaue Meer, die vielen grünen Buchten und das fröhliche Treiben des Hafenvolkes in den Ortschaften. Die Landschaft war kultiviert mit Oliven- und Feigenbäumen, zuweilen mit Orangen- und Zitronengärten; nicht selten sah man auch schöngewachsene Palmen.

Nizza 13. bis 15. Juni 1830

Nizza besass nach Meyers Urteil von allen bisher gesehenen Rivierastädten die vorteilhafteste Lage. Wenn die Altstadt auch recht eng und düster gebaut war, gewährten doch die Landhäuser und Paläste der Vorstädte einen einmaligen Anblick. Die Hauptpromenade bildete eine der Meerterrasse entlang führende Allee mit zahlreichen Kaffeehäusern. Im kleinen Hafen wurde nur wenig Handel getrieben; die Stadt lebte hauptsächlich vom Fremdenverkehr. Besonders im Winter herrschte bei äusserst mildem Klima ein grosser Andrang von Touristen, die bei Karneval, Opern und Bällen brillante Unterhaltung fanden.

Ob aber Nizza für die Brustkranken so äusserst zuträglich sei, wie man gewöhnlich rühmt, möchte ich mit Schönlein[1] sehr bezweifeln[2]. Dasselbe liegt zu nahe am Meer; daher weht immer die kalte Seeluft. Und dass der Nordwind auch hier zukommen könne, bemerkten wir während unseres Aufenthaltes sehr gut, denn immer, obschon sonst das herrlichste Wetter war, war die See sehr stark bewegt, und auf der Terrasse, besonders aber, wenn man um die Felsen herum nach dem Hafen ging, wehte der kühle Wind sehr heftig. Doch soll während des vorigen heftigen Winters die Kälte nie unter $1\frac{1}{2}°$ unter Null gefallen sein, was aber freilich bei der schlechten Heizeinrichtung für hier nicht wenig sein mag. Dagegen fiel uns die grosse Zahl der im sechsten, siebten Monate schwangern Frauen sehr auf, denn ich darf mit Recht sagen, dass von den vielen Frauen, die wir am Samstage auf dem besuchten Spaziergange antrafen, mehr als dreiviertel schwanger waren. Würde also nicht für kinderlose junge Frauen ein Winteraufenthalt in dieser Gegend anzuraten sein?

Das sich hier vorfindende Hospital ist zwar klein, vielleicht etwa für 50 Patienten, aber trefflich eingerichtet und reinlich, immer zwischen zwei Betten eine Glocke befindlich sowie bei

---

[1] Johann Lucas Schönlein (1793-1864), Prof. der inneren Klinik in Würzburg, Zürich und Berlin, vgl. S. 298.
[2] ERNST, A.: Nizza und Hyères in medizinisch-topographischer Hinsicht, für Ärzte und Kranke, Bonn 1839. WEBER, E.: Handbuch für Fremde in Nizza, einem eines milden Klimas wegen berühmten Winterkuraufenthaltsorte in Oberitalien, besonders auch für Ärzte, Heidelberg 1839. FARR, William: A medical guide to Nice, containing every information necessary to the invalid and resident stranger, with separate remarks on all those diseases to which its climate is calculated to prove injurious or beneficial, especially consumption and scrofula, also observations on the climate of Bagnères-de-Bigorre, as the most eligible summer residence for consumptive patients, London 1841. NAUDOT: Influence du climat de Nice sur la marche des maladies chroniques et particulièrement sur la phtisie pulmonaire, Paris 1842. LEE, Edwin: Nice et son climat, avec des notices sur le littoral de la Méditerranée de Marseille à Gênes, Nice 1851. LIPPERT, Heinrich: Das Klima von Nizza, seine hygienische Wirkung und therapeutische Verwertung, nebst naturhistorischen, meteorologischen und topographischen Bemerkungen, 2. Aufl., Berlin 1877. DECHAMBRE, 2e série, 13 (1879), pp. 201-211.

jedem derselben eine Schnur in der Decke des Zimmers befestigt, mit der sich der Kranke aufheben kann[3].

Vor Antibes, einer alten befestigten Stadt, befand sich der ziemlich strenge französische Zoll. Danach führte die Route über Aix auf einer stark befahrenen Strasse nach Marseille, wo die beiden Zürcher Empfehlungen an zwei Kaufleute hatten. Marseille erschien ihnen mit 130 000 Einwohnern als sehr grosse Stadt mit ausgesprochen hässlichem, schmutzigem alten Teil, wovon sich die neue Stadt, insbesondere die Rue Canebière, vorteilhaft abhob. Das Treiben war lebhaft, besonders am Ufer des befestigten Hafens. Die Kirchen waren für die Reisenden nicht von Bedeutung, und auch die Hospitäler besuchten sie nicht. Es gab zwei Quarantäneanstalten, wobei die grössere zahlreiche Gebäude mit dreifacher Mauer umfasste; wer auch nur die erste Mauer überschritt, musste drei Tage Quarantäne halten. Das südliche Klima Marseilles war in den Sommermonaten fast unerträglich heiss, weswegen die Fremden angeblich nicht selten vom Sonnenstich befallen wurden. Meyer und von Muralt besuchten die Abendgesellschaft «Athénée», in der gebildete Bürger, darunter einige Damen, täglich wissenschaftliche und literarische Themen diskutierten.

Toulon 21. bis 22. Juni 1830

Anlässlich eines Ausflugs nach Toulon interessierte weniger die Stadt als der Kriegshafen; zur Besichtigung des Arsenals verschaffte ihnen der Zürcher Kaufmann Fierz eine Karte. Sie besahen sich die Fabrikation der Schiffstaue, den grossen Saal mit aktuellen und historischen Waffen und das Zimmer mit Modellen von Schiffen und Schiffbaugeräten. Im Hafen lagen nur gerade fünf Linienschiffe und einige Fregatten, da sich die meisten Schiffe auf der Expedition nach Algier befanden. Der ungeheure Vorrat an Kanonen schien durch die Expedition fast gar nicht geschmälert. Das am Ufer der Reede liegende Fort, wo gerade Schweizer Truppen lagerten, gewährte einen grossartigen Ausblick.

Toulon ist einer der grössten Kriegshäfen von Frankreich, das Arsenal noch grösser als dasjenige in Venedig und für diese Zeit weit besser ausgerüstet, immer in reger Tätigkeit. Alle Arbeiten werden von den Galeerensklaven besorgt, deren Zahl 5 800 ist und die im Arsenal selbst wohnen. Ihr Logement ist reinlich, und jeder hat sein eigenes gutes Lager. In ihren Mussestunden verfertigen sie viele kleine Sachen, die sie den Fremden anbieten; es sind darunter teils Zivilverurteilte, die blaue Kleider tragen, teils solche vom Militär, die in Rot gekleidet sind. Die meisten laufen frei, ohne Ketten, andere aber sind angekettet und nicht selten zwei zusammen. In ihren Physiognomien kann man ihre schreckliche Gefangenschaft lesen.

Sehr sehenswert sind die Hospitäler Toulons. Der *Hôpital militaire* liegt in der Stadt. Er ist ein altes Gebäude, dessen Lage, indem er in einer engen Gasse liegt, nicht zweckmässig ist. Um denselben besehen zu können, muss man vom Direktor desselben, von dem man eine Karte bekommt, Erlaubnis haben, worauf man dann von dem Verwalter der Ökonomie dieses Spitals herumgeführt wird. Die Zimmer sind niedrig und die Kranken zu sehr aufeinandergehäuft,

---

[3] BURG, G.: L'hôpital Saint-Roch et l'hospice de la Charité de 1814 à 1914, Diss. iur., Nice 1968. Vgl. auch Nice historique 72(1), 1968, pp. 1-19.

was selbst in den Zimmern der Offiziere der Fall ist, doch herrrscht die grösste Ordnung und Reinlichkeit. Die Magazine sind mit Wäsche reichlich gefüllt, und es befindet sich darin eine Kiste mit Etuis von Amputationsinstrumenten sowie ein Notvorrat an Ballen von Charpie.

Ein ziemlich grosser, von Bäumen beschatteter Hof ist zum Promenieren für die Rekonvaleszenten bestimmt. Küche und Pharmazie sind reinlich, doch keine gute Einrichtung. Es ist im Tun, dieses Gebäude zu verbessern.

Hôpitaux des marines [1]. Der eine derselben liegt in der Stadt an der Strasse, die nach Montpellier führt. Es ist ein schönes, grosses Gebäude, hat hohe und grosse Säle, in denen die Kranken gut logiert sind; die Zimmer für die Offiziere sind ebenfalls recht hübsch, ebenso Küche, Pharmazie und Bäder. Es sind darin eine Schule für Chirurgen und eine naturhistorische Sammlung, welche beide aber wenig bedeuten wollen.

Der Hôpital des marines à la droite du fort ist noch nicht ausgebaut, man sieht aber jetzt schon, dass derselbe ausgezeichnet werden wird. Derselbe liegt an dem rechten Ufer der Reede an ihrem Ausgange, angelehnt an einen Hügel. Er besteht aus drei Gebäuden, die zusammen ein Rosseisen bilden und durch Kettenbrücken vereinigt sind. Diese drei Gebäude haben ganz die nämliche Grösse und Bauart. Das mittlere ist teils für die Verwaltung des Hospitals bestimmt, und darin befindet sich die Küche, Apotheke, die Zimmer für die Ärzte, Offiziere und für 60 Mann Garnison, zwei gewölbte Säle sowie zwei grosse Säle für Soireen und Bälle. Die zwei Seitengebäude sind für die Kranken bestimmt. Sie haben zwei Stockwerke, auf welchem jedem zwei grosse gewölbte Säle sind, die nach dem Hofe zu ihre Fenster haben, welche jedoch etwas klein sind und sich in der Höhe befinden, in jeder Tür angebracht, deren mehrere sich auf einen Gang öffnen, welcher sich aussen am Hause befindet. Auf diesem Gange befinden sich drei Fontänen. Diese zwei Gebäude sind für 500 Kranke bestimmt. Die Unteroffiziere haben kleine Zimmer neben den Krankensälen.

Zwischen diesen Gebäuden ist ein grosser Hof. Hinter dem mittleren wird ein Botanischer Garten angelegt, und darin auf der Seite ist eine Kapelle in runder Form erbaut, mit hübscher Säulenordnung aussen verziert, und auch für die Rekonvaleszenten und Kranken ist unten ein hübscher Garten angelegt.

Diese Gebäude sind von den Galeerensklaven erbaut, die hier ihre Lagerstätte in einem Gebäude neben dem Garten haben, das später für Magazine bestimmt ist.

Nach Marseille zurückgekehrt, mussten die Freunde wegen einer heftigen Fiebererkrankung von Muralts ihre Reise für einige Tage unterbrechen; die Behandlung mit Chinin brachte Besserung. Ei-

---

[1] Zum Hôpital Maritime: FEURY, Jean-André: Histoire médicale de la maladie qui a régné parmi les condamnés du Bagne de Toulon pendant les mois de décembre 1829, janvier et février 1830, Rev. de l'Acad. de Méd., 1833, III. MAKIN, Joseph: Considérations pratiques sur le typhus qui a régné au Bagne de Toulon en 1829-1830, Diss. med., Montpellier 1834. BERENGER: Saint-Mandrier près Toulon, contribution à l'histoire de la localité et de l'hôpital maritime, Paris o. J. RAOULEX: Le Bagne de Toulon, Bulletin de la Société des Amis du Vieux Toulon, avril/mai/juin 1929, p. 151. QUERANGAL DES ESSARTS, J.: Le service de santé de la marine au port de Toulon sous l'Ancien Régime, Rev. Méd. nav. 10, 1955, pp. 69-82. Ders.: Le service de santé de la marine au port de Toulon au cours du XIXe siècle, Rev. Méd. nav. 11, 1956, pp. 81-102. PIROT, R. / LORIQUET, H.: Origine et développement des institutions hospitalières de la marine à Toulon, 16th Int. Congr. Hist. Med. 1, 1961, pp 281-286. PELLET, Liliane: La médecine navale française au XIXe siècle, Diss. med. (Mscr.), Rennes 1966. LEONARD, Jacques: Les officiers de santé de la marine française de 1814 à 1835, Paris 1967. WHITE, John C.: Un exemple des réformes humanitaires dans la marine française, l'Hôpital Maritime de Toulon (1782-1787), Ann. Midi 83, 1971, pp. 387-395.

ne Wagenfahrt über Aix, St. Rémy und Beaucaire mit schöner Kettenbrücke über die Rhone führte nach Nîmes. Besondere Aufmerksamkeit fanden hier die römischen Altertümer, etwa die Maison carrée oder das Amphitheater, wobei Meyer das wenig sorgfältige Flickwerk der neuen Zeit bedauerte.

Montpellier 25. Juni bis 29. August 1830

Zwei volle Sommermonate weilten Conrad Meyer und Leonhard von Muralt zur medizinischen Weiterbildung in Montpellier. Die alte Universitätsstadt, deren Bevölkerung vor allem Handel trieb, zählte 30 000 Einwohner. Die neueren Vororte mit gut gebauten Häusern und Gärten gefielen ihnen besser als die Altstadt mit ihren schmutzigen Strassen. Die beiden Ärzte besassen Empfehlungen an einige Kaufleute, die sie mit den Professoren bekanntmachten. Durch intensives Französischstudium erweiterten sie ihren Wortschatz, hatten aber wegen vornehmlich deutscher Tischgenossen in der Freizeit zu wenig Gelegenheit, diesen auch anzuwenden. Während ihres Aufenthaltes in Montpellier gestaltete sich der Tagesablauf recht eintönig. Sie erhoben sich morgens um fünf Uhr, um die Morgenfrische für Studien zu benutzen, besuchten die Spitäler, die klinischen Vorträge und die Operationen und unternahmen in den Abendstunden allenfalls noch einen Spaziergang. Es herrschte eine beträchtliche Hitze, die kaum je durch ein Gewitter abgekühlt wurde. Schwüle Nächte und stechende Moskitos liessen sie auch nachts nur selten einen angenehmen Schlaf finden.

Das Theater hatte wenig Niveau, da die Stadt mit ihren Ausgaben zu sehr geizte, als dass gute Schauspieler hätten gewonnen werden können. An Sonntagen weilten sie oft im Musée Fabre, wo sie eine kleine, aber gepflegte Kunstsammlung entzückte. Ein Ausflug führte die Zürcher nach Sète, dem fünf Meilen entfernten Meerhafen Montpelliers. Bei abendlichen Promenaden unterhielten sich die Reisenden auch mit den einheimischen Damen, deren charmante Ausstrahlung weniger die Schönheit als eine sorgfältige Kleidung ausmachte. Überhaupt gaben sich die Menschen freundlich und anständig; unter den Angehörigen der beiden christlichen Konfessionen herrschte ein gutes Verhältnis. Als am 27. Juli 1830 in Paris die Julirevolution losbrach, blieb die Bevölkerung von Montpellier völlig ruhig, und man liess die dortigen Schweizer Truppen unbehelligt. Demgegenüber kam es im nahen Nîmes zu blutigen Auseinandersetzungen zwischen royalistischen Katholiken und liberalen Protestanten.

Durant le mois de juillet, M. Delpech [1] tenait la clinique chirurgicale, à laquelle nous assistâmes sans interruption[2], car le fait d'entendre cet homme extrêmement instruit, ingénieux et

---

[1] Claude-Jacques-Mathieu Delpech (1772-1832), 1801 Dr. med. (Montpellier), 1812 Prof. der Chirurgie in Montpellier, Chefarzt am Hôpital St-Eloi. CALLISEN 5 (1831), S. 75-82, 27 (1839), S. 241-245. SERRE, Michel: Eloge historique du professeur Delpech, Montpellier 1834. BOUISSON, Etienne-Frédéric: Eloge, J. Soc. de méd. prat. de Montpel., 1841, III, pp. 1-38. Ders.: Parallèles de Delpech et de Dupuytren, Montpellier 1841. BAYLE, Antoine-Laurent / THILLAYE: Biographie médicale, vol. 1, Paris 1855, pp. 872-873. MOUTET, Jean-Frédéric: De l'influence des travaux et de l'enseignement du professeur Delpech sur le développement de la chirurgie, Montpellier 1855. Abeille méd. 21, 1864, pp. 401, 409. Gaz. d. hôp. Paris 37, 1864, pp. 581-583. Gaz. méd. de Par. 19, 1864, 3e série, pp. 769-783. Rev. de thérap. méd.-chir. 13, 1865, pp. 6, 32. Mém. Acad. de méd. 27, 1865/66, pp. 1-24. Ann. univ. di med., Milano, 203, 1868, pp. 606-614. BOUISSON, Etienne-Frédéric: Discours prononcé à l'occasion de l'inauguration du buste de Delpech dans la salle des illustres à Toulouse, Montpellier 1872. Bull. Acad. de méd., 1872, 2e série, I, pp. 433-446. JOLLY, N.: Inauguration du buste de Jacques-

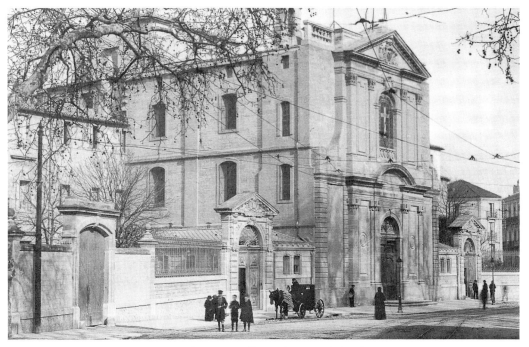
Fassade des Hôpital Général in Montpellier mit Kapelle aus dem 18. Jahrhundert.

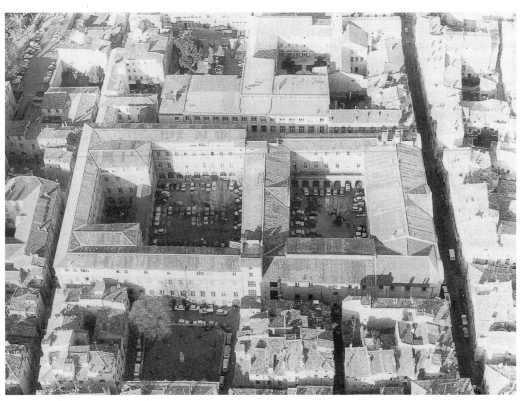
Der Hôpital St-Eloi in Montpellier.

infatigable, de voir agir cet habile chirurgien, était pour nous du plus grand intérêt. M. Caizergues[3], aussi complaisant que Delpech, dirigeait la clinique médicale; bien que moins ingénieux que Delpech, il nous a pourtant intéressé en vertu de sa connaissance profonde de nos auteurs anciens. On peut comparer ses principes médicaux à peu près à ceux de Conradi à Göttingen, car il est aussi parfois un peu irrésolu et timide dans son traitement. Au début du mois d'août, M. Lallemand[4] se chargea de la clinique chirurgicale, mais comme il montrait plus de zèle pour la politique que pour la science, il cessa de tenir la clinique lorsque la révolution de Paris éclata[5]. Cependant, les caractéristiques des principes de ces professeurs, comme nous avons pu les entendre pendant notre court séjour à Montpellier, se trouvent dans mes remarques médicales[6].

[1] Mathieu Delpech, Eloge historique, Toulouse 1872. Montpel. méd. 28, 1872, pp. 424, 508. Rev. de thérap. méd.-chir. 20, 1872, pp. 359-364. Union méd. 13, 1872, 3e série, pp. 797, 833. BECLARD, Jules: Notices et portraits, éloges lus à l'Académie de Médecine, Paris 1878, pp. 39-71. DECHAMBRE, 1ère série, 26 (1882), pp. 521-523. BENOIT, Justin: Inauguration du buste de Delpech, Gaz. hebd. sc. méd. 4, 1882. HIRSCHBERG 14.3 (1912), § 614, S. 292 f. BLÄ 2 (1930), S. 216. ROMIEU, Claude: Delpech, novateur et chef d'école en chirurgie plastique, Montpel. méd., 3e série, 1956. DBF 10 (1965), pp. 906-907. HUARD, Pierre / IMBAULT-HUART, Marie-José: Le Dupuytren montpellierain, Delpech Jacques (Toulouse 1777-Montpellier 1832), Episteme 7(3), 1973, pp. 199-211. HUARD, Pierre: Jacques Delpech, 96e Congrès National des Sociétés Savantes, Toulouse 1971, Comptes Rendus, Histoire des Sciences 1, Paris 1974, pp. 99-105. Jacques Mathieu Delpech, Leben und Werk, DELPECH, Jacques-Mathieu: De l'Orthomorphie, Einführung zur Faksimile-Ausgabe, Stuttgart o. J., S. 4 f. DULIEU, Louis: Reparlons un peu de Delpech, Bull. Acad. sc. lettr. Montpel., n. série, 1985. Méd. Montpel. (1990), pp. 196-198. DULIEU 4.2 (1990), pp. 735-736.

[2] Zur Chirurgie in Montpellier: FORGUE, Emile: Sept siècles de chirurgie à Montpellier, Montpellier 1921. DULIEU, Louis: La chirurgie à Montpellier de ses origines au début du XIXe siècle, Avignon 1975.
Zur Ophtalmologie: PANSIER, Pierre: Histoire de l'ophtalmologie à l'Ecole de Montpellier du XIIe au XXe siècle, contributions à l'histoire de l'ophtalmologie française, avec la collaboration de Hermentaire TRUC, Paris 1907. HIRSCHBERG 14.3 (1912), § 613-620, S. 290-306. DULIEU, Louis: L'ophtalmologie à Montpellier, aperçu historique (XIIe au XXe siècle, l'ophtalmologie des origines à nos jours 4, Montpellier 1983.

[3] Fulcrand-César Caizergues (1777-1850), Dr. med. (Montpellier), 1820 Prof. der Gerichtsmedizin in Montpellier, 1824 der Therapie und Materia medica, 1827 der medizinischen Klinik. CALLISEN 3 (1830), S. 403 f, 27 (1839), S. 4. CHRESTIEN, André-Thérèse-Fulcrand: Nécrologe, Gaz. méd. de Montpel., Académie des sciences et lettres de Montpellier, section des sciences, 1851, I, pp. 221-236. DECHAMBRE 11 (o. J.), p. 568. BLÄ 1 (1929), S. 801. DBF 7 (1956), p. 877. DULIEU 4.2 (1990), pp. 702-704.

[4] Claude-François Lallemand (1790-1854), 1818 Dr. med. (Paris), 1819 Prof. der chirurgischen Klinik am St-Eloi, gemeinsam mit Jacques-Mathieu Delpech. CALLISEN 11 (1832), S. 1-5, 29 (1841), S. 415-418. Arch. gén. de méd., 1854, II, pp. 368-373. COURTY, Amédée: Lallemand, Montpel. méd. 9, 1862, pp. 481-516. Ders.: Eloge de Lallemand, Acad. sc. lettr. Montpel., section de médecine, 1ère série, III, 1858/1862, p. 413-455. Ann. univ. di med., Milano, 203, 1868, pp. 622-626. BROCA, Paul: Lallemand, Mém. Soc. de chir. de Paris 6, 1868, p. 57-96. DECHAMBRE, 2e série, 1 (1876), pp. 185-187. HIRSCHBERG 14.3 (1912), § 615, S. 293 f. BLÄ 3 (1931), S. 651 f. EUZIERE, Jules: A propos d'un centenaire, Claude-François Lallemand, le chirurgien prophète, Montpel. méd. 47, 1955. APPOLIS, Emile: Le professeur Lallemand et Monseigneur Fournier, évêque de Montpellier, Monspel. Hippocr. 12, 1969, pp. 30-32. DULIEU, Louis: Claude-François Lallemand, Rev. Hist. Sci. 28, 1975, pp. 125-138. DULIEU 4.2 (1990), pp. 825-829. Méd. Montpel. (1990), pp. 271-272.

[5] DULIEU 4.1 (1988), pp. 102-110.

[6] Zur Medizingeschichte von Montpellier: VIRES, Joseph: Sept siècles de médecine à la Faculté de médecine de Montpellier 1220-1920, Montpellier 1921. CHEVALIER, A. G.: Die medizinische Schule von Montpellier, Ciba Zschr. 5(50), 1937, S. 1710-1742. DELMAS, Paul: La Faculté de médecine de Montpellier, historique et description, Montpellier 1938. Montpellier médical, centenaire du Montpellier médical, Montpellier 1958. GRANEL, François: Pages médico-historiques montpelliéraines, Montpellier 1964. JONES, Colin: Charity and bienfaisance, the treatment of the poor in the Montpellier region 1740-1815, Cambridge 1982. DULIEU, Louis:

Clinique chirurgicale de Delpech

Le professeur *Delpech* tient la clinique chirurgicale de l'hôpital de St-Eloi[1] à Montpellier à tour de rôle avec le professeur Lallemand; ainsi chacun de ces professeurs est-il en activité pendant quatre mois pour les visites et pour l'exécution des opérations nécessaires. A notre arrivée à Montpellier le 25 juin 1830, c'était le tour de M. Delpech. Celui-ci nous expliqua avec une grande complaisance toutes les maladies intéressantes recensées dans sa clinique pendant notre première visite le 30 juin.

Section des vénériens[2]

Il faut distinguer trois périodes de la maladie vénérienne, à savoir: 1) La période de l'inoculation où la maladie est locale. La maladie se manifeste pendant cette période par une phlogose des surfaces libres et des muqueuses avec un flux puriforme ou même purulent autour de l'anus ou sur la peau, par un érythème humide ou encore par une ulcération. Fortuitement et selon un concours de circonstances variables et nullement nécessaires, il peut survenir une inflammation symptomatique de quelques organes voisins contigus ou sympathisant étroitement avec le premier, faisant souffrir ainsi les ganglions lymphatiques, la membrane muqueuse vésicale, l'épididyme, etc. 2) La période de l'infection pendant laquelle le virus de la maladie se manifeste au palais et au nez. 3) Le virus a infecté tout le corps, ce qui provoque l'apparition des affections des os, de l'iritis et des ulcérations de la peau.

Cette distinction est extrêmement importante pour le traitement. La maladie locale n'exige qu'un traitement local en combinaison avec l'application de la méthode antiphlogistique; le traitement local consiste seulement à appliquer de la charpie sèche. Pour empêcher la propagation et les récidives de la maladie après la guérison du chancre, Delpech pense qu'il suffit de faire des frictions locales dans le voisinage de la partie affectée de la verge et autour de la bouche si le chancre y est situé.

Dans la deuxième période, il fait des frictions générales sur les condylomes à l'aide de fomentations avec une solution de sublimé.

La médecine à Montpellier, t. 4, 1ère et 2e partie, De la première à la troisième république, Avignon 1988/1990. Ders.: La médecine à Montpellier du XIIe au XXe siècle, Paris 1990.

Zu den Spitälern in Montpellier: DULIEU, Louis: Hôpitaux de Montpellier d'autrefois et d'aujourd'hui, Montpel. méd. 54(1), 1958, pp. 52-68. Ders.: L'internat des hôpitaux de Montpellier (1732-1957), Montpellier 1958. GIRAUD, Gaston: Annuaire de l'internat en médecine des hôpitaux de Montpellier 1732-1968, origines et histoire de l'internat des hôpitaux de Montpellier, Avignon 1968. DULIEUX, Louis: L'externat des hôpitaux de Montpellier, Hist. Sci. Méd. 11(1/2), 1977, pp. 44-52. Ders.: L'internat des hôpitaux de Montpellier, son origine et son histoire, Ann. Internat. Hôp. Montpel., 1985, pp. 61-87. Ders.: Les hôpitaux de Montpellier et leur histoire, passé, présent et avenir, avec la collaboration de A. CRUZEL, Anduze 1985.

Zur Ecole de médecine und zur Medizinischen Fakultät: CASTELNAN, J.: Mémoire historique et biographique sur l'ancienne Société royale des sciences de Montpellier, suivi d'une notice historique sur la Société libre des sciences et des belles-lettres de la même ville, Montpellier 1958. GIRAUD, Gaston: La Faculté de médecine de Montpellier à travers les siècles, vue panoramique, Montpel. méd. 54(1), 1958, pp. 39-51. SCHIPPERGES, Heinrich: Die Medizinschule von Montpellier, Grünenthal Waage 1(2), 1959, S. 34-40.

[1] Zum 1183 gegründeten Hôpital St-Eloi: BENOIT, Justin: De l'insalubrité de l'hôpital Saint-Eloi de Montpellier, de la nécessité de le remplacer par un hôpital offrant de meilleures conditions hygiéniques, Montpellier 1880. DULIEU, Louis: Essai historique sur l'hôpital Saint-Eloi de Montpellier (1183-1950), Montpellier 1953. Ders.: Adieu Saint-Eloi, Monspel. Hippocr. 11(42), 1968, p. 31. DULIEU 4.1 (1988), pp. 427-444. Méd. Montpel. (1990), pp. 357-368.

[2] Zur Venerologie in Montpellier: DULIEU 4.1 (1988), pp. 248-250.

Dans la troisième période, un traitement interne devient nécessaire. Delpech se sert de sels de mercure, spécialement du sublimé sous forme de pilules.

Des bains généraux sont appliqués dans tous les cas et sont très utiles.

La nature seule peut guérir la maladie si celle-ci n'a pas encore disparue dans la troisième période. Ces cas sont les plus fréquents. Bien que, dans la troisième période, la nature seule ne soit jamais suffisante pour obtenir la guérison, comme M. Delpech le dit au point 2) du «Mémorial des Hôpitaux du Midi» en 1829[3], il n'est pas rare que même les soins de l'art restent inefficaces. Il y a des cas rares où la force assimilatrice de l'organisme permet d'espérer la guérison de la maladie dans la troisième période, mais ceci seulement sous les puissantes influences d'un changement de climat.

Il faut empêcher si possible l'application de sangsues parce que toutes les piqûres deviennent des chancres. Nous en avons vu un exemple: des sangsues ont été appliquées sur un poulain à cause d'une forte inflammation, mais chaque piqûre a donné naissance à un chancre. Les poulains appartiennent à la seconde série parce que les chancres sont très rarement primitifs.

La gonorrhée naît du même virus que le chancre. Delpech croit que cette affection ne peut pas produire de symptômes généraux, mais qu'il serait possible de provoquer des chancres si ce poison était porté sur une autre personne. Il applique le balsame de copahu et le piper cubeba dès la période aiguë. M. Delpech donne le cubeba en dose de 6 grains trois fois par jour. S'il se manifeste une constipation et les symptômes d'une irritation de l'estomac, il suspend le cubeba et donne une infusion de graines de lin émulsionnée pour des boissons et des lavements émollients. Quand les symptômes de l'irritation ont cessé, Delpech continue avec le copahu. La diète est maigre. Delpech emploie cette méthode curative même quand l'inflammation gonorrhéique de la membrane de l'urètre s'est étendue jusqu'à la membrane muqueuse de la vessie (voir le mémoire indiqué plus haut). Il y a déjà longtemps qu'il suit cette méthode, et toujours avec les meilleurs résultats[4]. Il n'a jamais vu de mauvais effets ni pour l'estomac ni pour les testicules, il applique même ces remèdes en très grandes doses si le testicule est enflammé. Il est très rare que l'estomac soit irrité; si oui, il abandonne ce remède et le malade doit boire des tisanes. Même dans les cas où il existe une irritation de l'estomac, l'inflammation de la partie locale n'est pas augmentée. Delpech refuse le traitement antiphlogistique parce qu'il est peu utile, car il ne fait pas plus que la nature et celle-ci peut guérir elle-même cette maladie. Mais si l'on veut abréger la maladie, il faut avoir recours aux remèdes susmentionnés. La gonorrhée guérit alors dans la plupart des cas déjà en douze ou quatorze jours. L'opération du phimosis n'est pas réalisable si la maladie n'est pas encore guérie, parce que toute incision provoque un ulcère syphilitique. Nous en avons vu un cas très remarquable. S'il faut faire cette opération, il choisit une petite incision de la partie du prépuce située près du funicule.

Dans cette section se trouvent généralement 400 malades, tous des militaires. Le climat de Montpellier est célèbre pour la guérison des vénériens.

---

[3] Delpech veröffentlichte seine chirurgischen Mitteilungen vor allem in folgenden Zeitschriften: Chirurgie clinique de Montpellier (1823-1828 bestehend), Mémorial des Hôpitaux du Midi et de la clinique de Montpellier (1829-1836 bestehend) sowie in den Annales de la Société de Médecine pratique de Montpellier.

[4] DELPECH, Jacques-Mathieu: Mémoire sur l'emploi du baume de copahu dans la blennorrhagie, le catarrhe de la vessie et l'engorgement consécutif des testicules, Revue médicale 7, 1821, p. 403. Ders.: Mémoire sur l'emploi du piper cubeba dans le traitement de la gonorrhée, Revue médicale, mai 1822, p. 1, juin 1822, p. 129.

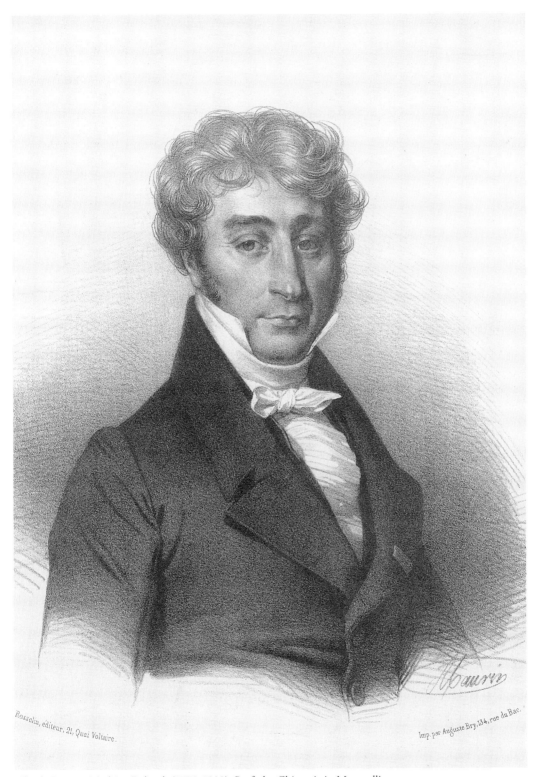

Claude-Jacques-Mathieu Delpech (1772-1832), Prof. der Chirurgie in Montpellier.

Les préparations à base d'or ne peuvent pas guérir la syphilis; cependant, M. Delpech se sert de ce remède contre quelques complications de cette maladie, particulièrement quand le corps est trop rempli de mercure. Dans ce cas, il préfère l'or au sulfure.

Quand la syphilis se complique de scorbut, il n'applique que les remèdes contre ce dernier, et ensuite, dans la plupart des cas, la syphilis est guérie en même temps.

Delpech a jugé nécessaire, pour quelques cas, d'ôter le mercure donné trop abondamment avant l'entrée du malade à l'hôpital, puis il a de nouveau appliqué le mercure d'après sa méthode. Il est souvent utile d'abandonner le mercure pour quelque temps et de le donner à nouveau plus tard.

Remarques sur les autres maladies chirurgicales

Une *fracture de la clavicule* dont souffrait un jeune militaire suisse fut traitée avec un appareil inventé par Delpech[5]. Cet appareil consiste premièrement en un coussinet de la forme du coussinet de Desault qui est placé entre le bras et la poitrine, deuxièmement en une ceinture de toile forte avec des boucles. Cette ceinture s'attache autour de la poitrine pour fixer le coussinet pyramidal qui est conçu pour la ceinture, puis le bras est poussé vers le haut et tiré en avant. Après avoir fléchi le bras, on applique une ceinture de cuir avec quatre courroies dont la pièce non divisée entoure le coude. Les courroies supérieures se séparent, l'antérieure sur la poitrine et l'autre sur le dos, horizontalement au côté opposé où on les fixe par des boucles. Les courroies inférieures sont amenées obliquement sur la poitrine et sur le dos jusqu'à l'épaule du côté sain, où elles sont attachées. Il faut que le malade se couche sur le côté non malade et qu'il ne mette pas le bras malade sur l'oreiller. Delpech pense que cette méthode est la plus simple et la plus commode et qu'elle répond à toutes les exigences. Il est vrai qu'elle est beaucoup plus commode pour le malade que la courroie de Brünninghausen[6]. Delpech nous a assuré qu'il n'avait jamais vu guérir une fracture de la clavicule sans déformation. L'appareil de Desault ne suffit pas, dit-il, puisqu'on doit le renouveler tous les jours.

Cirsocèle. Tous les moyens appliqués jusqu'à présent contre cette maladie ont été infructueux, même les fomentations froides. Delpech applique depuis quelque temps une méthode simple et efficace. Nous avons vu un jeune Suisse qui souffrait de cette maladie à cause d'un coup qu'il avait reçu sur les bourses environ trois ans auparavant. En travaillant dans les champs, et singulièrement plusieurs fois durant les manœuvres militaires, le malade avait ressenti de grandes douleurs. Il avait déjà été une fois à l'hôpital, où les douleurs s'étaient dissipées après l'application des sangsues. Depuis peu, les douleurs étaient revenues. C'est pourquoi M. Delpech a exécuté l'opération suivante: il a ouvert les bourses là où le funicule spermatique entre dans l'anneau inguinal et a dénudé les veines variqueuses, mais n'a fait ni incision ni ligature. Il a seulement mis de la toile ou de la charpie ou encore une pièce d'amadou dans la plaie au-dessous des veines; par ce moyen et par l'irritation de l'air ambiant, les membranes des veines contractent une inflammation et la veine est oblitérée en peu de jours. La réaction du corps n'est pas importante, car l'inflammation des veines se propage à la veine spermatique qui se trouve au bas-ventre, mais pas au-delà. La cavité de la veine est remplie à l'aide de matières plastiques et la circulation du sang s'en trouve obstruée. La tumeur inflammatoire du testicule et des parties qui l'environnent agit encore quelque temps et occasionne des douleurs qui ne lais-

---

[5] DELPECH, Jacques-Mathieu: Observation sur un cas de fracture de clavicule, dans lequel on a employé un procédé nouveau, Annales de la Société de médecine pratique de Montpellier 43, 1830, p. 145.

[6] Hermann Joseph Brünninghausen (1761-1834), Prof. der Chirurgie in Würzburg.

sent pas le malade indifférent. J'ai vu le malade mentionné le quatrième jour après l'opération. Les bourses étaient encore enflées et douloureuses, mais les varices étaient bien moindres qu'avant l'opération. On sentait les veines comme de durs cordons jusqu'à l'endroit où la veine spermatique passe sur l'artère crurale.

Le malade sortit de l'hôpital après la guérison de la plaie, mais fut bientôt contraint d'y retourner à cause d'une vive douleur qu'il éprouvait à chaque mouvement. M. Lallemand, qui s'occupait alors de la clinique, lui fit un suspensoir. Le professeur nous assura qu'il avait observé cet accident fâcheux très souvent après un tel procédé et qu'il se contentait d'appliquer contre cette maladie un suspensoir.

Résection d'une partie de la mâchoire supérieure à cause d'un cancer de la face bien étendu. La malade était une femme d'environ soixante ans dont le corps était déjà très affaibli. Le scirrhe s'élevant sur la surface, à peu près trois lignes, avait déjà dégénéré en cancer; celui-ci s'étendait sur le côté gauche en commençant près de la commissure des lèvres jusqu'à quatre lignes au-dessous de la marge de la cavité orbiculaire. Cette maladie avait couvert presque tout le côté gauche de la face. Delpech se prononça ainsi: si le cancer avance lentement, il ne menace pas les parties importantes, alors le traitement «noli me tangere» convient le mieux. Par une opération, on accélérerait la mort de la malade qui peut peut-être vivre encore plusieurs années si l'on n'active pas la maladie. Mais si la maladie avance très rapidement et si des parties nécessaires à la vie sont touchées par celle-ci, on doit chercher à prolonger la vie en pratiquant l'extirpation du cancer.

Notre malade était dans ce dernier cas. Pour l'opération, elle s'assit sur une chaise ordinaire en tournant la face vers la fenêtre. Delpech sépara avec un scalpel courbé la partie malade en commençant par l'angle de la bouche et en conduisant son instrument vers le haut. Dès qu'un vaisseau jaillit, il fit une ligature; il dut en faire cinq pendant l'opération. La séparation du cancer ne fut faite pratiquement qu'avec les doigts et le manche du scalpel. Delpech appliqua le tranchant uniquement pour enlever la peau. Pour la ligature des artères, il se servit d'un petit crochet semblable à celui de Bromfield[7]. Après l'ablation des parties molles, on vit que la paroi extérieure du sinus maxillaire était aussi affectée par la maladie cancéreuse et qu'elle avait dégénéré en une masse cartilagineuse, je dirais presque en une masse semblable au scirrhe. Cette masse, qui était partiellement liée avec les os, fut ôtée par M. Delpech avec un ciseau, une gouge ou avec le scalpel et la Bruxelles. On pouvait toucher le septum entre le nez et le sinus maxillaire. Le processus zygomatique de la mâchoire supérieure et la partie antérieure de l'os zygomatique étaient enflés; ceux-ci furent brûlés avec le fer rouge. Ensuite la plaie fut remplie avec de l'amadou, on y mit de la charpie qui était tenue avec des compresses, et l'angle inférieur de la plaie fut conjoint avec deux sutures sanglantes.

L'opération eut lieu le 30 juin. J'ai vu la malade le 2 juillet. Les douleurs étaient supportables, la malade avait dormi pendant la nuit et son pouls était tranquille.

Le 4 juillet, on fit le premier appareil; le 8 juillet les sutures sanglantes furent enlevées; le 10, j'ai vu la malade. La plaie était en bon état, surtout couverte de bonnes granulations, et la suppuration était modérée.

Un jeune homme d'environ vingt ans vint à la clinique le 2 juillet à cause d'une courbature de l'épine dorsale et d'une faiblesse du bras gauche. L'épaule droite était beaucoup plus bas-

---

[7] William Bromfield (1712-1792), Chirurg in London.

se que l'autre et l'épine dorsale était courbée vers la droite dans la région des premières vertèbres. Au-dehors, on ne voyait rien au bras, qui était pourtant malade. Avant le début de cette maladie, le jeune homme avait déjà été atteint d'une péripneumonie qui fut complètement guérie. Sous la compression des os de l'épine dorsale, il ne sentit aucune douleur.

Delpech déclara croire que l'inflammation de la plèvre s'était étendue aux cartilages des os vertébraux et qu'il était vraisemblable que les cartilages des premières vertèbres fussent enflés à leur côté antérieur gauche. On appliqua deux moxas au côté droit.

Le même malade fut opéré le 10 juillet d'une cirsocèle d'après la méthode que j'ai décrite plus haut. M. Delpech enleva la peau dans un pli et la coupa; ensuite, il prit les ciseaux et une pincette et disséqua le tissu cellulaire bien soigneusement et lentement. Quand le sang qui s'écoulait eut recouvert la plaie, il la fit nettoyer avec une éponge pour ne pas perdre de vue la veine. Après avoir dénudé complètement ce vaisseau, il plaça au-dessous de la veine un morceau d'amadou, de même que sur l'autre partie de la plaie, et sur le tout il mit un onguent avec le plumasseau, qu'il fixa avec une bande en forme de «T».

Le 13 juillet, le testicule était gonflé, mais peu douloureux, l'amadou put déjà être ôté et la veine était gonflée et dure.

Amputation de la cuisse. Delpech la fait toujours d'après la méthode circulaire. La méthode aux lambeaux qu'il a exercée autrefois a plusieurs désavantages. La plaie est plus grande et c'est pourquoi la suppuration commence plus tôt et est plus abondante que dans la plaie plus petite de la méthode circulaire. En conséquence de cette suppuration abondante, l'exfoliation des os est plus fréquente. Le but de faire un soubassement mou à l'os par des parties de muscles n'est pas atteint parce que les muscles se rétractent et que leur reste est résorbé par leur compression contre l'os. Delpech coupe la peau, il la relève et ensuite il coupe les muscles en deux temps. Avant de scier l'os, il lie l'artère crurale. Ce soin a l'avantage de soulager celui qui comprime l'artère contre le corps de l'os pubis et de préserver le malade d'une hémorragie fâcheuse. Après avoir lié les artères vaillantes, il tire plusieurs sutures sanglantes de pouce en pouce par la peau et ferme complètement la plaie. Ensuite il presse ces sutures avec quelques bandes d'emplâtre glutinatif sans la moindre violence. Des plumasseaux chargés d'une couche légère de cérat recouvrent la ligne horizontale de la plaie, et quelques légers agglomérats de charpie, quelques compresses longuettes étalées de derrière en avant et une bande longue de deux aunes complètent le système. Le membre repose horizontalement sur le lit, sur lequel on place quelques compresses, et une aide le tient dans cette position en posant légèrement sa main sur la cuisse. Cette manœuvre se fait pendant les deux ou trois premiers jours. Après quatre ou cinq jours, Delpech ôte les sutures.

D'après cette méthode, la guérison dure parfois quinze jours ou trois semaines. Nous avons connu deux cas traités ainsi, mais le premier malade que nous avons observé à l'hôpital mourut le 24e jour après l'opération. Quand nous l'avons vu pour la première fois, le quinzième jour après l'opération, sa guérison était déjà considérablement avancée. La cause de sa mort était autant due aux tubercules fondus dans les poumons qu'à une inflammation du peritoneum dont la pseudo-crise avait été une transsudation fort abondante d'une matière semblable à celle qui se manifeste dans une fièvre puerpérale, mais d'une couleur plus intensive. Une couche de lymphe couvrait les intestins et, sur toute la surface des organes du bas-ventre, cette couche pouvait être considérée comme une membrane. Dans le foie se trouvait un abcès de la grandeur d'une amande fraîche; il se situait sur sa face extérieure.

L'autre malade avait été opéré depuis quinze jours lorsque nous l'avons vu. La plaie était presque refermée, mais toutes les ligatures des artères empêchaient encore la guérison des trous (il y en avait dix) par lesquels elles sortaient de la plaie; cependant, entre ces ouvertures, des parties de celle-ci étaient complètement refermées.

Delpech prétend que l'inflammation adhésive n'est pas nécessaire pour la fermeture immédiate d'une plaie récente. Il tâche, par conséquent, de faire cesser la douleur et il emploie dans ce but l'opium. Il en varie les formes, mais il augmente et réitère surtout les doses jusqu'à ce que son but soit atteint.

Addition à l'amputation de la cuisse
(Mémorial des Hôpitaux du Midi, juin 1829)

Après avoir lié l'artère crurale – plusieurs coups donnés obliquement sur l'insertion des muscles adducteurs et de l'aponévrose fémorale à la hauteur du fémur ayant détaché ces parties – on peut librement dénuder l'os sur une grande étendue, retenir la chair par une compresse tendue en deux points et scier l'os à la hauteur convenable.

Rétrécissements de l'urètre

Un homme d'environ 36 ans en était atteint. On essaya vainement d'introduire dans l'isthme de cet organe une bougie ou un cathéter dans la vessie à travers cet endurcissement, mais le seul résultat fut une incision à la pointe de la sonde. Delpech poussa une sonde dont on se sert pour l'opération de la taille jusqu'au rétrécissement. Cette incision fut agrandie et, une fois le rétrécissement découvert, on put introduire une bougie derrière l'obstacle dans la vessie urinaire, devant laquelle on voyait la sonde qui avait été placée avant l'opération. Ensuite M. Delpech enleva la membrane qui causait le rétrécissement de l'urètre avec les pinces et le bistouri. Après avoir retiré la sonde de fer, il introduisit un cathéter élastique par l'ouverture antérieure de l'urètre jusqu'à la vessie. On n'eut pas besoin de lier un vaisseau. La fermeture de la plaie au-dessous du cathéter fut faite par des ligatures sanglantes comme on lie les fils au-dessous de petits rouleaux; les aiguilles furent enfoncées à travers la peau à une distance d'environ 4 lignes des bords de la plaie, le fond de celle-ci se trouvant ainsi comprimé.

Anus artificialis, anus contre nature [8]

Une femme d'environ 30 ans était atteinte d'une inflammation des intestins. Cette dernière était entrée en état de suppuration et un dépôt était visible dans la région droite de la paroi du bas-ventre; de l'ouverture sortaient les excréments déjà parfaitement digérés. Quelque temps après, la malade vint à la clinique de M. Delpech. Son état de santé avait commencé à se détériorer et les premiers symptômes d'une fièvre hectique s'étaient déjà manifestés. En examinant l'ulcère, on vit que c'était dans la partie intérieure de l'iléon que la maladie avait débuté. Un pli situé entre la partie supérieure et la partie inférieure de l'intestin obstruait le passage des excréments. Lorsqu'on introduisait un doigt, on touchait l'intestin coecum. M. Delpech appliqua sa pince pour l'entérotomie («Darmschere») qui est une modification de celle de M. Dupuytren. Tandis que celui-ci comprime la cloison entière avec son instrument parce qu'il veut la résorber dès la première application, l'instrument de M. Delpech, au contraire, n'en comprime qu'une partie, d'abord la partie inférieure, puis la partie intérieure et, par une seconde application, une autre partie du pli. Il retire chaque fois l'instrument avant de l'appliquer à nouveau, plus à l'extérieur, jusqu'à ce que tout le pli soit résorbé.

---

[8] DELPECH, Jacques-Mathieu: Observations sur l'anus artificiel et description d'un procédé nouveau employé pour sa guérison, Mémorial des Hôpitaux du Midi 2(14), février 1830, pp. 76-92, 124.

Un Anglais nous a dit que M. Dupuytren guérissait très rarement cette maladie et que d'ordinaire une fistule stercorale en est la conséquence. M. Delpech, après avoir obtenu la résorption de la cloison, fit brûler avec le fer rouge la plaie extérieure et ne la fit couvrir qu'avec un plumasseau. La granulation s'améliora et la cicatrisation de la plaie avança très rapidement.

M. Delpech nous communiqua son opinion sur cette méthode lors d'une de nos visites. Il pense que la raison pour laquelle cette opération ne réussit que rarement d'après la méthode de Dupuytren réside dans le fait que celui-ci comprime le pli entier. De cette manière, l'irritation des intestins devient très grande et on observe fréquemment des symptômes graves. Tout le pli devient une plaie et les excréments sont en contact avec celle-ci. Il arrive par conséquent que la circulation ne soit pas égale sur toute l'étendue du pli et qu'une partie se rétrécisse à nouveau. Voilà pourquoi une fistule stercorale en est une suite fréquente. Avant d'employer la pince, Delpech dilate les intestins avec des mèches jusqu'à ce qu'il puisse introduire un doigt. Puis il se sert de gorgerets, qu'il place dans les intestins de manière parallèle; sur les gorgerets, enfin, on applique la pince qui doit se faire serrer complètement dans la serrure. Ainsi est-on assuré que les deux manches de l'instrument soient placées parallèlement.

L'Anglais précité nous a dit qu'il avait vu chez Delpech un autre malade dans cette situation et que l'opération avait totalement réussi.

Lésions du larynx et du pharynx

Un brigand avait coupé le larynx et le pharynx d'un homme d'environ 40 ans en plusieurs sections sans blesser les carotides. L'état du pauvre homme était le suivant: le larynx était coupé un peu au-dessous du milieu, une autre coupure pénétrait par la paroi antérieure du pharynx qui était atteint en deux endroits; les deux parties du larynx étaient tirées par les muscles, l'une vers le haut, l'autre vers le bas; en outre, on voyait à l'intérieur du cou une ouverture de la grandeur d'un pouce au moins. Derrière celle-ci, on apercevait deux trous conduisant au pharynx. Le malade respirait par l'ouverture du larynx, il avait perdu la voix, puisqu'il ne pouvait pas respirer par la bouche ni par le nez. Quand il faisait passer l'air par cette voie, il devait fermer l'ouverture du larynx par une compresse; il pouvait alors prononcer quelques paroles en accompagnant les mouvements du larynx et des lèvres avec le souffle de l'expiration, mais le son de la voix ne s'entendait point à cause de la grande lésion du larynx et des nerfs de cet organe. Pour manger, le malade était obligé d'introduire dans le larynx le petit tuyau d'un cathéter élastique. Ensuite, il fermait les trous du pharynx qui communiquaient avec la cavité du larynx pour éviter que l'alimentation n'entre du pharynx au larynx; ainsi le malade était-il en état d'avaler, mais avec beaucoup de difficultés.

M. Delpech essaya, pour améliorer ce triste état, de recoudre ces parties. Il fallait qu'il commençât l'opération en coupant la cicatrice du pharynx qui, remplissant la cavité du pharynx entre les deux trous, aurait empêché le passage des aliments après la guérison. Quelques jours après, Delpech essaya de recoudre le pharynx, mais il n'était pas possible d'introduire des sutures et il cessa de faire ce deuxième essai.

Je crois probable que la fermeture des parois du pharynx a causé un rétrécissement de cette partie.

Rhinoplastie

M. Delpech fait souvent cette opération et, comme il nous dit, toujours avec le meilleur succès. Lors de notre première visite de la clinique chirurgicale, un tel cas nous fut présenté. M. Delpech nous dit que l'opération avait très bien réussi. Pour la formation du nez, on était obligé de couper la plus grande partie de la peau du front parce que les os et les cartilages du nez manquaient. Pour cette raison et parce que le front du malade n'était pas assez haut, Delpech dut ôter une partie de la peau sous les cheveux. La base du lambeau de la peau fut prise large jusqu'aux orbites afin d'enfermer les deux artères frontales. Ce lambeau avait déjà été coupé lorsque nous vîmes ce malade pour la première fois et on avait ôté les sutures. La masse des parties molles n'était pas encore bien formée: l'aile gauche était plus haute que l'autre et le bout large du nez était couvert de poils qui grandissaient de plus en plus malgré l'affirmation de M. Delpech qu'on pourrait les arracher bientôt et qu'ils ne se produiraient alors point davantage. Les deux narines artificielles n'étaient pas encore tout à fait cicatrisées. Delpech introduisit par conséquent des tampons de charpie et cautérisa la plaie avec un lapis infernalis.

Extirpation de la matrice

Quelque temps avant notre arrivée à Montpellier, M. Delpech avait fait cette opération en pénétrant par le bas-ventre, mais la malade avait succombé. Il nous dit une fois, sans mentionner ce cas malheureux, qu'il avait essayé l'extirpation de la matrice sur le cadavre et qu'il croyait applicable la méthode suivante: d'un doigt, on introduit un bistouri par le vagin, on pousse cet instrument auprès du cou de la matrice entre celle-ci et la vessie urinaire, et on sépare le vagin de la matrice. Ensuite, on met deux doigts dans la plaie et on déchire le péritoine; après cela, on fait une incision semi-circulaire de trois pouces de longueur par la paroi intérieure du bas-ventre. Ensuite, on introduit l'index gauche dans la plaie entre la matrice et la vessie et on tâche d'extirper le ligament large du côté droit. Il coupe cette partie et lie les vaisseaux. De la même manière Delpech tire les parties du côté gauche de la plaie, les sépare et lie leurs artères de même que les artères hémorroïdales du rectum. Ainsi pense-t-il empêcher une hémorragie et toute lésion de la vessie et du rectum. (Mais il y a sans doute une grande différence entre l'extirpation d'une matrice saine et celle d'une matrice malade, qui est extrêmement gonflée.)

Le 23 août, nous prîmes congé de M. Delpech. Il nous montra des dessins d'une matrice qu'il avait extirpée. Il réalisait les dessins lui-même et en faisait aussi des lithographies. Il existait par exemple chez une malade une descente complète de la matrice dont la lèvre antérieure était désorganisée en une masse cérébriforme d'une grandeur considérable. La lèvre postérieure, au contraire, était saine; dans la cavité même de cet organe s'était formée une excroissance polypiforme de même nature. La vessie urinaire était recourbée et située entre la matrice et le vagin.

M. Delpech sépara le col de l'utérus du vagin et ligatura facilement les vaisseaux des ligaments larges. Dans la cavité du vagin renversé se trouvait une partie de la coiffe qui fut repoussée tout de suite; aucune hémorragie ne se manifesta alors.

Delpech appliqua une éponge au vagin. La durée de toute l'opération fut de 24 minutes. Quelques heures après, la malade éprouva dans le sein des douleurs très considérables, contre lesquelles on employa ¼ grain de morphium. Cette dose lui fut redonnée quelque temps après. De cette pratique d'employer après toute opération des narcotiques pour soulager les douleurs, Delpech a déjà parlé dans le «Précis élémentaire des maladies réputées chirurgicales», Paris 1816. Il dit là: «La douleur est le premier symptôme qui annonce l'inflammation; aussi a-t-on observé que les sédatifs employés d'après ce principe à l'intérieur et à l'extérieur peuvent arrêter le développement de l'inflammation, à moins qu'elle passe rapidement de la première à la seconde période et que la durée de la première soit presque irréversible. C'est ainsi sans doute qu'il faut entendre également les effets des topiques appelés répercussifs: l'eau froide, l'acétate de plomb, qu'on a souvent employés dans ce sens, et qui jouissent d'une propriété sédative bien reconnue; peut-être aussi les astringents proprement dits produisent-ils une stupéfaction indirecte. Quoi qu'il en soit, il est démontré comme efficace l'usage interne et surtout l'application locale et assidue de l'extrait d'opium délayé dans une solution aqueuse ou huileuse, celle d'une forte concentration de l'écorce des têtes de pavot, des feuilles de morelle (Solanum), de jusquiame et de toutes les substances qui partagent avec l'opium la propriété sédative. Elles réussissent communément à prévenir le développement d'une inflammation imminente.»

Le jour d'après, le phénomène d'une inflammation était plus évident de sorte qu'on fut obligé d'appliquer quinze sangsues sur le bas-ventre; le troisième jour, les sangsues furent renouvelées, mais les symptômes s'aggravèrent; la malade, âgée de soixante ans, ne supporterait guère une saignée. Au lieu de cela, M. Delpech fit faire des frictions d'onguent napolitain sur les membres et cette méthode fut couronnée du meilleur succès. La réaction générale de même que les symptômes locaux diminuèrent bientôt et, le quinzième jour déjà, la guérison fut complète. Les premiers jours, il était nécessaire de sonder la malade parce que la vessie urinaire n'avait pas encore repris sa position normale, mais en peu de temps ce soin, était devenu superflu. A présent, la malade lâche l'eau comme à l'état naturel. Le fond du vagin est fermé et forme un cul-de-sac.

Une plaie d'arme à feu

Il s'agissait d'une lésion de la main droite. Les parties molles du métacarpe étaient horriblement déchirées, les os étaient fracturés. Le majeur et l'annulaire étaient presque entièrement séparés des parties qui les lient au reste de la main et par lesquelles les doigts sont nourris. Tel était l'état de la main le quinzième jour après la lésion, lorsque le malade entra à l'hôpital. Les parties molles étaient très enflammées et gonflées, leur couleur était brune, les douleurs très fortes. Pendant la première journée, on employa des fomentations tièdes. Le jour suivant, M. Delpech coupa les deux doigts déjà presque séparés; il n'y eut point d'hémorragie. Ensuite, la plaie fut couverte avec des plumasseaux et on employa des bains locaux tièdes. Par ce traitement, une bonne suppuration commença bientôt et, ensuite, on rapprocha le petit doigt de l'index par des emplâtres agglutinatifs.

Résection de la mâchoire inférieure

Il se trouvait dans l'hôpital, lors de notre première visite, un malade dont la partie moyenne de la mâchoire inférieure avait été extirpée; les parties molles avaient déjà été réunies, mais la salive s'écoulait sans cesse sur l'extérieur de la lèvre, quoique cette dernière fût très bien formée et bien rehaussée. La maladie qui avait nécessité l'opération était un cancer de la lèvre inférieure répandu sur l'os.

M. Delpech a émis des observations de grande importance en rapport avec cette opération dans son «Mémorial des Hôpitaux du Midi» en décembre 1829 et janvier 1830[9]. Delpech y mentionne un symptôme extrêmement fâcheux qui s'est manifesté après la séparation de la langue et des muscles par lesquels cet organe est fixé devant dans la face interne de la mâchoire inférieure. Aussitôt que les antagonistes des muscles glosso-staphylins et glosso-pharyngiens sont séparés de leur point fixe au menton, ces derniers entraînent la langue en arrière avec une grande force; il s'ensuit que la langue ferme l'ouverture supérieure du larynx, l'air ne peut pas entrer dans les poumons et le malade suffoque. Ce phénomène a été rencontré par M. Delpech

---

[9] DELPECH, Jacques-Mathieu: Cancer de la face, résection de l'os maxillaire inférieur, Mémorial des Hôpitaux du Midi, 1829, pp. 125-132. Ders.: Considérations sur la résection de l'os maxillaire inférieur, Mémorial des Hôpitaux du Midi, 1829, p. 615. Ders.: Sur les cancers des mâchoires, Mémorial des Hôpitaux du Midi, 1830, pp. 212-224.

et M. Lallemand. Ce dernier fut contraint de faire sur le champ la laryngotomie pour sauver le malade des dangers de l'asphyxie.

M. Delpech rapporte dans le premier cahier une observation qui prouve à l'évidence que la raison de la suffocation était fondée sur la cessation de l'antagonisme des muscles de la langue. Dans le cas rapporté, M. Delpech, après avoir scié la partie malade de l'os en deux points, sentit toute la force de contraction des muscles genio-mylo-glossus et du biventer [digastrique]. Il dit: «Nous sentions qu'en leur résistant, nous réglions le degré de projection de la langue en avant, et que dès qu'ils seraient coupés, près de leur insertion osseuse, l'organe serait fortement entraîné en arrière, faute d'antagonisme. Nous sentions déjà quelle cause avait produit réellement la suffocation dans les cas précédents et nous appréhendions ce même danger pour notre malade. Dans l'inquiétude que nos réflexions nous suggéraient, nous chargeâmes notre collègue de saisir la langue et de la maintenir en devant pendant que nous couperions les muscles, dont l'insertion avait été mise parfaitement à nu. A peine cette section faite, la langue fut rétractée avec grande force et s'engagea dans le pharynx. Nous nous empressâmes de l'en dégager, mais elle fut plusieurs fois ramenée violemment dans la même direction, et il fallut songer sérieusement à un moyen solide pour la maintenir. En conséquence, nous la saisîmes par sa face inférieure avec une airigne et nous la donnâmes à tenir à un aide, qui ne parvint à la maîtriser qu'à la faveur d'une force très notable.»

Pour prévenir ce phénomène dangereux, M. Delpech fixa la langue avec le fil métallique qu'il avait employé pour fixer les fragments de la mâchoire. Ramenant ce fil de l'une des dents où il venait d'être appliqué, il le fit passer horizontalement de l'un à l'autre bord de la langue, au moyen de l'aiguille à suture et il le fixa sur la dent parallèle au fragment osseux opposé. Alors, dégageant l'airigne, il vit avec plaisir que la langue était assujettie.

Le soir, quand se manifesta une certaine réaction, le malade éprouva une secousse douloureuse chaque fois qu'il voulait avaler la salive; on interdit toutes les boissons. Le troisième jour, la soif étant devenue trop forte, on lui accorda de l'eau gommée. Le cinquième jour, le fil métallique qui contenait la langue coupa la face inférieure de cet organe. Delpech détacha la ligature. Les fragments de l'os de même que les muscles de la langue étaient maintenus par la réunion mutuelle des parties molles du fond de la bouche, de sorte que la langue tenait suffisamment.

Deux nouvelles méthodes: l'infusion et le remboîtement

Dans l'analyse de M. Fages[1] de Montpellier concernant le traité de M. Dieffenbach[2] de Berlin sur *l'infusion et la transfusion* se trouvent des remarques importantes sur l'infusion de l'opium en cas de maladies nerveuses, surtout de tétanos (voir «Mémorial» de Delpech, avril 1830). M.

---

[1] Auguste-César Fages (1796-1877), 1820 Dr. med. (Montpellier), 1825 Agrégé, später Prof. der Medizin in Montpellier. CALLISEN 6 (1831), S. 158. Catalogue des ouvrages légués par le docteur C.-A. Fages, Montpellier 1880. DULIEU 4.1 (1990), pp. 317, 320, 422, 4.2 (1990), p. 778.
[2] Johann Friedrich Dieffenbach (1792-1847), Prof. der Chirurgie in Berlin. DIEFFENBACH, Johann Friedrich: Die Transfusion des Blutes und die Infusion der Arzneien in die Blutgefässe, historisch und mit Rücksicht auf die praktische Heilkunde bearbeitet, Berlin 1828. Besprechung von Auguste-César FAGES im Mémorial des Hôpitaux du Midi 2, no 1, janvier 1830, pp. 26-34, no 2, février 1830, pp. 92-98, no 4, avril 1830, pp. 229-244.

Percy[3] et M. Laurent[4] ont injecté des extraits d'opium en petite quantité dans des cas de tétanos et le succès le plus complet a couronné leur entreprise. Trois soldats russes, proches de décéder de cette grave affection, ont été rappelés à la vie. Ces mêmes médecins n'avaient pas été moins glorieux déjà dans d'autres circonstances, puisque la proportion des guérisons était de 5 sur 8, alors que les malades traités par les méthodes ordinaires succombaient le plus souvent.

Dans le cas d'un tétanos hystérique, M. Coindet[5] infusa une particule d'opium dissoute dans de l'eau distillée, à cinq reprises. Le succès fut complet. M. Delpech fut moins heureux. Sa malade était une femme de cinquante ans, prise par des ulcérations douloureuses de la matrice; à cause d'un fort refroidissement, cette personne tomba dans un tétanos généralisé. Tous les remèdes ordinaires furent inutiles. Delpech fit dissoudre une particule d'extrait gommé dans deux onces d'eau. On l'injecta dans la veine céphalique en trois fois, à vingt minutes d'intervalle. Il y eut sédation prompte et manifeste, la malade s'endormit. Pendant le sommeil, la mâchoire inférieure était pendante, les membres souples et les yeux convergents. Le pouls était lent, élastique et tomba de 120 à 70. La peau était humide, mais aussitôt que le sommeil cessa, soit spontanément, soit par effet de quelque bruit, la raideur et les secousses tétaniques réapparurent.

Les effets de l'infusion d'opium cessèrent au bout de huit heures. L'opération fut réitérée de la même manière; elle eut les mêmes résultats. Néanmoins, les symptômes avaient seulement été masqués, la maladie continuait et la patiente succomba à la fin du troisième jour.

Dans le même cahier de ce mémorial, une nouvelle méthode est indiquée pour le remboîtement de la luxation coxo-fémorale. M. Colombat[6], qui en parle, appelle cette opération mérotropie[7]. Il opère une réduction du fémur dans sa cavité de la façon suivante:

1) Le malade doit être placé debout, le corps porté sur l'extrémité non luxée; sa poitrine est fléchie en avant et elle repose sur un lit garni ou sur une table haute recouverte d'un matelas. Ensuite, il tient avec ses mains le côté opposé de ce lit ou de cette table pour rendre son corps immobile pendant l'opération. On lui recommande de ne point employer de force pour retenir le membre luxé et de l'abandonner comme s'il devait cesser d'obéir à sa volonté.

2) Le chirurgien se place derrière le malade, à l'intérieur du membre luxé si l'os est déplacé vers l'avant, ou à l'extérieur si l'os est à l'arrière de la cavité cotyloïde. Il pose d'abord une de ses mains sur la face supérieure ou métatarsienne du pied afin de fléchir la jambe sur la cuisse luxée, l'autre main, portée derrière l'articulation du genou, est employée pour une pression gra-

---

[3] Pierre-François Baron Percy (1754-1825), französischer Militärarzt.
[4] Jean-Louis-Maurice Laurent (1784-1854), 1809 Dr. med. (Pisa), 1823 Dr. med. (Paris), 1825 Prof. der Anatomie an der Schule für Schiffsmedizin in Toulon, 1837 Dr. phil. (Paris), Lehrer der Anatomie und Zoologie in Paris. CALLISEN 11 (1832), S. 137 f, 29 (1841), S. 468 f. Compt. rend. Soc. de biol. 1854, 1855, 2e série, I, pp. 163-176. Gaz. méd. de Par. 10, 1855, 3e série, pp. 171-178. DECHAMBRE, 2e série, 2 (1876), p. 26. BLÄ 3 (1931), S. 694.
[5] Jean-François Coindet (1774-1834), praktischer Arzt in Genf, vgl. S. 585.
[6] Marc Colombat de l'Isère (1798-1851) studierte Medizin in Montpellier, Strassburg, Paris, Erforscher des Stotterns, Gründer eines «Orthophonischen Instituts» in Paris, 1838 Dr. med. (Strassburg). CALLISEN 4 (1833), S. 277, 27 (1839), S. 125-127. DECHAMBRE, 1ère série, 19 (1876), S. 54. BLÄ 2 (1930), S. 80 f. DENIER, André: Le docteur Marc Colombat (de l'Isère), initiateur de la phoniatrie, Cah. Lyon. Hist. Méd. 1(1), 1955, pp. 13-17. DBF 9 (1961), pp. 322-323. WASERSZERTRUM, S.: Colombat de l'Isère, 3ème colloque de la Société Internationale d'Histoire de la Psychiatrie et de la Psychoanalyse, Paris 1986, pp. 51-58.
[7] COLOMBAT, Marc: Über die Merotropie bei den Luxationen des Hüftgelenkes, Frorieps Notizen der Natur- und Heilkunde 28(11), 1830, S. 169-171.

duée de haut en bas destinée à étendre les muscles. Avec la première pression de ses mains, il imprime à tout le membre de légers mouvements de droite à gauche, vers l'avant et vers l'arrière pour vaincre la résistance des muscles de la cuisse et rendre mobile la tête de l'os qui se dégage du lieu d'où elle est placée.

3) A l'aide de ses deux mains, le chirurgien communique aussitôt à la cuisse un mouvement circulaire ou de rotation de dedans en dehors ou de dehors en dedans, selon la nécessité. Aussitôt la tête du fémur se replace avec bruit dans la cavité articulaire.

Etablissement de Delpech pour les difformités du corps

Cet établissement est en fonction depuis à peu près six ans[1]. Il se trouve sur la route de Sète à environ un quart de lieue de Montpellier, dans les environs les plus riants de la ville. La situation de cette maison est extrêmement agréable et très saine. La maison même est assez grande, les appartements sont vastes et propres. Derrière elle se trouve un grand jardin fort bien arrangé et agrémenté d'un grand nombre d'arbres fruitiers de toutes sortes qui donnent l'ombre nécessaire. Le grand bassin de la fontaine, conçu pour des bains froids, est au milieu du jardin.

M. Delpech suit, dans le traitement de ces malades, des principes qui lui sont propres et qui sont en partie inconnus en Allemagne. Les causes premières de ces maladies, dit Delpech, sont des maladies générales qui ont affecté les os de l'épine dorsale, comme la maladie scrofuleuse, etc. La première indication qu'il faut suivre consiste par conséquent à guérir ces maladies générales. Cependant ce traitement seul ne suffit pas à obtenir la correction des difformités. Celles-ci sont encore dues à la faiblesse des ligaments et des muscles qui maintiennent les os. Le remède le plus convenable en est l'exercice gymnastique du corps. Dans ce but Delpech a établi différentes machines dans plusieurs points du jardin où les malades s'exercent par beau temps; par mauvais temps, ce qui du reste est très rare à Montpellier, des machines du même genre sont placées sous un toit. La plupart de ces machines sont construites d'après les principes de celles dont les personnes valides se servent, mais, pour que les malades s'amusent d'un changement agréable, Delpech les a fait construire de différentes formes. En outre, la variété des machines est encore calculée d'après les forces des individus et on a tâché de faire travailler tous les muscles du corps de sorte que tantôt les muscles des extrémités inférieures soient en activité avec les muscles du bas-ventre, tantôt les muscles des bras avec ceux de la poitrine.

Il y a une chaise destinée aux personnes dont la faiblesse extrême ne leur permet pas de faire les exercices ordinaires. La tête de ces malades, de même que leur bassin, sont fixés à une planche mobile et celle-ci par des courroies à une vis. Quand la chaise est mise en mouvement, la tête est bougée par des rotations qui augmentent avec la vitesse de la chaise. Le bassin est alors au repos; mais quand la tête est fixée, le bassin commence à être mis en mouvement.

---

[1] DELPECH, Jacques-Mathieu: De l'orthomorphie par rapport à l'espèce humaine, 2 vol. et atlas, Paris 1828. Neudruck des Atlas, mit Einführung, Stuttgart o. J. VALENTIN, Bruno: Geschichte der Orthopädie, Stuttgart 1961, S. 196-198. DULIEU 4.1 (1988), pp. 282-287. PELTIER, Leonard F.: The «back school» of Delpech in Montpellier, Clin. Orthop. 179, 1983, pp. 4-9. LE VAY, David: The history of orthopaedics, an account of the study and practice of orthopaedics from the earliest times to the modern era, New Jersey 1990, pp. 239-248. Méd. Montpel. (1990), p. 197.

Il faut encore mentionner la machine pour les pieds-bots. C'est une planche placée obliquement sur laquelle les malades doivent monter; ceux-ci, fatigués bientôt quand ils ne mettent que les doigt du pied sur la planche, essayent peu à peu de faire usage de la plante du pied. Si le tendon d'Achille est trop contracté, Delpech le coupe.

Ces exercices sont faits par les garçons comme par les filles et celles-ci ont ordinairement plus de facilité. Deux fois par jour, pendant deux heures, on emploie ce traitement; une heure est fixée pour le bain froid au cours duquel les malades s'exercent en nageant, un mouvement qui est aussi très avantageux pour la fortification des muscles. Les bains de mer nuisent, selon Delpech, au commencement du traitement parce qu'ils fortifient trop les muscles et les ligaments. Après le rétablissement de la forme naturelle du corps, par contre, ils sont utiles (?).

Delpech emploie aussi des machines pendant la nuit et même quelquefois pendant quelques heures du jour. Il ne nous les a pas montrées, c'est pourquoi je ne saurais juger de leur construction. La seule machine que nous avons vue fut celle pour les pieds-bots, qui n'est pas plus convenable que les machines inventées en Allemagne.

La collection de formes en gypse des difformités qui ont été traitées dans cet établissement est de grand intérêt. On voit l'état morbide du premier temps, l'état de la difformité au cours du traitement et le rétablissement de la forme normale au moment où les personnes quittent l'établissement. D'après ces modèles, les guérisons ne semblent pas très rares.

Voir encore: Delpech, De l'orthomorphie par rapport à l'espèce humaine, ou recherches anatomico-pathologiques sur les causes, les moyens de prévenir, ceux de guérir les principales difformités, et sur les véritables fondements de l'art appelé orthopédique, Paris 1829, 2 vol., gravés et lithographiés, avec un texte d'explication.

Hôpital Général de Montpellier

1. La section des aliénés

Cet établissement a été bâti en 1822[1]. Il peut contenir 150 malades. Il a deux divisions, l'une pour les hommes, l'autre pour les femmes; toutes deux sont séparées par la rue. Chaque maison a la forme d'un carré. Les chambres sont au rez-de-chaussée, car il n'y a pas d'étage; chaque section est pourvue d'un grand dortoir voûté et bien aéré qui peut contenir à peu près douze lits. Les autres appartements sont petits, voûtés et éclairés par une seule petite fenêtre grillée

---

[1] Zum Hôpital Général: RECH, André-Pamphile-Hippolyte: Compte rendu de la clinique des aliénés, Montpellier 1829. Ders.: Clinique de la maison des aliénés de Montpellier, Montpellier 1829. HORN, Wilhelm von: Reise durch Deutschland, Ungarn, Holland, Italien, Frankreich [...], Berlin 1831-1833, S. 392. ESQUIROL, Jean-Etienne-Dominique: Des maladies mentales, vol. 2, Paris 1838, pp. 163-165. BERAL, P.: Histoire de l'Hôpital de la Charité de Montpellier (1646-1682), berceau de l'Hôpital Général, Montpellier 1899. AMPHOUX, G.: L'assistance psychiatrique hospitalière à Montpellier, Languedoc médicale 51(2), 1968, pp. 3-18. JETTER, Dieter: Zur Typologie des Irrenhauses in Frankreich und Deutschland (1780-1840), Wiesbaden 1971, S. 56-59. JONES, Colin: The treatment of the insane in eighteenth- and early nineteenth-century Montpellier, a contribution to the prehistory of the lunatic asylum in provincial France, Med. Hist. 24, 1980, pp. 371-390. MEISSONNIER, Robert: Essai historique sur l'Hôpital Général de Montpellier, sa réglementation et son organisation sous l'Ancien Régime, Diss. iur., 2 vol., Montpellier 1981. DULIEU 4.1 (1990), pp. 239-249. Méd. Montpel. (1990), pp. 369-373.

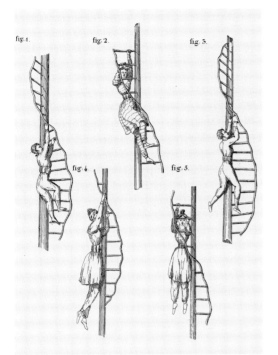
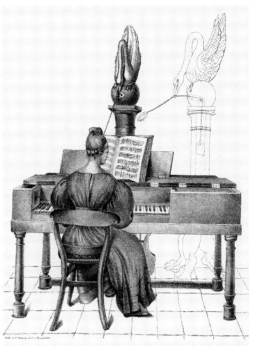
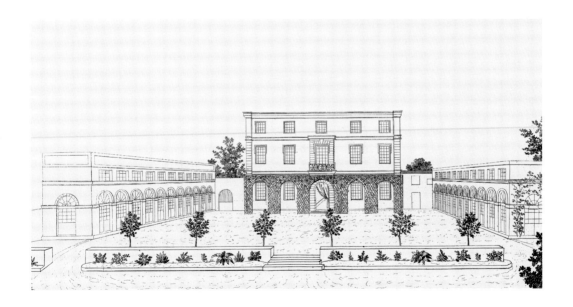

Gymnastische Übungen an der spiralförmigen Leiter zur Stärkung der Arme (oben links), Gegengewichtssäule beim Klavierspiel zur Verhinderung der Anspannung der Rückenmuskulatur (oben rechts) sowie Delpechs orthopädisches Institut in Montpellier (unten). Delpech, Jacques-Mathieu: De l'orthomorphie, Atlas, Paris 1828, plan 59, 68, 48.

qui donne dans le corridor. Les chambres contiennent un seul malade; le médecin de cet établissement aime bien isoler les aliénés. Il y a aussi dans chaque section des bains. Outre la grande cour qui se trouve dans chaque division et qui est environnée par les bâtiments, il n'y a pas d'autres lieux où les malades pourraient se promener. Quand il fait mauvais, c'est dans la colonnade qui entoure la cour, et sur laquelle les portes des petites chambres s'ouvrent, que les aliénés peuvent se mouvoir. Les malades sont toujours enfermés dans leur établissement sans aucune occupation, bien qu'il y ait un grand jardin. On n'en profite pas autrement que pour planter des légumes à l'usage de l'hôpital. En 1829, le nombre de malades était de 107. Le médecin-chef est M. Rech[2], qui nous a montré lui-même l'établissement. Il y possède une petite collection de têtes d'aliénés morts sous sa direction.

Ce médecin a écrit plusieurs mémoires sur son traitement; l'un se trouve dans les «Ephémérides de Montpellier», juin et juillet 1826[3], l'autre dans le «Mémorial des Hôpitaux du Midi», mars 1829[4].

Voilà ses principes généraux, qu'il a décrits dans son dernier mémoire: «Tout me prouve de plus en plus qu'une surveillance active, beaucoup de complaisance et une grande fermeté sont les plus sûrs moyens de maintenir le bon ordre parmi les aliénés, et que les secours hygiéniques, unis au traitement moral, sont bien supérieurs pour leur efficacité aux remèdes, tant internes qu'externes, vantés souvent avec une emphase ridicule.»

On ne voit pas ici de chaînes, et les bandes de force sont très rarement employées.

A ma question, s'il avait employé la cautérisation de l'occipital ou de la nuque avec le fer rouge d'après Valentin[5], M. Rech m'a répondu qu'il avait vu cette méthode être suivie d'une irritation des membranes du cerveau. Voici la raison pour laquelle il n'utilise jamais le fer rouge!

Nous avons vu une femme d'environ 25 ans, atteinte d'épilepsie, dont la peau du corps entier était d'une couleur noirâtre – cette couleur se manifestait particulièrement sur les parties exposées à l'air – après qu'elle eut pris du nitrate d'argent pendant quelque temps. Cette malade avait seulement pris quelques doses de ce remède et, malgré cela, cette coloration singulière de la peau s'était manifestée. Dans d'autres cas au contraire, Rech a employé le nitrate d'argent très longtemps sans remarquer ce phénomène. Ce remède resta toujours sans succès.

2. La section des vénériens

M. Broussonnet[6], le gendre de M. Chrestien[7], en est le médecin-chef, M. Farjon[8] est chirurgien interniste. Il y a des hommes et des femmes en grand nombre. On y emploie très sou-

---

[2] André-Pamphyle-Hippolyte Rech (1793-1853), 1814 Dr. med. (Paris), 1822 Chef der Irrenabteilung am Hôpital Général in Montpellier, 1825 Agrégé, 1829 Prof. für innere Klinik, 1837 Gründer einer Privatirrenanstalt. CALLISEN 31 (1843), S. 379. FERRAT, E.: Note médicale sur les derniers moments du prof. Hippolyte Rech, prof. de pathologie interne, Revue thérapeutique du Midi 4, 1853. DECHAMBRE, 3e série, 2 (1874), p. 598. BLÄ 4 (1932), S. 741. DULIEU, Louis: Le professeur Rech, Monspel. Hippocr. 9(33), 1966, pp. 20-28. DULIEU 4.2 (1990), pp. 886-887. Méd. Montpel. (1990), pp. 270-271.

[3] RECH, André-Pamphyle-Hippolyte: Clinique de la maison des aliénés, Ephémérides de Montpellier, 1826, II, pp. 109, 241, 1827, IV, p. 1.

[4] RECH, André-Pamphyle-Hippolyte: Maison des aliénés de Montpellier, Mémorial des Hôpitaux du Midi, 1829, I, pp. 99-125.

[5] Nach Louis-Antoine Valentin (1735-1823), Pariser Chirurg.

[6] Louis-Raymond Broussonnet (1804-1857), 1823 Dr. med. (Montpellier), 1828 Agrégé, médecin-chef am Hôpital Général in Montpellier, 1846-1848 Maire von Montpellier. CALLISEN 3 (1830), S. 215. DECHAMBRE 11 (o. J.), p. 168. BLÄ 1 (1929), S. 718. DULIEU 4.2 (1990), pp. 697-698.

vent le sublimat, surtout dans les bains, pour lesquels on en utilise 1 gros jusqu'à 6 gros. M. Broussonnet prétend avoir toujours vu de très bons résultats et il juge ridicule que quelques médecins craignent cette méthode. Bien que M. Broussonnet soit le gendre de Chrestien, il emploie très rarement la préparation à base d'or. On fait usage très souvent de frictions de mercure pour la langue; cependant, la salivation n'est pas forcément observée.

3. La section des vieillards et des incurables est la plus grande; mais nous ne l'avons pas vue.
4. La section des enfants abandonnés.

Clinique chirurgicale de Lallemand

M. Lallemand a débuté dans la clinique chirurgicale le 1er août. Il a l'habitude de ne rien dire à ses élèves au lit du malade. Sa visite est, par conséquent, vite terminée et de peu d'intérêt; mais après avoir soigné les malades, il explique quelques-uns de ses principes dans la salle d'opération.

La première fois, M. Lallemand parla de *quelques maladies du cerveau.* Il est d'avis que la cervelle a une grande influence sur les mouvements des membres. Il cita plusieurs observations qui prouvent qu'une inflammation interne de l'oreille produit souvent la carie du rocher et que cela entraîne une inflammation des membranes du cerveau.

La seconde fois, le professeur parla en défaveur de la formation d'un nez avec de la peau du front ou du bras. Il dit: 1) Cette opération n'est pas tout à fait sans danger; on a des exemples où le malade a succombé, et il n'est pas permis à un médecin de faire une opération dangereuse pour la guérison d'un état morbide qui n'est qu'incommode, mais où il n'y a pas de risque de mort. 2) La difformité du front dont on a pris la peau n'est pas si légère qu'on le dit communément. 3) Ce n'est pas vrai que les poils renfermés dans le lambeau de la peau tombent, Lallemand a vu plusieurs exemples où les personnes étaient obligées de raser les poils du nez tous les jours. Or, cette opération est extrêmement douloureuse à cause de la distension de la cicatrice récente. 4) La circulation du sang dans le nouveau nez est toujours inférieure à celle du nez naturel, il faut donc être très attentif pendant l'hiver afin que le nouveau nez ne gèle pas, surtout si le nez naturel a été perdu par congélation. 5) Lallemand connaît des opérés chez lesquels la cicatrice du front provoque de grands inconvénients: les personnes qui sont obligées par leur métier de baisser la tête éprouvent alors des douleurs lancinantes à la tête de sorte qu'elles sont obligées de suspendre leur travail pour quelques heures.

Lallemand rejette toutes les opérations recommandées pour la guérison du *cirsocèle;* elles sont dangereuses et inutiles parce que les malades sentent encore après oblitération des veines une tension désagréable quand ils marchent. Il préfère faire au malade un suspensoir.

---

[7] André-Jean Chrestien (1758-1840), 1779 Dr. med. (Montpellier), Chefarzt am Hôpital militaire in Montpellier, 1820 Associé libre der Académie de médecine. CALLISEN 4 (1831), S. 152-155, 27 (1839), S. 95. CHRESTIEN, André-Thérèse-Fulcrand: Biographie du Dr. A.-J. Chrestien, Montpellier 1856. DECHAMBRE, 1ère série, 17 (1876), pp. 96-97. BLÄ 2 (1930), S. 22. DBF 8 (1959), p. 1276.

[8] Polydore-Louis-Marie Farjon (1803-1870), 1825 Dr. med. (Montpellier), Chirurg und Arzt in Montpellier. CALLISEN 6 (1831), S. 180. DULIEU 4.2 (1990), p. 974.

Quant à la syphilis, Lallemand fit les remarques suivantes: la résorption est la plus grande dans les parties où la transpiration aqueuse est fort abondante. Le chien et le chat, par exemple, dont la transpiration de la peau est presque nulle, ne résorbent point des matières qu'on frotte sur leur peau; la peau du cheval, par contre, possède une grande force de résorption parce qu'elle transpire fortement. Par analogie, l'homme est plus sensible aux contagions pendant l'été que pendant l'hiver; on contracte, par exemple, la maladie vénérienne plus facilement en été qu'en hiver. Ces expériences nous donnent un moyen d'employer les remèdes par la voie de la peau, puisque l'estomac est trop sensible pour l'usage interne des médicaments. Dans le cas de la syphilis, on a déjà fait usage de frictions de mercure sur la peau de la cuisse, des jambes, etc., pour faire pénétrer ce remède dans le corps. Mais les parties citées ne se prêtent guère à cette méthode d'application du mercure, car leur résorption n'est pas assez forte. Il reste toujours sur la peau une partie de mercure qui n'est pas résorbée, de sorte qu'on ne peut pas juger exactement de la quantité de mercure entrée dans le corps.

La partie du corps qui manifeste la plus grande résorption est l'aisselle. M. Lallemand applique, par conséquent, une grande partie de l'onguent de mercure sur chaque aisselle avant que le malade aille se coucher. Il lui fait croiser les bras sur la poitrine pour fixer le remède; alors, le malade peut mettre la chemise en tenant les bras hors des manches. Le matin suivant la peau de l'aiselle est tout à fait blanche et tout le remède absorbé.

On peut employer de cette manière-là le tartre stibié, le morphium, etc., qui font effet en deux ou trois heures.

Quant aux rétrécissements de l'urètre, une maladie qui apparaît très souvent pendant le traitement dans la clinique chirurgicale, M. Lallemand suit les principes qu'il a énoncés dans son ouvrage sur les maladies des organes génito-urinaires[1].

Dans le traitement des inflammations, les cataplasmes jouent un grand rôle; en combinaison avec les bains tièdes et le nitrate d'argent ce remède est, outre le pansement unifiant, le seul employé dans le traitement des plaies et des ulcères. Quand une plaie est très enflammée et douloureuse, un cataplasme soulage le mieux ces phénomènes; quand elle est proche de la cicatrisation, on la brûle tous les jours avec du nitrate d'argent. Je fus surpris de voir les différents effets que le professeur attend de ce remède, à savoir: 1) il essaye d'accélérer la cicatrisation d'une plaie, 2) il l'emploie pour détruire les rétrécissements de l'urètre, 3) il a l'intention de détruire le cal d'une fistule vésico-vaginale, de produire une inflammation dans les bords de la fistule et d'atteindre leur réunion par l'engorgement inflammatoire.

Pour connaître la méthode de Lallemand dans le traitement des fistules vésico-vaginales, voir son mémoire «Réflexions sur le traitement des fistules vésico-vaginales» (extrait des «Archives générales de médecine»)[2].

---

[1] LALLEMAND, Claude-François: Observations sur les maladies des organes génito-urinaires, Paris 1825.
[2] LALLEMAND, Claude-François: Réflexions sur le traitement des fistules vésico-vaginales, nouveau moyen d'union applicable à celles dans lesquelles la perte de substance est considérable, Arch. gén. de méd. Par. 7, 1825, pp. 481-510.

La clinique médicale

Cette clinique est dirigée alternativement par M. *Broussonnet*[1] et M. *F.-C. Caizergues*. Il y a trois grandes salles pour les hommes et une autre pour les femmes. Dans cette section de l'hôpital, on ne trouve que des malades particuliers; pour les militaires, il existe d'autres grands appartements dans lesquels M. Broussonnet travaille comme médecin militaire. Durant notre séjour dans cette ville, M. Caizergues était le directeur de la clinique. Il se montra très complaisant envers nous et nous assistâmes très souvent à ses visites et à ses leçons. M. Caizergues ne parlait que très peu de la maladie pendant une visite; après la visite, par contre, il faisait lire des rapports de maladies par des étudiants et donnait ensuite son opinion sur ces cas.

On faisait les nécropsies de tous les morts. Les résultats étaient souvent très intéressants. Mais je n'ai pas trouvé l'exactitude qu'on loue à l'école de Vienne. Le chef de la clinique, c'est-à-dire celui des étudiants, celui qui leur distribue les rapports de maladies et qui rédige les plus importants lui-même, était notre ami, le Dr. Huc[2].

M. Caizergues s'entretenait souvent avec nous et s'empressait de nous démontrer qu'il n'était pas partisan d'un système borné. Il a écrit sur les systèmes en médecine à Paris et à Montpellier en 1827[3]. Il a énoncé ses maximes dans cet ouvrage dont il nous a donné un exemplaire. C'est un grand protecteur de la médecine allemande et il connaît tous les ouvrages de médecins qui ont écrit en latin ou qui ont été traduits en français. Il défend l'existence d'une fièvre idiopathique essentielle et il a des nominations innombrables pour les différentes espèces de fièvres. Les engorgements des glandules dans la membrane pituiteuse des intestins, les ulcérations typhoïdiques, etc., qu'on trouve chez des personnes mortes du typhus, M. Caizergues les considère comme une conséquence de la fièvre. L'examen des maladies ne se fait pas de manière très exacte et j'ai observé à plusieurs reprises que l'œil pratique ne peut pas empêcher des erreurs qui auraient pu être évitées par un examen rigoureux. Un jeune homme de vingt-quatre ans, par exemple, était atteint d'un typhus cérébral; il ressentait des douleurs considérables au bas-ventre, qui furent considérées comme une gastrite ou une entérite et contre lesquelles on appliqua des sangsues; des convulsions accélérèrent la mort. La dissection montra des épanchements purulents entre les membranes du cerveau et dans les cavités de cet organe; quelques parties du cerveau étaient ramollies. Les organes de la poitrine et du bas-ventre paraissaient sains, et on voulait déjà terminer la dissection. Mais moi, sachant que la vessie urinaire est très souvent affectée dans le cas de cette maladie, j'examinai son état. Je trouvai alors que la vessie

---

[1] Jean-Louis-Victor Broussonnet (1771-1846), 1790 Dr. med. (Montpellier), 1796 Prof. der Ecole de santé in Montpellier, später Prof. für medizinische Klinik und Chefarzt am Hôpital de St-Eloi. Mémoire de M. Broussonnet, professeur de la Faculté de médecine de Montpellier et ancien doyen de la même Faculté, Montpellier 1819. CALLISEN 3 (1830), S. 215-217, 26 (1838), S. 462. Allocation sur la tombe de M. Broussonnet, prof. de clinique médicale, J. Soc. de méd. prat. de Montpel. 14, 1846. CHRESTIEN, André-Thérèse-Fulcrand: Nécrologe, Gaz. méd. de Montpel., 1847. DECHAMBRE, 1ère série, 11 (o. J.), pp. 167-168. BLÄ 1 (1929), S. 718. DBF 7 (1956), p. 458. HARANT, Hervé / VIDAL, Gaston: A propos du nom de Broussonnet, Monspel. Hippocr. 3(8), 1960, pp. 23-26. ESTOR, Henri: Nouveaux documents sur l'affaire Broussonnet, Monspel. Hippocr. 6(21), 1963, pp. 22-23. DULIEU, Louis: Le doyen Jean-Louis-Victor Broussonnet, Languedoc médical 50(3), 1966, pp. 3-30. ESTOR, Henri: Notes sur un voyage en Angleterre du doyen Victor Broussonnet, Monspel. Hippocr. 9 (31), 1966, pp. 17-20. DULIEU 4.2 (1990), pp. 694-697.

[2] Dr. Huc, Arzt von Béziers, keine weiteren Angaben bekannt.

[3] CAIZERGUES, Fulcrand-César: Des systèmes en médecine et de leur influence sur le traitement des maladies, discours servant d'introduction au cours de thérapeutique et de matière médicale de 1827, Montpellier 1827.

était distendue de sorte qu'elle était montée jusqu'à trois pouces au-dessous de la symphysis ossium pubis et qu'elle contenait à peu près quatre litres d'urine. Après avoir ouvert cet organe, on vit que la membrane interne était enflammée à un haut degré et que les parois étaient épaissies sur toute leur étendue. Voici un exemple d'une rétention de l'urine, à la suite d'un examen trop léger, qui augmente beaucoup les souffrances du malade.

Il y avait plusieurs autres cas de fièvres nerveuses ou de typhus dont l'issue mortelle ne pouvait pas être retardée par un traitement seulement symptomatique. La nécropsie d'un tel malade, qui mourut dans la salle de M. Broussonnet, fut d'un grand intérêt. Les organes de la poitrine et de la tête ne montrèrent point d'état morbide; au bas-ventre, au contraire, on trouva de nombreux désordres. La rate avait la grandeur de la langue d'un bœuf et était de consistance ramollie. La membrane muqueuse de l'estomac, surtout dans la région du saccus coecus, était rouge, voire noire. On ne voyait cependant aucun vaisseau. L'intestin de l'iléon montrait des vestiges d'une inflammation considérable qui s'était étendue à plus de deux pieds au-dessus. Les glandules des intestins étaient enflées; plusieurs d'entre elles se touchaient et formaient des grandes plaques élevées d'une à deux lignes et couvertes d'un grand nombre de points rouges; quelques-unes de ces plaques s'étaient transformées en ulcérations. Les glandules mésentériques étaient engorgées et enflammées. Les nerfs du bas-ventre ne furent pas examinés. Les partisans de Broussais considéraient cette affection des intestins et de l'estomac comme une gastro-entérite en combinaison avec un exanthème pustuleux de la membrane muqueuse, et ils croyaient que cette affection était causée par la fièvre. Les partisans de l'école de Montpellier, au contraire, dirent que les désordres des intestins étaient l'effet de la fièvre. Quant à moi, je considère l'affection du bas-ventre comme un symptôme du typhus abdominal.

Les fièvres intermittentes sont endémiques à Montpellier, et surtout dans la campagne entre cette ville et la mer, où il y a de grands étangs et des marais. Les marais sont divisés par des canaux, et c'est particulièrement le long de ceux-ci que ces fièvres se propagent souvent fort malignement. Pendant les mois chauds que nous avons passés à Montpellier, ces maladies étaient fréquentes et, dans beaucoup de cas, leur caractère bilieux était la suite de la chaleur. Pour ces cas, M. Caizergues ordonnait un émétique et, ordinairement, la fièvre descendait après l'action de ce remède. Si, malgré cela, l'accès de fièvre se répétait, ou si la maladie était dès son début très intense ou même accompagnée de symptômes dangereux, on employait sans délai des préparations de quinquina ou de résine (une espèce d'extrait) ou encore du sulfate de quinine. M. Caizergues reçut d'un médecin français un nouveau remède antifébrile, à ce que je sais à base de feuilles de houx (ilex aquifolium). On fit des expériences, on donna une drachme des feuilles macérées dans un verre de vin blanc deux heures avant l'accès. Plusieurs patients furent guéris dès la première dose, surtout de fièvres très simples, d'autres durent prendre une seconde dose et même une troisième, et d'autres encore restèrent dans le même état, de sorte qu'on fut obligé d'employer le quinquina. On apprécie dans ce remède le fait qu'il ne provoque pas d'obstination, qu'il favorise, au contraire, les résolutions et que le coût en soit très bas.

L'observation suivante d'une fièvre quarte fut pour moi d'un grand intérêt. Un homme d'environ 36 ans, de faible constitution, était atteint d'une fièvre quarte depuis déjà quelque temps; à cette maladie s'ajoutait un engorgement du foie considérable, mais qui était sans douleur et n'occasionnait pas de symptômes bilieux. On employa le sulfate de quinine pendant quelques semaines, cela sans succès, car la fièvre et l'engorgement du foie restaient dans le même état. Alors, M. Caizergues pensa que l'hypertrophie du foie entretenait probablement la fièvre; il changea, par conséquent, sa méthode et attaqua la maladie de l'organe cité avec un remède dont l'action salutaire dans les engorgements sans inflammation des viscères abdominaux avait été prouvée par lui lors de plusieurs expériences; il s'agit du sel ferrugineux de l'acrisie, une composition de fer carbonique avec un alcali carbonique. M. Caizergues en fit dissoudre une grande quantité dans une décoction de gramen qui fut prise pendant le jour.

Il y eut plusieurs cas de fièvres pernicieuses intermittentes, compliquées par des inflammations des poumons qui se manifestaient dès le début par des symptômes très dangereux. On essaya des petites saignées qui, cependant, affaiblissaient le pouls au lieu de l'élever. Alors, on donna du sulfate de quinine à forte dose; mais les malades succombèrent et on trouva toujours des hépatisations du lobe inférieur et même du milieu d'un poumon.

D'autres cas se présentèrent comme des fièvres nerveuses sans les signes d'une périodicité. M. Caizergues les considéra comme des fièvres pernicieuses intermittentes et employa avec un bon succès le sulfate de quinine.

Les *dysenteries* étaient fréquentes à la fin du mois de juillet et au début du mois d'août; elles avaient ordinairement un caractère bilieux. On observait des douleurs dans l'hypocondre droit, un teint jaune du visage et des yeux, un goût amer, etc. On commençait en général par faire une saignée; puis on employait 7 scrupules d'ipecacuanha, à prendre en quatre doses. Ce traitement était répété dans la plupart des cas une ou deux fois, et un laxatif terminait la cure. Tous ces malades guérirent. Des complications de cette maladie étaient rares. Quelquefois, des douleurs à la tête nécessitaient l'application de sangsues, ou, en cas de douleurs au bas-ventre, on employait des fomentations émollientes d'une décoction (decoctum malvae ou seminis lini).

M. Caizergues traitait *le rhumatisme chronique* avec succès par la résine de gaïac gr. IV par jour, et outre cela, par une décoction de sarsaparilline.

La faculté et le climat de Montpellier

Pour ce qui est de l'enseignement médical actuel de 1830, les cours à l'université de Montpellier touchent les branches suivantes:

Pathologie: M. Rech. Thérapie: M. Golfin[1], dont nous avons suivi plusieurs fois les leçons sans être pleinement satisfaits. Médecine légale: M. Anglada[2]. Accouchement[3]: M. Delmas[4], ac-

---

[1] Prosper-Hippolyte Golfin de Béziers (1780-1863), 1800 Apotheker, 1803 Dr. med. (Montpellier), 1825 Agrégé, 1827 Prof. für Hygiene, 1828 Prof. für Therapie und Materia medica. CALLISEN 7 (1831), S. 293 f, 28 (1840), S. 237. BOUISSON, Etienne-Frédéric: Discours prononcé aux funérailles du prof. Golfin, Montpel. méd. 10, 1863. Gaz. méd. de Par. 34, 1863, 3e série, pp. 101-105. J. d. conn. méd. prat. 30, 1863, p. 95. DECHAMBRE, 4e série, 9 (1883), p. 631. BLÄ 2 (1930), S. 791. DULIEU, Louis: Prosper-Hippolyte Golfin, Hist. Sci. Méd. 12(2), 1978, pp. 171-176. DBF 16 (1985), pp. 520-521. DULIEU 4.2 (1990), pp. 804-806.

[2] Joseph Anglada (1775-1833), 1797 Dr. med. (Montpellier), 1809 Prof. für Chemie in Montpellier, 1820 Prof. für Therapie und Materia medica. CALLISEN 1 (1830), S. 184, 26 (1838), S. 67. Rev. méd. franç. et étrang., 1834, I, p. 143. RENE, Gaspard-Auguste-Emilie: Eloge du professeur Anglada, Montpellier 1835. DECHAMBRE, 1ère série, 5 (1876), p. 104. BLÄ 1 (1929), S. 147 f. DBF 2 (1936), p. 1134. RIVET, R.: Un médecin de Perpignan, professeur à l'Université de Montpellier, Joseph Anglada, 106e Congrès National des Sociétés Savantes, Perpignan 1981, Comptes Rendus, Paris 1982, pp. 111-117. DULIEU 4.2 (1990), pp. 639-641.

[3] Zur Geburtshilfe in Montpellier: SAISSET, Antoine-Laurent-Hippolyte: Notice historique sur l'hospice et la maternité de Montpellier et sur l'Ecole théorique et pratique d'accouchements en faveur des sages-femmes, Mont-

coucheur aîné. Hygiène: M. Ribes[5]. Botanique: M. Delile[6]. Le professeur d'anatomie[7] est M. Dubrueil[8].

L'école de médecine dans laquelle se tiennent les cours se trouve près de la cathédrale. Il y a la célèbre bibliothèque des ouvrages médicaux en 30 000 volumes[9] et la collection des préparations anatomiques qui, outre une petite collection de préparations en cire, est de peu d'intérêt[10]. Les plus belles préparations en cire sont celles du professeur Delmas.

pellier 1841. DUMAS, Léon: La question de la maternité de Montpellier, Montpel. méd. 8, 2e série, 1887. DELMAS, Paul: Sept siècles d'obstétrique à la Faculté de médecine de Montpellier, Montpellier 1927. DULIEU, Louis: Les origines de la maternité et de la clinique obstétricale de Montpellier, Monspel. Hippocr. 13(48), 1970, pp. 17-29. DULIEU 4.1 (1988), pp. 298-306, 466-469. Méd. Montpel. (1990), pp. 381-384.

[4] Bernard-Cosme-Damien Delmas (1778-1847), Militärchirurg, Moulageur, 1813 Mitarbeiter der Anatomie in Montpellier, 1826 Prof. der Geburtshilfe, Chefchirurg am Hôpital Général. DULIEU 4.2 (1990), pp. 732-734.

[5] François Ribes (1798-1864), 1824 Dr. med. (Montpellier), 1825 Agrégé in Montpellier, 1828 Prof. der Hygiene. CALLISEN 16 (1833), S. 40, 31 (1843), S. 431. GUARDIA, Joseph-Michel: Le professeur Ribes, souvenirs de l'Ecole de Montpellier, Gaz. méd. de Par. 10, 1864. DECHAMBRE, 3e série, 5 (1877), pp. 15-16. BLÄ 4 (1932), S. 789 f. FAVIER-NICQ, Viviane: François Ribes, un regard critique sur l'enseignement et la pratique de la médecine sous la monarchie de Juillet, Diss. med., Montpellier 1988. DULIEU 4.2 (1990), pp. 889-891. Méd. Montpel. (1990), pp. 273-274.

[6] Alire Raffeneau-Delile (1778-1850), 1807 Dr. med. (New York), Arzt und Wundarzt, 1819 Prof. der Botanik in Montpellier. CALLISEN 15 (1833), S. 304 f, 31 (1843), S. 338. JOLY, Nicolas-Joseph: Eloge historique d'Alire Raffeneau-Delile, Mémoires de l'Académie impériale des sciences, inscriptions et belles-lettres de Toulouse 3, 5e série, 1859. DECHAMBRE, 3e série, 2 (1874), p. 34. BLÄ 4 (1932), S. 711 f. MOTTE, Jean: Delile l'Egyptien, un botaniste à la suite de Bonaparte, Science et nature 18, 1956. Ders.: Matériaux inédits, préparés par Delile pour une flore de l'Amérique du Nord, les botanistes français en Amérique du Nord avant 1850, colloques internationaux du C.N.R.S. 63, Paris 1957. DULIEU, Louis: Le Fonds Delile de l'Institut de Botanique de Montpellier, Monspel. Hippocr. 10(36), 1967, p. 29. Dict. scient. biogr. 4 (1971), pp. 21-22. DULIEU 4.2 (1990), pp. 881-886.

[7] Zur Anatomie in Montpellier: BOUISSON, Etienne-Frédéric: Tableau des progrès de l'anatomie dans l'Ecole de Montpellier, Montpellier/Paris 1838. LAUX, Georges: Naissance et histoire du Musée anatomique de la Faculté de médecine de Montpellier, Montpel. méd. 54(1), 1958, pp. 126-130. JANSEN, Hans Helmut: Die Entwicklung der pathologischen Anatomie in Montpellier, Münch. med. Wschr. 108, 1966, S. 2120-2124. DULIEU 4.1 (1988), pp. 306-329.

[8] Joseph-Marie Dubrueil (1790-1852), 1815 Dr. med. (Paris), Prof. der Anatomie an der Ecole in Rochefort, Prof. der Chirurgie und Physiologie an der Ecole in Toulon, 1824 Prof. der Anatomie in Montpellier. CALLISEN 5 (1831), S. 341 f, 27 (1839), S. 345. BOUISSON, Etienne-Frédéric: Discours prononcé aux obsèques du professeur J. Dubrueil, Revue thérapeutique du midi 3, 1852. J. de méd., chir. et pharm. de Toulouse 5, 1853, n. série, 1853, pp. 64-67. DECHAMBRE, 1ère série, 30 (1884), pp. 618-619. BLÄ 2 (1930), S. 319 f. DULIEU, Louis: Joseph-Marie Dubrueil, médecin parisien, chirurgien de la marine et professeur d'anatomie à Montpellier, Rev. Hist. Sci. 14(1), 1961, pp. 33-46. DBF 11 (1967), p. 1092. DULIEU 4.2 (1990), pp. 747-751. Méd. Montpel. (1990), p. 230.

[9] Catalogue des livres de la bibliothèque de l'Ecole de Santé de Montpellier, Montpellier 1797. ANGLADA, Raymond-Joseph-Charles: Notice sur la bibliothèque de la Faculté de médecine de Montpellier, Montpellier 1859. VIDAL, Yvonne: La bibliothèque de la Faculté de médecine de Montpellier, Montpel. méd. 54(1), 1958, pp. 77-105. CORIN, Gertrud: The library of the Faculty of Medicine at Montpellier University, Nord. med. hist. Årsb., 1971, pp. 100-106. DULIEU, Louis: Les bibliothécaires de la Faculté de médecine, hommage à Jacques Fabre de Morlhon, mélanges, Albi 1978. DULIEU, Louis: La bibliothèque de la Faculté de médecine et ses merveilles, Bulletin de la Société des amis de la bibliothèque universitaire de Montpellier 4, 1982. Les trésors de la bibliothèque de la Faculté de médecine, Montpellier 1985. DULIEU 4.1 (1988), pp. 191-199. Méd. Montpel. (1990), p. 419.

[10] Zum Anatomischen Museum: DULIEU 4.1 (1988), pp. 315-321. Méd. Montpel. (1990), pp. 432-435.

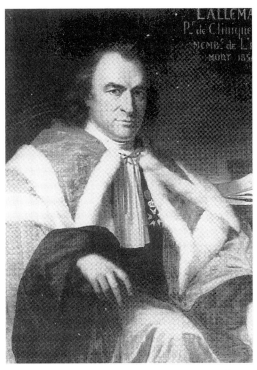

Claude-François Lallemand (1790-1854), Prof. der Chirurgie in Montpellier.

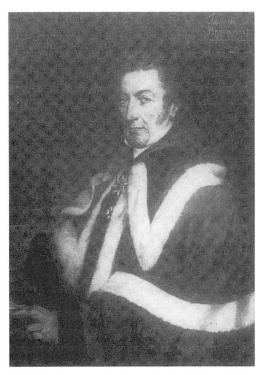

Jean-Louis-Victor Broussonnet (1771-1846), Prof. der medizinischen Klinik in Montpellier.

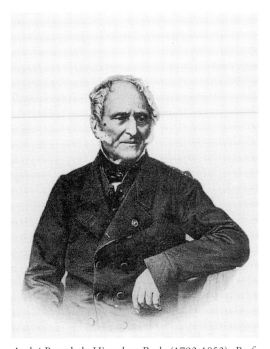

André-Pamphyle-Hippolyte Rech (1793-1853), Prof. der medizinischen Klinik in Montpellier.

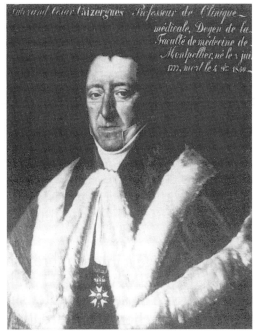

Fulcrand-César Caizergues (1777-1850), Prof. der medizinischen Klinik in Montpellier.

Le jardin botanique est situé près du perron, il est grand et contient une belle collection d'arbres; mais il paraît que la direction du jardin n'est plus aussi bonne que du temps de Candolle[11]. Les serres sont presque vides et les carreaux sales[12].

Pour obtenir le doctorat, le candidat doit défendre sa thèse (dissertation) contre les objections de deux professeurs et de deux agrégés[13]. Le costume est encore ancien: les professeurs portent des toges de velours rouge, le candidat une toge de velours noir et, de même, les premiers un bonnet rouge, le candidat un bonnet noir.

Après la disputation, les professeurs et le candidat sortent de la salle, les premiers pour dire si oui ou non ils accordent au candidat le doctorat. Si oui, le candidat se présente devant le siège du président, prête serment et reçoit ensuite une bague au doigt et un bonnet rouge sur la tête. Le président le fait asseoir sur sa chaise et la scène ridicule se termine par un embrassement[14].

---

[11] Auguste-Pyrame de Candolle (1778-1841), 1804 Dr. med. (Paris), 1808 Prof. für Botanik in Montpellier, 1816 Prof. für Naturgeschichte in Genf, Gründer eines Botanischen Gartens. CALLISEN 3 (1830), S. 439-443, 27 (1839), S. 15-18. Allgemeine (Augsburger) Zeitung 348-351, 13.-16.12.1841 (Beilagen). DUNAL, Félix: Eloge historique de A.-P. de Candolle lu à la séance de rentrée des Facultés et de l'Ecole de pharmacie de Montpellier le 8 novembre 1842, Montpellier 1842. Verhandlungen der Schweizerischen Naturforschenden Gesellschaft 27, 1842, S. 261-307. RIVE, Auguste de la: Notice sur A.-P. de Candolle, Bibliothèque universelle de Genève, n. série, t. 54, Genève 1844. Ders.: Notice sur la vie et les écrits de A.-P. de Candolle, Genève 1851. GERVAIS, Paul: Discours prononcé à l'inauguration du buste de M. de Candolle dans le jardin botanique, Montpellier 1854. MARTINS, Charles-Frédéric: Discours prononcé à l'inauguration du buste d'A.-P. de Candolle le 4 février 1854 dans le Jardin des plantes de Montpellier, Montpellier 1854. FLOURENS, Pierre-Jean-Marie: Eloge historique de Pyramus de Candolle, recueil des éloges historiques, t. 2, Paris 1857. DE CANDOLLE, Alphonse: Mémoires et souvenirs d'Augustin-Pyramus de Candolle, écrits par lui-même et publiés par son fils, Genève 1862. WOLF, Rudolf: Biographien zur Kulturgeschichte der Schweiz, Bd. 4, Zürich 1862, S. 349-374. DECHAMBRE 12 (1874), pp. 155-157. BRIQUET, John: Bibliographies des botanistes à Genève (1500-1931), Bericht der Schweizerischen Botanischen Gesellschaft 50, 1940, S. 114-130. Dict. scient. biogr. 3 (1971), pp. 43-45. MERKE, Franz: Die Legende von der «Jodvergiftung» des berühmten Genfer Botanikers Augustin-Pyramus de Candolle, Gesnerus 32 (1/2), 1975, S. 215-222. NELSON, Gareth: From Candolle to Croizat, comments on the history of biogeography, J. Hist. Biol. 11, 1978, pp. 269-305. PRADALIE, Georges: Balzac et les savants de l'Université de Montpellier, Pyrame de Candolle et Chaptal, Hist. Sci. Méd. 12(2), 1978, pp. 180-188. DULIEU, Louis: Un centenaire oublié, la naissance de De Candolle, Hist. Sci. Méd. 13, 1979, pp. 461-462. TESI, Delfo: Augustin-Pyramus de Candolle, essai d'élaboration d'une taxonomie théorique au XIXe siècle, Gesnerus 39, 1982, S. 295-305. DULIEU 4.2 (1990), pp. 704-706. Méd. Montpel. (1990), pp. 266-268.

[12] MARTINS, Charles-Frédéric: Coup d'œil sur l'histoire des botanistes et du jardin des plantes de Montpellier, Montpellier 1852. FERRARI, H.: Recherches sur l'histoire de la pharmacie à Montpellier au XIXe siècle, l'Ecole de pharmacie, les officines et la vie professionelle, Montpellier 1934. HARANT, Hervé: The Montpellier botanical garden, Endeavour 13, 1954, pp. 97-100. Ders.: Le jardin des plantes de Montpellier, Montpel. méd. 54(1), 3e série, 1958, pp. 117-125. EMBERGER, Louis: L'histoire de la botanique à Montpellier, avec la collaboration de Hervé HARANT, Montpellier 1959. WICKERSHEIMER, Ernest: Le jardin botanique de Montpellier en 1831, 86e Congrès National des Sociétés Savantes 1961, 1962, pp. 215-221. BONAVENTUR-LAURENS, Jean-Joseph: Le jardin des plantes de Montpellier au milieu du XIXe siècle, Monspel. Hippocr. 7(25), 1964, pp. 8-10. DULIEU, Louis: La pharmacie à Montpellier de ses origines jusqu'à nos jours, Avignon 1973.

[13] Zur 1291 gegründeten Universität Montpellier: KÜHNHOLTZ, Barthélemy-Achille: Histoire de l'Université de Montpellier, Paris 1840. Notices historiques et descriptives sur Montpellier, ses facultés, ses écoles, ses bibliothèques [...], Montpellier 1879. Sixième centenaire de l'Université de Montpellier, compte-rendu, discours, adresses, Montpellier 1891. ROUZARD, Henri: Les fêtes du VIe centenaire de l'Université de Montpellier, Montpellier 1891. FABREGE, Frédéric: L'Université de Montpellier, Montpellier 1911. Septième centenaire de l'Université de l'Académie de Montpellier, 1289-1989, Montpellier 1992.

M. Fages, agrégé de la faculté de médecine, nous rendit visite une fois parce qu'il avait ouï que nous étions des médecins allemands [sic!]. Cette rencontre fut la plus agréable et la plus utile que nous ayons eue à Montpellier. M. Fages est très instruit en littérature allemande et il possède une bibliothèque médicale d'une rare ampleur, en tout cas pour un particulier. En profitant de cette bibliothèque, nous avons pris connaissance des livres imprimés par les professeurs de Montpellier.

Il me reste encore à parler du climat de ce pays. Montpellier se trouve environ au même degré de latitude que Livourne ou Pise; elle est située à trois lieues de la mer, de sorte que le vent de la mer n'a plus la même influence sur la variation de la température que dans les villes méridionales. Cependant, les matinées et les soirées sont toujours considérablement plus fraîches que la journée. Il fait pendant l'été une grande chaleur qui n'est rafraichie que très rarement par un orage et, généralement, le temps est beau. Les mois tempérés les plus agréables sont les mois d'octobre, de septembre et de novembre, de même que les mois du printemps. L'hiver est d'ordinaire beau également et il y a pendant cette saison des jours, comme au printemps, pendant lesquels les hommes vont dans leur campagne. On croirait, d'après cette description, que ce climat est très salubre. C'est vrai qu'on voit très peu de scrofuleux, mais la goutte et les maladies rhumatismales ne sont pas trop rares et ce qui parle le plus contre la salubrité louée de ce climat, ce sont les fièvres intermittentes qui règnent comme une maladie endémique (voir les remarques médicales). Pendant l'hiver, il y a beaucoup d'étrangers, mais moins qu'autrefois, parce qu'ils trouvent la vie à Nice plus agréable. Montpellier a toujours été célébrée, et certainement à juste titre, pour la guérison de la syphilis, mais je pense que le sage traitement de Chrestien, de Delpech etc., a aussi beaucoup contribué à la cure. Dupuytren cherche une raison pour laquelle l'association du climat au traitement sous la direction de Delpech réussit très bien[15].

A Sète, on se sert des bains de mer, mais malgré le nombre d'étrangers qui y viennent, on n'y trouve pas d'établissements convenables.

Meyer und von Muralt reisten im Eilwagen nach Nîmes, wo die Strassen und Plätze infolge der politischen Ereignisse mit Militär besetzt und alle Läden und Wirtshäuser verschlossen waren. Da an diesem 29. August der Abzug des Schweizer Regimentes stattfinden sollte, herrschte grosse Angst, dass jetzt der Kampf zwischen Royalisten und Nationalgarde erst richtig losbrechen werde. Die Einwohner befürchteten, die Nationalgarde sei nicht stark genug, um Ruhe und Ordnung aufrechtzuerhalten. Tatsächlich kam es dann – wie die Zürcher aber erst in Lyon vernahmen – zu blutigen Zusammenstössen zwischen dem aufgeregten Volk und der Nationalgarde. Bei der anschliessenden Weiterreise Richtung Norden fuhren die beiden Ärzte während zwei Stunden zwischen den Linien des sich in bester Ordnung zurückziehenden Schweizer Regimentes, wobei ihnen ein Offizier im

---

[14] GERMAIN, A. C.: Notice sur le cérémonial de l'Université de médecine de Montpellier, Mémoires de l'Académie des sciences et des lettres de Montpellier 6, 1ère série, 1877. DULIEU 4.1 (1988), pp. 110-118.

[15] POITEVIN, Jacques: Essai sur le climat de Montpellier, contenant des vues générales sur la nature et la formation des météores et les principaux résultats des observations faites à Montpellier depuis l'établissement de la ci-devant Académie des sciences de cette ville, ouvrage qui peut servir de suite aux mémoires publiés par cette compagnie, Montpellier 1803. MEYRANX, Pierre-Stanislas: Observations sur la constitution médicale des mois de novembre, décembre et janvier des années 1819 et 1820, et sur les maladies qui se sont présentées pendant ce trimestre à l'Ecole clinique interne de Montpellier, et quelques réflexions sur le système de Broussais, Montpellier 1821. GUINIER, Henri: Des conditions sanitaires de la ville de Montpellier, Montpellier 1863. DECHAMBRE, 2e série, 9 (1875), pp. 309-310.

Wagen Gesellschaft leistete. Im Tal der Rhone passierten sie zahlreiche, in schönster Gegend gelegene Ortschaften und wurden in Lyon von einem erfrischenden Regen überrascht.

Lyon   31. August bis 7. September 1830

In der mit 180 000 Einwohnern zweitgrössten Stadt Frankreichs, die mit Zürich durch ihre Seidenwebereien in enger Handelsbeziehung stand, erwarteten ein Onkel von Muralts aus Langenthal sowie der Kaufmann Cannot die Reisenden. Während der Tage ihres Aufenthaltes konnten die liebenswürdig Betreuten das Angenehme des Touristenlebens mit dem Nützlichen der ärztlichen Fortbildung verbinden und insbesondere die französische Sprache pflegen. Lyon galt als besonders gesunder, milder Ort, in dem kaum Epidemien vorkamen. Die von Rhone und Saône durchflossene Industrie- und Handelsstadt gefiel vor allem wegen ihrer Flusspromenaden und der auffallend grossen öffentlichen Plätze. Auf der Place Bellecour hatten Revolutionäre der Statue Ludwigs XIV. eine Trikolore in die Hand gedrückt. An der Place des Terreaux befand sich das Stadthaus mit Gemäldegalerie und Naturalienkabinett. Die in gotischem Stil gebaute Kirche St-Jean hatte, wie noch immer deutlich sichtbar, während der Französischen Revolution stark gelitten. Der Bau des grossen Theaters ging erst der Vollendung entgegen.

Les *hôpitaux de Lyon,* principalement, nous ont déterminés à séjourner plus longtemps dans cette ville[1]. Il y a trois hôpitaux: *l'Hôtel-Dieu, la Charité* et l'*Hospice de l'Antiquaille.* M. Poin-

---

[1] Zur Medizin- und Spitalgeschichte von Lyon: HURE (jeune): Revue et critique sur l'Hôtel-Dieu, la Charité, l'Antiquaille et autres établissements du même genre existant à Lyon, Lyon 1829. DAGIER, Etienne: Etat statistique des deux hôpitaux civils de Lyon, Lyon 1830. MONFALCON, Jean-Baptiste: Krankenhäuser in Lyon, Mag. d. ausl. Lit. d. ges. Heilk. 29, 1830, S. 10-21. BEZ, N.: La ville des aumônes, tableau des œuvres de charité de la ville de Lyon, Lyon 1840. POINTE, Jacques-Pierre: Loisirs médicaux et littéraires pour servir à l'histoire de Lyon, Lyon 1844. Nomenclature des fondateurs et bienfaiteurs des hospices civils de Lyon (542-1870), Lyon 1871. ROCHAIX, Anthelme: L'enseignement des sciences médicales et pharmaceutiques à Lyon de 1792 à 1821, Lyon 1906. LACASSAGNE, Jean: Histoire de l'internat des hôpitaux de Lyon (1520-1900), Lyon 1930. VARILLE, Mathieu e. a.: Les Hospices Civils de Lyon (542-1952), Lyon 1953. Revue Lyonnaise de médecine, Lyon et la médecine 43 avant J.-C. jusqu'1958, numéro spécial, 7(22), 1958, publié à l'occasion du bimillénaire de Lyon. ROUSSET, Jean: Recueil de documents graphiques concernant l'histoire de la médecine à Lyon, Lyon 1959. Ders.: Les membres des corps enseignants et les hospitaliers de Lyon, docteurs en médecine, de Montpellier au XIXe siècle, Monspel. Hippocr. 2(6), 1959, pp. 21-31. ROUSSET, Jean: Les médecins libéraux sous la Restauration, Cah. Lyon. Hist. Méd. 5(2), 1960, pp. 15-37. BOUCHET, Alain / BOUCHER, Maurice: Histoire médicale de la Place Bellecour au XIXe siècle, Cah. méd. Lyon. 43, 1967, pp. 2161-2168, 25, pp. 2243-2253. JOUVE, C. / PELLEGRIN, P.: Le dispensaire général de Lyon, Diss. med., 2 vol., Lyon 1978. FAURE, Olivier: L'hôpital et la médicalisation au début du 19e siècle, l'exemple lyonnais (1800-1830), Ann. Bretagne Pays Ouest 86(3), 1979, pp. 277-290. FAURE, Olivier: Hôpital, santé, société au XIXe siècle, les hospices civils de Lyon dans la première moitié du XIXe siècle (1802-1845), Lyon 1980. GARDEN, M.: Histoire économique d'une grande entreprise de santé, le budget des hospices civils de Lyon, 1800-1976, Lyon 1980. FAURE, Olivier: Médecins, médecine et hôpital à Lyon au début du XIXe siècle, Bull. Soc. Fr. Hist. Hôp. 42, 1981, pp. 15-24. Ders.: Les classes populaires face à l'hôpital à Lyon au XIXe siècle, Cah. Hist. 3, 1981, pp. 259-269. Ders.: Genèse de l'hôpital moderne, les hospices civils de Lyon de 1802 à 1845, Lyon 1982. DESPIERRES, Gabriel: Histoire de l'enseignement médical à Lyon de l'antiquité à nos jours, Lyon 1984. FAURE, Olivier: Les hôpitaux au début du XIXe siècle, Cah. Hist. 19(2/3), 1984, pp. 239-242. GARDEN, M.: Le patrimoine immobilier des hospices civils de Lyon (1800-1914), Cah. Hist. 2/3, 1984, pp. 117-134. La médecine à Lyon des origines à nos jours, sous

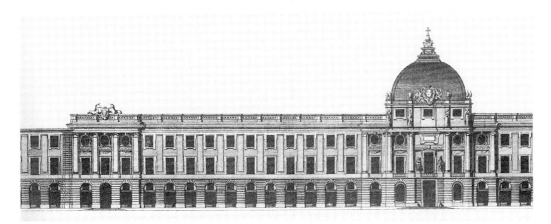

Der 1737-1751 erbaute Rhone-Flügel des Hôtel-Dieu in Lyon.

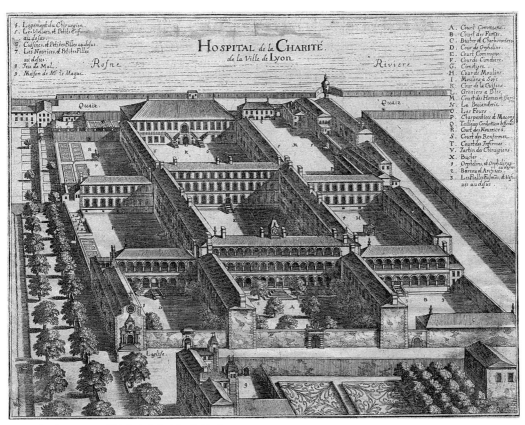

Der 1619 begonnene Hôpital de la Charité in Lyon.

te[2], qui nous a introduits auprès des médecins de ces établissements, nous a montré lui-même les salles et les belles institutions de l'Hôtel-Dieu où il s'occupe d'une division de maladies internes. Ce médecin a écrit un mémoire historique sur les médecins qui ont fait leur service dans cet hôpital. Il nous a présenté cet ouvrage, auquel il a ajouté deux autres mémoires[3]. L'Hôtel-Dieu est non seulement le plus beau bâtiment de Lyon, mais sans doute l'hôpital le plus superbe de France; il est situé sur la rive droite du Rhône et cette situation paraît très saine[4]. La belle façade donne vers le nord-est. L'origine de cet hôpital se perd dans la nuit des temps, comme dit M. Pointe dans son mémoire. On remarque parmi les bâtiments des architectures bien différent. L'édifice dont la façade donne vers le Rhône est moderne; les bâtiments plus bas, derrière le premier, sont au contraire, et de toute évidence, anciens. Il paraît que la fondation de cet établissement date du seizième siècle, vu que M. Pointe parle du premier médecin remarquable de cet hôpital pour l'an 1532. L'édifice moderne se compose de deux parties dont l'une, plus haute que l'autre, est ornée d'une magnifique console; l'autre, plus basse, forme une aile dont il manque le pendant de l'autre côté. Le corps de l'édifice contient quatre grandes salles particulièrement remarquables. Elles sont situées des deux côtés d'une église se trouvant au milieu de l'édifice et occupant toute la hauteur de celui-ci avec laquelle la console correspond. Les salles sont longues, hautes et très larges, quatre rangées de lits y sont placées, très proches les unes des autres. Les lits sont en fer très massif et presque tous ont des rideaux. Bien que ces salles soient peut-être trop remplies de malades, elles sont bien aérées, ayant des fenêtres sur trois côtés, par lesquelles on peut renouveler l'air à bon gré sans nuire aux malades, car les fenêtres sont très grandes et le courant d'air ne touche pas les lits si l'on n'ouvre que leur partie supérieure[5]. Pour chauffer les salles, il y a dans chacune d'elles deux poêles de fer qui se prolongent par un large tuyau dans les chambres supérieures. Mais malgré cela, les salles, dont le plancher est de pierre, sont trop grandes pour qu'elles puissent être suffisamment chauffées. On voit dès lors évidemment que les beaux établissements d'Italie ne peuvent jamais être transplantés au Nord puisque l'air chaud de ce pays ne saurait être remplacé pas par le chauffage de ces grandes salles. Les autres appartements sont plus petits, contiennent cependant au moins 30-40 lits et il est bien plus difficile d'y renouveler l'air; cependant, la propreté de toutes ces

la direction d'Alain BOUCHET, Paris 1987. MARET, P.: Les hôpitaux de l'Ancien Régime et leurs domaines ruraux, l'exemple de Lyon, Vienne et Condrieu, Lyon 1989.

[2] Jacques-Pierre Pointe (1787-1860), 1812 Dr. med. (Paris), 1817 Arzt am Hôtel-Dieu in Lyon, 1830 Prof. der inneren Klinik an der Ecole secondaire, 1841 Prof. an der Ecole préparatoire. CALLISEN 15 (1833), S. 137 f, 31 (1843), S. 265. Gaz. méd. de Lyon 13, 1861, pp. 249-255. DECHAMBRE, 2e série, 26 (1888), p. 422. BLÄ 4 (1932), S. 641 f. KEEN, N.: Annotations on Guy's Hospital in London by Dr. Jacques-Pierre Pointe, Guy's Hosp. Rep. 123(1), 1974, pp. 73-88. Méd. Lyon (1987), p. 504.

[3] POINTE, Jacques-Pierre: Notice historique sur les médecins du grand Hôtel-Dieu de Lyon, Lyon 1826.

[4] Zum 542 gegründeten Hôtel-Dieu: DAGIER, Etienne: Histoire chronologique de l'hôpital général et grand Hôtel-Dieu de Lyon depuis sa fondation, mêlée de faits historiques concernant l'Aumône Générale et la ville de Lyon, Lyon 1830. POINTE, Jacques-Pierre: Histoire topographique et médicale du grand Hôtel-Dieu de Lyon, dans laquelle sont traitées la plupart des questions qui se rattachent à l'organisation des hôpitaux en général, Lyon 1842. PETREQUIN, Joseph-Pierre: Mélanges de chirurgie ou histoire médico-chirurgicale de l'Hôtel-Dieu de Lyon depuis sa fondation jusqu'à nos jours, Lyon 1845. CROZE, Auguste / LACASSAGNE, Jean e. a.: Histoire du grand Hôtel-Dieu, des origines à 1900, Lyon 1924. CROZE, Auguste: Les vieux hôpitaux français, l'Hôtel-Dieu de Lyon, Lyon 1939. VARILLE, Mathieu e. a.: L'Hôtel-Dieu de Lyon, Lyon 1953. COLLY, Marcel: Le personnel de l'Hôtel-Dieu de Lyon en 1830, Cah. Lyon. Hist. Méd. 10(1), 1966, pp. 7-22. Méd. Lyon (1987), pp. 66-70.

[5] COLLY, Marcel: Les lits multiplaces, anciennes conditions de couchage en usage dans les hôpitaux de Lyon, Bull. Soc. Fr. Hist. Méd. 32, 1938, pp. 26-43.

salles montre évidemment que ce sont les Sœurs grises qui donnent les soins aux malades. Il y a quelques appartements particuliers pour les malades qui payent, l'instruction est cependant la même que dans les autres salles. Ces sœurs forment un ordre particulier qui ressemble à l'ordre des Sœurs grises[6]. Il y en a 180 qui travaillent dans tout le service, même dans la pharmacie où leur travail est dirigé par un apothicaire très instruit[7]. En outre, il y a 80 frères. Ce nombre d'employés est en effet suffisant pour les quelque 1 000 malades qui s'y trouvent habituellement. L'hôpital est généralement trop plein parce que non seulement tous les bourgeois de Lyon peuvent y entrer, mais aussi tous les étrangers et les militaires qui n'ont pas d'hôpital particulier.

Il faut que je signale encore les belles constructions des cuisines au nombre de deux, l'une pour les malades, l'autre pour les employés de l'hôpital. Les fourneaux sont construits d'après la nouvelle méthode: les couvercles des poêles peuvent être tirés vers le haut par un mécanisme comme à Montpellier. Auprès de chaque poêle, il y a un tuyau qui permet de faire couler l'eau froide quand on tourne le robinet. Grâce à la situation de cet hôpital par rapport à la rive du Rhône, on a pu créer un dispositif qui favorise beaucoup la propreté: on a établi des caves qui mènent au-dessous de la rue jusqu'au fleuve de sorte qu'on puisse tout nettoyer sans le porter hors de l'établissement.

Il y a six médecins et deux chirurgiens; les derniers ne restent qu'un certain temps dans le service de l'hôpital et sont alors remplacés par d'autres, ce qui procure à la ville des chirurgiens expérimentés. Les médecins, au contraire, gardent leur place aussi longtemps qu'ils le désirent. Il existe à Lyon une école de médecine qui, pour la formation des chirurgiens[8], peut être comparée à notre institution de Zurich et à celle de Bamberg en Bavière. Les élèves de cette école de Lyon peuvent, après avoir passé leur examen, pratiquer dans toute la France, mais pour obtenir le titre de docteur il faut qu'ils se fassent examiner dans une université de France. M. Pointe est un professeur de la clinique interne, mais, étant en vacances lors de notre visite, il ne s'occupait pas de la clinique. Il est élève de l'école de Paris, mais pas adepte du système de Broussais. Il applique très souvent et avec beaucoup de profit le stéthoscope.

C'est *M. Gensoul*[9] qui enseigne la chirurgie à la clinique chirurgicale[10]. Il publie un journal avec les autres médecins de Lyon[11]. Le nombre de malades en chirurgie est si grand qu'il est im-

---

[6] Méd. Lyon (1987), pp. 256-273.

[7] DREVON, Barthélémy: Histoire de la pharmacie à Lyon, Revue lyonnaise de médecine, 1958, pp. 299-310. ROUBERT, J.: La pharmacie au Musée des Hospices civils de Lyon, Lyon pharmacie 27, 1976, pp. 379-380. Méd. Lyon (1987), pp. 449-464.

[8] GUIART, Jules: L'école médicale lyonnaise, catalogue commenté par la Section Régionale du Musée historique de la Faculté mixte de médecine et pharmacie de Lyon, Paris 1941. HERMANN, Henri: Histoire de la Faculté de médecine, Lyon et la médecine, Revue lyonnaise de médecine, numéro spécial, 1958, pp. 223-228. HORVILLEUR, A.: L'enseignement médical à Lyon de 1789 à 1821, naissance de l'Ecole secondaire de médecine, Lyon 1965. Méd. Lyon (1987), pp. 92-95.

[9] Joseph Gensoul (1797-1858), 1824 Dr. med. (Paris), Chefchirurg am Hôtel-Dieu in Lyon, 1825 Prof. der externen Klinik. CALLISEN 7 (1831), S. 134 f, 28 (1840), S. 178 f. Dtsch. Klin. Berl. 10, 1858, S. 471-474. Gaz. méd. de Lyon 10, 1858, pp. 449-455. Gaz. méd. de Lyon 13, 1861, p. 101. Ann. Soc. de méd. de Lyon 9, 1861, 2e série, pp. 24-70. Ann. univ. di med., Milano, 1868, 204, pp. 375-377. DECHAMBRE, 4e série, 7 (1881), pp. 706-707. PUICOUYOUL LA BRUYERE, Bernard: Un chirurgien lyonnais, Gensoul, Paris 1929. BLÄ 2 (1930), S. 715. PATEL, Maurice: Joseph Gensoul, chirurgien-major de l'Hôtel-Dieu de Lyon, Progrès méd. 86(5), 1957, pp. 105-110. COLLY, Marcel: Joseph Gensoul, chirurgien-major à l'Hôtel-Dieu de Lyon, et l'administration hospitalière, Cah. Lyon. Hist. Méd. 6(3), 1961, pp. 3-36. BOUCHET, Alain: La médecine en flânant, Joseph Gensoul, Cah. méd. Lyon. 43(1), 1967, pp. 59-68. DBF 15 (1982), pp. 1069-1070. Méd. Lyon (1987), pp. 75-76.

possible à M. Gensoul de les examiner tous comme il faut. Il a par conséquent fait trois sections de sorte qu'il examine attentivement chaque jour seulement les malades d'une section; dans les autres, il ne regarde que les malades importants. M. Gensoul, formé à l'école de Paris, ne connaît que les principes des professeurs de cette université et, en tant que vrai Français, il ne connaît même pas les opinions des autres écoles de France. Nous avons assisté trois fois à la visite qui n'était pas sans intérêt. J'ai remarqué à ces visites les cas suivants:

1) *Struma inflammatoria* (d'après Conradi[12]). Elle se trouvait chez un jeune homme d'environ vingt ans et se présentait comme une vraie struma, mais la peau au-dessus de la glande enflammée était tendue, le reste ayant une couleur naturelle. Elle était seulement luisante et sèche, la glandule enflée montrait la forme normale des deux lobules et de l'entaille supérieure. La tumeur était très sensible. C'est le premier cas que j'ai vu.

2) *Des fractures du bras et de la cuisse:* simples ou compliquées, Gensoul n'applique qu'un pansement avec la bande à plusieurs têtes sans éclisse, mais il emploie une extension continue. Il traite la fracture de la clavicule sans bandage en observant seulement une position favorable. Il se sert de cette même méthode pour la guérison des luxations anciennes. (Peut-être que cette méthode est utile dans les luxations de certaines personnes dont les muscles font une forte réaction à l'extension et à la contre-extension; il relâche alors peu à peu et on ne trouve plus une telle résistance.)

3) *Traitement de la fistule lacrymale.* Il me semble que Gensoul n'a pas une idée juste de cette maladie, car il se sert de ce nom aussi quand on ne trouve pas d'ulcération dans la peau, et son traitement est trop curieux ou, plutôt, déraisonnable: il applique une sonde de fer de la forme à peu près de notre figure et l'enfonce par le nez dans le canal lacrymal; c'est le traitement qu'il emploie dans tous les cas. Il a acquis une grande habileté pour introduire cet instrument, preuve que cette opération est fréquente.

4) Gensoul dit avoir observé une nouvelle maladie, dont nous avons vu un cas. Des hommes ordinairement avancés en âge contractent quelques pustules aux membres intérieurs; bientôt, la maladie se manifeste aux bourses dont la peau dégénère en une sorte d'éléphantiasis. Cette maladie est jusqu'à présent incurable.

5) Une amputation de la cuisse fut faite par la taille circulaire à cause de la carie des os du pied. L'opérateur montra beaucoup d'adresse, il suivit la méthode française que Delpech pratique aussi: les vaisseaux furent liés avec des pinces, la réunion fut faite avec des bandelettes agglutinatives après qu'il eut employé une bande pour tirer les parties en devant. Tout cela fut couvert avec de la charpie et des compresses.

6) *Une opération de la taille.* Gensoul choisit la section latérale. Après avoir introduit la sonde, l'opérateur fit une incision dans la peau avec un bistouri droit avec lequel il mit à découvert la sonde. Après cela, il enfonça le bistouri caché de frère Côme et incisa la vessie de l'intérieur vers

---

[10] PETREQUIN, Joseph-Pierre-Eléonor: Mélanges de chirurgie, ou histoire médico-chirurgicale de l'Hôtel-Dieu de Lyon depuis sa fondation jusqu'à nos jours, avec l'histoire spéciale de la syphilis dans cet hospice et compte-rendu de la pratique chirurgicale de cet hôpital 1838-1843, Paris 1845. VALETTE, Dominique: Clinique chirurgicale de l'Hôtel-Dieu de Lyon, Paris 1875.

[11] Le Journal Clinique des Hôpitaux de Lyon, 1830-1832 herausgegeben vom Chirurgen Joseph Gensoul und vom Internisten Alphonse Dupasquier (1793-1864). Vgl. auch Méd. Lyon (1987), p. 491.

[12] Nach Johann Wilhelm Heinrich Conradi (1780-1861), Prof. der Medizin in Heidelberg und Göttingen, vgl. S. 220. CONRADI, Johann Wilhelm Heinrich: Commentatio de cynanche thyreoidea et struma inflammatoria, Göttingen 1824.

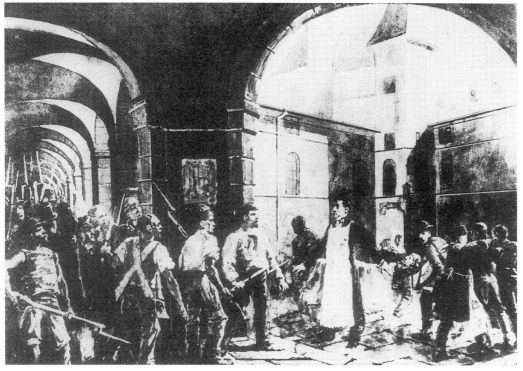

Joseph Gensoul (1797-1858), Chefchirurg am Hôtel-Dieu in Lyon, stoppt 1831 die aufständischen Seidenheimarbeiter, die ins Spital eindringen wollen, um ihre beim Aufstand verletzten Gegner zu töten.

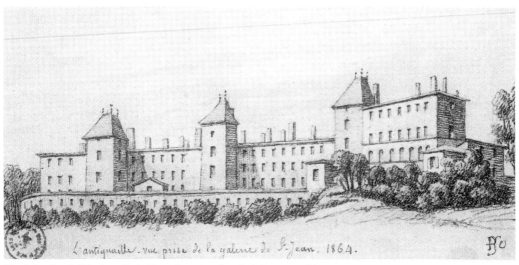

Der Hospice de l'Antiquaille in Lyon für geisteskranke Männer und Frauen.

l'extérieur. La pierre, étant petite, fut extraite avec des pincettes ordinaires dont on se sert pour cette opération. Vu l'hémorragie légère, il ne fut pas nécessaire de lier un vaisseau.

Quoique M. Gensoul ait montré beaucoup d'habilité à opérer, il se sert d'instruments anciens, dont les manches ne sont pas bien convenables.

L'opération de la taille paraît être assez fréquente à Lyon; du moins, Gensoul nous a montré une grande et belle collection de pierres qu'il a extraites en peu d'années. Une préparation de la mâchoire inférieure affectée d'un ostéosarcome est très intéressante. La tumeur était extrêmement grande, de sorte que cette opération contraignait à faire une extirpation d'un côté, pendant que, de l'autre côté, la résection était nécessaire au-delà du milieu de l'os. Le malade fut guéri. Une autre préparation d'une grande partie de la mâchoire supérieure qu'il a extirpée prouve que l'on peut ôter presque tous ces os sans danger pour la vie du malade.

Je remarque encore que les médecins de cet hôpital sont vêtus d'une robe assez singulière qui ressemble au vêtement qui est en usage durant les disputations pour obtenir le titre de docteur. Même le bonnet noir ne manque pas.

La Charité est un grand et assez bel établissement[13]. Une partie des maisons sont situées sur le même quai du Rhône, un peu plus bas que l'Hôtel-Dieu. Il y a plusieurs sections de malades. 1) *La division des vieilles femmes,* au nombre de 300, et celle *des vieillards,* au nombre de 200. Les malades occupent des salles d'une longueur et d'une largeur énormes; elles sont toutes remplies de lits et extrêmement propres. Cependant, il n'est pas possible de renouveler l'air comme l'exigerait un tel nombre de personnes. Ces gens sont reçus gratuitement dans l'établissement, ils y sont vêtus et reçoivent une bonne nourriture. 2) *La division des enfants abandonnés*[14]. On en reçoit par an environ 1 200. Le lendemain de leur entrée, ils sont vaccinés, puis on les envoie aussitôt à la campagne; seuls quelques-uns parmi les plus robustes sont retenus pour obtenir de la matière à vacciner. Les nouveaux parents de ces enfants sont payés par l'établissement jusqu'à ce que l'enfant ait atteint l'âge de 12 ans, âge où il est capable d'aider ses parents. Le nombre total des enfants entretenus par l'établissement s'élève à 14 000. Cet établissement destiné à ne recevoir que des enfants du département du Rhône paraît contenir un nombre d'enfants beaucoup trop grand en proportion du nombre d'habitants. Mais on ne peut pas empêcher que des enfants d'autres départements et même de pays étrangers y soient amenés. Les chambres pour ces enfants sont toutes neuves, chaque enfant a un lit particulier dont le châlit de fer contient un matelas. Une propreté absolue y règne. 3) *La division des femmes enceintes* est fermée aux hommes et contient d'ordinaire très peu de femmes[15].

Il y a deux médecins et autant de chirurgiens, un grand nombre de sœurs et de frères. La direction de cet hôpital est la même que celle de l'Hôtel-Dieu; la pharmacie tenue par les sœurs se fournit en médicaments auprès de la pharmacie de l'Hôtel-Dieu.

---

[13] Zur 1533 gegründeten Charité: POLINIERE, Augustin-Pierre-Isidore de: Considérations sur la salubrité de l'Hôtel-Dieu et de l'Hospice de la Charité de Lyon, Lyon 1853. CROZE, Auguste / COLLY, Marcel / TRILLAT, Paul e. a.: Histoire de l'Hôpital de la Charité de Lyon, Lyon 1934. Méd. Lyon (1987), pp. 70-74.

[14] MONNET, Paul: La pédiatrie et l'hôpital Debrousse, La médecine à Lyon, Paris 1887. Méd. Lyon (1987), pp. 70-74.

[15] NOTTER, Armand: Pratiques obstétricales à Lyon jusqu'à la fin du XIXe siècle avec création de l'école des sages-femmes à la Charité et à l'Hôtel-Dieu de Lyon, Journal de médecine de Lyon 60, 1979, pp. 529-539. Méd. Lyon (1987), pp. 325-330.

C'est le chirurgien interne de cet hôpital, M. Dufour[16], qui nous a montré l'établissement avec une grande complaisance.

3. *L'Hospice de l'Antiquaille* a une situation charmante au milieu de la hauteur où se trouve l'église de Fourvière[17]. On y reçoit les vénériens, les galeux et, dans un établissement moderne, les insensés. Je n'ai aucune remarque à faire sur les deux premières sections. Les insensés habitent un établissement assez beau et convenable; le médecin est bien instruit, il suit le traitement de Pinel[18], il déteste les chaînes et autres remèdes de force, et il engage les malades à être toujours occupés. Les jardins ou plutôt les cours attenant à cette maison ne sont pas grands, mais on y jouit d'une vue agréable. Les malades sont généralement ensemble, ce que le médecin considère comme un remède important pour obtenir une guérison. Pendant la nuit, les malades inquiets sont séparés des autres et occupent de petites chambres assez belles[19].

Nous fûmes recommandés par M. Pointe à M. Robiquet[20], chirurgien en chef de cet hospice, qui nous introduisit auprès des autres médecins. C'est là aussi que les sœurs et les frères donnent le service.

Am 7. September 1830 verliessen Meyer und von Muralt Lyon auf einem Marktschiff und fuhren, von sechs Pferden gezogen, auf der Saône Richtung Mâcon und Chalon. Von hier reisten sie im Postwagen durch das Burgund, immer begleitet von zwei berittenen Gendarmen; der Wagen führte nämlich einen in Algier erbeuteten Goldschatz nach Paris. Bei jeder Unebenheit der Strasse klimperten die Münzen, so dass die Zürcher Reisenden fürchten mussten, der Wagen werde unter dem Gewicht des Geldes zusammenbrechen.

---

[16] Keine weiteren Angaben bekannt.

[17] Zum 1805 als Spital eingerichteten Hospice de l'Antiquaille: POTTON, Ariste: De l'Hospice de l'Antiquaille, des vices de son organisation présente des changements, des réformes qu'il réclame pour répondre à l'esprit de la loi, aux vœux des fondateurs et aux besoins de la population lyonnaise, Journal de médecine de Lyon 9, 1845, pp. 442-454. GATE, Jean / ROUSSET, Jean: La Dermato-vénéréologique lyonnaise à travers l'histoire, Revue lyonnaise de médecine 7(22), numéro spécial, 1958, pp. 343-348. MICHEL, Pierre-Jean: L'Hôpital de l'Antiquaille, berceau de l'Ecole Dermato-vénéréologique lyonnaise, Journal de médecine de Lyon 60, 1979, pp. 109-128. Méd. Lyon (1987), pp. 129-136.

[18] Philippe Pinel (1745-1826), Prof. für interne Pathologie und Psychiater an der Pariser «Salpêtrière», der die ärztliche Behandlung ohne Zwangsmassnahmen durchsetzte.

[19] Zur Psychiatrie in Lyon: HORN, Wilhelm von: Reise durch Deutschland, Ungarn, Holland, Italien, Frankreich [...], Berlin 1833, S. 422-424. PASQUIER, René: Essai sur les distributions et le mode d'organisation d'un hôpital d'aliénés pour quatre à cinq cents malades, précédé de l'exposé succinct de la pratique médicale des aliénés de l'hospice de l'Antiquaille de Lyon, depuis le 1er janvier 1821 jusqu'au 1er janvier 1830, Lyon 1835. BOTTEX, Alexandre: Rapport statistique sur le service des aliénés de l'hospice de l'Antiquaille, suivi de considérations générales sur le traitement de la folie, Paris 1839. Ders.: Statistischer Bericht über die Pflege der Geisteskranken im Hospice de l'Antiquaille zu Lyon, verbunden mit allgemeinen Betrachtungen über die Behandlung des Irreseins, Jahrbuch der gesamten Staatsarzneikunde 6, 1840, S. 159-164. LEVRAT-PERROTTON, J.-F.-B.: Bulletin médical du service des aliénés à l'hospice de l'Antiquaille de Lyon pendant l'année 1840, Lyon 1841. GARIN, Jules: Etat actuel du service des aliénés de l'Antiquaille, Gaz. méd. de Lyon 4, 1852, pp. 161-168. JETTER, Dieter: Zur Typologie des Irrenhauses in Frankreich und Deutschland (1780-1840), Wiesbaden 1971, S. 44-49. Méd. Lyon (1987), pp. 177-185. BONNET, Henri: Histoire de la psychiatrie à Lyon de l'antiquité à nos jours, Lyon 1988, pp. 136-163.

[20] Wohl Edmond Robiquet (gest. 1860). Med. Dir., 1861, p. 1017.

Paris 10. September 1830 bis 19. Mai 1831

Über acht Monate lang weilten die Freunde in Paris, dem Zentrum der medizinischen Wissenschaft. Sie logierten im Hôtel de l'Etoile du Nord am Quai St-Michel No 13. Die ersten Wochen nach ihrer Ankunft fühlten sie sich recht deprimiert und verlassen, wozu auch das trübe, regnerische Herbstwetter beigetragen haben mochte. Nur schwer fanden sie sich im geschäftigen Treiben der Weltstadt zurecht, suchten Zugang zu den Einwohnern und Anschluss an neue Bekannte. Die mitgebrachten Empfehlungen waren ihnen nicht überall von Nutzen. Im Bankhaus des Neuenburgers Denis de Rougemont nahmen sie die elterlichen Geldsendungen entgegen, wurden von Rougemont aber nur ein einziges Mal eingeladen. Bei Hans Conrad Hottinger, geadelter Inhaber einer bedeutenden Pariser Privatbank, wurden sie mit anderen jungen Zürchern zweimal zu fürstlichen Diners empfangen. Monsieur Coudère, Deputierter von Lyon, bewirtete sie mehrmals an Soireen, bei denen ihnen seine gebildete, im Benehmen unbekümmerte Nichte auffiel, die mit übergeschlagenen Beinen, die Arme auf den Kopf gelegt, mit den Gästen diskutierte. Der Politiker verschaffte ihnen eine Karte für die Deputiertenkammer. Die etwas frivole Gesellschaft von Madame Bankuk mieden sie bald, nachdem diese den jungen Männern empfohlen hatte, sich zwecks Vertiefung der französischen Umgangssprache eine Maîtresse zuzulegen. An Baron de Gérando, Direktor eines Taubstummeninstituts, und an den einstigen Schweizer Staatsmann Philipp Albert Stapfer hatten sie Briefe vom Zürcher Amtsbürgermeister und Arzt Paul Usteri zu überbringen und erlebten einen herzlichen Empfang. In Stapfers Haus mussten sie am 13. April 1831 die traurige Nachricht vom frühen Tod Usteris erfahren.

Um ihren Pariser Aufenthalt zweckmässig zu nutzen, stellten Meyer und von Muralt einen exakten Zeitplan auf. Morgens besuchten sie in der Regel die Kliniken, nachmittags sezierten sie in der Pitié an Kadavern – käuflich zu fünf bis sechs Francs – oder besichtigten die Sehenswürdigkeiten von Paris. An den Abenden arbeiteten sie an ihren schriftlichen Aufzeichnungen und lernten Französisch und Englisch. Donnerstags trafen sich die jungen Schweizer Ärzte jeweils in einer medizinischen Gesellschaft, um in französischer Sprache über Fachfragen zu referieren und zu diskutieren. Eine Schweizer Gesellschaft, der neben Wissenschaftlern auch Kaufleute und Techniker angehörten, versammelte sich regelmässig im Palais Royal, nicht zuletzt zu leidenschaftlicher Beratung der liberalen Erneuerungsbewegungen in verschiedenen Schweizer Kantonen. Auf Drängen von Kollegen aus der französischen Schweiz unterschrieb Meyer ein an die eidgenössische Tagsatzung gerichtetes Schreiben, das eine vermehrte Zentralisation der Bundesregierung forderte. Seine aristokratisch gesinnten Eltern nahmen die politische Kundgebung ihres Sprösslings mit Nachsicht auf.

Noch immer herrschte in Paris wegen politischer Auseinandersetzungen grosse Unruhe unter der Bevölkerung. Volksredner und Demagogen vermochten immer wieder, grosse Menschenmassen zu mobilisieren. Anlässlich der Anklage gegen die Minister des gestürzten Königs Karl X. und deren Verurteilung zu lebenslänglicher Gefangenschaft durch die Pairskammer Mitte Dezember versammelten sich riesige Volkshaufen vor dem Palais de Luxembourg, um die Gefangenen herauszuholen und Rache für die blutigen Juliereignisse zu üben. Meyer konnte sich nur durch die Flucht in ein Seitengässchen vor der anrückenden Nationalgarde in Sicherheit bringen. Nach einem von Anhängern des alten Regimes veranstalteten Trauergottesdienst für den Duc de Berry in der Kirche St-Germain zerstörte die erzürnte Menge am 14. Februar 1831 mehrere Kirchenräume und wütete auch im erzbischöflichen Palast. Schon am Karneval, dessen Maskenbälle interessante Einblicke ins Pariser Volksleben gewährten, war die Stimmung wieder weitgehend beruhigt. Im März erschienen die wegen politischer Tätigkeit geflüchteten Göttinger Studenten Rauschenplat, Rust und Schuster; sie hatten den Plan, vorerst in die Fremdenlegion einzutreten, um später den Revolutionskrieg in ihre deutsche Heimat zu tragen.

Da der Pariser Winter sehr mild verlief, ergab sich die Gelegenheit, fast alle sehenswerten Kirchen, Museen, Paläste und Parkanlagen zu besichtigen. Man besuchte die grosse Oper, die italienische Oper, klassische Dramen im Théâtre français und Komödien im Théâtre des Variétés. Bei einer öffentlichen Sitzung der Académie française verfolgten Meyer und von Muralt die Aufnahme zweier Mitglieder, wobei insbesondere die Zuschauerinnen das Geschehen recht lärmig kommentierten. Die Teilnahme an der Arbeit der Freimaurerloge «Grand Orient» wurde ihnen verwehrt, da sie den Meistergrad noch nicht erworben hatten. Ausflüge führten zu den Königsgräbern von St-Denis, zu Napoleons Schloss Malmaison, in dessen Eigentum sich jetzt verschiedene Privatleute teilten, sowie nach Versailles, wo in Anwesenheit von König Louis-Philippe die Fontänen sprangen. Am Fest von Longchamp, dem Frühlingsauftakt der Pariser, bewunderte man die neueste Mode und die eleganten Equipagen. Am 1. und 2. Mai, der Fête du roi citoyen, verfolgten Zehntausende die Festlichkeiten und das Feuerwerk; die Pariser Männer wahrten bezüglich Alkoholgenuss Zurückhaltung, weniger indessen gegenüber ihrer Begleitung, ob es sich um Gattinnen, Maîtressen oder Freudenmädchen handelte.

Je länger Meyer und von Muralt in Paris weilten, desto kurzweiliger, interessanter und lehrreicher erschien ihnen der Aufenthalt.

Le docteur Nicod[1] est un homme très ennuyeux en raison de son arrogance. Il ne se gêne pas pour prononcer des sottises sur tous les chirurgiens qu'il connaît. Ducamp[2] était selon lui le meilleur des chirurgiens. Enfin, il nous invita à prendre chez lui un cours privé sur le traitement des rétrécissements de l'urètre, disant qu'il nous ferait part de ses remèdes secrets et que nous n'avions pas besoin de lui payer d'avance la totalité, que nous devions seulement lui donner par écrit une promesse de paiement dans les premières années de notre pratique. Nous assistâmes une fois à une de ses opérations, mais bientôt nous fûmes tellement lassés de ses bavardages que nous cessâmes totalement de le suivre.

Société médicale des jeunes Suisses

Le 5 janvier [1831]. Jeudi, la société médicale que j'ai fondée tint sa première séance. Nous étions rassemblés au nombre de sept, à savoir Mourier[1] de Copenhague, Reynier[2] et Coulon[3]

---

[1] Pierre-Louis-Aimé Nicod (1788-1845), 1807 Dr. med. (Paris), Leibchirurg von König Louis XVIII., Chirurg am Hôpital Beaujon, 1825 Chirurgien des incurables. CALLISEN 13 (1833), S. 507-509, 31 (1843), S. 40 f. DECHAMBRE, 2e série, 13 (1879), p. 219. BLÄ 4 (1932), S. 358.

[2] Théodore-Joseph Ducamp (1792-1823), Militärchirurg am Hôpital Val-de-Grâce in Paris.

[1] Frederik Ferdinand Mourier (1804-1896), 1832 Dr. med. (Kopenhagen), praktischer Arzt in Kopenhagen. CARØE (1905), p. 137. BLÄ 4 (1932), S. 279.

[2] Léopold de Reynier (1808-1904), Dr. med., 1832 Stadtarzt in Neuchâtel und später Arzt am Hôpital Bourgeois. Corr.-Bl. Schweiz. Ärzte 34, 1904, S. 419. HBLS 5 (1929), S. 599.

[3] Paul-Louis de Coulon (1804-1894), Naturforscher, Direktor des naturhistorischen Museums in Neuchâtel. FAVRE, Louis: Louis Coulon, Bulletin de la Société des sciences naturelles de Neuchâtel, 1894. Verhandlungen der Schweizerischen Naturforschenden Gesellschaft, 1894, S. 257-262. HBLS 2 (1924), S. 633.

de Neuchâtel, Züblin[4] de St. Gall, Keiser[5] de Zoug, Muralt et moi. On s'entretenait de plusieurs maladies d'enfants et du traitement de la pneumonie lorsque nous fûmes interrompus par deux Allemands.

Le 12 janvier. La société médicale se réunit au même endroit que jeudi. On parla du traitement de la pneumonie, surtout de l'emploi du tartre émétique. Keiser rapporta des expériences réussies faites à la clinique de Schönlein. On dit que les Français, en n'employant que la méthode antiphlogistique simple, réussissent rarement, qu'il ne faut pas non plus employer exclusivement le tartre émétique et vouloir par là même remplacer la saignée. J'ai dit que j'avais bonne confiance en ce remède qui, après une saignée, pouvait augmenter la fonction de la peau supprimée dans la plupart des cas; la secousse engendrée par le vomissement pouvait servir à évacuer les cellules aériennes et seconder le crachement; peut-être que l'influence de l'émétique sur le système nerveux était encore à considérer. Je parlai du traitement des fractures selon Larrey[6], ce qui nous amena à discuter des divers traitements de ces maux. J'exposai alors l'application du moxa d'après Larrey et Rust. Keiser remarqua que Schönlein appliquait un moxa sur la poitrine contre les inflammations chroniques des poumons qui n'ont pas cédé aux vésicatoires. Mourier nous raconta plusieurs opérations de Civiale. Muralt nous fit part du traitement des scrofuleux de Lugol[7], et Züblin des principes de Lisfranc[8] à propos des tumeurs froides. Mourier dit que Lisfranc avait abandonné la cautérisation de la cornée au profit de l'amaurose parce qu' il l'avait trouvée sans utilité.

Le 20 janvier. Le soir, la société médicale se réunit. M. Coulon nous communiqua un cas d'hydrops pericardii chez un jeune enfant. La maladie avait commencé par des douleurs rhumatismales aux extrémités et une douleur de l'épigastre; en vain, on avait employé des vésicatoires et une huile de cétacés. Par ces moyens, par contre, la fièvre parut même augmenter. Plus tard, une œdème des membres inférieurs survint. On employa des bains de vapeur, finalement une angoisse extrême et des symptômes de l'opisthotonos se manifestèrent et l'enfant mourut. Moi, j'ai parlé de l'opération des tumeurs enkystées d'après Dupuytren[9] et surtout du traitement de l'érysipèle à l'aide des méthodes employées par Dupuytren et Larrey. Muralt nous raconta les symptômes d'un malade affecté de pierres au foie, Reynier deux exemples d'une maladie accompagnée de vomissements et de douleurs au bas-ventre. On ne connaissait point les causes d'un gastricisme. Cela nous conduisit à parler du cholera morbus.

Le 27 janvier. Le soir, la société médicale vint chez nous. Keiser raconta une nécropsie d'un individu mort d'une fièvre intermittente. On avait trouvé la rate d'une grandeur extrême. On parla longtemps du traitement de ces fièvres. Puis, la conversation se porta sur des maladies scirrheuses et cancéreuses, et surtout sur le cancer de la matrice. Je parlai de l'emploi de l'opium

---

[4] Friedrich Albert Züblin (1805-1874), Dr. med., Aktuar der Sanitätskommission des Kantons St. Gallen. Etat der Bürgerschaft der Stadt St. Gallen, bearb. und hrsg. von Kaspar WILD, St. Gallen 1859.

[5] Kaspar Anton Keiser (1808-1877), Dr. med. (Würzburg), Stadtarzt in Zug, 1835 Kantonsarzt, 1850 Grossrat, Erziehungsrat, Oberrichter, 1861 Ständerat, 1872 Stadtrat. NZZ 3, 1877. HBLS 4 (1927), S. 467. Zuger Kalender 1930, S. 29. ZWICKY, Johann Paul: Archiv für Familienkunde 1, 1943, S. 203. WEBER, E.: Hundert Jahre Bürgerspital Zug, Zug 1957, S. 75. Die Schweizerische Bundesversammlung 1848-1920, bearb. von Erich GRUNER, Bd. 1, Bern 1966, S. 369 f.

[6] Dominique-Jean Larrey (1766-1842), französischer Feldchirurg, vgl. S. 575 f, 578.

[7] Jean-Guillaume Auguste Lugol (1786-1851), Arzt am Hôpital Saint-Louis in Paris, vgl. S. 510.

[8] Jacques Lisfranc (1790-1847), Prof. der Chirurgie in Paris, vgl. S. 562.

[9] Guillaume Baron Dupuytren (1778-1835), Prof. der Chirurgie am Hôtel-Dieu in Paris, vgl. S. 532 f.

après les opérations. Mourier indiqua un nouvel instrument inventé pour les incontinences d'urine chez la femme.

Le 3 février. Le soir, la société médicale était chez nous. Je parlai du traitement du paraphimosis par Lisfranc et cela nous conduisit au traitement du phimosis. Les opinions étaient partagées à propos du traitement de ce dernier. Les uns, surtout les élèves de Kluge, trouvaient l'opération systématiquement contre-indiquée en cas d'ulcérations syphilitiques; Mourier, au contraire, la recommandait surtout dans ce cas; il disait qu'à Copenhague on avait entrepris l'opération dans presque tous les cas, excepté lorsque l'inflammation était trop grande. On tentait dans ce cas de diminuer d'abord l'inflammation par des saignées, etc. Il prétendait avoir observé fréquemment une gangrène lors de l'utilisation du mercure en cas de forte inflammation. Si l'on incisait à un haut degré d'inflammation, la plaie se transformait tout de suite en ulcération, laquelle n'avait cependant pas de caractère spécifique, même si on y reconnaissait la forme. Mourier parla de la torsion des artères. Muralt dit que, chez un malade affecté de la petite vérole, les pustules formèrent de profondes ulcérations sur le gland du pénis, ce qui occasionna de vives douleurs au malade.

Le 10 février. Le matin, nous étions à la Salpêtrière chez M. Rostan[10], qui commençait ce jour son cours sur les maladies du cerveau ou plutôt sur la clinique médicale[11]. Il nous exposa en fait son système physiologique et pathologique[12]. Il chercha à prouver que toutes les forces vitales sont produites par l'organisation; sans organisation il n'existe pas de forces. Le médecin doit donc considérer surtout l'organisation de notre corps et les anomalies organiques que sont les maladies. Toutes les opinions formulées sur les forces sans anomalies de la matière sont chimériques, etc. C'est donc un pur matérialiste, qui pourtant, par ses recherches sur l'anatomie pathologique des organes, a fait de grandes découvertes, surtout dans les maladies du cerveau.

Le soir, notre société médicale se rassembla. Je parlai du système de Rostan par comparaison avec les systèmes qui règnent actuellement dans la plus grande partie de l'Allemagne et je prétendis qu'un matérialiste opiniâtre pouvait pousser notre science plus en avant qu'un pur spiritualiste ou dynamiste qui ne trouve pas nécessaire de faire des dissections. Je parlai ensuite de la compression comme remède chirurgical. Mourier déclara vouloir employer cette méthode même lorsque le scirrhe du sein était immobile ou déjà dégénré en cancer. C'est la méthode de Récamier[13] qui dit que, par la compression, les scirrhes immobiles deviennent souvent mobiles. Regnier nous rapporta un cas de sa pratique privée, qu'il croyait être un cancer du rectum et qui était cependant considéré par Mourier et moi-même comme une fissure de cette partie.

---

[10] Léon-Louis Rostan (1790-1866), Prof. der medizinischen Klinik an der Salpêtrière in Paris, vgl. S. 511.

[11] Vgl. etwa ROSTAN, Léon: Recherches sur une maladie encore peu connue, qui a reçu le nom de ramollissement du cerveau, Paris 1820.

[12] ROSTAN, Léon: Traité élémentaire de diagnostic, de prognostic, d'indications thérapeutiques ou cours de médecine clinique, Paris 1826.

[13] Joseph-Claude-Anthelme Récamier (1774-1852), Prof. der medizinischen Klinik in Paris, vgl. S. 525. RECAMIER, Joseph-Claude-Anthelme: Traitement du cancer par la compression, Revue méd., janvier 1827. Ders.: Recherches sur le traitement du cancer par la compression méthodique simple ou combinée et sur l'histoire générale de la même maladie, suivies de notes, 1) sur les forces et la dynamétrie vitales, 2) sur l'inflammation et l'état fébrile, 2 vol., Paris/Montpellier 1829.

Le 12 février, nous fûmes le soir chez M. de Gérando[14], où nous trouvâmes Müller[15], de Berne et Fellenberg[16]. Le baron, qui ne sait pas dire un mot sans y joindre un compliment, n'est pas à mon goût, bien que ce soit un homme très savant et extrêmement appliqué et qu'il ait été honoré par Napoléon. Il a fait plusieurs voyages en Italie, où il s'est appliqué à l'étude des antiques dont il paraît avoir d'assez profondes connaissances. Il a actuellement une collection de lettres de Napoléon qu'il veut publier.

Le 17 février. Nous passâmes la soirée à la société médicale. Keiser, Coulon et Züblin étaient absents. Je parlai de ce que j'avais observé chez Broussais[17] et ensuite des indications de la trépanation. Tous furent d'accord pour suivre l'exemple de Dupuytren. Mourier parla d'un remède recommandé par un de ses amis contre le choléra morbus, une combinaison de fer et d'opium.

Le 24 février. Le soir, la société médicale était chez nous. Nous parlâmes surtout des deux sections sous-pubiennes que nous avions observées lundi.

Le 3 mars. Le soir: séance de la société médicale. Je racontai l'opération que j'avais pratiquée. Par hasard, j'étais parvenu à luxer une dent sans l'arracher de l'alvéole et cette dent, que j'avais ensuite remise dans l'alvéole, s'était derechef complètement consolidée. Muralt nous fît part de quelques nécropsies qu'il avait vues chez M. Rostan.

Le 10 mars. Le soir: société médicale. Mourier sortit et Bär[18], qui était arrivé le 6, entra. On parla de plusieurs maladies du cerveau. A propos de l'opération de l'hydrocèle, je lus un extrait du mémoire de M. Lugol sur le nouveau traitement de la maladie scrofuleuse[19].

Le 5 avril. Le jardin botanique est très grand et contient plusieurs grandes serres[20]. On a formé, dans le voisinage de la maison qui renferme les collections, une petite colline qui offre une

---

[14] Joseph-Marie Baron de Gérando (1772-1842), Verfasser philosophischer Werke, Politiker, Philanthrop und Förderer der Taubstummenerziehung, Pair de France. Vgl. GERANDO, Joseph-Marie de: De l'éducation des sourds-muets de naissance, 2 vol., Paris 1827.

[15] Theodor Müller (1790-1857), Theologe, 1815-1848 Lehrer am Erziehungsinstitut von Philipp Emanuel von Fellenberg in Hofwil, später Berner Mittelschulinspektor.

[16] Wilhelm von Fellenberg (1798-1881), Landwirt und Industrieller, Gutsbesitzer in Merzig/Rheinpreussen, 1831 Mitglied des Grossen Rats des Kantons Bern, 1848 Nachfolger seines Vaters Philipp Emanuel als Leiter des Erziehungsinstituts in Hofwil.

[17] François-Joseph-Victor Broussais (1772-1838), Arzt am Hôpital Val-de-Grâce, Prof. der allgemeinen Pathologie in Paris, vgl. S. 526 f.

[18] Karl Bär (1810-1894), Dr. med., praktischer Arzt in Oberrieden und Thalwil, Bezirksarzt in Horgen, 1872 Schlossgutsbesitzer in Beroldingen. Corr.-Bl. Schweiz. Aerzte 25, 1895, S. 92 f. Thurgauer Zeitung 2, 1895.

[19] LUGOL, Jean-Guillaume-Auguste: Mémoire sur l'emploi de l'iode dans les maladies scrofuleuses, lu à l'Académie Royale des Sciences le 22 juin, précédé du rapport fait à l'Académie par MM. Serres, Magendie et Duméril, Paris 1829. Ders.: Mémoire sur l'emploi de l'iode des bains iodurés dans les maladies scrofuleuses, suivi d'un tableau pour servir à l'administration des bains iodurés selon les âges, Paris 1830. Ders.: Troisième mémoire sur l'emploi de l'iode dans les maladies scrofuleuses, suivi d'un précis sur l'art de formuler les préparations iodurées, précédé du rapport fait à l'Académie des Sciences par Duméril et Magendie, Paris 1831.

[20] Zum 1597 bzw. als wissenschaftliche Institution 1626 gegründeten Botanischen Garten von Paris: JUSSIEU, Antoine de: Notice historique sur le Muséum d'histoire naturelle, Annales du Museum d'histoire naturelle 1 (1802), pp. 1-14, 2 (1803), pp. 1-16, 3 (1804), pp. 1-17, 4 (1804), pp. 1-19, 6 (1804), pp. 1-20, 11 (1808), pp. 1-39. HAMY, Ernest Th.: Les derniers jours du Jardin du roi et la fondation du Muséum d'Histoire Naturelle, Paris 1893. DELAUNAY, Paul: Le tricentenaire du Jardin des plantes, Hippocrate 4, 1936, pp. 109-113. Medizinhistorische Reisen 1, Paris, hrsg. von Eduard SEIDLER, Stuttgart/New York 1971, S. 45-47. LEGEE, Georgette: Le Muséum sous la révolution, l'empire et la restauration, Actes du 95e Congrès national des Sociétés savantes 1970, Reims 1974. Méd. Paris (1984), pp. 189-198.

très belle vue sur la ville. Un cèdre du Liban planté sur cette colline est d'une beauté et d'une grandeur rares.

Ce jardin a été fondé en 1626 par Louis XIII[21]; il n'a acquis ce degré de magnificence que depuis environ 30 ans. Tournefort[22], Jussieu[23], Levaillant[24], Buffon[25] et Cuvier[26] sont les hommes distingués qui ont contribué à l'ornement de ce magnifique établissement. En 1825, il a été accordé à cet établissement un budget de 325 000 francs.

Il y a dans ce même jardin une laiterie suisse et, très près de là, le monument funèbre de Daubenton[27]. Les bâtiments qui contiennent les collections d'histoire naturelle et d'anatomie comparée sont presque vis-à-vis de l'Hôpital de la Pitié.

Le cabinet de l'anatomie comparée se distingue de tous les autres que j'ai eu l'occasion de voir dans différents pays par la richesse des squelettes d'animaux de toutes les espèces; et c'est principalement la dentition de plusieurs espèces qui est représentée avec le plus de soin. Ainsi trouve-t-on, par exemple, la dentition de divers marsupiaux, du cochon (trois caisses), du cheval, du veau. Toutes ces préparations sont faites avec grand soin, de sorte qu'on voie les vaisseaux qui se rendent au germe, le développement des premières dents et la formation de la seconde série. On peut encore voir les dents de l'éléphant (trois caisses), de l'hippopotame (deux caisses), du rhinocéros, du tapir, du lion et du chien, puis la dentition humaine, du fœtus jusqu'à la vieillesse. A cette dernière dentition est ajoutée une collection de dents cariées. Je fus frappé de ne pas trouver une seule carie dans les racines de la dent, quoique la carie eût affecté la couronne dans tous ses recoins. Il y avait aussi plusieurs dents mises dans de l'acide muriatique; elles étaient brunes ou jaunes, très minces; elles avaient perdu leur matière calcaire. On n'avait pas non plus oublié la dentition des poissons et des crocodiles.

Il y a de nombreuses préparations séchées des intestins de beaucoup d'animaux; plusieurs autres sont conservées dans de l'eau de vie. Je n'ai pas remarqué de préparations de nerfs et d'autres organes des sens. Remarquables encore sont les belles préparations en cire des huîtres et d'autres coquillages.

Le 19 avril. Nous vîmes encore dans ce quartier l'établissement assurant la purification des eaux de la Seine. Paris n'a pas de fontaine qui fournisse de l'eau claire et bonne; toute l'eau qui est amenée à Paris par des aqueducs ou que l'on puise de la Seine a besoin d'être filtrée. Cela se fait dans les maisons particulières et dans cet établissement que je viens de mentionner. Cet établissement situé Quai des Célestins appartient à un particulier; plusieurs centaines d'hommes y sont occupés et plus de deux cents chevaux y sont entretenus pour mettre en mouvement les pompes et amener l'eau dans les divers quartiers de Paris.

L'eau est apportée en haut de la maison au moyen de pompes; là, elle est distribuée dans plusieurs bassins construits en chêne et montés de plomb. Dans ces bassins, il y a une couche

---

[21] Ludwig XIII. (1601-1643), 1610-1643 König von Frankreich.
[22] Joseph Pitton de Tournefort (1656-1708), Prof. der Botanik und Direktor des Botanischen Gartens, Prof. der Medizin am Collège de France in Paris.
[23] Antoine de Jussieu (1686-1758), Direktor des Botanischen Gartens in Paris. Gemeint ist ev. auch dessen Neffe Antoine-Laurent de Jussieu (1748-1836), Prof. der Botanik und Direktor des Botanischen Gartens in Paris.
[24] François Levaillant (1753-1824), französischer Reisender und Ornithologe.
[25] Georges-Louis Leclerc Comte de Buffon (1707-1788), französischer Naturforscher.
[26] Georges Baron de Cuvier (1769-1832), Mediziner, Anatom, Paläontologe und Politiker in Paris.
[27] Louis-Jean-Marie Daubenton (1716-1800), Arzt und Naturforscher, Lehrer an der Veterinärschule in Alfort, Prof. der Naturgeschichte und Direktor des naturhistorischen Kabinetts in Paris.

de charbon, de grès et d'éponges qui a une épaisseur de 18 pouces. L'eau qui coule, avant d'arriver dans ces bassins, à travers des grilles très étroites, est déjà dépourvue de détritus grossiers. Là, elle pénètre lentement la couche décrite et sort parfaitement claire et inodore de ces bassins pour s'écouler ensuite dans des tonneaux immenses. Cet établissement fournit chaque jour 1 500 à 1 600 tonneaux ou 200 000 litres. Voilà une belle imitation de la nature!

Le 4 mai. Le matin, à 6 heures et demie, à Charenton: voir les remarques sur les hôpitaux. M. Esquirol[28] n'étant pas encore arrivé, nous vîmes en passant l'établissement de la médecine vétérinaire d'Alfort[29]. L'établissement est très vaste. Les écuries pour les chevaux malades sont très propres, bien aérées et non surchargées d'animaux. Il y a une maison à part pour les chiens malades et une petite maison pour les chiens suspects d'être atteints de la rage. La collection d'anatomie des animaux domestiques ne contient rien de remarquable, mais plutôt des choses ridicules et sans utilité comme la préparation du corps d'un homme, dont les muscles sont séchés et qui monte un cheval également préparé ainsi.

Du 6 au 18 mai. Après le dîner, nous nous rendîmes en voiture aux *bains d'Enghien,* à ¾ d'heures à peu près de Montmorency[30]. Cette source minérale contient du soufre en assez grande quantité, ce qu'indique déjà la forte odeur qu'on sent en s'approchant de celle-ci. L'eau est froide et claire, il faut qu'elle soit chauffée pour être employée en bain. Par ce procédé, elle se trouble et perd une quantité de soufre. En plus des bains, on emploie cette eau en boisson à raison de 2-4 verres le matin et le soir. Les bâtiments destinés aux bains sont neufs, très jolis et assez considérables. Les baignoires sont petites, en fer blanc. Il y a une machine très compliquée pour les douches. La salle où l'on boit et les promenades sont belles. Ces bains sont très fréquentés par les Parisiens et très vantés par les médecins, par exemple Alibert[31] (dans son ouvrage de la matière médicale[32]), comme agissant très avantageusement contre les maladies, celles-ci cédant sous l'effet des eaux sulfureuses.

---

[28] Jean-Etienne-Dominique Esquirol (1772-1840), Pariser Psychiater, vgl. S. 515 f.

[29] Zur 1765 gegründeten Veterinärschule in Alfort: Règlement pour les écoles royales vétérinaires en exécution de l'ordonnance du roi 1825, Paris 1826. JAUZE, Frédéric: Des écoles royales vétérinaires de France en 1838, Paris 1839. RAILLET / MOULE: Histoire de l'Ecole d'Alfort, Paris 1908. LECLAINCHE, Emmanuel: Histoire de la médecine vétérinaire, Toulouse 1936. SENET, André: Histoire de la médecine vétérinaire, Paris 1953, pp. 80-83. LECLAINCHE, Emmanuel: Histoire illustrée de la médecine vétérinaire, présentée par Gaston RAMON, vol. 2, Paris 1955, pp. 95-108. BRESSOU, C. e. a.: Ecole nationale vétérinaire d'Alfort, deuxième centenaire, 1765-1967, quelques souvenirs, Paris 1967. Deuxième centenaire de l'Ecole d'Alfort, hommage à Gaston Ramon, Paris 1968. FROEHNER, Reinhard: Kulturgeschichte der Tierheilkunde, Geschichte des Veterinärwesens im Ausland, bearb. von Hans GRIMM, Konstanz 1968, S. 85-88. VILLEMIN, M.: Les vétérinaires français au XIXe siècle, Paris 1982. LECLAINCHE, Emmanuel: Geschichte der Tiermedizin von der Mitte des 19. Jahrhunderts bis zur Gegenwart, Illustrierte Geschichte der Medizin, hrsg. von Richard TOELLNER, Bd. 5, Salzburg 1986, S. 2611 f. DRIESCH, Angela von den: Geschichte der Tiermedizin, 5000 Jahre Tierheilkunde, München 1989, S. 165 f, 219.

[30] LONGCHAMP: Analyse de l'eau minérale sulfureuse d'Enghien, faite par ordre du gouvernement, Paris 1826. HENRY, F. Ossian: Note sur la formation probable de l'eau sulfureuse d'Enghien et comparaison de ses propriétés chimiques avec celles des eaux des Pyrénées, Gaz. méd. de Par., 1836, 2e série, IV, p. 411. REVEILLE-PARISE, Joseph-Henri: Une saison aux eaux minérales d'Enghien, considérations hygiéniques et médicales sur cet établissement, Paris 1842. DECHAMBRE, 1ère série, 34 (1887), pp. 543-552. RIVAL, M.: Les eaux d'Enghien, Vivre Val d'Oise 1990(1), pp. 44-55.

[31] Jean-Louis-Marie Baron Alibert (1766-1837), Dermatologe und Prof. der Therapie in Paris, vgl. S. 509.

[32] ALIBERT, Jean-Louis-Marie: Nouveaux éléments de thérapeutique et de matière médicale suivis d'un essai français et latin sur l'art de formules et d'un précis sur les eaux minérales les plus usitées, 2 vol., Paris 1804.

Le 14 mai, nous fîmes une autre promenade l'après-midi. En côtoyant les Champs-Elysées, nous montâmes cette colline qui est située vis-à-vis du champ de Mars et d'où l'on jouit d'une vue magnifique sur le pont de Jena, le champ de Mars, l'école militaire, etc. Les faubourgs de Paris se prolongent jusque là, mais on se croit plus à la campagne qu'en ville. C'est pourquoi ce quartier est très propice à l'établissement de maisons de santé et autres. On y trouve, entre autres, plusieurs établissements orthopédiques[33]. L'un appartient à M. Dumas[34]. Nous nous donnâmes deux fois la peine d'obtenir la permission d'y entrer, mais, la première fois, M. Dumas, bien que chez lui, n'avait pas le temps de nous le montrer et, la seconde fois, M. Dumas n'était pas chez lui à l'heure qui nous avait été fixée. Nous lui fîmes alors remarquer par un billet que nous avions été admis dans divers établissements d'autres pays avec plus de complaisance.

Institutions des sourds, des muets et des aveugles

Il faut que je fasse encore quelques remarques sur deux établissements situés en ville, celui de *l'instruction des sourds et muets* et celui des *aveugles*. Le premier se trouve rue St-Jacques; la maison est très vaste, neuve en partie[1]. M. de Gérando est un des directeurs de l'établissement et un de ses neveux ainsi que sa nièce[2] (une femme savante, insupportable) donnent des leçons. Nous vîmes la maison et nous assistâmes une fois à l'examen des enfants. Bien que cet établis-

---

[33] Zur Orthopädie in Paris: KRAUSS, Gustav: Über die orthopädischen Anstalten von Paris und die darin vorkommenden Behandlungsweisen, Med. Ztg. Berl. 8, 1839, S. 222-224. BEREND, Heimann Wolff: Die orthopädischen Institute zu Paris, nach eigener Anschauung und mit Rücksicht auf den jetzigen Standpunkt der Orthopädie überhaupt, Mag. f. d. ges. Heilk. 59, 1842, S. 496-538. VALENTIN, Bruno: Geschichte der Orthopädie, Stuttgart 1961, S. 185-195, 198-208. HAEFLIGER, Eduard A.: Die Orthopädie in Paris von 1800-1850, Diss. med., ZMA 30, Zürich 1965. ACKERKNECHT (1967), p. 177. LE VAY, David: The history of orthopaedics, New Jersey 1990, pp. 248-259.

[34] Vielleicht Chemison Dumas, 1816 Dr. med. (Paris). CALLISEN 5 (1831), S. 383, 27 (1839), S. 361. Möglicherweise auch Verwechslung mit Vincent Duval (1796-1876), 1820 Dr. med. (Paris), 1830 Inhaber der orthopädischen Anstalt seines Schwiegervaters Guillaume Jalade-Lafond in Chaillot, Paris. CALLISEN 27 (1839), S. 397. BEHREND (1842), S. 529-536. SACHAILE (1845), pp. 273-275. Progrès méd., 1876, IV, p. 550. DECHAMBRE, 1ère série, 30 (1884), pp. 726-727. BLÄ 2 (1930), S. 357. VALENTIN (1961), S. 97, 120, 200. HAEFLIGER (1965), S. 20, 24, 34, 36 f.

[1] Zur 1770 gegründeten Taubstummenanstalt in Paris: L'EPEE, Charles-Michel de: Institution des sourds et muets par la voie des signes méthodiques, Paris 1776. Circulaires de l'Institut royal des sourds-muets de Paris à toutes les institutions de sourds-muets de l'Europe, de l'Amérique et de l'Asie 1-4, Paris 1827-1836. LAURENT, A.: Mémoire sur l'éducation des sourds-muets, à MM. les membres du conseil d'administration de l'Institution Royale des Sourds-Muets de Paris, Blois 1831. ESQUIROL, A. / WEIL, E.: Die Irrenhäuser, Findelhäuser und Taubstummen-Anstalten zu Paris, Stuttgart 1852, S. 267-339. Notice sur l'Institution nationale des sourds-muets de Paris depuis son origine jusqu'à nos jours (1760-1896), accompagnée de documents concernant l'enseignement scolaire, l'enseignement professionnel, conditions d'admission des elèves [...] et suivie du catalogue du Musée universel des sourds-muets, Paris 1896. BERNARD, René: L'Institut National de Jeunes Sourds de Paris, résumé historique, Revue générale de l'enseignement des sourds-muets 53, 1961, pp. 29-32, 47-68. MANTEL, Israel: L'otologie à Paris au debut du XIXe siècle, Diss. med., ZMA 31, Zürich 1965. CHASSE, J.: L'Institut National de Jeunes Sourds de Paris, hier et aujourd'hui, Revue générale de l'enseignement des déficients auditifs 66, 1974, pp. 90-103. BERNARD, R.: Boursiers de 1802 à l'Institut National des Sourds-Muets de Paris, Paris 1980. Méd. Paris (1984), p. 326.

[2] Über Neffe und Nichte von Baron de Gérando sind keine weiteren Angaben bekannt.

sement des sourds et muets soit le premier qui ait été fondé en Europe, il ne se trouve actuellement plus au niveau des établissements allemands de Leipzig et de Berlin surtout. La première chose enseignée est le langage par signes; c'est effectivement grâce aux signes que toute l'érudition se fait par le neveu de M. de Gérando, auquel nous exprimâmes notre surprise de voir qu'on n'avait pas encore entrepris d'enseigner aux enfants le langage de bouche. Il nous déclara franchement qu'on ne pouvait enseigner cette méthode que très imparfaitement et que les signes ne seront jamais superflus. Nous objectâmes avoir vu en Allemagne des merveilles grâce à cette méthode; cependant, nous pensâmes qu'il était peut-être plus difficile d'enseigner la langue française aux sourds et muets que la langue allemande, une explication que ce précepteur n'accepta que trop volontiers! Nous n'avons guère trouvé que les élèves de cet établissement étaient très avancés dans l'arithmétique ou dans la composition des phrases. Il paraît que les travaux mécaniques et l'enseignement d'un métier sont considérés comme plus nécessaires à ces malheureux et comme plus aptes à être portés à un certain degré de perfectionnement. En effet, presque tous les métiers qu'on peut enseigner dans une telle institution y sont représentés avec des frais énormes et le résultat paraît favorable, car nous avons vu de très belles choses tournées, reliées, etc. Lors de l'examen auquel nous assistâmes, un des professeurs tint un discours pompeux dans lequel il traita de l'histoire de ces établissements. Il démontra que c'est en France qu'un prêtre[3] s'est occupé en premier de l'enseignement de ces malheureux et que cet homme, appuyé par le gouvernement, y a fondé alors le premier grand établissement. Les enfants sont d'ailleurs très bien soignés et bien nourris.

L'établissement des aveugles est rue St-Victor[4]: il est aussi très vaste; les dortoirs ainsi que les autres chambres sont belles et propres. L'enseignement de ces malheureux ne diffère en rien de celui d'établissements dans d'autres pays; il correspond à un haut degré de perfectionnement. Il s'y trouve une imprimerie pour les livres à caractères en relief. Un garçon clairvoyant dicte à un aveugle des mots que celui-ci compose avec une grande rapidité. On y a imprimé surtout des grammaires de différentes langues, par exemple de toutes les nouvelles langues et de la langue latine et grecque; outre cela, il y a un grand nombre d'autres ouvrages qui forment déjà une assez grande bibliothèque. Les enfants paraissent très instruits. On n'oublie pas de leur enseigner quelques métiers. Il y a dans l'établissement, outre ces aveugles, quelques garçons clairvoyants qui sont là surtout pour guider les aveugles quand ils sortent de la maison et pour leur rendre service dans la maison à diverses occasions. Les enfants reçoivent une éducation aux frais des établissements.

---

[3] Charles-Michel Abbé de l'Epée (1712-1789), Begründer des Taubstummenunterrichts in Frankreich, 1770 Gründer einer privaten Taubstummenanstalt in Paris, seit 1785 mit staatlichem Zuschuss. Sein Nachfolger war Roch-Ambroise-Cucurron Abbé Sicard (1742-1822).

[4] Zum 1784 gegründeten Blindeninstitut in Paris: WIEDEMANN, Christian Rudolph Wilhelm: Über die Erziehungs- und Lehranstalten der Blinden zu Paris, Ophthalmologische Bibliothek, 1803, I, S. 67-95. Notice historique sur l'institution Royale des Jeunes Aveugles, Paris 1817. GUADET, Jean: L'institut des jeunes aveugles de Paris, son histoire et ses procédés d'enseignement, Paris 1849. MELL (1900), S. 578-580.

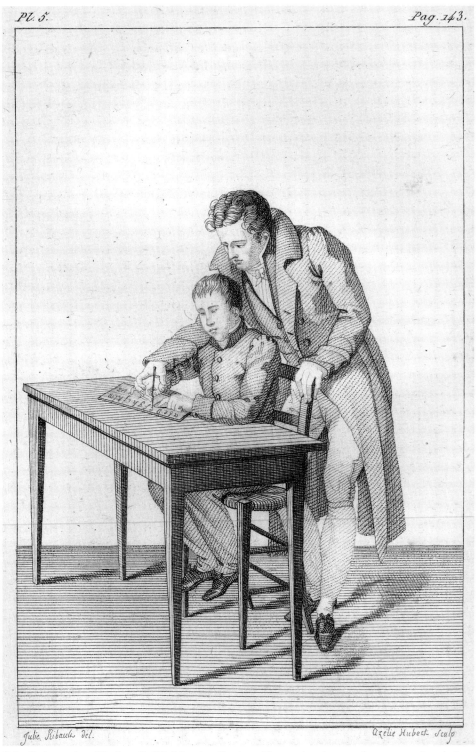

Schreibübung eines Blinden. Guillé, Sébastien: Essai sur l'instruction des aveugles, ou exposé analytique des procédés employés pour les instruire, Paris 1817, p. 143.

Visite de Biett à l'Hôpital St-Louis

Nous avons été recommandés à M. Biett[1] par le député de Lyon, M. Coudère. Il nous invita à suivre sa visite, bien qu'il ne s'occupât pas de la clinique pendant l'hiver.

J'y suis allé trois fois sans le rencontrer. Le 8 janvier 1831, il commença avec les ordonnances pour le traitement externe des malades qui ne sont pas reçus à l'hôpital, mais qui peuvent y prendre tous les jours des bains ou faire des fumigations[2].

Ensuite, il fit la visite des malades reçus à l'hôpital, et regroupés dans deux salles de femmes et quatre salles d'hommes[3]. Il eut la complaisance d'expliquer les cas les plus remarquables.

---

[1] Laurent-Théodore Biett (1781-1840), 1813 Médecin adjoint am Hôpital St-Louis, 1814 Dr. med. (Paris), Dermatologe und Leiter der Poliklinik. CALLISEN 2 (1830), S. 241-244, 26 (1838), S. 293. FERRUS, Guillaume-Marie-André: Nécrologe, Mém. Acad. de méd. 8, 1840, pp. 42-53. DECHAMBRE 9 (1876), p. 262. BLÄ 1 (1929), S. 533. BEESON, B. Barker: Laurent-Théodore Biett, Arch. Dermatol. 21, 1930, pp. 296-299. WEHRLI, Angelika / BRUMANN, Franz: Dr. med. Laurent Biett (1781-1840), Aeskulap in Graubünden, Chur 1970, S. 679-687. BLUM, Gebhard: Laurent Théodore Biett (1780-1840), der erste Schweizer Dermatologe, Hautarzt 36(3), 1985, S. 170-172. HOLUBAR, Karl: A Swiss success story in Paris, Laurent-Théodore Biett (1780/1781-1840), Bulletin of the European Academy of Dermatology and Venerology, September 1990, pp. 3-5.

[2] Zur Dermatologie und Venerologie in Paris: EBNETER, Franz: Die Dermatologie in Paris von 1800-1850, Diss. med., ZMA 17, Zürich 1964. WEIDMANN, Peter: Die Venerologie in Paris von 1800-1850, Diss. med., ZMA 29, Zürich 1965. KLÄUI, Heinrich: Soziale Aspekte der Syphilis im 19. Jahrhundert, die Verhältnisse in Paris, Diss. med., ZMA 117, Zürich 1977. CRISSEY, John Thorne / PARISH, Lawrence Charles: The dermatology and syphilology of the nineteenth century, New York 1981, pp. 39-79. TILLES, Gérard: La naissance de la dermatologie (1776-1880), Paris 1989.

[3] Zum 1616 bezogenen Pestlazarett, seit 1801 für Haut- und Geschlechtskrankheiten zuständigen Hôpital Saint-Louis: HASPER, Moritz: Bemerkungen über das Hôpital St-Louis in Paris, nebst einigen Untersuchungen über Hautkrankheiten und deren Behandlung, J. d. prakt. Heilk. 57, 1823, 3, pp. 59-89, 4, pp. 54-76. ROGER-MILES, Léon-Octave-Jean: La cité de misère, l'Hôpital Saint-Louis, Paris 1891. DOGNY, Maurice: Histoire de l'hôpital Saint-Louis depuis sa fondation jusqu'au XXe siècle, Paris 1911. GOUGEROT, H. / BRODIER, Jean-Louis: L'Hôpital Saint-Louis et la clinique d'Alfred Fournier, Paris 1932. SABOURAUD, Raymond: L'Hôpital Saint-Louis, les vieux hôpitaux français 2, Lyon 1937. BECHET, Paul E.: L'Hôpital Saint-Louis, a brief biographical sketch of its early teachers, and their influence upon American dermatology, Ann. med. Hist. 10, 1938, pp. 405-412. VALLERY-RADOT (1947), pp. 69-77. WINKLER, Kurt: Das Hospital Saint-Louis und seine berühmten Ärzte, Z. Haut- u. Geschl. Kr. 32, 1962, S. 223-229. JETTER, Dieter: Betrachtungsmöglichkeiten historischer Krankenhäuser, gezeigt am Hôpital St-Louis in Paris, Das Krankenhaus 59, 1967, S. 108-110. L'Hôpital Saint-Louis et les Buttes-Chaumont en 1830, peinture de E. Adam, Rev. Hist. Pharm. 19, 1968, p. 224. SEIDLER (1971), S. 67-72. BERTHOLLIER, C.: La population de l'hospice des vénériens entre 1792 et 1794, Paris 1974. HUARD, Pierre / POULET, J.: L'Hôpital Saint-Louis, Hist. Sci. Méd. 8, 1974, pp. 693-720. Méd. Paris (1984), pp. 405-412. TILLES, Gérard / WALLACH, Daniel: Le musée de l'hôpital Saint-Louis, Rev. Prat. 41(23), 1991, pp. 2349-2353.
Zu den Spitälern in Paris: ALHOY, L.: Promenades poétiques dans les hospices et hôpitaux de Paris, Paris 1826. RATIER, Félix-Séverin: Coup d'œil sur les cliniques médicales de la Faculté de médecine et des hôpitaux civils de Paris, Arch. gén. de méd. 5(14), 1827, pp. 559-586. Ders.: Formulaire pratique des hôpitaux civils de Paris, 3e éd., Paris 1827. STEWART, Ferdinand Campbell: The hospitals and surgeons of Paris, an historical and statistical account of the civil hospitals of Paris, New York 1843. METZ, Rudolf: Paris, seine Hospitäler und Sehenswürdigkeiten, Reiseblätter zur Orientierung für Ärzte, Frankfurt a. M. 1857. HUSSON, Armand: Etude sur les hôpitaux, Paris 1862. MOERING, Michel: Collection de documents pour servir à l'histoire des hôpitaux de Paris [...], 4 vol., Paris 1881-1887. TOLLET, Casimir: Les hôpitaux modernes au XIXe siècle, description des principaux hôpitaux français et étrangers, Paris 1894. MAC-AULIFFE, Léon: La Révolution et les hôpitaux de Paris, Paris 1901. DURANT-FARDEL, Raymond: L'internat en médecine et en chirurgie des hôpitaux et hospices civils de Paris, centenaire de l'internat, 1802-1902, Paris 1903. VALLERY-RADOT, Pierre: Paris d'autre-

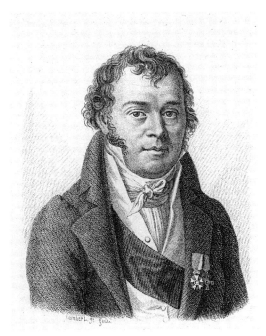
Jean-Louis-Marie Baron Alibert (1766-1837), Chefarzt am Hôpital St-Louis in Paris.

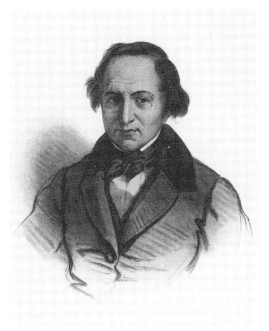
Laurent-Théodore Biett (1781-1840), Chef der Poliklinik am Hôpital St-Louis in Paris.

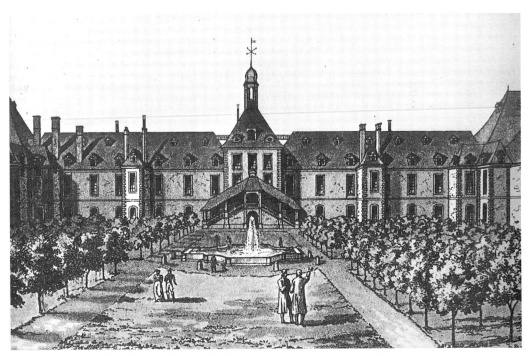
Der 1607-1612 errichtete Hôpital St-Louis für Haut- und Geschlechtskranke in Paris.

Les syphilides surtout étaient fréquentes; Biett remarqua que les cicatrices des ulcérations vénériennes ne sont pas toujours abaissées, mais au contraire souvent élevées sur la peau; nous avons vu des exemples frappants. Il emploie souvent, et avec un très bon résultat, le proto-iodure de mercure intérieurement, le deutoiodure extérieurement; cette préparation est beaucoup plus forte que la première.

La décoction de Zittmann[4] est aussi employée par Biett avec succès. Biett dit que les Anglais et les Allemands exagèrent de beaucoup les propriétés du mercure sur la formation des apparitions secondaires funestes de la syphilis; il a observé des formes de cette maladie, diagnostiquées par ces médecins comme dues à la surabondance du mercure, chez des individus qui n'en ont pas reçu un grain; et l'on peut en outre observer la maladie mercurielle chez des personnes qui sont toujours exposées à l'influence du mercure, par exemple les orfèvres, sans qu'on puisse remarquer les symptômes secondaires de la syphilis attribués au mercure par ces médecins.

fois, ses vieux hôpitaux, deux siècles d'histoire hospitalière de Henri IV à Louis-Philippe (1602-1836), Paris 1947. CANDILLE, Marcel: Bibliographie d'histoire des hôpitaux, Paris 1957-1972. ROCHAIX, Maurice: Essai sur l'évolution des questions hospitalières de la fin de l'ancien régime à nos jours, Diss. iur., Dijon 1959. BRIDGMANN, R.-F.: L'hôpital et la cité, Paris 1963. ACKERKNECHT, Erwin H.: Medicine at the Paris Hospital 1794-1848, Baltimore 1967. Französische Übersetzung: La médecine hospitalière à Paris (1794-1848), Paris 1986. PONS, Giorgo: Essai de sociologie des malades dans les hôpitaux de Paris pendant les années 1815 à 1848, Diss. med., ZMA 63, Zürich 1969. Les vieux hôpitaux de Paris, Hist. Med. 20, January, February, March, April, November 1970. WIRIOT, Mireille: L'enseignement clinique dans les hôpitaux de Paris entre 1794 et 1848 d'après les documents de l'époque, Paris 1970. LEONARD, Jacques: La médecine entre les savoirs et les pouvoirs, histoire intellectuelle et politique de la médecine française au XIXe siècle, Paris 1981. Ders.: La France médicale au XIXe siècle, o. O. 1978. GOUBERT, J.-P. (sous dir.): La médicalisation de la société française 1770-1830, Historical Reflections / Réflexions historiques, Waterloo/Canada 1982. IMBERT, Jean e. a.: Histoire des hôpitaux en France, Toulouse 1982. BORSA, S. / MICHEL, C.-R.: La vie quotidienne des hôpitaux en France au XIXe siècle, Paris 1985. LAURO, M.: L'architecture hospitalière à la fin du XVIIIe siècle, projets et réalisations parisiennes, Paris 1989-1990. FRANGOS, John: From housing the poor to healing the sick, the changing institution of Paris hospitals under the old regime and revolution, Diss. phil., New York 1991. COURY, Charles / WIRIOT, Mireille: Les hôpitaux de Paris au XIXe siècle et leurs rapports avec la médecine allemande, Méd. de Fr. 332, 1992, pp. 9-16. WEINER, Dora B.: The citizen-patient in revolutionary and imperial Paris, Baltimore 1993.

Zur Medizin in Paris: SACHAILE, Claude (Pseudonym von Claude Lachaise): Les médecins de Paris, jugés par leurs œuvres, ou statistique scientifique et morale des médecins de Paris, Paris 1845. MEDING, Henri: Paris médical, vademecum des médecins étrangers, renseignements historiques, statistiques, administratifs et scientifiques, 2 vol., Paris 1852/1853. FOSSEYEUX, Marcel: Il y a cent ans, Paris médical en 1830, Paris 1930. Medizinhistorische Reisen 1, Paris, hrsg. von Eduard SEIDLER, Stuttgart/New York 1971. WUNDERLICH, Carl August: Wien und Paris, ein Beitrag zur Geschichte und Beurteilung der gegenwärtigen Heilkunde in Deutschland und Frankreich, 1841, hrsg. und eingeleitet von Huldrych M. KOELBING, Hubers Klassiker der Medizin und Naturwissenschaften 13, Bern 1974. Médecins, médecine et société en France aux XVIIIe et XIXe siècles, Annales 32e année 5, septembre/octobre 1977, pp. 849-1055. LEONARD, Jacques: La France médicale au XIXe siècle, Paris 1978. The Parisian education of an American surgeon, letters of Jonathan Mason Warren (1832-1835), with notes and introduction by Russell Mosley JONES, Philadelphia 1978. LEONARD, Jacques: La médecine entre les pouvoirs et les savoirs, Paris 1981. La médicalisation de la société française 1770-1830, ed. by Jean-Pierre GOUBERT, Waterloo/Ontario 1982. LEONARD, Jacques: Archives du corps, la santé au XIXe siècle, Rennes 1986. PECKER, André: La médecine à Paris du XIIIe au XXe siècle, Paris 1984. RAMSEY, Matthew: Professional and popular medicine in France 1770-1830, the social world of medical practice, Cambridge 1988. HUGUET, Françoise: Les professeurs de la faculté de médecine de Paris, dictionnaire biographique 1794-1939, Paris 1991. LEONARD, Jacques: Médecins, malades et société dans la France du XIXe siècle, Paris 1992. FAURE, Olivier: Les Français et leur médecine au XIXe siècle, Paris 1993.

[4] Nach Johann Friedrich Zittmann (1671-1757), kgl. polnischer und kurfürstlich-sächsischer Generalstabsarzt und Leibarzt. Das von ihm angegebene Sarsaparilla-Dekokt hat mit dem später nach ihm benannten nichts zu tun.

Un exemple remarquable d'un éléphantiasis fut traité par enveloppement d'un bandage.

Comme remède bien efficace contre les douleurs rhumatismales, M. Biett emploie l'opium en dose de trois grains par jour[5].

Il me fut impossible de suivre plus longtemps la visite de M. Biett parce que ce médecin faisait des visites très irrégulières et n'était pas responsable de la clinique pendant notre séjour à Paris.

M. Alibert[6], qui commença à la clinique le 27 avril, nous exposa son nouveau système lors de la première leçon. Il reconnaît pour l'instant la classification suivante: 1) les érythèmes; il compte dans cette classe l'érythème produit par l'influence du soleil, les combustions, les engelures, la pellagre, etc., 2) les exanthèmes aigus contagieux, 3) les teignes, 4) les dartres, 5) les éruptions scrofuleuses, 6) les éruptions vénériennes, 7) les éruptions scorbutiques, 8) la gale, 9) un grand nombre de maladies de la peau qui ont des caractères différents des classes indiquées ci-dessus.

Je ne sais si ce système suffit à ce qu'on peut attendre d'une classification des maladies de la peau. Toutefois, il me paraît que cette manière d'envisager cette sorte de maladie est d'une grande utilité pratique.

J'ai appris dans une autre leçon de M. Alibert que ce professeur aime surtout former des systèmes, décrire une grande variété de formes plutôt que de s'occuper sérieusement de la description exacte de chaque exanthème. Il paraît surtout qu'il néglige de modifier son traitement en fonction de la différence du caractère de l'exanthème.

---

[5] Zu Bietts dermatologischen Ansichten vgl. v. a. CAZENAVE, P.-L.-Alphée / SCHEDEL, Henri-Edouard: Abrégé des maladies de la peau d'après les auteurs les plus estimés, et surtout d'après les documents puisés dans les leçons cliniques de M. Biett, Paris 1829.

[6] Jean-Louis-Marie Baron Alibert (1766-1837), 1799 Dr. med. (Paris), 1801 médecin-adjoint am Hôpital Saint-Louis, 1807 Chefarzt und Gründer einer Spezialklinik für Hautkrankheiten, 1823 Prof. der Therapie in Paris, 1824 ordentlicher Leibarzt von König Charles X. CALLISEN 1 (1830), S. 98-106, 26 (1838), S. 32-35. Arch. gén. de méd. Par., 1838, I, pp. 251-254. Gaz. méd. de Par. 7, 1839, 2e série, pp. 193-198. PARISET, Etienne: Discours prononcé aux funérailles de J.-L. Alibert, Histoire des membres de l'Académie Royale de médecine, vol. 2, Paris 1845, pp. 493-500. DECHAMBRE, 1ère série, 3 (1865), pp. 7-9. ALFARIC, Achille: J.-L. Alibert, fondateur de la dermatologie en France, sa vie, son œuvre, 1768-1837, Paris 1917. BRODIER, Léon: J.-L. Alibert, médecin de l'Hôpital Saint-Louis, Paris 1923. MOLINERY, Raymond: Alibert, hydrologue, Bull. Soc. Fr. Hist. Méd. 18, 1924, pp. 32-39. Brit. med. J., 1925, I, p. 372. BLÄ 1 (1929), S. 88 f. DBF 1 (1932), pp. 1510-1516. BONNET-ROY, F.: Le centenaire de J.-L. Alibert, Hippocrate 6, 1938, pp. 20-36. BUTTERSACK, Felix: Zur Erinnerung an J. L. Alibert, Sudhoffs Arch. Gesch. Med. 30, 1938, S. 279-281. Alibert, Parisian dermatologist, J. Amer. med. Ass. 184, 1963, pp. 419-420. GOSHEN, Charles E.: The psychology of Jean-Louis Alibert, J. Hist. behav. Sci. 2, 1966, pp. 357-370. MARMELZAT, Willard L.: Baron Jean-Louis Alibert, his life, his times, his legacy, Cutis 19, 1977, pp. 355-358. DAHM, Susanne: Frühe Krankenbildnisse, Alibert, Esquirol, Baumgärtner, Diss. med., Kölner med. hist. Beitr. 21, Köln 1981, S. 9-94. BONUZZI, Luciano: Il problema scientifico e la condizione umana sul trattato di dermatologia di Alibert, La Puglia nell'evoluzione del pensiero medico e scientifico, tecnologia e medicina, ed. di G. JACOVELLI, Società italiana di storia della medicina, Taranto 1984, pp. 263-272. EVERETT, M. A.: Jean Louis Alibert, the father of French dermatology, Int. J. Dermatol. 23(5), 1984, pp. 351-356. CIVATTE, J. e. a.: Jean-Louis Alibert, fondateur de la dermatologie française, médecin-chef de l'Hôpital Saint-Louis, premier médecin ordinaire des rois Louis XVIII et Charles X, membre de l'Académie de Médecine, Villefranche-de-Rouergue 1987. BORONI, G. / BALDRY, A.: The language of dermatology from Robert Willan to Alibert, Am. J. Dermatopathol. 12(6), 1990, pp. 617-621. LAURIERE, Raymond: D'Alibert à Girou ou les lettres d'un patron à son interne, Hist. Sci. Méd. 24(2), 1990, pp. 105-110. HUGUET (1991), pp. 9-11.

Ce professeur a d'ailleurs, au moins lors des premières leçons, une foule d'auditeurs, qu'il attire encore par sa charlatanerie bizarre qui le pousse à donner ses leçons sous les arbres devant sa maison, ceux-ci étant alors ornés de tableaux qui représentent des maladies de la peau.

Dans le même hôpital se trouve la section des maladies scrofuleuses *de M. Lugol*[7] dont j'ai extrait de deux de ces mémoires les principes du traitement de ces malades. Pendant une de ses visites, j'ai vu plusieurs beaux cas de guérison. Il m'a semblé que M. Lugol fait surtout usage de l'application externe du iode.

J'ai assisté une fois à une visite dans la section chirurgicale *de M. Richerand*[8], mais je n'y ai rien trouvé de remarquable. M. Richerand ne fait pas non plus de cours et sa visite n'est pas suivie.

Hôpital de la Salpêtrière

Ce vaste établissement qui contient ordinairement 7 000 personnes renferme en son sein un hospice et un hôpital[1]. On y admet des femmes d'âge avancé ou affectées de maladies incurables

---

[7] Jean-Guillaume-Auguste Lugol (1786-1851), 1812 Dr. med. (Paris), Arzt am Hôpital Saint-Louis, führte die Jodtherapie gegen die Skrofulose ein. CALLISEN 11 (1832), S. 518-520, 30 (1842), S. 145. SACHAILE (1845), p. 443-444. DECHAMBRE, 2e série, 3 (1876), p. 175. BUCHANAN, J. Arthur: Lugol, his work and his solution, Ann. med. Hist. 10, 1928, pp. 202-208. BLÄ 3 (1931), S. 863 f. ACKERKNECHT (1986), p. 224.

[8] Anthelme-Balthazar Baron Richerand (1779-1840), 1799 Dr. med. (Paris), 1800 chirurgien adjoint am Hospice du Nord (Saint-Louis), 1807 Prof. der äusseren Pathologie in Paris, 1818 Prof. der operativen Medizin. BUSQUET, Paul: Richerand, Les biographies médicales, Paris 1831, pp. 153-164. CALLISEN 16 (1833), S. 66-76, 31 (1843), S. 437-439. Gaz. méd. de Par., 1841, 2e série, pp. 433-440. Gaz. d. hôp. Paris, 1850, 3e série, II, pp. 598-600. DUBOIS, E.-Frédéric: Eloge de Richerand, Mém. Acad. de méd. 16, 1852, pp. 79-104. DUBOIS, E.-Frédéric: Eloges, Paris 1864, vol. 1, pp. 165-218. Ann. univ. di med., Milano, 1868, 203, pp. 348-353. DECHAMBRE, 3e série, 5 (1877), pp. 21-24. BLÄ 4 (1932), S. 796 f. DENIER, André: Richerand, médecin consultant de Stendhal, Presse méd. 67, 1958, pp. 198-200. Hist. Méd. 8(10), p. 37. AMERIO, Adriana: Sensibilità ed irritabilità nella dottrina vitalistica di Anthelme Richerand, Med. nei Secoli 9, 1972, pp. 23-28. Ders.: Il meccanismo della generazione secundo Anthelme Richerand, Med. nei Secoli 10, 1973, pp. 171-177. HUGUET (1991), pp. 411-413.

[1] Zur Geschichte der Psychiatrie in Frankreich und in Paris: SEMELAIGNE, René: Les grands aliénistes français, Paris 1894. RAYNIER, J. / BEAUDOIN, H.: L'aliéné et les asiles d'aliénés, Paris 1930. SEMELAIGNE, René: Les pionniers de la psychiatrie française avant et après Pinel, 2 vol., Paris 1930/1932. RAYNIER, J. / BEAUDOIN, H.: L'assistance psychiatrique française, Melun 1949. FOUCCAULT, Michel: Folie et déraison, histoire de la folie à l'âge classique, Paris 1961. BARUK, Henri: La psychiatrie française de Pinel à nos jours, Paris 1967. PELICIER, Yves: Histoire de la psychiatrie, Paris 1971. AUTEL, Gérard: Histoire des institutions publiques, Paris 1974. FISCHER, Jean-Paul: Réflexions sur l'évolution des institutions psychiatriques, Mémoire d'Assistanat, Rennes 1976.

Zur 1656 gegründeten Salpêtrière für geisteskranke Frauen: BOUCHER, Louis: La Salpêtrière, son histoire de 1654 à 1790, ses origines et son fonctionnement au 18ème siècle, Progrès méd., Paris 1883. HENRY, Marthe: La Salpêtrière sous l'Ancien Régime, les origines de l'élimination des antisociaux et de l'assistance aux aliénés chroniques, Diss. med., Paris 1922. GUILLAN, Georges / MATHIEU, P.: La Salpêtrière, Paris 1925. Hospice de la Salpêtrière, Revue thérapeutique 4, 1936, pp. 104-113, 136-144, 168-177, 199-208. ESCHENLAUER, Georges: La Salpêtrière et son église Saint-Louis, Paris 1938. LARGUIER, Leo: La Salpêtrière, Les vieux hôpitaux français 7, Lyon 1939. COUTEAUX, Jean: L'histoire de la Salpêtrière, Revue hospitalière de France 9, 1944, pp. 106-127. VALLERY-RADOT (1947), pp. 109-116. HAUTECŒR, Louis: L'architecture hospitalière et la Salet d'infirmités. Une section à part reçoit les femmes atteintes d'aliénation mentale. Le médecin le plus distingué de cet établissement est *M. Rostan*[2], qui a quelques salles en clinique interne; il a commencé au mois de mars des leçons sur les maladies internes. J'ai suivi plusieurs fois la visite de ce professeur. Il professe hautement les nouveaux principes de la médecine française, c'est-à-dire qu'il soutient la non-existence d'une maladie dynamique, que toutes les maladies sont dues à une altération d'un organe quelconque, et que ce ne sont que nos examens incomplets qui font que nous ne trouvons pas toujours des altérations organiques. M. Rostan s'occupe surtout des maladies du cerveau. Il fait un très bon diagnostic de ces maladies, mais, comme presque tous les médecins français, il aime mieux parler de la pathologie que de la thérapie des maladies. Ce médecin a écrit «Hygiène», un ouvrage très estimé, rédigé avec beaucoup d'emphase[3].

Magendie[4] et Lallement[5] étaient les chirurgiens; plus tard, le premier reçut des salles de médecine à l'Hôtel-Dieu.

---

pêtrière, Méd. de Fr. 96, 1958, pp. 21-36. LECLAINCHE, X.: La Salpêtrière à travers trois siècles d'histoire, Sem. Hôp. Paris 34, 1958. HURWITZ, L. J.: L'Hôpital de la Salpêtrière, Paris, Brit. med. J., 1962, I, pp. 1196-1197. GELLER, Guido: Die Geriatrie an der Salpêtrière von Pinel bis Charcot, Diss. med., Zürich 1965. Hist. Méd. 15, novembre, décembre 1966, 16, janvier, février, mars 1966. JETTER, Dieter: Zur Typologie des Irrenhauses in Frankreich und Deutschland (1780-1840), Wiesbaden 1971, S. 28 f, 32-38. SEIDLER (1971), S. 73-79. La Salpêtrière hier et aujourd'hui, L'Hôpital de Paris, numéro spécial, août 1982. Méd. Paris (1984), pp. 127-130. SIMON, Nadine / FRANCHI, Jean: La Pitié-Salpêtrière, Paris 1986. IMBERT, Jean: L'Hôpital général et la Salpêtrière aux 17ème et 18ème siècles, Société internationale d'histoire de la psychiatrie et de la psychoanalyse, deuxième colloque, Paris 1987. GOLDBLATT, D.: The Salpêtrière wives, Semin. Neurol. 10(3), 1990, pp. 113-117. WEINER, Dora B.: Les femmes de la Salpêtrière, trois siècles d'histoire hospitalière parisienne, Gesnerus 52, 1995, pp. 20-39.

[2] Léon-Louis Rostan (1790-1866), 1812 Dr. med. (Paris), 1816 Arzt an der Salpêtrière, klinischer Lehrer, 1833 Prof. der klinischen Medizin in Paris. CALLISEN 16 (1833), S. 329-334, 32 (1844), S. 12 f. J. d. conn. méd. prat. 33, 1866, pp. 461-463. Union méd. 32, 1866, 2e série, pp. 55-63. VIGLA, Eugène-Napoléon: Discours prononcé sur la tombe de M. le professeur Rostan, Paris 1866. BEHIER, Louis-Jules: Eloge du professeur Rostan, Paris 1867. BECLARD, Jules: Notice sur la vie et les travaux de M. Rostan, lue dans la séance de l'Académie de médecine le 17 décembre 1867, Mém. Acad. de méd. 28, 1867/68, pp. 145-212. France méd. 14, 1867, pp. 793-796. Gaz. hebd. de méd. et de chir., 1867, 2e série, IV, pp. 805-810. Gaz. méd. de Par. 22, 1867, pp. 519, 533. Rev. de thérap. méd.-chir. 34, 1867, pp. 501, 528, 558. Union méd., 1867, 3e série, III, pp. 287, 302, 317. BEHIER, Louis-Jules: Eloge de Rostan, prononcé dans la séance annuelle de la Faculté de médecine, Gaz. méd. de Par. 24, 1867. DECHAMBRE, 3e série, 5 (1877), pp. 238-240. BECLARD, Jules: Notices et portraits, éloges lus à l'Académie de médecine, Paris 1878, pp. 136-165. FIESSINGER, Charles-Albert: La thérapeutique de Louis Rostan, Thérapie des vieux maîtres, Paris 1897, pp. 322-327. BLÄ 4 (1932), S. 887. BUSQUET, Paul / GILBERT, A. / GENTY, Maurice: Les biographies médicales 9, Paris 1935, pp. 81-96. ROUSSEAU, Alain: L'analyse diagnostique de l'apoplexie par les médecins de l'école de Paris au début du XIXe siècle, Castalia 21, 1965, pp. 11-24. GRMEK, Mirko D. / ROUSSEAU, Alain: L'œuvre cardiologique de Léon Rostan, Rev. Hist. Sci. 19, 1966, pp. 29-52. JARCHO, Saul: Rostan on asthma in the aged (cardiac asthma), 1818, Amer. J. Cardiol. 23, 1969, pp. 584-587. Dict. scient. biogr. 11 (1975), pp. 559-560. ACKERKNECHT (1986), pp. 147-148. HUGUET (1991), pp. 423-425.

[3] ROSTAN, Léon-Louis: Cours élémentaire d'hygiène, 2 vol., Paris 1821/1822.

[4] François Magendie (1783-1855), Arzt am Hôtel-Dieu, Prof. der Physiologie und allgemeinen Pathologie am Collège de France in Paris, vgl. S. 525 f.

[5] André-Marie Lallement (1750-1834), Dr. med. (Paris), 1795 Prof. der klinischen und operativen Medizin in Paris. CALLISEN 11 (1832), S. 5 f, 29 (1841), S. 417 f. RICHERAND, Anthelme Balthazar: Discours sur la tombe de Lallement, Paris 1835. DECHAMBRE, 2e série, 1 (1876), pp. 187-188. BLÄ 3 (1931), S. 653. HUGUET (1991), pp. 263-264.

L'établissement pour les aliénés fut autrefois dirigé par *Pinel*[6]; *M. Esquirol*[7] lui succéda, lequel fut ensuite remplacé par M. Pariset[8], médecin célèbre par ses travaux sur la peste, maladie qu'il avait observée pendant un long séjour en Egypte[9]. M. Esquirol a fait longtemps un cours clinique sur les maladies mentales; son successeur, en revanche, ne l'a pas poursuivi. Je ne me permets pas un jugement sur le médecin actuel, car je n'ai suivi qu'une seule fois sa visite; mais quant à l'établissement, je ne saurais que blâmer le mauvais traitement des malades.

Outre quelques nouvelles salles, destinées surtout aux maladies corporelles, les autres bâtiments, appelés petites maisons, sont vraiment détestables. Il y a plusieurs rangées de maisons d'un seul étage qui ne contiennent qu'une petite chambre sans décoration; il n'y a qu'un mauvais lit, une petite fenêtre grillagée donne un peu de jour dans la chambre, la porte est petite et épaisse, fermée de verroux de fer très solides. Les chambres ne peuvent pas être chauffées en hiver. Ce sont en fait des chambres plus propres à y enfermer des bêtes féroces que des hommes. Les gardes-malades traitent les malades sans pitié. Voilà la description d'un établissement qui est tant vanté dans le monde entier!

Hospice de Bicêtre

L'Hospice de Bicêtre est à une lieue environ de la Barrière de Fontainebleau[1]. Ce grand établissement a changé plusieurs fois d'utilisation; il fut d'abord château fort, puis, sous Louis XIII,

---

[6] Philippe Pinel (1745-1826), Prof. der Medizin in Paris und Begründer der modernen Psychiatrie am Bicêtre und an der Salpêtrière.

[7] Jean-Etienne-Dominique Esquirol (1772-1840), Pariser Psychiater, vgl. S. 515 f.

[8] Etienne Pariset (1770-1847), 1805 Dr. med. (Paris), beobachtete 1819/20 das Gelbe Fieber in Cadix, 1821/22 in Barcelona, 1814 Arzt am Bicêtre, 1826 Prof. der inneren Medizin und Arzt an der Salpêtrière, 1828/30 Studienreisen für Pestuntersuchungen nach Ägypten, 1833 Chefarzt an der Salpêtrière. CALLISEN 14 (1833), S. 306-310, 31 (1843), S. 150-152. SACHAILE (1845), pp. 508-510. Bull. Acad. de méd. 12, 1846/47, pp. 877-885. Arch. gén. de méd., 1847, III, pp. 281-285. Le Moniteur universel, 8.7.1847, p. 1942. Mém. Acad. de méd. 13, 1847, pp. 42-70. Gaz. méd. de Par. 5, 1850, 3e série, 1850, pp. 295, 335. DUBOIS, Frédéric-E.: Pariset, Eloges lus dans les séances publiques de l'Académie de médecine 1, Paris 1864, pp. 1-52. DECHAMBRE, 2e série, 21 (1885), p. 342. BLÄ 4 (1932), S. 506. SUSSMANN, George D.: Etienne Pariset, a medical career in government under the Restauration, J. Hist. Med. 26. 1971, pp. 52-74. LEMAIRE, Jean-François: A partir de trois lettres, un moment peu connu de la carrière de Pariset, Hist. Sci. Méd. 19(1), 1985, pp. 71-75.

[9] PARISET, Etienne: Eclaircissements communiqués à l'Académie royale de médecine dans sa séance générale du 5 juin 1827, en réponse aux allégations consignées dans le rapport précédent, contre la commission médicale envoyée à Barcelone en 1821, Paris 1827. Ders.: Lettre sur l'expédition médicale d'Egypte, La Clinique 12(1), septembre 1829, pp. 75-79. Ders.: Discours sur mon voyage en Egypte, Revue méd. 3, août 1831, pp. 323-335. Vgl. auch ACKERKNECHT, Erwin H.: Anticontagionism between 1821 and 1867, Bull. Hist. Med. 22, 1948, pp. 562-593. HOFFMANN, François: La peste à Barcelone, Paris 1964.

[1] Zum 1656 als Irrenhaus für Männer gegründeten Hospice de Bicêtre: Observation d'un voyageur anglais sur la maison de force appelée Bicêtre, suivie de réfléxions sur les effets de la sévérité des peines et sur les législations criminelles de Grande-Bretagne, imité de l'anglais par le Comte de MIRABEAU, Paris 1788. MILLET, Alexandre-Auguste: Coup d'œil historique et médical sur Bicêtre, Paris 1842. RICHARD, Emile: Histoire de l'Hôpital de Bicêtre (1250-1791), une des maisons de l'Hôpital général de Paris, Diss. med., Paris 1889. BRU, Paul: Histoire de Bicêtre, hospice, prison, asile, d'après les documents historiques, Paris 1890. FRANCK-FUNCK-BRENTANO / MARINDAZ, Georges: L'Hôpital général Bicêtre, Les vieux hôpitaux français 3, Lyon 1938. DELAMARE-RICHE, Thérèse: Les vénériens à Bicêtre, Diss. med., Paris 1942. VALLERY-RADOT (1947), pp. 101-107.

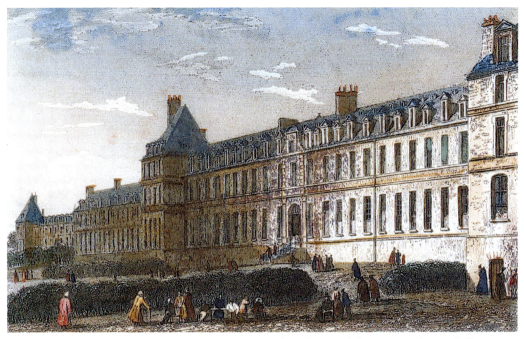

Hof des 1656 gegründeten Hospice de Bicêtre in Paris, Irrenhaus für männliche Patienten (Musée de l'Assistance Publique – Hôpitaux de Paris).

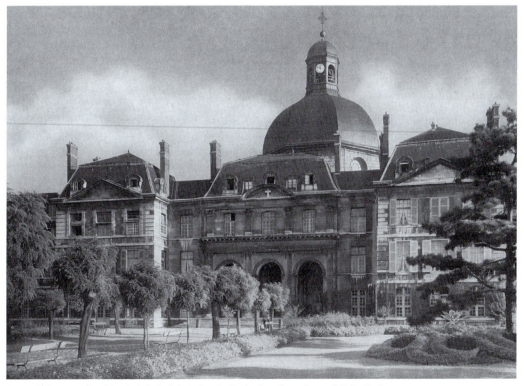

Der 1656 gegründete Hôpital de la Salpêtrière in Paris, Irrenhaus für weibliche Patienten.

hôtel d'invalides et, sous Louis XIV[2], asile pour les mendiants. On peut donc bien croire que cet établissement a une très grande renommée; il est fort bien situé au sommet d'une colline. Il est constitué de trois parties: 1) *La prison*, où sont enfermés les condamnés aux fers et à la détention jusqu'au moment de subir leur peine. Cette partie est tout-à-fait séparée de l'hospice; on voit cependant les gardiens, les grilles fortes, choses qui ne font pas bonne impression sur les malades. 2) *L'Hospice des vieillards* est le pendant pour les hommes de l'Hospice de la Salpêtrière pour les femmes. 3) *Les maisons des fous* sont seulement destinées à recevoir des hommes.

Comme à la Salpêtrière, à Bicêtre, les divers bâtiments sont séparés les uns des autres par de grandes cours plantées d'arbres. Près de l'entrée de l'établissement, on peut voir un puits de 133 pieds de profondeur et de 15 pieds de diamètre; les grands tonneaux sont mus par des employés de l'établissement, nuit et jour. L'eau coule dans un vaste réservoir de 70 pieds de carré et de 8 pieds et demi de profondeur. Par des canaux, l'eau est ensuite amenée dans les divers bâtiments et surtout dans la cuisine; cette fontaine fournit de l'eau pour 6 000 âmes. Non loin de la fontaine se trouve la lingerie; les étoffes sont déposées dans une salle très propre et superbe. Le budget pour l'achat du linge de l'année passée est de 304 000 francs; il y a un étendage fixé entre les murs pour sécher le linge. La cuisine est belle et propre; l'eau qu'on y utilise en abondance est amenée par des tuyaux jusqu'aux poêles de sorte qu'on n'a besoin que de tourner le robinet pour les remplir. On nous dit qu'on consomme tous les jours dans cet établissement 1 500 livres de viande, 2 000 pintes d'eau, 150 livres de légumes, 50 livres de sel, 1 800 pains de 2 à 4 livres. Nous avons vu quelques salles d'infirmes qui sont de plein-pied; les lits sont de bois, pour la plupart, munis de rideaux; je ne crois pas qu'on puisse bien aérer ces appartements. Il y a 800 lits pour les infirmes, d'après ce que notre guide nous a dit; mais d'après le guide de Paris, l'hospice compte 4 000 pensionnaires.

Il y a un assez grand nombre d'ateliers dans lesquels s'occupent les infirmes bien-portants. Sans doute est-il bien convenable de donner l'occasion aux habitants d'un tel établissement de s'occuper, mais il faut qu'on choisisse alors un local sain et bien aéré et non pas des chambres étroites et humides comme on en trouve à Bicêtre.

Il faut s'adresser aux bureaux de l'administration pour obtenir la permission de voir la section des insensés. On y a séparé les incurables de ceux qui subissent encore un traitement. Les bâtiments de cette section sont neufs pour la plupart. On a suivi pour leur construction l'idée qui paraît actuellement prédominer dans toute la France, à savoir l'isolement de tous ceux qui ne sont pas tout-à-fait tranquilles. Toutes les chambres sont donc, comme à Montpellier, au rez-de-chaussée; elles ne contiennent qu'un seul lit. Une solide porte les ferme et une petite fenêtre, donnant sur un corridor et grillagée, donne peu de jour. Les cours sont vastes et agréablement plantées d'arbres et de fleurs. Il y a aussi des dortoirs qui contiennent beaucoup de lits et où se trouvent les plus tranquilles. Il se trouve généralement 700 fous dans l'établissement. Les bains sont beaux. L'eau provient d'une ouverture qui se trouve au fond de la baignoire.

L'Hospice et le château de Bicêtre au commencement du XIXe siècle, Hist. Méd., janvier, février, mars, avril, mai, décembre 1965. JETTER, Dieter: Zur Typologie des Irrenhauses in Frankreich und Deutschland (1780-1840), Wiesbaden 1971, S. 27 f, 30-38. SEIDLER (1971), S. 81-83. GATEAU, J.: Le traitement médico-pédagogique à Bicêtre au XIXe siècle, Cah. Enfance Inadapt. 273, 1984, pp. 11-19. Méd. Paris (1984), pp. 124-126. DELAMARE, Jean / DELAMARE-RICHE, Thérèse: Le grand renfermement, histoire de l'hospice de Bicêtre 1657-1974, Paris 1990.

[2] Ludwig XIII. (1601-1643), 1610-1643 König von Frankreich. Ludwig XIV. (1638-1715), «Roi Soleil», 1643-1715 König von Frankreich.

M. Ferrus[3] est médecin pour les fous, M. Murat[4] médecin pour les infirmes. Cinq à six élèves habitent l'hôpital.

Hospice des fous de Charenton

L'Hospice des fous de Charenton [1], fondé en 1644, se trouve à deux lieues de Paris. Il n'y a que 60 lits financés par le gouvernement. Les autres sont occupés par des personnes qui paient des pensions annuelles de 650 à 1 300 francs. L'établissement reçoit des malades des deux sexes qui sont cependant bien séparés. Les calmes couchent ensemble dans des salles assez grandes et qui sont très propres; ils se promènent dans de vastes cours ou dans des jardins agréables. On cherche à les occuper; d'autres sont isolés, mais ils habitent des chambres plus ou moins belles, selon le paiement. Il y a de nouveaux bâtiments avec une galerie où l'on jouit d'une très belle vue. Les chambres de cette division sont superbes, très claires. Elles sont au rez-de-chaussée sans que les fenêtres soient grillagées. Les salles où les habitants de cette division se rassemblent sont fort bien meublées. Les malades qui occupent cette division payent 1 500 francs. Le célèbre Esquirol[2] est le médecin de cet hôpital, et c'est chez lui qu'il faut se présenter pour obtenir la per-

---

[3] Guillaume-Marie-André Ferrus (1784-1861), 1804 Dr. med. (Paris), Militärchirurg, 1818 Arzt an der Salpêtrière in Paris, 1826 Chefarzt der Abteilung für Geisteskranke am Bicêtre, 1830 konsultierender Arzt des Königs, 1835 Inspecteur général der Irrenhäuser, 1840 Inspektor des Gesundheitsdienstes in den Gefängnissen. CALLISEN 6 (1831), S. 246 f, 28 (1840), S. 29. SACHAILE (1845), pp. 288-290. Bull. Acad. de méd. 26, 1860/61, p. 493. J. d. conn. méd. prat. 28, 1861, p. 125. DECHAMBRE, 4e série, 1 (1877), pp. 727-728. Ann. méd.-psych. 20, 1878, 5e série, p. 240. MOTET, Auguste: Eloge de G. Ferrus, Paris 1878. SEMELAIGNE, René: Les grands aliénistes français, vol. 1, Paris 1894 pp. 213-278. Ders.: Les pionniers de la psychiatrie française avant et après Pinel, vol. 1, Paris 1930, pp. 151-164. BLÄ 2 (1930), S. 510 f. DBF 13 (1975), p. 1159. DUBOIS, J. C.: L'aliéné et la société, d'après Esquirol et Ferrus, Ann. méd.-psych. 146(9), 1988, pp. 817-820.

[4] A.-L. Murat (gest. 1837), Militärchirurg, Chirurgien adjoint an der Salpêtrière in Paris, 1803 Dr. med. (Paris), 1823 Prof. der Medizin und gleichzeitig Dozent für Geburtshilfe. CALLISEN 13 (1833), S. 370-372, 30 (1842), S. 494. DECHAMBRE, 2e série, 10 (1876), p. 474. BLÄ 4 (1932), S. 303 f.

[1] Zum 1645 als Irrenhaus eingerichteten Kloster und Asyl von Charenton, heute Hôpital Esquirol: GIRAUDY, Charles-François-Simon: Mémoire sur la Maison nationale de Charenton, exclusivement destinée au traitement des aliénés, Paris 1804. ESQUIROL, Jean-Etienne: Rapport statistique sur la Maison royale de Charenton (1826-1828), Ann. d'hyg. publ., 1829, I, pp. 101-151. Ders.: Mémoire historique et statistique sur la Maison royale de Charenton, Ann. d'hyg. publ. 13, 1835, pp. 5-192. Ders.: Des maladies mentales, vol. 2, Paris 1838, pp. 203-227. STRAUSS, Charles: La Maison Nationale de Charenton, Paris 1900. LELY, Gilbert: Vie du Marquis de Sade, Paris 1965. JETTER, Dieter: Zur Typologie des Irrenhauses in Frankreich und Deutschland, Wiesbaden 1971, S. 38-44. SEIDLER (1971), S. 84-87. LEHALLE, Albert: Contribution à l'Histoire de la médecine, la Maison de Charenton, Diss. med., Paris 1972. RICHARD, M. G.: L'histoire oubliée de Charenton-Saint-Maurice, Charenton 1972. Méd. Paris (1984), p. 141-142. SEVESTRE, Pierre: Eloge de la Maison de Charenton, L'Information Psychiatrique 52.3, 1976, pp. 361-369. Maison Royale de Charenton, 3 octobre 1838, Cent cinquantième anniversaire 1838-1988, Suppl. au Journal du CHS Esquirol, Saint-Maurice, septembre 1988. PINON, P.: L'Hospice de Charenton, temple de la raison ou folie de l'archéologie, Liège 1989. SEVESTRE, Pierre: La Maison de Charenton, de la fondation à la reconstruction (1641-1838), Hist. Sci. Méd. 25(1), 1991, pp. 61-71.

[2] Jean-Etienne-Dominique Esquirol (1772-1840), Schüler Pinels, 1799 Gründer einer Privatirrenanstalt für Wohlhabende, 1805 Dr. med. (Paris), 1811 Arzt an der Salpêtrière, 1823 Inspecteur général de l'université, 1825 Direktor des Hospice de Charenton. CALLISEN 6 (1831), S. 119-124, 27 (1839), S. 479 f. Bull. Acad. de méd. 4,

mission d'assister à sa visite. Il fut bien intéressant pour nous de voir le traitement de ce célèbre médecin dont nous avions vu des disciples en plusieurs endroits de France et d'Italie. Je remarque ici que l'établissement pour les fous du duché de Modène a été admirablement construit sous la direction d'un disciple d'Esquirol[3].

1840/41, pp. 329-340. Ann. d'hyg. publ. 25, 1841, pp. 5-10. FALLRET, Jean-Pierre: Discours prononcé sur la tombe de M. Esquirol, le 14 décembre 1840, Paris 1841. Gaz. méd. de Par. 9, 1841, pp. 1-6. Arch. gén. de méd., 1841, I, pp. 113-119. Ann. méd.-psych. 5, 1845, pp. 303-311. PARISET 2 (1845), pp. 424-475. FLEMMING, Karl Friedrich: J. E. D. Esquirol, Allg. Zschr. Psych. 2, 1845, S. 519-522. DANNER, Léon: Etude sur Esquirol, son influence sur la marche de la pathologie mentale, Diss. med., Paris 1858. Ann. méd.-psych., 1863, 4e série, I, pp. 68-86. DECHAMBRE, 1ère série, 36 (1888), p. 91. SEMELAIGNE, Réné: Les grands aliénistes français, vol. 1, Paris 1894, pp. 119-212. Ders.: Une consultation d'Esquirol, Bull. Soc. Fr. Hist. Méd. 9, 1910, pp. 192-197. RITTI, Antoine: Histoire des travaux de la Société médico-physiologique et éloges de ses membres, vol. 2, Paris 1914, pp. 470-499. BLÄ 2 (1930), S. 437-439. SEMELAIGNE, René: Les pionniers de la psychiatrie française avant et après Pinel, vol. 1, Paris 1930, pp. 124-140. AMDUR, M. K. / MESSINGER, E.: Esquirol, Amer. J. Psych., 1939, pp. 96-129. EY, Henri: J.-E.-D. Esquirol, Grosse Nervenärzte, hrsg. von Kurt KOLLE, Bd. 2, Stuttgart 1959, S. 87-97. CADORET, Michel: Esquirol et la statistique médicale, Diss. med., Paris 1969. BARUK, Henri: L'œuvre de Pinel et d'Esquirol devant «l'antipsychiatrie», Bull. Acad. Nat. Méd. 155, 1971, pp. 205-215. DE CAPRARIIS, E.: La scuola psichiatrica parigina del primo Ottocento e la nosografia di Esquirol, Minerva med. 62, 1971, pp. 1439-1448. DUMAS, Monique: Etienne Esquirol, sa famille, ses origines, ses années de formation, Toulouse 1971. MORA, George: On the bicentenary of the birth of Esquirol, the first complete psychiatrist, Amer. J. Psych. 79, 1972, pp. 562-567. SCHRENK, Martin: Pathologie der Passionen, zur Erinnerung an J.-E.-D. Esquirol, Nervenarzt 44, 1973, S. 195-198. LEGEE, Georgette: Evolution de l'étude clinique, sociale et juridique de l'aliénation mentale sous l'impulsion de Jean-Etienne-Dominique Esquirol, médecin aliéniste d'origine toulousaine, 96e Congrès national des Sociétés Savantes, Toulouse 1971, Comptes rendus, Paris 1974, Histoire des sciences 1, pp. 63-81. DBF 13 (1975), pp. 43-44. GOUREVITCH, Danielle / GOUREVITCH, Michel: Eugène Hugo et le Docteur Esquirol, Riv. Stor. Med. 20, 1976, pp. 9-50. SZAPIRO, Elio: Pinel et Esquirol, quelques commentaires sur les débuts d'une amitié, Ann. méd.-psych. 2(1), 1976, pp. 59-61. GOUREVITCH, Michel: Esquirol et la lypemanie, naissance de la dépression mélancholique, Les voies nouvelles de la dépression, ed. de Pierre PICHOT, Paris/New York 1978, pp. 12-18. DAHM, Susanne: Frühe Krankenbildnisse, Alibert, Esquirol, Baumgärtner, Diss. med., Kölner med. hist. Beitr. 21, Köln 1981, S. 97-124. GOUREVITCH, Michel: Esquirol et la médicalisation de la psychiatrie, théorie médicale et pratique clinique, 27th Int. Congr. Hist. Med., Barcelona 1980, Barcelona 1981. LEDERMANN, François: La psychiatrie française et les médicaments, Pomme, Pinel, Esquirol, Morel, Rev. Hist. Pharm. 29(254), 1982, pp. 189-206. ACKERKNECHT (1986), pp. 216-217. LEGEE, Georgette: Jean-Etienne-Dominique Esquirol, la personnalité d'un élève de Philippe Pinel, Hist. Sci. Méd. 22, 1988, pp. 159-167. WEINER, Dora B.: Un registre inédit de la première clinique psychiatrique à Paris entre 1802 et 1808, Jean-Etienne-Dominique Esquirol et ses malades, 31th Int. Congr. Hist. Med., Bologna 1988, pp. 543-550. Dies.: Esquirol's patient register, the first private psychiatric hospital in Paris, 1802-1808, Bull. Hist. Med. 63(1), 1989, pp. 110-120. ABOUDRAR, Bruno-Nassim: A propos de l'iconographie clinique d'Esquirol, Frénésie 8, 1989, pp. 139-178. SCHUBERT, Udo: Die «Irrenporträts» von Géricault für Dr. Georget (1822/23), Diss. med., Kölner med. hist. Beitr. 50, Köln 1989. BARUK, Henri: L'œuvre d'Esquirol et la régression actuelle, Hist. Sci. Méd. 25(2), 1991, pp. 155-158. CRAPLET, Michel: L'architecture dans les textes d'Esquirol, Hist. Sci. Méd. 25(1), 1991, pp. 73-77. GODDERIS, J.: Doorwerking en verdere transformatie van de antieke psychiatrische nosotaxie in de nosografie van Philippe Pinel en Jean-Etienne-Dominique Esquirol, Acta Belg. Hist. Med. 4(4), 1991, pp. 183-190. LEFEBVRE, Pierre: Le traité des maladies mentales d'Esquirol, cent cinquante ans après, Hist. Sci. Méd. 25(2), 1991, pp. 169-174. LEGEE, Georgette: Jean-Etienne-Dominique Esquirol, la personnalité d'un élève de Philippe Pinel, Hist. Sci. Méd. 25(2), 1991, pp. 159-166. POSTEL, M.: Esquirol et la monomanie homicide, Hist. Sci. Méd. 25(2), 1991, pp. 181-186. GOUREVITCH, Michel: Esquirol clinicien, L'approche clinique en psychiatrie, ed. par Pierre PICHOT et W. REIN, vol. 1, Paris 1992, pp. 31-46.

[3] Antonio Galloni (1794-1855), Dr. med. (Paris), Direktor des Manicomio di San Lazzaro bei Reggio nell'Emilia.

M. Esquirol soutient que *le traitement moral et intellectuel* doit être le soin principal du médecin qui s'est consacré au traitement des maladies mentales. En effet, on est surpris de voir avec quelle patience M. Esquirol écoute le babillage des fous, qu'il ne se fatigue pas de corriger les pensées perverses de ses malades, et de constater avec quelle indifférence il supporte la méchanceté des fous. On a tort de croire que M. Esquirol aime isoler tous ces malades, les enfermer chacun dans un appartement à part. Cependant, il les sépare des objets qui ont excité leur maladie, des parents, des serviteurs qu'ils détestent ou auxquels ils ne veulent point obéir. La séparation dans l'établissement se réduit aux furieux et aux fous qui inquiètent par leurs cris les autres malades. Il sépare de même les convalescents de tous les autres aliénés.

M. Esquirol n'emploie que très rarement la force. Il rejette entièrement les coups, les chaînes et autres mauvais traitements. Les seuls moyens de ce genre sont la camisole de force, la réclusion dans une cellule, la douche, etc. Les furieux qui se jettent hors du lit pendant la nuit sont attachés, et les paralytiques sont attachés à leur chaise quand ils sont sortis quelques fois par jour du lit.

Parmi les moyens hygiéniques, M. Esquirol fait couper les cheveux à tous les malades chez lesquels on remarque beaucoup de chaleur à la tête et un état habituel d'irritation ou de congestion dans cette partie. Il est rare qu'il refuse de donner à manger ou à boire aux malades, même pendant la nuit. Aux aliénés qui refusent obstinément des aliments, il fait faire des lavements de bouillon, injecté dans l'estomac; à l'aide d'une sonde, on introduit dans l'œsophage du lait, du bouillon et quelquefois du vin.

Moyens médicaux

Dans deux circonstances seulement, le médecin peut agir avec une certaine rigueur: c'est au début de la maladie, ou lorsque l'emploi des moyens rationnellement indiqués a été prolongé et que l'incurabilité est à craindre. Lorsque la phobie a passé à un état chronique après plusieurs années d'existence, si elle dégénère en démence, surtout si elle se complique en paralysie, il n'y a plus rien à tenter pour obtenir la guérison. Le médecin n'a plus en vue que de prolonger la vie, en prévenant et en combattant les accidents cérébraux ou autres qui peuvent la compromettre.

Les évacuations sanguines, générales ou locales, ne sont indiquées qu'en cas de congestion cérébrale ou succession d'un écoulement sanguin habituel. On emploirait des émissions sanguines dans l'état de fureur sans complication d'une pléthore, etc. Souvent dans ces cas, la perte du sang augmente les symptômes qui ne cessent que lorsque le malade a repris ses forces.

Les bains tièdes sont très souvent employés; rarement, en revanche on se sert de douches. Les applications froides sur la tête sont considérées comme d'excellents moyens calmants.

Les applications de moxas sur la tête ont permis plusieurs la guérison; pourtant, on a observé une fois une inflammation cérébrale mortelle. Souvent, la maladie ne change pas de forme. Il en est de même pour l'application du cautère actuel.

Lors de notre visite, un paralytique fut placé sur une chaise. Esquirol dit qu'il avait fait appliquer des sangsues le long de l'épine dorsale et que les symptômes de la paralysie paraissaient diminuer.

Comme nous demandions à M. Esquirol s'il avait essayé la strychnine dans les cas de paralysie, celui-ci nous répondit: *«La strychnine est un poison, elle tue.»*

Hôpital des Enfants Malades

Il se situe la rue de Sèvres, tout près de l'Hôpital Necker[1]. Cet établissement, très approprié pour l'étude des maladies infantiles, est confié aux soins de M. Guersant[2] et de M. Jadelot[3], tous deux praticiens distingués. J'ai plusieurs fois suivi avec plaisir la visite de ces médecins. *M. Guersant* donne chaque année un cours de clinique, mais, pendant l'hiver, il ne fait que la visite tous les jours. Ce médecin a beaucoup écrit sur les maladies des enfants. Il a écrit des remarques dans le «Dictionnaire de médecine pratique»[4]. L'observation des maladies ainsi que de fréquentes nécropsies lui ont prouvé que les inflammations forment la très grande majorité des maladies infantiles. J'eus l'occasion d'observer chez lui un grand nombre d'ophtalmies de différents caractères, mais c'était frappant de voir dans beaucoup de cas ces granulations fortes de la conjonctive qui ne sont propres à aucune autre inflammation des yeux que l'ophtalmie égyptienne. Je me suis expliqué ce phénomène par une contagion, portée peut-être d'une ophtalmie d'un nouveau-né, qui avait débuté sur les yeux d'enfants plus âgés. Les petites véroles étaient très fréquentes et même en partie très graves.

M. Jadelot s'est imaginé un nouveau moyen de diagnostiquer les maladies des enfants; ce moyen, appelé physionomique, consiste à observer plusieurs traits du visage. La saillie plus ou moins considérable se rapporte à une maladie des trois cavités principales. Ces traits sont les suivants (voir Velpeau: «Anatomie chirurgicale», tome 1, p. 93 et p. 117): 1) Le trait *oculo-zygomatique:* il part du grand angle de l'œil et finit par se perdre un peu au-dessous de la saillie formée par l'os de la pommette. Ce trait est lié aux maladies *du système cérébro-nerveux.* 2) Le *trait nasal* qui commence à la partie supérieure de l'aile du nez et se prolonge en demi-cercle vers la commissure des lèvres; il est quelquefois coupé par un petit trait qui se dirige vers le milieu de la joue. Ce trait se rattache aux lésions abdominales. 3) Le *trait labial* naît à la com-

---

[1] Zum 1802 in einem Waisenhaus für Mädchen eingerichteten weltweit ersten Kinderspital: JADELOT, Jean-François-Nicolas: Description topographique de l'hôpital des enfants malades, Leroux J. de méd. chir. pharm., 11.11.1805, pp. 115-127. Ders.: De la constitution de l'air et des maladies observées à l'hôpital des enfants malades dans les années 13 et 14, Leroux J. de méd. chir. pharm. 13(4), 1807, pp. 243-264. PIEPER, Philipp Anton: Die Kinder-Praxis im Findelhause und in dem Hospitale für kranke Kinder zu Paris, kritische, mit eigenen Erfahrungen vermischte Bemerkungen, Göttingen 1831. FÖRSTER, Richard Clemens: Jahrbuch für Kinderheilkunde 5, 1862, S. 31 f. VALLERY-RADOT (1947), pp. 217-224. TIXIER, Léon: L'hôpital des enfants malades, Paris, Cereb. Palsy Bull. 3(1), 1961, p. 70. PEIPER (1966), S. 257-266. SEIDLER (1971), S. 93-96. HUARD, Pierre / IMBAULT-HUART, Marie-José: La pédiatrie parisienne au XIXe siècle, Episteme 8(2/3/4), 1974, pp. 231-272. L'Hôpital Des Enfants Malades, the world's first children's hospital, founded in Paris in 1802, Pediatrics 67(5), 1981, p. 670. HUARD, Pierre / LAPLANE, Robert: Histoire illustrée de la pédiatrie, 3 vol., Paris 1981-1983.

[2] Louis-Benoît Guersant (1777-1848), 1798 Lehrer der Naturgeschichte in Rouen, 1803 Dr. med. (Paris), 1804 Prof. der Botanik in Rouen, 1818 Arzt am Hôpital des Enfants Malades in Paris, 1823 Agrégé für Therapie. CALLISEN 7 (1831), pp. 504-506, 28 (1840), p. 313. SACHAILE (1845), pp. 348-349. Arch. gén. de méd. Par. 17, 4e série, 1848, p. 247. Union méd., 1849, III, pp. 225-229. Bull. Soc. de chir. de Paris 10, 1870, 2e série, pp. 419-421. Mém. Soc. de chir. de Paris 7, 1874, pp. 57-67. DECHAMBRE, 4e série, 11 (1886), pp. 446-447. BLÄ 2 (1930), S. 897 f. DBF 17 (1989), p. 9.

[3] Jean-François-Nicolas Jadelot, 1791 Dr. med. (Paris), Militärarzt, später Arzt am Hôpital des Enfants Malades in Paris und am Hospice des Orphelins. CALLISEN 9 (1832), S. 372-374, 29 (1841), S. 124. SACHAILE (1845), p. 373. DECHAMBRE, 4e série, 16 (1889), p. 558. BLÄ 3 (1931), S. 402 f.

[4] 52 Artikel von Guersant im «Dictionnaire des Sciences médicales», vgl. CALLISEN 7 (1831), S. 504 f.

missure des lèvres et se perd vers le menton. Il indique les affections de la circulation et de la respiration.

Voilà plusieurs principes de ce praticien: dans la plupart des fièvres, on peut observer une affection locale contre laquelle le traitement doit être principalement dirigé.

Dans les fièvres exanthématiques, M. Jadelot considère surtout les affections locales et il croit qu'en traitant ces affections il est possible d'influencer utilement la maladie exanthémique. Dans les affections de la poitrine, qui compliquent la rougeole, M. Jadelot emploie avec grand avantage des bains de vin chaud, additionnés de vinaigre, de sel commun et de moutarde en poudre.

L'angine gangréneuse est identique, qu'elle soit précédée d'une scarlatine ou qu'elle se manifeste sans maladie préalable. Au début de cette affection, qui est ordinairement inflammatoire, M. Jadelot suit une méthode purement antiphlogistique; mais lorsqu'on aperçoit dans le fond de la gorge des tâches blanchâtres, larges, accompagnées de signes de débilité générale, il se hâte de mettre en usage les sinapismes aux pieds, des injections dans la gorge avec une décoction de quinquina arrosée de vinaigre aromatique au moment de l'application sous la mâchoire, enfin des lavements avec la décoction de quinquina camphrée, des boissons délayantes, des fumigations avec le vinaigre dirigées vers le fond de la gorge. Il favorise l'action de cataplasmes de quinquina par des frictions faites sur les côtés du cou avec le liniment ammoniacal. Quelquefois, mais assez rarement, il est nécessaire de recourir aux toniques administrés à l'intérieur.

Pour le croup, les sangsues et les vomitifs sont les agents les plus employés et les plus efficaces. Le vomitif seul a souvent suffi à guérir la maladie, surtout lorsqu'elle se montrait chez des personnes faibles, pâles et bouffies; mais dans les cas opposés, Jadelot insiste sur l'application des sangsues et fait entretenir l'écoulement du sang assez longtemps pour que l'enfant soit pâle et pour que le pouls ait perdu sa force. Après la saignée, M. Jadelot fait vomir, plusieurs fois de suite à des intervalles de deux à trois heures. Cette pratique est suivie avec le plus grand succès, car les enfants se trouvent soulagés chaque fois qu'ils ont vomi. Quand le croup parvient à la deuxième période sans avoir été combattu et qu'on soupçonne la présence d'une fausse membrane, M. Jadelot fait encore appliquer des sangsues. Mais dès qu'elles tombent, il se hâte de faire vomir, et c'est dans ce cas qu'il emploie une potion dite anti-croupale (infusion de polygala unc. IV, sirop d'ipecacuanha unc. I, oxymel scillae dr. III, tartre émétique gr. 1½), administrée jusqu'à ce qu'il ait obtenu le vomissement. Il insiste également sur les dérivatifs appliqués sur la peau ou sur le canal intestinal; il conseille aussi de provoquer l'éternuement.

La coqueluche se constitue, d'après les expériences de M. Jadelot, d'une phlegmasie des bronches accompagnée d'une lésion particulière des nerfs, ce qui, pour le traitement, la distingue des catarrhes. Des évacuations sanguines et des relâches sont employées sous toutes les formes, ainsi que des dérivatifs et des narcotiques à l'intérieur et à l'extérieur. (Les dérivatifs sont des sinapismes mitigés de manière à ne produire qu'une légère rougeur. On se sert aussi avec succès de frictions faites sur les bras et le devant de la poitrine avec l'éther acétique. L'emploi des narcotiques à l'extérieur se fait au moyen de cataplasmes qu'on arrose avec un demi-gros, un gros et un gros et demi de laudanum pur.)

Dans *l'hydrocéphalie aiguë*, M. Jadelot a observé qu'une irritation gastro-intestinale précède assez souvent cette maladie du cerveau. Il traite cette irritation des organes de l'abdomen par des saignées locales et des cataplasmes émollients. Si ensuite la tête est plus affectée, il dirige le traitement surtout sur cette partie sans perdre toutefois de vue l'affection abdominale. M. Jadelot n'emploie de glace sur la tête que pendant la première période de la maladie, avant la formation de l'épanchement, en cas de congestion violente au niveau de la tête. Il conseille de n'y avoir recours qu'après avoir fait les saignées locales nécessaires, et de faire ces applications pendant que le malade est plongé dans un bain tiède. Quand les signes d'un épanchement se manifestent, M. Jadelot prescrit les dérivatifs. Il fait appliquer un vésicatoire à la nuque et fait faire des frictions sur les membres avec l'éther acétique ou bien avec les liniments volatils et aromatiques; il emploie les frictions mercurielles sur la tête rasée (demi-gros par friction), on les renouvelle toutes les trois, quatre ou six heures après avoir eu soin de laver la tête avec un liniment ammoniacal. En même temps, il administre le calomélas à usage interne, à la dose de deux, trois ou quatre grains, répétée quatre à cinq fois par jour. Enfin, le moyen extrême est un très large vésicatoire sur la tête.

Hypertrophie du cœur. Un enfant d'environ 13 ans était affecté d'une respiration difficile, courte, d'accès de suffocation qui venaient par quintes; en même temps, on sentait les battements du cœur sur une grande étendue et très forts. Jadelot diagnostiqua une hypertrophie du cœur. Il prescrivit des maniluves chauds, des frictions de teinture de digitale, des sinapismes aux pieds et une diète sévère. On remarquait déjà après une semaine le bon effet des ces remèdes à la diminution des symptômes.

Hôpital des Enfants Trouvés

L'Hôpital des Enfants Trouvés, rue d'Enfer, jouit d'une situation très saine[1]. Il est environné de jardins, dont certains, très grands, appartiennent à l'établissement même. Il y a 200 petits lits de fer, fort propres, et 130 lits pour les nourrices. Les salles sont grandes, hautes, bien aérées. Les enfants dont la santé n'exige pas de soins particuliers sont envoyés auprès de nourrices à la campagne dans des voitures douces et confortables. Ils y restent en pension jusqu'à douze ans, âge où ils passent dans la maison des orphelins. Le nombre moyen des enfants reçus est de 5 000 par an. Les enfants sont reçus jour et nuit sans qu'on s'informe d'où ils proviennent. J'ai assisté une fois à la visite de M. Baron[2], qui est le médecin de l'hôpital. Les enfants sont enveloppés de bandes des pieds jusqu'au cou, même les extrémités supérieures sont enfermées dans ces bandages, de sorte qu'aucun mouvement de l'enfant n'est plus possible. Les enfants étaient très inquiets et faisaient beaucoup de bruit. Dans la maison des enfants abandonnés, j'ai été frappé par la tranquillité de ceux-ci. Là, ils ont les pieds et les bras libres. Une maladie fréquem-

---

[1] Zum Hôpital des Enfants Trouvés in Paris: PIEPER, Philipp Anton: Die Kinder-Praxis im Findelhause und in dem Hospitale für kranke Kinder zu Paris, kritische, mit eigenen Erfahrungen vermischte Bemerkungen, Göttingen 1831. LALLEMAND, C.-F.: Histoire des enfants abandonnés et délaissés, Paris 1885. LEREBOULLET, Pierre: Les enfants trouvés et l'hospice des enfants assistés, Paris médical, 2 décembre 1911. DUPOUX, Albert: Sur les pas de Monsieur Vincent, trois cents ans d'histoire parisienne de l'enfance abandonnée, Paris 1958. PEIPER (1966), S. 257-266. FUCHS, Rachel G.: Abandoned children in nineteenth-century France, institutional care and public attitudes, Diss. phil., Bloomington 1979. Dies.: Legislation, poverty and child-abandonment in nineteenth-century Paris, J. Interdiscip. Hist. 18(1), 1986, pp. 55-80.
[2] Jacques-François Baron (1782-1849), 1808 Dr. med. (Paris), Arzt der Abteilung für Findelkinder am Hôpital Necker in Paris, 1814 Chirurg an der Salpêtrière, später Arzt am Hôpital des Enfants Trouvés. CALLISEN 1 (1830), S. 441 f, 26 (1838), S. 152. SACHAILE (1845), pp. 70-72. DECHAMBRE 8 (1876), p. 379. BLÄ 1 (1929), S. 341 f.

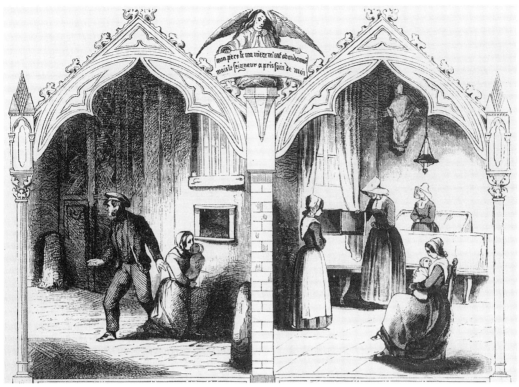
Abgabe und Aufnahme eines Säuglings in einem französischen Findelhaus, Mitte 19. Jh.

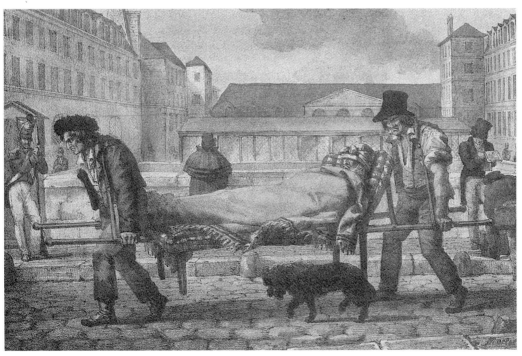
Patiententransport in ein Pariser Spital, um 1830.

ment citée dans cette maison est l'endurcissement du tissu cellulaire. Dans plusieurs cas, la dureté anormale de la peau n'était pas à méconnaître; dans d'autres cas, au contraire, il m'apparut que cette maladie n'était pas très prononcée. M. Baron recommande surtout de favoriser la transpiration de la peau, sans laquelle la maladie peut se déclarer. Il fait donc envelopper les enfants dans de la flanelle chauffée et il ordonne des frictions à base de thériaque (remède qui contient beaucoup d'opium; quelquefois il préfère des frictions avec de la teinture de scyllite).

Hôpital de la Pitié et Hôtel-Dieu

A *l'Hôpital de la Pitié*[1], établissement très vaste qui comporte quatre grandes cours, se trouvent les sections chirurgicales de MM. Lisfranc[2] et Velpeau[3], dont j'ai parlé à un autre moment; en outre M. Louis[4], auteur distingué de plusieurs ouvrages très estimés[5], a la charge, lui aussi, d'une clinique. Louis est très zélé; il profite de tous les signes du diagnostic et sait très bien tirer pro-

---

[1] Zum 1612 gegründeten Hôpital Nôtre-Dame de Pitié: GUILLIER, Octave: Histoire de l'hôpital Nôtre-Dame de Pitié 1612-1882, Paris 1882. VALLERY-RADOT (1947), pp. 79-83. SEIDLER (1971), S. 113.

[2] Jacques Lisfranc (1790-1847), Prof. der Chirurgie in Paris, vgl. S. 562.

[3] Alfred-Armand-Louis-Marie Velpeau (1795-1867), Prof. der Chirurgie in Paris, vgl. S. 569.

[4] Pierre-Charles-Alexandre Louis (1787-1872), 1813 Dr. med. (Paris), Arzt am Hôpital de la Charité in Paris, später Arzt für medizinische Klinik am Hôpital de la Pitié und am Hôtel-Dieu. CALLISEN 11 (1832), S. 488-493, 30 (1842), S. 129-132. LASEGUE, Charles: Le Dr. Louis et l'Ecole médicale d'observation, Arch. gén. de méd. 20, 1872, 6e série, pp. 385-399. J. d. conn. méd. prat. 40, 1873, pp. 30-32. WOILLEZ, Eugène-Joseph: Le Dr. P.-C.-A. Louis, sa vie, ses œuvres, Paris 1873. BECLARD, Jules: Eloge de Louis, la méthode numérique, Rev. méd., 1874, I, pp. 385, 417. Ders.: Notices et portraits, éloges lus à l'Académie de médecine, Paris 1878, pp. 227-257. CHAUFFARD, Anatole: A. Louis et la méthode numérique en médecine, Presse méd. 84, 20.10.1909. OSLER, William: An Alabama student and other biographical essays, 2nd impr., Oxford 1909, pp. 189-210. BLÄ 3 (1931), S. 848 f. GENTY, Maurice: Les biographies médicales, Paris 1933, pp. 245-260. STEINER, Walter R.: Some distinguished American medical students of P.-C.-A. Louis of Paris, Bull. Hist. Med. 7(2), 1939, pp. 783-793. Ders.: Dr. Pierre Charles Alexandre Louis, a distinguished Parisian teacher of American medical students, Ann. med. Hist., 140, 3rd serial, II, pp. 451-460. DUMESNIL, René / BONNET-ROY, Flavien: Les médecins célèbres, Genève 1947, pp. 168-171. DELAUNAY, Paul: Les doctrines médicales au début du XIXe siècle, Louis et la méthode numérique, Science, medicine and history, commemorative publication for Charles Singer, London 1953, pp. 321-330. ARTELT, Walter: Louis' amerikanische Schüler und die Krise der Therapie, Sudhoffs Arch. Gesch. Med. 42, 1958, S. 291-301. SHIMKIN, Michael B.: The numerical method in therapeutic medicine, Trans. Stud. Coll. Phys. Philad. 31, 1964, pp. 204-206. MÜLLENER, Eduard-Rudolf: Pierre-Charles-Alexandre Louis' Genfer Schüler und die «méthode numérique», Gesnerus 24(1/2), 1967, S. 46-74. BLOCH, Hubert: Pierre Charles Alexandre Louis, influence on American medicine, N. Y. St. J. Med. 69, 1969, pp. 3056-3059. BARIETY, Maurice: Louis et la méthode numérique, Clio med. 7, 1972, pp. 177-183. BOLLET, Alfred Jay: Pierre Louis, the numerical method and the foundation of quantitative medicine, Amer. J. med. Sci. 266, 1973, pp. 92-101. PIQUEMAL, Jacques: Succès et décadence de la méthode numérique en France à l'époque de Pierre-Charles-Alexandre Louis, Méd. de Fr. 250, 1974, pp. 11-22, 59-60. ACKERKNECHT (1986), pp. 135-137. MASSEY, Robert U.: Reflections on medicine, Pierre Louis and his numerical method, Conn. Med. 53(10), 1989, p. 613.

[5] Glänzende Widerlegungen von Broussais «médecine physiologique» von LOUIS, Pierre-Charles-Alexandre: Recherches anatomiques, pathologiques et thérapeutiques sur la phtisie, précédées du rapport fait à l'Académie royale de médecine par MM. BOURDOIS, ROYER-COLLARD et CHOMEL, Paris 1825. Ders.: Mémoires ou recherches anatomico-pathologiques sur le ramollissement avec amincissement et sur la destruction de la membrane muqueuse de l'estomac, l'hypertrophie de la membrane musculaire de l'estomac dans le cancer du pylore, la per-

fit de l'auscultation et de la percussion dans l'examen des malades. Cependant, son traitement est un peu léger. Bien que j'aie observé lors de plusieurs visites des cas intéressants, il m'est impossible de les décrire, attendu que je n'ai pas pu suivre régulièrement les visites.

M. Andral[6], auteur distingué des fameux ouvrages de la clinique médicale[7], a été mis il y a peu de temps à la tête d'une section de médecine dans cet hôpital.

A *l'Hôtel-Dieu*[8], ce sont M. Sanson[9] et M. Breschet[10] qui ont la responsabilité des salles de chirurgie. J'avais pris un cours d'opération avec Mourier, de Copenhague, chez le premier. Il nous

foration de l'intestin grêle, le croup chez l'adulte, la péricardite, la communication des cavités droites avec les cavités gauches du cœur, les abcès du foie, l'état de la moelle épinière dans la carie vertébrale, les morts subites et imprévues, les morts lentes et inexplicables, le taenia et son traitement, Paris 1826. Ders.: Recherches anatomiques, pathologiques et thérapeutiques sur la maladie connue sous les noms de gastro-entérite, fièvre putride, adynamique, ataxique, typhoide [...], comparée avec les maladies aiguës les plus ordinaires, 2 vol., Paris 1829.

[6] Gabriel Andral (1797-1876), 1821 Dr. med. (Paris), 1823 Agrégé, 1828 Prof. der Hygiene in Paris, 1830 Prof. der inneren Pathologie, 1839 Prof. der allgemeinen Pathologie und Therapie. CALLISEN 1 (1830), S. 162-167, 26 (1838), S. 56-60. Boston M. & S. J. 94, 1876, pp. 313-315. Gaz. hebd. de méd. et de chir., 18.2.1876. Gaz. d. hôp. Paris 44, 1876, pp. 185-188. Leroux J. de méd. chir. pharm., 1876, I, pp. 1-6. Progrès méd., 26.2.1876. CHAUFFARD, Paul-Emile: Andral, la médecine française de 1820 à 1830, Paris 1877. Union méd. 23, 1877, 3e série, pp. 921-927. BECLARD, Jules: Eloge d'Andral, Mém. Acad. de méd. 20, Paris 1880. Gaz. d. hôp. Paris 53, 1880, pp. 665-671. Gaz. méd. de Par., 1880, 6e série, II, pp. 381-397. MENETRIER, Pierre-Eugène: Sur quelques manuscrits d'Andral, concernant l'histoire de la médecine, Bull. Soc. Fr. Hist. Méd. 21, 1927, pp. 145-151. BLÄ 1 (1929), S. 131-133. ASTRUC, Pierre: Gabriel Andral, Les biographies médicales, éd. par Maurice GENTY, Paris 1935, pp. 193-208. DBF 2 (1936), pp. 871-873. DREYFUS, Camille: Gabriel Andral, un hématologue de la première moitié du XIXe siècle, Nouv. Rev. franç. Hémat. 3, 1936, pp. 261-276. Gabriel Andral, clinical hematologist, J. Amer. med. Ass. 187, 1964, pp. 1022-1023. ANDRAL, Gabriel: Pathological hematology, an essay on the blood in disease, reprint of the 1844 ed., with a historical introduction by Lawrence A. MAY, New York 1977. HUARD, Pierre / IMBAULT-HUART, Marie-José: Gabriel Andral, Rev. Hist. Sci. 35(2), 1982, pp. 131-153. Méd. Paris (1984), pp. 418-419. ACKERKNECHT (1986), pp. 138-141, 175, 213-214. DOYLE, L.: Gabriel Andral and the first reports of lymphangitis carcinomatosa, J. R. Soc. Med. 82(8), 1989, pp. 491-493. HUGUET (1991), pp. 11-13.

[7] ANDRAL, Gabriel: Clinique médicale ou choix d'observations recueillies à la clinique de M. Lerminier, médecin de l'hôpital de la Charité, et publiées sous ses yeux, 4 vol., Paris/Montpellier 1823-1827, 2e éd. à 5 vol., Paris 1829-1833.

[8] Zum im 7. Jh. n. Chr. gegründeten Hôtel-Dieu: Notice historique sur l'Hôtel-Dieu, Paris 1823. PIETRA SANTA, Prosper de: L'Hôtel-Dieu de Paris, son passé, son avenir, Paris 1867. COYECQUE, Ernest: L'Hôtel-Dieu de Paris au moyen âge, histoire et documents, 2 vol., Paris 1889-1891. CHEVALIER, Alexis: L'Hôtel-Dieu de Paris et les sœurs Augustines (650-1810), Paris 1901. DELAUNAY, Paul: L'ancien Hôtel-Dieu, Janus 6, 1901, pp. 405-409, 471-474. FOSSEYEUX, Marcel: L'Hôtel-Dieu de Paris au XVIIe et au XVIIIe siècle, Paris/Nancy 1912. The Hôtel-Dieu of Paris, United States Naval Medical Bulletin 5(12), 1918, pp. 653-691. Institut des religieuses Augustines de l'Hôtel-Dieu de Paris, VIIe au XXe siècle, Paris 1924. ESCHOLIER, Raymond: Hôtel-Dieu, Les vieux hôpitaux français 4, Lyon 1938. TENNESON, A.: Les religieuses Augustines de l'Hôtel-Dieu de Paris, Paris 1953. COURY, Charles: L'Hôtel-Dieu, un des plus anciens hôpitaux d'Europe, Medizinhist. J. 2, 1967, S. 269-316. Ders.: L'Ecole chirurgicale de l'Hôtel-Dieu de Paris au XIXe siècle, Episteme 1(2), 1967, pp. 153-165. Ders.: L'Ecole médicale de l'Hôtel-Dieu de Paris au XIXe siècle, Clio med. 2, 1967, pp. 307-326. COURY, Charles / WIRIOT, Mireille: Les médecins et chirurgiens chefs de service à l'Hôtel-Dieu de Paris du XVe siècle à 1968, Hist. Sci. Méd. 2, 1968, pp. 107-108. Ders.: L'Hôtel-Dieu de Paris, treize siècles de soins, d'enseignement et de recherche, Paris 1969. Hist. Méd. 21, décembre 1971. SEIDLER (1971), S. 59-66. CHEYMOL, Jean / CESAR, René-Jean: Hôtel-Dieu de Paris, treize siècles d'histoire, Hist. Sci. Méd. 11, 1977, pp. 263-283. Méd. Paris (1984), pp. 117-122.

[9] Louis-Joseph Sanson (1790-1841), 1817 Dr. med. (Paris), 1825 2. Chirurg am Hôtel-Dieu in Paris, 1830 Agrégé, Leiter der Augenklinik am Hôtel-Dieu, 1833 provisorischer, 1836 definitiver Prof. der Chirurgie als Nachfolger von Dupuytren. CALLISEN 17 (1833), S. 18-22, 32 (1844), S. 93-95. Bull. Acad. de méd. 6, 1840/41, pp. 936-

faisait exercer beaucoup de méthodes différentes de chirurgiens français. Nous aurions été bien contents si M. Sanson n'avait pas été un peu négligent vers la fin du cours. M. Sanson avait fait part, en dernier lieu, de plusieurs expériences sur l'emploi du tartre émétique à hautes doses pour dissiper des inflammations internes qui surviennent après les opérations. Les succès de cette méthode sont encore douteux; cependant, Dupuytren s'engage à faire de nouveaux essais.

Il y a à l'Hôtel-Dieu deux cliniques médicales; l'une est dirigée par M. Chomel[11], professeur très savant et praticien distingué, l'autre par M. Bally[12], qui a écrit sur les fièvres intermittentes qu'il a observées à Rome pendant quelque temps[13]. Il a aussi observé une épidémie de fièvres jaunes à Barcelone, sujet sur lequel il a également écrit[14]. C'est un homme qui a, outre des idées curieuses, de très bons principes pratiques et qui me paraît être un bon observateur.

938. Ann. de la chir. franç. et étrang., 1841, II, pp. 448-454. Arch. gén. de méd., 1841, II, pp. 500-505. Expérience 8, 1841, pp. 225, 249. Mém. Acad. de méd. 9, 1841, pp. 65-72. DECHAMBRE, 3e série, 6 (1878), pp. 689-690. HIRSCHBERG 14.3 (1912), § 573, S. 137-142. BLÄ 5 (1934), S. 15 f. HUGUET (1991), pp. 438-439.

[10] Gilbert Breschet (1783-1845), 1812 Dr. med. (Paris), 1819 Chef des travaux anatomiques an der Fakultät, 1820 Chefchirurg am Hôpital des Enfants Trouvés, 1822 ordentlicher Chirurg am Hôtel-Dieu, 1823 Agrégé, 1836 Prof. der Anatomie. CALLISEN 3 (1830), S. 138-148, 26 (1838), S. 435-438. STEWART (1843), pp. 245-257. Bull. Acad. de méd. 10, 1844/45, pp. 680-685. Gaz. méd. de Par. 13, 1845, 2e série, pp. 305-316. PARISET, Etienne: Nécrologe, Bull. Acad. de méd. 19, 1844/45, pp. 680-685. Arch. gén. de méd., 1845, II, pp. 237-242. MANDL, Louis: Notice historique sur les travaux de MM. Breschet et Geoffroy-S. Hilaire, Bull. Soc. anat. de Par. 20, 1845/46, pp. 315-329. DECHAMBRE, 1ère série, 10 (1876), pp. 557-558. BLÄ 1 (1929), S. 692 f. DBF 7 (1954), p. 218. HUARD, Pierre: Gilbert Breschet, 88e Congrès des Sociétés savantes 3, 1963, pp. 117-128. SIZUN, Jean: Contribution à l'étude des bio-bibliographies de Bouillaud, Breschet, Civiale, Diss. med., Rennes 1966. HUARD, Pierre / IMBAULT-HUART, Marie-José: Gilbert Breschet ou le savant polyglotte, Gaz. méd. Fr. 82, 1975, pp. 2839-2840. HUGUET (1991), pp. 66-68.

[11] Auguste-François Chomel (1788-1858), 1813 Dr. med. (Paris), 1823 Agrégé, 1827 Prof. der medizinischen Klinik an der Charité in Paris, 1830 Prof. am Hôtel-Dieu anstelle Récamiers, 1832 Leibarzt von König Louis Philippe. CALLISEN 4 (1831), S. 136-140, 27 (1839), S. 89 f. Anonymus: Célébrités médicales et chirurgicales contemporaines, H. 1, Paris 1841. Med. Dir., 1859, p. 966. Rev. de thérap. méd.-chir. 7, 1859, pp. 138, 165, 194, 222. Gaz. méd. de Par. 16, 1861, 3e série, pp. 797-813. Mém. Acad. de méd. 25, 1861, pp. 93-118. Rev. méd. franç. et étrang., 1861, II, pp. 705-731. France méd. 9, 1862, pp. 3, 19, 83, 99. GUENEAU DE MUSSY, Noël-François-Odon: Notice sur la vie et les travaux de Chomel, Eléments de pathologie générale de CHOMEL, 5e éd., Corbeil 1863. CHAUFFARD, Paul-Emile: Fragments du critique médical, Broussais, Magendie, Chomel, Paris 1864. DUBOIS 2 (1864), pp. 283-436. DECHAMBRE, 1ère série, 17 (1876), pp. 4-5. Anonymus: Les Chomel médecins (1639-1858) et leurs familles, biographie et généalogie, Paris 1901. PLANTIER, L.: François Chomel d'Annonay et son manuscrit, 2nd Int. Congr. Hist. Med., Paris 1921, pp. 137-139. BLÄ 2 (1930), S. 18 f. ASTRUC, Pierre: Chomel, Les biographies médicales, éd. par Maurice GENTY, Paris 1936, pp. 337-352. DBF 8 (1959), p. 1243. ACKERKNECHT (1986), pp. 24, 36, 134 f, 178. JACYNA, L. S.: «Au lit des malades», A. F. Chomel's clinic at the Charité, 1828/29, Med. Hist. 33(4), 1989, pp. 420-449. HUGUET (1991), pp. 108-109.

[12] François-Victor Bally (1775-1866), Militärarzt, 1802 Chefarzt des Zivil- und Militärgesundheitsdienstes auf San Domingo, 1821 Gelbfieberstudien in Barcelona, 1831 Arzt am Hôtel-Dieu in Paris, 1837 Arzt an der Charité. CALLISEN 1 (1830), S. 381-384, 26 (1838), S. 135 f. Bull. Acad. de méd. 31, 1865/66, pp. 830-837. BERTULUS, Evariste: Le docteur Bally, médecin en chef de l'expédition de Saint-Domingue, Marseille 1866. Bulletin de la Société médicale de l'Yonne, Auxerre, 1866, pp. 96-121. J. d. conn. méd. prat. 33, 1866, pp. 256, 272. Union méd. 31, 1866, 2e série, pp. 61-64. DECHAMBRE 8 (1876), pp. 306-308. BLÄ 1 (1929), S. 308 f. DBF 4 (1948), pp. 1507-1508.

[13] Verwechslung mit BAILLY, Etienne-Marin: Traité anatomico-pathologique des fièvres intermittentes simples et pernicieuses en Italie, et principalement à l'Hôpital du Saint-Esprit de Rome, pendant les années 1820-1822, Paris 1825.

M. Récamier[15], qui a perdu le titre de professeur à cause de ses opinions politiques, ne dirige plus de clinique; il a cependant conservé ses salles de médecine.

M. Magendie[16] a reçu, il y a peu de temps, des salles de médecine. Il veut y démontrer l'influence favorable qu'ont les expériences physiologiques sur la clinique médicale. On dit ce-

---

[14] BALLY, François-Victor / FRANÇOIS, André / PARISET, Etienne: Rapport présenté à Son Excellence le Ministre de l'Intérieur par la commission de médecine envoyée à Barcelone, Paris 1822.

[15] Joseph-Claude-Anthelme Récamier (1774-1852), 1799 Arzt am Hôtel-Dieu in Paris, 1800 Dr. med. (Paris), 1823 Prof. der medizinischen Klinik am Hôtel-Dieu, 1826 Prof. am Collège de France, 1830 als Prof. der medizinischen Klinik am Hôtel-Dieu abgesetzt, da er sich nicht auf die Juli-Monarchie vereidigen lassen wollte. CALLISEN 15 (1833), S. 396-400, 31 (1843), S. 379. J. d. conn. méd.-chir, 1852, 2e série, II, pp. 390-392. GOURAUD, Henri: Eloge de M. Récamier, Paris 1853. J. de la sect. de méd. Soc. acad. Loire-Inf., Nantes, 29, 1853, pp. 20-49. Gaz. méd. de Par. 10, 1855, 3e série, pp. 796-801. Monit. d. hôp., 1855, III, pp. 1179-1184. Mém. Acad. de méd. 20, 1856, pp. 35-58. Rev. de thérap. méd.-chir. 4, 1856, pp. 25, 53, 80. DUBOIS 2 (1864), pp. 1-52. DECHAMBRE, 3e série, 2 (1879), pp. 594-597. Practitioner 62, 1899, pp. 682-685. TRIAIRE, Paul: Récamier et ses contemporains, étude d'histoire de la médecine aux XVIIIe et XIXe siècles, Paris 1899. LENORMANT, Ch.: Récamier, Progrès méd. 10, 1924, pp. 73-77. BLÄ 4 (1932), S. 740 f. HUBERT, H.: Récamier, précurseur de la chirurgie moderne, Diss. med., Paris 1933. SAUVE, Louis: Le docteur Récamier, sa famille, ses amis, Paris 1938. BLECHMANN, Germain: Le centenaire de Joseph Récamier [...], documents inédits, Concours méd., juin 1952, pp. 2459-2463. HACQUIN, François: Joseph-Claude-Anthelme Récamier, de la marine à la gynécologie, Hist. Sci. Méd. 21(4), 1987, pp. 345-349. DUMONT, Martial: Récamier est-il vraiment le promoteur de l'hystérectomie vaginale?, J. Gynecol. Obstet. Biol. Reprod. 17(5), 1988, pp. 693. HUGUET (1991), pp. 396-399.

[16] François Magendie (1783-1855), 1808 Dr. med. (Paris), Prosektor der Fakultät, Experimentalphysiologe, Arzt am Hôtel-Dieu, 1826 médecin adjoint an der Salpêtrière, 1831 Prof. der Physiologie und allgemeinen Pathologie am Collège de France. Gaz. méd. de Par., 1830, I, pp. 223, 326. CALLISEN 12 (1832), S. 104-122, 30 (1842), S. 184-191. Med. Times & Gaz. 11, 1855, n. s., pp. 558, 583. BERNARD, Claude: François Magendie, leçon d'ouverture du cours de médecine du Collège de France le 22 février 1856, Paris 1856. Journal des débats, 30.5./28.6.1856. Mém. Acad. de méd. 20, 1856, pp. 30-33. SERRES, Augustin-Etienne: Funérailles de Magendie, Paris 1856. Gaz. d. hôp. 30, 1857, pp. 590-592. Gaz. méd. de Par. 12, 1857, 3e série, pp. 793-814. FLOURENS, Jean-Pierre-Marie: Eloge historique de François Magendie, suivi d'une discussion sur les titres respectifs de Bell et Magendie à la découverte des fonctions distinctes des racines des nerfs, Paris 1858. Gaz. méd. de Par. 13, 1858, 3e série, pp. 93-106. Mém. Acad. de méd. 22, 1858, pp. 1-36. Rev. de thérap. méd.-chir., 1858, pp. 24, 53, 77. CHAUFFARD, Paul-Emile: Fragments de critique médicale, Broussais, Magendie, Chomel, Paris 1864. DUBOIS 2 (1864), pp. 116-200. Rep. Smithson. Inst., 1866, pp. 91-125. LITTRE, Emile: Médecine et médecins, Paris 1872, pp. 154-183. DECHAMBRE, 2e série, 3 (1876), pp. 681-686. MENETRIER, Pierre-Eugène: Documents inédits concernant Magendie, Bull. Soc. Fr. Hist. Méd. 20, 1926, pp. 251-258. BLÄ 4 (1932), S. 28 f. GENTY, Maurice: François Magendie, Les biographies médicales, Paris 1935, pp. 113-144. OLMSTED, James Montrose Duncan: A letter from Felix Pascalis of New York to François Magendie in 1826, Ann. med. Hist., 3rd. ser. 2, 1940, pp. 371-374. Ders.: François Magendie, pioneer in experimental physiology and scientific medicine in XIX century France, New York 1944. TEMKIN, Owsei: The physiological background of Magendie's physiology, Bull. Hist. Med. 20, 1946, pp. 10-35. LEMAIRE, André: Magendie, Les médecins célèbres, Genève/Paris 1947, pp. 164-165. THEODORIDES, Jean: Le physiologiste Magendie jugé par Stendhal, Stendhal Club 7, 1960, pp. 228-234. Ders.: Sur deux manuscrits inédits de Magendie, Clio Med. 1, 1965, pp. 27-32. DELOYERS, Lucien: François Magendie, précurseur de la médecine expérimentale, Bruxelles 1970. ALBURY, William Randall: Physiological explanation in Magendie's Manifesto of 1809, Bull. Hist. Med. 48, 1974, pp. 90-99. CRANFIELD, Paul F.: The way in and the way out, François Magendie, Charles Bell and the roots of the spinal nerves, The history of medicine series 41, New York 1974. Dict. scient. biogr. 9 (1974), pp. 6-11. ALBURY, William Randall: Experiment and explanation in the physiology of Bichat and Magendie, Stud. Hist. Biol. 1, 1977, pp. 47-130. LEGEE, Georgette: François Magendie et la découverte de la sensibilité récurrente (1822-1839), Hist. Nat. 11, 1977, pp. 67-80. LESCH, John E.: The origins of experimental physiology and pharmacology in France, 1790-1820, Bichat and Magendie, Diss. phil., Princeton 1977. GALLISTEL, C. R.: Bell, Magendie,

pendant qu'il n'est pas très heureux dans la pratique, chose qu'on peut facilement croire quand on l'entend raconter qu'il a touché avec une aiguille la rétine en abaissant la cataracte afin de prouver que cette membrane n'est pas sensible[17].

A *l'Hôpital du Val-de-Grâce* [18], c'est la médecine de M. Broussais[19] qui est pratiquée par l'inventeur lui-même et par ses partisans. Je m'abstiens d'en faire des remarques, attendu que les absurdités constatées restent trop bien dans ma mémoire. Il est vraiment malheureux que ce médecin ait tant d'influence comme professeur et examinateur des médecins militaires.

and the proposals to restrict the use of animals in neurobehavioral research, Am. Psychol. 36(4), 1981, pp. 357-360. BONNEMAIN, Henri: François Magendie et ses perspectives pharmacologiques, Hist. Sci. Méd. 17(4), 1983, pp. 333-343. DILLEMANN, Georges: L'éloge de Magendie par Claude Bernard, Hist. Sci. Méd. 17(4), 1983, pp. 345-349. LEGEE; Georgette: La place de Magendie dans la physiologie expérimentale du système nerveux, Hist. Sci. Méd. 17(4), 1983, pp. 357-366. ROUSSEL, Claude: Société française d'histoire de la médecine, séance exceptionnelle du 10 novembre 1983, présence et actualité de François Magendie, Hist. Sci. Méd. 17, 1983, pp. 313-316. THEODORIDES, Jean: Magendie et la pathologie infectieuse, Hist. Sci. Méd. 17(4), 1983, pp. 367-380. VIAL, F. / RULLIERE, Roger: François Magendie, Hist. Sci. Méd. 17(4), 1983, pp. 323-332. LICHTENTHAELER, Charles: Die sechs Leitgedanken von Magendies medizinischer Revolution, Zschr. ärztl. Fortbildg. 77 (18), 1983, S. 785-788. LAZORTHES, Guy / CAMPAN, Louis: François Magendie, Bull. Acad. Nat. Méd. 168(1/2), 1984, pp. 105-111. Méd. Paris (1984), pp. 404-405. ACKERKNECHT (1986), pp. 161-162, 177-179. RICE, Gillian: The Bell-Magendie-Walker controversy, Med. Hist. 31(2), 1987, pp. 190-200. BLOCH, Hubert: François Magendie, Claude Bernard, and the interrelation of science, history, and philosophy, South Med. J. 82(10), 1989, pp. 1259-1261. SAAVEDRA-DELGADO, A. M.: François Magendie on anaphylaxis (1839), Allergy Proceedings 12(5), 1991, pp. 355-356.

[17] Zum 1530 gegründeten Collège de France, Magendies Lehrstätte: BERNARD, Claude: Histoire de la chaire de médecine au Collège de France, Leçons sur le diabète et la glycogénèse, Paris 1877. LEFRANC, Abel: Histoire du Collège de France, Paris 1893. Le Collège de France, livre jubilaire, Paris 1932. Archives de l'Institut Pasteur hellénique, 1955, pp. 42-55. KOURILSKY, R.: La médecine au Collège de France, Progrès méd. 84, 1956, p. 44. BATAILLON, Marcel: Le Collège de France, Rev. de l'Enseign., suppl. 2, 1962, pp. 1-50. SEIDLER (1971), S. 37-40. Méd. Paris (1984), pp. 165-171.

[18] Zum seit 1795 als Militärspital verwendeten Kloster Val-de-Grâce: MONERY, A.: Le Musée du Val-de-Grâce, archives et documents de guerre du Service de Santé, guide catalogue, Paris 1923. Ders.: Le monument historique du Val-de-Grâce, Paris 1925. ALBERT-ROULHAC, Georges: Le Val-de-Grâce, Les vieux hôpitaux français 6, Lyon 1939. VALLERY-RADOT (1947), pp. 183-188. RIEUX, J. / HASSENFORDER, J.: Histoire du Service de Santé militaire et du Val-de-Grâce, Paris/Limoges/Nancy 1951. TOUBERT, Joseph-Henri: Un haut lieu de la médecine d'armée, le Val-de-Grâce, Progrès méd. 82, 1954, pp. 323-324. Le Val-de-Grâce, Hist. Méd. 16, avril/mai 1966. HUARD, Pierre: Eléments d'un rapport tendant à transformer le monastère du Val-de-Grâce en maternité, Clio Med. 2, 1967, pp. 249-254. SEIDLER (1971), S. 101-103. NAUROY, Jacques: Le Val-de-Grâce, Rev. Hist. Pharm. 21, 1973, pp. 519-528. CORDOLIANI, Alfred: L'hôpital militaire du Val-de-Grâce dans la vie sociale parisienne, 103e Congrès national des Sociétés savantes, Nancy/Metz 1978, Actes, Paris 1979. Méd. Paris (1984), pp. 316-324.

[19] François-Joseph-Victor Broussais (1772-1838), 1803 Dr. med. (Paris), Marinearzt, Arzt am Hôpital Val-de-Grâce in Paris, 1820 médecin en chef am Val-de-Grâce, 1831 Prof. der allgemeinen Pathologie und Therapie, Begründer der «médecine physiologique». CALLISEN 3 (1830), S. 209-215. Allgemeine (Augsburger) Zeitung 640/641, 3.12.1838, a. o. Beilage. Arch. gén. de méd. 4, 1839, pp. 510-516. BERARD, Pierre-Honoré-Marie: Discours prononcé dans la séance publique de la Faculté de médecine de Paris le 4 novembre 1839, Paris 1839. Gaz. d. hôp. Paris, 1839, 2e série, I, pp. 41-43. Gaz. méd. de Par. 7, 1839, pp. 353-363. LEVY, Michel: Eloge de Broussais, prononcé le 8 avril 1839 à la distribution solennelle des prix de l'Hôpital militaire de Perfectionnement, Paris 1839. MONTEGRE, Horace de: Notice historique sur la vie, les travaux, les opinions médicales et philosophiques de Broussais, Paris 1839. PARISET 2 (1845), pp. 515-523. Mém. Acad. de méd. 14, 1849, pp. 1-38. France méd., 1855, II, pp. 339, 371, 1856, III, pp. 9, 17, 25. DUBOIS 2 (1864), pp. 53-110. DECHAMBRE 11 (o. J.), pp. 160-163. DUPLAIS, L.: Histoire complète de Broussais, Paris 1891. FEOLET, Henri: Broussais et le Broussaisisme, Bull. Soc. Fr. Hist. Méd. 5, 1906, pp. 239-305. BLÄ 1 (1929), S. 716 f. SEMELAIGNE,

Ecole de Médecine

Cet édifice est très beau et situé dans la rue du même nom[1]. C'est là que l'on enseigne les leçons théoriques qui se rapportent à l'étude de la médecine. Il y a d'excellents professeurs comme Andral, Richerand, Marjolin[2], professeur en chirurgie, Orfila[3], etc.

René: Les pionniers de la psychiatrie française avant et après Pinel, vol. 1, Paris 1930, pp. 140-145. GALLOIS, Paul: Le centenaire de la mort de Broussais, Hippocrate 6, 1938, pp. 406-409. BONNETTE, P.: Broussais, sa vie, son œuvre, son centenaire, Les médecins de Napoléon, Paris 1939. ROLLESTON, John Davy: F.-J.-V. Broussais, his life and doctrines, Proc. Roy. Soc. Med. Lond. 32, 1939, pp. 405-413. François Jean Victor Broussais, Ann. med. Hist., 3rd. ser. 2, 1940, pp. 83-84, 260-261. DELAUNY, Paul: Broussais, Les médecins célèbres, Genève/Paris 1947, pp. 152-155. ACKERKNECHT, Erwin H.: Broussais or a forgotten medical revolution, Bull. Hist. Med. 27, 1953, pp. 320-343. DBF 7 (1954), pp. 449-450. SIGERIST, Henry E.: Grosse Ärzte, 3. Aufl., München 1954, S. 256-260. LINDEBOOM, Gerrit Arie: François-Joseph-Victor Broussais, Ned. T. Geneesk. 99, 1955, pp. 955-963. BERT, Michel: Essai sur Broussais, Paris 1957. LACASSAGNE, Jean: A propos de la mort et de l'autopsie de Broussais, Cah. Lyon. Hist. Méd. 3(1), 1958, pp. 3-8. GUIDO, Francesco: La «Medicina fisiologica» di F. J. V. Broussais, Pag. Storia Med. 12(5), 1968, pp. 42-50. Dict. scient. biogr. 2 (1970), pp. 507-509. SEIDLER (1971), S. 27-30. VINCELET, Louis: François Broussais et la mer, Arch. méd. de Normandie 5, mai 1978. CID, Felipe: Broussais, su concepto de irritación en el cuadro de la locura durante el siglo XIX, Med. e Hist. 5, 1984, pp. 3-7. Méd. Paris (1984), pp. 397-398. ACKERKNECHT (1986), pp. 22-108. BRAUNSTEIN, Jean-François: Broussais et le matérialisme, médecine et philosophie au XIXe siècle, Paris 1986. Dictionnaire Napoléon, éd. par Jean TULARD, Paris 1987, pp. 307-308. MIQUEO, C.: La introducción de la obra de F. J. V. Broussais en España, Dynamis 7/8, 1987/88, pp. 171-185. VALENTIN, Michel: Famille et jeunesse de François Broussais, Hist. Sci. Méd. 21(3), 1987, pp. 251-257. Ders.: François Broussais, empereur de la médecine, Dinard 1988. HUGUET (1991), pp. 80-82. CHAZAUD, J.: F.-J.-V. Broussais, de l'irritation à la folie, un tournant méthodologique de la médecine au XIXe siècle, Toulouse 1992.

[1] Zur Faculté de Médecine und zum 1769-1786 errichteten Gebäude: CAYOL, Jean-Bruno: Du rapport au roi et de l'ordonnance du 5 octobre sur la Faculté de Médecine de Paris, Paris 1830. SABATIER, J.-C.: Recherches historiques sur la Faculté de Médecine de Paris, depuis son origine à nos jours, Paris 1837. SONNENKALB, Hugo: Die medizinische Fakultät zu Paris, ein Sendschreiben an die medizinische Fakultät zu Leipzig, Leipzig 1844. CHEREAU, Achille: Notice sur les anciennes écoles de médecine de la Rue de la Bûcherie, lettre adressée au Dr. A. Latour, Paris 1866. Conférences historiques de la Faculté de Médecine de Paris faites pendant l'année 1865, Paris 1866. CORLIEU, Auguste: L'ancienne Faculté de Médecine de Paris, 1877. Ders.: Centenaire de la Faculté de Médecine de Paris (1794-1894), Paris 1896. PREVOST, A.: La Faculté de Médecine, ses chaires, ses annexes et son personnel enseignant, Paris 1900. Notice historique sur l'ancienne Faculté de Médecine et le Collège des Chirurgiens jurés de Paris, rédigée à l'occasion de la visite rendue par les médecins anglais à leurs confrères parisiens les 10, 11, 12 et 13 mai 1905, Paris 1905. Les collections artistiques de la Faculté de Médecine de Paris, inventaire raisonné par Noé LEGRAND, pub. par les soins de L. LANDOUZY, Paris 1911. DELAGE, Anna: Histoire de la thèse de doctorat en médecine d'après les thèses soutenues devant la Faculté de Médecine de Paris, Paris 1913. VALLERY-RADOT, Pierre: La Faculté de Médecine de Paris, ses origines, ses richesses artistiques, Paris 1944. GIRARDOT, J.: Histoire du 15 Rue de la Bûcherie, préface du professeur LAIGNE-LAVASTINE, Paris 1948. BINET, Léon / VALLERY-RADOT, Pierre: La Faculté de Médecine de Paris, cinq siècles d'art et d'histoire, Paris 1952. VETTER, Hugo: Die Universität zu Paris 2, Die Medizinische Fakultät, Grünenthal Waage 3, 1963, S. 38-45. GANIERE, Paul: L'Académie de médecine, ses origines et son histoire, Paris 1964. ACKERKNECHT, Erwin H.: La médecine hospitalière à Paris 1794-1848, Paris 1986. Méd. Paris (1984), pp. 15-72.

[2] Jean-Nicolas Marjolin (1780-1850), 1808 Dr. med. (Paris), 1806 Prosektor, 1816 2. Chirurg am Hôtel-Dieu, 1818 Prof. der äusseren Pathologie, 1825 Chirurg am Hôpital Beaujon. CALLISEN 12 (1832), S. 219-228, 30 (1842), S. 236. STEWART (1843), pp. 363-367. DUBOIS, E.-Frédéric: Discours prononcé aux obsèques de Marjolin, Bull. Acad. de méd., 1850, pp. 500-504. ROUX, Philippe-Joseph: Discours prononcé aux obsèques de Marjolin, Bull. Acad. de méd., 1850, pp. 493-500. VELPEAU, Armand: Discours prononcé dans la séance publique de la Faculté de Médecine de Paris le 4 novembre 1850, Paris 1850. Bull. Soc. de chir. de Paris, 1851/52, II, pp. 185-192. DEMARQUAY, Jean-Nicolas: Eloge de Marjolin, prononcé à la Société anatomique, le 17 février

Dans le même bâtiment se trouvent:
1. Une grande bibliothèque d'ouvrages de médecine[4].
2. La collection d'anatomie; celle du corps sain est très incomplète: des préparations en cire ne remplacent qu'incomplètement les préparations fournies par un travail soigneux du corps

---

1851, Union méd. 5, 1851, pp. 300-301. MONOD, Frédéric-Clément-Constant-Gustave: Nécrologe, Mém. Soc. de chir. de Paris 2, 1852, pp. 185-192, 3, 1853, pp. 1-12. Ann. univ. di med., Milano, 203, 1868, pp. 358-360. DECHAMBRE, 2e série, 5 (1874), S. 121 f. BLÄ 4 (1932), S. 83 f. GENTY, Maurice: Marjolin, Les biographies médicales, Paris 1934, pp. 373-388. CRUICKSHANK, A. H. / GASKELL, E.: Jean Nicolas Marjolin, destined to be forgotten, Med. Hist. 7, 1963, pp. 283-384. GUTMANN, René A.: Une lettre de Marjolin sur ses rapports avec Dupuytren, Hist. Sci. Méd. 15(2), 1981, pp. 123-127. STEFFEN, Carl: Jean-Nicolas Marjolin, Am. J. Dermatopathol. 6(2), 1984, pp. 163-165. Ders.: Marjolin's ulcer, report of two cases and evidence that Marjolin did not describe cancer arising in scars of burns, Am. J. Dermatopathol. 6(2), 1984, pp. 187-193. ACKERKNECHT (1986), pp. 62, 151. HUGUET (1991), pp. 319-320.

[3] Mathieu-Joseph-Bonaventure Orfila (1787-1853), 1811 Dr. med. (Paris), 1819 Prof. der Gerichtsmedizin in Paris, 1823 Prof. der medizinischen Chemie, 1831 Dekan der Fakultät. CALLISEN 14 (1833), S. 158-176, 31 (1843), S. 95-100. Bull. Acad. de méd. 18, 1852/53, pp. 508-512. J. d. conn. méd. prat. 20, 1852/53, p. 359. Ann. d'hyg. publ. 49, 1853, 2e série, pp. 188, 420, 450-458. Arch. gén. de méd., 1853, I, pp. 502-506. Gaz. d. hôp. Paris 26, 1853, pp. 127, 131. Lancet Lond., 1853, I, p. 326. MENIERE, Prosper: Nécrologie de M. Orfila, Paris 1853. Recueil de discours prononcés aux funérailles de M. Orfila, 14 mars 1853, Paris 1853. DUBOIS, E.-Frédéric: Eloge de Orfila, Mém. Acad. de méd. 18, 1854, pp. 1-34. Med. Dir., 1854, p. 788. Monit. d. hôp., 1854, II, pp. 1099, 1107. BERARD, Pierre-Honoré: Eloge d'Orfila, Paris 1855. Med. Alm. Berl., 1855, pp. 14-27. Brit. & For. M.-Chir. Rev. 27, 1861, pp. 304-318. DUBOIS 2 (1864), pp. 339-401. HOUEL, Charles-Nicolas: Catalogue du musée Orfila, publié sous les auspices de la Faculté de la Médecine de Paris, Paris 1881. DECHAMBRE, 2e série, 17 (1882), pp. 370-374. Progrès méd. 42, 1927, pp. 667-671. BEESON, B. Parker: Orfila, pioneer toxicologist, Ann. med. Hist. 2, 1930, n. s., 1930, pp. 68-70. FAYOL, Amédée: La vie et l'œuvre d'Orfila, Paris 1930. ORFILA, Jacques: Troubles à la Faculté de Médecine pendant le décanat d'Orfila, Bull. Soc. Fr. Hist. Méd. 25, 1931, pp. 516-522. BLÄ 4 (1932), S. 438-440. MILLER, Geneviève: An autograph letter of Orfila, Bull. Hist. Med. 13(3), 1943, pp. 320-327. DUVOIR, Maurice: Orfila, Les médecins célèbres, Genève/Paris 1947, pp. 166-167. PRELAT, Carlos E. / VELARDE, Alberto G.: La Química en los «Eléments de Chimie» de Orfila, Chymia 3, 1950, pp. 77-93. LOREN ESTEBAN, Santiago: Estudio critico-biográfico de Mateo José Buenaventura Orfila, de su obra y de su influencia, Arch. Fac. Med. Zaragoza 6, 1958, pp. 765-779. Orfila, creador de la toxicología, Rev. méd. cubana 69(2), 1958, pp. 51-75. LOREN ESTEBAM, Santiago: Mateo José Buenaventura Orfila, estudio critico-biográfico de su obra y influencia, Diss. med., Zaragoza 1961. MYERS, Richard O.: Famous forensic scientists 2, Mathieu Joseph Bonaventure Orfila, Med. Sci. Law 1, 1961, pp. 179-185. BASS, Giovanni: Die Gerichtsmedizin als Spezialfach in Paris (1800-1850), Diss. med., ZMA 22, Zürich 1964. SUREDA BLANES J.: Orfila y la seva época, 1787-1819, Barcelona Ediciones 62, 1969. LOREN ESTEBAN, Santiago: Orfila, pionero de la emigración de cerebros, Med. e Hist. 10, 1972, pp. 8-26. Méd. Paris (1984), pp. 289-294, 408-409. SCHMIDT, Vagn: Matheo José Bonaventura Orfila, Farm. Tid. 95, 1985, pp. 641-647. ACKERKNECHT (1986), pp. 59-60, 230. AUQUIER, Louis: Orfila et l'organisation des études médicales, Bull. Acad. Nat. Méd. 4, 1987, pp. 477-483. DELMAS, André: Biographie d'Orfila, Bull. Acad. Nat. Méd. 4, 1987, pp. 447-457. HADENGUE, André: Mateo Orfila et la médecine légale, Bull. Acad. Nat. Méd. 4, 1987, pp. 469-476. TRUHAUT, René: Orfila, fondateur de la toxicologie, Bull. Acad. Nat. Méd. 4, 1987, pp. 459-468. HUERTAS GARCIA-ALEJO, Rafael (ed.): Orfila, saber y poder medico, Consejo Superior de Investigaciones Cientificas, Madrid 1988. HUGUET (1991), pp. 346-348.

[4] FRANKLIN, Alfred: Recherches sur la Bibliothèque de la Faculté de Médecine de Paris, Paris 1864. CHEREAU, Achille: Notice sur l'origine de la Bibliothèque de la Faculté de Médecine de Paris, ce qu'elle a été, ce qu'elle sera, Paris 1878. HAHN, Alfred: La Bibliothèque de la Faculté de Médecine de Paris, Paris 1929. HAHN, André: History of the library of the Faculté de Médecine, Paris, Hist. Méd. 4(1), 1954, pp. 8-20. DUMAITRE, Paule / HAHN, André / SAMION-CONTET, Janine: Histoire de la médecine et du livre médical à la lumière des collections de la Bibliothèque de la Faculté de Médecine de Paris, Paris 1962. Paris, Université, Faculté de Médecine, Bibliothèque, Guide de lecteur, Rueil-Malmaison 1970. SEIDLER (1971), S. 156-159. Méd. Paris (1984), pp. 253-258.

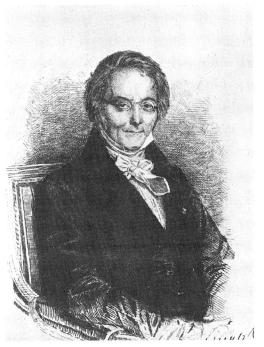

Jean-Dominique Esquirol (1772-1840), Chefarzt des Hospice de Charenton.

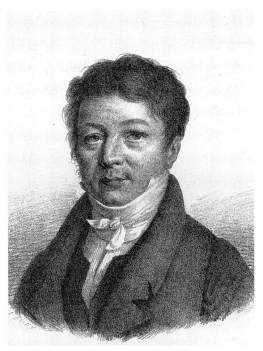

François Magendie (1783-1855), Prof. der Physiologie und allgemeinen Pathologie am Collège de France.

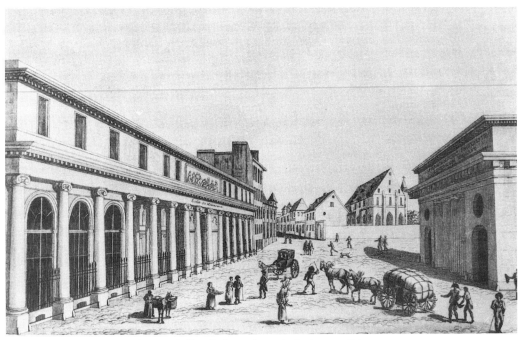

Die Faculté de Médecine an der Rue de l'Ecole de Médecine in Paris, um 1800.

humain. Il n'y a que deux ou trois préparations de nerfs très mal faites. Les préparations de l'anatomie pathologique sont plus remarquables, surtout celles concernant les maladies des os. Outre les ankyloses de presque toutes les articulations, les tumeurs des os, les nécroses, etc., je remarque surtout qu'on y trouve plusieurs préparations de l'avant-bras, dans lesquelles les deux os sont réunis à la suite d'une fracture mal guérie. On y trouve les os du crâne et des extrémités gélatineuses par la préparation de Jules Cloquet[5] (chirurgien de l'Hôpital St-Antoine[6]). On a courbé les os des extrémités sans qu'une fracture en résulte. Il y a encore une collection considérable de pierres de divers organes, des calculs de la vessie d'une grosseur énorme, des pierres de l'urètre, dont l'une s'était formée autour d'une aiguille à sa tête, l'autre autour du bout d'une sonde de plomb.

Au lieu de conserver les autres préparations pathologiques dans de l'esprit de vin, on a préféré en faire une collection de cire. On y trouve surtout représenté des tumeurs qui effrayent par leur grandeur, des vices tuberculeux, syphilitiques et cancéreux, etc., des maladies des artères et du cœur.

3. *La collection des instruments de chirurgie* est très belle et contient plusieurs instruments intéressants par leur ancienneté[7]. Voilà quelques instruments qui me paraissent mériter d'être mentionnés: 1) une pince à séton. On saisit avec elle la peau. On fait un trou avec l'aiguille accrochée aux deux branches de la pince. On passe ainsi le séton à travers la peau; 2) une grande collection d'aiguilles pour l'acupuncture et l'électropuncture, de différentes grandeurs et de divers métaux, d'or, d'acier, de platine; 3) un bdellomètre; un scarificateur réuni à une pompe[8]; 4) les rétracteurs de Percy[9] pour retirer les parties molles avant de scier les os. Ils sont constitués de deux plaques de fer blanc qui se réunissent par une jointure et qui sont percées au milieu par un trou pour recevoir l'os; 5) des trépans à manivelle d'Ambroise Paré[10]; ils sont plus

---

[5] Jules-Germain Cloquet (1790-1883), Anatomischer Wachsbildner, 1815 Prosektor, 1817 Dr. med. (Paris), 1819 chirurgien adjoint am Hôpital Saint-Louis in Paris, 1829 Chefchirurg am Hôpital Saint-Antoine, 1831 Prof. der äusseren Pathologie, 1834 Prof. der chirurgischen Klinik. CALLISEN 4 (1831), S. 219-227, 27 (1839), S. 112 f. STEWART (1843), pp. 276-284. SACHAILE (1845), pp. 198-201. Gaz. méd. de Par., 1883, pp. 97, 157, 169. GUYON, Jean-Casimir-Félix: Cloquet, Bull. et Mém. Soc. de chir. 9, 1883, pp. 188-190. France méd., 1883, I, pp. 277-279. Gaz. méd. de Par., 1883, 6e série, pp. 97, 158, 169. Rev. de chir., 1883, III, p. 240. BLÄ 2 (1930), pp. 53-54. GENTY, Maurice: Cloquet, Les biographies médicales, Paris 1933, pp. 261-276. BISHOP, William John: Jules Germain Cloquet, Med. biol. III, 4, 1954, pp. 141-143. SPEERT, Harold: Obstetrical-gynecological eponyms, Cloquet's node, Basset's operation and cancer of the vulva, Cancer 8, 1955, pp. 1083-1086. DBF 9 (1961), p. 25. Flaubert et Jules Cloquet, Progrès méd. 90, 1962, pp. 479-480. CLOQUET, Maurice / AMELINE, André: L'acupuncture, le grand-papa, Jules Cloquet, Presse méd. 71, 1963, pp. 207-208. DUMONT, Martial: Les vagabondages de Jules Cloquet et de Gustave Flaubert, J. Gynecol. Obstet. Biol. Reprod. 17(2), 1988, pp. 151-154. HUGUET (1991), pp. 115-117.

[6] Zum 1795 als Spital eröffneten früheren Frauenkloster Saint-Antoine: GARSONNIN, Maurice: Histoire de l'Hôpital Saint-Antoine et de ses origines, étude topographique, historique et statistique, Paris 1891. BAR, Paul: La Maternité de Saint-Antoine, Paris 1900. L'Hôpital Saint-Antoine (1795-1909), Paris/Nancy 1910. Hist. Méd. 16, juin, juillet, août, septembre, octobre 1966. HUBER, Julien: L'Hôpital Saint-Antoine à la veille et au début du XXe siècle, Hôp. Paris 60, 1969, pp. 681-693. SEIDLER (1971), S. 104-107. Méd. Paris (1984), pp. 139-140.

[7] PREVOST, Murielle: Histoire et inventaire du Musée d'Histoire de la Médecine à Paris, Diss. med., Mscr., Paris 1981. Méd. Paris (1984), pp. 271-273.

[8] Nach Jean-Baptiste Sarlandière (1787-1838), Arzt in Paris. SARLANDIERE, Jean-Baptiste: Notice sur le bdellomètre, Paris 1819.

[9] Pierre-François Baron Percy (1754-1825), französischer Feldchirurg.

[10] Ambroise Paré (1510-1590), bedeutender französischer Denker und Praktiker der Chirurgie.

grands que ceux que possède mon père; 6) des tenettes de Le Cat[11] avec la jointure que M. Charrière[12] a appliquée il y a peu de temps aux tenettes de Dupuytren; 7) un couteau de Cheselden[13] pour la taille latérale; 8) d'anciens trocarts pour l'opération de l'hydrocèle; les stylets ont la forme d'une lancette, les canules sont fendues; 9) une aiguille pour la ligature des artères profondes; une tige de baleine qui a à son bout un chas conduit autour de l'artère en la poussant hors d'un fourreau d'argent; 10) la collection des fers pour appliquer les cautères actuels est très grande; 11) la collection des instruments pour les opérations des yeux est moins remarquable; il manque surtout les nouveaux instruments des Allemands; 12) la collection des instruments d'accouchement est petite. Parmis les forceps allemands, elle ne contient que le forceps de Brünninghausen. Le forceps monstrueux du jeune Baudelocque pour l'écrasement de la tête du fœtus se fait remarquer dans cette collection.

4. Une belle collection des matières de la pharmacie[14].

Clinique chirurgicale de M. Dupuytren

La méthode employée pour professer en clinique française est toute différente de celle utilisée en Allemagne[1]. Au lieu de parler de cas actuels, de faire connaître aux étudiants les particularités

---

[11] Claude-Nicolas Le Cat (1700-1768), Chirurg in Rouen.

[12] Joseph-Frédéric-Benoît Charrière (1803-1876), Messerschmied in Paris, 1820 mit eigener Firma zur Herstellung chirurgischer Instrumente an der Rue de l'Ecole de Médecine, 1851 Offizier der Ehrenlegion. CHEREAU, A.: Charrière, Bibliothèque universelle et Revue Suisse, 81e année, nouvelle période 57, Lausanne 1876, pp. 34-47. DELLION, Apollinaire: Dictionnaire historique et statistique des paroisses catholiques du canton de Fribourg, vol. 3, Fribourg 1885, pp. 33-36. HBLS 2 (1924), S. 544. Méd. Paris (1984), pp. 240-243. BOSCHUNG, Urs: Joseph-Frédéric-Benoît Charrière, fabricant d'instruments de chirurgie parisien originaire de Suisse, Schweiz. Rundschau Med. (Praxis) 74(8), 1985, S. 181-184. Ders.: J.-F.-B. Charrière, fabricant d'instruments de chirurgie à Paris, Les Fribourgeois sur la planète, Die Freiburger in aller Welt, Fribourg 1987, pp. 47-55. LINDSTEDT, Eric / CARLEN-NILSSON, Cecilia: Carl-Jacob Ask och Maison Charrière, Sydsven. Medicinhist. Sällsk. Årsskr. 26, 1989, pp. 31-48.

[13] William Cheselden (1688-1752), englischer Chirurg und Anatom.

[14] BOUVET, M.: Centenaire de l'Ecole Supérieure de Pharmacie de l'Université de Paris 1803-1903, Paris 1904. BROUSSEL, P.: Histoire de la pharmacie en France, Paris 1949. RUYSSEN, Yvonne: La Bibliothèque de la Faculté de Pharmacie de Paris à travers le temps, Rev. Hist. Pharm. 21, 1973, pp. 529-538. VALETTE, Simonne: L'histoire de la pharmacie en France au XIXe siècle, Congrès international d'histoire de la pharmacie à Innsbruck, juin 1977, Veröffentlichungen der internationalen Gesellschaft für Geschichte der Pharmazie 47, 1979, S. 73-80. Méd. Paris (1984), pp. 87-104, 302-303.

[1] AMMON, Friedrich August von: Parallelen der französischen und deutschen Chirurgie, nach Resultaten einer in den Jahren 1821 und 1822 gemachten Reise, Leipzig 1823. CARUS, Carl Gustav: Paris und die Rheingegend, Tagebuch einer Reise im Jahre 1835, 2 Bde, Leipzig 1836. MÜHRY, Adolph: Darstellungen und Ansichten zur Vergleichung der Medizin in Frankreich, England und Deutschland, nach einer Reise in diesen Ländern im Jahre 1835, Hannover 1836. STROMEYER, Georg Friedrich Louis: Erinnerungen eines deutschen Arztes, Bd. 1, Hannover 1875, S. 390-423. WUNDERLICH, Carl August: Wien und Paris, ein Beitrag zur Geschichte und Beurteilung der gegenwärtigen Heilkunde in Deutschland und Frankreich, 1841, hrsg. und eingeleitet von Huldrych M. KOELBING, Hubers Klassiker der Medizin und der Naturwissenschaften 13, Bern 1974. GEIGENMÜLLER, Ursula: Aussagen über die französische Medizin der Jahre 1820-1847 in Reiseberichten deutscher Ärzte, Diss. med. dent., Berlin 1985.

de ces maladies et de les rendre attentifs à l'effet du traitement, en un mot, au lieu d'introduire les étudiants au lit du malade dans la pratique si difficile de la médecine, les professeurs français font la visite avec une extrême rapidité, de sorte qu'il est impossible, même au médecin le plus exercé, de les suivre. Après la visite, les chirurgiens font les opérations ou parlent alors de quelques maladies. On voit bientôt quelle méthode mérite la préférence, et ce sont M. Delpech de Montpellier et M. Larrey de Paris qui font une exception honorable à l'usage commun.

Lors de notre arrivée à Paris, les maladies chirurgicales les plus fréquentes étaient les blessures par les armes à feu et les armes blanches[2]; ces objets étaient, par conséquent, les sujets dont M. Dupuytren[3] parlait longtemps et exclusivement; il y manifestait une expérience assez estimable.

---

[2] MANIERE, Prosper: L'Hôtel-Dieu de Paris en juillet et août 1830, histoire de ce qui s'est passé dans cet hôpital pendant et après les trois grandes journées, suivie de détails sur le nombre, la gravité des blessures et les circonstances qui les ont rendues fatales, Paris 1830.

[3] Guillaume Baron Dupuytren (1777-1835), 1795 Prosektor, 1803 Dr. med. (Paris), 2. Chirurg am Hôtel-Dieu in Paris, 1808 chirurgien en chef adjoint, 1812 Prof. der operativen Medizin am Hôtel-Dieu, 1815 Chefchirurg am Hôtel-Dieu, Prof. der chirurgischen Klinik, Leibchirurg der Könige Louis XVIII und Charles X. CALLISEN 5 (1831), S. 438-451, 27 (1839), S. 373-392. J. d. conn. méd. prat., 1834/35, II, pp. 221. Arch. gén. de méd. Par. 7, 1835, 2e série, pp. 281-284. BOURJOT-SAINT-HILAIRE: Hommage à Dupuytren, Paris 1835. Gaz. méd. de Par. 3, 1835, 2e série, p. 111, 6, 1838, 2e série, pp. 497-505. Lancet Lond., 1835, I, pp. 820-825. VIDAL, Auguste-Théodore: Essai historique sur Dupuytren, Paris 1835. Allgemeine (Augsburger) Zeitung 22, 30.5.1835 (Beilage). Mém. Acad. de méd. 5, 1836, pp. 51-82. PERDRIX, Charles: Notices historiques et biographiques sur Ambroise Paré et Guillaume Dupuytren, Paris 1836. Ann. de la chir. franç. et étrang., 1841, I, pp. 401-419. J. Soc. de méd. prat. de Montpel., 1841, III, pp. 1-38. Zschr. f. Wundärzte und Geburtsh., 1841, II, S. 1-49. PARISET 2 (1845), pp. 103-148. Am. M. Month, 1856, V, pp. 91-95. MALGAIGNE, Joseph-François: Dupuytren, Nouvelles biographies générales de Firmin Didot, t. 15, Paris 1856. Monit. d. hôp. 4, 1856, pp. 145, 153, 161, 169, 193-196. GAILLARD, François-Lucien: Dupuytren, Paris 1865. Gaz. méd. de Par. 20, 1865, 3e série, pp. 179-184. Ann. univ. di med., Milano, 1868, 203, pp. 344-348. LARREY, Hippolyte: Discours prononcé, au nom de l'Académie des sciences, à l'inauguration de la statue de Guillaume Dupuytren le 17 octobre 1869, Paris 1869. LECADRE, Adolphe-Aimé: Dupuytren en 1826, Le Havre 1870. Richmond & Louisville Medical Journal 9, 1870, pp. 740-746. STROMEYER, Georg Friedrich Louis: Erinnerungen eines deutschen Arztes, Bd. 1, Hannover 1875, S. 394-399. Ann. Soc. de méd. de Lyon 27, 1879, 2e série, pp. 14-26. DECHAMBRE, 1ère série, 30 (1884), pp. 675-676. Practitioner 61, 1898, pp. 50-53. HIRSCHBERG 14.3 (1912), § 552, S. 21-25. LUTAUD, A.: Le romancier Balzac et le chirurgien Dupuytren, Janus 21, 1916, pp. 379-405. Les médecins dans Balzac, Desplein-Dupuytren, Bull. Soc. Fr. Hist. Méd. 14, 1920, pp. 373-381. BLÄ 2 (1930), S. 346-349. BUSQUET, Paul: Guillaume Dupuytren, Les biographies médicales, Paris 1931, pp. 1-24. WIESE, Robert E.: Guillaume Dupuytren, Medical Life, August 1931. GANIERE, Paul: La formation d'un grand chirurgien, le milieu et l'époque dans l'œuvre de Dupuytren, Diss. med., Paris 1933. GOTTSCHALK, Alfred: Dupuytren ou le parfait candidat, Hippocrate 2, 1934, pp. 731-742. DELHOUME, Léon: Dupuytren, 3e éd., Paris 1935. Ders.: Le mariage rompu de Dupuytren avec Mlle Boyer, Hippocrate 3, 1935, pp. 446-458. FAURE, Jean-Louis: Dupuytren, Paris 1935. MONDOR, Henri: Dupuytren, 8e éd., Paris 1946. Ders.: Dupuytren, Les médecins célèbres, Genève/Paris 1947, pp. 156-159. FRANCESCHINI, Pietro: Dupuytren, una fama immeritata, Riv. Stor. Med. 44, 1953, pp. 92-103. DELHOUME, Léon: Le chirurgien Guillaume Dupuytren en Italie (novembre 1833 – mars 1834), 14th Int. Congr. Hist. Med., Rome-Salerno 1954, pp. 495-499. Hist. Méd., numéro special, 1958. GENNARO, P. F. de: I grandi chirurghi del passato, il Barone Guillaume Dupuytren, Arch. Putti Chir. Organi Mov. 12, 1959, pp. 466-478. HUESTON, J. T.: Baron Dupuytren, Med. J. Aust. 47, 1960, pp. 808-812. GANIERE, Paul: Guillaume Dupuytren dans Balzac, Hist. Méd. 15, 1965, pp. 23-31, Presse méd. 73, 1965, pp. 3152-3154. THEODORIDES, Jean: Les relations amicales de A. von Humboldt avec Guillaume Dupuytren, Gesnerus 23, 1966, pp. 196-201. DBF 12 (1968), pp. 614-616. GOLDWYN, Robert M.: Guillaume Dupuytren, Plast. Reconstr. Surg. 42, 1968, pp. 195-202. PASCARELLO, Francesco: Guglielmo Dupuytren nella vita e nelle opere, luci e ombre, Riv. Stor. Med. 12(1), 1968, pp. 3-27. GOLDWYN, Robert M.:

Traité sur les blessures de la tête

Les atteintes en général, et de même celles de la tête, sont moins dangereuses, mais leur guérison est lente bien que ces plaies forment un demi-cylindre, les plaies qui traversent un membre par contre un cylindre complet. Dans les autres parties du corps, les plaies par balles qui n'ont atteint que des parties molles sont très promptes à guérir; à la tête, au contraire, elles sont très longues et très difficiles à cicatriser. Aussi observe-t-on des hémorragies, le plus souvent parce que les vaisseaux se trouvent immédiatement sous la peau.

Guillaume Dupuytren, his character and contributions, Bull. N. Y. Acad. Med. 45, 1969, pp. 750-760. HUARD, Pierre / IMBAULT-HUART, Marie-José: Une lettre inédite du Baron Dupuytren à son neveu, Clio Med. 4, 1969, pp. 339-340. HUNTER, K. R. / CLARK, C. / ODGON, C.: Dupuytren's contracture, Lancet 2, 1972, pp. 327, 435, 715. DRACH, G. W.: Baron Dupuytren, lithotomist, Invest. Urol. 11, 1974, pp. 424-425. ORCEL, L. / VETTER, Théodore: Dupuytren, Cruveilhier et la Société Anatomique, Arch. Anat. Cytol. Path. 24, 1976, pp. 167-179. ARVY, Lucie / RIVET, R.: Dupuytren face à l'énigme qu'était la fièvre jaune en 1826, 102e Congrès national des Sociétés savantes, Limoges 1977, Comptes rendus, Paris 1977. LINDSKOG, G. E.: Guillaume Dupuytren, 1777 to 1835, Surg. Gynec. Obstet. 145(5), 1977, pp. 746-754. MANN, Ruth J.: Historical vignette of Guillaume Dupuytren, who feared nothing but mediocrity, Mayo Clin. Proc. 52, 1977, pp. 819-822. COLARD, Armand: Un médecin bruxellois chez Dupuytren et quelques autres, Hist. Sci. Méd. 12, 1978, pp. 233-240. COMITI, Vincent-Pierre: Dupuytren et la stomatologie, a propos de quelques observations, Hist. Sci. Méd. 12(3), 1978, pp. 249-254. DUMAITRE, Paul: Pugilat à la Faculté de Médecine de Paris, Dupuytren contre Maisonable (1829), Hist. Sci. Méd. 12(1), 1978, pp. 61-68. GUTMANN, René A.: Un procès de Dupuytren, Hist. Sci. Méd. 12(1), 1978, pp. 69-70. HILLEMAND, Pierre / GILBRIN, E.: Les démêlées entre Dupuytren et Pelletan, Hist. Sci. Méd. 12(3), 1978, pp. 259-264. Dies.: Larrey et Dupuytren, au début de la monarchie de juillet, Hist. Sci. Méd. 12(3), 1978, pp. 255-257. HUARD, Paul / IMBAULT-HUART, Marie-José: La formation et l'œuvre scientifique de Dupuytren, Hist. Sci. Méd. 12(3), 1978, pp. 217-231. LEDOUX-LEBARD, Guy: Le carnet de visites du Baron Dupuytren en 1830, Hist. Sci. Méd. 12(1), 1978, pp. 77-78. LEMAIRE, Jean-François: Dupuytren, personnage de Balzac, Rev. Deux Mondes 4, 1978, pp. 106-118. MORER, Georges: Histoire de l'appendicite, première période, première partie, des origines à Dupuytren, Hist. Sci. Méd. 12, 1978, pp. 23-32. THEODORIDES, Jean: Quelques documents inédits ou faits peu connus concernant Dupuytren, Hist. Sci. Méd. 12(1), 1978, pp. 71-75. Ders.: Dupuytren et la rage, Hist. Sci. Méd. 12(3), 1978, pp. 241-248. ELST, E. van der: A propos de la thèse de Dupuytren, Lithotomie (1812), Hist. Sci. Méd. 12(1), 1978, pp. 55-60. RAVITCH, Mark M.: Dupuytren's invention of the Mikulicz enterotome, with a note on eponyms, Perspect. Biol. Med. 22(1), 1979, pp. 170-184. BLOCH, Hubert: Guillaume Dupuytren, M. D., surgeon of Hôtel-Dieu, and his American students, N. Y. St. J. Med. 81(2), 1981, pp. 259-260. GUTMANN, René A.: Une lettre de Marjolin sur ses rapports avec Dupuytren, Hist. Sci. Méd. 15(2), 1981, pp. 123-127. BARSKY, Hannah K.: Guillaume Dupuytren, a surgeon in his place and time, New York 1984. CAIX, M.: Dupuytren, Anat. Clin. 6(3), 1984, pp. 159-161. DUFOUR, André: Guillaume Dupuytren, Chirurgien en chef de l'Hôtel-Dieu, Bull. Acad. Nat. Méd. 9, 1984, pp. 1039-1050. HAUBEN, Daniel Josef: Das chirurgische Erbe, Guillaume Dupuytren, Zbl. Chir. 109(11), 1984, S. 765-766. Méd. Paris (1984), pp. 401-402. ACKERKNECHT (1986), pp. 183-184, 212-213. BEIGHTON, Peter / BEIGHTON, Gerda: The man behind the syndrome, Berlin 1986, pp. 46-47. LURIE, S. N. / NEELON, F. A.: Dupuytren's contracture, N. C. Med. J. 48(9), 1987, p. 452. ELLIOT, D.: The early history of contracture of the palmar fascia 2, the revolution in Paris, Guillaume Dupuytren, Dupuytren's disease, J. Hand. Surg. 13(4), 1988, pp. 371-378. HOFFMANN-AXTHELM, Walter: Die Unterkieferresektion des Baron Dupuytren anno 1812, war sie die erste?, Dtsch. Zschr. Mund-, Kiefer-, Gesichtschir. 12(6), 1988, S. 431. DUNN, P. M.: Baron Dupuytren and congenital dislocation of the hip, Arch. Dis. Child. 64(7), 1989, pp. 969-970. WYLOCK, P.: The life and time of Guillaume Dupuytren, Can. J. Surg. 32(6), 1989, pp. 473-477. Ders.: Guillaume Dupuytren, Acta Chirurgica Belgica 90(1), 1990, pp. 1-4. ABELANET, René / SAINT-MAUR, Paul P. de: Le Musée Dupuytren, passé et présent, Hist. Sci. Méd. 25(2), 1991, pp. 127-131. Le pied à travers l'histoire, sous la direction de Joseph E. CLAUSTRE, Paris 1991, pp. 221-233. HUGUET (1991), pp. 173-176. THEODORIDES, Jean: Guillaume Dupuytren et la fièvre jaune, Maladie et maladies, histoire et conceptualisation, ed. par Danielle GOUREVITCH, Genève 1992, pp. 367-373.

Il n'est pas rare que les blessures de la région sous-orbitale occasionnent des symptômes nerveux et la cécité, surtout dans le cas où le nerf frontal est lésé. Dupuytren a coupé une fois ce nerf; alors les symptômes nerveux ont cessé, mais la cécité a subsisté.

Parmi les blessures des parties molles du crâne par arme blanche, les piqûres sont les plus dangereuses, non pas en elles-mêmes, mais par les accidents qu'elles entraînent, c'est-à-dire, l'érysipèle de la face et le phlegmon de la tête. Dupuytren considère l'érysipèle de la face comme dû à un état gastrique, qui ne peut cependant, à lui seul, déterminer la méthode curative parce que l'inflammation des parties molles de la tête est toujours prévalente. Il faut, par conséquent, d'abord faire une saignée, puis, à l'aide d'un émétique ou d'un laxatif, ôter les impuretés de l'estomac et des intestins. L'érysipèle disparaît alors ordinairement; dans le cas contraire, le plus efficace est de faire des incisions grandes et profondes, et d'appliquer des vésicatoires volants autour de l'érysipèle. Quand cela ne suffit pas, Dupuytren emploie des vésicatoires permanents et entretient la suppuration. Il faut les appliquer au centre de l'érysipèle. Le phlegmon se traduit par une inflammation du tissu cellulaire pénétré de pus; les vaisseaux qui nourissent ces parties s'oblitèrent et, dès lors, le tissu cellulaire est frappé de mort; les os deviennent malades, la dure-mère se sépare de l'intérieur des os et bientôt des symptômes d'un épanchement dans le cerveau se manifestent. Le tissu cellulaire mort est pénétré de pus, lequel se montre à l'ouverture externe, et on peut l'extraire. Le malade succombe dans la plupart des cas; la trépanation est peu utile parce que l'épanchement s'étend à toute la surface du cerveau.

On observe parfois aussi un érysipèle après des piqûres de la face et, dans ce cas aussi, des incisions deviennent nécessaires. A vingt pas, les grains de plomb ne pénètrent jamais à l'intérieur du crâne; ils se trouvent rarement dans le tissu osseux, mais demeurent à la surface et dans les parties molles, où on peut les sentir.

Dupuytren nous a montré un malade à qui une partie de l'os pariétal, de 3 pouces de long et de 2 pouces et demi de large, avait été totalement ôtée jusqu'à rendre visibles les mouvements du cerveau; le malade fut guéri sans avoir jamais éprouvé de symptômes dus à une affection du cerveau.

Les affections du cerveau qui peuvent être produites par des lésions externes se comptent au nombre de quatre: 1) la commotion, 2) la compression, 3) l'inflammation et 4) la contusion.

Dupuytren distingue trois degrés de commotion: le premier où ni la conscience ni le sentiment des sens ne sont perdus, mais dans lequel les sens sont troublés, le malade voit des étincelles devant les yeux, il a des bourdonnements d'oreilles, ses membres chancellent, il a de la peine à se tenir debout, puis il connaît une lassitude pendant trois ou quatre jours, des douleurs, un manque d'appétit, une incapacité de travail, puis un excès de coït, une nécessité d'écarter les pieds pour augmenter la base de sustentation, un sommeil troublé, etc.

Dupuytren indique à ce degré des spiritueux, des aromatiques, des stimulants, mais avec précaution.

Au deuxième degré, on observe une perte subite de connaissance, une abolition du sentiment de l'existence à tel point que les malades ne se souviennent de rien quand ils reviennent à eux, la prostration, la chute du corps, fréquemment des spasmes, des évacuations aloïnes et urinaires involontaires. La fonction des organes est suspendue. La respiration et la circulation, par contre, continuent. Il y a des palpitations au moment de la commotion; la respiration d'abord altérée, irrégulière, reprend bientôt sa régularité et se fait si doucement, avec si peu de bruit des mouvements des parois, qu'on croirait que le malade ne respire plus. Les paupières sont presque toujours closes; si on les écarte, on trouve l'œil brillant, mais la pupille dilatée ne

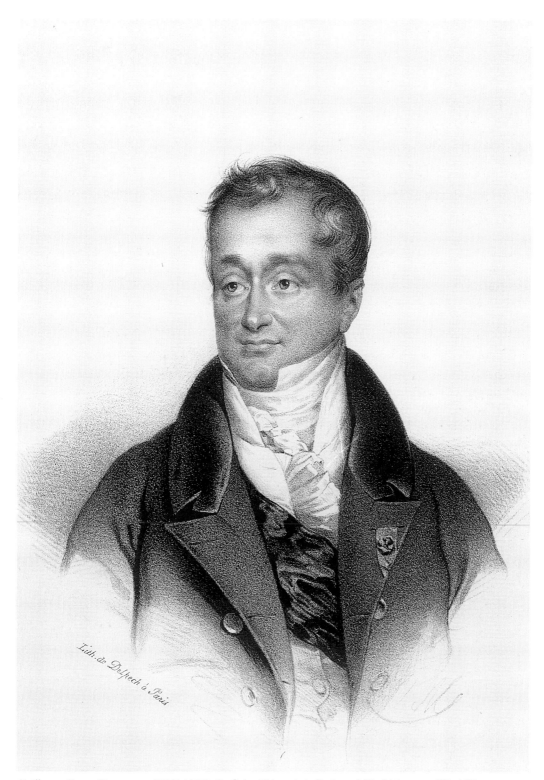

Guillaume Baron Dupuytren (1777-1835), Prof. der Chirurgie in Paris und Chefchirurg am Hôtel-Dieu.

se rétrécit nullement devant la plus vive lumière. La sensibilité est obtuse, mais non disparue. Quelquefois, le patient souffre de vomissements. A ce degré, les symptômes se prolongent un, deux, trois jours et plus. Les malades avalent, mais la déglutition n'a lieu que lorsqu'on introduit profondément des liquides dans l'arrière-gorge. Les mouvements du cœur sont presque nuls, le pouls est d'une lenteur et d'une mollesse telles que la plus légère pression le supprime, mais il est régulier. Les séquelles durent longtemps, à savoir la faiblesse, l'incapacité à la lecture, à toute conversation prolongée, à toute occupation de l'esprit. Les digestions sont difficiles, l'affaiblissement de la marche et de l'activité des organes génitaux se prolonge pendant assez longtemps. On a vu l'affaiblissement de cette dernière fonction persister pendant trois ou quatre mois.

Ici, de légers stimulants ne suffisent pas. Les saignées, les sangsues sont contre-indiquées dans l'immédiat: une saignée déterminerait la mort dans une partie frappée de vive commotion. Mais au bout d'une heure, si le pouls s'est relevé, des saignées chez les malades robustes peuvent éviter les dangers de la compression du cerveau par stase sanguine. On procède en plaçant des sangsues derrière les oreilles et ailleurs des révulsifs, des boissons émétiques. On obtient de très bons effets grâce aux vésicatoires appliqués à la nuque. Par la suite, pas d'aliments dans une certaine mesure, pas d'activité de l'esprit qui pourraie provoquer une fièvre nerveuse, laquelle est souvent une suite de ces lésions.

Au troisième degré de la commotion, presque tous les malades succombent, et cela très promptement: ils tombent immédiatement, privés de tous les sens, de toute fonction intellectuelle du cerveau, de toute faculté de mouvements volontaires. Il y a souvent des mouvements convulsifs, des évacuations involontaires d'urine et de matières fécales. Le pouls s'arrête et réapparaît à intervalles, la respiration s'affaiblit et s'éteint graduellement et, au bout de quelques secondes, la vie a cessé. Les saignées dans cet état assureraient la mort. Les frictions de spiritueux sont inutiles.

Lors de l'autopsie, on ne trouve dans le cerveau aucune trace d'épanchement ni de compression, pas de contusion, ni de désorganisation. Cet organe a seulement perdu de sa consistance, plus ou moins selon les dispositions de son volume.

Si, chez les malades qui ont succombé à une apoplexie, on voit le cerveau avoir acquis un volume plus grand que celui de la boîte qui le renfermait ou du moins avoir conservé son volume et sa forme, à la suite d'une commotion, le cerveau s'affaisse, revient sur lui-même, a tendance à occuper moins d'espace. Cela tient à ce qu'il contient moins de sang et à ce que, privé d'action stimulante, il tombe en affaissement. Une suite fréquente de la contusion est que les malades, dans leur convalescence, subissent une fièvre nerveuse qui n'est pas dangereuse.

La compression. La compression du cerveau, si elle est lente, peut être portée à un très haut degré; est-elle, au contraire, rapide, les effets sont immédiats, graves, souvent mortels, aussi légère qu'elle soit. Si l'épanchement est limité, une hémiplégie du côté opposé peut apparaître; si au contraire celui-ci est étendu, s'il existe sur les deux côtés à la fois, on ne trouve plus d'hémiplégie, pas de paralysie, mais une raideur des muscles.

Voilà à quels signes on distingue la commotion de la compression. Dans la *commotion*, le malade est couché paisiblement, la figure est pâle, la paupière supérieure abaissée, les pupilles très dilatées, la respiration si douce qu'on dirait qu'elle n'existe pas, les battements du cœur et du pouls sont à peine sensibles.

Dans la compression, le malade s'agite le plus communément, la figure est d'un rouge violacé, la pupille resserrée, la respiration est forte et suspicieuse, le malade souffre de stertor. La poitrine est comme embarassée par les mucosités, tous les muscles sont action pour assurer la respiration, le pouls est plein et fréquent.

Si, par une cause subite, par exemple une fracture, du sang ou du pus se sont amassés en un point, on doit appliquer le trépan et remettre les os en place, car le cerveau ne peut s'habituer à cet état; mais alors peut-on être toujours certain du point où s'est produit l'épanchement? Des fractures, des contusions ont lieu par contre-coup, et la difficulté est dans ce cas bien plus grande. Dans la simple compression, la trépanation n'est pas indiquée d'après Dupuytren. Il dit: «Comment en effet relèverait-on l'os dans ce cas? Comment ferait-on des tentatives dès les premiers instants? N'y aurait-il pas de la stupidité à en faire alors que les malades ont échappé aux accidents?»

Si l'épanchement a de l'étendue et qu'il n'y a pas d'hémiplégie, le trépan deviendrait inutile. Il faudrait cribler le crâne, et encore, on ne donnerait pas d'issue au pus.

On ne doit donc appliquer le trépan que pour relever les os ou donner issue à un épanchement subit et considérable, situé dans un point limité et bien déterminé de la voûte ou du côté du crâne. De plus, on peut essayer d'extraire par le trépan des corps enclavés dans les os.

Contusion du cerveau. Une des plus graves affections du cerveau, moins par ses effets immédiats qu'à cause de l'inflammation grave qui s'ensuit et qui se produit facilement, est la suppuration de grande ampleur. Elle peut être produite par l'enfoncement des os ou par contre-coup. On peut distinguer plusieurs degrés. Au degré le plus faible, quelques parties sont altérées, un peu de sang est épanché. La guérison peut avoir lieu. Mais quand le tissu est profondément désorganisé ou la quantité de sang considérable, la mort en est ordinairement la conséquence par l'inflammation, la suppuration et par la compression qui accompagnent la contusion. On a souvent confondu la contusion avec la compression parce que ces deux symptômes se réunissent ordinairement, étant produits par les mêmes causes. Au commencement, il est presque impossible de les distinguer. Cependant, tandis que les symptômes de la commotion suivent immédiatement la cause et disparaissent successivement à partir de l'accident, les malades frappés de la contusion sans commotion se révèlent sans symptômes immédiats, et ce n'est qu'après plusieurs jours que ceux-ci s'aggravent et deviennent le produit de l'inflammation. Alors les malades éprouvent une douleur constante aux endroits contus, de la fièvre survient avec délire et redoublement, affaissement, quelquefois coma. Si les saignées et les purgatifs sont suffisamment employés, on voit quelquefois les symptômes diminuer et les malades guérir lorsque la lésion est limitée et peu profonde. Si les pupilles sont resserrées, si le malade souffre de stertor et s'il y a absence d'indices de commotion, la contusion est à craindre. Alors, on procède par des saignées générales, locales et éméto-cathartiques, et si l'inflammation s'est déclarée, on fait encore des saignées, on applique des révulsifs sur les membres et par le canal intestinal; si le coma laisse présumer un amalgame de pus et qu'on peut s'assurer de l'endroit précis du mal, on utilise le trépan. Pourtant cette opération ne donne guère de chances de salut car, si un peu de pus s'écoule, une reformation de ce dernier n'est pas empêchée. Si la contusion est produite par une fracture, on doit soulever les fragments osseux et faire écouler le pus et les parties contuses. Quand se forment à nouveau des suppurations qu'on a retranchées et qui se manifestent encore le lendemain, alors ordinairement les malades succombent. Ainsi, on remarque l'inutilité fréquente des couronnes du trépan.

A propos des inflammations érysipélateuses et phlegmoneuses, voir plus haut. Le premier accident est si fréquent que, sur trois blessés, un ou deux à peine en sont exempts.

L'inflammation du périoste est plus rare qu'on ne l'a cru et pourtant possible, et c'est à la suite d'observations à l'intérieur de ce tissu qu'on a découvert des amalgames purulents avec distension générale sur le trajet et la fluctuation; suivent alors nécrose et séquestre. L'os frappé est, immédiatement ou au bout de quelque temps, nécrosé. Cet os est un corps étranger, adhérant aux autres parties osseuses qui vivent encore. L'inflammation, qui est nécessaire à la séparation de l'os mortifié, entraîne une plus ou moins grande suppuration, et celle-là est nuisible par sa quantité (compression) ou par contiguïté au tissu et à l'inflammation (arachnitis). Si l'os dénudé paraît noirâtre ou gris, il est presque certain que la nécrose s'étend jusqu'à la face interne, et on doit prévenir les effets de l'inflammation et de la suppuration par l'application du trépan.

Le 8 novembre [1830] M. Dupuytren fit une extirpation presque de la totalité de la moitié gauche de la mâchoire supérieure. La maladie qui nécessitait l'opération était un ostéosarcome de l'os; le malade était un jeune homme de vingt ans à peu près. Il avait déjà été opéré en raison de cette maladie plusieurs fois, mais chaque fois elle était réapparue. Au moment de l'opération, la tumeur avait gagné une étendue énorme, de sorte qu'elle allait jusqu'au bord intérieur de l'orbite et jusque dans le nez. L'opérant fit une incision à la face inférieure de la tumeur de manière qu'il sépara la peau le long du nez et qu'il coupa la lèvre supérieure presque dans la partie moyenne. Après avoir séparé la peau de la tumeur en la levant en lambeau, l'opérant introduisit une branche de tenailles incisives fortes dans le nez, l'autre dans la bouche et détacha ainsi la tumeur en dedans; avec le même instrument, Dupuytren coupa l'os maladif des parties voisines saines. L'hémorragie fut presque nulle, les douleurs qui étaient fortes lorsqu'on séparait la peau, étaient faibles en coupant l'os. Par plusieurs sutures, on réunit les parties molles de sorte qu'on aurait cru après l'opération ne voir qu'une blessure d'arme blanche.

Le 9 et 10 novembre. Les parties molles n'étaient quasiment pas tuméfiées, la fièvre était faible, il n'y avait point d'hémorragie et point d'hémorragie nerveuse.

Le malade guérit complètement, et on ne remarquait extérieurement qu'une cicatrice bien formée.

Quelques additifs pour les cas d'extirpation d'une partie de la mâchoire supérieure gauche (ces remarques sont tirées de la «Gazette médicale», tome 2, page 126[4]).

Cet individu entra pour la première fois à l'Hôtel-Dieu en février 1830. Il portait alors sur l'os maxillaire gauche une tumeur cancéreuse qui ne dépassait pas le bord alvéolaire; on l'enleva tout entière.

Le 22 mai de la même année il se rendit à nouveau à l'Hôtel-Dieu. Une autre tumeur était survenue au même endroit. Plus volumineuse, celle-ci faisait saillie sur la bouche et la face. Elle fut extirpée tout entière par la voie palatine. Lorsque le malade quitta l'hôpital en juillet, la plaie était cicatrisée.

Au mois de novembre de la même année, troisième entrée à l'hôpital pour une deuxième récidive (voir la description de l'opération).

Au mois de février de 1831, il revint pour une troisième récidive. Depuis 15 jours, il s'élevait de l'os maxillaire droit une tumeur qui, dans son accroissement rapide, remplissait l'espace laissé vide par l'absence du maxillaire gauche. Elle avait la mollesse élastique du tissu scirrheux ramolli; indolente, elle était le siège de fréquentes exhalations sanguines. Le mal s'étendait aus-

---

[4] DUPUYTREN, Guillaume: Cancer de l'os maxillaire supérieur, trois récidives, trois opérations, quatrième impossible par l'extension du mal, Gaz. méd. de Par., 1831, II, p. 126.

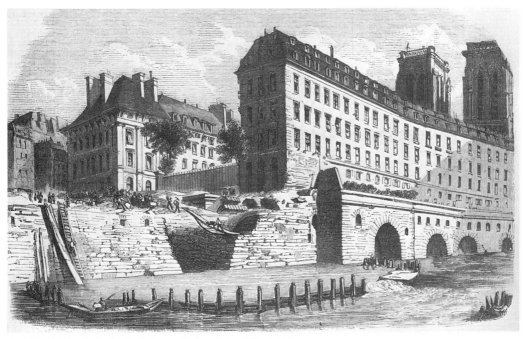

Das Hôtel-Dieu in Paris, Ansicht vom linken Seine-Ufer, 1852.

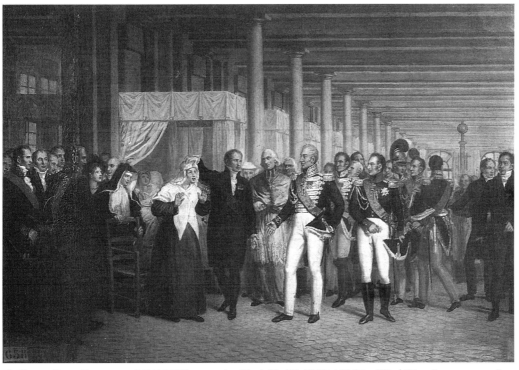

Guillaume Baron Dupuytren (1777–1835) präsentiert König Karl X. (1757–1836) im Hôtel-Dieu eine am grauen Star operierte Patientin, um 1825 (Musée Carnavalet, Paris).

si sur l'apophyse ptérygoïde gauche et aux parties molles voisines. Une tumeur s'élevait de l'apophyse, montant de l'os maxillaire droit et soulevant l'aile du nez.

Ce jeune homme plein de vigueur paraît promis à une mort certaine; c'est vainement que pour la quatrième fois il est venu implorer le secours de l'art; l'art ne peut plus rien pour lui.

Le 9 novembre. Un jeune militaire avait avalé deux jours auparavant un morceau d'os bloqué maintenant dans le pharynx; outre de vives douleurs, le malade n'éprouvait pas d'autres inconvénients. M. Dupuytren enfonça des tenailles courbées à la manière de celles pour l'extraction des polypes. Tous les spectateurs entendaient le bruit causé par le frottement de l'instrument sur l'os. Le corps étranger étant saisi inconvenablement avec les tenailles, il fallut assez de force pour l'extraire. L'extraction fut suivie d'un léger écoulement de sang. Le corps étranger, ayant environ un demi pouce de diamètre de long et presque autant de large, était fort tranchant à ses bords, et une apophyse pointue et inégale sortait de la face supérieure. Cinq jours après, le malade mourut suite à une inflammation épouvantable qui avait attaqué le pharynx et qui se termina en gangrène, comme la nécropsie le démontra.

Le 10 novembre. Dupuytren a observé plusieurs fois que des grains d'amorce ou des morceaux de la capsule de piston sont portés en arrière, surtout quand le vent est contraire. Les morceaux de la capsule de piston sont particulièrement nuisibles à l'œil. Dupuytren a extrait des pièces pénétrées dans la cornée; elles produisent souvent des inflammations profondes, une irritation en est presque toujours la suite. Il se développe parfois du pus au fond de l'œil et, souvent, la faculté de vue est suspendue.

Tumeur scirrheuse de la glande thyroïde

Un garçon d'environ dix ans était affecté de cette maladie qui fut remarquée pour la première fois lorsqu'il avait cinq ans. Sans aucun dérangement de santé, la tumeur croissait très lentement. Le dernier mois, par contre, la maladie s'était développée rapidement et avait causé par la pression sur la trachée un mal à respirer, et la tumeur avait commencé à devenir un peu douloureuse. Lors de l'entrée du malade à l'hôpital, la tumeur avait la taille de la tête d'un nouveau-né; elle s'étendait en haut jusqu'au bord de la mâchoire inférieure et occupait presque tout l'espace entre cette partie et la clavicule; en dedans, elle était limitée par la trachée et le larynx. En dehors, on sentait battre l'artère carotide. La tumeur n'était que très peu mobile; la peau, cependant, l'était et avait une couleur naturelle, à part quelques veines variqueuses qui couraient sous la peau. Le poids de la tumeur devenait incommode au malade, et le mouvement de la tête et du cou était gêné. Sans essayer aucun remède pour diminuer la tumeur, on se résolut à entreprendre l'extirpation, également désirée du malade.

Avant de commencer l'opération, M. Dupuytren nous exposa les accidents funestes qui pourraient accompagner la lésion des parties qui doivent être nécessairement attaquées par le bistouri. Le danger le plus redoutable, dit le professeur, est la lésion d'une veine volumineuse située dans un endroit voisin du cœur, qui peut donner lieu à une entrée d'air dans ce vaisseau et par cela dans le cœur, accident qui est presque toujours immédiatement suivi de la mort. Dupuytren avait observé deux fois ce phénomène, une fois après une exarticulation du bras quand l'air était entré dans la veine axillaire. On avait entendu un sifflement comme si on avait ouvert la plèvre. Une autre fois, Dupuytren avait ôté une tumeur située sur le muscle trapèze; quand l'opération était pratiquement terminée, l'opérant avait coupé une veine d'un volume moyen. On avait entendu le sifflement et comme dans le premier cas, le malade était tombé mort comme frappé par la foudre. Graefe, à Berlin, a perdu un malade de la même manière. Un vieux praticien français, M. Clémot de Rochefort[5], assistant à la clinique, raconta trois faits semblables qu'il avait observés et qui étaient assez bien décrits, mais peu crédibles. Une chose qui prédispose surtout à cet accident, ce sont les mouvements qu'on porte à la tumeur; en l'écartant des parties sous-jacentes et latérales, on communique le même aux veines coupées. Pour éviter ces mouvements, M. Dupuytren fit comprimer la base de la tumeur par un aide de manière à la pousser vers l'avant. La peau étant ainsi tendue, l'opérant fit une incision de haut en bas sur toute l'étendue de la tumeur, par la peau, le tissu cellulaire et le muscle peaucier; ensuite, le bistouri, partant toujours obliquement au niveau de la peau, sépara la peau des deux côtés jusqu'à la base de la tumeur. Quelques veines coupées laissaient échapper beaucoup de sang; elles furent comprimées. Pour porter ensuite les coups de bistouri à la base de la tumeur, on était obligé de l'incliner en dedans. Cependant, on arrêta tout de suite, produisant par celà une pression sur la trachée qui gêna trop fortement la respiration du malade. Alors Dupuytren enfonça le bistouri dans la tumeur pour examiner si elle contenait un liquide et pour l'évacuer si tel était le cas, espérant faciliter l'extirpation par la diminution de la grandeur de la tumeur. Mais il ne s'écoula rien d'autre que du sang. Jugeant alors qu'il ne pourrait pas entreprendre l'ablation entière de la tumeur sans exposer le malade à une hémorragie extrêmement dangereuse des artères thyroïdiennes supérieures et inférieures, qui s'enfonçaient dans la tumeur, l'opérant appliqua une ligature à la base qu'il serra autant que possible, non sans vives douleurs pour le malade, puis il employa encore une seconde ligature. Après avoir lié tous les vaisseaux dont s'écoulait du sang, on couvrit la tumeur avec une simple compresse. M. Dupuytren dit vouloir appliquer plus tard encore une ligature métallique et la serrer avec l'instrument de Graefe qu'il avait modifié. Le malade supporta l'opération avec une grande fermeté. Le soir survinrent des vomissements et, à quatre heure du matin, le malade succomba de graves convulsions.

Le 24 novembre on fit la nécropsie. On examina d'abord les parties voisines. En dedans, la trachée et le larynx étaient aplatis par la pression de la tumeur, d'où l'asthme du malade; en dehors, la carotide primitive côtoyait la tumeur ainsi que le nerf pneumo-gastrique; cependant, elle n'était pas attaquée. La tumeur était enveloppée dans un kyste fibreux, l'intérieur était d'un noir foncé, comme une masse fibro-cartilagineuse ressemblant à la masse d'un scirrhe, cependant plus granuleuse. Il paraît que beaucoup de vaisseaux sont faits de cette substance, c'est pourquoi Dupuytren nomma la tumeur fungus haematodes. On voyait distinctement que la tumeur était une dégénérescence du lobe gauche de la glande thyroïde.

Voici un cas, raconté par M. Clémot, où l'air s'était engouffré dans une veine: dans la dissection d'une tumeur de l'aisselle, on entendit tout à coup un bruit remarquable de soufflet ou d'aspiration; les assistants crurent que M. Clémot avait ouvert la poitrine. Le malade se plaignit vivement et tomba en défaillance. Effrayés par l'accident, les assistants se retirèrent et laissèrent le médecin seul auprès de l'opéré, qui revint à lui au bout de quelque temps. M. Clémot lia la veine par laquelle l'air était entré.

Un cas d'hermaphrodisme

Un homme, âgé de 28 ans, vint le 1er décembre à la clinique pour un examen qui devait porter sur la détermination de son sexe. Il avait l'air d'un homme; la barbe était assez développée, la voix tout à fait celle d'un homme. Il était baptisé comme fille et il avait porté jusqu'à l'âge

---

[5] Jean-Baptiste Clémot (1776-1852), 1803 Dr. med. (Paris), Marinearzt, Prof. und Chirurgien en chef in Rochefort, Präsident des Gesundheitsrates. CALLISEN 4 (1831), S. 206, 27 (1839), S. 109. DUPLOY, Charles-Jean: Eloge sur Jean-Baptiste-Joachin Clémot, Arch. de méd. nav. 10, 1868, pp. 449-463. BLÄ 2 (1930), S. 48. Dictionnaire des biographies françaises, vol. 8 (1956), p. 1459. SOUTOUL, J.-H.: La vie débordante de J.-B.-J. Clémot (1776-1852), Presse méd. 69, 1961, pp. 1308-1310.

de 22 ans des habits de femme. Vers l'âge de 15 ou 16 ans, il fut attiré assez vivement par les femmes et il coucha assez souvent avec elles, aidé par son déguisement. Il avait souvent des érections, mais les éjaculations du sperme se faisaient par l'ouverture de l'urètre placée contre nature comme je vais indiquer. Les organes génitaux se présentaient ainsi: les bourses étaient fendues, retirées vers le périnée, les testicules étant restés dans le bas-ventre. Ils formaient deux élévations qui ressemblaient beaucoup aux grandes lèvres. En écartant ces parties, on voyait une membrane fine et rougeâtre qui revêtait leur surface intérieure; au centre, on découvrait une ouverture assez grande, la sortie de l'urètre ressemblait à l'ouverture du vagin d'autant plus qu'une prolongation de la peau du périnée formait une duplicature à la commissure postérieure de la fente, ce qu'on pouvait prendre pour l'hymen. La verge était trop courte, par ailleurs bien formée, mais elle était non-perforée; au lieu du canal de l'urètre, il existait à sa partie inférieure une gouttière comme reste de ce canal. Les règles ne s'échappent jamais par l'ouverture, qui ne donne que les urines et, pendant le coït, le sperme.

Dupuytren extirpa une tumeur scirrheuse développée sur la glande du sein, tumeur qui s'était formée en deux mois. Il fit une incision perpendiculaire sur celle-ci, sépara alors la peau de la surface du scirrhe et, saisissant la tumeur avec la main gauche, il extirpa la partie malade des parties saines avec le bistouri et avec les ciseaux. Plusieurs vaisseaux furent liés.

M. Dupuytren dit: «Très souvent des tumeurs scirrheuses se forment dans le tissu cellulaire qui sépare les lobes de cette glande. Lorsqu'on les extirpe assez tôt, on peut empêcher la maladie de se propager à la glande elle-même.»

Clinique chirurgicale de Dupuytren, commencée le 6 décembre 1830

St-Agnès. Un homme d'environ 26 ans, lymphatique, jamais atteint par une maladie vénérienne. Le testicule du côté droit était gonflé, on remarquait des tubercules petits et nombreux. On fit des cataplasmes, mais des douleurs lombaires se développèrent. On fit quelques vénésections, les douleurs cessèrent, mais l'affection testiculaire persistait. On fit des frictions autour du testicule; elles n'apportèrent aucune amélioration. Il était d'une assez grande faiblesse et on remarqua une affection semblable au foie.

Dupuytren considéra la maladie du testicule comme un scirrhe. On a souvent observé des scirrhes chez les jeunes hommes. Des cataplasmes furent appliqués. Dupuytren crut que l'état du malade était assez critique parce que la maladie scirrheuse avait affecté le foie. Des symptômes d'une entérite survinrent; le testicule et le foie devinrent douloureux.

Un enfant de 13 ans qui avait souffert d'une fièvre hydrocéphalique. Depuis ce temps, le malade avait une très faible intelligence et il souffrait d'une hémiplégie droite. Il était évident que le côté gauche du cerveau était affecté et Dupuytren crut qu'il s'agissait d'une hydropisie du ventricule gauche. Il lui fit une saignée, lui donna un vomitif, fit un séton au cou et il voulait lui donner plus tard du mercure comme purgatif.

Les symptômes s'améliorèrent, l'enfant marcha mieux, il pouvait retenir ses urines et ses excréments, il paraissait moins triste. Puis on appliqua un moxa qui eut un rapide succès. Dupuytren en appliqua encore un autre. L'enfant reprit goût à marcher.

Il y a un mois, des douleurs très vives se sont manifestées au bras, qui semble être la proie d'une tumeur d'environ une livre et s'étendant jusqu'aux doigts. Le tubercule est très douloureux et sa pression occasionne des convulsions. Dupuytren l'a reconnu comme tumeur du nerf médian.

Il y a des tumeurs qui se développent sur les filets des nerfs, d'autres sur le tissu qui sépare les filets nerveux, d'autres encore sur le tissu environnant le nerf.

Un jeune homme de 25 ans, boucher, d'une constitution lymphatique et fraîche. Il y a trois ans, il tomba sur le genou malgré sa constitution. Au bout de quelques mois, un gonflement du genou commença, il lui fallut prendre du repos. Lors de son entrée à l'hôpital, un abcès très grand s'était développé; on l'ouvrit et le malade guérit. Il reprit son métier. Mais après peu de mois, un gonflement du genou survint à nouveau, mais d'une autre nature. Il était accompagné d'une immobilité du membre. On ouvrit des abcès, on appliqua des cataplasmes. Les mouvements du membre se restituèrent peu à peu et les douleurs cessèrent; on put ainsi espérer conserver le membre du malade, qui avait déjà consenti à se faire amputer.

Un homme reçut un coup de pied de cheval au tibia, qui fut cassé. Il fallut pratiquer l'amputation de la cuisse; elle réussit. Dans la rue St-Martin (mois de juillet), une balle pénétra la jambe de bois, entra dans le moignon, le traversa et fut retenue de l'autre côté du bois. La guérison se passa bien.

Bandage gommé inventé par Dupuytren. Il s'agit d'une solution de gomme forte. Faisant attirer les chairs vers le lieu qui était amputé, on applique autour du membre une bande trempée dans la solution précitée. La bande ne se déplace pas, et après cinq ou six jours, la plaie est généralement guérie parce que tous les tiraillements de la cicatrice sont par cela évités. Dupuytren pense appliquer cette bande après une inflammation traumatique.

Un malade d'environ 30 ans, fort, sans jamais avoir éprouvé de maladie vénérienne. On fit une castration et, cependant, la plaie n'avait pas guéri. Une profonde ulcération se déclara. On essaya des remèdes contre les maladies vénériennes, mais, après quelques jours, la pourriture d'hôpital s'ajouta à la plaie, accompagnant d'une forte fièvre. Après cela, la scirrhosité de l'ulcération disparut; ainsi, Dupuytren crut que la maladie n'était pas scirrheuse, comme il l'avait conclu en voyant l'apparence de l'ulcération. (Mais elle était peut-être syphilitique, car on remarque quelquefois que les symptômes de la syphilis cessent aussitôt qu'une gangrène ou une ulcération se développe. – Kluge)

Le 7 décembre. Un malade mit, pour se suicider, le bout du canon d'un pistolet au-dessous de son menton; l'os maxillare inferius était fracturé et accompagné d'un grand déplacement, la langue divisée, les os du palatin étaient brisés en deux ou trois fragments. Le côté gauche du nez fut soulevé et on put extraire les projectiles. Le malade avait grand regret de son action. La sonde fut introduite dans l'œsophage par le malade lui-même. Le gonflement était très fort les premiers jours. Il n'y avait pas de solidité entre les fragments. Le 24, le malade pouvait se passer de la sonde, car il pouvait avaler. Les fragments de la mâchoire supérieure commencèrent à se ressouder, ceux de la mâchoire inférieure au contraire s'étaient un peu déplacés.

Une malade âgée d'environ 45 ans, affectée d'une hernie crurale. Elle en souffrait depuis assez longtemps. Lorsqu'elle fit des efforts en frottant une commode, la hernie sortit; des douleurs et, plus tard, tous les symptômes d'une incarcération se manifestèrent. Après neuf jours, on fit l'opération. Les intestins étaient atteints de gangrène. On mit à jour les excréments. Les symptômes d'étranglement cessèrent; pendant huit jours, il se forma autour des bords de la plaie une inflammation. La plaie fut nettoyée; on avait appliqué au bord supérieur une sonde d'argent, qu'on remplaça par une sonde élastique. Cette sonde est nécessaire pour donner issue aux excréments avant qu'ils sortent par l'anus. La sonde tomba plusieurs fois et des symptômes graves se manifestèrent; puis, après que le conduit des intestins eut été rétabli par des lavements, on put ôter la sonde sans danger.

Une femme d'environ 20 ans, mariée. Elle était épileptique depuis un certain nombre d'années. Dans sa jeunesse, elle était tombée dans un feu et s'était brûlé les doigts, ceux-ci étaient devenus noirs; le bras tomba et le moignon fut atrophié. L'épilepsie ne disparut pas et la malade tomba cette année, pour la deuxième fois, dans un feu. Les cuisses étaient très fortement brûlées; elles suppuraient; cependant, l'inflammation était limitée.

Une asphyxie était survenue par la vapeur de charbon, le feu ayant pris dans ses vêtements. Elle avait trébuché par hasard dans le feu. Presque tout le corps fut brûlé très profondément. La peau, le tissu cellulaire sous-cutané et quelques muscles étaient détruits. C'est l'inflammation qui devait ôter les parties carbonisées, mais la malade ne pouvait pas supporter l'abondante suppuration, et des dévoiements survenaient déjà. Elle succomba à la suite de la suppuration et peut-être à cause des douleurs atroces qui la tourmentaient jour et nuit.

Un jeune homme de 18 ans avec une hernia inguinalis incarcérée, réduite et guérie, après une saignée; immédiatement après la réduction, tous les symptômes disparurent.

Un homme d'environ 50 ans était affecté d'une tumeur du côté gauche du nez, à l'intérieur. Il avait reçu un coup de marteau à cet endroit, la respiration était de plus en plus gênée. Dupuytren douta de la nature de la tumeur; soit il s'agissait d'un polype fibreux ou carcinomateux soit, au contraire, d'un ostéosarcome. La dernière maladie serait la plus dangereuse; le polype carcinomateux peut tomber et ne plus se reproduire.

Des bains froids, puis du linge enduit de cérat pour éviter l'influence nuisible de l'air sont les seuls médicaments que Dupuytren sache recommander contre les brûlures. Il donne pour usage interne une émulsion nitrique et des lavements émollients. En ôtant le linge enduit d'onguent de lin et en le remplaçant, une malade se plaignit de *beaucoup de douleurs*.

Problèmes d'articulations. Dupuytren doute qu'on puisse réunir les deux fragments des os; il préfère appliquer ici un bandage, semblable à un brassard. Ainsi, les mouvements des membres sont bien secondés.

Hydrocèle, opérée par injection. Augmentation du volume des bourses, fluctuation, peu de douleurs. La fluctuation n'est pas à craindre; elle suit ordinairement quelques jours après l'injection. Elle disparaît cependant et, en quinze jours environ, l'engorgement du testicule a de même disparu. M. Dupuytren fait presque toujours une injection grâce à laquelle il prétend guérir tous ces malades. Il fait la ponction au bout du scrotum, à l'avant-bout de la tumeur. Il injecte par trois fois du vin rouge très chaud, infusé sur des roses de provins. Chaque injection dure au moins deux minutes ou davantage. Les douleurs sont assez vives. L'incision est à pratiquer en cas d'hydrosarcocèle; si la tunique vaginale est dégénérée ou cartilagineuse, il faut l'exciser. Si l'on trouve le testicule affecté, on l'enlève lorsqu'il y a plusieurs kystes remplis d'eau car, par l'injection, on n'en touche qu'un.

Chez les vieillards, M. Dupuytren n'entreprend plus une opération radicale de l'hydrocèle, il se contente d'évacuer de temps en temps le fluide épanché à l'aide d'un trocart.

Il ne faut pas se hâter de provoquer la guérison de l'anus contre nature, au moins jusqu'à ce que les excréments s'écoulent parfaitement par le conduit naturel; sans cela, de graves symptômes surviennent subitement.

Des hernies soit-disant irréductibles peuvent quelquefois se réduire grâce à un long repos, une pression permanente par une pelote concave ou à par la taxis souvent répétée.

St-Côme. Une femme de 40 ans, mais qui en paraît 50, fut renversée avant-hier; elle était tombée sur le côté gauche et ne pouvait plus se relever. Elle ne fut transportée à l'hôpital que le lendemain matin. La cuisse était considérablement raccourcie. Le fémur était fracturé à l'extrémité inférieure; un épanchement d'un demi-litre de sang se trouvait sous la peau; la capsule était sans doute déchirée; les fragments de l'os étaient disloqués devant.

On appliqua des compresses imbibées d'eau de Goulard[6] autour de la cuisse et on fit une saignée. Alors le déplacement des fragments fut le même devant et dedans. L'épanchement était encore fort. On employa le bandage de 18 chefs. L'épanchement se résorba en cinq jours.

Dupuytren aurait amputé la cuisse si les parties molles avaient été lésées; dans ce cas survient toujours une funeste inflammation. Quand, au contraire, les parties molles ne sont pas lésées, les symptômes inflammatoires ne sont pas si graves, même si l'os est plus brisé que dans le premier cas. En quatre semaines, l'épanchement fut entièrement résorbé.

Une jeune femme de 21 ans était affectée d'une tumeur à la tête et d'une ulcération profonde du côté gauche; la santé du sujet était toutefois très bonne, le teint de la figure était frais. Ces deux symptômes résistaient à tous les remèdes. On diagnostiqua une maladie syphilitique, mais on ne trouva point de symptômes aux parties génitales et la femme n'avoua pas non plus avoir déjà été infectée. Cependant, l'opiniâtreté des symptômes de même que la forme de l'ulcération déterminèrent M. Dupuytren à utiliser des remèdes contre la syphilis. Alors la tumeur diminua et la forme de l'ulcère perdit son caractère malin et même scirrheux en moins de trois semaines.

St-Agnès. Un enfant. Tension du canal de l'urètre supérieur, du bout jusqu'à la racine. Le corps du pénis était séparé, les os du pubis étaient aussi divisés sur le col de la vessie, la paroi antérieure et la peau du bas-ventre se trouvaient dans un espace de deux pouces et demi; la paroi postérieure de la vessie était déplacée. Il existe une grande analogie entre ce cas et l'anomalie dans la formation des parties génito-urinaires, où la verge est divisée dans sa partie inférieure jusqu'au périnée. Cet enfant marche aussi difficilement. Aucun traitement n'est possible. On peut apporter quelque soulagement par une espèce de réservoir qui reçoit les urines pour qu'elles n'arrosent pas toujours les parties voisines. On calme plus sûrement avec de faibles doses d'opium qu'avec de fortes doses, lesquelles irritent.

Une jeune fille se précipita du troisième étage et perdit connaissance. Ses membres étaient froids; cependant, la chaleur resta bonne aux autres parties. Elle se rétablit peu à peu. Elle ne pouvait pas lever la cuisse gauche, elle souffrait de vives douleurs aux reins. Les urines furent vidées par la sonde; elles étaient épaisses et troubles. On découvrit une fracture de la pommette. L'iléon du côté gauche avait une grande mobilité, la fracture était peut-être très près de la cavité cotyloïde. Dupuytren considéra cet accident comme peu grave, il crut la fracture guérie en cinq jours. L'extrême mobilité des os des îles est assez remarquable pour cette fracture.

Contre la pourriture de l'hôpital, Dupuytren emploie avec beaucoup de succès la chlorine de chaux, mais ce remède n'est pas aussi efficace que le nitrate de mercure. Les douleurs extrêmement brûlantes et les picotements sur les plaies sont des symptômes caractéristiques du début de cette grave maladie.

Un enfant de 10 ans avait depuis son plus jeune âge une tumeur au-dessous de l'oreille. Elle était excisée, l'écoulement était extrêmement abondant, de sorte que la vie du malade était mise en danger. Il s'agissait d'une *tumeur érectile*. L'unique remède est l'extirpation. On avait tenté l'extirpation, mais elle avait chaque fois été suivie d'une hémorragie dangereuse. Ces tumeurs érectiles changent souvent en tumeurs cancéreuses. Dupuytren crut cependant que ces écoulements sanguins étaient la conséquence d'une irritation dans la tumeur, qui cesserait après l'opération. Les glandes lymphatiques du cou étaient engorgées. La rougeur, l'abaissement des

---

[6] Nach Thomas Goulard (1697-1784), Prof. der Chirurgie in Montpellier, Erfinder des «Eau végéto-minérale» oder «Eau blanche», einer Mischung, die hauptsächlich essigsaures Bleioxyd enthielt.

tumeurs qui se relèvent et blanchissent, l'écoulement du sang sont des signes caractéristiques. Après avoir entouré la tumeur grâce à une incision faite dans la peau assez éloignée de celle-ci, Dupuytren la saisit de ses pinces et l'enleva avec le bistouri. L'hémorragie, assez considérable, cessa après la ligature de quelques vaisseaux. La ligature ne libéra toutefois pas le pédicule de ces tumeurs et le mal récidive toujours.

Le 17 [décembre 1830]. M. Dupuytren fit l'extraction d'une arête de poisson, bloquée dans le pharynx. Il essaya d'abord de la saisir avec un instrument composé de deux crochets en mousse qui sont attachés à une tige de baleine (M. Dupuytren avait créé cet instrument d'après celui qui est en usage en Allemagne). Quoique Dupuytren eût réussi quelques jours avant à extraire une pièce de cinq francs avec ces crochets, il ne parvint pas à saisir l'arête; il prit par conséquence au secours les pinces, avec lesquelles il réussit.

J'ai parlé des principes de Dupuytren concernant le choix des différentes méthodes pour l'opération de l'hydrocèle. Le 17 [décembre], un malade atteint d'une hydrocèle compliquée d'une sarcocèle fut opéré. Dupuytren fit une incision sur toute la longueur du scrotum. Il disséqua lentement le tissu cellulaire, puis fit écouler le liquide contenu dans la tunique vaginale à l'aide d'un coup de bistouri. Après cela, il sentit le testicule considérablement gonflé et entreprit de suite de disséquer les parties environnantes jusqu'au funicule spermatique; il saisit le funicule avec une pince et coupa cette partie, puis il lia l'artère spermatique de même que les artères scrotales.

Cette complication d'une sarcocèle en cas d'hydrocèle est très commune. On rencontre très souvent des excavations tuberculeuses au testicule; une matière jaune, demi-fluide et pulpeuse caractérise et compose cette tumeur. Et dans ce cas, l'extirpation est indispensable.

Un enfant de 17 ans avait depuis six ans un écoulement de l'urètre; les urines s'écoulaient insensiblement et ne montraient pas de graviers, mais étaient constituées d'une matière muqueuse. Le cathétérisme est extrêmement douloureux (cette sensibilité accrue se rencontre souvent aux parties génitales des femmes, de manière qu'il est impossible de pratiquer le coït avec elles). Il avait quelquefois des douleurs en marchant. On sonda le malade et on trouva très facilement une pierre. L'opération fut faite le 24 [décembre] d'après la méthode de Dupuytren avec son double couteau caché. L'hémorragie fut très légère; les tenettes introduites sur le gorgeret saisirent à l'instant la pierre; celle-ci, n'étant pas plus grosse qu'un pouce, sortit avec beaucoup de facilité.

S'il y avait eu une hémorragie, Dupuytren aurait tenté de la faire cesser par compression. L'engorgement des glandes du cou donne une estimation douteuse, mais il n'y a pas eu d'hémorragie.

Dupuytren prétend avoir observé que, sur une grande plaie due surtout à une combustion, les règles s'écoulent dans la plupart des cas par la plaie elle-même et estime que l'on peut considérer comme une exception les règles qui s'écoulent dans ce cas par la voie naturelle.

Le 29, deux cas, sur plusieurs rapports semblables, se présentèrent à la clinique. Une femme de 50 ans à peu près, d'une constitution faible, d'un teint pâle. Depuis une année environ, elle remarquait que sa joue gauche s'agrandissait et que le nez de même que la bouche étaient gênés par une tumeur qui rétrécissait ces cavités. Un habile chirurgien essaya une opération par le nez en enfonçant probablement les instruments par l'ouverture de l'antrum Highmori, qui se trouve dans le nez. Il arracha quelques portions sanglantes, et une hémorragie abondante suivit cet essai. Dupuytren reconnut la maladie comme un ostéosarcome, ce mal semblable à la tumeur qui avait nécessité chez un jeune homme l'extirpation de l'os maxillaire supérieur presque en totalité. Cette opération avait complètement réussi. Cependant, dans le cas présent, M. Dupuytren refusa de tenter une opération en considérant que la constitution de cette femme présentait trop peu d'espérance d'issue heureuse.

L'autre individu était un homme d'environ 60 ans, déjà considérablement affaibli par l'âge. Il portait derrière l'oreille, dans l'espace formé par l'apophyse mastoïde, l'apophyse montante de la mâchoire inférieure et du conduit auditif externe, une tumeur qui se prolongeait sur la partie postérieure de la mâchoire inférieure. La surface de cette tumeur était très peu mobile, les glandes lymphatiques au-dessous de la mâchoire étaient gonflées. Prenant cette maladie pour un scirrhe déjà dégénéré en cancer (en effet, tous les symptômes de cette maladie se manifestaient, à savoir cette dureté inégale, les douleurs lancinantes, les hémorragies fréquentes), Dupuytren évita dans ce cas une opération parce que ni l'âge ni la constitution du malade ne donnaient un bon pronostic et que le gonflement des glandes lymphatiques indiquait la propagation de la maladie.

L'abaissement de la cataracte était suivi d'un bon succès. Il n'y a jamais eu d'accidents graves; chez quelques-uns, la cataracte est remontée entièrement ou partiellement. On a répété l'opération. Quelquefois, un rétrécissement de la pupille demeure et, contre cela, Dupuytren a employé avec succès les propriétés de la belladonne. Cependant, ce remède n'est pas toujours efficace. Dans ce cas, il forme une pupille artificielle.

Amaurose. Chez une fille de 21 ans, d'une constitution lymphatique depuis l'âge de 20 ans, une frayeur avait suspendu les règles. Elle était affectée depuis quatre mois. Les yeux étaient volumineux et presque immobiles, ainsi que les pupilles, exemptes de toute inflammation. Les règles, cependant, sont revenues et sont régulières. On a appliqué beaucoup de sangsues et des vésicatoires à la nuque, mais sans effet; un séton a produit quelque effet.

Généralement, Dupuytren veut guérir plus de la moitié de ces malades, quelquefois les ⅗.

Quelquefois, il faut appliquer plusieurs douzaines de vésicatoires volants pour réussir.

Causes: compressions par congestion, compressions mécaniques, maladies rhumatismales, goutteuses et syphilitiques.

Ordinairement, Dupuytren commence par faire plusieurs saignées, puis donne des vomitifs et ensuite des purgatifs. Enfin, il pose un séton et applique des vésicatoires volants; ce sont des remèdes très utiles.

Adjonctions sur l'opération de la pierre. Depuis l'opération, le malade ne perdit que quelques cuillères de sang. On fit donc une saignée; il n'a jamais éprouvé de douleurs au ventre; par contre, autour de la plaie, celles-ci étant dues au passage des urines; elles sont toujours très violentes. Au bout de 48 heures, les pourtours de la plaie sont ordinairement si gonflés que les urines s'écoulent quelquefois par l'urètre; une fois le gonflement diminué, elles reprennent leur chemin par la plaie. Après 15 jours, le plus souvent, elles passent par le conduit naturel, ce qui occasionne au début de vives douleurs, puisque la membrane muqueuse n'est plus accoutumée à cette irritation.

Les fistules stercorales guérissent facilement et sans danger pour le malade si elles sont simples. Mais il est important de considérer leurs complications, parmi lesquelles les affections de la poitrine sont les plus fréquentes; elles s'établissent alors lentement sans cause externe et sont symptomatiques. Elles résistent beaucoup à la cicatrisation et celle-ci n'est pas à tenter, car, après la guérison, la maladie de la poitrine croît rapidement et finit par la mort. Veut-on essayer la guérison, il faut au moins qu'on applique avant l'opération de la fistule un cautère sur le bas.

Le 3 janvier 1831, Dupuytren fit l'extraction d'une pierre de la vessie sur un garçon de 10 ans d'après sa méthode bilatérale. L'opération fut faite avec l'adresse ordinaire; l'hémorragie fut très peu abondante, et la pierre grande d'un demi-pouce à peu près. Après l'opération, le garçon cessa aussitôt de pleurer et fut assez gai. Le 4, le garçon n'éprouva plus aucun symptôme.

Assez souvent, on pouvait voir des engorgements de ganglions lymphatiques de l'aine, évidemment non syphilitiques. Dupuytren faisait des diagnostics assez curieux, à savoir: il demandait au malade s'il souffrait d'excoriations à la jambe ou au pied; souvent, celui-ci répondait négativement. On examinait ces parties et trouvait ce que Dupuytren avait prédit; ainsi, ces ganglions lymphatiques (profonds) de l'aine qui correspondent avec des vaisseaux lymphatiques de la jambe et du pied s'engorgent et s'enflamment assez souvent quand ces parties sont excoriées, même si cette affection est si légère que le malade ne remarque qu'une maladie secondaire, comme un homme de 22 ans qui pensait à une pression de sa botte et ne savait rien de cette excoriation.

Pour la guérison des petites tumeurs kysteuses, Dupuytren vante de les ouvrir d'un coup de bistouri et d'y enfoncer une pièce de nitrate d'argent avec laquelle on touche fortement la surface interne du kyste. Cette méthode, qui est très sûre, est préférable à l'extirpation, attendu que la première est moins douloureuse et moins difficile. Lorsque la tumeur, au contraire, est volumineuse, Dupuytren extirpe tout le kyste.

Les érysipèles ambulants sont très dangereux. Dupuytren nous raconta un cas où cette maladie avait suivi un vésicatoire du bras, autour duquel l'érysipèle s'était développé. L'érysipèle put disparaître de cet endroit sans faire de crises et, peu de temps après, se remanifesta sur l'épaule. Il disparut à nouveau pour se développer au cou. Les symptômes fébriles augmentaient après chaque nouvelle apparition de la maladie. Dupuytren dit que le traitement de cette maladie devait être surtout dirigé contre la provocation des cuisses. On appliqua donc des vésicatoires volants et il était même quelquefois nécessaire d'exciter la suppuration et de l'entretenir. En même temps, il fallait prescrire des remèdes qui luttaient intérieurement contre une affection du foie.

Les opérations des polypes étaient assez fréquentes. La méthode ordinaire contre les polypes du nez était l'arrachement. Dans un cas, le polype étant situé au fond des narines et s'étendant à l'arrière-bouche, Dupuytren employa la ligature. Il procéda de la manière suivante: il introduisit par la narine, qui était occupée par le polype, une bougie élastique qu'il fit sortir de la bouche; ensuite, il attacha au bout provenant de la bouche un fil de chanvre double de manière à former une anse. Ce fil était encore prolongé par un fil simple noué à l'anse. On retira la bougie par le nez et, en introduisant les index des deux mains, on chercha à passer l'anse autour du polype. Une fois cela accompli, on détacha le fil double de la bougie et on introduisit l'instrument de Graefe («Schlingenschnürer»).

Un polype du conduit externe de l'oreille fut arraché avec les tenailles ordinaires.

Quand une plaie d'une articulation, par exemple du genou, est suivie d'une inflammation de la membrane synoviale, M. Fleury[7] applique de larges vésicatoires autour de la plaie. M. Dupuytren déclara avoir vu cette méthode suivie de succès inespérés.

On peut distinguer le sac herniaire de l'intestin proprement dit par la forme des vaisseaux. Les vaisseaux de ce sac forment une étoile, ceux des intestins, au contraire, sont arborescents.

Contre les diarrhées accompagnées d'irritations, surtout celles qui suivent une grande plaie, par exemple une brûlure, Dupuytren emploie l'opium en combinaison avec le sulfate de zinc, et prétend avoir vu les plus beaux succès grâce à ce remède. Si, en même temps, il y a des vo-

---

[7] Fleury zu Clermont-Ferrand, Chefchirurg am Hôtel-Dieu in Paris, vgl. CALLISEN, Bd. 6 (1831), S. 333.

missements, ils sont aussi arrêtés. Il donne 2 grains de sulfure de zinc avec 1 grain d'extrait d'opium en quatre doses.

Dupuytren vante beaucoup la compression pour dissiper les engorgements, particulièrement ceux du sein. Il veut avoir vu guéris même des engorgements inflammatoires déjà en partie suppurants.

Un nourrisson de sexe masculin est amené par une sage-femme à la consultation le 4 février. Depuis sa naissance, il n'a rendu ni méconium, ni gaz, ni matières quelconques par l'anus. On ne découvre avec une sonde ou avec le doigt aucune communication de l'anus avec l'intestin ; à cinq ou six lignes de l'anus, il y a un cul-de-sac au-dessous duquel on croit sentir l'intestin dilaté. Comme le ventre est peu tendu et que l'enfant ne souffre pas encore de cette rétention, on prescrit un peu d'huile d'amandes douces afin de provoquer des selles s'il existe quelque pertuis.

Le 5 [février], on le ramène, car il n'y a eu aucune évacuation de gaz ou de matières fécales. Le ventre est toujours peu tendu. Un stylet est à nouveau introduit et ne rencontre aucun pertuis.

Sur la sonde cannelée, on introduit alors un bistouri étroit garni de linge jusqu'à quelques lignes de son extrémité, et le cul-de-sac est incisé. Le bistouri étant enfoncé de deux ou trois lignes, on pénètre dans la cavité de l'intestin, et aussitôt quelque gaz et un peu de méconium s'échappent. On agrandit l'ouverture au moyen d'un bistouri boutonné, l'enfant fait des efforts, le méconium est abondamment évacué.

Dupuytren dit alors qu'il ne suffit pas d'être heureusement parvenu dans la cavité intestinale pour avoir écarté tout danger. Une entérite, une péritonite peuvent survenir, surviennent même assez fréquemment, et on doit s'efforcer de prévenir cette complication fâcheuse.

Il fait baigner l'enfant, mettre des cataplasmes sur l'abdomen et il prépare en même temps à l'intérieur du sirop de chicorée pour déterminer l'évacuation totale des matières fécales.

Le 18 février, Dupuytren parla d'une lésion du mollet occasionnée le 15 par un coup d'épée d'un officier de la Garde nationale lors de l'émeute du peuple. L'épée, qui transperça le mollet, avait pénétré très profondément le côté externe derrière le péroné ; le sang s'écoulait abondamment ; on tâcha d'arrêter l'hémorragie par des tampons, mais bientôt, le courant du sang franchit cet obstacle après que le malade eut repris quelques forces, car, lors de son entrée à l'hôpital, il était tombé de défaillance à cause de l'hémorragie abondante, et l'écoulement du sang s'était subitement arrêté. M. Dupuytren jugea impossible de lier les vaisseaux dans l'épaisseur du mollet à cause de la multitude de muscles et pensa qu'en débridant on courrait le danger de blesser encore d'autres artères. Il se résolut donc à lier l'artère crurale au tiers inférieur de la cuisse. Il mit facilement à découvert le vaisseau, appliqua la ligature et fit cesser sur le champ l'hémorragie qui n'apparut plus.

Il est trop dangereux de lier l'artère poplitée ; elle est aussi très difficile à trouver. On risque de la léser en la cherchant ou de léser les nerfs concomitants ou encore la veine, et de déchirer le tissu cellulaire si abondamment accumulé autour de l'artère, ce qui produit souvent une inflammation funeste.

Le même jour, Dupuytren fit la réduction de l'humérus luxé en bas. Il attacha le tronc du malade à l'aide d'un drap assez large à un anneau fixé dans le mur. On entoura le tiers inférieur de l'avant-bras de tours de bandes et on mit un drap au-dessus qu'on fixa aussi avec de la bande. Quatre internes tirèrent alors le bras vers le bas et l'extérieur pendant que Dupuytren élevait la tête de l'humérus et la remettait dans l'articulation avec une grande facilité.

Le 21 [février], M. Dupuytren fit d'abord quelques remarques sur le malade dont il avait opéré la ligature de l'artère crurale. Le soir du 18, c'est-à-dire trois jours après l'opération, la charpie était teintée de sang. On ôta le bandage et on vit ensuite, quoique la plaie fusse déjà guérie en très grande partie, le sang pénétrer par saccades à travers des intervalles encore ouverts de la cicatrice. On fit une compression sur le tronc de l'artère et, sur la plaie saignante, on appliqua des fomentations froides. L'hémorragie cessa de suite et n'apparut plus. Dupuytren crut que l'hémorragie était artérielle, qu'elle avait été produite par des mouvements imprudents du malade qui, en étendant le membre, avait déchiré probablement l'artère à l'endroit où la ligature avait été faite; en effet, les artères, qui peuvent bien se déplacer dans le tissu cellulaire qui les environne à l'état naturel, ne cèdent plus au mouvement quand elles sont, à cause de l'inflammation, solidemment collées contre le tissu cellulaire.

Le même jour, M. Dupuytren opéra une fistule à l'anus par une simple incision. Après avoir coupé les parois de la fistule, il introduisit un bourdonnet enduit de cérat, dont la partie externe fut pliée et mise dans la plaie; tout ceci fut couvert de charpie et de compresses qu'on attacha avec une bande en «T».

Un calculeux âgé de 40 ans fut porté dans l'amphithéâtre. D'après l'examen de MM. Dupuytren et Leroy[8], on jugea que le calcul était trop grand pour l'ôter soit par la lithotritie, soit par la méthode de Dupuytren. Rejetant aussi la méthode recto-vésiculaire de même que la section latérale, M. Dupuytren envisagea d'entreprendre une lithotomie sous-pubienne.

Le malade fut placé sur un lit; on introduisit un cathéter dans la vessie, par lequel on fit deux injections d'eau. La région sous-pubienne fut sensiblement distendue par ce moyen; on retira ensuite la sonde. Avec un bistouri à tranchant convexe, l'opérant fit une incision de trois pouces dans la ligne blanche. En commençant au-dessus de la symphyse des os du pubis, on coupa soigneusement couche par couche jusqu'à ce qu'on eût pénétré dans la cavité du bassin. On introduisit alors la sonde à dard dans la vessie, manœuvre suivie immédiatement de l'écoulement de l'eau injectée. La vessie s'affaissa par conséquent et rendit plus difficile l'opération. En même temps, le malade retira les fesses; on fut obligé de suspendre l'opération pour quelques instants afin d'élever le bassin par un oreiller. Après plusieurs vains efforts, on parvint enfin à percer le stylet par la vessie. M. Dupuytren enfonça dans la gouttière du stylet un bistouri boutonné et incisa la vessie. On retira ensuite la sonde et introduisit des tenettes dans la vessie; au moyen d'une sonde, on put facilement reconnaître la pierre, mais il fut très difficile d'enfoncer les tenettes. M. Breschet, qui était présent lors de l'opération, était aussi chargé d'y introduire un doigt et, écartant ainsi les bords de la plaie, Dupuytren parvint à enfoncer les tenettes. Le calcul fut saisi et de suite extrait; il était d'un si petit volume (au plus d'un pouce et demi de diamètre) qu'une section sous-pubienne aurait sans doute suffi.

On plaça une pièce de linge entre les bords de la plaie qu'on recouvrit avec de la charpie et des compresses. Dupuytren ne voulut pas mettre une sonde à demeure dans la vessie, vu que l'expérience lui avait démontré que le cathéter irrite la vessie et que, malgré cet instrument, les

---

[8] Jean-Jacques-Joseph Leroy «d'Etiolles» (1798-1860), 1824 Dr. med. (Paris), Chirurg am Hôtel-Dieu in Paris, Pionier der Lithotripsie. CALLISEN 11 (1832), S. 269-271, 30 (1842), S. 18 f. STEWART (1843), pp. 343-352. SACHAILE (1845), pp. 421-424. Gaz. hebd. de méd. et de chir. 7, 1860, p. 665. Rev. méd. franç. et étrang., 1860, II, pp. 505-509. Union méd., 1867, 3e série, I, pp. 321-328. DECHAMBRE, 2e série, 2 (1876), p. 200. BLÄ 3 (1931), S. 751. GIFFORD, R. R.: Leroy d'Etiolles, Invest. Urol. 10, 1972, pp. 186-187. ELAUT, Léon: Leroy d'Etiolles et ses rapports avec l'Académie Royale de Médecine à Bruxelles, Hist. Sci. Méd. 8, 1974, pp. 541-548. ACKERKNECHT (1986), pp. 227-228.

urines sortent par la plaie. On introduit seulement un cathéter élastique par l'urètre dans la vessie.

Le 22 [février], les urines coulaient par la plaie et elles étaient mêlées de sang. La sonde ne les dirigeait point vers l'extérieur. On pansa ce jour le malade après la visite. Au moindre attouchement du bas-ventre, le malade ressentait d'extrêmes douleurs; le pouls était très faible. Il mourut ce jour-là.

Le 23, M. Dupuytren annonça la mort de son opéré en regrettant d'avoir employé la sonde à dard, à laquelle il attribua la plupart des difficultés qu'il avait rencontrées, attendu que cet instrument n'était pas bien fait, puisque les urines avaient pu couler entre la canule et la flèche, accident suivi immédiatement de l'affaissement de la vessie. Dorénavant, Dupuytren n'emploiera plus la sonde à dard, mais après avoir distendu la vessie avec de l'eau, il fera fermer avec les doigts le canal de l'urètre pour retenir l'eau dans la vessie, circonstance bien importante, attendu qu'elle facilite l'ouverture de la vessie par en haut. On sentit la fluctuation de la vessie distendue et put facilement y enfoncer un bistouri qu'on guida par le doigt.

Le 24, on fit l'ouverture du cadavre. Le sujet était d'un médiocre embonpoint. Le pansement se trouvait encore sur la plaie, qui avait une couleur noirâtre. On sépara les téguments de l'abdomen des dernières côtes, on souleva le lambeau et on vit que le péritoine qui tapisse les parois de l'abdomen était d'une rougeur violacée. Les intestins étaient peu distendus et leur enveloppe du péritoine rougie sur toute l'étendue du canal intestinal. Cette rougeur était due à un filet de nouveaux vaisseaux. La cavité de l'abdomen correspondait avec la cavité du bassin par un trou au replis du péritoine. On trouva dans l'abdomen une quantité considérable de sang épanché qui était, à juger de l'odeur, mêlé d'urine. La vessie était épaisse, presque cartilagineuse vers le col, le parvis antérieur, qui était incisé d'environ 2 pieds et demi, s'était épaissi de trois lignes et était d'une couleur rouge foncé.

Le 26, une hydarthrose du genou produite par une forte contusion de cette partie fut traitée par deux saignées générales qui n'eurent pas d'influence sur la tumeur; puis on mit des sangsues autour de l'articulation, et si ce remède n'avait pas suffi, Dupuytren aurait encore employé des purgatifs.

Les fongosités et les ulcérations occasionnées par l'enfoncement des ongles des orteils dans la chair sont assez fréquentes à Paris. Dupuytren croit que la seule méthode efficace et radicale est d'arracher l'ongle. Il enfonce une manche des ciseaux entre l'ongle et la chair jusqu'à la racine de l'ongle et divise de cette manière en deux parties l'ongle qu'il saisit ensuite séparément avec des pinces et qu'il arrache. La guérison de la plaie se fait en huit jours environ. M. Dupuytren ne désavoue pas que cette opération est peut-être la plus douloureuse qui existe. J'ai vu cependant un homme d'environ 40 ans subir cette opération sans montrer de signes de douleurs.

Quand M. Dupuytren ordonne des sangsues pour dissiper une congestion dans le cerveau, il les fait appliquer sur l'apophyse mastoïde, vu que le système veineux externe correspond particulièrement à cet endroit avec le système veineux du cerveau.

Le 9 [mars], une hydrocèle fut opérée chez un vieillard. On fut obligé de faire quatre injections avant que la douleur indiquant la suffisance de l'irritation n'apparaisse.

Mort du malade sur lequel on avait fait la ligature de l'artère fémorale. Ce malade avait souffert d'une maladie rhumatismale dont il guérit peu de jours avant qu'il ait été atteint de cette blessure. Les quinze premiers jours passèrent sans autres symptômes fâcheux que cette hémorragie secondaire dont j'ai parlé plus haut. Après ces quelques jours, au contraire, des symptômes d'une maladie rhumatismale se manifestèrent. Le malade éprouva des douleurs atroces, notamment au poignet du côté opposé de la blessure et au genou du même côté. La plaie étant en suppuration abondante, des symptômes nerveux apparurent bientôt et le malade succomba le 7 mars dans la nuit.

Le 9, on fit la nécropsie. On découvrit à l'aide d'une préparation soigneuse que l'épée avait atteint l'artère péronéaire et que le tissu cellulaire aux alentours de ce vaisseau était infiltré de pus. La veine concomitante montrait des traces d'inflammation et on voyait du pus dans son canal.

Après avoir mis à découvert l'endroit où l'on avait lié l'artère fémorale, on vit que la ligature avait coupé l'artère dont les *deux bouts étaient éloignés l'un de l'autre.* En ouvrant le canal du vaisseau, on examina le caillot de sang formé par les deux bouts et Dupuytren crut pouvoir remarquer que le caillot du bout supérieur était plus frais que celui du bout inférieur. La veine saphène était saine; la veine crurale, au contraire, portait des traces d'inflammation et son canal contenait du pus en assez grande quantité.

On disséqua ensuite les articulations dont le malade s'était plaint et on les trouva aussi remplies de pus. Le cerveau montra des traces de congestion.

Pour la cautérisation des ulcères cancéreux, M. Dupuytren a adopté le nitrate de mercure, qu'il applique sur les ulcères au moyen de charpie imbibée de liqueur. Il croit que ce remède est résorbé et agit encore sur les glandes gonflées qu'il peut guérir.

Fausses articulations

Un cas de fausse articulation se présenta à la clinique. M. Dupuytren qui choisit de ressouder une partie des fragments pour le traitement, fit les réflexions suivantes le jour avant l'opération.

Il faut d'abord bien choisir l'endroit par lequel on veut faire saillir les fragments de l'os. Il faut surtout éviter les grandes artères et les nerfs ainsi que les veines; l'opération doit autant que possible être exécutée loin d'une articulation. Les contractions musculaires s'opposent souvent très fortement à ce qu'on élève les fragments au-dessus du niveau de la plaie; quand on y parvient avec le fragment inférieur, c'est le fragment supérieur qui rend l'opération encore plus difficile.

Dans ce cas, il est impossible d'agir avec une scie ordinaire; il faudrait donc essayer de pratiquer la résection avec la scie de Jeffray[9] qu'on peut tourner de manière à ce que les bords de la plaie ne soient pas attaqués par les dents de la scie. Quand la résistance des muscles se fait si forte qu'aucune élévation du fragment ne peut avoir lieu, Dupuytren croit que la réunion des fragments peut néanmoins se faire lorsqu'on a seulement attaqué un fragment. Il cita deux observations: dans l'une, il guérit une fausse articulation de la cuisse bien qu'il n'eût réséqué que le fragment inférieur; dans l'autre, il traita une fausse articulation de la mâchoire inférieure. Après avoir réséqué l'un des fragments, il effectua la réunion des deux fragments.

Le 15, M. Dupuytren fit la résection de l'humérus sur cadavre, surtout pour voir les difficultés qui pourraient résulter de l'emploi de la scie (à chaîne) articulée.

Le 17 mars, M. Dupuytren fit l'opération. Le malade était âgé d'environ 40 ans, d'une constitution assez forte. Le bras droit était raccourci; le malade ne faisait que des mouvements très incomplets; il ne pouvait amener, par exemple, le bras sur la tête parce que le bras fléchissait à peu près à l'insertion du muscle deltoïde.

---

[9] Kettensäge nach James Jeffray (1759-1848), Prof. der Anatomie und Chirurgie in Glasgow, vgl. S. 681. JEFFRAY, James: Cases of the excision of carious joints, by H. PARK and D. F. MOREAU, with observations, illustrated by engravings, Glasgow 1806.

Il y avait un an environ que, pour maintenir la fracture du membre, on avait fait usage d'une compression exagérée ou peu méthodique à la suite de laquelle était survenue une gangrène d'une certaine étendue au niveau des parties molles, qui avait exigé un traitement assez long après lequel le malade s'était obstinément refusé à la réapplication de l'appareil contentif. A son entrée à l'hôpital, M. Dupuytren conçut une expérience pour obtenir encore plus de consolidation au moyen d'une immobilité parfaite. Le membre fut assujetti par une attelle cylindrique, mais deux mois d'application de cet appareil n'ayant produit aucun résultat et le malade désirant vivement être délivré de son infirmité, le chirurgien projeta d'employer la résection des extrémités pseudo-articulaires. Le frottement d'un fragment contre l'autre de même que le séton sont des moyens insuffisants selon Dupuytren.

Le malade fut mis sur un lit en position inclinée du côté gauche. L'opérateur fit une incision d'environ 5 pouces en la commençant un pouce et demi au-dessous de l'acromion et en la prolongeant du côté externe du bras. Cette région du bras fut choisie parce qu'on n'y rencontre ni artères ni nerfs importants, ni la veine céphalique. Et, en effet, la chair fut coupée jusqu'à l'os sans qu'un vaisseau donnât du sang; une très petite artériole qui saignait un peu fut tordue ou plutôt arrachée avec une pince et elle cessa à l'instant même de donner du sang. On procéda alors à la séparation du fragment supérieur des parties environnantes. Le fragment était situé un peu en dehors. L'artère brachiale était, comme Dupuytren le disait, immédiatement appliquée au fragment, ce qui rendit l'opération un peu difficile. Sanson tenait écarté un bord de la plaie tandis que Dupuytren écartait l'autre. Il opérait presque toujours avec un bistouri boutonné. Après un très long travail (un quart d'heure peut-être) on parvint à relever un peu le fragment au moyen d'un crochet mousse; on passa ensuite, à l'aide d'une aiguille courbe, la scie à chaîne autour de l'os; après quoi, la résection d'une partie de l'os put être exécutée avec la plus grande facilité. Le fragment inférieur fut isolé des parties molles de la même manière, mais beaucoup plus facilement. On le releva au niveau de la peau; on glissa une attelle au-dessous de la partie saillante et on en réséqua de suite une partie d'environ 3 lignes d'épaisseur. Cette partie était fort inégale. Quoique l'opération eût duré plus d'une demi-heure, le malade ne poussa pas le moindre cri.

On laissa la plaie ouverte pendant une heure, surtout dans l'intention de découvrir de suite une hémorragie qui pourrait survenir. Ensuite, on réunit la plaie en ne laissant ouvert que l'angle inférieur de celle-ci pour donner issue à la sérosité ou au pus qui ne tarderait pas à apparaître. On fit durant cette même journée deux saignées de dix onces afin de prévenir le développement trop fort d'une inflammation.

Jusqu'au 22 (le cinquième jour après l'opération), le malade avait une fièvre légère, point de frissons et, un seul jour, un peu mal à la tête. On fit ce jour le second pansement; celui-ci était imbibé de sérosité légèrement sanguinolente; il n'y avait pas de sang fraîchement sorti des vaisseaux. Les fragments étaient réduits à leur position. Il n'y avait pas d'amalgame de pus. Le membre montrait des points rougeâtres non contenus, surtout aux endroits comprimés par le bandage.

Le 23, le pus était plus abondant; il y avait une vaste suppuration sous le deltoïde et sous le grand pectoral. De l'intérieur sortaient des globules gazeux. Plusieurs soirs, le malade cracha trois ou quatre fois du sang; il eut plusieurs quintes de toux. Cependant, il n'avait pas de douleur quand il toussait. Il eut cette nuit-là de légers délires, il voulait défaire le pansement.

Dupuytren dit à cette occasion que *la réunion par première intention est toujours funeste, quand en effet la réunion n'a pas lieu.*

Le 25, il y avait moins de pus; on vit un érysipèle sur tout le membre. L'érysipèle gagna la poitrine; il y avait des signes obscurs de pneumonie. La toux et l'inspiration n'étaient pas douloureuses, mais le malade avait des difficultés à expectorer. Il paraît que le sang venait de la poitrine. Le malade ne cracha plus de sang. Julep se prononça avec Kermes pour une potion délayante. Ce soir-là, il y eut un redoublement de fièvre. On fit une saignée au bras. Depuis deux jours, la suppuration avait diminué et était de bonne nature; le délire cessa.

Le 26 fut à nouveau moins bien: fièvre et en même temps signes d'affaissement. On le saigna.

Le 27, il parut mieux; l'érysipèle avait diminué, la suppuration fut moindre et toujours de bonne nature. La respiration restait courte, la toux difficile et un peu douloureuse, arrivant par quinte. Les crachats montraient un peu de sang. On appliqua 15 sangsues à l'avant-bras pour combattre l'érysipèle et dériver l'affection de la poitrine.

Le 28, le malade se portait le mieux depuis huit jours. La respiration était plus libre, la suppuration de bonne qualité, l'érysipèle diminué.

Le 29 fut encore mieux. Il n'avait presque pas de fièvre et avait mieux dormi. Il n'avait plus de douleur à la poitrine; seule l'expectoration restait un peu douloureuse. L'érysipèle diminué, la plaie presque cicatrisée, il demeurait très peu de pus, et en plus de bonne nature.

M. Dupuytren, ayant constaté de bons succès avec l'application des vésicatoires larges dans le cas où la blessure d'une articulation est suivie d'une inflammation de la membrane synoviale, a réutilisé cette méthode pour le traitement des hydarthroses, qui sont assez souvent la conséquence de la lésion d'un article. Dans un cas qui se trouvait alors à la clinique, on avait employé d'abord des sangsues et des bains; le malade sortit guéri de l'hôpital. Quelques semaines après, le genou s'était à nouveau enflé considérablement. Les mêmes remèdes qui avaient fait de l'effet la première fois furent réutilisés, mais en vain. Alors, on appliqua un vésicatoire large qui traversait l'articulation et l'endroit où la plaie se trouvait, et déjà, le lendemain, on put observer une diminution considérable de la tumeur.

Un homme âgé de 40 ans se présenta à la clinique pour être opéré d'une pierre à la vessie. En examinant l'état général du malade, on découvrit qu'il souffrait en même temps de douleurs fortes dans la région des reins. Dupuytren qui considéra ces symptômes comme un funeste augure refusa d'opérer. Peu de jours après l'entrée du malade à l'hôpital, de vives douleurs des reins se manifestèrent et le malade mourut environ le dixième jour. *Nécropsie:* le sujet n'était pas très amaigri; les parois du bas-ventre s'étaient affaissées. On trouva dans la région du foie des traces d'une ancienne inflammation, à savoir des adhérences de la surface du foie et du côlon transverse avec les parois de l'abdomen. Les glandes mésentériques étaient gonflées. La vessie était contractée, ses parois étaient épaissies. Elle contenait un calcul d'à peu près un pouce et demi du grand diamètre. Le rein gauche était volumineux, le bassin urinaire dilaté contenait une matière épaisse, purulente, et la substance du rein faisait, sous compression, couler une matière de la même nature. Du côté droit, on remarqua, en disséquant la région de l'urètre, une tumeur oblongue, large d'un demi pouce environ, fluctuante; la substance du rein avait presque entièrement disparu et formait deux sacs qui contenaient, comme l'urètre, plusieurs onces d'une matière puriforme, moins épaisse que le pus du côté gauche. Dans l'urètre, on trouva deux pierres de la grandeur d'un demi-pouce.

Le 28 [mars], M. Dupuytren opéra un bec-de-lièvre compliqué d'une saillie de l'os intermaxillaire. Puisque je n'ai pas pu voir toutes les manœuvres, je dirai seulement que cette saillie fut enlevée avec des tenailles incisives; les bords des lèvres, après avoir été séparés sur une assez grande étendue de la mâchoire, furent coupés avec des ciseaux sans qu'on eût fixé ces parties ni avec des crochets ni par d'autres moyens. La réunion fut effectuée par la sutura circumvoluta.

Le 29, Dupuytren fit la résection du col de la matrice chez une femme d'environ 45 ans. Cette femme souffrait depuis quelque temps d'un écoulement tantôt rouge, tantôt blanc, par le vagin; les règles avaient cessé depuis plusieurs années. Cet écoulement était accompagné de douleurs dans les reins. On sentit au toucher que le col de la matrice, qui est très long, était très dur; on pouvait sentir pourtant un endroit où cette dureté s'estompait. Le corps de la matrice paraissait être un peu plus volumineux qu'à l'état sain.

M. Dupuytren procéda de la manière suivante: la malade fut placée sur un lit comme pour la lithotomie (ce lit est semblable à un «Querbett» pour les accouchements artificiels). On pria la malade de pousser de toutes ses forces vers le bassin tandis qu'un aide pressait sur le bas-ventre pour faire descendre la matrice autant que possible. M. Dupuytren et un assistant écartèrent ensuite les grandes lèvres. Dupuytren introduisit l'index de la main gauche afin de toucher le col de l'utérus et de guider les pinces à crochets. Avec ces pinces, les mêmes qu'on emploie pour l'extirpation des amygdales scirrheuses, on saisit le col de la matrice en attirant les pinces fortement en dehors, et on parvint, conjointement avec les contractions des muscles du bas-ventre et avec la pression de l'aide sur le bas-ventre, à porter cette partie hors du vagin. Ensuite, Dupuytren, tenant les pinces de la main gauche, saisit avec la droite des ciseaux très forts et courbés sur le plat et retrancha avec ceux-ci toute la partie affectée. L'opérateur fut obligé de donner aux ciseaux à plusieurs reprises une autre direction; il remplaça même une fois les ciseaux par un bistouri boutonné. L'hémorragie était très peu abondante; la malade se plaignait vivement des douleurs occasionnées par l'opération. M. Dupuytren dit qu'il avait pu parvenir à retrancher le col dans une partie tout à fait intacte et que la maladie, qui se propage parfois sur la membrane muqueuse interne de cet organe sans qu'on puisse apercevoir quelque dérangement de l'extérieur, n'avait pas encore altéré cette partie.

Dupuytren dit encore que si le col de la matrice n'est pas long ni très haut, il vaut mieux appliquer le spéculum pour bien voir les parties quand on enfonce les pinces. Ensuite, on retire le spéculum, vu qu'on est trop gêné quand on veut pratiquer l'incision dans la cavité de cet instrument. Pour cela, il faut que les branches de la pince soient assez minces pour qu'on puisse facilement glisser le spéculum sur elles.

Une chose qui rendait l'opération très difficile et qu'on n'avait pas prévue, était l'épaississement du deltoïde, la dégénérescence fibreuse de la couche profonde de ce muscle, le revêtement des extrémités réséquées par une couche cartilagineuse et leur renfermement dans une capsule fibreuse de nouvelle formation.

Deux heures après l'opération, on appliqua le bandage à 8 chefs et on le couvrit de coussins sur lesquels on mit des attelles.

Le lendemain, il y eut un écoulement de sang fétide suivi du renouvellement du pansement. Les lèvres de la plaie étaient presque réunies, excepté en bas et en haut. Le sang coulait par l'angle supérieur bien qu'on eût laissé ouvert l'angle inférieur pour lui donner issue. Les fragments chevauchaient en dedans. On mit donc sur cette partie de la charpie, un coussin double, une attelle; on prescrivit du bouillon et une potion délayante.

Le 20, la malade qui avait eu la résection du col de la matrice était tourmentée par une agitation et une insomnie continuelles; elle éprouvait des douleurs profondes au ventre. Elle fut saignée une fois; on mit plusieurs fois des sangsues aux parties génitales externes. Ce jour-là, elle était couchée, immobile, sans connaissance, la tête relevée, etc. Dupuytren la crut frappée d'un coup d'apoplexie. Il fit mettre des sangsues derrière les oreilles, des sinapismes aux mollets et fit faire des lavements purgatifs, et il donna intérieurement un purgatif fait de tartre stibié en combinaison avec du sulfate de magnésie.

Le 21, la malade se plaignit de douleurs dans tous les membres et elle succomba le même jour.

Le suintement continua jusqu'à quatre heures du matin, le 30. Il n'était pas trop fort, ainsi il n'en résulta aucun affaiblissement. Dupuytren considéra *ce phénomène comme un moyen favorable de la nature pour prévenir une inflammation de la matrice*, accident toujours à craindre à la suite de cette opération.

Le 12 avril. Douleurs dans la région du pubis, frissons, fièvre. On mit des sangsues aux parties génitales externes, ce qui entraîna une diminution de la fièvre, des selles, des purgatifs. Depuis l'excision, il n'y eut point de pertes de sang.

Nécropsie de la malade à laquelle on avait extirpé le col de la matrice. L'examen de la matrice et du vagin démontra que le col entier avait été emporté. La plaie était complètement cicatrisée; cette partie de même que le col de l'utérus ne montraient point d'altération. On ne remarqua qu'une petite excroissance polypiforme dans le vagin. En examinant le cerveau, on vit, après avoir ôté les membranes, qui étaient intactes, une longue plaque violette située au sommet du cerveau, là où les deux hémisphères de cet organe se touchent. Cette plaque, qui avait l'étendue d'une noix ordinaire, était visible dans les deux hémisphères; la plus grande partie se trouvait pourtant dans l'hémisphère gauche. La résistance du cerveau avait, à cet endroit, évidemment beaucoup diminué, de sorte que plus on approchait de ce lieu, plus on remarquait des points rouges de différentes grandeurs qui signalaient déjà une diminution de consistance et, vers le centre du mal, on ne sentait plus que de la bouillie. Les autres parties du cerveau ne présentaient aucune altération.

Tétanos. Un jeune homme, d'une constitution sèche, nerveuse, avait une plaie au pouce à cause d'une chute sur une pierre taillée en biseau. La plaie cicatrisa sans aucun accident; ensuite, le malade éprouva des douleurs à la cicatrice, une sorte d'engourdissement qui se propagea bientôt aux autres doigts. Puis, les doigts se fléchirent avec force; bientôt, les contractions s'étendirent à l'avant-bras, puis au bras. Alors, les muscles de la gorge furent pris ainsi que les muscles du dos; le malade fut courbé en arrière. Les muscles du ventre étaient contractés.

Dupuytren prescrivit une forte saignée et une potion calmante qui contenait 15 grains d'opium. Le lendemain, on enleva une portion du nerf cubital du pouce. La potion calmante fut continuée, une infusion de belladonna appliquée sur la plaie, et des bains furent souvent répétés. Pendant quelque temps, les contractions des muscles parurent se calmer; elles se renouvelèrent cependant bientôt et, après quelques secousses qui ébranlèrent le lit, le malade succomba.

Dupuytren fit les réflexions suivantes: le tétanos s'est manifesté, comme il arrive souvent, après la cicatrisation de la plaie. On n'observe, de même, la manifestation de la rage qu'après la cicatrisation de la plaie.

Les causes les plus puissantes pour la production du tétanos sont les vicissitudes de la température, surtout quand le froid succède promptement à la chaleur, ce qui arrive surtout en automne, ou encore lorsque les malades sont exposés à des courants d'air forts. Tel est aussi le cas à la campagne, quand les jours sont chauds et les nuits froides. Ces causes paraissent avoir influé sur notre cas actuel car, depuis une quinzaine de jours, nous avons le vent du nord.

Aussitôt que le tétanos se déclare, l'amputation des membres est inutile. Dupuytren a amputé plus de vingt fois, toujours sans succès.

Nécropsie. Dupuytren dit ne jamais avoir trouvé de signes constants qui auraient pu expliquer une mort précédée de ces affections nerveuses. Le cadavre était celui d'un homme robuste, bien nourri. Les téguments du dos et de la partie postérieure des cuisses montraient des tâches livides. L'ecchymose était surtout considérable dans la région des premières vertèbres dorsales; on voyait même une rupture des fibres musculaires (le malade n'avait cependant pas rapporté qu'il était tombé sur le dos). Après avoir coupé le canal vertébral, on perçut une infiltration sanguine peu considérable qui paraissait avoir son origine à la base du crâne. L'extérieur de la moelle épinière était bien rouge (peut-être à cause de la position du corps sur le dos). La substance de cet organe était de consistance ordinaire, un peu plus rosée qu'elle ne l'est ordinairement. On remarqua quelques gouttelettes de sang sur les membranes du cerveau et un épanchement séropurulent à la base du crâne. La consistance du cerveau était normale; point de signes d'inflammation.

Brûlure au cinquième degré, amputation

Un homme enfermé dans une petite chambre avait chauffé le café sur un réchaud et, voulant augmenter en même temps la température de sa chambre, il avait mis plus de charbon. Tout à coup, il était tombé asphyxié, ses habits avaient pris feu et il était resté dans un état inconscient pendant plus de trois heures. La peau de la jambe ainsi que celle de la cuisse était noire lorsqu'il entra à l'hôpital. M. Dupuytren jugea que le seul moyen de sauver le malade était d'amputer la cuisse. On se demanda pendant quelques instants si l'on pouvait sauver le membre ou si l'exarticulation était indispensable, car les téguments de la cuisse étaient brûlés tellement haut sur sa face postérieure qu'on ne pouvait pas épargner assez de parties molles pour couvrir une plaie circulaire. La peau de la face antérieure était, au contraire, intacte dans son tiers supérieur. Dupuytren forma donc une plaie oblique de manière à épargner antérieurement un lambeau assez grand pour renfermer toute la plaie. On sépara l'os des parties environnantes sur une assez grande étendue afin de le scier très haut. L'opération fut faite le 2 mars. L'opéré se porta bien jusqu'au 8, jour où il souffrit de douleurs dans la poitrine, accompagnées de toux et de fièvre; il fut pendant quelque temps sans connaissance. Tous ces symptômes n'étaient pourtant pas intenses. Dupuytren espérait les voir se dissiper en peu de temps, mais ce n'est que le 8e jour après l'opération que cela fut le cas. *Et c'est ce jour-là et les jours suivants que se manifestent généralement des dépôts internes de pus.*

Le 11, la fièvre persistait toujours avec redoublement; le délire, quoique peu intense, n'avait pas quitté le malade; l'opéré éprouvait des douleurs au sommet des poumons; il toussait, mais il crachait très peu. Cependant, la plaie avait un bon aspect. Cette nuit-là, le délire fut fort et, le matin, le malade se portait bien (Dupuytren ne croit pas que les accidents de la poitrine soient des symptômes d'un dépôt de pus à l'intérieur de la plaie, attendu que, lorsque les symptômes d'une résorption se manifestent, la plaie est ordinairement desséchée).

Le malade resta dans cet état jusqu'au 16 avril; il était toujours extrêmement sensible à tout ce qui se passait. Cette nuit-là, il y eut des troubles sur la place devant l'Hôtel-Dieu. Le malade en fut fortement affecté et mourut durant la nuit.

La nécropsie fut faite le 18. Les poumons n'étaient point altérés, le cœur non plus. On trouva seulement du côté gauche un léger épanchement pleurétique. Le péritoine montrait de légères traces d'inflammation. Dans l'artère crurale du moignon, un caillot de sang de deux pouces de long adhérait en partie aux parois du vaisseau. Un caillot se trouvait aussi dans la veine.

Le foie avait à la face concave deux et à la face convexe neuf tâches jaunes. Le 19, on examina soigneusement ces altérations du tissu du foie. On y trouva du pus à l'état d'infiltration, environné d'une auréole d'un rouge brun qu'on pouvait poursuivre à quelques lignes d'épaisseur dans la substance de l'organe. M. Dupuytren disséqua quelques veines du foie jusqu'aux foyers purulents. Ces vaisseaux étaient environnés de pus infiltré sur toute leur longueur ; mais, dans les veines mêmes, on ne découvrit pas de traces d'inflammation.

Le 12 mars, Dupuytren parla des symptômes que peut engendrer une chute sur les pieds. Lorsqu'un homme tombe sur la pointe des pieds, les articulations étant fléchies, la lésion ne s'étend pas loin. Lorsque, au contraire, le malade tombe sur les talons et que les articulations du genou, etc., sont en même temps tendues, la lésion ne reste pas locale. Une forte contusion de l'articulation du genou peut être occasionnée et, à la suite de cette inflammation, plusieurs symptômes plus ou moins funestes peuvent survenir, surtout une hydarthrose. L'ébranlement peut se propager à l'articulation coxo-fémorale; l'os de la cuisse peut se fracturer à plusieurs endroits, ou une inflammation de celle-ci peut laisser apparaître de graves phénomènes. Les os du bassin peuvent se casser. La lésion peut même affecter la colonne vertébrale et la moelle épinière; et il n'est pas rare de voir une commotion ou une contusion de cerveau produite par un contre-coup survenu après une chute sur les pieds.

Les contusions de l'articulation du bras sont parfois très graves. Il se forme souvent, malgré l'application la plus énergique de la méthode antiphlogistique, une suppuration dans le bras; et si l'on hésite alors à appliquer l'exarticulation, le malade succombe en peu de temps. Lors de la nécropsie, on trouve, dans ces cas, la tête de l'humérus brisée.

Le phénomène fréquent de forte lésion des organes internes de l'abdomen sans lésion apparente des parties externes se laisse expliquer, selon Dupuytren, par les propriétés physiques différentes de ces parties. Ainsi, par exemple, la peau et les muscles du bas-ventre peuvent se fléchir quand une force agit sur eux, puis ils reprennent leur état ordinaire. D'autres organes comme le foie, la rate, les reins, au contraire, ne peuvent assez se fléchir sous cette influence et ils se rompent.

Les chutes sur le périnée produisent très souvent la déchirure du canal de l'uretère parce que les corps étrangers viennent presque toujours frapper l'arcade des os du pubis. La déchirure du canal urétral se manifeste par un écoulement de sang par l'urètre, lequel a lieu immédiatement après la lésion. Cette lésion du canal de l'uretère est suivie d'un épanchement d'urine dans le tissu cellulaire du périnée, accident qui occasionne une inflammation et un abcès, et qui finit par développer une fistule urinaire. Il faut, pour guérir cette plaie, introduire une sonde dans la vessie afin de prévenir les rétrécissements du canal. Ces rétrécissements sont les plus dangereux de tous. Ce sont les cas les plus fréquents, qui obligent la ponction de la vessie pour éviter les accidents produits par une rétention complète d'urine.

Le 6 [avril], Dupuytren parla des incarcérations internes des intestins, voir Sabatier[10], «Médecine opératoire», tome 3, page 475.

Quelquefois, l'incarcération persiste encore après la réduction de la hernie. C'est le sac herniaire qui a produit l'étranglement. Dans ce cas, il faut opérer la hernie sur le champ, ouvrir les téguments qui couvrent l'anneau, chercher les intestins et les faire ressortir. Plusieurs exemples

---

[10] Raphaël-Bienvenu Sabatier (1732-1811), Pariser Chirurg.

très intéressants sont racontés dans la «Médecine opératoire» de Sabatier, tome 3, page 521-529[11].

L'expérience prouve que la déchirure des reins n'est pas très dangereuse, tandis que la déchirure du foie ou de la rate finit assez souvent par la mort. On peut se rendre compte de ce fait en considérant la différence de structure des parties qui environnent ces organes. Dans une déchirure de la substance du foie ou de la rate, le sang s'épanche entre les lamelles du péritoine. Cet épanchement produit une inflammation locale de la membrane séreuse, alors bientôt atteinte d'une inflammation générale. Il en est souvent de même pour la déchirure de la substance de la rate. Le rein, au contraire, est enveloppé dans un tissu cellulaire graisseux; le sang épanché dans cette cavité ne produit pas si facilement une inflammation et il est très rare que cette inflammation locale se propage au péritoine.

Les fractures du péroné sont dues soit à une cause directe, soit à une cause indirecte ou encore à un contre-coup. Ce dernier cas est le plus fréquent et consiste surtout en un déplacement du pied en dehors. Dans les fractures dues à une cause directe, le pied est également tourné en dehors par l'action musculaire. Cette action est quelquefois si forte qu'elle occasionne un arrachement de la malléole interne à sa base.

Suite aux hémorragies abondantes, on constate souvent des douleurs inflammatoires à la jambe. Une vaste suppuration s'établit et les malades succombent généralement des suites de cet accident.

12 [avril]. *Opération d'un anévrisme de l'artère tibiale postérieure.* Un homme d'environ 25 ans, en mettant ses bottes au moyen d'un couteau à manche, poussa cet instrument dans la chair de la face interne de la jambe. Au même moment, le sang coula abondamment de la plaie; on la boucha et on arrêta le sang; la plaie guérit. En peu de temps, il se forma une tumeur assez considérable aux alentours de la plaie. Elle grossit rapidement et finit par occuper presque toute la surface interne de la jambe. La tumeur était sans couleur et sans douleur. Elle ne montrait pas de fluctuation ni de battements. Dupuytren n'examina que l'extérieur de la tumeur, n'ayant pas pris de renseignements exacts sur ce qui l'avait occasionnée. Cette maladie n'indiquait rien sur la nature de la tumeur. Il enfonça donc, le 11, un petit trocart dans la tumeur. Il ne s'écoulèrent que quelques gouttelettes de sang, alors Dupuytren conclut que la tumeur était un anévrisme occasionné par une petite plaie de l'artère tibiale postérieure et dit que, quand il n'existe qu'une petite lésion d'un vaisseau, le jet de sang n'occasionne jamais de battements dans la tumeur.

Le malade se résolut facilement à l'opération. Il fut placé sur un lit à moitié couché, la jambe du côté droit (le côté malade) à moitié fléchie. Dupuytren fit la ligature dans la partie inférieure de la cuisse. Il tacha d'abord de sentir les battements de l'artère et de voir la direction du couturier. Ensuite, il pratiqua une incision de 4 pouces de long par la peau et le tissu cellulaire; une petite artériole dont s'écoulait du sang fut liée. Puis il incisa la fascia lata et finit cette incision sur la sonde cannelée. Le bord externe du couturier fut alors mis à découvert et détaché des muscles environnants. Un aide écarta les lèvres de la plaie avec les doigts des deux mains et tira vers l'intérieur le muscle couturier. Dupuytren sentit les battements de l'artère; il releva la gaine du vaisseau avec une pince et l'incisa. Ensuite, il introduisit la sonde cannelée et élar-

---

[11] SABATIER, Raphaël-Bienvenu: De la médecine opératoire, 3 vol., Paris 1796-1810, Neuausgaben unter Aufsicht von Guillaume DUPUYTREN durch Louis-Joseph SANSON und Louis-Jacques BEGIN, 4 vol., Paris 1822-1824, 1832, 1836.

git sur elle l'incision. Avec la sonde, l'opérant détacha l'artère de la veine et des nerfs. Ayant ainsi complètement isolé l'artère, on fit la ligature. La sonde cannelée un peu courbée fut poussée au-dessous de l'artère; un fil de soie fut mis dans une sonde simple et ce fil fut introduit sur la sonde cannelée autour de l'artère au moyen de la sonde simple. Le bout inférieur de l'artère fut lié; de la même manière, un second fil fut appliqué, qui serra l'artère un demi-pouce plus haut. Ayant appliqué une troisième fois la sonde cannelée au milieu des deux ligatures, on coupa avec des ciseaux le vaisseau entre elles. On observa alors que les deux bouts de l'artère se retiraient considérablement.

On rapprocha les lèvres de la plaie au moyen de bandelettes agglutinatives qui, cependant, ne se touchaient pas les unes les autres et n'environnaient pas tout le membre (pour ne pas occasionner un étranglement du membre, au cas où un engorgement inflammatoire surviendrait). Sur ces bandelettes, on mit du linge fenêtré qu'on recouvrit de charpie; le tout tenait par plusieurs compresses et une bande circulaire.

Le 13, le malade était très sensible. Cependant, il n'avait pas de symptômes. On n'ouvrit pas encore le pansement. La tumeur de la jambe était plus fluctuante.

Le 19, le malade n'éprouva aucun symptôme, point de douleurs à la plaie, point d'hémorragie; le pansement était tout à fait sec. Le malade dit seulement sentir des battements dans le fond de la plaie, phénomène qui s'observe selon Dupuytren presque toujours après la ligature d'une grande artère. Dupuytren pense qu'il est produit par le sang qui frappe contre le bout supérieur du vaisseau. Le malade avait un peu de fièvre et était agité. Personne de sa connaissance n'avait le droit de lui parler.

On ne remarqua pas de changement de la tumeur. (Dupuytren nous raconta un cas où il fit la ligature de l'artère sous-claviculaire à cause d'un anévrisme de l'artère axillaire. Le malade fut guéri, mais la tumeur n'avait pas encore entièrement disparu. Après quelque temps le malade revint. La tumeur à l'aisselle avait grossi au point de surpasser la grandeur du premier anévrisme. Plusieurs chirurgiens, considérant cette tumeur comme une rechute de la maladie, en avaient redouté l'ouverture. Dupuytren fit une ponction avec un bistouri très mince. Il s'écoula du pus mêlé d'un peu de sang. Il agrandit ensuite l'ouverture et il vida une grande quantité de pus, mêlé de sang liquide et de caillots.)

Le 19, le malade se portait toujours bien. Mais, cette nuit-là, une hémorragie assez forte provint de la plaie. On fit une saignée de deux poêlons et une légère compression sur le trajet de l'artère. Le 20, le malade ne souffrit pas d'une nouvelle hémorragie.

Le 21, la tumeur qui s'était distendue les premiers jours après l'opération, et cela surtout à l'endroit de l'ancienne cicatrice, diminua en tension. Toute la masse et la fluctuation diminuèrent également, sans écoulement à l'extérieur. La chaleur ainsi que les mouvements du membre persistèrent.

Le 25, la ligature du bout supérieur de l'artère tomba sans occasionner d'hémorragie. L'interne crut avoir senti une extension et une contraction de la tumeur, phénomène qu'il attribua à la circulation du sang. Dupuytren, au contraire, qui n'avait pas remarqué ce phénomène, le crut *dû à des contractions spasmodiques des muscles qui se trouvent au-dessous de la tumeur*. La fluctuation était encore très sensible.

Dupuytren regardait la ligature de l'artère brachiale comme plus laborieuse et plus difficile que celle de l'artère fémorale, vu que la brachiale, quoique plus superficielle que la fémorale, est environnée de nerfs et de veines; aussi la séparation de l'artère est-elle bien difficile.

Le 26. Chute de la ligature inférieure. Le malade allait de mieux en mieux. La tumeur diminua à nouveau et se dissiperait peut-être sans s'ouvrir.

Extirpation de la première phalange de l'annulaire hors de l'articulation métacarpo-phalangienne.

La meilleure méthode qu'on puisse employer est, selon Dupuytren, la formation de deux lambeaux. Dupuytren rejette la méthode de piquer le couteau dans les parties molles et de former ainsi les lambeaux de l'intérieur à l'extérieur, car on peut facilement engager la pointe du couteau dans l'os de la phalange ou même casser la pointe. Ces deux accidents sont fâcheux et retardent beaucoup l'opération.

Le cas actuel nécessita cette opération à cause d'une carie qui s'était développée dans l'articulation de la seconde avec la première phalange à la suite d'une lésion traumatique. Dupuytren dit qu'on aurait pu espérer la guérison de la carie, mais que la guérison aurait toujours produit ou un racourcissement et une courbure du doigt ou une immobilité du doigt dans son extension, et que l'action des autres doigts aurait été très gênée.

M. Dupuytren coupa un lambeau du côté radial du doigt en tenant le tranchant obliquement vers l'article. Ensuite, il traversa l'articulation et, glissant le couteau le long de l'os, il tailla l'autre lambeau du côté cubital. Deux vaisseaux furent liés.

Le 18 avril, amputation de la jambe gauche

Une homme de quarante ans, d'une constitution assez robuste, s'était cassé le péroné dans sa jeunesse. La fracture de cet os n'avait pas été bien traitée et il s'était formé par la suite une carie dans l'articulation. Dupuytren jugea par conséquent que l'amputation était nécessaire, surtout parce que le malade maigrissait considérablement depuis peu de temps sans qu'une maladie interne apparente en fût la cause.

Le malade, placé sur un lit, était à moitié couché. Un aide comprima l'artère crurale avec le doigt, la jambe fut fléchie et soulevée. L'opérant se plaça du côté droit et se courba sur le lit; il fit l'opération dans cette situation très incommode. Il coupa d'abord la peau tout autour du membre jusqu'aux muscles avec un couteau à deux tranchants. Ensuite, il sépara la peau des parties sous-jacentes au moyen du même couteau. Cette partie fut relevée par un aide. Le couteau mis au niveau de la peau coupa les muscles superficiels du mollet, puis l'opérant enfonça l'instrument dans l'interstice des os pour couper encore les muscles profonds. Cette manœuvre fut faite avec beaucoup de précaution. Les os étant sciés, on lia les artères et, pour faciliter la ligature des vaisseaux, on sépara le ligament interosseux des os. On avait épargné assez de peau pour refermer complètement la plaie. Dupuytren ne réunit pas les plaies d'amputation immédiatement après l'opération. Il attend, au contraire, une demi-heure voire trois quarts d'heure avant de la panser afin de pouvoir soigner les hémorragies qui naissent souvent de petits vaisseaux qui s'étaient spasmodiquement contractés au moment de l'opération. Il veille encore à réunir la plaie obliquement, de manière à ce qu'elle suive la ligne oblique formée par les deux os de la jambe.

Le 19, le malade se portait très bien. Quoiqu'il ne se fût manifesté aucun signe d'un état inflammatoire, Dupuytren ordonna une saignée afin de prévenir une inflammation interne qu'il redoute depuis la mort de l'amputé atteint d'un abcès au foie.

Le 23, l'opéré se portait bien. On le pansa ce jour-là pour la première fois; presque la totalité de la plaie était renfermée. Le léger érysipèle qui s'était manifesté les premiers jours disparut.

M. Dupuytren prétend toujours pouvoir dilater suffisamment le canal de l'urètre rétréci au moyen de bougies dont il augmente graduellement l'épaisseur. Il est plus difficile de conserver cette dilatation. A cet effet, il fait introduire tous les deux, trois, quatre jours des bougies d'un grand calibre, qui doivent être portées pendant plusieurs heures, moyen sûr et qui n'a pas de grande incommodité puisqu'on peut l'employer pendant la nuit.

Le 4 mai, un homme âgé de 40 ans se présenta pour la troisième fois à l'Hôtel-Dieu pour être opéré d'une pierre qui s'était engagée dans le canal de l'urètre. M. Dupuytren, ayant déjà deux fois extrait les pierres de ce malade, sonda au moyen d'un cathéter introduit dans la vessie. On ne perçut pas le bruit qui est ordinairement occasionné par le frottement de la sonde sur la pierre. Mais on sentit une tumeur au périnée. Dupuytren dit que souvent la sonde glisse sur le calcul engagé à la paroi inférieure du canal de l'uretère sans qu'on puisse percevoir le moindre bruit. L'absence de ce signe important est le plus souvent due à ce que le calcul ait perforé, en vertu de son poids, la paroi inférieure du canal et qu'il se soit enfoncé dans le tissu cellulaire du périnée, lequel forme alors une poche qui environne la pierre et ne communique que par une petite ouverture avec le canal. Dans ce cas, on réussit presque toujours à trouver le calcul avec la sonde, quand on en dirige le bec vers la paroi inférieure. On peut parvenir ainsi à enfoncer la sonde dans la poche. M. Dupuytren incisa la poche sur toute l'étendue, introduisit ensuite le tire-balle et ôta la pierre par morceaux.

Des remarques sur la clinique de M. Lisfranc

Lisfranc[1] a débuté à la clinique chirurgicale le 8 novembre. Il y travaille tous les jours, excepté le jeudi et le dimanche. Les lundis, mercredis et samedis, il fait des conférences sur les maladies chirurgicales chroniques. Les visites de M. Lisfranc se font aussi vite que celles des autres chirurgiens français. Après celles-ci, le professeur parle des cas alors en traitement dans les salles.

Les maladies chroniques chirurgicales sont traitées le plus communément par des moyens empiriques qu'on ne choisit pas toujours convenablement cas par cas. Il faut avoir, en général, beaucoup de patience pour traiter ces maladies, et celles-ci changent souvent leur caractère au cours du traitement; ainsi faut-il s'adapter et modifier son traitement.

Le professeur a parlé de *l'amaurose:* la cinquième paire de nerfs du cerveau a une influence extrêmement grande sur la vue, de même que sur tous les autres sens. Une paralysie de la vue d'un côté, la perte de la sensation d'un côté du nez et de la bouche sont suivies d'un ramollis-

---

[1] Jacques Lisfranc «de Saint-Martin» (1790-1847), 1813 Dr. med. (Paris), 1818 Chirurg am Hôpital de la Pitié in Paris, 1824 Prof. agrégé, 1825 Chefchirurg einer Abteilung am Hôpital de la Pitié. CALLISEN 11 (1832), S. 393-399, 30 (1842), S. 81-83. STEWART (1843), pp. 353-358. SACHAILE (1845), pp. 431-434. Bull. Acad. de méd. 12, 1846/47, pp. 669-672. Gaz. d. hôp. Paris 9, 1847, 2e série, pp. 165. Union méd., 15.5.1847. RAIMOND, Jean: Mort de M. Lisfranc, Union méd., 18.5.1847. Gaz. méd. de Par. 4, 1849, 3e série, pp. 255-262. PARISET, Etienne: Discours prononcé aux funérailles de J. Lisfranc, Histoire des membres de l'Académie royale de médecine, vol. 2, Paris 1850, pp. 608-613. Ann. univ. di med., Milano, 1868, 204, pp. 164-170. DECHAMBRE, 2e série, 2 (1876), pp. 659-661. FLOREN, J.: Une lettre de Lisfranc au docteur J. J. van Puyfelick d'Anvers, 1st Int. Congr. Hist. Med., Antwerpen 1920, pp. 426-427. BLÄ 3 (1931), S. 802 f. GENTY, Maurice: Lisfranc, Les biographies médicales, Paris 1934, pp. 357-372. Méd. Paris (1984), pp. 407-408. ACKERKNECHT (1986), pp. 184, 186, 188. NATHAN, B. N.: Excision of rectal cancer, the first reported case, Can. J. Surg. 34(2), 1991, p. 108.

sement du ganglion Gasseri[2]. Vicq d'Azyr[3] a coupé le nerf frontal chez des animaux, ce qui a occasionné une amaurose complète de l'œil d'un côté.

Appuyé par ces expériences, on a appliqué des caustiques sur le front, ainsi que sur l'apophyse mastoïde. Comme ces essais ont été suivis d'un succès assez considérable, Lisfranc emploie aussi des caustiques et il a trouvé que ce traitement est particulièrement indiqué en cas de dilatation de la pupille. Mais au lieu d'appliquer la pommade ammoniacale (Gondret[4]), qui souvent irrite trop et cause parfois la nécrose des os et même une inflammation du cerveau, il emploie des vésicatoires. Ces remèdes entraînent des douleurs vives à l'œil, douleurs développées aux paupières et aux tempes. La dilatation de la pupille est, après un quart d'heure, bien moindre. Même si les douleurs ont cessé et les ulcères sont guéris, la vue se trouve encore dans un état peu amélioré et il faut à nouveau appliquer les caustiques et souvent continuer plus de trois mois pour obtenir un succès complet.

La cautérisation de la cornée transparente est une autre méthode conseillée par M. Serre du Gard[5]. On applique le nitrate d'argent, taillé pointu comme un crayon, en le passant très rapidement et légèrement à la surface de la cornée. On répète l'opération deux ou trois fois; cela a pour effet des douleurs assez vives, une rougeur de l'œil, une tache bleuâtre, très souvent des vomissements assez forts, qui persistent quelquefois depuis dix heures du matin (une heure après l'application) jusqu'au lendemain à huit ou dix heures malgré tous les remèdes donnés. Un quart d'heure après, la pupille commence à se dilater. La tache noire n'est pas nuisible à la vue, car elle ne persiste pas; en quatre ou cinq jours, elle disparaît complètement. L'inflammation est quelquefois tellement forte qu'il faut la faire diminuer. Quand l'inflammation a passé, on cautérise à nouveau.

Le séton à la nuque, le seul remède de plusieurs hôpitaux de Paris (Roux[6] et Boyer[7]), est utile dans beaucoup de cas; cependant, le contraire est vrai aussi.

[2] Ganglion trigeminale nach Johann Lorenz Gasser (1723-1765), Prof. der Anatomie in Wien.
[3] Félix Vicq d'Azyr (1748-1794), Pariser Naturforscher, Anatom und Literat.
[4] Louis-François Gondret (1776-1855), Erfinder einer ableitenden Salbe gegen die Katarakt, genannt «Pommade ammoniacale» oder «caustique ammoniacal», 1803 Dr. med. (Paris), Arzt in Paris, 1831 Chirurg am Hôtel-Dieu, Gründer einer ophthalmologischen Abteilung. CALLISEN 7 (1831), S. 297-299, 28 (1840), S. 238. SACHAILE (1845), pp. 337-338. J. d. conn. méd. prat. 23, 1855, p. 13. DECHAMBRE, 4e série, 9 (1883), p. 703. HIRSCHBERG 14.3 (1912), § 555, S. 34 f. BLÄ 2 (1930), S. 794 f. DBF 16 (1985), p. 571.
[5] Auguste Serre (1802-1870) von Uzès (Gard), 1822 Dr. med. (Montpellier), Augenarzt in Paris, später in Alais, Erfinder des Opsiometers zur Untersuchung der Phosphene. Ann. d'ocul. 64, 1870, p. 179. DECHAMBRE, 3e série, 9 (1881), pp. 419-420. HIRSCHBERG 14.3 (1912), § 619, S. 298-302. SERRE, Edouard-Henri: Le docteur Serre (d'Uzès), sa vie et ses travaux, Diss. med., Paris 1914. BLÄ 5 (1934), S. 234 f.
[6] Philibert-Joseph Roux (1780-1854), 1803 Dr. med. (Paris), 1807 chirurgien adjoint am Hôpital Beaujon in Paris, 1810 2. Chirurg an der Charité, 1820 Prof. der äusseren Pathologie, 1830 Prof. der chirurgischen Klinik am Hôpital de la Pitié, 1833 Prof. der chirurgischen Klinik an der Charité, 1835 Nachfolger von Dupuytren am Hôtel-Dieu. CALLISEN 16 (1833), S. 365-374, 32 (1844), S. 21 f. STEWART (1843), pp. 372-393. Bull. Soc. de chir. de Paris 4, 1853/54, pp. 457-459. MALGAIGNE, Joseph-François: Eloge de Roux, séance publique de la Faculté de Médecine de Paris, Paris 1855. Med. Dir., 1855, p. 664. Monit. d. hôp., 1855, III, pp. 1105, 1113. Bull. Soc. de chir. de Paris 6, 1855/56, pp. 1-22. Dtsch. Klin. Berl. 8, 1856, S. 1-3. Gaz. méd. de Par. 11, 1856, 3e série, pp. 803-808. Monit. d. hôp. 4, 1856, pp. 1194, 1201. Zschr. f. klin. Med. 7, 1856, S. 148, 215. Mém. Acad. de méd. 21, 1857, pp. 1-31. MARJOLIN, René: Philibert Joseph Roux, Mém. Soc. de chir. de Paris 5, 1863, p. 1-30. DUBOIS 2 (1864), pp. 54-115. Ann. univ. di med., Milano, 1868, 203, pp. 353-358. DECHAMBRE, 3e série, 5 (1877), pp. 305-307. HIRSCHBERG 14.3 (1912), § 551, S. 18-20. BUSQUET, Paul: Roux, Les biographies médicales, Paris 1931, pp. 237-248. BLÄ 4 (1932), S. 900 f. FLEURENT, Claude H.: Early visitors to the Museum of the Royal College of Surgeons of England and Philibert Joseph Roux's account

Il faut toujours distinguer selon les cas, et Lisfranc distingue surtout les amauroses de la pléthore et l'amaurose nerveuse.

Un homme de 24 ans, sur lequel une brique était tombée du second étage, se trouve actuellement à la clinique. L'angle supérieur de l'occiput, de même que l'angle postérieur de l'os pariétal droit, ont été enfoncés de quatre lignes à peu près. Il ne s'est manifesté aucun symptôme de commotion ou de compression dans les huit premiers jours. Lisfranc nous raconte à cette occasion plusieurs autres exemples, entre autres l'un où l'enfoncement était d'un pouce.

Le 19 novembre, le malade dont j'ai parlé le 8 novembre et qui avait un enfoncement considérable de la partie postérieure de l'os pariétal, succomba deux heures après la visite. Jusqu'au 17 novembre, le malade s'était trouvé parfaitement bien, on lui avait appliqué continuellement des fomentations froides sur la tête; ni fièvre, ni douleur à la tête, ni dérangement des facultés intellectuelles ne s'étaient manifestés. Puis, le jour que je viens d'indiquer, de graves douleurs dans toute la tête s'emparèrent du malade; les facultés de l'intellect furent troublées, la face devint pâle, les yeux étaient fixes et les pupilles immobiles. Des douleurs du bas-ventre accompagnèrent ces symptômes. Lisfranc considéra cet état comme une gastro-entérite et prescrivit alors une quantité de sangsues sur le bas-ventre et des cataplasmes sur la tête. Les symptômes augmentèrent sans que la connaissance eût été perdue encore deux heures avant la mort.

La nécropsie faite le jour d'après montra un enfoncement considérable au lieu indiqué ci-dessus. Autour de cet os enfoncé, on vit du sang épanché d'environ deux onces, puis un épanchement de pus sur les membranes du cerveau dont la substance était ramollie. On examina le bas-ventre, dans lequel on avait soupçonné une inflammation; cependant, les intestins ainsi que l'estomac étaient complètement sains. On découvrit au foie plusieurs tubercules d'une grandeur assez considérable.

Lisfranc, pour les plaies d'armes à feu, ne procède pas à des débridements, même dans les plaies compliquées de fracture. Mais il fait des saignées abondantes (par exemple, quatre en

---

of his own visit on 21st August 1814, Ann. roy. Coll. Surg. Engl. 23(1), 1958, pp. 47-52. Ders.: Sommé's manuscript report on a case of fungoid disease of the gums and upper jaw (Madame de Harven), with copies of consultations by Roux, Boyer and Dupuytren, Ann. roy. Coll. Surg. Engl. 24, 1959, pp. 270-274. FRANCIS, William W: Repair of cleft palate by Philibert Roux in 1819, a translation of John Stephenson's «De velosynthesi», with an introduction note by Lloyd G. STEPHENSON, J. Hist. Med. 18, 1963, pp. 209-219. STEPHENSON, John: Repair of cleft palate by Philibert Roux in 1819, Plast. Reconstr. Surg. 47, 1971, pp. 277-283. ACKERKNECHT (1986), pp. 79-80, 183, 187. HUGUET (1991), pp. 428-430.

[7] Alexis Baron Boyer (1757-1833), 1792 2. Chirurg an der Charité in Paris, 1795 Prof. der operativen Medizin, 2. Arzt am Hôtel-Dieu, 1803 Dr. med. (Paris), 1804 1. Chirurg Napoleons, 1823 Prof. der chirurgischen Klinik an der Charité, 1823 Leibchirurg von König Ludwig XVIII., später auch der Könige Karl X. und Louis Philippe, 1825 Chefchirurg an der Charité. CALLISEN 3 (1830), S. 32-38, 26 (1838), S. 402-405. Gaz. méd. de Par. 1, 1833, 2e série, pp. 857-861, 5, 1837, 2e série, pp. 801-806. MALGAIGNE, Joseph-François: Notice sur le baron Alexis Boyer, Paris o. J. Notizen über Leben und Werk in BOYER, Alexis: Traité des maladies chirurgicales, 5e éd., éd. par Philippe BOYER, vol. 1, Paris 1844, p. 3. Union méd. 5, 1851, pp. 525-532. Mém. Acad. de méd. 17, 1853, pp. 29-62. DUBOIS 2 (1864), pp. 271-338. Ann. univ. de med., Milano, 1867, 202, pp. 554-561. DECHAMBRE, 1ère série, 10 (1876), pp. 424-426. HIRSCHBERG 14.3 (1912), § 550, S. 16-17. BLÄ 1 (1929), S. 665 f. BUSQUET, Paul: Boyer, Les biographies médicales, Paris 1931, pp. 129-140. DBF 7 (1956), p. 93. FLEURENT, Claude H.: Sommé's manuscript report on a case of fungoid disease of the gums and upper jaw (Madame de Harven), with copies of consultations by Roux, Boyer and Dupuytren, Ann. roy. Coll. Surg. Engl. 24, 1959, pp. 270-274. LAPLAGNE-BARRIS, G.: Alexis Boyer, premier chirurgien de Napoléon, et ses attaches gasconnes, Bull. Soc. archéol. hist. Gers. 71, 1970, pp. 75-84. HILLEMAND, Pierre: Alexis Boyer, Hist. Sci. Méd. 9, 1975/76, pp. 103-112. ACKERKNECHT (1986), pp. 151, 180, 185. Dictionnaire Napoléon, sous la direction de Jean TULARD, Paris 1987, pp. 295-296. HUGUET (1991), pp. 63-65.

quatre jours) et emploie une immense quantité de sangsues (par exemple 280 en huit jours). Le résultat de cette méthode, dit-il, est plus heureux que la méthode des débridements. Les chirurgiens en Belgique ont connu le même succès.

Le 8, M. Lisfranc parla des *engorgements blancs*. Il entend les engorgements simples, ni scrofuleux, ni scirrheux, ni carcinomateux. Comme introduction à ce chapitre, il fit quelques remarques sur les engorgements aigus. Il y a des phlegmons de la main très graves, qui, si l'on méconnaît leur cause, peuvent détruire les parties de la main de manière à nécessiter l'amputation de cette partie. Ces phlegmons se forment souvent chez les ouvriers dont les mains sont affectées de callosités. Les hommes, pressant toujours ces cals dans leur travail, enfoncent les pointes des endurcissements dans les parties sous-jacentes. Celles-là, ainsi irritées, commencent à suppurer et le pus reste caché au-dessous du col, une circonstance qui, alors, ne tarde pas à produire un phlegmon vaste et profond de la main. Il faut donc inciser l'induration et donner issue au pus.

Il n'est pas vain de parler des phlegmasies bilieuses. Celles-ci se manifestent particulièrement en panaris et elles résistent à la méthode antiphlogistique la plus sévère si l'on ne traite pas l'affection de l'estomac ou des intestins.

Le 9, on examina à peu près une douzaine de femmes, affectées de maladies de la matrice, avec le speculum uteri. Lisfranc prononça quelques-unes de ses maximes, surtout sur l'extirpation du col de la matrice, mais il les abrégea en nous promettant de traiter les maladies de la matrice complètement. Je ne crois pas devoir en parler ici.

Le 10, les ulcères traités par du chlorure de soude ont une plus belle cicatrice que ceux guéris par une autre méthode. Les premiers ne se cicatrisaient pas du milieu vers le centre, et les bords de la plaie ne se contractaient pas vers le milieu. Le chlorure de soude forme, au contraire, une espèce de pseudo-membrane sur toute la surface de l'ulcère.

Les cicatrices des ulcères de la jambe se réouvrent ordinairement peu après. Pour éviter cet accident fâcheux, il faut que le malade suive encore longtemps après la guérison un repos de quatre semaines jusqu'à quatre mois.

Le 15, un entropium avait occasionné une forte inflammation de l'œil. Lisfranc crut qu'il serait nuisible d'opérer l'œil dans cet état. Il prescrivit en conséquence 30 sangsues sur l'apophyse mastoïde pour faire disparaître l'inflammation.

Cancer labii: ces maladies sont très souvent extrêmement douloureuses, leurs parties environnantes fort gonflées et aussi douloureuses, particulièrement les glandes. Pour le cancer de la face, par exemple, les glandes sous-maxillaires, pour celui du sein, les glandes de l'aisselle. Il pourrait paraître alors que la maladie a une étendue plus grande qu'elle ne l'a effectivement. Dans ce cas, il ne faut pas opérer; au contraire, il faut d'abord combattre ces gonflements par des antiphlogistiques. Ce sont les cas où les sangsues appliquées en grands nombres donnent un bon succès.

On peut très facilement confondre un polype du conduit externe de l'oreille avec un gonflement de la membrane muqueuse enflammée, qui présente souvent une proéminence semblable à celle d'un polype.

La fièvre intermittente est souvent l'effet d'une inflammation, par exemple de l'urètre, produite par une sonde.

Les chirurgiens ne sont pas d'accord s'il faut ouvrir un abcès de bonne heure ou abandonner son ouverture à la nature. D'après Lisfranc, il faut distinguer à cet égard les abcès chauds des froids. Les premiers doivent être ouverts de très bonne heure, mais il ne faut faire qu'une très petite ouverture. Il est bien vrai que les incisions sont plus douloureuses lorsqu'elles sont faites dans une partie encore fort enflammée, mais la douleur ne dure qu'un moment. En laissant, au contraire, l'ouverture de l'abcès à la nature, la douleur persiste encore plusieurs jours, vu qu'on n'a pas fait sortir le pus toujours irritant. On a dit que les ouvertures opérées par la nature se cicatrisent mieux. Oui, parce qu'elle fait une plus petite ouverture, ce que les chirurgiens, ordinairement, ne font pas. Mais si on laisse longtemps la chose irritante, l'inflammation peut s'étendre, l'abcès s'agrandit et, ensuite, l'ouverture devient plus grande que la petite faite par un chirurgien au commencement de la maladie. Si l'on ouvre avant que la dureté autour de l'abcès ait disparue, celle-ci peut persister, mais elle cédera bientôt avec l'emploi de cataplasmes ou d'antiphlogistiques. Les abcès froids, au contraire, doivent être tout à fait mûrs avant qu'on opère leur ouverture. Dans tous ces cas, l'ouverture par des caustiques est à rejeter; elle se termine souvent par des érysipèles ou des phlegmons étendus; elle est très douloureuse et donne une cicatrice vicieuse.

La veille du 16, nous présentâmes la lettre de M. Gensoul, de Lyon, et celle de M. Ziegler à Lisfranc qui nous accueillit très gentiment. Il nous dit, cependant, ne pas avoir de temps pour donner un cours d'opération cet hiver.

Le 16 [novembre], Lisfranc parla à la clinique du diagnostic des hydrocèles et des sarcocèles. Deux symptômes sont caractéristiques: la transparence de la tumeur de l'hydrocèle et la douleur testiculaire que le malade éprouve quand on presse un sarcocèle. Quelquefois, cependant, le diagnostic est extrêmement difficile et, dans ce cas, le professeur recommande d'employer la méthode indienne. On enfonce une aiguille fine dans la tumeur; si on tourne doucement, elle ne provoque pas de douleurs. Si la tumeur est une hydrocèle, on peut mouvoir l'aiguille dans tous les sens aussitôt qu'on est arrivé dans la cavité qui contient le liquide. Pour le sarcocèle, au contraire, les mouvements de l'aiguille sont gênés.

Il arrive quelquefois qu'on enfonce le trocart dans le testicule en pratiquant la méthode de l'injection, surtout si la tumeur est petite. Les coups de trocart sont pourtant peu nuisibles.

Le camphre est un remède précieux contre les mouvements spasmodiques des voies urinaires, de même que contre la sensibilité augmentée de ces organes. Lisfranc l'a employé contre les rétrécissements spasmodiques de l'urètre, contre les priapismes de l'urine chaude. Il le donne en lavements qui sont faits avec un jaune d'œuf. Lisfranc vante encore ce remède pour les enfants qui urinent dans leur lit.

A la réduction des hémorroïdes incarcérées, les mouvements et les pressions involontaires s'opposent souvent et, pour les vaincre, il faut fréquemment utiliser des paroles sévères ou de légers coups sur le derrière des malades. La même méthode est quelquefois utile pour la réduction des déplacements de membres.

Le 23, Lisfranc traita de manière fort diffuse et employa presque les mêmes mots pour le diagnostic de l'hydrocèle et pour celui du sarcocèle, sans mentionner cependant celui de l'hydrocèle avec les hernies. Il apparut même qu'il ne connaissait pas l'hydrocèle congénitale et celle du funicule spermatique. Il ne parla nullement des diverses circonstances dans lesquelles cette maladie peut se déclarer. Mais comme partisan de Broussais, il avait fait plusieurs fois l'essai d'absorber le fluide épanché par l'emploi d'antiphlogistiques, ce qui lui avait réussi quelquefois. Il vante en général beaucoup les saignées pour la résorption des épanchements; il prétend qu'elles sont plus efficaces que les saignées locales.

Le 24, Lisfranc parla de l'opération de l'hydrocèle. Il fait dans presque tous les cas une injection de vin rouge; à ce propos, il préfère les vins du Midi en vertu de leur force plus irritante. Il dit que la complication de l'hydrocèle par un sarcocèle n'est pas une contre-indication; au contraire, on réussit la guérison du second après la guérison du premier. Il vaut mieux irriter trop que trop peu, car il est plus facile d'apaiser l'inflammation que de provoquer la réaction. Il laisse l'injection en contact avec la tunique vaginale pendant trois à cinq minutes, jusqu'à ce que le malade éprouve de vives douleurs.

Il est préférable d'employer le baume de copahu sous forme de lavements; voir la formule dans le «Formulaire» de Ratier[8], page 174[9]. Mais pour éviter une rechute de la maladie, le lavement doit susciter de légères coliques.

Lisfranc montra un pessaire qui était entièrement revêtu d'une masse pierreuse en résultat de son long séjour dans la vulve.

Extrait d'un mémoire sur la compression («Gazette médicale», tome 2, no 4)

La compression employée comme méthode de traitement des engorgements chroniques tomba dans l'oubli lorsque Kniphoff[10] et Lombard[11] en signalèrent les abus dans le traitement de quelques maladies. Pearson[12], médecin anglais, y concentra à nouveau son attention. Récamier[13] tira profit des excellentes monographies de Thon[14], Ouvrard[15], Jadoux[16] etc. Lisfranc étendit cette médication à un grand nombre d'affections et obtint les plus brillants succès.

Les objets qui servent à pratiquer la compression sont des bandes plus ou moins larges ou longues, des compresses graduées, des cônes d'agaric, des rondelles de feutre fin et dégommé, des plaques de plomb et, enfin, des attelles en bois, selon la nature de la maladie, selon son siège et sa résistance à la compression. Il est enfin une espèce de compression simple et très énergique que l'on pratique avec la main entière ou le pouce seulement, c'est le *massage*.

La première condition lorsque l'on veut employer cette méthode est que la tumeur soit parvenue à l'état chronique, c'est-à-dire qu'il ne doit plus ou presque plus y avoir de douleur, de chaleur ou de rougeur dans la partie concernée.

---

[8] Félix-Séverin Ratier (1797-1866), 1819 Dr. med. (Paris), Lehrer der Materia medica und für syphilitische Krankheiten in Paris, Arzt am Collège Rollin und an der Salle d'asyle modèle, Leiter der Ecole préparatoire de médecine. CALLISEN 15 (1833), S. 359-365, 31 (1843), S. 362 f. J. d. conn. méd. prat. 33, 1866, p. 80. DECHAMBRE, 3e série, 2 (1874), pp. 569-570. BLÄ 4 (1932), S. 729.

[9] RATIER, Félix-Séverin: Formulaire pratique des Hôpitaux civils de Paris, ou recueil des prescriptions médicamenteuses employées par les médecins et chirurgiens de ces établissements, avec des notes sur les doses, le mode d'administration, les applications particulières et des considérations générales sur chaque hôpital, sur le genre d'affections auquel il est spécialement destiné, et sur la doctrine des praticiens qui le dirigent, Paris 1823.

[10] Johann Hieronymus Knipphoff (1704-1765), Prof. der Medizin in Erfurt, Bibliothekar der kgl. Leopoldinischen Akademie.

[11] Claude-Antoine Lombard (1741-1811), französischer Militärchirurg in Dôle und Strassburg.

[12] John Pearson (1758-1826), Chirurg in London. PEARSON, John: Principles of surgery, 2nd ed., London 1788.

[13] RECAMIER, Joseph-Claude-Anthelme: Recherches sur le traitement du cancer par la compression méthodique simple ou combinée et sur l'histoire générale de la même maladie, suivie des notes 1) sur les forces et la dynamétrie vitales, 2) sur l'inflammation et l'état fébrile, 2 vol., Paris 1829.

[14] THON, Georg Conrad: De apoplexia magis chirurgicis quam aliis medicamentis curanda, Helmstädt 1752.

[15] OUVRARD, Jean-Pierre: Avantages et inconvénients de la compression dans le traitement de quelques maladies chirurgicales, Diss. med., Paris 1807. Jean-Pierre Ouvrard (1786-1866), 1807 Dr. med. (Paris), Chefchirurg und Prof. am Hôtel-Dieu in Angers. CALLISEN 14 (1833), S. 245 f, 31 (1843), S. 120 f. DECHAMBRE, 2e série, 18 (1882), S. 648 f. Arch. méd. d'Angers 3, 1899, pp. 99-104. BLÄ 4 (1932), S. 463.

[16] JADOUX, J.: Sur la compression, considérée comme moyen thérapeutique, Diss. med., Paris 1810. J. Jadoux, 1810 Dr. med. (Paris), Arzt am Hôtel-Dieu in Paris, Agrégé. CALLISEN 29 (1841), S. 124. SACHAILE (1845), p. 373.

La seconde indication à observer consiste à recouvrir la tumeur avec une compresse de linge très fin, à moitié utilisé, sans pli, qui dépassera l'engorgement d'un pouce. Afin que l'agaric ne touche point la peau, on le prend alors en disques dont la surface doit être assez large pour que les trois premiers dépassent la tumeur à peu près du même diamètre que la compresse de linge. Alors, on entasse de nouveaux disques d'agaric qui deviennent de plus en plus étroits au fur et à mesure qu'on approche du sommet du cône, qui doit avoir en diamètre le tiers de la base.

Lorsque la tumeur est mobile, il n'est pas rare de la faire fuir sous la compression. Il faut, dans ce cas, la cerner. Quand on a pris toutes les précautions et que les cônes sont placés, on les recouvre par des jets de bande selon la localisation. La compression doit être bien légère dans les premiers temps, puis augmenter sensiblement chaque jour.

Quand il s'agit de comprimer des tumeurs developpées au sein, il faut bien éviter de comprimer en même temps la mamelle du côté opposé. Si l'on ne peut faire autrement, il faut la couvrir avec quelques disques d'agaric souples et mous ou avec une coupe de feutre ouatée en dedans. Quelques femmes se servent avec succès de leur corset à baleines.

Souvent, après avoir recouvert la première pile d'agaric d'un ou deux jets de bande, on place sur celle-ci un nouveau cône qui y repose par la base; ou si l'on veut obtenir une pression plus forte, on les fait toucher par le sommet. Chaque cône doit avoir au moins un pouce et demi de hauteur.

Il arrive fréquemment que la compression détermine une réaction assez forte, accompagnée de douleur. Si cette dernière persiste pendant quelques heures, il faut suspendre la compression pendant un jour ou deux, puis la recommencer avec précaution pendant une ou deux heures en augmentant peu à peu. De cette manière, on parviendra à la rendre supportable sans accident pendant 24 heures. L'expérience a prouvé qu'en suspendant la compression chaque jour pendant une heure environ on laisse reposer la glande et l'on obtient des résultats plus avantageux.

Quand des symptômes inflammatoires graves se manifestent au cours de ce traitement, il faut non seulement suspendre la compression, mais encore réduire la tumeur à l'état approprié à cette méthode par des antiphlogistiques.

Les engorgements blancs simples peuvent guérir très rapidement sous l'influence de ce traitement. En l'espace de deux à six jours, on a vu se résorber des tumeurs grosses comme des œufs d'oie. Cette médication n'est pas moins efficace contre le scirrhe récent et peu endurci (?).

Lorsqu'on a guéri par ce moyen un engorgement blanc, il est important de continuer pendant six semaines à deux mois après la disparition totale de la tumeur.

La réduction du paraphimosis a toujours réussi à M. Lisfranc sans qu'il ait eu besoin d'inciser le prépuce. Il faut prendre principalement la précaution de comprimer le gland dans son diamètre transversal et non dans son diamètre longitudinal, c'est-à-dire d'avant en arrière. Il faut augmenter la compression peu à peu, et pendant longtemps, malgré les cris du malade. Après avoir suffisamment diminué le volume du gland, on tire en avant le prépuce.

Le 16 avril, Lisfranc démontra sur un cadavre le moyen par lequel on peut effectuer la réunion des grandes pertes de substance des lèvres et de la joue. Après l'extirpation d'un scirrhe, par exemple, lorsqu'on a enlevé toute la lèvre inférieure d'une commissure à l'autre, on fait une incision dans les téguments du cou. Cette incision commence au milieu du bord inférieur de la plaie et se prolonge jusqu'au cartilage thyroïde. Ensuite, on sépare les téguments des deux côtés en formant deux lambeaux. Par ce moyen, on parvient facilement à rapprocher suffisamment les bords de la plaie pour pouvoir les réunir par la sutura circumvoluta. Par ce moyen simple, on peut restituer une lèvre dont on a réséqué une partie tellement considérable que le simple rapprochement des bords de la plaie n'aurait pas suffi.

Contre les exostoses syphilitiques accompagnées de douleurs nocturnes, M. Lisfranc emploie les antiphlogistiques avec beaucoup de succès. Il fait mettre 50 sangsues autour du membre et, le plus ordinairement, après application plusieurs fois répétée, ce remède dissipe les douleurs et la tumeur.

On peut facilement observer dans les hôpitaux de Paris que les chirurgiens français méconnaissent souvent les maladies des yeux. J'ai vu, par exemple, Lisfranc faire appliquer des cataplasmes pour un fort érysipèle de la paupière supérieure, et Dupuytren contre un abcès de la cornée qui était enfermé dans les lamelles de cette membrane et compliqué encore par une forte inflammation de la conjonctive. Dupuytren fit donc appliquer le mercure doux contre cette espèce de taie!

La clinique de M. Velpeau

Depuis peu de temps, *M. Velpeau* [1] dirigeait une section chirurgicale de la Pitié. Quoique son ouvrage sur l'anatomie chirurgicale m'eût inspiré pour lui [2] une grande estime, sa figure me lais-

---

[1] Alfred-Armand-Louis-Marie Velpeau (1795-1867), 1823 Dr. med. (Paris), 1824 Agrégé, 1825 Prosektor, 1830 Chirurg am Hôpital de la Pitié in Paris, 1834 Prof. der chirurgischen Klinik an der Pitié, 1836 Prof. der chirurgischen Klinik an der Charité. CALLISEN 20 (1834), S. 64-79, 33 (1845), S. 132-138. J. hebd. d. progr. d. sc. méd. 4, 1836, pp. 90-96. Anonymus: Célébrités médicales et chirurgicales contemporaines, par un docteur inconnu, Paris 1841, pp. 75-108. STEWART (1843), pp. 399-421. BRAME, Ch.: Eloge de Velpeau, Tours 1867. J. d. conn. méd. prat. 34, 1867, pp. 385-391. NELATON, Auguste: Discours prononcé aux funérailles de M. Velpeau au nom de la Section de médecine et chirurgie de l'Académie des Sciences le lundi 16 août 1867, Paris 1867. Wien. med. Wschr. 17, 1867, pp. 1147-1150. Ann. univ. di med., Milano, 1868, 104, pp. 181-186. Gaz. hebd. de méd. et de chir. 5, 1868, 2e série, pp. 801-806. Gaz. méd. de Par. 23, 1868, 3e série, pp. 715-727. Union méd. 6, 1868, 3e série, pp. 887, 898. Gaz. hebd. de méd. et de chir. 6, 1869, 2e série, pp. 62, 77. Richmond & Louisville Medical Journal 8, 1869, pp. 415-426. BECLARD, Jules: Notice lue à l'Académie de médecine le 15 décembre 1868, Mém. Acad. de méd. 29, 1869/70, pp. 19-43. TRELAT, Ulysse: Eloge de Velpeau prononcé à la séance solennelle de la Société de chirurgie de Paris le 20 janvier 1869, Mém. Soc. de chir. de Paris 7, 1874, pp. 12-35. BECLARD, Jules: Notice sur la vie et les travaux de Velpeau, Notices et portraits, Paris 1878, pp. 167-196. DECHAMBRE, 5e série, 2 (1886), p. 676. GUYON, Jean-Casimir-Félix: Velpeau, discours prononcé à Tours le 30 octobre 1887, Paris 1887. Gaz. méd. de Par., 1890, 7e série, pp. 541, 565. TRIAIRE, Paul: Bretonneau et ses correspondants […], comprenant la correspondance de Trousseau et de Velpeau avec Bretonneau, 2 vol., Paris 1892. Semaine méd. 20, 1900, pp. 57-60. TILLAUX, Paul-Jules: Velpeau, Arch. gén. de méd. 7, 1902, n. s., pp. 5-13. Arch. internat. de laryngol. 29, 1910, pp. 901-905. PICHEVIN, Roland: Quelques souvenirs sur Velpeau, La Semaine gynécologique, 5.12.1911. GENTY, Maurice: Velpeau, Les biographies médicales, Paris 1931, pp. 297-328. BLÄ 5 (1934), S. 723. Lettres inédites de Velpeau, Hippocrate 4, 1936, pp. 471-486. MICHLER, Markwart: Le centième anniversaire de la mort de Velpeau, Méd. et Hyg. 25, 1967, pp. 805-807. Presse méd. 75, 1967, pp. 1371-1373. HUARD, Pierre: Velpeau, cancérologue, 93e Congrès national des Sociétés savantes 2, Tours 1968, pp. 159-162. LIZAK, G.: Bio-bibliographie de Alfred-Louis-Armand-Marie Velpeau, Diss. med., Paris 1972. WRIGHT, A. Dickson: Two great French surgeons [Armand Trousseau, A. A. L. M. Velpeau], Hist. Méd. 2(3), 1979, pp. 11-13. ACKERKNECHT (1986), pp. 185, 188, 204-205, 261. LOGEAY, René: La zizanie, Velpeau, les sages-femmes et les autres, Rev. Fr. Gynecol. Obstet. 83(11), 1988, pp. 731-735. HUGUET (1991), pp. 489-491.

sa croire que sa manière d'opérer ne correspondrait pas aux règles excellentes que ce chirurgien a exposé dans l'ouvrage cité. Je me vis agréablement trompé dans ma crainte en voyant, le 6 mai, pratiquée par cet opérateur, l'opération qui est très redoutée par tous les chirurgiens: l'extirpation de la cuisse. M. Velpeau nous exposa d'abord un court récit des cas dans lesquels cette opération avait jusqu'alors réussi. Le cas de la présente maladie était le suivant: un homme d'environ 20 ans eut le malheur, il y a quatre ans, de tomber plusieurs fois sur la hanche gauche. Il se développa une tumeur douloureuse à cet endroit, symptôme qui l'empêchait de vaquer à ses occupations de paysan. Dans ces circonstances, le malade fut reçu à la Charité. Il y resta plusieurs mois, pendant lesquels la tumeur s'ouvrit, puis se cicatrisa par la suite complètement. Il ne restait plus aucune trace de la tumeur. Cependant, les mouvements du membre inférieur de ce côté étaient toujours gênés et, de temps en temps, accompagnés de douleur. Quelque temps après, le malade fit encore une chute sur le même côté; la tumeur se développa à nouveau. Le malade entra à l'Hôpital de la Pitié. Après quelques semaines, la tumeur s'ouvrit et un écoulement abondant de pus eut lieu. Il se forma ensuite une ouverture fistuleuse qui invita à faire un examen avec une sonde. On entra très profondément par ce moyen, sans pouvoir cependant parvenir à l'os. Enfin, il y a à peu près deux mois, M. Velpeau toucha l'os avec la sonde et sentit distinctement qu'il était à nu et affecté par la carie. Velpeau proposa de faire l'exarticulation de la cuisse, mais le malade qui se sentait encore assez de force ne désespérait pas encore de pouvoir conserver son membre et refusa de subir l'opération. L'écoulement de pus devint alors toujours plus abondant, le malade de plus en plus faible, il perdit son embonpoint, la fièvre hectique survint et fut accompagnée d'une diarrhée qui forçait le malade à aller à la selle six à huit fois par jour. Le 5 mai [1831], le malade accepta enfin l'opération et Velpeau, voyant pourtant que l'état du malade n'était plus aussi favorable que deux mois auparavant, ne tarda pas et l'exécuta le 6.

Après avoir exposé les différentes méthodes suivies jusqu'à présent pour l'extirpation de la cuisse, il avoua qu'il faut toujours choisir le procédé selon les circonstances, attendu que, dans tous les cas qui nécessitent cette opération, les parties molles sont toujours plus ou moins altérées. Il donna cependant la préférence à la méthode ovulaire en disant que la forme de la plaie qu'on obtient par cette méthode est très régulière et facilite beaucoup la réunion. Il dit ne pas aimer, au contraire, des lambeaux très musculeux, vu que le tissu cellulaire qui lie les muscles donne très souvent lieu à une infiltration de pus.

Le malade fut donc couché sur une table. Un aide comprima avec les doigts l'artère fémorale. M. Velpeau saisit un *bistouri convexe*, qui était cependant assez long. L'opérateur étant placé du côté gauche du malade, il commença l'incision externe près de la tubérosité de l'ischion et, entourant l'ouverture fistuleuse placée de ce côté, il finit l'incision à la face antérieure de la cuisse. Cette incision ne porta que sur la peau. Mettant ensuite le couteau au commencement de la première incision, il coupa la peau de la face interne de la cuisse et réunit enfin cette incision avec la première à la face antérieure du membre. Il releva alors une partie de la peau de la face interne de la cuisse, coupa ensuite les muscles profonds, entra avec une facilité surprenante dans l'articulation, luxa le fémur, entoura avec le couteau le grand trochanter et finit l'opération en coupant les muscles à la face postérieure et externe de la cuisse. *En deux minutes le membre fut enlevé.* L'écoulement de sang était assez abondant. Il fut donc nécessaire d'effec-

---

[2] VELPEAU, Alfred: Traité d'anatomie chirurgicale, ou anatomie des régions, considérée dans ses rapports avec la chirurgie, ouvrage orné de 14 planches représentant les principales régions du corps, 2 vol., Paris 1825.

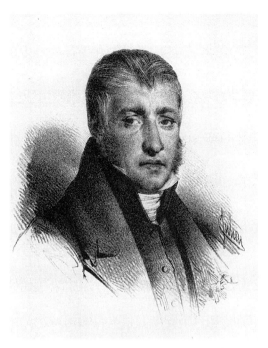

Jacques Lisfranc (1790-1847), Prof. und Chefchirurg am Hôpital de la Pitié in Paris.

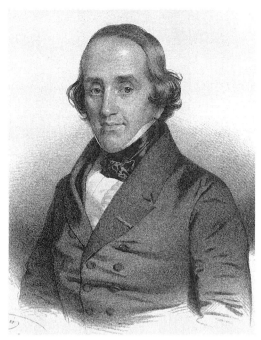

Jean Civiale (1792-1867), Chirurg am Hôpital Necker in Paris.

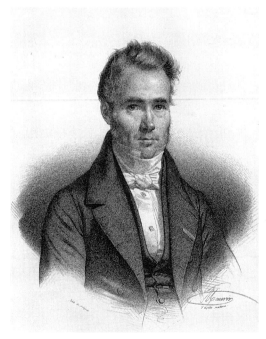

Alfred - Armand - Louis - Marie Velpeau (1795-1867), Prof. und Chirurg am Hôpital de la Pitié in Paris.

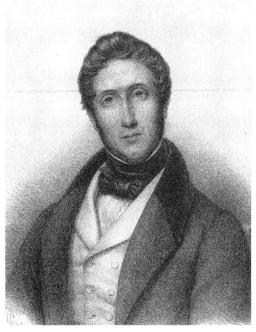

Jean-Zuléma Amussat (1796-1856), Arzt und Lehrer der Anatomie und Chirurgie in Paris.

tuer la ligature des artères le plus promptement possible. D'abord, l'artère fémorale fut liée et ensuite, tour à tour, à peu près douze autres artères. On ne pensait pas isoler ces vaisseaux des parties auxquelles ils adhéraient. Après avoir essuyé l'énorme plaie de son sang, on la remplit légèrement avec de la charpie et on couvrit encore les environs de la plaie d'une quantité considérable de cette sorte de pansement. Des compresses furent alors appliquées sur la charpie et contenues par une bande circulaire. Le malade fit preuve pendant toute l'opération du courage français.

On examina la cuisse amputée. Les muscles étaient infiltrés de pus. Le grand trochanter montrait plusieurs excroissances cariées. On scia cette partie et on vit dans son intérieur une masse jaune comme celle d'un lipome que M. Velpeau nomma tubercule. Le col du fémur était évidemment carié à plusieurs endroits et la tête était à l'endroit où le ligament rond montrait une couleur noirâtre.

Les leçons de M. Amussat

J'ai assisté plusieurs fois aux expériences *de la torsion des animaux*. M. Amussat[1] accompagnait ces essais de beaucoup de remarques dont je cite les suivantes: il n'a pas inventé cette méthode par hasard; il a cherché, au contraire, depuis longtemps, un moyen qui pourrait remplacer la ligature. Sachant qu'après une déchirure d'une partie, après l'arrachement d'un membre, les artères ne livrent point de sang, il a examiné les artères qu'il a artificiellement déchirées pour trouver la manière dont la nature se sert pour empêcher l'hémorragie. Il a donc trouvé que les artères se laissent fortement tendre avant de se déchirer, et qu'elles reprennent leur longueur naturelle si la tension n'est pas trop forte. A-t-on augmenté la tension jusqu'à déchirer l'artère, il arrive que la membrane interne, beaucoup plus friable que l'externe, se casse bien avant que cette dernière se déchire. Il est donc évident que la membrane interne met, en se roulant vers le haut, une espèce de digue au courant du sang, et la membrane externe, qui s'affaisse, augmente encore l'obstacle déjà posé par la membrane interne au courant du sang. Il se forme ensuite un caillot dans le canal et hors du canal du vaisseau, et tout cela finit par l'oblitération de celui-ci.

M. Amussat a donc essayé de mettre en usage ce moyen que la nature offre pour faire cesser les hémorragies. Mais il a trouvé ce moyen difficile à pratiquer et insuffisant. Puis il a seulement cassé la membrane interne par compression de l'artère avec des pinces; cela n'a pas suffi non plus pour arrêter sûrement l'hémorragie. Enfin, il s'est imaginé la torsion du bout de l'artère.

---

[1] Jean-Zuléma Amussat (1796-1856), Militärarzt, Lehrer der Anatomie und Operationslehre in Paris, 1825 Dr. med. (Strassburg), deponierte 1829 seine bedeutende Schrift zur Torsion der Arterien, erlangte aber keine offizielle Lehr- oder Spitalstellung. CALLISEN 1 (1830), S. 148-150, 26 (1838), S. 51-53. STEWART (1843), pp. 217-334. SACHAILE (1845), pp. 41-44. Bull. Acad. de méd. 21, 1855/56, pp. 765-778. Gaz. méd. de Par. 11, 1856, 3e série, pp. 313-321. LARREY, Félix-Hippolyte: Discours prononcé aux obsèques de J.-Z. Amussat, Paris 1856. Monit. d. hôp. 4, 1856, pp. 505, 513. Union méd. 10, 1856, p. 241. Med. Dir., 1857, p. 729. GOURRET, E.: Vie et travaux d'Amussat, o. O. 1874. Allg. Wiener med. Ztg. 20, 1875, pp. 319, 327. DECHAMBRE, 1ère série, 4 (1876), pp. 14-15. BLÄ 1 (1929), S. 123-127. DBF 2 (1936), pp. 736-738. ZORGNIOTTI, A. W.: Jean Zuléma Amussat, pioneer of modern urology instruments, Invest. Urol. 8, 1970, pp. 363-365. ACKERKNECHT (1986), pp. 186, 228-229.

La technique suivie par M. Amussat est à peu près la même que celle décrite dans ce mémoire. Il emploie, sur les petites artérioles, la simple torsion tandis qu'il casse, avant de torser, la membrane interne sur les troncs des artères, car il a observé ce qu'il nous a démontré sur le cadavre, à savoir que, si l'on ne fait que la torsion sur les grands troncs, la membrane interne ne peut céder; elle s'appuie, au contraire, contre la membrane externe et elle la perce de sorte qu'il en résulte une ouverture latérale par laquelle l'artère donne du sang.

Il importe d'isoler complètement les artères des parties environnantes pendant qu'on écorche avec une autre pince les parties collées à l'artère; après avoir répété cela plusieurs fois, on parvient constamment à isoler même la plus petite artère.

Introduit chez M. Amussat par M. Massias[2], j'ai eu l'occasion de voir plusieurs fois les expériences de M. Amussat sur la torsion des artères. J'ai ajouté à l'analyse de la dissertation de M. Schrader, de Hambourg, qui se trouve dans la «Gazette médicale» du 29 janvier 1831[3], quelques remarques d'Amussat que j'ai recueillies dans certaines séances tenues par ce chirurgien[4].

Le 21 [février 1831], nous avons été invités par ce dernier à assister à une section sous-pubienne qu'il ferait dans la pratique privée. Ce cas m'intéressait d'autant plus que j'avais vu le matin du même jour cette même opération par M. Dupuytren.

Le malade dont il s'agissait était un homme d'environ 30 ans, robuste, qui jouissait d'un fort embonpoint. Il souffrait déjà depuis longtemps des symptômes d'un calcul de la vessie. M. Amussat avait essayé par trois fois le broiement de ces corps et avait éloigné en effet plusieurs fragments calculeux; trouvant pourtant qu'il y avait un nombre considérable de pierres, de sorte que de trop nombreuses séances seraient nécessaires pour guérir complètement le malade, M. Amussat se résolut à faire la lithotomie et il préféra le haut appareil pour je ne sais quelle raison. Le malade fut placé sur un lit, les fesses furent élevées par un oreiller. M. Amussat appliqua le cathéter et il examina la pierre. Ensuite, il fit deux injections d'eau. On retira le cathéter et un aide fut chargé de comprimer le canal de l'urètre pour que l'eau reste dans la vessie. M. Amussat, se plaçant du côté droit du malade, incisa avec un bistouri à tranchant convexe les téguments et la graisse qui s'y trouvait en assez grande quantité. L'incision commença environ trois pouces au-dessus de la symphyse des os pubis et finit à la symphyse. Le tissu sous-cutané contenait deux petites artérioles qui donnaient du sang. Amussat les saisit, les sépara des parties adhérentes et fit la torsion qui fit cesser l'écoulement du sang de manière complète. Après avoir supprimé l'hémorragie, l'opérant continua l'opération. Il incisa alors dans le bout inférieur de la plaie et coupa enfin la ligne blanche, ce qui produisit un bruit fort semblable au craquement qui se manifeste quand on coupe une membrane fibreuse tendue. Pénétrant dans la cavité du bassin, il enfonça l'index de la main gauche, sentit la vessie tendue par l'eau et y

---

[2] Nicolas Baron Massias (geb. 1764), philosophischer und politischer Schriftsteller, Prof. der Rhetorik an der Militärschule in Saumur, Offizier der Artillerie, 1801-1804 Gesandter Frankreichs in Karlsruhe. CALLISEN 12 (1832), S. 303, 30 (1842), S. 269.

[3] SCHRADER, Carl August Christian: De torsione arteriarum, Diss. med., Berlin 1830. Ders.: De la torsion des artères, Diss. inaug. [...], traduit du latin par A.-P. PETIT, Paris 1831. Vgl. auch BEDOR, Henri: Torsion des artères et d'une veine crurale dans deux amputations de cuisse, succès complet de ce moyen hémostatique, Gaz. d. hôp. Paris 5, 1831, p. 57. Ders.: Torsion des artères avec la pince de M. Amussat, J. univ. et hebd. de méd. et chir. prat. , 1831, II, p. 82. Ders.: Observations et réflexions sur la torsion des artères, Gaz. d. hôp. Paris 6, 1832, pp. 46, 65.

[4] Zu Amussats Torsion der Arterien vgl. La Clinique, 82, février 1829, III, 506, mars 1829. Arch. gén. de méd. 20, 1829, p. 706. Revue méd. 3, 1829, p. 349.

conduisit sur le doigt un bistouri pointu avec lequel il perça la paroi antérieure de la vessie; l'incision fut alors agrandie de haut en bas. L'eau de la vessie, mêlée de sang, coula ensuite par la plaie. M. Amussat laissa le doigt dans la vessie pour la fixer et s'en servir comme guide pour les tenettes. Celles-ci, assez minces, s'introduisirent facilement et apportèrent à plusieurs reprises des calculs d'une grosseur d'une petite noix. On crut ne plus sentir de pierres dans la vessie, et même le cathéter, au moyen duquel on explorait la vessie par l'urètre, ne heurtait plus contre une pierre. Mais en examinant la vessie avec le même cathéter qu'on avait introduit par la plaie, on découvrit encore des calculs sur le côté gauche de la vessie. Dix pierres de différentes grandeurs furent ainsi extraites; il y avait parmi celles-ci quelques fragments restés du dernier broiement. Les examens par l'urètre furent douloureux pour le malade, de même que l'introduction et l'extraction des tenettes, qui furent répétées plus de quinze fois. Après s'être assuré que la vessie était complètement débarrassée des pierres, M. Amussat enfonça par la plaie la sonde élastique dans la vessie. Cette sonde a été inventée par ce chirurgien pour donner issue aux urines sans qu'elles touchent la plaie; au-dessus d'elle, on mit en contact les bords de la plaie au moyen de bandelettes agglutinatives. Des compresses graduées furent mises des deux côtés de la plaie et fixées par un drap qui entourait le bas-ventre. La sonde fut encore fixée au drap par des fils.

Vers le soir, le malade fut pris d'une légère fièvre, ce qui ne l'empêcha pas de dormir presque toute la nuit. Un des jours suivants, il fut pris de hoquet, phénomène qui inquiéta d'abord M. Amussat qui le prit pour le symptôme d'une inflammation des organes du bas-ventre. Cependant, considérant que les organes digestifs étaient très affaiblis par des potions délayantes que le malade buvait en abondance depuis plusieurs années, on pouvait bien expliquer le développement de gaz dans les intestins, surtout vu la sévère diète du malade. M. Amussat introduisit *une sonde creuse élastique dans le rectum* pour donner libre issue aux gaz.

Le 25, M. Amussat nous expliqua son instrument pour la lithotritie et nous fit connaître sa manière d'opérer[5]. Il dit qu'il est fort important de distendre fortement la vessie par de l'eau pour qu'on ne coure pas le risque de toujours toucher avec l'instrument les parvis de la vessie ou même de saisir la membrane interne avec les crochets. Pour cette raison, Civiale fait les injections d'eau par une sonde à robinet, car aussitôt qu'on injecte un peu fortement, la vessie se contracte et repousse le fluide, un accident qu'on évite lorsqu'on tourne le robinet de la sonde avant d'éloigner la seringue.

Le cathétérisme est bien facilité lorsqu'on étend fortement la verge. Il faut cependant prendre la précaution de ne pas comprimer le canal de l'urètre, c'est-à-dire qu'au lieu d'appliquer les doigts autour de l'urètre on ne le saisit que des deux côtés. Quand on emploie une sonde droite, il est important, pour bien opérer, de mettre le malade au bord du lit ou d'une table et de bien relever les fesses pour qu'on puisse abaisser fortement la sonde quand elle est arrivée à la partie prostatique de l'urètre.

[5] AMUSSAT, Jean-Zuléma: Note sur la possibilité de sonder l'urètre de l'homme avec une sonde tout à fait droite, sans blesser le canal, ce qui a donnée l'idée d'extraire les petits calculs urinaires encore contenus dans la vessie et de briser les gros avec la pince de Hunter modifiée, Recueil périod. de la Soc. de méd. de Paris 13, 1822, pp. 344-345. Ders.: Remarques sur l'urètre de l'homme et de la femme, mémoire lu à l'Académie de chirurgie dans les séances du 11 et du 24 décembre 1823, Arch. gén. de méd. 4, 1824, pp. 31-45, 158-160, 547-561. Ders.: Nouvel instrument pour briser la pierre, Arch. gén. de méd. 9, 1825, p. 553. Ders.: De la destruction des rétrécissements de l'urètre au moyen d'instruments appropriés, lu à la Section de chirurgie à l'Académie de médecine le 10 novembre 1826, Bulletin des Sciences médicales 6, 1825, pp. 338-341. Ders.: Lithotritie et lithotomie, Arch. gén. de méd. 15, 1827, p. 132. Ders.: Nouvel instrument pour l'extraction des calculs arrêtés dans l'urètre, Arch. gén. de méd., 1827, p. 466.

Suite du récit de la lithotomie haute

Ce moyen éprouvé par Amussat comme très utile dans de pareilles circonstances montra de bons effets aussi dans ce cas. Les gaz sortirent facilement et en grande quantité; le malade se trouva soulagé, le hoquet cessa. Au lieu de tisanes, on prescrivit des bouillons.

Le 27, on fit le premier pansement sans ôter la sonde par laquelle les urines coulaient facilement. On fut obligé de nettoyer plusieurs fois avec une plume le canal de la sonde qui était bouché par la muqueuse de la vessie. Il mérite d'être remarqué que la sonde introduite jusqu'au fond de la vessie fut poussée en dehors environ d'un pouce et demi en l'espace de quelques jours par les contractions de la vessie. Lors du premier pansement, la plaie fut réunie dès le premier essai, excepté l'angle inférieur où la sonde était placée.

Le 1er mai, on fit le second pansement et on ôta la sonde. L'extraction de celle-ci s'accompagna de douleurs assez vives car, probablement, la vessie s'était resserrée autour de la sonde dont la pointe était grossie. On pansa la plaie simplement avec la précaution de laisser ouvert l'angle inférieur, par lequel les urines coulaient aisément. On permit au malade de manger des potages aux vermicelles et de se lever un peu pendant le jour.

M. Amussat pense qu'une sonde mise dans l'urètre serait inutile ou plutôt dangereuse, car elle occasionnerait une irritation de la vessie. Le malade dit préférer l'opération de la taille au lieu de souffrir trois fois le broiement. M. Amussat est aussi d'avis que la présence de plusieurs pierres dans la vessie contre-indique la lithotritie.

Clinique chirurgicale de M. Larrey

Clinique chirurgicale de M. Larrey [1] à l'Hôpital militaire, autrefois de la Garde royale, rue St-Dominique.

[1] Dominique-Jean Baron Larrey (1766-1842), Militärchirurg, 1796 Prof. am Val-de-Grâce in Paris, 1803 Dr. med. (Paris), 1805 Generalinspektor des Gesundheitsdienstes der Armeen, Teilnehmer zahlreicher Kriegszüge unter Napoleon. LARREY, Dominique-Jean: Mémoires de chirurgie militaire et campagne, 4 vol., Paris 1812-1817. CALLISEN 11 (1832), S. 72-89, 29 (1841), S. 452-455. Anonymus: Célébrités médicales et chirurgicales contemporaines, par un docteur inconnu, Paris 1841. J. de la sect. de méd. Soc. acad. Loire Inf., Nantes, 18, 1842, n. s., pp. 182-192. Ann. de méd. belge, 1843, I, pp. 86-91. Gaz. méd. de Par. 11, 1843, 2e série, pp. 21-31. SAINT-AMOUR, Jules: Notice nécrologique, Calais 1843. STEWART (1843), pp. 308-337. Bull. Acad. de méd. 11, 1845/46, pp. 217-251. GASTE, Léonard-Fulcrand: Notice historique sur le baron Larrey, Metz 1845. PARISET, Etienne: Eloge de Larrey, séance annuelle de l'Académie de médecine du 25 novembre 1845, Paris 1845. J. de conn. méd.-chir. Mém. Acad. de méd. 12, 1846, pp. 1-36. BRYAN, James: Introductory lecture [...] on the life and character of Baron Larrey, Geneva/New York 1848. BAUDENS, Jean-Baptiste: Discours au nom de Val-de-Grâce le 8 août 1850, Paris 1850. Compte-rendu des travaux de la Commission de Souscription pour le monument de Larrey, érigé au Val-de-Grâce le 8 août 1850, Paris 1850. ROUX, Philibert-Joseph: Discours prononcé au nom de l'Académie des sciences au jour de l'inauguration de la statue de Larrey à l'hôpital du Val-de-Grâce, Paris 1850. Zschr. f. Wundärzte und Geburtsh. 3, 1850, S. 57-98. Gaz. d. hôp. Paris 27, 1854, p. 181. AGNEW, D. Hayes: Baron Larrey, a lecture, Philadelphia 1861. LEROY-DUPRE, L. A. H.: Memoir of Baron Larrey, surgeon-in-chief of the Grande Armée, translated from French, London 1861. AMBERT, T.: Le baron Larrey, Paris 1863. CLOQUET, Jules-Germain: Discours prononcé à l'inauguration de la statue du baron Larrey à Tarbes le 15 août 1864, Paris 1864. Ann. univ. di med., Milano, 1868, 203, pp. 171-177. STROMEYER, Georg Friedrich Louis: Erinnerungen eines deutschen Arztes, Bd. 1, Hannover 1875, S. 404-410. DECHAMBRE, 2e série, 1 (1876), pp. 464-466. Rev. de lit. méd. 3, 1878, pp. 94-103. WERNER, H.: Jean Dominique Larrey, ein Lebensbild aus der Geschichte der Chirurgie, Stuttgart 1885. Gaz. d. hôp. Paris 68, 1895, pp. 1197-1204. Bull. et

Mém. Soc. de chir. 24, 1896, n. s., pp. 1-66. Gaz. d. hôp. Paris 71, 1898, pp. 116, 149, 172, 191, 209. Presse méd., 1898, I, annexes, pp. 47-50. TRIAIRE, Paul: Dominique Larrey et les campagnes de la Révolution et de l'Empire, 1768-1842, étude historique aux XVIIIe et XIXe siècles d'après des documents inédits, Tours 1902. Ders.: Napoléon et Larrey, récits inédits de la Révolution et de l'Empire, d'après les correspondances [...], les notes et les agendas de campagne de D. Larrey 1768-1842, Tours 1902. DUPEYROUX, Eugène: Le Baron Dominique Larrey, sa vie et son œuvre, Diss. med., Paris 1904. BERGELL, Peter / KLITSCHER, K.: Larrey, der Chefchirurg Napoleons I., 1812-1813, Berlin 1913. BUSQUET, Paul: Larrey, Les biographies médicales 3, Paris 1929, pp. 65-100. WIESE, Robert E.: Napoleon's Chief-Surgeon, Ann. med. Hist. 1, 1929, n. s., pp. 435-440. BLÄ 3 (1931), S. 680 f. DOCK, George: Larrey and mediate auscultation, Ann. med. Hist. 5, 1933, pp. 601-602. Quelques lettres inédites de Dominique Larrey [...], écrites de Wilna et de Moscou à sa femme (juillet-octobre 1812), Hippocrate 1, 1933, pp. 346-359. PALLARY, Paul: Les rapports originaux de Larrey à l'Armée de l'Orient, Le Caire 1936. BECHET, Paul E.: Jean Dominique Larrey, a great military surgeon, Ann. med. Hist. 9(5), 1937, pp. 428-436. NÖLKENSMEIER, Heinz: Die kriegerischen Verdienste Jean Dominique Larreys, Diss. med., Düsseldorf 1938. Münch. med. Wschr. 86, 1939, S. 1352-1356. JUILLARD, Jean-Edmond: Dominique Larrey, chirurgien de guerre, Diss. med., Paris 1946. HORNDASCH, Max: Der Chirurg Napoleons, das Leben des Jean-Dominique Larrey, Bonn 1948. STEMMERMANN, Wilhelm: Jean-Dominique Larrey und seine Stellungnahme zu einigen Problemen der inneren Medizin, Diss. med., Erlangen 1949. GATTERMANN, E.: Jean Dominique Larrey und die Moxa, Med. Mschr. 8, 1954, S. 520-522. FINOT, André: Deux lettres inédites de Larrey, Hist. Méd., 1958, numéro spécial, pp. 52-57. SOUBIRAIN, André: Dominique-Jean Baron Larrey, chirurgien impérial, J. int. Coll. Surg. 29(6), 1958, pp. 7-9. DIBLE, J. Henry: D. J. Larrey, a surgeon of the Revolution, Consulate and Empire, Med. Hist. 3(2), 1959, pp. 100-107. TAILLANDIER, Pierre: Dominique-Jean Larrey, chirurgien aux armées françaises, Diss. med., Paris 1960. SCHARIZER, E.: Jean Dominique Larrey, der Chefchirurg Napoleons, Münch. med. Wschr. 104, 1962, S. 88-90. GANIERE, Paul: Dominique Larrey, head surgeon of the Hotel Royal des Invalides, Presse méd. 73, 1965, pp. 1881-1884. DEBENEDETTI, Raymond: Eloge de Jean-Dominique Larrey à l'occasion du bicentenaire de sa naissance, Bull. Acad. Nat. Méd. 150, 1966, pp. 489-505. SOUBIRAN, André: Dominique Larrey et le Service de Santé napoléonien, Méd. de Fr. 171, 1966, pp. 9-14. KARBE, Karl Heinz: Jean Dominique Larrey als chirurgischer Lehrer 1812/13, vorwiegend in Sachsen, Beiträge zur Geschichte der Universität Erfurt 14, 1968/69, S. 149-154. DIBLE, J. Henri: Napoleon's surgeon, London 1970. WANGENSTEEN, Owen H. / WANGENSTEEN, Sarah D.: Successful pre-Listerian antiseptic management of compound fracture, Crowther (1802), Larrey (1824) and Bennion (ca. 1840), Surgery 69, 1971, pp. 811-824. WANGENSTEEN, Owen H. / WANGENSTEEN, Sarah D. / KLINGKLER, Charles F.: Wound management of Amboise Paré and Dominique Larrey, great French military surgeons of the 16th and 19th centuries, Bull. Hist. Med. 46, 1972, pp. 207-234. KUBIK, Stefan / STEINER, Rudolf: Die Larreysche Spalte, eine anatomische Fehlinterpretation, Gesnerus 30, 1973, S. 150-159. RICHARDSON, Robert G.: Larrey, surgeon to Napoleon's Imperial Guard, London 1974. RICHARDSON, Robert G.: Larrey, what manner of man?, Proc. Roy. Soc. Med. Lond. 70, 1977, pp. 490-494. HILLEMAND, Pierre / GILBRIN, E.: Larrey et Dupuytren, au début de la monarchie de juillet, Hist. Sci. Méd. 12(3), 1978, pp. 255-257. AMALRIC, Pierre: De l'Hôpital de la Grâce à la Grande Armée, l'ophtalmologie de Dominique Larrey, Bull. Soc. Ophtalmol. Fr. 79(2), 1979, pp. 151-154. JANSEN, Hans Helmut: Jean Dominique Larrey, der Feldchirurg Napoleons, Hessisches Ärzteblatt 10, 1979, S. 889-899. RÜTTIMANN, Beat: Larreys Amputationstechnik, Gesnerus 36(1/2), 1979, S. 140-155. GUTMANN, René: Une lettre signée de Larrey, Desgenettes, Coste et Parmentier, à propos d'une épidémie de fièvre jaune en Espagne, Hist. Sci. Méd. 14, 1980, pp. 337-341. BODEMER, Charles W.: Baron Dominique Jean Larrey, Napoléon's surgeon, Bull. Am. Coll. Surg. 67(7), 1982, pp. 18-21. HAU, T.: The surgical practice of Dominique Jean Larrey, Surg. Gynec. Obstet. 154(1), 1982, pp. 89-84. HOCKEMEYER, Herbert: Die Zeit seiner Schiffsarzttätigkeit in den Memoiren des napoleonischen Chirurgen Dominique-Jean Larrey, Diss. med., Düsseldorf 1982. LEFEBVRE, Pierre / GODON, A.: Les cendres du baron Larrey, Nouv. Presse Méd. 11(4), 1982, pp. 235-239. DI GIOIA, J. M. / ROCKO, J. M. / SWAN, K. G.: Baron Larrey, modern military surgeon, Am. Surg. 49(5), 1983, pp. 226-230. LEFEBVRE, Pierre: Présentation anatomique et histologique des entrailles du Baron Larrey, Bull. Acad. Nat. Méd. 168(7/8), 1984, pp. 747-750. Méd. Paris (1984), p. 393. ACKERKNECHT (1986), pp. 13, 41, 183. BREWER, L. A.: Baron Dominique Jean Larrey, father of modern military surgery, innovator, humanist, J. Thorac. Cardiovasc. Surg. 92(6), 1986, pp. 1096-1098. SIGAL, R. / HAMARD, H.: Larrey et l'ophtalmie d'Egypte, J. Fr. Ophtalm. 9(11), 1986, pp. 557-560. FACKLER, M. L.: Misinterpretations concerning Larrey's methods of wound treatment, Surg. Gynec. Obstet. 168(3), 1989, pp. 280-282. GROCHOL,

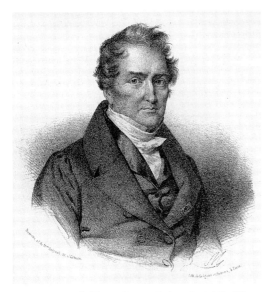 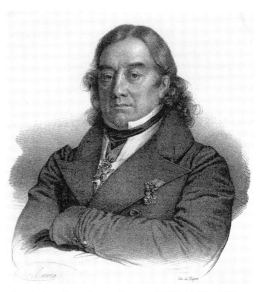

François-Joseph-Victor Broussais (1772-1838), Oberarzt am Militärspital Val-de Grâce in Paris und Prof. der Pathologie.

Dominique-Jean Baron Larrey (1766-1842), Militärchirurg, Prof. und Chefchirurg am Militärspital Val-de-Grâce in Paris.

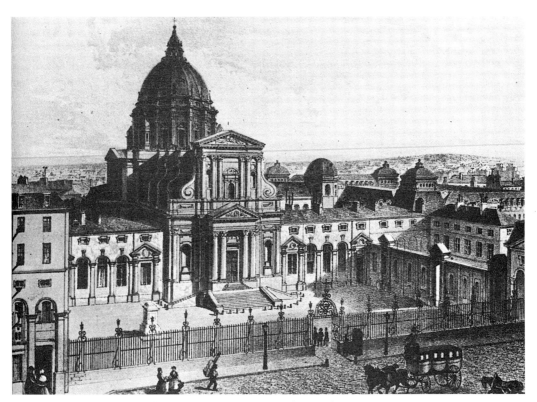

Das 1645 erbaute Kloster Val-de-Grâce in Paris, seit 1795 Militärspital.

Ce célèbre chirurgien militaire, dont les principes sont fondés sur les expériences de vingt-six campagnes (voir la préface de sa «Clinique chirurgicale»[2]), a encore le zèle d'un jeune chirurgien, quoiqu'il soit déjà âgé de plus de 60 ans. Sa clinique, où il ne se trouve que le jeudi, est toujours suivie par un grand nombre de médecins étrangers. Larrey n'enseigne pas la chirurgie comme M. Dupuytren, mais il fait auprès du lit du malade des réflexions pratiques sur la maladie, ce qui vaut mieux selon moi. Larrey fut plein de succès dans le traitement des blessés lors des journées de juillet, preuve, je pense, que ses principes sont bien fondés. Sur 350 blessés que Larrey a traités, quatre ou cinq seulement ont succombé, tandis que Dupuytren en a perdu plus de 30. Larrey suit tout à fait les principes qu'il a énoncés dans sa «Clinique chirurgicale». Voici les faits qui ont prouvé la justesse de ses opinions: les fractures des membres sont traitées d'après la méthode indiquée au tome 2, page 472. Ce pansement s'accommode bien à la forme du membre; bien que la plus grande partie soit retenue sous le bandage, elle n'est pas corrompue, et la plaie était déjà cicatrisée sur une grande étendue lorsqu'on a renouvelé le pansement pour la première fois. Le membre est situé comme dans la machine de Pott[3], le pied fixé par l'étrier.

Si l'os est fortement brisé, Larrey ampute tout de suite; il attend rarement l'opération par la nature. Voici peut-être la raison pour laquelle Larrey était si heureux dans le traitement des blessés. Sur son procédé opératoire, voir son ouvrage tome 3. La guérison va très vite et la cicatrice est bien formée. Son appareil après l'exarticulation du bras est très recommandable parce qu'il s'applique de manière égale. Il est constitué de trois larges compresses dont la première tient les masses de charpie sur la plaie et les parties voisines, pendant que les autres tiennent encore cette compresse; une bande large de la forme d'un double «T» fixe le tout.

Il y a eu dans sa clinique deux cas de paralysie d'un bras, occasionnée par une balle qui avait percé le plexus brachial. Larrey appliqua des moxas sur l'endroit où le musculus pectoralis major va de la poitrine au bras. A chaque application le malade faisait des mouvements involontaires avec les doigts, et ceux-ci, de même que les mouvements volontaires, se déroulèrent avec une plus grande facilité. J'ai vu une guérison complète par cette méthode. Dans un autre cas, l'amélioration évolua très lentement.

Larrey recommande beaucoup l'application du moxa pour plusieurs autres maladies; ainsi, je l'ai vu ordonner ce remède pour la résorption d'une cataracte traumatique, comme traitement d'un gastricisme dans la région de l'épigastre, etc.

Larrey a pratiqué l'exarticulation de l'humérus dans un cas où une balle avait traversé le col de cet os sans faire d'esquilles, comme une balle peut faire un trou égal dans des vitres sans casser l'autre partie. La préparation démontra que la tête de l'humérus avait déjà commencé à se nécroser.

Werner P.: Mediziner und Medizinisches aus Frankreich, geschichtliche Betrachtungen, München/Deisenhofen 1989, S. 158-183. FARIA, M. A.: Dominique-Jean Larrey, Napoleon's surgeon from Egypt to Waterloo, J. Med. Assoc. Ga. 79(9), 1990, pp. 693-695. LEFEBVRE, Pierre / CORNET, André / SICARD, André: La tombe oubliée du Baron Larrey, après le 150e anniversaire de sa mort, la volonté de l'illustre chirurgien d'être inhumé aux Invalides sera-t-elle relevée?, Hist. Sci. Méd. 24(3/4), 1990, pp. 259-263. LEONOV, I. T.: D.-Zh. Larrei i N. I. Pirogov (k 225-letiiu so dnia rozhdeniia D.-Zh. Larreia, Vestnik Khirurgii Imeni I. I. Grekova 149(7/8), 1992, pp. 117-119.

[2] LARREY, Dominique-Jean: Clinique chirurgicale, exercée particulièrement dans les camps et les hôpitaux militaires depuis 1792 jusqu'en 1829, 5 vol., Paris 1829-1836.

[3] Nach Percival Pott (1713-1788), Chirurg in London. POTT, Percival: Some few general remarks on fractures and dislocations, London 1769.

Chez un Suisse, on put observer une lésion fort curieuse. La balle était entrée dans la nuque, avait traversé le cou en avant et était sortie au-devant de l'artère carotide; on sentait au-dessous de la cicatrice les battements de l'artère, et cependant l'artère n'était pas lésée.

Les lésions de la poitrine étaient très fréquentes, mais généralement traitées avec un bon succès.

Un malade chez lequel la balle, après avoir cassé l'os pubis, avait perforé la vessie urinaire et le rectum, puis était sortie par l'os sacrum, mourut.

Larrey cherche à extraire les corps étrangers, même s'il doit faire de grands débridements, car il prétend que de grandes incisions que l'on pratique pour l'extraction des corps étrangers immédiatement après la blessure sont infiniment moins douloureuses que la plus petite que l'on est obligé de faire quelque temps après l'accident. *L'absence d'inflammation, l'état de stupeur de la partie frappée,* et surtout *la disposition morale* du sujet rendent compte de cette vérité observée.

Clinique de M. Civiale

M. Civiale[1] dispose, pour la pratique de sa méthode, de quelques salles à l'Hôpital Necker[2]. Les opérations ne sont cependant pas fréquentes; les jours destinés à celles-ci sont le mercredi et le

---

[1] Jean Civiale (1792-1867), 1820 Dr. med. (Paris), Pionier der Lithotripsie und Erfinder eines Lithotriptors, 1828 Leiter einer Spezialabteilung für Steinleidende am Hôpital Necker in Paris. CALLISEN 4 (1831), S. 169-173, 27 (1839), S. 99-101. STEWART (1843), pp. 258-275. SACHAILE (1845), pp. 194-197. CAFFE, Paul-Louis-Balthazar: Nécrologie de Civiale, J. d. conn. méd. prat. 34, 1867, pp. 284-288. Gaz. hebd. de méd. et de chir., 1867, p. 432. DECHAMBRE, 1ère série, 17 (1876), pp. 617-618. Gazz. med. lomb. 36, 1876, pp. 341-344. WULFF, Ove: Contribution à l'histoire de la lithotritie, Janus 30, 1926, pp. 301-341. BLÄ 2 (1930), S. 34 f. CHEVASSU, Maurice: Jean Civiale et son client, Hist. Méd. 5(11), 1955, pp. 43-44. DBF 8 (1956), pp. 1329-1330. HUARD, Pierre: Jean Civiale, 88e Congrès des Sociétés savantes 3, 1963, pp. 109-116. SAMOGGIA, Luigi: I risultati eccezionali della litotomia a Napoli nei primi decenni dell'800 ed una polemica al riguardo con la Scuola di Parigi, Pag. Stor. Med. 8(5), 1964, pp. 3-16. SIZUN, Jean: Contribution à l'étude des bio-bibliographies de Bouillaud, Breschet, Civiale, Rennes 1966. HUARD, Pierre: Le centenaire de la mort de Jean Civiale, Progrès méd. 20(1), 1967, pp. 1-8. HUARD, Pierre / VETTER, Théodore: Le docteur Jean Civiale et la lithotritie, Epistème 1(3), 1967, pp. 239-254. KIEFER, J. H.: Jean Civiale, Invest. Urol. 6, 1968, pp. 114-117. DESNOS, Ernest / MURPHY, Leonard J. T.: The history of urology, Springfield 1972, pp. 122, 156, 160-162, 167, 169, 171, 173, 176-178, 350, 381, 391, 400n, 423, 435, 468. VANDENDRIS, M.: «De la lithotritie ou broiement de la pierre dans la vessie», a very old treatise of Civiale, 1826, Eur. Urol. 4(5), 1978, pp. 390-392. Méd. Paris (1984), p. 410. ACKERKNECHT (1986), pp. 227-228.

[2] Zum 1778 vom Staats- und Finanzfachmann Jacques Necker (1732-1804) und dessen Frau Susanne Necker-Curchod (1739-1794) gegründeten Spital: GERVAIS, Raymond: Histoire de l'Hôpital Necker (1778-1885), Paris 1885. BINDEL, Victor: Les origines de l'Hôpital Necker, Bulletin de la Société d'histoire et d'architecture des VIIe et XVe arrondissements 37, Paris 1938. VALLERY-RADOT (1947), pp. 137-143. KERSAINT, G.: La Société royale de Médécine et l'éloignement de Necker, Rev. Hist. Sci. 11, 1958, pp. 343-344. GADIENT, Anton: Die Anfänge der Urologie als Spezialfach in Paris (1800-1850), Diss. med., ZMA 13, Zürich 1963. AUVIGNE, René: Note sur la création à Necker d'un service d'urologie sous le nom de «Fondation Civiale», Hist. Sci. Méd. 1, 1970, pp. 49-52. SEIDLER (1971), S. 88-92. POISVERT, Michel: Les débuts de l'Hôpital Necker, Hist. Sci. Méd. 7, 1973, pp. 315-326. GREENBAUM, Louis S.: Jacques Necker and the reform of the Paris Hospitals on the eve of the French Revolution, Clio Med. 19, 1984, pp. 216-230.

samedi. J'y suis allé plusieurs fois inutilement. Le 30 décembre 1830, Civiale entreprit deux opérations auxquelles j'ai assisté.

La première était une lithotritie d'un homme de 45 ans, fort et courageux. C'était la quatrième fois qu'il subissait l'opération du broiement de la même pierre. Civiale dit que la pierre était extrêmement dure. Le malade fut placé sur une table assez haute, le creux fut appuyé et de l'eau tiède injectée à deux reprises. Le lithotriteur glissa avec facilité dans la vessie sans occasionner de douleurs. Etant parvenu dans la vessie avec l'instrument, et après avoir senti la pierre, Civiale poussa la tige armée de crochets hors de la canule, la mit plusieurs fois des deux côtés et la tourna. Lorsqu'il crut avoir saisi la pierre, il frappa avec le stylet sur la pierre pour s'assurer qu'elle se trouvait entre les branches courbées de l'instrument. Puis il retira avec beaucoup de force la tige aux crochets, fixant ainsi la pierre. Le stylet simple entra facilement dans la pierre, preuve qu'on avait rencontré un endroit déjà broyé. On ouvrit donc les branches à nouveau et saisit la pierre dans une autre direction. Une fois la pierre convenablement fixée, on attacha l'arc qui sert à fixer l'instrument et à presser le stylet contre la pierre. Puis on appliqua le cordon de l'arc pour tourner le stylet. Par des mouvements assez rapides, le broyeur s'enfonça facilement dans la pierre. Ces manœuvres furent répétées trois fois afin d'attaquer la pierre en plusieurs points. Le malade ne paraissait pas éprouver de douleurs et, tout de suite après l'opération, il alla à pied dans sa chambre. On lui prescrivit un bain.

L'autre malade était un homme d'environ 25 ans, d'une constitution extrêmement faible, maigre comme un squelette. Il était affecté d'une pierre placée dans l'urètre, de manière qu'il était impossible d'introduire une sonde dans la vessie, et le malade souffrait d'une rétention des urines presque complète. Civiale avait fait de vaines tentatives pour extraire la pierre avec les tenettes de Cooper[3]; il était impossible de la saisir. L'unique remède pour délivrer le malade de son mal était donc d'ouvrir le canal de l'urètre au-dessus de la pierre. Pour cela, Civiale introduisit l'index de la main gauche dans le rectum et fixa la pierre à l'arrière. Avec un bistouri ordinaire, il incisa la peau et la membrane muqueuse jusqu'à la pierre, puis il essaya de saisir la pierre avec des tenettes et de l'extraire. Mais il ne réussit pas. Il fallut élargir l'incision jusqu'à la vessie, où l'on trouva la continuation de la grosse pierre qui avait résisté à l'extraction. Civiale appliqua de fortes tenettes aves lesquelles il broya cette partie, après quoi il fut facile d'extraire la partie située dans le canal de l'urètre. Ensuite, il fallait encore vider la vessie de la partie broyée. On introduisit en conséquence la cuillère aux pierres et on emporta le reste de la pierre non sans de graves douleurs pour le malade. Quelques injections servirent à nettoyer complètement la vessie. Le malade manifesta de vives douleurs pendant toute l'opération; l'hémorragie était presque nulle. La pierre constituée de plusieurs couches avait une forme remarquable qui indiquait distinctement les différents endroits occupés par la pierre. La partie antérieure située dans le canal de l'urètre avait un demi-pouce de diamètre et était arrondie. La partie moyenne était beaucoup plus mince, formant un cylindre d'environ 3 lignes de diamètre, et la partie interne qui se trouvait dans la cavité de la vessie et avait été broyée durant l'opération était vraisemblablement la partie la plus volumineuse.

Le patient mourut le 9 janvier. La vessie était petite, la membrane muqueuse épaissie. L'urètre était élargi, la muqueuse cependant saine, point déchirée.

Le 15 janvier 1831, le malade qui constituait le premier cas du 30 décembre fut encore soumis à la lithotritie. Civiale ne pouvant cependant pas saisir un morceau assez gros pour le fixer

---

[3] Sir Astley Paston Cooper (1768-1841), Chirurg in London, vgl. S. 642, 644.

avec les crochets, il suspendit l'opération après dix minutes environ. On prescrivit au malade un bain. Depuis le dernier broyage, plusieurs petits morceaux avaient été charriés par l'urine. L'un d'eux était assez large et aigu, de sorte que son extraction occasionna de vives douleurs.

Un jeune homme de 25 ans à peu près fut soumis à la même opération. On pouvait injecter la seringue en entier, ce qui prouvait que la vessie avait un volume extraordinaire. Civiale introduisit la sonde à broyer, l'ouvrit et chercha longtemps à rencontrer la pierre, mais en vain. Il en conclut à une difformité de la vessie et ajourna l'opération en espérant que la pierre se présenterait plus tard dans un endroit plus convenable.

Nous vîmes encore une méthode nouvelle et assez curieuse contre la paralysie de la vessie. On introduisit une sonde à deux canaux chez une femme. La cavité de cette sonde, qui a d'ailleurs la forme d'un cathéter pour les femmes, est divisée en deux canaux par une cloison; ces deux canaux se terminent au bout de la sonde (qui est enfoncée dans la vessie) par les deux ouvertures ordinaires d'une sonde; à l'autre bout de la sonde, ces canaux correspondent à deux tiges creusées, dont l'une est liée par une vis à un tuyau de gomme élastique. Ce tuyau est attaché à un bassin suspendu au plafond. L'autre tige est attachée à une sonde de gomme élastique qui conduit l'eau de la vessie dans un vase à côté du lit.

Le bassin est rempli d'eau tiède. Quand on ouvre le robinet qui se trouve au tuyau entre le bassin et la sonde, l'eau coule avec assez de force par le tuyau et la sonde jusque dans la vessie; celle-ci, remplie, redonne alors l'eau par l'autre canal de la sonde et coule dans le bassin mis à côté du lit. Le tuyau par lequel l'eau se jette dans le cathéter est d'une longueur d'à peu près 4 pieds; la force de l'eau est assez considérable; elle est cependant brisée par le bout fermé de la sonde.

La malade sur laquelle cette méthode fut employée se plaignit bientôt de la douleur. On tourna alors le robinet et, après que l'eau se fut écoulée de la vessie, on retira la sonde.

Cette méthode recommandée autrefois pour dissoudre la pierre paraît, selon Civiale, être un remède efficace contre la paralysie de la vessie, occasionnée par un ramollissement de la membrane muqueuse.

Le 26 mars, on appliqua cette méthode encore presque tous les jours en employant de l'eau à une température toujours plus basse. Civiale dit avoir vu de bons résultats avec cette méthode dans plusieurs cas où la paralysie était suivie d'un catarrhe de la vessie.

Ce même jour, M. Civiale fit plusieurs procédés préparatifs à l'opération de la lithotritie, notamment des injections dans la vessie. Il injecta l'eau avec assez de force et de rapidité afin d'habituer la vessie à cette irritation.

La piqûre ou l'acuponcture des artères dans le traitement des anévrismes

Lu à l'Académie des Sciences lors de la séance du 27 décembre 1830 par Alfred Velpeau («Gazette médicale de Paris», 1er janvier 1831[1]).

Au mois d'avril 1822, M. Velpeau, voulant répéter les expériences sur l'acuponcture qu'il avait vues faire par M. Bretonneau[2] en 1818, traversa avec de longues aiguilles le cœur, les prin-

---

[1] VELPEAU, Alfred: Mémoire sur la piqûre ou l'acuponcture des artères dans le traitement des anévrismes, Gaz. méd. de Par., 1831, II, pp. 1-4. Vgl. auch J. univ. et hebd. de méd. et chir. prat., 1831, II, pp. 59-72.

cipaux viscères et les grosses artères d'un chien. L'une de ces aiguilles fut abandonnée vingt-quatre heures dans l'épaisseur de la cuisse et de l'artère crurale gauche. Comme l'animal s'était échappé le soir même, Velpeau crut qu'il était allé mourir et il ne comptait plus sur le résultat de son expérience, lorsque deux élèves le lui ramenèrent, le quatrième jour, très bien portant. L'aiguille ne se trouvait plus dans le membre; on mit à découvert l'artère, elle était en partie déchirée et on vit qu'une concrétion fibreuse, très ferme, la remplissait complètement sur l'étendue d'un pouce. Néanmoins, il ne tira aucune conséquence de ce fait. Au mois de novembre 1818, une circonstance imprévue vint le lui rappeler ce fait. Pendant qu'il cherchait à séparer l'artère fémorale de sa veine satellite et qu'il l'en écartait avec une épingle, quelqu'un entra et l'obligea de suspendre à l'instant l'opération. Un mouvement de l'animal fit que l'épingle s'enfonça à travers de l'artère et se perdit dans l'épaisseur du membre. Elle y était encore le cinquième jour. En examinant avec soin les parties, Velpeau put se convaincre que l'oblitération du vaisseau avait été la suite de cette blessure comme dans le cas précédent. Velpeau s'expliqua ce phénomène de la manière suivante: dès qu'il y a une proéminence (par exemple une plaque, une lamelle osseuse ou calcaire, des inégalités des membranes de l'artère résultant d'une déchirure) existe, sa face inférieure permet à quelques molécules de sang de se déposer au-dessous parce que, en cet endroit, elles sont presque entièrement soustraites à l'action du cœur. C'est assez pour qu'il puisse en résulter une concrétion, un noyau qui contracte promptement les ad-

[2] Pierre-Fidèle Bretonneau (1778-1862), Officier de santé in Tours, 1815 Dr. med. (Paris), Chefarzt am allgemeinen Krankenhaus und Lehrer der medizinischen Schule in Tours. CALLISEN 3 (1830), S. 152 f, 26 (1838), S. 440. J. d. conn. méd. prat. 29, 1862, p. 222. LASEGUE, Charles: R.-J. Graves et P. Bretonneau, Arch. gén. de méd. 19, 1862, 5e série, pp. 469-482. Union méd. 14, 1862, 2e série, pp. 289-298. DECHAMBRE, 1ère série, 10 (1876), pp. 627-629. TRIAIRE, Paul: Bretonneau et ses correspondants, ouvrage comprenant la correspondance de Trousseau et de Velpeau avec Bretonneau, publié avec une biographie et des notes et précédé d'une introduction de Léon LEREBOULLET, 2 vol., Paris 1892. DUBREUIL-CHAMBARDEL, Louis: Les ancêtres de Bretonneau, Tours 1900. ROLLESTON, John Davy: President's address, Bretonneau, his life and work, Proc. Roy. Soc. Med. Lond. 18, 1924, pp. 1-12. KARCHER, Johannes: Medizingeschichtliche Studie über die französische pathologisch-anatomisch-diagnostische Schule nach dem Jahre 1819, insbesondere über Bretonneau, Schw. Med. Wschr. 58(3/4), 1928, S. 54-73. BLÄ 1 (1929), S. 695. MERCIER, Raoul: L'extraordinaire vie de Pierre-Fidèle Bretonneau, discours prononcé à Tours le 13 décembre 1936 à la journée Bretonneau tenue à l'occasion de l'inauguration des nouveaux laboratoires de l'Ecole de Médecine, Progrès méd. 9 (suppl.), 1937. APERT: Bretonneau, Les biographies médicales, Paris 1939, pp. 209-224. FAUVET, Jean: Bretonneau, Les médecins célèbres, Genève/Paris 1947, pp. 228-229. DBF 7 (1956), pp. 249-250. DELAUNAY, Albert: Bretonneau et Trousseau ou l'histoire d'une filiation spirituelle, Hist. Méd. 6(7), 1956, pp. 45-65. ARON, Emile: Bretonneau, père de la médecine contemporaine, Sem. Hôp. Paris 38, 1962, pp. 3855-3864. CANDILLE, Marcel: Pour le centenaire de la mort de Pierre-Fidèle Bretonneau, Hôp. Aide soc. Paris 3, 1962, pp. 575- 579. CAYLA, Alfred: Bretonneau et la pédiatrie, centenaire de la mort de Bretonneau, 23 février 1962, Sem. Hôp. Paris 38, 1962, pp. 3873-3874. DEBRE, Robert: Pierre-Fidèle Bretonneau, Méd. de Fr. 134, 1962, pp. 3-11, 46-47. DELAUNAY, Albert: Un homme de vérité, Pierre-Fidèle Bretonneau, Hist. Méd. 12(2), 1962, pp. 2-12. GODLEWSKI, Agnès: Bretonneau intime, Sem. Hôp. Paris 38, 1962, pp. 3865-3872. P.-F. Bretonneau et la médecine en Touraine, entretiens de Bichat, Paris 1962. ARON, Emile: Bretonneau et la thérapeutique, Thérapie 18, 1963, pp. 1323-1329. MUTZNER-SCHARPLATZ, Ursulina: Pierre Bretonneau, der Entdecker der Diphtherie, Diss. med., Zürich 1965. TALAMONTI, Reno: La «dothiénenterite» di Pierre Fidèle Bretonneau, Pag. Storia Med., 1968, pp. 101-106. Dict. scient. biogr. 2 (1970), pp. 444-445. DUNN, Z. L.: Pierre Bretonneau and the history of diphtheria in France in the 19th century, Diss. med., San Francisco 1973. ARON, Emile: Bretonneau, le médecin de Tours, Paris 1979. Ders.: Bretonneau et sa légende, Hist. Sci. Méd. 14(2), 1980, pp. 187-191. BRETONNEAU, Gisèle: Nature et valeurs chez Pierre-Fidèle Bretonneau, Hist. Sci. Méd. 18, 1984, pp. 365-368. Méd. Paris (1984), p. 402. ACKERKNECHT (1986), pp. 148, 155-156.

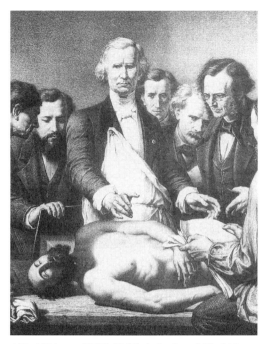

Alfred Velpeau (1795-1867) als Prof. und Chefchirurg an der Charité in Paris.

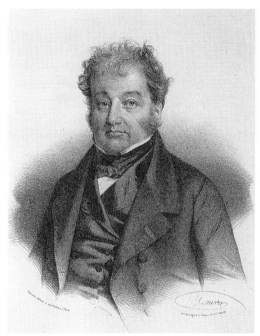

J.-G.-A. Lugol (1786-1851), Arzt am Hôpital St-Louis in Paris.

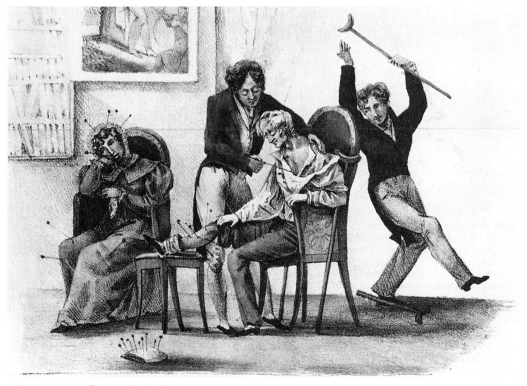

«L'acupuncture», französische Karikatur, um 1820.

hérences et avec les parois de l'artère et avec la saillie morbide qui en a permis la naissance. De nouvelles molécules s'ajoutent par extension aux premières, le volume de la végétation augmente. L'effort des fluides en est amoindri d'autant et, de proche en proche, il se forme une masse fibreuse qui peut finir par remplir le calibre du tube artériel et l'oblitérer. Des faits à l'appui de cette hypothèse se présentent en masse.

Au mois de juin de l'année 1829, il fit quelques tentatives. Une aiguille à acupuncture, longue d'un pouce et demi, fut enfoncée sur le trajet de l'artère, dans la cuisse d'un chien, sans dissection préalable. Il en plaça deux autres du côté opposé afin de voir la différence d'effet qui en résulterait. En examinant les parties, le quatrième jour, il trouva la première aiguille sur le tiers externe de l'artère, qui n'était d'ailleurs fermée qu'à moitié. Des deux dernières, l'une se trouvait totalement en dehors du vaisseau, qui était oblitéré par un caillot solide, long d'environ un pouce, dans le milieu duquel la seconde se trouvait encore fichée. Il a répété, de même que M. Nivert[3], ces expériences depuis ce temps, et le résultat général en a toujours été le même. Il convient de prévenir que, jusqu'à présent, les expériences ont été faites sur des chiens d'assez petite taille. Ce n'est assez dire avant de vouloir en tirer des conséquences rigoureuses et d'en faire l'application à l'homme malade. Une seule aiguille lui a paru suffire pour les artères qui ne dépassent pas le volume d'une plume à écrire. Deux ou trois seraient nécessaires pour les vaisseaux d'un calibre de moitié plus grand, et rien n'empêcherait d'en employer quatre et même cinq pour les très grosses artères. Quand on en met plusieurs, il convient de les placer à quatre ou six lignes les unes des autres, et en «zigzag» plutôt que sur une ligne droite.

Quoique leur action mécanique soit probablement la plus importante, il est pourtant à présumer qu'elles déterminent souvent aussi un épanchement de lymphe plastique, processus morbide qui entrave fortement le passage du sang et fait naître à l'endroit qu'elles occupent une concrétion assez solide pour rendre à jamais l'artère imperméable.

Si pareille chose était à espérer pour l'espèce humaine, il en résulterait des avantages immenses et qui sautent aux yeux. Outre qu'on pourrait guérir les anévrismes les plus redoutables par une simple piqûre sans être même obligé de diviser la peau ou sans courir le risque de léser des parties importantes comme la veine ou le nerf, on atteindrait encore le but important d'interrompre graduellement la circulation à travers le vaisseau qu'on veut oblitérer. En se fermant d'une manière insensible et non plus instantanée, comme il arrive quand elle est étranglée par un lien, l'artère donnerait au sang tout le temps convenable pour se frayer sans désordre et très certainement, avec beaucoup moins de danger, une voie ou des voies nouvelles pour gagner les parties inférieures du membre et prévenir ainsi plus sûrement la gangrène.

L'emploi de l'iode pour les maladies scrofuleuses par M. Lugol

De 109 malades scrofuleux traités au cours de seize mois, 66 sont sortis guéris ou en voie de guérison, 4 sont sortis amoindris, sans espoir rationnel de guérison, 39 sont encore en traitement, la plupart en voie de guérison.

---

[3] C.-F. Nivert, 1814 Dr. med. (Paris), Arzt in Azay-le Rideau. CALLISEN 14 (1833), S. 31.

M. Lugol regarde la couleur cuivrée de la surface malade, très prononcée chez certains scrofuleux, comme un signe de syphilis héréditaire à un degré plus ou moins éloigné, et il fait, dans ce cas, des frictions de proto-iodure de mercure dont il a eu de très bons résultats.

Préparations pharmaceutiques de l'iode

Les deux préparations adoptées le plus généralement sont la teinture de M. Coindet[1], médecin à Genève, et le sirop de M. Henry[2], pharmacien en chef des hôpitaux civils de Paris.

On prescrit ordinairement la teinture d'iode par gouttes. On en donne 10, 15, 23 fois par jour. On a calculé que 20 gouttes de teinture contiennent un grain d'iode, de sorte que la plupart des malades en prennent 3 grains par jour à la fin du traitement.

On a pu administrer l'iode de cette manière dans certains cas particuliers où le médecin assistait, pour ainsi dire, à son emploi; encore faut-il remarquer que cette teinture est préparée très diversement.

Les mêmes réflexions sont applicables au sirop d'iode de M. Henry. Cette préparation contient trois grains d'iode par once (pour les préparations de M. Henry, voir «Formulaire de Montpellier», pp. 230-232)

Le mode de préparation que M. Lugol considère comme le plus sûr, c'est l'état de parfaite dissolution dans l'eau distillée, à condition, toutefois, de veiller à ne pas étendre la quantité de véhicule bien au-delà de celle nécessaire pour obtenir cette parfaite dissolution, attendu que l'eau distillée, étant peu digestible, offre, par cela même, quelques inconvénients.

De prime abord, il a fixé ce véhicule à une livre. Il y a fait dissoudre un demi-grain, deux tiers de grain, ou un grain d'iode, afin d'avoir à sa disposition trois degrés du même remède, pour les appliquer selon les individus et les phases du traitement.

En outre, il a cherché à rendre cette dissolution plus digestible par l'addition de 12 grains de chlorure de sodium, et, probablement, cette addition a aussi compensé en partie l'absence

---

[1] Zu Jean-François Coindets genauen Vorschriften für Jodkaliumlösungen gegen den Kropf, die später nach Lugol benannt wurde: COINDET, Jean-François: Mémoire sur la découverte d'un nouveau remède contre le goître, Bibliothèque universelle des sciences, belles-lettres et arts 14, Genève 1820, pp. 190-198. Ders.: Nouvelles recherches sur les effets de l'iode et sur les précautions à suivre dans le traitement du goître par ce nouveau remède, Bibliothèque universelle 16, Genève 1821, pp. 140-152. Ders.: Notice sur l'administration de l'iode par friction et de l'application de ce médicament dans les scrofules et quelques maladies du système lymphatique, Bibliothèque universelle 16, Genève 1821, pp. 320-327. Jean-François Coindet (1774-1834), 1797 Dr. med. (Edinburgh), 1799 praktischer Arzt in Genf, 1809 Oberspitalarzt in Genf, Gründer der Société médicale de Genève. CALLISEN 4 (1831), S. 251, 27 (1839), S. 120. Bibliothèque universelle des sciences, belles-lettres et arts 55, Genève 1834, pp. 218-220. Schmidt's Jahrbuch der Medizin 2(3), 1834, S. 387. GALIFFE, James G.: Notices généalogiques sur les familles genevoises, vol. 3, Genève 1836, p. 138. DECHAMBRE, 1ère série, 18 (1876), p. 710. MONTET, Albert de: Dictionnaire biographique des Genevois et des Vaudois qui se sont distingués [...], vol. 1, Lausanne 1877, pp. 177-178. HBLS 2 (1924), S. 599. BLÄ 2 (1930), S. 67 f. BUESS, Heinrich. Schweizer Ärzte als Forscher, Entdecker und Erfinder, Basel 1946, S. 49 f. MAMLOCK, G.: Über die Jodtherapie seit Coindet, Ciba Zschr. 10(118), 1949, S. 4365-4371. BORNHAUSER, Sigmund: Zur Geschichte der Schilddrüsen- und Kropfforschung im 19. Jahrhundert, unter besonderer Berücksichtigung der Schweiz, Veröffentlichungen der Schweizerischen Gesellschaft der Medizin und der Naturwissenschaften 19, Aarau 1951, S. 14-22. MÜLLENER, Eduard-Rudolf: Six Geneva physicians on meningitis, J. Hist. Med. 22(1), 1965, pp. 1-26. GREER, Monte A.: Jod-Basedow (or Jod-Coindet), New Engl. J. Med. 288, 1973, pp. 105-106. RENTCHNICK, Pierre: Iode et goître, à propos du 150e anniversaire de la mort du Dr. Jean-François Coindet, Méd. et Hyg., 1984, pp. 465-466, 469-470, 472-474, 477-478.

[2] Journal de Pharmacie, 1827, p. 408, 1828, pp. 28-31. Noël-Etienne Henry (1769-1832), Prof. an der Ecole de Pharmacie in Paris, Chef der Zentralapotheke der Hôpitaux civils.

d'air, ce qui, en effet, les difficultés étant moins grandes que ce que l'on aurait pu attendre, ne l'a obligé à changer ce mode de prescription pour aucun malade.

Il a qualifié les trois degrés de cette dissolution «Eau minérale iodée no 1, no 2, no 3». Dans tous les cas, il a commencé par le no 1; il n'a guère fait usage du no 2 avant le second mois de traitement. Il ne donne pas le no 3 à tous les scrofuleux et il n'a jamais eu besoin de dépasser cette dernière dose d'un grain par jour. Depuis quelque temps, il ne formule plus que les nos 2 et 3, ce qui présente l'avantage de diminuer la capacité du véhicule.

Voilà la manière d'ordonner ces préparations: il commence par le no 3, qui est donné d'abord pendant deux jours; puis il passe successivement au no 1 et au no 2, que les malades boivent en entier chaque jour. De cette manière, la dose est augmentée de ½ grain en commençant et, graduellement, de ⅔ de grain à 1 grain toutes les vingt-quatre heures.

Voilà encore une raison pour laquelle M. Lugol ne veut pas se servir de la teinture d'iode. Il dit: «On prescrit ordinairement la teinture dans un véhicule aqueux; l'alcool laisse donc à nu l'iode qui se précipite à l'état d'iode pur; or, ce remède énergique, arrivant dans cet état dans l'estomac, peut y produire des réactions locales très vives, à en juger par son action extérieure.

Ce que nous disons de la teinture est à plus forte raison applicable au sirop, puisque cette préparation ne contient de l'iode qu'en suspension. C'est de l'iode ainsi mis à nu par l'emploi de la teinture ou du sirop d'iode dans un véhicule aqueux qui ont été la cause des accidents que ce remède a occasionnés dans certains cas et qui ont inspiré des préventions auxquelles nous pensons qu'il ne sera plus permis de s'arrêter après cette explication.»

M. Lugol a trouvé que l'emploi de ces préparations ne suffisait pas toujours et qu'on était, au contraire, souvent obligé de recourir à un traitement local. Il a donc composé pour des frictions et des pansements des pommades iodurées, et surtout une solution pour injection.

Voici les formules:

1) *Pommade iodurée*

		I	II	III
Rp.	Axonge récente	2 livres	2 livres	2 livres
	Iodure de potassium	4 onces	5 onces	5 onces
	Iode	4 drachmes	14 scrupules	16 scrupules

2) *Solution iodée pour usage externe*

		I	II	III
Rp.	Iode	2 grains	3 grains	4 grains
	Eau distillée	1 livre	1 livre	1 livre

M. Lugol ne savait pas fixer la dose nécessaire de ces moyens pour l'usage externe chaque jour à chaque malade, attendu que la quantité administrée à chacun d'eux était variable, selon l'étendue des surfaces et selon que la pommade piquait plus ou moins vivement. Dans les premiers mois de ses expérimentations, il faisait panser les ulcères ou frictionner les tumeurs tuberculeuses deux fois par jour, puis il remarqua dans plusieurs cas que deux excitations locales, souvent très vives, à un intervalle aussi rapproché, c'était trop. Aussi ne panse-t-on les malades qu'une fois, à moins que l'abondance de la suppuration ne réclame deux pansements par jour.

Effets locaux externes de l'iode

L'emploi externe de l'iode produit ordinairement une action locale très vive, il cause le plus souvent une sensation prolongée de picotement, de cuisson, qui est surtout plus intense les jours de bain. Dans beaucoup de cas, cette action finit par une démangeaison très forte qui dure moins longtemps que la douleur éprouvée par les malades tout au début.

Quelques jours suffisent pour changer l'aspect des ulcères et le rendre meilleur, que l'iode active la suppuration ou non. M. Lugol a vu des ulcères cicatrisés avant la résorption des tubercules, qui se sont très bien dissous par la suite. Il a vu aussi des cicatrices anciennes gagner le niveau de la peau, se décolorer et se rapprocher de l'état normal du tissu cutané.

La peau frictionnée d'iode devient d'un jaune rouge, par l'absorption du remède et sa présence dans le tissu cutané et par l'injection dans les vaisseaux capillaires. L'épiderme se détache sous forme de squames plus ou moins étendues, de sorte que la pommade est en contact immédiat avec le derme.

L'action locale externe de l'iode diminue à mesure que les surfaces guérissent. Cette décroissance d'action ne peut être considérée comme un effet de l'habitude, car nous avons des malades en traitement depuis près d'un an chez lesquels l'iode agit aussi vivement que par le passé sur les surfaces encore malades, tandis que cette action a diminué ou a disparu sur celles dont la guérison est plus avancée ou même complète.

La suppuration augmente ordinairement sous l'influence de l'iode, et cette sécrétion purulente dégorge beaucoup des parties voisines.

Effets internes de l'iode

Un des plus importants effets produits par l'usage interne de l'iode est d'augmenter l'appétit des malades. Cet effet est un des plus précieux de l'iode, car il indique non seulement un état meilleur des voies digestives, mais il est encore un moyen direct de fortifier par une bonne nutrition la constitution générale, qui souffre d'autant plus chez les scrofuleux que leur appétit est le plus souvent absent.

L'iode est un puissant diurétique: tous les malades qui en ont fait usage ont dit beaucoup uriner. Il y a des malades chez lesquels cette excrétion est augmentée au point qu'ils sont obligés de se lever pendant la nuit une, deux, trois fois, contre leur gré. Quelques-uns ont même éprouvé cette action diurétique de l'eau minérale iodée d'une manière si instantanée qu'ils la rendaient par les urines presqu'aussitôt après l'avoir bue.

Plus d'un tiers des malades qui en ont fait usage ont éprouvé un effet purgatif: il y a eu parmi eux beaucoup de différences depuis la liberté du ventre, plus grande qu'à l'ordinaire, jusqu'à six ou sept selles par jour. Quand les selles étaient nombreuses, l'iode causait assez généralement des coliques. Cet accident peut porter à suspendre pendant deux ou trois jours l'usage interne de l'iode.

L'iode a produit chez plusieurs malades une salivation assez remarquable; il n'a guère observé cet effet chez les hommes. Chez un des malades, les frictions iodées ont produit en même temps une suppuration locale abondante.

Plusieurs malades, surtout des femmes, se sont plaints de maux d'estomac. M. Lugol a suivi ici le traitement de M. Coindet qui consiste à faire boire peu de temps après l'eau minérale iodée deux ou trois onces de vin et il a, de cette manière, toujours fait cesser cet inconvénient.

Plusieurs médecins ont rejeté l'emploi de ce remède en disant qu'il fait maigrir. Lugol prouve, au contraire, par l'expérience, que tous ses malades ont acquis de la force, de l'accroissement, de l'embonpoint sous l'influence des préparations iodées. Les dysménorrhées se sont régularisées.

D'autres médecins ont considéré l'iode comme produisant des hémoptysies et d'autres symptômes thoraciques graves. M. Lugol dit, au contraire, qu'aucun de ses scrofuleux n'est, en général, tuberculeux pulmonaire à un quelconque degré, de sorte que si l'iode produisait des hémoptysies, des tubercules, il les développerait chez les scrofuleux à plus forte raison, puisqu'ils y sont prédisposés, du moins le plus grand nombre d'eux, à ce point que le baron Portal[3] considère la phtisie pulmonaire comme généralement scrofuleuse. Non seulement l'iode ne fait point naître de maladies thoraciques, mais nous avons vu plusieurs malades dont la scrofule siégeait en partie sur les organes pulmonaires éprouver un mieux général grâce aux préparations iodées, y compris les symptômes thoraciques qui diminuaient d'intensité, ainsi que les ophtalmies, etc.

(«Lancette française», tome 4, no 62, février 1831)

Dans un assez grand nombre de cas d'ophtalmie, soit aiguë, soit chronique, mais surtout pour l'ophtalmie catarrhale de Mackenzie[4], M. Velpeau a employé avec un succès constant le collyre suivant:

prenez un tiers de calomel préparé à la vapeur, deux tiers de sucre candi très finement pulvérisé.

Sur un malade qui avait une ophtalmie vénérienne, compliquée de taies, celles-ci ont d'abord été cautérisées; ensuite, comme l'ophtalmie qui présentait des boursouflures considérables et un renversement de la conjonctive palpébrale persistait, la poudre a été employée et l'ophtalmie a complètement disparu (!).

(Extrait du «Mémoire sur l'emploi des bains iodés pour les maladies scrofuleuses» par J.-G.-A. Lugol, Paris 1830)

Magendie a mis l'iode en usage contre certains ulcères de la face qu'on observe fréquemment à l'Hospice de la Salpêtrière et qui, pour la plupart, ne sont que des ulcères scrofuleux dégénérés en état cancéreux.

Attendu que l'iode a une forte tendance à former des combinaisons chimiques, il importait de choisir la matière de la baignoire qui réduirait cet inconvénient au plus faible degré. Il est évident que le zinc et l'étain décomposent l'iode et que de cette décomposition résultent des iodures dont les propriétés sont différentes. Il a donc choisi les simples baignoires de bois.

La première formule était composée d'une once d'iodure de potassium et d'une demi-once d'iode dissous dans vingt onces d'eau distillée et mélangée ensuite dans la quantité d'eau nécessaire pour un bain. Mais ce bain ayant produit une très vive rubéfaction de la peau, il le réduisit par la suite d'un quart et il ne composa les bains d'adulte que de six gros d'iodure de potassium et de trois gros d'iode.

Ces bains produisent encore une forte rubéfaction de la peau, surtout des parties malades; quelques endroits, par exemple la verge, s'enflamment et, dans un cas même, des mouvements fébriles se développèrent. Cet effet des bains d'iode est d'autant plus frappant qu'on peut donner à l'intérieur, sans aucun inconvénient, *un grain d'iode par jour dans douze onces de véhicule* (M. Lugol donne depuis quelque temps cette dose à la plupart des malades pendant la secon-

---

[3] Antoine Baron Portal (1742-1832), Prof. der Anatomie in Paris, Leibarzt von König Ludwig XVI. und aller nachfolgender französischer Staatsoberhäupter bis König Karl X.
[4] William Mackenzie (1791-1868), Prof. der Augenheilkunde in Glasgow, vgl. S. 681.

de moitié du traitement). On peut faire injecter les trajets fistuleux avec une solution iodée qui contient 3, 4, 5 grains d'iode par livre d'eau distillée sans que cette dose occasionne une trop forte irritation. On peut enfin rubéfier certaines scrofules cutanées, celluleuses, tuberculeuses, etc., avec une solution iodurée *composée d'une demi-once d'iodure de potassium et de deux gros d'iode dissous dans huit onces de véhicule* (pour la cautérisation des affections scrofuleuses, M. Lugol se sert d'une formule composée de six gros d'iode et de quatre gros d'iodure de potassium, dissous dans le moins de véhicule possible.)

M. Lugol contribue donc à cette différence de l'action de l'iode en l'administrant sous forme d'un bain ou sous forme de lotions à la température élevée des bains; peut-être que, par l'action simultanée de l'eau et de la chaleur, la peau devient plus poreuse, plus pénétrable, plus apte à absorber l'iode.

Lugol a fait des expériences sur l'effet *des bains d'iodure de potassium, des bains iodés* et *des bains d'hydriodate de potasse iodurée*.

1) Les bains d'iodure de potassium

Le bain à la température de 30° R contenait graduellement une once, une once et demie, deux onces et trois onces. Les malades y restèrent quarante minutes. Ils n'éprouvèrent que très peu d'effet de ces bains; chez l'un des malades, la dernière dose avait produit après un quart d'heure des démangeaisons générales qui ont persistèrent jusqu'à la fin du bain. Les autres n'éprouvèrent que des symptômes d'irritation locale qui ne durèrent pas jusqu'à la fin du bain.

2) Les bains iodés

D'abord Lugol prescrivit *trois gros d'iode dans un bain préparé à 30° R*. Ce bain produisit presque aussitôt une démangeaison qui devint, au bout d'un quart d'heure, une sensation de cuisson très prononcée, notamment dans les régions inguinales, sur la face antérieure externe des cuisses, sur les jambes et la face externe postérieure des bras et qui, chez la plupart des malades, fut vive et douloureuse pendant le dernier quart d'heure du bain. Après le bain, on observa la rubéfaction érythémoïde avec une démangeaison et même une cuisson peu vive.

Lors d'une seconde expérience, on ordonna *trois gros et un scrupule d'iode par bain préparé à 30° R*. Les malades y restèrent cinquante minutes.

Cette dose produisit assez vite des picotements d'abord, puis des démangeaisons, des cuissons, des rubéfactions pointillées, discrètes ou confluentes. Les membres acquirent une couleur jaune, assez marquée, mais qui était surtout localisée dans les régions inguinales et hypogastriques. Lorsqu'on examina les malades dans leur lit, ils ressentaient vivement les effets du bain et tous présentaient une teinte jaune plus fortement prononcée qu'après l'expérience première. Ces effets furent même plus durables qu'ils ne l'avaient été jusqu'alors. Chez la plupart des malades, la rubéfaction arriva au point que l'épiderme en fut écaillé en plusieurs endroits.

Lugol, voyant que les phénomènes locaux produits par 3 gros et un scrupule étaient très forts, renonça à expérimenter une plus forte quantité de ce remède, mais il répéta cette expérience et il trouva que les effets étaient encore plus intenses.

On pourrait être étonné qu'une si faible dose (environ 1 grain d'iode par litre) produise de tels effets; cependant, il paraît évident que l'iode n'était pas réparti dans le bain de manière égale, à conclure, par exemple, de la rubéfaction inégale des diverses parties du corps.

M. Gay-Lussac[5] dit que l'iode, très peu soluble, ne l'est que dans 7 000 fois son poids d'eau. Or, d'après cette estimation, un litre d'eau devant dissoudre 2 grains 69 centièmes d'iode, comment cette dissolution n'a-t-elle pas lieu dans un bain iodé qui en contient tout au plus un grain par litre?

Cette différence doit tenir à ce que l'iode met beaucoup de temps à se dissoudre dans l'eau et que, dès lors, dans les bains iodés, la dissolution n'a pas lieu, faute de temps.

(Voici ce que Berzelius[6] dit dans ses «Eléments de Chimie»: l'iode se dissout en petite quantité dans l'eau pure, qui prend ainsi une odeur faible avec une couleur rousse, mais n'acquiert point de saveur. La dissolution en contient à peine 1/7000 de son poids. Quand l'eau est chargée d'un sel, principalement de chlorure ou de nitrate d'ammoniaque, elle dissout une quantité beaucoup plus considérable d'iode et, d'après les expériences de Gay-Lussac, ce phénomène paraît ne pas dépendre de la décomposition des sels.)

Une troisième expérience, enfin, fut faite avec *trois gros d'iode dissous par l'intermédiaire de l'alcool*. Lugol fit dissoudre trois gros d'iode dans six onces d'alcool rectifié et versa cette teinture dans le bain préparé à 30° R.

Les effets immédiats ne furent pas aussi prononcés que ceux des deux expériences précédentes. Mais trois quarts d'heure après le bain, et chez un malade seulement après une heure et demie, tous les phénomènes énumérés en parlant de la deuxième expérience furent très vifs, et ils se répandirent plus généralement, plus uniformément. Mais ce qui est plus remarquable encore, c'est que les effets du bain, loin d'aller en diminuant, comme cela avait eu lieu dans les deux premières expériences, se prolongèrent plus longtemps et offrirent un nouvel ordre de phénomènes. Presque tous les malades (huit malades étaient soumis à l'expérience) éprouvèrent des congestions vers la tête, de la céphalalgie, de la toux, de la fièvre. Un des malades, affecté de fort mal à la tête, ne fut guère soulagé par deux épistaxis qui survinrent le deuxième jour. Une troisième hémorragie nasale, qui eut lieu la seconde nuit, dégagea beaucoup le cerveau.

Il faut remarquer ici que, quand on versait la dissolution alcoolisée dans le bain, on voyait jaillir des vapeurs violettes à la surface de l'eau. En peu d'instants, l'atmosphère était surchargée de ces vapeurs au point qu'avant la fin des bains, les assistants en étaient incommodés.

De ces expériences M. Lugol conclut:

1) L'iodure de potassium n'a qu'une action à peu près nulle à la dose de trois onces par bain.

2) L'iode peut être regardé comme le principe actif des bains iodurés.

3) La dose d'iode doit être généralement de deux à trois gros par bain, et très rarement au-dessus.

4) L'iode pur ne se dissout point complètement dans un bain et, dès lors, son action, n'étant plus égale, pourrait donner lieu à des accidents locaux et manquer son effet général sur l'économie.

5) L'iode, dissous préalablement dans l'alcool et mélangé ensuite au bain, n'y reste point à l'état de dissolution et produit, en outre, des phénomènes d'olfaction qui peuvent aller jusqu'à une congestion d'ivresse iodique et jusqu'à une congestion cérébrale assez prononcée et durable.

---

[5] GAY-LUSSAC, Joseph-Louis: Mémoire sur l'iode, Mémoire de l'Institut pour l'année 1812, Paris 1816. Joseph-Louis Gay-Lussac, Prof. der Chemie an der Ecole polytechnique und an der Faculté des Sciences in Paris.

[6] Jöns Jacob Freiherr von Berzelius (1779-1848), Prof. der Chemie in Stockholm und Berlin. Sein «Lärbok i Kemien», 3 Bde, Stockholm 1808-1818, wurde in zahlreiche europäische Sprachen übersetzt.

[7] BAUP, Samuel: Über die Bereitung und einige Eigenschaften des einfachen und jodhaltigen Hydriothionkali, Journal de Pharmacie, Genève 1823. Samuel Baup (1791-1862), Apotheker und Chemiker in Vevey und in den Salinen von Bex.

6) Le mode de préparation le plus sûr de l'iode pour être administré en bain est de le dissoudre préalablement dans l'iodure de potassium.

L'iodure de potassium peut dissoudre, ainsi que l'a vu le M. Baup[7], pharmacien à Vevey, deux fois autant d'iode qu'il en contient lui-même (une fois et demie son propre poids) lorsqu'il est en dissolution concentrée. Mais, comme cette solubilité de l'iode diminue quand on augmente la quantité d'eau, M. Lugol a adapté les proportions proposées par ce pharmacien, qui sont, en poids, d'une demi-partie d'iode sur une partie d'iodure de potassium.

M. Lugol raconte plusieurs observations où les bains iodés ont manifestement accéléré la guérison commencée par le traitement interne.

Dans un cas, il appliqua en même temps des cataplasmes de farine de graines de lin avec l'hydriodate de potasse (un gros de ce sel sur deux onces de cataplasme) qui servaient pour trois pansements.

M. Lugol compose les bains de la manière suivante:

1) Compositions des bains pour enfants

	I	II	III	IV
Iode	2 scrupules	2 scrupules et demi	3 scrupules	4 scrupules
Iodure de potassium	4 scrupules	5 scrupules	6 scrupules	8 scrupules
Eau distillée	6 onces	6 onces	6 onces	6 onces

2) Compositions des bains pour adultes

	I	II	III	IV
Iode	2 drachmes	2 drachmes et demie	3 drachmes	3 drachmes et demie
Iodure de potassium	4 drachmes	5 drachmes	6 drachmes	7 drachmes
Eau distillée	6 onces	6 onces	6 onces	6 onces

Rouen 20. Mai 1831

Nach dem Menschengewimmel in Paris staunten die beiden Zürcher Reisenden über die stille, wenig belebte Provinzstadt Rouen, die immerhin 50 000 Einwohner zählte. Die Seine zeigte sich hier so breit und tief, dass sie selbst von dreimastigen Schiffen befahren werden konnte. Besonders bemerkenswert war die gotische Kathedrale mit eindrucksvollen Fassaden und Chorfenstern. Im Palais de justice folgten sie den Gerichtsverhandlungen in einem Mordfall.

Le bâtiment qui nous intéressa le plus était *l'Hôtel-Dieu*[1]. Ce vaste hôpital est situé au bout d'une grande allée; il forme un carré qui contient dans son enceinte plusieurs cours et jardins.

---

[1] Zur Medizingeschichte und zum Hôtel-Dieu in Rouen: AVENEL, Pierre-Auguste: Le Collège de Médecine de Rouen, ou documents pour servir à l'histoire des institutions médicales en Normandie, Rouen 1847. La médecine et l'art en Normandie, documents pour servir à l'histoire de la médecine en Normandie par MM. Charles de BEAUREPAIRE, P. DEROCQUE, A. HALIPRE, R. HELOT, C. NICOLLE, G. PANEL, P. PETIT, A. POUSSIER, M. TRENEL, 2 vol., Rouen 1903-1906. TERRASSE, Charles: L'Hôtel-Dieu de Rouen, Les vieux hôpitaux français 11, Lyon 1945. GALEAZZI, Mario: Il Museo «Flaubert» à Rouen, Hum. Stud. 7, 1955, pp. 344-346. HOSSARD, Jean: Le musée Flaubert et d'histoire de la médecine (Hôtel-Dieu de Rouen), Présence

Le bâtiment a trois étages; il loge en général 500 à 600 malades; ce nombre peut cependant s'élever à 1 000 ou même 1 100, ce qui est arrivé plusieurs fois à l'occasion d'épidémies. Dans ce cas, on va chercher des lits à l'hôpital des incurables situé de l'autre côté de la Seine. Il y a dans l'Hôtel-Dieu plusieurs salles pour les militaires, une chambre pour les enfants malades et une section pour les femmes enceintes. Elles y sont tout à fait séparées des malades de l'autre partie de l'hôpital; elles ont, de même, un jardin particulier pour se promener. Outre celles-ci, il y a encore des chambres particulières pour les malades qui peuvent payer, dans lesquelles ils ne sont que trois ou six et où ont leurs propres serviteurs. Les salles sont pour la plupart très vastes, très bien aérées, sans inconvénient pour les malades, attendu qu'on ouvre seulement la partie supérieure des croisées de sorte que le courant d'air n'atteint pas les lits des malades. Le sol est constitué de carrés de pierre; cependant, notre guide prétendit qu'on pouvait très bien chauffer ces appartements en hiver avec un seul poêle et plusieurs tuyaux de fer traversant les salles. Dans chaque salle, il y a des tuyaux qui apportent de l'eau; les commodités, qui sont hors des salles, sont aussi pourvues d'eau. Les lits sont pour la plupart construits en fer fondu; ils sont, par conséquent, lourds et fragiles, surtout en hiver, et ils ne mettent pas à l'abri d'insectes qui peuvent encore se faufiler dans les fentes qui restent entre les diverses pièces qui composent le lit. On n'en construira plus à l'avenir et on veut employer les lits ordinaires en fer; la plupart des lits actuels sont pourvus de rideaux; on veut aussi les abandonner. Il y a une petite salle pour les opérations, très bien éclairée d'en haut et sur les côtés. A côté de cette salle, il y a (comme à Munich) deux pièces où sont transportés les opérés. M. Héllis[2], médecin-chef, et M. Flaubert[3], chirurgien-chef, assistent également aux accouchements difficiles. Ces médecins demeurent dans l'établissement avec leurs familles.

Normande, 1972, pp. 4-11. Ders.: L'Hôtel-Dieu de Rouen, le musée Flaubert et d'histoire de la médecine, Hist. Sci. Méd. 8, 1974, pp. 745-749. BOULANGER, Marc: Les hôpitaux de Rouen, une longue et attachante histoire, Luneray 1988. Ders.: Les hospices civils de Rouen au temps de la Révolution de 1789, Luneray 1988. L'hôpital et la révolution, Echanges, Revue d'information du Centre Hospitalier Régional et Universitaire de Rouen, octobre 1989, pp. 27-72. HOSSARD, Jean: Le musée d'histoire de la médecine, Bull. Soc. Fr. Hist. Hôp. 63/64, 1991, pp. 17-21. GALERANT, Germain: Les grandes premières de l'Hôtel-Dieu de Rouen, Hist. Sci. Méd. 27(4), 1993, pp. 321-323.

[2] Eugène-Clément Héllis (1794-1877), 1816 Dr. med. (Paris), Chefarzt für innere Medizin und Prof. für Pathologie am Hôtel-Dieu in Rouen. CALLISEN 8 (1831), S. 311 f, 28 (1840), S. 464. OURSEL, N. N.: Nouvelle biographie normande, Paris 1886, p. 464. BLÄ 3 (1931), S. 148.

[3] Achille-Cléophas Flaubert (1784-1846), der Vater des Dichters Gustave Flaubert (1821-1880), 1810 Dr. med. (Paris), Chefchirurg am Hôtel-Dieu in Rouen, Direktor und Prof. der chirurgischen Klinik an der Ecole de Médecine. CALLISEN 6 (1831), S. 316 f. VEDIE, A.: Notice biographique sur M. Flaubert, o. O. 1847. DECHAMBRE, 4e série, 2 (1878), pp. 374-375. DELABOST, Merry: Laumonier, les Flaubert, simple esquisse de trois chirurgiens de l'Hôtel-Dieu de Rouen pendant un siècle (1785-1882), Evreux 1889. Rev. méd. de Normandie, 1900, pp. 14-16. BLÄ 2 (1930), S. 535. GALLET, P.: Quel diagnostic aurions-nous fait si nous avions soigné Flaubert?, Diss. med., Paris 1960. DUBUC, A.: Un accident ignoré du père de Flaubert (chirurgien en chef de l'Hôtel-Dieu de Rouen), Amis Flaubert 34, 1969, pp. 45-46. SCHILLER, Francis: Syphilis, epilepsy, doctors, biographers – and Flaubert, Clio Med. 5, 1970(2), pp. 145-155. MÜLLER, Irmgard: Flaubert und die Medizin, Medizinischer Monatsspiegel (Merck), 1972, S. 133-138. DBF 13 (1975), pp. 1493-1494. HOSSARD, Jean: Une rencontre inattendue, Flaubert et Dorvault, Rev. Hist. Pharm. 27(245), 1980, pp. 119-122. SAGAERT, Lucien L. C.: Un grand chirurgien français, le docteur Achille-Cléophas Flaubert, Hist. Sci. Méd. 14, 1980, pp. 449-452. HOSSARD, Jean (ed.): Flaubert et la médecine, Musée Flaubert, Hôtel-Dieu de Rouen, Rouen 1980. MÜLLER, Irmgard: Faszination und Schrecken des Krankenhauses, zur ästhetischen Verwandlung medizinischer Realität im Werke Gustave Flauberts, Hist. Hosp. 15, 1983-1984, S. 339-353. SPECKER, Reiner: Die Arztsöhne Gustave Flaubert und Marcel Proust, die grosse Beichte des Körpers, Waage (Grünenthal) 23, 1984, S. 75-82.

La cuisine est très belle. La propreté y règne comme dans tout l'établissement de manière excellente. Dans cet hôpital, seuls les malades qui peuvent subir un traitement sont reçus. Les incurables sont reçus dans un autre hôpital que nous n'avons pas vu parce qu'il nous aurait fallu une permission du maire.

Les médecins donnent des leçons de clinique aux jeunes médecins de Rouen et des environs.

In Le Havre hatte der junge Zürcher Kaufmann Martin Gysi bereits Zimmer reserviert, da die Bürgerschaft den König erwartete und viele Menschen die Stadt bevölkerten. Tatsächlich sahen die Reisenden den berittenen König Louis-Philippe mit seinen Söhnen, die verschiedene Institutionen und eine Parade der Nationalgarde besichtigten. Am Abend war jedes einzelne Haus festlich und aufwendig illuminiert; die Stadt hatte in Ermangelung eines Saales von ausreichender Grösse einen riesigen Holzpavillon erstellt. Am Ball standen die Zürcher unmittelbar neben dem König und dessen beiden Söhnen, den Herzögen Ferdinand von Orléans und Louis von Nemours; des weiteren begleiteten den Monarchen die Generäle Soult und Gérard. Meyer beurteilte das Gesicht des etwas steif tanzenden Kronprinzen als gutmütig, aber wenig geistvoll.

Nachdem sie ihre Reisepässe erhalten hatten, fuhren die Zürcher mit dem grossen englischen Dampfschiff «Camilla» bei ruhiger See nach Portsmouth. Dort angekommen, wurden sie erst lange im Zollzimmer aufgehalten. Dennoch gefiel ihnen Portsmouth; sie freuten sich an den schmucken Häusern und Strassen, die sich durch ihre Sauberkeit wohltuend von den französischen unterschieden. Wenn auch die Hafenstadt selbst klein war – die «Vorstadt» Portsea zählte 45 000 und damit viel mehr Einwohner –, so imponierte um so mehr die gewaltige Festung, die von der Meerseite her als uneinnehmbar galt. Das hier errichtete grösste Arsenal der englischen Marine konnte nicht besichtigt werden, ebensowenig das in Renovation befindliche Flaggschiff, von dem aus Vizeadmiral Codrington 1827 bei Navarino die ägyptisch-türkische Flotte geschlagen hatte. Dafür bestiegen sie ein anderes, mit 75 Kanonen bestücktes Kriegsschiff, auf dem 120 Soldaten und 800 Matrosen Dienst taten. Bewundernswert schien besonders die rationelle Art der Raumnutzung, etwa die Schlafkajüten, Küchen und Waffensäle. Da sich der Kapitän und seine Offiziere an Bord befanden, blieben deren Räume unzugänglich.

Auf einer bequemen Route gelangten die beiden Ärzte vierspännig nach Petersfield und Guilford. Als Meyer mehrere Meilen vor London eine dunkle Wolkenschicht bemerkte, meinte er zum Kutscher, man werde noch in ein Ungewitter geraten. Doch dieser gab zu seinem Erstaunen die Antwort: «No, that's London!»

London 24. Mai bis 5. Juli 1831

In London verliessen Meyer und von Muralt schon bald das zu teure Gasthaus und mieteten hübsche Zimmer am Charterhouse Square Nr. 33. Einige ihnen empfohlene Personen begleiteten sie zu den Sehenswürdigkeiten und vermittelten ihnen den Zutritt in die Spitäler. Während ihres Londo-

HOSSARD, Jean: Le Musée Flaubert et d'Histoire de la Médecine, Bull. Soc. Fr. Hist. Hôp. 63/64, 1991, pp. 17-21. GALERANT, Germain: La nomination mouvementée du docteur Flaubert à l'Hôtel-Dieu de Rouen, Hist. Sci. Méd. 26(2), 1992, pp. 111-115. SAKULA, Alex: Gustave Flaubert and the Museum of Medical History, Rouen, Journal of Medical Biography 3, 1995, pp. 239-242.

ner Aufenthaltes bestand ihr Tagesablauf gewöhnlich aus dem Besuch der Krankenanstalten und medizinischen Sammlungen nach einem ausgiebigen englischen Frühstück. Gegen Abend setzten sie sich in ein Lesezimmer, unternahmen Spaziergänge und arbeiteten bis tief in die Nacht an den Aufzeichnungen ihrer Erlebnisse. An den Sonntagen besuchten sie zuweilen die Kirche, wobei ihnen auffiel, dass sich fast ausschliesslich die gehobene Gesellschaft zu den Predigten versammelte. Mehrmals verfolgten sie Aufführungen in der Oper im Covent Garden, im Adelphi Theatre oder im New City Theatre.

Anlässlich ihrer Parkpromenaden bestaunten die beiden Zürcher die Reiter und Reiterinnen sowie die vielen Equipagen der Aristokratie. Sie besahen sich neben dem Buckingham Palace den St. James-Palace, die bescheiden anmutende Residenz von König Wilhelm IV., die St. Paul's Cathedral, die Westminster Abbey, die Brücken und die Docks mit ihren enormen Magazinen und Lastkränen sowie den unvollendeten Tunnel unter der Themse, dessen Fertigstellung sich durch Wassereinbrüche verzögerte. Ihr Interesse galt weiter dem British Museum, der National Gallery, dem Colosseum, den Waffenarsenalen im Tower, dem zoologischen Garten, dem Schloss Windsor usw. Bei der Eröffnung des Parlaments durch den König beeindruckten die nüchternen Schweizer der theatralische Aufzug, die pompösen Kostüme und die Volksmasse, die den populären Deputierten zujubelte, die weniger beliebten hingegen auspfiff. Die Verhandlungen der Kammern gingen mit weit grösserem Anstand vor sich als in Paris. Am 30. Mai, dem Fest des Königs, erlebten sie eine grossartige Gasbeleuchtung nicht nur der öffentlichen, sondern fast aller privater Gebäude, was ihnen zu beweisen schien, dass der englische König höhere Verehrung als der französische genoss. Die Bewohner Londons gaben sich gegenüber den Fremdsprachigen nicht hochmütig, wie von Schilderungen her befürchtet, sondern durchaus liebenswürdig, geduldig und nachsichtig.

University of London

We were introduced to Mr. Turner[1], professor of chemistry, by a letter which was given to us by Mr. Beauvais[2]. This professor conducted us through the university himself in order to show us the building and the collections[3]. The stone of this beautiful building was laid on the 30th

---

[1] Edward Turner (1798-1837), 1819 Dr. med. (Edinburgh), Dozent der Chemie in Edinburgh, 1828 Prof. der Chemie an der London University, Sekretär der Geologischen Gesellschaft in London. CALLISEN 19 (1834), S. 480-483, 33 (1845), S. 92 f. CHRISTISON, Robert: Biographical sketch of the late Edward Turner, Edinburgh 1837. Gentlemen's Magazine 1, 1837, pp. 434 f. Proceedings of the Geological Society of London 2, 1833-1838, pp. 626-627. Med. Dir., 1850, p. 470. POGGENDORFF, Bd. 2 (1863), S. 1146 f. TERREY, Henry: Edward Turner, M. D., F. R. S., Ann. Sci. 2, 1937, pp. 137-152. DNB, 4th ed., 19 (1949/50), pp. 1262 f. Dict. scient. biogr. 13 (1976), pp. 499-500. BROCK, William H.: The British Association Committee on Chemical Symbols 1834, Edward Turner's letter to British chemists and a reply by William Prout, Ambix 33(1), 1986, pp. 31-42.

[2] Keine weiteren Angaben bekannt.

[3] Zum 1826 gegründeten University College in London: WILSON, Gordon: The University of London and its colleges, London 1923. FOSTER, Sir Gregory: These hundred years, the oration during the 30th Foundation week on Thursday, March 25th, 1926, London 1926. BRADFORD, John Rose: University College, London, and medical education, London 1927. BELLOT, H. Hale: University College, London, 1826-1926, London 1929. MERRINGTON, W. R.: University College Hospital and its medical school, a history, London 1976. HARTE, Negley Boyd: The University of London 1836-1986, an illustrated history, London 1986.

April 1827, and lectures began there in 1829. Only the middle building is finished at present, because the undertakers lack the money. There are now 500 students, 250 of whom are students of medicine. There is no faculty of theology because, as Mr. Turner said, there are too numerous religious sects in England and there are already two such faculties in Cambridge and Oxford. In opposition to this establishment, built by the Whigs, another one is now to be set up in Somerset House by the Tories. King George the Fourth[4] was also one of the undertakers. Now, with the new reform, they hope to receive more rights. The interior corresponds entirely to the magnificence of the exterior of the building. There are four great theatres, one for lectures on anatomy, one for medical lectures and another for lectures on botany. There is no botanical garden which belongs to the establishment, but the professor of this science receives plants from other private gardens which are in great number in London. The professor gives a sample of the plant being explained to each student. Another theatre is destined for lectures on chemistry and still another for those of mathematics and physics. Already two libraries have been bought, one with medical books, the other with philosophical ones. Besides, there is a very fine collection of physical instruments; all these instruments are new. We especially observed the model of three steam machines. The collection for materia medica is very large and contains beautiful preparations very well arranged in glass bells. The professor of chemistry has a very large and well-furnished laboratory, a chamber for the machines he does not need everyday, and a cellar below the auditorium in which a great Voltaic column[5] is kept in order to apply the forces of this machine in the theatre without having to remove it.

Museum of the University

Though this museum is only three years old, it is already quite large and well arranged, but there is no catalogue of it as yet[1].

The preparations of the formation of the bones are beautiful. One of them is injected. The injection principally penetrated into that part where the osseous matter went over into the cartilaginous one. The necrosis preparations are very nice. Several fractures of the neck of the femur were not united. A fracture of the vertebrae by which the spinal marrow was completely lacerated.

Diseases of the uterus, tumors of different consistencies, rupture of the uterus. Extrauterine devices, one in the ovarium in the third month; the uterus was also changed in its form.

A uterus injected, it was pregnant in the first month, Hunter's membrane[2] was full of vessels.

The collection of foetuses is beautiful.

Several preparations to explain the descension of the testicle; processus vaginalis prepared.

---

[4] Georg IV. (1762-1830), König von Grossbritannien, Irland und Hannover.
[5] Erste Apparatur zur Erzeugung von dauerndem elektrischem Strom nach Alessandro Graf Volta (1745-1827), Prof. der Physik in Pavia.
[1] Descriptive catalogue of the specimens illustrating surgical pathology in the museum of University College, London, London 1881-1887.
[2] Membrana caduca nach William Hunter (1718-1783), Anatom und Geburtshelfer in London.

Diseases of the urinal organs. A double bladder; there are two hollows of the same size, separated from one another by a membrane.

Strictures of the urethra; swelling of the prostata; stones in the bladder.

Aneurysm of the thoracic aorta which burst on the left side through the ribs, destroying a part of the 4th, 5th and 6th rib and also the lateral part of the spine, and thus exposing the spinal marrow. Another aneurysm from the arch of the aorta bursting through the sternum destroyed the greatest part of it and also the cartilage of the 1th, 2th, 3th and 4th rib.

Eye preparations. The capsule of the lens highly injected in its posterior part.

Museum of Mr. Langstaff

This large museum is the property of a surgeon, Mr. Langstaff[1], who had collected all the preparations himself. Without our being introduced to him, he showed us with much complaisance the most interesting cases of his collection[2]. This collection contains preparations of physiological, morbid and comparative anatomy. The morbid anatomy preparations are the most interesting and the most thorough.

There is an especially large collection of tumors of the character of melanoses, fungus haematodes and medullaris. Melanous tumors of several organs, even of the skin of the same subject. Langstaff considers the melanoses as the secretion of a black matter like the pigmentum nigrum and the black matter in the bronchial glands. He thinks that these tumors are not malignant, but that this secretion can take place in medullary tumors and in fungi haematodes. Tubercles of the greatest part of the organs are always considered scrofulous. Several of these organs are injected to prove that the matter never penetrates into the tuberculous matter; on the contrary, the matter always penetrates into the medullary and haematode tumors. Mr. Langstaff thinks that the tubercles are never softened, but that they produce inflammation in the parts around them, which are then destroyed by ulceration. A very fine example of apoplexia pulmonum where two coagula sanguinis of the size of a little nut were in the substance. Several fine cases of the diseases of the bone. Destruction of the cartilagines intervertebrales due to inflammation. In the stromatous disease, on the contrary, the vertebrae are destroyed before the cartilages are attacked. A case of a fracture of the head of the femur within the capsule; it was completely healed by bony matter. Another case of a fracture of the neck of the femur out of the capsule equally united. In some other preparations of this fracture, which were preserved in spirit, we saw that at first a membranous capsule is formed around the fracture; the capsule then grows osseous by and by, and so the fractures are bound together. A very handsome collection of the diseases of the arteries and the heart. The collection of the foetuses was very remarkable; a very fine preparation of a foetus with the vesica umbilicalis. Two extrauterine pregnancies, both in the Fallopian tubes[3]. In one case, the Hunterian membrane was formed, while

---

[1] George Langstaff (1780-1846), Wundarzt in London, Mitglied der Royal Society of Surgeons, verkaufte 1835 und 1841 seine anatomisch-pathologische Privatsammlung dem John Hunter's Museum. CALLISEN 11 (1832), S. 54 f, 29 (1841), S. 445. Lancet Lond., 1846, II, pp. 438-440. London & Prov. med. Dir., 1847, pp. 182-186.

[2] Catalogue of the preparations illustrative of normal, abnormal, and morbid structure, human and comparative, constituting the anatomical museum of Langstaff, London 1842. COPE (1959), pp. 281, 286.

[3] Eileiter (Fallopische Tuben) nach Gabriele Fallopio (1523-1562), italienischer Anatom.

in the other the uterus had increased in size but the Hunterian membrane had not formed. Fine preparations of diseases of the brain and the nerves. Several cases of the swelling of the ends of the nerves after amputation of the limb. A foetus, acephalus and spina bifida; not a trace of brain or spinal marrow is to be seen, but the body is well formed and all nerves are developed. A case where the chiasma nervorum opticorum is lacking; the nerves are not crossed, but well formed; this subject was affected by congenital blindness. A very beautiful collection of the eyes of a great number of animals, in their physiological and morbid state. I observed only a fungus haematodes which evidently arose from the arachnoidea, and ossification of the lens and the hyaloid membrane; the retina thickened and had several points of ossification. A great number of kidneys very differently diseased. The cysts filled with a clear fluid are considered by Langstaff not as hydatid, but as produced by a secretion. The samples of diseases of the prostata and the bladder are also very fine, and I could not conclude an account of even the most interesting preparations of the other organs.

Hunterian Museum of the Royal College of Surgeons

The most interesting and the largest of the museums I saw till now are of the Morbid and Comparative Anatomy[1]. This museum is open to the public on Mondays and Fridays, but to be admitted one needs the recommendation of a member of the Royal College of Surgeons[2]. But

---

[1] Zum 1813 in einem neuen Gebäude eröffneten Hunterian Museum, begründet von John Hunter (1728-1793), Chirurg und Anatom: HOME, Sir Everard: Lectures on comparative anatomy, in which are explained the preparations in the Hunterian collection, 4 vols., Catalogue of the Hunterian Collection in the museum of the Royal College of Surgeons in London, part 1, comprehending the pathological preparations in spirit, London 1830. Verzeichnis der zahlreichen weiteren Kataloge vgl. Index-Catalogue of the library of the Surgeon-General's office, United States Army, vol. 12, Washington 1891, pp. 360 f. CLIFT, William: Beschreibung von Hunters anatomisch-pathologischem Museum des Kollegiums der Wundärzte in London, Erlangen 1835. Descriptive catalogue of the obstetrical instruments in the museum of the Royal College of Surgeons of England, compiled by Alban H. G. DORAN, Mskr., London 1921. RANDALL, Alexander: Curiosities from the collection of calculi in the museum of the Royal College of Surgeons, Ann. med. Hist. 7, 1925, pp. 181-189. TURNER, George Grey.: The Hunterian Museum, yesterday and tomorrow, being the Hunterian Oration for 1945, delivered at the R. C. S., London 1946. WOOD-JONES, F.: John Hunter and his museum, Ann. roy. Coll. Surg. Engl. 4, 1949, pp. 337–. DOBSON, Jessie: A guide to the Hunterian Museum, Edinburgh 1958. COPE (1959), pp. 274-306. BROCK, Sir Russell: Museum, research and the inspiration of Hunter, Ann. roy. Coll. Surg. Engl. 29(1), 1961, pp. 1-27. DOBSON, Jessie: The architectural history of the Hunterian Museum, Ann. roy. Coll. Surg. Engl. 29, 1961, pp. 113-126. CAUSEY, Gilbert: John Hunter's Museum, Surgery 54, 1963, pp. 692-698. DOBSON, Jessie: John Hunter's Museum, St. Bart.'s Hosp. J. 66, 1962, pp. 146-150. Ders.: The place of John Hunter's Museum, Ann. roy. Coll. Surg. Engl. 33, 1963, pp. 32-40. NEGUS, Sir Victor: History of the trustees of the Hunterian Collection, Edinburgh 1965. WAKELEY, C.: The Hunterian Museum to-day, Ann. roy. Coll. Surg. Engl. 37, 1965, pp. 329-345. Royal College of Surgeons of England, Museum, descriptive catalogue of the pathological series in the Hunterian Museum of the Royal College of Surgeons of England, Edinburgh/London 1966, 1970/71, 1972. DOBSON, Jessie: Curiosities of natural history as illustrated in John Hunter's museum, Ann. roy. Coll. Surg. Engl. 42, 1970, pp. 233-242. ALLEN, Elizabeth: Hunterian Museum, Royal College of Surgeons, London 1974. GREY, C.: The remarkable surgical collection of John Hunter, Can. Med. Assoc. J. 128(10), 1983, pp. 1225-1228. BRACEGIRDLE, Brian: Wellcome and Hunter, men and museums, Trans. Hunter Soc. 48, 1988/89, pp. 95-106.

[2] Zum 1800 neu gegründeten Royal College of Surgeons: KNIGHT, Charles: London, vol. 3, London 1842, pp.

having spoken with *the son of the curator*[3], *Mr. Clift*[4], we obtained permission to come and see the museum every day after twelve o'clock. *The foundation* of this museum is *the Hunterian collection,* which was purchased by the government and committed to the care of the College of Surgeons. Since that time, the collection has considerably increased from the contributions of the members of that society. A room has been built expressly for the museum. It is therefore very well arranged, very large and clear, with the light falling through the windows of three cupolas in the large room.

The upper part in the galleries is for a large collection of *comparative anatomy,* the largest I ever saw. But we could not view it in detail, being occupied enough with the collection for *morbid anatomy* which is in the main room. These preparations are very well arranged. They began with inflammation and its terminations in the different organs; then a fine collection of all sorts of tumors follows. Then come the preparations of the ravages of specific diseases, as for example of the venereal, stromatous disease, hydrophobia, etc. Here the strictures of the urethra are placed, being considered a consequence of venereal disease. At last the diseases of the different

---

197-208. Royal College of Surgeons of England, catalogue of portraits and busts [...] with short biographical notices by F. G. HALLETT, London 1892. BAILEY, James Blake: The Royal College of Surgeons of England, Brit. med. J., 1895, I, pp. 1289-1291. Souvenir of the centenary of the Royal College of Surgeons of England 1800-1900, London 1900. PLARR, Victor Gustave: Plarr's lives of the Fellows of the Royal College of Surgeons of England, revised by Sir D'Arcy POWER, with the assistance of W. C. SPENCER and George E. GASK, 2 vols., Bristol 1930. LE FANU, William Richard: The Royal College of Surgeons of England, one hundred and fiftieth anniversary, Brit. med. J., 1950, II, pp. 37-44. WEBB-JOHNSON, A. E.: The architectural history of the Royal College of Surgeons, Ann. roy. Coll. Surg. Engl. 6, 1950, pp. 343-357. COPE, Sir Vincent Zachary: The Royal College of Surgeons of England, a history, London/Colchester 1959. LE FANU, William Richard: A catalogue of the portraits and other paintings, drawings and sculpture in the Royal College of Surgeons of England, Edinburgh/London 1960. OSWALD, Arthur: The Royal College of Surgeons of England, Watford 1961. NEGUS, Sir Victor: Artistic possessions at the Royal College of Surgeons of England, Edinburgh 1967. LE FANU, William Richard: A history of the Royal College of Surgeons, St. Bart.'s Hosp. J. 77(1), 1972, pp. 7-11.

[3] William Clift (1775-1849), 1792 Gehilfe und Zeichner von John Hunter, Verwalter der Hunterschen Sammlung, 1801 Konservator des Museums des Royal College of Surgeons of England in London. CALLISEN 4 (1831), S. 212 f. OWEN, Richard: Memoir of William Clift, London 1849. Med. Dir., 1850, p. 471. KEITH, Sir Arthur: The Vicary Lecture on the life and times of William Clift, Brit. med. J., 1923, II, pp. 1127-1132. BLÄ 2 (1930), S. 50. DNB, 4th ed., 4 (1949/50), pp. 541 f. DOBSON, Jessie: William Clift [...], published for the Royal College of Surgeons of England out of the Macrae-Webb-Johnson Fund, London 1954. Ders.: William Clift, F. R. S., first conservator of the Hunterian Museum, Proc. Roy. Soc. Med. Lond. 48, 1955, pp. 323-325. RUDOLF, Robert: New light on William Clift and his contemporaries, Trans. Hunter Soc., 1959/60, pp. 68-97. DOBSON, Jessie: The conservators of the Hunterian Museum, I, William Clift, Ann. roy. Coll. Surg. Engl. 30(1), 1962, pp. 46-52. Ders.: William Clift to Philip Syng Physic, Ann. roy. Coll. Surg. Engl. 34, 1964, pp. 197-203. Dict. scient. biogr. 3 (1971), pp. 323-325. AUSTIN, F. / JONES, B.: William Clift, the surgeon's apprentice, Ann. roy. Coll. Surg. Engl. 60(3), 1978, pp. 261-265. Dies.: The Clifts and the arts, Ann. roy. Coll. Surg. Engl. 66(1), 1984, pp. 63-70. ATTWOOD, H. D.: Some specimens from William Clift's copy of Matthew Baillie's «The Morbid Anatomy of the Human Body» (1799-1802), Aust. N. Z. J. Surg. 58(8), 1988, pp. 665-670. Ders.: William Clift's copy of Baillie's «Morbid Anatomy», 30th Int. Congr. Hist. Med. 1986, Düsseldorf 1988, pp. 227-231. ALLEN, Elizabeth / TURK, J. L. / MURLEY, Reginald (ed.): The case books of John Hunter FRS, London 1993.

[4] William Home Clift (1803-1832), 1823 Assistent seines Vaters William Clift (1775-1849) am Hunterian Museum in London. DOBSON, Jessie: William Clift, London 1954, pp. 29, 56, 59, 83, 91. AUSTIN, F. / JONES, B.: William Home Clift, the first assistant Conservator of the Hunterian Museum, Ann. roy. Coll. Surg. Engl. 62(4), 1980, pp. 299-303. AUSTIN, F.: The letters of William Home Clift, Dorset 1983. AUSTIN, F. / JONES, B.: The Clifts and the arts, Ann. roy. Coll. Surg. Engl. 66(1), 1984, pp. 63-70.

organs are arranged. I will mention here only a small number of preparations which interested me the most; but I must say that there are very few preparations in this collection which did not present a peculiar interest. Among the preparations which illustrate the termination of inflammation, those *of firm adhesions of foreign parts* are especially remarkable. The spur of a cock was transplanted on to the leg of a hen, and the spur of a hen transplanted on to the leg of a young cock. Both are completely united, but the former remained a small size. A human tooth introduced immediately after extraction into the comb of a cock, to which it has become firmly united. Vessels have penetrated into the hole of the tooth. The *termination of inflammation* is demonstrated especially *in the joints* and with that, the formation of ankylosis is illustrated. At first the cartilages are removed and a coagulated lymph is secreted which unites the parts. In a dislocation of the humerus, the capsular ligament is ruptured and thickened by inflammation. There are several preparations of *corns* to show that their root sometimes penetrates more than two lines deep. A great collection *of small detached bodies from a ganglion* in the human wrist. The catalogue[5] says of these bodies: «They are laminated, flattened bodies formed of the inspissated secretion from the lining membrane of the sheaths of tendons.»

Four examples of *polypus uteri;* all of them originating from the cervix uteri or from the os tincae. Two preparations seemed to prove the existence *of the polypi in the urethra.* The first preparation is the urinary bladder of a young child; it is filled and distended with a congeries of lobulated adipous tumors which are attached to or proceed from its inner surface. Some of these fatty substances protrude externally through the urethra, which is thereby dilated to twice the diameter of the vagina. The other case is a polyp of a considerable size, on a long pedicle, in the urethra of an ox. *The collection of cysts, which contain a serosity,* and *hydatids* is beautiful. Four examples of a cavity in the brain of giddy sheep, containing the hydatid which caused the effects. The cysts were filled with a transparent fluid which we often find in great number in the substance of the kidneys are called by Hunter *spurious hydatids,* for they are produced by a morbid secretion and are not living beings. A portion of a large hydatid of the liver, on the inner surface of which is a white, semi-transparent, cauliflower-like excrescence (this excrescence is supposed to be a cluster of young hydatids, but that is doubtful; it seems rather to be a disease of the hydatid). A section of a testicle, in the interior part of the body of which is deposited an opaque, yellow and apparently *scrofulous, inorganic substance.* The testicle had been injected; the matter had not penetrated the morbid substance. *Smallpox of a child that was born with this disease.* The cuticle was removed in several places to show the sloughs in the cutis. Its mother had just recovered from that disease before delivery. *The strictures of the urethra* are very frequent, as in the other museums of London. The bladder and penis *of a boy, seven years of age,* laid open to show a stricture in the urethra with a small calculus behind it. The strictures are formed *in different manners:* some are produced by swelling of the mucous membrane; in other cases, the inferior wall was united with the superior; still in others, rafters and carunculae are formed and in some cases not the least organic disease of the mucous membrane was visible, but the canal was contracted. False passages occasioned by caustics or only by catheters; several false passages go through nearly the whole length of the canal in the spongious part of the urethra.

---

[5] Catalogue of the Hunterian Collection in the museum of the Royal College of Surgeons in London, part I, comprehending the pathological preparations in spirit, London 1830.

The diseases of the prostata gland are very numerous. Different tumors are developed in this organ; several preparations of little stones of a red-brown colour imbedded in cysts. Swellings of the middle lobe (the posterior or valvular part according to Hunter); this part is often forced by the introduction of a catheter and divided into two parts. Very remarkable *strictures of the oesophagus*, produced by contraction of its coats or by formation of bridges or by thickening of the coats of the oesophagus. *Strictures of the intestines*, several of them ulcerated; the upper part of the gut dilated, the lower contracted. *Introsusception* of one part of the jejunum into another downwards. *Inversion of the uterus* in a young lady, caused by a polyp.

Diseases of the bladder. Several cells in it which contain calculi; one of them obstructs one of the ureters near its termination. Another example. There are five sacs of a spherical form which communicate with a bladder by five distinct circular apertures, disposed transversally along the posterior and inferior part of the organ. The five lateral sacci are each of the size of a large orange. Their construction appears to be the mucous membrane of the bladder and condensed cellular membrane externally.

Besides these, a great number of other not less remarkable preparations are in this museum, which have not yet been put into order and inscribed in the catalogue. The following especially struck my attention: the skeleton of Charles Byrne[6], the *«Irish giant»*, 8 feet and 4 inches in size. *A tumor of the tibia;* it weighed 69 pounds with the leg and foot. The fibula is pressed wide and in part absorbed. Another enormous *tumor of the lower jaw.* The *preparation of the chest* of that famous case of recovery after *the shaft of a chaise had been forced through the thorax* between the second and third ribs of Thomas Tibble of Hoxton, aged 34. This dreadful accident happened in 1812 at Forestgate, near Stratford in Essex[7]. Mr. Maiden[8] and Sir William Blizard[9] were the physicians. The lungs adhere around the two openings which were produced by the shaft on both sides of the chest. The patient died in February 1823; the disease is not indicated. The shaft of the chaise is also in the museum. The head *of a double-headed child*, born May 1783; it was 4 years old at its death. The two skulls were connected together with the ossa parietalia; no partition wall existed between the two cavities of the skull. The upper head was completely well formed: the face was directed backwards, the lower jaw was well formed and had teeth. None of the vertebrae was formed. *Two foetuses found in the abdomen of other children*, one of them found in the abdomen of a lad 15 years of age. The latter foetus is of the size of a foetus at the last term of gestation; several parts of it are perfectly well formed.

---

[6] Charles Byrne (1761-1783) von Littlebridge, irischer Riese, dessen Skelett John Hunter präparierte. DNB, 4th ed., 3 (1949/50), p. 579. DICKENS, A. J. G.: The skeleton of Charles Byrne, Black Bag (Bristol) 5(3), 1959, pp. 36-38. BERGLAND, R. M.: New information concerning the Irish giant, J. Neurosurg. 23, 1965, pp. 265-269. DOBSON, Jessie: John Hunter, Edinburgh/London 1969, pp. 262-264.

[7] MAIDEN, William: An account of a case of recovery after an extraordinary accident, by which the shaft of a chaise had been forced through the thorax, London 1812, 2nd ed. 1813. London Medical and Physical Journal 29, 1813, pp. 68-72. MAIDEN, William: An account of a case of recovery after the shaft of a chaise had been forced through the thorax, to which is now added a statement of the health of the sufferer from the period of his recovery until his decease, with the appearances of the injured parts after death, London 1824.

[8] William Maiden (1766-1845), Wundarzt in Stratford. CALLISEN 12 (1832), S. 133, 30 (1842), S. 196. WOOD, Samuel: Mr. Tipple's chest wound, a case of lateral transfixion in the year 1812, Med. Hist. 4, 1960, pp. 210-217. Ders.: Mr. Tipple's chest wound, a case of lateral transfixion in the year 1812, treated and described by William Maiden, M. R. C. S., Ann. roy. Coll. Surg. Engl. 28, 1961, pp. 122-130.

[9] Sir William Blizard (1743-1835), Chirurg in London, vgl. S. 616.

One of the most interesting preparations is *a uterus duplex,* whose right part is pregnant. The woman was brought dead to the dissecting room and there is, therefore, no information on the state of her life. There are evidently two quite separate uteri which are only connected together at their necks, where the cavities of both of them pass into a single os tincae. The right uterus is pregnant with a child nearly at the end of pregnancy; the left uterus, on the contrary, is empty but increased in size, probably by sympathy. The vagina is divided by a septum consisting of a double membrane in two distinct canals, each of which has its own constrictor cunni. Internally they open in the os tincae and externally there is but one aperture of the vagina to be seen.

Museum of Guy's Hospital

This collection is one of the best[1]. The preparations are placed in very good order and described in a catalogue which contains general remarks on morbid anatomy. There is a very large and fine collection of the diseases of the skin in wax. Several injections of the testicle by Sir Astley Cooper[2]. A collection *of teeth,* in which the formation of these organs is very well provided; diseases very numerous; these preparations are presented in the lectures of Thomas Bell[3] on the diseases of the teeth. There are two incisors, a considerable part of the fang of which is resorbed; *these teeth have been transplanted.* Here I saw for the first time caries of the fang without disease of the crown.

The morbid anatomy of the bones is well provided. Fractures of the pelvis, and in the same subject a fracture was found of the os sacrum, of the os pubis on each side two or three times, of the os ilium in three pieces and the symphysis sacroiliaca of the right side separated. *Fractures of the neck of the femur,* in two cases the fragments were united by a cartilaginous matter. Several others, on the contrary, by osseous matter. In other cases the union did not take place, and then generally the head of the femur was in part resorbed. *Fractures of the patella* (kneecap), *two perpendicular* fractures united by bony matter and *three transversal* fractures not united. *Last joint of the middle finger with its tendon from flexor profundus attached to it.* It was torn by a threshing machine. The accident was followed by tetanus, the patient recovered. The most valuable collection is that of *the diseases of the heart* and *of the arteries.* The *aorta* arising from *both ventricles. Pulmonary artery obliterated* in two cases. *Aorta arising from the right side. Heart with*

---

[1] A catalogue of the preparations in the anatomical museum of Guy's Hospital, arranged and edited by desire of the treasurers of the hospital and of the teachers of the medical and surgical school by Thomas HODGKIN, London 1829. Catalogue of the pathological preparations in the museum of Guy's Hospital, revised and edited by Samuel WILKES, 2 vols., London 1857-1863. FAGGE, Charles Hilton: Catalogue of the models of diseases of the skin in the museum of Guy's Hospital, London 1876. HANDLER, Clive E. (Ed.): Guy's Hospital, 250 years, London 1976.

[2] Sir Astley Paston Cooper (1768-1841), Chirurg in London, vgl. S. 642, 644.

[3] Thomas Bell (1792-1880), Zahnarzt und Dozent am Guy's Hospital in London für vergleichende Anatomie und Zahnheilkunde, 1837 Prof. der Zoologie am King's College. CALLISEN 2 (1830), S. 88 f, 26 (1838), S. 225. Lancet Lond., 1880, I, p. 507. DNB, 4th ed., 2 (1949/50), p. 175. LINDSAY, Lilian: Personalities of the past, IV, Thomas Bell, Brit. dent. J. 98, 1955, pp. 133 f. DOUBLEDAY, F. N.: The early history of the Dental School, Guy's Hosp. Gaz. 75, 1961, pp. 157-161. HOFFMANN-AXTHELM, Walter: Die Geschichte der Zahnheilkunde, 2. Aufl., Berlin 1985, S. 325 f.

an aperture in the upper part of the septum ventriculorum of a young woman, 28 years of age, of loose morals, but who enjoyed good health till two years before admission to the hospital. The accidents which then preceded the death were: lividity of countenance, orthopnoea and great physical weakness. The heart is not enlarged. In another case, to the contrary, the heart is enlarged. *Foramen ovale open* in old subjects; several cases. There are examples of *hypertrophy* of the heart of every kind and several of an enormous size. *Scrofulous tubercles* in the substance of the heart; *scirrhous deposit* in it. A *fungoid matter:* this subject wasn't amputated for twelve months on account of osteosarcoma. Large *ossifications* of the valvules and other disorganisations of these organs, especially *little polyps* developed upon them. Retroverted valvules of the aorta.

Aneurysms of the beginning of the aorta bursting in the pericardium; another bursting *during the operation* of an aneurysm popliteae. *Aneurysm aortae pressing the trachea with symptoms of diseased larynx.* Tracheotomy was proposed, but Mr. Key[4], discovering the cause of the orthopnoea, refused the operation. In another case the operation was performed as palliative. Another aneurysm *burst in the oesophagus. An aneurysm of the anonyma* pressing on the *bronches* produced bronchitis and suffocation. *Two obliterations of the aorta abdominalis* in the human body; and the aorta of a dog, tied and obliterated, transformed in a tendinous ligament. The arteria coeliaca, mesenterica superior et inferior and the lumbares were very much enlarged. *Obstructed vena cruralis* after phlegmasia alba dolens. Astley Cooper's *injections of varicocele.*

Apoplectic cysts, scrofulous tubercles, other tumors and hydatids in *the brain* and abscess in the cerebellum.

Injected smallpox. The matter has not penetrated the interior of the pustules but around them.

Hypertrophied tongue after ptyalism, removed by ligature by Cooper.

Diseases of the larynx; membranous tube of the full length of the trachea in croup. Beautiful preparations *of the diseases of the lungs. Exudation of lymph in the oesophagus* by sulphuric acid. Considerable strictures of this organ; death by inanition. *Ulcerations of the oesophagus* penetrating in the bronches, the lungs and trachea. *Hypertrophy* of the oesophagus producing great difficulty of deglutition, the subject swallowed only liquids. *The stomach hypertrophied,* all the membranes were in this state; the muscular membrane especially thickened; the subjects were constipated. *Stomach of a knife-eater,* extremely enlarged, thickened, degenerated. *Several perforations of the stomach* and ulcerations of different kinds. A singular disease of the stomach, called «*hour glass constriction*». Two large sacs of the stomach connected by a part contracted to the volume of a little gut.

Gall bladder of a child missing. Very fine tubercles in the spleen spread in the whole substance. The injected matter never penetrated these tumors.

Various degenerations of the *kidney;* tubercles in it, fungoid ones, which are distinguished from the former by a greater volume. *The cysts* filled with a transparent fluid are not called hy-

---

[4] Charles Aston Key (1793-1849), 1822 Dozent der Anatomie am St. Thomas's Hospital in London, 1823 Assistant Surgeon am Guy's Hospital, Dozent für Chirurgie, 1833 Senior Surgeon, Leibchirurg von Prinzgemahl Albert. CALLISEN 10 (1832), S. 174 f, 29 (1841), S. 239. Arch. gén. de méd., 1849, III, p. 121. Brit. & For. M.-Chir. Rev., 1849, IV, pp. 572-577. Lancet Lond., 1849, II, pp. 300, 411. Med. Dir., 1850, p. 473. BLÄ 3 (1931), S. 515 f. DNB, 4th ed., 11 (1949/50), pp. 83 f. KEY, M. Aston: Mr. Aston Key, Guy's Hosp. Gaz. 71, 1957, p. 457.

datids; they are regarded as formed by an obstruction of the secretory tubes, which become enlarged by the continued secretion. *Several specimens of Dr. Bright's disease*[5] *of the kidney.*

There is a very large and fine collection of stones of the bladder in this museum, the greater part of which were removed by lithotomy in Guy's Hospital. All these stones have been examined by chemical analysis. The following results were obtained: 1) *Calculi of lithic acid:* 26; they are of middle size and of grey colour, but several strati have a darker hue. Their outside is uneven, they can be polished. 2) *Lithate of soda:* 1. 3) Mulberry calculi: 9; they consist of *oxalate of lime* and are dark brown. Their outside forms humps like mulberries. 4) *Cysticoxyd:* 4; small stones of a sea-green hue. 5) *Phosphate of lime:* 6, quite white. 6) *Triple phosphate:* 4. 7) *Fusible calculi:* 14. 8) *Alternating calculi:* 46. We often find layers of lithic acid alternating with layers of oxalate of lime. 9) *Compound calculi:* the nucleus is generally formed by lithic acid, e. g., lithic acid nucleus is surrounded by oxalate of lime and coating fusible. A large stone is compounded in the following manner: the nucleus is formed by oxalate of lime; the intervening layer consists of urine and blood and the outer coat is of lithic acid. 10) *142 small cubical stones* have been removed from the bladder by Sir Astley Cooper.

Bladder with three ureters; hypertrophied bladder. A great calculus of the size of a duck's egg pierced from the bladder into the vagina. A calculus with a nucleus like a tobacco pipe. A stone which has two nuclei. Calculus of 16 ounces removed by Sir Astley Cooper.

Various tumors of the mamma and nipples. The injected matter penetrates into the fungoid tumors, but not into the scirrhous ones.

Chimney sweeps' cancer. Various diseases of the *prostata*, the third lobe, calculi in it.

Fungoid tumor on the male breast at some distance from the nipple; it penetrated into the chest destroying the sternum. Some time before this disease appeared, the patient had already undergone amputation of the thigh for the same disease. A *hernia* containing the bladder and the Fallopian tube.

Museum of St. Thomas's Hospital

This museum is smaller than those of Bartholomew's and Guy's Hospitals, yet it contains chiefly a most beautiful collection of morbid bones[1]. The various tumors of these organs are distinguished only according to the part of the bone from which they proceed, in exostosis when coming from the exterior periosteum and in medullary tumors when proceeding from the interior periosteum. In this class are also the osteosarcomata, etc. Finally, these tumors are classified as soft and hard.

A hernia in the incisura ischiadica. Two herniae inguinales with anus artificialis, the patients lived long with this disease. The preparation *of the aorta tied* by Sir Astley Cooper; it is filled up under the ligature with coagulated lymph. *The tied aorta of a dog* who lived afterwards till he was killed. The aorta was found to be quite obliterated and the lumbar arteries and the glu-

---

[5] Nach Richard Bright (1789-1858), Arzt in London, vgl. S. 618, 620.

[1] Descriptive catalogue of the preparations in the museum of St. Thomas's Hospital, 3 vols., London 1847-1859. FOSTER, W. D. / PINNIGER, J. L.: History of pathology at St. Thomas's Hospital, London, Med. Hist. 7, 1963, pp. 330-347.

tia considerably enlarged. On another dog, *both carotid arteries were tied* and though these arteries were quite obliterated, the dog lived for a long time afterwards. *An immense steatom of the abdomen* operated by Sir Astley Cooper; the patient recovered. The diseases of the heart are numerous and very interesting, especially a true aneurysm of the left ventricle; ossifications of the valvules and the coronary arteries. Several preparations of tapeworms injected by quicksilver or by a red mass. The mass formed a line along each side of the animal and the two sides were united by transversal lines on the upper and lower edge of each joint. In one of these preparations where the side-lines were filled by red mass, quicksilver had penetrated into the middle of each joint, forming a sort of circle there.

Medical wards in St. Thomas's Hospital

The medical wards at St. Thomas's Hospital[1] are attended by Doctors Elliotson[2], Williams[3] and Roots[4]. We were introduced to Dr. Elliotson, who is indeed a very clever man. He has trans-

---

[1] Zur Spitalgeschichte in London vgl. v. a.: Court of Common Council, memoranda, references and documents, relating to the Royal Hospitals of the City of London, 2 vols., London 1836. PLATT, J. C.: Medical and surgical hospitals and lunatic asylums, London, ed. by Charles KNIGHT, vol. 5, London 1842, pp. 369-384. BLONDEL/SER, Louis: Rapport sur les hôpitaux civils de la ville de Londres au point de vue de la comparaison de ces établissements avec les hôpitaux de la ville de Paris, Paris 1862. HUNTER, William: Historical account of Charing Cross Hospital and Medical School (University of London) [...], with which is included some account of the origin of the other hospitals and schools in London, London 1914. LYLE, H. W.: King's and some King's men, being a record of the Medical Department of King's College, London, from 1830 to 1909, vol. 1, London 1935. DAINTON, Courtney: The story of England's hospitals, London 1961. The evolution of hospitals in Britain, ed. by F. N. L. POYNTER, London 1964. JETTER, Dieter: Hospitäler in London, zur Typologie wohltätiger Einrichtungen im Spannungsfeld politischer Kräfte, Sudhoffs Arch. Gesch. Med. 62, 1978, S. 250-281. LAWRENCE, Susan C.: Science and medicine at the London hospitals, the development of teaching and research, 1750-1815, Diss. phil., Toronto 1985. RIVETT, G.: The development of the London hospital system 1823-1982, London 1986. TRÖHLER, Ulrich: The doctor as naturalist, the idea and practice of clinical teaching and research in British polyclinics 1770-1850, Clio Med. 21(1-4), 1987/88, pp. 21-34. LAWRENCE, Susan C.: Entrepreneurs and private enterprise, the development of medical lecturing in London, 1775-1820, Bull. Hist. Med. 62(2), 1988, pp. 171-192. TRÖHLER, Ulrich: «To improve the evidence of medicine», arithmetic observation in clinical medicine in the eighteenth and early nineteenth centuries, Hist. Philos. Life Sci. 10 (suppl.), 1988, pp. 31-40.
Zum 1106 gegründeten St. Thomas's Hospital in London: GOULDING, Benjamin: An historical account of the origin [...] of St. Thomas's Hospital, London 1819. STONE, W. H.: A short history of old St. Thomas's Hospital, St. Thos. Hosp. Rep. 1, 1870, pp. 1-17. MASON, F.: St. Thomas Hospital (a brief historical retrospect), London 1876. St. Thomas's Hospital Medical School, St. Thos. Hosp. Rep. 24, 1897, pp. 1-118. ROBERTS, Gerrylynn Q.: A brief history of St. Thomas's Hospital, London 1912. Ders.: St. Thomas's Hospital, its origin and development, St. Thom. Hosp. Gaz. 27, 1917, pp. 80-88, 122-127, 169-176, 313-321, 382-389. PARSONS, Frederick Gymer: The history of St. Thomas's Hospital, 3 vols., London 1932-1936. Scenes from the life of St. Thomas's Hospital, from 1106 to the present time, Redhill 1939. GRAVES, Charles Patrick Ranke: The story of St. Thomas's 1106-1947, London 1947. FOSTER, W. D. / PINNIGER, J. L.: History of pathology at St. Thomas's Hospital, London, Med. Hist. 7, 1963, pp. 330-347. McINNES, E. M.: St. Thomas's Hospital, London 1963. The operating theatre of old St. Thomas's Hospital, London 1971. GRANSLAW, Lindsey P.: St. Thomas's Hospital, London, 1850-1900, Diss. phil., Bryn Mawr 1981.

[2] John Elliotson (1791-1868), 1810 Dr. med. (Edinburgh), 1817 Assistant Physician, 1823 Physician am St. Thomas's Hospital in London, 1832 Prof. der Medizin an der Universität London, 1834/35 Präsident der Univer-

lated the physiology of Blumenbach[5]. He examines every patient with great accuracy and being very experienced at applying the stethoscope and the percussion, he delivers a very good diagnosis of the diseases of the lungs and the heart. He gives lectures on the diseases of the heart which are much esteemed. We saw the following interesting cases in his wards: *Diseases of the heart.* Dilation and hypertrophy of the heart. The pulsations heard in every part of the breast, particularly on the right side. Irregular pulsations of the heart and very strong «bruit de soufflet» in a woman of about 50 years. Elliotson supposed a disease of the valvula mitralis. «Bruit de rape» (soufflet avec un ton acre) in a young subject. The pulsations of the heart were not irregular and no symptoms of a diseased heart were present. The patient was affected by pericarditis and this noise was probably a consequence of the inflammation of this membrane. Hepatisation of the right lung, with exudation of lymph in the lower part of the same side of the chest, in a man of about 30 years of age whose strength was in a very prostrate state. No noise of the respiration was heard in this part of the chest, but in the lower and posterior part of the chest, the gegophony was remarked very evidently (I believed I heard the bronchophones). The percussion on the diseased side gave a very unwrought sound. The left side seemed to be perfectly sound. Rheumatical diseases were very frequent; if there is swelling of a part, Dr. Elliotson applies cold fomentations to the local affection and gives internally the *tea colchici* or the vinum colchici. The tea colchici is prepared out of the seeds of this plant according to the «Dublin Pharmacopoeia», vide «Duncan's[6] dispensatory», p. 952[7]. The vinum colchici is pre-

sität. CALLISEN 6 (1831), S. 38-40, 27 (1839), S. 446-449. Lancet Lond., 1832/33, II, pp. 341-344. Med. Circ., 1854, IV, pp. 403, 419, 432. Lancet Lond., 1868, II, p. 203. Med. Times & Gaz., 1868, II, pp. 164-167. Munk's Roll 3 (1878), pp. 258-262. BLÄ 2 (1930), S. 400. ROSEN, George: John Elliotson, physician and hypnotist, Bull. Hist. Med. 4, 1936, pp. 600-603. WILLIAMS, John Hargreaves Harley: Doctors differ, five studies in contrast, J. Elliotson, H. O. Thomas, J. Mackenzie, W. Macewen, R. W. Philip, London 1946. ROSEN, George: From mesmerism to hypnotism, Ciba Symposium 9, 1948, pp. 838-844. DNB, 4th ed., 6 (1949/50), pp. 682-684. THOMAS, D. Brynmor: Portrait gallery, 13, Dr. John Elliotson, F. R. S., Univ. Coll. Hosp. Mag. 38, 1953, pp. 108-112. SCHNECK, Jerome: John Elliotson, W. M. Thackeray and Doctor Goodenough, Int. J. clin. exp. Hypnos. 11, 1963, pp. 122-130. BROCK, William H.: Who were the editors of «The Annals of Medicine and Surgery»?, Med. Hist. 8, 1964, pp. 291-293. KAPLAN, Fred (Ed.): John Elliotson on mesmerism, New York 1982. SAKULA, Alex: Portraits, paintings and sculptures, Royal Society of Medicine London, Rochester 1988, pp. 46 f.

[3] Robert Williams (1787-1845), 1816 Dr. med. (Cambridge), 1816 Assistant Physician, 1817 Physician am St. Thomas's Hospital in London, später Senior-Arzt am St. Thomas's. CALLISEN 21 (1835). Munk's Roll 3 (1878), pp. 173 f. DNB, 4th ed., 21 (1949/50), p. 440.

[4] Henry Shuckburgh Roots (1785-1861), Dr. med., Arzt am St. Pancras Infirmary in London, Dozent der medizinischen Klinik an der Medical School des St. Thomas's, 1833-1839 Physician am St. Thomas's Hospital. CALLISEN 16 (1833), S. 296 f, 31 (1843), S. 522. Lancet Lond., 1861, I, p. 279. Med. Circ. 18, 1861, p. 213. Munk's Roll 3 (1878), pp. 193 f. JARCHO, Saul: Pericarditis supervening on rheumatism, Amer. J. Cardiol. 18, 1966, pp. 594-598.

[5] BLUMENBACH, J. Friedrich: The institutions of Physiology, translated from the Latin and supplied with copious notes by John ELLIOTSON, London 1817, 2nd ed. 1818, 3rd ed. 1820, 4th ed. 1828.

[6] Andrew Duncan (1773-1832), Prof. der Materia medica und Pharmazie in Edinburgh, vgl. S. 664 f.

[7] DUNCAN, Andrew: The Edinburgh new Dispensatory, containing complete and accurate translations of the octavo edition of the London Pharmacopoeia, published in 1791, of the Dublin Pharmacopoeia, published in 1794, and of the new edition of the Edinburgh Pharmacopoeia, published 1803, illustrated and explained in the language and according to the principles of modern chemistry, with many new and useful tables and several copper plates, explaining the new system of chemical characters and representing the most useful pharmaceutical apparatus, Edinburgh 1803, 11th ed. 1826.

pared with the root, vide dispensatory, p. 975. The doses of the vinum colchici are generally very large, up to half an ounce a day. Chorea St. Viti of five years standing; the patient was a woman of about 30 years. Subcarbonate of iron was employed. It was given at first in doses of 2 grains; the doses were then increased successively to 2 drams, and he sometimes gives 2 to 3 drams a day. Elliotson considers carbonate of iron as the best remedy against this disease and he claims to heal all his patients when this medicament is continued long enough and in large doses. He generally finishes the cure in two months. He has healed 50 cases so far. Hemiplegia intermittens coming at ten o'clock in the morning and remaining four hours with some weakness in the lamed part, deafness and hindrance in speaking. Induration of the liver and the spleen treated by *iodine*. He begins with 12-20 drops and increases the dose to 100 drops two or three times a day. He never gives the iodine when the stomach is empty. In phthisis Dr. Elliotson very often employs *tea hyosciami* in great doses (dispensatory, p. 957) and a chlorine solution. Dr. Elliotson is now making some experiments with the *inhalation of the vapour*s of chlorine and iodine in cases of phthisis. A bottle is half filled with half a pint of water and he pours 8 drops of tea iodinae or chlorine into the water. The bottle is that described in Laennec's work[8]. He found that the cough is mitigated by these inhalations.

A case of ichthyosis of a boy about 14 years old. All the body, especially the exterior surface of the lower extremities, was covered with a great quantity of small squamae of a green colour. The boy was nearly healed only by unctions of simple oil. In cases of venereal disease where it is doubtful whether the symptoms are due to the syphilitic poison or to the abuse of mercury, Dr. Elliotson employs with great success a new preparation of *sarsaparilla* in the form of an *electuarium*.

Dr. Elliotson is very fond of employing mercury in all cases where he presumes an inflammatory state and we see therefore that he examines the mouth of the greater part of his patients every day; he wishes to produce salivation.

A case of *hemiplegie of the right side* produced by a blow on the left side of the head. Elliotson thinks that there exists an inflammation of the membranes of the brain and he made 25 bleedings in five months; each of them of one pound. The patient is now much better.

When *psoriasis* is accompanied with hot burning skin, he orders frequent bleedings and cold fomentations upon the diseased part.

He prescribes against the *taenia* (tape-worm) oleum terebinthinae, 2 drams pro dosi. The patient we saw was very much affected by the large dose of this remedy (vide the use of this remedy by English physicians in dispensatory, pp. 551-553).

A woman had long been affected by a tumor in the belly which occasioned her great inconvenience. At last a discharge of water took place through the vagina which continued for three days. All the pains then disappeared and the volume of the tumor diminished very considerably. On examining the person through the vagina, a sore was found of a considerable size. Since that time no discharge of water has taken place and the woman feels quite well. Dr. Elliotson thinks that a dropsy of the ovarium was discharged through the sore of the vagina.

---

[8] René-Théophile-Hyacinthe Laennec (1781-1826), Kliniker in Paris. Wir finden in Laennecs Werk keinen Hinweis auf ein entsprechendes Inhalationsgerät, hingegen bei dessen Schüler Pierre-Adolphe Piorry (1794-1879). DECHAMBRE, 4e série, 15 (1889), p. 814.

Visit of Mr. Green in St. Thomas's Hospital

During the *extraction of a cataract* the point of the knife broke and the surgeon could not finish the operation. The steel point could not be removed from the eye. Mr. Green[1] thinks that it will be absorbed by the eye without causing any damage to this organ. However, we saw that the patient suffered from a very intensive inflammation of the exterior parts of the eye, so that the surgeon was obliged to prescribe leeches several times.

Formation of a nose. Chimney sweeps' cancer. It begins with a wart on the scrotum; the wart then becomes a sore with high and hard walls, not differing at all from the other cancerous ulcerations of the skin. In a short time the glands in the groin are attacked, they swell considerably and form in a short time ulcerations of the same character. We saw one such case where the ulcerations in the groin were extremely large and deep; they secreted a bad serum which smelled very badly. Around these ulcerations, all the inguinal glands were swollen.

Operation of a cancer of the lower lip. A cancerous sore had destroyed the lower lip of a man 50 years of age. The ulceration extended to the two corners of the lips and downwards to the base of the lower jaw. The glands under the bone were not attacked. Mr. Green, thinking the reunion of the soft parts impossible after such a great portion of them had been removed, refused at first to operate on the patient, but the patient persisted in his demand. The 17th of the month of June at half-past twelve o'clock the operation was undertaken in the presence of Mr. Tyrrell[2] and Mr. Travers[3]. At first the disorganised parts were removed. This was done very

---

[1] Joseph Henry Green (1791-1863), 1813 Prosektor am St. Thomas's Hospital in London, 1818 Dozent der Anatomie und Physiologie am St. Thomas's Hospital, 1820 Surgeon und Dozent für Chirurgie und Pathologie, 1830 Prof. der Chirurgie am King's College, 1849 und 1858 Präsident des College of Surgeons. CALLISEN 7 (1831), S. 390-392, 28 (1840), S. 269 f. Brit. med. J., 1863, II, p. 681. Lancet Lond., 1863, II, p. 717. Med. Times & Gaz., 1863, II, pp. 650-652. Proc. Roy. Soc. Med. Lond. 14, 1865, pp. 1-5. HIRSCHBERG 14.4 (1914), § 669, S. 292. BLÄ 2 (1930), S. 840 f. Joseph Henry Green, eminent surgeon and literary executor of Samuel Taylor Coleridge, Ann. med. Hist. 9, 1937, pp. 91 f. DNB, 4th ed., 8 (1949/50), pp. 492-494. CORNELIUS, E. H.: Some past presidents of the College and their contributions to the Library and Museum, Ann. roy. Coll. Surg. Engl. 43, 1968, pp. 39-50. GUEST-GORNALL, R.: Samuel Taylor Coleridge and the doctors, Med. Hist. 17(4), 1973, p. 340. TUBBS, F. A.: J. H. Green, F. R. S., F. R. C. S., a great surgeon of St. Thomas's, St. Thos. Hosp. Rep. 72(1), 1974, pp. 29-31.

[2] Frederick Tyrrell (1793-1843), 1820 Assistant Surgeon am London Infirmary for Diseases of the Eye, 1822 Surgeon am St. Thomas's Hospital, Dozent für Anatomie und Chirurgie an der Aldersgate School, Neffe von Sir Astley Paston Cooper. CALLISEN 19 (1834), S. 499 f, 33 (1845), S. 97 f. Lancet Lond. 45, 1843/44, p. 699. HIRSCHBERG 14.4 (1914), § 638, S. 150-159. Brit. J. Ophth., 1918, II, pp. 593-596. BLÄ 5 (1934), S. 667. DNB, 4th ed., 19 (1949/50), pp. 1366 f.

[3] Benjamin Travers (1783-1858), Wundarzt in London, anatomischer Prosektor am Guy's Hospital, 1810 Surgeon am Eye Infirmary, 1815 Surgeon am St. Thomas's Hospital, später Senior Surgeon, 1827 Präsident der Royal Medical and Chirurgical Society, 1847 und 1856 Präsident des Royal College of Surgeons, 1840 Leibchirurg von Prinzgemahl Albert, 1857 Serjeant Surgeon von Königin Victoria. CALLISEN 19 (1834), S. 360-366, 33 (1845), S. 62 f. PETTIGREW, Thomas Joseph: Memoir of Benjamin Travers, F. R. S., Senior Surgeon to St. Thomas's Hospital, London 1839. Lancet Lond., 1851, I, pp. 48-51, 1858, I, p. 278. Med. Times & Gaz. 16, 1858, pp. 270-272. Med. Dir., 1859, p. 986. HIRSCHBERG 14.1 (1911), § 448, S. 354-366, 14.4 (1914), § 636, S. 128-133. BLÄ 5 (1934), S. 627 f. DNB, 4th ed., 19 (1949/50), pp. 1085 f. TUBBS, F. A.: Benjamin Travers, St. Thom. Hosp. Gaz. 53, 1955, pp. 71-73, 55, 1955, pp. 170-172. Past presidents 6, Benjamin Travers, Ann. roy. Coll. Surg. Engl. 18, 1956, pp. 207-208. BETT, Walter R.: Benjamin Travers, F. R. S., F. R. C.S., Med. Press 239, 1958, p. 246. MONAFO, William: Benjamin Travers, scientific surgeon, Surg. Gynec. Obstet. 120, 1965, pp. 587-590. Benjamin Travers, ophthalmic surgeon, J. Amer. med. Ass. 198, 1966, pp. 481-482.

slowly and every little artery was tied. The bone was also sick in its middle portion. It was resolved to remove it too. After the extraction of a tooth, the soft parts below the lower jaw were separated from the bone, then the haft of the convex knife was pushed upwards between the tongue and the bone and Mr. Tyrrell cut from the mouth's side the soft parts which covered the haft. The haft of the knife was then laid between the soft parts and the bone, and with Hey's little saw[4] the bone was sawed on both sides. This stage of the operation was very long too. At length the bone was separated from the muscles of the tongue without holding it. We could very well perceive the retraction of the tongue and several times respiration was strongly hindered. The operation lasted 35 minutes. Once several arteries had been tied, English «charpie» was put in the wound and the ends of the bone and the soft parts drawn together by plasters.

Visit of Mr. Green. After returning to London we saw this patient again. The ends of the cut bones were cicatrized, the teeth of the lower jaw corresponded with those of the upper jaw. The soft parts were completely united, but they formed an incomplete lip which was not high enough to prevent the spittle from constantly running over the lip.

On August 26, Mr. Green performed an extirpation of a steatomatous tumor of a considerable size situated on the back part of the scapula. By means of an ovoid incision, a part of the skin was left in connexion with the tumor, which then was slowly separated from the skin and the muscles of the scapula. No large vessel gave blood; only a little quantity of blood or rather blood-serum flowed out and, in spite of the fact that about 12 ligatures were applied, several of which I am convinced did not touch a vessel. The soft parts were then united by means of a suture and sticking plaster and a bandage. Mr. Green operated too slowly in this case as well as in the preceding case.

Museum of St. Bartholomew's Hospital

The museum is very well ordered[1]. We saw it with a catalogue that describes well enough the anatomical character of the preparations, but it does not mention anything of the accidents which occasioned this pathological state of the body.

The first section deals with the *diseases of the bones*. Most of these preparations are in glasses and the injected preparations, with many others, are conserved in brandy. The preparations *of necrosis* are very fine; there are some of the human body and some of dogs. It was also evident that only the external or internal lamella and the new bone can be performed by one or the other of the periostea. And in one case, the new bone was formed by both membranes and the bone which had died was in the middle of them.

The second section contains the *tumors of the bones*. There is an os sacrum whose lamellae are distended so that the bone is shaped like a globe. A part of the anterior lamellae has been destroyed by ulceration. English surgeons distinguish the tumors which have their origin in the

---

[4] Nach William Hey (1736-1819), Chirurg in Leeds.
[1] A descriptive catalogue of the anatomical museum of St. Bartholomew's Hospital, ed. by Sir James PAGET, 3 vols., London 1846-1862. St. Bartholomew's Hospital, a descriptive catalogue of the anatomical and pathological museum, published by order of the governors, 2 vols., London 1882-1884. HANBURY, W. J.: Historical specimens in the Museum, The Royal Hospital of Saint Bartholomew 1123-1973, ed. by Victor Cornelius MEDVEI and John L. THORNTON, London 1974, pp. 354-367.

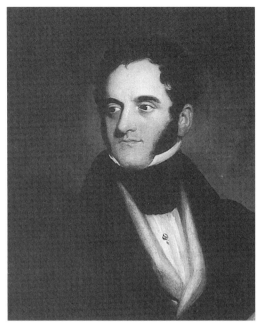 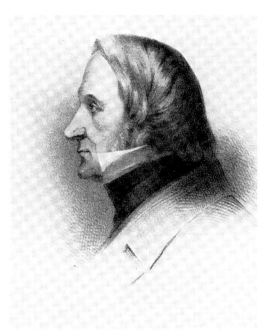

John Elliotson (1791-1868), Arzt und Dozent am St. Thomas's Hospital in London.

Joseph Henry Green (1791-1863), Chirurg und Dozent am St. Thomas's Hospital in London.

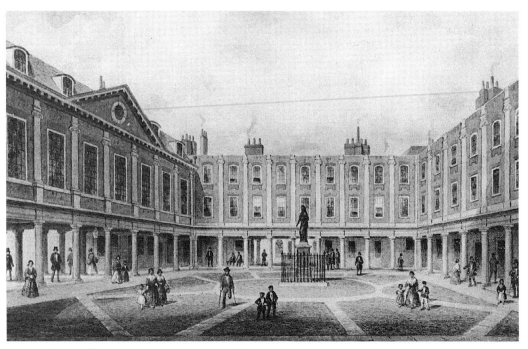

Innenhof des St. Thomas's Hospital in London, 1858.

periosteum externum and those which come from the interior of the bones. The latter are called medullar tumors. We saw a very fine example of the latter kind; a yellow substance like a tubercle could be seen in the interior of the lower part of the femur; a quite similar matter had distended the external lamella of a portion of this bone and formed a very large growth. Very remarkable is an exfoliation of a very great portion of the skull after the application of trephine. Several fine examples of abscesses of the bones, e. g., a tibia with a large cavity within the cancerous texture in its lower part. The cavity is lined with a soft and vascular membrane and it contains a serous fluid. There is an aperture in the cavity which leads to the exterior of the bone. The bone is a little enlarged and the walls thickened. A tumor osseus of a molar tooth; the tumor was between the crown and the fang. The dry preparations of necrosis are also very beautiful, especially several necroses of the walls of the skull.

Third section: Diseases of joints. A complete absorption of the head and neck of the femur, the acetabulum destroyed in great portion. In another case, the acetabulum was greatly enlarged and the head of the femur with the ligaments were proportionately thickened. Exostoses of the lower end of the ulna and radius, the bones of the wrist and the beginnings of the bones of the metacarpe. These exostoses appear to go out of the external wall of the bones; singular figures like crystallisations form. There are preparations of ankylosis vera of nearly all joints; two of the hip joint, several of the atlas with the skull.

A very interesting collection is that of the fracture of the neck of the femur. Among these cases (which are either dried or conserved in spirit of wine), there are eight fractures not united and ten completely united. As for the latter cases, the fracture happened 1) through the base of the neck into the trochanter minor, 2) through the basis of the neck and through the trochanter major into the shaft, 3) extending through the basis of the neck and through the shafts between the trochanters, 4) only through the basis of the neck. I saw only three cases of this kind. As I saw in the dry operations in all these cases the union was completed by osseous matter. In four cases which are conserved in spirit of wine, a white line is visible on the place of fracture. It is possible that this white line is only cartilaginous matter.

In the cases where no union has taken place, the ends of the fractures are covered by an osseous matter. In one of these cases, a great quantity of osseous matter is deposited around the fracture.

In one case the union has begun but is not quite complete; nevertheless, in the part where union is made, it is made by osseous matter. It was an individual eighteen years of age who died two months after the injury.

The fractures of the bones of the pelvis are very remarkable, and also those of the spine. In several cases of this kind, the spinal marrow was not compressed, in others on the contrary it was torn.

Preparations of the diseases of the brain. Several apoplectic cells in different periods, either empty or full of the blood coagulum, which is red or more white. Several tumors in the substance of the brain, which are called «tubercles» by the Germans. Preparations of diseases of the nerves. Tumor of the popliteal nerve, of a soft caseous consistency, between the filaments; they cross the tumor. Crural nerve of a stump, swelled at its end into a ganglion. Nerves of a stump united together and fixed with the skin. Atrophy of the optic nerve; the atrophy continues on the opposite side from the junction of the nerve.

Diseases of the eye. Ossification of the retina. Several medullary tumors which have their origin in the orbita or in the interior of the eye or in both parts. The eyeball is involved in the matter. In one case, the eyeball is also filled with the same substance and the different parts of the eye are destroyed.

Diseases of the skin. A horny excrescence with a portion of the scalp from which it has arisen. The excrescence is more than one foot long and crooked.

Diseases of the lungs. A fine collection of tubercles in the lungs. In one of them, the lung is injected; the matter penetrated only two tubercles, but it appeared that the substance of the lung which surrounded the tubercles was especially red.

Diseases of the bowels. Tubercles of the peritoneum, of the mesenterium, of the peritoneal part of the small intestine. An opening in the upper part of the rectum where it is covered by the peritoneum; this opening was made by the end of a metallic clyster pipe. The subject was young. Rectum in which there are haemorrhoidal tumors distended by some wax which was injected by the inferior mesenteric vein. Preparations of hernias; one where the spermatic vessels were divided. Obturator artery has its origin in the epigastricum; on one side the artery turns around the sac. Intussusceptions of the intestines.

Tubercles, medullary matter, melanoses, hydatids, fungus haematodes of the liver. A great part of the tongue which was detached during an epileptic fit. Ossification of the thyroid gland, two examples.

Several examples of chimney sweeps' cancer. Hydrocele of the tunica vaginalis, testiculi divided in two portions by a thick membrane with which the testicle is connected.

Two prostate glands with cells in the interior filled by little calculi of a red colour.

Strictures of the urethra and false passages. The strictures are of very different sorts; the one produced by thickening of the mucous membrane or by granulations or by rafters and a sort of valve.

A false passage was made by a catheter which was forced into the corpus cavernosum.

The collection of physiological preparations is not large, but very fine.

Surgical wards of St. Bartholomew's Hospital

The surgical wards of St. Bartholomew's Hospital[1] are attended by Mr. Lawrence[2] and Mr. Earle[3]. We were introduced to Mr. Lawrence by Dr. Kind[4]. Mr. Lawrence is currently one of the

---

[1] Zum 1123 gegründeten St. Bartholomew's Hospital in London, wo seit 1662 Studenten zugelassen und 1724 neue Gebäulichkeiten errichtet wurden: DELAMOTTE, W. A.: An historical sketch of the Priory and Royal Hospital of St. Bartholomew's, London 1846. CHATAM: St. Bartholomew's Hospital, historical account [...], rules and orders [...], Rochester 1863. BAKER, W. M.: The two foundations of St. Bartholomew's Hospital (1123 and 1546), London 1885. MOORE, Sir Norman: A brief relation of the past and present state of the royal and religious foundation of St. Bartholomew's Hospital, London 1895. Ders.: The history of St. Bartholomew's Hospital, 2 vols., London 1918. POWER, Sir d'Arcy / WARING, H. J.: A short history of St. Bartholomew's Hospital 1123-1923, London 1923. BLOYE, Herbert: The story of «Bart's», the mother hospital of the Empire, London 1924. POWER, Sir d'Arcy: The archives of St. Bartholomew's, Festschrift für Max Neuburger, o. O. 1948. THORNTON, John L.: St. Bartholomew's Hospital, London, and its connection with eminent book collectors, J. Hist. Med. 6, 1951, pp. 481-490. WHITTERIDGE, Gweneth: The Royal Hospital of St. Bartholomew, London 1951. WHITTERIDGE, Gweneth / STOKES, V.: A brief history of the Hospital of Saint Bartholomew, London 1961. KERLING, Nellie J.: St. Bartholomew's Hospital, list of archives to 1850, London 1962. Dies.: St. Bartholomew's before its rebuilding by Dance, St. Bart.'s Hosp. J. 74, 1970, pp. 17-21. Dies.: The relations

most esteemed surgeons of London; he speaks French and German though he has never been in Germany. He was very complaisant towards us and he explained to us all the cases he had in his wards. He has a great number of patients suffering from venereal disease. The remedies generally used are blue pills[5] (vide dispensatory, pp. 1026-1027), black water and sarsaparilla. *Gonorrhoea in women* is treated by washing with lukewarm water and purgatives. *He opens the buboes very late.* We saw two buboes in the same person where fluctuation had already been observed, purgatives had been exhibited and now the buboes were almost absorbed. We saw a gangrenous ulceration on the external genital organs of a woman. This particular form of syphilis, called *«sloughy phagadaena»*, is chiefly observed after abundant coitus of several men with the same generally drunk woman. It is a spaceless place, in this case near the symphisis ossis pubis, but more frequently near the perineum, forming a black crust with ulceration in the neighbourhood. It generally makes rapid progress, which can be stopped by application of strong nitric acid externally whilst internally calomel is given.

Hydrocele is generally treated by injection of cold port wine. In a little, two-year-old child Lawrence only made a puncture without injection, saying that he found this treatment generally sufficient in such a case.

between St. Bartholomew's Hospital and the City of London, 1546-1948, Guildhall Miscellany 4, 1971, pp. 14-21. Dies.: St. Bartholomew's Hospital, Hist. Med. 3(1), 1971, pp. 3-6. Dies.: Cartulary of St. Bartholomew's Hospital, London 1973. The Royal Hospital of Saint Bartholomew 1123-1973, ed. by Victor Cornelius MEDVEI and John L. THORNTON, London 1974. FORBES, Thomas R.: Mortality at St. Bartholomew's Hospital, London, 1839-72, J. Hist. Med. 38, 1983, pp. 432-449. LAWRENCE, Susan C.: «Desirous of improvements in medicine», pupils and practitioners in the Medical Societies at Guy's and St. Bartholomew's Hospitals, 1795-1815, Bull. Hist. Med. 59, 1985, pp. 89-104. YEO, Geoffrey: Images of Bart's, an illustrated history of St. Bartholomew's Hospital in the City of London, London 1992.

[2] Sir William Lawrence (1783-1867), 1802 Prosektor am St. Bartholomew's Hospital in London, 1813 Assistant Surgeon, 1814 Surgeon am Eye Infirmary, 1815 Surgeon an den Spitälern von Bridwell und Bethlem, Prof. der Anatomie und Chirurgie am College of Surgeons, Dozent der Chirurgie am St. Bartholomew's, 1846 und 1855 Präsident des College of Surgeons, Serjeant Surgeon der Königin Victoria. CALLISEN 11 (1832), S. 151-158, 29 (1841), S. 475-478. Ann. d'ocul., 1858, pp. 119-126. Brit. med. J., 1867, II, p. 36. Lancet Lond., 1867, II, pp. 44-46. Med. Dir., 1868, p. 986. Med. Times & Gaz., 1867, II, pp. 43-45. Proc. Roy. Soc. Med. Lond. 16, 1867/68, pp. 25-30. St. Bart.'s Hosp. Rep., 1868, IV, pp. 1-18. HIRSCHBERG 14.4 (1914), § 637, S. 135-150. COLLINS, Sir William J.: Sir William Lawrence, Brit. J. Ophth., 1918, pp. 497-506. MOORE, Sir Norman: The history of St. Bartholomew's Hospital, vol. 2, London 1918, pp. 648-663. CHANCE, Burton: Sir William Lawrence in the relation to medical education with special reference to ophthalmology in the early part of the nineteenth century, Ann. med. Hist. 8, 1926, pp. 270-279. PLARR, Victor G.: Lives of the fellows of the Royal College of Surgeons of England, Bristol 1930, pp. 689-692. BLÄ 3 (1931), S. 699 f. DNB, 4th ed., 11 (1949/50), pp. 727 f. LEFANU, William R.: Past presidents 7, Sir William Lawrence, Ann. roy. Coll. Surg. Engl. 25, 1959, pp. 201 f. MUDFORD, Peter G.: William Lawrence and «The natural history of man», J. Hist. Ideas 29, 1968, pp. 430-436. STINSON, Daniel T.: The role of Sir William Lawrence in 19th century English surgery, Diss. med., ZMA 67, Zürich 1969. WELLS, Kentwood D.: Sir William Lawrence, a study of pre-Darwinian ideas on heredity and variation, J. Hist. Biol. 4, 1971, pp. 319-361.

[3] Henry Earle (1789-1838), 1808 House Surgeon am St. Bartholomew's Hospital in London, Surgeon am Foundling Hospital, 1815 Assistant Surgeon am St. Bartholomew's, 1827 Surgeon, Dozent für Chirurgie, 1833 Prof. der Anatomie und Chirurgie am College of Surgeons, Präsident der Medical and Chirurgical Society. CALLISEN 5 (1831), S. 491-496, 27 (1839), S. 405-407. Brit. & For. M.-Chir. Rev. 5, 1838, p. 627. Clinical Sketches, London, 1895, II, p. 80. BLÄ 2 (1930), S. 367. DNB, 4th ed., 6 (1949/50), p. 319.

[4] Carl Maximilian Kind (gest. 1831), Arzt aus Leipzig, vgl. S. 641.

[5] Quecksilberpillen.

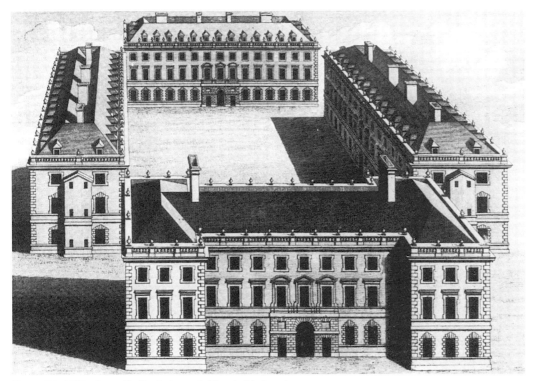
Das 1730-1769 erbaute St. Bartholomew's Hospital in London.

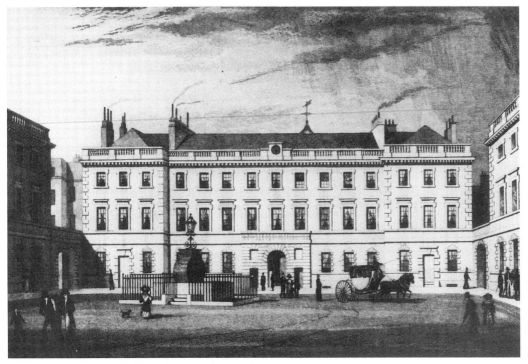
Hauptfassade des St. Bartholomew's Hospital in London, 1829.

Erysipelas phlegmonosum. Lawrence practices in all the stages of this disease large injections which are, according to him, the best remedy to stop the progress of the inflammation, vide Cooper's dictionary, p. 458[6]. At the same time, he prescribes a purgative.

An abscess of the iris. Generally leeches, bleeding and purgatives; he hopes to dissolve it by absorption.

Compound fractures. At first the leg is placed between cushions in a box of wood and to mitigate the inflammatory stage, leeches and cold fomentations are applied. Afterwards a bandage with splints is to be used. There is a particular bed in use in this hospital: it consists of three parts, so that the body is laid obliquely and a little elevated, the leg is bent at the knee joint so that the thigh goes obliquely upwards, whilst the leg is situated obliquely downwards. We saw a compound fracture where three days after the injury, a violent delirium traumaticum took place. Large doses of opium were given, 1 grain every four hours, afterwards 2 grains of opium. Leeches were applied around the leg which was laid on its exterior side without any bandage. The two fragments could not be put together and the upper sharp-pointed fragment projected through the wound. Mr. Lawrence introduced the cutting pliers of Liston[7] into the wound in order to take away the projecting bone, but the point of the instrument broke and he was obliged to wait till another instrument was brought. Then he succeeded in cutting off the point of the bone. This, however, was not sufficient and he then applied Hey's saw to saw off a larger piece of the fragment. But this instrument had too little effect, so that Lawrence abstained from sawing and left the dislocation as it was. Upon our return to London two months afterwards, the patient was doing very well, but the injured leg was considerably shorter than the sound one.

We saw Mr. Lawrence perform an extirpation of a cancerous breast, complicated with swelling of some glands in the armpit. He operated very well, but slowly, and a very abundant haemorrhage took place in the night which obliged them to take off the bandage and to tie an artery.

Without our being introduced to *Mr. Earle*, this surgeon received us with great complaisance.

Gonorrhoea is generally treated with a salve of 3-4 grains of nitrate of silver in 1 dram of fat. This salve is applied for women upon a piece of linen and for men, a bougie is spread over with the onguent and passed into the urethra. The cure is frequently terminated after two applications; he already has twenty cases of very good success obtained by this method and orchitis has appeared only once. Earle says that by this means, the parts are irritated and not put in inflammation.

Against *strictures of the urethra* he used *bougies of pewter* with a large handle. Their introduction is easier than that of wax bougies and the spasmodic contractions put no hindrance in the way. He never used cauterisations to remove strictures.

Primitive cases of syphilis are treated by blue pills and external unctions of black mercury and sarsaparilla. *He considers mercury a means which accelerates the cure of venereal diseases, but it is not absolutely necessary.* In ulcerations of the throat, he employs fumigations of the cinnabar up-

---

[6] COOPER, Samuel: A dictionary of practical surgery, containing a complete exhibition of the present state of the principles and practice of surgery, collected from the most original sources of information and illustrated by critical remarks, London 1809, 2nd ed. 1813, 3rd ed. 1818, 4th ed. 1822, 5th ed. 1825.

[7] Robert Liston (1794-1847), Prof. der Chirurgie in Edinburgh und London, vgl. S. 658.

on the affected part and gives sarsaparilla internally. We saw a case of iritis syphilitica; it was treated with pills of 3 grains calomel and ½ opium thrice a day and sarsaparilla in decoctum. The patient was near healing.

Against *old, impure ulcerations of the leg*, Mr. Earle uses a poultice consisting of *semen lini, carbo ligni et natrum muriaticum*.

Fractures of the bones of the extremities. For the inferior extremities, Mr. Earle constantly uses the bed which is in use in this hospital and which I mentioned in speaking of the treatment followed by Lawrence. The foot is fixed on a splint of wood and the weight of the body causes the extension. The splints generally applied are those which, in Germany, are called «Earle's splints». For fractures of the leg, splints of wood are applied. I believe they were invented by Pott[8]. They are fixed together by leather strings; the foot is sometimes still fixed on the top of the bed. In a compound fracture of the humerus, the arm is suspended by bands in a very ingenious manner. A boy about 12 years of age is affected with fracture of the os pubis; he urinates blood and has great pains. Leeches are repeatedly applied. The same boy had fractured both thigh bones. For fractures of the clavicula Mr. Earle has invented a bandage which ressembles that of Desault in its purpose. The bandage of Earle is more simple and consists of leather strings.

We saw a dissection of a leg of a young, strong man who had been wounded ten days before in the poplitea, a haemorrhage took place, which however seemed to be but a veinous one, and which ceased in a short time. Eight days after the injury, such abundant arterial bleeding took place out of the wound that the surgeon found it necessary to tie the arteria poplitea. The next day the haemorrhage recurred and Mr. Earle applied a second ligature around the inferior part of the artery and cut the artery through between the two ligatures. The fourth day after the last application of a ligature, a very bad smell issued from the wound so that chlorine was applied upon it. The sixth day the smell was still stronger and the inferior part of the leg was mortified so that amputation of the leg was found necessary. The seventh day the dissection of the leg was made, but so badly that I am not sure if the result is good. The upper end of the artery was found open without ligature and without coagulum, and the inferior part, on the contrary, was filled with coagulum. The muscles were mortified to the foot.

London Hospital

One of the largest hospitals of the metropolis, the London Hospital, now contains about 300 patients, but shall be enlarged considerably and the number of patients will then be much greater[1]. The patients' wards are generally very large and high, without any smell. The new

---

[8] Percival Pott (1713-1788), Chirurg in London.

[1] Zum 1740 gegründeten, 1785 mit einer Medical School ausgestatteten London Hospital: London Hospital, list of physicians and surgeons from its establishment in 1740 to 1846, London 1846. MORRIS, Sir Ernest W.: A history of the London Hospital, 3rd ed., London 1926. SINCLAIR, Robert: The London Hospital, portrait of a hospital in its third century, London 1956. Mc KENZIE, Fred A.: The London Hospital, London Hosp. Gaz. 64, 1961, pp. 137-146. CLARK-KENNEDY, Archibald Edmund: The London, a study in the voluntary hospital system, vol. 1, The first hundred years, 1740-1850, London 1962. DAUNTON, C. (Ed.): The London Hospital illustrated, 250 years, London 1990.

rooms are especially well arranged. Till now patients with venereal disease were not admitted, but in the new building several rooms are destined for these patients. The room for operations is small, but well arranged. There is a little collection of surgical instruments, among which I saw nothing of interest. An imperfect speculum vaginae in the shape of bullet forceps of a stork's bill was applied twice by Mr. Luck[2] in operating a fistula vesico-vaginalis. The most interesting object we saw in this establishment was the kitchen, which was extremely clean though very small. The cooking-stoves are especially interesting; there are three which take up a very small space. One is for roasting the meat, the other for boiling the meat and the greens. They are placed under a copper cover and they are touched by steam which comes from a great steam engine. The third is a fire-place, where the fire is open. It is arranged in such a manner that the smoke is driven down so that it cannot rise in the kitchen.

We saw several interesting cases in the visit of *Sir William Blizard*[3], who is an old man and visits only occasionally. The operations, on the contrary, are performed by *Mr. Luck*, a young gentleman who showed us with much complaisance the whole hospital and the following cases. *An aneurysm of the aorta* abdominalis, which was prominent on the left side; the tumor formed by it was of an enormous extent. It was confined backwards by the spine, upwards by the third inferior rib, downwards by the pelvis and the anterior limit was close to the middle regions of the belly. The pulsations could easily be felt in all points of the tumor. The patient was weak and suffering greatly; his death appeared to be not very far away. Another aneurysm could be heard and felt in the right side of the chest of a patient, especially in the upper part near the sternum. Bleedings often repeated and a small diet had considerably improved the state of the patient. *A very curious palsy of the two arms* of a woman between 25 and 30 years. Without any cause five years ago, the disease began; by and by she lost all motion in the arms, whilst the sensation is as good as in the other parts of the body. When we raised the arms, the hands sank down and when we drew away our hands the arm fell down. The pulsations of the radial artery were very weak and the arms *appeared atrophied* (I found the contrary!). The patient felt no pain at all in the arms. All the functions of the organs of the head, chest and the belly were quite sound. The woman was well regulated; she could move her legs very well. Mr. Luck, supposing a disease of the marrow in its neck part, had ordered to apply blisters on the neck. *A large laceration of the soft parts of the right hand* of a very strong subject, occasioned by a weight of 50 pounds which had fallen upon the hand. The middle hand bones of the fore and middle fingers were cracked and the capsule membranes opened. Mr. Luck removed these too, but only to a small extent. The surgeon, after having tied several arteries, drew together the fingers and the soft parts, which were pushed to the side. He then applied poultices of bread so that the half-liquid bread immediately touched the wound. We saw the patient the eighth day after the injury; the wound was in full suppuration, a portion of the skin was mortified

---

[2] Keine weiteren Angaben bekannt.
[3] Sir William Blizard (1743-1835), 1780 Surgeon am London Hospital, 1785 Mitbegründer der Medical School am London Hospital, 1787 Prof. der Chirurgie am College of Surgeons, Donator des Hunterian Museum. CALLISEN 2 (1830), S. 332-334, 26 (1838), S. 325 f. Lancet Lond., 1833, II, p. 17. COOKE, William: A brief memoir of Sir William Blizard, London 1835. BLÄ 1 (1929), S. 571. DNB, 4th ed., 2 (1949/50), p. 685. McCONAGHEY, R. M. S.: Sir William Blizard and his poems, Med. Hist. 2, 1958, pp. 292-297. COPE (1959), pp. 31-41. RICHES, Sir Eric: Hunterian milestones, Trans. Hunter Soc. 27, 1968/69, pp. 7-19. STEWART, E. F. G.: The Hunterian Society, 150th anniversary, Practitioner 202, 1969, pp. 572-580. AUDEN, R. R.: A Hunterian pupil, Sir William Blizard and the London Hospital, Ann. roy. Coll. Surg. Engl. 60(4), 1978, pp. 345-349.

and was now removed. The strength of the patient had not suffered. The pulse was very quiet. There is some hope of preserving the three fingers.

Besides Sir William Blizard and his assistant Mr. Luck, there are two other surgeons in this hospital: *Mr. Scott*[4], whom we saw several times in the Finsbury's eye infirmary, and *Mr. Andrews*[5]. Mr. Luck is a very courageous operator; he showed us in the museum a scapula attacked by a fungeous tumor which he had entirely removed. The patient recovered. He made two operations of a fistula vesico-vaginalis, of which one case healed. With a curved scalpel he removed the borders of the hole and then he applied ligatures with curved needles. He also invented nippers of a particular form for tying the arteries; their point is very short and immediately above it they become long. By this shape he avoids seizing the nippers when he binds the ligature. In this hospital and in all others of London, *the strictures of the urethra* are never treated by caustics.

The museum of this hospital is small and not well arranged, but it contains very interesting preparations, particularly three chimney sweeps' cancers, several cancers and polyps of the uterus and a very fine collection of foetuses[6].

There is *a medical school* in this hospital[7]. Besides the practice in the hospital, they cure a still greater number of out-patients.

Guy's Hospital

Visit of Mr. B. Cooper[1]. On the 21st [of June] he made a puncture of the belly to get out the serum which had collected in great quantity in the abdominal cavity. He made an incision in the white line with a lancet and in this hole he passed a trocar. Cooper said that in this manner, he spares the patient pains.

---

[4] John Scott (1798-1846), Dr. med. (Edinburgh), 1826 Surgeon am Ophthalmology Dispensary, Assistant Surgeon am London Hospital, Dozent der klinischen Chirurgie an der Medical School des London Hospital. CALLISEN 17 (1833), S. 448 f, 32 (1844), S. 252 f. Med. Times & Gaz. 14, 1846, p. 136. London & Prov. med. Dir., 1847, p. 188. HIRSCHBERG 14.4 (1914), § 639, S. 159 f. Brit. J. Ophth. 11, 1927, pp. 1-9. BLÄ 5 (1934), S. 187 f. DNB, 4th ed., 17 (1949/50), pp. 994 f.

[5] M. W. Andrews, Dr. med., Militärarzt, Arzt auf Madeira, später am London Hospital. CALLISEN 1 (1830), S. 175, 26 (1838), S. 64.

[6] A descriptive catalogue of the pathological museum of the London Hospital, London 1890.

[7] Zur 1785 gegründeten Medical School am London Hospital: Of the expediency and utility of teaching the several branches of physics and surgery by lectures at the London Hospital and for erecting theatres for that purpose [...], London 1783. A statement of facts, addressed to the governors of the London Hospital, by the lectures at that institution, London 1833. London Hospital and Medical College, Mile End, rules, regulations and resolutions of the medical council of the London Hospital School, London 1870.

[1] Bransby Blake Cooper (1792-1853), Militärwundarzt, Prosektor am St. Thomas's Hospital, Assistent seines Onkels Astley Paston Cooper, 1825 Surgeon am Guy's Hospital, Dozent an der Medical School des Guy's Hospital. CALLISEN 4 (1831), S. 330, 27 (1839), S. 147 f. Biographical sketch of Bransby Blake Cooper, F. R. S, Lancet Lond., 1850, II, pp. 270-276. Lancet Lond., 1853, II, p. 190. Med. Circ., 1853, II, pp. 511-514. Med. Dir., 1854, p. 801. Med. Times & Gaz., 1871, I, p. 21. BLÄ 2 (1930), S. 99 f. RUSSELL, Kenneth Fitzpatrick: The Military General Service Medal awarded to Bransby Cooper, Med. Hist. 5, 1961, pp. 294-296.

Guy's Hospital is nearly the finest and largest hospital of London[2]. It was built in 1726 by Mr. Guy[3] who left to the hospital his enormous fortune of about 240 000 pounds. The buildings consist of a centre and wings, and behind this is a quadrangular place where there are several detached buildings, one of them for lunatics, another for the museum and still another for surgical patients. There are several small houses for the stewards. In the middle of the spacious area before the hospital is the statue of the founder; there is another one in the chapel.

There are twelve large wards containing upwards of 400 beds. The wards are distinguished by *very good ventilation*. The arrangement of the windows is very different, but always so as not to be hurtful to the patients. This is chiefly remarkable in one of the separate buildings, especially in the upper ward immediately below the roof. This ward is very well lighted and the windows established in the roof of the house can be let open without risking that the air touches the patient. Besides the in-patients, about 2 000 out-patients are annually provided with medicine.

We went on the visits of *Mr. Bransby Cooper*, of *Mr. Key* and of *Mr. Morgan*[4], but unfortunately we did not see anything of interest. *Sir Astley Cooper, the consulting surgeon*, very seldom comes to the hospital, only when a very important operation is to be performed.

---

[2] Zum 1725/26 vollendeten Guy's Hospital in London: WILKES, Sir Samuel / BETTANY, G. T.: A biographical history of Guy's Hospital, London 1892. Guy's Hospital 1724-1902, a tribute to its founder and a record of its work, London 1903. Special number in commemoration of the bicentenary of the hospital and the centenary of the medical school, 1725-1925, Guy's Hosp. Gaz., London 1925. RIPMAN, H. A. (Ed.): Guy's Hospital 1725-1948, London 1951. CAMERON, Sir Hector Charles: Mr. Guy's Hospital 1726-1948, London 1954. BROCK, R.: The operating theatre of old Guy's Hospital, Guy's Hosp. Rep. 113, 1964, pp. 131-135. COLLINGWOOD, Frances: Guy's Hospital, Hist. Med. 1, 1969, pp. 27-29. Guy's Hospital and Medical School, 23rd Int. Congr. Hist. Med., vignettes written by E. J. MOYNAHAN, London 1972. OBER, William B.: Great men of Guy's, Metuchen 1973. KEEN, N.: Annotations on Guy's Hospital in London by Dr. Jacques-Pierre Pointe, Guy's Hosp. Rep. 123(1), 1974, pp. 73-88. WALL, J. R.: The Guy's Hospital Physical Society (1771-1852), Guy's Hosp. Rep. 123(2), 1974, pp. 159-170. HANDLER, Clive E. (ed.): Guy's Hospital, 250 years, London 1976. HELLIWELL, P. J.: 250 years of Mr. Guy's Hospital, Nurs. Mirror 142(19), 1976, pp. 46-50. Upstairs, downstairs at Guy's, Addison, Bright, and Hodgkin, Hosp. Pract. 12(5), 1977, pp. 119-122, 127, 129. PEITZMAN, Steven J.: Bright's disease and Bright's generation, toward exact medicine at Guy's Hospital, Bull. Hist. Med. 55(3), 1981, pp. 307-321. COLEY, Noel G.: Early medical chemistry at Guy's Hospital, 1800-1850, Soc. Hist. Med. Bull. 37, 1985, pp. 31-34. LAWRENCE, Susan C.: «Desirous of improvements in medicine», pupils and practitioners in the Medical Societies at Guy's and St. Bartholomew's Hospitals, 1795-1815, Bull. Hist. Med. 59, 1985, pp. 89-104. COLEY, Noel G.: Medical chemistry at Guy's Hospital (1770-1850), Ambix 35(3), 1988, pp. 155-168.

[3] Thomas Guy (1644-1724), Buchhändler in London, Stifter des nach ihm benannten Spitals in London.

[4] John Morgan (1797-1847), Wundarzt in London, 1824 Surgeon und Dozent am Guy's Hospital in London, Leiter der Augenabteilung. CALLISEN 13 (1833), S. 228, 30 (1842), S. 440. Lond. M. Gaz., 1847, n. s., pp. 778-780. Med. Times & Gaz., 1871, I, p. 50. HIRSCHBERG 14.4 (1914), § 668, S. 287-289. BLÄ 4 (1932), S. 266.

[5] Richard Bright (1789-1858), 1813 Dr. med. (Edinburgh), 1817 Assistant Physician am Fever Hospital in London, 1820 Assistant Physician und 1824 Physician am Guy's Hospital, 1837 Physician extraordinary der Königin Victoria. CALLISEN 3 (1830), S. 171 f, 26 (1838), S. 447 f. FALK, C. Ph.: Die Geschichte der Bright'schen Krankheit im Jahre 1827 bis zum Jahre 1847, nach den Quellen bearbeitet, Janus 3, 1848, S. 456-494. HAESER, Heinrich: Zur Geschichte der Bright'schen Krankheit, Janus 3, 1848, S. 371 f. Lancet Lond., 1858, II, p. 665. Med. Times & Gaz. 17, 1858, pp. 660-662. Arch. gén. de méd. Par., 1859, I, pp. 257-274. Edinb. M. J., 1859, IV, pp. 680-682. Med. Dir., 1860, p. 999, 1863, p. 984. Munk's Roll 3 (1878), pp. 155-160. GARRISON, Fielding H.: Richard Bright's travels in lower Hungary, a physician's holiday, John Hopkins Hospital Bulletin 23, 1914, pp. 173-175. HALE-WHITE, Sir William: Richard Bright and his work, Guy's Hosp. Rep. 71,

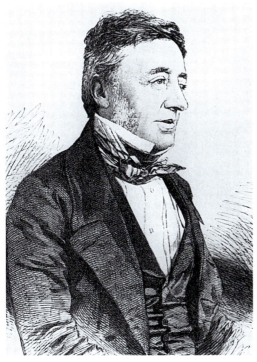
Bransby Blake Cooper (1792-1853), Chirurg und Dozent am Guy's Hospital in London.

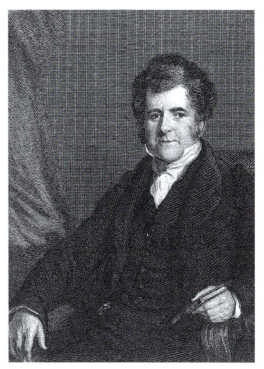
Richard Bright (1789-1858), Arzt und Dozent am Guy's Hospital in London.

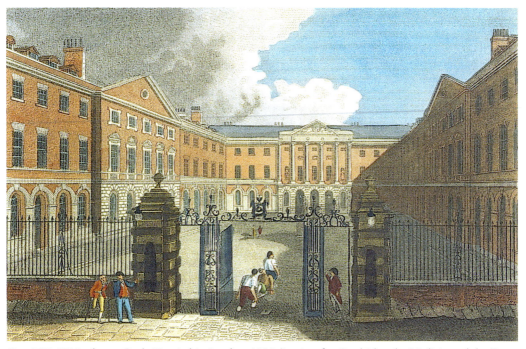
Das 1722-1725 erbaute Guy's Hospital in London, 1799 (Institut für Geschichte der Medizin und des Krankenhauswesens der Universität Aachen).

1921 (suppl.). Ann. med. Hist. 4, 1922, pp. 313-314. ROCHESTER, De Lancey: Richard Bright of Guy's Hospital, Ann. med. Hist. 5, 1923, pp. 301-305. CHANCE, Burton: Dr. Richard Bright, an ophthalmologist's appreciation, Ann. med. Hist. 9, 1927, pp. 332-336. CHRISTIAN, Henry A.: Kidney disease as described by Richard Bright in the light of the knowledge of a century later, Ann. med. Hist. 9, 1927, pp. 337-346. Guy's Hospital Reports 77(3-4), 1927, Bright centenary double number, London 1927. THAYER, William Sidney: Richard Bright, the Bright Oration, delivered at Guy's Hospital on July 8, 1927, on the occasion of the centenary of the publication of the first volume of Bright's Medical cases, Guy's Hosp. Rep. 77, 1927, pp. 253-301. BLÄ 1 (1929), S. 700. CHANCE, Burton: Richard Bright, traveller and artist, Bull. Hist. Med. 8, 1940, pp. 909-933. DNB, 4th ed., 2 (1949/50), pp. 1242-1245. HILL, William: Richard Bright, a bio-bibliography, Guy's Hosp. Gaz. 64, 1950, pp. 373, 393, 419, 439, 454, 472. EVANS, Horace: Richard Bright, before and after, Trans. med. Soc. Lond. 66, 1951, pp. 129-147. KEITH, Norman M. / KEYS, Thomas E.: Contributions of Richard Bright and his associates to renal disease, Arch. intern. Med. 94, 1954, pp. 5-21. CAMERON, Hector Charles: Richard Bright at Guy's, Guy's Hosp. Rep. 107, 1958, pp. 263-293. Guy's Hospital Reports 107(4), 1958, special number dedicated to Richard Bright, physician to Guy's Hospital 1820-1843, in commemoration of the centenary of his death, pp. 263-542. HALE-WHITE, Sir William: Richard Bright and his discovery of the disease bearing his name, Guy's Hosp. Rep. 107, 1958, pp. 294-307. Ders.: Bright's observations other than those on renal disease, Guy's Hosp. Rep. 107, 1958, pp. 308-322. HILL, William: Richard Bright, a bibliography, Guy's Hosp. Rep. 107, 1958, pp. 531-542. JUHN, Benno: Dr. Bright und Wien, Wien. med. Wschr. 108, 1958, S. 1097-1098. KARK, Robert M.: Richard Bright, clinician, clinical investigator and teacher, Guy's Hosp. Gaz. 72, 1958, pp. 462-467. Ders.: A prospect of Richard Bright on the centenary of his death, December 16, 1858, Amer. J. Med. 25, 1958, pp. 819-824. ROSENHEIM, L. M.: The syndromes of Bright's disease, Guy's Hosp. Gaz. 72, 1958, pp. 462-467. VEITH, Ilza: Richard Bright, an appreciation on the centenary of his death, Mod. Med. (Minneap.) 26(24), 1958, pp. 202-216. WINSTON, G. A. R.: Richard Bright and his published writings, a review, Guy's Hosp. Gaz. 72, 1958, pp. 483-488. COPE, Sir Zachary: Richard Bright, Cent. Afr. J. Med. 6, 1960, pp. 112-115. SLATER, E. A. W.: Bright and Bright's disease, Res med. 2(2), 1960, pp. 43-46. CAMERON, Stewart J. / BECKER, Lovell E.: Richard Bright and observations in renal histology, Guy's Hosp. Rep. 113, 1964, pp. 159-171. ALVAREZ, Walter C.: A pioneer in geriatrics, Geriatrics 20, 1965, pp. 433-434. KINDER, C. H.: Richard Bright, Invest. Urol. 4, 1966, pp. 288-290. BOKSAY, G.: Dr. Richard Bright and Lake Balaton, Med. Hist. 14, 1970, pp. 106-107. Dict. scient. biogr. 2 (1970), pp. 463-465. TALBOTT, John: Richard Bright, a biographical history in medicine, New York/London 1970, pp. 1036-1039. BRUETSCH, W. L.: Richard Bright and apoplexy, Trans. Amer. Neurol. Ass. 96, 1971, pp. 213-215. WELLER, R. O. / NESTER, B.: Histological reassessment of three kidneys originally described by Richard Bright in 1827-36, Brit. med. J., 1972, II, pp. 761-763. HONTI, Jószef: Reflections of Richard Bright's works in the contemporary Hungarian literature, 24th Int. Congr. Hist. Med. 1974, Budapest 1976, pp. 565-568. PFARRWALLER, Andreas: Niere und Kreislauf, die Idee Richard Brights im 19. Jahrhundert, Diss. med., ZMA 113, Zürich 1975. BECKER, Lovell E. / KARK, Robert M.: Richard Bright in Iceland, 1810, Trans. Amer. clin. climat. Ass. 87, 1976, pp. 179-191. NAIKEN, V. S.: Richard Bright, physician and budding socio-cultural anthropologist, 25th Int. Congr. Hist. Med., 1976, Québec 1977, pp. 999-1001. BOSS, Jeffrey M.: Richard Bright's «Reports of Medical Cases» (1827) in the development of renal physiology, J. Physiol. 277, London 1978. Ders.: Richard Bright's «Reports of Medical Cases» (1827), a sesquicentennial note, Bristol Med. Chir. J. 93, 1978, pp. 5-6, 18. PEITZMAN, Steven J.: Richard Bright and mercury as the cause and cure of nephritis, Bull. Hist. Med. 52, 1978, pp. 419-434. KARK, Robert M. / MOORE, D. T.: The life, work and geological collections of Richard Bright, Arch. Nat. Hist. 10, 1981, pp. 119-151. PEITZMAN, Steven J.: Bright's disease and Bright's generation, toward exact medicine at Guy's Hospital, Bull. Hist. Med. 55, 1981, pp. 307-371. BRIGHT, P.: Dr. Richard Bright, London 1983. Aspects of Bright, Med. Hist. 28, 1984, pp. 81-82. FINE, L. G.: Pathological specimens of the kidney examined by Richard Bright, Kidney Int. 29(3), 1986, pp. 779-783. KARK, R. M.: Physician extraordinary, Dr. Richard Bright, Montpellier 1986. CARRILLO, Juan L.: Hacia una medicina de laboratorio, del programa de A. F. Fourcroy (1784) a la obra de R. Bright (1827), Med. Hist. Barc. 21, 1988, pp. 1-28. MacKENZIE, J. C.: Dr. Richard Bright, a man of many parts, his bicentenary year, Bristol. Med. Chir. J. 104(3), 1989, pp. 63-67. MARZ, Ilona: Richard Bright, Zschr. ärztl. Fortbildg. 83(23), 1989, pp. 1207-1209. MUKHIN, N. A.: Richard Brait i nefrologichaskaia kontseptsiia E. M. Tareeva, Klinicheskaia Khirurgiia (Moskva) 68(1), 1990, pp. 4-7. Ders.: Richard Brait i nekotorye problemy sovremennoi nefrologii (k 200-letiiu so dnia rozhdeniia R. Braita, Terapevticheskii Arkhiv (Moskva) 62(6), 1990, pp. 6-12. CAMERON, J. S.: Medical eponyms updated, Bright's disease, Br. J. Clin. Pract. 45(1),

Among the physicians I ought to mention is *Dr. Bright*[5], whose discovery of *the disease of the kidney*[6]. I had mentioned in the description of the medical clinic of Dr. Gregory[7] and Dr. Christison[8] at Edinburgh.

Visit of Mr. Morgan. On the 21st, Mr. Morgan removed a scirrhous tubercle of the breast. He made the incision in the sound parts, of which he removed a great portion. Then, without prolonging the incision, he passed a hook into the wound towards the arm-pit, caught a swelled gland and got it out in order to cut it away without risking injuring a blood vessel. After having tied every little artery, the operator passed two ligatures through the wound edges and thus, and by blisters, reunited the wound, leaving but a few places open.

St. George's Hospital

The situation of this hospital is nearly the finest of all the hospitals in London[1]. The hospital is entirely rebuilt, the front of it looks towards the Green Park and is indeed beautiful. The old hospital was small, though the patients' wards were large and high enough. The rooms of the new buildings are beautiful, very large, high and well aired. The construction of the windows is as simple as in nearly all other hospitals of London and like the windows in the private houses, but this construction is sufficient to always bring fresh air into the rooms without touching the patients' beds. When the construction of the hospital is completed, this establishment will contain 350 patients. The surgical patients are quite separate from the medical ones, and there are also several other divisions of surgical patients. *All fractures of the bones* are in the same room, another room is the *room for strictures of the urethra*. The patients, who are to be operated, are in the highest rooms in order to be near the room for operations which is at the top of the house. *The room for operations* is very large and extremely well lighted. There are two great windows in the ceiling. They are placed obliquely so as to permit the entrance of light not only from above but also a little from the front. They do not have a particular bed to place the patient on during the operation. I did not see such a bed in any of London's hospitals. But the

---

1991, pp. 50-52. BERRY, Diana / MACKENZIE, Campbell: Richard Bright, physician in an age of revolution and reform, London/New York 1992. PEITZMAN, S. J.: Framing disease, studies in cultural history, from Bright's disease to end-stage renal disease, Hospital Practice (Office Edition) 27(7), 1992, pp. 192, 201-204, 207.

[6] BRIGHT, Richard: Reports of medical cases selected with a view to illustrating the symptoms and cure of diseases by a reference to morbid anatomy, embracing dropsy, inflammation of the lungs, phthisis and fever, London 1827.

[7] James Crawford Gregory (1800-1832), Arzt am Royal Infirmary und am Fever Hospital in Edinburgh, vgl. S. 661.

[8] Sir Robert Christison (1792-1882), Prof. der Gerichtsmedizin und Materia medica in Edinburgh, vgl. S. 661.

[1] Zum 1733/34 gegründeten St. George's Hospital in London mit den 1834 eingeweihten Neubauten: PEACHEY, George Charles: The history of St. George's Hospital, 6 vols., London 1910-1914. BLOOMFIELD, Joseph: St. George's 1733-1933, London 1933. RICHARDS, Peter: 1733-1900, some of the men who were trained or taught at St. George's during that period, St. George's Hosp. Gaz. 45(1), 1959, pp. 5-11. CRELLIN, John K.: Apothecaries, dispensers, students and 19-century pharmacy at St. George's Hospital, London, Med. Hist. 6, 1962, pp. 131-145. HUMBLE, J. G. / HANSELL, Peter: The birth of St. George's Hospital, Westminster Hospital 1716-1966, London 1966, pp. 32-36. RAINE, G.: The pharmacopoeia of St. George's Hospital, London, 1768 to 1944, Kirkstall 1974.

bed in this hospital, of which the upper part for the chest can be put higher or lower, is not used.

The kitchen and the wash house of the St. George's Hospital are very convenient and extremely clean. The meat is roasted on a turn-spit, the greens and meat are cooked by steam.

The museum is not yet very large and not well ordered, but it contains nevertheless a fine collection of morbid preparations[2]. I will only mention the preparation of a tumor, which attacked the ramus ascendens and a great deal of the right side of the lower jaw. The osseous matter was converted into an enormous membranous sack on which we saw only a little osseous matter in several points. The preparations of foetus are as fine as in the other hospitals.

The surgeons of this hospital are *Brodie* [3], *Keate* [4], *Jeffreys* [5] and *Rose* [6]. We only saw Mr. Brodie, celebrated author on the diseases of the joints[7]. This surgeon had the complaisance to

---

[2] Catalogue of the pathological museum of Saint George's Hospital, ed. by John W. OGLE and Timothy HOLMES, London 1866. OWEN, Isambard: A supplementary catalogue of the pathological museum of St. George's Hospital, a description of the specimens added during the years 1866-1881, London 1882.

[3] Sir Benjamin Collins Brodie (1783-1862), 1808 Assistant Surgeon am St. George's Hospital in London, Dozent für Anatomie und Chirurgie, 1819 Prof. der vergleichenden Anatomie am College of Surgeons, 1822 Surgeon am St. George's Hospital, 1828 Surgeon von König Georg IV., 1832 Serjeant Surgeon. CALLISEN 3 (1830), S. 187-193, 26 (1838), S. 451-453. Lancet Lond., 1850, I, pp. 538-544. Lancet Lond., 1862, II, pp. 452-457. Med. Times & Gaz., 1862, n. s., II, pp. 452, 474, 504. Wien. med. Wschr. 12, 1862, S. 732, 748. Bull. Soc. de chir. de Paris, 2e s., 1863, III, pp. 606-631. GIRALDES, Joachim-Albin: Notice sur la vie et les travaux de Sir Benjamin C. Brodie, Paris 1863. Med. Dir, 1863, p. 984. ACLAND, Henry Wentworth: Biographical sketch of Sir Benjamin Brodie, London 1864. BRODIE, Sir Benjamin Collins: Autobiography, 2nd ed., London 1865. The works of Sir Benjamin Collins Brodie, with an autobiography, collected and arranged by Charles HAWKINS, 3 vols., London 1865. POLLOCK, Sir Frederick: Brodie's Autobiography, Fraser's Magazine, July 1865, pp. 116-124. Dtsch. Klin. Berl. 18, 1866, S. 241, 253. HOLMES, Timothy: Sir Benjamin Collins Brodie, London 1898. MORETON, A. L.: Henry Bence Jones and Sir Benjamin Brodie, Ann. med. Hist. 3, 1921, p. 89. BLÄ 1 (1929), S. 709 f. DNB, 4th ed., 2 (1949/50), pp. 1286-1288. JONES, Arthur Rocyn: Sir Benjamin Collins Brodie, J. Bone Jt. Surg. 36B, 1954, pp. 496-501. RICHES, Sir Eric: A manuscript of Benjamin Brodie's surgical lectures, 1822, with some notes on the history of stricture and stone, Proc. Roy. Soc. Med. Lond. 51, 1958, pp. 1049-1054. LE FANU, William R.: Past presidents of the College, 8, Sir Benjamin Brodie, Baronet, president in 1844, Ann. roy. Coll. Surg. Engl. 29, 1961, pp. 127 f. FARRAR, W. V.: Sir B. C. Brodie and his «Calculus of chemical operations», Chymia 9, 1964, pp. 169-179. LE FANU, William R.: Sir Benjamin Brodie, F. R. S., Not. Rec. Roy. Soc. Lond. 19, 1964, pp. 42-52. THOMAS, K. Bryn: Benjamin Brodie, physiologist, Med. Hist. 8, 1964, pp. 286-291. BANOV, Leon, jr. / DUNCAN, M. E.: The sentinel pile and Sir Benjamin Collins Brodie, Surg. Gynec. Obstet. 123, 1966, pp. 362-366. J. Amer. med. Ass. 200, 1967, pp. 331 f. Dict. scient. biogr. 2 (1970), pp. 482-484. WHARTON, M.: Sir Benjamin Brodie, Baronet, Ann. roy. Coll. Surg. Engl. 65(6), 1983, pp. 418 f. BIRCHER, M. D.: Benjamin Collins Brodie, J. R. Soc. Med. 81(6), 1988, pp. 352-353. HILL, G.: Benjamin Collins Brodie, J. R. Soc. Med. 81(11), 1988, pp. 677 f. WAUGH, M. A.: Benjamin Collins Brodie, J. R. Soc. Med. 82(5), 1989, p. 318. CONACHER, J. D.: Brodie's tracheostomy, J. R. Soc. Med. 85(9), 1992, pp. 570-572.

[4] Robert Keate (1777-1857), Surgeon am St. George's Hospital in London, Surgeon der Herzogin von Gloucester und des Prinzen Leopold von Sachsen-Coburg, 1837 Serjeant Surgeon von Königin Victoria. CALLISEN 10 (1832), S. 121, 29 (1841), S. 218. Lancet Lond., 1857, II, p. 406. Med. Times & Gaz. 15, 1857, p. 410. Med. Dir., 1858, p. 863. CLARK, James Fernandez: Robert Keate, a reminiscence, Med. Times & Gaz., 1869, II, pp. 108, 263. BLÄ 3 (1930), S. 494. DNB, 4th ed., 10 (1949/50), pp. 1160 f.

[5] Henry Jeffreys, 1809 Dr. med. (Edinburgh), Surgeon am St. George's Hospital in London sowie am St. George's und St. James's Dispensary. CALLISEN 9 (1832), S. 432-434, 29 (1841), S. 148. BLÄ 3 (1931), S. 425 f.

[6] Thomas Rose, Surgeon am St. George's Hospital und am St. James's Infirmary. CALLISEN 16 (1833), S. 306 f, 32 (1844), S. 4.

give us his assistant to show us the hospital. We learned from him that *chimney sweeps' cancer* is operated with success if the glands of the groins are not yet affected, but that often (?) the disease commences in these parts without any effects on the skin of the scrotum. Such a case (?) was cured by iodine, which was employed internally in doses of 15 drops.

We saw a great number of beds for the *treatment of fractures*. These beds are constructed to form three oblique planes. They are not used in this hospital; we saw their application in the rooms of Mr. Earle in St. Bartholomew's Hospital. In the rooms for fractures in St. George's Hospital, there are three different bands. One is for simple fractures and consists of long splinters of wood which are applied on the external and internal surfaces. The limb is surrounded with a well-applied band and upon the upper and lower surfaces of the limb, splints are put which consist of separate pieces of wood united by leather. The foot is fixed in a foot board. If the fracture is compound, only the two long splinters are applied and the wound is left uncovered so that it may be treated. Very often an extension is employed by means of an engine fixed on the inferior part of the bed. A third, very compound machine is for the simple fractures of the leg below the knees. It is intended to let the patient walk about from the first day of the injury. This device is too complicated to be described here; it costs four guineas and is therefore very seldom applicable; it is also only for simple fractures and even in these, it would be better to keep the limb quiet. The strictures of the urethra are treated by bougies and never by means of caustics.

There is also a *medical school* in this hospital[8].

New Bethlem Hospital

We were recommended by Mr. Lawrence to the apothecary, Mr. Thomas[1], who was unfortunately such an unlearned and cold man that we could not hear anything about himself concerning the treatment of the patients. This hospital is in St. George's Field; it is free on all sides, has two great yards and two gardens for the patients and is built in a magnificent style[2]. It con-

---

[7] BRODIE, Benjamin Collins: Pathological researches respecting the diseases of joints, communicated by Dr. Peter Mark ROGET, London med. chir. Transact. 4, 1813, pp. 207-277. Ders.: Further observations on the diseases which affect the synovial membranes of joints, London med. chir. Transact. 5, 1814, pp. 239-254. Ders.: Further observations on the ulceration of the cartilages of joints, London med. chir. Transact. 6, 1815, pp. 318-373. Diese Beiträge finden sich gesammelt bei BRODIE, Benjamin Collins: Pathological and surgical observations on diseases of the joints, London 1818, 2nd ed. 1822, 3rd ed. 1834, 4th ed. 1836, 5th ed. 1850.

[8] CLARK, Jacob: Saint George's Hospital, School of Medicine and Anatomy, London, report of the 25th anniversary meeting [...], London 1856. PAGE, W. E.: Some account of St. George's Hospital and School, St. George's Hosp. Rep., 1866, I, pp. 1-24. WINTERBOTTOM, Augustus: The evolution of medicine and surgery as a science and the evolution of St. George's Hospital as a school, London 1890. JAMES, Robert Rutson: The school of anatomy and medicine adjoining St. George's Hospital, 1830-1863, London 1828.

[1] Honoratus Leigh Thomas (1768-1846), Chirurg in London. Lancet Lond., 1846, II, p. 26. Proc. Roy. Soc. Med. Lond. 5, 1846, p. 640. London & Prov. med. Dir., 1847, p. 180. DNB, 4th ed., 19 (1949/50), pp. 662 f.

[2] Zum 1676 erbauten, 1734 und 1812-1815 erweiterten New Bethlem Hospital in London: BOWEN, T.: An historical account of the origin, progress and present state of Bethlem Hospital, founded by Henry VIII for the cure of lunatics and enlarged by subsequent benefactors for the reception and maintenance of incurables, London 1783. HASLAM, John: A letter to the governors of Bethlem Hospital, containing an account of their manage-

tains 200 lunatic patients, who are maintained by the establishment. Sixty patients, who have been confined for criminal acts, are separated from the others and the charges for their support are defrayed by the government. We saw in this division two lunatics who had set fire to several houses. The interior of the house consists of long galleries which are heated in winter time by a large stove surrounded by an iron lattice. Into these galleries open the doors of a great number of little rooms, the bedrooms of the patients. In such a room there is generally a single bed, seldom two. The beds are of iron and fixed to the ground. The patients who are clean lie upon a mattress, the other patients are placed upon straw. The ceilings of the rooms are vaulted. A single window admits light into the chamber. This window is high on the wall. It is round and shut with a lattice. It may be entirely covered in order to make the chamber quite dark. On the floor of the rooms are several holes to drain away impurities. There are two great dining rooms.

When the weather is good, the patients are in the yards. These yards are surrounded by high walls. A little part of these yards is covered to keep the patients there when the weather is bad. The only occupation which the patients have is to turn in company a machine to draw water into the building. Force is rarely applied, but we did see a patient fixed by strong chains to the bench where he was seated. The hands of other patients were connected by chains on an iron girdle which was fixed around the body.

The kitchen is very nice. The greens and meats are cooked by steam and to roast the meat there is the same contrivance as in London Hospital. In the hall of the building are two statues of raving and melancholy madness, created by C. G. Gibbons[3] and repaired by Bacon[4]. They did not forget to present the former statue with its hands fixed with chains.

The patients in general make very little noise. It seems that melancholy madness is prevalent. The physicians of Bethlehem Hospital are now Mr. Tuthill[5] and Mr. Monro[6].

---

ment of that institution for the last twenty years [...], London 1818. METCALF, U.: The interior of Bethlem Hospital, humbly addressed to His Royal Highness the Duke of Sussex and the other governors, London 1818. TUKE, Daniel Hack: Bethlem Royal Hospital, J. Ment. Sc. 22, 1876, pp. 201-221. O'DONOGHUE, Edward Geoffrey: The story of Bethlehem Hospital, from its foundation in 1247, London 1914. Bethlem Royal Hospital, 1747-1947, London 1947. JUHN, Benno: The first lunatic asylum, Ciba Symposium 4, 1956, pp. 167-169. ALLDERIDGE, Patricia H.: Historical notes on the Bethlem Royal Hospital and the Maudsley Hospital, Bull. N. Y. Acad. Med. 47, 1971, pp. 1537-1546. Catalogue of the Bethlem Historical Museum, London 1976. MASTERS, Anthony: Bedlam, London 1977. The Bethlem Royal Hospital and the Maudsley Hospital, a glance at the future and a look at the past, Nurs. Times 76(36), 1980, pp. 1558-1562. JETTER, Dieter: Grundzüge der Geschichte des Irrenhauses, Darmstadt 1981, S. 79-83. ALLDERIDGE, P. H.: The Bethlem Royal Hospital Museum, History of Nursing Society Journal 4(4), 1992/93, pp. 199-202. WILKINS, R.: Delusions in children and teenagers admitted to Bethlem Royal Hospital in the 19th century, British Journal of Psychiatry 162, 1993, pp. 487-492.

[3] Grinling Gibbons (1648-1721), englischer Bildhauer und Holzschnitzer.

[4] John Bacon (1740-1799), englischer Bildhauer und Dichter.

[5] Sir George Leman Tuthill (1778-1835), 1816 Dr. med. (Cambridge), Arzt am Westminster Hospital und am New Bethlem Hospital in London, Dozent der Chemie, Materia medica und Therapie. CALLISEN 19 (1834), S. 492, 33 (1845), S. 96. Munk's Roll 3 (1878), pp. 171 f. DNB, 4th ed., 19 (1949/50), p. 1311.

[6] Edward Thomas Monro (gest. 1856), 1814 Dr. med., Arzt am Bethlem Hospital in London. CALLISEN 30 (1842), S. 421 f. Med. Dir., 1857, p. 744. Munk's Roll 3 (1878), pp. 153 f.

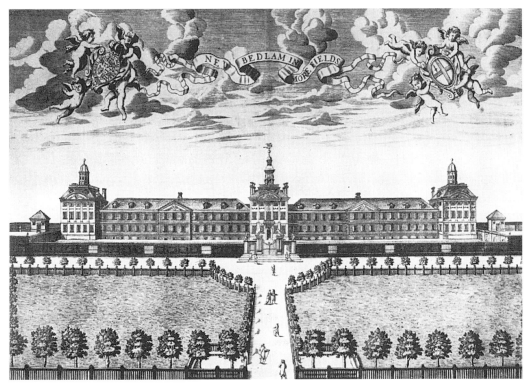
Das 1675-1676 erbaute zweite Bethlem Hospital für Geisteskranke in London.

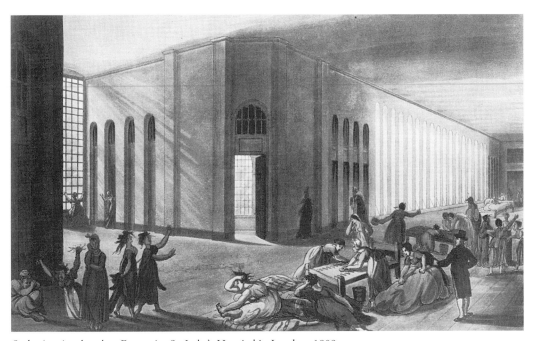
Saal mit geisteskranken Frauen im St. Luke's Hospital in London, 1809.

St. Luke's Hospital in Old Street

This establishment is also intended for the reception of lunatics[1]. The building is in a high style. It was begun in 1781 and finished 1786. To see the interior, we only addressed ourselves to the steward who conducted us himself with much complaisance to the different divisions. This hospital can contain 300 patients, of whom there are always more females. The physicians are *Dr. Alexander Robert Sutherland*[2] and *Dr. John Warburton*[3]. They visit three times a week. The arrangement of the patients' rooms is in general like that of the Bethlehem Hospital. The rooms are a little better lighted, the beds are of wood. There are also general dining rooms, where the patients have wooden spoons. The patients who are quiet and clean may be together during the day in a chamber well arranged and with a cheerful view. The others are confined in the gallery, or when it is fine weather, in the yards which are established like those of Bethlehem Hospital. In the wings of the building is the division for the noisy and dirty patients. During the night they are in chambers of about six beds. The wooden beds are very strong, with high walls, the patients lie upon straw and they are tied if they are unquiet. In the morning they are dressed and brought into another room. Here they are seated in a sort of chaise with high side and back walls which are covered on the inside with thick leather mattresses. If the patients are furious they are attached with iron chains. However, this forceful means is always avoided and instead, the strait jacket is employed if it seems sufficient. The bedroom is then purified whilst the patients are in the other room. We could not have any information concerning the treatment of the patients. However, we saw that they have no occupation at all; only one woman played on the harpsichord. Baths as a means of cleanliness are very often employed; very seldom, on the contrary, cold baths and showers. There are two large baths in the vaults of the establishment, one belonging to the men, the other to the women – the latter is especially beautiful, being built of white marble – and about six other baths in the wash-house. The shower rooms are smaller and have only bath-tubs.

The patients are separated into two main divisions. One is for the curable patients who stay here a year and if no amelioration is noticeable, they are brought to the other division, which is for the incurable patients. The expenses are paid by the fund which owns the hospital, and when repairs are to be made in the establishment, a subscription is opened.

---

[1] Zum 1718 gegründeten, 1751 und 1782-1786 erweiterten St. Luke's Hospital in London: HALLIDAY, Sir Andrew: A general view of the present state of lunatics and lunatic asylums in Great Britain and Ireland and some other kingdoms, London 1828. Reasons for the establishing and further encouragement of Saint Luke's Hospital together with the rules and orders for the government thereof, and a list of governors and benefactors [...], London 1834. RAWES, William: History of St. Luke's, London 1904. FRENCH, Charles Newenham: The story of St. Luke's Hospital, with a foreword by Sir G. COCKERILL, London 1951. JETTER, Dieter: Grundzüge der Geschichte des Irrenhauses, Darmstadt 1981, S. 83.

[2] Alexander Robert Sutherland (1781-1861), 1805 Dr. med. (Edinburgh), 1811 Arzt am St. Luke's Hospital in London, Vorsteher einer Privatanstalt für Geisteskranke. CALLISEN 19 (1834), S. 35. Munk's Roll 3 (1878), pp. 68 f.

[3] John Warburton (1790-1845), 1817 Leiter einer Privatanstalt für Geisteskranke in London, 1820 Dr. med. (Cambridge), 1829 Arzt am St. Luke's Hospital. Lancet Lond., 1846, p. 293. Munk's Roll 3 (1878), pp. 242 f. Anonymous: The identity of Dr. Warburton, who kept a private mental asylum in or near London about 1817-1818, RQ 157, London 1957.

Lying-in Hospitals

We saw three establishments of this kind: 1) *The General Lying-in Hospital in Surrey New Road* near Westminster Bridge, instituted in 1765 by voluntary subscriptions, but the building as it is established now is new[1]. It contains very large, high rooms which are kept extremely clean and well aired and which contain 40 beds. Here the wives of soldiers and sailors are principally admitted, but the benefits of this beautiful institution are not withheld from other married women who can produce satisfactory testimonials of good conduct. Generally there are 150-200 births a year, which are attended by midwives who live in the house. Mrs. Wright[2], a woman of 50-60, is the matron. When operations are necessary, one of the three physicians who are employed in the hospital is called (however the matron also applies the forceps and turns the child). The physicians are also called if a person is sick. The matron sometimes gives practical instruction to two students, who then live for two months in the hospital and who pay 34 guineas (school for midwives). Besides the in-patients, a much greater number of out-patients are attended by a certain number of midwives who live in the different quarters of the town and who are under the direction of this hospital. The number of births provided out of the establishment amounts to 1700 a year. The women admitted to the hospital or attended in their houses pay nothing and they even receive the linen for their children from the hospital. We spoke awhile with the matron on her treatment of the women who are in labour. I will speak of it after having described the other lying-in houses. I only remark here that the women give birth on a bed which has nothing particular, that they always bear on the left side, that the laceration of the perinea is extremely rare, that the strengths of nature are very much respected and the application of instruments is extremely confined. This sort of treatment is successful; puerperal fever was never observed.

2) *The British Lying-in Hospital for Married Women in Brownlow Street, Long Acre,* supported by voluntary subscriptions and contributions[3]. It is the first establishment of this kind in the metropolis. It was opened in November 1749. The wards are therefore less large and less high than those in the former establishment, but they are kept very clean and well aired. The beds are of iron with a horse-hair mattress and a woollen blanket. To know the number of women who deliver annually in this hospital, look in the little brochure we received from the matron. The matron is Mrs. Elizabeth Bridge[4] and the physician Dr. Henry Davies[5]. There is also a

---

[1] Zum 1765 gegründeten General Lying-in Hospital in London: The City of London, Lying-in Hospital for the reception of poor, pregnant, married woman, London 1831. RYAN, T.: The origin, history, work and present state of Metropolitan Lying-in Hospitals, London 1888. RHODES, Philip: Doctor John Leake's Hospital, a history of the General Lying-in Hospital, York Road, Lambeth, 1765-1971, the birth, life, and death of a maternity hospital, London 1977. Ders.: 200 years of obstetrics, the General Lying-in Hospital, York Road, Lambeth, South. Med. J. 4(2), 1987, pp. 62-67.

[2] Keine weiteren Angaben bekannt.

[3] Zum 1749 gegründeten British Lying-in Hospital for Poor Married Women in London: An account of the British Lying-in Hospital for Married Women [...], situated in Brownlow Street, Long Acre, from the time of its institution in November 1749 to December 31, 1804, London 1805. An account of the British Lying-in Hospital for Married Women in Brownlow Street, Long Acre, London 1825. FLEMING, J. B.: Correspondence between the Master of the Dublin Lying-in Hospital and the Committee of the British Lying-in Hospital for Married Women in Brownlow Street, Long Acre, London (1757), J. Obstet. Gynaec. Brit. Cwlth 70, 1963, pp. 925-928.

[4] Keine weiteren Angaben bekannt.

[5] Henry Davies (1782-1862), Geburtshelfer in London, 1823 Dr. med. (Aberdeen), Dozent der Geburtshilfe am

school for midwives in this establishment. The principles for proceeding in birthgiving are the same as in the preceding hospital. Puerperal fever was extremely fatal several years ago. They were obliged to empty the rooms where these patients were placed and to whiten and fumigate them before admitting new patients there. A great number of out-patients are attended by midwives who are under the direction of this hospital.

3) *The Lying-in Hospital in the City Road* for the reception and delivery of poor, pregnant, married women was instituted in 1752[6]. The present building was erected in 1771. This establishment is, in regard to the elegance and largeness of its rooms, not inferior to the first-mentioned hospital; the cleanliness is exquisite. There is a separate room for sick women, especially for those attacked by fever. But fevers, especially puerperal fever, being very rare, this room is generally not occupied. In every room is a bed for the pregnant women to deliver. This bed is a little larger than a common bed and divided in two parts by means of a board. In this manner two women may be delivered at the same time. They put their feet against the board; but the bed seemed to me to be too short. The number of patients delivered annually is between 300 and 400. The matron, Mrs. Mary Widgen[7] showed us the hospital with much complaisance and gave us a very good account of her treatment. She instructs three midwives in three months, who then receive a testimony from the matron by which they receive permission to exercise the practice of midwifery. No out-patients are cared for by this hospital. The subscriptions having diminished during the last years whilst the expenses increased, a subscription has now been opened amongst the women of London. Every one of them contributes one penny so that in a short time 2000 pounds were collected, which were brought to the hospital as pennies.

Principles which are followed in these establishments: the position given to the woman who is in labour is without any exception on the left side. The different situations of the uterus are not respected; if the base of this organ is inclining forward, the woman is still placed on the left side and then the belly is gently pressed backwards. The application of the forceps and the turning of the foetus are executed in the same position. The perinea is, however, always supported without pressing, either forward or backward, in order to prevent the head of the foetus from coming out too quickly.

In all these three lying-in houses, the midwives agreed that the laceration of the perinea is extremely rare. In the two first hospitals it was never observed, and in the last, within fourteen years, a single one happened which was a case for operation. This fortunate result is attributed to the position on the left side and to the rare application of instruments.

St. George's Hospital, Chirurg und Geburtshelfer am Western Dispensary, am General Lying-in Hospital und am British Lying-in Hospital. CALLISEN 5 (1831), S. 15, 27 (1839), S. 223. Lancet Lond., 1862, I, p. 89. Med. Dir., 1863, p. 985. Munk's Roll 3 (1878), pp. 279 f. SIEBOLD, Bd. 2 (1902), S. 758-760. BLÄ 2 (1930), S. 192. DNB, 4th ed., 5 (1949/50), p. 587.

[6] Zum 1752 gegründeten Queen Charlotte's Lying-in Hospital in London: Queen Charlotte's Lying-in Hospital [...] under the patronage of Her Majesty, instituted in January 1752 and renovated in the year of the jubilee, October 25, 1809, under the immediate direction of His Royal Highness the Duke of Sussex, London 1815. RYAN, Thomas: The history of Queen Charlotte's Lying-in Hospital from its foundation in 1752 to the present time, London 1885. DONNISON, Jean E.: Note on the foundation of Queen Charlotte's Hospital, Med. Hist. 15, 1971, pp. 398-400.

[7] Keine weiteren Angaben bekannt.

The application of instruments is extremely infrequent. The strengths of nature are respected as long as possible. When, said the matron of the first lying-in house, the birth does not go forward, she orders the women to walk about. It is seldom necessary to give a little dose of opium or to bleed. In the second establishment, the matron, during the fifteen years she has lived in the hospital, only once saw the application of the forceps. Notwithstanding the neglect of artificial means, the results of the successful termination of births is very good. In the third establishment, for instance, in the course of the last three years no patient has died, though every woman stays in the establishment at least three weeks after the delivery.

In the common cases, the placenta is taken out a quarter of an hour after the delivery if it is separated from the uterus. When the placenta resists the tractions, it is left in the uterus for one hour, never more than a few hours. Haemorrhages are very rare, and they attribute the frequent appearance of haemorrhages in other countries to the early removal of this organ.

The perforation of the head is executed with a very small instrument which has the form of scissors and which is prevented from penetrating too deep by two transversal beams. Once the skull has been emptied the delivery is left to nature.

Every woman who is sound is obliged to nurse her child. In the town the midwives always recommend to the women that they nurse their children, but this happens very seldom in the upper classes.

The Hospital of the Seamen-Invalids at Greenwich

Après avoir pris un déjeuner sur le pouce, nous nous rendîmes à l'Hospice des Invalides[1]. Cet hospice est un des plus beaux palais des rois d'Angleterre, et la reine Elisabeth[2] y a séjourné; plus tard, il fut destiné par William[3] et Mary[4] aux marins invalides. On ne pouvait guère choisir de meilleur endroit que cette situation pour un édifice au bord de la Tamise, où les vieux marins voient tous les jours un immense nombre de vaisseaux aller et venir. Le palais même est constitué de quatre maisons séparées les unes des autres, conçues avec beaucoup de luxe; l'architecture en est magnifique. De superbes portiques entourent les bâtiments; une belle terrasse et une grande cour complètent la magnificence de l'établissement. Au milieu de la cour, il y a une statue de George II[5]. Les endroits dignes d'une attention particulière sont 1) *la salle des peintures*,

---

[1] Zum 1692 bis 1717 erbauten Hospital of the Seamen-Invalids in Greenwich: COOKE, John / MAULE, John: An historical account of the Royal Hospital for Seamen at Greenwich, London 1789. A description of the Royal Hospital for Seamen at Greenwich, with a short account of the present establishment of officers, pensioners, out-pensioners, nurses and boys, with a list of the directors, London 1803. Description of the Royal Hospital for Seamen at Greenwich, with a short account of the establishment of the Royal Naval Asylum, London 1819. A description of the Royal Hospital for Seamen, with a short account of the establishment of the Royal Naval Asylum, London 1858. BOLTON, Arthur T. u. a.: The Royal Hospital for Seamen at Greenwich 1694-1728, Wren Society 6, 1929. LLOYD, Christopher C.: Greenwich, Palace, College, Hospital, London 1969. CARR, Frank G. G.: Maritime Greenwich, London 1974. NEWELL, P.: Greenwich Hospital, a royal foundation, 1692-1983, London 1984.
[2] Elisabeth I. (1533-1603), 1558-1603 Königin von England.
[3] Wilhelm III. von Oranien (1650-1702), 1689 gemeinsam mit seiner Gemahlin Maria II. König von England, Schottland und Irland, Statthalter der Niederlande.
[4] Maria II. Stuart (1662-1695), Tochter von König Jakob II. von England.
[5] Georg II. (1683-1760), König von Grossbritannien und Irland, Kurfürst von Hannover.

qui est très vaste et dont l'immense plafond est décoré de superbes fresques. Les tableaux qui s'y trouvent représentent des combats navals gagnés par les Anglais et des amiraux célèbres. Le tableau qui représente la mort de Nelson[6] est superbe. Outre ces tableaux, plusieurs statues d'amiraux décorent la salle. Nelson n'y est pas oublié; 2) *la chapelle* se distingue par la simplicité et, en même temps, la magnificence de son architecture. On admire aussi le plafond à cause du magnifique travail en bas relief, le plancher, qui est en marbre blanc entremêlé de marbre noir, les grandes colonnes d'une seule pièce de marbre qui se trouvent derrière la porte, et enfin les superbes ouvrages en bois, la chaire et les bancs, ainsi que la belle peinture au fond de l'église, qui représente saint Paul se sauvant du naufrage. Les portes de l'église sont en acajou.

Il y a actuellement dans l'hospice 2310 pensionnaires, 168 garde-malades, un maître-gouverneur, un lieutenant-gouverneur, quatre capitaines et huit lieutenants; en outre, il y a 32 000 out-pensioners qui tirent de cet hospice des pensions de 4 pounds 11 shillings 3 pences jusqu'à 27 pounds 7 shillings 6 pences par an.

La somme immense que coûte cet établissement est payée en partie par les soldats eux-mêmes, qui sont obligés, dès leur entrée en service, de mettre chaque mois 6 deniers de côté pour le fonds de cet hospice. En contrepartie, ils ont, quand ils sont vieux ou estropiés, le droit d'être entretenus par les moyens de cet hospice. L'intérieur de ces bâtiments ne correspond pas à l'extérieur en ce qui concerne la magnificence, mais il est très commodément arrangé et surtout très propre. Il n'y a pas de grands salons, les diverses sections («wards») sont divisées en un grand nombre de petites chambres dont chacune contient quatre ou, tout au plus, six lits. Les lits sont simples, en bois, semblables aux lits des vaisseaux. Chaque invalide a une malle au-dessous de son lit pour y mettre ses habits, qui sont toujours dans le meilleur ordre. Les chambres sont très bien aérées. Un tel «ward», constitué d'un corridor sur lequel les portes des petites chambres s'ouvrent des deux cotés, contient de 80-150 habitants. Il n'y a rien à blâmer, sinon que beaucoup de ces vieux soldats sont logés en haut de la maison, de sorte qu'ils se fatiguent quelquefois extrêmement quand ils rentrent dans leurs chambres après la promenade. Les invalides dînent ensemble dans le bas de la maison, dans de vastes salons où toutes les choses sont si propres que je ne refuserais pas une invitation à dîner avec eux. La cuisine est de même très belle. Dans chaque maison, il y a des bains. L'eau est montée à tous les étages et les commodités en contiennent aussi. Les invalides sont très contents de leur sort; ils sont tous très bien nourris; ils aiment beaucoup s'entretenir avec les visiteurs et racontent tant qu'on veut leurs campagnes. Il y a aussi une bibliothèque dans la maison.

Hors de cet établissement, mais tout près, il y a *une infirmerie*, plus moderne que l'hospice. Cette infirmerie est agencée de la même manière que l'hospice, c'est-à-dire que les malades ne sont pas dans de grandes salles, mais sont tout au plus six par chambre. Il y a une salle d'opération qui concerne surtout les maladies des voies urinaires, et principalement les strictures. La pierre de la vessie est rare. Au bas de la maison se trouvent les bains qui sont fréquemment utilisés, comme dans tous les hôpitaux de Londres.

---

[6] Horatio Viscount Nelson (1758-1805), Herzog von Brontë, britischer Admiral.

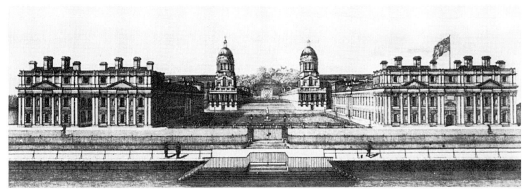
Das 1692-1717 erbaute Hospital for Seamen in Greenwich.

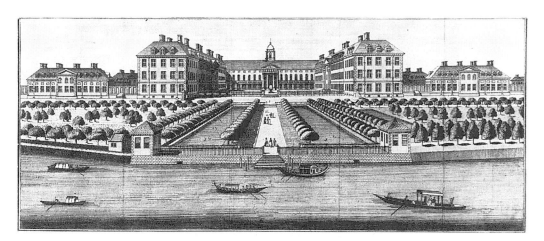
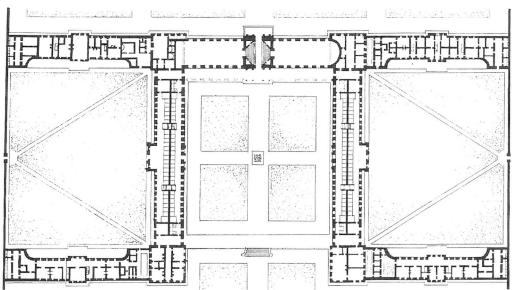
Das 1682-1692 erbaute Chelsea Hospital for Invalid Soldiers in London.

The Chelsea Hospital for Invalid Soldiers

Le 18 juin, nous allâmes à pied au *Chelsea Hospital* [1]. Ce grand et bel édifice est réservé aux invalides de l'armée de terre tandis que l'Hospice des invalides, à Greenwich, l'est aux invalides de la marine. L'extérieur du Chelsea Hospital est aussi très beau, quoiqu'il n'égale pas la magnificence de l'architecture de l'hôpital de Greenwich. Le premier est bâti en brique; la situation est très belle, avec de grands et magnifiques jardins jusqu'au bord de la Tamise. Les bâtiments de cet établissement sont très vastes; ils peuvent contenir 476 invalides, gouverneur et officiers non compris. Chaque invalide a sa propre petite chambre à coucher, dans laquelle il a plusieurs coffres pour ses affaires. Ces chambres ne sont à proprement parler que de petites parties d'un grand salon dont elles reçoivent la chaleur et la lumière, mais chacune d'elles peut être fermée par une porte. Par cela, sans doute, on perd beaucoup de place, car on aurait pu placer plus de quarante lits dans un salon qui contient actuellement peut-être vingt lits, si l'on n'avait pas divisé celui-ci en plusieurs chambres. Une bibliothèque assez considérable et des livres bien choisis sont à la disposition des invalides. Au centre des bâtiments se trouve une belle chapelle et une grande salle à manger; on se sert cependant très rarement de cette dernière parce que les Anglais préfèrent toujours dîner seuls. Cet établissement a été fondé par Charles II [2], dont il y a une statue au milieu de la grande cour. Outre les in-pensioners, il y a encore 8000 out-pensioners qui reçoivent des pensions de l'établissement, de 7 pounds 12 shillings jusqu'à 54 pounds 15 shillings par an.

The Lock Hospital near Hyde Park Corner

It is the hospital for venereal disease, but this establishment is too small for the large town of London [1]. It contains no more than about 50 patients. There are two physicians: *Mr. Walker* [2],

---

[1] Zum 1682-1692 errichteten Chelsea Hospital in London: FAULKNER, Thomas: An historical and topographical description of Chelsea and its environs, interspersed with biographical anecdotes, Chelsea 1829. CLEIG, George Robert: Chelsea Hospital and its traditions, by the author of «The country curate», 3 vols., London 1838. Hand-book for visitors to the Chelsea Hospital, new ed., London 1885. DEAN, Charles Graham Troughton: The Royal Hospital Chelsea, London 1950. The Royal Hospital, Chelsea, ed. by Brigadier CUDDON, J. Lond. Soc. 324, 1954, pp. 45-50. FOSTER, John Watkins, jr.: «Chelsea pensioners», original water-color by Isaac Robert Cruikshank (1789-1856), New Haven, Yale Medical Library, Clements C. Fry Collection, J. Hist. Med. 26, 1971, p. 93. ASCOLI, David: A village in Chelsea, an informal account of the Royal Hospital, London 1974.

[2] Karl II. (1630-1685), König von England, Schottland und Irland.

[1] Zum 1746 gegründeten London Lock Hospital: An abstract of the rules and orders for the government of the Lock Hospital near Hyde-Park Corner, instituted July 4, 1746, for the relief of venereal patients only, London 1814. An account of the nature and intention of the London Lock Hospital and Asylum, with an abstract of the accounts from the first institution to Lady-Day, London 1818. PEACHEY, George C.: William Bromfield, 1713-1792 [founder of London Lock Hospital], Proc. Roy. Soc. Med. Lond., Section History of Medicine 8, 1915, pp. 103-125. The London Lock Hospital and its founder, Brit. med. J., 1946, II, p. 16. RUSSELL, Brian F.: Dermatology at the London Hospital, Brit. J. Derm. 81, 1969, pp. 780-793. WAUGH, M. A.: Attitudes of hospitals in London to venereal disease in the 18th and 19th centuries, Br. J. Vener. Dis. 47, 1971, pp. 146-150. WYKE, T. J.: Hospital facilities for, and diagnosis and treatment of venereal disease in England, 1800-1870, Br. J. Vener. Dis. 49, 1973, pp. 78-85.

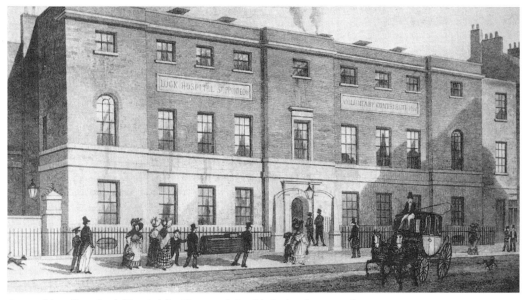

Das 1746 eröffnete Lock Hospital für Haut- und Geschlechtskranke in London.

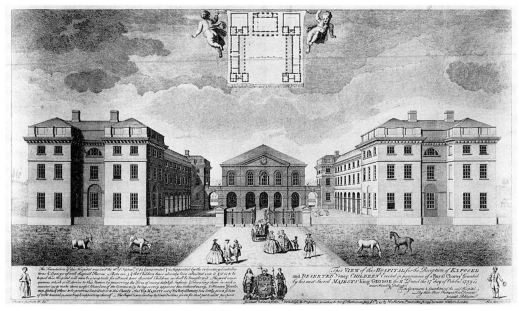

Das 1713 gegründete Foundling Hospital in London.

whose visit we attended, and *Mr. Briggs*[3]. The first is a young man of great civility. He seldom applies mercury, mostly the blue pills or frictions in the arm-pit. The general treatment is the use of a decoction of sarsaparilla or smilax aspera. He observed a very good effect of the latter remedy, which is also much cheaper than sarsaparilla. He thinks that the mercury, improperly employed, very often produces a particular disease. But used only for 5-6 weeks and with a suitable diet, mercury is never dangerous.

Two very curious cases were in the hospital: two very handsome children, one ten, the other seven years of age. The first of these children was attacked by venereal disease by cohabitation with an aged man. Then a young boy was seduced by the girl and the venereal virus transplanted upon the younger child.

Smallpox and London Fever Hospital in Battle Bridge

These two medical establishments are situated one next to the other. They are separated from the broad road by large meadow grounds so that the air in the area of the hospitals is better than in the streets of the town. The rooms are large and high and the beds are widely separated from one another. We never saw more than twelve patients in a room. The rooms are well ventilated, there is not the slightest shocking smell and even in the rooms where several patients severely affected by smallpox were laid together, the characteristic smell of this disease was only noticeable at the bedside of the patient. During the day, the upper part of the windows is always opened so that the air is constantly renewed without touching the patients. Should any smell exist in the room, fumigations of chlorine are to be made. For the ventilation of the rooms in the fever hospital, holes are made in the inferior part of the walls.

In the *smallpox hospital* there is room for about 100 patients, but for a long time there have seldom been more than 20 in treatment[1]. The convalescents are separated from the patients. The treatment is an observant one; besides the dietetic regimen, the bowels are held open by calomel and rhubarb. Great attention is paid to the appearance of any swelling; this is a frequent accident. It is treated in the beginning by leeches and then with poultices; they are afraid to repel these swellings and even when nature seems to affect their dissolution, they try to put them in suppuration. Among about a dozen patients we saw in the wards, three of them were vexed by swellings; the one in the groin was still inflamed and leeches had been applied; the other, on the neck, was opened and a considerable discharge of pus was effected. In the third case, a very abundant suppuration was established around the elbow. *Mr. Wheeler*[2], the sur-

---

[2] Henry Walker (1803-1857), Wundarzt am London Lock Hospital. CALLISEN 20 (1834), S. 337. Lancet Lond., 1857, II, p. 101. Med. Dir., 1858, p. 877.

[3] James Briggs (gest. 1848), Wundarzt am Public Dispensary und am London Lock Hospital. CALLISEN 3 (1830), S. 170, 26 (1838), S. 446. Med. Dir., 1849, p. 527.

[1] Rules and orders of the Hospital for the Smallpox and Inoculation, St. Pancras, Middlesex, London 1796. KIND, Carl Maximilian: Bericht über das Smallpox Hospital zu London seit 1825 und die Verhältnisse der jährlichen Pockenmenge und Pockentödlichkeit seit 50 Jahren, aus Briefen mitgeteilt von Moritz HASPER, Hufelands Journal der Heilkunde 63, 1826, S. 131-135. GREGORY, George: Some account of the Hospital for Smallpox and Vaccination at Battle Bridge, St. Pancras, London 1830. GUY, William Augustus: Two hundred and fifty years of smallpox in London, J. statist. Soc. 45, 1882, pp. 399-443.

geon of this hospital whose visit we attended, claims never to have observed pustules upon the eyeball, but he conceded that not seldom the eyes are destroyed by suppuration.

In the same establishment, cowpox are inoculated every day gratis. Every case is very exactly observed and the result of the vaccination is written down in a book. They make ten punctures on one arm only and on the fifth day, the matter is taken off to be used for the inoculation of another child. The cases where the vaccination does not produce any pustula are rare, about one case among several hundred. The matter is also sent away in all the country. It is put between two glass plates. *They never took new matter from a cow;* the cowpox are very seldom observed among the cows of this country and the physicians think that the matter, even when it has gone through a great number of bodies, is not at all weaker than it was originally. They made some experiments by inoculating the matter of the pustules of smallpox in cows, horses and sheep, but no effect at all was produced; they did not try to inoculate the vaccinate matter of a child upon an animal, supposing that this milder matter would be still more inefficacious than the matter taken out of smallpox pustules. *Dr. Gregory*[3] is the physician to the hospital.

Fever Hospital[4]. Like in several other establishments of this kind in Britain, there are several separate rooms for each severe case. *Dr. Smith*[5] is a physician to the hospital and *Dr. Dill*[6], who showed us the establishment, resides in the house. We had great difficulty learning some of the principles which are followed in the treatment of the fevers, and what he told us does not agree with the treatment proposed by Dr. Smith in his work on fevers (vide «Report of the Fever Hospital at Dublin», 1830, pp. 10, 64-65). I only write them down because they seem very reasonable to me. They rarely bleed (Dr. Smith prescribes bleeding in the beginning of the fever till 10 ounces and to repeat it) if there is no local inflammation. When there are symptoms of a local irritation of the brain or of its membranes (the most frequent occurrence) or of the bowels, they apply leeches and cold fomentations upon the head. They put the patient on a low diet. They chiefly try to keep the bowels open, and if this is not the case they give calomel with rhubarb. On rare occasions they use terpentine 1 dram pro dosi. Chlorine was never tried internally. During convalescence almost every patient gets roast-meat and sherry wine and port.

---

[2] Vielleicht Alexander Wheeler, Surgeon am Smallpox Hospital in London, ansonsten keine weiteren Angaben bekannt.

[3] George Gregory (1790-1853), 1811 Dr. med. (Edinburgh), Militärarzt, 1824 Arzt am Smallpox Hospital in London, am Dispensary for the Parishes of St. George am St. James's General Dispensary, Dozent für Materia medica, Chirurgie und praktische Medizin. CALLISEN 7 (1831), S. 399-403, 28 (1840), S. 271 f. Med. Dir., 1854, p. 784. Munk's Roll 3 (1878), pp. 152 f. BLÄ 2 (1930), S. 846. DNB, 4th ed., 8 (1949/50), pp. 540 f.

[4] Zum 1802 als «Institution for the Cure and Prevention of Contagious Fever in the Metropolis» gegründeten Fever Hospital: Fever Hospital, Liverpool Road, Islington, reports of the institution for the care and prevention of contagious fever in the metropolis from its establishment in 1802 to the present time, London 1814. BYNUM, William F.: Hospital, disease and community, The London Fever Hospital, 1801-1850, Healing and history, essays for George Rosen, ed. by Charles E. ROSENBERG, Folkestone/New York 1979, pp. 97-115.

[5] Thomas Southwood Smith (1788-1861), 1816 Dr. med. (Edinburgh), 1824 Arzt am Fever Hospital in London. CALLISEN 18 (1834), S. 173 f, 32 (1844), S. 340. Med. Times & Gaz., 1861, II, p. 652. Med. Dir., 1863, p. 990. Munk's Roll 3 (1878), pp. 235-238. LEWES, C. L.: Dr. Southwood Smith, a retrospect, Edinburgh 1898. Practitioner 69, 1902, pp. 87-90. BLÄ 5 (1934), S. 310. DNB, 4th ed., 18 (1949/50), pp. 543-545. POYNTER, F. N. L.: Thomas Southwood Smith, the man, Proc. Roy. Soc. Med. Lond. 55, 1962, pp. 381-392.

[6] John Dill (1802-1832), 1825 Dr. med. (Edinburgh), Arzt am Fever Hospital in London. CALLISEN 5 (1831), S. 219, 27 (1839), S. 308 f. The Times, April 18, 1832.

The affection of the glands of the intestines is not constantly found in the dissections after death. The petechial form of the typhoid fever is not very rare; it is not always a dangerous sign.

Finsbury Infirmary for Diseases of the Eye

Surgeons Mr. Tyrrell (surgeon of St. Thomas's Hospital) and Mr. Scott (surgeon of the London Hospital).

The infirmary is a new building supported by voluntary contributions[1]. Twenty-eight patients can be admitted into the house, but twice a week, on Tuesdays and Thursdays, 200-300 patients receive advice and remedies from the hospital and the severe cases which require careful observation are admitted to the wards of the hospital; also persons who have been operated live for some time in the infirmary. The number of patients treated annually in this infirmary amounts to about 5000.

We attended several times the prescriptions in this establishment, because among this great number of patients several interesting cases always occurred.

The inflammations of the eye are generally treated by leeches or general bleeding and by the internal use of calomel and rhubarb till the gingiva begins to become painful and to swell and salivation is established. Often we saw a solution of the extract of belladonna rubbed in around the eyelids.

In swellings of the saccus lacrymalis Mr. Scott rejects the applications of a sound, claiming that an inflammatory state of the mucous membrane always exists; he therefore applies leeches, even when no sign of inflammation is evident.

We saw a fine specimen of *staphyloma conicum pellucidum*. The patient was a woman of about 25 years. The disease was still of a small size and the patient could still see on the side but not straight forwards; she never complained about pains. Mr. Scott said that nothing can be done against this disease. In a more advanced stage of the disease, the eyeball is perpetually inflamed by the irritation of the eyelids.

On September 1st, Mr. Tyrrell made an extraction of a cataract and Mr. Scott performed the same operation and a keratonyxis. In simple hard cataracts, extraction is preferred and the flab of the cornea is formed, according to the greater convenience in every particular case, upwards or downwards. Keratonyxis is performed when the cataract is soft, chiefly in congenital cataracts; before introducing the needle, the pupil ought to be dilated by a solution of bel-

---

[1] Zum 1805 eröffneten Royal London Ophthalmic Hospital in Moorefields: GILL, T.: God is light, a sermon for the benefit of the London Infirmary for Curing Diseases of the Eye, London 1818. HIRSCHBERG 14.4 (1914), § 633, S. 97-106. COLLINS, Edward Treacher: The history and traditions of the Moorefields Eye Hospital, one hundred years of ophthalmic discovery and development, London 1929. SORSBY, A.: Defunct London eye hospitals, Brit. J. Ophth. 20, 1936, pp. 77-98. COOK, Charles: The history of the Moorefields Medical School, Brit. J. Ophth. 45, 1961, pp. 241-250. DAVENPORT, R. C.: 150th Anniversary of the Moorefields School of Ophthalmology, Brit. med. J., 1961, I, p. 1033. LYLE, T. Keith: Some of the great historical figures connected with Moorefields, Brit. J. Ophth. 45, 1961, pp. 251-258. BEHRMAN, Simon: John Farre (1775-1862) and other nineteenth century physicians at Moorefields, Med. Hist. 6(1), 1962, pp. 73-76. DUKE-ELDER, Sir Stewart: Moorefields and British ophthalmology, Proc. Roy. Soc. Med. Lond. 58, 1965, pp. 541-545. A history of Moorefields Eye Hospital, Med. J. Aust. 1(7), 1976, p. 182.

ladonna put around the eye. He makes little incisions, only in the capsule and he repeats this manœuvre afterwards, often several times. To penetrate the cornea (near the middle of it) he uses a needle with the point of a lancet and here he makes at first only a puncture in the capsule. To penetrate through the sclerotica he uses a needle with a point of a lancet and whose edges still cut to the length of about 2-3 lines. The resorption of the lens is generally terminated in two months; if the cataract is harder, the resorption is retarded. Tyrrell considers this operation the easiest of the operations of the cataract.

The extraction of the cataract is performed when the cataract is hard. Tyrrell uses a knife very similar in length and form to the knife of Langenbeck[2].

For operations on the eye, the patient is put straight upon a couch. The head of the patient is supported by a roll cushion. When the right eye is to be operated, the surgeon sits behind the patient; he holds with his left hand the upper eyelid whilst the lower one is held by an assistant. When the left eye ought to be operated, the surgeon is placed on the left side of the patient and he holds with his left hand the inferior eyelid. In this manner Mr. Tyrrell thinks the head of the patient may be kept more quiet and the hand of the operator is stouter and becomes less tired. By placing the patient in this position, the surgeon is able to operate on both eyes with the right hand. After the operation the patient is told to close his eyelids; then each eye is covered with a fine linen compress which is fixed by means of pins on a bonnet; a simple linen band, the middle of which is put on the neck, is laid obliquely over the eyes, pressing the compress softly to the eyelids, and crossed upon the front (it is not necessary to close the eyes by means of sticking plasters). This bandage is left upon the eyes for four, six to eight days. After the operation the patient is brought to quite a dark room. Mr. Tyrrell seldom finds it necessary to prescribe a general bleeding.

Keratonyxis is considered so slight an operation that the eyes are not covered at all and the patient frequently leaves the house the following day. However, we saw very often that the above-mentioned solution of the extract of the belladonna is put around the eye (perhaps in order to encourage the resorption of the cataract).

Mr. Tyrrell makes the extraction only on one eye at a time; often, however, he performs the keratonyxis on both eyes at once.

We saw *an artificial pupil* created by iridectomy on the external side of the right eye. Sight in the other eye had been destroyed by a staphyloma corneae. The pupil was of a good size and quite black; the patient saw passably well through it. The motions of the eye are inconstant, generally it is turned inwards so as to bring the new pupil to the middle of the orbita. The patient lost her eyes by smallpox.

Mr. Tyrrell and Mr. Scott are very clever operators. The first told us that he never lost an eye in his private practice after an operation, but that he observed a consecutive cataract after the extraction. He generally then succeeded in removing it by separating the capsule from its adhesions.

In the rooms there is no particular arrangement of the windows, except that the window-panes are made not transparent by putting a white matter on them. But it appeared to me that they blind the eyes very much and they cannot make the rooms gradually dark, having only window-shutters which, when closed, make the room quite dark.

---

[2] Conrad Johann Martin Langenbeck (1776-1851), Prof. der Chirurgie und Anatomie in Göttingen, vgl. S. 219.

Westminster Eye Infirmary in Warwick Street

The house itself is very small. It contains only a few beds, but the number of out-patients is at least as great as in the Finsbury Infirmary[1]. We attended the prescriptions once. *Mr. Guthrie* [2] examines his patients very superficially and his treatment is therefore very empirical and uniform in almost every case. In almost every inflammation of the eye, he prescribes a purgative of mercury and puts in the eye a solution of lapis infernalis or touches the conjunctiva with lapis divinus (vitriolum cupri).

He made a modification of Jaeger's[3] double knife, or rather he invented a new instrument; for his knife has a different aim from Jaeger's knife. Instead of Jaeger's firm knife, his instrument has a dull silver plate. After having pushed the knife through the cornea into the anterior chamber, he withdraws it and he pushes it again, its edge covered by the silver plate, through the cornea and across the chamber; in this manner he hopes to avoid the iris. Then he pushes the knife out of the cornea; before he finishes the incision, however, he withdraws the knife again and lets the eye rest for a few minutes. At last he introduces the knife again and finishes the incision. In this manner he thinks he avoids the prolapsus of the humor vitreus more surely than when he finishes the incision at once. We saw this knife at Mr. Weiss'[4], and Mr. Guthrie, who had just arrived in the shop, explained his knife to us himself. I bought Guthrie's knife or needle for keratonyxis through the sclerotica, but mainly out of curiosity. Guthrie seems to be

---

[1] Zum 1816 gegründeten Royal Westminster Ophthalmic Hospital in London: The Royal Westminster Ophthalmic Hospital, London 1913. HIRSCHBERG 14.4 (1914), § 654, S. 246-248. GRIMSDALE, H. G.: James Guthrie, F. R. S., 1785-1856, founder of the Royal Westminster Ophthalmic Hospital, Brit. J. Ophth. 3, 1919, pp. 145-152.

[2] George James Guthrie (1785-1856), Militärchirurg, 1816 Gründer des Infirmary for Diseases of the Eye in London, Dozent für Chirurgie, 1823 Assistant Surgeon, 1827 Surgeon am Westminster Hospital, 1848 beratender Chirurg, Prof. der Anatomie und Chirurgie am College of Surgeons. CALLISEN 7 (1831), S. 538-542, 28 (1840), S. 325 f. PETTIGREW, Thomas Joseph: Medical portrait gallery, London 1840, IV, nr. 5. Lancet Lond., 1850, I, pp. 726-736. Am. M. Month. 5, 1856, pp. 14-22. Med. Times & Gaz. 12, 1856, n. s., pp. 466-468. Med. Dir., 1857, p. 737. Mém. Soc. de chir. de Paris 6, 1868, pp. 115-131. Westm. Hosp. Rep. 8, 1893, pp. 71-78. HIRSCHBERG 14.4 (1914), § 655, S. 248-262. GRIMSDALE, H. G.: James Guthrie, F. R. S., founder of the Royal Westminster Ophthalmic Hospital, Brit. J. Ophth. 3, 1919, pp. 145-152. BLÄ 2 (1930), S. 917-919. DNB, 4th ed., 8 (1949/50), pp. 818 f. HEATH, Christopher: Guthrie and the old hospital, Westm. Hosp. Gaz. 18, 1962, pp. 218-220. George James Guthrie, English military surgeon, J. Amer. med. Ass. 200, 1967, pp. 408 f. CORNELIUS, E. H.: Some past presidents of the College and their contributions to the Library and Museum, Ann. roy. Coll. Surg. Engl. 43, 1968, pp. 39-50. TREVOR-ROPER, P.: George James Guthrie and his Infirmary for Diseases of the Eye, Trans. Ophth. Soc. UK 104, 1985, pp. 111-113. CULE, John H.: Some observations of George James Guthrie on gunshot wounds of the thigh during the Crimean War (1854-1855), J. R. Soc. Med. 84(11), 1991, pp. 675-677.

[3] Friedrich Jaeger Ritter von Jaxtthal (1784-1871), Prof. der Augenheilkunde in Wien, vgl. S. 341.

[4] John Weiss (1773-1843), eigentlich Johann Jacob Daniel Weiss, geb. in Rostock, um 1800 in London, Inhaber der Firma John Weiss & Son an der 62 Strand Street, London, 1826 Ehrenbürger von Rostock. WEISS, John: Catalogue of surgical instruments, London 1825. CALLISEN 20 (1834), S. 515 f, 33 (1845), S. 255. DIEFFENBACH, Johann Friedrich: Die operative Chirurgie, Bd. 1, Leipzig 1845, S. 18. FEIGEL, Johann Theodor Anton: Chirurgische Bilder zur Operations- und Instrumentenlehre mit erklärendem Texte, Würzburg 1853, S. 48 (Registerband zum Textband). DRAGENDORFF, Ernst: Die Ehrenbürger der Stadt Rostock, Beiträge zur Geschichte der Stadt Rostock 12, 1920/23, S. 42-46. DUGGE, Carl: Ein Rostocker Verfertiger chirurgischer Instrumente vor 100 Jahren, Beiträge zur Geschichte der Stadt Rostock 12, 1920/23, S. 36-41. BRUNN, Walther von: Über die vor 100 Jahren von John Weiss hergestellte Magenpumpe, Med. Klin. 21, 1925, S. 394 f. 250 Jah-

very esteemed as an eye surgeon, but I doubt that he deserves this fame. He seems to have a very lively imagination.

There is yet another eye infirmary *attended by Mr. Alexander*[5], who is said to have the largest private practice for these complaints. But we were told that he admits no foreigner to his prescriptions.

Other hospitals and institutions

Besides the hospitals already mentioned, there are still some other hospitals which, however, are small and of less interest. We, therefore, having little time to see all the curiosities of London, could not spend much time to see these hospitals. I mention only the two following:

Middlesex Hospital, which can contain 100 patients[1]. It is a fine building in Berners Street, Oxford Street. Among its surgeons, chiefly Mr. Bell[2] and Mr. Mayo[3] are well-known. The latter practices lithotrity from time to time. The first, now an old man, is well-known by his writings[4]. We saw his beautiful anatomical museum in the College of Surgeons at Edinburgh. The

---

re C. M. Weiss Braunschweig, Braunschweig 1936. 275 Jahre C. M. Weiss Braunschweig, Braunschweig 1961. BENNION, Elizabeth: Antique medical instruments, London 1979, p. 337. Dies: Antique dental instruments, London 1986, p. 166. WRIGHT, D. W.: John Weiss and the spring fleam, Vet. Hist. 5(3), 1988, pp. 83-96. TEICHMANN, Werner: Rostocker Denkwürdigkeiten in der Geschichte der Gastroenterologie, Wissenschaftliche Zeitschrift der Universität Rostock, Neue Reihe 38, 1989, S. 31-34. WESTON-DAVIES, W. H.: The surgical instrument maker, an historical perspective, J. R. Soc. Med. 87, 1989, pp. 42 f. TEICHMANN, Werner / KRENKEL, Werner: 200 Jahre Magensondierung – ihre Bedeutung für die Herausbildung der Gastroenterologie, Gastroenterologisches Jahrbuch 50, 1990, S. 1-5. TEICHMANN, Werner: John Weiss aus Rostock, einer der talentiertesten Konstrukteure von chirurgischen Instrumenten, 777 Jahre Rostock, Neue Beiträge zur Stadtgeschichte, hrsg. von Ortwin PELC, Rostock 1995, S. 119-123.

[5] Henry Alexander (gest. 1859), Augenarzt in London, Leiter einer privaten Augenklinik. CALLISEN 1 (1830), S. 93. Med. Dir., 1860, p. 997. HIRSCHBERG 14.4 (1914), § 625, S. 24 f.

[1] Zum 1745 gegründeten Middlesex Hospital: WILSON, Sir William James Erasmus: History of the Middlesex Hospital, during the first century of its existence, compiled from the hospital records, London 1845. Historical account of the origin and progress of the Middlesex Hospital with a list of the governors and subscribers, London 1873. COUPLAND, Sidney: The cancer charity of the Middlesex Hospital 1792-1902, Rep. Cancer Res. Lab., Middlesex Hospital, 1902, I, pp. 1-42. SAUNDERS, Hillary Aidan St. George: The Middlesex Hospital 1745-1948, London 1949. BRIGHT, Joan: The story of the Middlesex, London 1950. BEARN, J. G.: The Middlesex Hospital, Hist. Med. 2(3), 1979, pp. 3-5.

[2] Sir Charles Bell (1774-1842), Chirurg in Edinburgh, seit 1804 in London, 1811 Dozent an der Hunterian School of Medicine an der Windmill Street, 1814 Surgeon am Middlesex Hospital, 1824 Prof. für Anatomie und Chirurgie am College of Surgeons, 1828 Prof. der Physiologie an der Universität London, 1836 Prof. der Chirurgie in Edinburgh. CALLISEN 2 (1830), S. 73-86, 26 (1838), S. 218-223. Lancet Lond., 1833, II, pp. 756-761. SHAW, Alexander: Narrative of the discoveries of Sir Charles Bell in the nervous system, London 1839. PETTIGREW, Thomas Joseph: Medical portrait gallery, London 1840, III, nr. 2. Lond. M. Gaz., 1842, II, pp. 406-409. Trans. Roy. Soc. Edinb. 15, 1842/43, pp. 397-408. Quarterly Review 72, 1843, p. 192. Arch. gén. de méd. Par., 1845, I, pp. 252-254. PICHOT, Amédée: Sir Charles Bell, histoire de sa vie et de ses travaux, Paris 1858. Ders.: The life and labours of Sir Charles Bell, London 1860. Letters of Sir Charles Bell, selected from his correspondence with his brother George Joseph Bell, London 1870. Birm. Med. Rev., 1875, IV, pp. 85-100. KEITH, Arthur: The position of Sir Charles Bell amongst anatomists, Lancet Lond., 1911, I, pp. 290-293. EBSTEIN, Erich: Charles Bell, zum 100. Geburtstage des Bellschen Gesetzes (1811), Münch. med. Wschr. 7, 1912, S. 374 f. EB-

students of the new university go to this hospital to obtain practical erudition[5]. We went to this hospital twice, but unfortunately we always came too late. We only saw the puncture of a hydropical abdomen performed by *Charles Bell.*

Westminster Hospital, James Street, is a very old establishment which only contains about 80 beds, and since for this small number of patients there are three physicians and four sur-

---

STEIN, Erich: Charles Bell als Begründer der Lehre von den spezifischen Sinnesorganen, Zeitschrift für die gesamte Neurologie und Psychiatrie 8, 1912, S. 520 f. CORSON, Eugen R.: Some unpublished water-colour sketches of Sir Charles Bell, with observations on his artistic qualities, Proceedings of the 17th International Congress of Medicine, London 1913, London 1914, pp. 73-86. CHRISTIANSEN, Knud Viggo: Charles Bell, traduit par le Dr. MENIER, Paris 1922. BLÄ 1 (1929), S. 438-441. COWLISHAW, L.: The life and works of Sir Charles Bell, the Charles McKay lecture, 1936, The Medical Journal of Australia, November 28, 1936. JONES, Harold Wellington: Charles Bell and the origin of his engravings of the arteries, Medical Life 44(11), 1937, pp. 372-380. PASKIND, Harry A.: Sir Charles Bell, a biographical sketch, Bull. Soc. med. Hist. Chicago 5, 1937-46, pp. 34-43. SPECTOR, Benjamin: Sir Charles Bell and the Bridgewater treatises, Bull. Hist. Med. 12, 1942, pp. 314-322. OLMSTED, James Montrose Duncan: The aftermath of Charles Bell's famous «Idea», Bull. Hist. Med. 14, 1943, pp. 341-351. Ders.: François Magendie, pioneer in experimental physiology and scientific medicine in XIX century France, New York 1944, pp. 93-122. Charles Bell and Samuel Borrowe, Hist. Med. 1, 1946, pp. 174 f. DNB, 4th ed., 2 (1949/50), pp. 154-157. OLLERENSHAW, Robert: Charles Bell, Med. biol. Ill. 1(1), 1951, pp. 4-13. OSBORNE, Eric: Sir Charles Bell's idea of a new anatomy of the brain, J. Hist. Med. 8, 1953, pp. 215-217. GORDON-TAYLOR, Sir Gordon: A famous Hunterian, Sir Charles Bell, Trans. Hunter Soc. 12, 1953/54, pp. 62-71. BELL, John W.: The Bells of Edinburgh, Surgery 38, 1955, pp. 794-805. GORDON-TAYLOR, Sir Gordon: The life and times of Sir Charles Bell, Ann. roy. Coll, Surg. Engl. 18, 1956, pp. 1-24. GORDON-TAYLOR, Sir Gordon / WALLS, E. W.: Sir Charles Bell, his life and times, Edinburgh/London 1958. LEFANU, William R.: Charles Bell and Cheselden, Med. Hist. 5, 1961, p. 196. HUNTER, Richard / MacALPINE, Ida: A privately printed pamphlet by Sir Charles Bell on the principles involved in appointments to the London hospitals, Ann. roy. Coll. Surg. Engl. 30, 1962, pp. 257-265. OBER, William B.: Sir Charles Bell, F.R.C.S.E., «Anatomy of Expression», Acad. Bkman 22(2), 1969, pp. 2-10. WILKINS, Robert H. / BRODY, Irwin A.: Bell's palsy and Bell's phenomenon, Arch. Neurol. (Chic.) 21, 1969, pp. 661 f. Dict. med. biogr. 1 (1970), pp. 583 f. SHAPIRO, S. L.: Sir Charles Bell, portrait of a talented medical pioneer, Eye, Ear, Nose Thr. Monthly 49, 1970, pp. 541-545. COHEN, John: Charles Bell and the roots of physiology, New Scient. 64, 1974, pp. 498-500. Ders.: Sir Charles Bell, a memoir, Hist. Med. 6(1), 1975, pp. 24-30. HAVILAND, Thomas N.: How Sir Charles Bell became involved with the «Invisible girl», Trans. Stud. Coll. Phys. Philad. 42, 1975, pp. 268-272. KNECHT, Klaus: Charles Bell, «The Anatomy of Expression» (1806), die Ausdruckstheorie des Anatomen und Chirurgen Sir Charles Bell und ihre Beziehung zur Ästhetik des 19. Jahrhunderts, Diss. med., Kölner med. hist. Beitr. 7, Köln 1978. WADE, N. J.: Sir Charles Bell on visual direction, Perception 7, 1978, pp. 359-362. RICE, Gillian: The Bell-Magendie-Walker controversy, Med. Hist. 31(2), 1987, pp. 190-200, 272-279. FURUKAWA, T.: Charles Bell's description of the phantom phenomenon in 1830, Neurology 33(2), 1990, pp. 70-75. PEARCE, J.: Sir Charles Bell, J. Neurol. Neurosurg. Psychiatry 56(8), 1993, p. 913. PEARCE, J. M.: Sir Charles Bell, J. R. Soc. Med. 86(6), 1993, pp. 353-354.

[3] Herbert Mayo (1796-1852), Surgeon am Middlesex Hospital, 1833 Prof. der Anatomie, 1836 der Chirurgie und Pathologie am King's College in London, Dozent der Chirurgie und chirurgischen Klinik an der Medical School am Middlesex Hospital. CALLISEN 12 (1832), S. 365-369, 30 (1842), S. 295-298. Med. Dir., 1853, p. 554. BLÄ 4 (1932), S. 137. DNB, 4th ed., 13 (1949/50), pp. 172 f. FULTON, John F.: Selected readings in the history of physiology 2nd ed., Springfield 1966, pp. 285 f. Dict. scient. biogr. 9 (1974), pp. 241-242. MAYO, Herbert: Anatomical and physiological commentaries, introduction by Paul F. CRANEFIELD, New York 1975.

[4] Verzeichnis der Publikationen von Sir Charles Bell: CALLISEN 2 (1830), S. 73-86, 26 (1838), S. 218-223. Medical Classics 1(2), October 1936. GORDON-TAYLOR, Sir Gordon / WALLS, E. W.: Sir Charles Bell, his life and Times, Edinburgh/London 1958, pp. 265-272.

[5] THOMSON, Herbert Campbell: The story of the Middlesex Hospital Medical School, written at the request of the Council of the Medical School on the occasion of the centenary, London 1935. GORDON-TAYLOR, Sir Gordon / WALLS, E. W.: Sir Charles Bell, his life and times, Edinburgh/London 1958, pp. 140-153.

geons, we may conceive that none of these medical gentlemen has a great number of patients[6]. Sir A. Carlisle[7] is a very old but celebrated surgeon and Mr. Guthrie, a younger and very lively one, entertains his scholars more by jokes than by scientific remarks.

This great number of hospitals would not be sufficient to provide medical assistance to all the sick and poor of London; a still greater number of sick and poor are therefore treated in establishments called *dispensaries,* where like in Edinburgh and Dublin, patients who are not confined to bed get advice and medicine[8]. The more severe cases are visited by the physicians of these establishments in their own houses. This practice, though not the most agreeable, is however always carefully sought by the young physicians. Sometimes students attend the prescriptions and the physicians of the dispensaries sometimes give lectures. We once attended the prescriptions of *Dr. Kind*[9], a young physician from Leipzig, to whom we had been recommended by Mr. Schäzler[10]. Dr. Kind is one of the physicians of the Finsbury Dispensary[11]. He prescribes twice a week to about 100 patients. He could not reproach himself enough for not being able to examine such a great number of patients as exactly as it was necessary. He has entirely adopted the treatment of the English physicians. One of his capital remedies is calomel or the blue pills, which are used not only against all visible inflammation but against all diseases where in-

---

[6] Zum 1719 eröffneten Westminster Hospital: COWELL, George: Some account of Westminster and its Medical School, Westm. Hosp. Rep., 1885, I, pp. 1-18. SPENCER, Walter George: Westminster Hospital, an outline of its history, London 1924. LONGDON-DAVIES, John: Westminster Hospital, two centuries of voluntary service 1719-1948, London 1952. DENNING, M.: 250 years of caring for the sick, London's Westminster Hospital, Nurs. J. India 57, 1966, pp. 206-209. HUMBLE, J. G. / HANSELL, Peter: Westminster Hospital 1716-1966, London 1966. HOLDER, S.: Westminster Hospital, 250 years, Nurs. Times 62, 1966, pp. 45-48. HUMBLE, J. G.: Westminster Hospital, first 250 years, Brit. med. J., 1966, I, pp. 156-162. COLLINGWOOD, Frances: Westminster Hospital, Hist. Med. 1(4), 1969, pp. 11-13.

[7] Sir Anthony Carlisle (1768-1840), 1793 Surgeon am Westminster Hospital, Prof. der Anatomie an der Kunstakademie in London, Surgeon Extraordinary von König Georg IV. CALLISEN 3 (1830), S. 771-774, 27 (1839), S. 28. Gentleman's Magazine 14, 1840, n. s., p. 660. PETTIGREW, Thomas Joseph: Medical portrait gallery, London 1840, I, nr. 7. CLARKE, James Fernandez: Autobiographical recollections of the medical profession, London 1874, pp. 283-294. BLÄ 1 (1929), S. 832 f. DNB, 4th ed., 3 (1949/50), pp. 1012 f. COLE, R. J.: Sir Anthony Carlisle, F.R.S., Ann. Sci. 8, 1952, pp. 255-270. CORNELIUS, E. H.: Some past presidents of the College and their contribution to the Library and Museum, Ann. roy. Coll. Surg. Engl. 43, 1968, pp. 39-50. HILL, B.: The crustacean knight, Sir Anthony Carlisle, F.R.C.S., F.R.S., Practitioner 201, 1968, pp. 950-955. Dict. scient. biogr. 3 (1971), pp. 67 f.

[8] SMITH, Abbotts: An historical sketch of the Finsbury Dispensary, London 1870. RENTOUL, R. R.: The growth and progress of provident dispensaries, Brit. med. J., 1887, I, pp. 1351-1353. KING, F. A.: Self-supporting dispensaries of the early nineteenth century, Med. Ill. 9, 1955, pp. 654-656. London's earliest health centre (Westminster General Dispensary), Chem. & Drugg. 167, 1957, pp. 696-698. ROSENBERG, Albert: The London Dispensary for the Sick-Poor, J. Hist. Med. 14, 1959, pp. 41-56. SCHUSTER, N. H.: The Western General Dispensary, St. Marylebone, London 1961. Royal College of Physicians, some British hospitals and dispensaries, London 1962. COPE, Sir Zachary: The history of the Dispensary Movement, the evolution of hospitals in Britain, London 1964, pp. 73-76. ELLIS, F. H.: The background of the London Dispensary, J. Hist. Med. 20, 1965, pp. 197-212. RUSSELL, Andrew W.: Dispensaries in the nineteenth-century, a short bibliography, Soc. Hist. Med. Bull. 20, 1977, pp. 29 f.

[9] Carl Maximilian Kind (gest. 1831), 1824 Dr. med. (Leipzig), 1825 Arzt am Finsbury Dispensary in London. CALLISEN 10 (1832), S. 196 f, 29 (1841), S. 249. [Piersle] Allgemeine Medizinische Zeitung 76, 1831, S. 1272.

[10] Keine weiteren Angaben bekannt.

[11] Zum 1780 gegründeten Finsbury Dispensary: SMITH, Abbotts: An historical sketch of the Finsbury Dispensary, London 1870. Finsbury Dispensary London, annual reports of the committee, 100th report, London 1879 [history from 1780-1880].

flammation is supposed. It is then prescribed till salivation is excited. We saw an interesting case of *aphony* of a young girl; no reason could be discovered. Kind administered a purgative of calomel and rhubarb and a blister on the neck. In rheumatism, when the pains do not increase in the warmth of the bed and where we find no fever symptoms, he prescribes colchici three times a day, 25-45 drops and more.

I ought to record that we were introduced by Dr. Elliotson to the *Royal College of Physicians* in Pall Mall, where a beautiful building belongs to this society[12]. Lectures are delivered there by the fellows of the society, and on the first Monday of each month the fellows gather in the evening. In the session where we were present, the entertainment by lecture was very short. The president boasted that they had found an excellent remedy against gout; it is an infusion of the colchicum autumnale with sherry wine. After that the society was changed to more friendly entertainment and tea and coffee were given in a side room. There is a considerable library in this house and we find there the busts of Baillie[13], Sydenham[14], Mead[15], etc.

Through Dr. Turner[16], professor of chemistry at the new London University, we were introduced to the *Geological Society of London*. This society was formed a few years ago; therefore the collection of minerals is not large, but it already contains beautiful specimens. The building is in Somerset House. This evening the two most celebrated geologists of Britain were present, *Mr. Sedgwick*[17], professor in Cambridge, and *Prof. Buckland*[18] from London.

Visit paid to Sir Astley Cooper

Wishing to see this celebrated surgeon before our departure from London, we entreated several of our acquaintances to procure us an introduction to him[1]. But having waited in vain for it till the last week, we were so bold as to introduce ourselves to him. We wrote a note in which

---

[12] Zum 1518 gegründeten Royal College of Physicians of London: KNIGHT, Charles: London, Chap. 27, London 1841-1844. MUNK, William: The Roll of the Royal College of Physicians of London, comprising biographical sketches of all the most eminent physicians, whose names are recorded in the annals from the foundation of the College in 1518 to the removal in 1825, from Warwick Lane to Pall Mall East, vol. 3 (1801-1825), London 1878, vol. 4 (1826-1925), London 1955. DAVIDSON, Maurice: The Royal Society of Medicine, the realisation of an ideal (1805-1855) [...], London 1955. CLARK, Sir George / COOK, Alexander Macdougall: A history of the Royal College of Physicians of London, 3 vols., London 1964-1972. Portraits [of] the Royal College of Physicians of London (Catalogue), ed. by Gordon WOLSTENHOLME, the portraits described by David PIPER, 2 vols., London 1964-1977. The Royal College of Physicians of London through four hundred and fifty years 1518-1968, London 1968.

[13] Matthew Baillie (1761-1823), praktischer Arzt und pathologischer Anatom in London.

[14] Thomas Sydenham (1624-1689), praktischer Arzt in London.

[15] Richard Mead (1673-1754), praktischer Arzt in London.

[16] Edward Turner (1798-1837), Prof. der Chemie an der Universität London, vgl. S. 594.

[17] Adam Sedgwick (1785-1873), Prof. für Geologie an der Universität Cambridge.

[18] William Buckland (1784-1856), Prof. der Mineralogie und Geologie an der Universität Oxford.

[1] Sir Astley Paston Cooper (1768-1841), 1789 Demonstrator der Anatomie am St. Thomas's Hospital in London, 1793 Prof. der Anatomie an der Surgeon's Hall, 1800 Chirurg am Guy's Hospital, 1813 Prof. für vergleichende Anatomie am Royal College of Surgeons, Dozent für Anatomie und Chirurgie am St. Thomas's Hospital, 1825 Gründer der Medical School am Guy's Hospital, beratender Chirurg am Guy's Hospital, 1828 Leibchirurg von

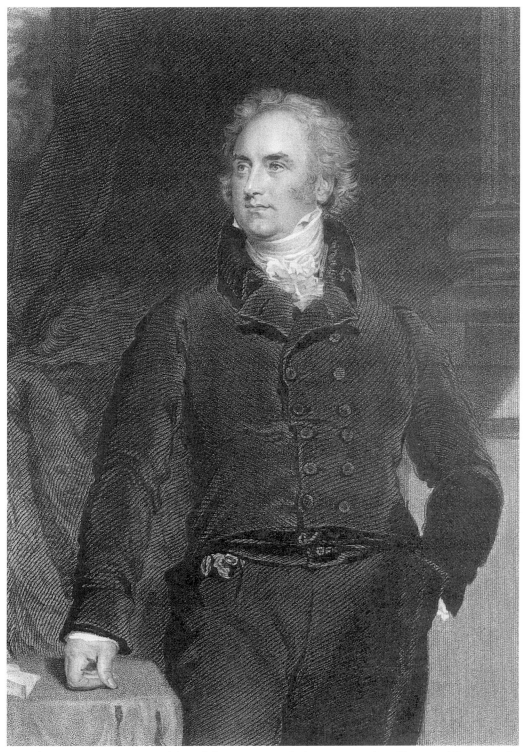

Sir Astley Paston Cooper (1768-1841), Prof. der Anatomie und Chirurgie in London, Chirurg und Dozent am St. Thomas's und am Guy's Hospital.

we entreated him for an interview and we brought this note to his house at an hour when he receives his patients. Immediately he *invited us to breakfast with him Saturday the 2nd July at nine o'clock.*

During breakfast he spoke *on French surgery* and he told us that he esteems the French surgeons as able operators, but that this very quality often seduces them to operate where it is not necessary or advisable[2]. Cooper was in Paris when Desault gave clinical lectures. He saw Desault remove a great number of lymphatic glands on both sides of the neck of a child. The child

---

König Georg IV. CALLISEN 4 (1831), S. 318-330, 27 (1839), S. 143-147. Ann. de la chir. franç. et étrang., 1841, II, pp. 108-116. Arch gén. de méd., 1841, II, pp. 110-114. Guy's Hosp. Rep. 6, 1841, pp. 229-234. Med. Exam., 1841, IV, pp. 313-316. Prov. M. & S. J., 1841, I, p. 354. Maryland M. & S. J., 1842, II, pp. 142-155. COOPER, Bransby Blake: The life of Sir Astley Cooper, Baronet, interspersed with sketches from his notebooks of distinguished contemporary characters, 2 vols., London 1843. Short account of Sir Astley Cooper's vital restorative, the only acknowledged successful remedy for the removal of general, local, and nervous debility, London 1865. Ann. univ. di med., Milano, 1867, 102, pp. 570-575. MacCORMAC, Sir William: Sir Astley Cooper and his surgical work, London 1894. SMALL, Arthur A.: Life of Sir Astley Cooper, Bull. Soc. med. Hist. 2, 1919-1922, pp. 267-278. BLÄ 2 (1930), S. 97-99. BETT, Walter R.: Some thyroid pioneers 5, Sir Astley Paston Cooper, Med. Bkman 2, 1948, pp. 111-113. DNB, 4th ed., 2 (1949/50), pp. 1062-1064. BROCK, Russel Claude: The life and work of Astley Cooper, Edinburgh 1952. GENNARO, P. F. de: I grandi chirurghi del passato, Sir Astley Cooper, «The prince of surgery», Arch. Putti Chir. Organi Mov. 12, 1959, pp. 479-489. J. Amer. med. Ass. 178, 1961, pp. 1192-1194. AGNEW, L. R. C.: Sir Astley Cooper and William Millard, a vindication, J. Hist. Med. 18, 1963, pp. 176-178. FRANZ, A.: On the traumatologic work of Sir Astley Cooper, Chir. Organi Mov. 54, 1965, pp. 327-337. WILSON, T. G.: Sir Astley Cooper, Arch. Otolaryng. 82, 1965, pp. 560-564. ATKINS, Sir Hedley: Astley Cooper and diseases of the breast, Guy's Hosp. Rep. 117, 1968, pp. 199-206. BARRETT, N. R.: Sir Astley Cooper and the thymus, Guy's Hosp. Rep. 117, 1968, pp. 207-212. BATTY SHAW, A.: Astley Cooper, his Norfolk origins and associations, Guy's Hosp. Rep. 117, 1968, pp. 169-192. BROCK, Russell Claude: Astley Cooper and carotid artery ligation, Guy's Hosp. Rep. 117, 1968, pp. 219-224. Ders.: The life and work of Sir Astley Cooper, Guy's Hosp. Rep. 117, 1968, pp. 147-168. DLUGATZ, Paul Morris: Astley Cooper's contribution to the knowledge of dislocations and fractures, Diss. med. (Basel), Zürich 1968. HILL, W.: Sir Astley Cooper, a bibliography, Guy's Hosp. Rep. 117, 1968, pp. 235-255. RAWLING, E. G.: Sir Astley Paston Cooper, «The prince of surgery», Can. Med. Assoc. J. 99, 1968, pp. 221-225. READING, P. V.: Astley Cooper and the ear, Guy's Hosp. Rep. 117, 1968, pp. 233 f. ROMAGNOLI, Giovanni: Un grande chirurgo inglese, Sir Astley Cooper, Pag. Storia Med. 12(2), 1968, pp. 61-71. WASS, S. H.: Astley Cooper and the anatomy and surgery of hernia, Guy's Hosp. Rep. 117, 1968, pp. 213-217. WELLS, Calvin: Sir Astley Paston Cooper, a bicentenary, Hist. Med. 1(1), 1968, pp. 25-27. BROCK, Russel Claude: The life and work of Sir Astley Cooper, Ann. roy. Coll. Surg. Engl. 44, 1969, pp. 1-18. DJÖRUP, Frans: Astley Paston Cooper, Nord. med. hist. Årsb., 1969, pp. 87-101. BATTY SHAW, A.: The birthplace of Sir Astley Cooper, Guy's Hosp. Gaz. 84, 1970, pp. 507 f. MICHEL, J.: Intérêt de l'étude du mécanisme des découvertes, à propos de quelques découvertes médicales dont la maladie de Ménierère et la perforation du tympan par Astley Cooper, J. Fr. d'ORL 24, 1975, pp. 455-461. NULAND, Sherwin B.: Astley Cooper of Guy's Hospital, Conn. Med. 40(3), 1976, pp. 190-193. RAVITCH, Mark M.: Sir Astley Paston Cooper, Bull. Am. Coll. Surg. 62(2), 1977, pp. 17-20. DRACH, G. W.: Sir Astley Cooper, Invest. Urol. 16(1), 1978, p. 75. McGOVERN, F. H.: Sir Astley Cooper and his otological papers, Ann. Otol. Rhinol. Laryngol. 93(6.1), 1984, pp. 531-533. WILSON, T. G.: Historical vignette, Sir Astley Cooper, Am. J. Otol. 5(5), 1984, pp. 411-414. ELLIS, Harold: Sir Astley Paston Cooper, a pioneer of arterial surgery, Med. Herit. 1(4), 1985, pp. 289-292. BAUER, G. C.: Sir Astley Cooper, prototype of the modern day academic orthopedist, Clin. Orthop. 225, 1987, pp. 247-254. SAKULA, Alex: Royal Society of Medicine London, portraits, paintings and sculptures, London 1988, pp. 38 f. WALLACE, A. F.: Three great guys (Sir Astley Paston Cooper, Thomas Bryant, Thomas Graham Humby), Br. J. Plast. Surg. 41(1), 1988, pp. 74-82. READ, R. C.: Cooper's posterior lamina of transversalis fascia, Surg. Gynec. Obstet. 174(5), 1992, pp. 426-434.

[2] Zum Vergleich von französischer und englischer Chirurgie: GREENBAUM, Louis S.: The commercial treaty of humanity, la Tournée des Hôpitaux anglais par Jacques Tenon en 1787, Rev. Hist. Sci. 24, 1971, pp. 317-330.

died during the operation and Cooper thinks that the extirpation of such a number of lymphatic glands would always have been fatal, because the circulation of this fluid would have been hindered too much. He also thinks that French surgeons are not well instructed except in anatomy and operations, and that this is the reason so many patients die.

After breakfast Sir A. Cooper conducted us to another room *next to his museum*. He said that he always gave many of his preparations to the museums of different hospitals, where we had indeed seen very fine ones of his, but that he retained the finest for himself. Knowing that Cooper had recently published a treatise *on the structure of the testicle*[3], we asked him to show us his preparations on this matter. Indeed we were astonished to see a very great number of the most excellent injections of the testicle, made by Astley Cooper himself. By his investigations of this organ he has formed the following opinion of its structure. The membrana albuginea consists of two parts. The external membrane, which is connected with the tunica vaginalis propria but is not a continuation of it, is a fibrous membrane which contains very few vessels. The internal membrane is a vascular one; it covers the internal surface of the external membrane and penetrates inwards to invest the vasa seminalia. Each of these vessels is surrounded by a continuation of it and a greater portion of these vessels together are united by it in a bundle and so separated from the other. So we may extract this membrane from the intervals of these bundles and then the testicle resembles the sulci and gyri of the brain. So Cooper calls the fibrous membrane of the testicle *dura mater* and the vascular membrane the *pia mater*. The fibrous membrane forms strong ligaments which cross the testicle along its transverse diameter. These paps prevent the testicle from being shortened too much by every pressure on its perpendicular diameter. To show the internal structure of the testicle, the spermatic vessels are not only injected with quicksilver, but also with red matter, sometimes through the vas deferens and sometimes through the spermatic vessels. The red matter is more commodious for conserving the preparations because the quicksilver often runs out by and by. In this manner even the finest vessels were filled. The spermatic vessels then go over into a larger part, discovered by Cooper, which forms vesiculae. This part may only be seen if the injection is made from the spermatic vessels. These vesicula go over into the vas efferens, etc. Cooper also injected the lymphatic vessels of the funiculus spermaticus and the veins and arteries in the same preparation. The injection shows that the vascular membrane is indeed full of vessels, whilst the fibrous external membrane contains but very few.

HUNCZOVSKY, Johann Nepomuk: Medizinisch-chirurgische Beobachtungen auf seinen Reisen durch England und Frankreich, besonders über die Spitäler, Wien 1783. FRANK, Joseph: Reise nach Paris, London und einem grossen Teile des übrigen Englands und Schottlands [...], Wien 1804/1805. WEISSE, Johann Friedrich: Paris und London für den Arzt, besonders in Rücksicht der öffentlichen Kranken- und Verpflegungsanstalten geschildert, Paris/St. Petersburg, Halle 1820. CASPER, Johann Ludwig: Charakteristik der französischen Medizin, mit vergleichenden Hinblicken auf die englische, Leipzig 1822. MÜHRY, Adolph: Darstellungen und Ansichten zur Vergleichung der Medizin in Frankreich, England und Deutschland, nach einer Reise in diesen Ländern im Jahre 1835, Hannover 1836. CLESS, Georg von: Reisebemerkungen aus Frankreich und England als Beiträge zur Beurteilung des gegenwärtigen Standpunkts der Medizin in den genannten Ländern, Med. Ann. Berl. 5, 1839, S. 1-63. STROMEYER, Georg Friedrich Louis: Erinnerungen eines deutschen Arztes, Bd. 1, Hannover 1875, S. 321-423. BUCHHOLZ, Eckart: Grossbritannische Reiseeindrücke deutscher und österreichischer Ärzte von 1750-1810, Diss. med., Frankfurt a. M. 1960.

[3] COOPER, Astley Paston: Observations on the structure and diseases of the testis, London 1830.

After having shown us the physiological preparations of the testicle, he showed us some pathological states of its. Some hydrocele injected. Some tumors in the testicle which we regarded as tubercles but which Cooper called only an exudation of lymph as a result of inflammation. The injected matter did not penetrate into this matter. He said this matter is only in the cellular texture but the spermatic vessels are surrounded by it. These cases may generally be cured by leeches and quicksilver.

Besides these preparations he showed us *very fine ones of the eye* and chiefly *of the central artery with its branches* in the posterior surface of the capsula lentis.

We stayed with him till after eleven o'clock and when we left, he offered us recommendations to the surgeons in Guy's Hospital, which we were obliged to refuse, having already fixed the day of our departure from London.

Sir Astley Cooper is a very handsome man. He does not speak of himself, but he is pleased if his preparations are admired. He told us that he never publishes a work if he cannot prove the truth of what he wrote by laying the preparations before one's eyes. He was extremely complaisant with us and he spoke with much modesty.

School for Indigent Blinds

L'établissement pour aveugles indigents, d'une grande étendue, contient environ 100 individus, garçons et jeunes filles[1]. Ils apprennent des métiers qui leur permettent de gagner leur vie. Ils restent dans l'établissement de six à huit ans, jusqu'à ce qu'ils connaissent parfaitement leur métier. Alors, ils le quittent et, aidés par leurs amis, ils continuent leur travail dont ils peuvent vendre les produits à l'établissement. Aucun autre enseignement n'est donné ici, ce qui frappe encore davantage quand on entend que cet établissement est le seul qui existe à Londres pour l'éducation de ces malheureux. Il y a dans le bâtiment un assez grand magasin où les travaux des aveugles sont conservés; on ne peut en effet qu'admirer la réalisation des travaux, par exemple des souliers fabriqués par les aveugles.

Asylum for Indigent Deaf and Dumb Children

Le matin du 24 juin, nous allâmes au *Asylum for Indigent Deaf and Dumb Children*. Cet établissement est entretenu, comme tous les autres de ce genre, par une société de particuliers (voir «The Historical Sketch» of this asylum, London 1831). La maison est très belle et entourée de beaux jardins. Par beau temps, les enfants peuvent s'amuser dans une grande cour; quand il fait mauvais, une grande salle est agencée au rez-de-chaussée, où les enfants peuvent s'adonner aux exercices nécessaires du corps. Il paraît cependant qu'on ne connaît pas les appareils de gymnastique en Angleterre; il aurait été au moins très approprié de les mettre dans ce salon. Actuellement, l'établissement contient 220 élèves, garçons et jeunes filles. Le nombre des premiers est considérablement supérieur. Il y a un grand salon où tous les garçons sont rassemblés dans

---

[1] Zur 1799 gegründeten School for Indigent Blinds in London: MELL (1900), S. 475 f.

l'école, un autre pour les filles. Les salles à coucher, de même que toute la maison, témoignent d'une propreté excellente. Les lits sont en fer; ils peuvent être pliés, et ils sont en effet relevés pendant la journée, ce qui favorise encore davantage la propreté. Il y a une grande baignoire ou plutôt un bassin où les garçons sont obligés de se baigner de temps en temps. Outre cela, ils se baignent tous les jours les pieds et se lavent les mains trois fois par jour. Bien que notre visite tombât en période de vacances, un des premiers maîtres nous montra avec beaucoup de complaisance la méthode suivie à l'école pour l'enseignement des enfants. On se sert d'abord des signes et on trouve que la connaissance des signes est nécessaire, même pour l'enseignement de la langue. «En effet», disait ce maître, «vous ne pouvez pas être instruit dans une langue étrangère sans qu'on vous fasse les explications dans votre langue; comment voulez-vous donc qu'on enseigne une langue à ces malheureux si l'on ne connaît pas leur langue maternelle.» Je ne crois cependant pas que ce maître ait eu raison. On enseigne donc les sourds et muets en langue anglaise, l'écrit également, et en leur apprenant la prononciation des paroles. On y parvient chez la plupart des élèves en leur montrant les différents mouvements des parties de la bouche et les tremblements du larynx qui doivent être nécessairement produits par la prononciation d'une lettre. Nous vîmes en effet chez deux élèves, dont l'un était alors maître, que cette méthode avait fort bien réussi, car ils comprenaient tout ce qu'on leur disait lorsqu'on le prononçait lentement et, de même, ils répondaient assez distinctement pour qu'on pût les comprendre parfaitement. «On parvient», disait le maître, «chez tous ces enfants à leur faire prononcer tous les mots, mais les sons qu'ils produisent, sont très différents et on ne peut rien déterminer sur cela.» Tous les jours, ces enfants font un petit traité sur tout ce qui leur semble bon, et celui-ci est alors corrigé par le maître. Pour donner aux élèves une bonne idée de l'objet qu'on leur dicte ou qu'on leur fait prononcer, un grand nombre de petits tableaux sont suspendus dans le salon, qui représentent un nombre très varié d'objets dessinés. Les élèves sont encore instruits en arithmétique, en religion, etc., mais on ne leur enseigne, en revanche, aucun métier. Les enfants sont reçus depuis l'âge de huit à onze ans, et ils restent cinq à six ans dans l'établissement.

Foundling-Hospital at Guildfield Street

Le 23 juin, le matin à dix heures, nous allâmes voir le *Foundling-Hospital à Guildfield Street*[1]. Cet établissement n'a pas le même but que les établissements de ce genre dans d'autres contrées. Ici, on ne reçoit pas d'enfants traînant dans les rues; la mère est obligée de se présenter et de prouver que le père a filé et qu'elle-même est miséreuse. La chose principale est, cependant,

---

[1] Zum 1713 gegründeten Foundling Hospital in London: RICHARDSON, P. W.: Pictures in the Foundling Hospital, London, Art Union, July 1840. SAUNDERS, J.: The Foundling Hospital, London, ed. by Charles KNIGHT, vol. 3, London 1842, pp. 337-352. BROWNLOW, John: Memoranda, or chronicles of the Foundling Hospital, including memoirs of Captain Coram [...], London 1847. Ders.: The history and the design of the Foundling Hospital, with a memoir of the founder, London 1858. The Foundling Hospital, a site for the London University, Country Life, 16.10.1920, pp. 502-504, 23.10.1920, pp. 534-536. NICOLS, Reginald Hugh / WRAY, F. A.: The history of the Foundling Hospital, London 1935. The Thomas Coram Foundation for Children, catalogue of pictures, works of art and historical documents and relics on view at 40 Brunswick Square, London, London 1965. NICOLSON, Benedict: The treasures of the Foundling Hospital, with a catalogue by John KERSLAKE, Oxford 1972.

d'être recommandé par un des gouverneurs de l'établissement. Les enfants de personnes mariées ne sont admis qu'exceptionnellement, ce qui arrive parfois avec les enfants de soldats et de marins. Les enfants qui traînent tombent à la charge de la paroisse dans laquelle ils sont trouvés. Les enfants sont reçus dans l'établissement dès les premiers instants de leur vie; mais, aussitôt, ils sont envoyés à la campagne jusqu'à l'âge de cinq ans, où ils sont alors élevés dans l'institution et instruits dans toutes les matières que les premières écoles enseignent. A l'âge de 14 ans, les garçons et, à l'âge de 15 ans, les jeunes filles quittent l'établissement; ces dernières deviennent le plus souvent servantes dans de grandes maisons. Les garçons apprennent des métiers. La maison est très grande et bien bâtie; les salles à coucher ainsi que les salles à manger sont très vastes. La salle destinée à l'assemblée des gouverneurs est ornée de beaux tableaux. De vastes jardins se trouvent entre l'édifice et la porte qui donne dans la rue; ces jardins sont plutôt du gazon où les enfants jouent par beau temps. Par mauvais temps, des galeries couvertes sont installées pour laisser du mouvement aux enfants. Les salles de classe se trouvent des deux côtés de la porte et tout à fait séparées de l'édifice principal. La cuisine est belle, mais elle ne mérite plus les louanges exprimées par Frank[2] dans sa description des hôpitaux de Londres[3], car, dans les nouveaux bâtiments de Londres, la belle invention de chauffer par la vapeur est très bien utilisée dans la construction des cuisines, ce qui les tient plus propres. Le nombre d'enfants entretenus par l'établissement s'élève environ à 500, dont 150 garçons et autant de filles demeurent à l'institution, tandis que les 200 autres sont à la campagne.

Apothecaries' Hall

Le 30 juin, le matin, nous allâmes voir *The Apothecaries' Hall*[1]. Cet établissement fut fondé par une société de médecins qui désiraient avoir toutes les préparations de médicaments aussi bien faites que possible. Aussi a-t-il une très grande étendue et tous les médicaments sont-ils préparés en gros. Des pharmaciens bien instruits y font le service et, en même temps, cet établissement abrite une école de pharmacie. Les pharmaciens, cependant, sont obligés de suivre non seulement les cours qui sont en rapport avec les connaissances pharmaceutiques, mais en même temps des leçons d'anatomie, de physiologie, de materia medica, etc., et d'assister pendant six mois aux visites d'un médecin dans un hôpital. Après avoir subi alors un examen dans toutes ces branches de la médecine, ils reçoivent la permission de prescrire des médicaments aux malades qui s'adressent à eux. Dans ce grand établissement, les nouvelles inventions des machines à vapeur et de la vapeur même sont utilisées au mieux pour la préparation des médicaments. Cet établissement est probablement le plus vaste et le plus beau qui existe dans ce genre.

---

[2] Joseph Frank (1771-1842), Prof. der Pathologie und Klinik in Wien, Sohn des Medizinalreformers Johann Peter Frank (1745-1821).

[3] FRANK, Joseph: Reise nach Paris, London und einem grossen Teile des übrigen Englands und Schottlands in Beziehung auf Spitäler, Versorgungshäuser und übrige Armeninstitute, medizinische Lehranstalten und Gefängnisse, 1. Teil, Wien 1804, S. 319.

[1] FIELD, Henry: An introductory address delivered at Apothecaries' Hall, London 1835.

Nottingham 6. bis 7. Juli 1831

Die Stadt lag malerisch am Abhang eines Hügels, den ein stattliches Schloss zierte. Der Hügel war umgeben von weiten Feldern, auf denen Pferde und Kühe weideten. Um den sehr sauberen Marktplatz lagen hübsche Läden; sehenswert war besonders die gotische Marienkirche und die neue Börse. Conrad Meyer und Leonhard von Muralt erhielten in diesem Zentrum der Tüllfabrikation Gelegenheit, eine komplizierte Textilmaschine zu besichtigen, deren Mechanik sie aber nicht verstanden; weitere Maschinen bekamen sie aus Gründen des Industriegeheimnisses nicht zu sehen.

Quant aux établissements de médecine, il y a à Nottingham *un hospice* nouveau, Blumbre Hospital, fondé en 1823 et destiné à 30 veuves[1]. Hors de la ville se trouve un hôpital pour les insensés (Asylum for lunatics[2]). On ne nous permit pas d'y entrer. Nous regardâmes avec plaisir la belle situation de cet hôpital environné de beaux et vastes jardins; nous vîmes de même que les malades étaient obligés de travailler dans le jardin, mais nous fûmes désagréablement affectés par les cris des malades qui retentissaient à nos oreilles malgré la distance considérable entre l'établissement et la route. Nous avons toujours trouvé que les établissements où nous vîmes beaucoup de malades bruyants étaient mal dirigés. Cet établissement peut contenir de 60 à 70 malades.

Vor Stockport sahen die beiden Zürcher zahlreiche Kohlenminen; über Stockport selbst, einer Stadt mit ansehnlichen Baumwollmanufakturen, lag dicker Rauch, der durch die Tallage des Ortes nur schwer entweichen konnte. In Manchester wandten sie sich an zwei junge Schweizer Kaufleute. Der nach Liverpool weitergereiste Martin Gysi liess ihnen mitteilen, dass dort schon am folgenden Tag die letzten Pferderennen stattfinden würden. Daher reisten Meyer und von Muralt erstmals in ihrem Leben mit der Eisenbahn, einer Errungenschaft der neuen Technik, die sie durchaus mit den sieben Weltwundern auf eine Stufe stellten. Die 1828 errichtete Railway zwischen Manchester und Liverpool gehörte zu den ersten für den Personentransport freigegebenen Eisenbahnstrecken überhaupt. Der Schienenweg führte auf direktem Weg in eineinhalb Stunden ins 30 Meilen entfernte Liverpool, wobei Geländeunebenheiten mit Bahndämmen und Viadukten überwunden wurden. Fünf Schillinge kostete die Fahrt mit der Dampflokomotive, der sieben Wagen für achtzehn oder zwölf Passagiere angehängt waren. Die nach Meyers Empfinden grosse Geschwindigkeit liess sich aus der Tatsache schliessen, dass die Reisenden bei einem kreuzenden Zug die Fenster nicht einzeln sehen konnten.

---

[1] Zum Blumbre Hospital sind keine weiteren Angaben bekannt. Zum 1782 gegründeten General Hospital und zur Medizingeschichte in Nottingham: Statutes and directions for the government of the General Hospital at Nottingham, open to the sick and lame poor of any country [...], Nottingham 1850. WHITE, J.: On the medical topography of Nottingham, Trans. Prov. M. & S. Ass. Lond. 19, 1853, pp. 171-199. RICHARDSON, Benjamin Ward: The medical history of Nottingham, Med. Times & Gaz., 1866, II, pp. 564, 593, 644, 700. JACOB, Frank Howard: A history of the General Hospital near Nottingham, open to the sick and lame poor of any country, Bristol 1951. CHURCH, Roy Anthony: Economic and social change in a midland town, Victorian Nottingham 1815-1900, London 1966. MERSKEY, H.: The first Nottingham Medical School, 1833-1835?, Med. Hist. 12, 1968, pp. 84-89. CAMERON, Alan: The records of Nottingham General Hospital, Soc. Hist. Med. Bull. 20, 1977, pp. 31-33.

[2] Zum General Lunatic Asylum in Nottingham: Nottingham No. 3 Hospital Management Committee, the pioneer years in mental health 1848-1970, Nottingham 1970.

Liverpool 8. bis 11. Juli 1831

In Liverpool besuchten sie die zwei Meilen lange Pferderennbahn, in deren Umgebung zahlreiche Wirtschaften sowie Spiel- und Wettzelte standen. Das Rennen ergab die Möglichkeit, englische Volksfeste mit deutschen und französischen zu vergleichen. Während der sechs verfolgten Rennen herrschte unter der Volksmasse grösste Stille und nur beim Zieleinlauf Geschrei aus allen Kehlen; die siegreichen Jockeys wurden auf ihren Pferden im Triumphzug herumgeführt. Die Hahnenkämpfe, bei denen keine Frauen zuschauten, erschienen auch den Zürchern so widerlich, dass sie deren Anblick von da an mieden. Zusammen mit Gysi trafen sie sich mit dem Zürcher Kaufmann Nägeli, der ihnen einige Baumwollhandlungen und einen Friedhof in einem früheren Steinbruch zeigte, dessen Familiengräber in Felsen eingehauen waren.

M. Nägeli[1] nous montra *le jardin des plantes*, dont il est un des souscripteurs[2]. C'est une extrême rareté de voir un jardin botanique si bien arrangé dans une ville de commerce. Les serres sont vastes et pourvues de plantes belles et rares. Vu le développement de Liverpool, ce jardin a été peu à peu environné de manufactures et d'autres maisons qui l'endommagent par la fumée; on a dès lors acheté un autre terrain plus vaste et mieux situé, hors de la ville.

Nous vîmes ces deux choses pour ainsi dire en passant, car notre but était de visiter *les établissements médicaux*, qui sont en effet dignes d'être vus[3]. *The Infirmary* ou l'hôpital pour malades en traitement peut contenir 234 malades[4]. Il y a des salles séparées pour les fièvres et pour la syphilis. Toutes les salles sont vastes, très hautes et bien aérées. La ventilation est semblable à celle du Guy's Hospital à Londres. Cet hôpital est dégagé de tous côtés, l'architecture en est magnifique.

The Fever Hospital peut contenir 120 malades. On y admet les fiévreux, surtout les malades affectés de la fièvre typhoïde et ceux affectés d'autres maladies considérées comme contagieuses, par exemple la scarlatine, la petite vérole, etc. Le nombre de malades était alors très petit, mais le chirurgien qui nous accompagnait nous dit qu'en automne la maison ne suffisait ordinairement pas pour tous les malades de ce genre qui s'y présentaient.

The House for the Poor, très près du précédent établissement, peut contenir 1 800 individus. On y admet les vieillards pauvres, les veuves et les orphelins. On leur donne des occupations. Il y a des salles pour les malades. (Il est d'un certain intérêt de voir les étables pour les cochons,

---

[1] Johannes Nägeli (1779-1862), Kaufmann in Liverpool.
[2] LEE, William: Liverpool and botanical science, a retrospect, Arbroath 1929. COLLINS, William: Guide to the botanical gardens of Britain, London 1987, pp. 88-91.
[3] Zur Medizin- und Spitalgeschichte von Liverpool: FLETCHER, Frederick Dicker: A sketch of the medical history of Liverpool, Liverp. M.-Chir. J., 1857, I, p. 147. GEE, Robert: Outline of the origin and progress of the Liverpool Medical Institutions, Liverpool 1866. The medical history of Liverpool, Brit. med. J., 1883, I, pp. 1141-1146. BICKERTON, Thomas Herbert: A medical history of Liverpool from the earliest days to the year 1920, London 1936. SIMEY, Margaret B.: Charitable efforts in Liverpool in the nineteenth century, Liverpool 1951. COHEN OF BIRKENHEAD, Lord. H.: The Liverpool Medical School and its physicians, Med. Hist. 16, 1972, pp. 310-320. ROSS, John A.: History of the Liverpool teaching hospitals until 1907, Med. Hist. 16, 1972, pp. 369-375.
[4] Zum 1745 gegründeten Royal Infirmary in Liverpool mit dem 1826 angegliederten Lunatic Asylum: BICKERTON, H. R.: Royal Infirmary, Liverpool, Med. Press 206, 1941, pp. 114-119. REID, Hugh: Liverpool Royal Infirmary, Sphincter (Liverpool) 18, 1956, pp. 95-101. McLOUGHLIN, G.: A short history of the first Liverpool Infirmary 1749-1824, London 1978.

qu'on nourrit des restes de viande laissés par les pensionnaires.) Cet établissement ainsi que l'hôpital pour les fièvres vit de taxes perçues auprès des habitants de la ville.

Le chirurgien qui nous montra ces deux derniers établissements nous fit la remarque intéressante que la maladie scrofuleuse, si fréquente dans cette ville, n'est pas toujours congénitale, mais le plus souvent une maladie produite par la vie dans les fabriques.

The Asylum for Lunatics, une maison tout à fait neuve et pas encore terminée, est destinée à une centaine de ces malheureux. Il y a de vastes salles, probablement pour les malades tranquilles, et, dans les deux ailes, de petites chambres, qui sont vraisemblablement destinées aux furieux, d'après le plan des deux hôpitaux de ce genre qui se trouvent à Londres.

L'établissement pour les aveugles est très vaste et beau; il est agencé de la même manière que celui de Londres[5].

In Liverpool überquerten die beiden Freunde den Fluss Mersey und gelangten zur kleinen Stadt Birkenhead; unterwegs wunderten sie sich nicht wenig über die grosse Anzahl der hier verkehrenden Dampfschiffe. An den Ausgangsort zurückgekehrt, besichtigten sie ein Tabakmagazin und das Stadtmuseum mit Kleidungsstücken aus früheren Zeiten, Waffen und einer zoologischen und mineralogischen Sammlung. Im weiteren erschienen ihnen die neugebaute Kirche St. Luke, die gut ausgestatteten Bibliotheken verschiedener Gesellschaften und die Börse sehenswert. Vom Stadthaus aus hätte man einen schönen Rundblick geniessen können, doch war die Luft wegen des Fabrikrauches selten klar genug. Die Rückkehr nach Manchester erfolgte wieder mit der Eisenbahn.

Manchester   11. bis 14. Juli 1831

Mr. Connel, der Sohn des Besitzers einer Baumwollfabrik, führte die Reisenden durch die Fabrikanlage, die 2000 Angestellte beschäftigte. Er lud sie auch zum Essen ein und verschaffte ihnen Eintrittskarten fürs Museum, das sich vor allem durch eine reichhaltige Vogelsammlung auszeichnete. Ausserdem bekamen sie Einblick in eine Spinnerei, eine Weberei und eine Eisenhütte mit Maschinenfabrik, die sie aber sehr rasch passieren mussten, da der Eigentümer Werksspionage befürchtete.

Nous étions invités à déjeuner chez le Dr Henry[1] auquel nous avons été recommandés par M. Escher[2], de Zurich. Le Dr Henry est un des médecins de l'hôpital de Manchester; il a fait de beaux voyages en Allemagne et en Italie, mais il paraît qu'il n'a pas vu grand-chose.

The Infirmary de Manchester est un vaste édifice presque au milieu de la ville, cependant dégagé de tous les côtés et séparé de celle-ci par un canal d'eau avec une grille de fer[3]. Il peut recevoir 200 malades. Nous vîmes deux *anévrismes popliteae*, dont l'un surtout était très grand

---

[5] Zur 1791 als erste in England gegründeten School for the Indigent Blinds in Liverpool: MELL (1900), S. 472 f.
[1] William Charles Henry (1804-1892), Sohn des Arztes und Chemikers William Henry (1774-1836), Student der Chemie bei Justus Liebig in Giessen, 1827 Dr. med. (Edinburgh), 1836 Rückzug vom Arztberuf, Gutsbesitzer in Herefordshire, Besitzer einer Magnesiumfabrik. CALLISEN 8 (1831), S. 373, 28 (1840), S. 481. Proc. Roy. Soc. Med. Lond., 1893/94, p. 19. FARRAR, W. V. et al.: The Henrys of Manchester, Ambix 21, 1974, pp. 179-228, Ambix 22, 1975, pp. 186-204, Ambix 23, 1976, pp. 27-52.
[2] Hans Caspar Escher-von Muralt (1775-1859), Mitbegründer der mechanischen Spinnerei und Maschinenfabrik Escher, Wyss & Co. in Zürich.

et dans lequel les pulsations étaient très fortes et le bruit de Laennec («Schwirren») très manifeste, surtout après qu'on eut exercé une pression et, sans tout à fait éloigner la main, qu'on eut relâché celle-ci. La maladie scrofuleuse ainsi que les tubercules des poumons sont très fréquents. Le Dr Henry attribue la fréquence de cette dernière maladie à la poussière de coton dans les fabriques, ayant observé que les personnes dans quelques salles particulières où la poussière était très forte étaient affectées de cette maladie. Les maladies du cœur, surtout l'hypertrophie de cet organe, sont très fréquentes. Le Dr Henry croit que l'hypertrophie du cœur est, plus souvent qu'on ne pense, la suite d'une inflammation du pericardium.

Le Fever Hospital se trouve dans l'enceinte du précédent hôpital, destiné, comme ceux de Londres et Liverpool, à recevoir les fiévreux et les malades affectés d'exanthèmes aigus. Le typhus pétéchial est surtout fréquent en hiver et il est considéré comme contagieux.

L'Asylum for Lunatics est une annexe de l'Infirmary destinée à 50 malades[4]; il est fondé sur les mêmes principes que les établissements de Londres.

Die Weiterreise führte Meyer und von Muralt im Pferdefuhrwerk über Preston nach Lancaster, wo vor allem das auf steiler Höhe errichtete Schloss interessierte. Zwischen Lancaster und Kendal wurde das Meer immer wieder sichtbar, das aber wegen seiner golfartigen Lage wie ein See aussah. Die hügelige Strecke von Westmooreland zwang die Passagiere oft zum Absteigen und anschliessendem Fussmarsch. Über Bawness, Ambleside und Grasmere gelangten sie nach Keswick, vorbei an lieblichen Seen, die hinter der Schönheit der schweizerischen aber doch zurückblieben. Nach Penrith folgten Carlisle und bald danach die schottische Grenze, worauf sich Landschaft und Siedlungen merklich änderten. Beeindruckten die grossen Herden von Schafen, Rindern und Pferden, so zeugten die Häuser doch von erheblich grösserer Armut als diejenigen Englands. Am Ufer des Tweed erblickten sie das Schloss Abbotsford des Dichters Sir Walter Scott, wobei sie sich angesichts des Hochlandes an die ergreifenden Naturbeschreibungen in Scotts Werken erinnerten. Gegen die schottische Hauptstadt zu wurde die Umgebung immer angenehmer und fruchtbarer; aus der Ferne zeigten sich nur noch vereinzelt schöne, begrünte Berge.

[3] Zum 1752 gegründeten Manchester Royal Infirmary: RENAUD, Frank: A short history of the rise and progress of the Manchester Royal Infirmary, Manchester 1898. BROCKBANK, Edward Mansfield: Sketches of the lives and work of the honorary medical staff at the Manchester Infirmary, from its foundation in 1752 to 1830, Manchester 1904. BROCKBANK, E. K.: The foundation of provincial medical education in England and of the Manchester School in particular, Manchester 1936. BROCKBANK, William: Portrait of a hospital 1752-1948 to commemorate the bi-centenary of the Royal Infirmary, Manchester, Toronto/Melbourne/London/Cape Town 1952. Ders.: The honorary medical staff of the Manchester Royal Infirmary, 1830-1948, Manchester 1965. Ders.: The Manchester Royal Infirmary story, Manch. med. Gaz. 48(1/2), 1969, pp. 4-10, 48(3), pp. 6-11. Ders.: The Manchester Medical School, Hist. Med. 2(4), 1970, pp. 3-6. Ders.: The history of nursing at the Manchester Royal Infirmary 1752-1929, Manchester 1970. Ders.: Manchester's great debt to its Infirmary, a two part exposé, Manch. med. Gaz. 53, 1973, pp. 29-31. JARCHO, Saul: Medical numismatic notes 10, the Manchester Infirmary and Lunatic Hospital, Bull. N. Y. Acad. Med. 49, 1973, pp. 443-445. BROCKBANK, William: Manchester's great dept to its Infirmary, Manch. med. Gaz. 53(3), 1974, pp. 104-107. PICKSTONE, J. V.: Medicine and industrial society, a history of hospital development in Manchester and its region, 1752-1946, Manchester 1985.

[4] Zum 1766 gegründeten Manchester Royal Lunatic Asylum: BROCKBANK, Edward Mansfield: Manchester's lead in the humane treatment of the insane, Brit. med. J., 1933, II, p. 540. Ders.: A short history of Cheadle Royal from its foundation in 1766 for the humane treatment of mental disease, Manchester 1934. ROBERTS, Nesta: Cheadle Royal Hospital, or bicentenary history, Altrincham 1967. JETTER, Dieter: Grundzüge der Geschichte des Irrenhauses, Darmstadt 1981, S. 99, 102, 111.

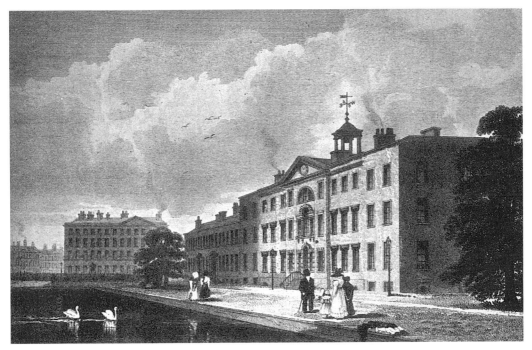
Infirmary und Irrenhaus in Manchester, 1829.

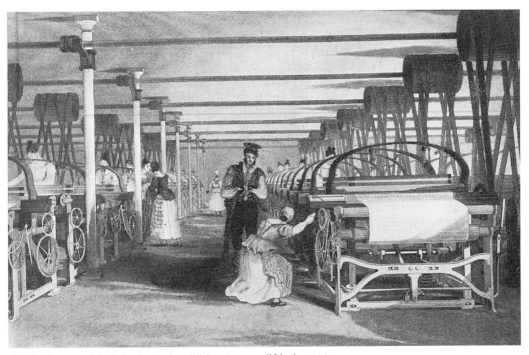
Arbeiterinnen und Aufseher in einer englischen Baumwollfabrik, 1835.

Edinburgh 16. bis 30. Juli 1831

Conrad Meyer und Leonhard von Muralt bezogen für ihren Aufenthalt in Edinburgh ein Zimmer an der Hanover Street Nr. 62. Sie besassen unter anderem Empfehlungen an die Professoren Syme und Fletcher, in deren Familien sie angenehme Gesellschaft fanden. Die Einwohner Edinburghs – darunter viele Gelehrte – gehörten meist der gehobenen Mittelschicht an. Sie empfanden ihre Stadt als schönste der Welt und scheuten keinen Vergleich mit den Verhältnissen in London. Die Frauen erschienen den Zürchern hübsch und angenehm in der Unterhaltung, wenn auch weniger gute Mütter zu sein, da sie sich sehr gerne dem Vergnügen, der Musik und dem Tanz widmeten. In den Wintermonaten fand allabendlich ein Ball statt. Die junge Frau von Dr. Fletcher äusserte die Ansicht, nach abgelegtem Examen hätten die Ärzte nichts mehr zu studieren, sondern ihre Freizeit zur Zerstreuung zu benützen; sie konnte kaum einsehen, dass die Schweizer Frauen die Abende ganz angenehm ohne Männer zu verleben pflegten. Nach einem Abendessen bei Syme wurden die Schweizer Gäste gar aufgefordert, ein Lied ihrer Heimat zu singen. Meyer staunte, wie wenig sich die Schotten um das Geschehen ausserhalb ihres Landes kümmerten. So wurde beispielsweise die Meinung geäussert, die Schweiz liege in der Nähe von Indien und werde vom österreichischen Kaiser regiert. In Edinburgh schlossen sich die beiden Ärzte wie schon in London dem älteren Kollegen Mitscherlich[1] an, der später in Berlin Ordinarius für Pharmakologie werden sollte.

Die Stadt lag einzigartig entlang von Höhenzügen, deren mittlerer mit dem Schlosshügel endete. War die Altstadt mit ihren hohen Häusern eng und ziemlich schmutzig, so präsentierten sich die neuen Quartiere um so stattlicher und regelmässiger, etwa die Princes Street oder die Queen's Street. Die Zürcher besichtigten Leith, den Hafen Edinburghs, den Calton Hill mit dem unvollendeten Monument der Schlacht von Waterloo und die hohe Ehrensäule für Nelson. Am St. Andrew Square befand sich die Säule mit dem Standbild des Staatsmannes Lord Melville. Im neueren, südlich gelegenen Stadtteil lag auch das prächtige Universitätsgebäude mit einer Bibliothek von 50000 Bänden. Im Schloss waren das alte Staatsgefängnis, das Zimmer, in dem Maria Stuart Jakob I. gebar, die schottischen Kroninsignien und eine Riesenkanone aus dem 15. Jahrhundert besonders bemerkenswert; die übrigen Kanonen auf der Festung schienen die Stadt eher zu bedrohen als zu beschützen. Im Holyroodhouse, einst Residenz der schottischen Könige, weilte nunmehr schon zum zweiten Mal Karl X. von Frankreich als politischer Flüchtling; zu seinem Bedauern bekam ihn Meyer während seines ganzen Aufenthaltes niemals zu Gesicht. Ein weiterer Besuch galt zwei neuen Gefängnissen auf dem Calton Hill, dem Jail Prison und dem Bridewell Prison.

Surgical Hospital near the University

This small hospital is designed for the instruction of young surgeons[1]. It is maintained by the students. Though only about 20 patients can be admitted to the hospital, there are very often

---

[1] Karl Gustav Mitscherlich (1805-1871), 1829 Dr. med. (Berlin), 1834 PD, 1842 EO, 1844 O für Pharmakologie in Berlin.

[1] Zur Medizingeschichte von Schottland und Edinburgh: STROUD, William: History of the Medical Society of Edinburgh, Edinburgh 1820. MILES, Alexander: The Edinburgh School of Surgery before Lister, London 1918. Historical sketch and laws of the Royal College of Physicians of Edinburgh, Edinburgh 1925. CRESWELL, C.

cases of great interest. Besides the in-patients there is every day a great number of out-patients, who are admitted to the hospital if the disease requires particular care.

Mr. Syme[2], for whom we had a letter from Mr. Kind of London, is the surgeon of this establishment; he gives lectures on surgery. We attended his visit very often, during which this

H.: The Royal College of Surgeons of Edinburgh, historical notes from 1505 to 1905, Edinburgh 1926. COMRIE, John D.: History of Scottish medicine, 2nd ed., 2 vols., London 1932. FERGUSON, T.: The dawn of Scottish social welfare, a survey from medieval times to 1863, London 1948. RIEPPEL, F. W.: Die Medizinschule von Edinburgh im 19. Jahrhundert, Ciba Zschr. 10(113), 1948, S. 4190-4196. GRAY, James: History of the Royal Medical Society 1737-1937, ed. by Douglas GUTHRIE, with a foreword by Robert HUTCHISON, Edinburgh 1952. CHITNIS, Anand C.: Medical education in Edinburgh, 1790-1826, and some Victorian social consequences, Med. Hist. 17, 1973, pp. 173-185. CRAIG, William Stuart: History of the Royal College of Physicians of Edinburgh, Oxford/London/Edinburgh/Melbourne 1976. ANDERSON, R. G. / SIMPSON, A. D.: Edinburgh and medicine, a commemorative catalogue of the exhibition held at the Royal Scottish Museum, Edinburgh, June 1976 – January 1977 to mark the 250th anniversary of the foundation of the Faculty of Medicine of the University of Edinburgh, 1726-1976, Edinburgh 1976. SIMPSON, D. C.: The chairs of surgery at Edinburgh 1777-1831, J. R. Coll. Surg. Edinb. 22(1), 1977, pp. 91-102. LOBBAN, Robert Dalziel: Edinburgh and the medical revolution, Cambridge 1980. HAMILTON, David: The Healers, a history of medicine in Scotland, Edinburgh 1981. THOMSON, D. M.: General practise and the Edinburgh Medical School, 200 years of teaching, care and research, J. R. Coll. Gen. Pract. 34(258), 1984, pp. 9-12. MacLEAN, U.: The evolution of community medicine teaching in Edinburgh, 1815-1955, Soc. Hist. Med. Bull. 38, 1986, pp. 40-43. ROSNER, Lisa: Medical education in the age of improvement, Edinburgh students and apprentices, 1760-1826, Edinburgh 1991. Dies.: Thistle on the Delaware, Edinburgh medical education and Philadelphia practice, 1800-1825, Social History of Medicine 5, 1992, pp. 19-42. JENKINSON, Jacqueline: Scottish Medical Societies 1731-1939, their history and records, Edinburgh 1993. STEVENSON, Christine: Bürgerliche Rivalität in Schottland, allgemeine Krankenhäuser und Irrenanstalten in Glasgow und Edinburgh vor 1820, Hist. Hosp. 18, 1989-1992, S. 93-112. ROSNER, Lisa: Student culture at the turn of the nineteenth century, Edinburgh and Philadelphia, Students and teaching, 1770-1860, Caduceus 10.2, 1994, pp. 65-86.

Zur 1583 gegründeten Universität Edinburgh: BOWER, Alexander: The history of the University of Edinburgh, chiefly compiled from original papers and records, never before published, 3 vols., Edinburgh 1817-1830. Evidence, oral and documentary, taken and received by the commissioners appointed by His Majesty George IV, July 23rd, 1826, and reappointed by His Majesty William IV, October 12, 1830, for visiting the universities of Scotland, vol. 1, University of Edinburgh, London 1837. GRANT, Sir Alexander: The story of the University of Edinburgh during its first three hundred years, 2 vols., London/Edinburgh 1884. University of Edinburgh, 350th anniversary, 1583-1933, records of the celebration, Edinburgh 1933. TURNER, A. Logan: History of the University of Edinburgh 1883-1933, Edinburgh 1933. MORGAN, Alexander / HANNAY, Robert Kerr: Charters, statutes and acts of the Town Council and the Senatus [of the] University of Edinburgh 1583-1858, Edinburgh 1937. HORN, David Bayne: A short history of the University of Edinburgh 1556-1889, Edinburgh 1967. CHITNIS, Anand C.: The Edinburgh professoriate and the University's contribution to nineteenth century British society, Diss. phil., Edinburgh 1968. MORELL, J. B.: Science and Scottish University reform, Edinburgh in 1826, Br. J. Hist. Sci. 6, 1972, pp. 39-56.

Zum 1829 als Privatspital gegründeten Surgical Hospital: Mag. d. ausl. Lit. d. ges. Heilk. 18, 1829, S. 506. TURNER (1979), pp. 182-184.

[2] James Syme (1799-1870), 1820 Chirurg am Fever Hospital in Edinburgh, 1821 House Surgeon am Royal Infirmary in Edinburgh, 1825 Dozent für Anatomie und Chirurgie, 1833 Prof. der klinischen Chirurgie in Edinburgh, 1834 Surgeon am Royal Infirmary, 1861 Surgeon in Ordinary der Königin Victoria in Schottland, 1869 Dr. med. h.c. (Bonn), Dr. iur. h.c. (Oxford). CALLISEN 19 (1834), S. 56-62, 32 (1844), S. 490 f. Lancet Lond., 1851, I, pp. 130-136. Brit. med. J., 1870, II, pp. 21-26. Lancet Lond., 1870, II, p. 31. Med. Times & Gaz., 1870, II, pp. 23-25. Wien. med. Presse 11, 1870, S. 659-661. Edinb. M. J. 16, 1870/71, pp. 180-192. PATERSON, Robert: Memorials of the life of James Syme, Edinburgh 1874. PEMBERSTON, Oliver: The Bradslaw lecture on James Syme, regius professor of surgery in the University of Edinburgh 1833-1869, a study of his in-

surgeon gave us full explanations of all that we wished to know from him and had the complaisance to introduce us to several other surgeons and physicians in Edinburgh. The collection of pathological preparations in this house is small but contains several interesting cases; chiefly about twelve *preparations of diseased joints*, especially of the elbow joint, which *had been excised* by Mr. Syme. Mr. Syme wrote recently a work on this operation which he presented to us: «*Treatise on the excision of diseased joints*» by James Syme, Edinburgh 1831. It is indeed remarkable how frequent the diseases of the joints are in this country, and not only of the lower extremities but also of the elbow, of the wrist, the fingers, etc. See on this subject the above-mentioned book. *An enormous tumor of the lower jaw*, not much smaller than the preparation in Hunter's Museum in London. This tumor (called by Syme «exostosis») is a kind of osteosarcome. The preparation being macerated and the soft parts removed by that, the tumor is formed by a great number of fine bony lamelles resembling the preparations in the museum of Munich. Mr. Syme cut the lower jaw on the right side with the saw, and on the left side the bone was removed out of the articulation. The carotid artery was not tied before the operation though it was very difficult to open the articulation, the knife having been hindered by the tumor. The patient recovered and could masticate very well with two teeth which had been left on the right side. *A preparation of a nerve divided by accident;* through the swelling of the ends of the nerve filaments penetrated.

In the *white swellings of the joints* Mr. Syme employs red iron instead of moxas. In the white swelling of the knee joint he surrounds the knee ball with iron.

The method of treating ulcerations by means of blisters which surround the limb is chiefly indicated when oedematous swellings and callous walls have complicated the disease.

Chimney sweeps' cancer is no longer observed in Scotland. Surgeons sought the reason in the manner of sweeping the chimneys, viz, in England the young boys are obliged to go down the chimneys whilst in Scotland the chimneys are swept from above and from below without entering the chimneys. But Mr. Syme says a circumstance which speaks against this opinion is that the disease attacks only the adults and never or very seldom the boys.

Hydrocele is always cured by injection. We saw a case of an enormous hydrocele; here only a puncture was made in order to let the water run out. Syme did not make an injection, the cavity being too large.

A child of about 5 years of age was affected by an exanthem which surrounded the left side of the chest from the sternum to the spine. There were vesicles filled with a yellow fluid upon an inflamed surface, Mr. Syme would not call it zoster, claiming that zoster is never formed by vesicles.

fluence and authority on the science and art of surgery during that period, Lancet Lond., 1894, II, pp. 1399-1403. Practitioner 66, 1898, pp. 187-192. Practitioner 80, 1909, pp. 533-541. BLÄ 5 (1934), S. 494-496. KRÜLL, Carl-Theodor: Die Verdienste James Syme's auf dem Gebiet der Chirurgie, Diss. med., Düsseldorf 1937. DNB, 4th ed., 14 (1949/50), pp. 266 f. GRAHAM, James M.: James Syme, Br. J. Plast. Surg. 7. 1954, pp. 1-12. HARRIES, R. I.: The history and development of Syme's amputation, Artificial Limbs 6(1), 1961, pp. 4-43. SHEPHERD, John A.: Simpson and Syme of Edinburgh, Edinburgh 1969. BANOV, Leon, jr. / BANOV, J.: James Syme, a great surgeon who promoted proctology, Dis. Colon. Rect. 13, 1970, pp. 475-479. HILL, Brian: «The Wellington of surgery», James Syme, Practitioner 204, 1970, pp. 861-865. MURDOCH, G.: Syme's amputation, J. R. Coll. Surg. Edinb. 21(1), 1976, pp. 15-30. TURNER (1979), pp. 113, 187-188, 192, 197, 229, 231-232. WILSON, J. B.: Fergusson and Syme of Edinburgh, 1838, J. R. Coll. Surg. Edinb. 31(6), 1986, pp. 372-374.

Excision of a portion of the lower jaw. The 23rd of July. A man, 30 years old, was affected by a very dreadful cancer of the lower lip, which was destroyed by this disease nearly from one corner to the other. The bone was equally affected by caries which appeared only to affect the external surface of it. The extirpation of the diseased soft parts and the excision of a portion of the bone were concluded by Mr. Syme. I proposed only to burn the bone with a red iron, but Mr. Syme thought that it would not be sufficient and that the soft parts could not be reunited over the bone. He made an incision round the carcinomatous parts, separated them from the internal surface of the lower jaw in those places where he intended to saw the bone. Then with a small but long saw (not a hoop saw), he cut the bone several lines deep and then separated it entirely by means of the nippers. After that he separated the bone from the muscles of the tongue; before he cut these parts he had an assistant hold the tongue. We could very well observe that the tongue was instantly drawn backwards when it was not held and the patient himself asked that his tongue be held. The patient lost a considerable quantity of blood, but after the operation, the patient feeling weak, the vessels bled no more and Mr. Syme was obliged to wait some moments before tying the arteries. A single one was then ligated and *the ligatures were cut as near as possible to the artery*. The wound edges were reunited by the sutura nodosa and also the mucous membrane of the wounded lip was reunited with the skin by ligatures.

The 24th, the patient slept well, the pulse is quiet, the spittle flows out of the mouth in great quantity.

We saw a specimen of a kind of pseudosyphilis. It affects especially the palatum mobile and forms ulcerations there which resemble in some regard the scrofulous and in some other regard the syphilitic ones.

In several children we saw a swelling of the mucous membrane of the lower lip and the gingiva with much inclination to blood. It seems to be a kind of scorbut and it sometimes bleeds so strongly that the children die of this accident. Mr. Syme prescribed sulphate of copper.

This hospital was formed by Mr. Syme as an addition to the infirmary. He pays the expenses with the money he receives from the students and with private contributions. He is, however, obliged to give from his own purse about 300 pounds sterling a year.

Dr. Thomson[3] of Edinburgh, who has published the works of Cullen[4] and whose work on inflammation is highly esteemed in Germany[5], is chiefly responsible for introducing the treat-

---

[3] John Thomson (1765-1846), 1800 Surgeon am Royal Infirmary in Edinburgh, Dozent der Chirurgie, 1804 Prof. der Chirurgie am College of Surgeons, 1806 Prof. der Militärchirurgie, 1807 Dr. med. (Edinburgh), 1832 Prof. der allgemeinen Pathologie, 1838 Leibarzt der Königin Victoria für Schottland. CALLISEN 19 (1834), S. 208-212, 33 (1845), S. 25. Month. J. M. Sc. Lond. & Edinb. 7, 1846/47, pp. 391-398. Notice of some of the leading events in the life of the late Dr. John Thomson, Edinb. med. surg. J. 67, 1847, pp. 131-193. COMRIE, vol. 2 (1932), pp. 504-506. BLÄ 5 (1934), S. 571 f. DNB, 4th ed., 19 (1949/50), pp. 740-742. TURNER (1979), pp. 185-186.

[4] William Cullen (1712-1790), Prof. der Chemie, Pharmakologie und Medizin in Glasgow und Edinburgh. THOMSON, John: William Cullen, Synopsis nosologiae methodicae, with a translation and appendix, Ediburgh 1813. Ders.: The works of William Cullen, containing his physiology, nosology and first lines of the practice of physic, with numerous extracts from his manuscript papers and from his treatise of the Materia medica, 2 vols., Edinburgh/London 1827. Ders.: An account of the life, lectures and writings of William Cullen, 2 vols., Edinburgh 1832.

[5] THOMSON, John: Lectures on inflammation, exhibiting a view of the general doctrines pathological and practical of medical surgery, Edinburgh 1813. Ders.: Über Entzündung, aus dem Englischen hrsg. mit einer Vorrede von Peter KRUKENBERG, 2 Bde, Halle 1820.

ment without mercury in Britain. This method is still followed in Edinburgh, but not in Glasgow or in England: it does not deserve the name «Englische Methode».

Royal Infirmary near the University

We were introduced to the surgeon of this establishment[1] by *Mr. Fletcher*[2], to whom we were recommended by Mr. Tyrrell at London. We chiefly attended the visits of *Mr. Liston*[3], one of the most esteemed surgeons of Scotland. He has a private museum of many interesting pathological preparations which he ordered one of his pupils to show to us; Mr. Fletcher accompanied us. A skeleton of a man 24 years of age who was affected by a *very large hydrocephalus*. The skull is quite osseous and between the sutures, which are separated one from the other, are a

---

[1] Zum 1729 gegründeten Royal Infirmary in Edinburgh: The history and statutes of the Royal Infirmary of Edinburgh, Edinburgh 1778. STRUTHERS, John: Historical sketch of the Edinburgh Anatomical School, Edinburgh 1867. STEWART, G.: Sketch of the history of the Royal Infirmary and of the development of clinical teaching, Edinb. Hosp. Rep., 1893, I, pp. 1-17. MILES, Alexander: The Edinburgh School of Surgery before Lister, Edinburgh 1918. TURNER, A. Logan: The Royal Infirmary of Edinburgh, bicentenary year, 1729-1929, Edinburgh 1929, 2nd ed. 1937. COMRIE, vol. 2 (1932), pp. 473-511. ROBERTSON, D.: The Royal Infirmary of Edinburgh, payments by patients in the 18th century, Edinb. M. J. 49, 1942, pp. 643-648. LEES, R.: The «Lock Wards» of Edinburgh Royal Infirmary, Br. J. Vener. Dis. 37, 1961, pp. 187-189. EAVES WALTON, P. M. et al.: The 250th and 100th anniversaries of the Royal Infirmary of Edinburgh and the 100th anniversary of the Simpson Memorial Maternity Pavillon, Edinburgh 1979. GIRDWOOD, R. H.: The Royal Infirmary of Edinburgh 1729-1979, its influence on medicine overseas, Scott. Med. J. 24(2), 1979, pp. 154-158. TURNER, A. Logan: Story of a great hospital, the Royal Infirmary of Edinburgh 1729-1929, Edinburgh 1979. WALTON, E.: Royal Infirmary of Edinburgh, preserving a hospital's history, Nurs. Times 75(29), 1979, pp. 1239-1240. RISSE, Guenter B.: Hospital life in enlightenment Scotland, care and teaching at the Royal Infirmary of Edinburgh, Cambridge/New York 1986.

[2] John Fletcher (1792-1836), 1816 Dr. med. (Edinburgh), Dozent für Physiologie und Gerichtsmedizin in Edinburgh. CALLISEN 6 (1831), S. 331, 28 (1840), S. 65 f. Brit. & For. M.-Chir. Rev., 1836, II, pp. 302-305. Lancet Lond., 1836, pp. 310 f. FLETCHER, John: On life as manifested in sensation and thoughts, ed. by Robert LEWINS, with a biographical memoir of the author, Edinburgh 1837. BLÄ 2 (1930), S. 543. DNB, 4th ed., 7 (1949/50), p. 311.

[3] Robert Liston (1794-1847), 1814 House Surgeon am Royal Infirmary in Edinburgh, 1817 Dozent für Anatomie und Chirurgie, später für Chirurgie, 1822 Surgeon am Royal Infirmary in Edinburgh, 1833 Prof. der klinischen Chirurgie am University College in London. CALLISEN 11 (1832), S. 400-404, 30 (1842), S. 84-86. Lond. M. Gaz. 5, n. s., 1847, p. 1124. The Times, 20.12.1847. Arch. gén. de méd., 1848, I, pp. 281-283. Month. J. M. Sc. Lond. & Edinb. 8, 1848, pp. 547-549. Med. Dir., 1849, p. 526. Ann. univ. di med., Milano, 205, 1868, p. 304. Maryland M. & S. J. 42, 1899, pp. 269-272. Practitioner 63, 1899, pp. 269-272. COOK, F. William: The first major operation under ether in England, Amer. J. Surg. 29, 1915, pp. 98-106. HOWELL, William Boyman: The anesthetist's dream, Ann. med. Hist. 10, 1928, pp. 297-300. BLÄ 3 (1931), S. 805 f. DNB, 4th ed., 11 (1949/50), p. 1236 f. PATTERSON, N. J. L.: Robert Liston, St. Bart.'s Hosp. J. 62, 1958, pp. 135-141. LITTLEWOOD, A. H. M.: Robert Liston, Br. J. Plast. Surg. 13, 1960, pp. 97-101. HALL, D. P.: Our surgical heritage, Robert Liston, Amer. J. Surg. 102(1), 1961, pp. 126 f. COLTART, D. J.: Surgery between Hunter and Lister as exemplified by the life and works of Robert Liston, Proc. Roy. Soc. Med. Lond. 65, 1972, pp. 556-560. TURNER (1979), pp. 185, 190. HAUBEN, Daniel Josef: Robert Liston's life and work in the renaissance of plastic surgery, Ann. Plast. Surg. 10(6), 1983, pp. 502-509. ELLIS, R. H.: Robert Liston's letter to Dr. Francis Boott, its reappearance after 135 years, Anesthesiology 62(3), 1985, pp. 331-335.

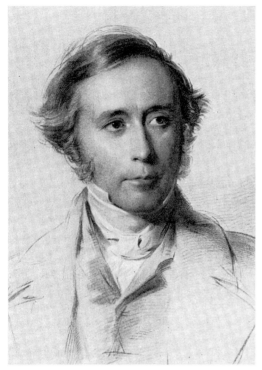 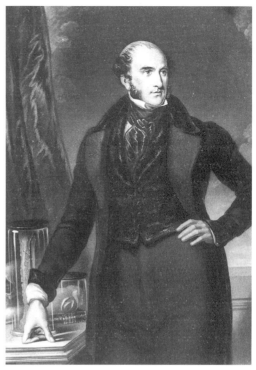

James Syme (1799-1870), Dozent und Chirurg am Royal Infirmary in Edinburgh.

Robert Liston (1794-1847), Dozent und Chirurg am Royal Infirmary in Edinburgh.

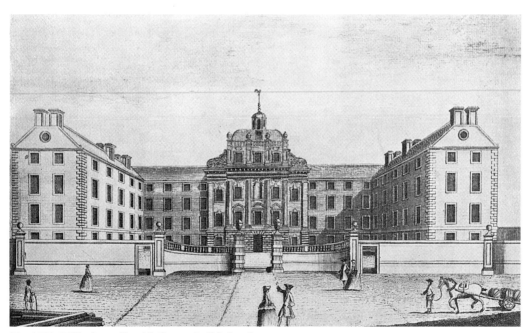

Das 1738-1748 erbaute Royal Infirmary in Edinburgh.

great number of ossa Wormiana[4]. The rest of the skeleton is very small, the bones atrophied and the legs curved under the thighs. *A very voluminous degeneration of the scrotum*, the testicles and a part of the skin of the penis which was removed by Mr. Liston; the patient recovered. Several *small exostoses* of the last phalange, of fingers or toes. The disease appears below the nail and makes exarticulation necessary. Two lower jaws excised on account of disease of the bone. *A femur affected with necrosis* almost along the whole shaft. The exarticulation was performed; the patient died. A large *collection of stones of the bladder* removed by lateral section with great success. A preparation of a stump where the ends of the nerves are exceedingly swelled; amputation was performed twice on account of the same disease.

The 18th of July, the first day we attended the visit of Mr. Liston, we saw an excision of the head of the humerus which was affected with caries. *Mr. Campbell*[5] performed the operation. He made an incision on the upper and external part of the arm which contained the deltoid muscle; the incision was ovular downwards. The muscular parts were then separated from the bone. The articulation was opened from the anterior part; then the knife was turned around the articulation and the posterior part of the bone separated as far as necessary. A splint of wood was passed under the bone and it was cut with a saw till the saw could touch the soft parts, and then the bone was entirely separated with nippers. Several arteries which bled were tied and *without the removal of the coagulated blood,* the soft parts were laid over the wound and united by sutures.

On the 25th, I saw the patient's dressing changed. The sutures were taken away, the edges of the upper piece were separated more than three lines from the wound edges of the arm and by pressure, a considerable quantity of serum flowed out from under the bandage. The parts were reunited by blisters and the bandage was pressed upon the parts below it by means of a «compresse graduée».

There was another most interesting case in this clinic of a wound in the chest which had penetrated and probably wounded the left lung. It was a woman of nearly 30 years. Examined two hours after the injury, the respiration was hindered, the pulsations of the heart were felt in the common place. The following day the noise of the respiration was no longer heard in the lower part of the chest, it was heard in the upper part but weakly. The percussion gave an unwrought tone in the lower part. The pulsations of the heart were no longer heard on the left side, but very distinctly on the right one. It was supposed by the surgeon that a great extravasation of blood had taken place into the cavity of the chest and that the heart had been pressed out of its natural site. The patient was bled several times and her state seemed to be improved, but on the 8th of July she died. The dissection showed that the instrument had penetrated into the left side of the chest. The pleura pulmonalis had adhered to the pleura costalis; both were very thickened and had a green colour. In the left cavity was extravasation of fluid blood of more than 10 ounces. The heart was displaced and found more towards the right side. This, however, seemed to be caused by the curvature of the spine. The left lung was compressed.

The 21st, *Mr. Liston* performed the *operation of a fistula vesico-vaginalis* of an old woman. He introduced a speculum vaginae which is open upwards and closed downwards (he uses the

---

[4] Ossa saturarum nach Ole Worm (1588-1654), Prof. der Medizin in Kopenhagen.

[5] John Campbell , 1825 Assistant Surgeon am Royal Infirmary in Edinburgh, 1829 Surgeon, 1832 beratender Chirurg. TURNER, A. Logan: The Royal Infirmary of Edinburgh, bicentenary year, 1729-1929, 2nd ed., Edinburgh 1937, pp. 190, 372.

same speculum for operations in the rectum). In this manner the opening of the fistule in the vagina was very well seen. Then he introduced a very small conical red iron into the fistule. Mr. Liston said that the reunion of the walls of the fistule will take place only by the swelling occasioned by the burn so that he did not find it necessary to keep the edges of the fistule together by any means. He only introduces a catheter into the bladder afterwards.

The 23rd, Mr. Liston performed the operation of *the formation of a new nose*. The patient was a man of about 40 years who had destroyed chiefly the nostrils of his nose. Mr. Liston came in the operating room with the model of the piece of the skin which he intended to cut from the front. This model of paper was then formed out of leather and this model applied upon the front and so using this piece as a guide, Mr. Liston incised the skin around it. Then the skin was seized with a hook and separated from the pericranium. This stage of the operation was extremely painful to the patient; after this was finished several pieces of the rest of the nostrils were cut away. The piece of skin was then turned and attached upon the nose by means of the sutura nodosa.

Besides this case, two other patients were in the hospital who had undergone the same operation; both had succeeded passably well. A young man of about 20 years was again brought into the operating room in order to amend his nose, because the right nostril was not quite well formed. Mr. Liston forms the septum nasi not with the skin of the front, but after the healing of the first formation, he forms it from the upper lip.

Mr. Lizars[6], who wrote on the extirpation of the ovaria[7], is another surgeon to the infirmary. We were not introduced to him and could therefore not attend his visits.

The physicians of the Royal Infirmary with whom we were acquainted are *Christison*[8], *Dr. Gregory*[9] and *Dr. Alison*[10]. We were introduced to the first by Mr. Syme, Mr. Christison then

---

[6] John Lizars (1787-1860), Militärchirurg, 1815 Surgeon am Royal Infirmary in Edinburgh, Dozent der Anatomie, Physiologie und Chirurgie, 1831 Prof. der Chirurgie am Royal College of Surgeons in Edinburgh. CALLISEN 11 (1832), S. 409-412, 30 (1842), S. 89 f. Med. Times & Gaz. 12, 1845, pp. 47-49. Lancet Lond., 1860, I, p. 582. Edinb. M. J. 6, 1861, p. 101. Med. Dir., 1861, p. 1014. BLÄ 3 (1931), S. 810 f. DNB, 4th ed., 11 (1949/50), pp. 1284 f. BEHRMAN, Simon: John Lizars, centenary of a forgotten pioneer of the surgery of trigeminal neuralgia, Brit. med. J., 1960, II, pp. 1665-1666. SHEPHERD, John A.: John Lizars, a forgotten pioneer in surgery, J. R. Coll. Surg. Edinb. 24(1), 1979, pp. 49-58. TURNER (1979), pp. 185, 190, 372.

[7] LIZARS, John: Observations on extirpation of diseased ovaria, illustrated by plates, colored after nature, Edinburgh/London 1825.

[8] Sir Robert Christison (1797-1882), 1819 Dr. med. (Edinburgh), 1822 Prof. der Gerichtsmedizin in Edinburgh, 1827 Ordinary Physician am Royal Infirmary in Edinburgh, 1832 Prof. der Materia medica. CALLISEN 4 (1831), S. 159-162, 27 (1839), S. 96 f. Edinb. M. J. 27, 1881/82, pp. 852-862. Brit. med. J., 1882, pp. 214, 249. Hygiea 44, Stockholm, 1882, pp. 141-143. Lancet Lond., 1882, I, pp. 207-209. Med. Times & Gaz., 1882, I, p. 181. The life of Sir Robert Christison, ed. by his sons, 2 vols., Edinburgh 1885-1886. BLÄ 2 (1930), S. 25 f. DNB, 4th ed., 9 (1949/50), pp. 290 f. CHRISTISON, Robert: A treatise on poisons in relation to medical jurisprudence, physiology, and the practice of physic, with introduction to the new edition by B. PARKER, New York 1973. TURNER (1979), pp. 165-166, 248, 367, 370. ADAM, H. M.: A treatise on poisons, Proc. R. Coll. Physicians Edinb. 20(2), 1990, pp. 215-226.

[9] James Crawford Gregory (1800-1832), 1824 Dr. med. (Edinburgh), Arzt am Royal Infirmary und am Fever Hospital in Edinburgh. CALLISEN 7 (1831), S. 403 f, 28 (1840), S. 272. Lond. M. Gaz. 11, 1833, p. 455. BLÄ 2 (1930), S. 845.

[10] William Pulteney Alison (1790-1859), 1811 Dr. med. (Edinburgh), 1815 Arzt am New Town Dispensary in Edinburgh, 1820 Prof. der Gerichtsmedizin, 1821 Prof. der allgemeinen Pathologie, Arzt am Royal Infirmary in Edinburgh, 1842 Prof. der speziellen Pathologie und Therapie. CALLISEN 1 (1830), S. 107 f, 26 (1838), S. 36.

acquainted us with Dr. J. Gregory, who introduced us to Dr. Alison. Dr. Christison was at that time not employed in the hospital, but he gave lectures on forensic medicine at the university which we attended several times. He showed a good knowledge of literature, even of the German and the French. He is also very clever in pathological anatomy. He communicated to us his views *on the disease of the kidney found first by Dr. Bright. Dr. Alison* had the medical clinic. He is said to be a very good and clever observer, but we were not satisfied with his clinic because he explained nothing of the cases which we saw in his wards. *Dr. J. Gregory*, the son of the celebrated practitioner[11], was very complaisant in explaining to us all that we asked of him. He examines the patients with great care, he employs the stethoscope with much ability and he has all the histories of the patients written down by one of his pupils.

The principal objects we saw in the rooms of Dr. Gregory were *the fevers*, a general name for various diseases, but which have the general symptoms we call fever symptoms; chiefly the alteration of the circulatory system with great debility and in the most cases with a delirious state. The dryness and impurity of the tongue is a symptom which is highly respected, not, however, regarded as the symptom of an inflammatory state of the mucous membrane of the bowels. Headache and the congestions to the head, the contraction of the pupils, the lack of stools and the density and sensitivity of the belly as well as pains in the chest are likewise symptoms which direct the treatment. *The general treatment* is: when the stools are retained and the tongue is dry and impure, a mild purgative, often a salt with small doses of tartarus emeticus is ordered. After that, when there are no local symptoms but general debility and when the pulse is quick and weak the patient receives port wine, 4 ounces a day to take with water. If under this treatment local symptoms appear, the wine is discontinued and 6-8 leeches are applied to the head, chest or belly and a blister is put on the neck or the belly. Mercury is very seldom used and only as a purgative. As soon as the local symptoms have ceased, the use of wine is recontinued. This treatment is generally very successful; the dryness and impurity of the tongue disappears and the pulse becomes stronger and slower. *These fevers are very seldom complicated by diarrhoea*, but *the stools are generally retained*. When diarrhoea was a symptom of the fever we often find in the dissection ulcerations in the intestines. In London and Paris, diarrhoea is nearly a constant symptom of the fevers. Dr. Gregory thinks that the different manner of life between these countries is the reason for this important difference. Whilst the sweet drinks and foods of the French (but the London people have not very sweet drinks) produce rather diseases of the intestines, the strong drinks of the Scottish produce more frequently congestions to the head. I will not examine whether this theory is true or not, but in any case, it is interesting to observe the difference in the results of the dissections. We saw two dissections of dead subjects with symptoms of a typhoid fever. No local ulceration at all was found in the differ-

---

HARVEY, Alexander: On the general character and value of Dr. Alison's writings, Scottish & North of Engl. M. Gaz., 1843/44, I, pp. 70-75. Brit. med. J., 1859, II, p. 801. Lancet Lond., 1859, II, p. 351. Med. Times & Gaz. 40, 1859, p. 339. Edinb. M. J., 1859, p. 469-486, 1860, p. 597. Med. Dir., 1860, p. 997. HALLIDAY-DOUGLAS, A.: The Harveian discourse, on the life and charcter of Dr. Alison, Edinb. M. J. 11, 1866, pp. 1063-1077. BLÄ 1 (1929), S. 89 f. DNB, 4th ed., 1 (1949/50), pp. 290-292. BROTHERSTON, J. H. F.: William Pulteney Alison, Scottish pioneer of social medicine, Med. Offr. 99, 1958, pp. 331-336. TURNER (1979), p. 166. LEYS, Ruth: Background to the reflex controversy, William Alison and the doctrine of sympathy before Hall, Stud. Hist. Biol. 4, 1980, pp. 1-66. PITMAN, J.: William Pulteney Alison, Proc. R. Coll. Physicians Edinb. 19(2), 1989, pp. 219-224.

[11] James Gregory (1753-1822), Prof. der klinischen Medizin in Edinburgh.

ent organs of the chest or belly, which were examined with great care. But in both cases the vessels of the brain contained more blood than usual, and between the arachnoidea and pia mater, a considerable exudation of lymph was observed. In one of these cases the ventricles of the brain contained a considerable quantity of serum, at least 6 ounces. Still it may be of some importance to observe that in one of these cases the blood in all the body was quite liquid, with no trace of coagulation, and nevertheless, the posterior part of all the organs, particularly the lungs and the bowels, were supplied with blood although the lowest were imbibed with blood, and yet there were no alterations whatever of these organs.

A dissection of a dead subject's phthisis pulmonalis and laryngeae was also very interesting. The patient was an old woman who was treated about five years ago for phthisis pulmonalis. Dr. Gregory then fixed the diagnosis on tubercles, especially in the right lung. Some time afterwards this disease stopped, the cough became infrequent and the expectoration rare, and the patient lived at home for several years in an apparently good state of health. Then the cough was renewed and often when the patient was eating and swallowed food, she brought up all the food with much coughing, and in the last part of her life she was no longer able to swallow anything. Dr. Gregory thought that we would probably find an ulceration of the larynx or trachea penetrating into the pharynx or oesophagus. He thought it would not be a destruction of the epiglottis, because according to Magendie's experiments, the epiglottis can be removed without difficulties in swallowing. The dissection showed the left edge of the epiglottis was cicatrized, the upper edge of the larynx was in a state of ulceration, the cartilages arythaenoideae almost entirely destroyed; by that the upper aperture of the larynx was much larger than in the sound state and the epiglottis could no longer entirely cover it. The right lung was filled with tubercles, softened to a great extent and forming some large excavations. The upper part of the left lung was also affected by tuberculous disease.

Dr. Gregory, as well as Dr. Christison, had the kindness to show us several preparations of the *disease of the kidneys recently discovered by Dr. Bright* in Guy's Hospital in London. The tubercular substance has more or less disappeared and a granulous matter can be seen in its place. The disease begins from the cortical substance of the kidney which is also converted into the granulous matter. The size of the organ is at first increased and softened; in an advanced state of this disease, on the contrary, the kidney is found atrophied and harder. When the kidney is in this state, the urine has a lower specific weight than in the normal state. It contains a great quantity of albumen which can be very easily discovered by heating the urine; it then becomes muddy. The quantity of the urea is much less than normal and Dr. Christison found it in the serum of the blood. The uric acid seems almost entirely absent. The quantity of albumen in the blood is less. The general consequence of this disease is general dropsy, which can be easily cured by bleeding, purgatives and diuretics. But afterwards when the persons return home, the disease appears again. In some rare cases this alteration of the kidneys has not produced dropsy (according to the experiments of Dr. Christison) but was accompanied by a state of general weakness, which lasted till the end of life. Sometimes the quantity of the urine is diminished, but generally it was the usual quantity. Dr. Gregory made several experiments with the urine of subjects who did not show any alteration of the substance of the kidneys, and with the urine of subjects attacked by this disease, in order to know whether or not the urine contains albumen after death. In several experiments he made, he saw no alteration of the urine upon heating it. On the 27th, the urine of a subject whose kidneys had been quite sound was heated, and the urine became muddy like that of persons affected by Dr. Bright's disease.

The intermittent fevers are not observed in Edinburgh; all cases which occur in the hospital come from the country.

In the last days of our stay in Edinburgh, Dr. Christison was attending to the rooms of Dr. Gregory. His treatment was in general that of Dr. Gregory. We saw a case of petechial typhus in a boy; the colour of the exantheme did not disappear by pressure. The fever was complicated with affections of the head; therefore leeches were applied.

I still must record an effect produced in an old woman whose head was exposed to sunbeams. She suddenly fell down, having lost her senses, and in this state she was brought to the hospital. Cold fomentations were applied to the head and in some days the patient recovered. She never complained of pains in the head. Dr. Gregory observed this singular disease very often; he does not think that it is an inflammatory state of the brain or of its membranes («le coup de soleil»), but he regards it as a kind of apoplexy.

The acquaintance of *Dr. Sanders* [12], the father, was of interest to me in several respects. Dr. Sanders is not a professor, but some years ago he gave private lectures on pathology and therapeutics, in which he boasted so much and blamed all other physicians of Edinburgh in such a manner as to have them all now as enemies. He is indeed extremely arrogant when pronouncing his ideas in medicine, but he has much spirit. He once said to me: «You must observe yourself and not believe what the other physician tells you.» He performs the dissection on all those for whom he gets permission to open and he opens the spine in almost every case in order to examine the spinal marrow. He performs the dissection of the vertebrae with a little saw. Dr. Sanders extremely seldom employs antiphlogistic remedies and almost in all cases irritantia, and he says that he is very successful in his practice.

If we consider that *the treatment of the other physicians of Edinburgh is very irritating too* and that the *system of Brown* [13] was invented in this town, it seems evident that the character of the diseases of this country is quite different from that in the south of Britain. In every case it is evident that we still find in Edinburgh some traces of *Brown's system* and it seems to me that the diseases of this country must be treated with irritantia if the treatment is to be successful.

Asylum for Lunatics at Morningside

Physicians: *Dr. Spens* [1] and *Dr. Duncan* [2]. This establishment is a new one; it is built in Morningside about two miles from Edinburgh[3]. Situated behind a little hill which prevents the wind

---

[12] James Sanders (1777-1843), 1805 Dr. med. (Edinburgh), Dozent in Edinburgh für praktische Heilkunde. CALLISEN 17 (1833), S. 8 f, 32 (1844), S. 89 f. BLÄ 5 (1934), S. 10.

[13] John Brown (1735-1788), schottischer Arzt, Begründer des medizinischen Lehrsystems der sogenannten «Irritabilität» (Erregungslehre).

[1] Thomas Spens (1769-1842), 1784 Dr. med. (Edinburgh), 1802 Arzt am Royal Infirmary und am Lunatic Asylum in Edinburgh. CALLISEN 18 (1834), S. 243 f. Haesers Repertorium der Medizin 5(4), 1842, S. 192. DICKSON, T. G.: The identity of Dr. Thomas Spens, Lancet Lond., 1913, II, p. 1357. LEA, C. E.: Dr. Thomas Spens, the first describer of the Stokes-Adams syndrome, Edinb. M. J. 13, 1914, n. s., pp. 51-55, Proc. Roy. Soc. Med. Lond. 7, 1914, pp. 243-246. BLÄ 5 (1934), S. 359. TURNER (1979), pp. 164, 367.

[2] Andrew Duncan, jr. (1773-1832), 1794 Dr. med. (Edinburgh), Prof. der Gerichtsmedizin, der Diätetik, 1821

of the sea from blowing with violence in this valley and sheltered by two other high mountains from the violence of the West winds, this *country is very healthy*. The late professor Gregory recovered here from a disease of the chest. While catarrhous conditions are frequent in Edinburgh, this place is not commonly affected by them. *The Asylum for Lunatics* is not very extensive, it contains only 40-50 patients, but it is very well arranged. Every patient is obliged to pay and he has according to his payment a more or less fine chamber. A lady was in the asylum who paid 300 pounds a year and had for this money her own house with several rooms and her own servants. The common rooms are also well arranged and very clean; the grates are of iron, and the windows are made in the same manner as in the private houses, but these are so established that they cannot be opened to more than about four inches. The chimneys are surrounded by a very strong grate. The rooms for the dirty patients are, of course, less fine. In every gallery there is a parlour where the patients come together during the day. Every patient has his own bedroom. Baths are frequently used; the bath-tubs are brought into the rooms. There are very large and fine gardens surrounding the buildings. In one of them is a walk covered by the leaves of trees for the ladies. The view from the rooms is very nice. The physicians pay their visits only once a week.

There is another establishment of this kind in town which admits poor people gratis. We were told that this establishment was not worth seeing[4].

---

der Materia medica und Pharmazie in Edinburgh, Arzt am Lunatic Asylum. Lancet Lond., 1829, II, pp. 548-551. CALLISEN 5 (1831), S. 407-411, 27 (1839), S. 365 f. Lancet Lond., 1832, pp. 249-250. MacNAUGHTON, W. H.: Extracts from the correspondence of Andrew Duncan, jr., M. D., F. R. C. P. E., professor of Materia medica in the University of Edinburgh from 1821 until 1832, Caledon. M. J. 9, 1914/15, pp. 203, 262, 307, 370, 426, 456, 10 (1914-1917), pp. 23, 84, 104, 129, 194. BLÄ 2 (1930), S. 340. DNB, 4th ed., 6 (1949/50), p. 163. VENTURA, Rossanna: L'edizione italiana delle «Farmacopee di Edimburgo, Dublino e Londra» di A. Duncan, Veröffentlichungen der internationalen Gesellschaft für Geschichte der Pharmazie, N. F. 28, 1966, S. 251-258.

[3] Zum 1813 eröffneten Royal Lunatic Asylum in Morningside: Address to the public respecting the establishment of a lunatic asylum at Edinburgh, Edinburgh 1807. Some account of the plane for establishing a lunatic asylum at Edinburgh, Edinburgh 1807. Some account of the rise, progress and present state of the Lunatic Asylum at Edinburgh, with some remarks on the general treatment of lunatics, pointing out the advantages of avoiding all severity, Edinburgh 1812. POOLE, Richard: Memoranda regarding the Royal Lunatic Asylum, infirmary and dispensary, of Montrose, with observations on some other institutions of a like nature and an appendix of documents, partly relating to restraint in the treatment of insanity, prepared at request of the managers, Montrose/Edinburgh/London 1841. HENDERSON, D. K.: The revolution of Psychiatry in Scotland, Edinburgh 1964. CRAIG (1976), pp. 196 f, 487-490. JETTER, Dieter: Grundzüge der Geschichte des Irrenhauses, Darmstadt 1981, S. 107. THOMSON, M. S.: The mad, the bad, and the sad, psychiatric care in the Royal Edinburgh Asylum (Morningside), 1813-1894, Diss. phil., Boston 1984. Ders.: The mad, the bad, and the sad, psychiatric care in the Royal Edinburgh Asylum, Morningside, 1813-1894, Soc. Hist. Med. Bull. 38, 1986, pp. 29-33. Ders.: The wages of sin, the problem of alcoholism and general paralysis in nineteenth-century Edinburgh, The anatomy of madness, ed. by William F. BYNUM, Roy PORTER, Michael SHEPHERD, vol. 3, The asylum and its psychiatry, London/New York 1988, pp. 316-340.

[4] GRANT, J.: Old and New Edinburgh, vol. 2, London 1882, pp. 323-325. ROBERTSON, D.: The Princes Street proprietors and other chapters in the history of the Royal Burgh of Edinburgh, Edinburgh 1935, pp. 256, 279, 287-288, 293-295. CRAIG (1976), pp. 197-199, 497 f.

Lying-in Hospital at Park Place

This small establishment is very well situated, free on all sides, and the area around the house belongs to it and can never be covered by houses[1]. The rooms are not very large or high, but always well aired. This lying-in hospital is appointed for the instruction of the students. The number of women who deliver in the hospital amounts annually to about 300, and more than 400 births are delivered in the town. All the expenses are paid by private subscriptions and donations. Every woman admitted to the hospital is recommended by a house owner in Edinburgh, and if the woman dies the recommender is obliged to pay the charges for the funeral and to keep the child. Before this condition was fixed, it often occurred that these children fell to the charge of the establishment because the parish in which it is situated would not accept the child.

The service in the hospital is done by four to six pupils who are called to every birth; two advanced pupils assist births and under their direction, the former pupils may examine the women. If the delivery goes forward too quickly, the matron living in the house manages it. In difficult cases the midwife surgeon, who lives in the neighbourhood, is called. This surgeon is at present Mr. Moir[2], to whom we were introduced by Mr. Syme. Mr. Moir showed us the establishment in the company of his son[3]; we breakfasted with him on the 21st and he gave us a full explanation of all the matters we asked.

In general the principles of Scottish midwifery agree entirely with the English[4]. The women are placed in all cases on the left side, finding this position the most comfortable and the most decent because the legs and all parts are covered. The operations are also performed in this position, which we can easily conceive, if we know that British surgeons never pull with the forceps. Generally the women do not put their feet against any object, nor are sheets attached to the bed for the hands, but if the birth is more laborious, these two means are employed. After delivery the woman is laid in a small bed and she is moved upon it to her room so that she is

---

[1] Zum 1793 gegründeten General Lying-in Hospital in Edinburgh: Memorials [...] in relation to Mr. John Warson's charity for an In-lying and Foundling Hospital, Edinburgh 1783. Plan of a General Lying-in Hospital in Edinburgh, submitted to the public by the professors of midwifery in the University, Edinburgh 1790. COMRIE, vol. 2 (1932), p. 455. MILLER, D.: A short history of the Edinburgh Royal Maternity and the Simpson Memorial Hospital, Trans. Edinb. Obstet. Soc. 97, 1937/38, pp. 1-12. STURROCK, John: Early maternity hospitals in Edinburgh (1756-1879), J. Obstet. Gynaec. Brit. Cwlth 65, 1958, pp. 122-131. CRAIG (1976), pp. 505 f.

[2] James Moir, Wundarzt und Geburtshelfer am General Lying-in Hospital in Edinburgh. CALLISEN 13 (1833), S. 140.

[3] John Moir (1808-1899), 1828 Dr. med. (Edinburgh), Arzt und Geburtshelfer am General Lying-in Hospital in Edinburgh. Brit. med. J., 1899, I, p. 1311. Glasgow M. J. 51, 1899, p. 415. Scot. M. & S. J. 5, 1899, p. 67. THIN, Robert: College portraits [Royal College of Physicians of Edinburgh], Edinburgh 1927, pp. 93-95. SECHER, Ole: Simpson and Hans Andersen, Brit. med. J., 1971, IV, p. 814. CRAIG (1976), pp. 501, 650, 956-957.

[4] SIMPSON, Sir Alexander Russell: History of the chair of midwifery and the diseases of women and children in the University of Edinburgh, Edinb. M. J. 28, 1882, pp. 481-497. DOPSON, Laurence: Midwifery in Edinburgh, an historical sketch 1, The world's first professor of midwifery, Nurs. Times, 1946, p. 1013. Ders.: Midwifery in Edinburgh, an historical sketch 2, The Professors Hamilton, Nurs. Times, 1947, p. 12. Ders.: Midwifery in Edinburgh, an historical sketch 4, The extra-mural school, Nurs. Times, 1947, p. 55. MacGREGOR, T. N.: The rise and development of the Edinburgh School of Obstetrics and Gynaecology, and its contribution to British obstetrics, J. Obstet. Gynaec. Brit. Emp. 66, 1959, pp. 998-1006.

not obliged to move herself. In cases where the passage is not too narrow and the want of labours is the only impediment to performing the delivery, they apply with great success *the secale cornutum ½ dram pro dosi in powder. It is seldom necessary to repeat this dose.* They have never found a prejudicial influence upon the child, because the delivery was soon terminated after the application of this remedy. They never found it necessary to employ this remedy for pushing out the placenta, however, because they succeeded in all cases by *pressure upon the belly.* When this is not sufficient and the placenta remains more than an hour after the delivery, they introduce the hand to take the placenta out. They never milk out the funiculus umbilicalis, as they believe the Germans do, but they always tie it with a double ligature and cut it between both. In this manner the blood cannot flow out of the placenta. This organ remains hard and is thus pushed out much more easily. They believe that the method of Mojon[5] operates in this manner[6]. If after the removal of the placenta the womb does not contract itself and haemorrhage takes place, they sometimes apply cold injections.

The midwife instrumentarium which was shown to us by Mr. Moir is remarkable by its incomplete and bad construction. It consists only of *two forceps, a lever, two blunt hooks, a perforatorium and several nippers.* One of the forceps is very small, that of Smellie[7], the curvature for the head is considerable and the ends of the branches are very widely separated. The right branch can be bent at a joint so that one is not hindered by the back while introducing it. Mr. Moir finds this mechanism useless, being never hindered in the introduction of it when he places the woman on the edge of the bed. The other forceps are longer, but the curvature for the pelvis is not greater than in the former and they are very weak. They apply only very little force and never make tractions, only rotations. Indeed if they undertook to make tractions, the forceps would slip out at every moment.

The lever has a large hole and a very strong curvature. It is applied when the occiput cannot slip over the promontorium; then they apply it to give the head another direction, but they do not make use of it as a lever but as a drawing instrument. The caesarean section is entirely banished from the practice of Midwifery in Britain, for they value the life of the mother much higher than that of the unborn child. When they have measured the passage only by means of the hand (the instruments are not safe) and have found that the passage is too narrow, they instantly perform the perforation of the head of the child without first examining whether the child is living or dead, and in these cases they do not even try to terminate the delivery with the forceps, supposing that they can never succeed and that they will only make the mother suffer. They find perforation advisable in yet another circumstance, namely in a case where the soft parts of the mother are so swelled that they suppose the child cannot get out if the diameter of the head is not diminished. The perforation is performed in the usual manner and if it is necessary, they take off several pieces of the bones. After the operation, the delivery is abandoned to nature. If the strength of the labour is not sufficient, they draw the head out by means of a blunt hook.

---

[5] Benedetto Mojon (1784-1849), Prof. der Anatomie und Physiologie in Genua, Chefarzt des Militärspitals, vgl. S. 455.

[6] Zu Mojons Vorschlag, die Plazenta durch Einspritzung in die Vene des Nabelstrangs zu lösen: MOJON, Benedetto: Sull'iniezione della placenta, Livorno 1826.

[7] Nach William Smellie (1697-1763), praktischer Geburtshelfer und Lehrer der Geburtshilfe in Lanark und London. SMELLIE, William: Treatise on the theory and practise of midwifery, London 1752. Ders.: A set of anatomical tables with explanation and an abridgement of the practise of midwifery, London 1754.

They assure me that they have an average of only two or three women dead in the course of a year and sometimes no death occurs; for instance, since the month of October of last year no woman has died. *But in that month a puerperal fever raged in the establishment, and attacked nearly all the women who were in the house at this time; they lost all patients affected by it, about 16.* The result of the dissection was that commonly found. The house was shut for a long time and the rooms were cleaned and white-washed.

In the account of the deliveries, the great weight of the children is very striking. The average weight of the new-born children is 7-7½ pounds and very often, there are children of 9½-10 pounds, and they even have cases of more than 12 pounds.

The professor of the theory of midwifery is *Mr. Hamilton*[8].

Museum of Dr. Mackintosh

We were introduced to him by Dr. Fletcher. Dr. Mackintosh[1] gives lectures on midwifery and on pathological anatomy. He possesses a very beautiful museum which he showed us himself. For his lectures, he has excellent drawings of a great number of preparations which lose their characteristic colour by being dried or preserved in Brandy. So he has excellent drawings of smallpox in the oesophagus, trachea and intestines (he will publish a work on this disease[2]), of scarlatina in the pharynx, measles with affection of the eyes, etc., of different chronic diseases of the skin, especially a very fine drawing of lepra vulgaris of the arm. A drawing and the same preparation in Brandy of an oedema epiglottidis. In this preparation the mucous membrane of the larynx was equally oedematous. Fine drawings of fatal inflammation of the bronches, various degrees of inflammation of the lungs, complete hepatisation of the right lung of a trumpeter going back several years. He only employed the sound left lung and the patient died of an apoplexy of this lung. Several other fine specimens of apoplexia pulmonalis, a fine specimen of true abscesses in the lung. No tubercles could be found in it; this is the single case which was observed by Dr. Mackintosh. Tubercles of the lung in different stages; a fine specimen of miliary tubercles in all the lung; extravasation of tubercular matter; melanosis of the lung and medullary sarcoma enclosed in a cyst. *Tubercles* of different other organs, for example in the heart, especially in its point; tubercles of the stomach, the liver, the spleen, the intestines, the peritoneum, the kidneys, the membranes of the brain and in the great and small brain itself.

---

[8] James Hamilton, jr. (1767-1839), Sohn des Geburtshelfers Alexander Hamilton (1739-1802), 1771 Dr. med. (Edinburgh), 1800 Prof. der Medizin, Frauen- und Kinderkrankheiten in Edinburgh, Direktor einer privaten Entbindungsanstalt, Arzt am New Town Dispensary. CALLISEN 8 (1831), S. 87-89, 28 (1840), S. 367 f. Brit. & For. M.-Chir. Rev 9, 1840, pp. 292 f. SIEBOLD, Bd. 2 (1902), S. 763. BLÄ 3 (1931), S. 43. DNB, 4th ed., 8 (1949/50), pp. 1071 f. YOUNG, J. H.: James Hamilton, obstetrician and controversialist, Med. Hist. 7(1), 1963, pp. 62-73. RISSE, Guenter B.: Hospital life in enlightenment Scotland, care and teaching at the Royal Infirmary of Edinburgh, Cambridge/New York 1986, pp. 68, 188, 193, 266.

[1] John Mackintosh (gest. 1837), Militärarzt, Arzt, Chirurg und Geburtshelfer in Edinburgh, Dozent für Geburtshilfe und praktische Medizin. CALLISEN 12 (1832), S. 75 f, 30 (1842), S. 173. COMRIE, vol. 2 (1932), pp. 605, 628 f.

[2] Dieses Werk von John Mackintosh ist nie erschienen. Zur Pockendiskussion in Edinburgh vgl. PICHOT, Amédée: Opinions des médecins d'Edimbourg sur la petite-vérole et la vaccine, Paris 1825.

Several beautiful diseases of the heart, excrescences of the valves; three aneurysms of the aorta ascendens, going out from the same place; one of them had produced resorption of the vertebrae dorsi, another had penetrated into the trachea. Different affections of the mucous membrane of the stomach and the bowels. *Erosion by sublimat.* The oesophagus and the stomach, the latter especially, *in some places where the poison stopped longer.* The duodenum much less affected. The other small intestines not showing a trace of disease, but the colon transversum and particularly the rectum diseased to a degree which is nearly mortification. *Affection of the colon and rectum by dysentery* (this disease is very frequently observed in Edinburgh). The mucous membrane sometimes has a dark colour and is in a state of ulceration or rather erosion like that produced by a caustic poison, viz the membrane is destroyed in several points and in others it is thickened and softened. Very fine preparations of inflammation of the mucous membrane, of swelling of the glands of Peyer[3] and of ulcerations of these glands as well as of ulcerations in phthisic subjects. Apoplexia of the brain. Inflammation of the tunica arachnoidea with exudation of lymph on its external surface (the exudations of lymphatic fluid between this membrane and the pia mater are not a sign of inflammation of this membrane). Dr. Bright's disease of the kidney. Cases of extrauterine gravidity in the ovarium. Various degenerations of this organ and of the womb. Urinary calculus of considerable size of a woman, extracted through the urethra which was dilated gradually by means of sponges. *Spina bifida with acephalus;* the brain and spine were entirely missing, but the nerves of the skin were well formed, the cauda equina was formed. I could not see if the optic nerves were formed or not, but the eyeballs seemed perfectly well formed. The body was not yet prepared. Besides these preparations and many other very remarkable ones, a very fine collection of foetuses embellishes the museum.

Museum of the Royal College of Surgeons

The physiological part of it is now separated from the pathological preparations, but in a short time they will be transferred to a beautiful new building in New Bridge Street, where the members of this society will meet[1]. *The physiological part* is fine, but it contains few distinguished

---

[3] Folliculi lymphatici aggregati des Dünndarms nach Johann Conrad Peyer (1653-1712), Arzt und Anatom in Schaffhausen.

[1] Zum 1505 gegründeten Royal College of Surgeons in Edinburgh: GAIRDNER, John: Historical sketch of the Royal College of Surgeons of Edinburgh, being an address delivered on 19th January 1860, at a conversation in the hall of the College, with notes and documents, Edinburgh 1860. List of Fellows of the Royal College of Surgeons of Edinburgh from 1581 to 1873, Edinburgh 1874. The origin, progress, and present condition of the Royal College of Surgeons of Edinburgh, 1505-1905, fourth centenary of the College, July 1, 1905, Edinburgh 1905. CRESWELL, Clarendon Hyde: The Royal College of Surgeons of Edinburgh, historical notes from 1505 to 1905, Edinburgh 1926. DOPSON, Laurence: Edinburgh's surgeons' Hall, Brit. med. J., 1946, II, p. 170. MERCER, Sir Walter: The Royal College of Surgeons of Edinburgh, Bull. Am. Coll. Surg. 42, 1957, pp. 484-487. BRUCE, John: The Royal College of Surgeons of Edinburgh, Scott. med. J. 6, 1961, pp. 578-587. The Royal College of Surgeons of Edinburgh, Edinburgh 1990.
Zum Museum des Royal College of Surgeons in Edinburgh: Catalogue of the Museum of the Royal College of Surgeons of Edinburgh, Pt. 1, comprehending the preparations illustrative of pathology, Edinburgh 1836. HARTLEY, J. N. J.: The early history of the Museum of the Royal College of Physicians of Edinburgh, Edinb. M. J. 55, 1948, pp. 513-531. ROSS, John A.: The history of the Museum of the Royal College of Surgeons of Edin-

items. I mention only a fine preparation of the lymphatic vessels of the uterus, made with much care. *The pathological part,* on the contrary, contains a great many preparations of great interest. The foundation of this museum is *the collection of Charles Bell*[2]. There we find especially a very large collection of the diseases of the urinary organs, of the strictures of the urethra, of false passages; among the strictures several are remarkable, because, as it seems, a great part of the canal is too narrow merely by constriction, for we do not see any organic alteration of the mucous membrane. Strictures of the rectum by constriction and by tumors formed in its canal; stricture of the sigmoid flexure of the colon where a place of about 1 inch in length has grown so narrow as scarcely to let the thumb pass. The rectum extremely distended, from a boy two years old who was born with an unperforated anus. Various strictures of the oesophagus; several of them produced by tumors; oesophagotomy was once performed to relieve a very narrow stricture. A long portion of an intestine which was discharged by stool. Several knee joints opened to show *loose cartilages* of at least the size of a broad bean. I could mention a great many other preparations, but it would be of no use to me, because it would only be a repetition of the other museums of London. The pathological anatomy of the bones is very well provided. Benjamin Bell[3] has written a book on them[4].

Other hospitals and institutions

Le 18 juillet, M. Syme nous donna une lettre d'introduction pour le professeur de botanique, *M. Graham*[1]. Nous nous rendîmes dès lors à huit heures à la leçon de botanique, donnée dans le jardin des plantes[2]. Le Dr Graham, qui a le mérite d'avoir lui-même conçu un bon plan pour

---

burgh/MEKIE, E. C.: The functions and the catalogues of the College Museum, Scott. Soc. Hist. Med. Rep. Proc. 1967-69, pp. 35-40. TANSEY, V. / MEKIE, D. E.: The Museum of the Royal College of Surgeons of Edinburgh, J. R. Coll. Surg. Edinb. 25(3), 1980, pp. 188-193, 25(4), pp. 248-256, 25(6), pp. 481-484. The Royal College of Surgeons of Edinburgh, Edinburgh 1990, pp. 11-14.

[2] Sir Charles Bell (1774-1842), Prof. der Chirurgie und Physiologie in London, Prof. der Chirurgie in Edinburgh, vgl. S. 639.

[3] Benjamin Bell (gest. 1883), Wundarzt am Blindenasyl und am Royal Public Dispensary in Edinburgh. CALLISEN 2 (1830), S. 72 f, 26 (1838), S. 218. DNB, 4th ed. (1949/50), p. 154.

[4] BELL, Benjamin: A treatise on the diseases of the bones, Edinburgh 1828.

[1] Robert Graham (1786-1845), 1808 Dr. med. (Edinburgh), Arzt am Royal Dispensary in Edinburgh, 1818 Prof. der Botanik in Edinburgh. CALLISEN 7 (1831), S. 354. RANSFORD, Charles: Biographical sketch of the late Robert Graham, being the annual address delivered before the Harveian Society of Edinburgh, Edinburgh 1846. BLÄ 2 (1930), S. 825. COMRIE (1932), pp. 266, 519, 539, 630. DNB, 4th ed., 8 (1949/50), p. 358. JARCHO, Saul: Coarctation of the aorta, Amer. J. Cardiol. 8, 1961, pp. 264-269.

[2] Zum 1680 gegründeten Botanischen Garten in Edinburgh: DUNCAN, Andrew, jr.: Catalogue of medicinal plants, according to their natural orders, Edinburgh 1826. STEPHENSON, John Churchill James: Medical botany or history of plants in the Materia medica of the London, Edinburgh and Dublin pharmacopoeias, 4 vols., London 1831. List of medicinal plants cultivated in the open air in the Royal Botanic Garden of Edinburgh, May, 1846, Edinburgh 1846. COMRIE, vol. 1 (1932), p. 266. GUTHRIE, Douglas: The surgeon-apothecaries and the physic gardens of old Edinburgh, J. R. Coll. Surg. Edinb. 6, 1960, pp. 28-33. FLETCHER, Harold: The Royal Botanic Garden, Edinburgh, 1680-1970, HMSO, 1970. RATTER, J. A.: Three hundred years of botany in Edinburgh, Nature (London) 226, 1970, pp. 904-907. COLLINS, William: Guide to the botanical gardens of Britain, London 1987, pp. 103-111.

l'arrangement du jardin botanique, est très suivi dans ses leçons, bien qu'il parle mal et qu'il soit souvent peu préparé à ce qu'il traite durant la leçon, de sorte qu'il lui faut quelquefois chercher dans plusieurs livres la plante dont il donne l'explication. Nous vîmes le jardin des plantes un autre jour parce que nous avions promis d'aller ce jour-là à la clinique de M. Syme. *Le jardin des plantes* se trouve à environ une lieue hors de la ville sur la route de Newhaven; il est très vaste et très bien arrangé. La collection d'arbres y est très considérable et les serres, qui sont chauffées à la vapeur grâce à une machine à vapeur, contiennent une fort belle collection de plantes étrangères.

Le 21 juillet, nous allâmes à la bibliothèque de la société des étudiants en médecine. Cette bibliothèque considérable se trouve dans un assez bel édifice appartenant également à la société. Il y a une vaste salle pour les assemblées de cette dernière. Pendant l'hiver, tous les vendredis, il y a une session ou un mémoire lu par un des membres et faisant l'objet d'un débat. Les contributions pour être membre de cette société sont assez élevées: pour la première année, 6 livres 9 sterling, pour la seconde, 2 livres 2 sterling et, pour la troisième, 1 livre 4 sterling. Presque tous les étudiants et les médecins praticiens sont membres de cette société.

Le 26 juillet, *Heriot's Hospital* pour 158 *orphelins*[3]. Cet établissement fut fondé par un citoyen d'Edimbourg du nom d'Heriot[4]. La situation de l'hôpital est magnifique; il est environné de vastes jardins. L'édifice est carré et bâti dans un style ancien. Les revenus de cet établissement s'élèvent à plus de 20 000 livres sterling. Plus de la moitié du terrain occupé par la nouvelle ville appartient à l'établissement. Les garçons sont très bien nourris et bien instruits, et les plus savants parmi eux, après leur sortie de l'établissement, reçoivent de l'établissement 50 livres sterling par an pendant trois ans. Dans les jardins se trouvent des instruments permettant de faire des exercices gymnastiques. L'état de santé dans cet établissement est très favorable. Les garçons sont admis à l'âge de sept ans et peuvent rester jusqu'à l'âge de quatorze ans; cependant, la mortalité ne dépasse pas un mort par an.

Le 28 juillet, nous apprîmes à connaître à cette occasion le caractère du jeune Dr Sanders[5], qui égale par beaucoup d'aspects celui de son père. Quoiqu'il ait sans doute une assez bonne instruction en pathologie, il est très arrogant, car il croit que ses propres principes, même les plus bizarres, sont les seuls bons et vrais. Ainsi, par exemple, le cholera morbus, comme il se manifeste actuellement à St-Pétersbourg et en Pologne, n'est autre qu'une sorte d'influenza et ce n'est que le faux traitement qui rend cette maladie si funeste, etc. La manière dont M. Sanders a traité son ami Ammann[6] est une grande preuve d'un amour propre qui sait oublier même les meilleurs amis aussitôt qu'on n'en a plus besoin. Cette soirée a été pour moi intéressan-

---

[3] Zum 1623 gegründeten Heriot's Hospital in Edinburgh: CONSTABLE, Archibald: Memoirs of George Heriot, jeweller to King James VI, with an historical account of the hospital founded by him at Edinburgh, Edinburgh 1822. STEVEN, William Stewart: Memoir of George Heriot, with the history of the hospital, founded by him in Edinburgh, Edinburgh 1845. Ders.: History of George Heriot's Hospital, with a memoir of the founder, together with an account of the Heriot Foundation Schools, new ed. and enlarged by F. W. BEDFORD, Edinburgh 1859, 3rd ed. 1872. George Heriot's Hospital, memories of a modern monk by Clement B. GUNN, The hospital described from an architectural standpoint by H. J. BLANC, Memoir of F. W. Bedford by C. H. BEDFORD, Edinburgh, o. J. COMRIE (1932), pp. 277, 299, 453. CRAIG (1976), pp. 501-503.

[4] George Heriot (1563-1624), Juwelier und Goldschmied in Edinburgh, Gründer des gleichnamigen Hospitals in Edinburgh.

[5] Thomas Sanders (gest. 1843), 1831 Dr. med. (Edinburgh), Arzt in Edinburgh. CALLISEN 17 (1833), S. 9.

[6] Keine weiteren Angaben bekannt.

te à plusieurs titres: le vieux Dr Sanders prétendait avoir fait en premier à Edimbourg des dissections exactes, surtout de l'épine dorsale, et avoir utilisé l'auscultation immédiate bien des années avant la publication de l'ouvrage de Laennec[7].

Le 29 juillet, visite de *l'institution pour sourds et muets*. Cet établissement est petit. Il ne contient qu'environ 50 élèves qui sont tous obligés de payer. La situation de cet établissement au nord de la nouvelle ville est bonne; il est entouré de beaux et vastes jardins. Il n'y a qu'un seul maître avec un assistant et on se sert des plus avancés pour l'enseignement. On conçoit facilement qu'un seul maître ne peut pas enseigner un si grand nombre de sourds et muets et qu'alors l'éducation de ces malheureux ne peut jamais être portée à un haut degré et que les progrès se font très lentement. Aussi les écoliers restent généralement pendant cinq ans dans l'établissement; il n'y a qu'un très petit nombre à qui on enseigne le langage de la bouche, seulement ceux qui paraissent avoir beaucoup de talents et qui ont (selon le maître) une bonne voix. Nous vîmes deux de ces écoliers, mais même ces deux ne parlent pas très bien ni ne comprennent très bien ce qu'on leur dit. Ils observent plutôt les signes de la main que les mouvements de la bouche.

Le 30 juillet, visite de l'institution des aveugles[8]. Cet établissement est cependant plutôt un asile pour des aveugles indigents de tous âges qui veulent apprendre un métier. Ils payent pour les trois premières années 15 livres et, après cela, ils peuvent rester dans l'établissement et y travailler. Il n'y a que très peu d'enfants; leur éducation se borne principalement aux travaux manuels. Cependant, nous vîmes encore des globes et des cartes géographiques en relief et une machine simple pour les calculs.

Glasgow   30. Juli bis 9. August 1831

Nur ungern verliessen die Reisenden das schöne und gastfreundliche Edinburgh. Eine vierstündige Kutschenfahrt durch kaum kultivierte, öde Landschaften zeigte wenig Interessantes. Hie und da überquerte das Fuhrwerk neuangelegte Eisenbahnschienen, die schon das Ende des Kutschenzeitalters erahnen liessen. In der Umgebung von Glasgow wurde die Gegend zunehmend fruchtbar, und die Stadt war durch den Handel und durch die Schiffahrt auf dem Clyde sehr belebt. Die vom Nordkanal eindringende Flut machte es möglich, dass Segel- und Dampfschiffe bis ins Stadtzentrum gelangen konnten. Wegen der grossen Hitze unternahmen die beiden Ärzte zuerst einen Spaziergang am Ufer des Clyde und bestaunten am Glasgow Green den Obelisken zu Ehren Nelsons. Ein Tagesausflug führte sie bei schönstem Wetter ins schottische Hochland; der Dampfer brachte sie nach Dumbarton, ein Pferdewagen durch ein fruchtbares Tal nach Ballock am Lomond-See, den sie, wieder mit einem Dampfschiff, befuhren. Obwohl ihnen die vielen Landhäuser, die dreissig Inseln, die Wasserfälle und Felshöhlen gefielen, schien die Landschaft an Lieblichkeit und Grossartigkeit gegenüber derjenigen der Schweizer Seen deutlich abzufallen.

---

[7] LAENNEC, René-Théophile-Hyacinthe: De l'auscultation médiate ou Traité du diagnostique des maladies des poumons et du cœur, fondé principalement sur ce nouveau moyen d'exploration, 2 vol., Paris 1819.

[8] Zum 1793 gegründeten Royal Blind Asylum and School in Edinburgh: A brief account of the origin of the asylum in 1793, of the Edinburgh School for Blind Children in 1835 and of their amalgamisation in 1876, Edinburgh 1887. MELL (1900), S. 181 f.

Meyer und von Muralt fanden Unterkunft in der Glasgow Street Nr. 88. Sie verfügten über Empfehlungsbriefe an die Ärzte Watt und Cumin sowie an die Kaufleute Thomson und Houtworth. Der Botanische Garten vermochte bezüglich Grösse und zweckmässiger Anordnung mit jenem von Edinburgh nicht mitzuhalten. Die Korrektions- und Gefängnisanstalt Bridwell beschäftigte ihre drei- bis vierhundert Insassen vor allem in einer internen Weberei. Die Reisenden erhielten Gelegenheit, eine der bedeutendsten Fabriken Glasgows zu besichtigen, nämlich die Färberei und Druckerei von Mr. Monteath. Die grösste Dampfmaschine Glasgows in einer mechanischen Spinnerei erbrachte die Leistung von 70 Pferden. Als schönstes Gebäude der Stadt beurteilten sie die neue Börse mit dem korinthischen Portikus, wo auch den Fremden in grosszügiger Weise ein Lesesaal offenstand. In den Journalen aus aller Welt – selbst aus China – lasen die Zürcher die neusten Nachrichten über den französischen Truppenaufmarsch im belgischen Gebiet.

Asylum for Lunatics

This establishment was built 15 years ago in a magnificent style[1]. It is situated on the top of a hill in the northern part of Glasgow. It can receive 150 patients who are obliged to pay from 10 shillings 15 pence to 3 guineas a weak. The patients have, according to the price they pay, more or less comfortable accommodation. The windows are constructed like those in the Asylum for Lunatics at Edinburgh. The beds are wooden and fixed to the ground. The patients who pay 3 guineas have their own servant and beds with curtains. These beds are arranged so that the patients cannot strangle themselves; for as soon as a certain force is hung on the rod which supports the curtains, this part is drawn down. The staircase is a magnificent work. It forms several spiral windings in the middle part of the building, from which the different corridors go out. It is lit by the windows of a beautiful console. The grounds belonging to the establishment are large and the patients stay there the greater part of the day. In every corridor is a parlour where the quiet patients meet during the day. The corridors are heated by chimneys, like several of the rooms; others are heated by air.

Dr. Cumin[2] is physician to the hospital; he pays his visits several times a week. He accompanied us to the asylum himself, but afterwards he left us and we could not get any information of interest from the matron of the house who showed us the different rooms. The superintendent is a surgeon who lives in the hospital.

---

[1] Zum 1814 gegründeten Glasgow Royal Asylum for Lunatics: Remarks on the construction of public hospitals for the cure of mental derangement, read to a committee of inhabitants of the city of Glasgow, appointed to receive plans with a view to that object, by William STARK, architect, and published by desire of the committee, Edinburgh 1807. Glasgow Lunatic Asylum, 2nd report, January 9, 1810, Edinburgh. 16th Annual report of the directors of the Glasgow Royal Asylum for Lunatics, Glasgow 1830. Glasgow Royal Asylum for Lunatics, regulations, approved of by the directors and confirmed by the contributions at their annual meeting on the 10th January 1850, Glasgow 1850. COMRIE, vol. 2 (1932), pp. 466, 660. JETTER, Dieter: Grundzüge der Geschichte des Irrenhauses, Darmstadt 1981, S. 104-106.

[2] William Cumin (1800-1837), Surgeon am Royal Infirmary, am Lunatic Asylum und am Lock Hospital in Glasgow, 1833 Dozent der Botanik, später Dozent der Gerichtsmedizin an der Aldersgate Street School in London. CALLISEN 4 (1831), S. 438 f, 27 (1839), S. 187 f. Lond. M. Gaz. 20, 1837, pp. 86 f. BLÄ 2 (1930), S. 154.

Glasgow Infirmary

Rooms of the surgeon, *Dr. Macfarlane* [1]: patients are admitted to the hospital every day and, after the visit, a considerable number of out-patients are attended [2]. The operating room is perhaps one of the finest rooms of this kind in the world. It is in the middle part of the house, at the top of it. It is very large and is lit by the windows of the beautiful cupola, which gives the room the appearance of a chapel rather than that of an operating room. Notwithstanding the magnificence of this room, it is perhaps not quite convenient that the windows of the cupola begin but very high, for thus there is no light coming from the front, which may be required in a great many operations; therefore a more oblique direction of the windows, which ought not to be too high, would be preferable (like the operating room in St. Thomas's Hospital in London). As at the Infirmary at Edinburgh, this infirmary has several small rooms for important cases which afford tranquillity and are, therefore, only visited by the surgeon and his assistants.

We were introduced to Dr. Macfarlane by Dr. Cumin, and this surgeon had the complaisance to explain to us the great number of interesting cases which were in his care at that time. About a month ago Mr. Macfarlane performed *an exarticulation of the femur out of the hip joint*. The patient was a two-year-old child who was affected by caries of the head of this bone and

---

[1] John Macfarlane (1796-1869), Senior Surgeon am Glasgow Royal Infirmary, 1852 Prof. der Medizin in Glasgow. CALLISEN 12 (1832), S. 56, 30 (1842), S. 165 f. Lancet Lond., 1869, II, p. 861. Glasgow M. J., 1869/70, n. s., II, p. 271. COMRIE, vol. 2 (1932), pp. 526, 528, 538, 633, 645.

[2] Zur Medizingeschichte von Glasgow: CHRISTIE, James: The medical institutions of Glasgow, 2nd ed., Glasgow 1888. DOUGALL, J.: Historical sketch of the Glasgow Southern Medical Society, Glasgow 1888. DUNCAN, Alexander: Memorials of the Faculty of Physicians and Surgeons of Glasgow, 1599-1850, with a sketch of the rise and progress of the Glasgow Medical School, and of the medical profession in the West of Scotland, Glasgow 1896. FERGUS, A. Freeland: The origin and the development of the Glasgow School of Medicine, Glasgow 1911. CHALMERS, A. K.: The Health of Glasgow, an outline, Glasgow 1930. COMRIE, John D.: The Glasgow School in the first sixty years of the nineteenth century, History of Scottish medicine, 2nd ed., vol. 2, London 1932, pp. 513-540. COWAN, John M.: Some yesterdays, with a note upon the development of hospitals by J. FERGUSON, Glasgow 1949. BOWMAN, A. K.: The place of Glasgow in medical history, Scotsman 1959, July 20, suppl. 12. GIBSON, Tom: The Royal College of Physicians and Surgeons and the Glasgow School of Medicine, Surgo 36(2), 1969, pp. 10-14. PENNINGTON, Carolyn I.: Mortality and medical care in nineteenth-century Glasgow, Med. Hist. 23(4), 1979, pp. 442-450. GIBSON, Thomas: Royal College of Physicians and Surgeons of Glasgow, Edinburgh 1983. CROWTHER, Margaret Anne / WHITE, Brenda: On soul and conscience, the medical expert and crime, 150 years of forensic medicine in Glasgow, Aberdeen 1988. DOW and CALMAN, Kenneth C.: The Royal Medico-Chirurgical Society of Glasgow, an history, 1814-1989, Glasgow 1991. STEVENSON, Christine: Bürgerliche Rivalität in Schottland, allgemeine Krankenhäuser und Irrenanstalten in Glasgow und Edinburgh vor 1820, Hist. Hosp. 18, 1989-1992, S. 93-112. DUPREE, Marguerite W.: Familiy care and hospital care, the «sick poor» in nineteenth century Glasgow, Soc. Hist. Med. 6(2), 1993, pp. 195-211.

Zum 1794 eröffneten Glasgow Royal Infirmary: BUCHANAN, Moses Steven: Glasgow Royal Infirmary, history, from its commencement in 1787 to the present time, with an appendix containing the charter and laws of the institution, the tables of diet [...], Glasgow 1832. BUCHANAN, George: The Glasgow Royal Infirmary, reminiscences, Glasgow M. J. 42, 1894, pp. 443-451. THOMAS, Moses: Notes on the history of the Glasgow Royal Infirmary, Glasgow M. J. 41, 1894, pp. 287-290. COMRIE, vol. 2 (1932), pp. 457 f, 512-513. PATRICK, John: A short history of Glasgow Infirmary, Glasgow 1940. HARRINGTON, W. G.: The Glasgow Royal Infirmary, Physiotherapy 40, 1954, pp. 9-13. KENNARD, Patricia: The teaching hospitals 2, Glasgow Royal Infirmary, Hist. Med. 1(2), 1968, pp. 8-12.

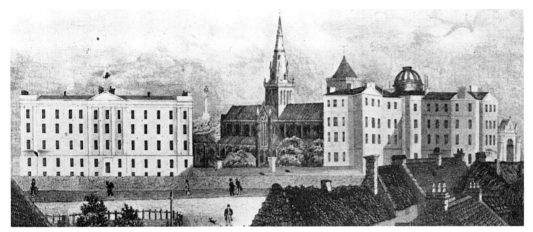
Fever Hospital und 1794 eröffnetes Royal Infirmary in Glasgow, ca. 1832.

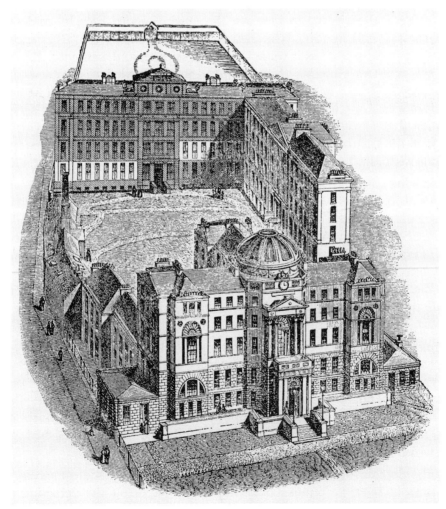
Das Glasgow Royal Infirmary, 1861.

who showed at the same time caries of one of the fingers. Dr. Macfarlane considered that the only means of saving the life of the child would be the operation. He performed the excision of the femur with two flabs, an external and an internal one. At the same time he made the excision of the attacked finger. When we saw the child, the wound of the thigh was almost completely healed and the child, though very pale, seemed to have recovered his strength.

An amputation of a leg had been performed six days earlier; two flabs were made, an external and an internal one. The soft parts were united by adhesive plasters, and cicatrisation had already begun in several places.

Old ulcerations are treated by sticking plasters surrounding the limb.

A dreadful *case of fistula* which communicated with *the bladder, the vagina and the rectum;* the patient came into the hospital after her delivery, performed with forceps; the child died. The parts were mortified and covered with scurfs. After the scurfs had fallen off, Mr. Macfarlane applied a catheter in the bladder and filled the vagina out with «charpie». The parts are still too dilated to be able to undertake an operation, but when they are more contracted, Mr. Macfarlane will try cauterisation.

A boy 10 years of age was *wounded by an ox* who pushed one of his horns through the rectum of the boy into the bladder. The urine flowed out through the opening in the perinea, but it is to be hoped that complete healing may be brought about. The boy had never had vehement accidents.

Strictures of the urethra are generally treated by bougies, very seldom by cauterisations.

Chronic inflammations of the synovial membrane are successfully treated by means of irritant plasters and a regular compression by dressing.

A case of aneurysm of the left arteria subclavia of a man 40 years of age. The first symptom this patient remarked was a paralysis of the left arm which increased by and by. The pulsations of the aneurysm were very evidently upwards of the clavicula, and a space of only half an inch was left between the aneurysm and the external edge of the musculus sternocleidomastoideus. At the same time alterations of the pulsations of the heart were observed and pulsations were remarked along the columna spinalis, pulsations of the carotids were also irregular, also when pressure was applied to the arteria subclavia on the external edge of the musculus sternocleidomastoideus. The pulsations did not disappear. Dr. Macfarlane could not resolve to undertake an operation. The patient therefore left the infimary.

Bladder stones are a common disease in Glasgow. Mr. Macfarlane performed ten lithotomies (the lateral method) in one year. Lithotrity has never yet been tried.

Chimney sweeps' cancer is never observed in this country.

We asked for information concerning the pseudosyphilitic form, called sibbens, which is said to be a particular disease of this country. But Mr. Macfarlane told us that this disease is very seldom observed and Mr. Watt[3], whom we asked about it, told us that he thinks that the sibbens are not any particular disease at all, but that several surgeons call ulcerations of very different forms and characters by this name.

Two boys were in the infirmary whose *bodies were burnt* in great part. Dr. Macfarlane applied *cotton* to all the burnt parts and he thinks that he spares the patients many pains by this treatment. He is very seldom obliged to renew the dressing, and the removal of the cotton is

---

[3] James Watt, Dr. med. in Glasgow. CALLISEN 20 (1834), S. 434 f.

not painful or hurtful, because the cotton sucks up serum and a crust is then formed under which the epidermis is produced.

The 7th [of August], Sunday, Dr. Macfarlane performed two operations. *An extirpation of a scirrhous part of the breast of a woman;* he was obliged to remove at the same time a scirrhous gland in the armpit. The other operation was *the removal of a cancer labii inferioris;* two arteries have been tied. These two operations were performed with great ability.

I must mention here a practice in the Scottish hospital, which I did not see in any other country and which, however, deserves to be imitated. When the surgeons apply a sticking plaster they make it warm on a warm round iron.

Medical Wards and Fever Hospital

There are *three physicians* to the infirmary, but unfortunately two of them were in the country and *Dr. Millar*[1], an old man, was confined during our stay at Glasgow, and *Dr. Thomson*[2], celebrated professor of chemistry, who attended the wards of Dr. Millar, did not come to the infimary the day we saw the medical wards. One of the clerks, however, had the goodness to show us *the fever wards* and to give us information on the treatment of fevers as well as he could.

The Fever Hospital is built on the same grounds as the infirmary, but it is separated from the latter; it may contain about 70 or more patients in three long wards and several small rooms for very severe cases[3]. *In every ward* there is a bath-tub, only used however to clean the patients when they enter the hospital. *Seldom or never are the baths employed for the cure of the fevers.* The

---

[1] Richard Millar, 1789 Dr. med. (Glasgow), 1791 Dozent der Materia medica in Glasgow, Arzt am Glasgow Royal Infirmary und am Lock Hospital, 1831 Prof. der Materia medica. CALLISEN 13 (1833), S. 77, 30(1842), S. 385. COMRIE, vol. 2 (1932), pp. 363 f, 529, 540. BLÄ 4 (1932), S. 210.

[2] Thomas Thomson (1773-1852), 1799 Dr. med. (Edinburgh), Dozent der Chemie in Edinburgh, 1818 Prof. der Chemie in Glasgow. CALLISEN 19 (1834), S. 213-220, 33 (1845), S. 25 f. Memoir of Dr. Thomas Thomson, regius professor of chemistry at the University of Glasgow, London 1852. CRUM, Walter: Sketch of the life and labours of Dr. Thomas Thomson, Proc. Phil. Soc. Glasgow 3, 1855, pp. 250-264. THOMSON, Robert Dundas: Biographical notice of the late Thomas Thomson, Glasgow M. J. 5, 1857, pp. 69-80, 121-153, 379-380. COUTTS: History of the University of Glasgow, Glasgow 1909, pp. 533-535. COMRIE, vol. 2 (1932), pp. 522 f, 539. KLICKSTEIN, Herbert S.: Thomas Thomson, pioneer historian of chemistry, Chymia 1, 1948, pp. 37-53. PARTINGTON, J. R.: Thomas Thomson, Ann. Sci. 6, 1948-50, pp. 115-126. DNB, 4th ed., 10 (1949/50), pp. 751 f. BETT, Walter R.: Anniversary quartet, some reflexions on the lives of four Scotsmen who all made notable contributions to the science of chemistry, Alchemist 16 (8), 1952, pp. 223-227. MILLARD, W. F.: The life and chemical works of Thomas Thomson, with special reference to his «System of chemistry», Diss. phil., London 1955/56. KENT, Andrew: Thomas Thomson, historian of chemistry, Br. J. Hist. Sci. 2, 1964, pp. 59-63. MAUSKOPF, Seymour H.: Thomson before Dalton, Thomas Thomson's considerations of the issue of combining weight proportions prior to his acceptance of Dalton's chemical atomic theory, Ann. Sci. 25, 1969, pp. 229-242. MORELL, J. B.: Thomas Thomson, professor of chemistry and university reformer, Br. J. Hist. Sci. 4, 1969, pp. 245-265. LARDER, David F.: Thomas Thomson's activities in Edinburgh, 1791-1811, Not. Rec. Roy. Soc. Lond. 24, 1970, pp. 295-304. MORRELL, J. B.: The chemist breeders, the research schools of Liebig and Thomas Thomson, Ambix 19, 1972, pp. 1-46. Dict. scient. biogr. 13 (1976), pp. 372-374.

[3] Fever and Smallpox Hospitals [at Glasgow], regulating the conduct and duties of the officers and servants, submitted by Drs. RUSSELL and ALLAN, Glasgow 1885. City of Glasgow, Fever and Smallpox Hospitals, Glasgow 1888.

rooms are large and well aired, the beds are of iron like in the surgical wards. It is very seldom that the wards are full of patients, but when we visited the hospital not only were all the wards of the Fever Hospital filled with patients, but two rooms in the infirmary were occupied by fever patients. There are chiefly *three quarters of the town* which the fever patients come from. The fevers are very often complicated with *petechiae*, sometimes more than others. In the epidemic we saw, the petechiae were a symptom of the greater part of the fevers, but the patches were not equal in every case. Sometimes they were small, round, confined and very dark coloured, sometimes larger, more ovoid than round and of a pink colour. Sometimes they disappeared by pressure, sometimes not, and we could observe this phenomenon on the same subject. *About a hundred fever patients* were then in treatment, more than half of whom were affected by petechiae, among which we saw several very severe cases. For several weeks some cases were observed where inflammation of the parotis has appeared in the convalescents. We saw two cases. They applied at first cold frictions of lead and opium, and when the tumor softened, cataplasms were applied.

The treatment seems to be that of Edinburgh. Dr. Millar gives *calomel with scammonium* as a purgative. They give *wine very often from the beginning of the disease,* but they observe the local symptoms very exactly; so if *the head is affected* they *apply 6-8 leeches,* if there are *severe pains in the epigastric region* they apply *a sinapism upon the belly* and they say that the application of this remedy is often very successful.

In dissections, they sometimes find *ulcerations of the bowels,* seldom an ulceration of the brain and *very often no alteration* of any organ whatever.

The infirmary is one of the finest hospitals in Britain and very well situated on top of a hill, surrounded by grounds. The kitchen is clean and well arranged.

Hunterian Museum, the College and Library

This museum is in its greatest part that of William Hunter[1] and since that time few preparations have been added. It is behind the college in a new beautiful building[2] The public is admitted to it every day from twelve to three o'clock for the contribution of 1 shilling. *The curator of the*

---

[1] William Hunter (1718-1783), Bruder von John Hunter (1728-1793), vgl. S. 595, Prof. der Anatomie, Geburtshelfer und Gynäkologe in London, Begründer eines Museums, in dessen Besitz die Universität Glasgow gelangte.

[2] Zum 1807 von London nach Glasgow gebrachten Hunterian Museum: HUNTER, William: Two introductory lectures to his last course of anatomical lectures, to which are added some papers relating to Dr. Hunter's intended plan for establishing a museum in London for the improvement of anatomy, surgery and physics, London 1784. TEACHER, John H.: Catalogue of the anatomical and pathological preparations in the Hunterian Museum, University of Glasgow, 2 vols., Glasgow 1900. A catalogue of the manuscripts in the Library of the Hunterian Museum in the University of Glasgow, planned and begun by the late John YOUNG, continued and completed under the direction of the Young Memorial Committee by P. Henderson AITKEN, Glasgow 1908. TEACHER, John H.: On the history of pathology in the Glasgow Royal Infirmary and the functions of the Pathological Department, Glasgow M. J., January, 1912. MURRAY, David: The Hunterian Museum in the Old College of Glasgow, Glasgow 1925. The printed books in the Library of the Hunterian Museum [...], a catalogue, prepared by M. FERGUSON, with a topographical index by D. B. SMITH, Glasgow 1930. COMRIE, vol. 2 (1932), pp. 515, 522. The Hunterian Museum and Library, Brit. dent. J. 98, 1955, p. 292. MARSHALL, Ali-

museum is *Dr. William Cooper*[3], to whom we were introduced by a note of Mr. Houldsworth[4]. This introduction, however, was of no other use for us than to be exempt from paying the contribution; apart from that we received no advice at all from Dr. Cooper on how we should see the collection.

In the entrance to the museum there are several curious writings of foreign nations, e. g. the Alkoran. In the following chamber and in two side rooms is a beautiful but small collection of animals, especially of birds. In the third room is the large and beautiful *anatomical collection of William Hunter*. The preparations are very well ordered and the collection is very rich, but as the room was very high and filled from the ground to the top with preparations, we could not carefully look at all the interesting specimens. The preparations are placed upon thirteen frames, one above the other, and only seven of them can be viewed from the ground. There is also no catalogue giving explanations of the different objects and so, of course, we very often had to overlook the most interesting preparations. Often we saw a preparation without knowing its value. *The diseases of the teeth* are in a great number; *the collection of foetuses* is beautiful. Two cupboards are filled with preparations of anatomy and *diseases of the kidneys*. A stone of the bladder of a man was nearly 6 inches in length.

In a room below is a fine collection of dresses and arms of wild nations. Upstairs is a collection of fine paintings and minerals, a library and a complete collection of medals from the time of Napoleon. The portrait of William Hunter is in several rooms.

The college itself, where lectures are given, is a curious, ancient, but very large building (on the High Street) with a modern wing[5]. *The library of the university* is in a small building; it contains 60 000 volumes[6].

---

ce Julie / BURTON, John Adam Gib: Catalogue of the pathological preparations of Dr. William Hunter, Sir William Macewen, Professor John H. Teacher and Professor J. A. G. Burton in the museum of Pathology Department, Glasgow Royal Infirmary, Glasgow 1962. ROBERTSON, Anne Strachan: Hunterian and Coats collections, University of Glasgow, vol. 1–, London 1961–. William Hunter [and the Hunter Museum, Glasgow University], Surgo 29(2), 1961, suppl. 6-7. BROCK, C. H.: Dr. William Hunter's Museum, Glasgow University, J. Soc. Bibliogr. Nat. Hist. 9(4), 1980, pp. 403-412.

[3] Keine weiteren Angaben bekannt.

[4] Contributions to Glasgow Lock Hospital in kind, 25th annual report of the Glasgow Lock Hospital [...] for the year 1830, Glasgow 1831, p. 49.

[5] Zur 1451 gegründeten Universität und zur 1599 gegründeten Faculty of Physicians and Surgeons in Glasgow: DUNCAN, Alexander: Memorials of the Faculty of Physicians and Surgeons of Glasgow, 1599-1850, with a sketch of the rise and progress of the Glasgow Medical School, and of the medical profession in the West of Scotland, Glasgow 1896. FINLAYSON, James: The tercentenary of the Faculty of Physicians and Surgeons, Glasgow, Janus 8, 1903, pp. 198 f. COUTTS: History of the University of Glasgow, Glasgow 1909. MURRAY: Memories of the Old College of Glasgow, Glasgow 1927. Guide to the exhibition [...], Medicine in the history to commemorate the 350th anniversary of the Royal Faculty of Physicians and Surgeons of Glasgow, Glasgow 1949/50. Fortuna domus, a series of lectures delivered in the University of Glasgow in commemoration of the fifth centenary of its foundation, Glasgow 1952. MACKIE, J. D.: University of Glasgow 1451-1951, Glasgow 1954. GOODALL, Archibald L.: The Royal Faculty of Physicians and Surgeons, J. Hist. Med. 10, 1955, pp. 207-225. Ders.: The Royal Faculty of Physicians and Surgeons, Scott. Med. J. 6, 1961, pp. 477-484. KERR, Archibald B.: The Royal College of Physicians and Surgeons of Glasgow, Med. News, 1967, p. 7. GIBSON, Tom: The Royal College of Physicians and Surgeons and the Glasgow School of Medicine, Surgo 36(2), 1969, pp. 10-14.

[6] Index of abridged titles of books selected from the general catalogue of Glasgow University Library, Glasgow 1887. DUNCAN, Alexander: Alphabetical catalogue of the Library of the Faculty of Physicians and Surgeons of Glasgow, preceded by an index of subjects, 2 vols., Glasgow 1885-1900. Early medical books at Glasgow, Lancet

Glasgow Lock Hospital

The hospital can admit more than 30 persons, only girls; but in summertime there are considerably fewer patients than in winter[1]. We saw only 24 patients. Two physicians, *Dr. Cumin* and *Dr. Gibb* [2], attend this hospital in turn. We were introduced by the former to the latter, who was very complaisant towards us. This establishment was set up 25 years ago by private subscriptions and every subscriber has the right to recommend one or more patients to the hospital. It is indeed striking to see *the youth of many of the patients.* We saw three girls of, I am sure, not more than 10-12 years of age, whose genital parts were not yet entirely developed; the age of the greater part of the other girls did not pass 16-20 years. The cases we saw were not of great interest, because almost all of them were primary affections. On examining the reports of the cases treated in the hospital, we saw that a girl is very often registered five times, and even fourteen times as we saw in one case. But in Britain the prostitutes are not examined *and the laws do not permit that a person be forced to enter such a hospital.* Both physicians of this Lock hospital apply, in primary as well as in secondary cases of syphilis, preparations of mercury, claiming that the cure is accelerated by the use of this remedy. They generally prescribe in primitive cases *the blue pills* which are given till salivation appears. If this is not produced, the action of the mercury is not sufficient. The mouth is examined every day and if salivation is too severe they prescribe a purgative. In secondary or very obstinate cases *plumeria* pills[3] are employed or *the sublimate* in very small doses. In cases where mercury has already been used for a long time, and in cutaneous diseases or as an adjuvans, a *decoctum sarsaparillae* is prescribed. In every room of the house, which generally contains only 5-6 patients, there is a *portable sitting-bath* made of copper. The patients are obliged to wash the affected parts every day by means of this bath. On the first floor there is a large bath-tub in which every girl is obliged to clean herself when she enters the hospital. *The vapour bath* is often a very good remedy in cutaneous affections. It is applied in a very simple manner; a sort of sack of waterproof linen covers the patient, who is sitting on a chair. The head is out of the sack, which is drawn together around the neck of the patient. A kettle with water is then put on the chimney-fire and the steam is carried below the sack by means of pipes. In the same manner they sometimes apply fumigations of mercury. The mercury is laid upon a red iron and the vapours are carried by means of a conic tube either to a local affection or in general below the sack.

Lond., December 30, 1944. ILLINGWORTH, Sir Charles: Some old books and ancient coins from the Hunter Collection, Med. Hist. 17, 1973, pp. 168-173. 500 years of donations, an exhibition of manuscripts and printed books, Glasgow 1975. DURKAN, John: The early history of Glasgow University Library, 1475-1710, Bibliotheck 8, 1977, pp. 102-126. THORP, Nigel: The glory of the page, medieval and renaissance illuminated manuscripts from Glasgow University Library, London 1987. A short title catalogue of the emblem books and related works in the Stirling Maxwell Collection of Glasgow University Library (1499-1917), originally composed by Hester M. BLACK, ed. and rev. by David WESTON, Aldershot 1988.

[1] Zum 1805 gegründeten Glasgow Lock Hospital: Glasgow Lock Hospital, report of the committee from August 7, 1805 to November 30, 1806, Glasgow 1806. 25th Annual report of the Glasgow Lock Hospital, incorporated by seal of cause from the magistrates and town council and supported by voluntary contributions, for the year 1830, pp. 47-49. Glasgow M. J., 1928, p. 174. COMRIE, vol. 2 (1932), p. 460.

[2] William Richardson Gibb (gest. 1855), Surgeon am Glasgow Lock Hospital. 25th Annual report of the Glasgow Lock Hospital for the year 1830, Glasgow 1831, p. 47. Med. Dir., 1856, p. 735.

[3] Ein gegen Syphilis gebräuchliches Mittel aus dem Holz der Plumeria alba.

There is only a matron and the superintendent in the house and no nurses; the patients are obliged to serve themselves.

I must observe that, unfortunately, we could not see several of the most celebrated Glasgow professors, such as *Dr. Thomson*, professor of chemistry and *Dr. Jeffray*[4], professor of anatomy (who invented the chainsaw[5]), for these physicians were not in the country. *Mr. Mackenzie*[6], physician of an eye dispensary, was in town, but we never found time to attend his visit at one o'clock.

The Museum of Allan Burns[7] is no longer at Glasgow; it was purchased by the University of London. We could not see the Anatomical Museum of Dr. Jeffray, since he and Dr. Marshall[8], the curator of the museum, were not in town.

Glasgow Asylum for the Blind

Le 5 août. *L'institution pour sourds et muets* ne peut être visitée que le mercredi si l'on n'a pas de permission d'un des gouverneurs. Nous ne fûmes pas admis[1]. Cet établissement n'est pas très étendu. *L'institution pour aveugles*, au contraire, nous fut montrée dans tous les détails. Cet établissement est constitué de deux bâtiments assez vastes. L'un d'eux est destiné à l'instruction de

---

[4] James Jeffray (1759-1848), Dr. med. (Edinburgh), 1790 Prof. der Anatomie, Botanik und Chirurgie in Glasgow, Miterfinder der chirurgischen Kettensäge. CALLISEN 9 (1832), S. 432, 29 (1841), S. 147 f. BLÄ 3 (1931), S. 425. COMRIE, vol. 2 (1932), pp. 364, 514, 518 f, 521, 539, 655. Fortuna domus, a series of lectures delivered in the University of Glasgow in commemoration of the fifth centenary of its foundation, Glasgow 1952, pp. 222-224. PATTISON, F. L.: The Clydesdale experiments, an early attempt at resuscitation, Scott. Med. J. 61(6), 1986, pp. 50-52.

[5] Henry Park and P. F. Moreau, cases of the excision of carious joints, with observations and plates, ed. by James JEFFRAY, Glasgow 1806.

[6] William Mackenzie (1791-1868), 1818 Dozent der Augenheilkunde in London, 1819 Dozent der Anatomie, Materia medica und Gerichtsmedizin in Glasgow, 1823 Dozent der Augenheilkunde, 1824 Gründer des Eye Infirmary in Glasgow, 1833 Dr. med. (Glasgow), 1837 Augenarzt der Königin in Schottland. CALLISEN 12 (1832), S. 69-72, 30 (1842), S. 171 f. Ann. d'ocul. 60, 1868, pp. 110-116. Glasgow M. J., 1868/69, n. s., I, pp. 6-13. Lancet Lond., 1868, II, p. 300. FERGUS, A. Freeland: The origin and the development of the Glasgow School of Medicine, Glasgow 1911, pp. 26 f. HIRSCHBERG 14.4 (1914), § 680, S. 333-353. FERGUS, A. Freeland: Sketch of the life of William Mackenzie, M. D., Her Majesty's oculist for Scotland, surgeon to the Glasgow Eye Infirmary, Brit. J. Ophth., 1917, I, pp. 141-147. BLÄ 4 (1932), S. 13 f. COMRIE, vol. 2 (1932), pp. 460, 530 f, 536, 539-540, 660, 662. DNB, 4th ed., 12 (1949/50), pp. 608 f. MARSHALL, John: William Mackenzie, the making of an ophthalmologist, Glasgow M. J. 35, 1954, pp. 258-270. WRIGHT THOMSON, A. M.: History of the Glasgow Eye Infirmary 1824-1962, Glasgow 1963. SNYDER, Charles: Mr. Mackenzie investigates green cataracts, Arch. Ophthal. 74, 1965, pp. 133-136. WRIGHT THOMSON, A. M.: William Mackenzie, an appreciation, The William Mackenzie centenary symposium on the ocular circulation in health and disease, Royal College of Physicians and Surgeons of Glasgow, 1968, London 1969. Ders.: The life and times of Dr. William Mackenzie, founder of the Glasgow Eye Infirmary, Glasgow 1973.

[7] Allan Burns (1781-1813), Chirurg, Dozent der Anatomie und Chirurgie in Glasgow.

[8] Index-Catalogue of the Library of the Surgeon-General's Office, United States Army, vol. 8, Washington 1887, p. 625.

[1] Zum 1806 gegründeten Blindeninstitut in Glasgow: Glasgow Asylum for the Blind, statement of the education employments and internal arrangements [...] with a short account of its founder and general observations applicable to similar institutions, 9th ed., with an appendix, Glasgow 1844. MELL (1900), S. 302.

14 enfants qui sont obligés de payer une petite contribution. Pendant la moitié de la journée, ces enfants sont instruits en arithmétique, géographie et lecture. Pour l'enseignement de l'arithmétique, on suit la même méthode qu'à Edimbourg. Ils calculent avec de petits bouts de bois qui ont cinq angles et possèdent aux deux extrémités deux élévations, dont l'une provient d'un angle, l'autre du milieu entre les deux angles. Ces petits bouts de bois sont mis dans une planche de fer qui a des trous à cinq angles. L'une des extrémités indique les nombres pairs et l'autre les nombres impairs, et, d'après les différentes directions de l'élévation, on obtient les différents nombres. Pour la géographie ils ont des cartes en relief, mais ils ne sont pas de grands maîtres dans cette matière. Pour enseigner la lecture, une méthode particulière est suivie: les caractères sont marqués par des nœuds de différentes espèces qu'on fait avec des cordons (ces cordons sont alors étendus sur des espèces de vindas. Les élèves lisent cependant très lentement et il faut beaucoup d'entraînement pour composer les mots de la manière indiquée. L'autre partie de la journée est destinée à l'enseignement des travaux manuels. Les enfants restent dans l'établissement pendant trois ans.

L'autre partie de l'établissement est pour de pauvres aveugles avancés en âge, qui ne dorment pas dans l'établissement, mais qui y viennent tous les jours pour faire des travaux appropriés aux aveugles comme la fabrication de corbeilles, de tapis, le tissage, la fabrication de cordes, etc. Les hommes sont payés pour leur travail. Cet établissement n'existe que depuis trois ans, mais il est déjà parvenu à un haut degré de perfection.

Da sich herumgesprochen hatte, der französische Ex-König Karl X. reise auf dem Dampfschiff «Foyle» westwärts, drängten sich so viele Leute an Bord, dass sich mehr als die Hälfte – unter ihnen Meyer und von Muralt – auch nachts auf dem Deck aufhalten mussten. Entlang dem Ufer des Clyde erreichten sie Greenock, den Hafen Glasgows, wo die Lasten der grossen Schiffe auf kleinere umgeladen wurden. Ohne die Landsicht zu verlieren, gelangte das Schiff zwischen der Insel Arran und dem schottischen Festland in den Nordkanal, wo den Passagieren ein starker Wellengang zusetzte. Von Muralt und wenig später auch Meyer zollten der Seekrankheit reichlich Tribut. Erst nach Einfahrt in den Golf von Foyle beruhigten sich ihre Mägen auf der nun ruhigeren See rasch. In Londonderry verliessen sie den Dampfer und besichtigten die malerisch gelegene Stadt, die 20 000 Einwohner zählte. Eine stattliche Holzbrücke verband die alte Stadt mit der Vorstadt Waterside. An besonderen Bauten gefiel ihnen die Börse, das Gefängnis sowie das Spital mit dem Irrenhaus. Rasch sahen sich die Zürcher mit der politischen und wirtschaftlichen Realität Irlands konfrontiert: In Londonderry stand ein Denkmal für einen Gouverneur, der 1798 die Stadt gegen irische Rebellen verteidigt hatte, bis ihm schottische Truppen zu Hilfe kamen, und schon bei der Ankunft bemerkten sie im Hafen eine Menge von zerlumpten, bettelnden Obdachlosen.

Bei ihrer Fahrt ins Landesinnere gelangten sie in weite Moorlandschaften, wo die Gewinnung von Torf fast die einzige Erwerbsquelle der Menschen bildete. Die Städtchen und Dörfer mit ihren kleinen Hütten boten den traurigen Anblick von grösster Armut und unglaublichem Schmutz. Meyer sah deren Ursache vor allem in den Besitzverhältnissen, da der Adel das Land wirtschaftlich aussaugte, aber in England residierte und sich nicht um Verbesserungen kümmerte. Das einzige Vergnügen der kümmerlich gekleideten irischen Männer und Frauen boten der Whisky-Rausch und das Rauchen oder Kauen von Tabak.

Dublin 12. bis 20. August 1831

In Dublin bezogen die beiden Ärzte ein Quartier am Lower Armond Square Nr. 19. Im Hafen verfolgten sie ein Wettsegeln, angefeuert von Militärmusik und vom Kanonendonner der Kriegsschiffe. Auf einer Anhöhe im Zentrum der Stadt lag das Schloss, die Residenz des englischen Statthalters, mit starker Befestigung und zahlreichen Soldaten, aber wenig sehenswerter Ausschmückung. Die Mehrheit der Iren, mit denen Meyer in Kontakt kam, äusserte sich sehr abschätzig über die als Besatzungsmacht empfundene britische Verwaltung und befürwortete lebhaft die Selbständigkeit; viele schienen von einem eigentlichen Hass gegen alles Englische erfüllt. Er nahm an einem fast zweistündigen Gottesdienst in der Schlosskapelle teil, dessen anglikanischer Ritus ihm keineswegs behagte. Die östlich vom Schloss gelegenen neuen Stadtteile hatten breite Strassen und grosse Plätze; speziell bewunderte er die Sackville Street mit den vielen Läden, dem Postgebäude, dem Nelson-Denkmal und dem Gebärhaus. Unter den öffentlichen Plätzen ragten St. Stephen's Green und Merrion Square heraus. Im Phoenix Park befand sich ein Obelisk mit dem Standbild des Herzogs von Wellington. Am College Green standen das Trinity College und die Bank von Irland, früher Versammlungsort des irischen Parlaments, jetzt mit ausserordentlich raffinierten Sicherheitsvorrichtungen ausgestattet. Die wohltätigen Anstalten – unterhalten von der Regierung – präsentierten sich mit zweckmässigen Einrichtungen.

Durch ihre fröhliche, lebhafte Art unterschieden sich die Einwohner Dublins stark von den etwas steifen, zeremoniellen Engländern, wobei die Frauen bei aller Natürlichkeit anständig und tugendhaft waren. Besondere Freundlichkeit erwies den Zürchern Dr. Evory Kennedy, der sie lediglich aufgrund einer schriftlichen Empfehlung auf seinem Wagen in alle Krankenanstalten führte und sie zahlreichen Kollegen vorstellte. An Dr. James William Cusack, der sie mehrmals zum Mittagessen einlud, waren sie von Syme in Edinburgh empfohlen worden.

Dr. Steevens' Hospital

Two hundred patients, of whom 150 were surgical cases; in the internal wards only chronic diseases are admitted[1]. Dr. Crampton[2] and Dr. Marsh[3] are physicians. We attended the visit of the first professor once. He, like the greater part of the physicians of Dublin, uses the stethoscope.

---

[1] Zur Medizin- und Spitalgeschichte von Irland und Dublin: OPPENHEIM, Friedrich Wilhelm: Darstellung der Heilanstalten Dublins, Mag. d. ausl. Lit. d. ges. Heilk. 12, 1826, pp. 24-95. WILDE, Sir William: Contributions to the history of medicine in Ireland, part 1, The history of periodic medical literature in Ireland, including notices of the medical and philosophical societies of Dublin, Dublin 1846. BRADY, Cheyne: The history of the charitable medical hospitals of Dublin, Medical Press Dublin 11, 1865, 2nd ed., pp. 356, 381, 421, 448, 467, 521. MAPOTHER, Edward Dillon: The Dublin hospitals, their grants and governing bodies, Dublin 1869. JOHNSON, Z.: The provincial hospitals of Ireland, Dublin J. med. Sci. 91, 1891, pp. 217-226. EVANS, Edward H.: History of Dublin hospitals, 1188-1897, Irish Builder, 1896/97. MOOREHEAD, Thomas Gillman: A sketch of the history of medicine in Ireland, Dubl. Quart. J. M. Sc., 1908. MOORE, Norman: Essay on history of medicine in Ireland, J. of the Irish Medical Association, 1909. KIRKPATRICK, Thomas Percy Claude: The origin of some of the hospitals of Dublin, Dublin J. med. Sci. 137, 1914, pp. 98-109. FITZGERALD, Denis Patrick: A brief history of the medical profession in Ireland, Cork 1917. KIRKPATRICK, Thomas Percy Claude: A note on the history of the care of the insane in Ireland up to the end of the 19th century, Dublin 1931. CANAVAN, J. E.: The Irish Sisters of Charity, Dublin 1941. FLEETWOOD, John Finlayson: Dublin's private

We saw a great many rheumatical diseases, against which colchicum was generally prescribed. Acupuncture was tried once, but it was soon rejected; the patients would not undergo this operation. Diabetes is a frequent disease of this country; these patients are given meat. In this manner, hemiplegia is treated with success with strychnine.

The surgeons are Messrs. Colles[4], Wilmot[5] and Cusack[6]. We chiefly attended the visit of the latter. The diseases of the testicles are very common, not the scirrhous alteration, which is very rare, but the fungoid disease. Hydrocele cured by injections of port wine mixed with water. We

---

medical schools, Irish J. med. Sci., 1948, pp. 20-31. Ders.: History of medicine in Ireland, Dublin 1951 (2nd ed. 1983). DOOLIN, William: Dublin medical schools, a retrospect, London 1952. COUNIHAN, T. A. / GATENBY, P. B.: The Dublin school of medicine, J. Irish med. Ass. 294, 1961, pp. 163-167. MARTIN, Liam C. / LOGAN, Patrick: Medical Dublin, Belfast 1984. O'BRIEN, Eoin / CROOKSHANK, A. / WOLSTENHOLME, G.: A portrait of Irish medicine, Dublin 1984. ROBINS, Joseph: Fools and mad, a history of the insane in Ireland, Dublin 1986. LYONS, Jack Benignus: Brief lives of Irish doctors 1600-1965, Dublin 1987. COAKELY, Davis: The Irish school of medicine, Dublin 1988. Ders.: The Irish masters of medicine, Dublin 1992. REYNOLDS, Joseph: Grangegorman, psychiatric care in Dublin since 1815, Dublin 1992. REUBER, Markus: Staats- und Privatanstalten in Irland, Irre, Ärzte und Idioten (1600-1900), Diss. med. (Köln), Medizinische Forschung 7, Bergisch Gladbach/Köln 1994. TODOROVIC', Olivier W.: Irische Schulen der Medizin, ihre Lehrer und Hospitäler (1600-1920), Diss. med. (Köln), Köln 1994.

Zum 1702-1733 erbauten Dr. Steevens' Hospital in Dublin: WILDE, Sir William Robert: Some accounts of Richard Steevens, M. D., and his hospital, Med. Times & Gaz. 13, 1856, n. s., p. 565. KIRKPATRICK, Thomas Percy Claude: The history of Doctor Steevens' Hospital, Dublin, 1720-1920, Dublin 1924. Ders.: The foundation of a great hospital, Steevens, in the 18th century, Irish J. med. Sci., July, 1933. Ders.: Dr. Steevens' Hospital, Irish Hospitals Year Book and Medical Directory, Dublin 1941. Ders.: Steevens' Hospital, Dublin, London 1944. FLEETWOOD (1951), pp. 120-123. GARRIGAN, B.: Dr. Steevens' Hospital, a history, the end of 254 years of service, World Ir. Nurs. 17(3), 1988, pp. 17 f. GATENBY, P.: Dr. Steevens' Hospital, J. Ir. Coll. Physicians Surg. 18(4), 1989, pp. 290-296.

[2] John Crampton, 1793 Dr. med. (Edinburgh), Arzt am Steevens' Hospital und an den House of Industry Hospitals in Dublin, Prof. der Materia medica und der Pharmazie in Dublin, 1821 Mitbegründer des Hospitals for Sick Children. CALLISEN 4 (1831), S. 392-394, 27 (1839), S. 174 f. FLEETWOOD (1951), p. 51, 122, 265. WIDDESS (1963), pp. 137, 186.

[3] Sir Henry Marsh (1790-1860), 1813 Dr. med. (Dublin), 1820 Arzt am Steevens' Hospital in Dublin, 1822 Dozent der Pathologie, 1824 Lehrer an der Park Street School, 1827 Prof. der Chirurgie am Royal College of Surgeons in Ireland in Dublin, 1832 Leibarzt der Königin für Irland, 1840 Präsident des King and Queen's College of Physicians in Irland. CALLISEN 12 (1832), S. 244, 30 (1842), S. 240 f. Dublin M. Press 44, 1860, p. 407. Lancet Lond., 1860, II, pp. 567, 577. Med. Dir, 1861, p. 1015. Med. Times & Gaz., 1861, II, p. 569. FOLEY, J. H.: Memorial statue of Sir Henry Marsh in the hall of the King and Queen's College of Physicians in Ireland, Dublin 1867. CAMERON (1886), p. 485. BLÄ 4 (1932), S. 87. DNB, 4th ed., 12 (1949/50), p. 1096. WIDDESS (1963), pp. 191, 196, 241 f. FINNEGAN, P. Sir Henry Marsh, J. Ir. Coll. Physicians Surg. 19(4), 1990, pp. 298-300.

[4] Abraham Colles (1773-1843), 1797 Dr. med. (Edinburgh), 1799 Surgeon am Steevens' Hospital in Dublin, 1804 Prof. der Anatomie, Chirurgie und Physiologie am Royal College of Surgeons in Ireland in Dublin. CALLISEN 4 (1831), S. 266 f, 27 (1839), S. 122. Observations on the case of the late Abraham Colles, Dubl. Quart. J. M. Sc., 1846, I, pp. 303-322. Selections from the works of Abraham Colles, consisting chiefly of his practical observations on the venereal disease and on the use of mercury, ed. with annotations by Robert McDONELL, London 1881. CAMERON (1886), pp. 332-342. Ralway Surg. Chic. 4, 1897/98, pp. 154-156. Brit. J. Surg. Bristol, 1914/15, II, pp. 151-153. BLÄ 2 (1930), S. 75 f. KIRKPATRICK, Thomas Percy Claude: Abraham Colles, Irish J. med. Sci., June 1931. DNB, 4th ed., 4 (1949/50), pp. 789 f. FLEETWOOD (1951), pp. 183 f. DOOLIN, William: Abraham Colles, a tribute, J. Bone Jt. Surg. 36B, 1954, pp. 132-135. Ders.: Abraham Colles and his contemporaries, J. Irish med. Ass. 211, 1955, pp. 1-6. Ders.: Abraham Colles and his contemporaries, Oxford med. Sch. Gaz. 10, 1958, pp. 53-61. HALL, D. P.: Our surgical heritage, William Beaumont, Abraham Col-

saw a hydrocele of the tunica vaginalis funiculi spermatici of a very considerable size. The testicle could be felt below the enormous tumor. A fungoid disease of the skin of the right groin; the disease began with small indolent tumors under the skin, the skin then became ulcerated and soft, very abundant red granulations grew out of the ulceration. The tumor is not painful, bleeds very rarely, but can be penetrated by the fingers. Small tumors of the same kind have developed in the perineum. The patient does not suffer, besides his health seems to be good, because the discharge of purulent serum is not abundant. Mr. Cusack saw but once a similar case, he does not know what to call this disease. Slight astringents are employed (alaun).

In the syphilitic section of this hospital, we saw two cases of syphilitic iritis. The form of the pupil showed the characteristic direction toward the upper and internal corner of the eye. In one of these cases, two very considerable abscesses had arisen in the iris. No leeches were applied around the eye, only belladonna was put around the eye and internally mercurius dulcis was given. We saw several interesting cases of venereal exanthems and ulcerations of the skin. Mercury is generally employed in the form of the blue pills, and Mr. Cusack considers that we would be going too far in wishing to cure venereal disease without mercury at all.

On the 15th [of August] Mr. Cusack performed three operations: 1) an extirpation of a small cancer of the skin of the right side of an old woman's nose. 2) An extirpation of a scirrhous tumor of the chest. Very few vessels were tied (by a hook, as everywhere in Britain; the vessel is never separated from the parts connected with it). The wound was filled with caddis flies and covered with sticking plasters. 3) Extirpation of a fungoid tumor, situated in the skin of the back and connected with the ligamentum nuchae. The patient did not know any reason which could have produced this disease; the patient was about 14 years of age. The tumor had about the size of the head of a newborn child. It was soft in some parts, elastic in others. Its surface was ulcerated and discharged a very stinking matter sometimes mixed with blood. The patient did not complain of pains. Mr. Cusack called this tumor «fungus haematodes», and he said that this bad smell is characteristic of the discharge of this fungoid tumor. This tumor is

---

les, Amer. J. Surg. 99, 1960, pp. 257-259. BENJAMIN, J. A.: Abraham Colles, distinguished surgeon from Ireland, Invest. Urol. 3, 1965, pp. 321-323. BUXTON, St. J. D.: Colles and Carr, some history of the wrist fracture, Ann. roy. Coll. Surg. Engl. 38, 1966, pp. 253-257. FALLON, Martin: Abraham Colles, surgeon of Ireland, London 1972. BONNIN, J. G.: The bicentenary of Abraham Colles, J. Bone Jt. Surg. 55, 1973, pp. 452-454. LYONS, J. B.: Abraham Colles, J. Irish med. Ass. 66, 1973, pp. 374-378. MacGOWAN, William A. L.: The Royal College of Surgeons in Ireland, Abraham Colles, bicentenary celebrations, Ann. roy. Coll. Surg. Engl. 52, 1973, pp. 102-112. FALLON, Martin: Abraham Colles of Dublin and Edinburgh, J. R. Coll. Surg. Edinb. 21, 1976, pp. 378-382. STERNBACH, G.: Abraham Colles, fracture of the carpal extremity of the radius, J. Emerg. Med. 2(6), 1985, pp. 447-450. O'BRIEN, B. M.: Herbert Moran memorial lecture, Abraham Colles and the Australian connection, Aust. N. Z. J. Surg. 58(10), 1988, pp. 781-789. ABBASZADEGAN, H. / BALSTORP, B. / JOHANSSON, D.: Mannen bakom frakturen, Abraham Colles, en av Irlands stora kirurger, behandlade distala radiusfrakturer utan kvarstående «smallest defect deformity», Lakartidningen (Stockholm) 89(36), 1992, pp. 2865-2866.

[5] Samuel Wilmot (1773-1848), 1813 Dr. med. (Dublin), 1802 Prosektor am Trinity College in Dublin, Surgeon am Steevens' Hospital in Dublin, 1826 Prof. der Anatomie und Chirurgie am Royal College of Surgeons in Ireland in Dublin. CALLISEN 21 (1835), S. 223. Dubl. Quart. J. M. Sc. 7, 1849, pp. 254-259. CAMERON (1886), p. 370. BLÄ 5 (1934), S. 949.

[6] James William Cusack (1788-1861), Surgeon am Steevens' Hospital in Dublin, 1850 Dr. med. h.c. (Dublin), 1852 Prof. der Anatomie an der Park Street School in Dublin, 1858 Leibchirug der Königin für Irland. CALLISEN 4 (1831), S. 455 f, 27 (1839), S. 194. Med. Times & Gaz., 1861, II, p. 363. Dubl. Quart. J. M. Sc. 33, 1862, pp. 255-258. CAMERON (1886), p. 385. BLÄ 2 (1930), S. 160 f. FLEETWOOD (1951), pp. 185-186.

not painful when not inflamed, but the discharge is so harmful to the constitution of the patients that a hectic fever soon overcomes and kills them. The extirpation is never successful, the disease reappears sooner or later. However, Mr. Cusack removed the tumor in this case and he showed himself in this case, as well as in the two preceeding ones, to be a very clever operator.

Mr. Cusack has no great private practice, but he is a very esteemed professor and he receives from his scholars more than 1 000 pounds annually. He introduced us to several of his assistants, Mr. Welch[7] and Mr. Colles and Mr. J. T. A. Gason[8], a young gentleman who rendered us many services.

The 20th. We saw a very interesting and rare cutaneous disease, called «molluscum». A woman of 45 years of age was affected by this disease three years ago. Elastic tumors of different sizes and extent arose from every part of the body. One of them had a large basis, whilst other ones were pendulous. In the armpit was a great quantity of wart-like excrescences. All the tumors were very soft and not very elastic. The colour was generally that of the natural skin, only a few of them were a reddish or brownish colour. Several of these tumors had been cut off, but shortly afterwards a new tumor had arisen. The dissected tumors presented the appearance of tubercular matter. The patient does not complain of pain at all, her constitution is not suffering, no cause is known.

This day we saw the boy who had been operated for the fungus haematodes; the wound looked very well.

A young man was in the hospital who, upon cutting wood, got a splinter of a very considerable size in the eye between the bulbus and the interior wall of the orbita. The conjunctiva of the bulbus and the eyelids were very extensively inflamed, an abscess was formed which was opened in the region of the saccus lacrymalis. A probe was passed into the fistula and a hard body was felt which Mr. Cusack considered to be the uncovered bone.

Some days afterwards the body was declared to be a splinter of wood and extracted with nippers. The following day (the 20th) the probe showed another body and Mr. Cusack made several attempts to extract it, but the nippers employed for this purpose were very inconvenient and he could not attain his purpose.

College of Surgeons

A very handsome new building in St. Stephen's Square[1]. Lectures are given in two very large theatres. There is a very large dissecting room where practical instruction in dissecting is given.

---

[7] Albert G. Welch, Assistant Surgeon am Steevens' Hospital in Dublin. CALLISEN 20 (1834), S. 525, 33 (1845), S. 259.

[8] Keine weiteren Angaben bekannt.

[1] Zum 1784 gegründeten Royal College of Surgeons in Ireland: The charters, by-laws and ordinances of the Royal College of Surgeons in Ireland, Dublin 1851. CAMERON, Sir Charles Alexander: History of the Royal College of Surgeons in Ireland and of the Irish schools of medicine, including numerous biographical sketches, also a medical biography, Dublin 1886. CAMERON, Sir Charles Alexander: History of the College of Surgeons of Ireland, Fannin 1916. WIDDESS, John David Henry: An account of the schools of surgery, Royal College of Surgeons, Dublin, 1789-1948, Edinburgh 1949. FLEETWOOD (1951), pp. 82-99. WIDDESS, John David

A medical library is attached to this establishment and an anatomical museum is being collected by the members of the College of Surgeons. This museum is not yet very rich, but it contains several very interesting specimens of morbid alteration of the different organs, and the room where the preparations are arranged is large and very well lit by the windows of three cupolas[2]. Among the preparations, four specimens of psoas abscesses are very remarkable. The preparations are dried. The fluid was enclosed in a large sac which was contracted under the ligamentum Pouparti[3] and much enlarged above and below this part. The sac had the shape of an hour-glass. It seems that this disease is very frequent in Ireland, for we saw a case of it in the wards of Mr. Cusack and another specimen in this museum, viz a cast of a tumor in the groins of a young subject. The patient, who was sent from the hospital to the country, came back a year afterwards. No fluid could now be felt in the tumor, but instead of the fluctuation the tumor was elastic and gave a tympanic sound. It seemed, therefore, that the fluid was removed by absorption and that air was produced instead of matter. By means of compression the tumor soon disappeared.

The subjects obtained for dissections are not so dear as in the other British universities; they generally cost twenty shillings and often they have so many cadavers as to be able to send them to Edinburgh. It is of some interest to remark that wounds obtained during dissection are often fatal to the operator in this country. Two professors (among whom the founder of the museum[4]) and three pupils have already died in this manner. The symptoms were those of an inflammation of the veins. It was observed that wounds obtained by dissecting fresh and sound cadavers prove fatal more frequently than those obtained by dissecting half putrid ones.

Henry: The schools of surgery, Royal College of Surgeons in Ireland, Mistura (Dublin) 2(3), 1955, pp. 16-18. Ders.: History of the Royal College of Surgeons and the Royal College of Physicians in Ireland, Diss. phil. (Dublin), Edinburgh/London 1963. Ders.: The Royal College of Surgeons in Ireland and its medical school, 1784-1966, Edinburgh 1967. Ders.: The Royal College of Physicians of Ireland and some of its famous personalities, Proc. Roy. Soc. Med. Lond. 60, 1967, pp. 580-588. Ders.: The French schools of surgery and the Royal College of Surgeons of Ireland, J. Ir. Coll. Physicians Surg. 1, 1971, pp. 16-23. LYONS, J. B.: The irresistible rise of the Royal College of Surgeons in Ireland, Irish med. J. 67, 1974, pp. 381-387. O'BRIEN, Eoin T.: Private enterprise, Royal College of Surgeons in Ireland, Brit. med. J., 1976, I, pp. 1264-1266. LYONS, Jack Benignus / O'FLANAGAN, H./ MacGOWAN, W. A. L.: The irresistible rise of the R. C. S. I., Dublin 1981. O'BRIEN, Eoin T.: The bicentenary of the Royal College of Surgeons in Ireland, 1784-1984, Brit. med. J. 287, 1983, pp. 1988-1990. Ders.: The Royal College of Surgeons in Ireland 1784-1984, Dublin 1984. WIDDESS, John David Henry: The Royal College of Surgeons in Ireland and its medical school, 1784-1984, 3rd ed., Dublin 1984. HUGHES, E. S. / DOOLEY, Brendan: The Royal College of Surgeons in Ireland 1784-1984, Aust. N. Z. J. Surg. 54(6), 1984, p. 502. O'BRIEN, Eoin / O'MALLEY, K. (ed.): The bicentenary of the Royal College of Surgeons in Ireland 1784-1984, Dublin 1987.

[2] HOUSTON, John: Descriptive catalogue of the preparations in the Royal College of Surgeons in Ireland, Dublin 1834.

[3] Ligamentum inguinale nach François Poupart (1616-1708), Anatom und Chirurg in Paris.

[4] John Shekleton (1795-1824), Demonstrator der Anatomie in Dublin, 1820 Kurator des Museums des Royal College of Surgeons in Ireland.

Lying-in Houses

We saw two establishments of this kind: 1) *The Lying-in Hospital in Rutland Square* is a palace-like building; it is supported by the government[1]. This beautiful lying-in house was founded by a private man who at first supported only 20 beds[2]. After his death he left all his fortune to the establishment, by which the new palace-like house could be built, and still the fortune was so great as to require very little support by the government for the maintenance of the house. Sometimes 2473 women are delivered in a year. The rooms are large, high, well ventilated, the beds with curtains. The child sleeps in the same bed as the mother. The delivered woman can get out of the house on the third day if she is well. Puerperal fever is very seldom observed, but when it appears it is very catching and fatal.

There is an obstetrical school in this hospital. Dr. Adams[3], who showed us the establishment, is the assistant. The same principles are followed as in the lying-in houses in England and Scotland. If no dangerous symptoms appear, the delivery is left to nature for 30-60 hours and more. They wait two hours for the discharge of the placenta before providing any assistance. The secale cornutum had proved ineffective. On applying the very bad forceps, they never use any force and prefer to undertake perforation so as not to lacerate the genital parts of the mother. Sectio caesarea is never performed.

The gardens behind the lying-in house (Rutland Square) are large and beautiful. They are open to the public two evenings a week, when military music entertains the public and supports the deliveries. A round, very large tower belonging to the establishment contains large rooms for public balls and concerts.

---

[1] Zum 1745 gegründeten, 1757 mit einem Neubau versehenen Rotunda Hospital in Dublin: CLARK, Joseph: Abstract of a registry kept for some years in the Lying-in Hospital of Dublin, Trans. Ass. King's & Queen's Coll. Phys. Ireland, 1817, I, pp. 367-403. BEATTY, Thomas Edward: The lying-in hospitals of Dublin, Brit. med. J., 1867, II, p. 205. ADAIR, Samuel Frederick: Rotunda Lying-in Hospital, Dublin (founded 1745, chartered 1756) and Auxiliary Hospital, short history and facts regarding this institution, Dublin 1910. CURRAN, C. P.: The Rotunda Hospital, its architects and craftsmen, 2nd ed., Dublin 1945. KIRKPATRICK, Thomas Percy Claude: The book of the Rotunda Hospital, an illustrated history of the Dublin Lying-in Hospital from its foundation in 1745 to the present time, ed. by Henry JELLETT, London 1913. Ders.: The Rotunda Hospital, Irish J. med. Sci., 1945, pp. 67-73. BROWNE, O'Donnel Thornley Dodwell: The Rotunda Hospital, 1745-1945, foreword by Thomas Percy Claude KIRKPATRICK, Edinburgh 1947. ROSS, John A. (Ed.): Public virtue, public love, the early years of the Dublin Lying-in Hospital, the Rotunda, Dublin 1986. O'GRADA, C.: Dublin's demography in the early nineteenth century, evidence from the Rotunda, Popul. Stud. (Camb.) 45(1), 1991, pp. 42-54.

[2] Bartholomew Mosse (1712-1759), Chirurg und Geburtshelfer in Dublin, 1745 Gründer und Stifter des Dublin Lying-in Hospitals, des ältesten in Grossbritannien.

[3] Robert Adams (1791-1875), Chirurg und Anatom, 1842 Dr. med. (Dublin), Mitbegründer der Carmichael School of Medicine and Surgery in Dublin, 1861 Leibchirurg der Königin für Irland, Prof. für Chirurgie in Dublin. CALLISEN 1 (1830), S. 34 f, 26 (1838), S. 10. Lancet Lond., 1875, I, p. 145. Med. Times & Gaz., 1875, I, p. 133. CAMERON (1886), p. 395. BLÄ 1 (1929), S. 27 f. HERRICK, James B.: Robert Adams, surgeon, and his contributions to cardiology, Ann. med. Hist. 1, 1939, pp. 45-49. DNB, 4th ed., 1 (1949/50), pp. 100 f. WIDDESS, John David Henry: Robert Adams, president of the Royal College of Surgeons in Ireland, 1840, 1860/61, and 1867/68, Mistura (Dublin) 2(1), 1954, pp. 12-13. QUINONES, Matthew M.: Robert Adams and his role in the history of rheumatoid arthritis, Diss. med., Basel 1966. Robert Adams, Morgagni-Adams-Stokes-syndrome, J. Amer. med. Ass. 206, 1968, pp. 639 f. McCARTY, D. J.: Robert Adams' rheumatic arthritis of the shoulder, «Milwaukee shoulder» revisited, J. Rheumatol. 16(5), 1989, pp. 668-670.

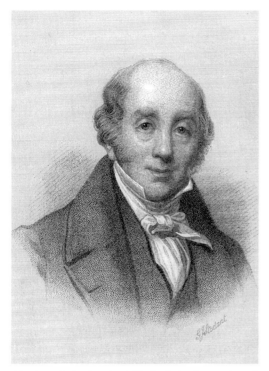 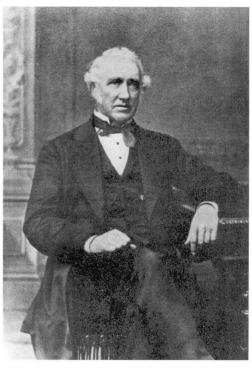

Abraham Colles (1773-1843), Prof. der Anatomie und Chirurgie in Dublin.

Evory Kennedy (1806-1886), Dozent und Geburtshelfer in Dublin.

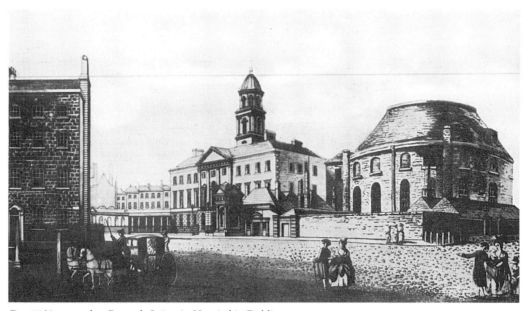

Das 1745 gegründete Rotunda Lying-in Hospital in Dublin.

2) *The Lying-in House of Dr. Gregory* contains only 45 beds, but the number of out-patients is very considerable[4]. This hospital is a speculation of Dr. Gregory[5] who formed there a school of midwifery. Six students live in the hospital and they are sent to town to attend the deliveries of the out-patients. This hospital is very neat. The principles are the same as in all of Britain: great fear of applying instruments.

Royal Hospital for Old Men and Royal Infirmary

The building of the Royal Hospital is in a very fine situation surrounded by gardens; it was formerly a monastery[1]. It is for about 500 invalids of the army and has the same regulations as the Chelsea Hospital in London. The bedrooms are very different and there are four to six beds in the same room. The officers are admitted with their families, but not the soldiers. The dining room and the chapel are beautiful.

The Royal Infirmary is a military hospital, situated on the top of a hill in Phoenix Park[2]. It can admit 300-400 patients. There are three divisions: 1) Fever Hospital, good ventilation; 2) Medical Hospital for chronic cases and 3) Surgical division. Between the two latter divisions is a large chapel. Each regiment has its own infirmary in the barracks and gives only the fever patients and the more severe chronic cases to the Royal Infirmary, and when it changes stations, all its patients are given to the infirmary. Order and cleanliness are kept with military severity.

Foundling Hospital

Supported by the government, the Foundling Hospital houses 1100 children, 600 girls and 500 boys, 5000 in the country[1]. Children found exposed are admitted to the hospital from

---

[4] Zum 1826 gegründeten Coombe Hospital in Dublin: GREGORY, Richard Reed: Report of the Coombe Lying-in Hospital, Dublin Hosp. Rep. 5, 1830, pp. 572-582. Appendix to the forty-ninth report of the Coombe Lying-in Hospital, containing a résumé of the proceedings on the occasion of the reopening of the hospital, and a sketch of the history and working of the institution, Dublin 1877. KIRKPATRICK, Thomas Percy Claude: The Coombe Lying-in Hospital 1826-1926, Irish J. med. Sci., 1926, pp. 393-402. Ders.: Coombe Lying-in Hospital, 1826-1926, Dublin 1927. Ders.: The Coombe Lying-in Hospital, Medical Press & Circular, Dublin 1944. BROWNE, O'Donel: The Rotunda Hospital 1745-1945, Edinburgh 1947. FLEETWOOD (1951), pp. 150-156. FEENEY, J. K.: Coombe Hospital, 1828-1976, Irish med. J. 70, 1977, pp. 352-358.

[5] Richard Reed Gregory (gest. 1830), Geburtshelfer in Dublin, 1824 Mitbegründer, 1829 Master des Coombe Lying-in Hospital in Dublin.

[1] An account of the foundation of the Royal Hospital of King Charles II, near Dublin, for the relief and maintenance of ancient and infirm officers and soldiers serving in the army of Ireland, Dublin 1713.

[2] Zum 1718 gegründeten Charitable Infirmary in Dublin: FLEETWOOD (1951), pp. 123 f. O'BRIEN, Eoin: The Charitable Infirmary, Jervis Street, 1718-1987, Dublin 1987.

[1] HAYDEN, Mary: Charity children in 18th century Dublin, Dublin Historical Records 5, 1943, pp. 92-107. FLEETWOOD (1951), pp. 117-120. PEIPER (1966), S. 218-220. ROBINS, J. A.: The charity child in Ireland, 1700-1900, Diss. phil., Dublin 1967/68. POWELL, F.: Dean Swift and the Dublin Foundling Hospital, Studies 70(278/279), 1981, pp. 162-170.

every part of Ireland, but the parish where the child is found is obliged to pay one pound for it. Until their eleventh year, the children are kept in the country where they are looked after by the minister of the parish. When they have reached their eleventh year, they are admitted to the foundling house, where they are educated for four years. After this time the boys are given to masters and the girls become servants. The governors of this establishment still pay attention to the children who have left the establishment and if the master should be bad, the boys are taken from him. The buildings of the foundling hospital are very extensive; the dining room and the chapel are beautiful. The children are instructed in the protestant religion. The division of the boys is quite separate from that of the girls. The dormitories are very large, very clean and extremely well ventilated. Two children sleep in the same bed which, however, is divided into two parts by means of a plank. The schoolrooms are very fine, large, high, and extremely well ventilated. The children look very well, they are very civil and clean. They are obliged to clean their bedrooms twice a week. There is an infirmary in the establishment. Last year the measles raged very severely in the establishment.

Fever Hospital at Cork Street

I have very little to say about this large and well established hospital[1], for the very interesting medical reports of the years 1827, 1828, 1829 and 1830 give sufficient explanation of the number of patients treated annually in this hospital and contain interesting meteorological tables, and most important examinations on the pathology and therapy of these diseases[2]. I remember only that the number of the fevers varies very much in the different years, and in the different seasons, that the number of heavy cases is proportionally greater when the epidemic is not widespread and that the mortality in this hospital is lower than in any other hospital of the continent or of Britain (vide «Medical Report of 1830», pp. 9-13).

This hospital is supported by the government. In the report of 1827, the epidemic of 1826 is described. The hospital then contained 400 beds, of which 100 were placed under tents erected on the lawn of the hospital. Recently the number of patients has not been considerable (in Glasgow, on the contrary, the number of fever patients has been extraordinary). All the patients who show the general symptoms of fever are admitted into the hospital and from all the districts of the city. All the patients are carried into the hospital in a particular covered cart. Upon arriving at the hospital, the patients receive clean linen and their own clothes are taken to a small house where they are to be washed. The patients themselves are given a bath. The hospital consists of three buildings; the two on both sides of the governor's house are older, their rooms are small, contain but four to six beds, the staircases are perhaps too narrow, but the ven-

---

[1] Zum 1804 eröffneten Cork Street Fever Hospital in Dublin: Dublin House of Recovery, some account of the origin and plan of an association, formed for the establishment of a house of recovery or fever hospital in the city of Dublin, Dublin 1801. MOORE, D. B. D. K.: Building of a hospital, 1804-1840 [Fever Hospital in Cork Street], Irish J. med. Sci., 1941, pp. 1-6. FLEETWOOD (1951), pp. 169-170.

[2] Vgl. die Medical reports of the Fever Hospital 1827-1830, v. a.: O'BRIEN, John: Medical report of the House of Recovery and Fever Hospital in Cork Street for the year 1829, Dublin 1830. Ders.: Report of the Managing Committee of the House of Recovery and Fever Hospital in Cork Street, Dublin, for the year ending 4th January 1830, with the medical report annexed, Dublin 1830.

tilation of the whole house and especially of the rooms is excellent and not the least disagreeable smell can be noticed in the house. There are large latticed holes in the ground and in the ceiling and small round holes in the opposite walls. The windows are arranged as in Guy's Hospital. One of these houses is for the convalescents. The new building is separated from the former, it contains larger rooms of 18 beds; the ventilation is excellent.

Besides this the wash house is very remarkable. A steam engine has been expressly built for boiling water and moving the colander and a sort of wheel in which the linen is put to be cleaned. There is also a hydraulic press and a drying room.

The hospital is free on each side and there are large grounds belonging to it.

Dublin Dispensary for Sick Paupers

Five physicians attend the poor class of Dublin which is divided in this regard into five districts[1]. The physicians were formerly paid by the government, but now they receive nothing more, because there are always a great number of physicians who wish to take these places, finding that by that means their private practice increases. Chronic cases able to leave their beds are obliged to come to the dispensary to obtain medicine. The more severe diseases are visited by the physicians at home. Fever patients are immediately sent to one of the fever hospitals, where all sort of fevers, typhoid fevers as well as the inflammatory ones, are admitted. There is an apothecary in the infirmary and a kitchen from which the poor receive soups and even meat if this diet is prescribed by the physicians.

St. Patrick's or Swift's Hospital

This handsome establishment for lunatics is situated quite near Dr. Steevens' Hospital[1]. Dr. Crampton is the physician and Mr. Cusack the surgeon to this hospital. The superintendent is Mr. Campbell[2], a man of about 50 years of age, who by his human feelings has been of great utility to this establishment, having introduced a very humane treatment and several improvements in the construction of the house. The funds are great enough to support all the expenses. There are several classes of patients, of which one pays annually a certain sum, 40-100

---

[1] O'BRIEN, John: Medical report of the Sick Poor Institution for the year 1817, Trans. Ass. King's & Queen's Coll. Phys. Ireland, 1818, pp. 472-511. FLEETWOOD (1951), pp. 103 f.

[1] Zum 1746 gestifteten, 1757 eröffneten St. Patrick's Hospital oder Swift's Lunatic Asylum in Dublin, benannt nach dem anglikanischen Geistlichen Jonathan Swift (1667-1745), Dekan an der St. Patrick's Cathedral in Dublin, satirischer Schriftsteller, so der «Gulliver's Travels» (1726): KIRKPATRICK, Thomas Percy Claude: A note on the history of the care of the insane in Ireland up to the end of the nineteenth century, Dublin 1931. CRAIG, Maurice James: The legacy of Swift, a bicentenary record of St. Patrick's Hospital, Dublin, Dublin 1948. FLEETWOOD (1951), pp. 206 f. LEE, Gerard A.: The Dublin of Jonathan Swift, Dublin Historical Records 21, 1967, pp. 53-66. JETTER, Dieter: Grundzüge der Geschichte des Irrenhauses, Darmstadt 1981, S. 108. MALCOLM, Elizabeth: Swift's hospital, a history of St. Patrick's Hospital, Dublin 1746-1989, Dublin 1989. REUBER (1994), S. 23-39.

[2] Keine weiteren Angaben bekannt.

pounds, and others pay nothing. The number of the former is 50 persons, whilst the number of the poor amounts to 100 individuals. The house consists of two long wings which are connected by the house of the superintendent; each wing has several floors. Each patient has his own bedroom which is better furnished in the division of the paying patients, but the rooms of the poor are also very nice and extremely clean. The doors of the rooms are strong and there are large holes in the doors by which the patients may be observed. The windows are small and in the upper part of the wall, with bars. All the rooms open into a large corridor which is very clean and well ventilated. It may be warmed by means of two fire-places. Mr. Campbell is now making an experiment to warm the corridors and chambers by means of air. He is obliged to pay the expenses for this trial out of his own pocket, because the governors would not consent to it. On every floor is a large sitting room. There are eight large yards with covered walks. No trees are planted in these grounds for fear of giving the patients occasion to strangle themselves. In every floor there is a very convenient watercloset and a bath very well provided with water. The kitchen is very clean. Mr. Campbell, who showed us all the establishment himself and answered all our questions with great complaisance, told us that he thinks it a capital point in the treatment of the lunatics not to employ any restraint and to treat them with as much mildness as possible. When a patient is violent and he does not obey, he applies the shower bath in a particular manner, viz: whilst the patient opens his mouth in order to speak water is thrown into his mouth in order to produce symptoms of suffocation. Afterwards he is brought to the bedroom which now is made quite dark. He seldom needs to apply a restraining waistcoat. When the patient is very talkative, he touches his tongue with a solution of aloe and this generally has a good effect. Another very essential point in the treatment of lunatics is movement in fresh air and occupation. Unfortunately this establishment has very few means to occupy the patients.

The two sexes are quite separated. Sometimes, however, they come together in the room of the superintendent in order to enjoy themselves with music and dance. The most provoking accident is when a patient persists in refusing food. It is in vain that food is injected in the stomach by a tube; the patient does not live long.

The number of servants is not great and they are not obliged to be up during the night. They have no particular business, but all of them are obliged to do the business prescribed by the superintendent.

Other hospitals and institutions

Richmond Asylum for Lunatics in the House of Industry[1]. Patients (400-500) are supported by the government. The rooms are arranged in the same manner as in the other establishments of this kind in Britain. The corridors are not as long as usual, only six chambers open into a corridor which can be observed from the room of the nurse. The treatment of the patients is equal-

---

[1] Zum 1811 bis 1815 erbauten Richmond District Lunatic Asylum in Dublin: MOLLAN, John: Statistical report of the Richmond Lunatic Asylum, Dublin J. med. Sci. 13, 1838, pp. 367-384. CLERY, A. B.: The Richmond Hospital, Dublin, Med. Press 210, 1943, pp. 242-245. WIDDESS, John David Henry: The Richmond, Whitworth and Hardwicke hospitals, St. Laurence's Dublin 1772-1972, Dublin 1972. JETTER, Dieter: Grundzüge der Geschichte des Irrenhauses, Darmstadt 1981, S. 108 f. REUBER (1994), S. 64-72.

ly very humane. Tartarus emeticus is internally and externally employed with a very good success rate.

House of Industry, vide «The Annual Report»[2]. The three hospitals are well established. Especially remarkable are the large buildings for aged and infirm paupers, children and idiots and incurable lunatics. Order and cleanliness are extremely well kept, no smell at all can be noticed in the large rooms. The beds are very clean and it may be true that no insect is to be found in any part of the building. Twice a week the patients are obliged to clean their beds. We saw the lunatics at dinner and we were surprised to see them so perfectly quiet as to give the idea that we were among quite sound persons.

The House of Industry is one of the largest institutions which exists.

University or College of Trinity[3]. Immense buildings where the rooms for about 300-400 students are, two together in one room, and the lectures rooms, the dining hall and the library of about 70 000 volumes. The students who dwell in the college are chiefly *students of theology and philosophy;* law is not taught in this university. The protestant students are obliged to attend at least once every day the service in the chapel and the protestant students dwelling in the town are obliged to go to church at least four times a week. The catholic students are allowed to go to their own churches. Four times a year there are examinations in a particularly handsome room. A student must have the degree of Bachelor of Medicine before he can obtain the doctor's degree, for which he is obliged to undergo a second examination.

There is a very large park belonging to the college. The museum of Natural History in the college is of no interest at all.

Museum of the Dublin Society. The house of this society is in Kildare Street. The library is very considerable; we saw the book which was published on Canova's works[4]. The museum

---

[2] Zu den 1772 gegründeten House of Industry Hospitals in Dublin: Annual report of the House of Industry, Dublin, and the three General Hospitals attached [for fever, chronical and surgical patients], Dublin 1831. STOKER, William T.: The hospitals of the House of Industry, a historical sketch, Dublin J. med. Sci. 80, 1885, pp. 469-486. FLEETWOOD (1951), p. 207. WIDDESS, John David Henry: The Richmond, Whitworth und Hardwicke Hospitals, St. Lawrence's Dublin 1772-1972, Dublin 1972. HOLLAND, D.: Corrigan and the House of Industry Hospitals, J. Ir. Coll. Physicians Surg. 10(1), 1980, pp. 24-26. O'BRIEN, Eoin / BROWNE, L. / O'MALLEY, K. (ed.): A closing memoir, the House of Industry Hospitals 1772-1987, Dublin 1988. REUBER (1994), S. 39-44.

[3] Zur 1591 gegründeten Universität Dublin und deren Medical School: TAYLOR, W. B. S.: History of the University of Dublin, Dublin 1848. SULLIVAN, W. K.: University education in Ireland, Dublin 1866. STUBBS, John William: The history of the University of Dublin, from its foundation to the end of the eighteenth century, Dublin/London 1889. KIRKPATRICK, Thomas Percy Claude: History of the medical teaching in Trinity College, Dublin, and of the School of Physics in Ireland, Dublin 1912. Alumni Dublinenses, a register of the students, graduates, professors and provosts of Trinity College [...], ed. by G. D. BURTCHAELL and T. U. SADLEIR, London 1924. KIRKPATRICK, Thomas Percy Claude: The early history of the Medical School in Trinity College, Dublin, Irish J. med. Sci., March 1926. Ders.: Short history of the Medical School, Trinity College, Dublin, Dublin 1941. MAXWELL, Constantia: A history of Trinity College Dublin (1591-1892), Dublin 1946. Register of Trinity College Dublin, Dublin 1952–. HURST, F. J. E.: The Chair of Physics in Trinity College, 1662 to 1962, Brit. med. J., 1962, II, pp. 1532-1534. MacDOWELL, Robert Brendan: The first two centuries of the School of Physic, J. med. Educ. 38, 1963, pp. 626-630. Tercentenary of the Regius Chair of Physic in Trinity College, Dublin, J. med. Educ. 38, 1963, pp. 619-625. CARSTENSEN, Richard: Trinity College zu Dublin, Waage (Grünenthal) 3, 1963/64, S. 320-326. ABBOTT, Thomas Kingsmill: Catalogue of the manuscripts in the Library of Trinity College, Dublin 1980. WEBB, David Allardice / MacDOWELL, Robert Brendan: Trinity College Dublin 1592-1952, an academic history, Cambridge 1981. Treasures of the Library, Trinity College Dublin, ed. by Peter FOX, Dublin 1986.

contains very few curiosities; the most interesting object is a fossil deer, cervus megaceros, which was found in Ireland. The distance between the extreme tips of the antlers measured by the skull is 11 feet 10 inches. The length of each antler is 5 feet 9 inches, the length of the spine 10 feet 10 inches, the height to the highest point of the tip of the antler 10 feet 4 inches. The collection of minerals is considerable. We saw the musical stone of Cumberland. The tent or summer dwelling of the Greenlanders and a model of the winter house given by Sir Charles (Sir Ch. G. S. Giesecke of Munich[5]). We made the acquaintance of this professor of mineralogy; he was very civil and gave us an interesting account of his travels in Greenland, where he lived for eight years.

Botanical Gardens at Glasnevin, belonging to the Dublin Society. We were introduced to the professor of botany, Dr. Litton[6], by Dr. Kennedy[7] and we breakfasted once at Dr. Litton's, who lives in a house in the botanical garden. We attended one of his lectures. This garden is very large. The collection of trees and shrubs is very rich and the hothouses are filled with exotic plants.

On the 19th we breakfasted at Dr. Kennedy's and he showed us several handsome drawings of cancer aquaticus, stomatitis gangraenosa. This disease is frequently observed among the children of the poor in Dublin. The only remedy he found useful was concentrated nitrous acid in order to destroy the affected parts. Another dreadful disease of this country is pemphigus gangraenosus.

Sir Patrick Dun's Hospital[8]. This hospital is the college of physicians. It admits only medical cases and it contains 50 beds. The building is outside the town near the botanical garden of the university, in a good situation. The rooms are large and mostly extremely high, so that the upper windows can be let open without harm to the patients. We saw an interesting case of rheumatic swelling of almost all the joints of the hand, of the shoulder joint, the foot, etc. The patient was a young man of about 18 years. The swelling is now elastic and appears to con-

---

[4] Antonio Canova (1757-1822), italienischer Bildhauer.

[5] Karl Ludwig Giesecke (1761-1833), eigentlich Metzler, von Augsburg, Student der Jurisprudenz in Göttingen, Schauspieler und dramatischer Schriftsteller, Mineralienhändler, 1806-1813 Teilnehmer einer Grönland-Expedition, 1814 Prof. der Mineralogie in Dublin.

[6] Samuel Litton (gest. 1842), 1807 Dr. med. (Edinburgh), Prof. der Botanik in Dublin. CALLISEN 11 (1832), S. 406 f. WIDDESS (1963), pp. 241-242.

[7] Evory Kennedy (1806-1886), 1827 Dr. med. (Edinburgh), Geburtshelfer in Dublin, 1831 Dozent der Geburtshilfe an der House of Industry Hospitals Medical School in Dublin, 1833 Master am Rotunda Lying-in Hospital, 1838 Gründer der Dublin Obstetrical Society, Dozent der Geburtshilfe an der Richmond Hospital School. CALLISEN 10 (1832), S. 136, 29 (1841), S. 223. Statements, testimonials and other documents submitted in favour of Dr. Evory Kennedy, master of the Dublin Lying-in Hospital, candidate for the Chair of Midwifery in the University of Edinburgh, with a descriptive catalogue of Dr. Kennedy's museum, Edinburgh 1840. Brit. med. J., 1886, I, p. 911. CAMERON (1886), p. 609. Lancet Lond., 1886, I, p. 856. Med. Press & Circ. 41, 1886, n. s., p. 395. FASBENDER (1906), S. 340. BLÄ 3 (1932), S. 501 f. BROWNE, O'Donnel Thornley Dodwell: The Rotunda Hospital 1745-1945, foreword by Thomas Percy Claude KIRKPATRICK, Edinburgh 1947, pp. 40, 104, 110, 113, 129, 131, 267-268. WIDDESS (1963), pp. 241. PINKERTON, J. H.: Evory Kennedy, a master controversial, Irish med. J. 77(3), 1984, pp. 77-81.

[8] Zum vom Dubliner Arzt Sir Patrick Dun (1642-1713) gestifteten Spital und Lehrstuhl für Medizin in Dublin: OSBORNE, Jonathan: Annals of Sir Patrick Dun's Hospital, Dublin 1831. MOOREHEAD, Thomas Gillman: A short history of Sir Patrick Dun's Hospital, Dublin 1942. FLEETWOOD (1951), pp. 255-257. QUANE, Michael: A Dublin hospital in 1788/89, J. Irish med. Ass. 56, 1965, pp. 163 f. DUNNE, J.: Sir Patrick Dun's, Dublin's refuge when epidemic raged, Caritas 54(67), 1988, pp. 13 f.

tain a fluid. The patient has no pain, but he is exceedingly thin and weak. Only a good diet is employed and the patient has already improved. Rheumatism is a frequent disease in Dublin, as well as rheumatic affections in general.

There is a little museum, a library and an amphitheatre connected with the College of Physicians.

The botanical gardens belonging to Trinity College are not so large as those of the Dublin Society.

Besides the hospitals I have described, there are three other hospitals, which we had not the time to see, viz: Meath Hospital[9], a very small but neat hospital, the Mercer's Hospital, William Street, 50 beds, and the Blue Court Hospital.

There are three medical schools in Dublin: the school connected with the university, the Richmond School, the School of the College of Physicians[10]. Lectures are still given by professors of the Dublin Society and in the College of Surgeons. The Richmond School is richly provided with cadavers and there is a small museum which, however, we could not see. Another museum is in Park Street, but we could not see it.

Le 15 août. *L'institution pour aveugles*, Richmond National Institution à Lackville Street, voir «The Annual Report of the Year 1831»[11]. *L'Institution pour sourds et muets* a une belle situation hors de la ville, non loin du jardin des plantes. Elle contient 70 individus qui, pour la plupart, sont obligés de donner une contribution. Le directeur de l'établissement, qui est très peu payé, a encore quatre ou cinq élèves particuliers. On enseigne aux élèves non seulement la lecture et l'écriture, mais encore les travaux des champs. Le directeur, qui a vu l'institution de Paris et de Berlin, prétend que l'enseignement de la parole ne peut être employé de façon générale et que la langue anglaise présente des difficultés à peine surmontables. Il n'est pas d'accord pour employer des sourds et muets pour l'enseignement à d'autres élèves, surtout pour l'enseignement de la langue parce qu'ils ne perçoivent pas le son de celle-ci. Les élèves restent généralement pendant quatre ans dans l'établissement. Bien que le directeur, M. Humphries[12], raisonne très bien, il ne paraît pas se donner beaucoup de peine pour bien enseigner ces élèves; il n'eut pas la complaisance de nous montrer l'institution; un de ses sous-maîtres nous invita à poser quelques questions en géographie à un des élèves qui paraissait être un de ceux qui avaient

---

[9] Zum 1753 gegründeten, 1822 neuerbauten Meath Hospital in Dublin: MOORE, John William: The medical history of the Meath Hospital, an address introductory to the session 1875/76, delivered in the theatre of the Meath Hospital on Tuesday, November 2, 1875, Med. Press. & Circ. 20, 1875, n. s., pp. 379-384. ORMSBY, Sir Lambert: Medical history of the Meath Hospital and Country Dublin Infirmary, Dublin 1888, 2nd ed. 1892. FLEETWOOD (1951), pp. 250-255. DE BHAL, Sile: A Dublin voluntary hospital, the Meath, Dublin hist. Rec. 27, 1973, pp. 27-37.

[10] Zum 1654 gegründeten Royal College of Physicians in Ireland: KIRKPATRICK, Thomas Percy Claude: Dun's Library in the Royal College of Physicians of Ireland, Dublin o. J. Ders.: Opening in the Winter Hall at the Royal College of Physicians of Ireland, Irish J. med. Sci., 1940, November. WIDDESS, John David Henry: A history of the Royal College of Physicians of Ireland, 1654-1963, Edinburgh 1963. Ders.: History of the Royal College of Surgeons and the Royal College of Physicians in Ireland, Diss. phil., Dublin 1963. Ders.: The Royal College of Physicians of Ireland and some of its famous personalities, Proc. Roy. Soc. Med. Lond. 60, 1967, pp. 580-588. O'BRIEN, Eoin: The Royal College of Physicians of Ireland, Dublin 1989.

[11] Zur 1810 gegründeten Richmond National Institution for the Instruction of the Industrious Blinds in Dublin: MELL (1900), S. 178.

[12] Keine weiteren Angaben bekannt.

séjourné le plus longtemps dans l'établissement. Mais ce dernier ne put pas répondre à la question suivante: «Quel est le nom de la capitale de la France?»

Conrad Meyer und Leonhard von Muralt verliessen Dublin und stachen mit dem Dampfschiff ins offene Meer. Der Mondschein erhellte die hohen Wellen, die bei beiden wiederum zu einer heftigen Seekrankheit führten. Das Schiff war so sehr nach Süden abgedriftet, dass sich der Kapitän entschloss, direkt in den Hafen von Carnarvon einzulaufen, statt die Insel Anglesey zu umschiffen. Das kleine Städtchen zeichnete sich besonders durch seine Seebäder und durch die Ruinen eines alten, unter Eduard I. erbauten Schlosses aus. Im Wagen überquerten sie die eindrückliche Menai Bridge, ein 1826 vollendetes Wunderwerk der Technik, das die Route zwischen London und Dublin wesentlich verkürzte. Die Länge der Kettenbrücke zwischen der Insel Anglesey und dem englischen Festland betrug 910 Fuss und war so hoch, dass Handelsschiffe mit vollen Segeln unter ihr durchzufahren vermochten. In Beaumaris betrachteten sie die Stelle, an der wenige Tage zuvor ein Dampfschiff von einer betrunkenen Besatzung auf eine Sandbank gesteuert worden war; nur 90 von 150 Passagieren überlebten das leichtsinnig verursachte Unglück.

Die Weiterreise führte die beiden Freunde durch Orte wie Corwen, Oswestry oder Shrewsbury. Den Namen des Städtchens Wellington führte der Sieger von Waterloo in seinem Herzogstitel; eine Säule auf dem Blackdownhügel erinnerte an seinen Triumph. Die Landschaft gegen Birmingham war geprägt von vielen Steinkohleminen, in denen zahlreiche Dampfmaschinen und Dampflokomotiven im Einsatz standen. Rauch und Dampf erzeugten eine infernalische Atmosphäre und verhinderten jede Vegetation oder das Durchdringen eines Sonnenstrahls. In Birmingham, der wegen ihrer Manufakturen interessanten Industriestadt, machten die Zürcher von einer Empfehlung an die Firma Horn & Richard Gebrauch, wo sie durch Messing-, Feilen-, Knopf-, und Metallfabriken geführt wurden. In Stratford besuchten sie das Geburtshaus von William Shakespeare, in Woodstock das Blenheim House, ein 1704 dem Herzog von Marlborough, dem Sieger der Schlacht bei Höchstädt, geschenktes Schloss. In Oxford führte sie ein Ortskundiger in die schlossähnlichen gotischen College-Gebäude mit ihren Essälen, Bibliotheken und Kapellen. Im Theater, das auch als Konzertsaal und als Ort der feierlichen Doktorpromotionen diente, hingen die Porträts des englischen Königs Georg IV., des russischen Zaren Alexander I. und des preussischen Königs Friedrich Wilhelm III., alle Ehrendoktoren der Universität Oxford.

London 26. August bis 7. September 1831

Meyer und von Muralt benutzten die Tage ihres zweiten Londoner Aufenthaltes für ein Wiedersehen mit ihren dortigen Bekannten und zum neuerlichen Besuch der grossen Krankenanstalten. Noch einmal verfolgten sie das Seemannsleben in Greenwich und Woolwich und bestaunten die Gemälde in der National Gallery. Im Theater sahen sie den gefeierten Schauspieler Edmund Kean in der Rolle Richards des Dritten.

Uxbridge est une jolie petite ville. Six lieues environ avant d'arriver à Londres, nous vîmes sur notre droite un nouveau *Asylum for Lunatics;* nous ne pûmes naturellement pas descendre voir les appartements. Cet établissement jouit une belle situation au milieu de la campagne; il est très étendu. Il y a de nombreuses cours et un beau jardin devant la maison. A juger par la construction extérieure, les arrangements à l'intérieur paraissent être les mêmes que dans les autres établissements de ce genre en Angleterre.

Le 27 août, l'après-midi, nous allâmes d'abord au Guy's Hospital; comme ni M. Key[1] ni M. Cooper[2] ne firent de visite ce jour, nous nous rendîmes chez *M. Weiss* [3], le célèbre fabricant d'instruments chirurgicaux. Nous sommes restés chez lui plus de trois heures, pendant lesquelles il nous montra sa belle collection d'instruments, surtout des instruments pour les opérations des yeux, ainsi que l'instrument pour la lithotritie modifié par Weiss: il le fait actionner par une machine à vapeur[4].

Le 2 septembre. Nous allâmes en vain au Middlesex Hospital; la visite était déjà terminée. Nous fîmes alors à une heure une visite chez M. Curtis[5] pour lui demander la permission d'assister une fois à ses prescriptions pour les maladies des oreilles. Il nous reçut d'abord d'une manière tout à fait singulière et impolie en nous refusant l'entrée dans son établissement. Il nous dit que plusieurs médecins voyageurs qui avaient visité auparavant son établissement avaient mal écrit sur lui et avaient révélé plusieurs opinions qu'il avait émises sur les médecins d'Ecosse, une conduite qui lui avait attiré la haine de ses confrères[6]. Je lui dis alors que nous ne venions pas pour voir des fautes, mais afin d'apprendre des choses utiles pour notre pratique et que nous cherchions partout, là où notre voyage nous conduirait, à voir ce qu'il y avait d'intéressant pour nous. Enfin, il nous reconnut comme gentlemen et nous offrit une carte d'entrée.

Le 6 septembre, nous allâmes à *l'infirmerie pour les maladies des oreilles* de M. Curtis[7]. J'ai déjà parlé de la manière bizarre dont nous avons été accueillis par ce médecin. Ce jour-là, il était plus poli. Plus de 200 malades furent examinés de 10 heures jusqu'à midi. M. Curtis n'examinait que le meatus acusticus externus au moyen de pinces courbées; les interrogations furent faites par un assistant qui questionnait surtout sur la durée de la maladie et demandait si la faculté d'ouïe s'était améliorée depuis le début du traitement. Après cela, on ordonnait des remèdes tels des vésicatoires placés derrière les oreilles ou un séton dans la nuque; dans de rares cas, on donnait de l'oleum terebinthinae ou une composition de plusieurs huiles aromatiques pour l'application dans le meatus externus. Intérieurement, il prescrivait des poudres de calomel ou un gel purgatif. Voilà tout l'examen et tout le traitement de ce célèbre auriste et, pourtant, il prétend avoir guéri des surdités déjà abandonnées par les autres médecins. Il faut, di-

---

[1] Charles Aston Key (1793-1849), Chirurg und Dozent am Guy's Hospital in London, vgl. S. 602.

[2] Bransby Blake Cooper (1792-1853), Chirurg und Dozent am Guy's Hospital in London, vgl. S. 617.

[3] John Weiss, chirurgischer Instrumentenmacher in London, vgl. S. 638.

[4] Vgl. GRAEFE, Eduard Adolph: Instrumente zum Zerbohren der Steine in der Blase, Journal der Chirurgie, hrsg. von Eduard Adolph GRAEFE und Philipp Franz von WALTHER, Bd. 8, 1825, S. 650-653.

[5] John Harrison Curtis (geb. 1778), Marinearzt, Augen- und Ohrenarzt, 1816 Gründer des Royal Dispensary for Diseases of the Ear in London. CALLISEN 4 (1831), S. 449-453, 27 (1839), S. 191-193. LINCKE, Carl Gustav: Handbuch der theoretischen und praktischen Ohrenheilkunde, Bd. 2, Leipzig 1845, S. 112 f. POLITZER, Adam: Geschichte der Ohrenheilkunde, Bd. 1, Stuttgart 1907, S. 434 f. Amer. Encycl. & Dict. Ophth. 5, 1914, pp. 3592-3600. BLÄ 2 (1930), S. 159 f.

[6] Vgl. etwa die vernichtende Kritik in den Notizen aus dem Gebiete der Natur- und Heilkunde, hrsg. von Ludwig Friedrich FRORIEP, 1822. POLITZER, Adam: Geschichte der Ohrenheilkunde, Bd. 1, Stuttgart 1907, S. 434.

[7] Zum 1816 gegründeten Royal Dispensary for Diseases of the Ear in London: CURTIS, John Harrison: An introductory lecture to a course on the anatomy, physiology and pathology of the ear, as delivered in 1816, at the Royal Dispensary for Caring Diseases of the Ear, Dean Street, Soho Square, 2nd ed., London 1818. Ders.: A clinical report of the Royal Dispensary for Diseases of the Ear, with remarks on the objects and utility of the institution, London 1827.

sait-il, beaucoup de patience dans le traitement de ces maladies et vous guérirez même des sourds et muets. Si le sujet est jeune et la maladie récente, il prétend toujours parvenir à un bon résultat; mais si la maladie existe depuis beaucoup d'années et si le sujet est vieux, tout le traitement est en vain. Le traitement commence toujours par un vésicatoire ou un onguent de tartre émétique frotté derrière l'oreille, traitement qui est continué pendant deux ou trois semaines. Par cette méthode, les blennorrhées diminuent et le bruit dans la tête, qui est toujours un mauvais signe, disparaît souvent. Si ce traitement ne suffit pas, M. Curtis met un séton dans la nuque et il entretient la suppuration pendant longtemps; le séton est fait de fils de soie séparés. Voilà les seuls moyens qu'on a contre la surdité. S'ils sont sans effet, le malade est renvoyé pour quelque temps et on recommence ensuite le traitement. M. Curtis rejette l'application des moxas, car les malades ont horreur de ce moyen. La perforation du tympan et la perforation du processus mastoideus ne sont jamais utiles; les injections dans le tube d'Eustache[8] sont rares. Il se sert pour cela d'un tube élastique. M. Curtis est sans doute un grand charlatan qui n'a pas beaucoup de connaissances en médecine, mais il a une grande pratique et il paraît qu'il a réussi quelques guérisons surprenantes. Nous vîmes, par exemple, dans la salle où les pauvres sont traités, le destin de trois enfants nés sourds et muets qui ont été parfaitement guéris de leur surdité. M. Curtis aimerait donner des leçons sur les maladies des oreilles, mais il paraît qu'il ne trouve pas beaucoup d'élèves. Il a publié plusieurs traités sur ces maladies, traduits en allemand par M. Robbi[9]. Il a encore publié une table qui donne un aperçu de la pathologie et du traitement des maladies des oreilles[10]. Il nous avait promis de nous faire un cadeau de cette table, mais nous n'avons pas eu le temps de retourner le voir.

Nachdem die Reisenden ihre Pässe in Ordnung gebracht hatten, schifften sie sich nach Holland ein. Trotz heftiger Regenschauer verblieben sie auf Deck, um die Hafenanlagen und die zahllosen Schiffsmasten ein letztes Mal anzusehen. In Gravesend passierten sie die am Ufer liegenden Quarantäneanstalten, nach welchen die immer breiter werdende Themse in die Nordsee mündete. Noch einmal betrachteten sie nicht ohne Wehmut die im Nebel verschwindende englische Küste und riefen: «Adieu, England, forever!»

Am nächsten Morgen erblickten sie das europäische Festland und fuhren auf der Maas nach Rotterdam, dem zweitwichtigsten Handelsplatz Hollands. Die Hafenstadt mit sauberen Strassen und Plätzen hatte 53 000 Einwohner, darunter viele Engländer. Auf den tiefen Kanälen gelangten selbst grosse Schiffe mitten ins Zentrum. Bemerkenwert waren das Rathaus, die Börse, das Bankgebäude und der Marktplatz mit der Erasmus-Statue. Bei einem reichen Bürger namens Berest erhielten Meyer und von Muralt Einlass zu dessen Privatsammlung moderner Gemälde. Eine Medizinschule war

---

[8] Nach Bartolomeo Eustachi (1500-1574), Stadtarzt und Prof. der Anatomie in Rom.

[9] CURTIS, John Harrison: A treatise on the physiology and diseases of the ear, containing a comparative view of its structure, functions and diseases, with the most approved modes of treatment, London 1817, 2nd. 1819, 3rd ed. 1823, 4th ed. 1826. Übersetzung: Abhandlung über den gesunden und kranken Zustand des Ohrs und einer kurzen Übersicht vom Baue und den Verrichtungen dieses Organs, aus dem Englischen mit praktischen Zusätzen von Heinrich ROBBI, Leipzig 1819. CURTIS, John Harrison: Cases illustratives of the treatment of diseases of the ear, both local and constitutional, London 1822. Übersetzung: Interessante Krankenfälle, ein Beitrag zur besseren Behandlung örtlicher und konstitutioneller Gehörleiden, nebst einigen praktischen Bemerkungen über Taubstumme, aus dem Englischen mit Anmerkungen versehen von Heinrich ROBBI, Leipzig 1823.

[10] CURTIS, John Harrison: A new and improved map of the ear, exhibiting its internal, intermediate and external structure, with the bones in situ, together with the principal nerves and bloodvessels in its immediate vicinity, designed for the use of medical students, London o. J.

erst vor kurzem gegründet worden, das anatomische Museum enthielt noch wenig Beachtenswertes. Im Kriegshafen herrschte wegen der Auseinandersetzungen mit Belgien grosse Betriebsamkeit, ebenso im Arsenal, wo viele hundert Männer arbeiteten. Auf einem von Pferden gezogenen Boot reisten sie Richtung Den Haag. Dies war die bequemste und billigste Art der Fortbewegung in Holland. In der Hauptstadt der Niederlande lockten vor allem die reich ausgestatteten privaten und nationalen Kunstsammlungen, speziell die Gegenstände und Kleider von Japanern, Chinesen und weiteren fremden Volksgruppen. Zum einfach gebauten königlichen Schloss, in dem gerade eine Gemäldesammlung eingerichtet wurde, führten vortrefflich unterhaltene, mit Meerschnecken gepflasterte Wege. Das französische Theater war klein und entbehrte bemerkenswerter Schauspieler.

Scheveningen 11. September 1831

Le matin du 11 septembre, nous allâmes nous promener à *Scheveningen*. Le chemin qui y conduit est une grande route bordée de beaux arbres. A mi-chemin environ se trouve *l'établissement orthopédique* de *M. Heine*[1], de Würzburg[2]. M. Heine, qui permettait difficilement l'entrée dans son établissement de Würzburg aux étrangers, nous accueillit très cordialement, sur-

---

[1] Johann Georg Heine (1771-1838), Bandagist und Orthopäde, Leiter eines orthopädischen Instituts in Würzburg, vgl. S. 310.

[2] Zur 1828 gegründeten Seebadeanstalt von Heine zwischen Den Haag und Scheveningen: HEINE, Johann Georg: Kopie eines Briefes an mehrere höchste Staatsbeamte behufs einer näheren Abklärung der Angelegenheiten der orthopädischen Seebadeanstalt bei 's-Gravenhage, wie überhaupt die Verhältnisse des neuen orthopädischen Heilsystems betreffend, Bonn 1833. Ders.: Etat systématique du cabinet des modèles de l'Institut de la Haye, avec une description méthodique de tous les appareils et de tous les instruments de l'invention de l'auteur pour le traitement de toutes les diverses affections de l'organisation du corps humain, mentionnées dans cet ouvrage, faisant partie matérielle du système d'instruction orthopédique, dont la première partie parut en allemand en l'an 1826, ou représentations pratiques de toutes les formes de maladies orthopédiques avec leurs appareils curatifs [...], Bonn 1835. Ders.: Physiologie über die organische Wirkung der Bäder in dem belebten menschlichen Organismus, die kalten und die aus der Natur hervorquellenden warmen oder künstlich erwärmten betreffend, zunächst die Bäder in dem belebten Meere, nebst Beschreibung der Erfindungen, welche behufs des Gebrauchs der Seebäder für orthopädische Kuristen seit dem Jahre 1829 bis jetzt (1835) in der neuen orthopädischen Seebadeanstalt zwischen 's-Gravenhage und Scheveningen erfunden und auf dem Wege der Erfahrung ausgeführt wurden, mit Beziehungen von den naturgesetzlichen Verhältnissen der orthopädischen Pathologie und Therapie [...], Bonn 1835. Ders.: Allgemeine historische, scientifische und biographische Darstellung über die politischen Verhältnisse des Erfinders des neuen orthopädischen Heilsystems mit denen, seiner für sich frei von ihm gestifteten und organisierten neuen orthopädischen Heilanstalten, als der ersten oder Mutter-Anstalt zu Würzburg und der ersten orthopädischen Seebadeanstalt zwischen der Residenzstadt Haag und Scheveningen, in Kopien von Briefen und in einem angefügten Postskriptum über die Geschichte der Erfindungen überhaupt und über den Wert solcher Entdeckungen in der Naturlehre und besonders von den reellen Erfindungen für die Heilkunde im allgemeinen, verglichen mit denjenigen, welche für andere Wissenschaften und Künste zu Tage gefördert werden, Bonn 1836. VALENTIN, Bruno: Geschichte der Orthopädie, Stuttgart 1961, S. 169, 224 f. ROGGE, C. W.: The orthopedic seaside Scheveningen, Ned. T. Geneesk. 119, 1975, pp. 1254-1259. RÜTT, August: Heine, ein Name deutscher Pioniere der Orthopädie des frühen 19. Jahrhunderts in Würzburg und ihre Wirkung auf die «alte Welt», Würzb. med. hist. Mittlg. 4, 1986, S. 96. SCHWARZMANN-SCHAFHAUSER, Doris: Über Johann Georg Heines niederländische Spätzeit (1828-1838), Z. Orthop. 127(2), 1989, S. 257-264. TERLOUW, Th. J. A.: De opkomst van het heilgymnastisch beroep in Nederland in de 19de eeuw, over zeldzame amfibieën in een kikkerland, Rotterdam 1991.

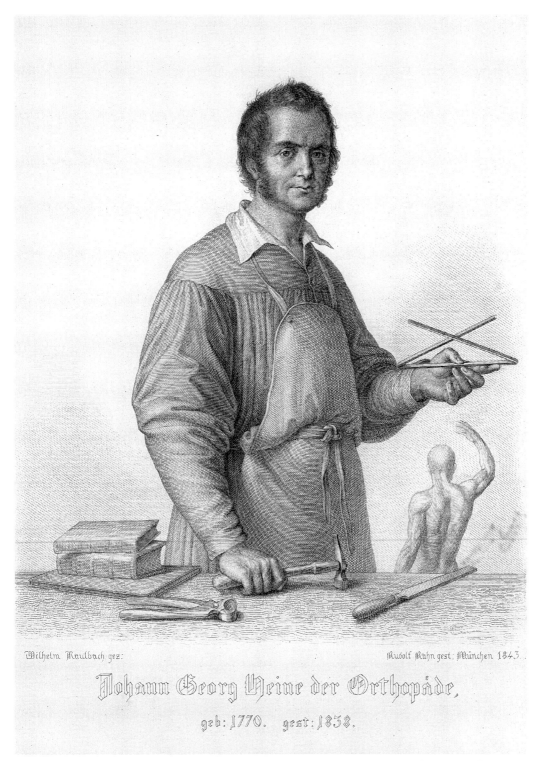

Johann Georg Heine (1770-1838), Demonstrator der Orthopädie und Leiter einer orthopädischen Anstalt in Würzburg, Gründer und Leiter eines Seebads bei Scheveningen.

tout lorsque j'eus mentionné le nom de mon père[3]. Nous nous sommes entretenus pendant plus d'une heure. C'est un homme sans connaissance des principes de la médecine, mais il est bon mécanicien et, avec du bon sens et beaucoup d'énergie, il a réussi à se faire donner une maison par le roi pour le traitement orthopédique. Il a assez d'arrogance (ce qu'on trouve assez ordinairement en conséquence de l'ignorance) pour prétendre établir un nouveau système de médecine qui doit être fondé sur les principes de la mécanique. Ainsi les bains de mer sont-ils le seul moyen pour guérir les déformations de l'épine dorsale et les maladies qui les occasionnent, et ces bains agissent-ils mécaniquement par le sang pénétré par l'eau salée. L'établissement est déjà très étendu; il contient à peu près 30 malades. Les machines qui y sont employées sont les mêmes que celles nous vîmes à Würzburg. Il emploie les bains dans la mer même et les bains chauds avec de l'eau de mer. Les malades qui prennent les bains se trouvent encore dans la machine qui n'est jamais mise de côté, sinon pour être remplacée par le lit orthopédique. De grands jardins font partie de l'établissement.

La ville de Scheveningen est jolie, très propre. A côté de la mer se trouve un bel édifice, nouvellement bâti, qui sert au logement des étrangers désirant prendre des bains de mer et des bains chauds dans les baignoires[4]. La côte de cet endroit est très appropriée pour les bains de mer, car elle est très sablonneuse et sans aucune pierre; le sable, cependant, est assez ferme pour qu'on ne s'y enfonce pas. Comme il faisait beau, nous prîmes un bain. On paie pour cela un florin, et on est alors conduit dans l'eau dans un chariot couvert dans lequel on se déshabille; on descend dans l'eau par un escalier. La mer était un peu agitée et les vagues étaient assez grandes pour déferler sur nos têtes, même quand nous étions debout. La force des ondes était si grande qu'il nous fallait toutes nos forces pour ne pas être jetés à la côte; nous ne restâmes dans l'eau qu'environ cinq minutes, car nous étions déjà très fatigués. L'action de l'eau de mer et de la force des ondes sur la peau est très remarquable; le prépuce était tellement contracté derrière le gland qu'une paraphimosis s'est formée, qui n'était pas sans douleur. J'étais très bien après le bain; nous recouvrâmes bientôt nos forces; mais l'eau salée que nous avions avalée nous fit mal à l'estomac, ce qui cessa cependant grâce à une liqueur amère.

Über die kaum begrünten Sanddünen marschierten die beiden Freunde zurück nach Den Haag. Gerne hätten sie bei ihrer Weiterreise wegen der Grabmäler der Prinzen von Oranien-Nassau in Delft einen Halt eingeschaltet, doch reichte die Zeit dazu nicht aus. Auf Kanälen fuhren sie entlang schöner Landhäuser nach Leiden.

Leiden 12. bis 13. September 1831

Mit einem Gefühl der Ehrfurcht betraten sie die berühmte Universitätsstadt, deren Lehrer in der Vergangenheit soviele Schüler aus ganz Europa angezogen hatten. In der Peterskirche sahen sie die

---

[3] Ludwig Meyer (1782-1852), Vater des Autors, Spitalarzt in Zürich, 1802-1805 Student der Medizin in Würzburg, 1805 Dr. med. (Würzburg), vgl. S. 41-53.

[4] AUMERIE, Johannes Franciscus d': De zeebad-inrigting te Scheveningen, en het badseizoen van 1828, 's-Gravenhage 1829. Ders.: Das Seebad zu Scheveningen in Holland, seine nächste und entfernte Umgebung [...] und seine Vorzüge vor vielen andern Seebädern, namentlich vor denen zu Doberan und Norderney, Cleve 1837. DECHAMBRE, 3e série, 7 (1879), p. 438.

einfachen Grabstellen der grossen Mediziner Peter Camper und Herman Boerhaave, bei letzterer mit der Inschrift «Salutifero Boerhavii genio sacrum». In der Stadt erhoben sich auf einem Hügel die Ruinen einer Zitadelle, wo man eine ausgezeichnete Aussicht genoss. Das Wirtschaftsleben Leidens schien deutlich im Rückgang begriffen, ebenso die Zahl der Einwohner. Ein grosser, leerer Platz erinnerte an die Explosion eines Pulverschiffes im Jahr 1807, bei der vierzig Häuser zerstört worden waren.

Leyde est une belle ville, surtout la longue rue ornée du superbe édifice de l'hôtel de ville, qui est une des plus jolies rues de Hollande[1]. L'université, qui est actuellement fréquentée par à peu près 500 étudiants, est une des plus célèbres de Hollande. Les cours étaient suspendus lors de notre séjour dans cette ville parce que plus de 200 étudiants étaient à l'armée aux frontières de la Belgique. Les choses les plus remarquables de Leyde sont assurément *le musée anatomique*[2] et *le musée d'histoire naturelle*[3]. Le premier, qui contient encore des préparations su-

---

[1] Zur 1575 gegründeten Universität Leiden: SIEGENBEEK, Matthijs: Geschiedenis der Leidsche Hoogeschool van hare oprigting in den jare 1575 tot het jaar 1825, 2 vols., Leiden 1829-1832. BLANKEN, G. H.: Het aantal studenten aan de Hoogeschool the Leiden van 1775 tot en met 1868, Leiden 1869. Album studiosorum Academiae Lugduno Batavae 1775-1875, accedunt nomina curatorum et professorum per eadem secula, Den Haag 1875. KROON, Just Emile: Album studiosorum Academiae Lugduno-Batavae 1575-1925, Leiden 1925. Pallas Leidensis 1925, Leiden 1925. The University of Leiden, Leiden 1928. SMITH, Robert William Innes: English speaking students of medicine at the University of Leiden [...] with foreword by John D. COMRIE, Edinburgh 1932. SIEGENBEEK VAN HEUKELOM-LAMME, C. A.: Album Scholasticum Academiae Lugduno-Batavae 1575-1940, Leiden 1941. Van academie en civitas academica te Leiden, Leiden 1950. Athenae Batavae, de Leidse Universiteit 1575-1975, Leiden 1975. EKKART, Rudolf: Bibliographie sélective de l'Université de Leiden, Bibliographie internationale de l'histoire des Universités, Genève 1976, pp. 83-140. Universiteit en architectuur, ontwerpen ten behoeve van de Leidse universiteit 1600-1900, Leiden 1979. OTTERSPEER, W.: De wiekslag van hun geest, de Leidse universiteit in de negentiende eeuw, Den Haag 1992.

[2] SANDIFORD, Eduardus: Museum anatomicum Academiae Lugduno-Batavae, 4 vols., Leiden 1793-1835. Bull. Soc. Fr. Hist. Méd. 4, 1905, pp. 292-307. GEYSKES, D. C. / KLAAUW, C. J. van der: Der heutige Zustand der anatomischen Kabinette früherer Jahrhunderte in Leiden, Janus 38, 1934, S. 179-192. Inventaris der anatomische verzameling van de Universiteit te Leiden, de oudste academische anatomie in Nederland, Leiden 1944. LIGNAC, G. O. E.: Het ontstaan en de ontwikkeling van het Pathologisch-Anatomisch Museum te Leiden, Ned. T. Geneesk. 92(4), 1948, pp. 3700-3701. ELSHOUT, Antonie Maria: De restauratie der praeparatenverzameling uit de 18e eeuw, van het Anatomische Laboratorium te Leiden, Ned. T. Geneesk. 94(1), 1950, pp. 205-207. Ders.: Het Leidse kabinet der anatomie uit de achttiende eeuw, de betekenis van een wetenschappelijke collectie als cultuurhistorisch document, Diss. med., Leiden 1952. DANKMEIJER, J.: Petite histoire de l'anatomie de Leyde, Leyde 1957. CETTO, Anna Maria: Le théâtre anatomique de Leyde, Ciba-Symposium 6, 1958, pp. 169-172. Gids voor het museum van het Anatomisch Laboratorium van de Rijksuniversiteit te Leiden, Leiden 1974. MULDER, Willem J.: Anatomic wax-models in the collection of Leyden, Congr. int. Ceroplastica Sci. Arte, Firenze, 1975, Florence 1977, pp. 427-432. WITKAM, H. J.: Catalogues of all the chiefest rarities in the public anatomic hall of the University of Leyden, Leyden 1980. Gids voor het museum van het Anatomisch Laboratorium van de Rijksuniversiteit te Leiden, Leiden 1984. De preparaten van Brugmans, de inwendige mens, Museum Boerhaave Leiden, Medeling 240, Leiden 1989, pp. 17-19.

[3] GIJZEN, Agatha: 's Rijks Museum van Natuurlijke Historie 1820-1915, Leiden 1938. CROMMELIN, C. A.: Het Nederlandsch Historisch Natuurwetenschappelijk Museum, Leiden 1931. ROSEBOOM, Maria: De geneeskundige afdeeling van het Nederlandsch Historisch Natuurwetenschappelijk Museum te Leiden, Ned. T. Geneesk. 82(3), 1938, pp. 4348-4352. BOSCHMA, H.: Het Rijksmuseum van Natuurlijke Historie als voorbeeld van een wetenschappelijk museum, Nieuwsbulletin van de Koninklijk Nederlands Oudheidkundige Bond, 1949, pp. 230-235. RAAT, Elexis: Het Rijksmuseum van Natuurlijke Historie in Leiden in de 19e eeuw, De Negentiende Eeuw, Documentatieblad 1, 1977, pp. 31-35.

perbes du célèbre Camper[4], est riche et bien aménagé dans un nouvel édifice. Nous ne pûmes pas obtenir un catalogue de cette collection et nous parcourûmes par conséquent très rapidement le grand nombre de très belles préparations. L'ordre selon lequel les préparations sont placées est très instructif, car, partout, on trouve les organes des animaux à côté de ceux de l'homme. L'anatomie pathologique est moins cultivée; on trouve pourtant une belle collection de maladies des os, parmi lesquelles je citerai principalement un osteosarcoma pelvis d'un volume énorme qui avait presque entièrement détruit la cavité du bassin. La collection des crânes est également fort riche; il y a la tête d'un soldat romain trouvé dans les ruines de Pompéi, le crâne d'un Hottentot, deux têtes superbes de deux Suisses dont l'une était celle d'un Zurichois, etc. Le musée d'histoire naturelle est l'un des plus riches d'Europe: on y a réuni tous les musées qui se trouvaient en Hollande. Le nombre de squelettes d'animaux est surtout sans pareil et s'il y a dans le Jardin des plantes à Paris plus d'espèces d'animaux (comme un Anglais nous l'a assuré), il y a à Leyde plus de variétés dans les espèces. Les collections de coquillages et de minéraux ne sont pas moins riches. Les oiseaux dont il y a également un fort grand nombre ne sont pas encore installés, le local étant trop petit; on se propose cependant d'ajouter à l'édifice actuel un autre local, dans lequel se trouve actuellement une *collection d'antiquités*. Cette collection est aussi très intéressante: il y a 36 momies égyptiennes.

L'université est un ancien édifice reconstruit. On y trouve de beaux salons pour les examens dans les diverses facultés. Dans une grande salle, il y a les portraits des professeurs célèbres de l'université depuis son origine jusqu'à nos jours[5]. Le portrait de Boerhaave[6] est un des plus beaux. *Le jardin botanique* derrière l'université[7] fut fondé par Clusius[8], élargi par Boerhaave et porté à ses dimensions actuelles par le professeur Brugman[9]. Les bustes de ces professeurs se trouvent dans le jardin ainsi que le buste de Linné[10]. Le jardin a une étendue assez considérable, les serres sont grandes et bien pourvues.

In Haarlem bewunderten Meyer und von Muralt neben dem stattlichen Rathausplatz die Groote Kerk mit ihrer berühmten Orgel. Eine Statue zeigte Laurens Coster, dem die Holländer die Erfindung der Buchdruckkunst zuschrieben. Die weitere Reise führte durch die Umgebungen Haarlems mit weitverbreiteter Zucht von Blumenzwiebeln und Landhäusern von wohlhabenden Amsterdamer Bürgern.

---

[4] Petrus Camper (1722-1789), Prof. der Anatomie, Chirurgie und Botanik in Franeker, Amsterdam und Groningen.

[5] BLOK, P. J. / MARTIN, W.: De Senaatskamer der Leidsche Universiteit, hare geschiedenis benevens een volledige catalogus der geschilderde portretten, 2nd. ed., Leiden 1932. SCHÖFER, I. (ed.): Icones Leidensis, de portretverzameling van de Rijksuniversiteit te Leiden, Leiden 1973.

[6] Hermann Boerhaave (1688-1738), Prof. der Medizin in Leiden, bedeutender niederländischer Kliniker.

[7] Zum 1587 gegründeten Botanischen Garten der Universität Leiden: VEENDORP, H. / BAAS BECKING, L. G. M.: 1587-1937, Hortus Academicus Lugduno Batavus, the development of the gardens of Leyden University, with a preface by Arthur HILL, Haarlem 1938. BOCKSTAELE, P.: De «Hortus Botanicus» en het «Theatrum Anatomicum» te Leiden gezien door een Poolse jezuiet, Sci. Hist. 3, 1961, p. 45. STEARN, William Thomas: The influence of Leyden on botany in the seventeenth and eighteenth centuries, Br. J. Hist. Sci. 1, 1962, pp. 137-158. HANEVELD (1976), pp. 113 f.

[8] Charles de Lécluse (1525-1609), genannt Clusius, Arzt und Prof. der Botanik in Leiden.

[9] Sebald Justinus Brugman (1763-1819), Prof. der Botanik und Chemie in Leiden.

[10] Carl von Linné (1707-1778), schwedischer Naturforscher und Botaniker.

Amsterdam 13. bis 23. September 1831

In Amsterdam liessen sich die Zürcher die vielen Sehenswürdigkeiten von den gefälligen Brüdern Ochsner aus Zürich zeigen. Man feierte gerade die Jahresmesse, ein Ereignis, das die Bürger tagelang bis tief in die Nacht in die Lokale und Läden trieb. Wegen der günstigen Witterung unternahmen sie einen Ausflug; zu Wasser und zu Land reisten sie nach Zaandam, wo einst Zar Peter der Grosse als einfacher Zimmermann den Schiffbau gelernt hatte. Dessen Haus war von Zar Alexander I. 1814 mit einer russischen Inschrift («Nichts ist zu klein für einen grossen Menschen») versehen worden. Die hier im 17. Jahrhundert so bedeutenden Schiffswerften waren längst an Amsterdam verloren. Die holländischen Familien lebten in ihren reinlichen Häusern sehr zurückgezogen und liessen sich nur selten auf der Strasse blicken; sie bewohnten fast ausschliesslich die der Strasse abgewandten Zimmer mit dem Garten des Hinterhofes und öffneten die Haupttüre nur bei grossen Familienfesten.

Am 14. September erlebten Meyer und von Muralt in Amsterdam den festlichen Einzug des Königspaares und der Prinzen; jedes Haus entlang des Festzuges war reich geschmückt, und die zahlreiche Menge feierte Wilhelm I. mit Begeisterung, wenn auch weniger lärmig, als es die Franzosen oder Engländer bei ihren Monarchen getan hatten. Am Abend sahen die Zürcher die mit grosser Akklamation begrüsste königliche Familie noch einmal im französischen Theater. Eingeführt in verschiedene Gesellschaften, in denen man rauchte, plauderte und Journale las, besuchten sie auch einen Ball, an dem sich die vom militärischen Einsatz in Belgien zurückgekehrten Offiziere hemmungslos betranken. Im Atelier des berühmten Malers Bielemann bewunderten sie das noch unvollendete Gemälde der Schlacht von Waterloo mit zahllosen Kämpfergruppen und Porträts bedeutender Heerführer.

In der von zahllosen Kanälen durchzogenen, mit Steinbrücken verbundenen Handelsstadt, deren ehemalige Befestigung beseitigt war, gefiel ihnen vor allem das frühere Rathaus und jetzige königliche Palais. Die Zürcher besuchten verschiedene Kunstmuseen, eine Zuckerraffinerie, eine Windmühle und die gewaltige Werft für Kriegsschiffe, wo im Gegensatz zum englischen Portsmouth die Dampfkraft noch kaum genutzt wurde. Zahlreiche Kirchen boten Raum für die verschiedensten Bekenntnisse der Handelsreisenden. Die Quartiere der 10 000 in Amsterdam niedergelassenen Juden, die gerade das Laubhüttenfest feierten, enthielten viele Diamantschleifereien.

L'Orphelinat Luthérien

Le 13 septembre. Les édifices les plus grands et qui constituent à plusieurs titres le plus grand ornement de la ville sont les *maisons des orphelins*, dont neuf sont entretenues par des sociétés. Nous vîmes «Das lutherische Waisenhaus», qui contient environ 150 enfants et 250 vieillards ou vieilles femmes qui, s'ils sont mariés, vivent ensemble[1]. Les garçons restent dans la maison jusqu'à ce qu'on puisse les confier à un maître et les filles jusqu'à ce qu'elles puissent être placées comme servantes dans une famille honnête. Un grand nombre de garçons entre dans la

---

[1] FUCHS, J. M.: Verzorgen en verplegen, Evangelisch-Lutherse bejaardenzorg, Luthers Diaconiehuis [...] Amsterdam, Wageningen 1967.

marine et depuis que van Speyk², qui a été élevé dans cette maison, s'est immortalisé par la résolution désespérée de faire sauter la canonnière sur laquelle il était officier lors du blocus d'Anvers, depuis ce temps, dis-je, l'amour pour le service militaire s'est accru parmi les jeunes gens. La nourriture que les pensionnaires reçoivent est très bonne. Les dortoirs sont grands et bien aérés; mais il y a une chose qu'on peut blâmer, c'est qu'il y a toujours deux enfants qui couchent dans le même lit et que la propreté n'est pas assez contrôlée, car on voyait sur les couvertures des traces nombreuses de puces.

*L'institut pour les aveugles*³ ne pouvait pas être visité pendant les jours que nous passions à Amsterdam ou plutôt M. Bunge⁴ ne nous indiqua pas le jour exact où cet établissement était ouvert au public. *La maison pour les sourds et muets* se trouve à Groningen⁵.

Hôpital St-Pierre (Binnengasthuis)

On nous promit dès le premier jour des introductions auprès de quelques médecins des hôpitaux d'Amsterdam, mais on ne tint pas parole. Le troisième jour de notre séjour à Amsterdam enfin, *M. Passavant* ¹ nous procura une carte pour *le docteur Herckenrath* ², qui nous informa des objets intéressants pour un médecin. Nous allâmes à *l'Hôpital St-Pierre*, hôpital civil qui a dans la ville une situation très peu favorable pour la cure des malades, car il est entouré de bien près par des canaux et des maisons³. Le *professeur Tilanus* ⁴, qui a d'abord été praticien à Ni-

---

² Jan Carel Josephus van Speyk (1802-1831), holländischer Marineoffizier, Kommandant des Kriegschiffs «Amstel», das er anlässlich der Belagerung von Antwerpen 1831 bei der feindlichen Eroberung mit sich in die Luft sprengte.

³ Zum 1808 gegründeten Blindeninstitut in Amsterdam: Institut tot Onderwijs van Blinden te Amsterdam, verslag gedaan bij gelegenheid van het openbaar examen der kweekelingen van het Institut tot Onderwijs van Blinden te Amsterdam [...], Amsterdam 1849. Verslag over den staat van het Institut tot Onderwijs van Blinden te Amsterdam en van het gesticht voor volwassene blinden, te Amsterdam [...], Amsterdam 1851-1853. Festrede uitgesproken bij gelegenheid van het vijftig-jarig bestaan van het Institut tot Onderwijs van Blinden te Amsterdam op den 13den November 1858, door den voorzitzenden bestuurder H. van BEECK VOLLENHOVEN, Amsterdam 1859. MELL (1900), S. 371 f.

⁴ Keine weiteren Angaben bekannt.

⁵ Zum 1790 gegründeten Instituut voor Doofstommen in Groningen: Beschrijving van het Instituut voor Doofstommen aan de leden en oud-kneekelingen aangeboden tot een aandenken aan de viering van het 75jarig bestaan der inrigting in het jaar 1865, Groningen 1865.

¹ Keine weiteren Angaben bekannt.

² August Wilhelm Frederik Herckenrath (1794-1869), 1816 Dr. med. (Leiden), Arzt am Binnen- und Buitengasthuis in Amsterdam, Dozent der Medizin. DMB (1984), pp. 839-840.

³ Zum 1579 in zwei ehemaligen Frauenklöstern untergebachten St. Pieters- oder Binnengasthuis in Amsterdam, seit 1828 mit eigener klinischer Schule: VEDER, W. R.: Het archief van de Gasthuizen te Amsterdam, Amsterdam 1908. MOULIN, Daniel de (ed.): Vier eeuwen Amsterdams Binnengasthuis, Wormer 1921. HELLINGA, G.: Geschiedenis van het St. Pieters- of Binnengasthuis, Amsterdam 1930. Ders.: De beteekenis van het Amsterdamsche St. Pietersgasthuis voor het ontleedkundig onderwjis in ons land in vroeger tijden, Ned. T. Geneesk. 77(3), 1933, pp. 3042-3052. ROTENMEIJER, H. J. M.: Het Binnengasthuis, Ons Amsterdam 22, 1970, pp. 198-205. DIJKHUIZEN, Sietzo: Het Binnengasthuis in Amsterdam [...], daar is altijd getimmerd, Arts en Auto 37, 1971, pp. 607-615. HANEVELD (1976), pp. 63-65. MOULIN, Daniel de: Das Amsterdamer «Binnengasthuis» im 19. Jahrhundert, Krankenhausmedizin im 19. Jahrhundert, Verhandlungen des medizinhistorischen Symposiums aus Anlass des 65. Geburtstages von Heinz Goerke, München 1983, S. 44-53.

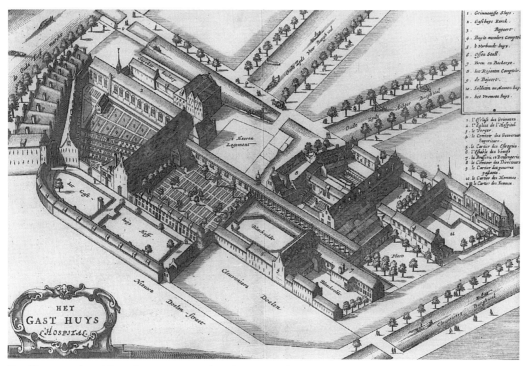

Das Binnengasthuis (ehemals «St. Pietersgasthuis») in Amsterdam, 1579 in zwei Frauenklöstern zusammengelegt, Ende 18. Jh.

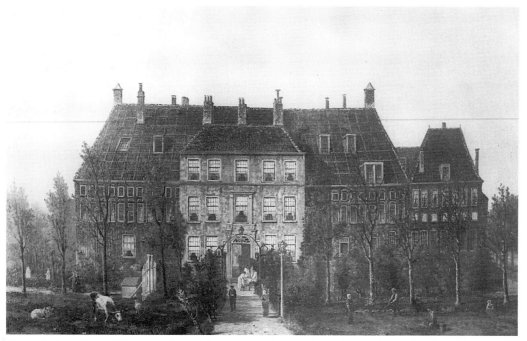

Das nach einem Brand 1753 neueröffnete Buitengasthuis (ehemals «Pesthuis») von Amsterdam für Infektions-, Geschlechts- und Geisteskranke, um 1830.

mègue, était justement occupé à faire la visite des malades chirurgicaux; il nous accueillit d'une manière très complaisante en nous expliquant les cas les plus intéressants. Je dois d'abord remarquer que les salles de cet hôpital sont bien grandes, qu'elles ressemblent beaucoup aux salles des hôpitaux d'Italie en ce qu'elles sont surtout très hautes et qu'une galerie les environne. Le fond est en briques, les lits sont en bois. Les salles sont en général bien aérées, mais elles me paraissent être humides. Il y a encore une section pour les femmes en couches; la salle est aussi grande que celles des autres malades, mais on a ôté les galeries sur le conseil du Pr Tilanus qui trouvait qu'elles empêchaient de bien renouveler l'air dans la salle et que, par cela, la contagion de la fièvre puerpérale se produisait plus aisément et s'y fixait plus fortement.

Nous fûmes frappés de voir *un nombre si grand de maladies des articulations,* surtout du genou; il y avait un cas d'ankylosis humeri à la suite d'une omarthrocace; des abcès nombreux s'étaient formés et le malade, quoiqu'un homme fort, était fortement affaibli par l'abondante sécrétion. Il avait toujours refusé de subir l'amputation de son membre. Maintenant, les fistules étaient presque fermées, le bras avait assez de mobilité, mais il était raccourci de plus d'un pouce. Une jeune femme était affectée de spondylarthrocace des vertèbres lombaires; un abcès s'était formé qui donnait beaucoup de pus. Tilanus mit un séton sur chaque côté de l'épine dorsale; l'abcès guérit, mais la déformation de l'épine dorsale subsistait; elle n'avait cependant pas encore produit de symptômes de paralysie. M. Tilanus fit mettre des sangsues autour d'une articulation affectée de cette maladie qu'on nomme arthrocace. Ce moyen est utile au commencement de la maladie, mais quand la maladie s'aggrave malgré ce remède, Tilanus emploie le cautère actuel. Les douleurs, même graves, ne lui sont pas une contre-indication, car elles cessent toujours peu de temps après l'application du cautère. Les douleurs ayant cessé après l'application des sangsues, M. Tilanus recommande la compression au moyen d'emplâtres et de bandages. Il a essayé vainement la iodine appliquée extérieurement; elle a produit des douleurs. Nous vîmes un homme auquel on avait excisé la tête de l'humérus à cause d'une affection carieuse compliquée par la fièvre hectique. Le Pr Tilanus fit une incision le long du bord interne du deltoïde et il parvint aisément à faire sortir l'os. Lorsque nous le rencontrâmes, le malade était presque guéri. Tilanus nous raconta encore d'autres cas où cette opération avait réussi. Mais il dit ne jamais employer cette opération sur l'articulation du genou. Il avait eu deux fractures du col du fémur chez de vieilles femmes; la réunion n'avait pas réussi quoique le bandage eût été convenable. Il est encore intéressant de remarquer que les abcès internes après les opérations chirurgicales sont très fréquents dans cet hôpital et presque toujours funestes (la ressemblance entre la situation de cet hôpital et celle de l'Hôtel-Dieu à Paris est frappante).

---

[4] Christiaan Bernard Tilanus (1796-1883), 1818 Dr. med. (Utrecht), 1828 Prof. der Chirurgie und Geburtshilfe in Amsterdam. CALLISEN 19 (1834), S. 258 f, 33 (1845), S. 36. RAMAER, Johan N.: Brieven aan C. B. Tilanus, Opusc. 13, 1848, pp. 287-302. WURFBAIN, Carel Lambertus: Rede ter nagedachtenis van Prof. C. B. Tilanus, gehouden bij de opening van de algemeene vergadering van het Genootschap ter Bevordering der Natuur, Genees- en Heelkunde te Amsterdam 4, Amsterdam 1887. NNBW 1 (1911), pp. 1498-1500. HIRSCHBERG 14.5 (1916), § 840, S. 120. Surgery, a hundred years ago, extracts from the diary of Dr. C. B. Tilanus, afterwards Professor of Surgery at the University of Amsterdam, ed. by H. T. DEELMAN, Professor of Pathology at the University of Groningen, translated from the Dutch by Joseph BLES, London 1925. BLÄ 5 (1934), S. 588 f. LINDEBOOM (1972), pp. 156, 159, 181. Christiaan Bernard Tilanus, surgery 150 years ago [diary of a 19th century surgeon], Yorkshire 1974. DMB (1984), pp. 1977-1979. PEL, M. / PEL, J. Z. / BOON, J.: Armoede en onkunde, kraamvrouwenkoorts in het Amsterdamse Binnengasthuis in 1845, Ned. T. Geneesk. 137(51), 1993, pp. 2649-2653.

Le Pr Tilanus est également le professeur de l'accouchement[5]. Dans le traitement des délivrances, il suit les principes des accoucheurs anglais en ce qu'il fait toujours adopter la position sur le côté gauche, quand l'accouchement est naturel. Il attend beaucoup pour recourir à une opération; dans ces cas, cependant, il préfère la position de la femme sur le dos. Il utilise le forceps de Siebold[6]. La fièvre puerpérale a fait de grands ravages dans cet établissement; il n'est pas plus heureux dans son traitement que les médecins d'autres pays. Il applique ordinairement d'abord des sangsues sur le bas-ventre et, après cela, un long vésicatoire qui couvre la plus grande partie du bas-ventre.

Il y a quelques années (2 ans et demi) qu'on a crée à Amsterdam une école de médecine, et cet hôpital fournit les malades pour les cliniques[7]. Le Pr Tilanus a commencé à installer un *musée d'anatomie*, qui est encore petit, mais qui contient déjà beaucoup de préparations bien intéressantes. Il a fait des injections dans les nerfs optiques d'après Reil[8]; le mercure a bien pénétré et il paraît indubitable qu'il est contenu dans des canaux. Des organes affectés de tubercules ont été injectés; la masse a pénétré plusieurs tubercules, mais il m'a paru que ces tubercules où la masse avait pénétré appartenaient à cette classe de tubercules qu'on nomme en Angleterre fongueux. Parmi les maladies des organes de la circulation, il y avait l'anévrisme de la crosse de l'aorte, qu'on avait pris pour un anévrisme de la partie interne de la carotide. On avait lié la carotide au-dessus de la tumeur; bientôt, la grosseur diminua et les battements s'affaiblirent de plus en plus. Le malade quitta l'hôpital. Il revint cependant après quelque temps parce que les battements de la tumeur étaient réapparus à la suite de quelques emportements que le malade avait subis. Après la mort, on trouva que l'anévrisme avait son siège dans l'aorte et qu'il était plein de coagulum sanguinis. De fortes ossifications du larynx s'étaient formées chez un jeune homme de 22 ans. Cet homme s'était suicidé; on trouva après sa mort des ossifications dans la dure-mère. Parmi les maladies des os, il y a surtout une tumeur sortant des os du bassin, d'un volume si énorme qu'il rétrécissait le bassin de manière à occasionner l'obstruction opiniâtre des selles. Il y a encore surtout de belles préparations de la matrice l'état gravide. Une de ces préparations présente la membrane decidua reflexa Hunteri; l'œuf vient de sortir de la trompe d'Eustache et il trouve cette membrane qu'il pousse au-devant de lui. Le Pr Tilanus cherche à expliquer la manière dont se produit la situation du placenta sur l'os tincae, parce que l'œuf, au lieu de s'enfoncer dans la membrane reflexa, passe entre cette membrane et l'utérus.

Le professeur nous montra encore une maladie du muscle psoas qu'il nommait des tubercules enkystés et qui se trouvaient entre les fibres des muscles; les vertèbres lombaires étaient déjà affectées d'une érosion produite par la pression de ces tumeurs. A juger par l'apparence de ces tumeurs, il me sembla cependant qu'on aurait mieux fait de donner leur le nom de stéatome,

---

[5] HELINGA, G.: Eenige mededeelingen uit de geschiedenis der voormaligen Amsterdamsche Kraamzaal, Ned. T. Geneesk. 71(2), 1927, pp. 665-670.

[6] Nach Adam Elias von Siebold (1775-1828), Prof. der Geburtshilfe in Würzburg und Berlin.

[7] Zur 1828 gegründeten klinischen Schule von Amsterdam: BRUGMANS, H.: De klinische school en het Binnengasthuis, Amstelodamum 15, 1928, pp. 90-91. HELINGA, G.: De voormalige Amsterdamsche Clinische School en het Binnengasthuis 1828 – 1867, Ned. T. Geneesk. 72(2), 1928, pp. 4220-4269. RIJNBERK, G. van: De clinische school van Amsterdam 1828 – 1867, Ned. T. Geneesk. 72(2), 1928, pp. 4219. MOULIN, Daniel de: Das Amsterdamer «Binnengasthuis» im 19. Jahrhundert, Krankenhausmedizin im 19. Jahrhundert, Verhandlungen des medizinhistorischen Symposiums aus Anlass des 65. Geburtstages von Heinz Goerke, München 1983, S. 44-53.

[8] Nach Johann Christian Reil (1759-1813), Prof. der klinischen Medizin in Halle und Berlin.

surtout parce qu'elles étaient d'une grandeur assez considérable et qu'elles n'étaient ramollies en aucun point.

La collection de M. Vrolik

La salle d'opération est fort bien aménagée. Nous trouvâmes dans l'hôpital le professeur Vrolik[1], qui est responsable de la clinique interne. Nous nous adressâmes à lui et il nous invita aussitôt à visiter son musée, qu'il nous commenta en effet avec beaucoup de complaisance pendant plusieurs heures[2]. Ce musée, qui est surtout riche quant à l'anatomie pathologique, se distingue par le bon choix et par l'arrangement excellent et instructif des préparations. Le Pr Vrolik a décrit sa collection de bassins de diverses nations[3]. Mon ami Muralt possède l'ouvrage. Vrolik va décrire aussi plusieurs autres préparations de sa riche collection de monstruosités. Je me rappelle encore des nombreuses préparations et d'une grande curiosité les choses suivantes: la tête d'un fœtus avec une tumeur énorme du côté gauche de la mâchoire inférieure; la tumeur est ouverte et on y voit des parties variées d'un autre enfant (le Pr Vrolik publiera prochainement un mémoire à ce sujet[4]). La monstruosité d'une brebis qui n'avait qu'une tête et une épine dorsale; mais des côtes sortaient en avant et en arrière de l'épine dorsale et elles se réunissaient au moyen de deux sterna de sorte qu'il y avait deux cavités thoraciques. Cette monstruosité, expliqua le Pr Vrolik, est une preuve que des parties doubles peuvent se produire chez un enfant sans qu'on doive admettre que les parties doubles soient des parties d'un autre enfant et que la monstruosité soit produite par la réunion contre nature de deux enfants. Il y a plusieurs préparations dans ce musée qui donnent des preuves de l'hérédité d'une monstruosité et d'une disposition à produire des monstruosités toujours du même genre. Ainsi le cas d'une brebis sans mâchoire inférieure, née d'une mère qui avait déjà plusieurs petits présentant la même mons-

---

[1] Gerardus Vrolik (1775-1859), 1796 Dr. med. (Leiden), 1797 Prof. der Botanik in Amsterdam, 1798 Prof. der Anatomie, Physiologie und Geburtshilfe in Amsterdam, Leiter der geburtshilflichen Abteilung im Binnengasthuis. CALLISEN 20 (1834), S. 264-268, 33 (1845), S. 186 f. Ned. T. Geneesk. 3, 1859, p. 675. SIEBOLD, Bd. 2 (1902), S. 521, 771. NNBW 3 (1914), p. 1366. BLÄ 5 (1934), S. 805 f. LINDEBOOM (1972), p. 182. DMB (1984), pp. 2106-2107. BALJET, Bob: Veterinary specimens of congenital malformations of the Vrolik Collection, Historia Medicinae Veterinariae 18(1-3), 1993, pp. 1-21.

[2] Zum von Gerardus Vrolik (1775-1859) gegründeten, von seinem Sohn Willem Vrolik (1801-1863) vermehrten Museum in Amsterdam: VROLIK, Gerardus / VROLIK, Willem: Musée Vrolik, catalogue de la collection d'anatomie humaine, comparée et pathologique, Amsterdam 1865. BALJET, Bob: The Vrolik collection, Out and about in Amsterdam, Nederlands Theater Instituut, ed. by P. BLOM and T. BERG, Amsterdam 1985, pp. 40-47. Museum Vrolik, gids, Academisch Medisch Centrum, Faculteit der Geneeskunde, Universiteit van Amsterdam, Amsterdam 1990. BALJET, Bob: Veterinary specimens of congenital malformations of the Vrolik Collection, Historia Medicinae Veterinariae 18(1-3), 1993, pp. 1-21. BALJET, Bob / OOSTRA, Roelof Jan: Gids voor de teratologische en de paleo-antropologische collectie, Amsterdam 1994.

[3] VROLIK, Gerardus: Considérations sur la diversité des bassins de différentes races humaines, traduit d'après le manuscrit hollandais, Amsterdam 1826.

[4] VROLIK, Gerardus: Abhandlung über zerstreute Teile eines zweiten Kindes in einer Geschwulst an der linken Wange einer siebenmonatigen menschlichen Frucht (Nieuwe Verhandelingen van het kgl. Nederlands Instituut van Wetenschappen, deel 3, 1831), mit Bemerkungen versehen und, als erster Nachtrag zu der Geschichte des Foetus im Foetu, mitgeteilt von Ernst August Wilhelm HIMLY, Meckels Archiv für Anatomie und Physiologie, 1832(3/4), S. 397-410.

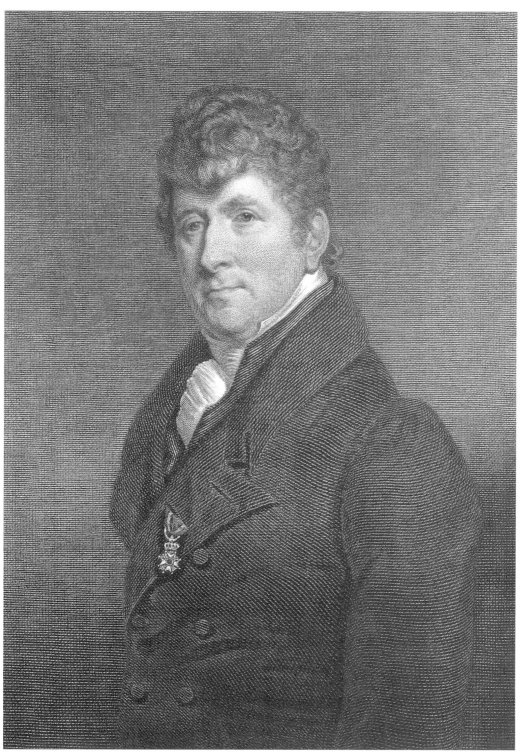
Gerardus Vrolik (1775-1859), Prof. der Anatomie, Physiologie und Geburtshilfe in Amsterdam, Gründer einer anatomisch-pathologischen Sammlung.

truosité. Il y a une belle et riche collection de préparations de bec-de-lièvre, plusieurs cas d'inversion et de prolapsus vesicae urinariae. Il y a, selon Vrolik, plusieurs degrés dans cette maladie: il existe quelquefois une séparation des os du pubis et de la vessie, laquelle est sortie, mais cet organe demeure bien formé. Dans ce cas, le prolapsus se rétracte souvent après l'accouchement grâce à la position horizontale de l'enfant, et la séparation des os du pubis disparaît peu à peu. C'est le premier degré de la maladie. Vrolik croit que les encéphalites sont toujours la suite d'un hydrocéphalus. Il y avait une jolie préparation d'une spina bifida chez un fœtus de deux mois. La collection des fœtus est superbe. Chez un fœtus hottentotois, on distingue déjà la prolongation des petites labia minora. Plusieurs fœtus avec la vésicule ombilicale d'où l'on a sorti une partie des intestins sont représentés. Un fœtus est encore plus remarquable par l'adhérence du funicule ombilical à la peau du front; cette adhérence paraît être purement ligamenteuse. Vrolik considère les ossifications des divers organes comme un produit de sécrétion. Il a de fort belles ossifications de la matrice, de la rétine et de la lens. Dans un œil sur lequel on avait d'abord pratiqué la réclination de la cataracte s'était, après que l'œil eut été conservé dans l'esprit de vin, un endroit obscur qui est considéré par Vrolik comme le commencement de la reproduction de la lens cristallina. Je vis dans ce musée, pour la première fois, le hydrops du tube de Fallope; la tumeur n'était cependant pas très grande, mais la substance du tube était transformée en un sac membraneux. Nous vîmes la préparation d'une matrice sur laquelle on avait perforé deux fois la section césarienne. La femme était morte après la deuxième opération; la cicatrice formée après la première opération est remarquable en ce que la substance de la matrice n'est pas reproduite; l'endroit où la cicatrice se trouve est profondément enfoncé. Il y a aussi plusieurs préparations d'atrophie du nerf optique. Vrolik n'a jamais été convaincu que les fibres des nerfs optiques se croisent dans le chiasma nervorum opticorum. Il pense aussi que les observations où l'on a trouvé que la continuation du côté opposé du nerf atrophié était aussi affectée de l'atrophie sont erronées, car il a constaté que cette différence de volume entre les deux nerfs qui proviennent du thalamus nervorum opticorum se rencontre souvent sans qu'on puisse parler de maladie. Il nous démontra ensuite par les cas qu'il possède dans son musée que l'atrophie d'un nerf optique au-devant du chiasma existe le plus souvent sans aucune altération des nerfs situés derrière le chiasma. Une chose bien remarquable pour l'histoire de l'atrophie de l'œil: il y a plusieurs têtes dans ce musée dans lesquelles l'orbite même avait commencé à se rétrécir après une longue durée de l'atrophie du bulbe.

Dans la collection des pierres biliaires, je fus surtout frappé par de petites pierres d'une couleur blanche à demi-transparente, qui n'étaient autres que de l'adipocire. Une pierre d'une grandeur considérable avait occupé toute la cavité de la vessie biliaire. Une collection de vessies biliaires pour prouver que cet organe, même complètement rempli de pierres, n'est jamais malade lui-même. Vrolik fit une remarque intéressante: il n'avait jamais vu de jaunisse à la suite de calculs biliaires. Un testicule bien formé, dont le funicule spermatique était complètement oblitéré: voilà une preuve, dit le professeur, que la sécrétion du testicule a encore une autre destination que celle de la génération. La verge d'un homme noir; son gland est lui aussi noir. Carbonisation de l'estomac; la mort arriva subitement sans maladie préalable par la rupture de cet organe.

Il y a une superbe collection de crânes. Vrolik a plusieurs crânes qui paraissent confirmer le système de Gall[5]; d'autres qui le contredisent[6]. Ainsi, il a trouvé chez un pédéraste que les deux élévations sur lesquelles la petite cervelle est située, étaient très marquées; chez un homme qui n'avait jamais satisfait ses deux femmes (!), ces élévations étaient au contraire considérablement aplaties. L'organe des voleurs était très fortement prononcé sur le côté gauche du crâne d'un voleur célèbre; mais il était impossible d'apercevoir l'organe à tuer chez un meurtrier renommé. Parmi les crânes de diverses nations, il y a le crâne rare d'un «Buschmann». Dans les crânes des Juifs, on remarque à la paroi externe et supérieure, dans la cavité de la glande lacrymale, une élévation, par laquelle on peut expliquer la particularité de la physionomie de ce peuple.

Préparation intéressante d'une ossification commençante de la superficie externe de la dure-mère: cette ossification s'était formée à l'endroit où on avait effectué la trépanation peu de semaines avant la mort. Nécrose de la presque totalité de l'os du front, produite par une blessure. Préparation d'une destruction effroyable de l'os de la face: il n'y avait plus que l'os du front, l'os de l'occiput, l'ossa parietalia et une partie des os des tempes; la pars petrosa était cependant déjà affectée de carie ainsi que la mâchoire inférieure. Comme le Pr Vrolik aime mettre ensemble des préparations semblables ou tout à fait contraires dans leur caractère, mais qui servent par cela à s'éclairer l'une l'autre, on voit aussi la préparation d'un gonflement de tous les os de la tête chez un homme et, à côté, la même maladie sur les os d'une tête de singe. Ce gonflement général des os, qui ont gagné une apparence de rigidité, s'explique, selon Vrolik, par un ramollissement qui a précédé la sécrétion nouvelle de matière osseuse.

Il y a encore un sternum affecté de cette maladie. Des fongosités sortent de la superficie externe de la dure-mère; l'os du crâne a commencé à se gonfler à l'endroit où siégeait la fongosité.

Articulation artificielle du tibia atrophié: le péroné sur lequel se portait alors tout le poids du corps est déformé.

De fausses membranes furent évacuées par les selles après de violentes coliques. Ces membranes ont l'apparence de fausses membranes qui forment une espèce de croup.

Des symphyses sacro-iliaca ainsi que la symphysis ossium pubis ont été préparées pour démontrer que les os du bassin sont réunis au moyen de véritables articulations; et, en effet, les cartilages qui couvrent les os ont tout à fait l'apparence de cartilages d'articulations.

Fracture des os du bassin guérie: le bassin est tourné par cela dans une position oblique qui a occasionné l'ankylose de la symphysis sacro-iliaca du côté gauche; l'os sacrum est en grande partie absorbé.

Papillae mammae double. On observe toujours qu'elles sont situées les unes au-dessus des autres et jamais de côté. Des cols de la matrice pendant la menstruation et dans les diverses périodes du cycle.

Des bassins de diverses nations, voir l'ouvrage de Vrolik.

«Pesthuis» (Buitengasthuis)

Il y a encore *un autre hôpital* hors de la porte de Leyde. Cet hôpital nommé «Pesthuis»[1], quoique situé dans la campagne, ne jouit pas pour autant d'une situation plus saine que l'hôpital de la ville, car il est entouré de larges canaux et il n'est pas très rare que des fièvres très dangereuses

---

[5] Franz Joseph Gall (1758-1828), deutscher Arzt und Hirnforscher in Wien und Paris, Begründer der Phrenologie.
[6] VROLIK, Gerardus: Het leerstelsel van Joseph Gall, geschetst en met eigene waarnemingen opgeheldert, Amsterdam 1804.

règnent dans cet hôpital, fièvres qui ne sont pas venues du dehors, mais qui se sont développées dans l'hôpital même, et il est rare, nous dit le médecin, qu'un garde-malade ou un médecin demeure longtemps dans cette maison sans être attaqué d'une fièvre qui a souvent le caractère du typhus. Je remarque ici que la campagne de Hollande est en général moins saine que les villes, de sorte qu'il arrive souvent que les gens qui vont dans leur maison de campagne y attrapent la fièvre et que les médecins leur défendent d'y retourner. Cet hôpital peut recevoir environ 500 malades; les salles, quoique très vastes, ne sont pas bien aérées et elles sont humides. Il y a une petite section pour *les insensés*, mais les salles où ces malheureux sont retenus sont les plus vilaines de tout l'hôpital. La chambre où les malpropres et les bruyants sont enfermés ressemble, et je n'exagère pas, plutôt à une étable pour les cochons. La terre est couverte de saletés et les petites cellules ou cages ne sont pas mieux que des cages de bêtes féroces; les furieux, qui font un bruit terrible, poussent la tête par un petit trou qui les fait communiquer avec les autres furieux. Une petite maison à part, très vilaine, est prévue pour les vénériens. De vastes jardins font partie de l'établissement, mais ils ne sont pas pour les malades; les «Regenten» y vont souvent se promener.

Le jardin des plantes d'Amsterdam est très joli et, quoique petit, contient des plantes rares et de vastes serres[2].

Zwar hatten die Amsterdamer Bekannten den beiden Ärzten geraten, für die Weiterreise nach Utrecht den geruhsameren Seeweg zu wählen. Da sie aber angesichts des ungünstigen Wetters und der fortgeschrittenen Jahreszeit keine zusätzlichen Tage verlieren wollten, benutzten sie die Eilpost; auch so genossen sie den Anblick der gepflegten Ebenen mit hübschen Ortschaften und Einzelhöfen.

Utrecht 24. bis 26. September 1831

Utrecht est une des villes les plus saines de Hollande. Elle est célèbre par le congrès qui s'y tint en 1712 et en 1713 pour la paix en Europe[1]; Utrecht a toujours eu *une université célèbre* et on y trouve encore maintenant des professeurs distingués dont plusieurs sont des Allemands[2]. Nous

---

[1] Zum 1630 gegründeten Pesthuis oder Buitengasthuis in Amsterdam, in dem 1735 eine Irrenabteilung eröffnet wurde: QUERIDO, A.: Het Wilhelmina Gasthuis te Amsterdam, geschiedenis en voorgeschiedenis, Lochem 1961. LEIDERITZ, A. F.: 75jarig jubileum Wilhelmina Gasthuis te Amsterdam, T. Ziekenverpl. 19, 1966, pp. 346-349. HANEVELD (1976), pp. 20-21, 68-70. JETTER, Dieter: Grundzüge der Geschichte des Irrenhauses, Darmstadt 1981, S. 150, 152-155. SCHMIDT, Franciscus Joseph Maria: Die Entwicklung der Irrenpflege in den Niederlanden, vom Tollhaus bis zur gesetzlich anerkannten Irrenanstalt, Herzogenrath 1985, S. 196-261.

[2] LAREN, A. J. van: De Hortus Botanicus te Amsterdam en zijn betekenis in vroeger en later tijd, Vrag. Dag 30, 1915, p. 228. WITTOP KONING, Dirk Arnold: De toegangspenningen voor de Hortus Medicus te Amsterdam, Jbk. Munt- en Penningk. 35, 1948, pp. 52-57. SETERS, W. H. van: De voorgeschiedenis der stichting van de Hortus Medicus te Amsterdam, Amstelodamum 46, 1954, pp. 35-45. WIJNANDS, D. O.: De hortus, mensen en planten, Ons Amsterdam 26, 1974, pp. 171-173. HANEVELD (1976), pp. 71-72. SCHMIDT, Franciscus Joseph Maria: Berichte ausländischer Ärzte aus der ersten Hälfte des 19. Jahrhunderts über drei grosse niederländische Irrenanstalten, Hist. Hosp. 17, 1986-1988, S. 192-196.

[1] Utrechter Friede, der am 11. April 1713 den Spanischen Erbfolgekrieg beendigte.

[2] Zur 1636 gegründeten Universität Utrecht und zu deren Medizinischer Fakultät: LITH, J. P. T. van der: Geschiedenis van het Krankzinnigengesticht te Utrecht, Utrecht 1863. Album Studiosorum Academiae Rheno-Tra-

eûmes une introduction de M. Herckenrath, d'Amsterdam, auprès du *Pr Schroeder van der Kolk*[3], qui nous accueillit très bien et nous indiqua avec beaucoup de complaisance tout ce qui pouvait être intéressant pour nous dans cette ville. Nous vîmes d'abord la *collection d'anatomie dans le Statenkammer.* Cette collection, qu'on appelle Museum anatomicum professoris *J. Bleuland*[4], est publique; elle se distingue surtout par de magnifiques injections de presque toutes les parties non seulement du corps humain, mais encore des animaux. Il y a un catalogue rédigé en latin qui décrit en détail toutes les préparations[5]. La partie concernant la pathologie est moins

iectinae 1636-1886, accedunt nomina curatorum et professorum per eadem saecula, Utrecht 1886. KERNKAMP, G. W.: De Utrechtsche Hoogeschool in den Franschen tijd, Haarlem 1914. KERNKAMP, G. W. et al.: De Utrechtsche Universiteit 1636-1936, 3 vols., Utrecht 1936. Lijst van gedrukte geschriften over de Rijksuniversiteit te Utrecht, proeve eener bibliografie 1634-1941, samengesteld door Gerrit Albert EVERS met medwerking van Johanna M. KEYMANN en Marie J. REYNVAAN, 3 vols., Utrecht 1937-1951. DOESSCHATE, G. ten: De studie in de geneeskunde te Utrecht in de eerste helft van de negentiende eeuw, Ned. T. Geneesk. 97(2), 1953, pp. 1142-1148. Ders.: De Utrechtse Universiteit en de geneeskunde 1636-1900, Nieuwkoop 1963. BOSSCHAERT, D.: De stad Utrecht als medisch ontwikkelingsgebied, Rotterdam 1969. HENIGER, J.: De «Roos onder de Linden», uitgegeven ter gelegenheid van het 250jarig bestaan (1723-1973) van het pand Nieuwe Gracht 187 te Utrecht als universitair gebouw, Commun. Biohist. Ultraject. 52, 1974. LEUN, C. van der (ed.): NG 200, Natuurkundig Gezelschap te Utrecht 1777-1977, Utrecht 1977. VELTHEER, W.: Heelkunde te Utrecht op het breukvlak van twee eeuwen, Zeist 1989. LIEBURG, Marius Jan van: «Een nuttig en ten sterkste verlangd wordend hospitaal», de geschiedenis van het Academisch Ziekenhuis Utrecht (1817-1992), Rotterdam 1992.

[3] Jacobus Ludovicus Conradus Schroeder van der Kolk (1797-1862), 1820 Dr. med. (Groningen), 1821 Arzt am Buitengasthuis in Amsterdam, 1827 Prof. für Anatomie, pathologische Anatomie und Physiologie in Utrecht, Vorstand der Irrenanstalt, 1842 Inspektor der holländischen Irrenanstalten. CALLISEN 17 (1833), S. 339, 32 (1844), S. 213. VROLIK, Willem: Levensberigt van J. L. C. Schroeder van der Kolk, Jaarboek van de kon. Akademie van Wetenschappen gevestigd te Amsterdam, 1862, pp. 161-191. NNBW 2 (1912), pp. 700-705. KLEIJ, J. J. van der: Schroeder van der Kolk's boek over krankzinnigheid, als voorbeeld van een eenvoudige degelijke Nederlandsche wetenschap, 6th Int. Congr. Hist. Med., Leiden-Amsterdam 1927, Anvers 1929. BLÄ 3 (1931), S. 582 f. ESCH, Pieter van der: Jacobus Ludovicus Conradus Schroeder van der Kolk, leven en werken, Diss. med., Amsterdam 1954. DOESSCHATE, G. ten: J. L. C. Schroeder van der Kolk als physioloog, Utrecht 1961. LINDEBOOM (1972), pp. 147-150. Dict. scient. biogr. 12 (1975), pp. 223-225. HANEVELD, Gerard T.: Bijdrage tot de geschiedenis der Pathologisch Anatomie, Utrecht in de eerste helft van de negentiende eeuw, Diss. med., Amsterdam 1978. JETTER, Dieter: Grundzüge der Geschichte des Irrenhauses, Darmstadt 1981, S. 154-156. DMB (1984), pp. 1067-1070. BALJET, Bob: Vrolik versus Schroeder van der Kolk, Vakbl. Biol. 65(1), 1985, pp. 3-6.

[4] Janus Bleuland (1756-1838), 1780 Dr. med. (Leiden), 1791 Prof. der Anatomie, Chirurgie und Toxikologie in Harderwijk, 1796 Prof. der Anatomie, Physiologie, Zoologie und Geburtshilfe in Utrecht. CALLISEN 2 (1830), S. 327-329, 26 (1838), S. 323 f. FREMERY, Petrus Johannes Isaac: Het leven en de werkzaamheid van J. Bleuland, Kunst- en Letterbode, 1839, II, pp. 418, 435, 450. NNBW 1 (1911), pp. 370-371. HIRSCHBERG 14.6 (1918), § 836, S. 113-114. BLÄ 1 (1929), S. 570. BANKI, Ö.: Het levenswerk van professor Jan Bleuland en zijn leerling en prosector Petrus Koning alsmede een tentoonstelling, Ned. T. Geneesk. 83, 1939, pp. 3838-3844. MEINERS, J. W. F.: Een Utrechts hoogleraar-kunstverzamelaar in de Franse tijd, Oud Utrecht 34, 1961, pp. 1-5. BIK, J. G. W. F.: Doctor Jan Bleuland, hoogleraar te Harderwijk en Utrecht, Ned. T. Geneesk. 106(1), 1962, pp. 476-482. Unser Bild: Jan Bleuland, Medizinhist. J. 4, 1969, S. 181 f. LINDEBOOM (1972), pp. 143-144, 147. HANEVELD, Gerard T.: Bijdrage tot de geschiedenis der Pathologisch Anatomie, Utrecht in de eerste helft van de negentiende eeuw, Diss. med., Amsterdam 1978. DMB (1984), pp. 163-165.

[5] BLEULAND, Janus: Descriptio musei anatomici quod Universi Belgii Regis Augustissimi Guillielmi I munificentia, Academiae Rheno-Trajectinae concessit, Utrecht 1826. Ders.: Icones anatomico physiologicae partium corporis humani et animalium, quae in descriptione Musei Academiae Rheno-Trajectini inveniuntur, Utrecht 1827. Ders.: Otium academicum, continens descriptionem specimin um nonnularum partium corporis humani et animalium subtilioris anatomicae ope, in physiologorum usum, praeparatarum, aliarumque, quibus morborum organicorum natura illustratur, Utrecht 1828.

riche, bien que très remarquable. La collection, qui montre la formation des os, est sans pareille en ce qu'elle s'étend à tous les os du corps. Le squelette d'une femme de six pieds de haut est remarquable par la largeur du thorax et du bassin. Il y a sur une table le squelette d'un homme qu'on a mis dans la position des quadrupèdes et de l'autre côté un singe dans la même position. Le prosecteur actuel, *M. Koning*[6], est très habile dans la fabrication de préparations magnifiques, concernant surtout le développement du poulet dans l'œuf.

Il y a au même endroit *un musée d'histoire naturelle;* nous ne pûmes le voir parce qu'on était justement occupé à l'aménager.

Le cabinet d'histoire naturelle du *pharmacien Klinkenberg*[7] est également très estimé. Nous fîmes une visite, mais M. Klinkenberg n'avait pas le temps de nous le montrer.

A environ un quart d'heure de la ville se trouve *l'école vétérinaire*[8]. *Le professeur Numan*[9], qui enseigne la pathologie, nous accueillit bien et nous montra tout l'établissement. Celui-ci ne date que de quelques années; il est très vaste et destiné non seulement à l'enseignement, mais encore au logement des élèves, au nombre de 50 au maximum. Il n'y en avait qu'une demi-douzaine environ, parce que la plupart d'entre eux étaient partis pour l'armée. Il y a une superbe et très riche collection d'anatomie, une autre pour les préparations de pathologie, une fort belle collection d'instruments dont on fait usage en chirurgie vétérinaire; ceux-ci sont généralement formés d'après les instruments de la chirurgie humaine, mais dans une dimension plus grande; les forceps même ont la forme de ceux employés par les accoucheurs. Il y a aussi une collection pharmaceutique (le Pr Vrolik[10], le jeune, est professeur) et une collection d'instru-

---

[6] Petrus Koning (1787-1834), 1809 Chirurg in Utrecht, 1814 Chirurg am Militärspital, 1815 Prosektor der Anatomie in Utrecht, 1822 Chirurg am Stadtspital in Utrecht, anatomischer Wachs- und Präparatkünstler. CALLISEN 10 (1832), S. 331 f, 29 (1841), S. 316. Levensberigt van Petrus Koning, Utrechtse Studentenalmanak, 1835, pp. 106-110. BANKI, Ö.: Het levenswerk van professor Jan Bleuland en zijn leerling en prosector Petrus Koning alsmede een tentoonstelling, Ned. T. Geneesk. 83, 1939, pp. 3838-3844. DOESSCHATE, G. ten: De Utrechtse Universiteit en de geneeskunde 1636-1900, Nieuwkoop 1963, p. 101. HANEVELD, Gerard T.: Bijdrage tot de geschiedenis der pathologisch Anatomie, Utrecht in de eerste helft van de negentiende eeuw, Diss. med., Amsterdam 1978, pp. 147-153. DMB (1984), pp. 1070-1071. De wasmodellen van Petrus Koning, Utrechts Universiteitsmuseum, Utrecht 1985.

[7] Gijsbertus Johannes van de Klinkenberg (1769-1841), Apotheker in Utrecht, Gründer eines Kabinetts von Tieren, Mineralien, Eiern, Muscheln usw. in Utrecht.

[8] Zur 1821 eröffneten Tierarzneischule in Utrecht: MEULDER, A. B. J. de: De Rijks-Veeartsenijschool te Utrecht, Eigen Haard 40, 1914, p. 104. FROEHNER, Reinhard: Kulturgeschichte der Tierheilkunde, Bd. 3, Konstanz 1968, S. 257-261. OFFRINGA, C.: Van Gildestein naar Uithof, 150 jaar diergeneeskundig onderwijs in Utrecht, Utrecht 1971.

[9] Alexander Numan (1780-1852), 1804 Dr. med. (Groningen), 1821 Prof. und später Direktor an der Veterinärschule Utrecht. CALLISEN 14 (1833), S. 68 f, 31 (1843), S. 65 f. NUMAN, G. Star: Schets van het leven en karakter van A. Numan, Groningen 1853. NNBW 1 (1911), pp. 1387-1388. Edinb. monthl. Journ. 8, 1912, I, n. s., pp. 197-228. ZWIJNENBERG, H. A.: De beteekenis van den arts Alexander Numan voor de diergeneeskunde, Ned. T. Geneesk. 67(2), 1923, pp. 337-347. BLÄ 4 (1932), S. 391. DMB (1984), pp. 1445-1446.

[10] Willem Vrolik (1801-1863), 1823 Dr. med. (Utrecht), 1828 Prof. der Anatomie und Physiologie in Groningen, 1831 Prof. der Anatomie und Chirurgie in Amsterdam. CALLISEN 20 (1834), S. 268 f, 33 (1845), S. 187 f. HOEVEN, Jan van der: Levensbericht van Willem Vrolik, Jaarboek van de kon. Akademie van Wetenschappen, 1863, pp. 83-99. Nederlandsch Spectator, 1864, p. 59. Ned. T. Geneesk. 8, 1864, pp. 174-176. Geneeskundig Jaarboek, 1865, p. 273. NNBW 3 (1914), pp. 1367-1368. BLÄ 5 (1934), S. 806. KRUIZINGA, J. H.: Willem Vrolik, Ons Amsterdam 15, 1963, pp. 354-359. LINDEBOOM (1972), pp. 143, 182. BALJET, Bob: Willem Vrolik als zoöloog, Vakbl. Biologen 63, 1983, pp. 214-217. Ders.: Willem Vrolik als teratoloog, Ned. T. Geneesk. 128(32), 1984, pp. 1530-1534. DMB (1984), pp. 2107-2110. BALJET, Bob / WERF, F. van der / OTTO, A. J.: Willem Vrolik on cyclopia, Doc. Ophthalmol. 77(4), 1991, pp. 355-368.

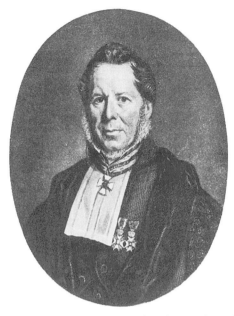

Jacobus Ludovicus Conradus Schroeder van der Kolk (1797-1862), Prof. der Anatomie, Physiologie und Pathologie in Utrecht.

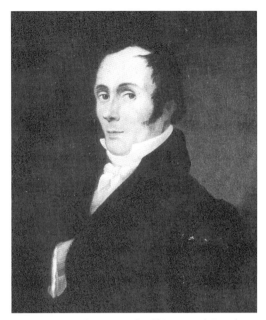

Petrus Koning (1787-1834), Chirurg und Prosektor, Präparatkünstler und Schöpfer anatomischer Wachsmodelle in Utrecht.

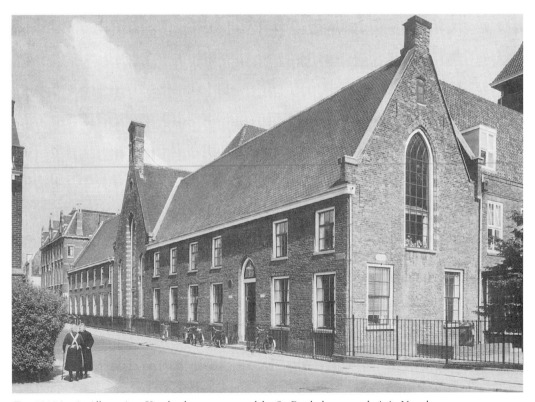

Das 1818 in ein Allgemeines Krankenhaus umgewandelte St. Bartholomengasthuis in Utrecht.

ments de physique et de chimie ainsi qu'une bibliothèque. Il y a une chambre à part pour les disputations et un amphithéâtre superbe pour les leçons de clinique, car on peut y amener les animaux malades. Les écuries sont bonnes; il y a aussi une section pour les chiens enragés. Une forge où l'on enseigne aux élèves à mettre les fers à cheval contient encore une collection de fers et d'instruments pour cette opération. Les jardins qui font partie de l'établissement sont très étendus. Les élèves sont tenus militairement. C'est sans doute un des meilleurs établissements de ce genre. M. Numan est un homme très civil, nous prîmes chez lui le thé après avoir vu l'établissement; son fils était justement revenu de l'armée.

Le dimanche, *le professeur Fremery*[11], un ancien praticien, nous montra son musée superbe sur les préparations d'anatomie comparée. J'étais désolé de ne pas connaître mieux cette branche de l'histoire naturelle; les injections sont encore une fois très belles.

Le musée du Pr Schroeder van der Kolk, constitué principalement d'injections très fines d'organes à l'état sain et pathologique, est un des plus beaux du genre[12]. M. Schroeder a une habileté admirable pour faire les injections les plus subtiles et il a le mérite d'avoir le premier employé les injections sur les préparations pathologiques, dont il a déjà tiré des conséquences assez remarquables pour la pathologie des maladies. Le Pr Schroeder a recueilli la plus grande partie de ses préparations à l'Hôpital St-Pierre d'Amsterdam où il a été médecin pendant plusieurs années; il est à présent professeur de physiologie et d'anatomie à Utrecht. Je pourrais remplir plusieurs feuilles si je voulais décrire seulement les plus remarquables des préparations de ce musée; il a publié les «Observationes anatomico-pathologicae Amsterdami», 1826, vol. 1, où il décrit plusieurs de ses préparations[13]. Il a l'intention de continuer cet ouvrage de valeur, dont je cite d'abord les préparations superbes des organes de l'œil et de l'oreille. Les injections de la membrane de l'humeur vitrée et de la lens cristallina sont incomparables, non seulement il a réussi à injecter la face postérieure de la capsule de la lens, mais on voit encore des vaisseaux à la face antérieure de la capsule. L'oreille est représentée en ses parties dans leur situation naturelle, le cartilage lui-même et l'auditus cartilaginosus n'étant pas ôtés. Les préparations sont injectées et on peut non seulement voir les artères, mais encore les veines de toutes les parties; celles-ci étaient également visibles dans la concha; la membrane des canaux semi-circulaires, au contraire, ne contenait que des artères.

La partie la plus intéressante du musée est la partie consacrée à la pathologie. Je cite d'abord les injections des variolae, dont il y a plusieurs exemples. On voit que les pustules sont situées profondément dans la peau; aussi n'y a-t-il pas de différence sur ce plan entre les varioloïdes et les variolae. Schroeder fit des injections dans des poumons hépatisés afin de découvrir pourquoi la circulation n'est pas fortement gênée dans une telle altération des poumons. Il trouva

---

[11] Nicolaas Cornelis de Fremery (1770-1844), 1790 Dr. phil. (Leiden), 1793 Dr. med. (Leiden), praktischer Arzt in Haarlem, 1795 Prof. der Chemie, Pharmazie und Naturgeschichte in Utrecht, 1815 Prof. der Medizin. CALLISEN 6 (1831), S. 457, 28 (1840), S. 109. Nederl. Lancet 7, 1844/45, pp. 320, 495-512. VROLIK, Willem: Redevoering over N. C. de Fremery, Hollandsche Maatschappij der Wetenschappen, Haarlem 1845. NNBW 3 (1914), pp. 419-420. BLÄ 2 (1930), S. 612. LINDEBOOM (1972), p. 179. KERP, J. H. F.: Nicolaas Cornelis de Fremery als palaeontoloog, Tsch. Gesch. Gnk. Natuurw. Wisk. Techn. 4, 1981, pp. 119-132. DMB (1984), pp. 632-633.

[12] HANEVELD, Gerard T.: The Schroeder van der Kolk Collection, a rediscovered link between Utrecht and Oxford, J. Path. 20, 1970, p. 101. Ders.: The Schroeder van der Kolk museum collection, 23th Int. Congr. Hist. Med., London 1972, London 1974, p. 733.

[13] SCHROEDER VAN DER KOLK, Jacobus Ludovicus Conradus: Observationes anatomico-pathologici et practici argumenti, Amsterdam 1826.

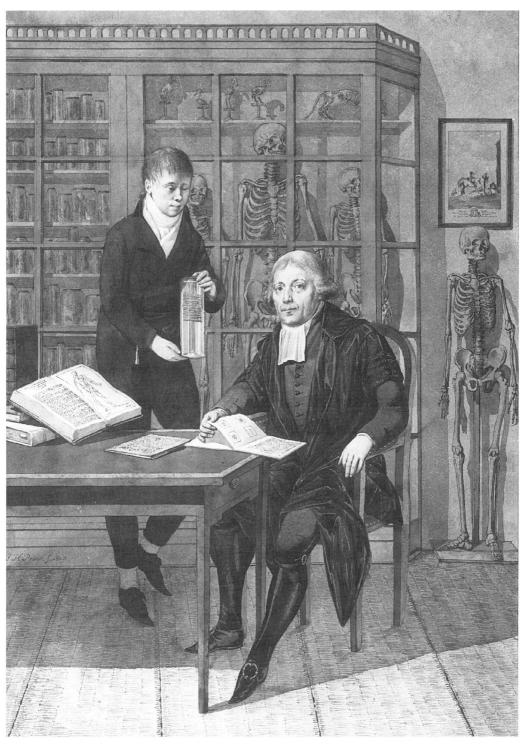

Janus Bleuland (1756-1838), Prof. der Anatomie, Physiologie, Zoologie und Geburtshilfe in Utrecht, mit seinem Prosektor Petrus Koning (1787-1834). Aquarell von Johan H. Prins (1758-1809), 1803, im Museum Boerhaave, Leiden (Leihgabe des Museums Kroller-Muller, Otterlo).

que le produit injecté pénétrait aisément dans les vaisseaux des nouvelles fausses membranes; aussi croit-il que le sang pénètre les artères pulmonaires par les artères des fausses membranes et qu'il parvient par là dans les artères costales et ainsi dans la circulation. Les tubercules ne peuvent pas être injectés sinon au commencement de la maladie; plus tard, les vaisseaux autour des tubercules se bouchent par l'inflammation, et l'oblitération de ces vaisseaux en est la conséquence. C'est la raison pour laquelle il est très rare qu'une hémorragie apparaisse dans un poumon affecté de phtisie. Quand Schroeder a détecté à l'aide du stéthoscope qu'il existe une excavation dans les poumons, il y a aussi de fausses membranes à cet endroit, et il applique des moxas ou des fontanelles à ce point, moyen par lequel il croit pouvoir dissiper l'inflammation chronique. Il prétend avoir vu la circulation des excavations suivre ce moyen. Quand le sujet est jeune et vigoureux, il préfère les fontanelles, car le moxa a déjà occasionné des accidents funestes et même la mort!

Schroeder s'est occupé à injecter les artères, les veines et les vaisseaux lymphatiques des tumeurs cancéreuses, médullaires ainsi que du fungus haematodes, et il a constamment trouvé que les deux premières espèces contiennent bien des artères, le fungus medullaris même en grand nombre, mais qu'elles ne contiennent pas la moindre trace de vaisseaux veineux, tandis que le fungus haematodes est surtout composé de veines. Schroeder dit qu'on voit le fungus medullaris très souvent non compliqué par une autre tumeur paralytique; il n'a, au contraire, jamais vu le fungus haematodes sans qu'on ait trouvé chez le même sujet le fungus medullaris. Ainsi s'explique, dit-il, la production du fungus haematodes, à savoir: les veines qui entourent le fungus medullaris sont enflammées et le fungus medullaris imprime à l'inflammation un caractère spécifique de manière qu'elle produit le fungus haematodes (?). M. Schroeder défend également l'opinion singulière selon laquelle la rate appartient plutôt au système nerveux qu'au système sanguin, parce qu'elle se trouve affectée dans plusieurs maladies de l'esprit comme dans celle appelée «spleen».

Il y a à Utrecht un hôpital militaire superbe qui constitue le dépôt général des soldats malades[14]. Il contient généralement 300 malades, mais à ce moment-là le nombre de malades était beaucoup plus grand et atteignait jusqu'à 500. L'hôpital est beau, très grand, les salles sont très bien aérées et point surchargées. Le *Dr Beckers* [15] dirige tous les hôpitaux militaires d'Utrecht. La plus grande propreté règne dans ces hôpitaux. Les maladies les plus fréquentes que nous vîmes à l'hôpital étaient *les fièvres intermittentes* et *les ophtalmies égyptiennes* qui, cependant, ne sont pas considérées comme telles à Utrecht. Il y avait dans cet hôpital plus de 50 cas de malades des yeux. Outre cela, il y a encore un hôpital militaire purement destiné aux malades des yeux. Nous trouvâmes beaucoup de nos compatriotes dans cet hôpital, affectés surtout de la

---

[14] Zum 1822 erneuerten Militärspital am Springweg in Utrecht: PRAAG, Salomon Wolfeus: Een nieuw Militair Hospitaal te Utrecht, Ned. MGT 27, 1938, pp. 81-85. BOERMAN, J.: Korte geschiedenis van het oude militair hospitaal Springweg, Ned. MGT 17, 1964, pp. 316-321. HANEVELD (1976), pp. 166-168. LANGEVELD, A. P. M.: The development of the military hospitals in Netherlands Army Medical Service, Bull. Soc. Fr. Hist. Hôp. 57, 1988, pp. 17-32.

[15] Petrus Lambertus Beckers (1789-1851), 1813 Dr. med. (Paris), 1814 Militärarzt, 1822 klinischer Lehrer an der Militärmedizinschule in Utrecht, 1828 Chef des Militärspitals und der Militärmedizinschule in Utrecht, 1831 Mitarbeiter des Generalinspektors der Armee, 1841 Inspektor der Armee. CALLISEN 2 (1830), S. 40, 26 (1838), S. 204. GHERT, Johan Maria van: Levensschets van Dr. P. L. Beckers, Den Haag 1854. NNBW 1 (1911), p. 271. BLÄ 1 (1929), S. 414 f. BEERSTECHER, H. J. P.: Petrus Lambertus Beckers, inspecteur van de geneeskundige dienst der landmacht van 5 maart 1841 tot 8 november 1850, Ned. MGT 17, 1964, pp. 57-58. DMB (1984), pp. 96-97.

fièvre intermittente. De jolis jardins servent à la promenade des malades. Il y a dans cet hôpital une école pour former des médecins et chirurgiens de l'armée[16]. Une caserne nouvelle et très grande est transformée en un hôpital militaire qui peut contenir à peu près 500 malades. Bien que les salles ne soient pas aussi belles que celles de l'autre hôpital, elles sont cependant bien propres et bien aérées.

Nous n'eûmes plus le temps de voir *l'Hôpital Civil,* très grand et bien situé[17].

Die Bollwerke der 30 000 Einwohner zählenden Hauptstadt der gleichnamigen Provinz Utrecht hatten schönen Promenaden Platz machen müssen. Im südwärts fahrenden Wagen begleiteten die Zürcher Reisenden mehrere holländische Offiziere, die auf ihre unruhigen Posten zurückkehrten. Die befestigte Handelsstadt Gorinchem am Einfluss der Linge in die Merwede besass den Vorzug von Wasserstrassen in alle Richtungen. Je mehr sich der Wagen Breda näherte, desto ermüdender wurde die Reise wegen der öden Heidelandschaft und der Notwendigkeit, verschiedene Flüsse zu überqueren.

Breda 26. bis 28. September 1831

Breda, eine der wichtigsten Festungen Hollands, befand sich vollständig im Kriegszustand. Der Zürcher Regimentsarzt Nägeli führte seine Landsleute in eine Abendgesellschaft, die vornehmlich aus holländischen und schweizerischen Offizieren bestand. In der gotischen Kathedrale besah man das Grabmal des Grafen Engelbert II. von Nassau (gest. 1504) und dessen Gemahlin, ein Werk des Thomas von Bologna.

Nous arrivâmes à Breda à quatre heures du soir. Après le dîner, nous nous rendîmes tout de suite chez M. Nägeli[1], chirurgien major, avec une lettre de son frère de Liverpool[2]. M. Nägeli nous accueillit de la manière la plus amicale. Il nous introduisit le soir même dans une société.

Le 27 septembre. Le matin à sept heures, nous allâmes assister, avec M. Nägeli, à sa visite de l'hôpital militaire de Breda, qui se distingue par le bon ordre et par la propreté remarquable

---

[16] DOESSCHATE, G. ten (ed.): De studie in de geneeskunde te Utrecht in de eerste helft van de negentiende eeuw, Ned. T. Geneesk. 97(2), 1953, pp. 1142-1148. HANEVELD (1976), pp. 167-168. MOULIN, Daniel de (ed.): 's-Rijkskweekschool voor Militaire Geneeskundigen te Utrecht (1822-1865), verslag van een symposium gehouden te Nijmegen 1987, Nieuwe Nederlandse Bijdragen tot de Geschiedenis der Geneeskunde en der Natuurwetenschappen 26, Amsterdam 1988.

[17] Zum 1818 zum Algemeen Gasthuis umgewandelten Bartholomeusgasthuis in Utrecht: ROMBACH, K. A.: Een en ander uit de geschiedenis van de Utrechtse gast- en ziekenhuizen, Jaarboek Oud-Utrecht, 1944, pp. 73-91. Uit Utrechtse Gods- en Gasthuizen, catalogus, 1, Centraal Museum Utrecht, Utrecht 1973. HANEVELD (1976), pp. 160-161.

[1] Johann Heinrich Nägeli (1784-1871), praktischer Arzt in Schöftland, Militärarzt, 1814 Regimentsarzt im Zürcher Regiment Ziegler in holländischen Diensten, 1828 Erster Oberarzt bei der kgl. Militärakademie in Breda. CALLISEN 13 (1833), S. 408. STIRNEMANN, Erwin: Oberst Dr. med. Hans Heinrich Nägeli vom Albis, 1. Ober-Arzt der königlichen Niederländischen Militärakademie in Breda, Holland, Blätter der Vereinigung Pro Sihltal 14, 1964, S. 21-24.

[2] Johannes Nägeli (1779-1862), Kaufmann in Liverpool.

qui y sont observés³. On avait été obligé d'agrandir cet hôpital pour le grand nombre de soldats affectés de fièvre intermittente. Cet hôpital n'est destiné qu'aux cas les plus importants; on envoie les autres à La Haye et à Utrecht. Le transport des malades est bien facilité par les canaux. Je trouvai dans cet hôpital, dans la chambre des officiers, une de mes anciennes connaissances, le fils du Major Seyffardt⁴; il avait été frappé d'une balle dans la jambe gauche lors de la dernière affaire; il s'était presque entièrement rétabli. Nous dînâmes avec M. Nägeli, avec lequel nous vîmes aussi les curiosités de la ville et chez lequel nous passâmes encore la soirée. Notre conversation porta constamment sur des sujets de médecine; nous ne pûmes qu'estimer grandement le génie de ce praticien qui a acquis ses connaissances très étendues pour ainsi dire par lui-même. Il est très bon observateur et sa thérapie est conforme à celle des meilleurs praticiens dont j'ai fait la connaissance. Je notai dès lors plusieurs des remarques pratiques qu'il eut la bonté de nous confier.

La salle pour les maladies des yeux étant tout aussi remplie de malades et les ophtalmies que nous y vîmes ayant le même caractère que celles d'Utrecht que nous avions prises pour l'ophtalmie égyptienne, nous demandâmes à M. Nägeli son opinion sur cette maladie. Ce médecin est convaincu que cette ophtalmie est tout à fait de la même forme que celle qui a fait tant de ravages dans l'armée des Prussiens sur le Rhin et dans l'armée anglaise; cette maladie n'a jamais disparu dans l'armée hollandaise et elle s'est même répandue davantage depuis le commencement de la guerre avec la Belgique. Nägeli s'est convaincu par des faits indubitables que cette ophtalmie est contagieuse. Un régiment peut être longtemps épargné par la maladie, mais une fois qu'un homme est affecté, on observe bientôt qu'il a communiqué son mal à un grand nombre de ses camarades. Dès la plus légère affection, il convient d'agir, car une contagion est encore favorisée par l'encombrement des dortoirs et l'odeur pénétrante qui se développe pendant la nuit. Si on ajoute encore à cela qu'il y a toujours deux hommes pour un seul lit, il n'est pas difficile de concevoir les progrès rapides de l'ophtalmie dans un régiment. L'ophtalmie peut persister longtemps dans un régiment si l'on ne sépare pas les malades ou si l'on ne fait que des cures incomplètes; aussi longtemps qu'une trace de cette affection peut être perçue, il faut craindre la contagion, et l'exposition de l'œil au froid peut porter tout à coup l'ophtalmie au plus haut degré. Mais si l'on fait une sévère séparation et qu'on traite le malade jusqu'à ce que la moindre trace du mal ait disparu, on peut rétablir entièrement la santé d'un régiment. Les bourgeois sont rarement affectés de cette maladie, mais il a observé celle-ci dans une famille dans laquelle le fils était rentré de l'armée avec l'ophtalmie: plusieurs des membres de la famille sont devenus aveugles; outre cela, personne n'a été affecté dans le village. Nägeli distingue deux formes de la maladie: 1) *La forme aiguë*, qui est souvent si violente qu'on est obligé d'employer des saignées générales, préférées aux saignées locales; quand l'ophtalmie n'est pas violente, il emploie la solution suivante, dont il met une ou deux fois quelques gouttes dans l'œil: *Rp.* Sacch. Saturni gr. I, solve in Aqua destillat. unc. I, adde Sandaracae liquid. guttae III.

Quelquefois, des ulcérations se développent sur la cornée, qui font des progrès rapides et sont accompagnées de vives douleurs. Dans ce cas, aussitôt qu'un prolapsus de l'iris est appa-

---

³ Zum 1525-1534 erbauten Militärspital an der Singelstraat in Breda: HANEVELD (1976), p. 133. LANGEVELD, A. P. M.: The development of the military hospitals in the Netherlands Army Medical Service, Bull. Soc. Fr. Hist. Hôp. 57, 1988, pp. 17-32.
⁴ Major A. L. W. Seyffardt, Werbeoffizier der niederländischen Armee in Zürich.

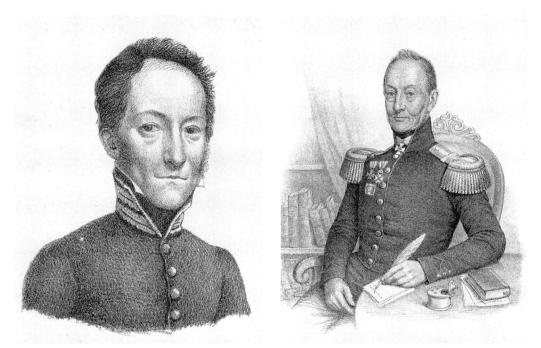

Johann Heinrich Nägeli (1784-1871) von Zürich, Oberarzt der Militärakademie in Breda, um 1830 (links), um 1853 (rechts).

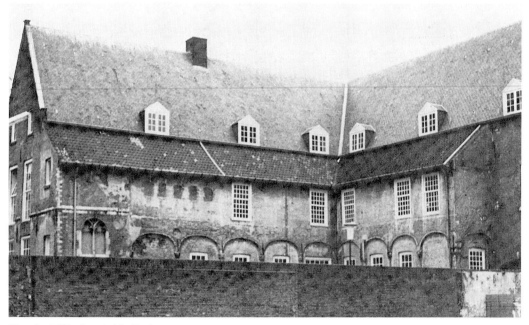

Das alte Militärhospital in Breda.

ru, Nägeli touche l'endroit avec du nitrate d'argent et fait laver l'œil avec de l'eau. Les douleurs diminuent alors tout de suite; l'ulcération est arrêtée et prend une apparence plus favorable.

2) *La forme chronique:* la conjonctive est gonflée et granuleuse. Nägeli a essayé beaucoup de moyens jusqu'à ce qu'il ait trouvé le suivant, qu'il emploie avec beaucoup de succès: Rp. Mercur. praecip. albi dr. ½. Il applique cet onguent (Axungii dr. V) au moyen d'un pinceau de papier qu'il peut fabriquer à tout moment. Il ne renvoie pas le malade aussi longtemps qu'il y a encore une trace de granulations sur la conjonctive, et même quand elle est seulement un peu injectée, Nägeli craint encore une récidive.

L'expérience de M. Nägeli nous montre aussi que les lésions de l'articulation du genou sont toujours très dangereuses, et quand l'articulation est ouverte sur une étendue considérable, il croit que l'amputation faite sur le champ est le seul moyen de sauver la vie du malade.

L'hôpital militaire de Breda est toujours bien rempli de malades affectés *de la fièvre intermittente*. Breda étant environnée de marais, surtout en temps de guerre quand on submerge toute la contrée environnante, il se développe dans la garnison de la ville même beaucoup de ces fièvres; le plus grand nombre vient cependant *du côté du Zeeland*. Les fièvres intermittentes paraissent sous des *formes très variées;* ainsi Nägeli a-t-il observé une melancholia intermittens qui a cédé à l'emploi de la quinine. Cet été-là, la fièvre intermittente apoplectique était très fréquente et nous en vîmes encore quelques cas. Dès qu'il a reconnu la maladie, Nägeli donne *la quinine à raison de 2 grains pro dosi* afin de couper le paroxysme suivant. Dans les dissections, il a toujours trouvé la pia mater épaisse, de sorte qu'on pouvait la tirer des sulci et des exsudations entre les membranes du cerveau sans la déchirer. On observe très souvent des fièvres enclines à l'intermittence, pour lesquelles, cependant, la période du froid survient encore à la période de la sueur.

Les fièvres typhoïdes sont souvent accompagnées d'une affection de la tête. On trouve alors presque constamment des exsudations considérables entre la pia mater et l'arachnoidea ainsi que dans la medulla oblongata, très rarement dans les cavités du cerveau. Nägeli distingue en général le *typhus cerebralis et abdominalis* et il dit que ces deux formes se laissent distinguer clairement au commencement de la fièvre, mais que, quand celle-ci est plus avancée, les symptômes se confondent de manière à ce que les affections de la tête surviennent souvent pendant la fièvre abdominale, tandis que la diarrhée complique aussi le typhus cérébral à un stade plus avancé. *Une diarrhée de longue durée* a le plus souvent fait progresser la fièvre typhoïde abdominale et, dans ce cas, on observe ordinairement après la mort des ulcérations dans les intestins. La diarrhée survient quelquefois aussi lors de fièvre typhoïde cérébrale, mais alors la dissection ne montre pas d'ulcères des intestins; les traits de la face servent surtout à distinguer ces deux espèces de fièvres. Le traitement de Nägeli, dans ces deux cas, est plutôt expectatif qu'énergique. Dans l'affection de la tête, il fait appliquer des ventouses sur la nuque, des fomentations froides sur la tête et des sinapismes ou des potasses chaudes (pour ne point irriter un sujet sensible) aux pieds. Intérieurement, il donne dans les deux cas des boissons acidulées en grande quantité ou, quand la diarrhée est abondante, un decoctum salep.

Après la fièvre, les malades se plaignent souvent que leur tête est prise et qu'ils sont tourmentés par des vertiges, symptômes qui se dissipent cependant en peu de temps. Nägeli a souvent observé durant la convalescence des abcès froids et un decubitus qui tourmentent le malade encore longtemps.

L'hiver dernier, une épidémie terrible de variola a sévi dans cet hôpital. Les variolae malignae, qui ont résisté à toutes les méthodes de traitement, présentaient les symptômes suivants:

fièvre très violente, éruption incomplète au niveau de la face, petechiae et larges plaques noirs à la poitrine et aux extrémités; la mort était précédée d'hémorragies abondantes par l'anus, la bouche, le nez et les oreilles. L'odeur était insupportable dans les salles de ces malades et elle ne pouvait pas être supprimée par la chlorine; elle donnait une sensation amère sur la langue.

M. Nägeli observe souvent *les varioloïdes;* il ne peut pas distinguer cet exanthème des variolae verae par la forme même de l'exanthème; les varioloïdes se montrent sous les formes les plus variées; leur cours est toujours très rapide, on n'observe jamais de fièvre suppurative et elles ne laissent jamais de cicatrices, même confluentes.

Syphilis. Dans les accidents primitifs, Nägeli ne prescrit pas le mercure, sinon dans les cas où l'ulcération siège au frenulum praeputii, car il a observé que ces ulcérations sont très opiniâtres et qu'elles sont très souvent suivies d'accidents secondaires. Les poulains, à la suite des ulcérations, doivent toujours être mis en suppuration et Nägeli fait même employer des sinapismes. Les poulains, à la suite de la chaude urine, au contraire, peuvent être dissipés sans préjudice pour le malade.

Les fièvres intermittentes avaient disparu l'hiver passé, mais à leur place apparurent *des pleuropneumonies* et des *péricardites*. Après la saignée, Nägeli passait tout de suite au mercure doux et il le combinait avec la digitale, quand la fièvre n'était pas forte.

L'hydropisie qui suit si souvent les fièvres intermittentes, cède le mieux à l'emploi du nitre.

Es bedurfte einiger Anstrengungen, bis die Pässe der Reisenden in Ordnung gebracht waren. Als sie sich der belgischen Grenze näherten, sahen sie häufiger holländische Soldaten, die ununterbrochen exerzierten. Im Grenzort Groot Zundort erfolgte noch einmal eine Passkontrolle. In einem neuen Wagen passierten sie nicht weniger als vier Vorposten, während sie, auf belgischem Gebiet angelangt, keinem einzigen begegneten. Über Wuestwezel führte die Route Richtung Antwerpen, wobei in den einzelnen Ortschaften die Spuren der kriegerischen Ereignisse deutlich zu sehen waren.

Antwerpen 29. bis 30. September 1831

Noch besassen die holländischen Belagerer die militärische Kontrolle über die Zitadelle Antwerpens. General David Chassé, der die nur zum Teil aufständische Handelsstadt am 27. Oktober 1830 hatte beschiessen lassen, kommandierte die holländischen, General Johann Heinrich König von Glarus die Schweizer Truppen. Auf der Schelde lagen mehrere holländische Kanonenboote vor Anker; die Wälle der Stadt waren mit belgischer Artillerie reich bestückt. Leopold I., König der Belgier, traf in Anwerpen ein und inspizierte die Nationalgarden und die getroffenen Verteidigungsmassnahmen. Gleichzeitig kündigte man den bevorstehenden Besuch des Kronprinzen Wilhelm von Oranien und dessen Bruder Frederik auf der Zitadelle an. In der belagerten Stadt war an eine Besichtigung der berühmten Gemäldegalerie nicht zu denken, da man die Bilder verhüllt hatte. Auch die Altarbilder von Rubens in der Kathedrale Notre-Dame waren mit Bretterverschlägen sorgfältig abgedeckt. Dafür entdeckten die Zürcher in der Kirche St-Jacques Rubens' Grab und sein Gemälde der heiligen Familie. Das Wirtschaftsleben Antwerpens stand beinahe still, und die Bassins lagen fast ohne Schiffe da; die wohlhabenden Bürger hatten die Stadt in Befürchtung weiterer Bombardierungen verlassen.

Nous vîmes l'hôpital militaire de cette ville. Il était extrêmement surchargé, les salles malpropres et, surtout celles des maladies des yeux, très mal aérées. On avait aménagé de nouvelles salles dans une église. L'ophtalmie contagieuse était très répandue parmi les soldats; l'épidémie des petites véroles malignes, dont M. Nägeli nous avait narré l'issue terrible à Breda, avait aussi fait des ravages dans cet hôpital durant l'hiver passé.

Bruxelles 30. September bis 4. Oktober 1831

Die in fünf Stunden zurückgelegte Strasse nach Brüssel erwies sich selbst beim gegenwärtig eingeschränkten Handel als sehr belebt. Einige Städte wie Mecheln waren provisorisch befestigt, die Strassen mit Barrikaden versehen worden. Das Gesicht der neuen belgischen Haupt- und Residenzstadt hatte sich seit dem Ausbruch der Revolution stark verändert. Viele Gebäude, etwa das Palais der Prinzen von Oranien, lagen verlassen da und zeugten von den Kampfhandlungen. Die zerstörten Häuser um das Palais der Etats Généraux waren noch nicht wieder aufgebaut worden. Auf der Place des Martyrs lagen die im September 1830 gefallenen Freiheitskämpfer begraben. Das Haus des holländischen Justizministers van Maanen, dessen Zerstörung im September 1830 den Auftakt zur belgischen Erhebung gebildet hatte, war noch immer eine Ruine. Dennoch gefiel Meyer und von Muralt die Stadt mit ihren Sehenswürdigkeiten ausgezeichnet, etwa dem Rathaus, der Kirche St-Jacques oder der Bronzestatue des Maneken Pis. In der Residenz der früheren österreichischen Statthalter befanden sich eine reiche Gemäldesammlung, ein naturhistorisches Museum und eine Bibliothek.

Un des plus beaux ornements de Bruxelles est le jardin botanique, qui bénéficie d'une situation magnifique et dont les serres sur la hauteur sont peut-être les plus grandes et les plus belles qu'on puisse voir[1]. Le jardin a été créé et est entretenu par une société. Il a beaucoup souffert de la révolution, car on s'était battu très opiniâtrement dans ce quartier de la ville et le jardin ainsi que les serres furent longtemps occupés par les Hollandais; la plupart des carreaux furent cassés par les balles et la bibliothèque fut détruite par le peuple.

Il y a à Bruxelles *deux hôpitaux civils, un hospice et un hôpital militaire*[2].

---

[1] Zum 1830 eröffneten Botanischen Garten in Brüssel: Histoire des jardins botaniques de Bruxelles, Bruxelles 1970. BALIS, J.: Le premier jardin botanique de Bruxelles, Bull. Trimest. Credit Communal Belg. 25(95), 1971, pp. 107-112. TOURNAY, R.: Le Jardin botanique national de Belgique (anciennement Jardin botanique de l'Etat), Bull. Trimest. Credit Communal Belg. 25 (95), 1971, pp. 127-138.

[2] Zur Spital- und Medizingeschichte von Brüssel: Code administratif des établissements de bienfaisance, 2e éd., Bruxelles 1837. BROECKX, Corneille: Coup d'œil sur les institutions médicales belges depuis les dernières années du 18e siècle jusqu'à nos jours, Bruxelles 1841. VAN DER REST, J.-F.: Aperçu historique sur les établissements de bienfaisance de la ville de Bruxelles, Bruxelles 1860. BROECKX, Corneille: Histoire du Collegium medicum Bruxellense, Anvers 1862. VANDERVELDE: L'Ecole de médecine de Bruxelles, Journ. méd. de Brux. 10, 1905, pp. 77-80, 93-94. MERCKX, A.: Les origines de la Faculté de Médecine de l'Université Libre, les cours pratiques et l'Ecole de médecine de Bruxelles de 1806 à 1834, Revue de l'Université de Bruxelles 31, 1925/26, pp. 38-91. HUSTIN, A.: Pratique, travaux et doctrines des chirurgiens belges depuis 1830, Cent ans de médecine en Belgique 1830-1930, Le Scalpel, juin 1931. BONEFANT-FEYTMANS, A.-M.: La réception des malades dans les hôpitaux de Bruxelles avant 1914, Ann. Soc. belge Hist. Hôp. 1, 1963. BONENFANT, P.: Hôpitaux et bienfaisance publique dans les anciens Pays-bas, des origins à la fin du XVIIIe siècle, Ann. Soc. belge Hist. Hôp. 3, 1965. BOISSON, R.: Chroniques chirurgicales ou histoire des barbiers, chirurgiens, dentistes de Belgique et du

L'Hôpital St-Pierre, qui loge environ 300 malades, est celui où on donne l'enseignement clinique. Les salles sont fort bien arrangées; la propreté est excellente et la situation de l'hôpital est bonne. Il y a une section pour les vénériens et les galeux, où les chambres sont moins propres, et une maison d'accouchement, où on accouche environ 500 femmes par an; on suit ici déjà tout à fait les principes de l'école de Paris. Ainsi, pour l'accouchement, on place les femmes sur le dos. Les médecins de cet hôpital donnent des leçons à un assez grand nombre d'élèves, et les médecins peuvent finir leurs études dans cette école; un certain nombre d'élèves sont internes dans l'hôpital.

L'Hôpital St-Jean se trouve au milieu de la ville; il est très ancien[3]. Nous ne pûmes le voir.

L'Hospice des Vieillards ou *la Nouvelle Infirmerie* ne date que de quelques années[4]. Il a une bonne situation, de vastes cours et de beaux jardins; il peut loger 200 hommes et 300 femmes, qui sont dans des chambres vastes, bien aérées et non surchargées. Il y a des chambres particulières pour des personnes privées qui payent de 200 à 300 florins par an; elles ont encore un jardin particulier. Le nombre des pensionnaires est fixé; il ne peut pas être dépassé. Il y a une maison séparée pour les cancéreux et autres. Cette maison est sans doute une des plus belles qu'on trouve dans le genre sur le continent et elle est comparable aux maisons des invalides en Angleterre. La propreté ne peut pas être plus grande et le linge est toujours en bon ordre; le linge sale est jeté par un trou à la blanchisserie. La cuisine aussi est très belle.

L'hôpital militaire est établi dans un ancien couvent; il était alors extrêmement surchargé; aussi ne saurais-je dire beaucoup de bien de la propreté.[5]

Durch den Wald von Soignes erblickten Conrad Meyer und Leonhard von Muralt das weite, sanft gegen Waterloo ansteigende Schlachtfeld, wo die britischen und preussischen Armeen am 18. Juni 1815 der Herrschaft Napoleons ein Ende gesetzt hatten. Im Dorf Waterloo sahen sie zu ihrem makabren Erstaunen das Grab des Beines des Marquis von Anglesey; in der Kirche befanden sich die

---

Nord de la France, Bruxelles 1970. MAYER, R.: Une page d'histoire concernant les hôpitaux de Bruxelles, Rev. méd. Brux. 31, 1975, pp. 359-367. DICKSTEIN-BERNARD, Claire: L'histoire des hôpitaux bruxellois au XIXe siècle, un domaine encore inexploré, Ann. Soc. belge Hist. Hôp. 15, 1977, pp. 57-82. Dies.: La pratique de la chirurgie dans les hôpitaux bruxellois au XIXe siècle, Ann. Soc. belge Hist. Hôp. 19, 1981, pp. 71-94. SONDERVORST, Franz-André: Histoire de la médecine belge, Séquoia 1981. DICKSTEIN-BERNARD, Claire: Naissance des services spéciaux dans les hôpitaux belges au XIXe siècle, réflexions sur le cas bruxellois, Ann. Soc. belge Hist. Hôp. 23/24, 1985/86, pp. 49-66. Dies.: Panorama de l'enseignement médical en Belgique au XIXe siècle (1795-1876), La formation du médecin, des lumières au laboratoire, Travaux de la faculté de Philosophie et Lettres de l'Université catholique de Louvain 37, IV. Actes du colloque du 9 décembre 1988, édités par C. BRUNEEL et P. SERVAIS, Louvain-la-Neuve 1989. Dies.: L'enseignement clinique dans les hôpitaux de la ville de Bruxelles, Rev. méd. Brux. 11(8), 1990, pp. 337-340.

[3] UYTTERHOEVEN, André: Notice sur l'hôpital Saint-Jean de Bruxelles ou étude sur la meilleure manière de construire et d'organiser un hôpital de malades, Bruxelles 1852. HOUZE, Emile: Historique de l'hôpital Saint-Jean, La Clinique 3.45, 7 novembre 1889. BONENFANT, P.: Origines de l'hôpital Saint-Jean, son importance, Ann. Soc. belge Hist. Hôp. 3, 1965. WELLENS-DE DONDER, Liliane: Enquête sur les hôpitaux d'Europe occidentale en vue de la construction et de l'agencement du nouvel hôpital Saint-Jean à Bruxelles 1828-1830, Ann. Soc. belge Hist. Hôp. 8, 1970, pp. 73-134. BONENFANT-FEYTMANS, A.-M.: Hospice Pachéco et Hôpital Saint-Jean, histoire d'un fonds de terre bruxellois, Bull. Trimest. Crédit Commun. Belg. 25, 1971, pp. 61-85.

[4] COEKELBERGHS, Denis / LOZE, Pierre (dir.): Un ensemble neo-classique à Bruxelles, le Grand Hospice et le quartier de Beguinage, Bruxelles 1983.

[5] HENNE, Alexandre / WAUTERS, Alphonse: Histoire de la ville de Bruxelles, nouvelle édition du texte original de 1845, t. 4, Bruxelles 1969, pp. 39, 42.

Gräber zahlreicher gefallener Offiziere. In der Erde des Schlachtfeldes und der angrenzenden Wälder lagen die sterblichen Überreste der vielen tausend Gefallenen. Auf dem Schlachtfeld zeigte man ihnen den Ort des nicht mehr vorhandenen Baumes, bei dem der Herzog von Wellington gestanden hatte. Drei Denkmäler erinnerten an die Standorte der Alliierten, wobei besonders das holländische mit einem künstlichen Hügel und einem Löwendenkmal beeindruckte. Ein kleines Monument rief das entscheidende Eingreifen der Preussen ins Gedächtnis. Das Haus bei Belle Alliance, um das die französischen Truppen gestanden hatten, existierte noch immer.

Löwen 4. bis 5. Oktober 1831

Nous arrivâmes à Louvain à deux heures de l'après-midi. Après avoir dîné, nous cherchâmes aussitôt le professeur Adelmann[1], pour lequel nous avions une lettre de mon père; mais ce professeur avait déjà quitté Louvain avant la révolution (probablement parce qu'il se trouvait dans l'impossibilité de remplir ses devoirs en tant que professeur de botanique et de minéralogie). Louvain est aussi une université belge[2]. Il y a un bel hôpital militaire, une collection d'histoire naturelle que nous ne pûmes cependant pas voir, une misérable collection d'anatomie, un bel amphithéâtre pour les leçons de chirurgie et d'anatomie, avec une collection remarquable d'instruments chirurgicaux. Le jardin botanique est petit, ainsi que les serres, qui sont cependant bien arrangées.

Namur 5. bis 6. Oktober 1831

Die befestigte Stadt, bei der Mündung der Sambre in die Maas gelegen, zeichnete sich aus durch die Kathedrale im Stil der Neurenaissance und durch eine von den Jesuiten erbaute Kirche mit bemerkenswerten Gemälden. Dr. Fallot, an den sie von Nägeli in Breda empfohlen worden waren, empfing sie freundlich und zeigte ihnen das für Ärzte Sehenswerte in dieser Stadt.

---

[1] Franz Joseph Adelmann (geb. 1783), Prof. für Botanik und Mineralogie in Löwen. Guide des Botanistes belges, o. J., p. 429.

[2] Zur 1425 gegründeten Universität Löwen: DELANNOY, Paul: L'Université de Louvain, Paris 1915. ESSEN, L. van der: L'Université de Louvain, Bruxelles 1927. SCHUEREN, G. van der: Le Centre Médical de l'Université Catholique de Louvain, Louvain o. J. [ca. 1930]. DENIS, Valentin: Die Katholische Universität zu Löwen 1425-1958, Löwen 1958. Ders.: Catholic University of Louvain, 1425-1958, translated by B. EGAN, Louvain 1958. Ders.: Supplement 1958-1965, Louvain 1965. SONDERVORST, F. A.: Die Universität zu Löwen, aus der Geschichte der Brabanter Katholischen Universität, Grünenthal Waage 1, 1959, S. 66-72. SONDERVORST, Franz-André: L'histoire de l'ancienne Faculté de Médecine de Louvain, Louvain méd. 96, 1977, pp. 47-54. JONCKHEERE, Willy / TODTS, Herman: Leuven vlaams, splitsingsgeschiedenis van de Katholieke Universiteit Leuven, Leuven 1979. DE SOMER, Piet: Een visie op de Universiteit, Leuven 1985. GRAFFART, Arlette: La matricule de l'Université de Louvain (1817-1835), Album Carlos Wyffels, offert par ses collaborateurs scientifiques, ed. par Hermann COPPEJANS et Georges HANSOTTE, Bruxelles 1987, pp. 177-188.

Pendant le dîner, M. Fallot[1] nous développa ses principes de médecine; c'est un grand partisan du système de Broussais; cependant, il paraît qu'on pourrait nommer le système de Fallot plutôt l'école organique, car il considère chaque organe dans son état sain et pathologique, et cela presque tout à fait indépendamment de l'action du corps entier. Il prétend que chaque organe ayant une sensibilité et une action spécifique exige aussi des remèdes spécifiques; voir d'ailleurs l'ouvrage que ce médecin nous a donné («Essai sur l'expectation en médecine», Liège 1828) et qui prouve clairement l'imperfection de son système. M. Fallot nous montra encore l'hôpital militaire de Namur, très vaste et bien organisé.

Luxemburg, die Hauptstadt des gleichnamigen Grossherzogtums, befand sich im Kriegszustand. Es gehörte damals zum Deutschen Reich, war aber mit Holland in Personalunion verbunden. In der Garnison standen 7000 Soldaten unter den Waffen. Es wurde den beiden Zürchern nicht erlaubt, noch in der Nacht weiterzufahren, da die Preussen einen Angriff auf die Festung befürchteten. Am nächsten Tag erreichten sie nach vier Stunden die französische Grenze, wo wegen der Cholera im nördlichen Deutschland eine strenge Sanitätskontrolle von Menschen und Waren stattfand. Über Thionville, einer Festungs- und Handelsstadt an der Mosel, gelangten sie nach Metz. Die Stadt Metz zählte 40000 Einwohner, weitere 16000 Mann bevölkerten die ausgedehnten Festungswerke, die Kasernen und das Militärspital. Speziell auffallende Bauwerke waren die Kathedrale, der Justizpalast und das Theater. Einen noch schöneren Anblick gewährte Nancy, dessen Prunkbauten an die Regierungszeit des polnischen Ex-Königs Stanislaus Leszczynski (1677-1766) erinnerten. Den neuen Teil der 30000 Einwohner zählenden Stadt hatte man nach dem Vorbild von Versailles mit grosszügigen Strassen und Parkanlagen errichtet. Meyer und von Muralt bewunderten die Kathedrale mit den korinthischen Säulen sowie die Grabmäler der Herzöge von Lothringen in der dem österreichischen Kaiser gehörenden Kapelle. In der Kirche Bon Secours lagen Stanislaus und seine Gemahlin; eine erst vor kurzem fertiggestellte Statue erinnerte an den ehemaligen König von Polen und letzten Herzog von Lothringen.

Strassburg 10. bis 15. Oktober 1831

Schon von weither sahen die Freunde bei ihrer Weiterfahrt den gewaltigen Turm des Strassburger Münsters. In der Kapitale des Elsass feierten sie ein frohes Wiedersehen mit alten Freunden, den Ärzten Molk, Haering und Eissen. Ein Ausflug führte die Gesellschaft nach Kehl, der in verschiedenen Kriegen immer wieder zerstörten badischen Grenzstadt. Meyer und von Muralt bestiegen das Strassburger Münster bis zur Plattform; der obere Teil des Turmes war für das Publikum unzugänglich, da sich dort die gefährliche Treppe auf der Aussenseite des Turmes befand. Bei einer Flasche Bier genossen sie den Rundblick über die Vogesen, den Schwarzwald und die weite Rheinebene. Weitere

[1] Salomon-Louis Fallot (1783-1873), Militärarzt in französischen und holländischen, 1830 in belgischen Diensten in Namur, 1848 Médecin en chef honoraire, Augenarzt in Brüssel. CALLISEN 6 (1831), S. 166-168, 28 (1840), S. 9. Ann. d'ocul. 70, 1873, pp. 92-119. J. d. conn. méd. prat. 40, 1873, p. 112. Bulletin de l'Académie royale de médecine de Belgique 7, 1873, 3e série, pp. 160-209. DECHAMBRE, 4e série, 1 (1877), pp. 168-171. HIRSCHBERG 14.6 (1918), § 789, S. 47-51. BLÄ 2 (1930), S. 475. KUIJJER, P. J.: De oudste ziektegeschiedenis van de tetralogie van Fallot, Ned. T. Geneesk. 92(2), 1953, pp. 1399-1408. Ders.: L'histoire la plus ancienne de la tétralogie de Fallot, Presse méd. 62, 1954, pp. 199-200. DMB (1984), pp. 577-578.

Spaziergänge galten dem Denkmal des Marschalls Moritz von Sachsen, dem Palais Rohan, dem Theater, den Festungswerken, der Kaserne und einer Kanonengiesserei. Meyer interessierte sich um so mehr für die hiesige Universität und die Krankenanstalten, weil hier schon sein Urgrossvater und Grossvater eine chirurgisch-geburtshilfliche Ausbildung genossen hatten.

Über die Zitadelle betraten sie die Rheininsel, auf der eine Quarantäneanstalt gegen die Einschleppung der Cholera eingerichtet war.

On avait établi sur cette île une zone de quarantaine, dont Eissen[1] était le médecin; mais les maisons de quarantaine avaient deux grands défauts: d'abord, elles étaient placées dans la contrée la plus malsaine autour de Strasbourg, cette île comportant de vastes marais; ensuite, une maison ne pouvait recevoir qu'environ 6 à 8 personnes[2]. On avait constitué encore des écuries pour les chevaux et de vastes magasins pour les marchandises. Jusqu'alors cependant un seul déserteur avait tenu quarantaine et, quant aux marchandises, il n'y avait qu'un tonneau avec des mouchettes qui venaient de Francfort! Tout le monde pouvait encore entrer en France, à condition d'avoir sur soi un certificat de santé.

Quant aux *institutions de médecine, l'université de Strasbourg* n'a plus la renommée qu'elle avait autrefois; le nombre des étudiants en médecine ne dépasse ordinairement jamais la centaine[3]. Le jardin botanique est très petit et les serres ne peuvent même pas être chauffées. Les collections du collège sont plus intéressantes[4]; c'est un édifice considérable, où sont données les leçons de toutes les facultés.

Il y a un cabinet d'instruments de physique, un cabinet d'histoire naturelle et de minéralogie. La collection des instruments chirurgicaux (arsenal de chirurgie) est très grande et surtout remarquable pour ses forceps et ses perforatoria. Mais ce qu'il y a de beau avant tout, c'est *le*

---

[1] Edouard-Fréderic Eissen (1805-1876), 1828 Dr. med. (Paris), 1830 Arzt in Strassburg, 1841 Herausgeber der Gazette médicale de Strasbourg. CALLISEN 6 (1831), S. 17, 27 (1839), S. 442. Gazette médicale de Strasbourg 5, 1876, 3e série, pp. 90-92. Mémoires de la Société de médecine de Strasbourg 13, 1877, pp. 12-19. DECHAMBRE, 1ère série, 33 (1886), p. 52. BLÄ 2 (1930), S. 394 f. DBF 12 (1970), p. 1174. Encyclopédie de l'Alsace 5 (1983), p. 2678.

[2] KRIESCHE, Adolph / KRIEGER, Joseph: Beiträge zur Geschichte der Volksseuchen, zur medizinischen Statistik und Topographie von Strassburg im Elsass, Strassburg 1878/79.

[3] Zur 1621 gegründeten Universität Strassburg und ihrer Medizinischen Fakultät: Faculté de médecine de Strasbourg, séance publique du 17 décembre 1829 [...], avec discours de Martin LOBSTEIN sur les avantages des établissements cliniques, Strasbourg 1830. HOEFFEL, Jean: Aperçu historique sur l'ancienne Faculté de médecine de Strasbourg, Diss. med., Strasbourg 1872. SCHRICKER, August: Zur Geschichte der Universität Strassburg, Festschrift zur Eröffnung der Universität Strassburg am 1. Mai 1872, Strassburg 1872. Die naturwissenschaftlichen und medizinischen Institute der Universität und die naturhistorischen Sammlungen der Stadt Strassburg, Festschrift für die 58. Versammlung Deutscher Naturforscher und Ärzte, Strassburg 1885. WIEGER, Friedrich: Geschichte der Medizin und ihrer Lehranstalten in Strassburg vom Jahre 1497 bis zum Jahre 1872, Strassburg 1885. LENEL, Otto: Die Universität Strassburg 1621-1921, Gedenkrede, Freiburg i. Br. 1921. Livret de la Faculté de Médecine de Strasbourg, Strasbourg 1923. STEIN, Johannes: Aus der Geschichte der Strassburger Medizin, Geschichte der deutschen Universität Strassburg, Festschrift aus Anlass der feierlichen Wiederaufnahme der Lehr- und Forschungstätigkeit an der Reichsuniversität Strassburg, Strassburg 1941. KLEIN, Marc: Histoire de l'enseignement médical à Strasbourg, La Faculté dans sa ville, «Strasbourg», Paris 1970, pp. 3-15. VETTER, Théodore / FOESSEL, Georges: Documents pour servir à l'histoire de la médecine à Strasbourg 1144-1872, Exposition, Strasbourg 1980.

[4] Die naturwissenschaftlichen und medizinischen Institute der Universität und die naturhistorischen Sammlungen der Stadt Strassburg, Festschrift für die 58. Versammlung Deutscher Naturforscher und Ärzte, Strassburg 1885.

*musée d'anatomie*⁵. C'est Lobstein⁶ qui l'a arrangé et on lui doit la plus grande partie des préparations. Les maladies des os sont exposées presque au complet. Une belle collection de fausses membranes du larynx dues au croup est à admirer ainsi que beaucoup d'autres préparations morbides. Je remarque encore une préparation d'un cancer de la matrice, où tout le corps de la matrice est rongé, tandis que le col de l'utérus est intact. Les injections qu'on voit dans ce cabinet n'ont pas une grande valeur.

Il y a trois hôpitaux à Strasbourg, parmi lesquels l'Hôpital Civil, qui soigne quelques centaines de malades, en majeure partie des invalides⁷. Les salles de cet hôpital sont généralement vastes, bien aérées et très propres, mais elles sont surchargées. Il y a une section pour les femmes en couches. Il y a aussi dans cet hôpital un amphithéâtre pour les leçons de clinique et des salles pour les dissections et les opérations sur les cadavres. La collection d'anatomie de cet hôpital est insignifiante.

---

[5] LOBSTEIN, Jean-Frédéric: Compte rendu à la Faculté de Médecine de Strasbourg sur l'état actuel de son muséum anatomique, Strasbourg 1820. EHRMANN, Charles-Henri: Musée anatomique de la Faculté de Médecine de Strasbourg, ou catalogue méthodique de son cabinet d'anatomie physiologique, avec indication des ouvrages, mémoires et observations, où se trouvent consignées les histoires des maladies qui se rapportent aux différentes préparations que renferme cette collection, Strasbourg 1837. Ders.: Musée de la Faculté de Médecine de Strasbourg, observations d'anatomie pathologique, accompagnées de l'histoire des maladies qui s'y rattachent, Strasbourg 1841. Ders.: Nouveau catalogue du Musée d'anatomie normale et pathologique de la Faculté de Médecine de Strasbourg, Strasbourg 1843. Ders.: Notice sur les accroissements du Musée d'anatomie pathologique, formant le premier supplément de celui publié en 1843, Strasbourg 1846. Ders.: Accroissements du Musée d'anatomie de Strasbourg, Strasbourg 1857.

[6] Johann Georg Christian Friedrich Martin Lobstein (1777-1835), 1803 Dr. med. (Strassburg), 1805 Chef der geburtshilflichen Abteilung am Hôpital Civil in Strassburg, Dozent an der Hebammenschule, 1819 Prof. der pathologischen Anatomie, Direktor des anatomisch-pathologischen Museums. CALLISEN 11 (1832), S. 418-422, 30 (1842), S. 92-94. Arch. méd. de Strasbourg, 1835, p. 152. CAILLIOT, René: Discours prononcé aux obsèques de J.-F. Lobstein, Strasbourg 1835. NND 13.1 (1835), S. 283-288. Salzb. med.-chir. Ztg., 1835, IV, S. 364. EHRMANN, Charles-Henri: Eloge historique du professeur Jean-Frédéric Lobstein, Strasbourg 1836. Med. Alm. Berl., 1837, S. 16-18. DECHAMBRE, 2e série, 2 (1876), pp. 753-754. LOBSTEIN, Eduard: Johann Friedrich Lobstein [...], der Gründer des anatomisch-pathologischen Museums zu Strassburg, sein Leben und Wirken, ein Beitrag zur Säkularfeier seiner Geburt, Strassburg 1878. WIEGER (1885), S. 142, 157. SIEBOLD, Bd. 2 (1902), S. 722 f. FASBENDER (1906), S. 249, 938. SITZMANN, Edouard: Dictionnaire de biographie des hommes célèbres de l'Alsace, t. 2, Rixheim 1910, pp. 185-187. BLÄ 3 (1931), S. 813 f. BRUNSCHWIG, Alexander: Jean Frédéric Lobstein, the first professor of pathology, Ann. med. Hist. 5, 1933, pp. 82-84. VETTER, Théodore: Le Strasbourgeois Jean-Frédéric Lobstein dit le Jeune et son Muséum, Compte rendu du 92e Congrès national des Sociétés savantes 1, 1967, pp. 67-81. Encyclopédie de l'Alsace 8 (1984), p. 4786. HABRICH, Christa: Ein Tiedemann-Mikroskop aus dem Besitz von Johann Friedrich Lobstein, Deutsches Medizinhistorisches Museum, Jahrbuch 5, 1985, S. 75-82.

[7] Zum 1717-1724 erbauten Hôpital Civil in Strassburg: HAGEN: Notice historique sur l'Hôpital Civil de Strasbourg, Strasbourg 1842. ESCHOLIER, Raymond: L'Hôpital Civil de Strasbourg, Les vieux hôpitaux français, Lyon 1941. WICKERSHEIMER, Ernest: L'araignée prétendue de l'hôpital de Strasbourg, Cah. Archéol. Hist. Alsace, 1954, pp. 137-139. SIEGFRIED, Jean: La Faculté de Médecine et l'Hôpital Civil de Strasbourg, Méd. Hyg. 17, 1959, pp. 252-253. WICKERSHEIMER, Ernest: La clinique de l'Hôpital de Strasbourg au XVIIIe siècle, notes précédées d'un aperçu sur l'introduction de l'enseignement clinique dans le programme des études médicales, Arch. Internat. Hist. Sc. 16, 1963, pp. 257-276. Das Bürgerspital (Hôpital Civil), heute auch Faculté de Médecine, Grünenthal Waage 11, 1972, S. 70. SCHWAB, R.: Les relations villes-campagnes, un exemple de mise en place de la zone d'influence d'un service urbain, l'Hôpital Civil de Strasbourg (1840-1910), Rev. Alsace 105, 1979, pp. 151-158.

L'autre hôpital civil, l'Annexe, est pour les cancéreux, les syphilitiques et les galeux. Nous y vîmes un homme d'environ 50 ans qui souffrait depuis son enfance d'un prolapsus de la vessie, dont la paroi antérieure faisait défaut; la verge était très petite et sans canal. Il n'y avait qu'une rainure le long du dos du membre. Les testicules étaient bien dans les bourses et, quand le malade frottait la verge, il ressentait des érections. Il portait toujours une machine pour contenir l'urine qui s'écoulait sans cesse de la paroi ouverte de la vessie. Celle-ci était très sensible et occasionnait de temps en temps des douleurs. Le malade avait, malgré son mal, travaillé dans les champs pendant sa jeunesse.

L'Hôpital militaire est un très grand édifice; nous ne pûmes y entrer, car le directeur était absent[8].

Près de l'Annexe, il y a une *Maison des Pauvres* ou des *mendiants.* Les lits sont composés de matelas remplis d'algues. On dit qu'elles sont plus propres que la paille et que les insectes ne s'y reproduisent pas si facilement. D'ailleurs, ces matelas sont assez mous et très égaux.

Avant de terminer la description de Strasbourg, il faut que je dise quelques mots à propos du cas d'un accouchement très intéressant qui nous a été rapporté par le *Dr Stoltz* [9], accoucheur-assistant de l'Hôpital Civil. Les accoucheurs français ont généralement rejeté *l'opération d'un accouchement avant terme, vu sa gravité.* Aussi les professeurs de Strasbourg ne sont-ils pas favorables à cette opération. Le Dr Stoltz, qui a étudié à Heidelberg chez Naegele[10] et qui connaît parfaitement la littérature allemande et anglaise, n'a pas laissé échapper les expériences des accoucheurs de ces pays concernant la «künstliche Frühgeburt». Il se présenta à lui, il y a six semaines, le cas suivant, qui lui paraissait tout à fait idéal pour cette opération, mais pour laquelle

---

[8] Zum 1691 gegründeten Militärspital in Strassburg: JETTER, Dieter: Grundzüge der Hospitalgeschichte, Darmstadt 1973, S. 71. IZAC, René: La création de l'Ecole du Service de Santé Militaire de Strasbourg, Hist. Sci. Méd. 10, 1976, pp. 202-218.

[9] Joseph-Alexis Stoltz (1803-1896), 1826 Dr. med. (Strassburg), 1829 Agrégé, 1834 Prof. der Geburtshilfe und Frauenheilkunde in Strassburg, 1872 Prof. und Dekan bei Verlegung der (französischen) Universität nach Nancy. CALLISEN 18 (1834), S. 448 f, 32 (1844), S. 451. WIEGER (1885), S. 144-146. Ann. de gynéc. et d'obst. 46, 1896, pp. 505, 585. Archiv für öffentliche Gesundheitspflege 17, Strassburg, 1896, S. 146-151. Bulletin médical 10, Paris, 1896, p. 1131. HERRGOTT, François-Joseph: Le Professeur Joseph-Alexis Stoltz [...], sa carrière et l'analyse de ses travaux, Paris 1896. Revue médicale de l'est 28, Nancy, 1896, pp. 321-326. Zbl. Gynäk. 20, 1896, S. 777 f. SIEBOLD, Bd. 2 (1902), S. 745-749. FASBENDER (1906), S. 250. Ein Briefwechsel zwischen Joseph-Alexis Stoltz und Franz Carl Naegele, gewidmet von der Universitätsfrauenklinik [Strassburg] der 13. Versammlung der deutschen Gesellschaft für Gynäkologie, Strassburg 1909. SITZMANN, Edouard: Dictionnaire de biographie des hommes célèbres de l'Alsace, Rixheim 1910, pp. 836-837. BLÄ 5 (1934), S. 443. Encyclopédie de l'Alsace 11 (1985), pp. 7018-7019.

[10] Franz Carl Naegele (1778-1851), 1800 Dr. med. (Bamberg), Prosektor in Düsseldorf, 1807 EO für Geburtshilfe in Heidelberg, 1810 O für Geburtshilfe und Direktor der Entbindungsanstalt in Heidelberg. CALLISEN 13 (1833), S. 403-408, 31 (1843), S. 1-3. Allg. med. Centr.-Ztg. 20, 1851, S. 85. Arch. gén. de méd., 1851, I, pp. 494-496. Dtsch. Klin. Berl., 1851, III, S. 54. ROHLFS, Heinrich: Geschichte der deutschen Medizin, die medizinischen Klassiker Deutschlands, Bd. 2, Stuttgart 1880, S. 499-566. ADB 23 (1886), S. 218 f. KUSSMAUL, Adolf: Jugenderinnerungen eines alten Arztes, 4. Aufl., Stuttgart 1900, S. 224-232. SIEBOLD, Bd. 2 (1902), S. 671-677. KEHRER, Ferdinand Adolf: Franz Anton Mai und die beiden Naegele, Heidelberger Professoren aus dem 19. Jahrhundert, Festschrift der Universität Heidelberg, Bd. 2, Heidelberg 1903, S. 116-128. FASBENDER (1906), S. 293 f. Ein Briefwechsel zwischen Joseph-Alexis Stoltz und Franz Carl Naegele, gewidmet von der Universitätsfrauenklinik [Strassburg] der 13. Versammlung der deutschen Gesellschaft für Gynäkologie, Strassburg 1909. STÜBLER, Eduard: Geschichte der Medizinischen Fakultär der Universität Heidelberg 1386-1925, Heidelberg 1926, S. 242-247. BLÄ 4 (1932), S. 317 f. GOTTHOLD, Eberhard: Franz Carl Naegele, Diss. med., Heidelberg 1959. DRÜLL (1986), S. 188.

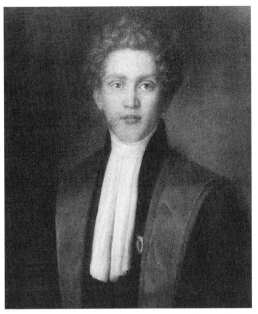
Joseph-Alexis Stoltz (1803-1896), Prof. der Geburtshilfe und Frauenheilkunde in Strassburg.

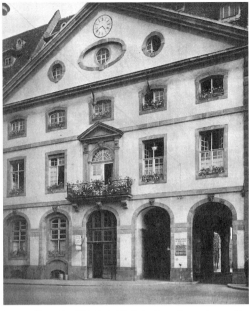
Zentralbau des Hôpital Civil in Strassburg, heute Faculté de Médecine.

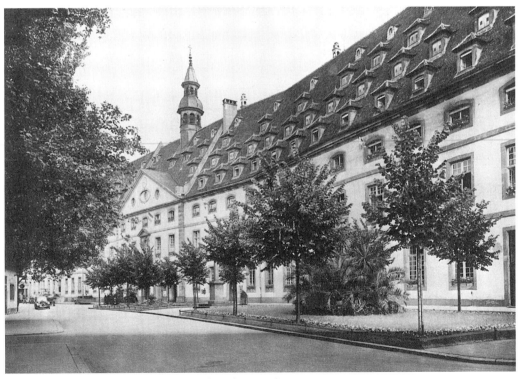
Das 1718 erbaute Hauptgebäude des Hôpital Civil in Strassburg.

il n'avait obtenu que le consentement du *Pr Lobstein*. Cette femme, non mariée, a été deux fois délivrée par la perforation, opération qui a été employée après de vains efforts avec le forceps. Elle était enceinte pour la troisième fois et elle désirait vivement accoucher d'un enfant vivant, pensant que cela retarderait une nouvelle grossesse. Elle se présenta au Dr Stoltz à la fin du septième mois. Stoltz examina avec soin le bassin, qui était trop étroit dans la conjugata; il pensa que la conjugata n'avait que 2 pouces et demi et il appliqua alors une éponge selon les prescriptions de Kluge[11]; l'éponge fut introduite aisément dans l'os tincae qui formait une ouverture assez large, effet dû probablement aux pénibles accouchements précédents. Des douleurs se manifestèrent après quelques heures et, après six heures environ, l'éponge tomba. L'os tincae était alors ouvert de la largeur d'un écu et des membranes de l'ovum pouvaient être senties. Malgré cela, les douleurs disparurent bientôt et l'os tincae reprit sa forme ordinaire. Le Dr Stoltz appliqua dès lors une autre éponge plus grande, qu'il introduisit jusqu'entre les membranes et la matrice. Les douleurs revinrent avec plus de rigueur; l'éponge fut expulsée; la tête de l'enfant poussa les membranes à travers l'os tincae, les membranes se déchirèrent et, en peu de temps, la femme accoucha d'une fille vivante. Six semaines après l'accouchement, elle se portait très bien et l'enfant vivait toujours[12].

Dans la collection des bassins difformes du Dr Stoltz, nous vîmes un bassin dont l'os sacrum n'avait presque pas de courbure; par ce défaut, le long diamètre de la cavité du bassin était extrêmement rétréci, de sorte que les accoucheurs les plus distingués de Strasbourg crurent, à l'examen intérieur, sentir le promontorium qui n'était que la face antérieure de l'os sacrum. La femme accoucha par le forceps; elle mourut des suites d'une fièvre puerpérale.

Colmar 15. bis 17. Oktober 1831

Die Herbstreise durch die elsässischen Weingegenden, zur Rechten die Vogesen mit manchen alten Burgruinen, zur Linken der Schwarzwald, gestaltete sich sehr kurzweilig. Während ihres zweitägigen Aufenthaltes in Colmar sahen die Reisenden erstmals seit Jahren in der Ferne wieder die Berge ihrer Heimat. Eine auf dem Champ de Mars angekündigte Parade der Nationalgarde wurde wegen eines einsetzenden Regenschauers abgebrochen.

Le matin à six heures et demie, nous accompagnâmes le Dr Engel[1] à *l'Hôpital Civil de Colmar*. Le bâtiment est beau et bien situé, mais la plupart des personnes qui y demeurent sont de vieilles gens et il n'y a pas beaucoup de place pour les maladies aiguës. Les salles ne sont pas surpeuplées, mais leur conception ne me paraît pas commode, vu qu'il n'y a des fenêtres que d'un

---

[11] Carl Alexander Ferdinand Kluge (1782-1844), Prof. der Chirurgie und Geburtshilfe in Berlin, vgl. S. 239. Vgl. auch BETSCHLER, Julius Wilhelm: Beiträge zur Lehre über die künstliche Erregung der Frühgeburt (nach Kluge) durch Einführung von Pressschwämmen in den Muttermund, Beobachtungen und Bemerkungen aus der Geburtshilfe und gerichtlichen Medizin 3, 1826, S. 26-50.

[12] Vgl. auch BURCHARDT, Gustave: Essai sur l'accouchement prématuré artificiel, employé dans les cas de retrécissement considérable du bassin, Strasbourg 1830. Nachricht über die in der Académie de médecine am 24.9.1833 gehaltenen Vorlesung von Joseph-Alexis Stoltz in der Revue médicale, octobre 1833, p. 142.

[1] Keine weiteren Angaben bekannt.

côté. Une ancienne maison est réservée aux vénériens et aux galeux. M. Morel[2], qui est le premier médecin de cet hôpital, est un homme très estimé.

Obwohl in Mülhausen lediglich 18 000 Einwohner lebten, galt die Stadt als eines der wichtigsten Zentren französischer Manufaktur. Die Zürcher zählten mehr als 18 Fabriken im Ort und in dessen Umgebung, wovon sie je eine Weberei, eine Färberei und eine Druckerei besichtigten. Auf spezielles Interesse stiessen drei kleinere Kabinette mit ausgestopften Vögeln, physikalischen Instrumenten und Industrieprodukten. Ein neues Quartier war gerade im Bau begriffen; auch verwirklichte man den Plan, zur besseren Herbeischaffung der benötigten Kohle den Rhein und die Rhone mit einem Kanal zu verbinden. Als eines der schönsten Gebäude erschien ihnen dasjenige der Société d'Industrie.

Am 19. Oktober trafen Conrad Meyer und Leonhard von Muralt in Basel und damit auf Schweizer Boden ein, wo sie die Eltern von Muralt schon erwarteten. Am nächsten Tag erschienen auch Meyers Eltern zum freudigen Wiedersehen. Nach festlichem Mittagessen im Stadthof von Baden kehrten die Reisenden am 23. Oktober 1831 in die Vaterstadt Zürich zurück. Meyer schrieb: «Die Empfindungen, die mich beseelten, kann ich nicht beschreiben. Wie in einem Traumgebilde lagen die viereinhalb Jahre meiner Wanderschaft hinter mir, jene schönen Jahre der ungestörten freien Entwicklung und des freundschaftlichen Zusammenlebens mit einem Freunde, mit dem ein täglicher Gedankenaustausch, ein wohltätiges Aufeinanderwirken und Ausbilden unserer geistigen und gemütlichen Eigenschaften statthatte. Ich fühlte anfangs einen Mangel, ich sehnte mich nach meinem Freunde, und doch fühlte ich, dass es nun unsere Aufgabe sei, dass jeder von uns selbständig das gemeinsam Erworbene zur Ausführung bringe. Der junge Meister musste nun seine Kräfte in dem gewählten Berufe erproben.» [3]

* * * * *

---

[2] Gabriel-Louis-François-Anaclet Morel (1769-1842), Wundarzt, 1787 Dr. med. (Strassburg), Kriegschirurg, Chefchirurg am Hôpital Civil in Colmar, Prof. der Geburtshilfe, 1813-1815 und ab 1831 Bürgermeister von Colmar. CALLISEN 13 (1833), S. 217, 30 (1842), S. 435. SITZMANN, Edouard: Dictionnaire de biographie des hommes célèbres de l'Alsace, t. 2, Rixheim 1910, p. 320. Encyclopédie de l'Alsace 9 (1984), p. 5241.
[3] MEYER-HOFMEISTER, Conrad: Bilder aus meinem Leben [1881], S. 128 f.

Abkürzungen

Abeille méd.	L'Abeille médicale, Revue des journaux et des ouvrages de médecine, de chirurgie etc. (Paris)
Abh. Gesch. Med. Naturwiss.	Abhandlungen für Geschichte der Medizin und der Naturwissenschaften
Acad. Bkman	The Academy Bookman
Acad. sc. lettr. Montpel.	Académie des Sciences et des Lettres de Montpellier, Mémoires de la section des sciences (Montpellier)
ACKERKNECHT	ACKERKNECHT, Erwin H.: La médecine hospitalière à Paris (1794-1848), Paris 1986
Acta Belg. Hist. Med.	Acta Belgica Historiae Medicinae (Bruxelles)
Acta Hist. Leopold.	Acta Historica Leopoldina, Abhandlungen aus dem Archiv für Geschichte der Naturforschung und Medizin der Deutschen Akademie der Naturforscher Leopoldina (Leipzig)
Acta Med. Hist. Pat.	Acta Medicae Historiae Patavina (Padova)
Acta Reg. Soc. med. Hafn.	Acta Regiae Societatis medicae Havniensis (København)
Acta Univ. Palacki Olomuc. Fac. Med.	Acta Universitatis Palacki Olomucensis Facultatis Medicinae (Olomouc)
ADB	Allgemeine Deutsche Biographie, 56 Bde, Berlin 1875-1912
Ärztl. Int.-Bl.	Ärztliches Intelligenz-Blatt, Organ für Bayerns staatliche und öffentliche Heilkunde (München)
Allg. med. Centr.-Ztg.	Allgemeine medizinische Central-Zeitung (Berlin)
Allg. Wiener med. Ztg.	Allgemeine Wiener medizinische Zeitung (Wien)
Allg. Zschr. Psych.	Allgemeine Zeitschrift für Psychiatrie und psychisch-gerichtliche Medizin (Berlin)
Ambix	Ambix, the Journal of the Society for the Study of Alchemy and Early Chemistry (London)
Amer. Encycl. & Dict. Ophth.	American Encyclopedia and Dictionary of the Ophthalmology
Amer. J. Cardiol.	American Journal of Cardiology (New York)
Amer. J. Med.	American Journal of Medicine (New York)
Amer. J. med. Sci.	American Journal of the Medical Sciences (Philadelphia)
Amer. J. Psych.	American Journal of Psychiatry (Baltimore)
Amer. J. Surg.	American Journal of Surgery (New York)
Am. J. Dermatopathol.	American Journal of Dermatopathology (New York)
Am. J. Med. Genet.	American Journal of Medical Genetics (New York)
Am. J. Otol.	American Journal of Otolaryngology (Cherry Hill/New York)
Am. M. Month.	The American Medical Monthly (New York)
Am. Psychol.	American Psychologist, Journal of the American psychological association (Washington)
Am. Surg.	American Surgeon (Philadelphia)
Anat. Anz.	Anatomischer Anzeiger, Zentralblatt für die gesamte wissenschaftliche Anatomie (Jena)
Anat. Clin.	Anatomia Clinica (Berlin)
Anesthesiology	Anesthesiology, American Society of Anesthetics (Lancaster)
Ann. Acad. roy. de Belg.	Annales de l'Académie royale de Belgique (Bruxelles)
Ann. Bretagne Pays Ouest	Annales de Bretagne et des Pays de l'Ouest (Rennes)
Ann. de gynéc. et d'obstét.	Annales de gynécologie et d'obstétrique (Paris)
Ann. de la chir. franç. et étrang.	Annales de la chirurgie française et étrangère (Paris)
Ann. de méd. belge	Annales de médecine belge et étrangère (Bruxelles)
Ann. d'hyg. publ.	Annales d'hygiène publique et de médecine légale (Paris)
Ann. d. mal. de l'oreille, du larynx etc.	Annales des maladies de l'oreille et du larynx (otoscopie, laryngoscopie, rhinoscopie) (Paris)
Ann. d'ocul.	Annales d'oculistique (Bruxelles)
Ann. med. Hist.	Annals of Medical History (New York)

Ann. Midi	Annales du Midi, Revue archéologique, historique et philologique de la France méridionale (Toulouse)
Ann. Plast. Surg.	Annals of Plastic Surgery (Boston)
Ann. Otol. Rhinol. Laryngol.	Annals of Otology, Rhinology and Laryngology (St. Louis)
Ann. roy. Coll. Surg. Engl.	Annals of the Royal College of Surgeons of England (London)
Ann. Sci.	Annals of Science (London)
Ann. Soc. belge Hist. Hôp.	Annales de la Société belge d'Histoire des Hôpitaux (Bruxelles)
Ann. Soc. de méd. de Lyon	Annales de la Société de médecine de Lyon (Lyon)
Ann. univ. di med. (Milano)	Annali universali di medicina (Milano)
Arch. Anat. Cytol. Path.	Archives d'Anatomie et de Cytologie Pathologique (Paris)
Arch. belges de méd. mil. Brux.	Archives belges de médecine militaire (Bruxelles)
Arch. de méd. nav.	Archives de médecine navale (Paris)
Arch. Dermatol.	Archives of Dermatology and Syphilology (Chicago)
Arch. dermatol. Forsch.	Archiv für Dermatologische Forschung (Berlin)
Arch. de parasitol.	Archives de parasitologie (Paris)
Arch. de Vecchi Anat. pat.	Archivio «de Vecchi» per l'anatomia patologica e la medicina clinica (Firenze)
Arch. Dis. Child.	Archives of Disease in Childhood (London)
Arch. Fac. Med. Zaragoza	Archivos de la Facultad de Medicina de Zaragoza (Zaragoza)
Arch. gén. de méd. Par.	Archives générales de médecine (Paris)
Arch. Gesch. Med.	Deutsches Archiv für Geschichte der Medizin (Leipzig)
Arch. ges. Naturl.	Archiv für die gesamte Naturlehre (Nürnberg)
Arch. Hist. Med. (Warsz.)	Archiwum Historii Medycyny Warszawa (Warszawa)
Arch. internat. de laryng.	Archives internationales de Laryngologie, d'Otologie et de Rhinologie (Paris)
Arch. Internat. Hist. Sc.	Archives Internationales d'Histoire des Sciences (Paris)
Arch. intern. Med.	Archives of internal Medicine (Chicago)
Arch. klin. Chir.	Archiv für klinische Chirurgie (Berlin)
Arch. méd. d'Angers	Archives médicales d'Angers (Angers)
Arch. méd. de Normandie	Archives médico-chirurgicales de Normandie (Le Havre)
Arch. méd. de Strasbourg	Archives médicales de Strasbourg (Strasbourg)
Arch. Nat. Hist.	Archives of Natural History (London)
Arch. Neurol. (Chic.)	Archives of Neurology and Psychiatry (Chicago)
Arch. Ophthal.	Archives of Ophthalmology (Chicago)
Arch. Otolaryng.	Archives of Otolaryngology (Chicago)
Arch. Patol. Clin. Med.	Archivio di Patologia e Clinica Medica (Bologna)
Arch. Putti Chir. Organi Mov.	Archivio «Putti» di Chirurgia degli Organi di Movimento (Firenze)
Asylum J. Ment. Sc.	The Asylum Journal of Mental Science (London)
Atti Accad. Stor. Arte sanit.	Atti e Memorie dell'Accademia di Storia dell'Arte Sanitaria (Roma)
Aufl.	Auflage
Austr. N. Z. J. Surg.	Australian and New Zealand Journal of Surgery (Melbourne)
Bayer. Ärztebl.	Bayerisches Ärzteblatt (München)
Bd.	Band
Bde	Bände
bearb.	bearbeitet
Beitr. Gesch. Pharm.	Beiträge zur Geschichte der Pharmazie (Stuttgart)
Beitr. z. prakt. Heilk.	Beiträge zur praktischen Heilkunde, mit vorzüglicher Berücksichtigung der medizinischen Geographie, Topographie und Epidemiologie (Leipzig)
Ber. Dtsch. Ophthalm. Ges.	Bericht über die Versammlung der Deutschen Ophthalmologischen Gesellschaft (Heidelberg)
Berl. klin. Wschr.	Berliner klinische Wochenschrift, Organ für praktische Ärzte (Berlin)
Berl. Med.	Berliner Medizin (Berlin)
Ber. Wissenschaftsgesch.	Berichte zur Wissenschaftsgeschichte, Organ der Gesellschaft für Wissenschaftsgeschichte (Wiesbaden)

Berl. med. Centr.-Ztg.	Berliner medizinische Central-Zeitung, vom Neuesten und Wissenswerten aus der gesamten Heilkunde des In- und Auslandes (Berlin)
Bibl. læger	Bibliothek for Læger (København)
Bilder aus meinem Leben	MEYER-HOFMEISTER, Conrad: Bilder aus meinem Leben, Zürich o. J. [1881], Mskr., Privatbesitz. Typoskript von Elisabeth Amalie HUBER-MEYER und Marguerite GLOOR-MEYER, o. J. [um 1930], als Mskr. neu hrsg. von Hans Ulrich HERZOG, Zürich 1996, MHIZ, Stadtarchiv Zürich, StAZ, Zentralbibliothek Zürich
BILLROTH	BILLROTH, Theodor: Chirurgische Klinik Zürich 1860-1867, Erfahrungen auf dem Gebiete der praktischen Chirurgie, Berlin 1869
Birm. Med. Rev.	The Birmingham Medical Review, a quarterly journal of the medical sciences (Birmingham)
BLÄ	Biographisches Lexikon der hervorragenden Ärzte aller Zeiten und Völker, hrsg. von August HIRSCH, 2. Aufl., [1. Aufl. 1884], 5 Bde, Berlin/Wien 1929-1934, 2 Ergänzungsbände, Berlin/Wien 1929-1934
Bl. Gesd. pfl.	Blätter für Gesundheitspflege (Zürich)
Boll. d. sc. med. di Bologna	Bollettino delle scienze mediche (Bologna)
Boll. Ist. stor. ital. Arte sanit.	Bollettino dell'Istituto storico italiano dell'Arte sanitaria (Roma)
Boll. mens. Ord. Med. Modena	Bollettino mensile dell'Ordine medico di Modena (Modena)
Boll. Soc. med.-chir. Modena	Bollettino della Società medico-chirurgica Modena (Modena)
Boston M. & S. J.	The Boston Medical and Surgical Journal (Boston)
Bristol Med. Chir. J.	Bristol Medico-Chirurgical Journal (Bristol)
Brit. dent. J.	British Dental Journal (London)
Brit. & For. M.-Chir. Rev.	The British and Foreign Medico-Chirurgical Review, or quarterly journal of practical medicine and surgery (London)
Brit. J. Derm.	British Journal of Dermatology and Syphilis (London)
Brit. J. Ophth.	British Journal of Ophthalmology (London)
Brit. J. Surg. Bristol	British Journal of Surgery (Bristol)
Brit. med. J.	British Medical Journal (London)
Br. J. Hist. Sci.	British Journal for the History of Science (Ravensmead)
Br. J. Ind. Med.	British Journal of Industrial Medicine (London)
Br. J. Plast. Surg.	British Journal of Plastic Surgery (Edinburgh)
Br. J. Vener. Dis.	British Journal of Venereal Diseases (London)
Bull. Acad. de méd.	Bulletin de l'Académie de Médecine (Paris)
Bull. Acad. Nat. Méd.	Bulletin de l'Académie Nationale de Médecine (Paris)
Bull. Acad. sc. lettr. Montpel.	Bulletin de l'Académie des Sciences et des Lettres de Montpellier (Montpellier)
Bull. Am. Coll. Surg.	Bulletin of the American College of Surgeons (Chicago)
Bull. et Mém. Soc. de chir.	Bulletin et Mémoires de la Société de Chirurgie de Paris (Paris)
Bull. Hist. Med.	Bulletin of the History of Medicine (Baltimore)
Bull. N. Y. Acad. Med.	Bulletin of the New York Academy of Medicine (New York)
Bull. Soc. anat. de Paris	Bulletin de la Société anatomique de Paris (Paris)
Bull. Soc. archéol. hist. Gers	Bulletin de la Société archéologique et historique du Gers (Auch)
Bull. Soc. de chir. de Paris	Bulletin de la Société de chirurgie de Paris (Paris)
Bull. Soc. Fr. Hist. Hôp.	Bulletin de la Société Française d'Histoire des Hôpitaux (Paris)
Bull. Soc. Fr. Hist. Méd.	Bulletin de la Société Française d'Histoire de la Médecine (Paris)
Bull. Soc. med. Hist. Chicago	Bulletin of the Society of Medical History of Chicago (Chicago)
Bull. Soc. Ophtalm. Fr.	Bulletin des Sociétés d'Ophtalmologie de France (Paris)
Bull. Trimest. Crédit Commun. Belg.	Bulletin Trimestriel Crédit Communal de Belgique (Bruxelles)
bzw.	beziehungsweise
Cah. Archéol. Hist. Alsace	Cahiers d'Archéologie et d'Histoire d'Alsace (Strasbourg)
Cah. Enfance Inadapt.	Cahiers de l'Enfance Inadaptée (Paris)
Cah. Hist.	Cahiers d'Histoire (Grenoble)

Cah. Lyon. Hist. Méd.	Cahiers Lyonnais d'Histoire de la Médecine (Lyon)
Cah. méd. Lyon.	Cahiers médicaux Lyonnais d'enseignement post-universitaire (Lyon)
Caledon. M. J.	Caledonian Medical Journal (Glasgow)
CALLISEN	CALLISEN, Adolph Carl Peter: Medizinisches Schriftsteller-Lexikon der jetzt lebenden Ärzte, Wundärzte, Geburtshelfer, Apotheker und Naturforscher aller gebildeter Völker, 33 Bde, Kopenhagen/Altona 1830-1845
CAMERON	CAMERON, Sir Charles Alexander: History of the Royal College of Surgeons of Ireland and of the Irish schools of medicine, including numerous biographical sketches, also a medical biography, Dublin 1886
Cancer	Cancer, Journal of the American Cancer Society (Philadelphia)
Can. J. Surg.	Canadian Journal of Surgery (Toronto)
Can. Med. Assoc. J.	Canadian Medical Association Journal (Montreal)
CARØE	CARØE, Kristian: Den Danske Lægestand 1786-1838, København/Kristiana 1905
CASTIGLIONI	CASTIGLIONI, Arturo: Storia della Medicina, nuova ed., vol. 2, Verona 1948
Cent. Afr. J. Med.	Central African Journal of Medicine (Salisbury)
Centaurus	Centaurus (København)
Cereb. Palsy Bull.	Cerebral Palsy Bulletin, National Spastics Society (London)
Chem. & Drugg.	Chemist & Druggist (London)
Chir. Organi Mov.	Chirurgia degli Organi di Movimento (Bologna)
Chronobiologia	Chronobiologia, Organ of the International Society for Chronobiology (Milano)
Chymia	Chymia, Annual studies in the history of chemistry (Philadelphia)
Ciba Zschr.	Ciba Zeitschrift (Basel)
Clin. chir. Milano	Clinica chirurgica (Milano)
Clinique	Clinique, La revue du médecin praticien (Paris)
Clin. Orthop.	Clinica Orthopedica (Padova)
Clin. Pediat.	Clinical Pediatrics (Philadelphia)
Clio Med.	Clio Medica, Acta academiae internationalis historiae medicinae (Oxford)
C. N. R. S.	Centre national de la recherche scientifique (Paris)
Coll. stor. Risorg. Italia	Collezione storica Risorgimento
Commun. Biohist. Ultraject.	Communicationes Biohistoricae Ultrajectinae (Utrecht)
COMRIE	COMRIE, John D.: History of Scottish Medicine, 2nd ed., 2 vols, London 1932
Concours méd.	Concours médical (Paris)
Congr. int. Ceroplastica Sci. Arte	Congresso internationale Ceroplastica nella Scienza e nell'Arte
Conn. Med.	Connecticut Medicine (New Haven)
COPE	COPE, Sir Vincent Zachary: The Royal College of Surgeons of England, a history, London/Colchester 1959
Corr.-Bl. allg. ärztl. Ver. Thür.	Correspondenz-Blätter des allgemeinen ärztlichen Vereins von Thüringen (Weimar/Leipzig)
Corr.-Bl. dtsch. Ges. Psychiat. u. gerichtl. Psychol.	Correspondenz-Blatt der deutschen Gesellschaft für Psychiatrie und gerichtliche Psychologie (Neuwied/Berlin/Leipzig)
Corr.-Bl. Schweiz. Ärzte	Correspondenz-Blatt für Schweizer Ärzte (Basel)
CRAIG	CRAIG, William Stuart: History of the Royal College of Physicians of Edinburgh, Oxford/London/Edinburgh/Melbourne 1978.
D.	Da («gib es!»)
d. Ä.	der Ältere
Dan. med. Bull.	Danish Medical Bulletin (Kobenhavn)
Dan. Medicinhist. Årbog	Dansk Medizinhistorisk Årbog (København)

Dansk Biografisk Leksikon	Dansk Biografisk Leksikon, grundlagt af C. F. BRICKA, redigeret af Povl ENGELSTOFT under medvirkning af Svend DAHL, 2. ed., vol. 1-27, København 1933-1944, 3. ed., vol. 1-16, København 1979-1984
DBI	Dizionario Biografico degli Italiani, 41 vol., Roma 1960-1992
DECHAMBRE	DECHAMBRE, Amédée: Dictionnaire Encyclopédique des Sciences Médicales, 100 vols., Paris 1864-1899
Dermatol. Mschr.	Dermatologische Monatsschrift (Leipzig)
Ders.	Derselbe (Autor)
Dict. scient. biogr.	Dictionary of Scientific Biography, ed. by Charles Coulston GILLISPIE, 15 vols., New York 1970-1978
Dies.	Dieselbe(n)
Dis. Colon. Rect.	Diseases of the Colon and Rectum (Philadelphia)
Diss. med.	Dissertatio medicinae
Diss. phil.	Dissertatio philosophiae
d. J.	der Jüngere
DMB	Dutch Medical Biography, a biographical dictionary of Dutch physicians and surgeons 1475-1975, ed. by Gerrit Arie LINDEBOOM, Amsterdam 1984.
DNB	The Dictionary of National Biography, founded in 1882 by George SMITH, ed. by Sir Leslie STEPHEN and Sir Sidney LEE, from earliest times to 1900, 22 vols., reprinted London 1949/50
Doc. ophthalmol.	Documenta Ophthalmologica ('s Gravenhage)
dr.	Drachme
DRÜLL	DRÜLL, Dagmar: Heidelberger Gelehrtenlexikon, Bd. 2, 1803-1932, Berlin/Heidelberg/New York/Toronto 1986
Dtsch. Arch. Gesch. Med.	Deutsches Archiv für Geschichte der Medizin (Leipzig)
Dtsch. Gesundh.	Das deutsche Gesundheitswesen (Berlin)
Dtsch. Klin. Berl.	Deutsche Klinik, Zeitung für Beobachtungen aus deutschen Kliniken und Krankenhäusern (Berlin)
Dtsch. Med. J.	Deutsches Medizinisches Journal (Berlin)
Dtsch. med. Wschr.	Deutsche medizinische Wochenschrift (Stuttgart)
Dtsch. Zschr. Chir.	Deutsche Zeitschrift für Chirurgie (Leipzig)
Dtsch. Zschr. Mund-, Kiefer-, Gesichtschir.	Deutsche Zeitschrift für Mund-, Kiefer- und Gesichtschirurgie (München)
Dublin hist. Rec.	Dublin Historical Records (Dublin)
Dublin Hosp. Rep.	The Dublin Hospital Reports, and communications in medicine and surgery (Dublin)
Dublin J. med. Sci.	The Dublin Journal of Medical Science (Dublin)
Dublin M. Press	The Dublin Medical Press, a weekly journal of medicine and medical affairs (Dublin)
Dubl. Quart. J. M. Sc.	The Dublin Quarterly Journal of Medical Science, consisting of original communications, reviews, retrospects and reports, including the latest discoveries in medicine, surgery, and the collateral sciences (Dublin)
DUBOIS	DUBOIS, Etienne-Frédéric: Eloges, lus dans les séances publiques de l' Académie de Médecine, 2 vols, Paris 1864
DULIEU	DULIEU, Louis: La médecine à Montpellier, t. 4, 2e partie, Avignon 1990
e. a.	et autres
Ed. / ed.	edited, édition, edizione
Edinb. Hosp. Rep.	Edinburgh Hospital Reports (Edinburgh)
Edinb. med. surg. J.	The Edinburgh Medical and Surgical Journal, exhibiting a concise view of the latest and most important discoveries in medicine, surgery and pharmacy (Edinburgh)

Edinb. M. J.	The Edinburgh Medical Journal, combining the Monthly Journal of Medicine with the Edinburgh Medical and Surgical Journal (Edinburgh)
Edinb. monthl. Journ.	The Edinburgh Monthly Journal of Medical Science (Edinburgh)
Encyclopédie de l'Alsace	Encyclopédie de l'Alsace, ouvrage publié avec le concours du Centre National des Lettres, 12 vols, Strasbourg 1982-1986
engl.	englisch
EO	Extraordinarius
Episteme	Episteme, Rivista critica di storia delle scienze mediche e biologiche (Milano)
Essex Inst. Hist. Collect.	Essex Institute Historical Collections
et al.	et aliis (und andere)
Eur. Urol.	European Urology (Basel)
ev.	eventuell
Experience	Experience, a monthly journal devoted to the interest of the general practitioner (St. Louis)
Eye, Ear, Nose Thr. Monthly	Eye, Ear, Nose and Throat, Monthly for the ophthalmologist (Chicago)
f.	inklusive folgende Seite
Farm. Tid.	Farmaceutisk Tidende (København)
FASBENDER	FASBENDER, Heinrich: Geschichte der Geburtshilfe, Jena 1906 (Reprint Hildesheim 1964)
FLEETWOOD	FLEETWOOD, John Finlayson: History of medicine in Ireland, Dublin 1951 (2nd ed. 1983)
Forsch. Prax. Fort.	Forschung, Praxis, Fortbildung, Organ für die gesamte praktische und theoretische Medizin (Berlin)
Fortschr. Neurol. Psychiatr.	Fortschritte der Neurologie-Psychiatrie (Stuttgart)
France méd.	France médicale (Paris)
franz.	französisch
Frénésie	Frénésie, histoire, psychiatrie, psychoanalyse (Paris)
Frorieps Notizen	Notizen aus dem Gebiete der Natur- und Heilkunde (Jena)
Gaz. d. hôp. Paris	Gazette des hôpitaux civils et militaires (Paris)
Gaz. hebd. de méd. et de chir.	Gazette hebdomadaire de médecine et de chirurgie, Bulletin de l'enseignement médical, publié sous les auspices du ministère de l'instruction publique (Paris)
Gaz. hebd. sc. méd.	Gazette hebdomadaire des sciences médicales de Montpellier (Montpellier)
Gaz. méd. de Lyon	Gazette médicale de Lyon (Lyon)
Gaz. méd. Fr.	Gazette médicale de France (Paris)
Gaz. méd. de Montpel.	Gazette médicale de Montpellier (Montpellier)
Gazette méd. de Par.	Gazette médicale de Paris, Journal de médecine et des sciences accessoires (Paris)
Gazz. med. di Milano	Gazzetta medica di Milano (Milano)
Gazz. med. lomb.	Gazzetta medica lombarda (Milano)
Gazz. tosc. d. sc. med.-fis.	Gazzetta toscana delle scienze medico-fisiche (Firenze)
G. Batt. Virol.	Giornale di Batteriologia, Virologia ed Immunologia (Torino)
geb.	geboren
Gem. dtsch. Zschr. Geburtsk.	Gemeinsame deutsche Zeitschrift für Geburtskunde (Weimar)
Geriatrics	Geriatrics (Minneapolis)
Gesnerus	Gesnerus, Schweizerische Zeitschrift für Geschichte der Medizin und der Naturwissenschaften (Aarau)
gest.	gestorben
GIESE / von HAGEN	GIESE, Ernst / HAGEN, Benno von: Geschichte der Medizinischen Fakultät der Friedrich-Schiller-Universität Jena, Jena 1958
Glasgow M. J.	The Glasgow Medical Journal (Glasgow)

GOTFREDSEN	GOTFREDSEN, Edvard: Medicinens Historie, København 1950; 3. ed. København 1973.
gr.	Granum, grani
Guy's Hosp. Gaz.	Guy's Hospital Gazette, a student's journal of hospital news, medicine and surgery (London)
Guy's Hosp. Rep.	Guy's Hospital Reports (London)
H.	Heft
Halle Mh.	Halle Monatshefte (Halle/Saale)
HANEVELD	HANEVELD, Gerard T.: Oude medische gebouwen van Nederland, Amsterdam 1976
Hann. Ann. ges. Heilk.	Hannoversche Annalen für die gesamte Heilkunde (Hannover)
HAUG	HAUG, Ludwig: Ausführliche Nachrichten über zwanzig der vorzüglichsten Taubstummen- und Blindenanstalten Deutschlands, Augsburg 1845.
HBLS	Historisch-Biographisches Lexikon der Schweiz, 7 Bde + Suppl., Neuenburg 1921-1934
h.c.	honoris causa
Hippokrates	Hippokrates (Stuttgart)
HIRSCHBERG	HIRSCHBERG, Julius: Geschichte der Augenheilkunde, Handbuch der gesamten Augenheilkunde, begründet von Albrecht von GRAEFE und Theodor SAEMISCH, 2. Aufl., Bd. 12-15, Leipzig/Berlin 1899-1918
Hist. Hosp.	Historia Hospitalium, Zeitschrift der Deutschen Gesellschaft für Krankenhausgeschichte (Aachen)
Hist. Med.	History of Medicine, University of South Alabama, College of Medicine (Mobile)
Hist. Méd.	Histoire de la Médecine (Paris)
Hist. Nat.	Histoire et Nature, Cahiers de l'Association pour l'histoire des sciences de la nature (Paris)
Hist. Philos. Life Sci.	History and Philosophy of the Life Sciences (Firenze)
Hist. Sc.	History of Science (New York)
Hist. Sci. Méd.	Histoire des Sciences Médicales (Colombes)
HMSO	His (Her) Majesty's Stationary Office
HNO	HNO, Beiheft zur Zeitschrift für Hals-, Nasen- und Ohrenheilkunde (Berlin)
Hôp. Aide soc. Paris	Hôpital et l'Aide sociale à Paris, Association des amis de l'assistance publique à Paris (Paris)
Hôp. Paris	L'Hôpital à Paris (Paris)
Hrsg. / hrsg.	Herausgeber / herausgegeben
HUGUET	HUGUET, Françoise: Les professeurs de la Faculté de Médecine de Paris, dictionnaire biographique 1794-1939, Paris 1991
Hum. Stud.	Human Studies, a journal for philosophy and the social sciences (Norwood/New York)
impr.	impression
Int. Congr. Hist. Med.	International Congress of the History of Medicine
Int. Congr. Hist. Sci.	International Congress of the History of Sciences
Int. dent. J.	International Dental Journal (London)
Int. J. clin. exp. Hypnos.	International Journal of Clinical and Experimental Hypnosis (Baltimore)
Int. J. dermatol.	International Journal of Dermatology (Philadelphia)
Invest. Urol.	Investigative Urology (Baltimore)
Inv.-Nr.	Inventar-Nummer
Irish J. med. Sci.	Irish Journal of Medical Science (Dublin)
Irish med. J.	Irish Medical Journal (Dublin)
Isis	Isis, an international review devoted to the history of science and civilisation (Brussels)

ital.	italienisch
J. Amer. med. Ass.	Journal of the American Medical Association (Chicago)
Janus	Janus, Revue internationale de l'histoire des sciences, de la médecine, de la pharmacie et de la technique (Leyde)
Jbk. Munt- en Penningk.	Jaarboek voor Munt- en Penningkunde (Amsterdam)
J. Bone Jt. Surg.	Journal of Bone and Joint Surgery (Boston)
J. Cardiovasc. Surg.	Journal of Cardiovascular Surgery (Torino)
JETTER	JETTER, Dieter: Geschichte des Hospitals, Bd. 1, Wiesbaden 1966 (Sudhoffs Archiv, Beiheft 5.1)
J. d. conn. méd.-chir.	Journal des connaissances médico-chirurgicales (Paris)
J. d. conn. méd. prat.	Journal des connaissances médicales pratiques et de pharmacologie (Paris)
J. de la sect. de méd. Loire Inf. Nantes	Journal de la section de médecine de la Société académique du departement de la Loire-Inférieure (Nantes)
J. de méd., chir. et pharm. de Toulouse	Journal de médecine, de chirurgie et de pharmacie de Toulouse (Toulouse)
J. d. prakt. Heilk.	Journal der praktischen Heilkunde (Berlin)
J. Emerg. Med.	Journal of Emergency Medicine (New York)
J. Fr. d'ORL	Journal Français d'Oto-Rhino-Laryngologie, Audio-Phonologie et Chirurgie Maxillo-Faciale (Lyon)
J. Fr. Ophtalmol.	Journal Français d'Ophtalmologie (Paris)
Jg.	Jahrgang
J. Gynecol. Obstét. Biol. Reprod.	Journal de Gynécologie, Obstétrique et Biologie de la Reproduction (Paris)
J. Hand Surg.	Journal of Hand Surgery (St. Louis)
J. hebd. de méd. Par.	Journal hebdomadaire de médecine (Paris)
J. hebd. d. progr. d. sc. méd.	Journal hebdomadaire des progrès des sciences et des institutions médicales (Paris)
J. Hist. behav. Sci.	Journal of the History of Behavioral Sciences (Brandon)
J. Hist. Biol.	Journal of the History of Biology (Cambridge/Massachusetts)
J. Hist. Ideas	Journal of the History of Ideas, a quarterly devoted to intellectual history (New York)
J. Hist. Med.	Journal of the History of Medicine and allied sciences (New York)
J. int. Coll. Surg.	Journal of the International College of Surgeons (Chicago)
J. Interdiscip. Hist.	Journal of Interdisciplinary History (Cambridge/Massachusetts)
J. Ir. Coll. Physicians Surg.	Journal of the Irish Colleges of Physicians and Surgeons (Dublin)
J. Irish med. Ass.	Journal of the Irish Medical Association (Dublin)
J. Lond. Soc.	Journal of the London Society (London)
J. Med. Assoc. Ga	Journal of the Medical Association of Georgia (Atlanta)
J. med. Educ.	Journal of Medical Education (Chicago)
J. Ment. Sc.	Journal of Mental Science (London)
J. Nerv. Ment. Dis.	Journal of Nervous and Mental Disease (New York)
J. Neurosurg.	Journal of Neurosurgery (Springfield)
J. Obstet. Gynaec. Brit. Cwlth.	Journal of Obstetrics and Gynaecology of the British Commonwealth (London)
Journ. f. Med. og. Kir.	Journal for Medicin og Kirurgie (København)
Journ. méd. de Brux.	Journal de médecine, publié par la Société des Sciences médicales et naturelles de Bruxelles (Bruxelles)
J. Path.	Journal of Pathology (Cambridge)
J. Physiol.	Journal of Physiology (London)
jr.	junior
J. R. Coll. Gen. Pract.	Journal of the Royal College of General Practitioners (London)
J. R. Coll. Surg. Edinb.	Journal of the Royal College of Surgeons of Edinburgh (Edinburgh)
J. Rheumatol.	Journal of Rheumatology (Toronto)
J. R. Soc. Med.	Journal of the Royal Society of Medicine (London)
J. Soc. Bibliogr. Nat. Hist.	Journal of the Society for the Bibliography of Natural History (London)

J. Soc. de méd. prat. de Montpel.	Journal de la Société de médecine pratique de Montpellier (Montpellier)
J. statist. Soc.	Journal of the Royal Statistical Society (London)
J. Thorac. Cardiovasc. Surg.	Journal of the Thoracic and Cardiovascular Surgery (St. Louis)
J. univ. et hebd. de méd. et chir. prat.	Journal universel et hebdomadaire de médecine et de chirurgie pratiques et des institutions médicales (Paris)
Kbh. Univ. med.-hist. Mus. Årsberetn.	København Universitets medicinhistorisk Museum Årsberetninger (København)
KERSCHENSTEINER	KERSCHENSTEINER, Hermann: Geschichte der Münchner Krankenanstalten, insbesondere des Krankenhauses links der Isar, 2. Aufl., [1.Aufl. 1913], München 1939
kgl.	königlich
Kidney Int.	Kidney International, Journal of the International Society of Nephrology (Berlin)
k. k.	kaiserlich-königlich
KLEINE-NATROP	KLEINE-NATROP, Heinz-Egon: Das heilkundige Dresden, Dresdner Chirurgenschulen und medizinische Lehrstätten in drei Jahrhunderten, 2. Aufl., Dresden 1964.
Klin. Monatsbl. Augenheilk.	Klinische Monatsblätter für Augenheilkunde (Stuttgart)
Kölner med. hist. Beitr.	Kölner medizinhistorische Beiträge (Köln)
Lancet Lond.	Lancet, a journal of British and foreign medicine, surgery, obstetrics, physiology, chemistry, pharmacology, public health and news (London)
lb.	Libra, librae
LEISIBACH	LEISIBACH, Moritz: Das Medizinisch-chirurgische Institut in Zürich 1782-1833, Schriften zur Zürcher Universitäts- und Gelehrtengeschichte 4, Zürich 1982
Leroux J. de méd. chir. pharm.	Journal de médecine, chirurgie, pharmacie etc., par les citoyens Corvisart, Leroux et Boyer (Paris)
LESKY	LESKY, Erna: Die Wiener medizinische Schule im 19. Jahrhundert, 2. Aufl., [1. Aufl. 1965], Graz/Köln 1978
LINDEBOOM	LINDEBOOM, Gerrit Arie: Geschiedenis van de medische wetenschap in Nederland, Bussum 1972
Liverp. M.-Chir. J.	The Liverpool Medico-Chirurgical Journal, a record of practical medicine and surgery (Liverpool)
Lond. Hosp. Gaz.	London Hospital Gazette (London)
Lond. M. Gaz.	The London Medical Gazette, a weekly journal of medicine and the collateral sciences (London)
London med. chir. Transact.	The London medical-chirurgical Transaction (London)
London & Prov. med. Dir.	London and Provincial medical Directory (London)
Louvain méd.	Louvain médical (Louvain)
Lychnos	Lychnos – Lardomshistoriska Samfundets Arsbok (Stockholm)
M.	Misce («misch' es!»)
Mag. d. ausl. Lit. d. ges. Heilk.	Magazin der ausländischen Literatur der gesamten Heilkunde (Hamburg)
Mag. f. d. ges. Heilk.	Magazin für die gesamte Heilkunde mit besonderer Berücksichtigung auf das Militär-Sanitätswesen im kgl. preussischen Staate (Berlin)
Magy. orv. és term.-vizsg.	Magyar orvosok és természetvizsgálók nagygyülésének történeti vázlata és munkálatai (Pest)
Manch. med. Gaz.	Manchester Medical Gazette (Manchester)
Månedsskr. prakt. Lægegern.	Månedsskrift for praktisk Lægegerning og Social Medicin (København)
Maryland M. & S. J.	The Maryland Medical and Surgical Journal and Official Organ of the Medical Department of the Army and Navy of the United States, published under the auspices of the Medical and Chirurgical Faculty of Maryland (Baltimore)
Mat. Ther.	Materia Therapeutica Dr. Kutiak (Wien)

Mayo Clin. Proc.	Mayo Clinical Proceedings (Rochester)
M. D.	Medical Doctor, Medicinae Doctor
Med. Alm. Berl.	Medizinischer Almanach (Berlin)
Med. Ann. Berl.	Medizinische Annalen (Berlin)
Med. biol. Ill.	Medical and Biological Illustration (London)
Med. Bkman	Medical Bookman and Historian (London)
Med. Clin.	The Medical Circulars and General Medical Advertiser, a register of the sayings and doings of the medical profession (London)
Med. Corr.-Bl. bayer. Ärzte	Medicinisches Correspondenz-Blatt bayerischer Ärzte (Erlangen)
Méd. de Fr.	Médecine de France (Paris)
Med. Dir.	Medical Directory (Edinburgh)
Med. y Hist.	Medicina y Historia (Barcelona)
Méd. et Hyg.	Médecine et Hygiène (Genève)
Med. Exam.	The Medical Examiner (Philadelphia)
MedGG	Medizin, Gesellschaft und Geschichte, Jahrbuch des Instituts für Geschichte der Medizin der Robert Bosch Stiftung (Stuttgart)
Med. Herit.	Medicine and Heritage
Med. Hist.	Medical History, a quarterly journal devoted to the history and bibliography of medicine and the related sciences (London)
Med. Ill.	Medicine Illustrated (London)
Medizinhist. J.	Medizinhistorisches Journal (Stuttgart)
Med. J. Aust.	Medical Journal of Australia (Sidney)
Med. Jb. k. k. Staates	Medizinische Jahrbücher des kaiserlich-königlich österreichischen Staates, hrsg. von den Direktoren und Professoren des Studiums der Heilkunde an der Universität Wien (Wien)
Med. Klin.	Medizinische Klinik (München)
Méd. Lyon	La médecine à Lyon des origines à nos jours, sous la direction d'Alain BOUCHET, Paris 1987
Méd. Montpel.	DULIEU, Louis: La médecine à Montpellier du XIIe au XXe siècle, Paris 1990
Med. Mschr.	Medizinische Monatsschrift (Stuttgart)
Med. nei Secoli	Medicina nei Secoli, official bulletin of the Institute for the History of Medicine at the University of Rome (Roma)
Med. News	Medical News (New York)
Med. Offr.	Medical Officer (London)
Méd. Paris	La médecine à Paris du XIIIe au XXe siècle, sous la direction d'André PECKER, Paris 1984
Med. Press	Medical Press (London)
Med. Press & Circ.	The Medical Press and Circular (Dublin/London)
Med. Sci. Law	Medicine Science and the Law (London)
Med. Times & Gaz.	The Medical Times and Gazette, a journal of medical science, literature, criticism and news (London)
Med. Welt	Medizinische Welt (Stuttgart)
Med. Ztg. Berl.	Medizinische Zeitung, hrsg. von dem Verein für Heilkunde in Preussen (Berlin)
MELL	MELL, Alexander: Enzyklopädisches Handbuch des Blindenwesens, Wien/Leipzig 1900
Mém. Acad. de méd.	Mémoires de l'Académie royale de médecine (Paris)
Mem. d. Accad. d. scienze d. Istit. di Bologna	Memorie dell'Accademia delle scienze dell'Istituto di Bologna (Bologna)
Mem. d. Soc. med.-chir. di Bologna	Memorie della Società medicina-chirurgica di Bologna (Bologna)
Mém. Soc. de chir. de Paris	Mémoires de la Société de chirurgie de Paris (Paris)

MEYER-HOFMEISTER	MEYER-HOFMEISTER, Conrad: Die Ärzte Zürichs, 2 Teile, Neujahrsblatt zum Besten des Waisenhauses in Zürich 33/34, Zürich 1871/72
MHIZ	Medizinhistorisches Institut und Museum der Universität Zürich
Minerva med.	Minerva medica (Torino)
Minerva Psichiatr.	Minerva Psichiatrica (Torino)
Mittl. a. d. Geb. d. Med.	Mitteilungen aus dem Gebiete der Medizin, Chirurgie und Pharmazie, in Verbindung mit einem Vereine von Ärzten und Pharmazeuten der Herzogtümer Schleswig und Holstein (Kiel/Altona)
Mittl. d. Wien. med. Doct.-Coll.	Mitteilungen des Wiener medizinischen Doctoren-Collegiums (Wien)
Mitt. Gesch. Med. Naturwiss.	Mitteilungen zur Geschichte der Medizin, der Naturwissenschaften und der Technik (Leipzig)
Mitt. Ges. Gesch. Med. DDR	Mitteilungen der Gesellschaft für Geschichte der Medizin in der Deutschen Demokratischen Republik (Heiligenstadt)
Mittl. Inst. Gesch. Med. Univ. Würzburg	Mitteilungen aus dem Institut für Geschichte der Medizin der Universität Würzburg (Würzburg)
Mod. Med. (Minneap.)	Modern Medicine, the journal of diagnosis and treatment (Minneapolis)
Monit. d'hôp.	Le Moniteur des hôpitaux, Journal des progrès de la médecine et de la chirurgie pratique (Paris)
Monspel. Hippocr.	Monspeliensis Hippocrates, Revue de la Société Montpelliéraine d'Histoire de la Médecine (Montpellier)
Month. J. M. Sc. Lond. & Edinb.	The Monthly Journal of Medical Science (London/Edinburgh)
Montpel. méd.	Montpellier médical, Journal mensuel de médecine (Montpellier)
Mov. Operaio Soc.	Movimento Operaio e Socialista, Rivista trimestrale di storia e biografica (Genova)
Mskr.	Manuskript
Münch. med. Wschr.	Münchener medizinische Wochenschrift (München)
Munk's Roll	MUNK, William: The roll of the Royal College of Physicians of London, comprising biographical sketches of all the most eminent physicians, whose names are recorded in the annals from the foundation of the College in 1518 to the removal in 1825, from Warwick Lane to Pall Mall East, vol. 3 (1801-1825), London 1878, vol. 4 (1826-1925), London 1955
MURKEN	MURKEN, Axel Hinrich: Die bauliche Entwicklung des deutschen Allgemeinen Krankenhauses im 19. Jahrhundert, Göttingen 1979
Mz.	Mehrzahl
n.	neu(e), nouvelle
Nat. Mus.	Natur und Museum, Senckenbergische Naturforschende Gesellschaft (Frankfurt a. M.)
Nbl.	Neujahrsblatt
Nbl. Waisenhaus	Neujahrsblatt zum Besten des Waisenhauses in Zürich (Zürich)
Nbl. Waisenhaus (1892)	Anonymus [WYSS, Hans von]: Johann Conrad Meyer-Hofmeister, Med. Dr., Neujahrsblatt zum Besten des Waisenhauses in Zürich 55, Zürich 1892
Nbl. Waisenhaus (1893)	Anonymus [MURALT, Wilhelm von]: Leonhard von Muralt, Med. Dr., Neujahrsblatt zum Besten des Waisenhauses in Zürich 56, Zürich 1893
N. C. Med. J.	North Carolina Medical Journal (Winston-Salem)
NDB	Neue Deutsche Biographie, hrsg. von der historischen Kommission bei der Bayerischen Akademie der Wissenschaften (Berlin)
Nederl. Lancet	Nederlandsch Lancet, Tijdschrift aan de praktische Chirurgie en Oogenheelkunde (Utrecht/'s Gravenhage)
Ned. MGT	Nederlands Militair Geneeskundig Tijdschrift (Den Haag)
Ned. T. Geneesk.	Nederlands Tijdschrift voor Geneeskunde (Amsterdam)
NEUBURGER	NEUBURGER, Max: Die Wiener medizinische Schule im Vormärz, Wien 1921

Neue Z. ärztl. Fortbild.	Neue Zeitschrift für ärztliche Fortbildung (Berlin)
New Engl. J. Med.	New England Journal of Medicine (Boston)
New Scient.	New Scientist and Science journal (London)
N. F.	Neue Folge
N. med.-chir. Ztg.	Neue medizinisch-chirurgische Zeitung (München)
NNBW	Nieuw Nederlandsch Biografisch Woordenboek, 10 vols, ed. van P. C. MOLHUYSEN en P. J. BLOK, Leiden 1911-1937
NND	Neuer Nekrolog der Deutschen, hrsg. von Bernhard Friedrich VOIGT, 44 Bde, Weimar 1823-1854
Nord. med. hist. Årsb.	Nordisk Medizinhistorisk Årsbok (Stockholm)
Notiz. Ord. Med. Prov. Venezia	Notizie d'Ordine Medicale della Provincia Venezia (Venezia)
Not. Rec. Roy. Soc. Lond.	Notes and Records of the Royal Society of London (London)
Nouv. Presse Méd.	Nouvelle Presse Médicale (Paris)
Nouv. Rev. franç. Hémat.	Nouvelle Revue Française d'Hématologie (Paris)
Nova Acta Leopold.	Nova Acta Leopoldina, Deutsche Akademie der Naturforscher Leopoldina (Leipzig)
n. s.	nouvelle série, new series
NTM Schriftenr. Gesch. Naturw. Tech. Med.	Schriftenreihe für Geschichte der Naturwissenschaften, Technik und Medizin (Berlin)
Nuovo giorn. bot. ital.	Nuovo Giornale Botanico Italiano (Firenze)
Nurs. J. India	Nursing Journal of India (Kilpauk/Madras)
Nurs. Mirror	Nursing Mirror and Midwife's Journal (London)
Nurs. Times	Nursing Times (London)
N. Y. St. J. Med.	New York State Journal of Medicine (New York)
N. Zschr. Geburtsk.	Neue Zeitschrift für Geburtskunde (Berlin)
NZZ	Neue Zürcher Zeitung (Zürich)
O	Ordinarius
Österr. med. Jb.	Österreichisches medizinisches Jahrbuch (Wien)
Österr. Zschr. prakt. Heilk.	Österreichische Zeitschrift für praktische Heilkunde, hrsg. vom Doktoren-Kollegium der medizinischen Fakultät in Wien (Wien)
Österr. Zschr. Stomat.	Österreichische Zeitschrift für Stomatologie (Wien)
o. Inv.	ohne Inventar
o. J.	ohne Jahr, ohne Jahrgang
o. O.	ohne Ortsangabe
Opusc.	Opuscula Medica (Stockholm)
O. R. L.	Journal of Oto-Rhino-Laryngology and its related specialities (Basel)
Orthod. Fr.	Orthodontie Française (Lyon)
Orv. Hetil.	Orvosi Hetilap (Budapest)
Orvostort. Közl.	Orvostorteneti közlemények, Communicationes de Historia Artis Medicinae, formerly Communicationes ex Bibliotheca Historia Medicae Hungarica (Budapest)
OSIANDER	OSIANDER, Johann Friedrich: Nachrichten von Wien über Gegenstände der Medizin, Chirurgie und Geburtshilfe, Tübingen 1817
Osped. Ital. Chir.	Ospedali d'Italia Chirurgia (Firenze)
Oxford med. Sch. Gaz.	Oxford Medical School Gazette (Oxford)
Pag. Storia Med.	Pagina di Storia della Medicina (Roma)
PARISET	PARISET, Etienne: Histoire des membres de l'Académie royale de médecine, 2 vols, Paris 1845
Parma med.	Parma medicale (Parma)
PD	Privatdozent
Pediatrics	Pediatrics (Springfield)
PEIPER	PEIPER, Albrecht: Chronik der Kinderheilkunde, 4. Aufl., [1. Aufl. 1951], Leipzig 1966

Perspect. Biol. Med.	Perspectives in Biology and Medicine (Chicago)
Physiotherapy	Physiotherapy (London)
Plast. Reconstr. Surg.	Plastic and Reconstructive Surgery (Baltimore)
POGGENDORFF	POGGENDORFF, Johann Christian: Biographisch-Literarisches Handwörterbuch zur Geschichte der exakten Wissenschaften, 2 Bde, Leipzig 1863
Pop. Sc. Month.	The Popular Science Monthly (New York)
Popul. Stud. (Camb.)	Population Studies, a quarterly journal of demography (Cambridge)
Porträtslg. Meyer	Porträt- und Biographiensammlung «Meyer zum Felsenegg», Zürich, Medizinhistorisches Institut und Museum der Universität Zürich
pp.	paginae, pages, pagine
Pr	Professeur
Practitioner	The Practitioner, a monthly journal of therapeutics (London)
Presse méd.	La Presse médicale, ancien journal hebdomadaire (Paris)
Proc. Paris	Procès de Paris (Paris)
Proc. Phil. Soc. Glasgow	Proceedings of the Philosophical Society of Glasgow (Glasgow)
Proc. R. Coll. Physicians Edinb.	Proceedings of the Royal College of Physicians of Edinburgh (Edinburgh)
Proc. Roy. Soc. Med. Lond.	Proceedings of the Royal Society of Medicine (London)
Prof.	Professor
Progrès méd.	Progrès médical (Paris)
Prov. M. & S. J.	Provincial Medical and Surgical Journal (London)
Pseud.	Pseudonym
Psychiatr. Neurol. Med. Psychol.	Psychiatrie, Neurologie und medizinische Psychologie (Leipzig)
Psychol. u. Gesch.	Psychologie und Geschichte (Heidelberg)
publ.	publiziert, publié(e)
R	Réaumur, 1° R = ⅘° Celsius
R.	Reihe
Railway Surg. Chic.	Railway Surgery (Chicago)
Rass. Clin. Ter.	Rassegna di Clinica, Terapia e Scienze affini (Roma)
Rass. Storia Univ. Modena	Rassegna di Storia dell'Università di Modena (Modena)
R. C. S.	Royal College of Surgeons (of England)
Recueil périod. de la Soc. de méd. de Paris	Recueil périodique de la Société de Médecine de Paris (Paris)
Rend. dell'Ass. med.-chir. di Parma	Rendiconti dell'Associazione medico-chirurgica di Parma (Parma)
Rendic. Accad. d. Sc. d. Ist. di Bologna	Rendiconti dell'Accademia delle Scienze dell'Istituto di Bologna (Bologna)
Rendic. Accad. med.-chir. di Ferrara	Rendiconti delle memorie dell'Accademia medico-chirurgica di Ferrara (Bologna)
Rend. Ist. Lomb. Accad. Sci. Lett.	Rendiconto Istituto Lombardo dell'Accademia delle Scienze e Lettere (Milano)
Rep. Cancer Res. Lab.	Reports of the Cancer Research Laboratory of the University of Liverpool (Liverpool)
Rep. Smithson. Inst.	Reports of the Smithsonian Institution (Washington)
Res med.	Res medicae (Roma)
REUBER	REUBER, Markus: Staats- und Privatanstalten in Irland, Irre, Ärzte und Idioten (1600-1900), Diss. med. (Köln), Medizinische Forschung 7, Bergisch Gladbach/Köln 1994.
rev.	revised
Rev. Alsace	Revue d'Alsace, Revue historique (Strasbourg)
Rev. de chir.	Revue de chirurgie (Paris)
Rev. de l'Acad. de Méd.	Revue de l'Académie de Médecine (Paris)
Rev. de l'Enseign.	Revue de l'Enseignement supérieur (Paris)
Rev. de lit. méd.	Revue de littérature médicale (Paris)

Rev. de thérap. méd.-chir.	Revue de thérapeutique médico-chirurgicale, Journal des connaissances médico-chirurgicales (Paris)
Rev. Fr. Gynécol. Obstét.	Revue Française de Gynécologie et d'Obstétrique (Paris)
Rev. Hist. Pharm.	Revue d'Histoire de la Pharmacie (Paris)
Rev. Hist. Sci.	Revue d'Histoire des Sciences et de leurs applications (Paris)
Rev. méd. Brux.	Revue médicale de Bruxelles (Bruxelles)
Rev. méd. cubana	Revista médica cubana (Havana)
Rev. méd. franç. et étrang.	Revue médicale française et étrangère (Paris)
Rev. méd. de Normandie	Revue médicale de Normandie (Rouen)
Rev. Méd. nav.	Revue de Médecine Navale (Paris)
Rev. Prat.	Revue du Praticien (Paris)
Rev. Quest. sci.	Revue des Questions scientifiques (Louvain)
Riv. osp.	Rivista ospedaliera, Giornale di medicina e chirurgia (Roma)
Riv. Stor. Med.	Rivista di Storia della Medicina (Roma)
Rp.	Recipe («man nehme»)
RÜTT	RÜTT, August: Geschichte der Orthopädie im deutschen Sprachraum, mit Beiträgen von Wolfgang HEIPERTZ, Georg HOLFELDER, Wolfgang MARQUARDT, Stuttgart 1993
S.	Seite(n)
SACHAILE	SACHAILE (pseud. pour LACHAISE), Claude: Les médecins de Paris, jugés par leurs œuvres, Paris 1845
Salzb. med.-chir. Ztg.	Salzburger medizinisch-chirurgische Zeitung (Salzburg)
SCHMIEDEBACH	SCHMIEDEBACH, Heinz Peter / WINAU, Rolf / HÄRING, Rudolf: Erste Operationen Berliner Chirurgen 1817-1931, Berlin/New York 1990
SCHNECK / LAMMEL	Die Medizin an der Berliner Universität und an der Charité zwischen 1810 und 1850, hrsg. von Peter SCHNECK und Hans-Uwe LAMMEL, Abhandlungen zur Geschichte der Medizin und der Naturwissenschaften 67, Husum 1995.
Schweiz. Med. Wschr.	Schweizerische Medizinische Wochenschrift (Basel)
Schweiz. Rundschau Med. (Praxis)	Schweizerische Rundschau für Medizin, Praxis (Bern)
Schweiz. Zschr. Med. Chir. Geburtsh.	Schweizerische Zeitschrift für Medizin, Chirurgie und Geburtshilfe (Zürich)
Sci. Hist.	Science in History (Leyden)
Sci. Vet.	Scientia Veterum, Collana di studi di storia della medicina (Pisa)
Scot. M. & S. J.	Scottish Medical and Surgical Journal
Scottish & North of Engl. M. Gaz.	The Scottish and North of England Medical Gazette (Edinburgh)
Scott. Med. J.	Scottish Medical Journal (Glasgow)
Scott. Soc. Hist. Med. Rep. Proc.	Scottish Society of the History of Medicine, Report of Proceedings
scr.	Scrupulus, scrupuli
Scr. med. Fac. Med. Brun.	Scripta medica Facultatum Medicinae Universitatum Brunensis et Bratislavensis (Brno)
sect.	section
SEIDLER	SEIDLER, Eduard (Hrsg.): Medizinhistorische Reisen 1, Paris, Stuttgart/New York 1971
sel.	selig
Semaine méd.	Semaine médicale (Paris)
Sem. Hôp. Paris	Semaine des Hôpitaux de Paris (Paris)
Semin. Neurol.	Seminars in Neurology (New York)
SIEBOLD	SIEBOLD, Eduard Caspar Jacob von: Versuch einer Geschichte der Geburtshilfe, 2. Aufl., [1. Aufl. 1839-1845], Bd. 2, Tübingen 1902
Slg.	Sammlung
Soc. Hist. Med.	Social History of Medicine (Oxford)
Soc. Hist. Med. Bull.	Bulletin of the Society of Medical History of Chicago (Chicago)

South. Med. J.	Southern Medical Journal (Birmingham)
Sperimentale	Lo Sperimentale (Firenze)
STEWART	STEWART, F. Campbell: The hospitals and surgeons of Paris, an historical and statistical account of the civil hospitals of Paris, New York 1843
St. Bart.'s Hosp. J.	Saint Bartholomew's Hospital Journal (London)
St. Bart.'s Hosp. Rep.	Saint Bartholomew's Hospital Reports (London)
St. George's Hosp. Gaz.	Saint George's Hospital Gazette (London)
St. George's Hosp. Rep.	Saint George's Hospital Reports (London)
St. Thom. Hosp. Gaz.	Saint Thomas's Hospital Gazette (London)
St. Thos. Hosp. Rep.	Saint Thomas's Hospital Reports (London)
STROMEYER	STROMEYER, Georg Friedrich Louis: Erinnerungen eines deutschen Arztes, 2 Bde, Hannover 1875
Stud. Hist. Biol.	Studies in History of Biology (Baltimore)
Sudhoffs Arch. Gesch. Med.	Sudhoffs Archiv für Geschichte der Medizin und der Naturwissenschaften (Leipzig/Wiesbaden)
Suppl.	Supplementum
Surgery	Surgery, a monthly journal devoted to the art and science of surgery (St. Louis)
Surg. Gynec. Obstet.	Surgery, Gynecology and Obstetrics (Chicago)
Surgo	Surgo, Glasgow University Medical Journal (Glasgow)
Sydsven. Medicinhist. Sällsk. Årsskr.	Sydsvenska Medicinhistoriska Sällskaps Årsskrift (Lund)
t.	tome
Tagebuch I	MEYER-HOFMEISTER, Conrad: Tagebuch 25.7.1846–18.3.1865, Mskr., Privatbesitz
Tagebuch II	MEYER-HOFMEISTER, Conrad: Tagebuch 8.5.1865–31.12.1875, Mskr., Privatbesitz
Tagebuch III	MEYER-HOFMEISTER, Conrad: Tagebuch 1.1.1876–19.11.1881, Mskr., Privatbesitz
Thérapie	Thérapie (Paris)
Trans. Amer. clin. climat. Ass.	Transactions of the American Clinical and Climatological Association (Baltimore)
Trans. Amer. Neurol. Ass.	Transactions of the American Neurological Association (New York)
Trans. Ass. King's & Queen's Coll. Phys. Ireland	Transactions of the Association of Fellows and Licentiates of the King's and Queen's College of Physicians in Ireland (Dublin)
Trans. Edinb. Obstet. Soc.	Transactions of the Edinburgh Obstetrical Society (London)
Trans. Hunter Soc.	Transactions of the Hunterian Society (London)
Trans. med. Soc. Lond.	Transactions of the Medical Society of London (London)
Trans. Ophth. Soc. UK	Transactions of the Ophthalmological Society of the United Kingdom (London)
Trans. Prov. M. & S. Ass. Lond.	Transactions of the Provincial Medical and Surgical Association (London)
Trans. Roy. Soc. Edinb.	Transactions of the Royal Society of Edinburgh (Edinburgh)
Trans. Stud. Coll. Phys. Philad.	Transactions and Studies of the College of Physicians of Philadelphia (Baltimore)
Tsch. Gesch. Gnk. Natuurw. Wisk. Techn.	Tijdschrift voor de Geschiedenis der Geneeskunde, Natuurweetenschappen, Wiskunde en Techniek (Amsterdam)
TURNER	TURNER, A. Logan: Story of a great hospital, the Royal Infirmary of Edinburgh, Edinburgh 1979
T. Ziekenverpl.	Tijdschrift voor Ziekenverpleging (Amsterdam)
u. a.	und andere
udg.	udgivet (dän. herausgegeben)
Ugesk. f. Læger	Ugeskrift for Læger (København)
unc.	Uncia, unciae
ung.	Unguentum

Union méd.	L'Union médicale, journal des intérêts scientifiques et pratiques, moraux et professionnels du corps médical (Paris)
Univ. Coll. Hosp. Mag.	University College Hospital Magazine (London)
Vakbl. Biol.	Vakblad voor Biologen (Hilversum)
VALLERY-RADOT	VALLERY-RADOT, Pierre: Paris d'autrefois, ses vieux hôpitaux, deux sièces d'histoire hospitalière de Henri IV à Louis-Philippe (1602-1836), Paris 1947
VDM	Verbi Divini Magister, ordinierter Pfarrer der reformierten Zürcher Landeskirche
verb.	verbessert(e)
Verh. Anat. Ges.	Verhandlungen der Anatomischen Gesellschaft (Jena)
Vet. Hist.	Veterinary History, Bulletin of the Veterinary History Society (London)
vgl.	vergleiche
Vidensk. selsk. forhandl.	Videnskabelige selskabs forhandlinger (København)
Vierteljahrsschr. f. gerichtl. u. öffentl. Med.	Vierteljahrsschrift für gerichtliche und öffentliche Medizin, unter Mitwirkung der königlichen wissenschaftlichen Deputation für das Medizinalwesen im Ministerium der geistlichen Unterrichts- und Medizinal-Angelegenheiten (Berlin)
viz	videlicet (offensichtlich)
vol.	volume
vols.	volumes
Vrag. Dag	Vragen van den Dag, voor Nederland en Koloniën (Leiden)
WEHRLI	WEHRLI, Gustav Adolf: Die Krankenanstalten und die öffentlich angestellten Ärzte und Wundärzte im alten Zürich, Mitteilungen der Antiquarischen Gesellschaft in Zürich, 31.3, Zürich 1934.
Westm. Hosp. Gaz.	Westminster Hospital Gazette (London)
Westm. Hosp. Rep.	Westminster Hospital Reports (London)
WIDDESS	WIDDESS, John David Henry: History of the Royal College of Surgeons and the Royal College of Physicians in Ireland, Diss. phil. (Dublin), Edinburgh/London 1963
WIEGER	WIEGER, Friedrich: Geschichte der Medizin und ihrer Lehranstalten in Strassburg vom Jahre 1497 bis zum Jahre 1872, Strassburg 1885
Wien. klin. Wschr.	Wiener klinische Wochenschrift (Wien)
Wien. med. Presse	Wiener medizinische Presse, Wochenschrift für praktische Ärzte (Wien)
Wien. med. Wschr.	Wiener medizinische Wochenschrift (Wien)
Wiss. Z. Friedr.-Schiller-Univ. Jena, Math.-Naturw. R.	Wissenschaftliche Zeitschrift der Friedrich-Schiller-Universität Jena, Mathematisch-Naturwissenschaftliche Reihe (Jena)
Wiss. Z. Humb.-Univ. Berl., Math.-Naturw. R.	Wissenschaftliche Zeitschrift der Humboldt-Universität Berlin, Mathematisch-Naturwissenschaftliche Reihe (Berlin)
Wiss. Z. Karl-Marx-Univ. Leipzig	Wissenschaftliche Zeitschrift der Karl-Marx-Universität Leipzig (Leipzig)
Wiss. Z. Univ. Halle-Wittenb. Math.-Naturw. R.	Wissenschaftliche Zeitschrift der Universität Halle-Wittenberg, Mathematisch-Naturwissenschaftliche Reihe (Halle/Saale)
World Ir. Nurs.	World of Irish Nursing (Dublin)
Würzb. med. hist. Mittlg.	Würzburger medizinhistorische Mitteilungen (Würzburg)
Würzb. med. Zschr.	Würzburger medizinische Zeitschrift, hrsg. von der Physikalisch-Medizinischen Gesellschaft Würzburg (Würzburg)
WURZBACH	WURZBACH, Constant von: Biographisches Lexikon des Kaisertums Österreich, enthaltend die Lebensskizzen der denkwürdigen Personen, welche seit 1750 in den österreichischen Kronländern geboren wurden oder darin gelebt und gewirkt haben, 60 Teile, Wien 1856-1891
W. W.	Wiener Währung
Zahnärztl. Mschr.	Zahnärztliche Monatsschrift
Zahnärztl. Prax.	Zahnärztliche Praxis (München)

Zahn-, Mund-, Kieferheilkd.	Zahn-, Mund- und Kieferheilkunde mit Zentralblatt (Leipzig)
z. B.	zum Beispiel
Zbl. Allg. Path.	Zentralblatt für Allgemeine Pathologie und pathologische Anatomie (Jena)
Zbl. Chir.	Zentralblatt für Chirurgie (Leipzig)
Zbl. Gynäk.	Zentralblatt für Gynäkologie (Leipzig)
Z. ges. Hyg.	Zeitschrift für die gesamte Hygiene und ihre Grenzgebiete (Berlin)
Z. ges. inn. Med.	Zeitschrift für die gesamte innere Medizin und ihre Grenzgebiete (Leipzig)
Z. Haut- u. Geschl. Kr.	Zeitschrift für Haut- und Geschlechtskrankheiten (Berlin)
ZMA	Zürcher Medizingeschichtliche Abhandlungen (Zürich)
Z. Mikrosk. Anat. Forsch.	Zeitschrift für Mikroskopisch-Anatomische Forschung (Leipzig)
Z. Orthop.	Zeitschrift für Orthopädie und ihre Grenzgebiete (Stuttgart)
Z. Psychol.	Zeitschrift für Psychologie mit Zeitschrift für angewandte Psychologie (Leipzig)
Zschr. ärztl. Fortbildg.	Zeitschrift für ärztliche Fortbildung (Jena)
Zschr. f. d. ges. Med. Hamb.	Zeitschrift für die gesamte Medizin, mit besonderer Rücksicht auf Hospitalpraxis und ausländische Literatur (Hamburg)
Ztschr. f. d. Staatsarznk.	Zeitschrift für die Staatsarzneikunde (Erlangen)
Zschr. f. klin. Med.	Zeitschrift für klinische Medizin (Berlin)
Zschr. f. Wundärzte und Geburtsh.	Zeitschrift für Wundärzte und Geburtshelfer, im Auftrage des Vereins Württembergischer Wundärzte und Geburtshelfer (Stuttgart)
Zschr. physik. u. diät. Ther.	Zeitschrift für physikalische und diätetische Therapie (Leipzig)
Zschr. Stomat.	Zeitschrift für Stomatologie (Wien)
ZTB	Zürcher Taschenbuch, hrsg. von einer Gesellschaft zürcherischer Geschichtsfreunde (Zürich)

Verzeichnis der Masse und Gewichte

Drachme (dr.), drachme, dram	1 Drachme («Quentlein») = 3 Skrupel = 60 Gran = 3,73 Gramm
Granum (gr.), grain, grain	1 Gran («Korn»), 20ster Teil eines Skrupels = 0,062 Gramm
Libra (lb.), livre, pound	1 Pfund = 350-420 Gramm
Scrupulus (scr.), scrupule, scruple	1 Skrupel = 20 Gran = 1,24 Gramm
Uncia (unc.), once, ounce	1 Unze = 8 Drachmen = 29,8 Gramm
Elle, aune	1 Elle = ca. 60 cm
Fuss, feet	1 Fuss = ca. 30 cm
Inch	1 Inch = ca. 2,6 cm
Linie, ligne	1 Linie = ca. 2,2 mm
Zoll, pouce	1 Zoll = ca. 3 cm

Medizinische Sachwörter des deutschen Teils

Abdomen	Bauch, Unterleib
abdominal-, abdominell	den Unterleib betreffend
Abdominaltyphus	Bauchtyphus, Infektionskrankheit des Verdauungskanals
Abortivmittel	Abtreibungsmittel
Abortus	Fehlgeburt, Schwangerschaftsabbruch
Abscessus genus	Eiteransammlung im Knie
Abscessus perinei	Eiteransammlung im Dammbereich
Abscessus psoae	Eiteransammlung im Bereich des Leistenbands
Abszesse	Eiteransammlungen
Accouchement [franz.]	Entbindung
Accoucheur [franz.]	Geburtshelfer
Acetabulum	Gelenkpfanne des Hüftgelenks
Acorus	Kalmus (auch Magenwurz)
acutus	plötzlich auftretend, kurz und heftig verlaufend
adhäriert	verwachsen, verklebt
Adhäsion	Verwachsung, Verklebung von Organen und Geweben
adstringierend	zusammenziehend
Affektion	Erkrankung
Akupunktur	asiatische Heilmethode, Einführung von Nadeln an bestimmten Hautstellen
akzessorisch	hinzukommend, zusätzlich
akzidentiell	zufällig, unwesentlich
Albinismus	erblich bedingtes Fehlen von Pigment
albus	weiss
Althaea	Stockmalve, Eibisch
Alveolarfortsatz	bogenförmiger Fortsatz des Ober- und Unterkiefers zur Aufnahme der Zähne
Alveole	Lungenbläschen oder Zahnwurzelhöhle im Kiefer
Amaurose	völlige oder weitgehende Erblindung
Amenorrhöe	fehlendes Auftreten der Monatsblutung
Ammoniak	gasförmige Verbindung von Stickstoff und Wasserstoff
Ammonium sulphuratum	Ammoniumschwefelsalz
Amnion	Eihaut; Haut, die den Embryo umgibt
Amputation	operative Abtrennung eines Körperteils

ana	von jedem Inhaltsstoff gleichviel (in der Rezeptur gebräuchlich)
Anästhesie	Ausschaltung der Schmerzempfindung
Anastomose	Verbindung zwischen Blutgefässen, Lymphgefässen oder Nerven
Anatomia comparata (comparativa)	vergleichende → Anatomie (zwischen Mensch und Tieren)
Anatomie	Lehre von Form und Körperbau der Lebewesen
Aneurysma	Erweiterung einer Schlagader
Aneurysma spurium arcus aortae	ins Bindegewebe eindringende Erweiterung des Aortenbogens
Angina	Halsbräune, Infektionskrankheit der Rachen- und Gaumenschleimhaut, Engegefühl
Angina membranacea	→ Angina, Diphtherie
Angiologie	Lehre von den Gefässen und ihren Krankheiten
angiologisch	die → Angiologie betreffend
Ankylose	Versteifung eines Gelenks
Ankylosis spuria	unechte Gelenksversteifung
anterior	vorderer, nach vorn gelegen
antimerkuriell	gegen die Anwendung von Quecksilber eingestellt
antiphlogistisch	entzündungshemmend
Antipyretikum	fiebersenkendes Mittel
Antisepsis	Vernichtung von Krankheitskeimen ausserhalb des Körpers
Antrum Highmori	Kieferhöhle, → Sinus maxillaris
Anulus abdominalis	Leistenring
Anus	After
Aorta	Hauptschlagader
Aorta abdominalis	Bauchhauptschlagader
Apertura inferior	untere Öffnung (des Beckens)
Apoplexia, Apoplexie	Schlagfluss, Schlaganfall
Apoplexia pulmonalis	Lungenschlagfluss; Ausfall eines Teils der Lungendurchblutung, meistens bei Lungenembolie
Aqua	Wasser
Aqua oxymuriatica	Chlorwasser
Arcanum	Geheimmittel
Archiater	oberster (Zürcher) Stadtarzt
Arcus aortae	Bogen der Hauptschlagader
Argilla	Ton, Tonerde, Alaunerde
Armamentarium obstetricium	geburtshilfliche Instrumentensammlung
aromatisch	Bezeichnung für «aromatisch» riechende Stoffe
Arsenik	giftiger chemischer Grundstoff
Artefakt	künstlich herbeigeführte Veränderung oder Schädigung
Arteria iliaca	Schlagader der Hüfte
Arteria spermatica interna	Schlagader im Bereich von Leistenkanal und Hoden
Arteria subclavia	Schlüsselbeinschlagader
Arteriosität	Sättigung des Blutes mit Sauerstoff
arthriticus, arthritisch	die Gelenksentzündung betreffend
Arthritis	Gelenksentzündung
Arthrophlogosis	Gelenksentzündung
Artikulation	Sprachbildung
Ascites	→ Aszites
aseptisch	keimfrei
asthenisch	schmalwüchsig, schwach
Asthma spasmodicum Millari	Bronchialasthma, Atemnot als Folge einer mit Schleimabsonderung verbundenen Zusammenziehung der Luftröhrenäste
Aszites	Bauchwassersucht
Ätiologie	Lehre von den Krankheitsursachen

Atresia vaginae congenita	angeborener Scheidenverschluss
Atrophie	Schwund von Geweben und Zellen
Atropin	Alkaloid in Nachtschattengewächsen (Tollkirsche, Bilsenkraut, Stechapfel usw.)
Atruncus	Missgeburt, die aus einem Kopf besteht, der aber der Rumpf fehlt
Aurum muriaticum	Aurichlorid, Chlorgold
Auskultation	Abhören von Körpergeräuschen
Avitaminose	Vitaminmangelkrankheit
Axilla	Achselhöhle
Azephalus, Azephali (Mz.)	Missgeburt ohne Kopf
Balneologie	Bäderkunde, Heilquellenkunde
Balneotherapie	Behandlung durch Bäder
Basis cranii	Boden des Schädels
Belladonna	Tollkirsche
biliös, biliosus	gallig, gallehaltig
Bistouri	Schnittmesser für Operationen
Blennorrhöe	Eiterabsonderung aus den Augen Neugeborener bei Tripper-Ansteckung durch die Mutter
Borax	Natriumtetraborat, Natriumsalz der Tetraborsäure
Bougie	Dehnsonde zur Erweiterung enger Körperkanäle
Bronchien	Luftröhrenäste
Bronchitis	Entzündung der Schleimhaut der Luftröhrenäste
Bubo, Bubonen (Mz.)	entzündliche Lymphknotenschwellung
Bulbus (oculi)	Augapfel
Butyrum Cacao	Kakaobutter
Calcaneus	Fersenbein, hinterster Fusswurzelknochen
Calculi pulmonales	Lungensteine
Calculi urethrales	Harnsteine
Calculus vaginalis	Scheidenstein
Calcus effervescens	aufbrausende Kalkverbindung
Cali arsenicosum	Kalium-Arsen-Salz
Calmus	Acorus calamus, Aronstabgewächs
Calomel	→ Kalomel
Calor mordax	brennendes Hitzegefühl auf der Haut
Calx oxymuriatica	Chlorkalk
Calx vitriolata	schwefelsaurer Kalk, Kalziumsulfat
Canalis inguinalis	Leistenkanal
Cancer mammae	Krebs der Brustdrüse
Cancer melanoticus (Melanom)	braune bis schwärzliche bösartige Geschwulst
Cancer pyloricus	Krebs des Magenpförtners (beim Magenausgang)
Cancer uteri	Gebärmutterkrebs
Cancer ventricalis, cancer ventriculi	Magenkrebs
Caput humeri	Gelenkkopf des Oberarmknochens, Teil des Schultergelenks
Caput ossis femoris	Gelenkkopf des Oberschenkelknochens, Teil des Hüftgelenks
Carex arenariae	Cyperaceae, europäische Grasart
Caries	→ Karies
Cataplasmata	→ Kataplasmen
Cauda equina	Ende des Rückenmarks mit auslaufenden Rückenmarksnervenwurzeln in Form eines Pferdeschweifs
Cauterium actuale	Brenneisen
Cavum thoracis	Brusthöhle
centralis	in der Mitte gelegen
Cephalaea intermittens	zeitweilig aussetzende, hartnäckige Kopfschmerzen

cerebral	das Hirn betreffend
Cerebrum	Gehirn, Grosshirn
China	Chinin, Tinktur aus der Rinde des Chinarindenbaums
Chininum sulphuricum	Chinasalz, Schwefelsäureverbindung des Chinins
Chlorose	Bleichsucht, Blutarmut (bei jungen Frauen)
Chorioidea	Gefässhaut des Auges
Chorion	häutige Hülle der Frucht im Mutterleib
chronicus	langsam verlaufend, sich langsam entwickelnd
Ciliarrand	der äussere, am Strahlenkörper befestigte Rand der Iris
Coecum	→ Zäkum
Collum uteri	Gebärmutterhals, unterer Abschnitt der Gebärmutter
Columbo	Arznei aus der Wurzel von Mondsamengewächsen
Commotio cerebri	Gehirnerschütterung
Compas d'epaisseur [franz.]	Zirkelmesser für die äussere Beckenmessung
Condyli femoris	Gelenkköpfe des Oberschenkelknochens, Teile des Kniegelenks
Condyli tibiae	Gelenkpfannen des Schienbeinknochens, Teil des Kniegelenks
congenitus	angeboren, vererbt
Conjugata	gerader Beckendurchmesser
Conjunctiva bulbi	Bindehaut des Augapfels
Conjunctiva corneae	Bindehaut der Hornhaut des Auges
Conjunctiva palpebrae	Bindehaut des Augenlids
Contagium, Contagia (Mz.)	Ansteckungsstoff
Contrastimulo, Contrastimulus	in Italien zeitweise verbreitetes Behandlungssystem, das hauptsächlich den Aderlass propagierte
Convolvulus, Convolvuli (Mz.)	Ileus, Darmverschluss infolge einer Umschlingung des Darms
Copahu	Perubalsam
Cornea	Hornhaut des Auges
Corpora cavernosa penis	Schwellkörper des männlichen Gliedes
Corpus ciliare	Strahlenkörper des Auges
Corrigentia	geschmacksverbessernde Zusätze zu Arzneien
Cor villosum	zottenartiger Belag auf dem Herzbeutel infolge einer Entzündung
Coxarthrocace	→ Coxitis
Coxarthrocace tuberculosa	tuberkulöse Hüftgelenksentzündung
Coxitis	Hüftgelenksentzündung, → Arthrophlogosis
Coxitis tuberculosa	tuberkulöse Hüftgelenksentzündung
Cranium	Schädel
Crista ossis ilei	Darmbeinkamm
Croup	Diphtherie, Halsbräune
Cuprum Martis	eisenhaltiges Kupfervitriol
Decoctum Salep	Auszug von Salepknollen (Orchideenart)
Degeneratio, Degeneration	Entartung, Rückbildung, Zerfall
Dekokt	durch Abkochung von Pflanzenteilen hergestellter Pflanzenauszug
Dekubitus	Druckwunde, Druckgeschwür infolge langen Liegens
Deligatio sicca	trockener Verband, trockene Unterbindung
Delirium tremens	Säuferwahn
Demenz	Blödsinn, Verblödung, dauernde Geistesschwäche
Dens sapientiae	Weisheitszahn
Depression	seelische Niedergeschlagenheit, mechanisches Hinunterdrücken
Depressionsnadel	Nadel zum operativen Herabdrücken der getrübten Linse beim grauen Star in den unteren Teil des Glaskörpers
Derivantien	ableitende Mittel, Reizmittel
Derivation	Ableitung
Dermatologie	Lehre von den Hautkrankheiten

dermatologisch	die → Dermatologie betreffend
Dermatose	Hautkrankheit
Diabetes mellitus	Zuckerkrankheit, «Zuckerharnruhr»
Diabetes serosus	«dünnflüssige Zuckerharnruhr»
Diachylonpflaster	Kautschukpflaster, mit Pflanzensäften (unter anderem Kautschuk) hergestellter Breiumschlag
Diaphoretikum, Diaphoretika (Mz.)	schweisstreibendes Mittel
diaphoretisch	schweisstreibend
Diarrhöe	Durchfall
Digitalis	Fingerhut, Pflanze mit herzwirksamen Bestandteilen
Diploe	schwammige Knochensubstanz zwischen beiden Tafeln des Schädeldachs
Discisio, Diszision	operative Spaltung bzw. Zerteilung von Organen, Geweben etc.
Distichiasis	angeborene Anomalie des Augenlids in Form einer doppelten Wimpernreihe
Diureticum, Diuretika (Mz.)	harntreibendes Mittel
Divertikel	Ausstülpung, Ausbuchtung eines Hohlorgans
Dolor, Dolores (Mz.)	Schmerz, Wehen
Dolores praesagientes	vorher empfundene Schmerzen
Dorsum penis	Oberseite des männlichen Gliedes
Drachme (dr.)	Masseinheit Drachme («Quentlein»)
Drainage	Ableitung von Wundabsonderungen, Lymphe und anderen Körperflüssigkeiten
Drasticum, Drastica (Mz.)	starkes, kräftig wirkendes Abführmittel
Ductus	Gang, Verbindungsgang
duplex	doppelt, verdoppelt
Dysenterie	Durchfall, Ruhr
Dysphagia lusoria	Schluckstörung wegen Drucks einer anomal gebildeten rechten Schlüsselbeinschlagader auf die Speiseröhre
Ecraseur	Instrument zur Entfernung gestielter Geschwülste und Polypen
Effloreszenz	«Hautblüte», krankhafte Hautveränderung
Ekkoprotikum	Abführmittel
Eklektiker	jemand, der aus verschiedenen Systemen jeweils das ihm Passende auswählt
Ektomie	operatives Herausschneiden eines Organs oder Gewebes
Elephantiasis	Verdickung der Haut und des Unterhautzellgewebes, speziell durch Lymphstauung hervorgerufen
Embryologie	Lehre von der Entwicklung der Leibesfrucht
Emetikum	Brechmittel
Emphysema pulmonalis	Lungenblähung
Empiriker	aufgrund von Erfahrung Denkender und Handelnder
Emplastrum adhaesivum	haftendes Pflaster
Empyema thoracis	Eiteransammlung im Brustkorb
Emulsio amygdalinae	aus Bittermandeln gewonnene blausäurehaltige → Emulsion
Emulsio, Emulsion	feine Mischung einer fett- mit einer wasserlöslichen Flüssigkeit
Endemie	örtlich begrenztes Auftreten einer Infektionskrankheit
endemisch	auf ein bestimmtes Gebiet örtlich beschränkt
Enteritis, Enteritides (Mz.)	Dünndarmentzündung
Entozoen	tierische Parasiten
Enzephalitis	Gehirnentzündung
Enzephaloid	hirnartig aussehende Geschwulst
Epidemie	Massenerkrankung, Seuche
Epidemiologie	Wissenschaft von der Entstehung, Verbreitung und Bekämpfung der → Epidemien sowie von deren Folgen

epidemisch	sich über grosse Gebiete ausbreitend
Epidermis	Oberhaut, äusserste Zellschichten der Haut
Epilepsie	«Fallsucht»
Epileptiker	«Fallsüchtiger»
Erysipelas faciei	Gesichtsrose
Erysipelas phlegmonosum	Rose mit Entzündung des Unterhautzellgewebes
Erysipelas	Rose, Wundrose, infektiöse Entzündung der Haut und Unterhaut, die zur Blutvergiftung führen kann
erysipelatisch	mit → Erysipelas behaftet
Exanthem	ausgedehnter Hautausschlag
Exartikulation	operative Absetzung eines Gliedes in seinem Gelenk
Excisio	Herausschneiden von Körpergewebe
Exfoliation	allmähliche Abstossung abgestorbener Gewebeschichten
Exhalation	Ausatmung, Ausdünstung
exkoriatiert	mit oberflächlicher Hautabschürfung (bis zur Lederhaut)
Exkreszenzen	krankhafte Auswüchse, Gewebswucherungen
Exkretion	Ausscheidung, Absonderung
Exostose	Knochenauswuchs
experimenti causa	aus Gründen eines Versuchs
Exploratio obstetrica	geburtshilfliche Patientenbefragung, geburtshilfliche Untersuchung
exspektativ	abwartend
exspektieren	abwarten
Exstirpatio, Exstirpation	Totalentfernung von Organen oder Geschwülsten
Exsudat	eiweisshaltige Flüssigkeit, die bei Entzündungen aus den Gefässen austritt
Exsudation	Austritt von → Exsudat
exsudiert	von → Exsudation betroffen
Extension	Ausdehnung, Streckung
Extensionsapparat	Streckgerät
externus	aussen, an der Aussenseite liegend
Extractum conii maculati	Pressaft von geflecktem Schierling
Extractum	Pressaft, Auszug aus tierischen oder pflanzlichen Stoffen
Extraktion	operatives Herausziehen, z. B. eines Zahnes
Extravasat	aus einem Gefäss in das umgebende Gewebe austretende Flüssigkeit
extravasieren	Austreten eines → Extravasats
Extremitas, Extremitates (Mz.)	Gliedmass
Exulzeration	Geschwür
exulzeriert	von → Exulzeration betroffen
Exzision	→ Excisio
Facialisparese	halbseitige Gesichtslähmung
Febris alba	Weissfieber, mit Blutarmut einhergehende Fiebererkrankung
Febris catarrhalis	«Flussfieber», Katarrh, mit Ausfluss verbundene Infektionskrankheit
Febris flava	Gelbfieber
Febris gastrica	Fiebererkrankung unter Einbezug des Magendarmkanals
Febris intermittens	in der Höhe schwankendes Fieber, Wechselfieber, Malaria
Febris nervosa	Fiebererkrankung, die das Nervensystem beeinträchtigt, häufig → Typhus
Febris puerperalis	Kindbettfieber
Febris putrida	Faulfieber infolge eitriger Infektion
Femur	Oberschenkelknochen
Ferrum candens	Brenneisen
fibrös	faserreich
Fibula	Wadenbein
Fieberparoxysmen	anfallweise auftretendes Fieber
Fistel	röhrenförmiges Geschwür

Fistula recto-vesicalis	röhrenförmiges Geschwür, das den Mastdarm mit der Harnblase verbindet
Fistula vesico-vaginalis	röhrenförmiges Geschwür, das die Harnblase mit der Scheide verbindet
Flores Arnicae	Arnika-Blüten
Fluktuation	schwappende Bewegung einer in einem Körperhohlraum eingeschlossenen Flüssigkeit
Foetus, Foeten (Mz.)	Leibesfrucht
Fomentation	warmer Umschlag
Fontanelle	künstlich erzeugtes Hautgeschwür zur «Ableitung» krankmachender Säfte
Foramen ovale	Öffnung in der Vorhofscheidewand des Herzens beim Foetus
Fractura claviculae	Schlüsselbeinbruch
Fractura colli femoris	Schenkelhalsbruch
Fractura corporis ossis femoris	Oberschenkelknochenbruch
Fractura cruris	Unterschenkelbruch
Fracturae ossium extremitatum	Brüche der Körpergliedmassen
Fractura patellae	Kniescheibenbruch
Fractura patellae transversa	quer verlaufender Kniescheibenbruch
Fraisen	Krampferscheinungen, Epilepsie
Fraktur	Knochenbruch
Friesel	Miliaria, Ausschlag, Hautbläschen bei starkem Schwitzen während fieberhaften Erkrankungen
Fundus uteri	oberster Teil der Gebärmutter
fungös	schwammig
Fungus	schwammige Geschwulst
Fungus durae matris	schwammige Geschwulst der harten Hirnhaut
Fungus haematodes (Hämangiom)	gutartige Blutgefässgeschwulst, Blutschwamm
Fungus medullaris ossium	schwammige Geschwulst der Knochen
Fungus medullaris retinae	schwammige Geschwulst der Netzhaut des Auges
Fungus medullaris ventriculi	schwammige Geschwulst des Magens
Fungus splenoideus	der Milz ähnliche schwammige Geschwulst
Funiculus umbilicalis	Nabelschnur
Funiculus, Funiculi (Mz.)	Strang
Furibunde	Rasende, Tobsüchtige
Furunkel	Eitergeschwür, akut-eitrige Entzündung eines Haarbalgs und seiner Talgdrüse
Ganglion coeliacum	Nervenknoten der Bauchhöhle rechts und links der Bauchhauptschlagader
Ganglion, Ganglien (Mz.)	Nervenknoten, Überbein
Gangraena pudendorum	→ Gangrän der Schamteile
Gangraena senilis	durch das hohe Alter bedingte → Gangrän
Gangrän, Gangraena	Brand, abgestorbenes Gewebe
gangränös	brandig, abgestorben
Gargarisma	Gurgelmittel
Gastricismus	medizinische Ansicht, die jede Krankheit auf Verunreinigungen im Magendarmkanal zurückführt und mit Brech- und Abführmitteln heilen will
Gastriker	Mediziner, der diagnostisches und therapeutisches Schwergewicht auf den Magendarmkanal legt, → Gastricismus
Gelbfieber	tropische, durch Mücken übertragene Virusinfektionskrankheit
Genitalia	Geschlechtsorgane
Gingiva	Zahnfleisch
Glans inguinalis	Lymphknoten in der Leistengegend
Glans penis	Eichel des männlichen Gliedes
Gonorrhöe	Tripper
Granulation	Bildung von Narbengewebe
Granum (gr.)	Masseinheit Gran («Korn») = 0,062 Gramm

Graviditas extrauterina	Schwangerschaft, bei der sich die Leibesfrucht ausserhalb der Gebärmutter entwickelt
Graviditas interstitialis	→ Graviditas extrauterina
Graviditas intertestitialis	→ Graviditas extrauterina
Graviditas tubarica	Eileiterschwangerschaft
Gummi arabicum	arabischer Gummi, Mimosengummi, Akaziengummi
Gyrus, Gyri (Mz.)	Gehirnwindung
Hämatologie	Lehre vom Blut und von den Blutkrankheiten
Haemorrhagia, Haemorrhagie	Bluterguss, Blutung, Blutsturz
Hämatozele	«Blutbruch», geschwulstartige Ansammlung geronnenen Blutes in einer Körperhöhle
Hämoptoe	Blutspucken, Bluthusten
Helminthologie	Wissenschaft von den Eingeweidewürmern
Hemizephalus	Missgeburt mit teilweisem Fehlen von Schädeldach und Gehirn
hepatisiert	leberartig verändertes Gewebe, vor allem der Lunge
Hepatitis	Leberentzündung
Hepatologie	Lehre von der Leber und ihrer Erkrankung
Hermaphrodit	Zwitter, Individuum mit männlichen und weiblichen Geschlechtsmerkmalen
Hernia cerebri	Hirnbruch, Hervortreten von Hirnteilen durch Lücken des Schädels
Hernia corneae (Keratozele)	Vorwölbung der Augenhornhaut
Hernia incarcerata	eingeklemmter Eingeweidebruch
Hernia inguinalis externa	äusserer Leistenbruch
Hernia perinei lateris dextri	Dammbruch der rechten Seite
Hernia vaginalis	Eingeweidebruch bei Scheidenvorfall
Hernie	Eingeweidebruch, Austritt von Organen oder Organteilen durch eine Lücke des sie umgebenden Gewebes
Herniotomie	Eingeweidebruchoperation
Highmore-Höhle	→ Sinus maxillaris
Hirudo, Hirudines (Mz.)	Blutegel
Homöopathie	Heilverfahren mit Mitteln in hoher Verdünnung, die in grösserer Menge bei Gesunden ähnliche Krankheitserscheinungen wie die zu behandelnde Krankheit auslösen
Humerus	Oberarmknochen
Humoralpathologie	Lehre von den krankmachenden Säften
Hydatide	Finne des Hundebandwurms
hydatös	von → Hydatiden befallen
Hydrargyrum nitricum	Quecksilbernitrat
Hydrocephalus	→ Hydrozephalus
Hydrophthalmus	Vergrösserung des Augapfels wegen übermässiger Ansammlung von Kammerflüssigkeit
Hydrops	«Wassersucht», Ansammlung wässriger Flüssigkeit
Hydrops alveolaris	Wassersucht der Knochenmulden, in denen die Zahnwurzeln sitzen
Hydrops cerebri	Wassersucht des Gehirns
Hydrops ovarii	Wassersucht des Eierstocks
Hydrops pericardii	Wassersucht des Herzbeutels
Hydrops pulmonum	Wassersucht der Lungen
Hydrops substantiae uteri	Wassersucht des Gebärmuttergewebes
Hydrostosis	Knochenwassersucht; eitrige Knochenauftreibung des Oberkiefers
Hydrothionsäure	Schwefelwasserstoff
Hydrozele	Wasserbruch, Flüssigkeitsansammlung um den Hoden
Hydrozephalus	Wasserkopf
Hygiene	Gesundheitslehre, Gesundheitsfürsorge

Hygroma patellare	Flüssigkeitsansammlung im Bereich der Kniescheibe
Hyoscyamus	Bilsenkraut
Hyperostosis	Wucherung des Knochengewebes
Hypertrophie	Grössenzunahme von Geweben und Organen
hypertrophisch	zu → Hypertrophie führend, mit Hypertrophie einhergehend
Hypochondrie	Gefühl einer Krankheit ohne feststellbare Veränderung
hypochondrisch	an → Hypochondrie leidend
Hypomaniker	in leichtem Grad an Besessenheit Leidender
Hysterie	seelisch bedingte Störungen der Empfindung und des Verhaltens
hysterisch	von → Hysterie betroffen
Idiotie	hochgradiger Schwachsinn
Ileum	Krummdarm, letzter Abschnitt des Dünndarms
impetiginös	borkig, grindig
Impetigo, Impetigines (Mz.)	chronischer Ausschlag, Schorf
Incarceratio	Einklemmung
Induratio	Verhärtung eines Gewebes oder eines Organs
induriert	verhärtet
inferior	tiefer unten gelegen
Infibulation	operativer Verschluss der Vorhaut des männlichen Gliedes
Inflammatio	Entzündung
Infusio acori	→ Infusio mit → Acorus
Infusio, Infusion	Einbringen von Flüssigkeit in den Organismus; aufgekochtes flüssiges Arzneimittel
Inguinalgegend	Leistengegend
Inkarzeration	Einklemmung von Eingeweideteilen
inkarzeriert	eingeklemmt
Insertion	Ansatzstelle, z. B. der Nabelschnur am Mutterkuchen
Instrumentarium	Gesamtheit medizinischer Geräte
Integumente	Hautschichten der Körperoberfläche
interkostal	zwischen den Rippen liegend
intermittieren	schwanken, zeitweilig zurücktreten (von Krankheitssymptomen)
internus	nach innen gelegen, tiefer liegend
Intestinum ileum	Krummdarm, letzter Abschnitt des Dünndarms
Intestinum tenue	Dünndarm
Inunktionskur	Quecksilberschmierkur gegen Syphilis
Ipecacuanha	Brechwurzel
Iridektomie	operative Ausschneidung eines Stücks der Regenbogenhaut des Auges
Iridodialysis	Abreissen der Regenbogenhaut vom Strahlenkörper bei Einwirkung von Gewalt auf den Augapfel
Iris	Regenbogenhaut
Irisausschneidung	→ Iridektomie
Iritis	Entzündung der Regenbogenhaut
ischiadicus	das Gesäss bzw. die Hüfte betreffend
Ischias	ins Bein ausstrahlende Hüftschmerzen
Ischurie	Harnverhaltung; erschwerte, schmerzhafte Entleerung der Harnblase
Jejunum	Leerdarm, Abschnitt des Dünndarms, der vom Zwölffingerdarm bis zum Krummdarm reicht
Juga cerebralia	die den Hirnfurchen entsprechenden länglichen Knochenerhebungen der Schädelgrube
kachektisch	hinfällig, in äusserst schlechtem Ernährungszustand
Kalium	zu den Alkalimetallen gehörendes chemisches Element, Potassium
Kallus	Keimgewebe des Knochens, das sich nach Verletzungen bildet
Kalomel	Quecksilberchlorid

Kampfer	Pulver vom Holz des Kampferbaumes (Camphora officinalis)
Kanüle	Hohlnadel
kanzerös	krebsartig
Kapillare	«Haargefäss», feinste Verzweigung der Blut- und Lymphgefässe
Kardialgie	Schmerzen im Bereich des Herzens
Karies	Knochenfrass
kariös	von Knochenfrass befallen
kataleptisch	von psychisch bedingter Muskelverkrampfung befallen
Kataplasma, Kataplasmen (Mz.)	heisser Breiumschlag
Katarakt, Katarakta	grauer Star, Trübung der Augenlinse
Katarrh	Schleimhautentzündung mit Flüssigkeitsabsonderung, besonders der Atmungsorgane
katarrhalisch	den → Katarrh betreffend
Katheter	Röhrchen zur Einführung in Körperorgane, z. B. in die Harnblase
Kauterisation	Ausbrennen, Ätzen oder Verschorfen kranker Gewebe
Keratonyxis	Starstich
Keratotom	Messer zur operativen Spaltung der Hornhaut des Auges, z. B. bei grauem Star
Kermes	pulverisierte weibliche Schildläuse der Kermeseiche
Klysma, Klysmata (Mz.)	Klistier, Einlauf zur Darmentleerung
Kohäsion	innerer Zusammenhalt eines Körpers
Kolon	Grimmdarm, Teil des Dickdarms
Kommissur	Weichteilverbindung, Nervenbahn (Verbindung zwischen Nervenzentren)
Komparata	→ Anatomia comparata
Komplikation	hinzutretende Verschlimmerung eines Krankheitszustandes, eines Genesungsprozesses oder eines Eingriffs
Kompression	Quetschung eines Körperorgans oder einer Körperstelle durch mechanische Einwirkung
Kompressivverband	Druck- bzw. Quetschverband
Koncha	Muschel
Kondylome	nässende Knötchen in der Genitalgegend
Konfigurationsveränderung	Veränderung der äusseren Form eines Körperteils
Kongestion	Blutwallung, örtliche Blutüberfüllung
Konjunktivitis	Augenbindehautentzündung
Konkavität	Wölbung gegen innen
Konstitution	Gesamtverfassung eines Individuums
Kontagiosität	Ansteckungsfähigkeit
Kontagium	Ansteckungsstoff
kontraextendieren	gegenstrecken
kontrastimulierend	den → Contrastimulus betreffend
Kontrastimulus	→ Contrastimulus
Kontusionen	Quetschungen, Prellungen
Konvexität	Wölbung gegen aussen
Konvulsion	Krampf mit schüttelnden Bewegungen eines Gliedes oder des ganzen Körpers
Kortikalmasse	Hirnrindenmasse
Kortikalsubstanz	Hirnrindenmaterial
Koxalgie	Hüftschmerz
Kraniologie	Schädellehre
Kranioskopie	Schädelbetrachtung
Krepitation	«Knisterrasseln» in den Lungen
Kretin	wegen versagender Schilddrüsenfunktion (z. B. durch Jodmangel) hochgradig Schwachsinniger mit kleinem Wuchs, Kropf und Taubstummheit

Krisis salubris	der Gesundheit dienliche Wendung im Krankheitsverlauf
Kurvatur	Krümmung, gekrümmter Teil eines Organs
Labia majora	grosse Schamlippen
Labia pudendi	Schamlippen
Lamelle	dünnes Plättchen
Laminae externae	äussere Blätter der Schädelkalotte
lanzinierend	plötzlich auftretend, heftig schmerzend
Lapis infernalis	Höllenstein, Ätzstift aus Silbernitrat
larvatus	versteckt, verborgen
Laryngitis	Kehlkopfentzündung
Larynx	Kehlkopf
Laurocerasus	Kirschlorbeer, im Sinne des → Contrastimulus gegen Fieber angewendet
Laxans, Laxantien (Mz.)	Abführmittel von relativ milder Wirkung
laxans	abführend
Lepra	Aussatz; chronisch verlaufende bakterielle Infektionskrankheit mit z. T. schweren Verunstaltungen des Körpers
Leukäthiopie	→ Albinismus, erblich bedingtes Fehlen von Pigmenten
Leukom	weisse Narbe auf der Augenhornhaut
Leukorrhöe	weisslicher Scheidenausfluss
Libra (lb.)	Masseinheit Pfund = 500 Gramm
Ligament	Verbindungsband beweglicher Teile des Körpers
Ligamentum iliosacrale	→ Ligament, das Darm- und Kreuzbein verbindet
Ligamentum latum [uteri]	breites Mutterband; Doppelbildung des Bauchfells, die Gebärmutter mit seitlicher Bauchwand verbindet
Ligatur	Unterbindung von Gefässen und Hohlorganen mittels Naht
Linimentum saponatum	flüssiges Seifeneinreibemittel
Linteum infernale	mit → Lapis infernalis getränktes Leinwandläppchen
Lipome	Fettgeschwülste; gutartige Neubildungen aus Fettgewebe
Liquor	Flüssigkeit
Lithiasis	Steinleiden
Lithopädion, Lithopädien (Mz.)	«Steinkind», über längere Zeit verhaltene tote Leibesfrucht, die verkalkt
Lithotomie	Steinschnitt
Lithotripsie	Steinzertrümmerung
Lithotritie	Steinzertrümmerung, → Lithotripsie
Lochien	«Wochenfluss», Absonderung der Gebärmutter während den ersten Tagen nach der Entbindung
Longuette	längliche, schmale Kompresse; Streifen aus Verbandsmull
Lues	Lustseuche, → Syphilis
lupurös (lupös)	von Wolf (Lupus, Hauttuberkulose) befallen
Luxation	Verrenkung, Ausrenkung
luxurieren	wuchern
lymphatisch	die → Lymphe oder Lymphknoten betreffend
Lymphdrüse	Lymphknoten
Lymphe	Zwischenzellflüssigkeit, die in den Lymphgefässen gesammelt, in den Lymphknoten gereinigt und dem Blutkreislauf wieder zugeführt wird; auch Flüssigkeit in Impfbläschen
Lymphexhalation	Aussonderung von → Lymphe
Lymphgefäss	Bahn, in der sich die → Lymphe ansammelt
Magnesium, Magnesia (Mz.)	Talk, Bittererde, Magnesium (chemisches Element)
Magnesium effervescens	brausendes Magnesiumgemisch
Magnesium muriaticum	salzsaures Magnesium
Magnesium vitriolatum	Magnesium mit Schwermetallen
Mania, Manie	Besessenheit, krankhafte Leidenschaft

Maniaci (Mz.)	Besessene, krankhaft Leidenschaftliche, Rasende
Marasmus	Kräfteverfall, Altersschwäche
Materia medica	Arzneimittellehre
Mauke	Fussgrind, Ekzem in der Fesselgelenksbeuge bei Pferd und Rind
Maxilla inferior	untere Kinnlade
mazeriert	durch Fäulnis zersetzt
Mediastinum anterius	der zwischen Herzbeutel und Brustbein gelegene Raum
Medicina publica	öffentliches Gesundheitswesen
Medulla oblongata	Teil des Grosshirns, der ins Rückenmark übergeht
medullaris	das Mark betreffend
Medullarsubstanz	Markmaterial
Medulla spinalis	Rückenmark
Melancholia religiosa	durch Frömmigkeit bewirkte → Melancholie
Melancholici (Mz.)	von → Melancholie Befallene
Melancholie	Schwermut, Trübsinn, Niedergeschlagenheit
Melanose	Dunkelfärbung der Haut und Schleimhaut
Membran, Membrane (Mz.)	dünne Haut
membranaceus	häutig, hautähnlich
Membrana pituitaria narium	Nasenschleimhaut
Membrana tympani	Trommelfell
Mercurius dulcis	«sanftes» Quecksilber
mesenterisch	das → Mesenterium betreffend
Mesenterium	Dünndarmgekröse
Metaschematismen	Veränderungen des allgemeinen Charakters einer Krankheit
Metastase	Tochterherd; durch Verschleppung von Geschwulstkeimen an vom Ursprungsort entfernt gelegene Körperteile entstandener neuer Krankheitsherd, vor allem bei Krebs und Infektionen
meteorisch	Darmblähungen betreffend
Metritis	Entzündung der Gebärmuttermuskulatur
Miasma, Miasmen (Mz.)	«krankheitsauslösender» Stoff in der Atmosphäre
Miliaria (alba)	durch Schwitzen bedingter Bläschenausschlag mit trübem Bläscheninhalt
Miliaria rubra pectoris	roter Hautausschlag im Brustbereich
Mixtura nitrosa	kaliumnitrathaltige Lösung
Mixtura oleosa	mit verschiedenen Ölen angereicherter Balsam, u. a. Hoffmanns-Tropfen
Mole, Molen (Mz.)	abgestorbene, entartete Leibesfrucht
Morbilli	Masern
Mortalität	Verhältnis der Zahl der Todesfälle zur Gesamtbevölkerung bzw. zu einer bestimmten Personengruppe
Moschus	Duftstoff aus den Geschlechtsdrüsen der Moschustiere
Moxa, Moxen (Mz.)	Brennkegel aus verglimmendem Material, der als Ableitungsmassnahme auf der Haut verbrannt wird
Mucilago	aus Pflanzen gewonnenes schleimiges Arzneimittel
Musculus, Musculi (Mz.)	Muskel
Musculus psoas	Lendenmuskel
Myelitis	Markentzündung, meist Rückenmarksentzündung
Myologie	Lehre von den Muskeln und ihren Krankheiten
Narkose	Betäubung unter Ausschaltung von Schmerz, Muskelspannung, Abwehrreflexen und Bewusstsein
Natrum muriaticum	salzsaures Natriumbicarbonat
Necrosis, Necrose	örtlicher Gewebstod
nervosus	die Nerven betreffend, übererregt, überreizt
Nervus olfactorius	Riechnerv

Nervus sympathicus	Grenzstrang des sympathischen Teils des autonomen Nervensystems, der besonders die Eingeweide versorgt
Neurologie	Lehre vom Nervensystem und seinen Krankheiten
neurophlogistisch	die Nervenentzündung betreffend
Neurophlogose	Nervenentzündung
Nitrum	→ Salpeter
nosokomial	ein Krankenhaus betreffend
Nosologie	Lehre von den Krankheiten und ihren Bezeichnungen
Obduktion	Leichenöffnung
Obliteration	Verstopfung von Gefässen
obliteriert	verstopft
obstetric forceps [engl.]	Geburtszange
obstetrisch	die Geburtshilfe betreffend
Obstruktion	Verstopfung
Oculus	Auge
Ödem	Gewebewassersucht
ödematös	aufgeschwollen, gewebewassersuchtartig verändert
Odontalgia	Zahnschmerz
Odontologie	Zahnheilkunde
Oesophagus	→ Ösophagus
Okulist	Augenarzt
Olecranon	Ellbogen
Oleum Ricini	Rizinusöl
Oleum Terebinthinae	Terpentinöl
oligophren	schwachsinnig
Omalgie	Schulterschmerz
Omentum	grosses und kleines Netz, bestehend aus der vor dem Darm hängenden Bauchfellfalte und der Bauchfellfalte zwischen Magen und unterem Leberrand
ontologisch	die Lehre vom Sein betreffend
Oophoritis	Eierstockentzündung
Operatio fistulae lacrimalis	chirurgischer Eingriff zur Behebung der Tränenfistel
Ophthalmia aegyptica (Trachom)	ägyptische Augenkrankheit, Virusinfektion
Ophthalmia militaris	→ Ophthalmia aegyptica
Ophthalmia neonatorum	→ Blennorrhöe
Ophthalmitis	Augenentzündung
Ophthalmitis venerea	syphilitische Augenentzündung, ev. → Blennorrhöe
Ophthalmologe	Augenarzt
Ophthalmologie	Augenheilkunde
Opium, Opiat	aus Schlafmohn gewonnenes Schmerz-, Rausch- und Betäubungsmittel
Orbita	Augenhöhle
Orthodontie	kieferorthopädische Behandlung von Gebissanomalien
Orthomorphie	Umgestaltung einer fehlerhaften Form in eine normale
Orthopädie	Lehre von der Erkennung und Behandlung von Krankheiten des Haltungs- und Bewegungsapparats
Os antebrachii	Unterarmknochen: Elle oder Speiche
Os bregmatis	Scheitelbein
Os frontis	Stirnbein
Os ilium	Darmbein
Os maxillare superius	Oberkieferknochen
Os occipitis (occipitale)	Hinterhauptbein
Ösophagus	Speiseröhre
Os palatinum	Gaumenbein

Os sacrum	Kreuzbein
Os zygomaticum	Jochbein, Wangenknochen des Gesichts
Ossa metacarpalia	die Mittelhandknochen
Ossifikation	Knochenbildung, Verknöcherung
Osteocopus, Osteocopi (Mz.)	bohrender Knochenschmerz
Osteologie	Lehre vom Bau und von den Krankheiten der Knochen
Osteomalazie	Knochenerweichung
osteomalazisch	durch Knochenerweichung bedingt
Osteosarkom, Osteosarcoma	bösartige Knochengeschwulst
Osteosteatom	Talggeschwulst des Knochens
Osteosynthese	operative Vereinigung von Knochenbruchenden
Osteotomie	operative Durchtrennung von Knochen oder Ausschneiden von Knochenstücken
Otologie	Lehre von den Krankheiten des Ohres
Ovarium, Ovarien (Mz.)	Eierstock
Paedarthrocace	→ Spina ventosa
Pädiatrie	Kinderheilkunde
Palliationsmittel	die Krankheitsbeschwerden linderndes Mittel
palliativ	die Krankheitsbeschwerden lindernd
Palpation	Abtasten
Palpebra, Palpebrae (Mz.)	Augenlid; Augenlider
Panaritium	Nagelgeschwür, eitrige Entzündung des Nagelbetts, «Umlauf»
Pankreas	Bauchspeicheldrüse
Papula, Papulae (Mz.)	Knötchen, Bläschen
Paralyse	Lähmung
Paralytiker	Gelähmter, z. B. Patient mit Gehirnschwund als Spätfolge der Syphilis
Paranoiker	an Verfolgungswahn Leidender
Paresis	leichte, unvollständige Lähmung oder Schwäche von Muskeln
Parlatorio [ital.]	Sprechzimmer, Sprechraum
Parorchidium	Leistenhoden
Parotitis	Entzündung der Ohrspeicheldrüse
Paroxysmus, Paroxysmen (Mz.)	Anfall
Pars membri urethrae	Harnröhrenabschnitt, der im männlichen Glied verläuft
partialis	teilweise
Patella	Kniescheibe
Pathologie	Wissenschaft von den Krankheiten und ihren Erscheinungen
pathologisch	krankhaft verändert
Pedarthrocace	→ Paedarthrocace
Pellagra	Vitamin-B-Mangelkrankheit mit Haut- und Schleimhautveränderungen, Psychosen und Durchfällen
Pelvis renalis	Nierenbecken
Pemphigus	Krankheit mit Blasenbildung auf Haut und Schleimhaut
Perforation	Durchbohrung, Zerstückelung des ungeborenen Kindes im Mutterleib bei Unmöglichkeit der Geburt
Perforatorium	scherenartiges Instrument zur Zerstückelung des kindlichen Schädels bei Unmöglichkeit der Geburt
Pericardium	Herzbeutel
Perichondrium	Knorpelhaut
Perikarditis	Herzbeutelentzündung
Perineum	Damm, Verbindung zwischen After und grossen Schamlippen bzw. Hodensack
Periodontologie	Lehre von den Krankheiten der Zahnwurzelhaut
Periosteum	Knochenhaut

peritoneal	das Bauchfell betreffend
Peritoneum	Bauchfell
Peritonitis	Bauchfellentzündung
Perkussion	Organuntersuchung durch Beklopfen der Körperoberfläche
per primam intentionem	störungsfrei, glatt verlaufend
Pertussis	Keuchhusten
Petechiae, Petechien	punktförmige Blutungen aus den Haargefässen
Petechialtyphus	mit Bildung von → Petechien einhergehender → Typhus
Pharmakodynamik	Lehre von den Wirkungen der Arzneien
Pharmakognosie	Drogenkunde
Pharmakologie	Arzneimittelkunde, Arzneiverordnungslehre
Pharmakopöe	offizielles Arzneimittelbuch
Phimosis	Verengung der Vorhaut des männlichen Gliedes
Phlegmasia alba dolens	schmerzhafte Schwellung des Oberschenkels mit charakteristischer Hautblässe
phlegmonosus	mit eitriger Zellgewebsentzündung einhergehend
Phosphornekrose	örtlicher Gewebstod wegen Phosphorvergiftung
Phrenitis	Hirnentzündung
Phrenologie	Lehre, die aus Schädelformen auf bestimmte geistig-seelische Veranlagungen schliesst
Phthisicus, Phthisici (Mz.)	Schwindsüchtiger, Lungentuberkulöser
phthisisch	von → Phthisis befallen
Phthisis laryngea	Kehlkopftuberkulose
Phthisis pituitosa	«schleimige» → Phthisis
Phthisis pulmonalis	Lungentuberkulose, Lungenschwindsucht
Phthisis trachealis	Luftröhrentuberkulose
Phthisis (tuberculosa)	Tuberkulose, Schwindsucht
Physiognomie	Gesichtausdruck; Beurteilung des Charakters aufgrund der äusseren Erscheinung
Physiologie	Wissenschaft von den Lebensvorgängen und Funktionen des Organismus
physiologisch	die → Physiologie betreffend, nicht krankhaft, normal
Piper Cubeba	Schwanzpfeffer
Placenta praevia	vor den inneren Muttermund verlagerter Mutterkuchen, der eine normale Geburt verunmöglicht
Planta pedis	Fussohle
Plazenta	Mutterkuchen, Nachgeburt
plazentar	den Mutterkuchen, die Nachgeburt betreffend
Plazentarinsertion	Ansatzstelle der Nabelschnur am Mutterkuchen
Plessimeter	Klopfplättchen als Unterlage für die → Perkussion
Plethora	Vermehrung der normalen Blutmenge
Pleura	Brustfell
Pleuritis	Brustfellentzündung
Plexus solaris	Sonnengeflecht, Nervengeflecht beiderseits der mittleren Brustwirbelsäule
Pneumonie	Lungenentzündung
Podagra	Fussgicht, Grosszehengicht
Poliater	Zweiter (Zürcher) Stadtarzt
Polyp	gutartige, oft gestielte Geschwulst der Schleimhaut
Polypharmazie	übermässiges Arzneiverordnen
polypös	in der Form eines → Polypen
Polypus urethrae feminae	→ Polyp der weiblichen Harnröhre
Polypus uteri	Gebärmutterpolyp
Potio (laxans)	(Abführ-) Trank
pränatal	vor der Geburt

Präputium	Vorhaut des männlichen Gliedes
Priap	steifes männliches Glied, erigierter Penis
Processus	Vorsprung, Fortsatz, kleiner, hervorragender Teil eines Organs oder Gewebes
Processus alveolaris	bogenförmiger Fortsatz des Ober- und Unterkiefers zur Aufnahme der Zähne
Processus zygomaticus	seitlicher Fortsatz des Oberkiefers für die Verbindung mit dem Jochbein
profundus	tiefliegend
Prognose	Vorhersage der künftigen Entwicklung eines Krankheitsverlaufs
Prolaps	Vorfall
Prolaps ex ano	Darmvorfall aus dem After
Prolaps iridis	Vorfall der Regenbogenhaut des Auges, vor allem bei → Staphylom
Prolapsus uteri	Gebärmuttervorfall
Prolapsus vesicae urinariae	Harnblasenvorfall
Prophylaxe	Vorbeugung, Verhütung von Krankheiten
Prosektor	Arzt, der die Leichenöffnungen durchführt
Prurigo	Juckreiz, Hautkrankheit mit juckenden Hautknötchen
Pseudoerysipelas	wundrosenähnliches Krankheitsbild
Pseudomembran	der echten → Membran ähnlicher krankhafter Belag, besonders auf den Schleimhäuten
Psoamuskel	→ Musculus psoas
Psychiatrie	Wissenschaft von den Seelenstörungen und Geisteskrankheiten
Pudenda externa	äussere Schamteile
Puerpera	Wöchnerin, Frau im Wochenbett
Puerperalfieber	Kindbettfieber
Pulpa	weiche, gefässreiche Gewebsmasse, Mark
Pulsus dicrotus	zweigipfliger Puls
Punktion	Entnahme von Flüssigkeit aus Körperhöhlen oder Organen
Pupilla artificialis	künstlich gebildetes «Seeloch» durch → Iridektomie
Purgans, Purgantien (Mz.)	Abführmittel mittlerer Stärke
puriform	eiterartig (z. B. tuberkulöser Abszess)
Pustel, Pusteln (Mz.)	Eiterbläschen
Putrescentia, Putreszenz	Verwesung, Fäulnis
Quarantäne	(ursprünglich vierzigtägige) räumliche Absonderung von Ansteckungsverdächtigen
Quotidiana	«tägliches Fieber», spezielle Form des Wechselfiebers (Malaria tropica)
Rachitis	Englische Krankheit, Vitamin D-Mangelkrankheit
rachitisch	von → Rachitis befallen
Radesyge	in Skandinavien beobachtete Form der Syphilis
Radix	Wurzel
Ramus horizontalis ossis pubis	waagrecht verlaufender Teil des Schambeins
Réaumur	Temperatureinheit nach René-Antoine Ferchault de Réaumur (1683-1752), 1° R = ¾ ° Celsius
Reclinatio cataractae	Starstich bei grauem Star
Rectum, Rektum	Mastdarm
Regio pubica	Schamgegend
Reklination	Zurückbiegen, → Reclinatio cataractae
remittieren	vorübergehend zurückgehen, zeitweilig aussetzen
Repellentia	Mittel, die das Blut in die Adern «zurücktreiben»
Resectio, Resektion	operative Entfernung kranker oder defekter Organteile
resezieren	operativ entfernen
Resorption	Aufsaugen von Nährstoffen oder Arzneimitteln über Verdauungstrakt, Haut oder Schleimhaut in die Blut- oder Lymphbahn

Respiralsystem	Atmungssystem
Retina	Netzhaut des Auges
Retroversio uteri	Rückwärtsneigung der Gebärmutter
Rezeptur	Zubereitung von Arzneimitteln nach Rezept
Rezidiv	Rückfall
Rheumarthritis	allgemeine Bezeichnung für rheumatische Gelenkentzündung
rheumaticus	von → Rheumatismus befallen
Rheumatismus	Erkrankung der Gelenke, Muskeln, Nerven und/oder Sehnen
Saburra	Ballast, unverdaute Substanz im Magen
Saccus pleurae	Brustfellsack
Sal Glauberi	Glaubersalz
Salep, Salepwurzel	Orchideenknolle
Salivation	Speichelfluss
Salmiak	Ammoniakverbindung, chloriertes → Ammoniak
Salpeter	Salz der Salpetersäure, z. B. Kaliumnitrat
Sapo niger	Schwarze Seife
Sarcoma	bösartige Bindegewebsgeschwulst
Sarcoptes	Milben
sarkomatös	mit → Sarcoma einhergehend
Sarsaparilla	Maulbeerbaum
Scarlatina	Scharlach, bakterielle Infektionskrankheit vor allem von Kindern
scarlatinatus	den Scharlach betreffend
Schizophrene (Mz.)	an Spaltungsirresein Leidende
scirrhös	derb, schrumpfend, verhärtet (bei bösartig entartetem Gewebe)
Sclera	Lederhaut des Auges
scleroticans	zu → Sklerose führend, mit Sklerose einhergehend
Scrofulose	tuberkulöse Haut- und Lymphknotenerkrankung
Scrophulae	tuberkulöse Haut- und Lymphknoten
scrophulosus	→ skrofulös
Scrupulus (scr.)	Masseinheit Skrupel = 1,24 Gramm
Secale cornutum	Mutterkorn, Pilz der Roggenähre, auch als Wehenmittel eingesetzt
Secretum	von einer Drüse produzierter und abgesonderter Stoff mit bestimmten biochemischen Aufgaben im Organismus
Sectio alta	Schnitt oberhalb der Schambeinfuge zur Öffnung der Harnblase
Sectio caesarea	Kaiserschnitt
Sectio lateralis	operative Öffnung der Harnblase von der Seite des Damms aus
Sekretion	Produktion und Absonderung von Stoffen
Sella turcica	«Türkensattel»; sattelartige Vertiefung der Schädelbasis, in der die Hirnanhangsdrüse sitzt
Semiotik	Lehre von den Krankheitszeichen
Sepsis	Blutvergiftung
septicus	mit → Sepsis einhergehend
Septum	Scheidewand, Zwischenwand
Septum atriorum	Trennwand zwischen linkem und rechtem Vorhof des Herzens
Septum nasi	Nasenscheidewand
Sequester	abgestorbenes Knochenstück
serös, serosus	aus wässrigen Absonderungen bestehend
Serpentaria	Schlangenwurzel, regt den Organismus an
sezerniert	abgesondert
Silice	Silikate, Kieselsäuresalze
Sinapismen	Senfpflaster
Singultus	Schluckauf
Sinus maxillaris	Kieferhöhle, Nasennebenhöhle

Skabies	Krätze, Räude, Milbenbefall
Sklerose	krankhafte Verhärtung von Geweben, Organen und Organteilen
Skoliose	seitliche Verkrümmung der Wirbelsäule
Skorbut	Scharbock, Vitamin C-Mangelkrankheit
Skrofeln	tuberkulöse Haut- und Lymphknotenerkrankung, → Skrofulose
skrofulös	zum Erscheinungsbild der → Skrofulose gehörend
Skrofulose	tuberkulöse Haut- und Lymphknotenerkrankung
Skrupel	→ Scrupulus
Solutio	Lösung
spasmodicus	krampfartig
Speculum ani	Afterspiegel, Untersuchungsinstrument für den Enddarm
Sphacelus	kalter Brand, Gangrän
Sphinkter	ringförmiger Schliessmuskel
Spina bifida	«Spaltwirbel»; angeborener fehlender Verschluss der Wirbelbögen, besonders der Lenden- und Kreuzwirbel
Spina ventosa	«Winddorn», spindelförmige Auftreibung der Finger- und Zehenknochen bei Knochentuberkulose
Spiritus	Weingeist
Splanchnologie	Lehre von den Eingeweiden
Splenitis	Milzentzündung
splenoid	der Milz ähnlich
Sputum, Sputa (Mz.)	Auswurf, Speichel
Staphylom	«Beerengeschwulst» am Auge
Steatom, Steatoma (Mz.)	Talggeschwulst
steatomatös	mit Talggeschwulst einhergehend
Sterilitas	Unfruchtbarkeit
Sternum	Brustbein
Stethoskop	Höhrrohr zum Abhören von Körpergeräuschen
stimulierend	anregend, reizend
Stomatologie	Lehre von den Krankheiten der Mundhöhle
Struma	Kropf, Vergrösserung der Schilddrüse
Strychnin	giftiges Alkaloid des indischen Brechnussbaums
subkutan	unter der Haut liegend
Sublimat	Quecksilberchlorid
Suffokation	Ersticken, Unterbrechen der Atmung
suffundiert	mit Austritt einer Flüssigkeit ins Gewebe einhergehend
sugilliert	blutunterlaufen, mit Blutaustritt ins Gewebe einhergehend
Sulci	Furchen zwischen den Gehirnwindungen
Sulphur auratum pulvis	Goldschwefelpulver
superficialis	oberflächlich
Suppuration	Eiterung
Sutura nasalis	Naht zwischen beiden Nasenbeinen
Sutura nodosa	Knotennaht
Sympathicus	→ Nervus sympathicus
Symphysis	feste, faserig-knorpelige Verbindung zweier Knochenflächen; Schambeinfuge
Symptom	für eine bestimmte Krankheit charakteristische Veränderung
symptomaticus	keine selbständige Erkrankung darstellend, sondern als Erscheinung einer Krankheit auftretend
Synchondrotomie	Schambeinfugendurchtrennung zur Erweiterung des Beckens während der Geburt
Synkope	kurzandauernder plötzlicher Bewusstseinsverlust
synochal	stetig, unaufhörlich, zusammenfliessend, sich vereinigend

Syphilis	ansteckende bakterielle Geschlechtskrankheit, → Lues
Syphilis neonatorum	→ Syphilis der Neugeborenen
Syphiliticus, syphiliticus	von → Syphilis Betroffener, die → Syphilis betreffend
szirrhös	→ scirrhös
Szirrhus	krebsartige Verhärtung, harte Krebsgeschwulst
Tabes dorsalis	Rückenmarkschwindsucht, Spätstadium der Syphilis
Taenia (solium)	Schweinebandwurm
Talus	Sprungbein, oberster Fusswurzelknochen
Tamarinden	Hindudatteln (Abführmittel)
Tarsus (pedis)	Fusswurzel
Tartarus emeticus	Brechweinstein
Tela cellulosa	Zellgewebe
Tenotomie	operative Sehnendurchtrennung
Teratologie	Lehre von den Missgeburten und Wundergeschwulsten
Tertiana	Dreitagefieber beim Wechselfieber (Malaria)
Testikel	Hoden
Tetanus	Wundstarrkrampf
Thebainum	Alkaloid des Opiums
Therapie	Behandlung
Thrombus, Thromben (Mz.)	geronnene Blutmasse, Blutgeschwulst, Blutpfropf
Thymusdrüse	hinter dem Brustbein liegendes Organ, das die Abwehrzellen ausbildet und sich im Erwachsenenalter zurückbildet
Tibia	Schienbein
Tinctura colchici	Weingeistauszug aus den Samen der Herbstzeitlose
Tinctura opii	Weingeistauszug aus → Opium
Tophus, Tophi (Mz.)	Knoten (meist mit entzündlichem Charakter)
torpid, torpidus	regungslos, schlaff, träge
Torpiditas	Regungslosigkeit, Gefühllosigkeit, Schlaffheit
Torpor	Regungslosigkeit, Gefühllosigkeit, Schlaffheit
Torsion	Drehung
totalis	vollständig
touchieren	berühren, betasten
Trachea	Luftröhre
Trachom	ägyptische Augenkrankheit, Virusinfektion des Auges
Traktion	Ziehen, Zug (z. B. am kindlichen Kopf in der Geburtshilfe)
Transformation	Umwandlung, Umformung
Tremor	Muskelzittern
Trepan	Bohrgerät zur Durchbohrung der knöchernen Schädeldecke
Trepanatio, Trepanation	operative Schädeleröffnung
Trichiasis	angeborene oder erworbene Fehlstellung der Augenwimpern nach innen
Trichom	durch starke Verlausung bedingte Haarverfilzung
Trismus neonatorum	Kaumuskelkrampf, Kiefersperre des Neugeborenen
Trochanter	Rollhügel, knöcherne Erhebung am Oberschenkelknochen
Trokar	dreikantiges Stechinstrument zur Entnahme von Körperflüssigkeit
Truncus anonymus	rechts aus dem Aortenbogen abgehender Schlagaderstamm
Tuba uterina	Eileiter
Tuben	Eileiter
Tuberculum, Tubercula (Mz.) Carabelli	fünfter Höcker an der Krone der Mahlzähne
Tuberkel	kleiner Höcker, kleine Geschwulst, vor allem festgestellt bei den von Tuberkulose befallenen Organen
Tumor, Tumores (Mz.)	Gewächs, Geschwulst, Gewebswucherung
Tumor albus, Tumores albi (Mz.)	spindelförmige weisse Gelenkschwellung bei tuberkulösem Befall
Tunica decidua	Schleimhaut der schwangeren Gebärmutter

Tunica vaginalis	aus dem Bauchfell hervorgegangene Hodenhülle
Turgeszenz	Umfangszunahme von Gewebe und Organen durch vermehrten Blut- und Flüssigkeitsgehalt
turgeszieren	anschwellen, anwachsen infolge → Turgeszenz
Turgor	Flüssigkeitsdruck in einem Gewebe
Tussis convulsiva	Keuchhusten
typhös	den → Abdominaltyphus betreffend
Typhus	→ Abdominaltyphus
Typhus bellicus	Fleckfieber, Kriegstyphus; durch Läuse übertragbare Infektionskrankheit
Ulcus	«Geschwür», schlecht heilender Oberflächendefekt in der Haut oder Schleimhaut
Ulcus callosum	von Bindegewebswall umgebenes Magengeschwür
Ulcus fistulosum	röhrenförmiges Geschwür
Ulcus labii (urethrae)	Geschwür der inneren Schamlippen auf Höhe des Harnröhrenausgangs
Ulcus varicosum	durch Zirkulationsstörung entstandenes Unterschenkelgeschwür
Ulkus	→ Ulcus
Ulna	Elle
Uncia (unc.)	Masseinheit Unze = 29,8 Gramm
Unguentum ceratum	Wachssalbe
Unguentum digestivum	verdauungsfördernde Salbe
Unguentum Neapolitanum	Neapolitanische Salbe, quecksilberhaltige Salbe gegen → Syphilis
Unguentum phosphoratum	Phosphorsalbe
universalis	allgemein, gesamt, den ganzen Körper betreffend
Urethra	Harnröhre
Urogenitaltrakt	System der Harn- und Geschlechtsorgane
uropoetisch	harnbildend
Urtikaria	«Nesselsucht», Hautausschlag mit juckenden Bläschen
Uterus	Gebärmutter
Uterus bicornis	anomale Form der Gebärmutter mit Ausbildung zweier hornartiger Ausbuchtungen am oberen Gebärmutterende
Uvula	Gaumenzäpfchen, Halszäpfchen
Vagina	Scheide
Vakzination	Pockenschutzimpfung, Übertragung von lebenden Kuhpockenerregern auf den Menschen zur Verhütung der Ansteckung mit Menschenpocken
Vakzine	Pockenschutzimpfstoff aus der Lymphe kuhpockenbefallener Kühe
vakzinieren	impfen, eine → Vakzination vornehmen
Valeriana	Baldrian
Valeriana serpentariae	Baldrian, mit Schlangenwurzel gemischt
Valvula	kleine Klappe, Schleimhautfalte, Segelklappe
Vampirismus	im medizinischen Sinne Therapieverfahren unter übermässiger Blutentnahme
Varicellae	Windpocken
Varices	→ Varizen
varikös	krampfadrig
Varikositäten	Anhäufungen von Krampfadern
Variolae, Variolen	Pocken, Blattern
Variolae verae	«echte» Pocken, Menschenpocken
Varioloide	leichtere Verlaufsform der Pocken bei Pockengeimpften, deren Impfung lange zurückliegt
Variolois	→ Varioloide
Varizen	Krampfadern
Vena	Blutader
Vena cruralis	Unterschenkelader

Venaesectio, Venaesektion	Aderlass
Vena spermatica	Vene, die das Blut von den Geschlechtsteilen über den Leistenkanal in die innere Unterleibsvene führt
venerisch	durch Geschlechtsverkehr übertragen, eine Geschlechtskrankheit betreffend
Venerologie	Lehre von den Geschlechtskrankheiten
venös	die → Vene betreffend, sauerstoffarm
Venosität	Sauerstoffmangel, der sich in einer Blaufärbung des Blutes zeigt
Ventrikel	Herz- bzw. Hirnkammer
Vertebra	Wirbel
verus	wirklich, voll und charakteristisch ausgeprägt
Vesicula, Vesiculae (Mz.)	Bläschen
Vesicula umbilicalis	Nabelbläschen in der Embryonalentwicklung
Vesikatorium	blasenziehendes Pflaster
Vomer	Pflugscharbein, Knochen in der Mittellinie der Nasenhöhle, bildet den knöchernen Teil der Nasenscheidewand
Vulnus penetrans abdominis	Wunde, die den Unterleib durchbohrt
Zäkum	Blinddarm
Zilien	Augenwimpern, Flimmerhärchen
Zirkumzision	«Zirkelschnitt», kreisförmiger operativer Schnitt
zirrhös	die → Zirrhose betreffend
Zirrhose	narbige Schrumpfung eines Organs
Zona	bestimmte, umschriebene Gegend des Körpers
Zoster	Herpes zoster, Gürtelrose
Zyanose	bläuliche Verfärbung von Haut und Schleimhaut bei → Venosität
Zyklopenbildung	angeborene Missbildung mit nur einer Augenhöhle

Medizinische Sachwörter des französischen Teils

abcès	Eiteransammlung
abdomen	Bauch, Unterleib
abdominal	den Unterleib betreffend
ablation	Entfernung
absorber	aufsaugen, aufnehmen
accouchement	Entbindung, Geburt
accoucher	entbinden
accoucheur	Geburtshelfer
acétate	essigsaures Salz
acide muriatique	Chlorwasserstoffsäure
acromion	Schulterhöhe, äusseres Ende der Schulterblattgräte
acupuncture	asiatische Heilmethode, Einführung von Nadeln an bestimmten Hautstellen
adductif	zum Körper hinführend, die anziehende Muskelbewegung betreffend
adhérence	Verwachsung
adipocire	Fettwachs, Leichenfett
adynamique	schwach, kraftlos, bewegungslos
affaissement	Entkräftung
affection	gesundheitliche Schädigung, Leiden
aiguille à suture	Nähnadel
alcali carbonique	mit Kohlensäure angereichertes Erdsalz
aliénation	Geisteskrankheit, Geistesstörung, Wahnsinn
aliéné	Geisteskranker

altération	krankhafte Veränderung
altéré	krankhaft verändert, beeinträchtigt
alvéolaire	die ▸ alvéole betreffend
alvéole	Lungenbläschen oder Zahnwurzelhöhle im Kiefer
amalgame, amalgamisation	Lösung eines Metalls in Quecksilber
amaurose	völlige oder weitgehende Erblindung
ammoniacal	aus Ammoniak (gasförmige Verbindung von Stickstoff und Wasserstoff) bestehend
amputation	operative Abtrennung eines Körperteils
amputer	operativ abtrennen
amygdale	Halsdrüse, Mandel
anatomie	Lehre von Form und Körperbau der Lebewesen
anatomie comparée	vergleichende Anatomie zwischen Mensch und Tier
anatomique	die Anatomie betreffend
anévrisme	Erweiterung einer Schlagader
anévrisme (arteriae) popliteae	Erweiterung der Kniekehlenschlagader
angine	Halsbräune, Infektionskrankheit der Rachen- und Gaumenschleimhaut, Engegefühl
ankylose	Versteifung eines Gelenks
ankylosis humeri	Versteifung einer Gelenksverbindung des Oberarmknochens mit einem benachbarten Knochen der Schulter oder des Unterarms
antagonisme	Entgegenwirken
antagoniste	Muskel mit entgegengesetzter Wirkung
antérieur	vorderer, nach vorn gelegen
anticroupale	gegen Diphtherie, Halsbräune
antiphlogistique	entzündungshemmend
antrum Highmori	Kieferhöhle
anus	After
anus artificialis	künstlicher Darmausgang
anus contre nature	künstlicher Darmausgang
aorte	Hauptschlagader
aponévrose	Sehnenhaut, Sehnenblatt, breite Sehne
apophyse	Knochenfortsatz
apophyse mastoïde	«Warzenfortsatz» des Schläfenbeins
apophyse ptérygoïde	von der Vereinigungsstelle des grossen Keilbeinflügels mit dem Keilbeinkörper ausgehender «Flügelfortsatz»
apoplectique	den Schlagfluss, Schlaganfall betreffend
apoplexia, apoplexie	Schlagfluss, Schlaganfall
application	Verabreichung eines Arzneimittels
appliqué	verabreicht, angewandt
aqueux	wässerig
arachnitis	Entzündung der Spinngewebshaut des Gehirns bzw. des Rückenmarks
arachnoidea	Spinngewebshaut, zarte Bindegewebsmembran mit zahlreichen Blutgefässen, die Hirn und Rückenmark umhüllt
aromatique	gewürzt
artère	Schlagader
artère axillaire	Achselschlagader
artère brachiale	Oberarmschlagader
artère carotide	Kopfschlagader
artère costale	Rippenschlagader
artère crurale	Unterschenkelschlagader
artère fémorale	Oberschenkelschlagader
artère hémorroïdale	Mastdarmschlagader

artère péroniaire	Wadenbeinschlagader
artère poplitée	Kniekehlenschlagader
artère pulmonaire	Lungenschlagader
artère scrotale	Hodensackschlagader
artère sous-claviculaire	Schlüsselbeinschlagader
artère spermatique	Hodenschlagader
artère thyréoïdienne	Schilddrüsenschlagader
artère tibiale	Schienbeinschlagader
artériel	zur Schlagader gehörend
artériole	kleine Schlagader
arthrocace	«Winddorn», spindelförmige Auftreibung der Finger und Zehenknochen bei Knochentuberkulose
article	Gelenk
articulation	Laut- oder Lippensprache; Gelenk
asphyxie	Stockung des Atems, Ersticken, Erlöschen des Pulsschlags
asphyxié	erstickt, scheintot
asthme	Atemnot
atrophie	Schwund von Geweben und Zellen
atrophié	vom Schwund von Geweben und Zellen betroffen
aune	Elle
auriste	Ohrenarzt
auscultation	Abhören von Körpergeräuschen
auscultation immédiate	unmittelbares Abhören von Körpergeräuschen ohne physikalische Hilfsmittel
auscultation médiate	Abhören von Körpergeräuschen mittels → stéthoscope
autopsie	ärztliche Leichenöffnung zur Ermittlung der Krankheitsprozesse und der Todesursache
axillaire	zur Achsel bzw. zur Achselhöhle gehörend
bandelettes agglutinatives	Klebestreifen
bas-ventre	Unterleib
bdellomètre	mechanisches Sauginstrument als Blutegelersatz
belladonne	Tollkirsche
bilatéral	zweiseitig
biliaire	die Galle betreffend
bilieux	gallig
bistouri caché	«verborgenes» Operationsschnittmesser, dessen Schneide erst nach Einbringen in den Körper entblösst werden kann
bistouri	Operationsschnittmesser
biventer	zweibauchig
blennorrhagie, blennorrhée	Schleimfluss, Blennorrhöe, Eiterabsonderung aus den Augen Neugeborener bei Tripper-Ansteckung durch die Mutter
boissons émétiques	Brechmittel-Getränke
bougie	Sonde, Katheter
bourdonnet	Kompresse, in die Wunde oder auf die Operationsnaht gelegt
bourses	Hodensack
brachial	zum Oberarm gehörend
brebis	Mutterschaf
bronche	Luftröhrenast
calcaire	kalkartig, kalkhaltig
calcul	Stein
calcul biliaire	Gallenstein
calcul de la vessie	Blasenstein
calculeux	den Stein betreffend, an einer Steinkrankheit Leidender

calcul urinaire	Harnstein
calomel, calomélas	Kalomel, Quecksilberchlorid
camisole de force	Zwangsjacke
camphre	Kampfer
camphré	mit Kampfer versehen
canal intestinal	Darmkanal
canal lacrymal	Tränenkanal
canal urétral	Harnröhre
canal urinaire	Harnröhre
canal vertébral	Rückenmarkskanal
cancer	Krebs
cancéreux	krebsig
cancer labii	Lippenkrebs
cancérologue	Krebsforscher
canule	Hohlnadel
carcinomateux, carcinomatosus	mit Krebs einhergehend
cardiologique	das Herz betreffend
carie	Knochenfrass
carié, carieux	von Knochenfrass befallen
carotide	Kopfschlagader
cartilage	Knorpel
cartilagineux	knorpelig
castration	Ausschaltung oder Entfernung der Keimdrüsen
cataplasme	heisser Breiumschlag
cataracte	grauer Star, Trübung der Augenlinse
catarrhale	von → catarrhe betroffen
catarrhe	Schleimhautentzündung mit Flüssigkeitsabsonderung, besonders der Atmungsorgane
cathéter	Röhrchen zur Einführung in Körperorgane, z. B. in die Harnblase
cathétérisme	Einführen bzw. Anwenden eines → cathéter
caustiques	Brenneisen, Ätzmittel
cautère (actuel)	Brenneisen zur → cautérisation
cautérisation	Ausbrennen, Ätzen oder Verschorfen kranker Gewebe
cautériser	ausbrennen
cavité	Körperhöhle
cavité articulaire	Gelenkpfanne
cavité cotyloïde	Gelenkpfanne
cavité orbiculaire	die rundliche Vertiefung im Vorhof des knöchernen Innenohrs
cellulaire	die Zelle(n) betreffend, aus Zellen zusammengesetzt
cellule	Zelle
céphalalgie	Kopfschmerz
cérat	Wachssalbe
cérébriforme	hirnförmig
cérébro-nerveux	die Gehirnnerven betreffend
cerveau	Gehirn
chancre	Geschwür, Krebs
charpie	gezupfte Leinwand
chiasma nervorum opticorum	Kreuzung der Sehnerven
chlorine de chaux	Chlorkalk
chlorure	chlorhaltiges bleichendes Desinfektionsmittel
chlorure de soude	Chlorkaliumlösung
choléra morbus	epidemische Infektionskrankheit mit heftigem Brechdurchfall
chronique	langsam verlaufend, sich langsam entwickelnd

cicatrice	Narbe
cicatrisation	Vernarbung
circulaire	kreisförmig
circulation	Blutkreislauf
cirsocèle	Krampfaderbruch
clavicule	Schlüsselbein
clorine de chaux	Chlorkalk
coït	Geschlechtsverkehr
colique	krampfartiger Leibschmerz
collyre	feuchtes, schleimiges Augenmittel
côlon	Grimmdarm, Teil des Dickdarms
côlon transverse	quer verlaufender Teil des Grimmdarms (im Oberbauch)
coma	bewusstloser, schlafähnlicher Zustand, Schlafsucht
combustion	Verbrennung
commissure	Weichteilverbindung, Nervenbahn (Verbindung zwischen Nervenzentren)
commissure des lèvres	Mundwinkel
commotion	Erschütterung, Gehirnerschütterung
complication	hinzutretende Verschlimmerung eines Krankheitszustandes, eines Genesungsprozesses oder eines Eingriffs
compresse	Druck- bzw. Quetschverband
compression	Quetschung eines Körperorgans oder einer Körperstelle durch mechanische Einwirkung
concave	nach innen gewölbt
concha	Muschel, z. B. Ohrmuschel
concrétion	Ablagerung, Knotenbildung, Steinbildung
condylomes	nässende Knötchen in der Genitalgegend
cône d'agaric	Hut eines Schwammpilzes
congénital, congenitus	angeboren, vererbt
congestion	Blutwallung, örtliche Blutüberfüllung
congestion cérébrale	Blutandrang im Gehirn
conjonctive	Bindehaut
conjugata	gerader Beckendurchmesser
constipation	Verstopfung
constitution	Gesamtverfassung eines Individuums
contagieux	ansteckend
contagion	Ansteckung, Ansteckungsstoff
contraction	Zusammenziehung (der Muskeln)
contracture	Versteifung durch krampfartige Muskelspannung
contre-indication	Gegenanzeige; Umstand, der die Anwendung eines Medikaments oder einer Therapie verbietet
contusion	Quetschung, Prellung
convexe	nach aussen gewölbt
convulsion	Krampf mit schüttelnden Bewegungen eines Gliedes oder des ganzen Körpers
copahu	Perubalsam
coqueluche	Keuchhusten
cornée	Hornhaut
côté cubital	Ellbogenseite
côté radial	Speichenseite
cotyloïde	die Gelenkpfanne betreffend
coxe fémorale, coxo-fémorale	im Oberschenkel-Hüft-Bereich
crâne	Hirnschale, Schädel
croup	Diphtherie, Halsbräune

cubeba, le piper	Schwanzpfeffer
cubital	den Ellbogen betreffend
dartre	Flechte
débilité	Schwachsinn, Schwäche, Kraftlosigkeit
décoction	Auszug
decoctum	durch Abkochung von Pflanzenteilen hergestellter Pflanzenaufguss
decubitus	Druckwunde, Druckgeschwür infolge langen Liegens
dégénérescence	Entartung
déglutition	Schlingbewegung, Schluckakt
délire	Fieberwahn, Irrereden
deltoïde	fächerförmig
démence	Blödsinn, Verblödung, dauernde Geistesschwäche
dentition	Zahnen, Gebiss
dépression	seelische Niedergeschlagenheit; mechanisches Niederdrücken, z. B. der Linse
dérivatif	ableitendes Mittel
dermato-vénérologique	die Haut- und Geschlechtskrankheiten betreffend
dermatologie	Lehre von den Hautkrankheiten
deutoiodure	Iodsäure
diabète	Zuckerkrankheit, «Zuckerharnruhr»
diagnostic	Lehre und Kunst von der Erkennung und Benennung von Krankheiten
diagnostiquer	eine Krankheit feststellen
diamètre longitudinal	Längsdurchmesser
diamètre transversal	Querdurchmesser
diarrhée	Durchfall
digestif	die Verdauung betreffend
digestion	Verdauung
digitale	Fingerhut
dilatation	Erweiterung
dissection	Leichenöffnung, Zergliederung, Zerschneidung, Spaltung
disséquer	sezieren, zergliedern
dissolution	völlige Auflösung
distension	starke Ausdehnung
diurétique	harntreibend
doctrines médicales	medizinisches Lehrgebäude, Lehrsystem
dorsal	den Rücken betreffend
drachme (dr.)	Masseinheit Drachme («Quentlein») = 3,73 Gramm
dure-mère	harte Hirnhaut
dysenterie	Durchfall, Ruhr
dysménorrhée	schmerzhafte Monatsblutung
eau minérale	Mineralwasser
ecchymose	flächenhafter Bluterguss
éclisse	Schiene
écoulement (sanguin, du sang)	blutiger Ausfluss, Bluterguss
électropuncture	→ acupuncture in Verbindung mit elektrischer oder galvanischer Wirkung
éléphantiasis	Verdickung der Haut und des Unterhautzellgewebes, speziell durch Lymphstauung hervorgerufen
élévation	Erhöhung, Höcker
émétique	Brechmittel
éméto-cathartique	Brechreiz erregend und abführend
émission sanguine	Blutausscheidung
émollient	aufweichend
empirique	auf Erfahrungen beruhend

emplâtre glutinatif	Klebepflaster
émulsion	feine Mischung einer fett- mit einer wasserlöslichen Flüssigkeit
émulsion nitrique	salpetersaure → émulsion
encéphalite	Gehirnentzündung
endémique	eine örtlich begrenzte Infektionskrankheit betreffend
endurcissement	Verhärtung
enfoncement	unvollständige Fraktur
engelure	Frostbeule
engorgement	Verstopfung
engorgement des glandules	Drüsenschwellung
enkysté	eingekapselt
entérite	Darmentzündung
entérotomie	operative Öffnung des Darms, Darmschnitt
entropium	Einwärtskehrung, Einstülpung des Augenlids
épanchement	(Blut-) Erguss
épidémie	Massenerkrankung, Seuche
épiderme	Oberhaut, äusserste Zellschicht der Haut
épididyme	Nebenhoden
épigastre	Oberbauch
épilepsie	«Fallsucht»
épileptique	von «Fallsucht» betroffen
épine dorsale	Rückgrat
épistaxis	Nasenbluten
érection	Versteifung, Aufrichtung
éruption	Hautausschlag
érysipélateux	mit Wundrose einhergehend
érysipèle	Rose, Wundrose
érythème, érythémoïde	entzündliche Rötung der Haut
estomac	Magen
estropié	verstümmelt, verkrüppelt
éther acétique	Essigäther
étranglement	Einklemmung, Zusammenschnürung
évacuation	Entleerung, Abführen
évacuer	entleeren
examination	Untersuchung
exanthématique	mit ausgedehntem Hautausschlag einhergehend
exanthème	ausgedehnter Hautausschlag
exarticulation	operative Absetzung eines Gliedes in seinem Gelenk
excavation	Aushöhlung, Ausbuchtung
exciser	herausschneiden
excision	Herausschneiden von Körpergewebe
excitation	Reizung
excoriation	oberflächliche Hautabschürfung
excorié	oberflächlich abgeschürft
excréments	Ausscheidungen: Kot und Harn
excrétion	Ausscheidung, Absonderung
excroissance	Auswuchs
exfoliation	allmähliche Abstossung abgestorbener Gewebeschichten
exhalation sanguine	Blutauswurf, Blutsturz
exostose	Knochenauswuchs
expectoration	Schleimauswurf
expérience	Experiment, Erfahrung
expérimentation	Versuch

expérimenter	Versuche anstellen
expulser	ausstossen
exsudation	Austritt von eiweisshaltiger Flüssigkeit bei entzündeten Gefässen
extension	Ausdehnung, Streckung
externe	aussen, an der Aussenseite liegend
extirpation	Totalentfernung von Organen oder Geschwülsten
extirper	ausschneiden
extraction	operatives Herausziehen, z. B. eines Zahnes
extrémité	Gliedmasse
face antérieure	Vorderseite
face postérieure	Hinterseite
fascia lata	dünne, schnenartige Bindegewebshülle der Oberschenkelmuskulatur
fébrile	fiebrig
fémoral	den Oberschenkel betreffend
fémur	Oberschenkelknochen
fer carbonique	Pulver aus Rost, das zusammenziehend und anregend wirken soll
fer rouge	Brenneisen
ferrugineux	eisenhaltig
fibres musculaires	Muskelfasern
fibreux	faserig
fibro-cartilagineux	faserknorpelig
fièvre	Fieber
fièvre ataxique	unregelmässiges Fieber
fièvre hectique	Lungenfieber, Schleichfieber, das die Tuberkulose begleitet
fièvre hydrocéphalique	«Wasserkopffieber»; Fieber, das den Wasserkopf zur Ursache oder zur Folge hat
fièvre idiopathique	ursprüngliches, unabhängig von andern Krankheiten entstandenes Fieber
fièvre intermittente	in der Höhe schwankendes Fieber, Wechselfieber, Malaria
fièvre jaune	Gelbfieber: tropische, durch Mücken übertragene Virusinfektionskrankheit
fièvre nerveuse	Nervenfieber, → typhus
fièvre pernicieuse	Fieber mit raschem tödlichem Ausgang, z. B. bei Malaria oder Gelbfieber
fièvre puerpérale	Kindbettfieber
fièvre putride	Faulfieber infolge eitriger Infektion
fièvre quarte	«Viertagefieber», Malaria quartana
fièvre suppurative	mit eitrigem Ausfluss verbundenes Fieber
fièvre typhoïde (abdominale)	Unterleibstyphus, → typhus abdominal
fiévreux	fiebrig
filets des nerfs, filets nerveux	Nervenfasern
fistule	röhrenförmiges Geschwür
fistule lacrimale	Tränenfistel
fistule stercorale	Fistel, aus der Kot abgeht
fistule urinaire	Fistel, aus der Harn abgeht
fistuleux	fistelartig
fluctuation	schwappende Bewegung einer in einem Körperhohlraum eingeschlossenen Flüssigkeit
flux puriforme ou purulent	eiterartige Flüssigkeitsabsonderung
foetus	Leibesfrucht
fomentation	warmer Umschlag
fongosité	schwammiger Auswuchs
fontanelle	künstlich erzeugtes Hautgeschwür zur «Ableitung» krankmachender Säfte
forceps	Zange
fortification des muscles	Kräftigung der Muskeln
fracture	Knochenbruch

fragment	Bruchstück
fragments osseux	Knochenbruchstücke
frenulum praeputii	Vorhautbändchen
friction	Einreibung
frictionner	einreiben
frontal	die Stirn betreffend
fumigation	Räucherung
fungus haematodes (Hämangiom)	gutartige Blutgefässgeschwulst, Blutschwamm
funicule	Strang
funicule ombilical	Nabelschnur
funicule spermatique	Samenstrang
gale	Krätze, Räude
ganglion lymphatique	Lymphknoten
ganglion (trigéminal) Gasseri	halbmondförmiger Nervenknoten des dreigeteilten fünften Hirnnervs hinter der Austrittsstelle aus der Felsenbeinspitze
gangrène	Brand, abgestorbenes Gewebe
gangréneux	von Brand befallen
gastricisme	medizinische Ansicht, die jede Krankheit auf Verunreinigungen im Magendarmkanal zurückführt und mit Brech- und Abführmitteln heilen will
gastrique	den Magen betreffend
gastrite	Magenschleimhautentzündung, Magenkatarrh
gastro-intestinale	Magen und Darm betreffend
gastro-entérite	Magendarmkatarrh, Magendarmentzündung
général, généralisé	allgemein
génération	Zeugung, Fortpflanzung
genio-mylo-glossus	(Kinn-) Kieferzungenmuskel
génital	den Geschlechtsapparat betreffend
génito-urinaire	den Geschlechts- und Harnapparat betreffend
gland du pénis	Eichel des Penis
glande	Drüse
glande lymphatique	Lymphdrüse
glande thyroïde	Schilddrüse
glandes mésentériques	Gekrösedrüsen, Lymphknoten im Bereich des Darmgekröses
glande sous-maxillaire	Unterkieferdrüse
glandule	(kleine) Drüse
globule	Kügelchen, Knäuelchen
glosso-pharyngien	Zunge und Rachen betreffend
glosso-staphylin	Zunge und Halszäpfchen bzw. Gaumen betreffend
glosso-syphilis	→ syphilis der Zunge
glycogénèse	Erzeugung von Zucker
gonflement	Geschwulst, Anschwellung
gonorrhée	Tripper
gonorrhéique	mit Tripper einhergehend
gorgeret	Leitsonde
gouge	Hohlmeissel
goutte	Gicht
goutteux	mit Gicht verbunden
grain (gr.)	Masseinheit «Korn» = 0,062 Gramm
granulation	Bildung von Narbengewebe
granuleux	körnig
gravier	Harn-, Nieren- oder Blasenstein
grêle	pockennarbig
gynécologie	Lehre von den Frauenkrankheiten

hémiplégie	Bewegungslähmung einer Körperseite
hémisphère	rechte bzw. linke Hälfte des Gross- und Kleinhirns
hémoptysie	Blutauswurf, Bluthusten
hémorragie	Bluterguss, Blutung, Blutsturz
hémorroïdes	knotenförmige Erweiterung der Mastdarmvenen in der Aftergegend
hépatisation	«Verleberung», entzündliche Veränderung von Gewebe, vor allem der Lunge, zu einer leberähnlichen Masse
hépatisé	leberähnlich verändert
héréditaire	erblich
hérédité	Erblichkeit
hermaphrodisme	Zwittertum, Bezeichnung für Individuum mit männlichen und weiblichen Geschlechtsmerkmalen
hernia inguinalis	Leistenbruch
herniaire	zum Eingeweidebruch gehörend
hernie crurale	Schenkelhernie
hernie irréductible	nicht in die Bauchhöhle zurückschiebbarer Eingeweidebruch
hortus medicus	Botanischer Garten
humérus	Oberarmknochen
hydarthrose	Gelenkwassersucht
hydrocèle	Wasserbruch, Flüssigkeitsansammlung um den Hoden
hydrocéphalie	Wasserköpfigkeit
hydrocéphalus	Wasserkopf
hydrops, hydropisie	«Wassersucht», Ansammlung seröser Flüssigkeit
hydrops pericardii	Wassersucht des Herzbeutels
hydrosarcocèle	Wassersucht in den den Hoden umgebenden Hüllen
hygiène	Gesundheitslehre, Gesundheitsfürsorge
hymen	Jungfernhäutchen
hypertrophie	übermässige Grössenzunahme von Geweben und Organen
hypocondre	von Krankheitswahn Befallener
hystérectomie vaginale	operative Entfernung der Gebärmutter durch die Scheide
iléon	Krummdarm, unterer Abschnitt des Dünndarms
ilex aquifolium	Stechpalme
incarcération	Einklemmung
incarcéré	eingeklemmt
inciser	einschneiden
incision	operativer Einschnitt
incontinence d'urine	Unvermögen, den Harn zurückzuhalten
index	Zeigefinger
induration	Verhärtung eines Gewebes oder eines Organs
inférieur	unten gelegen
infiltration	Eindringen von Flüssigkeiten ins Gewebe
infiltré	eingedrungen, eingesickert
inflammation	Entzündung
inflammatoire, inflammé	entzündet, mit Entzündung einhergehend
influenza	Grippe
infusion	Einbringen von Flüssigkeit in den Organismus; aufgekochtes flüssiges Arzneimittel
inguinal	die Leisten betreffend
injecter	einspritzen
injection	Einspritzung von Flüssigkeit in den Körper
inoculation	Ansteckung; Einimpfung, Übertragung der Menschenpocken von Mensch zu Mensch
insensé	Verrückter, Wahnsinniger

insertion	Ansatzstelle
inspiration	Einatmen
intérieur	innerlich, das Innere
interne	nach innen gelegen
interosseux	zwischen den Knochen gelegen
intestin	Darm
intestinal	zum Darmkanal gehörend
intestin coecum	Blinddarm
iode	Jod
iodé, ioduré	mit Jod versehen
ipecacuanha	Brechwurzel
iris	Regenbogenhaut
iritis	Entzündung der Regenbogenhaut
irritation	Reizung
ischion	Hüfte
isthme	Enge
jaunisse	Gelbsucht
jusquiame	Bilsenkraut
kyste	mit Flüssigkeit gefüllter Hohlraum im Gewebe, Blase
kyste fibreux	faserige → kyste
kysteux	eine → kyste betreffend
labia minora	kleine Schamlippen
lacrymal	die Tränenorgane betreffend
lamelle	dünnes Plättchen
lancette	kleines zweischneidiges Operationsmesser
lancinant	plötzlich auftretend, heftig schmerzend
lapis infernalis	Höllenstein, Ätzstift aus Silbernitrat
laryngotomie	Kehlkopfspaltung, operative Eröffnung des Kehlkopfs bei Erstickungsgefahr
larynx	Kehlkopf
latéral	seitlich, seitwärts gelegen
laudanum pur	reine Opiumlösung
lavement	Klistier, Einlauf
laxatif	Abführmittel von relativ milder Wirkung
lens (cristallina)	Augenlinse
lésion	Verletzung
lèvre inférieure	Unterlippe
ligament	Verbindungsband beweglicher Teile des Körpers
ligamenteux	das Verbindungsband beweglicher Teile des Körpers betreffend
ligature	Unterbindung von Gefässen und Hohlorganen mittels Naht
ligaturer	unterbinden
ligature sanglante	blutige Naht
ligne	Masseinheit «Linie» = 2,2 mm
liniment	Einreibemittel
lipome	Fettgeschwulst; gutartige geschwulstartige Neubildung aus Fettgewebe
lithotomie	Steinschnitt
lithotripsie	Steinzertrümmerung
lithotritie	Steinzertrümmerung
livre (lb.)	Masseinheit Pfund = 500 Gramm
lobe	Lappen, Teil eines Organs
local	örtlich begrenzt
lombaire	in der Lendengegend
lotion	Waschmittel

luxation	Verrenkung, Ausrenkung
luxer	verrenken, ausrenken
lymphangitis	Lymphgefässentzündung
lymphatique	die → lymphe oder Lymphknoten betreffend
lymphe	Zwischenzellflüssigkeit, die in den Lymphgefässen gesammelt, in den Lymphknoten gereinigt und dem Blutkreislauf wieder zugeführt wird; auch Flüssigkeit in Impfbläschen
lypemanie	abnorme Traurigkeit, Melancholie, depressiver Zustand
mâchoire	Kinnlade, Kinnbacken, Kiefer
mâchoire inférieure	Unterkiefer
mâchoire supérieure	Oberkiefer
maladie venérienne	Geschlechtskrankheit
maligne, malignus	bösartig
malléole	Knöchel des Fusses
malva	Malvenpflanze
maniluves	Handbäder
materia medica	Arzneimittellehre
maternité	Mutterschaft, Entbindungsanstalt
matière fécale	Ausscheidung von Kot
matrice	Gebärmutter
meatus acusticus externus	äusserer Gehörgang
mèche	Bohreisen
méconium	«Kindspech», Darmentleerung des Ungeborenen
médecine légale	Rechtsheilkunde
médecine vétérinaire	Tierheilkunde
médian	Mittel...
médicament	Arzneimittel
médicamenteux	die Arzneimittel betreffend
médication	Arzneiverordnung
medulla oblongata	Teil des Grosshirns, der ins Rückenmark übergeht
médullaire	das Mark betreffend
melancholia	Schwermut, Trübsal, Niedergeschlagenheit
mélancolique	schwermütig
membrane	dünne Haut
membrane decidua reflexa Hunteri	Abschnitt der schwangeren Gebärmutterschleimhaut
membrane fibreuse	Bindegewebshaut
membrane muqueuse	Schleimhaut
membrane pituiteuse	Nasenschleimhaut
membrane séreuse	die Bauchorgane überziehende Deckzellenschicht des Bauchfells
membrane synoviale	Innenhaut der Gelenkkapsel
mental	den Geist betreffend
mercure	Quecksilber
mercure doux	«sanftes» Quecksilber
mercuriel	mit Quecksilber versehen
mérotropie	Verfahren, den ausgerenkten Oberschenkelkopf in die Gelenkpfanne zurückzuführen
métacarpe	Mittelhand
métacarpo-phalangien	zur Mittelhand und zu den Fingergrundgliedern gehörend
métatarsien	den Mittelfuss betreffend
méthode numérique	das zählende Verfahren
mobilité	Beweglichkeit
moelle épinière	Rückenmark
molécule	Massenteilchen

monomanie homicide	Besessenheit von der Idee des Totschlags
monstruosité	Missbildung
morelle	Nachtschattengewächs
morphium	Hauptalkaloid des Opiums, Betäubungs- und Schmerzlinderungsmittel
mortalité	Verhältnis der Sterbefälle zur Gesamtzahl der berücksichtigten Personen
moxa	Brennkegel aus verglimmendem Material, der als Ableitungsmassnahme auf der Haut verbrannt wird
mucosité	Schleim
muqueux	schleimig
muscle deltoïde	«Deltamuskel», der Schlüsselbein, Schulterhöhe und Schulterblatt mit dem Oberarm verbindet
muscle peaucier	Hautmuskel des Halses
muscle trapèze	Kappenmuskel, Rückenmuskel, zieht beidseits der Wirbelsäule unterhalb des Nackens zu den Schultern
muscles adducteurs	zur Körpermitte hinziehende Muskeln
musculus pectoralis major	grosser Brustmuskel
narcotiques	betäubende Mittel
nécrologie	Leichenbetrachtung; Lehre und Erfassung der Todesursachen
nécropsie	Leichenöffnung
nécrose	örtlicher Gewebstod
nécrosé	von örtlichem Gewebstod betroffen
nécroser	absterben
nerf cubital	Ellbogennerv, oberflächlicher Abschnitt des Ellennervs über dem Ellbogen («Narrenbein»)
nerf médian	Mittelarmnerv
nerf pneumo-gastrique	zehnter Hirnnerv (Nervus vagus)
nerveux	zu den Nerven gehörend; unruhig, leicht reizbar, aufgeregt
nervus opticus	«Sehnerv», zweiter Hirnnerv
nitrate d'ammoniaque	Ammoniumnitrat
nitrate d'argent	Silbernitrat, Höllenstein
nitrate de mercure	Quecksilbernitrat
nitre	Salpeter
noli me tangere	«Rühr' mich nicht an»; bösartiges flaches Hautgeschwür
nutrition	Ernährung
oblitération	Verstopfung von Gefässen
oblitéré	verstopft
oblitérer	verstopfen, hemmen
obstétrical	geburtshilflich
obstétrique	die Geburtshilfe betreffend
obstruction	Verstopfung
obstrué	verstopft
occiput	Hinterkopf
oculo-zygomatique	vom grossen Augenwinkel zum Jochbein hinziehend
œdème	Gewebewassersucht
œsophage	Speiseröhre
oleum terebinthinae	Terpentinöl
omarthrocace	Entzündung des Schultergelenks
ombilical	zum Nabel gehörend
once	Masseinheit Unze = 29,8 Gramm
onguent	Salbe
onguent napolitain	Napolitanische («Quecksilber»-)Salbe gegen Syphilis
opération	chirurgischer Eingriff
opératoire	den chirurgischen Eingriff betreffend

ophtalmie	Augenentzündung
ophtalmie d'Egypte, égyptienne	ägyptische Augenkrankheit, Virusinfektion (Trachom)
ophtalmie vénérienne	Eiterabsonderung aus den Augen Neugeborener bei Tripper-Ansteckung durch die Mutter → blénnorrhée
ophtalmologie	Augenheilkunde
opisthotonos	Rückwärtsbeugung von Kopf und Körper bei durch Nervenerkrankung bedingten Krämpfen
opium	aus Schlafmohn gewonnenes Schmerz-, Rausch- und Betäubungsmittel
optique	das Auge bzw. das Sehen betreffend
orbite	Augenhöhle
orthomorphie	Umgestaltung einer fehlerhaften Form in eine normale
orthopédie	Lehre von der Erkennung und Behandlung von Krankheiten des Haltungs- und Bewegungsapparats
orthopédique	die → orthopédie betreffend
os du front	Stirnbein
os (du) pubis	Schambein
os intermaxillaire	Zwischen- oder Mittelkieferknochen
os maxillaire inférieur	Unterkiefer
os maxillaire supérieur	Oberkiefer
os maxillare inferius	Unterkiefer
os pariétal, os parietale, os parietalis	Scheitelbein
os sacrum	Kreuzbein
osseux	knöchern, den Knochen betreffend
ossification	Knochenbildung, Verknöcherung
osteosarcoma pelvis	bösartige Knochengeschwulst des Beckens
ostéosarcome	bösartige Knochengeschwulst
os tincae	Muttermund
os vertébral	Rückenwirbelknochen
os zygomatique	Jochbein, Wangenknochen des Gesichts
ovulaire	das Ei betreffend
ovum	Ei
oxymel	Sauerhonig
palatin	Gaumen
palpébral	das Augenlid betreffend
panaris	Nagelgeschwür
pansement	Verband
papilla mammae	weibliche Brustwarze
paralysie	Lähmung
paralytique	Gelähmter, gelähmt
paraphimosis	Verengung der Vorhaut des Penis
paroi	Scheidewand
paroxysme	Anfall
pars petrosa	Felsenbein, das Labyrinth bergender Teil des Schläfenbeins
pathologie	Wissenschaft von den Krankheiten und ihren Erscheinungen
pathologique	krankhaft verändert
pavot	Mohn
pectoral	zur Brust gehörend
pédéraste	Mann mit homosexuellen Neigungen zu Jungen
pédiatrie	Kinderheilkunde
pellagra, pellagre	Vitamin-B-Mangelkrankheit mit Haut- und Schleimhautveränderungen, Psychosen und Durchfällen
pelvis	Becken
pénis	männliches Glied

percussion	Organuntersuchung durch Beklopfen der Körperoberfläche
perforation	Durchbohrung, Zerstückelung des ungeborenen Kindes im Mutterleib bei Unmöglichkeit der Geburt
perforatoria	Instrumente zur → perforation
perforé	durchbohrt
péricardite	Herzbeutelentzündung
pericardium	Herzbeutel
périnée	Damm, Verbindung zwischen After und den grossen Schamlippen bzw. dem Hodensack
périoste	Knochenhaut
péripneumonie	auf das Brustfell ausgeweitete Lungenentzündung
péritoine	Bauchfell
peritoneum	Bauchfell
péritonite	Bauchfellentzündung
péroné	Wadenbein
péronéaire	das Wadenbein betreffend
perpendiculaire	senkrecht, lotrecht
pessaire	«Mutterring»; um den äusseren Muttermund gelegte Stützvorrichtung bei Vorfall der Gebärmutter
peste	Pest
petechiae	punktförmige Blutungen aus den Haargefässen
phalange	Zehen- oder Fingerglied
pharmacie	Apotheke
pharynx	Rachen, Schlund
phimosis	Verengung der Vorhaut des männlichen Gliedes
phlegmasie	Entzündung mit Fieber
phlegmon	Zellgewebsentzündung
phlegmoneux	von Zellgewebsentzündung befallen
phlogose	Brand, Hitze, Entzündung
phobie	krankhafte Angst
phoniatrie	Teilgebiet der Medizin, das sich mit der Sprach- und Stimmbildung beschäftigt
phtisie (pulmonaire)	Lungentuberkulose, Lungenschwindsucht
physiologie	Wissenschaft von den Lebensvorgängen und Funktionen des Organismus
physiologique	die → physiologie betreffend, nicht krankhaft, normal
physiologiste	Physiologe
physionomie	Gesichtsausdruck
physionomique	Form und Ausdruck des menschlichen Gesichts betreffend
pia mater	weiche Hirnhaut
pied-bot	Klumpfuss
pierre biliaire	Gallenstein
pince	Zange, Klemme
piqûre	Stich, Spritze, Einspritzung
placenta	Mutterkuchen, Nachgeburt
plaque	plattenförmige Ablagerung
pléthore	Vermehrung der normalen Blutmenge
pleurétique	das Brustfell betreffend
pleuropneumonie	Lungenentzündung mit begleitender Rippenfell- bzw. Brustfellentzündung → péripneumonie
per primam intentionem	störungsfrei, glatt verlaufend
plexus brachial	Nervengeflecht, das unter dem Schlüsselbein durchzieht
pli	Falte
plomb	Blei

pneumonie	Lungenentzündung
polygala	Vielmilchpflanze
polype	gutartige, oft gestielte Geschwulst der Schleimhaut
ponction	Entnahme von Flüssigkeit aus Körperhöhlen
postérieur	hinten liegend
potasse, potassium	Kalium, zu den Alkalimetallen gehörendes chemisches Element
potion	Arzneitrank
pouce	Masseinheit Zoll = ca. 3 cm
poumon	Lunge
prépuce	Vorhaut, die die Eichel des Penis umgibt
priapisme	anhaltende, meist schmerzhafte Dauererektion des männlichen Gliedes
processus mastoideus	«Warzenfortsatz» des Schläfenbeins
processus zygomatique	seitlicher Fortsatz des Oberkiefers für die Verbindung mit dem Jochbein
profond	tiefliegend
prognostic	Vorhersage der künftigen Entwicklung des Krankheitsverlaufs
prolapse, prolapsus	Vorfall
promontorium	die am weitesten vorspringende Stelle des Kreuzbeins
prosecteur	Arzt, der die Leichenöffnungen durchführt
prostatique	die Vorsteherdrüse betreffend
prostration	völlige Erschöpfung, Kollaps
proto-iodure	Jodsäure im ersten Grad
provocation	Reizung
pseudo-articulaire	ein «falsches», d. h. durch fehlende Wiederverwachsung entstandenes Gelenk betreffend
pseudo-membrane	einer echten → membrane ähnlicher krankhafter Belag, besonders auf Schleimhäuten
psychiatrie	Wissenschaft von den Seelenstörungen und Geisteskrankheiten
psychiatrique	die → psychiatrie betreffend
pubis	Schambein
pulmonaire	die Lunge betreffend
pulsation	Pulsschlag, rhythmische Zu- und Abnahme des Gefässvolumens
puncture	Stich
pupille	«Sehloch», kreisrunde, dunkel erscheinende Öffnung in der Mitte der Regenbogenhaut
pupille artificielle	künstlich gebildetes «Sehloch» durch operative Ausschneidung eines Stücks der Regenbogenhaut
purgatif	Abführmittel mittlerer Stärke
purification	Reinigung
puriforme	eiterartig
purulent	eiterig
pus	Eiter
pustule	Eiterbläschen
pustuleux	mit Eiterbläschen behaftet
pylore	Magenpförtner
quarantaine	(ursprünglich vierzigtägige) räumliche Absonderung von Ansteckungsverdächtigen
quinine	Chinin, aus Chinarinde isoliertes Alkaloid
quinquina, quinquine	Chinarindenbaum, Fieberrindenbaum
racourcissement	Verkürzung
rage	Tollwut
raideur	Steifheit
ramollissement	Aufweichung
récidive	Rückfall

réclination	Zurückbiegen; Starstich
recto-vésiculaire	Mastdarm und Harnblase betreffend
rectum	Mastdarm
récurrent	rückläufig
résection	operative Entfernung kranker oder defekter Organteile
réséquer	operativ entfernen
résine de gaïac	Harz des Guajakbaums
résorption	Aufsaugen von Nährstoffen und Arzneimitteln über Verdauungstrakt, Haut oder Schleimhaut in die Blut- oder Lymphbahn
respiration	Atmung
rétention d'urine	Harnverhaltung
rétine	Netzhaut des Auges
rétracteur	Instrument zum Zurückhalten der Muskeln, z. B. bei Amputationen
rétrécir	verengen
rétrécissement	Verengung
révulsif	ableitendes Mittel
rhinoplastie	operative Bildung einer künstlichen Nase
rhumatismal	rheumatisch
rhumatisme	Erkrankung der Gelenke, Muskeln, Nerven und Sehnen
rougeole	Masern
rubéfaction	Rötung der Haut
rubéfié	gerötet
rupture	Zerreissung von Gefässen und Geweben
sacro-iliacus	zum Kreuzbein und Darmbein gehörend
saignée	Aderlass
salep	Orchideenknolle
salivation	Speichelfluss
sangsue	Blutegel
sanguine	blutig
sanguinolent	mit Blut vermischt, blutig
sarcocèle	«Fleischbruch» des Hodens, schwammiger Hodenkrebs
sarsaparilla	Maulbeerbaum
scarificateur	Schröpfschnäpper
scarlatine	Scharlach
scilla	Meerzwiebel
scirrhe, scirrhosité	krebsige Verhärtung, harte Krebsgeschwulst
scorbut	Scharbock, Vitamin-C- Mangelkrankheit
scorbutique	mit Scharbock einhergehend
scrofule	tuberkulöse Haut- und Lymphknotenerkrankung
scrofuleux	an Haut- und Lymphknotentuberkulose Erkrankter; die Haut- und Lymphknotentuberkulose betreffend
scrotum	Hodensack
scrupule (scr.)	Masseinheit Skrupel = 1,24 Gramm
scyllite	Süssstoff aus Leber und Niere des Katzenhais oder Rochens
secousse	Schock
sécrétion	Produktion und Absonderung von Stoffen
section	Schnitt, Durchschneidung, Leichenöffnung
section césarienne	Kaiserschnitt
section latérale	operative Öffnung der Harnblase von der Seite des Damms aus
sédatif	Beruhigungsmittel; beruhigend
sel	Salz
semen lini	Leinsamen
semi-circulaire	halbkreisförmig

sensibilité	Fähigkeit, Gefühls- und Sinnesreize aufzunehmen
septum (nasi)	Nasenscheidewand
séquelles	Folgeerscheinungen
séquestre	abgestorbenes Gewebe, z. B. Knochenstück, das vom gesunden Gewebe ringsherum abgegrenzt wird
séreux	wässrig, aus wässrigen Absonderungen bestehend
séropurulent	wässrig-eiterig
sérosité	Wässrigkeit einer Flüssigkeit
séton	Eiterband, künstliches Ableitungsgeschwür, Fontanelle
sexe	Geschlecht
sinapisme	Senfpflaster
sinus maxillaris	Kieferhöhle, Nasennebenhöhle
sirop de chicorée	eingedickte Lösung aus Zucker und Zichorie
solanum	Nachtschattengewächs
solubilité	Löslichkeit
soluble	löslich
solution	Lösung
soufre	Schwefel
sous-cutané	unter der Haut
sous-jacent	unter einem andern Körperteil liegend
sous-maxillaire	unter der Kinnlade befindlich
sous-pubien	unter der Scham
spasme	Muskelkrampf
spasmodique	von Muskelkrampf befallen, krampfhaft
spéculum, speculum	(Scheiden-)Spiegel
speculum uteri	Gebärmutterspiegel
spermatique	den männlichen Samen betreffend
sperme	männlicher Samen
spina bifida	«Spaltwirbel»; angeborener fehlender Verschluss der Wirbelbögen, besonders der Lenden- und Kreuzwirbel
spiritueux	weingeisthaltig
spondylarthrocace	Entzündung der Rückenwirbelgelenke mit Verrenkung bzw. Verdrehung des Rückgrats
squelette	Knochengerüst
stase sanguine	Stockung des Blutes
stéatome	Talggeschwulst
stercoral	die Fäkalien betreffend
sternum	Brustbein
stertor	röchelndes Atemgeräusch, Schnarchen
stéthoscope	Hörrohr zum Abhören von Körpergeräuschen
stomatologie	Lehre von den Krankheiten der Mundhöhle
stricture	narbige Verengung eines Hohlorgans
struma inflammatoria	entzündlicher Kropf
strychnine	giftiges Alkaloid des indischen Brechnussbaums
stupeur	völlige körperliche und geistige Regungslosigkeit
stylet	Stilett, Sonde
sublimat	Quecksilberchlorid
sublimé	quecksilberchloriert
suffocation	Ersticken, Unterbrechung der Atmung, Atemnot
sulcus	Furche zwischen den Gehirnwindungen
sulfate	schwefelsaures Natron
sulfate de magnésie	Magnesiumschwefelsalz
sulfate de zinc	Zinkschwefelsalz, weisses Vitriol

sulfure	Schwefelverbindung
sulfure de zinc	Zinkschwefelverbindung
sulfureux	schwefelhaltig
supérieur	oben gelegen
suppurant	eiterig
suppuration	Eiterung
suppurer	eitern
suspensoir	Tragverband
sutura circonvoluta	umschlungene Naht
suture	Naht
suture sanglante	blutige Naht
symphyse, symphysis	feste, faserig-knorpelige Verbindung zweier Knochenflächen; Schambeinfuge
symptomatique	charakteristisch für eine bestimmte Krankheit verändert
symptômes	für eine bestimmte Krankheit charakteristische Veränderungen
syphilides	syphilitische Hautausschläge
syphilis	ansteckende bakterielle Geschlechtskrankheit
syphilitique	mit → syphilis verbunden
taenia	Schweinebandwurm
taie	weisser Hornhautfleck
taille latérale	seitlicher Blasenschnitt
tartre émétique	Brechweinstein
tartre stibié	Weinstein
taxis	Einrichtung eines Knochen- oder Zurückschieben eines Eingeweidebruchs
teigne	Schorf, Räude
teinture	Tinktur, Weingeistauszug
tenaille incisive	schneidende Kneifzange
tendon d'Achille	Achillessehne
tenette	Blasensteinzange
tension	Spannung
testiculaire	die Hoden betreffend
testicules	Hoden
tétanos hystérique	psychisch bedingter Krampfanfall
tétanos	Wundstarrkrampf
thalamus	«Sehhügel», Hauptteil des Zwischenhirns
thérapeutique	Behandlung; die Behandlung betreffend
thérapie	Behandlung
thériaque	opiumhaltiges Allheilmittel
thoracique	den Brustkorb betreffend
thyroïde	Schilddrüse
tibia	Schienbein
tissu cellulaire	Zellengewebe
tissu cutané	Hautgewebe
tissu osseux	Knochengewebe
tissu scirrheux	krebsartig verhärtetes Gewebe
tonique	Stärkungsmittel; stärkend, anregend, belebend
torsion	Drehung
toxicologie	Lehre von den Giften und den Vergiftungen des Organismus
trachée	Luftröhre
transfusion	Blutübertragung
transpiration	Hautausdünstung, Schwitzen
transsudation	Ausschwitzung
traumatique	durch eine Verletzung entstanden, eine Verletzung nach sich ziehend

trépanation	operative Schädelöffnung
trépan à manivelle	Kurbelschädelbohrer
trocart	dreikantiges Stechinstrument zur Entnahme von Körperflüssigkeit
trochanter	Rollhügel, knöcherne Erhebung am Oberschenkelknochen
trompe d'Eustache	Ohrtrompete, Verbindungsgang zwischen dem Rachenraum und dem Mittelohr
tube d'Eustache	→ trompe d'Eustache
tube de Fallope	Eileiter
tubercule	kleiner Höcker, kleine Geschwulst, vor allem festgestellt bei den von Tuberkulose befallenen Organen
tuberculeux	von Tuberkulose befallen
tubérosité	Knochenhöcker; rauhe Stelle eines Knochens, häufig Ansatzstelle für Muskeln und Sehnen
tumeur	Gewächs, Geschwulst, Gewebswucherung
tumeur enkystée	eingekapselte Geschwulst
tumeur érectile	Blutschwamm
tumeur froide	Geschwulst ohne Entzündung
tunique vaginale	aus dem Bauchfell hervorgegangene Hodenhülle
tympan	«Paukenhöhle», Hohlraum des Mittelohrs mit den Gehörknöchelchen
typhus	von Bewusstseinsstörungen begleitete Infektionskrankheit, meistens bedeutungsgleich mit → typhus pétéchial
typhus abdominal, typhus abdominalis	Bauchtyphus, Infektionskrankheit des Verdauungskanals
typhus cérébral, typhus cerebralis	seltene, tödliche Nervenkrankheit, die im 19. Jahrhundert angeblich beobachtet wurde
typhus pétéchial	Fleckfieber
ulcération	Geschwürbildung
ulcère	Geschwür
uncia (unc.)	Masseinheit Unze = 29,8 Gramm
uretère	Harnleiter
urétral	zur Harnröhre gehörend
urètre	Harnröhre
urinaire	den Harnapparat betreffend
urine	Harn
uriner	harnen
utérus	Gebärmutter
vacciné	(gegen Pocken) geimpft
vagin, vagina	Scheide
varices	Krampfadern
variolae malignae	«bösartige» Pocken, Menschenpocken
variolae verae	«echte» Pocken, Menschenpocken
varioloïdes	leichtere Verlaufsform der Pocken bei Pockengeimpften, deren Impfung lange zurückliegt
variqueux	die Krampfadern betreffend
veine	Blutader
veine axillaire	Achselader
veine céphalique	Blutader, die vom Handrücken zur Beugeseite des Unter- und Oberarms verläuft
veine concomitante	Begleitader, die neben einer Schlagader verläuft
veine crurale	Unterschenkelader
veine saphène	Blutader des Unter- und Oberschenkels
veine satellite	Begleitader, die neben einer Schlagader verläuft
veine spermatique	Vene, die das Blut von den Geschlechtsteilen über den Leistenkanal in die innere Unterleibsvene führt

veines variqueuses	Krampfadern
veineux	die Blutadern betreffend, sauerstoffarm
vénérien	Geschlechtskranker; mit einer Geschlechtskrankheit behaftet
vénérologie	Lehre von den Geschlechtskrankheiten
vénésection	Aderlass
ventouse	Schröpfkopf
ventricule	Herz- bzw. Hirnkammer
verge	männliches Glied
vérole, petite	Pocken, Blattern
vertébral	zur Wirbelsäule, zum Rückgrat gehörend
vertèbre (dorsale)	Rückenwirbel
vésical	die Harnblase betreffend; mit Blasen einhergehend
vésicatoire	blasenziehendes Pflaster
vesica urinaria	Harnblase
vésico-vaginal	die Gegend der Harnblase und der Scheide betreffend
vessie	(Harn-) Blase
vessie urinaire	Harnblase
vétérinaire	Tierarzt; tierärztlich
vices	Fehler, Gebrechen
virus	Schleim, Saft, Gift
viscères	Eingeweide
volatil	flüchtig, leicht verdunstend
vomissement	Erbrechen
vomitif	Brechmittel
vulve	äussere weibliche Geschlechtsteile

Medizinische Sachwörter des englischen Teils

abdomen	Bauch, Unterleib
abscess	Eiteransammlung
absorption	Aufsaugen, Aufnehmen von Materie durch Körperzellen
acephalus	Missgeburt ohne Kopf
acupuncture	asiatische Heilmethode, Einführung von Nadeln an bestimmten Hautstellen
affection	Erkrankung
alaun	Kalium-Aluminium-Sulfat, blutstillendes Mineral
albumen	Eiweiss
alteration	krankhafte Veränderung
amputation	operative Abtrennung eines Körperteils
anatomy	Lehre von Form und Körperbau der Lebewesen
aneurism	Erweiterung einer Schlagader
ankylosis	Versteifung eines Gelenks
anterior	vorderer, nach vorn gelegen
antiphlogistic	entzündungshemmend
anus artificialis	künstlicher Darmausgang
aorta	Hauptschlagader
aorta abdominalis	Bauchhauptschlagader
aorta ascendens	aufsteigender Teil der Hauptschlagader zwischen ihrem Ursprung aus der linken Herzkammer und dem Schlagaderbogen
aphony	Verlust der Stimme
apoplectic	den Schlagfluss betreffend

apoplexia pulmonum (pulmonalis)	Lungenschlagfluss; Ausfall eines Teils der Lungendurchblutung, meistens bei Lungenembolie
apoplexy	Schlagfluss, Schlaganfall
arachnoidea	Spinngewebshaut; zarte Bindegewebsmembran mit zahlreichen Blutgefässen, die Hirn und Rückenmark umhüllt
arteria coeliaca	Bauchschlagader
arteria mesenterica	Schlagader, die Blut zum Gekröse führt
arteria subclavia	Schlagader, die unter dem Schlüsselbein verläuft
artery	Schlagader
atlas	erster Halswirbel
atrophied	geschrumpft, verkümmert
atrophy	Schwund von Geweben und Zellen
basis	Boden, Grund, unterer Teil eines Organs
belladonna	Tollkirsche
bougie	Sonde, Katheter
bronchial	die Luftröhrenäste betreffend
bronchitis	Entzündung der Schleimhaut der Luftröhrenäste
bronchophone	charakteristischer Klang der Patientenstimme beim Abhören erkrankter Lungenteile
bubo, bubones (Mz.)	entzündliche Lymphknotenschwellung, vor allem der Leiste
bulbus (oculi)	Augapfel
caddis flies	Köcherfliegen
caesarean section	Kaiserschnitt
calculus, calculi (Mz.)	Steinchen
callous	schwielig verhärtet
calomel	Quecksilberchlorid
cancer	Krebs
cancer aquaticus	Blasenkrebs
cancer labii inferioris	Krebs der Unterlippe
cancerous	krebsartig
capsula lentis	Linsenkapsel
capsular	eine Organ- oder Gelenkkapsel betreffend
capsule	Organ- oder Gelenkkapsel
caries	Knochenfrass
carotid	die Halsschlagader betreffend
cartilage	Knorpel
cartilaginous	knorpelig
cartilago arythaenoidea	Giessbeckenknorpel des Kehlkopfs
cartilago intervertebralis	Zwischenwirbelknorpel, Bandscheibe
carunculae	Fleischwärzchen; von der Haut oder der Schleimhaut ausgehende Wärzchen aus gefässreichem Bindegewebe
cataplasm	heisser Breiumschlag
cataract	grauer Star, Trübung der Augenlinse
catarrhous	mit einer Schleimhautentzündung verbunden
catheter	Röhrchen zur Einführung in Körperorgane, z. B. in die Harnblase
cauda equina	Ende des Rückenmarks mit auslaufenden Rückenmarksnervenwurzeln in Form eines Pferdeschweifs
caustics	Brenneisen, Ätzmittel
cauterisation	Ausbrennen, Ätzen oder Verschorfen kranker Gewebe
cellular	das Zellgewebe betreffend
cerebellum	Kleinhirn
cervix uteri	Gebärmutterhals
chiasma nervorum opticorum	Kreuzung der Sehnerven

chimney sweep's cancer	Kaminfegerkrebs, Geschwulst am Hodensack
chlorine	Chlor
chorea St. Viti	Veitstanz, Krankheitsgruppe von Bewegungsstörungen
chronic	langsam verlaufend, sich langsam entwickelnd
cicatrisation	Vernarbung
clavicula	Schlüsselbein
coagulated	geronnen
coagulation	Gerinnung
coagulum (sanguinis)	Blutgerinnsel
colchicum	Herbstzeitlose
colon	Grimmdarm
colon transversum	quer verlaufender Teil des Grimmdarms (im Oberbauch)
columna spinalis	Wirbelsäule
comparative anatomy	vergleichende Lehre von Form und Körperbau der Lebewesen
compression	Quetschung eines Körperorgans oder einer Körperstelle durch mechanische Einwirkung
congenital	angeboren, vererbt
conjunctiva	Bindehaut
constriction	Zusammenziehung, Zusammenschnürung
constrictor cunni	ringförmiger Schliessmuskel der äusseren weiblichen Geschlechtsteile
convalescent	Genesender, Genesende
convex	nach aussen gewölbt
cornea	Hornhaut des Auges
coronary	zu den Herzkranzgefässen gehörend
corpus cavernosum	Schwellkörper des männlichen Gliedes
croup	Diphtherie, Halsbräune
crural nerve	Nerv des Unterschenkels
cutis	äussere Haut, Lederhaut
cyst	mit Flüssigkeit gefüllter Hohlraum im Gewebe, Blase
cysticoxyd	Blasenoxyd (Xanthoxydum)
decoctum	durch Abkochung von Pflanzenteilen hergestellter Pflanzenaufguss
deglutition	Schlingbewegung, Schluckakt
delirium traumaticum	durch Schock entstandener Verwirrungszustand
deltoid muscle	«Deltamuskel», der Schlüsselbein, Schulterhöhe und Schulterblatt mit dem Oberarm verbindet
diabetes	Zuckerkrankheit, «Zuckerharnruhr»
diagnosis	Erkennung und Benennung von Krankheiten
diarrhoea	Durchfall
dilatation	Erweiterung
dilated	erweitert
dissection	Leichenöffnung, Zergliederung, Zerschneidung, Spaltung
diuretics	harntreibende Mittel
duodenum	Zwölffingerdarm
duplex	doppelt, verdoppelt
dura mater	harte Hirnhaut
dysentery	Durchfall, Ruhr
egophony	«Meckerton» beim Abhören erweichter Tuberkuloseknoten der Lunge
electuarium	Latwerge, breiförmige Arznei
empirical	auf Erfahrung beruhend
epidermis	Oberhaut, äussere Zellschicht der Haut
epigastric	den Oberbauch betreffend
epigastricum	Oberbauch, Magengrube
epiglottis	Kehldeckel

epileptic	die «Fallsucht» betreffend
erosion	oberflächliche Schädigung, besonders der Haut oder Schleimhaut
erysipelas phlegmonosum	Rose mit Entzündung des Unterhautzellgewebes
exanthem	ausgedehnter Hautausschlag
exarticulation	operative Absetzung eines Gliedes in seinem Gelenk
excavation	Aushöhlung, Ausbuchtung
excision	Herausschneiden von Körpergewebe
excrescence	Wucherung, Auswuchs
exfoliation	allmähliche Abstossung abgestorbener Gewebeteile
exostosis	Knochenauswuchs
extension	Ausdehnung, Streckung
exterior	äusserer, weiter aussen befindlich
external, externus	äusserer
extirpation	Totalentfernung von Organen oder Geschwülsten
extract	Pressaft, Auszug aus tierischen oder pflanzlichen Stoffen
extraction	operatives Herausziehen, z. B. eines Zahnes
extrauterine	ausserhalb der Gebärmutter
extravasation	Austreten von Flüssigkeit aus einem Gefäss
exudation	Ausschwitzen, Schweissabsonderung
femur	Oberschenkelknochen
fibrous	faserreich
fibula	Wadenbein
filament	fadenförmiges Gebilde
fistula	röhrenförmiges Geschwür
flexor	Beuger, Beugemuskel
flexure	Biegung, gebogener Abschnitt
foetus	Leibesfrucht
fomentations	warme Umschläge
foramen ovale	Öffnung in der Vorhofscheidewand des Herzens beim ungeborenen Kind
forceps	Zange
forensic medicine	Gerichtsmedizin
fracture	Knochenbruch
fumigation	Räucherung
fungoid	schwammig
fungus haematodes	gutartige Blutgefässgeschwulst, Blutschwamm
fungus medullaris	«Markschwamm», weiche Krebsgeschwulst
funiculus spermaticus	Samenstrang
funiculus umbilicalis	Nabelschnur
ganglion	Nervenknoten
gestation	Schwangerschaft
gingiva	Zahnfleisch
glutia	Gesässmuskulatur, Hinterbacken
gonorrhoea	Tripper
granulation	Bildung von Narbengewebe
gyri	Gehirnwindungen
haemorrhage	Blutung, Blutsturz
haemorrhoidal	die Gegend des Mastdarms und des Afters betreffend; zu → haemorrhoids gehörig
haemorrhoids	knotenförmige Erweiterungen der Mastdarmvenen in der Aftergegend
hectic fever	Fieber bei Lungentuberkulose
hemiplegia, hemiplegie	Bewegungslähmung einer Körperseite
hepatisation	«Verleberung», entzündliche Veränderung von Gewebe, v. a. der Lunge, zu einer leberähnlichen Masse

hernia	Eingeweidebruch, Austritt von Organen oder Organteilen durch eine Lücke des sie umgebenden Gewebes
humerus	Oberarmknochen
humor vitreus	Flüssigkeit des Glaskörpers
hyaloid	glasartig, u. a. den Glaskörper des Auges betreffend
hydatid	von Finnen des Hundebandwurms befallen
hydatids	Finnen des Hundebandwurms
hydrocele	Wasserbruch, Flüssigkeitsansammlung um den Hoden
hydrocephalus	Wasserkopf
hydropical	an Wassersucht leidend
hydrophobia	Tollwut, Wasserscheu
hyosciamus	Bilsenkraut
hypertrophied	von übermässiger Grösse
hypertrophy	Grössenzunahme von Geweben und Organen
ichthyosis	Fischschuppenkrankheit
inanition	Abmagerung mit völliger Entkräftung
incision	operativer Einschnitt
incisura ischiadica (major)	Einbuchtung am Darmbein
inferior	tiefer unten gelegen
inflammation	Entzündung
inguinalis	die Leistengegend betreffend
inhalation	Einatmung von dampfförmigen Heilmitteln bei Erkrankung von Lunge und Atemwegen
injection	Einspritzung
inoculation	Ansteckung; Einimpfung, Übertragung der Menschenpocken von Mensch zu Mensch
interior	innerlich, das Innere
intermittens	zeitweilig zurücktretend
intermittent fevers	schubweise auftretendes Fieber, Wechselfieber, Malaria
internal	innerlich
intestines	Eingeweide, Gedärme
introsusception	Einstülpung eines Darmteiles in einen andern Darmteil
inversion	Umkehrung
iodine	Jod
iridectomy	operative Ausschneidung eines Stücks der Regenbogenhaut
iris	Regenbogenhaut
iritis	Entzündung der Regenbogenhaut
irritantia	reizende Mittel
irritation	Reizung
jejunum	Leerdarm; Abschnitt des Dünndarms, der vom Zwölffingerdarm bis zum Krummdarm reicht
keratonyxis	Starstich
laceration	Riss, Zerreissung, Einriss
lamella	Plättchen
lapis divinus (lapis ophthalmicus)	Ätzstift aus Kupfersulfat zur Ätzung der Bindehaut des Auges
lapis infernalis	Höllenstein, Ätzstift aus Silbernitrat
larynx	Kehlkopf
latcral	seitlich
lepra vulgaris	gewöhnlicher Aussatz
ligament	Verbindungsband beweglicher Teile des Körpers
ligamentum nuchae	verstärkende Bänder zwischen Hinterkopf, Atlas und Dreher
ligature	Unterbindung von Gefässen und Hohlorganen mittels Naht
lithic acid	Harnsäure

lithotomy	Steinschnitt
lithotrity	Steinzertrümmerung
lumbar	die Lenden betreffend
lymph	Zwischenzellflüssigkeit, die in den Lymphgefässen gesammelt, in den Lymphknoten gereinigt und dem Blutkreislauf wieder zugeführt wird; auch Flüssigkeit in Impfbläschen
lymphatic	zur → lymph gehörend
malignant	bösartig
mamma	weibliche Brust, Brustdrüse
materia medica	Arzneimittellehre
medullary	das Mark betreffend
melanose, melanosis	Dunkelfärbung der Haut und Schleimhaut
membrana albuginea	weisse Haut, die den Hoden umgibt
membrane	dünne Haut
mercurius dulcis	«sanftes» Quecksilber
mercury	Quecksilber
mesenterium	Dünndarmgekröse
metacarpe	Mittelhand
miliary tubercles	hirsekornartige Knötchen bei der Tuberkulose, vor allem bei Miliar-Tuberkulose
molar tooth	Mahlzahn, Backenzahn
molluscum	weiche Geschwulst der Haut
moxa	Brennkegel aus verglimmendem Material, der als Ableitungsmassnahme auf der Haut verbrannt wird
mucous	schleimig
musculus sternocleidomastoideus	Kopfwender, Halsmuskel
necrosis	örtlicher Gewebstod
obliteration	Verstopfung von Gefässen
obturator artery	Schlagader des Hüftbeinlochs
occiput	Hinterkopf
oedema	Gewebewassersucht
oedematous	gewebewassersuchtartig verändert
oesophagotomy	Speiseröhrenschnitt
oesophagus	Speiseröhre
orbita	Augenhöhle
orthopnoea	Zustand höchster Atemnot, Atmung nur noch im aufrechten Sitzen möglich
os ilium	Darmbein
os parietale	Scheitelbein
os pubis	Schambein
os sacrum	Kreuzbein
osseous	knöchern, den Knochen betreffend
ossification	Knochenbildung, Verknöcherung
osteosarcoma, osteosarcome	bösartige Knochengeschwulst
os tincae	Muttermund
ovarium	Eierstock
palate	Gaumen
paralysis	Lähmung
parotis	Ohrspeicheldrüse
patella	Kniescheibe
pathological	krankhaft
pathology	Wissenschaft von den Krankheiten und ihren Erscheinungen
pelvis	Becken

pemphigus gangraenosus	Krankheit mit brandiger Blasenbildung auf Haut und Schleimhaut
percussion	Organuntersuchung durch Beklopfen der Körperoberfläche
perforation	Durchbohrung, Zerstückelung des ungeborenen Kindes im Mutterleib bei Unmöglichkeit der Geburt
pericarditis	Herzbeutelentzündung
pericardium	Herzbeutel
pericranium	äussere Knochenhaut des Schädels
perineum	Damm, Verbindung zwischen After und grossen Schamlippen bzw. Hodensack
periosteum	Knochenhaut
peritoneum	Bauchfell
perpendicular	senkrecht
petechiae	punktförmige Blutungen aus den Haargefässen
petechial	mit der Bildung von → petechiae einhergehend
phagadaena	fortschreitendes Syphilisgeschwür
phalange	Finger- bzw. Zehenknochen
pharmacopoea	offizielles Arzneimittelbuch
pharynx	Rachen, Schlund
phlegmasia alba dolens	schmerzhafte Schwellung des Oberschenkels mit charakteristischer Hautblässe
phthisis laryngeae	Kehlkopftuberkulose
phthisis pulmonalis	Lungentuberkulose, Lungenschwindsucht
physiological	die → physiology betreffend, nicht krankhaft, normal
physiology	Wissenschaft von den Lebensvorgängen und Funktionen des Organismus
pia mater	weiche Hirnhaut
pigmentum nigrum	schwarzer Körperfarbstoff
placenta	Mutterkuchen, Nachgeburt
pleura costalis	Rippenfell
pleura pulmonalis	Lungenfell
polyp	gutartige, oft gestielte Geschwulst der Schleimhäute
polypus uteri	→ polyp der Gebärmutter
poplitea, arteria poplitea	Schlagader der Kniekehle
popliteal nerve	Nerv der Kniekehle
posterior	hinten liegend
processus vaginalis	Ausstülpung des Bauchfells in den Hodensack
profundus	tiefliegend
prolapsus	Vorfall
promontorium	die am weitesten vorspringende Stelle des Kreuzbeins
prostata	Vorsteherdrüse
pseudosyphilis	syphilisähnliche Erkrankung
psoas	zur Lendengegend gehörend
psoriasis	Schuppenflechte
ptyalism	Speichelfluss
puerperal fever	Kindbettfieber
pulmonary	die Lungen betreffend
pulsation	rhythmische Zu- und Abnahme des Gefässvolumens mit den einzelnen Pulsschlägen
pupil	«Sehloch», die kreisrunde, dunkel erscheinende Öffnung in der Mitte der Regenbogenhaut
purgative	Abführmittel mittlerer Stärke
purulent	eitrig
pustula	Eiterbläschen

radial	zur Speiche des Unterarms gehörend, auf der Seite der Speiche befindlich
radius	Speiche
ramus ascendens	aufsteigender Ast
rectal	den Mastdarm betreffend
rectum	Mastdarm
respiration	Atmung
retina	Netzhaut des Auges
retraction	Schrumpfung, Verkürzung
rheumatical	Erkrankung der Gelenke, Muskeln, Nerven und Sehnen betreffend
saccus	Sack, Ausstülpung
saccus lacrymalis	Tränensack
sacroiliacus	zum Kreuzbein und Darmbein gehörend
salivation	Speichelfluss
sarcoma	bösartige Bindegewebsgeschwulst
sarsaparilla	Maulbeerbaum
scammonium	Wurzelextrakt, ätzendes Gummiharz
scapula	Schulterblatt
scarlatina	Scharlach, bakterielle Infektionskrankheit vor allem von Kindern
scirrhous	derb, schrumpfend, verhärtet (bei bösartig entartetem Gewebe)
sclerotica (= sclera)	Lederhaut des Auges
scorbut	Scharbock, Vitamin-C-Mangelkrankheit
scrofulous	an Haut- und Lymphknotentuberkulose Erkrankter; die Haut- und Lymphknotentuberkulose betreffend
scrotum	Hodensack
secale cornutum	Mutterkorn, Pilz der Roggenähre, auch als Wehenmittel eingesetzt
secretion	Produktion und Absonderung von Stoffen
septum	Scheidewand, Zwischenwand
septum nasi	Nasenscheidewand
septum ventriculorum (cordis)	Scheidewand der Herzkammern
serosity	Wässrigkeit einer Flüssigkeit
serum	flüssiger, nicht mehr gerinnender Teil des Blutplasmas
sigmoid flexure	S-förmiger Teil des Grimmdarms
sinapism	Senfpflaster
solution	Lösung
speculum vaginae	Scheidenspiegel
spermatic	samenartig, samenhaltig
spina bifida	«Spaltwirbel»; angeborener fehlender Verschluss der Wirbelbögen, besonders der Lenden- und Kreuzwirbel
spinal	die Wirbelsäule, das Rückgrat betreffend
staphyloma conicum pellucidum	kegelförmige und durchsichtige «Beerengeschwulst» am Auge
steatom	Talggeschwulst
steatomatous	eine Talggeschwulst betreffend
sternum	Brustbein
stethoscope	Hörrohr zum Abhören von Körpergeräuschen
stomatitis gangraenosa	brandige Entzündung der Mundschleimhaut
stricture	narbige Verengung eines Hohlorgans
stromatous	das Grundgewebe betreffend
strychnine	Alkaloid aus den Samen des Brechnussbaumes
subcarbonate	Kohlensäuresalz der Steinkohle
sublimate	Quecksilberchlorid
suffocation	Ersticken, Unterbrechung der Atmung, Atemnot
sulcus, sulci (Mz.)	Furche zwischen den Gehirnwindungen
sulphate of copper	Kupfersulfat

sulphuric acid	Schwefelsäure
superior	oben gelegen
suppuration	Eiterung
sutura nodosa	Knotennaht
sympathy	Mitleidenschaft
symphysis	feste, faserig-knorpelige Verbindung zweier Knochenflächen; Schambeinfuge
symptoms	für eine bestimmte Krankheit charakteristische Veränderung
synovial	die Gelenkschmiere betreffend
syphilis	ansteckende bakterielle Geschlechtskrankheit
syphilitic, syphiliticus	die → syphilis betreffend
taenia (solium)	Schweinebandwurm
tartarus emeticus	Brechweinstein
tea colchici	Herbstzeitlosenabsud
testicle, testiculum	Hoden
tetanus	Wundstarrkrampf
therapy	Behandlung
thoracic	den Brustkorb betreffend
thyroid	die Schilddrüse betreffend
tibia	Schienbein
trachea	Luftröhre
tracheotomy	Luftröhrenschnitt
transversal	quer verlaufend
trephine	Bohrgerät zur Durchbohrung der knöchernen Schädeldecke
trochanter major	grosser Rollhügel; knöcherne Erhebung am äusseren oberen Ende des Oberschenkelknochens
trochanter minor	kleiner Rollhügel; knöcherne Erhebung an der Rückseite des Oberschenkelknochens, unterhalb des Oberschenkelkopfes und des grossen Rollhügels
tubercle	kleiner Höcker, kleine Geschwulst, v. a. festgestellt bei den von Tuberkulose befallenen Organen
tubercular	von Tuberkulose betroffen
tumor	Gewächs, Geschwulst, Gewebswucherung
tunica arachnoidea	→ arachnoidea
tunica vaginalis (propria)	aus dem Bauchfell hervorgegangene Hodenhülle
typhoid fever	Bauchtyphus, Infektionskrankheit des Verdauungskanals
typhus	von Bewusstseinsstörungen begleitete Infektionskrankheit, meistens bedeutungsgleich mit Fleckfieber
ulcerated	geschwürig verändert
ulceration	Geschwürbildung
ulna	Elle
urea	Harnstoff
urethra	Harnröhre
urinal, urinary	den Harnapparat betreffend
uterus	Gebärmutter
vaccination	Pockenschutzimpfung, Übertragung von lebenden Kuhpockenerregern auf den Menschen zur Verhütung der Ansteckung mit Menschenpocken
vagina	Scheide
valvula mitralis	zweiseglige Klappe zwischen linkem Vorhof und linker Herzkammer
valvular	klappenförmig, die Klappen betreffend
valvule	kleine Klappe
vas deferens	Samenleiter
vas efferens	eines der Gefässe, die Samen vom Hoden zu den Nebenhoden leiten

vas seminale	samenleitendes Gefäss
vascular	Gefässe enthaltend, zu Gefässen gehörig
vena cruralis	Unterschenkelader
venereal	geschlechtlich, das Geschlecht betreffend
ventricle	Herz- bzw. Hirnkammer
vertebra	Wirbel
vertrebra dorsi	Rückenwirbel
vesica umbilicalis	Nabelbläschen in der Embryonalentwicklung
vesicle, vesicula	Bläschen
vesico-vaginalis	die Gegend der Harnblase und der Scheide betreffend
vinum colchici	mit Wein verdünntes Herbstzeitlosenkonzentrat
zoster	Gürtelrose

Personenregister

Die Seiten mit weiterführenden Literaturangaben sind in Fettdruck, diejenigen mit Illustrationen der betreffenden Personen in Kursivdruck angegeben.

Ackerknecht, Erwin H. 16
Adams, Robert **688**
Adelmann, Franz Joseph **728**
Agassiz, Louis-Jean-Rodolphe **323** f
Alessandrini, Antonio **440**
Alexander I., Zar von Russland 697, 705
Alexander, Henry **639**
Alibert, Jean-Louis-Marie Baron 160, 502, *507*, **509** f
Alighieri, Dante 443
Alison, William Pulteney **661** f
Ammann 671
Amussat, Jean-Zuléma 176, *571*, **572-575**
Andral, Gabriel 144, **523**, 527
Andreini, Vincenzio 443
Andrews, M. W. **617**
Anel, Dominique *29*
Angelstein, Karl **249**
Anglada, Joseph **483**
Anglesey, Henry William Paget, Marquis von 727
Anton, König von Sachsen 234
Aquapendente, Fabricius ab 421
Auenbrugger, Joseph Leopold von 299, 397
Bacon, John 624
Baillie, Matthew 642
Baiter, Johann Georg 90
Bally, François-Victor 524
Bang, Oluf Lundt **268**, 270 f
Bär, Karl **500**
Barili (Bologna) 440
Barjes (Hamburg) 251
Baron, Jacques-François **520** f
Bartels, Ernst Daniel August **242**
Bartholin, Thomas 347
Barzellotti, Giacomo **451**
Baudeloque, Jean-Louis 446, 531
Baumgärtner, Karl Heinrich *147*
Baup, Samuel **590** f
Bayer, Philipp Anton **320**

Beauvais 594
Beck, Desiderius **297**
Beckers, Petrus Lambertus **720**
Beer, Georg Joseph 42, 184, 186, 352, 354, 430
Behre, Georg Christoph Friedrich **252** f
Bell, Benjamin **670**
Bell, Sir Charles **639** f, 670
Bell, Thomas **601**
Belleczky, Andreas **398**
Beretti (Pisa) 453
Berry, Charles-Ferdinand Duc de 496
Berthier, Alexandre 296
Berti, Giulio 444
Bertoloni, Antonio **440**
Berzelius, Jöns Jacob Freiherr von 590
Beni, Pietro **447** f
Bichat, Marie-François-Xavier 136
Biermeyer, Lorenz **370**
Biett, Laurent-Théodore 160, **506**, *507*, 508 f
Bigeschi, Giovanni 446
Billi, Felice de **426**
Billroth, Theodor 5, 76, *77*, 78-80, 83, 86, 108, 174
Blasius, Ernst **289**
Bleker, Johanna 17, 19
Bleuland, Janus **715**, *719*
Blizard, Sir William 600, **616** f
Blumenbach, Johann Friedrich **219** f, *223*, 229 f, 605
Bluntschli, Johann Caspar 89 f
Bock, August Carl **233** f
Boër, Lukas Johann 42, 189 f, **361**, 380, 382
Boerhaave, Herman 703 f
Boilly, Louis *197*
Bologna, Giovanni 439
Bologna, Thomas von 721
Bolzano, Peter 308
Borromeo, Carlo 428
Boyer, Alexis Baron 563, **564**

803

Braille, Louis 206
Brandes, Rudolph 430
Brandis, Joachim Dietrich 260 f, **267**, *269*, 273, 278
Bremser, Johann Gottfried 391
Brera, Valeriano Luigi **418**
Breschet, Gilbert 523, **524**, 550
Bretonneau, Pierre-Fidèle 581, **582**
Briam, Nicolas 98
Bridge, Elizabeth 627
Briggs, James **634**
Bright, Richard 142, 603, **618**, *619*, **620** f, 662 f, 669
Brodie, Sir Benjamin Collins 178, **622** f
Bromfield, William 467
Broussais, François-Joseph-Victor 144, 164, 176, 410, 482, 491, 500, **526 f**, 566, 577, 729
Broussonnet, Jean-Louis-Victor 481 f, *485*
Broussonnet, Louis-Raymond 478 f
Brown, John 144, 664
Brugman, Sebald Justinus 704
Bruni (Florenz) 447
Brünninghausen, Hermann Joseph 42, 334, 466, 531
Buckland, William 642
Buffon, Georges-Louis Leclerc Comte de 501
Bunge (Amsterdam) 706
Buonarroti, Michelangelo 443
Burckhardt-Finsler, Albert 70
Burckhardt-Finsler, Elisabeth Cleophea 68
Burkhardt, Johann Heinrich 117
Burkhardt, Johann Rudolf 117
Burns, Allan 681
Busch (St. Petersburg) 302
Busch, Dietrich Wilhelm Heinrich *191*, *193*, 387
Büsch, Paul Heinrich **251**
Byrne, Charles 600
Caccialacqua, Giuseppe 428
Caizergues, Fulcrand-César 143, **462**, 481-483, *485*
Caldani, Floriano 421
Campbell 692 f
Campbell, John **660**

Camper, Peter 703 f
Candolle, Auguste-Pyrame de **486**
Canova, Antonio 694 f
Carabelli, Georg Edler von Lunkaszprie 195 f, 198, *353*, **354 f**, 356 f, 361
Carlisle, Sir Anthony **641**
Carus, Carl Gustav **235 f**
Casaamata 354
Casper, Johann Ludwig **240**
Castellani (Pisa) 453
Cazenave, Alpheé *163*
Charrière, Joseph-Frédéric-Benoît 84, **531**
Chassaignac, Charles-Marie-Edouard 86
Chassé, David 725
Chelius, Maximilian Joseph von **214**, 378, 399 f
Cheselden, William 531
Chomel, Auguste-François **524**
Chrestien, André-Jean 478 **f**, 487
Christison, Sir Robert 621, **661**-664
Cipelli, Carlo 435
Cirillo, Domenico 427
Civiale, Jean 178, 273, 498, *571*, 574, **579**-581
Clarus, Johann Christian August **233 f**
Clémot, Jean-Baptiste 540, **541**
Clift, William **598**
Clift, William Home **598**
Cloëtta, Johann Pitschen 410 f
Cloquet, Jules-Germain **530**
Clusius → Lécluse, Charles de
Codrington, Sir Edward 593
Coindet, Jean-François 474, **585**, 587
Colles, Abraham 178, **684 f**, *686*, *689*
Colombat de l'Isère, Marc 474
Come, Frère (Baseilhac, Jean) 400, 492
Comelli, Giovan Battista 441
Conradi, Johann Wilhelm Heinrich **220**, 222, *223*, 230, 232, 462, 492
Consbruch, Georg Wilhelm Christoph 248, 348
Cooper, Bransby Blake **617** f, *619*, 698
Cooper, Samuel 614
Cooper, Sir Astley Paston 140, *177*, 178, 580, 601-604, 618, **642**, *643*, **644**, 645 f

Cooper, William   679
Coster, Laurens   704
Coudère (Paris)   496, 506
Coulon, Paul-Louis de   497 f, 500
Crampton, John   683, **684**, 692
Cullen, William   657
Cumin, William   **673** f, 680
Currie, James   168
Curtis, John Harrison   **698** f
Cusack, James William   683 f, **685** f, 687, 692
Cuvier, Georges Baron de   501
Dadd, Richard   *153*
Dante → Alighieri
Daubenton, Louis-Jean-Marie   501
Daviel, Jacques   184, 419
Davies, Henry   **627 f**
Degrassi (Triest)   410
Delile → Raffeneau-Delile, Alire
Delmas, Bernard-Cosme-Damien   483, **484**
Delpech, Jacques-Mathieu   162, 176, 180, 182, *183*, **460** f, 463 f, *465*, 466-476, *477*, 487, 492, 532
Denzler, Salomon   **83**
Desault, Pierre-Joseph   402, 466, 615, 644 f
Desmarres, Louis-Auguste   84, 86
Devéria, Achille   *145*
Dieffenbach, Johann Friedrich   182, 473 f
Dill, John   **635**
Doblhoff-Dier, Joseph Freiherr von   375
Döllinger, Ignaz   138, **330**
Dubrueil, Joseph-Marie   484
Ducamp, Théodore-Joseph   245, 497
Ducommun (Pisa)   450
Dufour (Mailand)   427
Dufour (Montpellier)   495
Dufour, Henri   104
Dumas, Chemison   **503**
Dun, Sir Patrick   695
Dunant, Henri   95, 104 f
Duncan, Andrew   605 f, **664 f**
Dupuytren, Guillaume Baron   84, 176, 178, 242, 347, 431, 469 f, 487, 498, 500, 524, 531, **532 f**, 534, *535*, 536-538, *539*, 540-562, 569, 573, 578

Dürer, Albrecht   315 f
Dzondi, Carl Heinrich   174, 273, 280, **282-284**, *285*, 286 f
Earle, Henry   611, **612**, 614 f, 623
Eberth, Carl Joseph   112
Edlibach, Heinrich von   89
Eduard I., König von England   697
Eichrodt, Ludwig   18
Eisel (Wien)   **392-396**
Eissen, Edouard-Frédéric   729, **730**
Elisabeth I., Königin von England   629
Elliotson, John   **604 f**, 606, *609*, 642
Engel (Colmar)   734
Engelbert II., Graf von Nassau   721
Epée, Charles-Michel de l'   206, 504
Erasmus von Rotterdam   699
Escher-Leu, Conrad   26
Escher-Trümpler, Heinrich   455
Escher-Übel, Alfred   128
Escher-von Muralt, Hans Caspar   651
Escher-Werdmüller, Heinrich   26
Esquirol, Jean-Etienne-Dominique   152, 158, 502, 512, **515 f**, 517, *529*
Eustachi, Bartolomeo   699, 709
Fabeni, Vincenzo   **416**
Fages, Auguste-César   **473**, 487
Fallati, Carl Niklaus   **252** f, 258, 261 f, 280 f
Fallopio, Gabriele   596, 603, 712
Fallot, Salomon-Louis   728, **729**
Fanzetti (Padua)   419-421
Farjon, Polydore-Louis-Marie   478 **f**
Fäsi, Friedrich Salomon   98
Fäsi, Georg Heinrich   98
Federigo, Gaspare   **418**
Fellenberg, Wilhelm von   500
Ferdinand, Herzog von Orléans   593
Ferdinand I., Kaiser von Österreich   391
Ferrus, Guillaume-Marie-André   158, **515**
Fichte, Johann Gottlieb   42, 94
Fickelscherer von Löweneck, Franz Alois   **398**, 399
Finsler, Diethelm Georg   121
Finsler, Georg   70
Finsler, Hans Georg   68
Finsler, Johann Jacob   **56**

805

Finsler-Meyer, Anna Cleophea («Nanny») 68, *73*
Finsler-Meyer, Jacob Georg 68
Flarer, Francesco 188, **429**-431, 438
Flaubert, Achille-Cléophas **592 f**
Fleischmann, Gottfried 317
Fletcher, John 654, **658**, 668
Fleury (Paris) 548
Floyer, Sir John 168
Flügel, Carl Wilhelm **99 f**, 102
Folwarczny, Carl **398**
Fowler, Thomas 283
Frank, Johann Peter 42, 46, 370
Frank, Joseph 648
Franz I., Kaiser von Österreich 362, 432
Franz IV., Herzog von Modena 436-438
Frederik von Oranien, Prinz der Niederlande 725
Fremery, Nicolaas Cornelis de **718**
Frenzel, Franz Angelus **234 f**
Freudweiler, Caspar *65*
Freudweiler, Daniel Albert *57*
Freytag, Johann Conrad 23 f, *25*, 117
Freytag, Johann Heinrich 23
Fricke, Johann Carl Georg 164, 174, **255**, *257*, 259, 262-264, 266, 273
Fried, Johann Jacob 26
Friedreich, Johannes Baptist **312**, 314, 363
Friedreich, Nicolaus Anton **314 f**
Friedrich II. der Grosse, König von Preussen 237
Friedrich VI., König von Dänemark **267 f**
Friedrich Wilhelm III., König von Preussen 697
Fries, Johann Rudolf 56
Froriep, Ludwig Friedrich von 294
Froriep, Robert von 306
Furrer, Jonas **89 f**
Füssli, Heinrich 44
Füssli, Johann Melchior *31*
Galés, Jean-Chrysanthe 272, 333
Galilei, Galileo 443
Gall, Franz Joseph 42, **712 f**
Galloni, Antonio 516
Gartner, Benjamin **277 f**

Gason, J. T. A. 686
Gasser (Solothurn) 439-441
Gasser, Johann Lorenz 563
Gassner, Johann N. 174, **403**-406
Gattamelata (Erasmo di Narni) 415
Gay-Lussac, Joseph-Louis **589 f**
Geist, Lorenz 47
Gensoul, Joseph 176, **491 f**, *493*, 494, 566
Georg II., König von Grossbritannien und Irland, Kurfürst von Hannover 629
Georg IV., König von Grossbritannien, Irland und Hannover 595, 697
Gérando, Joseph-Marie Baron de 496, 500, **503 f**
Gérard, Etienne-Maurice 593
Gibb, William Richardson **680**
Gibbons, Grinling 624
Giesecke, Karl Ludwig 695
Gloor-Meyer, Marguerite 54, 134, 210
Gobbi, Ferdinando 410
Goergen, Bruno 156, **363 f**, *365*, 366, *367*, 368 f, 374
Goethe, Johann Wolfgang von 94, 294
Golfin de Béziers, Prosper-Hippolyte **483**
Gölis, Leopold Anton 380
Gondret, Louis-François **563**
Goulard, Thomas 545
Gozzi, Giuseppe Fulvio **440**
Graefe, Albrecht von 188
Graefe, Carl Ferdinand von 47, 172-174, 188, 212, **239**, 242, *243*, 244, 246, 249, 277, 402, 540 f, 548
Graham, Robert **670 f**
Grebel, Hans Felix von 44
Grebel, Heinrich von 44, 50
Grebel-Hess, Anna von 67
Green, Joseph Henry **607 f**, *609*
Gregory, George **635**
Gregory, James 662, 665
Gregory, James Crawford 621, **661**-664
Gregory, Richard Reed **690**
Grossi, Ernst von 141, *325*, **329**, 335-340
Guersant, Louis-Benoît **518**
Guillé, Sébastien *209*, *505*
Günther, Gustav Biedermann **258 f**, 263 f

806

Güntner, Franz Xaver Ritter von   374
Gustav II. Adolf, König von Schweden   296
Guthrie, George James   178, 188, **638** f, 641
Guy, Thomas   618
Gyger, Diethelm   98
Gysi, Heinrich   89
Gysi, Martin   593, 649 f
Haase, Carl Friedrich   236
Hachmann, Niklaus Ludwig   **252**, 254
Haeberlin-Meyer, Amalie Elisabeth   134
Haering   451, 729
Haeser, Heinrich   115
Hager, Michael   174, 341, *379*, **399**-402, 416, 447
Haller, Albrecht von   27 f
Hamilton, James   **668**
Hanau, Arthur Nathan   132
Harrach, Carl Borromäus Graf von   370, 372
Hartmann (Mailand)   428
Hartmann, Philipp Carl Ignaz   *379*, **390**-392
Hasse, Carl Ewald   107
Hasse, Friedrich Wilhelm Julius   229, 250
Haus, C. J.   304-306
Hebra, Ferdinand   162
Hegetschweiler, Johannes   **89**
Hegi, Friedrich   119
Heim, Ernst Ludwig   260
Heine, Bernhard   47, 180, **311**
Heine, Johann Georg   170, 179 f, 292, 301, 308, *309*, **310** f, *313*, 315, 700, *701*, 702
Heine, Joseph von   180, **311**
Heinicke, Samuel   206
Héllis, Eugène-Clément   592
Helmont, Johann Baptist van   400
Hempel, Adolf Friedrich   **219**
Henke, Adolph Christian Heinrich   **320**, 378
Henry, Noël-Etienne   585
Henry, William Charles   **651** f
Herckenrath, August Wilhelm Frederik   **706**, 715
Herder, Johann Gottfried von   94
Heriot, George   671
Hertzberg, Johann Friedrich   280, **290**
Herz, Johann Baptist   **316**
Hess, Johann Jakob   120

Hess-Wegmann, Barbara   36
Hesselbach, Adam Kaspar   **296** f
Hesselbach, Franz Caspar   42
Heusinger, Carl Friedrich von   **315**
Heusser, Felix   **79 f**
Hey, William   608, 614
Highmore, Nathanael   286, 288, 355, 357, 546
Hildenbrand, Franz Xaver Edler von   **429**-431
Hildenbrand, Johann Valentin von   339
Himly, Carl   184, *185*, 188, 212, **218 f**, 220, 222, *223*, 230, 232, 238, 264
Hirzel, Hans Caspar   28
Hirzel, Heinrich   **229**
Hirzel, Leonhard   **56**
Hirzel-Schinz, Hans Heinrich   62
Hitz, Conrad   *65*, *69*, *211*
Hoffmann (Maastricht)   34
Hoffmann, Friedrich   395
Hoffmann, Karl Richard von   **312**
Hofmeister, Hans Jacob   67
Hohenlohe-Waldenburg-Schillingsfürst, Alexander Prinz von   180, 300-**302**
Horn, Ernst   *155*, 156, **240**, 247
Horner, Friedrich   60, 63, 108, 127
Horner, Margaretha   20
Hottinger, Barbara   20
Hottinger, Hans Conrad   496
Hottinger, Johann Jacob   90, 92, 94
Houldworth   679
Howard, John   **449**
Huber-Meyer, Amalie   54, 128, 210
Huber-Meyer, Armin   **132 f**
Huc (Montpellier)   481
Huch, Ricarda   16
Hufeland, Christoph Wilhelm   42, 46, 146, 166, 226 f, **241 f**, 294, *295*
Hulme, Nathaniel   378
Humphries (Dublin)   696
Hunter, John   162, 178, 597-601, 656
Hunter, William   595-597, 678 f, 709
Huschke, Emil   **292**
Ibsen, Ib Pedersen   **275** f
Irminger, Johann Jacob Ulrich   **56**
Irminger, Karl Friedrich   *49*, *61*, *73*, 115

Jacobson, Ludvig Levin 276
Jadelot, Jean-François-Nicolas 150, **518**-520
Jadoux, J. 567
Jaeger, Christoph Friedrich Ritter von Jaxtthal 188, 273, **341**-343, *353*, 401, 403, 412, 431, 638
Jaeger, Michael 174, **316**-318, *319*, 320
Jalade-Lafond, Guillaume *181*
Jakob I., König von England, Schottland und Irland 654
Jeffray, James 552, **681**
Jeffreys, Henry **622**
Jenner, Edward 148
Joseph II., römisch-deutscher Kaiser 373 f, 432 f
Jung, Carl Gustav 92
Jüngken, Johann Christian **244**
Jussieu, Antoine de 501
Karl II., König von England, Schottland und Irland 632
Karl X., König von Frankreich 496, *539*, 654, 682
Kastner, Karl Wilhelm Gottlob 320
Kean, Edmund 697
Keate, Robert **622**
Keiser, Kaspar Anton **498**, 500
Keller, Gottfried 122
Kennedy, Evory 683, *689*, **695**
Kern, Vincenz Sebastian Ritter von 42, **399 f**, 403 f
Key, Charles Aston 178, **602**, 618, 698
Kieser, Dietrich Georg von **291 f**
Kind, Carl Maximilian 611 f, **641 f**, 655
Klein, Johann 189 f, 192, 194, **377 f**, *379*, 380-390
Klein, Johann Wilhelm 208, **344**, *345*, 346, *353*
Klinkenberg, Gijsbertus Johannes van de 716
Kluge, Carl Alexander Ferdinand 164, 212, 237, **239 f**, *243*, 245, 261, 264, 543, 734
Kneipp, Sebastian 170
Knipphoff, Johann Hieronymus 567
Koch, Andreas 321, **332**
Köchlin, Johann Rudolf **56**
Kölliker, Rudolf Albert von 107

König, Johann Heinrich 83 f, 725
Koning, Petrus **716**, *717*, *719*
Kradolfer, Johannes 93, 130
Kreysig, Friedrich Ludwig 436
Krukenberg, Peter 141, 144, 254, 280, **281**-283, *285*, 289
Kussmaul, Adolf 18
Laennec, René-Théophile-Hyacinthe 142, 606, 652, 672
Lallemand, Claude-Francois 245, **462**, 467, 479 f, *485*
Lallement, André-Marie **511**
Lamprecht, Rodolfo **418 f**
Landolt, Rudolf 50
Langenbeck, Conrad Johann Martin 47, 172, 174, 184, 188, 212, 217-**219**, 220-222, *223*, 230, 232, 244 f, 248, 320, 333, 637
Langstaff, George **596 f**
Larrey, Dominique-Jean 52, 176, 178, 498, 532, **575 f**, *577*, **578 f**
Laurent, Jean-Louis-Maurice 474
Lavater, Diethelm Heinrich **291**
Lavater, Johann Caspar 44
Lawrence, Sir William 611, **612**, 614 f, 623
Le Cat, Claude-Nicolas 531
Lebert, Hermann 107
Lécluse, Charles de 704
Lenz, Johann Georg 293
Leopold I., König der Belgier 725
Leopold II., Grossherzog von Toskana, römisch-deutscher Kaiser 443 f
Leroy «d'Etiolles», Jean-Jacques-Joseph **550**
Lessing, Gotthold Ephraim 94
Lessing, Ludwig 74 f
Leu, Hans Jakob 42
Leu, Johannes 55
Leuchtenberg, Eugen Napoleon de Beauharnais Herzog von 326
Leupoldt, Johann Michael **320**
Levaillant, François 501
Levret, André 361
Linné, Carl von 246, 279, 704
Lisfranc, Jacques 176, 498 f, 522, **562**-569, *571*
Lister, Lord Joseph 178

Liston, Robert   178, 614, **658**, *659*, 660 f
Liszt, Franz   90
Litton, Samuel   **695**
Lizars, John   **661**
Lobstein, Johann Friedrich   26, 34
Lobstein, Johann Georg Christian Friedrich Martin   **731**, 734
Locher-Balber, Hans   107, 110
Locher, Johann Jacob   46, 60, **251**
Locher-Zwingli, Heinrich   74, 76, *77*, 86, 100, 107
Lochmann, Conrad   115
Loder, Justus Christian von   **292 f**, 421
Loë, Friedrich Karl Ritter von   **328 f**
Lombard, Claude-Antoine   567
Louis, Herzog von Nemours   593
Louis-Philippe, König der Franzosen   497, 593
Louis, Pierre-Charles-Alexandre   142, 144, **522 f**
Luck (London)   616 f
Ludwig I., König von Bayern   302-304, 308, 316, 321
Ludwig XIII., König von Frankreich und Navarra   501, 512, 514
Ludwig XIV., König von Frankreich und Navarra   488, 514
Luër, Georges-Guillaume-Amatus   84
Lugol, J.-G.-A.   150, 160, 498, 500, **510**, *583*, 584-591
Luise, Königin von Preussen   238
Lutz, Friedrich Bernhard Jakob   **95**
Maanen, Cornelius Felix van   726
Macfarlane, John   **674**, 676 f
Machiavelli, Niccolò   443
Mackenzie, William   188, 588, **681**
Mackintosh, John   **668**
Magendie, François   138, 144, 146, 511, **525 f**, *529*, 588, 663
Magheri (Florenz)   444
Maiden, William   **600**
Malpighi, Marcello   440
Manfredini, Giovanni Battista   **438**
Marchi, Giuseppe   444
Maria Stuart, Königin von Schottland   654

Maria II. Stuart, Königin von England, Schottland und Irland   629
Maria Theresia, römisch-deutsche Kaiserin   432
Marie Louise, Erzherzogin von Österreich, Kaiserin der Franzosen, Herzogin von Parma, Piacenza und Guastalla   434 f
Marie Sophie Friederike, Königin von Dänemark   267
Marjolin, Jean-Nicolas   **527 f**
Marlborough, John Churchill Duke of   697
Marsh, Sir Henry   683, **684**
Marshall (Glasgow)   681
Martius, Karl Friedrich Philipp von   **322 f**
Mascagni, Paolo   450 f
Massias, Nicolas Baron   573
Matthäi, Carl Christian   278
Maurin, Nicolas-Eustache   *161*
Maximilian I. Joseph, König von Bayern   307
Mayer, Joseph Anton   180, **300 f**, 311, 315
Mazzoni, Giovanni Battista   **444**
Mead, Richard   642
Meckel, Johann Friedrich d. J.   138, 255, 280, **283**, 290
Medici, Michele   **440**
Meissner, Paul Traugott   368
Melville, Henry Dundas Viscount   654
Mende, Ludwig Julius Caspar   190, 217, **219**, 220, 222, 230, 232, 245
Menteler, Franz Joseph   *33*
Meregini (Padua)   421
Metternich, Klemens Wenzel Fürst   341
Meyer-Ahrens, Conrad   **118**
Meyer-Bodmer, Conrad   **30-32**, *33*, **34**, *35*, **36-41**, 46, 55, 115, 245, 730
Meyer-Bodmer, Dorothea   36, 55
Meyer, Conrad   68, 70, 72, *73*, 93, 121
Meyer, Elisabeth («Betty»)   68, 70 f, 126
Meyer-Escher, Conrad   **21-24**, *25*, **26-31**, 32, 34, 46, 730
Meyer-Escher, Ursula   26
Meyer-Gessner, Magdalena   22
Meyer, Hans Jakob   20
Meyer-Hofmeister, Cleophea Elisabetha   67 f, *69*, *73*, 83 f, 96, 116, 124, 126

Meyer-Horner, Christoph 20
Meyer-Hottinger, Hans 20, *21*
Meyer-Hürlimann, Luise 133
Meyer-Hürlimann, Carl 128, **130**, *131*, **132-134**, 210
Meyer, Ludwig 20
Meyer-Meyer, Hans Heinrich 26
Meyer-Meyer, Hans Jakob 26
Meyer-Neser, Conrad 128
Meyer-Oeri, Elisabetha 22
Meyer-Oeri, Hans Jakob 20 f, 24
Meyer-Pestalozzi, Anna Barbara 44, *51*, 53-55, 68, 72, 83, 89, 96, 115 f, 210, 735
Meyer-Pestalozzi, Ludwig 36, 39 f, **41 f**, *43*, 44, *45*, **46-48**, *49*, **50-53**, 55 f, 68, 74, 83, 89, 106, 115 f, 122, 124, 210, 246, 280, 288, 297, 341, 354, 702, 735
Meyer-Pfenninger, Magdalena 36, 41
Meyer-Rahn, Hans Heinrich **36**, 41 f
Meyer-Schulthess, Carl 134
Meyer-von Escher, Hans Ludwig **26**
Meyer-von Grebel, Cleophea 44, 55, *57*
Meyer-Wegmann, Amalie 72, 128, 130
Meyer-Wegmann, Carl 68, 70, *73*, 83, 86, 93, **127 f**, *129*, **130**, 132
Meyer-Wirth, Hans Conrad 36
Mezzofanti, Giuseppe 439
Michelangelo → Buonarroti
Millar, John 282
Millar, Richard **677 f**
Minder, Johann Martin 396
Mitscherlich, Karl Gustav 654
Moir, James **666** f
Moir, John **666**
Mojon, Maria Benedetto **455** f, 667
Molk 451, 729
Mondini, Carlo 440
Mondini, Francesco 440
Monro, Edward Thomas 624
Morel, Gabriel-Louis-François-Anaclet **735**
Morf, Carl 98
Morgagni, Giovanni Battista 421, 444
Morgan, John 618, 621
Moser (Halle) 280, **288-290**
Mosse, Bartholomew 688

Motz-Wegmann, Luise 128, 130
Moulon, Amédée-Mathieu de **411**
Mourier, Frederik Ferdinand **497**, 499 f, 523
Müller, Johannes von 42
Müller, Theodor 500
Münz, Martin **300**, 312
Muralt, Daniel von 237, 279
Muralt-Escher, Hans Conrad von 67
Muralt-Escher, Johannes von 117
Muralt-Hirzel, Henriette von **62**, 66, 72, 84
Muralt-Hirzel, Leonhard von 13, **58-60**, *61*, **62-64**, *65*, **66** f, 72, 75, 84, 86, 88 f, 95, 110, 119, 121, 135 f, 144, 188, 212, 221, 224, 226, 228-230, 232, 237, 245 f, 250 f, 253, 267, 279, 290, 294, 297, 302, 316, 321, 409, 412 f, 415, 422, 439, 443, 447, 454 f, 458-460, 487, 495-500, 593, 649, 652, 654, 673, 682, 697, 699, 704 f, 710, 726 f, 729, 735
Muralt-Muralt, Johannes von 58 f
Muralt-Schinz, Anna Elisabeth von 58, 735
Muralt-Schinz, Leonhard von 58 f, 250, 321, 735
Muralt-Sprüngli, Hans Caspar von 455
Muralt-von Planta-Reichenau, Wilhelm von 63
Murat, A.-L. **515**
Mursinna, Christian Ludwig 42
Mustoph (Würzburg) 314
Naegele, Franz Carl 192, **732**
Nägeli, Johann Heinrich 186 f, **721**, 722, *723*, 724-726, 728
Nägeli, Johannes 650, 721
Napoleon I. Bonaparte, Kaiser der Franzosen 52, 250, 415, 422, 434, 497, 500, 679, 727
Nelson, Horatio Viscount 279, 630, 654, 672, 683
Nespoli, Angiolo 443
Nicod, Pierre-Louis-Aimé 497
Nivert, C.-F. **584**
Noorden, Carl von 132
Norfini, Giuseppe **446**
Numan, Alexander 716, 718
Oken, Lorenz 62

Olga Nicolajewna, Grossfürstin von Russland, Königin von Württemberg 84
Ollivier d'Angers, Charles-Prosper 352
Orfila, Mathieu-Joseph-Bonaventure 527, **528**
Osann, Gottfried Wilhelm 312
Osiander, Friedrich Benjamin 190, 446
Osiander, Johann Friedrich **220**, 230, 232, 249, 358, 382, 397
Outrepont, Joseph Servaz von d' 190, 192, 212, 297, **300**, 302, 305, 308, 312, *313*, 314 f
Outrepont, Madame von d' 304
Ouvrard, Jean-Pierre **567**
Panizza, Bartolomeo **429**, 433
Paré, Ambroise 530
Pariset, Etienne **512**
Passavant (Amsterdam) 706
Pearson, John 567
Percy, Pierre-François Baron 474, 530
Pestalozzi, Johann Heinrich 208
Pestalozzi, Johann Jakob 44, 50
Pestalozzi, Johannes 55
Pestalozzi-Huber, Dorothea Elisabeth 72
Pestalozzi-Ott, Johannes 70, 72
Peter I. der Grosse, Zar von Russland 705
Peyer, Johann Conrad 349, 669
Pfau, Ludwig 18
Pfenninger, Jacob 36
Pfenninger, Johann Kaspar 38
Pfeufer, Christian **296** f
Pfeufer, Karl von **314**
Pickel, Johann Georg 42, **312**, 314
Pinel, Philippe 151, 158, 495, 512
Piorry, Pierre-Adolphe 336, 606
Planta-Reichenau, Ulrich von 83
Platner, Johann Zacharias 24
Pointe, Jacques-Pierre 488, **490** f, 492, 495
Porta, Luigi **425** f, 427
Portal, Antoine Baron 588
Pott, Percival 334, 578, 615
Poupart, François 687
Priessnitz, Vincenz 170
Prins, Johan H. *719*
Prochaska, Georg 354

Puchelt, Friedrich August Benjamin **214**, 282
Punta (Pisa) 453
Raffeneau-Delile, Alire **484**
Rahn, David 56, **251**, 291
Rahn, Johann Rudolf **62**
Raimann, Johann Nepomuk Ritter von **391**
Rákóczy, Fürst Franz II. von Siebenbürgen 307
Rasori, Giovanni 144, **435**, 441
Ratier, Félix-Séverin **567**
Récamier, Joseph-Claude-Anthelme 499, **525**, 567
Rech, André-Pamphyle-Hippolyte 478, 483, *485*
Reil, Johann Christian 280 f, 709
Reynier, Léopold de **497** f
Ribes, François **484**
Riccord, Philippe 162
Richerand, Anthelme-Balthazar Baron **510**, 527
Richter, August Gottlieb 172, 188
Richter, Wilhelm Michael von 383
Ringseis, Johann Nepomuk von **329**, 340
Ritter, Carl 237 f
Robbi, Heinrich 699
Robiquet, Edmond 495
Rodati (Bologna) 440
Rokitansky, Carl Freiherr von 140
Roots, Henry Shuckburgh 604, **605**
Rosas, Anton Edler von 184, 188, **352**, *353*, 354, 385, 403, 418 f, 429
Rose, Thomas **622**
Rosenmüller, Johann Christian 256
Rossini, Gioacchino 294
Rostan, Léon-Louis 143, 499 f, **511**
Rothschuh, Karl Eduard 18 f
Rougemont, Denis de 496
Roux, Philibert-Joseph **563** f
Rubens, Peter Paul 725
Rudolphi, Karl Asmund **241**, 247, 249
Ruete, Theodor *185*
Rust, Johann Nepomuk 164, 212, 233, **239** f, 244 f, 252, 286, 289, 307, 404, 498
Sabatier, Raphaël-Bienvenu 558 f

Sachsen, Moritz Graf von 730
Sahli, Hermann 132
Salis-Soglio, Eduard von 83
Sanders, James 141, **664**, 672
Sanders, Thomas **671**
Sandtmann, Johann Dietrich 156, **255**, *257*, 259-262
Sanson, Louis-Joseph **523 f**, 553
Santi, Giorgio 453
Sauer, Ignaz **358**, 360
Sauter, Johann Nepomuk 401
Saxtorph, Johan Sylvester **274** f
Scarpa, Antonio 174 f, 188, **431 f**, 433
Schaarschmidt, Samuel 24
Schäzler 641 f
Schiffner, Johann Christian **358**, 372, 374, 390, 392-398
Schiller, Friedrich von 294
Schinz, Christoph Salomon **56**
Schinz, Heinrich Rudolf 56, **215**
Schipper, F. K. J. **303** f
Schleiermacher, Friedrich 237
Schlemm, Friedrich 320
Schmidt, Johann Adam 354, 419
Schmidt, Moses Paul Friedrich Philipp **252**, 258
Schneider, Eugen 317, **330**
Schnell, Beat Friedrich **428**
Schön, Johann Matthias Albrecht **252** f, 258, 267, 277
Schönlein, Johann Lucas 17 f, 62, 107, 117, 140 f, 192, 212, 297, **298 f**, 301, 306, 308, 312, *313*, 314 f, 393, 457, 498
Schrader, Carl August Christian 573
Schrader, Friedrich Nikolaus **259**
Schrader, Heinrich Adolph 212, **218**
Schreger, Bernhard Nathanael Gottlob 317
Schroeder van der Kolk, Jacobus Ludovicus Conradus **715**, *717*, 718, 720
Schuster (Wien) 354
Schwabe, Karl Wilhelm **294**
Schwarzenberg, Prinzessin Mathilde Therese von 301
Schweizer, Alexander 121
Scott, John **617**, 636 f

Scott, Sir Walter 652
Scultetus, Johannes 402
Sedgwick, Adam 642
Seibert, Johann **404**, 406
Seitz, Franz 110
Semmelweis, Ignaz-Philipp 194
Senff, Gabriel 24
Serre, Auguste **563**
Seyffardt, A. L. W. **722**
Shakespeare, William 697
Shekleton, John 687
Sichel, Julius 86
Siebert, August **297**
Siebold, Adam Elias von 42, 240, 245, **302**, 307, 314, 383, 418, 709
Siebold, Carl Caspar von 41 f, 249, 312
Siebold, Eduard Caspar Jacob von 115, 192, 212, 237, **240**, 245, 249, 292, 388
Siebold, Johann Bartholomäus von 38
Skoda, Joseph 140
Smellie, William 667
Smith, Thomas Southwood **635**
Soemmerring, Samuel Thomas von **215 f**
Soult, Nicolas-Jean 593
Spens, Thomas **664**
Speyk, Jan Carel Josephus van **706**
Spix, Johann Baptist von 322, 324
Sprecher von Bernegg, Johann Andreas 83
Sprengel, Curt Polykarp Joachim **289**
Stanislaus I. Leszczynski, König von Polen, Herzog von Lothringen 729
Stapfer, Philipp Albert 496
Stark, Johann Christian **291** f
Steer, Martino Francesco **415**, 419
Steevens, Richard 683 f
Steger, Johann Jakob 46
Steinhauser (Genua) 455
Steudel, Carl Wilhelm *163*
Stifft, Andreas Joseph Freiherr von 433
Stoll, Maximilian 337, 410
Stoltz, Joseph-Alexis 192, **732**, *733*, 734
Stromeyer, Georg Friedrich Louis 182, 212, **218**, 229 f
Suckow, Wilhelm Karl Friedrich **291**
Sundelin, Karl Heinrich Wilhelm **282**

Sutherland, Alexander Robert **626**
Swift, Jonathan 159, 692
Sydenham, Thomas 642
Syme, James 178, 654, **655 f**, 657, *659*, 661, 666, 670 f, 683
Tantini, Francesco **450 f**
Termanini, G. **440 f**
Textor, Kajetan von 174, 297, **300 f**, 312, *313*, 314
Thal, Rasmus Samuel 164, 174, **272**, 273 f, 277
Thomann, Joseph Nicolas 42
Thomas, Honoratus Leigh **623**
Thomson, John 164, **657 f**
Thomson, Thomas **677**, 681
Thon, Georg Conrad 567
Thorvaldsen, Bertel 454
Tibble, Thomas 600
Tiedemann, Friedrich **214 f**
Tilanus, Christiaan Bernard 706, **708 f**
Titus Livius 415
Tommasini, Giacomo Antonio Domenico 164, **434 f**, 436, 440 f
Torresini, Giuseppe 186, 188, **418 f**, 421
Tournefort, Joseph-Pitton de 501
Travers, Benjamin 178, 188, **607**
Treichler, Johann Jakob 92
Trier, Isaac **259**, 292
Trousseau, Armand 86
Truchsess von Waldburg, Carl Ludwig Graf 24
Tscharner, Johann Friedrich von 83
Turner, Edward **594 f**, 642
Tuthill, Sir George Leman **624**
Tyrrell, Frederick 188, **607 f**, **636 f**, 658
Usteri, Paul 496
Vaccà Berlinghieri, Andrea 451
Valentin, Louis-Antoine 478
Vefeld, Baron J. B. von 322
Velpeau, Alfred-Armand-Louis-Marie 146, 176, 518, 522, **569**, 570, *571*, 572, 581 f, *583*, 584, 588
Venturoli, Matteo **441**
Vesal, Andreas 440
Vicq d'Azyr, Félix 563

Vinci, Leonardo da 422
Vogel, Heinrich August 303 f
Vogel, Johann Ludwig Andreas 383, 388
Volta, Alessandro Graf 595
Vrolik, Gerardus **710**, *711*, 712 f
Vrolik, Willem **716**
Wagner, Johann 140, *345*, **346**-352, 370, 372 f, 388, 403, 413, 415
Wagner, Rudolph **316 f**, *319*
Walker, Henry 632, **634**
Walther, Philipp Franz von 47, **228**, 247
Walther, Wilhelm *163*
Warburton, John **626**
Watt, James 673, **676**
Wattmann, Joseph Freiherr von 174, *379*, 399, 402-404
Wawruch, Andreas Ignaz **390**-392
Weber, Ernst Heinrich **233 f**
Wegmann, Gustav Albert 92
Wegmann-Girsberger, Johann Jakob 128
Weinhold, Carl August 164, 280, **282**, 288-290
Weisflog, Christian Heinrich Gottlob 252
Weiss, Heinrich 58, 120
Weiss, John 273, **638 f**, 698
Weissbrod, Johann Baptist von **329**
Welch, Albert G. **686**
Wellington, Arthur Wellesley Herzog von 683, 697, 728
Welti-Escher, Lydia 128
Wendt, Johann Christian Wilhelm 264, **268**, *269*, 270-273, 333, 343
Werdmüller, Johann Conrad *45*
Wertheim, Zacharias **397**
Wharton, Thomas 277
Wheeler, Alexander **634 f**
Wichmann, Johann Ernst 282
Widgen, Mary **628 f**
Wieland, Christoph Martin 294
Wilhelm I. von Oranien, König der Niederlande 705
Wilhelm II. von Oranien, König der Niederlande 725

Wilhelm III. von Oranien, König von England, Schottland und Irland, Statthalter der Niederlande 629
Wilhelm IV., König von Grossbritannien, Irland und Hannover 594
Wilhelm, Philipp 160, 174, *325*, **328**, 329, 332-335
Williams, Robert 604, **605**
Wilmot, Samuel 684, **685**
Withusen, Carl Christopher **270**
Wittlinger, Johann Christian 76
Wolf, Johann Heinrich 410
Wolf, Heinrich Jacob 98
Wolff, Eduard **244**
Worm, Ole 660
Wright, Mrs. (London) 627
Württemberg, Karl König von 84
Wyss, Hans von 54
Wyss, Oscar 114
Zang, Christoph Bonifaz 334, **399** f
Zannini (Venedig) 414
Zedler, Johann Heinrich 115
Zehnder, Ulrich **107**, 110, 116
Zeller, Conrad *87*
Zeppelin-von Planta, Anna Gräfin von 84
Zeppelin, Wilhelm August Ferdinand Graf von 84
Zeuner, Johann August 208
Ziegler, Eduard 104
Ziegler, Friedrich Heinrich 212, **229**, 566
Zittmann, Johann Friedrich 264, 508
Zuanin (Venedig) 413 f
Züblin, Friedrich Albert **498**, 500
Zundel, David **56**
Zwicky, Heinrich Lucas 100
Zwingli, Huldrych 120

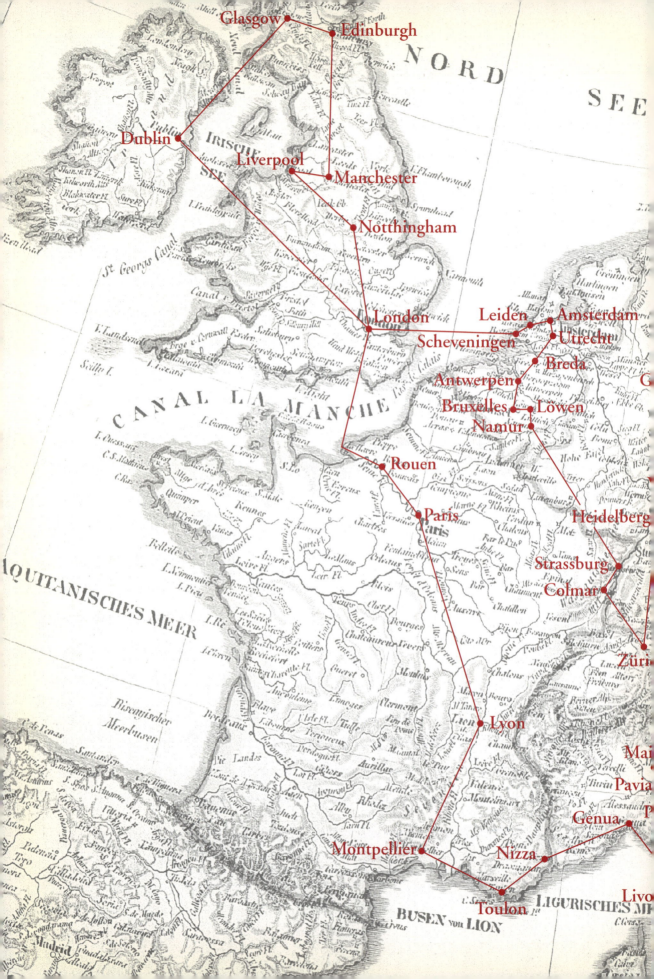